南京中医药大学　孙世发　主编

中华医方

外 科 篇 （上）

科学技术文献出版社
SCIENTIFIC AND TECHNICAL DOCUMENTATION PRESS

图书在版编目（CIP）数据

中华医方.外科篇.上/孙世发主编.—北京：科学技术文献出版社，2015.3
ISBN 978-7-5023-9190-4

Ⅰ.①中…　Ⅱ.①孙…　Ⅲ.①中医外科—验方—汇编　Ⅳ.① R289.5

中国版本图书馆 CIP 数据核字（2014）第 153175 号

ISBN 978-7-5023-9190-4

9 787502 391904 >

中华医方·外科篇（上）

策划编辑：薛士滨　　责任编辑：孔荣华　　责任校对：赵 瑗　　责任出版：张志平

出　版　者　科学技术文献出版社
地　　　址　北京市复兴路15号　　邮编　100038
编　务　部　（010）58882938，58882087（传真）
发　行　部　（010）58882868，58882874（传真）
邮　购　部　（010）58882873
官 方 网 址　www.stdp.com.cn
发　行　者　科学技术文献出版社发行　全国各地新华书店经销
印　刷　者　北京虎彩文化传播有限公司
版　　　次　2015 年 3 月第 1 版　2015 年 3 月第 1 次印刷
开　　　本　889×1194　1/16
字　　　数　2322千
印　　　张　87.25
书　　　号　ISBN 978-7-5023-9190-4
定　　　价　418.00元

编委会名单

主　编　孙世发

副主编　陈涤平　杭爱武　王兴华　吴承艳　陈仁寿　许二平　卫向龙　唐伟华　聂建华
　　　　　王剑锋　刘华东　黄仕文　张卫华

编　委（以姓氏笔画为序）：

卫向龙　王九龙　王庆敏　王兴华　王剑锋　伍梅梅　任威铭　刘华东　衣兰杰　许二平
许菲斐　孙　彀　孙世发　杜雪萌　李　娴　李　缨　李晓建　吴承艳　张　蕾　张卫华
陈仁寿　陈涤平　杭爱武　周　静　聂建华　唐伟华　黄仕文　彭会巧　樊园园

编写人员（以姓氏笔画为序）：

刁青蕊　卫向龙　马丽亚　马艳霞　王　霞　王九龙　王北溟　王光耀　王庆敏　王兴华
王红玲　王国斌　王剑锋　毛海燕　叶　琴　史话跃　朱智媛　伍梅梅　任威铭　向　好
刘华东　刘旭辉　衣兰杰　江晶晶　许　可　许二平　许岳亭　许菲斐　孙　彀　孙世发
严　娟　杜雪萌　杨亚龙　李　芮　李　娴　李　缨　李永亮　李志轩　李晓建　吴　坚
吴承红　吴承艳　张　蕾　张卫华　张书研　张延武　张英杰　张顺超　张锋莉　张稚鲲
陆红伟　陈　晨　陈仁寿　陈玉超　陈涤平　苑述刚　范　俊　杭爱武　欧阳文娟　季丹丹
周　健　周　雯　周　静　周凯伦　周轶群　郑绍勇　郑晓丹　赵君谊　姜卫东　宫健伟
姚　颖　聂建华　莫　政　莫　楠　贾怡维　柴　卉　钱丽花　高　想　唐千晰　唐伟华
唐艳芬　黄仕文　黄亚俊　曹　宜　盛　炜　彭会巧　彭金祥　彭振亚　蒋　妤　韩玉强
程　旺　程率芳　谢秀英　蔡　云　樊园园

前 言

　　人类的发展历史，伴随着文化进步的脚印。中医药学，作为中国传统文化的重要组成部分，一直并继续担负着促进人类发展与繁衍的一份责任，故而古人有"不为良相则为良医"之言。

　　良相治国，良医治人，良相良医，孺子以求。中华民族的发展壮大，离不开良相之治国；中华民族的繁衍昌盛，离不开良医之治病。神农尝百草，以明草木之药用，伊尹制汤液，论广药用而成方。《周礼·天官》篇记载，周代有医师、食医、疾医和疡医等。疾医"掌养万民之疾病……以五味、五谷、五药养其病"，主管治疗平民百姓的疾病，治疗时既用"毒药"之剂，也用食疗之方；疡医"掌肿疡、溃疡、金疡、折疡之注药、劀杀之剂。凡疗疡，以五毒攻之，以五气养之，以五药疗之，以五味节之"，分工治疗外伤科疾病，亦兼用毒药方与食疗方。这些文献应该可以表明，早在周代便已有了不同的药物配合应用以治疗疾病的医疗活动。《汉书·艺文志·方技略》记载古有医经七家，"经方十一家，二百七十四卷。经方者，本草石之寒温，量疾病之浅深，假药味之滋，因气感之宜，辨五苦六辛，致水火之齐，以通闭结，反之于平。"经方十一家，包括《五藏六府痹十二病方》三十卷、《五藏六府疝十六病方》四十卷、《五藏六府瘅十二病方》四十卷、《风寒热十六病方》二十六卷、《泰始黄帝扁鹊俞拊方》二十三卷、《五藏伤中十一病方》三十一卷、《客疾五藏狂颠病方》十七卷、《金疮疭瘛方》三十卷、《妇女婴儿方》十九卷、《汤液经法》三十二卷、《神农黄帝食禁》七卷。但原书俱失传，今只见其名而无法知其内容了。现存《五十二病方》收载方剂280首，乃1973年湖南长沙马王堆汉墓出土帛书整理而成，据研究者推测，其内容当为春秋时期所成，这是今天可见的最早方书。成书于西汉的《黄帝内经》所载方剂十数首，也必为汉以前所制。《五十二病方》和《黄帝内经》所载方剂，古朴而简单，代表了单药向多药配伍成方用于临床的历史发展过程。至东汉末年，张仲景"勤求古训，博采众方"，著成《伤寒杂病论》一十六卷，载269方，为后人尊为方书之祖。以此为标志，中医方剂学之框架已经形成。以此为起点，中医治病之药方时时涌现，载方之书蔚然大观。

　　两晋南北朝时期，方书甚多。诸如李当之的《药方》，皇甫谧的《曹歙论寒食散方》与《依诸方撰》，葛洪的《肘后备急方》与《玉函方》，支法存的《申苏方》，范汪的《范东阳方》，胡洽的《胡氏百病方》，姚僧垣的《集验方》，甄权的《古今录验方》，徐之才的《徐王方》与《徐王八世家传效验方》，陶弘景的《陶氏方》与《效验方》，陈延之的《小品方》，谢士泰的《删繁方》……惜乎！这些方书除了《肘后备急方》后经陶弘景与杨用道的整理得以传世，《小品方》现存辑佚本外，余皆因年湮代远而散佚。葛洪与陈延之为该时期方剂学的代表人物。葛洪是亦医亦道者，所著《玉函方》（一名《金匮药方》）多达100卷，是"周流华夏九州之中，收拾奇异，捃拾遗逸，选而集之，使神类殊分，缓急易简"而成。后因卷帙浩大，传世不便而遗佚了。葛氏的《肘后备急方》则是将《玉函方》撷要而成，书仅3卷，所载诸方，"单行径易，篱陌之间，顾眄皆药，众急之病，无不毕备"，后人称其验、便、廉，允为切实。南北朝时期医家陈延之，著《小品方》12卷，但原书至北宋初年即已亡佚，其佚文多保留在《外台秘要》《医心方》等书中。在唐代，《小品方》与《伤寒论》齐名，曾作为医学教科书，故对唐代的方剂学发展有较大影响。该书比较重视伤寒、天行温疫等病的论治，所载芍药地黄汤、茅根汤、葛根桔皮汤等方，孕育了后世温病学的养阴生津、凉血散瘀、清热解毒等治法，足可弥补《伤寒论》之未备。

　　盛唐以降，医方兴盛。大型方书如《备急千金要方》《外台秘要》《太平圣惠方》《圣济总录》《普济方》等。更有致力于方剂研究者编著了如《博济方》《普济本事方》《杨氏家藏方》《传信适用方》《仙授理伤续断方》《是斋百一选方》《魏氏家藏方》《仁斋直指方》《朱氏集验方》《御药院方》《瑞竹堂经验方》《永类钤方》《世医得效方》《袖珍方》《奇效良方》《扶寿精方》《摄生众妙方》《种福堂公选良方》《饲鹤亭集方》等方剂专著。方剂是临床实践的产物，现在被广泛运用的一些古代名方，多散见于临床医书，诸如《小儿药证直诀》《脾胃论》《内外伤辨惑论》《兰室秘藏》《宣明论方》《丹溪心法》《儒门事亲》《医林改错》《医学衷中参西录》等，均记载了一些著名医方。

以上方书文献，展示了各历史时期方剂研究的重要成果，为我们进一步研究历代方剂提供了大量宝贵文献。特别是具有官编性质的《太平圣惠方》《圣济总录》《普济方》三巨著，集一个时代的医方之大成，保存了诸多已佚方书医著的医方资料，不仅为我们今天的临床医疗传承了优良药方，也为我们研究中医药的发展提供了重要文献依据。

汉以前中医学主要分两大领域，即医经和经方。经方十一家中之多数，均为某类或某些疾病的治疗药方。汉唐以后医书，虽言称某某方者，但依然是论病列方。然而，《普济方》问世至今620余年，以病症列方之大成者则一直阙如。

《中华医方》秉承历代医方巨著之体例，以病症为门类，以历史为序，收录诸方，填补《普济方》问世至今620余年以病症列方大型方书之历史空白。

古今中医病名繁杂，医方叙述多有简略。欲将近2000年之古今病症及药方有序汇集一书，实非易举。虽继《中医方剂大辞典》完成后又经10数年之努力，终于能成《中华医方》，然错讹遗漏，也实难免，冀希未来，或可正之。

孙世发

凡 例

一、本书分列伤寒温病、内科、外科、妇科、儿科、骨伤科、五官科、眼科等篇为纲，以病症为目，共收载有方名的方剂 88 489 首，清以前的方剂几近收罗殆尽，清以后，特别对现代书刊所载方剂则有所选择。

二、本书以中医病症为目，兼及部分现代西医疾病。

三、每病症首先简介其病因病机、治疗大法等基本内容，继之以原载方剂文献时间、文献卷次篇章、方剂首字笔画为序收列相关方剂。由于文献名称、版本、印行时间过于复杂，对于一书引用文献或多次修订增补内容的时间多从原书。

四、一方治多种病症者，其详细资料将限在第一主治病症中出现，别处再现时则从简。第一主治病症以原载文献记载并结合后世临床应用状况确定。如地黄丸（六味地黄丸），原载宋·钱乙《小儿药证直诀》，主治"肾怯失音，囟开不合"，现代广泛用于各科多种病症，为减少大量重复，本书将其详细内容收入肾虚证，其他处仅收方名、方源、组成、用法、功用及与所在病症相关的主治、宜忌和相应验案，余皆从略。

五、一方多名的方剂以最早出现且有实质内容之名为本书所用之正名。

六、每一方剂内容以来源、别名、组成、用法、功用、主治、宜忌、加减、方论、实验、验案分项收入，无内容之项目从缺。

1. 来源：为一方之原始出处。如始载书存在者，注始载书的书名和卷次；始载书已佚者，注现存最早转载书引始载书或创方人。始载书无方名，后世文献补立方名者，注"方出（始载书）某书卷×，名见（转载书）某书卷×"。

2. 别名：为正名以外的不同名称及其出处。如一方有多个异名者，则按所载异名的文献年代先后排列。

3. 组成：为始载书之一方所含药物、炮制、用量等内容，均遵原书不改，炮制内容在药名之前者与药名连写，在药名之后者加括号与后一药分隔，如"炙甘草"，"甘草（炙）"。与组成相关内容均在本项另起行说明：如方中药物原无用量者，则注"方中某药用量原缺"；如上述某药原无用量，转载书中有用量者，则根据转载文献补入；如方中某药转载书有异者，则注明：方中某药，某书（后世转载书）作某药；如方名中含某药或药味数，组成中阙如或不符者，则注明：方名某某，但方中无某药，或方名×味，但方中组成×味，疑脱。

4. 用法：收录方剂的制剂、剂型、服用方法与用量等内容。如原书无用法，后世其他文献有用法者，则收录后世文献内容并注明来源文献；如后世文献用法与始载文献用法有差异且有参考意义者，另起行收录；如剂型改变另立方名者，另起行说明。

5. 功用、主治：分别设项以文献先后为序、去同存异摘收。

6. 宜忌：收录组方用方的注意事项，有关疾病、体质、妊娠宜忌和毒副反应，以及药物配伍、炮制与煎煮药物器皿、服药时的饮食宜忌等。

7. 加减：仅收录始载书的资料。如加减药物占原方用药比例过多者不录；现代方剂加减不严谨者不录；后世转载书的加减一概不录。药物加减后方名改变者，在本项另起行说明：本方加（减）某药，名

"某某"。

8. 方论：收录古今名医对一方之方名释义、组成结构、配伍原理、综合功效、辨证运用、类方比较等论述而有独到见解者。原文精简者，录其全文；文字冗长者，择要选录。

9. 实验：收摘用现代方法与手段对方剂进行实验研究和剂型改革的资料，包括复方药理作用和主要成分的研究，将传统的成方剂型改造成现代剂型等内容，均以摘要或综述方式撰写。对实验资料，摘录其实验结果，不详述实验方法与操作步骤；对剂型改革，不详述制剂的工艺流程。

10. 验案：选录古今医家运用一方治疗疾病的实际案例，文字简短者全文照录，文字较长者择要摘录。对于现代书刊临床大样本报道，择其用药与原方出入较小者，仅文摘其治疗结果。

11. 自功用以下各项，其内容出处与方源相一致者，所录引文不注出处；如上述各项收录有方源以外其他文献引文者，均分别注明出处。凡两条以上引文均根据文献年代排列。

七、引文筛选与整理：所有引文资料，均经过编者去同存异，精心筛选。相同的引文，一般从最早的文献中收录；若后世文献论述精辟者，择用后世文献的资料。引文文义不顺或重复者，在不违背原意之前提下，由编者做适当的加工整理。

八、出处标注：除方源、异名二项标明书名和卷次外，其余诸项均只注书名，不注卷次。期刊注法统一采用：刊年，期：起页。

九、药名统一：凡首字不同的中药异名保持原貌，如"瓜蒌"不改"栝楼"，"薯蓣"不改"山药"，"玄胡索""元胡索"不改"延胡索"。首字相同的中药异名，第二字以下诸字与《中药大辞典》的正名系同音字者，一律改用《中药大辞典》的正名，如"黄芪"改"黄耆"，"芒硝"改"芒消"，"白藓皮"改"白鲜皮"；若非同音字者，仍保留此异名。凡方名中含有药名者，处理方法同此。

十、文字统一：本书所用简化字，以中国文字改革委员会《简化字总表》（1964 年第二版）为主要依据，表中未收入者，不加简化，如芎藭、猯猪、鳢鳝；数词有用汉字和阿拉伯字者，须一方内一致，不作全书统一。

十一、文献版本：凡一书有多种版本者，选用善本、足本；无善本者，选用最佳的通行本；其他不同的版本作为校勘、补充。若同一方剂在不同的版本中方名有所差异者，以善本、最佳通行本或较早版本之方名作正名，其他版本的方名作别名。

目 录

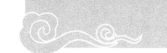

第一章

疮 疡

一、疮 疡

疮疡，是各种致病因素侵袭人体后引起的一切体表化脓性疾病的总称，包括急性和慢性两大类。《素问·六元正纪大论》："炎火行，大暑至……故民病少气，疮疡痈肿"，古代用以泛指多种外科疾患，故中医早期分类有疡医，以区别与治疗内科疾病的疾医，后世又将外科分为疮疡与杂证两大类。

外感六淫邪毒、感受特殊之毒、外来伤害和情志内伤、饮食不节、房室损伤等为疮疡形成的外内两大因素，又以"热毒"、"火毒"最为多见，即使为风寒暑湿等引起的疮疡，病至中期，也多呈现热毒、火毒之象，这类疮疡一般都具有阳证疮疡的特点；内伤引起的疮疡，大多因虚致病，且多属于慢性，如肾虚络空，易为风寒痰浊侵袭而成流痰；肺肾阴亏，虚火上炎，灼津为痰而成瘰疬。这类疮疡的初、中期多具有阴证疮疡的特点。此外，由于饮食不节，内伤脾胃，导致火毒内生而引起疮疡，虽然有时正气尚未虚衰，但较之单为外邪引起者多为严重，如消渴病合并疔、有头疽等。故疮疡的发生，普遍认为从外感受者轻，脏腑蕴毒从内而发者重。

疮疡的治疗分内治与外治，二者常结合应用。大的、危急的疮疡病证，如走黄、内陷等，不仅需要内治、外治结合，还须配合西药及支持疗法的治疗。疮疡内治法的总则为消、托、补。初期尚未成脓时，用消法使之消散；中期脓成不溃或脓出不畅，用托法以托毒外出，托法又分透托法和补托法；后期正气虚弱者，用补法恢复正气，使疮口早日愈合，通常有益气、养血、滋阴、助阳等法则。具体施治时应根据全身和局部情况，按病情的变化和发展，抓住主要矛盾，立法用药。

疮疡内容广泛，临床当进一步辨别病情，明确具体病症。本篇所列各方，多为难以细辨的外症。

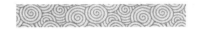

排脓散

【来源】《金匮要略》卷中。

【组成】枳实十六枚　芍药六分　桔梗二分

【用法】上为散。取鸡子黄一枚，以药散与鸡黄相等，揉和令相得，饮和服之，日一服。

【主治】

1.《金匮要略》：疮痈，肠痈。

2.《方极》：疮家胸腹拘满，若吐粘痰，或便脓血者。

【方论】

1.《金匮要略论注》：鸡子黄、芍药以和阴气，枳实和桔梗以通达周身之气，则脓自行也。人知枳实能下内气，岂知和桔梗则能利周身之气而排脓耶。

2.《金匮要略心典》：枳实苦寒，除热破滞为君，得芍药则通血，得桔梗则利气，而尤赖鸡子黄之甘润，以为排脓化毒之本也。

3.《绛雪园古方选注》：排，斥也；脓，血肉所化也。枳实、赤芍佐以桔梗，直从大肠泄气破血，斥逐其脓。

4.《金匮要略释义》：夫气行则水行，水行则脓尽，故排脓必用桔梗，开利其气以行其水，并佐枳壳为之助；因脓由血化，故兼利血，而用芍药；唯血既腐化而成脓，则去血必多，一面排脓以去其气分之实，而用鸡子黄以补其血分之虚。

5.《金匮要略方论集注》：是方芍药行血分之滞而不伤阴，桔梗利气分之结而不损阳，枳实导水以消肿，鸡子黄调胃以护心安神，允为排脓之良剂也。

6.《金匮要略方义》：本方原书未列主治证，但方名排脓散，当有排脓之功。观其用药，乃枳实芍药散加桔梗所成，枳实芍药散主治产后腹痛，方后又云：并主痈脓，可知本方确能用于各种痈脓之证。方中枳实行气导滞为君，《本草经》谓其有长肌肉之功；臣以芍药养血活血；佐以桔梗理气排脓；更加鸡子黄益脾养血。综合全方，以理气活血为主，兼可养血生肌。盖气行则血活，血行则脓不留；养血则生肌，新肉生则腐肉去；腐去脓消，疮痈自愈。

【验案】便脓血 《金匮要略今释》引《成绩录》：加贺侯臣某，便脓血既五年，来浪华从医治之亦三年，一门生，与桂枝加术附汤及七宝丸，不治，遂请先生诊之。腹满挛急，少腹硬，底有物，重按则痛，乃与排脓散。受剂而去，未几，来谢曰，宿疴尽除矣。

升麻膏

【来源】《肘后备急方》卷五。

【别名】升麻白蔹膏（《普济方》卷二八六）。

【组成】升麻　白蔹　漏芦　芒消各二两　黄芩　枳实　连翘　蛇衔各三两　栀子二十枚　蒴藋根四两

方中白蔹，《备急千金要方》作"白薇"。

【用法】上切，舂令细。纳器中，以水三升，渍半日，以猪脂五升，煎令水竭，去滓敷之，一日五次，若急合，即水煎。

【主治】

1.《肘后备急方》：丹毒肿，热疮。

2.《普济方》：肠痈，肺痈。

【宜忌】《备急千金要方》：内宜服漏芦汤。

【方论】《千金方衍义》：升麻引诸药外达皮肉，和以猪脂，滋其血气而毒自化矣。

水银膏

【来源】方出《肘后备急方》卷五，名见《刘涓子鬼遗方》卷五。

【别名】胡粉膏（《医心方》卷十七引《拯要方》）。

【组成】胡粉　水银　白松脂各二两（胡洽云：一方加黄连二两）

【用法】用腊月猪膏四两，合松脂煎，与水银、胡粉合研。以涂疮上，一日二次。

《普济方》：先煎猪脂令消，去滓，下松脂煎水气尽，次下水银、胡粉、搅令匀，不见水银，膏成倾在瓷盒内。患部洗净拭干，用此涂疮上，一日二次。

【主治】

1.《肘后备急方》：头中恶疮，小儿头面疮。

2.《刘涓子鬼遗方》：小儿热疮，痫疽瘘。

3.《医心方》：疥。

4.《太平圣惠方》：小儿头面、身体生疮，久不愈。

5.《圣济总录》：月蚀疮。

甘家松脂膏

【来源】《肘后备急方》卷五。

【别名】松脂膏（《太平圣惠方》卷三十六）。

【组成】松脂　白胶香　薰陆香各一两　当归　蜡

各一两半　甘草一两（并切）　猪脂　羊肾脂各半合许　生地黄汁半合

【用法】以松脂等末纳脂膏、地黄汁中，微火煎令黄，下蜡，绞去滓。涂布贴疮。

【功用】嘶脓，不痂无瘢。

【主治】
1.《肘后备急方》：热疮。
2.《普济方》：脾肾热毒，唇上生结核，肿痛。

附子散

【来源】方出《隐居效方》（见《肘后备急方》卷五），名见《医心方》卷十七引《古今录验》。

【组成】附子八分　藜芦二分

【用法】上为末，敷之。虫自然出。

【主治】羊疽疮，有虫痒。

诸疽疮膏

【来源】《肘后备急方》卷五。

【组成】蜡　乱发　矾石　松脂各一两　猪膏四两

【用法】上先下乱发，发消下矾石，矾石消下松脂，松脂消下蜡，蜡消下猪膏。涂疮上。

【主治】诸疽疮。

青龙五生膏

【来源】《肘后备急方》卷八引《隐居效验方》。

【组成】丹砂　雄黄　芎䓖　椒　防己各五分　龙胆　梧桐皮　柏皮　青竹茹　桑白皮　蜂房　猬皮各四两　蛇蜕皮一具

【用法】上切，以苦酒浸半月，微火煎少时，乃纳腊月猪脂三斤，煎三上三下，去滓。以敷疮上，并服如枣核大，神良。

【主治】杂疮。

鹿角散

【来源】方出《肘后备急方》卷五，名见《太平圣惠方》卷六十四。

【组成】鹿角五两　白敛一两　牡蛎四两　附子一两

【用法】上药治下筛。和苦酒涂帛上，贴肿处，燥复易。

【主治】皮肉卒肿起，狭长赤痛，名胂。

虎骨膏

【来源】《肘后备急方》卷八引华佗方。

【组成】虎骨　野葛各三两　附子十五枚（重九两）　椒三升　杏仁　巴豆（去心皮）　芎䓖（切）各一升　甘草　细辛各一两　雄黄二两

【用法】上药苦酒渍周时，猪脂六斤，微煎三上三下完，附子一枚，视黄为度，绞去滓，乃纳雄黄，搅使调和，密器贮之。百病皆摩敷上，若服之，可如枣大，纳一合热酒中，须臾后，拔白发，以敷处即生。

【主治】乌猪疮毒风肿，马鞍疮，牛领等疾。

【宜忌】不得入眼。

针头散

【来源】《普济方》卷二七五引《肘后方》。

【组成】蟾酥　麝香各一钱

【用法】上为细末，以儿乳汁调和泥，入瓷盒内盛。干不妨，每用以唾津调，拨少许于肿处，更以药敷之。毒气自出，不能为疮，虽有疮亦轻也。

【主治】疮疡焮肿木硬。

单地黄煎

【来源】《外台秘要》卷三十一引《小品方》。

【别名】地黄煎（《备急千金要方》卷二十二）。

【组成】生地不拘多少

【用法】取汁，于铜钵中重汤上煮，勿盖釜，令气得泄。煎去半，更以新布滤绞，去粗滓秽。又煎令如饧而成。

【功用】补虚除热，散乳石、痈疽、疮疖等热。

香豉饮

【来源】《外台秘要》卷三十七引《小品方》。

【组成】香豉三升　葱白一虎口

【用法】上以水三升，煮三沸服之。不止，乃至三四剂自止。

【主治】自劳太过，乳石发动，体上生疮，结气肿痛不得动者。

木兰膏

【来源】《刘涓子鬼遗方》卷五。

【组成】木兰一两　白芷　黄连各三两　黄柏二两芍药一两　栀子二十一枚　黄芩二两　狼牙二两夜干一两　蛇床子一两

【用法】上锉。以猪脂二升，合诸药，微火煎，膏成去滓，涂敷之。

【主治】热疮。

升麻膏

【来源】《刘涓子鬼遗方》卷五。

【组成】升麻三两　白术一两　牡蛎三分　白及二两　白蔹二两　莽草二分　射干二两　大黄二两黄连二两

【用法】上锉。以猪脂三升，微火煎膏成，绞去滓，以敷疮上，一日四五次。

【主治】热毒并结及肿成疮。

生地黄膏

【来源】《刘涓子鬼遗方》卷五。

【组成】生地黄　白蔹　白芷　黄连　升麻　黄芩大黄各十两

【用法】上锉，以猪脂一升半，微火煎成膏，绞去滓。敷疮，一日四五次。

【主治】热疮。

生地黄膏

【来源】《刘涓子鬼遗方》卷五。

【组成】生地黄四两　黄连四两　大黄三两　黄柏甘草（炙）　白蔹　升麻各二两

【用法】上锉，以猪脂二升半，微火合煎，膏成绞去滓。候凝可敷之。

【主治】热疮。

生地黄膏

【来源】《刘涓子鬼遗方》卷五。

【组成】生地黄四两　黄连五两　白蔹　芍药　白及各二两　苦参　升麻各三两

【用法】上锉，以猪脂二升半，纳诸药同熬，膏成去滓。候凝敷之。

【主治】热疮。

柏皮膏

【来源】《刘涓子鬼遗方》卷五。

【组成】柏皮（去黑皮，用白肉）三斤
　　　　方中柏皮用量原缺，据《普济方》补。

【用法】以猪脂煎，去滓，候凝，随意使之。

【主治】
　1.《刘涓子鬼遗方》火疮。
　2.《普济方》：乳痈。

黄连膏

【来源】《刘涓子鬼遗方》卷五。

【组成】黄连　白蔹　白芷各二两　生胡粉一两

【用法】上为细末，用猪脂调涂。

【主治】温热诸疮。

黄连膏

【来源】《刘涓子鬼遗方》卷五。

【组成】黄连　生胡粉各三两　白蔹二两　大黄二两　黄柏二两

【用法】上为末，用猪脂调涂。

【主治】热疮。

蛇床子膏

【来源】《刘涓子鬼遗方》卷五。

【别名】蛇床子散（《圣济总录》卷一三三）。

【组成】蛇床子二两　干地黄二两　苦参一两　大黄二两　通草二分　白芷　黄连各一两　狼牙二分

【用法】上为细末。用猪脂，以意调和涂之。

【主治】热疮。

安神散

【来源】《刘涓子鬼遗方·附录》。

【组成】人参 茯苓 甘草（炙） 枳壳（去瓤，麸炒） 附子（炮，去皮脐） 白姜 山药 陈皮各一两

【用法】上为末。每服一钱，水一盏，加生姜三片，大枣一个，煎至七分，通口服。

【功用】调气，顺营卫。

【主治】诸色疮肿。

长肉膏

【来源】《医方类聚》卷一七七引《新效方》。

【组成】黄连 黄耆 防风 当归各一两 桂枝大黄各七钱半 枳壳一两半 白芷 玄参 生地黄 甘草节各半两 杜牛膝二两半

【用法】上锉，用麻油煎令焦黑，浮起为度，去滓，取净油三斤，入黄丹一斤半，煎成膏药，再入阿胶灰三两，黄蜡一两半，搅匀，瓷器收贮。

【主治】溃疮。

【加减】欲定痛，加木香、槟榔。

追毒挺子

【来源】《医方类聚》卷一九二引《新效方》。

【别名】追毒锭子（《疮疡经验全书》卷九）。

【组成】甘遂 续随子 大戟 五倍子各二两 麝香三钱 山茨菇三钱

【用法】上为末，糯米粥杵成挺子。纴胬肉根下。胬肉即脱。

【功用】蚀胬肉。

【主治】胬肉坚硬不痛者。

浮石散

【来源】《医方类聚》卷一七九引《新效方》。

【组成】海浮石（研为粉） 黄丹（研）各一两巴豆二十粒（去壳膜油）

【用法】上为末。每用少许，外敷患处。死肌恶肉如推下也。

【主治】死肌恶肉。

黑膏子

【来源】《医方类聚》卷一九二引《新效方》。

【组成】麻油 猪脂各半斤 巴豆(去壳)二十一粒蓖麻子肉一百粒 斑蝥十八个(去头翅足,各切碎)

【用法】上同煎令焦黑，滤去滓，取净油调大风子一味，调末敷之。若治头疮，先以温齑汁洗去疮痂，敷之。

【主治】脓窠痛疮，脓水浸淫不绝；头疮。

当归贴

【来源】《外台秘要》卷二十四引《古今录验》。

【组成】当归一分 蛴螬一分 丹参一分 附子一分（炮） 蜡蜜一分 栀子十个 桂心一分 胶一分

【用法】上合煎，以贴疮上。

【主治】诸痈疮发背有脓血。

牵马丸

【来源】《外台秘要》卷三引《古今录验》。

【组成】附子一枚（炮） 藜芦一两（炙） 桂心一两 巴豆一两（去心皮，熬）

【用法】上捣筛，研巴豆如膏，和散，炼蜜为丸，如梧桐子大。每服二丸，空腹服。热在膈上不下，饮半升热饮，吐之后下，下部疮自愈。

【主治】天行病四五日,下部生疮,医所不能疗者。

【宜忌】忌野猪肉、生葱、狸肉、芦笋。

苦参汤

【来源】《备急千金要方》卷五。

【组成】苦参八两 地榆 黄连 王不留行 独活艾叶各三两 竹叶二升

【用法】上锉。以水三斗，煮取一斗。以浴儿疮上，浴讫敷黄连散。

【主治】小儿周身上下百疮不愈。

漏芦汤

【来源】《备急千金要方》卷五。

【别名】漏芦连翘汤（《备急千金要方》卷十）、漏芦散（《太平圣惠方》卷九十）、千金漏芦汤（《小儿卫生总微论方》卷二十）、漏芦煮散（《普济方》卷二八五）。

【组成】漏芦 连翘 白敛 芒消 甘草各六钱 大黄一两 升麻 枳实 麻黄 黄芩各九铢

【用法】上锉。以水一升半，煎取五合，儿生一日至七日，取一合，分三服；八日至十五日，取一合半，分三服；十六日至二十日，取二合，分三服；二十日至三十日，取三合，分三服；三十日至四十日，取五合，分三服。

【主治】小儿热毒痈疽，赤白诸丹毒疮疖，眼赤痛，生翳障。

甘草芍药汤

【来源】方出《备急千金要方》卷六，名见《普济方》卷四〇八。

【组成】甘草 芍药 白敛 黄芩 黄连 黄柏 苦参各半两

【用法】上为末。以蜜和敷之，日二夜一；亦可作汤洗之。

【主治】小儿火灼疮，一身尽如麻豆，或有脓汁，乍痛乍痒。

木香汤

【来源】《备急千金要方》卷十。

【别名】木香散（《普济方》卷一三四引《类证活人书》）、五物木香汤（《医垒元戎》卷二）、五物木香散（《证治准绳·幼科》卷六）。

【组成】青木香二两 熏陆香 丁香 矾石各一两 麝香半两

方中熏陆香，《证治准绳·幼科》作"零陵香"。

【用法】上锉。以水四升，煮取一升半，分二次服。

【主治】疮出烦疼者。

【加减】热毒盛者，加犀角一两，无犀角以升麻代；病轻者，去矾石。

干地黄丸

【来源】《备急千金要方》卷二十二。

【别名】生干地黄丸（《太平圣惠方》卷六十一）。

【组成】干地黄四两 大黄六分 芍药 茯苓 王不留行 甘草 远志 麦冬 人参 升麻 黄芩各三两 桂心六两（一方有枳实三两）

【用法】上为末，炼蜜为丸，如梧桐子大。每服十丸，酒送下，一日三次。加至二十丸。

【功用】消疮疖，退虚热；长服令人肥健。

乌膏

【来源】《备急千金要方》卷二十二。

【组成】水银一两（须熟研） 黄连二两 经墨三分

【用法】上药治下筛，以不中水猪膏和之。敷上。不过再三，愈。若欲多作任人。

【主治】诸疮不愈者。

【宜忌】惟不治金疮。

拔疔丹

【来源】方出《备急千金要方》卷二十二，名见《天花精言》卷六。

【组成】马齿苋。

【用法】捣烂敷之。

【主治】
1. 《备急千金要方》：恶露疮。
2. 《天花精言》：痘后起疔。

栀子汤

【来源】《备急千金要方》卷二十二。

【组成】栀子仁二七个 芒消二两 黄芩 甘草 知母各三两 大黄四两

【用法】上锉。以水五升煮减半，下大黄，取一升八合，去滓，纳芒消，分三次服。

【主治】表里俱热，三焦不实，身体生疮及发痈疖，大小便不利。

五香散

【来源】《备急千金要方》卷二十五。

【组成】甲香 犀角 鳖甲 熏陆香 升麻 乌翣

丁香 青木香 沉香 黄连 甘草 牡蛎 羚羊角 黄芩各四分 吴茱萸三分 黄柏六分

【用法】上药治下筛。中射工毒及诸毒,每服方寸匕,水送下,一日三次。以鸡子白和涂肿上,干易之,并以水和少许洗之。

【主治】江南毒气恶核,射工暴肿生疮。

【方论】《千金方衍义》:五香通窍散血,三黄分解毒热,升麻吐蛊毒诸邪,乌翣散咽喉结气,吴茱萸逐风痹止痛,甘草解中外邪毒,鳖甲除坚积寒热,牡蛎软坚消肿,犀角散血解毒,羚羊角散恶血蛊毒,辟一切不祥,乃射工之专方。

立效散

【来源】方出《备急千金要方》卷二十五,名见《普济方》卷三〇六。

【组成】马鞭梢长二寸 鼠屎二七枚

【用法】上药合烧为末。以猪膏和,涂之。

【主治】马啮人,及蹹人作疮,毒肿热痛。

羊脂膏

【来源】方出《备急千金要方》卷二十五,名见《普济方》卷三〇八。

【组成】麝香 大蒜

【用法】上为末,以羊脂和,著小筒中。欲用,取敷疮上。

【主治】沙虱毒。

芥子涂方

【来源】方出《备急千金要方》卷二十五,名见《圣济总录》卷一四九。

【组成】芥子。

【用法】捣令熟,苦酒和,厚涂疮上。半日痛便止。

【主治】射工中人,已有疮者。

莽苈汤

【来源】《千金翼方》卷十五。

【组成】莽苈 麦门冬各三两(去心) 干姜三两

半 麻黄(去节) 人参 黄芩 桔梗 甘草(炙)各二两

【用法】上锉。以水九升,煮取三升,分三服,从旦至晡乃尽。日日合服,以愈为度。

【主治】矾石发,亦作疮状如疖子;紫石多发于腹背,或着四肢;诸乳石发。

洗疮汤

【来源】《千金翼方》卷十五。

【组成】黄连 黄芩 苦参各八两

【用法】上切。以水三斗,煮取一斗,去滓,极冷乃洗疮,一日三次。

【主治】疮。

赤膏

【来源】《千金翼方》卷十六。

【组成】生地黄汁二升 生乌麻脂二两 薰陆香末 丁香末各二钱匕 黄丹四钱 蜡(如鸡子黄大)二枚

【用法】先极微火煎地黄汁、乌麻脂三分减一,乃下丁香、薰陆香,煎三十沸,乃下黄丹,次下蜡煎之使消,以匙搅数千回,下之停凝用之。涂上。一宿即愈。

【功用】生肌肉。

【主治】一切火疮、灸疮、金疮、木石伤损,不可愈者。

当归贴

【来源】《千金翼方》二十三。

【组成】当归(一作当陆) 黄芩 黄连 大黄 莽草 白芷 白敛 白及各二两

【用法】上为末。消胶汁稍稍和如泥,涂纸贴肿上。干则易之。

【主治】疮痈诸肿。

连翘汤

【来源】《外台秘要》卷二十四引《崔氏方》。

【组成】连翘 蜀升麻各二两 黄芩三两 枳实二

两（炙） 干蓝三两 芍药二两 玄参二两 白蔹二两 甘草二两（炙） 羚羊角（屑）二两 通草二两 黄耆二两 大黄三两

【用法】上切。以水八升，煮取二升半，分三服。利一两行后，更服去大黄、干蓝，即不利。

【主治】患疮肿而渴。

【宜忌】忌海藻、菘菜。

犀角饮子

【来源】《外台秘要》卷二十四引《崔氏方》。

【组成】犀角三两（屑） 羚羊角三两（屑）

【用法】以水八升，煮取三升，渴即饮。尽更作之。时热恐坏，悬着井底，甚妙。

【主治】疮肿而渴。

乌 膏

【来源】《外台秘要》卷三十引《崔氏方》。

【组成】乌麻油一升（生、清者） 黄丹二两（罗之） 熏陆香一两（乳头者） 松脂半两 蜡半两

【用法】上药先空煎油，三分减一，停待冷；次纳黄丹，更上火缓煎，又三分减一，又停冷；次纳熏陆香末，不冷即恐溢沸出，煎候香消尽，次下松脂及蜡，看膏稍稠，即以点铁物上试之，斟酌硬软适中乃罢。

【功用】引脓生肌，杀疮中虫。

【主治】一切疮。

【加减】热疮，减熏陆及松脂；杖疮，油一升，地黄汁半合，黄丹二大两，蜡一小两。

通草膏

【来源】《医方类聚》卷一八八引《千金月令》。

【组成】通草八分 当归 芎䓖 防风 黄耆 乌蛇各二十分 白薇 白芷 白蔹 白术各四分 蜡六两 黄丹三两 麻油二升半

【用法】上为末，煎油三二十沸，次下黄丹，令色黑，后下蜡，更煎二十沸，次下诸药，候银珠飞上即成，于不津器中收贮之。

【主治】一切疮肿。

神明膏

【来源】《医方类聚》卷一九五引《千金月令》。

【组成】蜀椒三升 吴茱萸一升 前胡 芎䓖 白芷 白术各一两 当归 细辛各二两 附子三十枚

【用法】上以三年大酢渍一宿，以猪脂肪十斤，煎之三上三下，候白芷黄色成。每服如弹丸一枚，诸风皆摩，肿毒诸疮只涂。

【主治】一切疾风赤痒，耳聋疮肿。

【宜忌】勿令入耳目。

牛蒡粥

【来源】《外台秘要》卷三十引《近效方》。

【组成】牛蒡根二茎

【用法】净洗，煮令烂，于盆中研令细，去筋脉，汁中即下米煮粥。咸淡任性，服一碗甚良。

【主治】

1. 《外台秘要》引《近效》：疮肿。
2. 《太平圣惠方》：小儿心脏积热，烦躁恍惚。

消石膏

【来源】《外台秘要》卷三十引《近效方》。

【组成】消石一斤 生麻油三升

【用法】上二味，先煎油令黑臭，下消石，缓火煎令如稠饧，膏成，以好瓷器中收贮。以涂贴疮肿，或热发服少许妙。用好酥煎更良。

【主治】一切热疮肿。

【宜忌】忌生血物。

排脓止渴方

【来源】《外台秘要》卷三十八。

【组成】黄耆 栀子仁 栝楼 生干地黄 升麻各二两 麦门冬（去心） 芍药各二两 黄芩一两半

【用法】上切。以水一斗，煮取三升服之。愈止。

【主治】发痈盛，患渴口干。

如圣散

【来源】方出《外台秘要》卷四十，名见《普济

方》卷三〇八。

【组成】麝香

【用法】上用少许，敷疮上。

【主治】沙虱毒。

乱发鸡子膏

【来源】《证类本草》卷十九引《传信方》。

【别名】鸡子膏（《普济方》卷四〇七）、清热散（《仙拈集》卷三）。

【组成】鸡子五枚（去白取黄） 乱发如鸡子许大

【用法】二味相和，于铁铫子中炭火熬，初甚干，少顷即发焦，遂有液出，旋取置一瓷碗中，以液尽为度。取涂热疮上，即以苦参末粉之。

【主治】小儿热疮。

漏芦汤

【来源】《幼幼新书》卷三十六引《婴孺方》。

【组成】漏芦 连翘 白蔹 芒消 甘草（炙）各一分 细辛 升麻 枳实（炙） 麻黄（去节） 黄芩各三分 大黄四分

【用法】水一升，煮五合，七日儿一合为三服，一岁服五合。

【主治】热毒痈疽，赤白丹毒，疮疖。

替针膏

【来源】《普济方》卷二七八引《应验方》。

【组成】信 江子 斑蝥

【用法】上为细末，丸如小麦粒大。每用时针挑破，安药在内，膏药贴上。

【主治】疮肿。

五参丸

【来源】《太平圣惠方》卷六。

【组成】人参半两（去芦头） 丹参一两 玄参一两 沙参一两（去芦头） 苦参一两（锉） 茯神二分 秦艽三分（去苗） 白附子三分（炮裂） 枳壳三分（麸炒微黄，去瓤） 羌活三分 川大黄二两（锉碎，微炒） 乌蛇二两（酒浸，去皮骨，

炙微黄） 细辛三分 白鲜皮三分 防风二分（去芦头）

【用法】上为末，炼蜜为丸，如梧桐子大。每服三十丸，不拘时候，以温浆水送下。

【主治】肺脏风毒，皮肤赤痒，生疮肿疼。

五参散

【来源】《太平圣惠方》卷六。

【组成】人参一两（去芦头） 沙参一两（去芦头） 玄参半两 苦参二两 丹参一两 赤箭一两 乌蛇三两（酒浸，去皮骨，炒令黄） 白蒺藜一两（微炒，去刺） 甘草（炙微赤，锉）半两（以上九味捣细罗为散） 桑根白皮一两 白杨皮一两 地骨皮一两 槐白皮一两

【用法】桑根白皮等四味并细锉，用生姜汁煮三二十沸，取出焙干，为细散，与前九味药末相和令匀。每服一钱，以温酒调下，不拘时候。

【主治】肺脏风毒，皮肤生疮，欲似大风者。

玄参丸

【来源】《太平圣惠方》卷六。

【组成】玄参三分 羚羊角屑三分 木香三分 羌活三分 白鲜皮三分 沙参三分（去芦头） 零陵香二分 槟榔三分 人参三分（去芦头） 赤茯苓三分 黄耆三分 白芷三分 马牙消三分 龙脑一分（研） 麝香一分（研） 铅霜一分（研）

【用法】上为末，入龙脑等，同研令匀，炼蜜为丸，如梧桐子大。每服十丸，以薄荷汤嚼下，不拘时候。

【主治】肺脏风毒，皮肤生疮疹。

皂荚煎丸

【来源】《太平圣惠方》卷六。

【别名】皂荚煎（《圣济总录》卷五十）。

【组成】皂荚二斤（不蛀、肥好者，用一斤生捣碎，以水一斗浸一宿，揉取汁） 梨十个 生薄荷一斤 生荆芥一斤（上三味，入于皂荚水内，用揉洗令极烂，以生绢绞取汁煎） 皂荚一斤（刮去黑皮，以酥三两薄涂，慢火炙令黄焦，酥尽为度） 防风

（去芦头）　威灵仙　独活　羌活　甘菊花各二两

【用法】上为末，以一半入在煎药汁内，于银锅中慢火熬，看稀稠得所，入余一半药，同搜为丸，如梧桐子大。每服二十丸，以温浆水送下，不拘时候。

【主治】积年肺脏风毒，遍身生疮，大肠壅滞，心神烦躁。

独活散

【来源】《太平圣惠方》卷六。

【组成】独活一两　蔓荆子半两　人参一两（去芦头）　黄芩三分　玄参三分　秦艽三分（去苗）沙参三分（去芦头）　枳壳三分（麸炒微黄，去瓤）　羚羊角屑三分　白鲜皮三分　防风三分（去芦头）　甘菊花三分

【用法】上为细散。每服一钱，以温浆水调下，不拘时候。

【主治】肺脏风毒，鼻塞，面痒生疮。

黄连丸

【来源】《太平圣惠方》卷六。

【组成】黄连（去须）　川大黄（锉碎，微炒）苦参（锉）　防风（去芦头）　枳壳（麸炒微黄，去瓤）　川升麻　牛蒡子（微炒）　木通（锉）　秦艽（去苗）　黄芩各一两

【用法】上为末，炼蜜为丸，如梧桐子大。每服三十丸，以温浆水送下，不拘时候。

【主治】肺脏风毒攻皮肤生疮。

羚羊角散

【来源】《太平圣惠方》卷六。

【组成】羚羊角屑　赤茯苓　防风（去芦头）麦门冬（去心，焙）　犀角屑　白蒺藜（微炒，去刺）　苦参（锉）　秦艽（去苗）　子芩　川升麻　地骨皮　牛蒡子（微炒）　桑根白皮（锉）　枳壳（麸炒微黄，去瓤）　黄耆（锉）　柴胡（去苗）川大黄（锉碎，微炒）　玄参　栀子仁　甘草（炙微赤，锉）各半两

【用法】上为细散。每服二钱，以温浆汤水调下，不拘时候。

【主治】肺脏风毒攻皮肤，生疮肿疼痛，心神烦热。

【宜忌】忌鸡、猪、毒滑物。

犀角丸

【来源】《太平圣惠方》卷六。

【组成】犀角屑半两　连翘三分　麦门冬三分（去心，焙）　子芩半两　川升麻三分　地骨皮一分　防风三分（去芦头）　秦艽一分（去苗）　川大黄半两（锉碎，微炒）　栀子仁半两　漏芦一分　乌蛇二两（酒浸，去皮骨，炙微黄）　牛蒡子三分（微炒）　苦参一分（锉）　枳壳三分（麸炒微黄，去瓤）　白蒺藜一分（微炒去刺）

【用法】上为末，炼蜜为丸，如梧桐子大。每服五十丸，以温浆水送下，不拘时候。

【主治】肺脏风毒，皮肤遍生疮疱，头额生结核。

大黄散

【来源】《太平圣惠方》卷十八。

【组成】川大黄二两（锉碎，微炒）　黄连一两半（去须）　川升麻一两　黄芩三分　漏芦三分　玄参三分　甘草三分（炙微赤，锉）

【用法】上为散。每服五钱，以水一大盏，煎至五分，去滓温服，不拘时候。

【主治】热病，胃中热毒，生疮疱如豌豆。

白鲜皮散

【来源】《太平圣惠方》卷十八。

【组成】白鲜皮半两　川升麻半两　黄芩半两　玄参半两　麦门冬一两（去心，焙）　犀角屑半两　栀子仁半两　赤芍药半两　川大黄半两（锉碎，微炒）　甘草半两（炙微赤，锉）　杏仁半两（汤浸，去皮尖双仁，麸炒微黄）

【用法】上为粗散。每服四钱，以水一中盏，煎至六分，去滓温服，不拘时候。

【主治】热病，毒气不散，遍身生热毒疮。

玄参散

【来源】《太平圣惠方》卷十八。

【组成】玄参一两 羚羊角屑一两 黄耆一两（锉）川升麻一两 大青一两 漏芦二两 地骨皮一两 川大黄一两（锉碎，微炒）甘草半两（炙微赤，锉）

【用法】上为散。每服三钱，以水一中盏，煎至六分，去滓温服，不拘时候。

【主治】热病，遍身生热毒疮，痒痛，有脓水。

半夏散

【来源】《太平圣惠方》卷十八。

【组成】半夏一两 川大黄一两 乳香一两

【用法】上为细散。以葱白三两（细切），入诸药，同捣为膏。涂肿上，可厚三分，干即重换。

【主治】热病，毒气壅为疮肿。

地骨皮散

【来源】《太平圣惠方》卷十八。

【组成】地骨皮一两 黄芩一两 黄连一两（去须）川大黄一两（锉碎，微炒）木香一两 羚羊角屑一两 甘草半两（炙微赤，锉）

【用法】上为散。每服四钱，以水一中盏，煎至六分，去滓，不拘时候温服。

【主治】热病疱疮，心神烦躁。

漏芦散

【来源】《太平圣惠方》卷十八。

【组成】漏芦一两半 木通一两 蓝叶一两 犀角屑一两 栀子仁一两 玄参一两 川升麻一两 川朴消一两 甘草半两（炙微赤，锉）

【用法】上为散。每服三钱，水一中盏，煎至六分，去滓，入生地黄汁半合，温服，不拘时候。

【主治】热病，毒气攻皮肤，生疮痒痛。

陵零香油

【来源】《太平圣惠方》卷二十一。

【组成】陵零香半两 藿香半两 甘松半两 白檀香半两 马牙消半两 莲子草一分 没石子五个 诃黎勒七个 干椹子一两 沥椿油二斤 乏铧子

铁一斤

【用法】上细锉，以绵裹，瓷瓶内用油浸，密封七日后，取出。用摩顶。

【主治】头面热毒风，头黄发拳，头疮目赤。

垂柳汤

【来源】《太平圣惠方》卷二十四。

【组成】倒垂柳二斤（锉）白矾二两（生）杏仁三两

【用法】以水一斗五升，煎至一斗，去滓。于无风处洗浴。

【主治】皮肤风热，生疮瘩瘭，或痒痛。

桑枝汤

【来源】《太平圣惠方》卷二十五。

【组成】桑枝 柳枝 椒枝 杉枝 槐枝各一斤（细锉）白矾三两 盐三两

【用法】上以水三斗，煎取一斗五升，滤去滓，入白矾及盐，搅令冷热得所，淋洗痛处，汤冷更暖过用之。

【主治】风毒攻手足疼痛，或有赤肿，皮肤不仁。

露蜂散

【来源】方出《太平圣惠方》卷四十，名见《普济方》卷二九九。

【组成】露蜂房 白狗粪各半两

【用法】上并烧为灰，细研。以蜜和，涂之。

【主治】头疮及诸般疮。

木兰皮膏

【来源】《太平圣惠方》卷四十一。

【组成】木兰皮 牡荆子 秦艽（去苗）附子（去皮脐，生用）川大黄 石南 苦参各一两 白矾 珍珠末 雄黄 水银 松脂各半两（一处细研至水银星尽）

【用法】上药先以木兰皮等七味锉细。醋拌，令匀，经宿，用炼了猪脂二斤，于锅中煎令附子等焦黄为度，以绵滤去滓；后入白矾等五味，更煎

三五沸，离火候冷，于瓷盒中盛。每日涂三次
【主治】白秃及百疮。

升麻散

【来源】《太平圣惠方》卷五十三。

【组成】川升麻一两　玄参一两　知母一两　赤茯苓一两　赤芍药三分　漏芦一两　枳壳一两（麸炒微黄，去瓤）　菝葜一两　黄连一两半（去须）　甘草一两（炙微赤，锉）

【用法】上为细散。每服二钱，以温浆水调下，不拘时候。以愈为度。

【主治】渴利后，皮肤生疮，肢节疼痛。

玄参散

【来源】《太平圣惠方》卷五十三。

【组成】玄参一两　栀子仁三分　黄芩一两　白蔹半两　川升麻一两　连翘一两　犀角屑半两　葳蕤一两　木香半两

【用法】上为粗散。每服四钱，以水一中盏，煎至六分，去滓温服，一日三四次。

【主治】渴利后，头面身上遍生热毒疮。

秦艽丸

【来源】《太平圣惠方》卷五十三。

【组成】秦艽一两（去苗）　乌蛇三两（酒浸，去皮骨，炙微黄）　牛蒡子三分（微炒）　防风半两（去芦头）　枳壳一两（麸炒微黄，去瓤）　栀子仁三分　犀角屑三分　赤茯苓一两　苦参一两（锉）

【用法】上为末，炼蜜为丸，如梧桐子大。每服三十丸，食后煎竹叶汤送下。

【主治】渴利后，肺脏风毒外攻皮肤，生疮瘙痒，心烦。

黄耆散

【来源】《太平圣惠方》卷五十三。

【组成】黄耆一两（锉）　甘草一两（炙微赤，锉）　川升麻一两　黄芩一两　前胡一两（去芦头）　栝楼根一两　知母一两　麦门冬一两（去

心）　赤芍药一两　生干地黄二两

【用法】上为散。每服四钱，以水一中盏，加竹叶二七片，小麦一百粒，煎至六分，去滓温服，日三四次。

【主治】渴利后，皮肤生热毒疮疼痛，寒热，口干心烦。

麝香散

【来源】方出《太平圣惠方》卷五十七，名见《普济方》卷三〇八。

【组成】枣叶一合　麝香末半钱

【用法】上捣枣叶，入麝香末。麻油调涂之。

【主治】蜘蛛咬，遍身成疮。

大黄散

【来源】《太平圣惠方》卷六十一。

【组成】川大黄一两（生用）　黄芩三两　龙骨一两　甘草一两　黄连一两（去须）　当归一两（锉，微炒）　牡蛎一两　白蔹一两　白及一两　赤芍药一两　赤石脂一两

【用法】上为细散。每用猪胆汁调，涂于细布上，如肿大小，贴之，燥即易之。

【主治】痈疮不消，欲结成瘘。

乌梅膏

【来源】方出《太平圣惠方》卷六十一，名见《世医得效方》卷十九。

【组成】乌梅　蜜

【用法】上捣乌梅肉，更以蜜和捣，捏作饼子，如钱许厚。贴疮。以愈为度。

【主治】诸疮中新肉胬出。

白芷散

【来源】《太平圣惠方》卷六十一。

【组成】白芷一两　黄连一两（去须）　地榆一两（锉）

【用法】上为细散。每用以鸡子白调，涂布上贴疮，一日换三四次。

【主治】痈疮已溃。

防风散

【来源】《太平圣惠方》卷六十一。

【组成】防风一两（去芦头） 白茯苓一两 白芷一两 桔梗一两（去芦头） 远志半两（去心） 甘草半两（炙微赤，锉） 人参一两（去芦头）芎藭一两 当归一两（锉，微炒） 黄耆一两（锉）附子半两（炮裂，去皮脐） 桂心一两 赤小豆一合（炒熟） 厚朴二两（去粗皮，涂生姜汁炙令香熟）

【用法】上为细散。每服二钱，以黄耆汤调下，一日三四次。

【功用】《圣济总录》：托里内补。

【主治】大疮热已退，脓血不止，疮中肉虚疼痛。

胡粉散

【来源】《太平圣惠方》卷六十一。

【组成】胡粉一两 黄连一两（去须） 水银一两（与胡粉同研令星尽） 糯米二十粒 赤小豆十四粒

【用法】上为末，以麻油和诸药，并水银调令匀。薄薄涂之。

【主治】热毒恶疖，及诸疮肿。

猪蹄汤

【来源】《太平圣惠方》卷六十一。

【组成】猪蹄一对 败酱一两 槐柳枝各一握 黄耆二两（锉）

【用法】上细锉。先以水一斗，下猪蹄煮烂，去猪蹄，下诸药，更煎取四升，以布绞去滓，洗疮，汤冷为度，以绵拭干，便以生肌膏贴之。

【主治】一切败烂疮。

淋洗苦参汤

【来源】《太平圣惠方》卷六十一。

【别名】苦参汤（《普济方》卷二八九）。

【组成】苦参一两 防风二两 露蜂窝二两 甘草二两

【用法】上锉细。以水二斗，煎至六分，去滓热洗，汤冷即住。

【主治】痈疮烂坏。

犀角散

【来源】《太平圣惠方》卷六十一。

【别名】犀角汤（《圣济总录》卷一八三）。

【组成】犀角屑一两 知母一两 木通二两（锉）赤芍药一两半 川升麻 荠苨 葳蕤 黄芩 甘草（锉）各一两半 麦门冬（去心） 马牙消各二两

《普济方》有川大黄（锉碎，微炒）一两。

【用法】上为粗散。每服四钱，以水一中盏，煎至六分，去滓，入竹沥一合，更煎一沸，不拘时候温服。

【主治】初见皮肤有疮，恐成痈，腑脏壅涩，或寒热嗜癖，口干心烦。

甘草膏

【来源】《太平圣惠方》卷六十二。

【组成】甘草二两（生用） 川大黄一两 胡粉一两（细研） 羊髓二两 猪脂二合

【用法】上为细散，入铛中，与脂、髓同煎三五沸，膏成，下胡粉，搅令匀，收瓷盒中。每用可疮涂之。

【主治】疮疽，浸淫广大，赤黑烂成疮。

漏芦散

【来源】《太平圣惠方》卷六十二。

【组成】漏芦一两 白蔹一两 黄芩一两 麻黄一两（去根节） 知母一两 枳实二两（麸炒微黄）川升麻一两 犀角屑一两 赤芍药一两 川大黄二两（锉碎，微炒） 甘草三分（生，锉）

【用法】上为散。每服四钱，以水一中盏，煎至六分，去滓温服，不拘时候。

【功用】除烦热，解毒。

【主治】发背及一切疮毒，攻冲寒热，大肠秘涩。

生肌散

【来源】《太平圣惠方》卷六十三。

【组成】白术一升（淘四十九遍） 旧皮巾子一只

方中白术，《普济方》作"白米"。

【用法】上药入瓷瓶子内，泥固头，以大火烧为灰，候冷，细研为末。日二三上贴之。

【主治】一切恶毒疮疼痛。

白薇膏

【来源】《太平圣惠方》卷六十三。

【组成】白薇半两 白蔹半两 白及半两 白附子半两 白芷半两 赤芍药半两 胡粉二两（细研）乳香一分（细研） 白蜡三两 油十二两

【用法】上件药，白薇等六味锉，以油浸经七日，用瓷瓶子盛，以纸三重封瓶口，绳子牢系，于饭上蒸五度，然后用铫子煎五六沸，绵滤去滓，又入胡粉、乳香、白蜡，更煎一二沸，以瓷器盛。于软帛上摊贴，一日换二次。

【主治】一切恶毒疮肿。

莨菪膏

【来源】《太平圣惠方》卷六十三。

【组成】莨菪二合 白蔹（末） 芎䓖（末） 丁香（末） 沉香（末） 乳香（末） 木香（末）鸡舌香（末）各一两 黄丹七两 麻油一升半

【用法】上药唯莨菪子别捣，绵裹入油铛中煎，候色焦黑，滤出，次下白蔹、黄丹等，先用柳木篦不住手搅，候稀稠得所，即膏成，贮于瓷盒中。以故帛上摊贴，每日换二次。

【主治】一切恶毒疮肿。

大黄散

【来源】《太平圣惠方》卷六十四。

【组成】川大黄（生用） 白蔹 赤芍药 黄连（去须） 槐白皮（锉） 龙骨各一两

【用法】上为末。以敷疮上。三度良。

【主治】热毒疮多汁。

乌蛇膏

【来源】《太平圣惠方》卷六十四。

【组成】乌蛇二两 附子一两（生，去皮脐） 干蝎一两 防风半两（去芦头） 当归半两 白芷半两 赤芍药半两 藁本半两 半夏半两 细辛半两 独活半两 芎䓖半两 白僵蚕半两 吴茱萸半两 汉椒半两（去目） 桂心半两 黄蜡六两

【用法】上锉细，以炼了腊月猪脂二斤，文火煎，候白芷赤黑色为度，绵滤去滓，下蜡令消，入于盒内盛。但是风肿，取少许摩之令热，一日三次。

【主治】

1. 《太平圣惠方》：风毒疮肿疼痛。

2. 《太平惠民和济局方》（吴直阁增诸家名方）：风邪毒气外客皮肤，熏发成肿，所起不定，游走往来，时发痒痛；或风毒势盛，攻注成疮，焮赤多脓，疮边紧急。

水银膏

【来源】《太平圣惠方》卷六十四。

【组成】水银一两（以尖熟枣瓤研令星尽） 松脂一两 朱砂一两（细研） 土蜂窝二两 黄柏一两（锉） 川大黄二两

【用法】上药除水银、朱砂外，捣罗为末，以炼成猪脂二斤煎为膏，放令冷，取水银、朱砂入膏中相和。用涂疮上，一日换二次。

【主治】风毒，身体生疮。

生肌麒麟竭散

【来源】《太平圣惠方》卷六十四。

【组成】麒麟竭一分 诃黎勒一分 黄连一分（去须） 槟榔一枚

【用法】上为末。看疮眼大小，薄敷疮上。以愈为度。

【主治】脚上生疮疼痛，伤风毒，脓水不止。

生肌乌贼鱼骨散

【来源】《太平圣惠方》卷六十四。

【别名】乌贼鱼骨散（《普济方》卷二七四）。

【组成】乌贼鱼骨一两（烧令烟尽） 黄连一分

（去须） 槟榔一枚 诃黎勒皮一分 白龙骨一钱半 赤石脂一钱半 麝香一钱

方中赤石脂用量原缺，据《普济方》补。

【用法】上为细散。于乳钵内，入麝香、龙骨、赤石脂相和，研令匀，每用时先暖盐浆水洗疮，拭令干后，以散敷，一日二次。

【主治】冷疮，发歇疼痛，脓水不止。

白花蛇煎

【来源】《太平圣惠方》卷六十四。

【组成】白花蛇一条（去皮骨） 海桐皮 白芷 防风（去芦头） 独活 羌活 白术 附子（去皮脐） 天南星 半夏（汤洗七遍去滑） 前胡（去芦头） 细辛 干蝎 桂心 汉椒（去目） 木鳖子（去壳） 当归 吴茱萸 苍术各一两

【用法】上锉。以米醋二升，煎三二沸，匀拌药一宿，用腊月猪脂炼了者三斤，于铛内煎令沸，渐渐下药，候白芷色赤黄，用绵滤过，瓷盒盛。先以苦参汤淋浴，后以暖酒下半匙。外以膏涂在疮上，令热为度。一日三次。

【主治】风毒攻身体生疮，或时发痒肿痛。

白鲜皮散

【来源】《太平圣惠方》卷六十四。

【组成】白鲜皮半两 子芩半两 川升麻半两 玄参半两 白蒺藜半两（微炒，去刺） 桔梗半两（去芦头） 防风半两（去芦头） 前胡半两（去芦头） 百合半两 甘草半两（炙微赤，锉） 栀子仁半两 马牙消一两 麦门冬一两半（去心，焙） 茯神半两

【用法】上为细散。每服二钱，食后以薄荷汤调下。

【主治】

1.《太平圣惠方》：遍身热毒疮，及皮肤瘙痒，烦躁。

2.《圣济总录》：热苑四肢，肿实不散，令人气壅。

芫荑散

【来源】《太平圣惠方》卷六十四。

【组成】芫荑一两（微炒） 藜芦一两（去芦头）

熏黄半两 青矾半两 雄黄半两（细研） 苦参三分（锉） 附子三分（炮裂，去皮脐）

【用法】上为末。先以温水洗疮去痂，干拭，以生油调涂之。

【主治】冷疮久不愈。

赤小豆散

【来源】《太平圣惠方》卷六十四。

【组成】赤小豆三合 糯米三合 松脂半两 黄柏半两（微炙，锉） 白矾灰半两 莴苣子三合 黄丹半两（微炒） 密陀僧半两（细研）

【用法】上为末。用生油调涂，一日三二次。

【主治】热毒疮肿痛。

附子散

【来源】《太平圣惠方》卷六十四。

【组成】附子半两（炮裂，去皮脐） 川椒一分（去目） 白矾三分（烧令汁尽，研细） 腻粉二钱 雄黄一分（研细）

【用法】上附子、椒二味为末，次加白矾、腻粉、雄黄，相和令匀。每使时，以清麻油调令得所，以敷疮上，一日换二次。

【主治】冷疮，日夜发歇疼痛。

苦参散

【来源】《太平圣惠方》卷六十四。

【组成】苦参一两（锉） 人参一两（去芦头） 丹参一两 黄连三分（去须） 沙参一两（去芦头） 玄参一两 秦艽三分（去苗） 白鲜皮一两 川升麻一两 枳壳一两（麸炒微黄，去瓤） 栀子仁三分 犀角屑一两 黄芩一两 赤芍药一两 当归一两 白蒺藜一两（微炒，去刺） 防风一两（去芦头） 白花蛇二两（酒浸，炙令黄，去皮骨）

【用法】上为细散。每服二钱，食后以温酒调下。

【主治】身体生风毒疮，或痒痛不止。

茅胆膏

【来源】《太平圣惠方》卷六十四。

【组成】茅胆一两（茅针里面瓤是也）　栀子仁一两　苦参一两（锉）　黄蜡二两　清麻油七斤　腻粉半两

【用法】茅胆等三味，捣为末，先以油、蜡慢火熬令蜡消，入前药末并腻粉，不住手搅令匀，瓷盒内盛。每取少许涂疮，一日四五次。

【主治】身体生风毒疮。

食恶肉散

【来源】《太平圣惠方》卷六十四。

【组成】硫黄（细研）　马齿苋　白矾（烧令汁尽）　菌茹　丹参各半两

【用法】上为细散。涂敷恶肉上。

【主治】疮疡恶肉。

豉心散

【来源】《太平圣惠方》卷六十四。

【组成】豉心一合（炒令烟绝）　黄连一两半（去须）　赤小豆一合　胡粉一两（细研）　杏仁一两（汤浸，去皮尖双仁，细研）

【用法】上为末，研入胡粉、杏仁令匀。以酥和涂之。

【主治】身体生风毒疮，赤肿疼痛。

黄连散

【来源】《太平圣惠方》卷六十四。

【组成】黄连（去须）　胡粉　密陀僧　白芷　白蔹各半两

【用法】上为末。先以盐汤洗疮，用生油调药，以羽毛敷之，甚者每日只可两上。

【主治】身体生风毒疮，臭秽不可近。

清凉散

【来源】《太平圣惠方》卷六十四。

【组成】黄连（去须）　槟榔　枳壳（去瓤）　黄芩　贝母　赤小豆（炒熟）各等分

【用法】上为末。先以白矾、葱白煎汤洗疮，拭干后，用生油调涂，每日三次。

【主治】风毒攻身体生疮，赤㿄肿痛。

淋渫莽草汤

【来源】《太平圣惠方》卷六十四。

【组成】莽草　榆白皮　甘草（生用）　玄参　苦参　郁金　羌活　独活　五加皮　防风（去芦头）　枳壳　细辛各五两

【用法】上锉细，分为十贴。每贴用浆水一斗五升，煎取一斗，别入白矾末二两，投药汤内，热淋渫，每日一次。

【主治】脚上生疮。

淋浴海桐皮汤

【来源】《太平圣惠方》卷六十四。

【组成】海桐皮　地骨皮　黄耆　甘草（生用）　黄连（去须）　枳实　木香　乳香　狼牙　白芷　牛膝（去苗）　白矾各一两

【用法】上锉，捣令匀，分为六贴。每取一贴，以水四升，煎至三升，滤去滓，热熏疮上，通身淋洗了，以热衣拭干。

【主治】风毒气流注，两脚生疮，肿烂疼痛，行走不得。

【宜忌】避风。

紫金散

【来源】《太平圣惠方》卷六十四。

【组成】紫草半两　赤小豆一合　黄芩半两　漏芦半两　车前子半两　黄柏半两（锉）　糯米一合（炒令焦）

【用法】上为末，以生油调令稀稠得所。外涂，一日三次。以愈为度。

【主治】一切热毒疮。

犀角散

【来源】《太平圣惠方》卷六十四。

【组成】犀角屑　木香　川升麻　吴蓝　玄参　子芩　羚羊角屑　防风（去芦头）　白蒺藜（微炒去刺）　枳壳（麸炒微黄，去瓤）　甘草（炙微赤，锉）各一两　麝香一钱（细研入）

【用法】上为细散。每服二钱，食后煎竹叶汤调下。

【主治】热毒攻皮肤，生疮疼痛。

腻粉膏

【来源】《太平圣惠方》卷六十四。

【组成】腻粉一两　胡粉一两（细研）　松脂半两　猪脂六两（炼了者）　黄连一两（去须，捣末）　甘草一两（生捣末）

【用法】先以猪脂煎松脂，化后去滓，下四味搅令匀，倾于瓷盒中。每日涂三四次。

【主治】热毒风疮肿痛。

槟榔散

【来源】《太平圣惠方》卷六十四。

【组成】槟榔半两　甘草半两（锉）　郁金半两　木香半两　黄连半两（去须）　麝香一分（细研）

【用法】上为细散，研和令匀，先取砒霜少许安疮上，用生油调散敷之；有脓水，即干掺于上；如法系裹，日再换之。

【主治】冷疮不愈。

漏芦散

【来源】《太平圣惠方》卷六十四。

【组成】漏芦一两　白蔹一两　黄芩一两　麻黄一两（去根节）　知母一两　枳实一两（麸炒微黄）　川升麻一两　犀角屑一两　赤芍药一两　甘草一两（炙微赤，锉）　川芒消二两　川大黄二两（锉碎，微炒）

【用法】上为散。每服三钱，水一中盏，煎至五分，去滓温服，不拘时候。

【主治】毒肿疼痛，心神烦热，大肠秘涩。

熨洗蒴藋汤

【来源】《太平圣惠方》卷六十四。

【组成】蒴藋一两　藜芦一两（去芦头）　郁金一两　苦参一两　白芷一两　水莨一两　甘草一两（生用）　桑根白皮一两　柳枝（去叶，细锉）五合　苦楝皮（细锉）三合　藁本半两　枳壳半两

盐末二两

【用法】上锉细，以水二斗，煎取一斗五升，滤去滓，用软帛两事替换，乘热熨洗患处，水冷为度。余滓重煎用之。

【主治】脚疮，久伤风毒，攻冲肿痒，脓水不止。

牛角散

【来源】《太平圣惠方》卷六十五。

【组成】黄牛角一分（烧灰）　麋角屑一分　白蔹一分（炙令微黄）　麝香半分（细研）　密陀僧半分（微炒）　黄丹半分（微炒）　蚵蝈一分（烧灰）　羌活一两　海桐皮一两（锉）　仙灵脾一两　干地龙一两（微炒）

【用法】上为细散。每服二钱，食前以温酒调下。

【主治】久患疮不愈者。

枳壳丸

【来源】《太平圣惠方》卷六十五。

【别名】苦参丸（《圣济总录》卷十八）

【组成】枳壳四两（麸炒微黄，去瓤）　苦参八两（锉）

【用法】上为末，炼蜜为丸，如梧桐子大。每服三十丸，食后以温酒送下。

【主治】一切风热生疮疥。

紫藤香散

【来源】《太平圣惠方》卷六十七。

【组成】紫藤香二两　马齿苋十两（阴干）　薯蓣二两　黄丹二两（以猪脑髓和为白，以火煅令通红，地上出火毒一宿）

【用法】上为散。敷之即干。

【功用】干疮，长肉，止痛。

【主治】伤损，疮痕久不愈者。

黑神散

【来源】《太平圣惠方》卷六十七。

【组成】乱发二团（如鸡子大，烧令烟尽）　露蜂房三分（烧令烟尽）　腻粉一分　突厥白三分（为

末） 腊月猪脂一两

【用法】上为细末。用猪脂和令匀。以柳木篦子涂于疮上。

【功用】干疮，止痛，长肉。

杀虫芜荑散

【来源】《太平圣惠方》卷九十。

【组成】芜荑三分（微炒） 葶苈子一两（微炒） 白矾一两（烧令汁尽） 吴茱萸半两（微炒）

【用法】上为细散。以生油调，涂疮上，每日二次。

【主治】小儿头面及身体生疮，久不愈，瘙痒。

吴茱萸散

【来源】《太平圣惠方》卷九十。

【组成】吴茱萸半两（微炒） 赤小豆半两 熏黄半两（研入） 鸽粪半两（微炒） 白矾灰半两 葶苈子一分（微炒） 皂荚一分（烧灰） 漏芦一分

【用法】上为细散。以生油旋调，涂疮上。以愈为度。

【主治】小儿头面风疮，及身上，或如麻豆，多痒。

枳壳散

【来源】《太平圣惠方》卷九十。

【组成】枳壳半两（麸炒微黄，去瓤） 甘草半两（炙微赤，锉） 黄连半两（去须）

【用法】上为细散。每服半钱，蜜水调下。

【主治】小儿身上生热疮，心躁，皮肤焮痛。

栀子膏

【来源】《太平圣惠方》卷九十。

【组成】栀子仁一两 川升麻一两 犀角屑三分 蛇衔一两 蓝叶五合（切） 生地黄二两 黄芩一两

【用法】上细锉，以猪脂一斤半，同入铛内，于微火上煎十余沸，滤去滓，膏成，于瓷盒中盛。涂于故帛上，贴之。

【主治】小儿热毒疮。

洗浴大黄汤

【来源】《太平圣惠方》卷九十。

【别名】大黄汤（《普济方》卷四〇八）。

【组成】川大黄二两 苦参二两 蛇床子四两 赤芍药三两 黄连三两（去须） 黄芩三两 黄柏五两 菝葜一片

【用法】上锉细，和匀。每用三两，以水五升，煮三十沸，去滓，看冷热，洗浴疮上。

【主治】小儿头面身体生疮。

秫米散

【来源】《太平圣惠方》卷九十。

【组成】秫米 竹篾各等分

【用法】上烧灰，为细散。以田中禾下水调涂之。

【主治】小儿王烂疮及恶疮。

消肿散

【来源】《太平圣惠方》卷九十。

【别名】消毒散（《普济方》卷四〇五）。

【组成】川大黄三分 杏仁三分（汤浸去皮，别研） 盐花三分

【用法】上为细散，入杏仁，以新汲水和，稀稠得所。旋取涂疮肿上，干即易之，以效为度。

【主治】小儿疮肿，毒热赤疼痛。

黄芩散

【来源】《太平圣惠方》卷九十。

【组成】黄芩三分 川升麻一两 石膏一两 甘草半两（炙微赤，锉） 玄参半两 柴胡一两（去苗） 川大黄一两（锉碎，微炒）

【用法】上为粗散。每服一钱，以水一小盏，煎至五分，去滓温服。

【主治】小儿热疮生于身体。

黄连散

【来源】《太平圣惠方》卷九十。

【组成】黄连一两（去须） 蛇床子二两（微炒）

黄柏二两（锉） 胡粉半两（炒令黄色）

【用法】上为散。若头上身上生疮，以生油调如泥涂之；若面上生疮，以猪脂和涂之。

【主治】小儿头面身体生热疮。

黄连散

【来源】《太平圣惠方》卷九十。

【组成】黄连一两（去须） 黄柏一两（锉） 胡粉一两 苦参二两（锉） 水银一两（与胡粉相和，点水少许，研令星尽）

【用法】上为散，入水银、胡粉研匀。如疮在面上，以猪脂和涂之；如头及身上，以生油和涂之。

【主治】小儿头面身体皆生热疮。

黄柏散

【来源】《太平圣惠方》卷九十。

【组成】黄柏二两（锉） 水银半两 苦参三两（锉） 黄连一两（去须）

【用法】上为散，以猪脂和搅乳，入研水银星尽。每使，先用泔清洗疮令净，拭干敷之，一日三次。

【主治】小儿头面身体生疮，热痛。

雄黄散

【来源】《太平圣惠方》卷九十。

【组成】雄黄三分（细研） 白矾半两（烧令汁尽） 井盐一分 莽草半两

【用法】上为细散。以生油调，可疮涂，日三用之。

【主治】小儿头面、身体生疮，皮肤赤焮，瘙痒。

黑豆散

【来源】《太平圣惠方》卷九十。

【组成】黑豆二两 大麻仁二两

【用法】上为粗散。著竹筒内，横插热灰火中，以铜器承受，当有汁出，收之令汁尽。便涂疮。即愈。

【主治】小儿头面身体生疮。

漏芦散

【来源】《太平圣惠方》卷九十。

【组成】漏芦一分 当归一分（微炒） 黄柏一分（锉） 黄连一分（去须） 五倍子一两（烧令烟尽） 麝香一分（碾细） 腻粉二钱（碾入）

【用法】上为散。入碾了药，更碾匀。每用时，先暖盐浆水洗疮令净，拭干，以生油调稀稠得所，涂于疮上；如已干处，即不再涂，余湿赤处，即更涂之，以干为度，药后不得洗之。

【主治】小儿头面身体生赤疮，湿痒，黄水不止。

熊胆膏

【来源】《太平圣惠方》卷九十。

【别名】熊胆煎（《圣济总录》卷一七二）。

【组成】熊胆一分 蚺蛇胆一分 芦荟一分 牛黄一分 麝香半两 龙脑一分

《幼幼新书》有黄矾，无麝香。

【用法】上为细末，以井花水三合和匀，瓷器中盛，于重汤内煮，数添水，可半日，投三五粒糯米，煮烂即膏成。仍数以箆子搅药四畔，勿令药干。每取两豆许，渐渐吹鼻中，及涂口疮，频使药两日，即停一日，看儿发变青，即止。

【主治】小儿身上及口面生疳疮，并诸般疳疾。

赤芍药散

【来源】《太平圣惠方》卷九十一。

【别名】白蔹散（《医部全录》卷四五六）。

【组成】赤芍药三分 甘草三分 白蔹三分 黄芩半两 黄连半两（去须） 黄柏半两（微炙）

【用法】上为细散。以蜜水调涂，一日三二次。

【主治】小儿王烂疮，一身尽有如麻子，有脓汁，乍痛乍痒，或时壮热。

三将丹

【来源】《经验方》卷上。

【组成】升丹 银朱 血竭各等分

【用法】上为末。外用。

【功用】拔毒生肌。

【主治】疮疡，脓水将净者。

神效大红朱砂千捶膏

【来源】《经验方》卷上。

【组成】白嫩松香八两　铜绿二钱　土木鳖十个（去壳）　杏仁二钱（去皮）　巴豆肉十粒　没药四钱　蓖麻仁一两四钱（去壳）　乳香四钱　漂朱砂一两　铅粉一两　樟冰一两

【用法】先将松香、巴豆肉、蓖麻仁、杏仁四味捣烂如泥，再入乳香、没药、铅粉、铜绿、木鳖五味捣匀，再入樟冰、朱砂二味，捣成膏，愈捣愈红，愈粘愈妙。

【功用】令疮疡未成即消，已成即溃，已溃即拔毒去腐。

【主治】疮疡疔毒，臁疮瘰疬，鳝拱头。

灵鼠膏

【来源】《普济方》卷二七二引《经验方》。

【组成】大黄鼠一枚

【用法】浑用清油一斤，慢火煎鼠焦，于水上试油不散，即以绵滤，去滓澄清，重拭铫子令净，以慢火煎上件油，次下黄丹五两，炒令色变，柳木篦子不住手搅令匀，再于水上试滴，候凝，即下黄蜡一两，又熬带黑色方成膏。然后贮于瓷盒中，放在土地上，出火毒三两日。敷贴疮肿。

【功用】去痛。

【主治】疮肿。

黄耆膏

【来源】《普济方》卷二七二引《经验方》。

【组成】人参　黄耆各三钱　当归半两　香白芷　细辛（去叶）　羌活各三钱

【用法】上锉，用清油六两，用前药一处，慢火内熬，令黄耆微黑为度，滤去前药，只用油，入没药末三钱，黄蜡二两，同油搅匀，盒子盛，候冷用之。

【主治】一切疮疖。

绿云散

【来源】《证类本草》卷十三引《经验后方》。

【别名】绿灵散（《普济本事方》卷三引《经验方》）、平肺绿云散（《普济方》卷三十八）、桑叶散（《普济方》卷二七二）。

【组成】桑叶（好者，净洗过，熟蒸一宿后，晒干）

【用法】上为末。每服二钱匕，水调下。

【主治】肺毒疮，如大风疾。

乌犀膏

【来源】《博济方》卷五。

【组成】皂角子（烧存性）一二分

【用法】上先研皂角子绝细，续入沙糖，和匀如膏。贴于疮立效。

【主治】皂角及恶水入疮口内，热痛不止。

四白散

【来源】《博济方》卷五。

【组成】白花蛇一两半（酒浸一宿，去皮骨秤）　新罗白附子　白僵蚕（微炒）　白蒺藜（微炒，去刺）各一两

【用法】上为末。每服二钱，早、晚、空心温酒调下。

【主治】

1. 《博济方》：肾脏风毒攻注四肢，头面生疮，遍身瘙痒。

2. 《圣济总录》：蛊风。

败风膏

【来源】《博济方》卷五。

【组成】白及半两　白蔹半两　白矾一两　剪草一两半（净洗，细锉）　吴茱萸一分　水银豌豆大　麝香少许

【用法】上为末，先用油半盏以下瓷碗内盛，以慢火熬令沸，更入蜡一分，同煎三五沸，却安冷处，入前药末调和自然成膏。或是疮，用盐汤洗，再以药贴在疮上。

【主治】本脏风毒攻疰生疮，及热毒气流注赤痒。

槟榔散

【来源】《博济方》卷五。

【组成】槟榔（炮）一斤　甘草　黄连　密陀僧各一分　木香一分

【用法】上为末。先以温盐浆水洗过疮，挹干，以唾调贴之。

【功用】止痛生肌。

【主治】肾脏风攻注生疮，兼疗恶疮。

大通丸

【来源】《普济方》卷三十二引《博济方》。

【组成】金钗石斛一两　牛膝一两（酒浸）　大附子二个一两（去皮脐）　干姜三分（炒）　豆蔻四个（去壳，面煨）　槟榔四个　木香一分　菊花二两　硫黄一分　白花蛇（酒浸，去皮骨）二两　枸杞子二两（九蒸九晒，炒）

【用法】上为细末，以酒煮糊为丸，如梧桐子大。每服空心温酒送下；妇人，当归酒下。如作散，温酒调下。如吃了转觉脑骨内疼甚者，乃药效力；如疼发过后，只管吃即永愈。

《圣济总录》：每服二十丸，空心温酒送下；如作细散，每服钱半匕，温酒、粥饮任调下。

【主治】

1. 《普济方》引《博济方》：丈夫肾脏风，上攻下注，脚膝疼痛生疮；及小便膀胱宿冷，滞气攻刺腹胁；并妇人血风攻注，腰膝拘挛。

2. 《圣济总录》：风走注，身体疼痛，荣卫凝涩。

羌活散

【来源】《普济方》卷三十二引《博济方》。

【组成】羌活（去芦）　防风（去芦）　川芎　荆芥穗　麻黄　甘草　木通　鼠粘子（炒）各等分

【用法】上为末。每服三钱，茶汤或酒调服，不拘时候。

【主治】

1. 《普济方》引《博济方》：肾脏风上攻下注，头面浮肿，及有疮者；妇人血风攻注。

2. 《圣济总录》：风热头面生疮；热毒风，头面肿痒，心胸烦闷。

硇砂丸

【来源】《普济方》卷二二一引《博济方》。

【组成】硇砂一合（去石，以好酒一合拌浸，去滓熬用）　大附子半分（炒）　牛膝半两　干姜二分（炮）　苦参（半生）　吴茱萸（生）各半两　桃仁一两（去皮尖双仁）　木香半两　川楝子一分（炒）

【用法】上为末，将硇砂膏并桃仁同拌和，别以烂蒸木瓜去皮碎研，搜成剂为丸，如梧桐子大。每日空心酒下三十丸。

【功用】补元脏虚冷，壮筋骨，进饮食。

【主治】脚膝无力，生疮肿。

【加减】要行气疾，去附子、牛膝，却入郁李仁、牵牛各半两，生为末。

黄耆散

【来源】《普济方》卷二四三引《指南方》。

【组成】黄耆　枳实各一两　土蒺藜　赤小豆各二两　甘草半两

【用法】上为细末。每服二钱，米饮调下。

【主治】膝胫肿，按之没指，时时痛痒，渐生疮疡。

忍冬饮

【来源】方出《苏沈良方》卷九，名见《圣济总录》卷一三一。

【别名】忍冬酒（《三因极一病证方论》卷十四）。

【组成】忍冬嫩苗一握　甘草（生用）半两

【用法】上药研烂，加酒一斤半，入沙瓶中，塞口，煮两食顷。温服。若仓卒求不获，只用干叶为散，每服三方寸匕，甘草方寸匕，酒煮服之亦可，然不及生者。

【主治】

1. 《苏沈良方》：痈疽，疮疡久不合。

2. 《圣济总录》：痈疽发脑发背，肿焮寒热疼痛。

牛黄金虎丹

【来源】《太平惠民和济局方》卷一。

【组成】天雄（炮，去皮，脐）十二两半　白矾（枯过）　天竺黄（研）　天南星（汤洗，焙，为末，用牛胆和作饼，焙热；如无牛胆，用法酒蒸七昼夜）　腻粉（研）各二十五两　牛黄（研，二两半）　生龙脑（研）五两　金箔八百片（为衣）　雄黄（研飞）一百五十两

【用法】上为末，炼蜜为丸，每一两半作十丸，以金箔为衣。每服一丸，以新汲水化灌之，扶坐，使药行化，良久续以薄荷自然汁更研化一丸灌之。肥盛体虚、多涎有风之人，宜常服此药。随身备急，忽觉眼前暗黑，心膈闷乱，有涎欲倒，化药不及，急嚼一丸，新汲水下。小儿急惊风，一岁儿服绿豆大一丸，薄荷自然汁化灌之。

【主治】

1.《太平惠民和济局方》：急中风。身背强直，口噤失音，筋脉拘急，鼻干面黑，遍身壮热，汗出如油，目瞪唇青，心神迷闷，形体如醉，痰涎壅塞，胸膈、喉中如拽锯声。

2.《世医得效方》：足面生疮，下连大趾，上延外踝膑骨，每发兼旬，昏暮痒甚，抓搔出血如泉，痛楚不可忍，夜分渐已，明日复然。

【宜忌】有孕妇人不得服。

凉膈散

【来源】《太平惠民和济局方》卷六。

【别名】连翘饮子（《宣明论方》卷六）、连翘消毒散（《外科心法》卷七）。

【组成】川大黄　朴消　甘草（爁）各二十两　山栀子仁　薄荷叶（去梗）　黄芩各十两　连翘二斤半

【用法】上为粗末。每服二钱，小儿半钱，水一盏，加竹叶七片、蜜少许，煎至七分，去滓，食后温服。得利下住服。

【功用】养阴退阳，清热泻火，止渴除烦。

1.《证治准绳·伤寒》：养阴退阳。

2.《北京市中药成方选集》：清热降火，除烦止渴。

3.《方剂学》：泻火通便，清上泄下。

【主治】大人小儿脏腑积热，烦躁多渴，面热头昏，唇焦咽燥，舌肿喉闭，目赤鼻衄，颔颊结硬，口舌生疮，痰实不利，涕唾稠粘，睡卧不宁，谵

语狂妄，肠胃燥涩，便溺秘结，一切风壅。

【宜忌】《北京市中药成方选集》：孕妇勿服。

【验案】

1. 疮疡　《外科发挥》：一妇人面患毒，焮痛发热作渴，脉数，按之则实，以凉膈散二剂少愈。

2. 牙痛　《口齿类要》：表兄颜金宪牙痛，右寸后半指脉洪而有力，余曰：此大肠积热，当用寒凉之剂。自泥年高，服补阴之药，呻吟彻夜，余与同舟赴京，煎凉膈散加荆、防、石膏，与服一钟即愈。

玉龙膏

【来源】《太平惠民和济局方》卷八（续添诸局经验秘方）。

【组成】瓜蒌大者一个（去皮）　黄蜡一两半　白芷（净拣，锉）半两　麻油（清真者）六两　麝香（研）一钱　松脂（研）一钱半　零香　藿香各一两　杏仁（去皮尖）　升麻　黄耆　赤芍药　白及　白蔹　甘草（净拣，锉）各一分

【用法】上以油浸七日，却比出油，先炼令香熟，放冷入诸药，慢火煎黄色，用绢滤去滓，入银、石锅内，入蜡并麝香、松脂，熬少时，以瓷盒器盛。每用少许，薄摊绢帛上贴。若头面风癣痒，疮肿疼痛，并涂磨令热，频频用之。如耳鼻中肉铃，用纸拈子每日点之，至一月即愈。如治灸疮及小儿瘤疮，涂之。

【功用】摩风止痛，消肿化毒，兼灭瘢痕。

【主治】一切折伤，疮肿。

复元通气散

【来源】《太平惠民和济局方》卷八（续添诸局经验秘方）。

【别名】复元通圣散（《万氏家抄方》卷三）、复原通气散（《证治准绳·类方》）。

【组成】舶上茴香（炒）　穿山甲（锉，蛤粉炒，去粉）各二两　南木香（不见火）一两半　延胡索（擦去皮）　白牵牛（炒，取末）　陈皮（去白）　甘草（炒）各一两

【用法】上为细末。每服一大钱，热酒调服。病在

上，食后服；病在下，食前服；不饮酒人，煎南木香汤调下。

【主治】

1.《太平惠民和济局方》（续添诸局经验秘方）：疮疖痈疽，方作焮赤，初发疼痛，及脓已溃、未溃，小肠气、肾痈、便毒，腰痛气刺，腿膝生疮，及妇人吹奶。

2.《证治准绳·类方》：气不宣流或成疮疖，并闪挫腰胁，气滞疼痛。

急风散

【来源】《太平惠民和济局方》卷八（吴直阁增诸家名方）。

【组成】丹砂一两　草乌头三两（一半生用，一半以火烧存性，于米醋内淬令冷）　麝香（研）　生乌豆（同草乌一处为末）各一分

方中生乌豆，《普济方》引作"生乌头"，《杂病源流犀烛》作"生黑丑"。

【用法】上为细末，都拌匀。破伤风，以酒一小盏调服半钱；如出箭头，先用酒一盏调服半钱，却以药贴箭疮上。

【功用】

1.《太平惠民和济局方》（吴直阁增诸家名方）：出箭头。

2.《古今医统大全》：止血定痛。

【主治】

1.《太平惠民和济局方》（吴直阁诸家名方）：久新诸疮，破伤中风，项强背直，腰为反折，口噤不语，手足抽掣，眼目上视，喉中沸声。

2.《普济方》：年深日远，偏正头痛，肝脏久虚，血气衰弱，风毒之气上攻，头眩目晕，心忪烦热，百节酸痛，脑昏目痛，鼻塞身重，皮肤瘙痒，面上游风，状若虫行，及一切头风，妇人血风攻疰。

五福化毒丹

【来源】《太平惠民和济局方》卷十。

【别名】青黛丸（《世医得效方》卷十一）、化毒丸（《普济方》卷三六四）。

【组成】桔梗（微炒）　玄参（洗，焙）各六两

青黛（研）　牙消（枯）　人参（去芦）各二两　茯苓（去皮）五两　甘草（炒）一两半　银箔八片（为衣）　麝香（研）半钱　金箔八片（为衣）

【用法】上为细末，入研药匀，炼蜜为丸，每两作十二丸。每一岁儿，一丸分四服，用薄荷水送下；及疮疹后余毒上攻口齿，涎血臭气，以生地黄自然汁化一丸，用鸡翎扫在口内；热疳肌肉黄瘦，雀目夜不见物，食后、临卧用陈粟米泔水化下。

【功用】《医方类聚》引《经验良方》：清膈凉血。

【主治】

1.《太平惠民和济局方》：小儿蕴积毒热，惊惕狂躁，颊赤咽干，口舌生疮，夜卧不宁，谵语烦渴，头面身体多生疮疖。

2.《医方类聚》引《经验良方》：蟹鼻疳疮，热疳肌肉黄瘦，雀目夜不见物。

3.《医宗金鉴》：胎敛疮。小儿热极，皮肤火热，红晕成片，游走状如火丹。

荆黄汤

【来源】《医方大成》卷七引《太平惠民和济局方》。

【组成】荆芥四两　大黄一两。

【用法】上锉。每服三钱，水一盏，煎六分，空心服。

【主治】

1.《医方大成》引《太平惠民和济局方》：风热结滞，或生疮疖；风热上壅，脏腑实热，咽喉肿痛，大便秘结。

2.《世医得效方》：恶疮生背胁、头脑、四肢要害处。

【宜忌】非实热不可服。

复元通气散

【来源】《医学正传》卷六引《太平惠民和济局方》。

【组成】当归　穿山甲（煨脆）各五钱　川芎　天花粉（炒）　青皮　陈皮各一两　大黄　甘草　黑丑（取头末）各五钱

【用法】上为细末。每服二钱，温酒调下。

【主治】诸疮。

羌活散

【来源】《养老奉亲书》。

【组成】羌活　枳壳（麸炒，去瓤）　半夏（汤浸七遍）　甘草（炙）　大腹子（洗）　防风　桑白皮各等分

【用法】上为粗末。每服二钱，水一盏，加生姜，煎至七分，温服，早晨、日午时、临卧各一服。

【主治】老人肾脏风所致耳聋眼暗，头项腰背疼痛，浑身疮癣。

黄耆散

【来源】《养老奉亲书》。

【组成】黄耆二两　防风一两半　甘草一两（炙）

【用法】上为末。每服一钱，如茶点眼。

【主治】上焦风热毒疮肿及发背热毒。

茴香丸

【来源】《脚气治法总要》卷下。

【组成】舶上茴香（炒）　地龙（去土，炒）　赤小豆（炒）　川苦楝（去皮，炒）　川乌头（炮，去皮尖）　乌药（锉）　牵牛（炒，取末）各一两

【用法】上为细末，酒煮面糊为丸，如梧桐子大，每服十五丸，空心盐汤送下，一日二次。

【主治】风毒湿气，攻疰成疮，皮肉焮热，紫破脓坏，行步无力。

七圣散

【来源】《传家秘宝》。

【组成】川羌活　绵黄耆　白附子　沙苑蒺藜　五灵脂（别研后微炒）　地龙（去土，略炒）各等分

【用法】上为细末。每服五钱　用羊或獖猪肾一对，去筋膜，批作六片，掺药末，以线缠定，用酒半升煮熟，空心蘸盐服，良久，别以温酒一二盏投之。

【主治】肾脏风，上攻下注，生疮。

万病散

【来源】《幼幼新书》卷三十九引《灵苑方》。

【别名】无忧散（原书同卷）、万病无忧散（《御药院方》卷四）。

【组成】黄耆　木通　桑白皮　陈皮　白术　木香　胡椒各半两（作一服，别研置）　牵牛子（微炒，勿过热，取头末）一两

【用法】前七味，为细末。每服二钱，牵牛末二钱，天色晴明五更，姜汤小半盏调药顿服，更以汤送。平明宜三二行，下多不妨，应脏腑百病悉出，转后吃一日白粥补。

【功用】《御药院方》：消积快气，散饮逐湿。

【主治】诸风疮肿疥癣，脏腑积冷壅滞，结为风劳，膀胱宿冷，脏腑衰败，面黄，癥癖气块，疳蛔攻心痛，中寒脑痛，状如山岚时疫；或中风口喝，语謇，睡后涎出；久患腰膝疼痛，拜跪艰难，坐食不安；小儿疳痢脱肛，男女久泄气痢，状似休息；妇人久患血劳，痿黄无力。

【宜忌】《宣明论方》：有孕妇人或遇阴晦时即不可服。

柴胡汤

【来源】《普济方》卷二十七引《护命》。

【组成】柴胡（去苗）　射干　防葵（去芦）　牡丹皮　大黄（皂荚水二钟煮干）　杏仁（汤浸，去皮尖双仁，炒）　紫菀（去土）　葶苈子（隔纸炒）　紫苏子各二两

　　方中防葵，《圣济总录》作"防风"。

【用法】上药治下筛。每服二钱，水一盏，加生姜二片，同煎至八分，去滓，食后、临卧温服。

【主治】肺壅热，上膈昏滞，头面及鼻内生疮，精神不爽，胸中烦渴。

【加减】小便多，减射干。

连翘饮

【来源】《类证活人书》卷二十。

【别名】连翘散（《癍论萃英》）、防风散（《普济方》卷三六九）、上清连翘散（《丹溪心法附余》卷十）。

【组成】连翘　防风　甘草（炙）　山栀子各等分

【用法】上为末。每服二钱，水一中盏，煎七分，去滓温服。

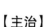

【主治】

1.《类证活人书》：小儿伤寒，一切热。

2.《癍论萃英》：小儿一切热及疮疹。

3.《外科精义》：疮疡疖肿，一切恶疮，疼痛烦渴，大便溏泄，虚热不宁。

4.《普济方》：疮痘入目生翳。

鼠粘子汤

【来源】《类证活人书》卷二十一。

【别名】消毒犀角饮（《太平惠民和济局方》卷六吴直阁增诸家名方）、消毒犀角饮子（《御药院方》卷九）、消毒犀角散（《普济方》卷二七二）、鼠粘汤（《普济方》卷四〇三）、消毒饮子（《明医指掌》卷六）、消毒犀角汤（《丹台玉案》卷三）、鼠粘子散（《医略六书》卷二十）。

【组成】鼠粘子四两（炒香） 甘草一两（炙） 防风半两 荆芥穗二两

【用法】上为末。每服二钱，食后临卧沸汤点服，逐日三服。老幼皆宜服。

【功用】

1.《类证活人书》：利咽膈，化痰涎，止嗽。春、冬间常服免生疮疖。

2.《医略六书》：疏风散热。

【主治】

1.《类证活人书》：小儿疹痘欲出，未能得透皮肤，热气攻咽喉，眼赤心烦者。

2.《太平惠民和济局方》（吴直阁增诸家名方）：大人、小儿内蕴邪热，咽膈不利，痰涎壅嗽，眼赤睑肿，腮项结核，痈肿毒聚，遍身风疹，瘴毒赤瘰，及疮疹已出未出，不能快透者。

桑根白皮汤

【来源】《圣济总录》卷十。

【组成】桑根白皮（锉）三分 羚羊角（镑）半两 漏芦（去芦头） 茯神（去木） 败酱 木通（锉） 芎䓖各三分

【用法】上为粗末。每服五钱匕，水一盏半，煎至一盏，去滓，入生地黄汁半盏，更煎令沸。空心、日午、临卧温服。

【主治】风腰脚不遂，或痛或痒，肿硬如石，胫中少力；及指间生疮，有黄水自出不止。

独活汤

【来源】《圣济总录》卷十二。

【组成】独活（去芦头） 羌活（去芦头） 防风（去叉） 柴胡（去苗） 白术 甘草（炙，锉） 麻黄（去根节，煎掠去沫，焙干）各一两 甘菊花半两

【用法】上为粗末。每服三钱匕，以水一盏，加荆芥五穗，同煎取七分，去滓，食后温服。

【主治】风热上攻，头面生疮及肿痛。

大黄散

【来源】《圣济总录》卷十三。

【组成】大黄（锉）二两 栝楼根 甘草（生，锉） 马牙消（研）各一两

【用法】上为散。每服二钱匕，食后熟水调下。

【主治】热毒水肿，遍身生疮。

生地榆根汤

【来源】《圣济总录》卷三十三。

【组成】生地榆根一斤（洗，切）

【用法】上锉细。以水一斗，煎取五升，去滓，温洗疮上，冷却温，每日二次。

【主治】热疮。

人参枫香丸

【来源】《圣济总录》卷五十。

【组成】人参 天南星（炮） 枫香 羚羊角（镑）各一两 赤箭三分 黄耆（锉） 白茯苓（去黑皮） 防风（去叉） 零陵香叶 天麻 白鲜皮 木香 马牙消 龙脑（研） 麝香（研） 秦艽各半两

【用法】上药除研外，捣罗为末，入研药和令匀，炼蜜为丸，如鸡头子大。每服一丸，薄荷汤嚼下，不拘时候。

【主治】肺脏风毒，皮肤生疮瘙痒。

牛黄散

【来源】《圣济总录》卷五十。

【组成】牛黄　苦参　丹砂（研，水飞）　麝香（研）各一分　羌活（去芦头）　当归（切，焙）　人参　独活（去芦头）　秦艽（去苗土）　前胡（去芦头）　枳壳（去瓤，麸炒）各三分　桂（去粗皮）　茯苓（去黑皮）　白术　白附子　玄参　丹参　防风（去叉）　蔓荆实　干姜（炮）　沙参　防己　白芷　半夏（汤洗七遍，姜制）　干蝎（酒浸一宿，炒）　天南星（炮）各半两　牛膝（酒浸一宿，切，焙）　附子（炮裂，去皮脐）　麻黄（去根节，汤煮掠去沫，焙）各一两　芎䓖　仙灵脾　黄耆（锉）各一分　乌蛇一条（酒浸，去骨，炙）

【用法】上为散。每服一钱匕，温酒调下，不拘时候。如欲作丸，即炼蜜为丸，如弹子大，每丸分作六服，豆淋酒或薄荷酒嚼下。

【功用】化痰涎，除喘急。

【主治】肺脏风热，皮肤生疮，骨痛筋急，口面㖞斜。

莽草散

【来源】《圣济总录》卷五十。

【组成】莽草一两半　白花蛇（酒浸，去骨皮，炙）二两　天麻　槐子（炒）　独活（去苗）　防风（去叉）　晚蚕沙（炒）　蔓荆子（去萼）　人参　威灵仙　枳壳（去瓤，麸炒）　甘草（炙）　赤箭各一两　牡荆子半两　白鲜皮二两　沙参三分

【用法】上为散。每服二钱匕，温酒或浆水调下，不拘时候。

【主治】肺脏风毒，遍身生疮，皮肤瘙痒。

木瓜丸

【来源】《圣济总录》卷五十二。

【组成】木瓜（切，曝干）二两　附子（炮裂，去皮脐）一两　磁石（煅，醋淬二七遍，研）　甘遂（麸炒）　白牵牛（炒）　羌活（去芦头）　陈橘皮（汤浸去白，炒）　防己　巴戟天（去心）　茴香子（炒）　木香　地龙（炒）　干姜（炮）　干蝎（炒）　防风（去叉）各半两

【用法】上为末，酒煮面糊为丸，如梧桐子大。每服十五丸，空心温酒送下。微利为效。

【主治】肾脏风毒气攻注，四肢疼痛，及疮肿烦热。

木香人参汤

【来源】《圣济总录》卷五十二。

【组成】木香　人参　黄耆（锉）　防风（去叉）　牛膝（酒浸，切，焙）　甘草（炙，锉）　当归（切，焙）　荆芥穗　巴戟天（去心）　半夏（用姜汁制）　鳖甲（去裙襕，醋炙）　桂（去粗皮）　白茯苓（去黑皮）　秦艽（去苗土）　柴胡（去苗）各半两　附子（炮裂，去皮脐）　羌活（去芦头）　枳壳（去瓤，麸炒）　干蝎（全者，炒）　肉豆蔻（去壳）　熟干地黄（焙）各三分

【用法】上锉，如麻豆大。每服三钱匕，水一盏，加葱白三寸（切），生姜三片，同煎至七分，临熟入酒少许；不吃酒，即入童便少许，去滓，不拘时候温服。

【主治】肾脏风毒，攻四肢头面，腰膝生疮，口苦舌干，形容黑瘦，痰涎涕唾，不时心下满闷，肢节急惰，状如劳疾。

四生丸

【来源】《圣济总录》卷五十二。

【组成】乌头（生，去皮脐）　木鳖子（去壳，研）　狗脊（去毛）各半两　苦参一两

【用法】上为末，烂研猪肾，入少许面糊为丸，如梧桐子大。每服二十丸，温酒送下，不拘时候。

【主治】肾脏风毒攻注，腰脚生疮。

防风散

【来源】《圣济总录》卷五十二。

【组成】防风（去叉）　黄耆（锉）　旋覆花　枳壳（去瓤，麸炒）　羌活（去芦头）　独活（去芦头）　枇杷叶（炙，去毛）　蒺藜子（炒去角）各一两

【用法】上为散。每服二钱匕，空心晚食前温酒调下。

【主治】肾脏风上攻下注，头面肿痒，足膝生疮。

茴香子丸

【来源】《圣济总录》卷五十二。

【组成】茴香子（炒） 肉苁蓉（酒浸，切，焙） 附子（炮裂，去皮脐）各二两 五味子一两

【用法】上为细末，用好酒一升，并猪肾一对细切，和药都一处浸一宿，取出焙干，捣罗为末，酒煮面糊为丸，如梧桐子大。每服二十丸至三十丸，好茶或豆淋酒送下。

【主治】肾脏风气冲注，脚膝生疮。

威灵仙散

【来源】《圣济总录》卷五十二。

【组成】威灵仙（去苗土） 防风（去叉） 芎藭 何首乌（去黑皮） 黄耆（锉） 白附子（炮） 白花蛇（去皮骨，酒炙） 蒺藜子（炒，去角） 白僵蚕（炒） 晚蚕沙（炒）各半两

　　《普济方》有巴戟，无芎。

【用法】上为散。每服一钱匕，早晨、日午、临卧温酒调下。

【主治】肾脏风毒攻注腰脚，或疮、或肿、或痛。

猪肚丸

【来源】《圣济总录》卷五十二。

【组成】獖猪肚一个（净洗） 莳萝（炒） 硫黄（研） 附子（炮裂，去皮脐）各一两 硇砂半两

【用法】上为末，入于猪肚内，用线密缝，酒煮令烂，候酒尽，将猪肚切开，入木臼中熟捣为丸，如梧桐子大。每服三十丸，空心温酒送下。

【主治】肾脏风毒气攻注腰脚，或疮或肿，脐腹冷痛。

石长生丸

【来源】《圣济总录》卷五十四。

【组成】石长生五两 升麻三分 鸡舌香 水银粉 消石（别研）各二两 石膏（碎） 葛根（锉） 大黄（锉，炒） 射干各一两

【用法】上为末，炼蜜为丸，如绿豆大。每服十丸，早、晚食前温米饮送下。渐加至二十丸，以知为度。

【主治】下焦受热，大便难，及多疮疡。

如神散

【来源】《圣济总录》卷一二八。

【组成】天南星（炮）一枚 草乌头（炒）一两 矾石（煅）半两

【用法】上为散。先用热汤洗，次以生油调散涂纸上，贴之。

【主治】疮久不愈，时常痛痒，皮缩肉消，黄汁脓血不断。

无名异膏

【来源】《圣济总录》卷一三〇。

【组成】无名异（细研） 麒麟竭（细研）各一分 柳枝（锉）三两 蜡一两 铅丹五两 油十二两

【用法】上六味，先熬油令沸，下柳枝，煎候赤黑色，以绵滤过再煎，下丹、蜡，搅，候变黑色，滴水中成珠得所，下麒麟竭、无名异末，更搅令匀泻冷水中，捻作挺子。一切恶疮发背诸毒疮，并宜涂贴，以愈为度。

【主治】一切疮毒。

木通膏

【来源】《圣济总录》卷一三〇。

【组成】春用：木通三两 白芷 细辛（去苗叶） 摩勒香各二两

夏用：木通 续断各三两 白芷二两半 黄耆 芍药各二两

秋用：木通 熏陆香各三两 黄耆二两 白芷一两半

冬用：木通 黄耆 木香各三两 当归（锉，焙）二两 芎藭一两半 摩勒香三两 熏陆香一两

【用法】上各依四时，并锉，以清麻油二升煎，候白芷黄色，即去滓，绞取油放冷，下黄蜡五两，候消尽，更入铅丹十两，先下六七两，看硬软得所即止，亦不须入尽十两，以急火煎，用柳篦搅，

27

勿令住手，点物上，其色如漆即膏成。欲用药先嚼少盐擦疮上，次贴之。

【功用】未成脓即消，已成脓即破。

【主治】诸疮肿，四时可用。

内托散

【来源】《圣济总录》卷一三〇。

【别名】托里玄参散（《外科精义》）。

【组成】甘草（炒）　人参　甘菊花（一半生，一半炒）　玄参各一两

【用法】上为细散。每服二钱匕，煎绿豆汤调下。

【功用】《外科精义》：托里止渴，解热。

【主治】一切疮。

内消散

【来源】《圣济总录》卷一三〇。

【组成】皂荚刺皮一两（为末）　乳香（研）二钱

【用法】上为末，和匀。每服二钱匕，酒一盏，煎七分，温服。其毒内消，或微利是效。

【主治】疮肿久不愈。

乌贼骨膏

【来源】《圣济总录》卷一三〇。

【组成】乌贼鱼骨（去甲，研末）　旧船灰（研末）各一两　铅丹（研）三两　清油十二两

【用法】先熬油令沸，下铅丹，以柳木篦搅，候黑色，即将前二味药末再搅令匀，滴水内成珠子得所，以瓷合盛。故帛上摊贴，一日二次。以愈为度。

【主治】一切疮肿。

走马膏

【来源】《圣济总录》卷一三〇。

【组成】皂荚（猪牙者）十挺（去皮，捶碎）　芫花五两　生姜五两（取自然汁）　生地黄一斤（取自然汁）

【用法】上药先以米醋一斗，入诸药，煎至三升，绞去滓再煎，以柳篦搅，候稀稠得所如膏，以瓷盒盛，埋地内五日，取出。以故帛上涂贴，一日

二次，以愈为度。

【主治】诸疮，一切打损肿毒。

佛手膏

【来源】《圣济总录》卷一三〇。

【组成】清麻油半斤　铅丹三两　柳白皮二两（锉）　皂荚刺四十九个　当归半两（末）　白及一分（末）　黄蜡半两　朱红一分　生绯帛五寸（烧灰，细研）

【用法】上九味，先熬油令沸，下柳皮、皂荚刺，煎候赤黑色，以绵滤过，下丹煎，以柳篦搅，候变黑色，即下诸药末，搅令匀，滴水中成珠膏成，以瓷盒盛。用故帛涂贴，一日二次。以愈为度。

【主治】一切疮肿疖毒。

垂柳膏

【来源】《圣济总录》卷一三〇。

【组成】垂柳枝白皮二两（锉）　蒴藋根四两（锉）　丹砂一分（细研）　熟鸡子黄一个　熊胆半两（研）　故青帛七寸（烧灰，研）　蜡一两　铅丹四两　清油一斤

【用法】上药先熬油令沸，下柳皮、蒴藋根，煎候赤黑色漉出，以绵滤去滓，下丹、蜡煎，以柳篦搅，候变黑色，下四味研药，更搅令匀，滴水中成珠子，以瓷盒盛。用故帛上摊贴，每日二次。肠痈，以绵裹半枣许，含化咽津，以愈为度；眼暗，捏作饼子，以针刺作孔三五十个，贴眼上便愈；耳聋，作挺子，当中刺为孔，塞耳中，日二换即愈；打损，取膏涂贴疼痛处，以愈为度。

【主治】一切疮肿。

乳香膏

【来源】《圣济总录》卷一三〇。

【组成】清油一斤　皂荚五握（去皮，锉）　葱白五握（锉）　铅丹　团粉各六两　松脂四两　乳香一两　当归一两　桂心一钱

【用法】上药先将清油于铫子内慢火煎热，入皂荚、葱白、桂心，煎令黄赤色，滤去滓后，下松脂、乳香，沸下粉、铅丹、当归，同熬成膏，滴

在水碗中成珠子，于瓷盆内盛。用时摊故帛上外贴，每日早、晚换之。

【主治】一切痈肿疮疖。

乳香膏

【来源】《圣济总录》卷一三〇。

【组成】乳香二两　附子（生用）五两　乌头（生用）　木鳖子（去壳）各二两　当归　秦艽各一两　紫草（去苗）三两　苏枋木（锉）五两　头发灰一两　清油二十两（各细锉，入油慢火熬，候诸药焦黑色为度，去滓，入后药）　枫香脂五两　松脂二两（二味同研）　黄蜡五两　铅丹二两　没药一两半（研）

【用法】上药先煎前九味，候色黑去滓，次下枫香等五味，依次等逐味下，用慢火熬，用柳木篦不住手搅，候熬成膏，滴水中成珠为度。摊纸花子上，看疮大小用之。

【主治】痈疽发背，及一切疮肿。

神应膏

【来源】《圣济总录》卷一三〇。

【别名】神愈膏（《医方类聚》卷一九三）。

【组成】栝楼一枚（去皮）　零陵香　藿香　芍药　甘草　黄耆　杏仁（去皮）各一分　白芷三分　龙脑　麝香（并研）各一钱　黄蜡一两半　清油六两

【用法】上除龙脑、麝香外，并锉细，于腊月用油浸七日，却出药，将油炼令香熟，放冷，秤六两，却再入诸药煎令黄，用夹绢袋滤去滓，再入锅内旋旋下蜡搅匀，滴水中成珠即止，去火候温，入龙脑、麝香打匀，倾出热瓷盒内，听用。摩风止痛痒，用薄绢摊贴之；口疮，含化一豆大；风毒气眼睑赤烂，疼痛不可忍者，用药涂之；口面风癣，以药涂擦，热彻为度；耳鼻中肉铃，用纸捻点一豆大，一月取下，并不疼痛。

【功用】除瘢痕，退黯赠。

【主治】一切疮肿，伤损，汤火烧。

清凉膏

【来源】《圣济总录》卷一三〇。

【组成】大黄

【用法】上为末，浆水调，摊贴患处；醋摩亦得。

【功用】消肿毒。

【主治】初患痈肿疮疖，热焮疼痛。

紫金挺

【来源】《圣济总录》卷一三〇。

【组成】当归　续断　骨碎补　桂（去粗皮）　附子　泽兰　芍药　白及　牛膝　羌活　芎藭　木香　麒麟竭　生干地黄　白僵蚕　白附子各一两　沉香　丁香各半两　栝楼二枚（大者）　乌蛇肉　白蔹　白芷　玄参（二十三味都一处捣筛）各一两　杏仁　桃仁（二味去皮，细研）各三分

【用法】上药入麻油四斤，猪脂一斤半，野驼脂三两，用文武火锅内煎黑，去滓，再入乳香末三两、松脂六两，更煎烊后，滤去滓，细罗铅丹三斤，别炒令紫色，去火，滴水内成珠，即倾入瓷器内盛。每使时看疮大小用之。

【功用】辟风敛疮。

【主治】疮肿疼痛。

紫金膏

【来源】《圣济总录》卷一三〇。

【组成】皂荚（不蚛者，去皮）一挺　葱五茎（去根）　铅丹（研）四两　团粉（研）四两　松脂（研）二两

【用法】上五味，用清油半斤，先煎前二味，去滓，次下铅丹，又下团粉、松脂，以柳木篦不住搅，滴水中成珠为度。随疮大小贴之。

【主治】一切疮肿。

茄子角方

【来源】《圣济总录》一三三。

【组成】生茄子一枚

【用法】生茄子一枚，割去二分，令口小，去瓤三分，似一罐子，将合于肿上角即消。如已出脓，再用，取愈为度。

【主治】热疮。

托里黄耆汤

【来源】《圣济总录》卷一三一。

【组成】绵黄耆(去芦,蜜炙)十两　甘草一两(炙)

【用法】上锉,如麻豆大。每服五钱匕,水二盏,煎五七沸,去滓,温热随意服,不拘时候。

【主治】
1. 《圣济总录》:诸疮肿发渴。
2. 《玉机微义》:诸疮脉虚。

石韦散

【来源】《圣济总录》卷一三二。

【组成】石韦　原蚕蛾(炒)各等分。

【用法】上为散。干贴。

【主治】玉枕疮。生枕骨上如痛,破后如箸头。

百合散

【来源】《圣济总录》卷一三二。

【组成】百合　黄柏各一两　白及一分　蓖麻子仁五十粒(研)

【用法】上为散。用朴消水和作饼贴之,每日三五次。

【主治】颐颏疮,一名独骨疮。

红粉散

【来源】《圣济总录》卷一三二。

【组成】蜜陀僧(煅)　龙骨各半两　胡粉二钱　铅丹一钱(炒紫色)

【用法】上为细末。去脓汁,用生油调涂,日三夜一。

【主治】粉钤疮,绕项赤烂多汁。

芙蓉敷方

【来源】《圣济总录》卷一三二。

【组成】芙蓉叶不拘多少

【用法】上药捣烂,敷患处,以帛系定,日一换。

【主治】腮颔肿痛,或破成疮。

败蹄散

【来源】《圣济总录》卷一三二。

【组成】驴蹄(削)二十片(烧灰)　胡粉一分(熬)　麝香少许(研)

【用法】上为末。未破,以醋煮面糊,和成膏涂入;已破干掺。

【主治】天柱疮,生脊大椎上,如钱大,赤色,出黄汁不止。

露蜂房散

【来源】《圣济总录》卷一三二。

【组成】露蜂房　蛇蜕各一个

【用法】上药同于碗内烧过为灰。每看疮口大小,用腻粉少许和匀,生油调,鸡翎扫之。

【主治】头面上生无名疮,黄水不止。

二参丸

【来源】《圣济总录》卷一三三。

【组成】玄参　乌头(炮裂,去皮脐)　何首乌各二两　苦参二两　丁香一分

【用法】上为末,面糊为丸,如梧桐子大。每服二十丸至三十丸,空心盐汤送下,每日三次。

【主治】热疮。

二黄散

【来源】《圣济总录》卷一三三。

【组成】雌黄(研)　雄黄(研)　密陀僧(煅,研)　定粉　腻粉各一分

【用法】上为细末,入乳香少许。蜜调贴之。

【主治】冷疮不愈。

大黄散

【来源】《圣济总录》卷一三三。

【组成】大黄(生,为末)　消石(研)各半两　黑胶一分

【用法】上药先捣大黄、消石为末,用醋半合,熔胶烊,调散子如糊,涂敷患处,一日三五次。

【主治】热疮。

寸金散

【来源】《圣济总录》卷一三三。
【组成】虾蟆（自死者） 新砖各等分
【用法】上药同捣匀，捏作饼子，晒干，为细散。掺疮口上。即撮出毒水尽，以别药敷贴。
【主治】一切疮，或外伤肌肉，水入作脓肿，久不愈。

天雄散

【来源】《圣济总录》卷一三三。
【组成】天雄（去皮）
【用法】上药用瓷瓦子刮细末。贴疮口。
【主治】一切水毒及驴涎马汗入疮肿。

木香散

【来源】《圣济总录》卷一三三。
【组成】木香 乳香各一分 母丁香一枚 麝香当门子三豆大
【用法】上为散。用鸡子一枚，打作眼子，取清和药二钱匕，却入在空壳内，湿纸盖了，饭上炊熟，分作四服，每日空心、午间、临卧各一服，烂嚼腊茶下。
【主治】冷疮或在项上，或在胁间，年深未愈。

木兰皮膏

【来源】《圣济总录》卷一三三。
【组成】木兰皮 芍药 射干 蛇床子各一两 白芷 黄连（去须）各一两半 黄柏（去粗皮） 黄芩（去黑心） 狼牙 山栀子各一两 猪脂一斤
【用法】上药除脂外，锉细，如麻豆大，先熬脂令沸，下药煎，候白芷黄赤色，以绵滤去滓，瓷盒盛。涂疮上，一日三五次。
【主治】热疮。

乌梅散

【来源】《圣济总录》卷一三三。
【组成】乌梅 皂荚子各等分
【用法】上药各烧存性，研匀。贴疮上。毒汁即出。
【主治】诸疮水毒肿痛。

丹砂散

【来源】《圣济总录》卷一三三。
【组成】丹砂一分 麝香半钱 陈石灰（煅过）一分 铅丹（炒）一分 猪筒骨一枚（煅过）
【用法】上为散。每用一钱匕，干敷之。
【功用】长肌肉，止疼。
【主治】冷疮。

六灰煎膏

【来源】《圣济总录》卷一三三。
【组成】石灰五升 蒺藜灰 白头翁灰 桑薪灰 白柞木灰（如无，以腐蒿灰代之） 藜芦灰各半升
【用法】上药相和，于瓦甑内蒸一复时，取釜中汤淋下灰汁二升，于铜器中煎熬成膏，以瓷盒盛。先以盐汤洗疮后，取涂敷患上，一日三五度。即愈。
【主治】诸冷疮紫肉，久不愈。

芎藭散

【来源】《圣济总录》卷一三三。
【组成】芎藭 大黄（生） 白蔹 芍药 黄连（去须） 槐皮（锉） 龙骨（火烧）各半两
【用法】上为散。涂敷疮上，每日三五次。
【主治】热疮多脓汁。

如圣丸

【来源】《圣济总录》卷一三三。
【组成】草乌头（去皮尖，锉，油煎令焦） 枫香脂（研） 赤小豆 踯躅花 威灵仙 地龙（去土，用火烧地赤色，将醋浇过，放地龙在上，用碗盖一时许取用） 仙灵脾 蒺藜子（炒去角） 干蝎（去土，炒） 白僵蚕（瓦上炒） 天南星（炮） 防风（去叉）各半两

【用法】上为末，醋煮面糊为丸，如绿豆大。每服十丸至十五丸，空心温酒送下。

【主治】脚膝下注生疮，热肿痛。

麦门冬汤

【来源】《圣济总录》卷一三三。

【组成】麦门冬（去心，焙）二两　豉（炒）一分　人参三分　桑根白皮（锉）一两半　桂（去粗皮）半两　甘草（炙，锉）一两

【用法】上为粗末。每服五钱匕，用水一盏半，葱白三寸（切），同煎至一盏，去滓，空心服，晚再服。

【主治】体卒生热疮。

豆连散

【来源】《圣济总录》卷一三三。

【组成】赤小豆　黄连（去须）各等分

【用法】上为散。先用温盐浆水洗令净，次将药散用猪胆汁调涂之，每日三换。

【主治】下注疮。

皂子散

【来源】《圣济总录》卷一三三。

【别名】羌活丸《普济方》卷九十八引《博济方》。

【组成】皂荚子（不蛀者）七个　大虾蟆（干者）一个　胡椒十五粒

【用法】上药放入坩锅内，瓦盖锅口，慢火烧烟尽，取出研细。每次用药，先以温浆水洗疮口，拭干掺药，次以别膏药贴之。良久水尽出，有刺者即自见。

【主治】水毒入疮肿痛，或刺入骨者。

羌活煎丸

【来源】《圣济总录》卷一三三。

【组成】羌活（去芦头）　天麻各二两　白花蛇（寸截。浆水煮熟，去骨皮，再用酒浸一宿，安柳杖子上慢火炙干）四两

【用法】上为末，酒糊为丸，如梧桐子大。每服二十丸，空心、日午、临卧温酒送下。

【主治】风毒下注，脚膝生疮。

苦参散

【来源】《圣济总录》卷一三三。

【组成】苦参　白花蛇（酒浸，去皮骨，炙）　白芷　蒺藜子（炒去角）各一两

【用法】上为散。每服一钱匕，加至二钱匕，温酒调下。

【主治】下注热毒疮。

枣肉浸洗方

【来源】《圣济总录》卷一三三。

【组成】枣肉二斤

【用法】以水五升，煮取三升，浸之洗疮。以愈为度。

【主治】诸冷疮久不愈。

乳香散

【来源】《圣济总录》卷一三三。

【组成】乳香一钱　紫藤香末一钱　安息香灰半钱　人指甲灰半钱　硇砂一字

【用法】上为细末，用油单裹包，令人怀中贴肉怀十日，取再研令匀。病人先以温水洗疮，以纸捻子尖上点药少许，深纳疮中，外面以帛子裹缚令定。一夜当取出恶物，如鱼肠之类，自然生肉。

【主治】冷疮及膝胫生疮年深，筋骨挛躄，脓血不愈。

乳香散

【来源】《圣济总录》卷一三三。

【组成】乳香（研）　麝香（研）　黄蜀葵花（捣）　白小豆（捣）　黄柏（捣）各等分

【用法】上为细散。干敷疮口。

【功用】暖疮口，止疼痛。

【主治】冷疮。

乳香膏

【来源】《圣济总录》卷一三三。

【组成】乳香末一两 食盐末 松脂 杏仁（汤浸，去皮尖，研）各一两半 生地黄汁三合 白羊肾脂半斤 蜡三两

【用法】上药先熬脂令沸，下杏仁、生地黄汁、蜡，煎候蜡溶尽，入香、盐、松脂煎，以柳篦搅令匀,稀稠得所,瓷盒盛。外敷疮上，每日二至三次。

【主治】诸冷疮久不愈。

金黄散

【来源】《圣济总录》卷一三三。

【组成】雌黄 栝楼根 五倍子各等分

【用法】上为散。先用温浆洗疮了，干贴。如疮口久不合者，洗了用巴豆一米许，纳疮内，待血出后敷此药。

【主治】冷疮经久不愈。

胡粉涂方

【来源】《圣济总录》卷一三三。

【组成】胡粉 石灰（研，罗）各三分

【用法】上炼猪脂调如糊。涂疮上，水即出。

【主治】诸疮中水毒攻肿。

追水散

【来源】《圣济总录》卷一三三。

【别名】追风散（《普济方》卷二七五）。

【组成】真炭灰四两 獭猪胆一枚 蛤粉二两

【用法】上细罗灰。以纸一幅铺地上，摊灰可两指厚，取猪胆汁倾灰上，经宿，取湿着灰晒干，入蛤粉同研匀。每用少许掺疮上。如疮口合者，以针挑破掺之，水即出。

【主治】水毒入诸疮，肿痛不止。

桑灰洗方

【来源】《圣济总录》卷一三三。

【组成】水淋桑柴灰汁

【用法】温浸洗，日三五度。

【主治】冷疮。

黄白散

【来源】《圣济总录》卷一三三。

【组成】黄柏（蜜炙） 白垩 芜荑（并为末）各一分 杏仁（去皮尖双仁，研膏）七枚 腻粉（研）二钱匕

【用法】上药再同研匀。先以盐浆水洗，候干，以药散敷之。

【主治】下注生疮。

黄耆汤

【来源】《圣济总录》卷一三三。

【组成】黄耆（锉）一两半 生地黄四两 甘草（炙，锉） 芍药 麦门冬（去心，焙） 黄芩（去黑心）各一两半 石膏（碎） 芎䓖 大黄（锉，炒） 人参 当归（切，焙）各一两 半夏（姜汁制）半两

【用法】上锉，如麻豆大。每服五钱匕，用水一盏半，加竹叶七片，煎至一盏，去滓，空心温服，日晚再服。

【功用】退风热。

【主治】热疮。

猪骨膏

【来源】《圣济总录》卷一三三。

【组成】猪筒骨二个（取髓） 松脂（通明者，研）二钱 乳香（研） 黄连（去须，为末） 白及（为末）各一分 铅丹（别研） 黄蜡各半两

【用法】上为末，熔蜡为膏。不拘时候敷之。

【主治】诸疮口气冷不愈。

葱白汤

【来源】《圣济总录》卷一三三。

【组成】葱白（切） 蜀椒（去目及合口者） 薤白（切）各半升 香豉二合 防风（去叉）二两 芎䓖一两半

【用法】上锉碎，取一长项瓷罂，纳药于罂中，下水二升，以故帛及纸三二重密封罂口，以绳缚之，然后纳罂于釜中，以水煮之，罂中气沸盛，穿破纸帛当中通气，以疮当气上射之，疮中黄水出尽即止，日三二度，再煮罂令热用之。以愈为度。

【主治】诸疮风冷肿痛，皆因疮肿坐于水中，及风冷所致，或致反张，肿入腹则能杀人。

葶苈膏

【来源】《圣济总录》卷一三三。

【组成】葶苈一两　蜣螂（干者）五枚　马衔虫（干者）五枚　蝉壳（炙）五枚　斑蝥（炒）五枚　麝香（细研）一钱

【用法】上为末，炼蜜和为膏。以故帛上摊贴，一日二次。

【主治】一切疮久冷。

雄黄散

【来源】《圣济总录》卷一三三。

【组成】雄黄（研）　百合　乳香（研）　黄柏（去皮炙）　墙上烂白蚬子（小蚌蛤子是）各一分

【用法】上为细散。先用浆水煎甘草湿柳枝汤，温洗拭干敷之。

【功用】暖疮口。

【主治】冷疮。

戊己散

【来源】《圣济总录》卷一三四。

【组成】干牛粪

【用法】烧灰研细。生油调涂。

【主治】火烧疮。

樗鸡膏

【来源】《圣济总录》卷一三四。

【组成】樗鸡十二枚　蜜蜂十二枚　芫青八枚（去翅足，炒）　蜈蚣二条（长五寸者，无以野葛代之）　斑蝥六十枚（去翅足）　藜芦（去芦头）　蔄茹　铅丹各一两　附子（炮裂，去皮脐）二两

巴豆六十粒（去皮）　猪脂二斤

【用法】上除猪脂、铅丹外，锉碎，先熬猪脂令沸，下诸药，煎至半日，滤去滓，绵布绞滤过，再煎，下铅丹，以柳篦搅令匀，以瓷合盛。取涂摩疮上，一日三五次，以愈为度。

【主治】瘑疮。

大黄散

【来源】《圣济总录》卷一三五。

【组成】大黄　栝楼根　黄芩（去黑心）　百合　当归（切，焙）各半两　葛根一两（锉）　黄柏根（锉）　芒消　赤小豆各一分　粳米一合

【用法】上锉，焙，捣罗为散。量肿处大小，用新汲水化蜜调药如膏，摊于肿处，纸盖之，一日一换。

【主治】诸热毒肿痛，欲成疮疖者。

玉龙膏

【来源】《圣济总录》卷一三五。

【组成】栝楼大者一枚（取瓢子，细锉烂为度）　零陵香　芍药　藿香叶　甘草（炙）　黄耆　杏仁（汤浸，去皮尖双仁）各一分　香白芷半两　清油十两　黄蜡一两半　麝香（研）一分　当归一分　乌蛇（酒浸，取肉，焙）半两　生姜（切）一两

【用法】上药除黄蜡、麝香外，细锉，如麻豆大，以油浸于银石器内，慢火养一日，次日添火，熬令黄色，用绵滤去滓后，入黄蜡搅匀，看硬软，欲凝方可下麝香，倾在瓷罐子内，候冷。贴肿处。

【功用】摩风止痛。

【主治】一切毒肿疼痛。

石榴散

【来源】《圣济总录》卷一三五。

【组成】酸石榴一枚　白矾一两

【用法】上用酸石榴札作窍子，纳白矾，慢火内深焙，烧半日存性，为散。贴之，取愈为度。

【功用】止痛生肌。

【主治】诸疮。

生肌散

【来源】《圣济总录》卷一三五。

【组成】黄蜀葵花（焙干）半两 乳香（研）一分 不灰木一两 白蔹一分

【用法】上为散。先用温甘草水洗过疮，干掺疮上，一日三次。

【功用】生肌肉，止疼痛，化脓消肿。

【主治】一切疮。

乳香饼子

【来源】《圣济总录》卷一三五。

【组成】乳香 麒麟竭 没药（并细研）各半分

【用法】上为细末，以狗胆和成膏，捏作饼子，如榆荚大。每用时看疮大小，以饼安疮上，外用膏药贴定。

【功用】止痛生肌。

【主治】疮疡。

桃红散

【来源】《圣济总录》卷一三五。

【组成】铅丹（炒）半两 白蔹（为末）一两 胡粉二两

【用法】上为细散。每用少许，疮上干掺后贴膏药。

【功用】生肌肉。

【主治】诸疮。

铅 酒

【来源】《圣济总录》卷一三五。

【组成】铅五两 酒一斗（无灰者）

【用法】将铅熔成汁投入酒中，又取铅熔，再投酒中，如此十度，然后净滤澄清。时饮三合至五合。

【主治】热毒肿，或身生癞浆。

【宜忌】不可过醉，醉甚则吐，损正气。

黄连散

【来源】《圣济总录》卷一三五。

【组成】黄连（去须） 木香 槟榔（锉）各等分

【用法】上为散。干敷疮上，一日三次。

【功用】敛一切疮口，生肌止痛。

【主治】《卫生宝鉴》：多年不效疮。

绵红散

【来源】《圣济总录》卷一三五。

【组成】寒水石（火煅如粉）二钱 定粉 龙骨（捣研） 乳香一钱 干烟脂（看多少人粉令红色）

【用法】上为细散。敷入疮口中，用纸贴之。

【功用】生肌肉，定疼痛。

【主治】疮肿。

槟榔散

【来源】《圣济总录》卷一三五。

【组成】槟榔（生，为末） 寒水石（炭火烧红去灰，细研）各半两 龙骨（研） 白蔹末 白及末各一分

【用法】上为末。每用薄掺疮口内，次以诸膏药贴。

【功用】生肌敛疮。

【主治】诸疮。

神仙膏

【来源】《圣济总录》卷一四八。

【别名】膏药（《普济方》卷三一三）。

【组成】铅丹三两（炒令紫色） 清麻油六两 杏仁四十个（不去皮尖，捶破，绵裹） 当归半两（切碎，绵裹） 桃柳枝各二十一茎（俱长一寸）

【用法】上先用慢火煎油，约三时辰，即入杏仁、当归两裹子，候杏仁黄紫色，漉出二味；却入桃柳枝煎，亦如杏仁等时候漉出；别用绵滤过再煎，下铅丹，用柳木箆搅，一向左转不住手，至稠取膏少许滴水中，若直坠下水底，不散在水面，其膏成矣；倾在瓷器中候冷，却以新汲水浸一宿，来晨去水收贮。每取少许，摊贴疮上。

【主治】马汗血入疮。

硇砂散

【来源】方出《圣济总录》卷一四八，名见《普济

方》卷二七七。

【组成】雄黄（研）　硫黄（研）　矾石（研）　硇砂（研）各一分　巴豆二十个（去皮，不出油）　附子（去皮脐，生用）半两

【用法】上为细末，用醋饭为丸，如鸡头大。将一丸分为两处，用醋贴。若疮口合，却须微拨破红色处，磨出黄赤水愈。

【主治】马汗入疮。

分气汤

【来源】《圣济总录》卷一五八。

【组成】麦门冬（去心，焙）　槟榔（生，锉）　当归（切，焙）　人参　甘草（炙）　木通（锉）　羌活（去芦头）　芎䓖　大腹皮（锉）　桑根白皮（锉）各一两　大黄（炒）三分

【用法】上为粗末。每服三钱匕，水一盏，煎至六分，去滓，空心、日午、临卧温服。

【功用】利心经，疏壅滞。

【主治】妊娠诸疮。

白芷丸

【来源】《圣济总录》卷一五八。

【组成】白芷三两　芎䓖　天南星（水煮）各二两　羌活（去芦头）半两　藿香叶一两　菊花三分　防风（去叉）半两　细辛（去苗并叶）一两　当归（切，焙）二两

【用法】上为末，酒煮面糊为丸，如梧桐子大。每服二十丸，薄荷汤送下，不拘时候。

【主治】妊妇风气壅，头目不利，身体生疮。

地黄丸

【来源】《圣济总录》卷一五八。

【组成】生干地黄（焙）　黄耆（锉）　人参　荆芥（去梗）　黄芩（去黑心）　甘草（炙）　栀子仁　干薄荷叶各一两

【用法】上为末，炼蜜为丸，如梧桐子大。每服二十丸，加至三十丸，温汤送下，不拘时候。

【主治】妊娠诸疮。

皂荚子散

【来源】《圣济总录》卷一五八。

【组成】皂荚子二百个（灰火炮熟，去皮）　槐实（麸炒）四两　甘草（炙）　干薄荷叶　黄耆（锉）　荆芥穗各一两　芎䓖　天麻各半两

【用法】上为散。每服一钱匕，温酒调下。沸汤亦得，不拘时候。

【主治】妊娠气壅生疮。

荆芥汤

【来源】《圣济总录》卷一五八。

【组成】荆芥穗　芎䓖　细辛（去苗叶）　威灵仙（洗，锉）　甘草（炙）各一两　皂荚半两（不蚛者，去皮，涂酥炙）

【用法】上为粗末。每服二钱匕，水一盏，煎至六分，去滓，食后、临卧温服。

【主治】妊娠血气壅滞，身体生疮，心神不宁。

祛风散

【来源】《圣济总录》卷一五八。

【组成】羌活（去芦头）二两　大黄（湿纸裹煨）半两　芎䓖二两　黄耆（锉）三两　朴消（别研）半两　当归（切，焙）一两半

【用法】上为散，与朴消和匀。每服一钱匕，日午、夜卧用温蜜水调下。微利为效。

【主治】妊娠风热气盛，攻身体生疮，皮肤燥涩，大便结滞。

黄耆汤

【来源】《圣济总录》卷一五八。

【组成】黄耆（锉）　苦参（洗，锉）　羌活（去芦头）　独活（去芦头）　恶实（炒）　甘草（炙）各半两

【用法】上为粗末。每服三钱匕，水一盏，煎至七分，去滓温服。

【主治】妊娠气血壅滞生疮。

薄荷丸

【来源】《圣济总录》卷一五八。

【组成】干薄荷叶二两 荆芥穗一两半 蔓荆实（去白皮） 玄参（洗，锉） 甘草（炙） 大黄（锉，炒） 人参 麦门冬（去心）各一两 羌活（去芦头）二两 细辛（去苗叶）一两半

【用法】上为末，炼蜜为丸，如鸡头子大。每服一丸，茶、酒嚼下，不拘时候。

【主治】妇女妊娠，气血壅滞攻身体，生疮瘙痒。

木通汤

【来源】《圣济总录》卷一六九。

【组成】木通 枳壳（去瓤，麸炒） 甘草（炙） 紫草茸各等分

【用法】上为粗末。每服二钱匕，水八分，煎至六分，去滓，分三次温服。

【主治】小儿疮疱出不快，或黑陷。

大黄汤

【来源】《圣济总录》卷一八二。

【别名】大黄散（《普济方》卷四○五）

【组成】大黄（锉，炒） 升麻 栀子仁 朴消（别研） 枳壳（去瓤，麸炒） 黄耆（锉）各半两

【用法】上为粗末。每服一钱匕，水七分，煎四分，去滓温服。

【主治】小儿痛疮，脏腑壅热，心神烦躁，大小便不利。

益母草饮

【来源】《圣济总录》卷一八二。

【组成】生益母草不拘多少（洗，锉）

【用法】上捣取汁。每取三二分服之。以滓敷痈上，干则易。

【主治】小儿痛疮肿痛。

黄耆汤

【来源】《圣济总录》卷一八二。

【组成】黄耆（锉） 葛根（锉） 麦门冬（去心，焙） 黄芩（去黑心） 犀角（镑） 升麻 甘草（炙）各一两 木香半两

【用法】上为粗末。每服一钱匕，水七分，煎至四分，去滓，食后服。

【主治】小儿疮肿痛疽。

蓝叶汤

【来源】《圣济总录》卷一八二。

【组成】吴蓝叶 犀角（镑） 升麻 黄耆（锉） 山栀子仁 连翘 甘草（炙）各半两 黄芩（去黑心） 大青 玄参各一分 大黄（锉，炒）三分

【用法】上为粗散。每服一钱匕，水七分，煎至四分，去滓，食后、临卧温服。

【主治】小儿疽疮。

五福化毒丹

【来源】《小儿药证直诀》卷下。

【组成】生熟地黄（焙）各五两 元参 天门冬（去心） 麦门冬（去心，焙）各三两 甘草（炙） 甜消各二两 青黛一两半

【用法】上为细末，后研入消、黛，炼蜜为丸，如鸡头子大。每服半丸或一丸，食后水化下。

【功用】《证治准绳·幼科》：凉心膈。

【主治】

1.《小儿药证直诀》：疮疹余毒上攻口齿，躁烦咽干，口舌生疮，及蕴积毒热，惊惕狂躁。

2.《景岳全书》：胎毒，及痘后头面生疮，眼目肿痛。

鸡金散

【来源】《仙拈集》卷三引《全生指迷方》。

【别名】鸡内金散（《普济方》卷二七二）。

【组成】鸡肫胵不拘多少（烧灰，存性）

【用法】候冷研为极细末。每用一大捻，干贴之。

【主治】

1.《仙拈集》引《全生指迷方》：一切口疮。

2.《普济方》：谷道边生疮久不愈者。

替针丸

【来源】《外科精义》卷下引《保生信效方》。

【组成】陈坏米末一钱　硇砂五分　雄雀粪（直者）二十一粒

【用法】上为细末，粳米粥为丸，如粳米样。每用一丸，粘在疮头上，以膏贴之。

《青囊秘传》：咬头膏药用，头破出脓即去之。

【功用】《中国医学大辞典》：溃痈脓。

【主治】

1.《外科精义》引《保生信效方》：诸疮疖，脓水已成未溃者。

2.《证治准绳·幼科》：痘痈，脓已成不溃。

水澄膏

【来源】《中藏经》卷下。

【组成】井泉石　白及各一两　龙骨　黄柏　郁金各半两　黄蜀葵花一分

【用法】上为末；每服二钱，新汲水一盏调药，打令匀，伺清澄，去浮水，摊在纸花上。贴之。

【主治】诸毒疮肿，发背痈疽。

如圣散

【来源】《中藏经·附录》。

【组成】赤小豆一升　川乌头一两　草乌头一两（炮）　乳香半两　芸台子一两

【用法】上为细末。每用一钱，入白面一钱，疮肿用水调稀，煮一二沸放温摊纸花上，贴患处；伤折用醋调；骨损用黄米粥调，依患处大小贴之，上用帛子缠系，或以杉木篾夹，五日一换，六十日当愈。

【功用】消毒，接骨定痛，活养血脉。

【主治】一切无异色疮肿，并内胸折伤。

【宜忌】已破者不可用。

紫草汤

【来源】《幼幼新书》卷十八引《三十六种》。

【组成】麻黄（去节）　人参各一分　杏仁七粒（去皮）

本方名紫草汤，但方中无紫草，疑脱。

【用法】上为粗末。都用水二盏，煎至一盏。去滓，却分为三四次温服，分作二日服。未可用诸药。

【主治】内疮子候。

乳香膏

【来源】《幼幼新书》卷三十六引张涣方。

【组成】乳香一两（研）　腻粉　松脂　密陀僧各半两（研）　生地黄汁半合

【用法】上药拌匀，用好油一两、黄蜡二两，炼熟，下诸药熬成膏，入麝香一钱，取出阴一宿。每用看疮疖大小摊膏药贴之，每日一二次。

【主治】诸疮痈疖。

青砂散

【来源】《幼幼新书》卷三十七引张涣方。

【组成】青黛（研）　朱砂（细研）各一两　硫黄（研）　水银（以枣瓤研令星尽）各半两　胡粉（研）　赤小豆各一两

【用法】上为细散。每用少许，用生油、腻粉调涂患处。

【主治】小儿身体头面热毒疮。

羌活散

【来源】《幼幼新书》卷十八引《张氏家传》。

【组成】羌活　独活　川芎　桔梗　蝉壳　地骨皮　前胡　甘草（炙）　柴胡（去芦）　栝楼根　天麻（炙）　荆芥　防风各等分

【用法】上为细末。每服一钱，水三分，加薄荷二叶，盏子内煎二分，通口服。

【功用】解热败毒。

【主治】小儿风壅作疮。

白蔹散

【来源】《鸡峰普济方》卷四。

【组成】白蔹　白及　黄芩　当归　芍药　吴茱萸各半两

【用法】上为细末。看疮多少，用生蜜调膏，摊纸上，先用盐汤热些洗了拭干，贴疮，一日换一次。

【主治】肾脏风毒流注，脚膝生疮，痛痒有时。

黄柏散

【来源】《鸡峰普济方》卷四。

【组成】黄柏一两 葱根十茎

【用法】上同捣为泥，再焙，捣为细末。每用看疮多少，以蜜调，摊纸上贴之；先以汤浸二三钱，淋渫疮，拭干后用黄柏散贴之亦佳。

【主治】肾脏风毒流注，脚膝生疮，紫黑，久不愈。

犀角散

【来源】《鸡峰普济方》卷十一。

【组成】白茯苓 人参 甘草 干地黄 芍药 麦门冬 黄耆 黄芩各半两

本方名犀角散，但方中无犀角，疑脱。

【用法】上为细末。每服一钱，水一盏，加紫苏、木瓜少许同煎至六分，食后温服。

【功用】治心经，行荣卫，凉血疗疮。

七圣丸

【来源】《鸡峰普济方》卷十二。

【组成】川羌活 绵黄耆 白附子 沙苑蒺藜 汉防己 五录脂（别研） 地龙各等分

【用法】上为细末，水煮面糊为丸，如梧桐子大。每服十五、二十丸、腰子羹汤下，后用腰子压之。

【主治】下注生疮。

七里香汤

【来源】《鸡峰普济方》卷十二。

【组成】七里香

【用法】上药炼汁。淋洗。一次便无。

【主治】腿膝肿生疮。

槐子丸

【来源】《鸡峰普济方》卷十七。

【组成】槐角二两 陈橘皮 干地黄 续断各一两

黄耆 白矾 当归 干姜 黄连 附子各半两

【用法】上为细末，炼蜜为丸，如梧桐子大。每服二十至三十丸，食前热米饮送下。

【主治】肠风下血，五痔成疮。发即焮痛不可忍，大便下血，肛脱不入，肠头生肉如鼠乳，或如樱桃，时下脓血，肿处痒痛，肛边生核，久成瘘疮。

五香散

【来源】《鸡峰普济方》卷二十二。

【组成】木香 丁香 藿香 沉香各等分

【用法】上为粗末。每服一大钱，水一盏，煎三两沸，稍热服，先嚼好麝香少许，以前药送下，胸膈食稍空服之。

【功用】消散。

【主治】一切疮肿，欲作痈毒，发背。

太府丹

【来源】《鸡峰普济方》卷二十二。

【组成】甘遂一两（肥实连珠者，薄切，疏布囊盛之） 芎䓖一分

【用法】上以纸笼大香炉令至密，顶留一窍，悬甘遂囊于窍间，下烧芎一块，令烟熏甘遂，欲过更燃一块，芎尽，取甘遂为末。三十岁以上气盛者满三钱；虚者平三钱半，羯羊肾一对，批开，匀分药在内，净麻缠足，炭火炙熟，无令焦。临卧烂嚼，温酒送下。随量饮酒，能饮一斗者，可饮五升，以高物衬起双脚。一服即愈。

【主治】下疰脚疮。

乌金膏

【来源】《鸡峰普济方》卷二十二。

【组成】白芷 桂 当归 川芎 麝 白及 白蔹各一分 血竭 没药 乳香各二钱（研细）

【用法】上锉细，和令匀，以白绵裹，用清油三斤，将药包入油内，以文武火煎，候紫黑色，去药包煎五七沸，入黄丹二十四两，以文武火煎药油如光漆，将少许滴水内成珠子，以津涂手，将药摊无油污手即成。入丹后更依次第下下药末，先入血竭，次没药，次麝香，次乳香，收贮垍器

内，如常使用。

【主治】背疮。

玉连环

【来源】《鸡峰普济方》卷二十二。

【组成】白及　白蔹　密陀僧（研）　代赭石（研）　糯米粉　绿豆粉

【用法】上为细末，以水调得所，看疮大小，剪纸环子，将摊在上。贴疮，一日一换。

【主治】一切疮肿。

半夏散

【来源】《鸡峰普济方》卷二十二。

【组成】半夏　天南星各半两　朱砂　乳香　滑石各一分　五灵脂二钱

【用法】上为细末，先将温浆水洗净疮，令软，看有欲破处，以白丁香蚀之成，用熟针子探作孔子，用纸撚子纴药在内。得脓出之愈。

【主治】诸疮肿，结实不散，或有脓出。

芜荑散

【来源】《鸡峰普济方》卷二十二。

【组成】雄黄半两　白芜荑一分　吴茱萸　白矾少许

【用法】以白矾水调前药末，涂在疮上。

【主治】疮。

吴茱萸散

【来源】《鸡峰普济方》卷二十二。

【组成】槟榔一两　硫黄半两　吴茱萸一钱　川乌头一个

【用法】上为细末。掺疮上；干者油调敷之。

【主治】风寒湿注，下成疮。

沉水膏

【来源】《鸡峰普济方》卷二十二。

【组成】白及　白蔹各一两　乳香三钱

【用法】上为末，看疮大小，以水一碗，抄药在水中，以铁箅子打散，令药自澄，作白膏药。看疮势，以纸花子摊贴之。

【主治】疮肿肿起。

松脂膏

【来源】《鸡峰普济方》卷二十二。

【组成】郁金　黄柏　黄连各半两　巴豆十五个　沥青六两　清油一两

【用法】上为粗末，后炼油香熟，细细入沥青，散尽，细细入前件药末熬，以杨柳枝搅不住手，候滴在水中成珠子方成膏，用棕片滤药。

【主治】诸般肿疼疮疖。

【宜忌】灸疮不宜用。

金仙散

【来源】《鸡峰普济方》卷二十二。

【组成】金星草二两（阴干；五月采，连根）　白及　白蔹各一两

【用法】上为细末，掺疮上，后以膏药盖之。

【功用】敛肌。

【主治】疮肿。

黄耆汤

【来源】《鸡峰普济方》卷二十三。

【组成】川芎　地黄（生干者）　黄耆　芍药（赤者）　防风各半两　羌活　甘草各一分

【用法】上为细末。每服二钱，葱汤调下；荆芥汤亦可。

【主治】大热有疮。

苦参散

【来源】《鸡峰普济方》卷二十五。

【组成】苦参　漏芦根　蒺藜　楮茎叶各一两　枳实三钱

【用法】上为粗末。以浆水二盏，煎至一盏，以绵沾洗，一日八九次，以粉拭。

【主治】疮疡。

润肤膏

【来源】《鸡峰普济方》卷二十五。

【组成】槐米末　松脂　黄蜡各二钱　黄柏末一钱　白矾半钱　乳香少许　腻粉三厘

【用法】上以清油三两，先煎令沸，次入松脂，候消即入黄蜡，候熔消即入槐花、黄柏、白矾、乳香、腻粉搅匀，收入瓷器内。涂疮上。

【主治】皮肤风热生疮，麻痹赤色。

矾石四物汤

【来源】《普济方》卷二九九引《海上方》。

【组成】四物汤加矾石（末）少许

【用法】煎四物汤，研矾石末少许，搀入同服，再煎滓洗之，甚妙。

【主治】手缝痒。

内补散

【来源】《卫济宝书》。

【组成】附子一两（炮）　粉草三分（炙）　茯苓半两　陈皮半两（去白）　白姜一分　人参三分　麻黄半两　官桂一钱

【用法】上为末。每服一钱，加葱白三寸，大枣一个，煎七分服。

【主治】疮疡已破，而脓汁出多，疮坏烂，肌肉未生者。

白槟榔散

【来源】《卫济宝书》卷下。

【组成】炒槟榔　白及　黄柏（去粗皮）　木香各半两

【用法】上为末。加轻粉二钱和匀。如疮干，即以腊月猪脂调药敷之，湿则干掺。

【功用】收疮口，长肉。

【主治】痈疡。

活血散

【来源】《卫济宝书》卷下。

【组成】金星草五叶　川芎　羌活各一分　人参半两　甘草二分

【用法】上为末。每服二钱，温水调下，一日三次，如大肿赤疼痛，用麦冬五钱捣烂热调令清，以鹅毛刷在瘰肿瘿上。

【主治】痈疡脓出不快，肢体闷痛，寒热无时，口苦舌干，不思饮食。

活脓散

【来源】《卫济宝书》卷下。

【组成】天麻一两（酒浸）　穿山甲三分（醋炙）　萆薢半两　羌活一分　甘草三分

【用法】上为末。每服二钱，酒调下，不拘时候。

【主治】疮毒热痛，肢节疼痛，食少无味。

秦皮散

【来源】《卫济宝书》卷下。

【组成】秦皮三两　莽草二两　细辛　苦参各一两半　黄芩　当归各一两

【用法】上为粗末。每洗时用猪蹄汤和药一两，同煎二十沸，去滓，通手以绵惹洗，以五枝煎贴之。

【功用】消逐恶肉脓水。

黄芩散

【来源】《卫济宝书》卷下。

【组成】黄芩二两　秦皮（真者）　莽草　细辛　白芷　川芎　黄连各半两　羌活一两半

【用法】上为粗末。每用一两半，以猪蹄煮熟，去蹄，入前药煎数沸，通手以绵惹洗癌疮，直至药冷为度，洗后使麝香膏贴。春、冬一日一洗，夏、秋一日两洗。

【功用】化恶血脓汁，活血，调荣卫。

【主治】疮肿，癌。

排脓散

【来源】《卫济宝书》卷下。

【组成】防风一两（洗）　仙灵脾　甘草（炙）各半两　川芎半两　白芷三分　人参一两半　细辛

一两半

《普济方》有羌活。

【用法】上为末。每服二钱，温酒调下；如不饮，糯米汤下，不拘时候。

【功用】去疼，去脓，逐恶血，化肿毒，退寒热。

金华散

【来源】《洪氏集验方》卷五。

【组成】黄皮（去粗皮）半两（炙焦）　黄连半两　海螵蛸三钱　五倍子三钱　轻粉一分（研入）

【用法】上为细末，和匀。疮干用油调敷；湿时干敷。

【主治】小儿一切疮疡。

川大黄散

【来源】《宣明论方》卷十五。

【组成】川山甲　木鳖子　乌龙角各等分（都烧存性）

【用法】上为末。每服一钱半，空心热酒调下。至中午疮破，脓血便行。

【功用】通气，破疮肿，行脓血。

双解散

【来源】《宣明论方》卷六。

【别名】通气防风散、通解散（《伤寒直格》卷下）。

【组成】益元散七两　防风通圣散七两

【用法】上二药一处相和，搅匀。每服三钱，水一盏半，加葱白五寸，盐豉五十粒，生姜三片，煎至一盏温服。

【功用】

1.《宣明论方》：内外双解，宣通气血。

2.《玉机微义》：发表攻里。

【主治】

1.《宣明论方》：风寒暑湿，饥饱劳役，内外诸邪所伤，无问自汗，汗后杂病，但觉不快，及小儿疮疹。

2.《伤寒直格》：伤寒身热头疼，拘倦强痛，无问自汗无汗，憎寒发热，渴与不渴，伤寒疫疠，汗病两感，风气杂病，一切旧病发作；或里热极甚，腹满实痛，烦渴谵妄，下后未愈，或证未全，或中瘴气、马气、羊气及一切秽毒，并漆毒、酒毒、食一切药毒，及坠堕打扑伤损疼痛，或久新风眩头疼，中风偏枯，破伤风，洗头风，风痫病，或妇人产后诸疾，小儿惊风，积热，疮疡疹痘。

【宜忌】《伤寒直格》：孕妇及产后月事经水过多，并泄泻者不宜服。

防风通圣散

【来源】《宣明论方》卷三。

【别名】通圣散（《伤寒标本》卷下）。

【组成】防风　川芎　当归　芍药　大黄　薄荷叶　麻黄　连翘　芒消各半两　石膏　黄芩　桔梗各一两　滑石三两　甘草二两　荆芥　白术　栀子各一分

【用法】上为末。每服二钱，水一大盏，生姜三片，煎至六分，温服。

本方改为丸剂，名"防风通圣丸"（见《全国中药成药处方集》北京方），又名"通圣丸"（见《全国中药成药处方集》哈尔滨方）。

【功用】

1.《宣明论方》：解酒，退热毒，兼解利诸邪所伤。

2.《医方类聚》引《修月鲁般经》：消风退热，散郁闭，开结滞，宣通气血。

3.《不居集》下集：疏风解热，利水泻火，扶脾燥湿，上下分消，表里交治。

【主治】

1.《宣明论方》：风热佛郁，筋脉拘倦，肢体焦萎，头目昏眩，腰脊强痛，耳鸣鼻塞，口苦舌干，咽嗌不利，胸膈痞闷，咳呕喘满，涕唾稠粘，肠胃燥热结，便溺淋闭；或夜卧寝汗，咬牙睡语，筋惕惊悸；或肠胃佛郁结，水液不能浸润于周身，而但为小便多出者；或湿热内郁，而时有汗泄者；或因亡液而成燥淋闭者；或因肠胃燥郁，水液不能宣行于外，反以停湿而泄；或燥湿往来，而时结时泄者；或表之，阳中正气与邪热相合，并入于里，阳极似阴而战，烦渴者；或虚气久不已者。或风热走注，疼痛麻痹者；或肾水真阴衰虚，心火邪热暴甚而僵仆，或卒中久不语，或一切暴暗而不语，语不出声，或暗风痫者，或洗头风，或破伤，或中风诸潮搐，并小儿诸疳积热，或惊风积热，伤寒疫疠而能辨者；或热甚怫结而反出不快者，或热黑陷将死；或大人、小儿风热疮疥及久不愈者，或头生屑，遍身黑鼆，紫白斑驳，或面鼻生紫赤风刺瘾疹，俗呼为肺风者，或成风疠，世传为大风疾者；或肠风痔漏，及伤寒未发汗，头项身体疼痛者，并两感诸症。兼治产后血液损虚，以致阴气衰残，阳气郁甚，为诸热症，腹满涩痛，烦渴喘闷，谵妄惊狂，或热极生风而热燥郁，舌强口噤，筋惕肉瞤，一切风热燥症，郁而恶物不下，腹满撮痛而昏者。兼消除大小疮及恶毒，兼治堕马打扑伤损疼痛，或因而热结，大小便涩滞不通，或腰腹急痛，腹满喘闷者。

2.《医学正传》：痢后鹤膝风。

3.《片玉心书》：冻耳成疮者。

4.《寿世保元》：风热实盛发狂，及杨梅疮。

5.《眼科全书》：时行暴热，风肿火眼，肿痛难开，或头面俱肿。

6.《医宗金鉴》：胃经积热生疮而致之秃疮。

【宜忌】《证治准绳·疡医》：若时毒饥馑之后胃气亏损者，须当审察，非大满大实不用。

【验案】疖病 《陕西中医学院学报》（1999，6：11）：用防风通圣丸每次1包，每日2次，早晚服；龙胆泻肝丸每次1包，每日1次，睡前服；治疗疖病50例。结果：全部有效。

软金丸

【来源】《宣明论方》卷四。

【别名】四生丸（原书目录卷四）、润肠丸（《儒门事亲》卷十二）。

【组成】大黄 牵牛 皂角各三两 朴消半两

【用法】上为末，滴水为丸，如梧桐子大。每服自十丸服至三十丸，食后白汤送下。

《儒门事亲》本方用各等分，为末，水丸，如梧桐子大，每服七八十丸，食后温水送下。

【主治】

1.《宣明论方》：一切热疾。

2.《儒门事亲》：诸气愤郁，肠胃干涸，皮肤皴揭，胁痛，寒疟，喘咳，腹中鸣，注泄鹜溏，胁肋暴痛，不可反侧，嗌干面尘，肉脱色恶，及

丈夫癫疝，妇人少腹痛，带下赤白，疮疡痤疖，喘咳潮热，大便涩燥，及马刀挟瘿之疮，肝木为病；老人久病，大便涩滞不通者。

追毒散

【来源】《宣明论方》卷十五。

【组成】螺儿青 拣甘草各一两 白矾二钱半

【用法】上为细末。每服一钱，新汲水调下，立止。

【主治】生疮发闷，吐逆霍乱。

桃花散

【来源】《宣明论方》卷十五。

【组成】白及 白蔹 黄柏 黄连 乳香（另研）麝香（另研） 黄丹各等分

【用法】上为极细末。掺在疮上。二三日生肌平满。

【功用】生肌。

【主治】一切疮。

麝香雄黄散

【来源】《宣明论方》卷十五。

【别名】麝香锭子（《洞天奥旨》卷十六）。

【组成】麝香 雄黄 乳香 硇砂各二钱 土蜂窝 露蜂窝（烧灰）各一钱

方中土蜂窝、露蜂窝用量原缺，据《是斋百一选方》补。

【用法】上为末，以醋调少许，涂咬着处，或不辨认得，多疑是恶疮，三五日不疗，即毒入心难愈。

【主治】恶虫咬伤，及疮肿者。

【宜忌】忌鸡鱼油腻物。

荷叶藁本汤

【来源】《三因极一病证方论》卷三。

【组成】干荷叶四张 藁本一分

【用法】上锉散。以水二斗，煎成五升，去滓，温暖得所，淋渫。

【主治】脚胫生疮，浸淫腿膝，脓汁淋漓，热痹

痛痒。

白玉膏

【来源】《三因极一病证方论》卷十四。

【别名】收晕白玉膏（《传信适用方》卷三）。

【组成】杏仁二十一粒（去皮尖，别研）　川椒四十九粒（去目，出汗，为末）　清油一两　酒蜡半两

【用法】文武火熬，用柳青枝打紫黑色，绵滤过，再熬，滴水成珠，收净器内。看疮大小，作新月样纸花团圆贴，候晕收，更促小疮头聚，用槟连散敷。

【功用】收缩痈疽，令不蔓衍。

【主治】痈疽疮疡。

【宜忌】

1.《三因极一病证方论》：切忌用冷药外贴，逼毒气入里杀人。

2.《普济方》：凡贴大恶疮，毒气方盛，不可以药当上贴，恐遏散毒气，疮益大。

麝香散

【来源】《三因极一病证方论》卷十五。

【组成】麝香　黄矾　青矾各等分

【用法】上为末。小便后敷之。

【主治】妒精疮。

生犀散

【来源】《杨氏家藏方》卷三。

【组成】大黄半两（湿纸裹煨，令熟）　山栀子半两（微炒）　甘草（炙）　当归（去芦头）　连翘　防风（去芦头）各一两　生犀角二钱半（镑）

【用法】上为细末。每服二钱，食后温酒调下；或因饮酒时，每饮一杯，入药半钱。

【主治】一切风热，毒气攻注，遍体生疮。

五叶汤

【来源】《杨氏家藏方》卷十二。

【组成】五叶草不以多少

【用法】上用水煎三五沸，作浴汤洗之。

【主治】遍身热疖及疮疡等。

内托黄耆丸

【来源】《杨氏家藏方》卷十二。

【别名】黄耆丸（《赤水玄珠全集》卷二十九）。

【组成】黄耆八两　当归三两（洗，焙）　肉桂（去粗皮）　木香　乳香（别研）　沉香各一两

【用法】上为细末，用绿豆粉四两，生姜自然汁煮糊为丸，如梧桐子大。每服五十丸，温熟水送下，不拘时候。

【主治】疮肿因针砭伤其经络，白脓赤汁逗流不止。

何首乌散

【来源】《杨氏家藏方》卷十二。

【组成】何首乌　威灵仙　苦参　荷叶　艾叶各二两

【用法】上锉。用水五升煎数沸，乘热熏病处，通手即渫洗。

【主治】诸疮。

【加减】如脚气、小肠气，去苦参，加蛇床子二两。

灵应膏

【来源】《杨氏家藏方》卷十二。

【组成】蓖麻子（去壳，研）　当归（洗，焙，切）　木鳖子（去壳，研）　郁金（锉）　香白芷（锉）　草乌头（炮制，去皮脐）　甘草（锉，炒）　大黄（锉）　赤芍药（锉）　自然铜（火煅，醋淬，研）　白僵蚕（取末）　苏枋木（锉）　白及（锉）　白蔹（锉）各一两　黄丹六两　乳香（别研）一钱　没药（别研）一钱　麻黄（去根节）　天南星（锉）　沥青（别研）　定粉（别研）各半两　葱白十茎　麻油二斤

【用法】上件除没药、乳香、黄丹、僵蚕外，将余药入油内，熬令诸药赤黑色，然后滤去诸药。次将没药等四味研令极细，徐徐下入油内，用槐、柳枝各十条，长五六寸，不住搅之，渐加火，熬

令滴入水中不散，成膏子为度。每遇病人，量痈肿大小，摊在纸花上贴之，日易一次。

【功用】消肿定痛。

【主治】诸般疮疖。

柏皮散

【来源】《杨氏家藏方》卷十二。

【组成】赤小豆 天南星（生用） 黄柏各一两 土朱一分

【用法】上为细末。新汲水调成膏子，摊在纸上贴之。

【主治】一切风热毒气，赤肿疼痛。

香矾散

【来源】《杨氏家藏方》卷十二。

【组成】白矾 胆矾 红花各一钱 麝香少许 蛇蜕一条（烧留性）

【用法】上为细末。用药少许，先以新绵缠细筷头捻令脓干，然后用刌耳挑药入耳中。明日用刌耳子刌去昨日药，再用前法。以愈为度。

【主治】久患聤耳，风毒冷疮，时发痒痛。

密陀僧散

【来源】《杨氏家藏方》卷十二。

【组成】黄连（去须） 密陀僧（火煅，另研） 香白芷 白蔹各半两 腻粉半钱

【用法】上为细末。先以盐汤洗疮，次用生油调药，以翎毛敷之。

【主治】热毒攻注，遍身生疮，臭秽不可近。

雄麝散

【来源】《杨氏家藏方》卷十二。

【组成】蛇蜕皮四两（于熨斗内烧留性） 雄黄一两（别研） 血竭二钱（别研） 麝香二钱（别研）

【用法】上为细末，研匀。每用少许，干掺患处。

【功用】化息肉，辟臭气，止痛，散寒邪，干脓长肉，敛疮口及治嵌甲。

苦参汤

【来源】《杨氏家藏方》卷十九。

【组成】大黄 苦参 赤芍药各一两 黄柏二两 蛇床子二两 菝葜四两

【用法】上锉。每用一两，水三升，煎十余沸，去滓，通手洗之。

【主治】小儿遍体生疮。

香粉散

【来源】《杨氏家藏方》卷十九。

【组成】白胶香半两（别研） 腻粉二钱（别研）

【用法】上为末。用猪脂调敷。

【主治】小儿一切疮疡久不愈者。

乌金散

【来源】《传信适用方》卷三。

【组成】鲫鱼一个（重六两者，去肠）

【用法】用柏叶碾细，入在鱼腹内，用纸裹数重，次用黄泥固济，煅令存性，候冷，碾成细末，入轻粉一分和匀。如疮干用麻油调，疮湿干用。

【主治】

　　1.《传信适用方》：疮疖丹毒。

　　2.《普济方》：诸疮肿。

四圣丸

【来源】《传信适用方》卷三。

【组成】何首乌一两 蔓荆子一两 苦参一两 荆芥穗一两

【用法】上药生为末，用酒糊为丸，如梧桐子大。每服二十九至三十丸，温酒送下。

【主治】热毒风疮。

白鹤散

【来源】《传信适用方》卷三。

【别名】提毒散（《普济方》卷二七八引《卫生家宝》）。

【组成】寒水石二两（软者。烧不爆散者，乃是寒

水石；烧爆裂散，即是石膏，不可用）

【用法】上用炭火烧寒水石通赤，为细末。冷水调少许在疮高处，后用万金膏贴，一日一次，用此药后便软做疮头儿，更用七圣散，扫膏药周回肿处，药干即更扫。

【主治】疮肿，热毒肿硬难消。

猪蹄汤

【来源】《传信适用方》卷三。

【组成】香白芷　甘草　独活　露蜂房　黄芩　赤芍药　当归

《医宗说约》有防风；《疮疡经验全书》有地骨皮。

【用法】先将獖猪前蹄两只，只用白水煮软，将汁分两次澄清，去上面油花，下面滓肉。每次用上药半两投于汁中，再煎五七沸，滤去滓。以故帛蘸药汤中，薄揩疮上，死肉恶血随洗而下，以干故帛拭干。

【功用】消肿止痛，祛腐生肌。

1.《传信适用方》：消毒去恶肉。

2.《外科理例》：消肿毒，润疮口，止痛。

3.《医宗金鉴》：助肉气，散风脱腐，活死肌。

【主治】

1.《传信适用方》：痈疽等肿坏。

2.《保婴撮要》：一切杖疮溃烂。

【宜忌】

1.《传信适用方》：避风，忌人口气吹之。

2.《医宗金鉴》：不可过洗，过洗则伤水，皮肤破烂，难生肌肉敛口。

麝香散

【来源】《传信适用方》卷三。

【组成】寒水石三两（用炭火烧通赤）　腻粉半钱　麝香一字

【用法】上为末。如疮口内有紫恶肉时，更干掺少许在恶肉处，后用万金膏贴，每日一次。如疮内脓多，每日两次。

【功用】化恶肉，止痛生肌。

贯众汤

【来源】《卫生家宝》卷五。

【组成】贯众不以多少　茱萸三五钱　朴消三五钱

【用法】上用淡醋半升，水二升，同煎至二十沸，去滓，先熏，通手洗之。

【主治】疮肿不散。

木香散

【来源】《云岐子保命集》卷下。

【别名】化坚汤（《洁古家珍》）。

【组成】地骨皮一两（去上皮）　木香半两　穿山甲二钱半　麝香一钱

【用法】上为细末。每服三钱，酒调下；小儿斑后生痛，米饮汤调下。

【主治】疮难消，不能作脓，痛不止。

保安汤

【来源】《洁古家珍》。

【组成】瓜蒌（新者）一个（去皮，火焙）　没药（通明者）一钱（研）　金银花　甘草　生姜各半两

【用法】上为细末。用好无灰酒三升，于银石器内煎至一升，分作三盏，三次饮尽，病微者只一服。

【功用】治疮托里，或已成者速溃。

生肌散

【来源】《伤寒标本》卷下。

【组成】龙骨（火煅）　赤石脂（火煅）各半两　乳香　没药　海螵蛸　轻粉　全蝎（洗，焙干）各一钱　血竭二钱　黄丹一钱

【用法】上为末。待疮头落尽，此药填满在疮口上，以膏药贴之。一日甘草汤洗二次，膏药一二日一换。

【主治】疮头落尽后。

白及散

【来源】《普济方》卷二七八引《十便良方》。

【组成】麒麟竭指面大块　木鳖子五个（去皮壳，研）　白及一两　黄连半两

【用法】上为末。用猪胆汁调涂，上留一窍。以愈为度，干即易之。

【主治】发疮肿硬热赤不散。

鹿茸丸

【来源】《是斋百一选方》卷十一。

【组成】鹿茸　五味子　川当归　熟干地黄各等分

【用法】上为细末，酒糊为丸，如梧桐子大。每服三四十丸，食前以温酒或盐汤送下。

【主治】湿脚气，腿腕生疮。

冬青散

【来源】《是斋百一选方》卷十六。

【组成】冬青皮（阴干）

【用法】上为细末。挑开疮口敷之。少顷即退。

【主治】驴马涎汗入疮。

拔毒黄耆散

【来源】《是斋百一选方》卷十六。

【组成】黄耆　大黄（酒浸，煨）　羌活（去芦）　甘草（炙）　当归（去芦）　芍药　白附子（炮）　黄芩　杏仁（去皮尖）　连翘各等分

【用法】上为细末。每服三钱，先以黑豆半两或二合，水一大盏，煎至七分，去黑豆，入药末再煎至一盏，食后服，一日两次，候逐下恶物即止。如贴疮，敛疮药随宜用。

【主治】一切痈疽发背、疮肿、便毒，大便秘涩者。

五香丸

【来源】《医方类聚》卷二四八引《保童秘要》。

【组成】青木香一分　麝香半分　沉香　苏合香　鸡舌香各三分　犀角屑十分　吴蓝叶　黄连　栀子　当归　甘草（炙）　防风　黄耆　黄芩六合　芍药　仁蓼　升麻各四分　大黄六分　巴豆九十枚（去尖，以油熬令紫色，以纸裹于灰中裛一日，去油，熟研如泥）

【用法】上并为末，后入巴豆研匀，以蜜为丸，如梧桐子大。一岁儿每服二丸，温水研化下。

【主治】小儿一切疮肿，不问有脓无脓，发作壮热。

内托散

【来源】《儒门事亲》卷十二。

【组成】大黄　牡蛎各半两　甘草三钱　瓜蒌二个

【用法】上为末。水一大盏,煎三五沸,去滓,露冷服。

【功用】辟风邪。

【主治】

1.《儒门事亲》：背疮少愈，或疮口未合，疮痂未敛，风痒时作者。

2.《普济方》：诸肿毒恶疮。

雄黄散

【来源】《儒门事亲》卷十二。

【组成】雄黄　乳香　没药　麝香少许

【用法】上为末，量疮大小干贴。

【主治】

1.《儒门事亲》：疮疡。

2.《普济方》：刀箭所伤。

二圣散

【来源】《儒门事亲》卷十五。

【组成】黄丹二两　白矾二两（飞）

【用法】上为细末。每服干掺疮口上。后用保生锭子，捏作饼子贴之。

【主治】诸疮肿。

当归活血散

【来源】《儒门事亲》卷十五。

【别名】当归和血散（《医方类聚》卷一九二引《神效良方》）、当归和血饮（《疡科选粹》卷三）。

【组成】当归二钱　没药一钱半　乳香半钱　白芍药三钱

【用法】上为细末。每服一钱，水一中盏，煎至七分，和滓温服，日二服。妇人酒煎。

【主治】疮疡未发出，内痛不可忍，及妇人产前后

腹痛。

【宜忌】疮既发，不须用。

【加减】疮疡者，加人参、木香；妇人，加赤芍药。

赤龙散

【来源】《儒门事亲》卷十五。

【组成】野葡萄根（红者，去粗皮）

【用法】上为末。新水调涂肿上，频扫新水。

【功用】消散肿毒。

保生锭子

【来源】《儒门事亲》卷十五。

【别名】保生饼子（《证治准绳·疡医》卷二）、保生挺子（《疡医大全》卷三十四）。

【组成】巴豆四十九个（另研，文武火烧热） 金脚信二钱 雄黄三钱 轻粉半匣 硇砂二钱 麝香二钱

　　《疡科选粹》有"蟾酥"。方中硇砂《外科方外奇方》作"硼砂"。

【用法】上为末，用黄蜡一两半化开，将药和成锭子，冷水浸少时，取出，旋捏作饼子，如钱眼大。将疮头拨破，每用贴一饼子，次用神圣膏药封贴，然后服托里散。

【主治】

　　1.《儒门事亲》：疮疡痈肿。

　　2.《卫生宝鉴》：疔疮，背疽，瘰疬，一切恶疮。

善应膏药

【来源】《儒门事亲》卷十五。

【别名】善应膏（《普济方》卷三一四）。

【组成】黄丹二斤 南乳香（另研） 没药（另研） 当归 木鳖子（生用） 白蔹（生用） 白矾（生用） 官桂三寸 杏仁（生） 白芷各一两 新柳枝一斤

【用法】上除黄丹、乳香、没药等外，八件用芝麻油五斤，浸一宿，用铁锅内煎令黄色，药不用。次入黄丹锅内，柳条搅令黄色，方可掇下，用柳枝搅，出大烟，入乳、没匀，令冷，倾在瓷盆内，

候药硬，用刀子切作块，油纸裹。

【主治】疮疡痈肿。

消赤散

【来源】《普济方》卷二七八引《家藏经验方》。

【组成】黄丹一钱（生） 草乌二钱半 牡蛎四钱（火煅） 蛤粉八钱（生）

【用法】上为细末。每用三钱，汲井花水调，用鹅毛扫敷。

【主治】诸疮一时赤肿作痛。

制疮药油

【来源】《卫生鸿宝》卷二引《大全》。

【组成】雄猪油一斤 槟榔 大黄 黄柏 麻黄各一两

【用法】水熬，至水干油出，滤去滓，收贮调搽。

【主治】一切疮痒。

龙消散

【来源】《经验良方》。

【组成】龙脑 消石各等分

【用法】上为末。每服一分，一日三四次。

【功用】发汗。

【主治】疮疡焮肿。

去斗丸

【来源】《医方类聚》卷九十引《经验良方》。

【组成】《太平惠民和剂局方》红丸子 连翘丸 青木香丸各一贴

【用法】上用斑蝥二十一个，同药入瓷铫慢火炒令斑蝥黄黑色，连药倾在地上，去火毒一伏时，去斑蝥；却将药于布袋中掣去斑蝥屑，分作十服。空心酒吞服；不饮酒，温盐汤下亦可。

【主治】膀胱肾肿。

乌头丸

【来源】《普济方》卷二八〇引《经验良方》。

【组成】川乌头(去皮尖)一两(生用)　荆芥穗二两
【用法】上为末，米醋糊丸，如梧桐子大。每服三十丸，温酒或熟水送下，一日三服，不拘时候。
【主治】疮肿。

神效解毒丸

【来源】《世医得效方》卷十。
【别名】神仙解毒丸(《普济方》卷二五一引《经验良方》)。
【组成】青黛花六两　大黄　山豆根各四两　朴消一钱　黄药子二两半　白药二两半　自然铜四两　贯众　山栀子　宣连　楮实子　山茨菇各二两半　白滑石一斤十二两　铅光石　芭蕉自然汁
　　铅光石、方中芭蕉自然汁用量原缺。
【用法】上为末，糯米糊和药一千杵，阴干，一料可作一千丸，却用铅光石打光。诸般骨鲠，每服一丸，井水磨下，作势一吞即下；颌腮焮肿，咽喉飞疡，清油调水磨化服；酒毒肠风下血，薄荷汤送下；赤眼肿痛，井水送下；金蚕蛊毒，黄连水送下；蛇、犬、蜂螫、蜈蚣毒，用水磨涂伤处；误吞竹木棘刺，井水送下；诸般恶毒，用新汲水送下。收藏年深，愈见神效。
【主治】诸般骨哽；颌腮焮肿，咽喉飞疡；酒毒肠风下血；赤眼肿痛；金蚕蛊毒；蛇、犬、蜂螫、蜈蚣毒；误吞竹木棘刺；诸般恶毒。

升麻托里汤

【来源】《兰室秘藏》卷下。
【别名】内托升麻汤(《东垣试效方》卷三)。
【组成】黄柏二分　肉桂三分　鼠粘子五分　黄耆　炙甘草　当归身各一钱　连翘　升麻　葛根各一钱五分
【用法】上锉，都作一服。水一大盏，酒半盏，同煎至一盏，去滓，稍热食后服。
【主治】妇人两乳间出黑头疮，疮顶陷下，作黑眼子，其脉弦洪，按之细小。

净液汤

【来源】《兰室秘藏》卷下。

【别名】连翘防风汤。
【组成】桂枝二分　连翘　生地黄　桔梗　升麻　甘草各五分　当归梢七分　麻黄　草豆蔻仁　羌活　防风　柴胡　苍术各一钱　酒黄芩二钱　红花少许
【用法】上锉，如麻豆大，都作一服。水二盏，煎至一盏，去滓，食后热服。
【主治】皮肤痒，腋下疮，背上疮，耳聋耳鸣。

内托荣卫汤

【来源】《医学发明》(人卫本)卷六。
【别名】托里荣卫汤(原书拔粹本)。
【组成】黄耆半两　柴胡　连翘各二钱　羌活　防风　当归身　生黄芩各钱半　炙甘草　人参各一钱　苍术三钱　红花　桂枝各半两
【用法】上锉，都作一服。水、酒各一大盏，同煎至一盏，去滓，大温服。
【功用】发汗，通荣卫。
【主治】疮肿，湿热郁其手、足少阳，致血脉凝逆，使营卫周身元气消弱，面色赫赤而肿，微黯色，颜必忿色，其人多怒，其疮之色亦赫赤肿硬，微带黯色，奋然高起，结硬作痛，其脉左寸外洪缓，左关洪缓而弦。

回疮金银花散

【来源】《活法机要》。
【别名】回疮金银花汤(《保命集》卷下)、金银花汤《脉因证治》卷下、回毒银花散(《外科正宗》卷二)、回疮银花汤(《观聚方要补》卷八)、回毒金银花汤《医学纲目》卷十八。
【组成】金银花(连衣)二两　黄耆四两　甘草一两
【用法】上锉细，酒一升，入瓶内，闭口，重汤内煮三二时辰，取出去滓温服。
【主治】疮疡痛，色变紫黑者。

桃红散

【来源】《活法机要》。
【别名】桃花散(《疡科选粹》卷八)。

【组成】滑石四两　乳香　轻粉各二钱　小豆粉一钱　寒水石三两（烧）（一方改小豆粉为定粉一两）

【用法】上为极细末。干贴。

《普济方》：血不止者，和灯草贴疮口，以帛封之。

【功用】敛疮生肌定血，辟风邪。

【主治】疮疡。

竹茹膏

【来源】《济生方》卷八。

【组成】真麻油二两　青木香二两　青竹茹一小团　杏仁二七粒（去皮尖）

【用法】上药入麻油内，慢火煎令杏仁黄色，去滓，入松脂（研）半两，熬成膏。每用少许擦疮上。

【主治】黄泡热疮。

解毒散

【来源】《济生方》卷八。

【组成】寒水石二两　龙骨半两　黄连（去须）黄柏各一两　轻粉一钱

【用法】上为细末，和鸡子清调。以鸡羽扫疮上。

【功用】去热肿，收赤晕。

【主治】疔疮、热疮有赤晕者。

【加减】若是热疮，加黄丹半两。

疮肿风湿筋痛膏药

【来源】《疡医大全》卷七引《济生方》。

【组成】桐油八两　嫩松香（白者）一斤　西朱（上好者，研）　黄丹（飞，炒）各四两　葱汁姜汁各一茶钟　乳香（去油，研）　没药（去油，研）各一两　百草霜一升五合（筛）

【用法】上煎桐油四五滚，下松香；又十数滚，下葱汁；再三五滚，下西朱；再四五滚，下黄丹；离火，再下乳、没，再下百草霜搅匀，收藏。任摊贴。

【主治】疮肿，风湿筋痛。

犀角解毒丸

【来源】《小儿痘疹方论》。

【别名】犀角化毒丸（《景岳全书》卷六十三）。

【组成】生地黄　防风　当归　犀角屑（镑）　荆芥各一两　牛蒡子（杵，炒）　赤芍药　连翘　桔梗各七钱　薄荷　黄芩（炒）　甘草各五钱

【用法】上为末，炼蜜为丸，如芡实大。每服一丸，薄荷汤送下。

【主治】

1. 《小儿痘疹方论》：诸积热及痘疹后余毒生疮；

2. 《鳞爪集》：一切口破舌痛，惊恐发搐，鹅口牙疳。

【宜忌】忌生冷油腻，煎炒等物。

秘方净肌散

【来源】《普济方》卷二七二引《简易》。

【组成】雄黄　北芩　大黄　海螵蛸　生硫黄　黄柏　藁草　黄连　蛇床子　五倍子各半两

【用法】上为细末。用真香油调抹疮上。

【主治】一切疮痒。

六味车螯散

【来源】《外科精要》卷上。

【组成】车螯四个（黄泥固济，火煅）　灯心三十茎　甘草节二钱　瓜蒌一个（杵）

【用法】酒二盏，煎八分，入蜜一匙，车螯二钱，腻粉少许，空心服。下恶血为妙。

【功用】《普济方》：宣利拔毒。

【主治】

1. 《普济方》：痈疽初起。

2. 《外科精要》：疮疡积毒于内，大便秘结，元气充实者。

止痛灵宝散

【来源】《外科精要》卷中。

【别名】灵宝散（《本草纲目》卷十八）。

【组成】鬼系腰（即薜萝也，又名络石。生于阴湿

竹篱石岸，络石而生者，其藤柔细，两叶相对，形生三角，用藤叶）一两（洗净晒干） 皂角刺一两（锉，新瓦上炒黄） 瓜蒌（大者）一个（杵，炒，用仁） 甘草节五分 没药 明乳香各三钱（另研）

【用法】每服一两，水、酒各半煎服。

【主治】肿疡，毒气凝聚作痛。

【宜忌】溃后慎用。

神秘陷脉散

【来源】《外科精要》卷中。

【组成】黄耆 人参 川芎 当归（酒洗） 赤芍药 粉草 地骨皮 五加皮 忍冬叶 橘红各一两 乳香 没药各五钱

【用法】上每服五七钱，水酒各半煎，连进五七服。

【功用】托里消毒，行气破血。

【主治】疮疡。

独圣散

【来源】《外科精要》卷下。

【别名】独胜散（《外科理例》卷二）。

【组成】香附子（姜汁淹一宿，焙干，研碎）

【用法】每服二钱，白汤调服。

【主治】疮初作，气滞血凝。

【方论】本方气味辛散，宜施于形体充实，气郁血凝者。若血虚气弱，阴虚发热者，又当随症制宜，不可以例施也。

神效酒煎散

【来源】《外科精要》卷下。

【组成】人参 没药（另研） 当归尾各一两 甘草 栝楼一个（半生半炒）

方中甘草用量原缺。

【用法】上以酒三碗，煎二碗，分四服；滓焙干，加当归末一两，酒糊为丸，如梧桐子大。每服五十丸，用浸药酒送下。

【功用】消毒活血。

【主治】一切疮疡。

桑枝方

【来源】《外科精要》卷下。

【别名】桑枝汤（《医学纲目》卷十八）、桑枝煎（《景岳全书》卷六十四）。

【组成】嫩桑枝（细切，炒）一升

【用法】上以水三升，煎取一升，日服五七剂，多服更妙。

【主治】疮疡口渴。

碧油膏

【来源】《外科精要》卷下。

【组成】桃枝 柳枝 桑枝 槐枝 乳香（另研）血竭（研）各五钱 黄丹（净）四两

【用法】用麻油十两，煎焦去滓，入丹再煎成膏，入乳香血竭。灸后用此。

【功用】止痛排脓。

【主治】一切疮疡。

生肌散

【来源】《仁斋直指方论》卷二十二。

【组成】老狗头生脑骨（截碎，新瓦煅透）二两 桑白皮（新者）一两 当归二钱半

【用法】上为细末。麻油调敷，疮深则掺，伞纸护之。

【主治】痈疽、疮疡溃后。

桑皮散

【来源】《仁斋直指方论》卷二十二。

【别名】桑白散（《普济方》卷二八四）。

【组成】桑白皮（新者）一两 苦参 槐花 天花粉（晒）各半两

【用法】上为细末。干掺。仍煎苦参、桑白皮汤盪洗。

【主治】疮口有热，攻焮作痛，赤烂淫汁。

【加减】疮口痒者，加槟榔、轻粉。

遇仙膏

【来源】《仁斋直指方论》卷二十二。

【组成】川五灵脂 白芷 贝母各半两 当归二

钱半

【用法】上锉细，柳枝切二十四寸，麻油六两，同上药入瓷铫一宿，慢火煎，柳枝搅药，色稍焦，入肥白巴豆二十一粒，木鳖仁（碎）五个，搅煎令黑，顿冷炉，生绢滤，再暖，入蜡半两熔尽，再顿冷炉，入净国丹二两半，更换柳枝急搅，候色黑，滴入水如珠，入乳香、没药末各二钱，拌和，倾入瓷器候凝，覆泥地三日。贴服皆好。

【主治】痈疽、发背、毒疮等。

赤豆散

【来源】《仁斋直指方论》卷二十四。

【组成】赤小豆 吴茱萸 赤色白胶 厚黄柏 黄连 贝母 硫黄 糯米（焙）各一分 虢丹（煅）半分

【用法】上为末。麻油、轻粉调末，槐枝煎汤先洗后抹。

【主治】无名疮。

皂连散

【来源】方出《仁斋直指方论》卷二十四，名见《普济方》卷二九九。

【组成】满尺皂角（去弦核）一锭 黄连（净）半两 赤色白胶香 五倍子各三钱 蛇床子一钱 黄丹（煅）二钱 轻粉半钱

【用法】上为细末。先用柳枝煎汤洗拭，后掺。

【主治】诸疮、头疮。

乳香蜡油膏

【来源】《仁斋直指方论》卷二十四。

【组成】杏仁（水浸，去皮，晒） 乳香各三钱 硫黄 轻粉各一钱半 蜡半两 麻油一合

【用法】上为极细末，先熬油沸入蜡溶尽，次入诸药煎搅成膏，冷地出火毒，瓷器收用。

【主治】癞疮久不愈。

神降散

【来源】《仁斋直指方论》卷二十四。

【组成】满尺皂角（去弦核，烧存性） 麻竹大篶（烧存性） 厚黄柏 鹰爪黄连 瓜樟叶（干） 白芷各等分

【用法】上各为末。先以桑寄生一小把、木龄桑根（取皮）一握、白芷、黄连煎汤，温和，以帛蘸洗患处，候露出尽，拭干，再以麻油调药末，敷之。

【主治】走皮癗。

【宜忌】谨勿吃醋。

麻油膏

【来源】方出《仁斋直指方论》卷二十四，名见《普济方》卷二九九。

【组成】轻浮白浮石（烧存性，为末）

【用法】上麻油、轻粉调和。以鸡羽刷上，勿用手，按即涨。或用黄牛粪，于瓦上焙干加之，尤好。

【主治】头痹、头脑。头枕后生，正者为脑，侧者为痹。

紫草膏

【来源】《仁斋直指方论》卷二十四。

【组成】紫草茸 黄连 黄柏 漏芦各半两 赤小豆 绿豆粉各一合

【用法】上为细末，入麻油为膏。日三敷，常服黄连阿胶丸清心。

【主治】热疮。

升麻消毒散

【来源】《女科万金方》。

【组成】升麻 半夏 苍术 厚朴 白芷 茯苓 甘草 芍药 陈皮 归身 桔梗 干葛 干姜

【用法】水、酒各半煎服。

【主治】产后毒气生发疮疡寒热。

当归连翘散

【来源】《女科万金方》

【组成】当归 连翘 大黄 山栀 芍药 金银花 方中金银花，《普济方》作"鹭鸶藤"。

【用法】《普济方》：上为粗末。每服二钱，酒一盏半，煎至六分，去滓，食后温服，一日三次。一

方加生姜五片，水煎服。

【主治】

1.《女科万金方》：一切风热痛疮，大小便结滞喉舌之症。

2.《普济方》：脑疽、发背、诸恶疮，咽颊不利，舌肿喉闭，鼻衄出血，咳嗽痰实。

防风散

【来源】《类编朱氏集验方》卷十一。

【组成】防风 大粉草各一钱半 川芎 荆芥 牛蒡子 连翘各一钱

《普济方》有天花粉，无大粉草。

【用法】上为细末。每服二钱，水一盏，煎五分，空心服。

【主治】小儿身疮。

【加减】风丹，加薄荷。

二草散

【来源】《类编朱氏集验方》卷十二。

【组成】金星凤尾草四两 甘草一两

【用法】上为细末，酒调下。生用者，擂烂酒服，不拘时候。

【主治】诸般疮。

土朱散

【来源】《类编朱氏集验方》卷十二。

【组成】土朱 虢丹 牛皮胶

【用法】上为细末。用好酒一碗溶牛皮胶，入此二味和匀，澄清。吃清药酒，留脚敷疮上，干又再贴。

【主治】一切疮。

万金膏

【来源】《类编朱氏集验方》卷十二。

【组成】黄耆半两 当归半两 白芷三钱 杏仁三钱 防风三钱 羌活二钱 独活二钱 官桂二钱 白药二钱 狼毒二钱 乳香三钱 没药三钱 黄连一钱 黄丹四两 清油一斤 桑白皮二钱

【用法】上除黄丹一味，以文武火于银器内炼，不

住手搅千余下，后入黄丹，次用柳枝搅，滴水上如珠为度。阴天炼，春、冬软收，夏月苍收，用新瓷器盛。以竹篦子摊用，勿使沾尘，常好好盖覆，愈久愈好，艾疮尤佳，贴上不痛。

【功用】败毒生肌。

【主治】诸毒疮。

五香连翘散

【来源】《类编朱氏集验方》卷十二。

【组成】鸡嘴连翘 丁香 沉香 藿香 南木香 桑寄生 甘草 射干一两 麝香少许

方中除射干、麝香，余药用量原缺，疑"射干"后脱"各"字。

【用法】上为细末。白水煎，食后服。又用牛尾蕨根、谢婆根（又名赤葛子根）二味捶碎，酒三碗浑服。并用洗疮口，溃烂之后亦用此药洗，直要洁净。

【主治】风气疮。

【宜忌】忌豆腐、面、白羊、白鸡、白猪及一切白物皆忌之。

驱风散

【来源】《类编朱氏集验方》卷十二。

【组成】红椒（开口者）七粒 连根葱头七个

【用法】上药同煮水，净洗。用绢衣掩干。

【主治】诸疮。

【验案】疮疡 余甲子夏，自八桂归。途中为疮疡所苦，暂憩湘山寺，遇长老寂翁，授此方，数日而愈。

鹿角丸

【来源】《类编朱氏集验方》卷十二。

【组成】鹿角（锉） 黄耆（炙）各等分 羚羊角减半

【用法】上为末，炼蜜为丸。地黄温酒送下。

【主治】一切疮疖脓泡，热疮及发背。

羚羊角散

【来源】《类编朱氏集验方》卷十二。

【组成】羚羊角　黄耆　生熟地黄　川芎　当归
芍药各等分
【用法】上锉。每服三钱，以水一盏半，煎至八
分，空心服。
【主治】一切脓泡、热疮及发背。

增益四物汤

【来源】《类编朱氏集验方》卷十二。
【组成】川芎　当归　地黄　甘草　芍药　防风
荆芥　金星凤尾草各等分
【用法】上锉，每服三大钱，水一盏半，煎八
分服。
【主治】一切疮。

柳枝当归膏

【来源】《东垣试效方》卷三。
【别名】热疮寒膏药（《医学纲目》卷十八）。
【组成】当归尾（尖细梢，水浸）一两　杏仁
（浸，去皮尖）一百个　黄丹（细研，水飞）六两
肥嫩柳枝三两半（切如一寸，水洗净，令干）　肥
嫩桃枝一两半（洗净，令干）　芝麻油一斤
【用法】先令油热，下桃、柳枝熬令半焦。以绵裹
当归、杏仁，同熬至桃、柳枝黑焦为度，去药滓，
滤油澄净，抹去铫子中滓秽净，再上火令沸，旋
旋入黄丹，熬，滴水中不散为度，或只于纸上摊
透为度。
【主治】一切热疮。

桃枝当归膏

【来源】《东垣试效方》卷三。
【别名】寒疮热膏药（《医学纲目》卷十八）。
【组成】当归身（去细梢，洗去土，干）一两　杏
仁（汤浸，去皮尖）一百个　肥嫩柳枝三两半
（切寸许，水洗，干）　肥嫩桃枝一两半（切寸许，
水洗，干）　黄丹（水飞）六两　脂麻油一斤
【用法】上件先令油热，下桃枝、柳枝，熬至半
焦，以绵裹当归、杏仁熬至桃枝、柳枝黑焦为度，
去药滓滤油净，抹出铫子中滓秽合净，再上火令
沸，旋旋入黄丹，熬成滴水中不散为度，或只摊

纸上不透为度。
【主治】一切热疮。

黄连消毒散

【来源】《东垣试效方》卷三。
【别名】黄连独活散（《瑞竹堂经验方》卷五）、
黄连消毒汤（《卫生宝鉴》卷十三）、复煎散
（《医方类聚》卷一七五引《居家必用》）、黄连消
毒饮、升阳益胃汤、升阳益胃散（《医学正传》卷
六）、黄连消痈饮（《内外科百病验方大全》）。
【组成】黄连一钱　黄芩五分　黄柏五分　生地黄
四分　知母四分　羌活一钱　独活四分　防风四
分　藁本五分　当归尾四分　桔梗五分　黄耆二
分　人参三分　甘草三分　连翘四分　苏木二分
防己五分　泽泻二分　橘皮二分
【用法】上锉如麻豆大，都作一服。水三盏，煎至
一盏半，去滓，食后温服。
【主治】
　　1.《东垣试效方》：疮疡。
　　2.《卫生宝鉴》：膏粱之度，发背、脑疽始
觉者。
　　3.《玉机微义》：痈疽发于脑项，或背太阳经
分，肿势外散，热毒焮发，麻木不通者，或痛而
发热。
　　4.《医学正传》：附骨疽。
　　5.《外科枢要》：脑疽，背疽，肿焮疼痛或
麻木。
　　6.《外科启玄》：太阳经痈疽，发于头顶脊
背，焮赤肿痛及麻木不痛者。
　　7.《惠直堂方》：脑疽对口，及一切头上太阳
经病，初患三日者；及骨槽风初起。
　　8.《内外科百病验方大全》：喉外生痈及
耳疔。
【方论】君以黄芩、黄连、黄柏、生地黄、知母酒
制之，本经羌活、独活、防风、藁本、防己、当
归、连翘以解结；黄耆、人参、甘草配诸苦寒者
三之一，多则滋营气，补土也；生甘草泻肾之水，
补下焦元气；人参、橘皮以补胃气；当归尾去恶
血；生地黄、当归身补血；酒制汉防己除膀胱留
热；泽泻助秋去酒之湿热；凡此诸药，必得桔梗
为舟楫，乃不下沉。

【验案】

1. 疮疡 《东垣试效方》：戊申岁，以饮酒太过，脉候沉数。九月十七日至真定，脑之下、顶之上出小疮，不痛不痒，谓是白疮，漫不加省。是夜宿睡善甫家，二日后觉微痛，见国医李公明之，不之问，几三见之，终不以为言。又二日，脑项麻木，肿势外散，热毒炽发，且闻此府刘帅者，近以脑疽物故，便疑之。三日间，痛大作，夜不复得寐。二十二日请镇之疡医，遂处五香连翘；明日再往，又请同门一医共视之，云：此疽也；然而不可连疗。十八日得脓，俟脓出用药，或砭刺，三月乃可平，四月如故。予记医经：凡疮见脓，九死一生；果如二子言，则当有束手待毙之悔矣。乃诣姨兄韩参谋彦俊家，请明之诊视。明之见疮，谈笑如平时，且谓予言：疮固恶，子当恃我，无忧恐耳。膏粱之变，不当投五香，五香已无及，且疽已八日，当先用火攻之策，然后用药。午后以大艾炷如两核许者攻之，至百壮，乃痛觉。次为处方云，是足太阳膀胱之经，其病逆，当反治。脉中得弦紧，按之洪大而数，又且有力，必当伏其所主，而先其所因；其始则同，其终则异，可使破积，可使溃坚，可使气和，可使必已。必先岁气，无伐天和。以时言之，可收不可汗；经与病禁下，法当结者散之，咸以软之。然寒受邪而禁咸，诸苦寒为君；为用甘寒为佐；酒热为引，用为使；以辛温和血，大辛以解结，为臣。三辛三甘益元气而和血脉，淡渗以导酒湿，扶持秋令，以益气泻火；以入本经之药和血，且为引用，既以通经，以为主用。投剂之后，疽当不痛不折，精气大旺，饮啖进，形体健。予如言服之，药后投床大鼾，日出乃寤，以手扪疮，肿减七八，予疑疮透侯，遽邀明之视之，明之惊喜曰：疮平矣。屈指记曰，不五七日作痂子，可出门矣。

2. 附骨疽 《医学正传》：一老人年七十，因寒湿地气，得附骨疽于左腿外侧少阳胆经之分，微浸足阳明经分，阔六七寸，长一小尺，坚硬漫肿，不辨肉色皮泽，但行步作痛，以指按至骨，大痛。与此药一服即止。次日坚软肿消而愈。

龙脑清膈汤

【来源】《御药院方》卷一。

【组成】 黍粘子六两（拣净，炒） 荆芥穗四两 鸡苏叶一两半（去土） 甘草（锉，炒赤色） 瓜蒌根 桔梗（炒黄色） 紫苏子（炒）各二两 龙脑二钱

【用法】 上为细末。每服一二钱，食后或临睡白汤点服。

【功用】 治风热，化痰，利咽膈，清头目，消疮疹。

七宝散

【来源】《御药院方》卷八。

【组成】 黄耆 当归 防风 荆芥穗 地骨皮 木通各二两 白矾一两

【用法】 上为粗末。每用药一两，以水三大碗，煎五六沸，滤去滓，稍热淋渫患处，拭干，避风少时。

【主治】 热汗浸渍成疮，痒痛不已。

玉粉散

【来源】《御药院方》卷八。

【组成】 定粉一两 蛤粉九两半 石膏半两 白石脂半两 滑石八两半 白龙骨半两 粟米粉二两 寒水石（烧通赤，于净地上放冷，出火毒）一两

【用法】 上为极细末。干擦患处。

【主治】 热汗浸渍成疮，肿痒炽痛。

何首乌散

【来源】《御药院方》卷八。

【组成】 何首乌四两

【用法】 上为粗末。每用水一大碗，入艾叶拌炒，煎至半碗，入药末一大匙，再煎三二沸，去滓，热洗拭干。后敷贴艾煎膏。

【主治】 风痒疮，揉之汁出。

枫香散

【来源】《御药院方》卷八。

【组成】 枫香脂 大黄 轻粉各等分

【用法】 上为细末。生油调稀，搽患处。

【主治】 诸风毒疮，发痒，白屑起。

神应散

【来源】《御药院方》卷八。

【组成】吴茱萸不以多少（生用）

【用法】上为粗末。熨烙，却用盐包盖之。

【主治】诸疮肿硬，色白不溃，疼痛不已。

淋渫吴茱萸汤

【来源】《御药院方》卷八。

【别名】吴茱萸汤（《普济方》卷二七二）。

【组成】吴茱萸　川乌头（生用，不去皮）　蛇床子　桂各一两　荆芥穗　附子（生，不去皮）各半两

【用法】上为粗末。每用药半两，以水半碗，煎三二沸，去滓，用帛子蘸药淋扫患处，临卧频频用之，后用枫香散。

【主治】风毒疮久不愈。

腻粉散

【来源】《御药院方》卷八。

【组成】腻粉二钱　藜芦末半两　狼毒末三钱

【用法】上三味拌匀。每用干擦患处。

【主治】皮肤受风邪，发作痒痛诸疮。

麝香朱砂丸

【来源】《御药院方》卷九。

【组成】烧寒水石（拣净）一斤　马牙消（生用）七钱　南硼砂二两　铅白霜　龙脑各三钱　麝香二钱　甘草二十两（熬膏）　朱砂一两半（为衣）

【用法】上为极细末，用甘草膏子为丸，如梧桐子大，朱砂为衣。每服一两丸，噙化咽津，不拘时候。

【主治】咽喉肿塞闭痛，或作疮疖，或舌本肿胀，满口生疮，津液难咽。

万垒膏

【来源】《御药院方》卷十。

【组成】乳香　没药各四钱半（另研）　半夏　当归　续断　杏仁　桃仁　巴豆（和皮捶碎）　木鳖子（去壳）　芫花　大戟　川芎　熟地黄　芍药　苍术　防风　干姜（生用）　桂　蛇床子各半两　松枝　桃枝（新者）各二两　乱发二块（如马打子大）　澄清芝麻油十斤。

【用法】将前项药下在油内浸七日，慢火煎熬，令铁马杓搅至半夏黄黑色为度，用竹筛滤去滓，另研血竭三钱半，下在油内搅令匀，用新绵滤在盆器中，澄去滓油，揩锅并马杓至净，再用绵滤入锅内，入油每一斤用上好黄丹五两，若黄丹性紧者，只用四两半，准备冬春秋间使用，如夏月用者，使黄丹五两二三钱，并看丹急慢调品，用慢柴火烧熬，不住手和，令候变黑色微溢住火，至沫下，依前用慢火熬，候黑烟出住火，如此二日后，用木炭火养，仍不得暂住手搅，直至通前四五日以来，摊纸上不溢，硬软得所，盛在瓷器内，方欲凝时，用绢于裹水银搭在膏药面上，如用时揩去水银，如此不至膏药上面重干了，腊月内熬者佳。每用粘在铁锅子上，炭火炙消摊纸上，贴患处，一二日一换。

【功用】敛疮生肌。

【主治】一切疮疡，已溃未溃，脓水不绝，及灸疮久不愈。

玉容膏

【来源】《御药院方》卷十。

【别名】玉容西施膏（《东医宝鉴·杂病篇》卷九引《袖珍方》）。

【组成】黄耆（去粗皮，锉）　当归（去芦头，锉）　白芍药（锉）　白芷（锉）　川芎（锉）　藿香叶　零陵香　白檀（锉）　白附子（锉）　白及（锉）　白蔹（锉）各一两　瓜蒌一个　杏仁（汤浸，去皮尖，研如泥膏）一两　龙脑二钱　清油四斤

【用法】上药除龙脑，一十三味入清油浸三日，用银器内慢火熬，令药焦黄色，用新绵滤过，去药滓，放温，入黄蜡熔，令匀，再用新绵滤过，入龙脑，不住手用柳木篦子搅，候冷，密封；冬用三两油，一两蜡，夏月五两油，二两蜡，腊月熬蜡，油入蜡。每用少许涂摩，热为度；如耳鼻有疮，用绵杖儿点少许在疮上。

【功用】舒缓筋，通流血，消肿止痛，发散邪毒。

【主治】皮肤骨疽癣痒,唇裂面皱风刺,及打扑伤损。

乳香膏

【来源】《御药院方》卷十。

【组成】南乳香一两　没药半两　松脂五两　天台乌药一两　木鳖子三钱（用仁,去皮二钱）　当归赤芍药各三钱　小油二两　加血竭三钱

【用法】上药除乳香、没药、松脂、血竭等四味外,用前项小油浸乌药等四味计五日,慢火同煎数十沸,滤去滓,澄清一宿,入南乳香等,用柳木篦子不住手搅成膏。

【主治】诸疮肿硬疼痛,及脓溃肌肉腐烂;兼治腐肉不退。

金花散

【来源】《御药院方》卷十。

【组成】川大黄　黄柏　郁金　黄连　黄芩各一两　甘草　芒消　寒水石各半两　白及　白蔹各三钱　糯米粉三合

【用法】上为细末。每用生蜜水调稀,鸡翎涂扫四畔㷊赤肿处。

【功用】消赤肿,止疼痛,散毒气。

【主治】疮肿。

金黄散

【来源】《御药院方》卷十。

【组成】乳香三钱半　轻粉一钱　瓦粉二两半　白龙骨一两半　滑石二两　寒水石（烧通赤）二两　黄柏二钱

【用法】上为细末,再研令匀。每用药少许,时时干掺患处,或用油调之搽亦可。

【主治】诸疮疡,痒极发疼。

追毒散

【来源】《御药院方》卷十。

【组成】五灵脂　川乌头（炮）　白干姜（炮）各一两　井盐　全蝎各半两　吊灵根三两　无心草二两

【用法】上为细末。每用药少许,津唾调涂患处。

【功用】追毒排脓。

【主治】诸疮。

涂擦雄黄膏

【来源】《御药院方》卷十。

【组成】猪肪脂三两　天麻　香白芷各三钱　巴豆五个（重半钱）　轻粉二钱　黄蜡　雄黄各五钱　麝香半两

【用法】上以猪肪脂煮天麻、白芷、巴豆黄色,滤去巴豆等不用,澄清,入上项轻粉等四味和匀,放冷为度。每用少许,临卧涂掺患处。以痒住为度。

【主治】发际内诸痒疮,及肤起瘾疹,痒不可忍。

浴毒汤

【来源】《御药院方》卷十。

【组成】何首乌不拘多少

【用法】上为粗末。每用药末一两,干艾叶半两,水一大碗,同煎至水减半,滤去滓,稍热洗,冷即再暖。

【主治】诸疮疼痛,坚硬不消,及破后脓水不绝,恶肉未退,好肉不生。

黄连散

【来源】《御药院方》卷十。

【组成】黄连一两　轻粉一钱

【用法】上为细末。入轻粉和匀。疮干燥,生油调涂;有脓汁,干捻在患处,一日两三次。

【主治】

1.《御药院方》:风热毒气客搏肌肤成疮,痒痛不止。

2.《普济方》:疳疮。

搜脓散

【来源】《御药院方》卷十。

【组成】黄耆　白芍药　香白芷各等分

【用法】上为细末。每用少许,干掺患处,上用膏药敷贴,一日一换。

【主治】诸疮脓汁不绝，腐肉未尽。

黑神膏

【来源】《御药院方》卷十。

【组成】当归一两　杏仁（汤浸，去皮尖）一百个　黄丹六两　柳枝二十握　桃枝二十握　血余（如鸡子大）二块　小油二十二两

【用法】上除黄丹外，入锅内以慢火熬两时辰，绵滤去滓，再入锅内熬令滴水成珠不散，入黄丹，用文武火熬成黑膏。

【主治】诸疮荣卫未腐，肿痛坚硬，焮赤不消。

摩风膏

【来源】《御药院方》卷十。

【组成】黄耆（去粗皮）一两二钱　当归（去芦头）三钱　白芍药　茅香　甘草　防风各二钱半　白芷　杏仁（汤浸，去皮尖）　桃仁（汤浸，去皮尖）　藿香叶（去土）　檀香　川芎　零陵香各三钱　白附子　沉香　白及　白蔹　天麻　独活　木香各二钱半　木通二钱　大瓜蒌瓤（锉）一个　龙脑（研）四钱　清油一斤二两　黄蜡（冬月用）九两半（夏月用）十二两半

【用法】上锉，用清油浸七日，于净石器或瓷器或银器中，以慢火煎，候白芷微黄色，以白绵滤去滓，于净瓷器罐内密封澄一宿，再滤过，于上等瓷碗中慢火再轻温熬动，下黄蜡，和令匀，放温，次下研细龙脑末，于瓷盒内盛。每用少许，摩擦患处。

【功用】摩风止痒，消肿定痛。

【主治】头面、唇、鼻诸疮，肌肉裂痛。

清霜膏

【来源】《医方类聚》卷一七六引《吴氏集验方》。

【组成】百草霜　麻油

【用法】上以百草霜为末，麻油调抹。

【主治】蚣蛐疮。

神应膏

【来源】《医方类聚》卷一九二引《吴氏集验方》。

【组成】麻油四两　巴豆十四粒（连皮，不令破）　木鳖七个（连皮，不令破）　妇人头发如枣大

【用法】上慢火熬，候巴豆、木鳖焦黑，取去不用，却入黄丹二两，不住手用柳枝搅，候黑色，滴水中成珠子方住，瓷瓶收。

【主治】疮肿。

莹肌丸

【来源】《医方类聚》卷一九二引《吴氏集验方》。

【组成】乌梢蛇一条（剑脊者，须头尾全，锉二寸段，酒浸一伏时，去皮骨，用肉，烘干细切）　川乌头一只（重一两者，不去皮尖，作骰子块，以盐炒川乌黄色为度，去盐，只用川乌）　荆芥穗半两（焙干，切）　赤土二钱半

【用法】上为末，用浸蛇酒打糊为丸，如梧桐子大。空心温酒送下，茶清亦得，一日三次。月日之后，肌肤莹然。

【主治】顽疮。

黑香散

【来源】《医方类聚》卷一九二引《吴氏集验方》。

【组成】青州枣不拘多少　轻粉

【用法】枣去核，以轻粉实其中，用布纸缚定，瓦衬，煅为炭，盏合出火气，为极细末。麻油调敷。

【主治】顽疮。

乳香追毒丸

【来源】《医方类聚》卷一九一引《施圆端效方》。

【组成】巴豆（去皮）一钱　白面一钱　黄丹一字

【用法】上为末，滴水为丸，作锭子。量大小纴之，次以膏药覆之。

【功用】追恶回疮，止痛，活血去脓。

【主治】疮肿。

内托黄耆散

【来源】《医方类聚》卷一九二引《施圆端效方》。

【组成】黄耆　连翘　葛根　甘草各等分

【用法】上为细末。每服三钱，水一盏半，煎至六

分，去滓，食前温服。

【主治】诸疮证。

乌龙散

【来源】《卫生宝鉴》卷九。

【组成】倒悬青灰二钱　乌鸡子皮大段

方中乌鸡子皮用量原缺，据《医学纲目》补。倒悬青灰，即乌龙尾。

【用法】用柏油调搽于破疮疙瘩上。

【主治】

1.《卫生宝鉴》：破疮。

2.《普济方》：大风癞病。

五香连翘汤

【来源】《卫生宝鉴》卷十三。

【组成】沉香　乳香　生甘草　木香各一钱　连翘　射干　升麻　独活　桑寄生　木通各三钱　丁香半两　大黄一两　麝香一钱半

【用法】上锉。每服四钱，水二盏，煎至一盏，去滓，空心热服。

【主治】

1.《卫生宝鉴》：瘰疬、痈疽、恶肿。

2.《玉机微义》：诸疮肿初觉一二日便厥逆，喉咽塞，发寒热。

【验案】下肢复发性丹毒　《四川中医》（1994，1：46）：以五香连翘汤为主方加减，治疗下肢复发性丹毒22例。结果：痊愈（全身及局部症状消退，随访一年无复发）15例，疗程最短为2天，最长为14天；好转（全身症状消退，患肢肿痛未完全改善，随访未复发或复发程度较前减轻者）7例，因"大脚风"、"臁疮"等症情较重，全身症状虽得以控制，而局部体征仍未全面改观。

内消丸

【来源】《卫生宝鉴》卷十三。

【组成】广茂（炮）　三棱（炮）各三钱　青皮（去白）　陈皮各一两（去白）　牵牛半斤（取头末）　薄荷叶　皂角（不蛀者，水煮软揉取汁，去滓，熬成膏）各半两　沉香半两

【用法】上为末，入牵牛头末，和匀，用膏为丸，如绿豆大。每服三十丸，食后煎连翘汤送下。

【主治】疮肿初生，及瘰疬结核，热毒郁滞。

司马温公解毒膏

【来源】《卫生宝鉴》卷十三。

【组成】乳香三钱　木鳖子二十四个（去皮）　杏仁四十八个　蓖麻子三十四个　巴豆十四个　槐枝四两（长四指）　柳枝二两　桃枝三两　黄丹春秋三两半，夏四两，冬三两

【用法】上用青油一斤，下诸药熬黑，滴水内不散成也，用好绵滤过。用时于水内浴贴之。

【主治】诸疮及杖疮。

托里温中汤

【来源】《卫生宝鉴》卷十三。

【别名】托里温中散（《医林纂要探源》卷十）。

【组成】沉香　丁香　益智仁　茴香　陈皮各一钱　木香一钱半　甘草（炙）二钱　羌活　干姜（炮）三钱　黑附子（炮，去皮脐）四钱　生姜五片

【用法】上锉，作一服。水三盏，煎至一盏，去滓温服。

【主治】

1.《卫生宝鉴》：疮为寒变而内陷者，脓出清稀，皮肤凉，心下痞满，肠鸣切痛，大便微溏，食则呕逆，气短促，呃逆不绝，不得安卧，时发昏愦。

2.《外科枢要》：疮疡脓溃，元气虚寒，或因克伐胃气脱陷。

【宜忌】忌一切冷物。

【方论】《内经》云：寒淫于内，治以辛热，佐以苦温。故以附子、干姜大辛热，温中外，发阳气，自里之表，故以为君；羌活味苦辛温，透关节；炙甘草甘温，补脾胃，行经络，通血脉；胃寒则呕吐，呃逆不下食，益智仁、丁香、沉香大辛热，以散寒为佐；疮气内攻，气聚而为满，木香、茴香、陈皮苦辛温，治痞散满为使也。

破棺丹

【来源】《卫生宝鉴》卷十三。

【别名】破棺急救丹（《外科启玄》卷十一）、破棺丸（《痘疹仁端录》卷十）。

【组成】大黄二两（半生半熟） 芒消 甘草各一两

【用法】上为末，炼蜜为丸，如弹子大。每服半丸，食后茶清、温酒任化下，童便半盏研化服亦得。

【主治】诸热疮肿，疮气入腹，谵语发狂。

　　1.《卫生宝鉴》：疮肿，一切风热。

　　2.《证治准绳·疡医》：疮气入腹，危者。

　　3.《外科理例》：疮肿热极，汗多大渴，便秘，谵语或发狂，结阳之证。

【宜忌】忌冷水。

软青膏

【来源】《卫生宝鉴》卷十九。

【组成】沥青 黄蜡 芝麻油各十两 巴豆十四个

【用法】上先将沥青、麻油、黄蜡熬成汁，次入巴豆，不住手搅，候巴豆焦黑，去巴豆不用，次入腻粉二钱，再搅极匀，放冷。敷疮上。

【主治】一切风热疮及小儿头疮。

皂角散

【来源】《普济方》卷三十二引《澹寮方》。

【组成】大皂角（去皮，捶碎，炼膏） 石菖蒲 樟柳根 赤小豆 黑豆 川乌（炮） 草乌（炮）各一两 五灵脂半两

【用法】上为末，以皂角膏为丸。每服二十丸，盐酒吞下。

【主治】肾脏风毒，腰脚生疮，大便风秘等。

煨肾丸

【来源】《普济方》卷二七二引《澹寮方》。

【组成】草乌一两（盐一两入水少许作咸汁，浸二宿，一日一次翻转，切，用铫子炒黄赤色，为末）猪腰（竹刀去膜，入盐煨熟，竹刀碎，研烂入草乌内）

【用法】上二味研匀，醋糊为丸，如梧桐子大。每服大人五十丸，小儿三十丸，空心盐酒送下。

【主治】遍身生疮，阴囊两脚尤甚，耳痒目赤等证。

敷药合掌散

【来源】《普济方》卷二七二引《澹寮方》。

【别名】合掌散（《东医宝鉴·杂病篇》卷八）。

【组成】槟榔五个（为末） 硫黄五钱（生者，研细） 腻粉半钱

【用法】上和匀。每服一钱，安于手心内，油调，夜卧时涂外肾，不得洗手，拭令干。

【主治】身生疮，百药不效。

生肌散

【来源】《活幼口议》卷二十。

【别名】敛肌散（《医学入门》卷六）。

【组成】真地骨皮 五倍子 甘草（各生） 黄柏（炙） 黄连（炒）

　　《慈幼新书》有五味子、枯矾。

【用法】上为细末。干掺疮上，以粗末用沸汤泡，蘸洗干处，津液调敷。

【功用】《医学入门》：收水凉肌解毒。

【主治】

　　1.《活幼口议》：小儿脚肿生疮及诸疮口不合者。

　　2.《疮疡经验全书》:疳蚀不敛并痘后脓血等疮。

　　3.《医学入门》：痘后肥疮，疳疮，癣疥。

　　4.《疡医大全》：疹痘，口疮臭烂。

一抹金

【来源】《活幼心书》卷下。

【组成】藜芦（净洗，焙） 蛇床子（去埃土） 红丹（火飞过）各五钱 硫黄 赤石脂 明白矾（火飞过） 五倍子（去内虫屑） 黄柏（去粗皮）各二钱 轻粉五十贴

【用法】前八味，或晒或焙，为末，仍同轻粉在乳钵再杵匀，用生肥猪膏碎切，以瓦和药末烂杵。涂抹患处，或清油调搽亦可。

【主治】遍身生疮，溃烂如糜梨，燥痛,脓汁不干。

五和汤

【来源】《活幼心书》卷下。

【组成】当归（酒洗） 赤茯苓（去皮）各半两
甘草（炙） 大黄 枳壳（水浸润去壳，锉片，麦
麸炒微黄）各七钱半

【用法】上锉。每服二钱，水一盏，煎七分，不拘
时候温服。

【功用】《活幼心书》宣利脏腑积热，调和荣卫。

【主治】小儿丹毒，风热疮，唇肿。

1.《补要袖珍小儿》：赤游肿。

2.《幼科类萃》：小儿惊丹。

3.《幼科折衷》：风热疮。

4.《诚书》：小儿唇肿紧。

四黄散

【来源】《活幼心书》卷下。

【组成】净黄连 黄柏 黄芩 大黄 滑石各半两
五倍子（去虫屑）二钱半

【用法】锉晒为末。用清油入桐油和调二钱至三
钱，涂搽患处。仍服四顺饮、消毒饮。

【主治】小儿身上一切热毒疮疾，燥痒抓破，有汁
不干。

黄芩四物汤

【来源】《活幼心书》卷下。

【组成】黄芩一两 当归（酒洗） 生干地黄 赤
芍药 川芎各半两 何首乌（去粗皮） 草乌
（炮，去皮） 玄参各一钱半 甘草六钱 薄荷叶
二钱

【用法】上锉。每服二钱，水一盏，煎七分，无时温服。

【主治】诸疮丹毒，赤瘤燥痒。

地骨皮散

【来源】《云岐子脉诀》。

【组成】人参 地骨皮 柴胡 黄耆 生地黄各一
两半 白茯苓半两 知母一两 石膏二两

【用法】上锉。每服一两，水二盏，加生姜七片，
煎至七分，去滓，细细温服。

【主治】

1.《云岐子脉诀》：脏中积冷，荣中有热，脉
举之有余，按之不足，阳有余阴不足者。

2.《外科发挥》：肺痈。骨蒸潮热，自汗，咳
吐腥秽稠痰。

3.《景岳全书》：疮疡，气虚内热，烦渴不宁。

涤毒散

【来源】《云岐子保命集》卷上。

【组成】甘草半两 芒消九分 大黄一两（酒浸）
当归

方中当归用量原缺。

【用法】上锉。每服五钱，水二盏，先煮甘草、当
归至一盏，后入大黄，取六分，去滓，入消，煎
一二沸，温服。以利为度，未利再服。

【主治】时气疙瘩，五发疮疡，喉闭雷头。

内托复煎散

【来源】《云岐子保命集》卷下。

【别名】内托复煎汤（《疡科选粹》卷二）、内外
复煎散（《洞天奥旨》卷十四）。

【组成】地骨皮 黄耆 芍药 黄芩 白术 茯苓
人参 柳桂（味淡者） 甘草 防己 当归各一两
防风二两

【用法】上锉。先煎苍术一斤，用水五升，煎至三
升，去术滓，入前药十二味，再煎至三四盏，绞
取清汁，作三四服，终日服之；又煎苍术滓为汤，
去滓，再依前煎服十二味滓。如或未已，再作半
料服之。若大便秘及烦热，少服黄连汤；如微利
及烦热已过，服半料即行。

【功用】除湿散郁热，使胃气和平。

【主治】

1.《云岐子保命集》：疮疡，肿焮于外，根盘
不深，形证在表，其脉多浮，痛在皮肉。

2.《医学入门》：阴疽痈毒，蕴结于中。

当归散

【来源】《云岐子保命集》卷下。

【组成】当归 黄耆 栝楼 木香 黄连各等分

【用法】上为粗末。煎服一两。

【主治】诸疮肿已破未破，焮肿甚。

【加减】如痛而大便秘者，加大黄三钱。

当归黄耆汤

【来源】《云岐子保命集》卷下。

【组成】当归　黄耆　地黄　川芎　地骨皮　芍药各等分

【用法】上锉。每服一两，水一碗，煎至五分，去滓温服。

【主治】疮疡，脏腑已行，而痛不可忍者。

【加减】如发热者，加黄芩；如烦热不能卧者，加栀子；如呕，则是温气侵胃，倍加白术。

乳香散

【来源】《云岐子保命集》卷下。

【组成】寒水石（烧）一两　滑石一两　乳香　没药各五分　脑子少许

【用法】上为细末，和匀。每用少许，掺疮口上。

【主治】疮口大而痛者。

雄黄散

【来源】《云岐子保命集》卷下。

【组成】雄黄一钱（研）　巴豆一个（去皮研）

【用法】二味同研如泥，入乳香、没药少许，再研细，少上，恶肉自去。

【主治】诸疮有恶肉，不能去者。

膏　药

【来源】《云岐子保命集》卷下。

【组成】好芝麻油半斤　当归半两　杏仁四十九个（去皮）　桃柳枝各四十九条（长四指）

【用法】上用桃柳二大枝，新绵一叶包药，系于一枝上，纳油中，外一枝于盛油铁器中搅之，煎成，加黄丹三两，一处熬，滴水中成珠为度。

【主治】疮疡。

复坚散

【来源】《杂类名方》。

【组成】独活半钱　羌活一钱半　防风半钱　藁本一钱半　黄芩　生地黄　知母各一钱　黄连　黄

柏各一钱半（以上五味皆酒洗）　防风梢半钱　当归身　连翘各三钱　黄耆一钱半　人参半钱　甘草一钱（炙）　生甘草梢半钱　橘皮半钱　汉防己半钱（酒洗）　泽泻七分　桔梗一钱

【用法】上锉，作二服。以水二盏，浸半日，煎至一盏，去滓，稍热服。将二服滓更作一服。

【主治】疮。

【宜忌】服药后不得饮冷水，恐再作脓。

敷贴药

【来源】《医方类聚》卷一九一引《王氏集验方》。

【组成】紫荆皮　独活　白及　大黄　南星　羌活各等分

【用法】上为细末。冷水调贴患处。

【主治】诸疮。

生料四物汤

【来源】《医方大成》卷十引汤氏方。

【组成】生干地黄　赤芍药　川芎　当归（去芦）防风各等分　黄芩减半

【用法】上锉。每服二钱，水一盏，煎服。

【主治】小儿血热生疮，遍身肿痒。

【宜忌】

1. 《医方大成》引汤氏方：忌诸毒食。
2. 《证治准绳·幼科》:忌酒、面、猪羊肉、豆腐。

何首乌散

【来源】《普济方》卷二七二引《医方集成》。

【组成】防风　苦参　何首乌　薄荷各等分

【用法】上为粗末。每用药半两，水酒各一半，共用一斗六升，煎十沸，热洗。便于避风处睡一觉。其痛甚者，三日愈。

【主治】遍身疮肿痒痛。

香粉散

【来源】《医方类聚》卷一九一引《经验秘方》。

【组成】香粉

【用法】上为末。每服三钱，食前新水调下。

【功用】托里止痛，去虚热。
【主治】诸疮。

红膏药

【来源】《医方类聚》卷一九四引《经验秘方》。
【组成】沥青四两　黄丹三两　黄蜡半两　小油一两　心红少许
【用法】上先将蜡。沥青、小油同熔开，绵子滤净，入丹、红，搅匀。
【主治】疮疡。

吸筒

【来源】《瑞竹堂经验方》卷五。
【组成】五倍子多用　白矾少用些子
【用法】用慈竹削去青，和上药煮了收起，用时再于沸汤煮令热，用箸钳筒，乘热安于患处。
【主治】疮肿。

防风当归散

【来源】《瑞竹堂经验方》卷五。
【组成】防风半两　甘草节半两　赤芍药半两　绵黄耆半两　当归半两　白芷半两　左缠藤　皂角刺各加众药五倍　肉桂（阴证）半两，（阳证）一钱　大黄（阳证）半两，（阴证）一钱
【用法】上锉。水四碗，砂瓶内煎至两碗；加好酒一碗，再煎至两碗，放温作数起服。
【主治】诸般疮疖及热毒疮。

搜脓散

【来源】《瑞竹堂经验方》卷五。
【组成】白芍　轻粉各三钱　川芎　香白芷各一两
【用法】上为细末。疮平者，掺药在上；内疮已深，须用纸拈蘸药，入于疮口内。
【主治】疮内有脓不能自出。

经验加麒麟乳香膏

【来源】《医方类聚》卷一九一引《瑞竹堂经验方》

【组成】南乳香一两　没药半两　松脂五两　天台乌药一两　木鳖子三钱（用仁去皮，二钱）　当归　赤芍药各三钱　小油二两　血竭三钱
【用法】上药除乳香、没药、松脂、血竭等四味外，用前项小油浸乌药等四味，计五日，慢火同煎数十沸，滤去滓，澄清一宿，入南乳香等，用柳木篦子不住搅成膏。外贴患处。
【主治】诸疮肿硬疼痛，及脓溃，肌肉腐烂，兼治腐肉不退。

万应膏

【来源】《外科精义》卷下。
【组成】黄柏　芍药　白芷　黄耆　木鳖仁　杏仁　当归　白及　生黄　官桂　玄参（去皮，锉碎）　没药　乳香各五钱（研）　白蔹　黄蜡各一两　黄芩　大黄各二两　黄丹一斤　脂麻油二斤八两
【用法】上药入油内浸一宿，绝早入沙锅慢火熬，用生柳条搅至申时，以焦褐色出火，去粗滓，又以重绵滤过，入丹再熬，旋滴水中成珠子不散者，出火毒绝烟，入乳香、没药、黄蜡搅匀，用瓷器收贮于土内埋七日，取出摊用。一切疮疡初生，煎葱白水热淋两炊时，良久再淋，肿消为度。
【功用】收敛聚脓。
【主治】疮疡初生，肿焮甚，及疮老不能愈者。

木香溻肿汤

【来源】《外科精义》卷下。
【组成】木香　犀角　大黄　栀子仁　升麻　黄芩　黄连　射干　黄柏　白蔹　甘草（炙）　朴消　紫檀　羚羊角各一两
【用法】上锉，入生地黄汁五合（如无，只用生干地黄五两锉碎）和匀。每用药五两，水一斗，煎至七升，加麝香五钱，净帛蘸药溻肿上，一日二三次，冷即再换。
【主治】诸疮疽始发，肿焮增长热痛。

五香连翘汤

【来源】《外科精义》卷下。

【组成】沉香 藿香叶 木香 丁香各一两 麝香一字（五味为粗末，另研） 连翘 射干 独活 升麻 甘草（炙） 寄生草各一两 大黄一两五钱

【用法】后七味锉，与前五味和匀。每服五钱，水一盏半，煎至一盏，去滓，食前温服。取利为效，未效则再服。

【主治】人年四十以前，气血盛多，患疮疽，大小便秘者。

【加减】本方去五香，名"七味连翘汤"。

内消丸

【来源】《外科精义》卷下。

【组成】青皮 陈皮各二两 牵牛八两（取头末二两） 薄荷叶 皂角各八两（不利者，去粗皮捶碎。二味水一斗，煮令极软，揉汁去滓用，熬成膏）

【用法】上将青皮、陈皮末并牵牛末和匀，用前膏子为丸，如绿豆大。每服三十丸，食后荆芥、茶清、温水皆可下之。

【主治】疮肿初生，及瘰疬结核，热毒郁滞。

升麻漏肿汤

【来源】《外科精义》卷下。

【组成】升麻 黄耆 防风 川芎 生地黄 细辛各等分

【用法】上锉。用药二两，水二升，煎十沸，稍热淋漏。

【主治】疮疽初起，肿热疼痛。

玉粉散

【来源】《外科精义》卷下。

【组成】白矾（枯） 定粉各等分

【用法】上为细末。先洗浴净，淹开，掺之。

【主治】阴疮，浸淫不止。

白金散

【来源】《外科精义》卷下。

【组成】桂府滑石不拘多少

【用法】上为细末。先用虎杖、甘草、豌豆各等分，约半两许，水二碗，煎上项药至一碗，去滓，微热，淋洗疮。水冷拭干，上掺滑石末，便睡至明。

【主治】风攻注毒，遍身及手足生热疮疼痛，有黄水出。

托里散

【来源】《外科精义》卷下引成子玉方。

【组成】川乌头（炮） 茯苓各三两 干姜（炮） 麻黄（去节） 甘草（炙）各一两五钱 杏仁（炒，去皮尖） 五味子 桂心各一两

【用法】上为粗末。每服五六钱，水一盏半，煎至一盏，去滓，食前温服。

【主治】疮疽，丹肿，结核，瘰疬。

决效散

【来源】《外科精义》卷下。

【组成】贯众三两 白芷一两

【用法】上为细末。油调涂。

【主治】风痒头疮。

牡蛎大黄汤

【来源】《外科精义》卷下。

【组成】牡蛎 木香 大黄（煨）各等分

【用法】上锉。每服五钱，水一盏半，煎至七分，春、夏露渍一宿，冬月于暖处放一宿，于鸡鸣时空心服之。快利三两行，便勿服。

【主治】疮疽，大小便秘。

【宜忌】妇人重身者，勿服。

抵圣散

【来源】《外科精义》卷下。

【组成】白矾灰一两 乌鱼骨三钱 乳香二钱 干胭脂 轻粉各一钱 麝香五分

【用法】上为细末。或掺或纴，以膏贴之，如有耳脓者，用一字纴耳中。

【主治】耳中脓，经年不愈，驴涎马汗攻炊，疮疡，骨疽，疳瘘等疮。

和血通气丸

【来源】《外科精义》卷下。

【组成】人参一两 麦门冬（去心）二两 大黄 黄芩（去腐） 黄柏各四两 牵牛一斤（炒香，取头末）四两

【用法】上为细末，炼蜜为丸，如豌豆大。每服二三十丸，食后温水送下。寻常积热之人，隔三二日服此药，微利润动，永不生疮肿。

【主治】疮疽，大小便秘。

乳香托里散

【来源】《外科精义》卷下。

【组成】御米壳（去隔、蒂、萼，蜜炒）三两 当归 芍药 川芎各五钱 乳香 没药各一钱

【用法】上为粗末。每服五钱，水一盏半，煎至十分，去滓温服，病在上者食后服，病在下者食前服。若未止，即再服。如少壮气实者，先疏利，后服之。

【主治】一切疮肿疼痛不可忍。

消毒汤

【来源】《外科精义》卷下。

【组成】独活 防风 细辛 藁本 川芎 枸杞子 荆芥 漏芦 大黄 黄芩（去腐） 官桂 苦参 威灵仙 丹参 黄耆 当归 芍药 茯苓 黄连 无心草 黄柏 麻黄 葛根 蒴藋 菊花 杜仲 地骨皮 秦皮 蔄草 甘草 甘松 藿香 白芷 露蜂房 升麻 零陵香各一两 苍术三两 朴消五两 菖蒲八两

【用法】上为粗末。每用药半两，水二升，加葱三茎、槐、柳枝各一握，同煎十余沸，去滓，热淋洗浴。

【主治】百杂疮肿。

槐角煎丸

【来源】《外科精义》卷下。

【组成】天麻 川芎 甘草（炙） 黄药子 甘菊花 人参各一两 何首乌 苦参各一两五钱 荆芥穗 防风各二两 槐角（并仁，另放） 皂角（不蛀者）各四两（水一斗煮软，揉汁去滓，取仁熬成膏子，其皂角取肉研成膏子为用者）

【用法】上除皂角膏外，槐仁与诸药为细末，入膏内溲和，炼蜜为丸，如豌豆大。每服五十丸，食后竹叶汤送下。

【主治】疮疡瘰疬，疥癣赤肿等疮。

翠玉膏

【来源】《外科精义》卷下。

【组成】明沥青四两 铜绿二两 芝麻油三钱 猪胆三个

【用法】先于炭火上溶开沥青，入油令沸，下铜绿、胆汁搅匀，倾滤入新水中，用手搏搦于瓷器收贮，用绯光绢上。看疮大小摊贴，不换。只一上便痊。

【主治】软疖脓水逗留，愈后复发。

摩风膏

【来源】《外科精义》卷下。

【组成】白附子 白芍药 白茯苓 零陵香 白及 白蔹 白芷 白檀 藿香 升麻 细辛 黄耆 甘草 杏仁（去皮尖）各五钱 脑子一分 瓜蒌根一两 大瓜蒌二两（去皮） 黄蜡六两 脂麻油一斤

【用法】上药锉，油内浸百日，于腊月慢木炭火上银石器内，煎至白芷微黄色，离火，入瓜蒌二味着内，煮百沸，重绵滤去滓，再慢火上炼油香，下削净蜡溶开为度，倾在瓷器内收贮，上掺脑子，密封。旋用磨风涂之。

【功用】摩风止痛，灭瘢痕。

【主治】头面五发疮肿，疥癣烫火破伤。

熨风散

【来源】《外科精义》卷下引《玉于子中箱集》。

【组成】羌活 防风 白芷 当归 芍药 细辛 芫花 吴茱萸 官桂各等分

【用法】上为粗末。作二剂，赤皮葱连须（切）半斤，同酽醋拌匀，炒令极热，帛裹于疮上熨之，稍冷即换药，熨之上下，痛止而已。

【主治】
1. 《外科精义》引《玉于子中箱集》：百杂疮肿。
2. 《疡科选粹》：风痛。

二黄膏

【来源】《世医得效方》卷十九。

【组成】清油三两　巴豆二十粒　黄蜡一两　雄黄
硫黄各一钱

【用法】清油煎巴豆微黑，去巴豆，入黄蜡化讫，
研雄黄、硫黄，温入成膏。洗净，抹敷二三次。

【主治】一切疮痏，疹痘后疮。

止痛拔毒膏

【来源】《世医得效方》卷十九。

【组成】斑蝥四十九个　柳根四十九条　木鳖子七
个　乳香　没药　麝香少许　松脂三钱

　　方中乳香、没药用量原缺。《证治准绳·外
科》作"乳香三钱，没药三钱"。《膏药方集·外
科》于"麝香"下注"各少许"。

【用法】上用真清油十四两，煎黑柳条焦枯，滤去
滓，加黄丹五两，滴入水中成珠为度，却入诸药，
搅及匀，入瓷器中收了候用。

【主治】一切疮发臭烂不可近，未破则贴破，已破
则生肉。亦治杖疮、疔疮。

内追毒丹

【来源】《世医得效方》卷十九。

【组成】大朱砂　雄黄各五钱　生麝香一钱　生犀
角　琥珀（以上并别研细）　黑角沉香各五钱

【用法】上为末，炼蜜为丸，如梧桐子大。每服二
十丸，灯心、薄荷汤送下。

【功用】清心解毒散潮。

【主治】疮肿。

引兵先锋

【来源】《世医得效方》卷十九。

【组成】木通　瞿麦　荆芥　薄荷　白芷　天花粉
甘草　赤芍　麦门冬（去心）　生干地黄　山栀子

车前子　连翘各等分

【用法】上锉。每服二钱，加灯心、生地黄煎，热
潮加淡竹叶煎，上膈食前，下膈空心，温服。以
升麻葛根汤表散后服此。

【功用】退潮，止渴，解热。

【主治】肿疡。

【加减】老人气虚者，宜加当归、羌活。

滑肤散

【来源】《普济方》卷三〇〇引《危氏方》。

【组成】鹿黎（莐芦亦可）　剪草　赤廷脂（硫黄
赤色）　荆芥　蛇床　黄柏皮　白芷　枯矾　轻粉
（少许）

【用法】洗净，桐油调傅之。

【主治】一切臀腿手足湿烂疮。

消毒汤

【来源】《东医宝鉴》卷十一引《丹溪心法》。

【组成】赤芍药　连翘各一钱　甘草节　桔梗各五
分　贝母　忍冬草　白芷　瓜蒌根各三分

【用法】锉作一帖，水煎服。

【主治】痘毒流注脉络，发为结核疮疖，甚者头
面、胸胁、手足、肢节焮肿作痛。

定痛太乙膏

【来源】《医学启蒙》卷三。

【组成】香麻油一斤　当归二两　生地黄二两　甘
草一两

【用法】上药煎焦枯去滓，以棕绵滤净，再入净锅
熬，滴水不散，入黄丹半斤，又慢火熬，滴水沉
聚，取起，少顷入白蜡、黄蜡各一两，微火熬成
取起，少定，入乳香、没药各二钱，搅匀，置瓷
器收用。贴患处，一日一换。

【主治】一切溃烂诸疮，久不收敛；并灸火疮，日
久不平。

槐花金银酒

【来源】《医学启蒙》卷四。

【组成】槐花二合　金银花五钱
【用法】同酒二碗，煎服之。取汗。
【主治】疮疡。

伤煎散

【来源】《脉因证治》卷下。
【组成】地骨皮　黄耆　白芍　黄芩　白术　茯苓　人参　当归　肉桂　甘草　防己各一两　防风二两
【用法】上以苍术一升，水五升，煎至半，去滓，入药煎服。
【主治】疮疡肿焮于外，根盘不深，脉浮，邪气盛，则必侵于内。
【加减】便秘加大黄，热加黄连。

生肌散

【来源】《玉机微义》卷十五。
【组成】白矾（枯）　槟榔各一两　密陀僧一钱半　黄丹　血竭各一钱　轻粉半钱
【用法】上药各为极细末。贴疮口，看轻重选用之。
【功用】生肌长肉。
【主治】《明医指掌》：内痔疮出脓后；下痔瘘已破。
【宜忌】《医方集解》：疮初起者禁之。
【方论】《医林纂要探源》：此以解余毒去瘀为主，而兼燥湿生新之意。

至宝玉连膏

【来源】《玉机微义》卷十五。
【组成】黄连二两　黄柏　黄芩　大黄　生地黄　赤芍　川椒　杏仁　白芷　桂　猪牙皂角　当归尾各半两　葱白七根　净发一拳大　槐枝　柳枝　榆枝　桑枝　栀枝　柏枝　桃枝条各三钱
【用法】用真香油二斤，春浸五日，夏三、秋七、冬十日。砂锅内熬，微黑色，滤去渣，入松香四两，黄丹碾，筛净十两，用药油熬成膏，滴入水中不散，然后入下项药：乳香、没药、朴消、龙骨、枯矾、血竭各半两，轻粉、胆矾、麝香各一钱，共为细末，入膏内。用净瓷器盛顿，旋摊纸

上，贴。
【主治】一切疮肿。

红玉锭子

【来源】《玉机微义》卷十五。
【别名】红玉锭（《中国医学大辞典》）。
【组成】干胭脂　白矾（枯）各三钱　轻粉　砒霜　黄丹　脑子　麝香各少许
【用法】上为极细末，稠糊和锭子用之。
【功用】去歹肉，生肌。
【主治】疮疡。

完肌散

【来源】《玉机微义》卷十五。
【组成】定粉　枯矾　黄连　乳香　龙骨各二钱　黄丹　轻粉各一钱
【用法】上为极细末。看轻重贴疮口。
【功用】生肌长肉。
【主治】
　　1.《玉机微义》：疮疡。
　　2.《仁术便览》：头炼疮。

乳香止痛散

【来源】《玉机微义》卷十五。
【组成】粟壳六两（制）　白芷三两　炙甘草　陈皮各二两　乳香　没药各一两　丁香半两
【用法】上锉。每服三钱，水一盏半煎服。
【主治】一切疮肿，疼痛不止。

泻心汤

【来源】《玉机微义》卷十五。
【别名】泻心散（《杏苑生春》卷七）。
【组成】大黄四两　黄连　山栀　漏芦　泽兰　连翘　黄芩　苏木各二两　犀角一两
【用法】上锉。每服三五钱，水煎服。
【功用】《杏苑生春》：解热排脓，攻痈肿，生肌长肉。
【主治】疮毒痈肿，发躁烦渴，脉实洪数者。

定疼托里散

【来源】《玉机微义》卷十五引郭氏方。

【组成】粟壳（去蒂，炒）三两　当归　白芍　川芎各半两　乳香　没药　桂各三钱

【用法】上锉。每次五钱，水煎服。如少壮气实，先用疏利，后服此药。

【主治】
1. 《玉机微义》：一切疮肿，疼痛不可忍。
2. 《景岳全书》：疮疡血虚疼痛。

神圣换肌散

【来源】《玉机微义》卷十五。

【组成】白僵蚕二钱　白矾一钱半　砒（生）斑蝥（去翅足）　草乌头　青黛各一钱　麝少许

【用法】上为极细末。干掺些小于疮口内，用膏药盖护，其恶肉化为脓水。

【功用】《证治准绳·疮医》：追蚀死肉。

【主治】瘰疬、顽疮。

【宜忌】《证治准绳·疡医》：非顽急者勿用。

琥珀散

【来源】《玉机微义》卷十五。

【组成】白茯苓　黄芩　茵陈　紫草　瞿麦　茅根石韦　乌药　琥珀　连翘　车前子各等分

【用法】上为极细末。每服二三钱，用灯心汤调下，不拘时候。

【主治】诸般疮疖，表里有热，小便赤涩。

搜脓锭子

【来源】《玉机微义》卷十五。

【组成】自然铜　川芎　白芷各半两　黄连　白蔹各二钱半　木香一钱半　麝香少许

【用法】上为极细末，糯米饭和为锭子。外用之，或作散末，干上亦佳。

【主治】疮疡已用追蚀等锭子蚀去歹肉恶物，止有脓水不净者。

神效膏

【来源】《医方类聚》卷九十八引《必用全书》。

【组成】皂角一斤（肥大不蛀者，去皮弦，火微焙，木槌捶碎，不犯铁器）　乳香一两（别研）

【用法】上用酽米醋一大碗，挼皂角取浓汁，帛滤去皮滓，银石器中慢火熬成膏子，次入乳香末搅匀，瓷罐收贮。遇肿处敷贴，以纸花盖之。

【主治】风湿脚气肿痛，及疮疡肿毒。

青金锭子

【来源】《医方类聚》卷一九〇引《修月鲁般经后录》

【组成】铜青一两　轻粉一钱　硇一钱　蟾半钱麝少许

【用法】蜡一两，好酒煮十数沸，取蜡；再用香油半两，煮十数沸，取出和药作锭子。

【功用】取脓。

乳香没药膏

【来源】《医方类聚》卷一九一引《医林方》。

【组成】小油一斤　黄丹六两　木鳖子半两　杏仁半两　巴豆半两　当归半两　没药二钱半　乳香二钱　雄黄半钱　黄蜡半两

【用法】木鳖子为片子，同巴豆、杏仁油内浸日，与药同熬焦为用，取出巴豆三味药滓，后入黄丹熬，令滴水不散,乳香、没药、当归末、雄黄冷调之。

【主治】诸肿痛。

百花拔毒散

【来源】《医方类聚》卷一九〇引《烟霞圣效方》。

【组成】黄柏三两（蜜炙三二遍）　草乌头半两

【用法】上为细末。用津唾调摊在碎纸花上,敷贴。

【主治】疮肿。

大圣丸

【来源】《医方类聚》卷一九一引《烟霞圣效方》。

【组成】巴豆一两（去皮，研为泥）　白面四两

【用法】上为末,滴水为丸,如梧桐子大。微干,用麸炒,火不浮为度。每服三五丸,食后冷水送下。

【主治】疮肿。

【宜忌】忌食热物。

连翘托里散

【来源】《医方类聚》卷一九一引《烟霞圣效方》。

【组成】连翘半两 川大黄三两 母蛎一两(炮) 甘草半两(炙) 山栀子半两 独活半两 黄耆半两 金银花半两(拣净)

【用法】上为粗末。每服半两,水一大盏,煎至七分,去滓冷服。以利为度。

【主治】四十以下壮实之人患疮,大小便不通,肿气曾溢,疼痛不可忍。

乳香生肌散

【来源】《医方类聚》卷一九一引《烟霞圣效方》。

【组成】寒水石五两(烧通赤,为粉) 龙骨 虎骨 乌鱼骨 乳香各等分

【用法】上为细末。疮上掺药,万应膏盖。

【主治】疮肿。

乳香定痛散

【来源】《医方类聚》卷一九一引《烟霞圣效方》。

【组成】御米壳二两(去顶蒂) 拣甘草八钱 麻黄一两二钱(去节)

【用法】上为细末。每服三钱,生姜半两,擦磨成姜汁一盏,先滚二沸,下药,再滚三二沸,放温服之。如痛止为度,未止再服。

【主治】诸疮疼痛,及一切诸痛。

铁筒拔毒膏

【来源】《急救仙方》卷一。

【组成】好石灰(烧皂角熏,不过大) 糯米(南星、当归、赤芍同炒) 砂牯牛 斑螯 上为细末,用后灰煎水调用。 真石灰 桑柴灰 脂麻灰 皂角三四皮 柳柴皮

【用法】共煎浓汤,再入锅内慢火熬之,待汤面上

有白霜起方住火,以器贮之,用调前药,小小点之三五次。皮破毒出,疮便可散。

【主治】疮疖初发。

【加减】去疔头,加硇砂。

膏 药

【来源】《急救仙方》卷五。

【组成】麻油五两 巴豆二十八粒 柳条二十八寸

【用法】用火煎之,候巴豆黑色,滤去滓,以黄丹二两逐渐放入,用柳枝不住手搅,滴水中不散,成膏不粘手,住火,再加乳香一钱和匀,瓦器盛之。候冷摊用。

【主治】诸疮。

膏 药

【来源】《急救仙方》卷五。

【组成】清油一斤 头发二两(并煎至溶) 甘草节 当归尾 黄连 巴豆 蓖麻子 黄栝楼 木鳖子各二两

【用法】上煎二沸,去滓,再入水粉五两,又煎至沸,入黄丹七两,又煎至沸,入乳香末一两,用桃柳枝不住手搅,挑入水中,滴水成珠,不粘手,则膏成矣。

【主治】诸疮。

鹿梨散

【来源】方出《普济方》卷二七二引《仁存方》,名见《本草纲目》卷三十。

【组成】鹿梨根 蛇床子各半斤 真剪草四两(用鸡肠草亦可) 硫黄三钱

【用法】上为末,入轻粉同研匀。麻油调敷;小儿点在绢衣上,着衣七日不解,自愈。

【主治】一切疮。

解毒丸

【来源】《普济方》卷二七二引《德生堂方》。

【组成】贯众 茯苓 黄药子 蓝根 干姜 地黄 雄大豆 甘草 滑石 缩砂仁 阴地厥 薄荷各

二两　土马鬃　绿豆粉　益智仁　寒水石　山豆根　紫河车　马屁勃　草龙胆　白僵蚕（炒）　百药煎　大黄各一两

【用法】上各焙干为末，用蜜拌蒸饼为丸，如小弹子大，用银箔为衣。每一丸细嚼，新水送下。小儿一丸分作四服，熬薄荷汤令冷磨下。

【主治】一切诸毒疮痍，咽喉肿痛。

三石散

【来源】《仙传外科集验方》。

【组成】人参　白术　当归　白芍药各一钱　桔梗　知母　山栀子各一钱　茯苓　连翘　天花粉　干葛各二钱　肉桂　藿香　木香各半钱　甘草六钱　朴消一两六钱　寒水石　石膏各八钱　滑石一两　大黄八钱

【用法】上为散。每服五钱，水一盏，加生姜三片，煎至一半，用布绢绞汁，入蜜少许，一日三服。渐加一两重，常使小便疏通。

【主治】疮疡，消渴小便数。

【加减】如自利，不用朴消、大黄。

乌金散

【来源】《仙传外科集验方》。

【组成】巴豆半钱　寒食面二两

【用法】上用水和面作饼子包巴豆烧黑色，量疮口大小干掺之。

【功用】去恶肉，溃滞脓。

麻黄饮

【来源】《医学纲目》卷二十。

【组成】麻黄半两（去根留节）　防风半两　羌活　石膏六钱半（煅）　黄芩四钱　滑石一两　陈皮　紫萍各七钱半　鼠粘子七钱半　缩砂二钱半　苍耳草三钱半　苍术半两　生甘草三钱半　薄荷叶一钱半　荆芥二钱半

　　方中羌活用量原缺。

【用法】上锉。每服六钱，以水一钟半，猛火煎取六分，入好酒四五滴，去滓热服。须得通身有汗，其疮自安。甚者，服至百服之后，看汗出到何处，

若自上而下出过脚腘腋，其疮自愈。

【主治】湿热症，上体生疮，或痒或痛，黄水浸淫，结痂堆起，延蔓于三阳之分，根窠小，带红肿。

解毒散

【来源】《医学纲目》卷三十七。

【组成】寒水石　滑石　石膏各等分　辰砂少许

【用法】上三石为末，入辰砂。量儿大小，灯心汤调下。

【主治】小儿黑斑红斑，疮痒瘾疹。

解毒散

【来源】《医学纲目》卷三十七。

【组成】赤小豆　木鳖子　橡箌子　南星　大黄　朴消

【用法】上为末。用慈姑、薄荷、靛青和蜜水调，涂患处，外用雄黄围之，却服荆芥、解毒二散。

【主治】小儿黑斑红斑，疮痒瘾痒。

防风散

【来源】《普济方》卷五十二。

【组成】防风　荆芥穗　吴白芷　白茯苓　蔓荆子　威灵仙　何首乌　川芎各三两　苦参　白牵牛各半斤

【用法】上为粗末。每用药末三两，好浆水三升，煎五七沸，去滓，洗面，每日早晚二次

【主治】一切风毒，头面生疮。

天仙圣化丹

【来源】《普济方》卷一一五。

【组成】川芎　防风　羌活　独活各一两　胡麻子（微炒）　金毛狗脊（去毛）　苦参（去皮）　猪牙皂角（微炒，锉）各一两二钱半　当归一两半　荆芥（陈者）　蝉蜕（去土）　全蝎（全者）　僵蚕（直者，炒）　何首乌（新者）　香白芷　苍耳草（蒸）各半两

【用法】上为细末，用大风子二斤，去壳，烂杵如泥，与前药和匀，用陈米播粉，打糊为丸，如梧桐子大。每服四十丸，加至六十丸。如病人面上

浮肿，眉中痒不止；或是风气攀睛，手足拘挛，先服此药一料，茶清送下，一日四次，空心、食后、午后、临卧服之。或病人四肢麻木，手足刺痛，脚腿生疮，先服夺命丹一料，后服圣化丹药。十日后仍用白薄瓷碗打针：先于面上放血，次入膊上，后放腿脚上血；如遇天道晴明，五六日间如此放血一次，量病轻重，不可放血太多。若妇人患病，放血多不妨。

【主治】一切风证。

犀角黄连散

【来源】《普济方》卷一二○。

【组成】犀角三钱 当归半两 大黄二两 芒消二两 黑牵牛（微炒，生）四两

【用法】上为细末。每服七钱，食前蜜水调服。

【功用】凉血和经。

【主治】上壅余热，下部虚寒，或遍身生疮，久不愈者。

内托散

【来源】《普济方》卷二七二。

【组成】菟丝子 大力子 破故纸 朴消 川大黄各半两

【用法】上为末。每服七钱，在上，用食前；在下，用食后。应露服之。

【主治】男妇人诸般疮疾。

白矾散

【来源】《普济方》卷二七七。

【组成】雄黄 白矾各等分

【用法】用乌梅三个捶碎，巴豆一个合研为末。每用半钱，油调敷患处。

【主治】马汗入肉。

复元通气散

【来源】《普济方》卷一八二。

【组成】柴胡（去白） 桂（去粗皮） 桃仁（去皮尖双仁，麸炒黄） 木香 吴茱萸 干姜（炮）细辛（去毛叶） 桔梗（锉） 赤茯苓（去黑皮）芎䓖各三分 大黄（锉，炒）二两

【用法】上为末，炼蜜为丸，如梧桐子大。每服十丸，食前以温酒送下。渐加至二十丸。

本方方名，据剂型，当作"复元通气丸"。

【功用】和血。内消疮肿。

【主治】诸气涩闭，耳聋头痛，腹皮㽲疮无头，一切刺痛、痈肿。

八仙散

【来源】《普济方》卷二七二。

【组成】川山甲（炮） 白药子 瓜蒌仁 大黄木黎 槐花 白矾山 栀子各等分

【用法】用水一大盏煎过，舍上迎露，日未出服之。

【主治】诸疮。

木香槟榔散

【来源】《普济方》卷二七二引《鲍氏方》。

【组成】黄连半两（去须） 真麻油 艾叶 木香槟榔（末）各一钱半

【用法】和上药添油成膏。茶叶煎汤洗疮净，帛拭干，上药，略圆敷，纸花覆之。二三次即可。

【主治】一切疮疖湿烂，久不治者；脚气湿疮尤效。

五黄膏

【来源】《普济方》卷二七二。

【组成】大黄 黄芩 黄柏 黄连 姜黄各等分

【用法】上为细末，冷水调敷。

【主治】

1. 《普济方》：一切疮肿。
2. 《中医皮肤病学简编》：湿疹、天泡疮。

水沉膏

【来源】《普济方》卷二七二。

【组成】五灵脂 白及各等分

【用法】上为细末。用新水调，搽在纸花上贴之。

【主治】诸疮。

加味当归饮子

【来源】《普济方》卷二七二。

【别名】加味当归饮（《疡科选粹》卷二）。

【组成】当归　生地黄　升麻各五钱　防风二钱半　荆芥穗　何首乌各二钱　白芍药　柴胡　川芎　羌活　黄耆各三钱　红花　苏木　甘草各一钱

【用法】上锉。每服五钱，水二盏，加生姜三片，同煎至八分，去滓，食后、临卧通口服。沐浴取微汗效速，使气血通和，服之应效。

【主治】诸疮痛痒。

朱砂透红丸

【来源】《普济方》卷二七二。

【组成】蜈蚣一对　血竭一钱　麝香一钱　轻粉一钱　蟾酥一钱　粉霜一钱　朱砂半钱

【用法】上为末，将蟾酥为丸。每服三丸至五丸，冷酒送下。

【主治】疮。

全蝎散

【来源】《普济方》卷二七二。

【组成】全蝎一个　白僵蚕一个（去丝）　蝉蜕三个

【用法】上为末。摅生姜自然汁调，涂之。

【主治】外风入疮口，肿痛。

红玉饮子

【来源】《普济方》卷二七二。

【组成】干胭脂半钱　绿豆粉三钱

【用法】上研匀。新汲水调下。只一服立止。

【主治】疮气呕吐，恶心不止。

芜荑散

【来源】《普济方》卷二七二。

【组成】芜荑　藜芦各一两　姜黄　青矾　雄黄各一分　苦参　沙参各三分　附子一个

【用法】上为末。先以蓝汁洗疮去痂，拭干敷上药。小儿一炒久剥去之，大人半日才剥。再敷不过三四次愈。

【主治】疮久不愈。

佛手散

【来源】《普济方》卷二七二

【组成】米壳四两　人参六分半　川芎　陈皮各六分半　没药　乳香各二钱半　麻黄一两　当归一两　甘草半两

【用法】上为粗末。每服三钱，水煎服。

【主治】诸疮痛不可忍。

荆芥丸

【来源】《普济方》卷二七二。

【组成】荆芥末

【用法】上以地黄自然汁熬成膏，和荆芥末为丸，如梧桐子大。每服三五十丸，茶、酒任下。

【主治】身上一切疮。

追毒乌金散

【来源】《普济方》卷二七二。

【组成】巴豆半两　寒食面一两

【用法】上用水和面作饼子，将巴豆包定，休教透气，以文武火烧深黑色，为细末。量疮口干贴之。

【功用】追毒溃脓。

【主治】疮内恶肉。

疮药消风散

【来源】《普济方》卷二七二。

【组成】葱白十茎（细捣）　猪油（去膜，捣）　白矾　轻粉　水银各等分

【用法】上为末。调敷之。

【主治】疮。

疮药槟榔散

【来源】《普济方》卷二七二。

【组成】槟榔　海桐皮　藜芦　菖蒲各一两　蔄茹

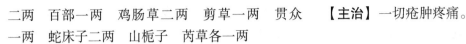

二两　百部一两　鸡肠草二两　剪草一两　贯众
一两　蛇床子二两　山栀子　芮草各一两
【用法】上锉，同一处微火炒至焦黄色为度，为细
末。用香油调，搽疮上，次入雄黄、白胶香为妙。
【主治】疮。

闻香散

【来源】《普济方》卷二七二。
【组成】硫黄　蛇床子　黄连　黄柏　轻粉　大椒
各等分
【用法】上为细末。以芝麻油调，搽疮上，将手鼻
内闻香。
【主治】一切疮。

透经丸

【来源】《普济方》卷二七二。
【组成】大黄二两　黑牵牛二两五钱（半生半熟）
【用法】上为细末，用皂角十枚揉碎，水煮至熟，
去滓用汁为丸，如梧桐子大。每服二十丸，渐次
虚实，加至四十丸，用温水送下。
【主治】热毒肿疮。

通神乳香膏

【来源】《普济方》卷二七二。
【组成】乳香　没药　血竭　蜡　黄丹　木鳖子二
两　腻粉三分　乌鱼骨二两　不灰木四两　五灵
脂二两　海桐皮二两　沥青四两　麝香二钱　油
八两（熬用）
　　方中乳香、没药、血竭、蜡、黄丹用量原缺。
【用法】如法熬膏。
【主治】疮肿。

黄耆汤

【来源】《普济方》卷二七二。
【组成】黄耆　当归各一两　大黄　芍药各五钱
陈皮　甘草各三钱（炒）
【用法】上为粗末。每服五钱，水一大盏，加生姜
三片，同煎至七分，去滓温服，不拘时候。

【主治】一切疮肿疼痛。

愈风散

【来源】《普济方》卷二七二。
【组成】菊花（去枝梗）　乌头（炮）　乌蛇（炙）
地骨皮　川芎　桔梗　苦参各三两　草乌（炮）
二两
【用法】上锉。每服三两，用好酒一瓶，浸七日取
出，温服一盏，日食三次。
【主治】风寒暑湿等疮。

敷疮如圣散

【来源】《普济方》卷二七二。
【组成】全蝎半两（全者）　紫荆皮一两　明矾八
钱　白及一两（好者）　斑蝥二钱（去翅）
【用法】上为细末。先用葱盐汤洗疮口，后以水调
药敷患处。如干再用水调。
【主治】诸疮腿脚破裂，皮肉溃烂，脚底穿心。

墨蒜散

【来源】《普济方》卷二七二。
【组成】大蒜　鼠屎　京墨各等分
【用法】上为末。调敷之。
【主治】诸疮着白痂复发。

虢丹膏

【来源】《普济方》卷二七二。
【组成】虢丹五两　巴豆十粒　麻黄二两　竹付
柳条各五十寸
【用法】上件以油焦，下竹、柳、巴、黄四味，煎
黑色，却入虢丹打匀黑为度，令冷。
【主治】一切疮疖。

飞龙夺命丹

【来源】《普济方》卷二七三。
【组成】天南星　半夏　巴豆（去皮心）各一钱
硇砂　信　黄丹　乳香　斑蝥十六个（去翅足）

麝少许

方中硇砂、信、黄丹、乳香用量原缺。

【用法】上为细末，用五月五日蟾酥，和合为丸，如黄米粒大。每服三五丸，或七丸，或九丸，随人虚实加减，以无灰酒送下。疮在上者，食后；在下者，食前服。如疮下者，加丸服。服药后觉疮痛皮肤红，是药之效也。加病人昏愦，牙关紧者，斡开口灌可治。服药后饮凉酒数口，药疾行也。

【主治】疮肿。

【宜忌】药后忌热食、热汤、冷水一二时辰，忌油腻、荤腥、湿面五七日。

五参丸

【来源】《普济方》卷二七四引《澹寮方》。

【组成】人参　杜参　玄参　苦参　沙参各等分　一方用紫参（即沙参之紫花者）

【用法】上为细末，面糊为丸。熟水吞下。

【主治】心经有热，疮赤而痛；心肾虚，疮痒而黑。

青金锭子

【来源】《普济方》卷二七四。

【组成】铜绿三钱　青矾（真者）　轻粉　白丁香（真者）　苦葶苈（净洗）各一钱（研细）　片脑　麝香各半钱

【用法】上药先将葶苈研细，次下余药，用细白面加白及末一钱，调糊为度，捻如麻黄粗，约入疮口深浅纤入，疼者可治，不疼者难治。

【主治】疮肿。

【加减】闭疮口，加砒一钱（生用），名"碧云锭子"；去死肉，加砒一钱（煅炼过），名"碧霞锭子"；生肌肉，加枯矾一钱，名"碧玉锭子"。

黄芩汤

【来源】《普济方》卷二七四。

【组成】栀子仁半两　知母（焙）　甘草（炙，锉）　黄芩（去黑心）各一两　大黄（锉，炒）二两

【用法】上为粗末。每服五钱，水一盏半，煎至一盏，去滓，入芒消一钱，空心温服。以利为度，未利再服。

【主治】表热实，身体生疮，或发疮疖，大小便不利。

蛤粉散

【来源】《普济方》卷二七四。

【组成】蛤粉　白矾各少许　胡桃一个（烧灰）

【用法】上为细末。油调涂之。

【主治】夏月抓破皮肤成疮。

追魂丹

【来源】《普济方》卷二七六。

【组成】南硼砂　砒霜　荜澄茄　轻粉　朱砂　粉霜（另研）　芒消各一钱　蜈蚣一对　飞廉一对　水马四十九个　片脑一钱

【用法】上为细末，蟾汁为剂，用竹刀切如黄米大，不得用手和。每服一丸，温酒送下。

【功用】走彻恶疮，托里。

【主治】疮肿七十二证。

【宜忌】忌食米汤、荤腥、鱼腻、冷物等。

青皮散

【来源】《普济方》卷二七七。

【组成】冬瓜青皮（阴干）

【用法】上为末。贴疮上，或挑疮口敷之。

【主治】驴涎马汗入疮。

黄丹散

【来源】《普济方》卷二七七。

【组成】白矾二钱（飞过）　黄丹三钱（炒紫色）

【用法】上为细末。涂患处；如干，油调。

【主治】驴马汗入疮。

内消散

【来源】《普济方》卷二七八。

【组成】朴消　香附子　木鳖子　橘红

【用法】上为细末。用蜜水调敷之。

【主治】前项赤肿。

追毒散

【来源】《普济方》卷二七八。

【组成】草乌头（去皮脐，生，捣为细末）一两
蚌粉五钱

【用法】上拌匀。视疮疖大小，临时用新汲水调，摊纸上贴之。

【主治】一切热肿，欲结疮疖，焮赤疼痛。

犀角消毒散

【来源】《普济方》卷二七八。

【组成】犀角　防风　人参　大力子　甘草（生）各一两

【用法】上为末。每服五钱，水半碗，煎取一盏，冷服。

【主治】疮肿。

缩毒散

【来源】《普济方》卷二七八。

【组成】白芷二两　山栀子二两半

【用法】上为细末。每服二钱，用酒调下，随病服。

【主治】诸般肿毒。

缩毒金粉散

【来源】《普济方》卷二七八。

【组成】郁金半两　白芷一两　天花粉一两　甘草半两　川芎一两　干葛一两

【用法】上为细末。每服二钱，茶清调下。如无郁金，用黄芩或蒲黄，皆可代用。

【主治】诸肿。

消毒散

【来源】《普济方》卷二七九。

【组成】大力子　黄芩　连翘　大黄　升麻　玄参各等分

【用法】每服三五钱，水煎，去滓服，不拘时候。

【主治】诸疮毒肿。

龙脑麝香锭子

【来源】《普济方》卷二八三。

【组成】龙脑三钱　麝香二钱　轻粉半钱　粉霜三钱　雄黄半钱　乳香一钱　雌黄半钱　巴豆十四个（去皮尖）

【用法】上为细末，干饭为丸，如小麦大。壬在疮上。贴治痔疮，研纴在疮内。

【功用】追毒回疮，止痛生肌。

【宜忌】忌冷水。

白芷洗方

【来源】《普济方》卷二八三。

【组成】白芷一两　新桑白皮三分　贝母半两　汉椒三钱　紫苏二茎

【用法】上锉。分两次入连根葱煎，以葱蘸汤洗。溃烂者，猪蹄煎汤洗；或水胶煎汤洗亦好。

【主治】痈疡溃烂。

乳香拔毒散

【来源】《普济方》卷二八七。

【组成】黄柏（去粗皮）　黄芩（去肉）各二两
地骨皮一两　乳香（另研）三钱　没药（另研）三钱

【用法】上为末。井水调作膏子，摊在纸花上，贴于疮处。

【功用】消毒止痛。

【主治】一切痈肿疮疖。

抵圣散

【来源】《普济方》卷二八九。

【组成】栝楼四两（去皮）　何首乌四两　大山茨菇二两　甘草节二两　地榆二两　没药一两　乳香半两　麝香一钱（别研）

【用法】上为细末。每服三钱，温酒调下，一日三次。连进二服便住痛。

【主治】发背痈疽，及一切疮疖肿毒。

虎骨散

【来源】《普济方》卷二九〇。

【组成】乌鱼骨 龙骨 虎骨（炙） 天灵盖（烧）各等分

【用法】上为细末。干贴疮上。

【功用】敛疮。

毡矾散

【来源】《普济方》卷二九九。

【组成】竹蛀屑 毡（烧灰） 红枣（烧灰存性） 黄丹 白矾（飞） 韶粉各等分

【用法】上为末。掺之。

【主治】脚烂疮。

净肌散

【来源】《普济方》卷三〇〇引《鲍氏方》。

【组成】枯矾 胶香 黄丹 轻粉 雄黄

【用法】上为末。真清麻油调末，敷患处。

【主治】一切臀腿手足湿烂疮。

川连散

【来源】《普济方》卷三〇一。

【组成】宣连

【用法】上为细末，浆水调成饼，摊于碗面上，内用艾及川甲三片，烧烟覆碗，熏成黑色再取下，如是者五次，以黄连饼黑色为度，地上出烟毒，再研细。先用黄柏、藿香、茵陈煎汤温洗，湿，涂药散；干，清油调涂，一日三四次。

【主治】下部注疮。

甘柏散

【来源】《普济方》卷三〇一。

【组成】甘草 黄柏 白矾（烧令汁尽）

【用法】上为末。敷之疮上。

【主治】疮疡。

生姜平胃散

【来源】《普济方》卷三〇一。

【组成】生姜皮

【用法】炒焦为末。湿者，干敷之；干疮搔靥，香油调敷。如觉热不可忍，用平胃散解去之，或入平胃散于姜皮末内敷之，自然伏大热。

【主治】肾风疮，及下部湿。

黄连粉散

【来源】《普济方》卷三〇一。

【组成】黄连 胡粉

【用法】为末。敷之。

【主治】热疮，但赤作疮。

猪脂散

【来源】《普济方》卷三〇一。

【组成】猪蹄（烧灰）

【用法】上以猪脂和。每日敷五六次。

【主治】天行蜃疮。

蜡烛平胃膏

【来源】《普济方》卷三〇一。

【组成】平胃散 蜡烛油

【用法】上用平胃散，以蜡烛油煎过，候冷，调敷疮。

【主治】肾脏风疮。

小豆末敷方

【来源】《普济方》卷三〇八。

【组成】小豆（为末）

【用法】敷疮上，频易之。一方酒调涂之。

【主治】蠼螋尿痛汁出。

乳香膏

【来源】《普济方》卷三一三。

【组成】黄蜡一两半 定粉二两半 乳香一两 小

油四两

【用法】上用瓷碗盛油、蜡，放汤锅熬，消尽蜡，入乳香、定粉，用柳枝搅沫散，放冷水内去火毒。量疮摊帛纸随用。

【主治】发背，痈疽，肿毒，一切疮疖。

【宜忌】忌铁器。

乳香中黄膏

【来源】《普济方》卷三一三。

【组成】白芷 当归 赤芍药 生地黄 地龙 川山甲 血竭 防风 大黄 玄参 苦参 藁本 苍术各三钱 草乌尖半两 牙皂十条 两头尖半两（无，草乌代） 南星二钱 木鳖十五枚 蓖麻子一百五十枚（去壳） 乳香 没药（各另研不入油浸）各一两 蜂房二钱 生葱二把 桃、柳、槐枝各半两

【用法】上用桐油五两，浸三二时，锅内文武火慢慢熬蓖麻子焦，川山甲、葱白焦黄，用布滤去滓，药油另收，入松香在锅内熬开，药入在内同煎化，又用布滤去滓，药油与松香同熬，以桃、柳枝搅匀，滴水中不散为度，如硬入油少许，药嫩加松香，方入乳、没末搅匀，再以布滤入水盆中，候冷，用水抽洗黄色为度。

【主治】疮疡。

乳香金丝膏

【来源】《普济方》卷三一三。

【组成】玄参三两 黄芩 柳枝 槐枝 当归各二两 黄耆一两

【用法】用香油一斤，慢火熬药至黑色，滤去滓，入黄丹四两，飞过，熬至黑色，滴水中不散为度。于冷用纸摊贴。香油半斤，料总计六两，夏用丹三两，冬用二两半，春、秋二两八钱。

【主治】一切疮肿。

金丝膏

【来源】《普济方》卷三一三。

【组成】木鳖子五枚 乳香三钱 没药四钱 当归五钱 雄黄四钱 白胶半两 黄蜡三钱

【用法】上先用小油半斤，和蜡一处，看硬软，次入余药末。摊贴。

【主治】诸般疮。

透骨金丝万应膏

【来源】《普济方》卷三一三。

【组成】牛膝一两（研） 木鳖子一两（研） 当归半两（锉） 金刚骨九钱（切） 自然铜半两 蓖麻子二两（切破） 川乌头二枚（切破） 紫花地丁半两（切） 白龙骨半两

【用法】为细末，用小油一斤浸一宿，慢火煎，后入桃枝、槐枝同熬药焦，绵滤去滓，入黄丹六两，熬二沸，次入白胶半两，乳香一钱（研），白丁香一钱，雄黄一钱，没药一钱，密陀僧一钱，上为细末，同熬匀，再用绵滤过，看硬软取之收贮。随疮大小，纸上摊贴。

【主治】疮肿。

调圣膏

【来源】《普济方》卷三一三。

【组成】新石炭 荞麦杆灰半钱 胡椒三十粒 巴豆三十粒（去壳） 木鳖子（去壳） 落藜草灰半斤

【用法】上以三灰一处和匀，三药一处研细，别置箱箕，摊帛于箕内，置灰帛上，下置丸钵盛贮。用沸汤五盏，淋取汁，候稍澄，勿用脚，将汁入铫熬沸，才干又添，直待煎至半盏许，如两呷多大，干即划起，入瓷器内，以椒、豆、木鳖等药搅令匀，便用黄蜡封固，勿泄气，候冷。挑一星许，微点舌头上，即时溃烂些少，过一刻便无事，此其验也。

【主治】二十四种疮毒。

紫金膏

【来源】《普济方》卷三一三。

【组成】当归 续断 骨碎补 桂（去粗皮） 附子 泽兰 芍药 白及 牛膝 羌活 川芎 木香 麒麟竭 生干地黄 白僵蚕 白附子各一两 沉香 丁香各半两 栝楼三枚（大者） 乌蛇肉

白蔹　白芷　玄参（二十三味同一处捣筛）　杏仁　桃仁（去皮，细研）各二分

【用法】上入麻油四斤，猪脂一斤半，野驼脂三两，用文武火锅内煎黑去滓，再入乳香末三两，松脂六两，更煎烊后滤去滓，细罗铅丹三斤，别炒紫色，旋入药油内煎，柳枝搅紫色去火，滴水内成珠，即倾入瓷器内盛。每用看疮大小用之。

【功用】辟风敛疮。

【主治】疮肿疼痛。

太乙膏

【来源】《普济方》卷三一四。

【组成】黄丹四两　木鳖子九枚（去皮）　巴豆九十粒　大麻子七十个（去皮）　柳枝　槐枝　桃枝各二两　香白芷一钱　苍术（随用）　杏仁（随用）　穿山甲一个　清油半斤　没药　川芎　当归　人参　乳香　轻粉各一钱　黄连　黄芩　黄柏　铜青（俱随用）

【用法】上药依法煎熬。

【主治】疮肿伤折。

乌金膏

【来源】《普济方》卷三一四。

【组成】乳香　没药各半钱　麒麟竭半两　当归一钱　木鳖子半两　血余三两（妇人者）　黄丹（水淘去土）一两（一方有杏仁）

【用法】上将血余、黄丹入铫子内，用清油十两，黄蜡二两，同煎熬令黑色，后入诸般药末，同煎去滓。更用慢火熬，候滴在水内成珠子不散即住火。乃入净瓷盒内收盛，掘坑可深三尺，埋之在内，经二宿取出。用之如常法。

【功用】生肌止痛，消肿毒。

【主治】疮疖，肿毒。

玉灵膏

【来源】《普济方》卷三一四。

【组成】江子七十粒　赤芍药二钱　木鳖四枚（原去壳）　当归三钱　白芷二钱　没药一钱　乳香一钱　黄丹春、夏四两半，秋、冬五两　柳枝一束

【用法】依法煎熬。

【主治】各种疮毒，未溃肿痛，已溃后疮口不合者。

白及膏

【来源】《普济方》卷三一四。

【组成】良姜　白及　沥青各等分

【用法】上为细末，嚼脂麻，水同熬为膏，入冷水共淀，用绯绢一片，火上摊作膏。贴疮上。

【主治】蝼蛄疮。

乳香膏

【来源】《普济方》卷三一四。

【组成】当归　香白芷　赤芍药　木鳖各半两　江子二十粒　蓖麻二十粒　草乌一两　黄耆一两

【用法】上用桃、柳枝各七段，长二寸，麻油一百文，重煎众药焦黑色，滴水为珠，去众药，旋下黄丹，春用丹三两半，夏用丹四两，秋用丹三两半，冬用丹三两，随时加减，下丹时不住手搅，却于铁器上试软硬了，入乳香少许。

【主治】诸般疖毒，恶疮。

定痛膏

【来源】《普济方》卷三一四。

【组成】清油十二两　沥青一斤　黄丹十两　没药　乳香各一两

【用法】先将清油熬香熟，次下沥青再熬，滤去滓，次下黄丹，槐枝搅，文武火熬，滴水中成珠不散为度，去火后下没药末，搅匀，和乳香一处匀。贴患处。

【主治】诸疮及杖疮。

疮方通神乳香膏

【来源】《普济方》卷三一四。

【组成】乳香　没药　血竭　黄丹　木鳖子二两　腻粉三钱　乌鱼骨二两　不灰木四两　五灵脂二两　海桐皮二两　沥青四两　蜡一两　麝香二钱　油八两（熬用）

方中乳香、没药、血竭、黄丹用量原缺。

【用法】上先将清油、木鳖子、不灰木等药熬香热；次下沥清，熬数十沸去滓；次入黄丹，槐柳条搅，滴水中不散；再下乳香、没药、血竭、麝香、腻粉一处搅匀。

【主治】疮疡。

神仙万应膏

【来源】《普济方》卷三一四。

【组成】穿山甲三钱 当归 大黄各半两 黄芩 黄皮 玄参各三钱 川芎半两 木鳖子 知母 贝母 白薇 白蔹 羌活 独活 降真 苏木 柴胡 芷梢 赤芍药 苦杖 防风 桔梗 蜀葵花 瓜蒌 椿皮 槐枝 柳枝 竹枝 野紫苏叶 天南星 续断 荆芥 黄耆 苦参 草乌 商陆 甘草各三钱 官桂半两 薄荷 车前草 桃仁 杏仁 槐花 苍耳 芒消 地榆 刘寄奴 葛根 通草 泽兰 桑桂 黄栀子各三钱

【用法】上锉，用好香油二斤或三斤，除薄荷、车前草外，诸药俱入油中，煎至焦黄色，临熟下薄荷、车前草，熬一二沸，滤去滓；以油入铫内煎，候油七分热下黄丹一斤，用槐枝条不住手搅成膏，于水内滴试，以不散为度；然后入乳香、没药各一两搅匀，倾入钵，候凝定，却入水中出火毒旬日。

【主治】一切疮肿伤折。

黑神膏

【来源】《普济方》卷三一四。

【组成】酒二大碗 皂荚一斤

【用法】皂荚去皮粒捣碎，用酒熬至半，滤去滓，再用前汁入银石器内熬成膏。随患处贴之。

【主治】诸般疮肿痛。

久疮膏

【来源】《普济方》卷三一五。

【组成】当归 防风各一两 黄耆 芍药 白芷各半两 乳香一分 黄丹半两 黄蜡一两

【用法】上以油四两，煎前药，候色变，入丹成矣；蜡收之，瓷盒盛。

【主治】疮疡日久。

木香膏

【来源】《普济方》卷三一五。

【组成】木香八钱 川乌一两 地骨皮六钱 羌活一两 甘草 白芷 八角茴香 天南星各半两 草麻八十五粒（去壳油） 官桂八钱 巴豆八十五粒（去壳油） 细辛 大黄 荆芥 黄连 防风各半两 苦参半两 生姜一两 生葱一两（连根）半两钱五七文

【用法】上锉碎，依法浸煎。

【主治】诸般疮疖痈疽，颠伤损及折伤。

木香膏

【来源】《普济方》卷三一五。

【组成】木香（碎切） 槟榔（捶，切） 当归（薄切）各一分

【用法】用清油四两，煎上药，令焦黄色，漉出，以新绵滤过，不使滓，却将油入黄丹一两在内，入铛中，文武火重炼，以柳枝箸不住搅，候烟白，滴一二滴在水碗内，以手取丸之不泥手，膏得成丸，即倾出。

【主治】一切打扑伤损，瘼肿疼痛，滞血不散，并远年近月疮肿，遍身热疮。

中黄膏

【来源】《普济方》卷三一五。

【组成】草乌 防风 藁本 大黄 白芷 当归 苦参 生地黄 玄参 乳香 没药各半两 木鳖子仁二十五枚 蓖麻子二百枚（去壳） 猪牙皂荚十斤 桐油四两 松香春用十二两，夏用十八两，秋十一两，冬十两。

【用法】上药依法制。男子妇人风湿脚气疼痛，贴患处；受风寒咳嗽，贴背心；风寒腰痛，贴腰上；眼肿，贴太阳；心气疼痛，贴鱼尾；诸气疼痛，打扑伤闪胸疼、疮疖肿毒、杖臀疮，并贴患上。

【主治】男子妇人风湿脚气疼痛，风寒咳嗽，风寒腰痛，眼肿，心气疼痛，打扑伤闪胸痛，疮疖肿毒，杖臀疮。

膏 药

【来源】《普济方》卷三一五。

【组成】沥青 草麻各一两

【用法】上同捣烂，摊纸上。贴疮。

【主治】诸疮，一切打伤肿毒。

生肌散

【来源】《普济方》卷三六三。

【组成】白矾（飞过，在地上一宿） 白胶香（别研） 韶粉各一两 腻粉一钱

【用法】上为细末。麻油调涂疮上。或热毒盛，再生一二番，亦如此涂之。

【主治】小儿头上疮。

黄连散

【来源】《普济方》卷四〇四。

【组成】黄连 厚朴 陈皮 杏仁 枳实 麻黄（去节） 干葛各半两

【用法】上锉。白水煎服，量儿大小为剂。

【主治】小儿疮毒出尽，尚口赤有疮，下部亦有疮，自下利。

外敷朴消散

【来源】《普济方》卷四〇五。

【组成】天南星 朴消 乳香 秋芙蓉叶 木鳖子 当归 无名异 黄蜀葵花各等分

【用法】上为末。每服用浊酒调敷患处。其痈已熟，即研白丁香少许，津唾调敷绿豆大。其痈自破，宜服排脓托裹之剂。

【主治】痈疮。

托里排脓消毒散

【来源】《普济方》卷四〇五。

【组成】大黄 当归 枳壳 桔梗 天花粉 绵头漏芦 甘草各等分

【用法】上为末。每服一钱，热服。

【主治】婴孩痈疮。

【宜忌】如体虚则不可服。

备急治白丹

【来源】《普济方》卷四〇六。

【组成】苎麻根三斤（连叶） 赤小豆四升

【用法】上以水三斗煮，浴，一日三四遍浸洗。看冷热，避风。

【主治】小儿诸疮肿毒。

立效散

【来源】《普济方》卷四〇八。

【组成】枯白矾一两 黄丹（纸上飞）一两 白胶香一两（另研）

【用法】上为极细末。先用葱白、荆芥熬汤，洗净，揩干，上药，后用小油调搽。

【主治】小儿、大人粘疮浸彻，经年不效。

加料四物汤

【来源】《普济方》卷四〇八。

【组成】生干地黄 赤芍药 川芎 当归（洗，去芦） 防风各等分 黄芩减半

【用法】上锉。水煎，去滓服。

【主治】血热遍身生疮肿痒，及脾胃常弱，不禁大黄等冷药者。

【宜忌】忌酒，面、猪羊肉、豆腐。

当归散

【来源】《普济方》卷四〇八。

【组成】川芎 当归 白蒺藜 白芷 甘草 人参 荆芥穗 防风 羌活各等分

【用法】上为散。每服用钩藤钩子同煎。

【主治】惊疮，颜色清淡。

乳香膏

【来源】《普济方》卷四〇八。

【组成】明沥青一两 黄蜡一两 芝麻油四两 黄丹（另研）一两 枯白矾一两（研） 乳香半两

（另研）　没药二钱半（研）　轻粉二钱

【用法】上将前三味炼开，绵滤去滓，加入后五味，抬于地下，不住手搅，令成膏子，如硬再入小油少许，熔开，熬五七沸。搽于炼银疮癣上，每日二三次。

【主治】小儿炼银疮，水浸沥，或遍身疮痂癣痒。

针砂丸

【来源】《本草纲目》卷八引《乾坤生意》。

【组成】针砂不拘多少

【用法】上药擂尽锈，淘洗白色，以米醋于铁铫内浸过一指，炒干，再炒三五次，候通红取出；用陈粳米半升，水浸一夜，捣粉作块，煮半熟，杵烂，入针砂二两半，百草霜一两半，捣千下，丸如梧桐子大。每服五十丸，用五加皮、牛膝根、木瓜浸酒送下。初服若泄泻，其病源去也。

【功用】助脾去湿。

【主治】湿热黄疸。

司马灵通膏

【来源】《袖珍方》卷三。

【组成】当归（洗）　赤芍药　地骨各半两　木香　白芷　蜂房　佗僧（研）各三钱　木鳖子十四个　杏仁十九个　黄丹二两　巴豆十四个　血竭二钱　轻粉　乳香　没药各一钱半　血余（鸡子大）一块　沥青　白胶香各半斤　香油半斤

【用法】取东南槐柳枝条，如筷子长，各四十九根，同当归、木香等十味，同香油在沙锅内熬黑色，去滓；次入沥青、胶香熔尽，去滓，上火再熬，入佗僧、黄丹，用柳条枝不住手搅，滴水中不散为度。稍冷，入乳香、没药、血竭、轻粉搅匀，瓷器内盛，湿土埋，出火毒。冬雪埋，腊月熬尤妙。

【主治】一切疮疡并痔漏。

乳香散

【来源】《袖珍方》卷三。

【组成】黄米粉四两　赤皮葱一两　蜗牛十四个（三味一处，砂锅内炒黑）　乳香　没药各二钱

轻粉　粉霜各一钱

【用法】上为末。津调，红绢留孔贴周围。

【功用】《丹溪心法附余》：止痛消肿。

【主治】痈疽，疮疖。

解毒丸

【来源】《袖珍小儿方》卷七。

【组成】玄参　连翘各三钱　升麻　黄芩各二钱　芍药二钱　当归　羌活　防风　生地黄　荆芥　甘草各二钱

【用法】上为末，炼蜜为丸，如芡实大，以青黛为衣。灯心、薄荷汤送下。

【主治】小儿一切疮毒肿疖，丹毒，赤游肿。

秘传一味千金散

【来源】《秘传外科方》。

【别名】一味千金散（《明医指掌》卷八）。

【组成】黑蜘蛛一个（过江者为妙）

【用法】入在碗中研烂，镟热南酒于碗中搅匀。通口服之，随病左右侧卧；如不退，再加一个即效。

【主治】下疳疮。

复煎散

【来源】《杂病治例》。

【组成】地骨　芩　苓　参　耆　芍　白术　桂　甘草　防己　当归各一钱　防风三钱

【用法】上作一服。先煎仙术三钱，再煎余药，内服。

【主治】诸疮肿势已过。

消毒救苦散

【来源】《伤寒全生集》卷四。

【组成】大黄三钱　黄芩　黄连　黄柏　芙蓉叶　大蓟根　白及　白蔹　天南星　半夏　红花　檀花　当归尾　赤小豆　白芷各一钱五分　朴消　雄黄（另研末）各一钱

【用法】米醋调涂，敷四周，留头，如干即又敷。

【功用】消肿散毒。

【主治】疮疡。

阿胶散子

【来源】《医方类聚》卷一三八引《四时纂要》。

【组成】当归（锉碎，酒熬） 黄连（去毛，净洗） 诃子（煨，取肉） 阿胶（慢火炙令泡起即止） 甘草（浆水浸，炙之）各等分 （上为细末） 黄丹三两 白矾二两

【用法】上二味相和，为细末，入瓶子内，以炭火断之，通炙良久，放冷即出，细并之，此药与前草药等，和合为散。每服三钱匕，米饮调下。若要作丸子，以面糊为丸，如豌豆大。每服十丸。小儿疮，以人乳调涂，余疮干用。

【主治】痢疾；兼治一切疮。

鸦唼散

【来源】《疮疡经验全书》卷一。

【组成】老鸦毛（烧灰） 大红绒（灰）各一钱 珍珠五分 冰片一分 枯矾五分 轻粉三分 黄丹一钱 麝香少许

【用法】上为细末，先用苦茶洗净，干掺。其煎剂以意加减用之。

【主治】鸦唼疮。

神应散

【来源】《疮疡经验全书》卷一。

【组成】轻粉一钱 鸡内黄二钱 麝香三分 冰片三分 黄柏末二钱 韶粉二钱 五倍末一钱 黄连二钱

【用法】上为末。先用甘草、苦参、猪蹄、薄荷、白芷、防风、荆芥煎汤洗净，拭干，微擦破，将陈菜油、猪胆汁调搽患处。内服当归内托散。

【主治】发须毒。脾胃虚热，心肺邪热上攻禾髎之端，多在承浆之侧，形如羊刺，四边肿硬，痛楚难禁，时流黄水，麻痹增寒壮热。

清肌渗湿汤

【来源】《疮疡经验全书》卷一。

【组成】苍术 白术 升麻 甘草 泽泻 山栀 黄连 车前子 厚朴 茯苓 当归 川芎 青皮 木通 苦参 小柴胡

【用法】水煎服。

【主治】面上及遍身生疮似猫眼，有光彩，无脓血，冬则近胫，名曰寒疮。

【宜忌】忌鲤、鲐、虾、蟹。

定痛流气饮

【来源】《疮疡经验全书》卷二。

【组成】人参 当归 芍药 厚朴 桔梗 川芎 甘草 防风 白芷 黄耆 茯苓 羌活 乌药 官桂 紫苏 香附

【用法】加生姜三片，大枣一个，煎服。先用消毒流气饮，后用本方，围药用金箍散敷之。

【主治】背面毒。

复元通气散

【来源】《疮疡经验全书》卷二。

【组成】木香 青皮 白芷 贝母 金银花 陈皮 穿山甲（炮） 紫苏 当归 川芎 连翘 甘草节 木通 瓜蒌仁

【用法】内服。

【主治】乳发。

犀角郁金散

【来源】《疮疡经验全书》卷二。

【组成】犀角屑 郁金 真珠 牛黄 粉甘草 乳香 真粉 辰砂

【用法】炼蜜为丸，噙化。

　　本方方名，据剂型当作"犀角郁金丸"。

【主治】面发毒。

参耆大补汤

【来源】《疮疡经验全书》卷三。

【组成】合欢皮 白蔹

【用法】上锉。每服五钱，水煎，温服。

【功用】收敛疮口。

【主治】疮疡已破。

【宜忌】节劳、戒气、忌酒、绝欲。

千金乌龙膏

【来源】《疮疡经验全书》卷四。

【组成】多年陈小粉半斤（炒黑） 白芷（不见火） 肉桂（不见火） 五倍子（炒） 干姜（炒） 桔梗 龟版（煅） 白芍药 白蔹 威灵仙 苍术（炒） 乌药（不见火）各一两 飞盐 蛤粉各五钱 白及六两

【用法】上为细末，姜汁、葱汁、暗醋、蜜少许，火上熬热调匀。搽四向，空中出毒，干再润余汁，以助药力。

【主治】一切下部湿毒，附骨，腿痛，筋络无名异症。

六神散

【来源】《疮疡经验全书》卷四。

【组成】生地 熟地各三分 当归 黄耆 人参各五分 川芎三分

【用法】水煎服。

【主治】诸疮血出过多，心烦不安，不得睡卧。

参耆归术膏

【来源】《疮疡经验全书》卷四。

【组成】人参 黄耆 白术（土拌炒） 当归各一两

【用法】水四碗，煮稠膏，以牛膝二钱煎汤，入竹沥匀之，加姜汁服。

【主治】疮疡，衰老气虚者。

【加减】胃不和，加陈皮二钱；泄泻，去当归。

栀子汤

【来源】《疮疡经验全书》卷四。

【组成】甘草 柴胡一两 漏芦 连翘 山栀各二钱 黄芩 防风 人参各二钱 茯苓 黄耆二钱二分

方中甘草、茯苓用量原缺。

【用法】每服一两，水煎服。

【主治】疮疡，久发热不已。

消肿散

【来源】《疮疡经验全书》卷四。

【组成】白及 白蔹 牙皂 僵蚕 赤豆 五倍 雄黄各三钱 南星 半夏 大黄 黄柏 草乌 白芷 贝母 山茨菇 芙蓉叶各五钱 天花粉 牡蛎各一两

【用法】上为末，姜汁、靛青调敷。

【主治】疮疡。

海浮散

【来源】《疮疡经验全书》卷四。

【别名】生肌散（《济阳纲目》卷八十八）。

【组成】乳香 没药各等分

【用法】上为细末。掺恶肉上。

【功用】

1. 《疮疡经验全书》：去恶肉。
2. 《济阳纲目》：止痛生肌。

【主治】疮有恶肉不去。

清凉膏

【来源】《疮疡经验全书》卷四。

【别名】清凉汁（《外科大成》卷四）。

【组成】黄连 黄芩 山栀 薄荷 甘草 桔梗 枳壳

《外科大成》有黄柏。

【用法】煎数沸，去滓，加冰片、麝香各三分，鹅毛扫上，另以紫金锭水磨涂之。

【主治】火赤疮。

牛黄蟾酥丸

【来源】《疮疡经验全书》卷六。

【组成】西黄一钱 蟾酥二钱 麝香二分 朱砂 雄黄 乳香各一钱五分

【用法】先以蟾酥切片，热酒化软，将五味细末和蟾酥捣丸，如黍米大。每服七丸，葱头热酒送下。出冷汗为度。

【功用】发表化毒。

【主治】疔肿、痈疽、疮疡。

甲字化毒丸

【来源】《疮疡经验全书》卷六。

【组成】升麻二钱　牛黄四分　生生乳（配矾石，用佐药炼百日而成）　雄黄（须择旧坑所产透明不臭者）各一钱　朱砂　乳香各一钱七分　月月红　白僵蚕　川山甲　白鲜皮（各取头末）各一钱五分　广木香　熟大黄　牡丹皮各二钱五分

【用法】上为末，用神曲末五钱打稠糊为丸，如梧桐子大，另研朱砂为衣。每早空心服十三丸，每晚空腹服九丸，人参汤送下；炒米汤亦可。病重者逢三六九日加服三丸，元弱者不必加，病去药减，如余邪未尽，药不可撤。

【主治】疮疡，肝经内外前后形症；梅毒。

【宜忌】忌恼怒焦躁、茶、酒。

拔毒丸

【来源】《疮疡经验全书》卷六。

【组成】槐花一两　川椒二两　象牙末一两（酥炙）　黄丹　乳香　没药　人中白各二钱　血竭　蜈蚣　川山甲各一钱　金顶砒　生生乳各一钱

【用法】上为末，用神曲末一两五钱，打稠糊，入药捣匀，丸如梧桐子大，另研朱砂为衣。每日早服二十丸，晚服十五丸，土茯苓汤送下。

【主治】生疮时误服轻粉、粉霜，服丁字化毒丸无效者。

【宜忌】百日内忌房劳、恼怒；日宜食猪肉数两。

麝香散

【来源】《疮疡经验全书》卷七。

【组成】香附一两　铜青五钱　麝香五分

【用法】上为细末。用米泔洗净，疮湿干掺，疮干用油调搽。

【主治】小儿眉疳疮，耳额疮，并牙疳。

金华散

【来源】《疮疡经验全书》卷八。

【组成】黄丹　黄柏　黄耆　黄连　大黄　轻粉　麝香

方中黄耆，《证治准绳·幼科》作黄芩。

【用法】上为极细末，疮湿干掺，燥用腊猪油熬化调搽。

【功用】收水，凉肌，解毒。

【主治】痘症后肌疮，疳疮，疥癣。

加味四七汤

【来源】《疮疡经验全书》卷九。

【组成】紫苏叶　白茯苓各五钱　半夏（姜汁浸，炒）　桑皮各三钱　木香二钱　枳实　厚朴各三钱　甘草二钱

【用法】分四服。加生姜七片，水煎服。

【主治】疮疡喘嗽多痰。

金箍散

【来源】《疮疡经验全书》卷九。

【组成】黄柏（去粗皮）一斤　川白及四斤　芙蓉叶一斤　紫花地丁一斤　天花粉半斤　白蔹半斤

【用法】上为极细末。随疮疖痈疽发背，每用葱一把捣碎，加蜂蜜少许，再捣取汁调匀，搽患处四向，空中出毒，干再用余汁润之，以助药力。如葱汁不便，夏月用蜜水，冬月中蜜汤。

【主治】疮疖、痈疽、发背。

二黄膏

【来源】《痈疽神秘验方》。

【别名】二黄散（《绛囊撮要》）。

【组成】黄柏　大黄各等分

【用法】上为末。用醋调搽。如干，用水润之。

《绛囊撮要》：为末，入猪油共捣匀，搽。

【主治】

1. 《痈疽神秘验方》：一切肿毒，坐板疮。

2. 《景岳全书》：一切肿毒，热浮在外，或时气热壅者。

乌金膏

【来源】《痈疽神秘验方》。

【组成】巴豆（去壳）

【用法】炒焦，研如膏。点肿处则解毒，涂瘀肉则自腐化。加乳香、没药少许，亦可纴疮内。入香油少许，稠稀可用。

【功用】腐化瘀肉，推陈致新。

【主治】一切疮毒。

秘方托里散

【来源】《痈疽神秘验方》。

【组成】瓜蒌大者一个（杵） 当归（酒拌） 黄耆（盐水拌，炒） 甘草 白芍药各一两半 皂角刺（炒）一两 金银花一两 天花粉一两 熟地黄（生者）一两（酒拌，铜器蒸半日）

【用法】用无灰酒五茶钟和药五两，入瓷器内厚纸封口，再用油纸重封，置汤锅内煮，用盖覆之，煮至药香取出，分温服，直至疮愈。

【主治】疮毒。

羌活散

【来源】《奇效良方》卷二。

【组成】羌活（去芦） 防风（去叉） 川芎 荆芥穗 麻黄（去根节） 甘草（炙） 恶实（炒）木通各等分

【用法】上为细末。每服二钱匕，茶、酒任调下，不拘时候服。

【主治】风热，头面生疮。

四时贴护方

【来源】《奇效良方》卷五十四。

【组成】春以柳絮 夏以竹膜 秋以新绵 冬以兔毛

【用法】上各随时贴疮上。

【主治】灸疮未着痂，及出脓久不合者。

围　药

【来源】《奇效良方》卷五十六。

【组成】无名异（炒） 木耳（去土，炒） 大黄（炒）各等分

【用法】上为极细末。用蜜水调，围四边肿处。

【功用】消肿定痛。

【主治】疮肿未破者。

牛蒡散

【来源】《奇效良方》卷六十五。

【组成】牛蒡子（炒）

【用法】上为末。水煎一盏服之。

【功用】凉风解毒。

【主治】小儿冬月有非节之暖，及春月天气暄暖，或甘肥之过，或重衣温厚，帏帐周密，伤皮肤，害血脉，疮疡发黄，是生多疾。

秘传千捶膏

【来源】《松崖医径》卷下。

【组成】蓖麻子（去壳）一两 松香（嫩者）五钱 乳香一钱

【用法】上用铁锤于石上捣千下成膏。敷毒上，外用纸盖之。

【主治】疮疡疔毒。

秘传生肌散

【来源】《松崖医径》卷下。

【组成】孩儿茶 赤石脂 黄连 黄柏 松香

【用法】上为细末。先将疮口洗净，干掺疮上。

【主治】疮疡。

秘传妙济饮

【来源】《松崖医径》卷下。

【组成】一枝箭（水洗去土用）

【用法】生白酒煎服。得微汗为佳。将滓罨疮上。

【功用】消肿。

【主治】便毒，小疮疖。

秘传拔毒丹

【来源】《松崖医径》卷下。

【组成】白矾三钱 雄黄 硼砂 辰砂各三分 雌黄 血竭 硇砂各五分 牛黄 乳香 没药各二

分 砒霜一分（炼） 斑蝥三个（去翅足） 巴豆三粒（去油）

【用法】 除白矾，上各为细末，先将白矾用铁铫熔化后，将前药末掺矾上，候烟尽取起，置土地上出火毒，再为极细末，入麝香五厘，蟾酥一分，轻粉五分，再共研和匀，用竹筒收贮。每用旋取小许，以糯米饭捣成药饯如粗布针大，焙干，如脓已成者，无眼用三棱针刺破，将药线徐徐纳入，深至痛止，外用乌金纸剪如钱大，津粘毒上封住，其脓自化；如已溃烂臭腐眼大者，只以末药津调敷疮内外，亦用乌金纸粘封。

【主治】 疮疡。

【宜忌】 每用此法，须用围药护卫好肉。

清凉饮子

【来源】《婴童百问》卷四。

【别名】 四顺清凉饮（《外科正宗》卷四）。

【组成】 大黄 连翘 芍药 羌活 当归 防风 甘草 山栀仁各等分

【用法】 上锉散。每服二钱，以水半盏，煎至三分，去滓服，不拘时候。

【主治】

1.《婴童百问》：项颈结热，头面疮疖，肚中热痛。

2.《外科正宗》：汤泼火烧，热极逼毒入里，或外被凉水所激，火毒内攻，致生烦躁，内热口干，大便秘实者。

三消散

【来源】《医学正传》卷六引《疮疡集》。

【组成】 朴消 焰消 大黄 栀子（炒黑色） 寒水石 南星各等分

【用法】 上为末。生地黄汁调涂；芙蓉叶汁调亦可。

【主治】 疮疡极热证，红肿焮赤者。

大铁箍散

【来源】《医学正传》卷六引《疮疡集》。

【组成】 芙蓉叶 猪卷皮 木鳖子各四两 白芷

黄柏 寒水石各二两 大黄 紫荆皮各一两 赤豆 白蔹各二两 白及一两 防风五钱 贝母二两 真地青 羌活各一两

【用法】 上为细末。凉水调，围痈四畔。

【主治】 疮疡。

【加减】 如肉脆，去白及、白蔹，加生地黄、地榆，用芭蕉油调敷。

金银白芷散

【来源】《医学正传》卷六引李东垣方。

【组成】 黄耆 当归各一钱 槟榔 川芎各五分 甘草一钱 天花粉五分 乳香 没药各三分 皂荚刺（去尖，炒） 金银花各一钱五分 防风三分 白芷一钱

【用法】 上为细末，分三服。每服水、酒各半盏煎，连滓服。

【主治】 诸疮。

必胜膏

【来源】《医学正传》卷八。

【别名】 拔毒膏（《证治准绳·幼科》卷六）。

【组成】 马齿苋（杵汁） 猪膏脂 石蜜

【用法】 上药共熬为膏。涂肿处。

【主治】 疮后余毒。毒气流于太阴脾经，则痛发四肢手腕并膝膑肿痛。

千金内托散

【来源】《医学集成》卷三。

【组成】 黄耆（盐炒） 人参 当归 川芎 炒芍 白芷 防风 银花 厚朴 瓜蒌 官桂 桔梗 甘草节 甜酒

【主治】 疮证愈后复起。

【加减】 痛甚，倍归、芍，加乳香、没药。

清凉饮

【来源】《医学集成》卷三。

【组成】 银花二两 当归五钱 公英 花粉 连翘各三钱 荆芥 防风 甘草各二钱

【主治】阳证疮势红肿，焮痛异常，六脉洪数。

【加减】便闭，加大黄。

绿云膏

【来源】《医学集成》卷三。

【组成】黄蜡 白蜡 铜青（研细）各五钱 童女发（洗净）一两 猪鸡冠油一斤

【用法】先将猪油熬去渣，入头发，煎枯取起，下二蜡，微火溶化，离火乘温下铜青，搅匀，贮瓷器，埋土中，出火毒。凡遇溃烂诸疮，先用陈艾、花椒煎洗，油纸摊贴。

【功用】提脓，去腐生肌。

【主治】一切疮毒，紫黑红肿，痛痒非常，溃烂日久不愈。

温中饮

【来源】《医学集成》卷三。

【组成】生耆一两 当归五钱 陈皮二钱 肉桂 炮姜 麻绒 炙草各一钱 甜酒

【用法】水煎服。外用回阳玉龙膏敷之。

【主治】阴证疮势平塌，顽麻少痛，六脉沉迟。

芒消猪胆膏

【来源】《万氏家抄方》卷六。

【组成】乳香 没药 芒消各一钱 滑石三钱

【用法】上为细末，猪胆汁调搽疮上。如疮生蛆，巴豆数粒，烧熟研细加入。

【主治】痘疤不落生疮者。

千里光膏

【来源】《万氏家抄方》卷四上。

【组成】千里光（揉茎叶，捣汁，砂锅内熬成膏）防风 荆芥 黄柏 金银花 当归 生地各二两 川椒五钱 白芷二两 大黄三两 红花二两 苦参四两

【用法】麻油浸三日，熬枯黑色，去滓，每油二碗，配千里光膏一碗，再熬，滴水成珠，飞丹收成膏，入乳香、没药各一两，轻粉三钱，槐枝搅

匀，收用。

【主治】疮疥，风癣，杨梅疮毒，鹅掌风。

红膏药

【来源】《万氏家抄方》卷四。

【组成】松香一斤（用葱、姜汁各一碗煮过，入烛油四两化匀，再入红矾四两搅匀，离火后，再入后药）川芎 三赖 白芷 黄连 黄柏各五钱 乳香 没药 孩儿茶 血竭 轻粉各一钱半

【用法】上为极细末，入油内搅匀，收用。外贴患处。

【功用】呼脓拔毒。

【主治】诸肿毒疮疥。

附子理中汤

【来源】《口齿类要》。

【组成】茯苓 白芍药各二钱 附子 人参各二钱 白术四钱

【用法】水煎服。

【主治】

1. 《口齿类要》：中气不足，虚火上炎，口舌生疮，饮食少思，大便不实，或畏寒恶热，作呕腹痛，四肢冷逆，或呕吐泄泻。

2. 《证治准绳·疡医》：疮疡，脾胃虚寒，或误行攻伐，手足厥冷，饮食不入，或肠鸣腹痛，呕逆吐泻。

解毒散

【来源】《外科心法》卷七。

【组成】黄连 黄丹 松香各五钱 轻粉 雄黄各一钱

【用法】上为末。用麻油调搽。

【主治】诸疮溃烂疼痛。

代针膏

【来源】《外科发挥》卷一。

【组成】乳香二分 白丁香（细直者是）巴豆（去壳，炒焦）碱各五分

【用法】上为末。热水调，点疮头上，常以碱水润之，勿令干。

【主治】疮疡脓热不溃。

乳香定痛散

【来源】《外科发挥》卷一。

【组成】乳香　没药各二钱　寒水石（煅）　滑石各四钱　冰片一分

【用法】上为细末。搽患处，痛即止。

【主治】疮疡疼痛不可忍。

清心汤

【来源】《外科发挥》卷二。

【别名】外科清心汤（《景岳全书》卷五十七）。

【组成】防风通圣散加黄连五钱

【用法】每剂一两，以水二钟，煎至八分服。

【主治】疮疡肿痛，发热饮冷，睡语不宁，脉沉实。

附子饼

【来源】《外科发挥》卷三。

【组成】炮附子（去皮脐）

【用法】上为末，以唾津和为饼，置疮口处，将艾壮于饼上，灸之。每日灸数次，但令微热，勿令痛。如饼干，再用唾津和做，以疮口活润为度。

【主治】溃疡，气血虚不能收敛，或风邪袭之，以致气血不能运于疮所，不能收敛。

针头散

【来源】《外科发挥》卷五。

【别名】时效针头散（《外科经验方》）。

【组成】赤石脂五钱　乳香　白丁香各二钱　砒（生）　黄丹各一钱　轻粉　麝香各五分　蜈蚣一条（炙干）

　　《简明医彀》有沉香，无乳香。

【用法】上为末，搽瘀肉上，其肉自化。若疮口小，或痔疮，用糊和作条子，阴干包之。凡疮久不合者，内有脓管，须用此药腐之，兼服托里

之剂。

【主治】一切顽疮瘀肉不尽，及痃核不化，疮口不合。

内疏黄连汤

【来源】《云岐子保命集》卷下。

【别名】黄连内疏汤（《外科心法》卷七）。

【组成】黄连　芍药　当归　槟榔　木香　黄芩　薄荷　山栀子　桔梗　甘草各一两　连翘二两

【用法】除槟榔、木香二味为细末外，并锉。每服一两，水一盏半，煎至一盏，先吃一二服；次每服加大黄一钱，再服加二钱。以利为度。

【功用】《医宗金鉴》：除里热。

【主治】疮疡、痈疽热毒在里者。

1.《云岐子保命集》：疮疡，呕哕心逆，发热而烦，脉沉而实，肿硬木闷，皮肉不变色，根深大，病在内，脏腑秘涩。

2.《丹溪心法》：疮，皮色肿硬，发热而呕，大便闭，脉洪实者。

3.《医宗金鉴》：痈疽阳毒在里，大热发狂发热，二便秘涩，烦躁呕哕，舌干口渴饮冷。

【验案】

1. 腹痈　《外科发挥》：一男子腹患痈，肿硬愈闷，烦热便秘，脉数而实。以本方一剂少愈；以黄连解毒汤二剂顿退；再以金银花散四剂，出水而消。

2. 发背　《外科发挥》：一男子发背已四日，疮头如黍，焮痛背重，脉沉实。与本方二剂少退，更与仙方活命饮二剂而消。

3. 杨梅疮　《外科发挥》：一妇人杨梅疮焮痛，便秘作渴，脉沉实，以本方二剂，里证已退；以龙胆泻肝汤数剂，疮毒顿退；间服萆薢汤，月余而愈。

内托黄耆汤

【来源】《外科理例·附方》。

【组成】黄耆（盐水拌炒）　麦门冬（去心）　熟地黄（酒拌）　人参　茯苓各一钱　白术（炒）川芎　官桂　远志（去心）　当归（酒拌）各五分甘草（炙）三分

【用法】上作一剂。水二钟，加生姜三片，大枣二枚，煎八分，食远服。

【主治】溃疡作痛，倦怠少食，无睡，自汗，口干或发热，久不愈。

金不换正气散

【来源】《外科理例》。

【组成】厚朴（去皮，姜制） 藿香 半夏（姜制） 苍术（米泔浸） 陈皮（去白）各一钱 甘草（炙）五分

【用法】水二钟，加生姜三片，大枣二枚，煎七分，食远服。

【功用】正脾气，消痰饮。

【主治】

1.《外科理例》：疮，脾气虚弱，寒邪相搏，痰停胸膈，以致发寒热。

2.《良朋汇集》：四时伤寒，瘟疫，时气，头痛壮热，腰背拘急，山岚瘴气，寒热交征，霍乱吐泻，脏腑虚寒，下痢赤白，及出远方不服水土者。

【宜忌】《良朋汇集》：忌生冷、油腻、发物。

三乌追风散

【来源】《扶寿精方》。

【组成】川乌 草乌（各以火炮，水淬去毒） 何首乌 石菖蒲 甘草

【用法】上为细末。每次一分，紫苏、荆芥煎汤送下，或酒下亦可。

【主治】诸疮惹风者。

【宜忌】服后宜居密室，切忌触风。

生肌散

【来源】《扶寿精方》。

【组成】蛤粉一两 象皮三钱 海螵蛸 孩儿茶各一钱 珍珠三钱（入红干锅内碎之） 寒水石（火煅）一钱

【用法】上为细末。擦患处。

【主治】疮疡。

【加减】痛加乳香、没药。

溃脓散

【来源】《扶寿精方》。

【组成】大黄四钱 川山甲（炒黄色） 白僵蚕 白芷各二钱半 乳香 没药各一钱

【用法】上为细末。每服一至二钱，用当归四钱，水一钟，酒一钟，合煎至一钟，空心调下。如汤少加酒亦可。

【主治】诸肿毒疮疡，疼甚难忍，初起者。

妙功丸

【来源】《丹溪心法附余》卷十八。

【组成】大黄四两 黄连 郁金各一两 轻粉二钱 硇砂（煅）二钱 粉霜半钱或一钱 川芎二两 黑牵牛末八两 滑石四两 白豆蔻 沉香 木香各半两 蓬术 槟榔 黄芩各一两

【用法】上药除粉霜、轻粉、硇砂另研，余药亦另研，和匀，水泛为丸或稀糊为丸，如梧桐子大。量虚实加减服。

【主治】

1.《丹溪心法附余》：饮食不节，起居失常，七情所感，动劳不一，以致气凝血滞于荣卫之中，或冒风寒湿气凝结于经络之间、脏腑之内，或为癥瘕，或为积聚癖块。

2.《袖珍方》：或留聚为肿为痈，疥疮疮癣，风痹痿厥，及黄疸水湿，蛊毒鼓胀。

托里健中汤

【来源】《外科枢要》卷四。

【别名】托里温中汤（《保婴撮要》卷十五）

【组成】人参 白术 茯苓各二钱 半夏 炮姜各一钱 炙草五分 黄耆一钱五分 肉桂三分

【用法】生姜、大枣为引，水煎服。

【主治】疮疡元气素虚，或因凉药伤胃，饮食少思，或作呕泻。

托里益中汤

【来源】《外科枢要》卷四。

【别名】托里和中汤（《医学入门》卷八）、托里

益黄汤（《杂病源流犀烛》卷二十八）。

【组成】人参 白术 陈皮 半夏 茯苓 炮姜各一钱 木香 炙草各五分

【用法】生姜、大枣为引，水煎服。

【主治】疮疡中气虚弱，饮食少思，或疮不消散，或溃而不敛。

托里益青汤

【来源】《外科枢要》卷四。

【别名】托里抑青汤（《医学入门》卷八）。

【组成】人参 白术 茯苓 半夏各一钱 芍药 柴胡各五分 陈皮一钱 甘草五分

【用法】生姜、大枣为引，水煎服。

【主治】疮疡脾土虚弱，肝木所侮，以致饮食少思，或胸膈不利。

托里益黄汤

【来源】《外科枢要》卷四。

【组成】人参 白术 陈皮 茯苓 半夏各一两 炮姜 丁香 炙草各五分

【用法】生姜、大枣为引，水煎服。

【主治】疮疡脾土虚寒，水反侮土，以致饮食少思，或呕吐泄泻。

托里清中汤

【来源】《外科枢要》卷四。

【组成】人参 白术 陈皮 茯苓各一钱 半夏八分 桔梗七分 甘草五分

　　《保婴撮要》有柴胡。

【用法】生姜、大枣为引，水煎服。

【主治】疮疡脾胃虚弱，痰气不清，饮食少思。

济阴汤

【来源】《外科枢要》卷四。

【组成】连翘 山栀（炒） 黄芩 黄连（炒）各一钱 芍药一钱五分 金银花三钱 甘草一钱 牡丹皮一钱二分

【用法】水煎服。

【主治】疮属纯阳，肿痛发热。

【加减】大便秘，量加大黄。

姜附汤

【来源】《外科枢要》卷四。

【别名】参术姜附汤（《景岳全书》卷六十四）。

【组成】人参 附子（炮，去皮脐）一两 干姜（炮） 白术各五钱

【用法】上作二剂，水煎服。

【主治】疮疡，真气亏损，或误行汗下，或脓血出多，失于补托，以至上气喘急，自汗盗汗，气短头晕。

槟苏败毒散

【来源】《校注妇人良方》卷二十四。

【组成】人参 羌活 独活 前胡 柴胡 桔梗 枳壳（麸炒） 茯苓 川芎 甘草各一钱 槟榔 紫苏

　　方中槟榔、紫苏用量原缺。

【用法】水煎服。

【主治】疮疡焮痛，寒热，或拘急头痛。

长肉膏

【来源】《解围元薮》卷囚。

【组成】银朱 云母粉 象牙末各等分

【用法】以鸡子清调。先以浓茶洗净疮口，将膏塞入。不日长平。

【主治】风疮烂潭。

当归地黄膏

【来源】《摄生众妙方》卷二。

【组成】当归一斤 生地黄一斤

【用法】俱用竹刀切碎，入瓷锅中，水浮于药一手背，文武火煎。凡煎膏，只要用慢性人不疾不徐，不令焦与泛溢。凡盛膏须用净瓷瓶，每三四日在饭锅上蒸一次，使不生白花。凡服膏须自以意消息之。自觉因言因怒与劳伤气，精神短少，言语不接续，便服人参膏；若觉脾胃不和，饮食无味，

便服白术膏；或血少生疮疡，肌肤燥痒，自汗遗精，便多服当归膏，平时二件间用，若嫌苦，入炼蜜一二匙。

【功用】补养。

【主治】血少生疮疡，肤燥痒，自汗遗精。

八宝玉枢丹

【来源】《摄生秘剖》卷三。

【组成】山茨菰（俗名金灯笼。花似灯笼，色白，上有黑色，结子三棱；二月开花，三月结子，四月初苗枯即挖，迟则苗烂难寻。极类有毒老鸦蒜，但蒜无毛，茨菰有毛包裹结瓣。去皮洗极净，焙）二两　川文蛤（一名五倍子。打碎，洗刮净，焙干）二两　红芽大戟（杭州紫大戟为上，江南土大戟次之。去芦，洗极净，焙干）一两五钱　千金子（一名续随子。去壳，拣色之白者，用纸包裹，更换研数十次，去尽油，以色白成霜，为末）二两　真麝香（拣净白毛皮壳，研细）二两　金箔十帖　牛黄　珍珠　琥珀　朱砂　雄黄　乳香　没药各三钱

【用法】宜端午、七夕、重阳日将前药各为细末，搅和数百次，乃重罗一二遍，方用糯米浓饮调和，于木臼内杵数千下，极光润为度，每锭一钱。每服一锭。病势重者连服，通利一二行无妨，用温粥补住。内可以服，外可以敷。一切饮食药毒、蛊毒、瘴气、恶菌、河豚，吃死牛马驼羸等诸毒，并用凉水磨服；南方蛊毒、瘴疠伤人，才觉意思不快，即磨服一锭，或吐或痢随手便愈；诸蛊肿胀大，麦芽汤送下；痈疽、发背、对口疮、天蛇头、无名疔毒等诸恶疮，诸风瘾疹、赤破未破时，及痔疮，并用无灰酒磨服，再用凉水调涂上，日夜各数次，觉痒立消。已溃出脓血者，亦减分数；阴阳二毒，伤寒心闷，狂言乱语，胸膈壅滞，邪毒未发，证宜下者，及瘟疫喉闭、缠喉风，凉水薄荷小叶磨服；传尸痨瘵，用檀香汤磨服；心气痛并诸气，用淡酒或淡姜汤磨服；久近疟疾，临发时东流水煎桃树枝汤磨服；赤白痢疾、泄泻，肚腹急痛，霍乱、绞肠痧等证，及诸痧症，并用薄荷汤磨服；男妇急诸癫邪，喝叫乱走，鬼交、鬼胎、鬼气，狂乱失心，羊儿猪癫等风，中风、中气，口眼歪斜，牙关紧急，语言謇涩，筋脉挛

缩，骨节风肿，手足腰腿周身疼痛，行步艰辛及诸痫症，并用暖酒磨服；自缢溺水已死，心头暖者，惊死或鬼迷，死未隔宿者，俱冷水磨灌下；年深日近头痛，或太阳痛者，用酒入薄荷叶研烂，敷纸贴太阳穴上；牙痛酒磨涂及含少许，良久吞下；小儿急慢惊风，五疳五痢，脾病黄肿，瘾疹疮瘤，牙关紧急，并用蜜水薄荷小叶磨下，及搽，量儿大小，一锭作二三服；妇人女子经水不通，红花煎汤送下；打扑伤损，炒松节淡酒磨服；汤火伤，东流水磨涂；恶虫疯犬所伤，冷水磨涂，淡酒磨服。

【功用】解诸毒，疗诸疮，利关窍，治百病。

【宜忌】孕妇及脾泄勿服。

水成膏

【来源】《解围元薮》卷四。

【组成】陈皮八两（炒黑）　陈米半升（炒香）　藿香　马蹄香各一两　麝香一钱

【用法】上为末。冷水调敷。有脓处如破，用槐树汤洗净敷之。

【功用】能令生肉。

【主治】诸风破烂，及面、手、足污疮。

内托散

【来源】《摄生众妙方》卷八。

【组成】大黄　牵牛各等分

【用法】上为末。水半碗，将药末入内，煮一沸，空心服之。泄泻自愈。

【主治】肚腹膨胀，大小疮有形迹者。

荆防败毒散

【来源】《摄生众妙方》卷八。

【组成】羌活　独活　柴胡　前胡　枳壳　茯苓　防风　荆芥　桔梗　川芎各一钱五分　甘草五分

【用法】上用水一钟半，煎至八分，温服。

【主治】

1. 《摄生众妙方》：疮肿初起。

2. 《医宗金鉴》：血风，遍身骚痒之疹；风温汗少者；及痘夹癍，毒火郁遏，伤于阴血，血热

相搏，浮游之火散布皮肤之间，与痘相类而出，片片如云头突起者。

【实验】 对小鼠免疫功能的影响　《世界中西医结合杂志》（2007，5：268）：实验比较辛温解表、辛凉解表以及祛湿解表三种解表方法对小鼠免疫功能的影响。结果：荆防败毒散、银翘散以及新加香薷饮均能使小鼠吞噬指数和吞噬系数增加；荆防败毒散以及新加香薷饮能不同程度地对抗环磷酰胺所致的小鼠体液免疫抑制，提高血清溶血素抗体水平。结论荆防败毒散、银翘散以及新加香薷饮对小鼠免疫功能均具有较好的调节作用。

【验案】

1. 接触性皮炎　《吉林中医药》（1986，2：28）：李某某，男，35岁。因搬运六六粉，出现头面皮肤瘙痒，灼热，搔后出现米粒或黄豆大小皮疹，一天后遍及上半身，并渗出黄水，伴恶寒发热，心烦，经治而愈。5个月后上症复发，面额、背部出现李子大脓疮，红肿焮痛，用抗生素、激素类药均无效。舌质稍红，苔厚白、脉浮。用上方加土茯苓煎汤内服，外用苍耳草、苦参、蛇床子煎汤熏洗，日二三次，17剂后症状痊愈。九年后随访未复发。

2. 高热　《广西中医药》（1989，4：9）：应用本方加减：荆芥30g，柴胡15g，防风10g，薄荷10g。每日1剂，水煎分2次服。产后高热加党参、当归；肾盂肾炎加金钱草、瞿麦；伤寒加藿香、厚朴；肺部感染加金荞麦、桔梗；丹毒加黄柏、苍术。治疗高热45例，男18例，女27例；年龄5～44岁；体温38.5～41℃。45例中产后发热10例，肾盂肾炎6例，肺部感染4例，伤寒5例，丹毒8例，原因未明12例。根据疗效标准（服药3天后发热渐降至正常为痊愈，3天后热不退为无效）判定，结果：产后发热痊愈9例，肺部感染痊愈4例，肾盂肾炎痊愈6例，伤寒痊愈5例，丹毒痊愈6例，不明原因发热痊愈9例，共痊愈39例；无效6例。

3. 女性外阴皮炎　《浙江中医杂志》（1993，28：307）：应用本方加减：荆芥、防风、柴胡、前胡、川芎、枳壳、羌活、独活、茯苓、桔梗各500g，甘草250g。制成冲剂，每袋含生药10.5g。每次1袋，每日3次，10天为1疗程。外阴伴有白色苔藓样变者，服药需3个疗程以上。治疗女性外阴皮炎103例，结果：自觉症状消失，外阴皮肤恢复正常者为痊愈，共65例，占63.11%；症状基本消失，外阴皮肤基本恢复正常者为有效，共35例，占33.98%；自觉症状及外阴形态同治疗前比较无改善者为无效，共3例，占2.91%；总有效率为97.09%。

4. 扁平疣　《新疆中医药》（1998，3：24）：用荆防败毒散加苍术，每日1剂，水煎服，7天为1疗程，治疗扁平疣45例。结果：服药1个疗程痊愈7人，服药2个疗程痊愈26人，服药3个疗程12人痊愈8人，无效4人。痊愈率为91.1%。

5. 小儿咳嗽　《邯郸医学高等专科学校学报》（2001，1：37）：用荆防败毒散加减治疗50例，结果：24例服药3剂后咳嗽停止，体温正常，饮食睡眠良好，舌苔淡红泽润而痊愈；12例服药6剂而痊愈；14例服药9剂而痊愈。

6. 流行性腮腺炎　《山西中医》（2006，2：22）：以此方：荆芥、防风、羌活、独活、柴胡、前胡、茯苓、川芎、炒枳壳各6g，桔梗、生甘草各3g，每日1剂，连用3～10日，治疗流行性腮腺炎120例。结果：显效（治疗1～3日，腮腺肿胀及临床症状消失）50例，有效（治疗4～10日，腮腺肿胀及临床症状消失）64例，无效（治疗10日以上，腮腺肿胀及临床症状未能缓解）6例，总有效率为95.0%。

羌活白芷散

【来源】《疡疡机要》卷下。

【组成】 羌活　白芷　软柴胡　荆芥　蔓荆子　防风　猪牙皂角　甘草　黄芩　黄连（酒炒）各一钱

【用法】 水煎服。

【主治】 风热血燥，手掌皲裂，或头面生疮，或遍身肿块，或脓水淋漓。

羌活当归散

【来源】《疡疡机要》卷下。

【组成】 羌活　当归　川芎　黄连（酒炒）　鼠粘子（蒸）　防风　荆芥　甘草　黄芩（酒浸，炒）连翘　白芷　升麻各一钱

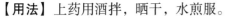

【用法】上药用酒拌，晒干，水煎服。

【主治】风毒血热，头面生疮，或赤肿，或成块，或瘾疹搔痒，脓水淋漓。

解毒散

【来源】《疬疡机要》卷下。

【组成】巴豆肉　皮消各一两　黄蜂窠　黑狗脊各七钱　白芷　雄黄　猪牙皂角　羊蹄根　轻粉　蝉壳（去土）　枯矾　寒水石各五钱

【用法】上为末。腊猪油调搽。

【功用】解外毒。

【主治】风疮。

【宜忌】解毒散虽能攻毒，而伤良肉，不宜多用。

解毒散

【来源】《疬疡机要》卷下。

【组成】黄柏（炒）　山栀各等分

【用法】上为末。水调搽。若破而脓水淋漓，用当归膏或烛油调搽。

【主治】一切疮毒风疹痒痛。

八味茯苓补心汤

【来源】《保婴撮要》卷十一。

【组成】茯苓　酸枣仁（炒）各二钱　五味子（炒）　当归各一钱　人参一钱五分　白术（炒）一钱　菖蒲五分　远志（去心）六分　甘草（炒）五分

【用法】上作二三服。水煎服。

【主治】心气不足，血气不和，而患疮证。

牛黄解毒丸

【来源】《保婴撮要》卷十一。

【组成】牛黄三钱　甘草　金银花一两　草紫河车五钱

【用法】上为末，炼蜜为丸。量儿服。

【主治】胎毒疮疖，及一切疮疡。

解毒散

【来源】《保婴撮要》卷十一。

【组成】大黄　黄柏　山栀　寒水石各等分

【用法】上为末。水调搽；若破而脓水淋漓，用当归膏或清烛油调尤善。

【主治】一切毒疮风疹痒痛。

敷药六仙散

【来源】《保婴撮要》卷十一。

【组成】苦参　独活　大枫子（去壳油）　枯矾五钱

【用法】上为末。柏油调敷。

【主治】诸疳疮疥。

加味清凉饮

【来源】《保婴撮要》卷十二。

【组成】当归　赤芍药　甘草（炙）　大黄（炒）　山栀（炒）各三分　牛蒡子（炒，杵）四分

【用法】水煎服。

【主治】热毒积毒在内，患疮疡，大便不通，欲痛作渴者。

如圣饼

【来源】《保婴撮要》卷十二。

【组成】乳香　没药　木香　血竭　当归各等分　麝香减半

【用法】上为末，用酒糊和饼二个。乘热熨之。

【主治】流注及一切疮疡不能消散，或溃而不敛。

【加减】毒疮，加蟾酥。

连翘防风汤

【来源】《保婴撮要》卷十二。

【组成】连翘（研碎）　防风　黄连　陈皮　芍药　当归　独活　白蒺藜（炒，去刺）　荆芥　茯苓　黄芩　甘草　牛蒡子（炒，研）各等分

【用法】每服二钱，水煎服。

【主治】小儿肝脾风热时毒，头面生疮。

健脾渗湿饮

【来源】《保婴撮要》卷十二。

【组成】人参　白术　苍术　防己（酒拌）　黄柏（炒）　川芎　陈皮　当归　茯苓各五分　木瓜（不犯铁器）　柴胡梢　甘草各三分

【用法】加生姜，水煎服；如三五剂不退，加桂少许，酒煎亦可。

【主治】小儿疮疡初起，掀肿作痛，或湿毒下注，或环跳穴痛。

【加减】小便涩，加牛膝；身痛，加羌活。

加味小柴胡汤

【来源】《保婴撮要》卷十三。

【别名】柴胡栀子散（《景岳全书》卷五十六）。

【组成】柴胡一钱五分　人参五分　黄芩七分　半夏五分　甘草（炒）三分　山栀　牡丹皮
　　方中山栀、牡丹皮用量原缺。

【用法】上作二三服。加生姜、大枣，水煎服。

【主治】

1. 《保婴撮要》：肝胆经部分一切疮疡，发热潮热，或饮食少思，或身热恶寒，颈项强直，胸胁作痛。

2. 《校注妇人良方》：肝胆风热，耳前后肿痛，或结核掀痛，或寒热晡热，或经候不调。

3. 《济阴纲目》：肝经下部肿胀，小便不利，或寒热往来，或晡热，或胸胁作痛。

神效解毒散

【来源】《保婴撮要》卷十三。

【组成】金银花一两　甘草节五钱　黄芪　皂角刺（炒）　当归各三钱　乳香　没药各二钱

【用法】上为散。每服二钱，酒煎，温酒调服亦可；婴儿病，乳母亦服。

【功用】消肿散毒。

【主治】一切疮疡初起，肿痛者，或已溃仍肿，毒不解者。

【加减】如疮已溃，肿痛已止者，去乳、没、金银花，倍加黄芪、甘草。

乳香定痛散

【来源】《保婴撮要》卷十四。

【组成】乳香　没药各五钱　滑石一两　冰片一钱

【用法】上为细末。搽患处。痛即止。

【主治】伤损及一切疮疡，溃烂疼痛。

山药膏

【来源】《保婴撮要》卷十四。

【组成】山药

【用法】研烂。频敷患处，干则易之。

【主治】小儿两拗及小腹肿痛或痒。

三味解毒散

【来源】《保婴撮要》卷十五。

【组成】金银花一两　甘草五分　牛黄一钱（量人用之）

【用法】上为末。每服五分，白汤调下。

【主治】疮疡热毒出血，或禀热毒、金石毒者。

内补黄芪汤

【来源】《保婴撮要》卷十五。

【组成】黄芪（炒）二钱　人参　白术（炒）　茯苓　陈皮　当归各一钱半　酸枣仁（炒）一钱　五味（杵）　甘草（炒）各五分

【用法】水煎，徐徐服。

【主治】溃疡脓水出多，或过服败毒之剂，致气虚血弱，发热无寐，或兼盗汗内热，或不生肌。

托里冲和汤

【来源】《保婴撮要》卷十五。

【组成】人参二钱　黄芪三钱　白术（炒）　陈皮　当归各一钱　甘草（炒）五分

【用法】水煎，徐徐服。

【主治】疮疡属半阴半阳，似溃非溃，似肿非肿，因元气虚弱，失于补托所致。

托里健中汤

【来源】《保婴撮要》卷十五。

【组成】羌活三分　木香　附子（炮）　益智　丁香　沉香各三分　茴香五分　陈皮　炙甘草五分
方中陈皮用量原缺。

【用法】生姜为引，水煎，徐徐服之。

【主治】疮疡，阳气虚寒，肠鸣切痛，大便溏泄，呕逆昏愦，此寒变而内陷也。

竹叶石膏汤

【来源】《保婴撮要》卷十五。

【组成】竹叶　石膏（煅）各三钱　甘草　人参各二钱　麦门冬五钱

【用法】每服二钱，加生姜，水煎服，婴儿母同服。

【主治】小儿胃经气虚内热，患疮作渴。

抑阴散

【来源】《保婴撮要》卷十五。

【别名】回阳玉龙膏。

【组成】草乌（炒）二两　南星　白芷各一两　肉桂五钱　赤芍药（炒）一两

【用法】上药各为末，葱汤调涂；热酒亦可。内服托里回阳汤，以回阳气。

【功用】助阳行阴。

【主治】小儿疮疡，元气虚寒，不能消散，或腹痛泄泻，呕吐不食，手足或冷，或不溃敛，筋挛骨痛，属纯阴之症者；小儿跌扑损伤，因敷凉药，肿坚不散；痈肿肉色不变，一切冷症。

神效乌金膏

【来源】《保婴撮要》卷十五。

【组成】巴豆仁（炒黑）

【用法】研如膏。点于患处；疮疡肉死不腐，涂之即腐，未死涂之即生；若初起肿痛搽点数处，其毒顿消；若患顽疮，元气无亏，久不收敛，内有毒根者，以纸捻蘸纴之即敛。

【功用】去腐消毒敛疮。

【主治】疮疡初起肿痛；或肉死不腐，以及患顽疮

元气无亏，久不收敛，内有毒根者。

解毒济阴汤

【来源】《保婴撮要》卷十五。

【组成】连翘　山栀（炒）　黄芩（炒）　黄连（炒）各一钱　赤芍药一钱五分　金银花二钱　甘草一两

【用法】每服二三钱，水煎服。外敷抑阳散。

【主治】疮疽焮肿作痛。

【加减】大便秘结者，量加炒大黄。

参者内补散

【来源】《保婴撮要》卷十六。

【组成】人参　黄耆　当归　白术各一钱　白芷　防风各四分　川芎六分　肉桂　甘草（炒）各五分

【用法】水煎，作二三服。

【主治】金木所伤，寒热而内痛益甚，欲溃脓者。

栀子荆芥汤

【来源】《古今医统大全》卷六十六。

【组成】栀子　荆芥　黄芩　川芎　白芷　白芍药　桔梗　生地黄　升麻　枳壳（麸炒）　大黄各一钱　甘草二分

【用法】上用水二盏，煎八分，食后服。

【主治】头面生疮。

围药铁井栏

【来源】《古今医统大全》卷八十一。

【组成】牛粪灰（晒干，烧灰，用新瓷罐盛之干处）　铁线草　草乌　五倍子　白及　白蔹　贝母心　陈小粉（炒极黄色）各等分（牛粪灰加倍）

【用法】上为末。看疽大小，用酽醋煎热，调药如糊，敷疮四围，中留钱孔，以出毒气，干则易之。疮势甚者，恶寒发热，随用飞龙夺命丹，仙方活命饮等，汗出则安。

【功用】收敛、消肿。

【主治】一切恶毒。

牛蒡子散

【来源】《古今医统大全》卷九十一。

【组成】牛蒡子（炒）

【用法】上为末。每服一钱，水煎服。

【功用】疏风解毒。

【主治】小儿冬有非时之暖，及春月天气暄暖，或肥甘厚味太过，重衣厚帛太多，伤皮肤，蒸血脉，疮疡发黄。

托里散

【来源】《古今医统大全》卷九十一。

【组成】人参　黄耆　当归　川芎　白术　茯苓甘草　芍药　黄芩　肉桂各等分

【用法】上为粗末。每服一钱，水一盏，加生姜一片，大枣一个，煎四分，不拘时候服。

【主治】一切痘疹、疮疡，或热或寒，发出不快，及已出自塌倒陷。

【加减】热，去桂；寒，去芩。

黄柏酒

【来源】《医学入门》卷三。

【组成】黄柏　猪胰各四两

【用法】生浸，饮之。

【功用】润脏滑肌。

【主治】有相火而好饮酒者生疮。

矾茧散

【来源】《医学入门》卷六。

【组成】白矾　蚕茧

【用法】白矾为末，塞入蚕茧内令满，以炭火烧令矾汁尽，取出，为末。干掺。

【主治】痘后身上及肢节上生疳蚀疮，脓水不绝。

去恶散

【来源】《医学入门》卷八。

【组成】雄黄一钱　巴豆一个（同研如泥）　乳香没药（各末研匀）少许

【用法】雄黄、巴豆同研如泥，入乳香、没药，又再研匀。每取少许点上。

【主治】诸疮毒有恶肉不能去者。

白花蛇丸

【来源】《医学入门》卷八。

【组成】白花蛇一条（酒浸）　当归二两　川芎白芍　生地　防风　荆芥　酒芩　连翘　胡麻子何首乌　升麻　羌活　桔梗各一两

【用法】上为末，将浸蛇酒和水打糊为丸，如梧桐子大。每服七十丸，茶清送下。

【主治】头面手足白屑疮痒，皮肤皱燥。

红膏药

【来源】《医学入门》卷八。

【组成】黄蜡一两　香油三钱　黄丹五钱

【用法】先将黄蜡融化，次下香油、黄丹，搅匀，再熬成膏，瓷器收贮。外贴。

【主治】诸疮毒及汤火金疮等伤。

连归汤

【来源】《医学入门》卷八。

【组成】黄连　当归各一钱　连翘　黄芩各七分甘草三分

【用法】水煎服。

【主治】诸疮痛。

【加减】黑瘦人，合四物汤，加大枫子、黄柏；肥白人，加荆芥、防风、羌活、白芷、苍术，取其能胜湿也；禀受实者，合四物汤，加大黄、芒消。

活命饮

【来源】《医学入门》卷八。

【组成】甘草节　赤芍　白芷　天花粉　贝母　乳香各一钱　防风七分　归尾　皂角刺　陈皮各一钱半　金银花三钱　没药五分　大黄五钱　穿山甲三片

【用法】用好酒瓦罐煎，密封罐口，勿令泄气，煎熟，随疮上下饮之。服后再饮酒二三杯，侧卧而睡。

【功用】排脓，止痛，消毒。

【主治】一切痈毒疮疡。

【宜忌】忌酸物、铁器。已溃者忌服。

【加减】如在背，皂刺为君；在腹，白芷为君；在四肢，金银花为君；在胸，加瓜蒌仁二钱；疔疮，加紫河车草根三钱；便调者，宜去大黄。

硫黄饼

【来源】《医学入门》卷八。

【组成】矾制硫黄一两

【用法】上为末，用水调成饼，贴瓷碗底，覆转，用蕲艾一两，川椒三钱，为末，火燃熏干硫黄。临用先以柳、桃、桑、槐、楮五枝煎汤洗拭，然后用麻油调硫黄末搽之；如干疮，用猪油调搽。

【功用】杀虫止痒。

【主治】虫疮及冷疮，喜就火炙汤泡者。

【加减】如退热，治干痒出血，须用黄芩、黄连、大黄，或松香、樟脑；退肿止痛，须用寒水石、白芷；止痒杀虫，用狗脊、蛇床子、枯矾；杀虫，用芜荑、水银、硫黄，甚者加藜芦、斑蝥；干脓，用无名异、松皮炭；头疮，加黄连、方解石；脚上疮，加黄柏；阴囊痒，加吴萸。

抵金丹

【来源】《古金医鉴》卷十五。

【组成】细辛 白芷 麻黄 金银花 桂枝 当归 防风 甘草各一两 牙皂十个 龙骨（火煅）五钱 乳香 没药 孩儿茶 丁香各二钱（为末）

【用法】前十味药共为粗末，每服不拘多少，以土茯苓煎水，去滓，入粗药末在内，搅匀，再煎一二沸，取出候温，加后四味末于内，再加蜜一箸头，温服。以枣肉为丸，用茯苓汤顿服亦可。

【主治】一切天泡杨梅，及远年近日顽疮。

南星膏

【来源】《古今医鉴》卷九。

【组成】生大南星一枚 草乌 细辛 白芷
方中草乌、细辛、白芷用量原缺。

【用法】上细研稠粘，滴好醋三七滴为膏，如无生者，以干者为末，醋调作膏。先将小针刺瘤上，令气透贴之。痒则频贴。

【主治】皮肤、手足、头面生疮瘤，大者如拳，小者如粟，或软或坚而不痛。

消毒散

【来源】《古今医鉴》卷十三。

【组成】白芷 郁金 大黄 天花粉 草乌 南星 贝母 木鳖子 白及 黄柏 皂刺 石灰 甘草 石膏各等分

【用法】上为细末。同鸡子清调敷。内服犀角化毒丹一二丸。

【主治】癣毒上攻头面，腮颔肿起疼痛，及一切恶毒疮肿。

百五散

【来源】《古今医鉴》卷十五。

【组成】五倍子（炒黄） 百草霜

【用法】上为末。以醋调敷患处。一日夜即消。

【主治】鱼口疮初发三五日。

夹纸膏

【来源】《古今医鉴》卷十五引张会山方。

【组成】松香 黄丹 蓖麻子（去壳）各等分

【用法】上为末，用香油调，隔油纸摊药，夹纸中。贴患处。

【主治】臁疮、顽疮。

神捷膏

【来源】《古今医鉴》卷十五引郑中山方。

【组成】香油半斤（先煎） 黄蜡一两 松香五钱 上慢火熬至滴水成珠不散为度，取出候冷，加后药：乳香三钱 没药三钱 轻粉三钱 血竭三钱 孩儿茶三钱 枯矾三钱 龙骨（火煅）三钱 川椒四钱

【用法】上为细末，搅入煎膏内，瓷器收贮。若遇顽疮，先用花椒、细茶、艾叶浓煎水，频频温洗

令净，却用油纸以封刺孔，比如疮口大，俱刺遍伤，药将孔面贴疮上，一日换三次，二日后一日换一次。每换药必须洗净方贴。

【主治】诸般顽疮，及内外臁疮，久年不愈者。

万灵膏

【来源】《古今医鉴》卷十六引龚竹林方。

【组成】香油二斤　血余一握

【用法】同煎，柳条搅住手，化尽，将锅下地，入黄丹一斤，放油内滚起，略扇几下，紧搅不住手，滴水成珠为度；如不成珠，再于火上略煎，候成珠则止，又不可制过了；再入乳香、没药为末各三钱，入内搅匀。孩儿茶、血竭加入尤妙。纸摊贴之。

【主治】久年顽疮，诸般恶毒，杖疮。

【加减】筋骨痛，加麝香少许。

白龙膏

【来源】《古今医鉴》卷十六引陈仪宾方。

【组成】黄蜡二两　黄香二两（为末，去黑渣不用）　香油三两（炖温）　乳香末五分　没药末五分

【用法】先将蜡入瓷碗内，慢火化开，用箸敲碗边，续续入黄、香、乳、没，取碗离火，入温香油于内，搅匀待冷，入水缸内，去火毒。三日取出油，单纸摊药贴患处。

【主治】杖疮，及远年近日一切顽疮。

补气生血汤

【来源】《古今医鉴》卷十六。

【组成】人参　白术（炒，焙）　茯苓　当归　芍药　熟地黄　陈皮　香附　贝母　桔梗　甘草

【主治】杖后溃烂久不愈者。

【加减】往来寒热，加柴胡、地骨皮；口干，加五味子、麦门冬；脓清，加黄耆；脓多，加川芎；肌肉迟生，加白蔹、肉桂。

消炎解毒丸

【来源】《中药制剂手册》引《古今医鉴》。

【组成】蒲公英八百两　金银花二十两　防风十两　连翘二十两　甘草二十两

【用法】取蒲公英二〇八两，与金银花共轧为细粉。取下余蒲公英五九二两，按煮提法提取二次，浓稠膏约一六六两。然后细粉与膏混合，制成丸，用糖水挂衣。每服二十丸，温开水送下，一日二次。小儿酌减。

【功用】清热解毒，凉血消炎。

【主治】由热毒引起的疮疡疖肿，红肿疼痛，妇女乳疮，小儿疮疖。

小金丝膏

【来源】《本草纲目》卷三十四。

【组成】沥青　白胶香各二两　乳香二钱　没药一两　黄蜡三钱

【用法】以香油三钱，同熬至滴不下散，倾入水中，扯千遍收贮。每捻作饼，贴之。

【主治】疮疖肿毒。

连翘汤

【来源】《片玉心书》卷五。

【组成】连翘　人参　川芎　黄连　生甘草　陈皮　白芍　木通

【用法】水煎，入竹沥服。

【主治】小儿头面遍身生疮，非干搽药，忽然自平，加痰喘者。

雄黄解毒丸

【来源】《幼科发挥》卷二。

【组成】鸡冠雄黄（水飞）二钱　真郁金　庄大黄各二钱　巴豆霜一钱

【用法】上共研匀，水糊为丸，如小豆大。每服一、二丸，茶清下。

【主治】儿疮入腹，腹胀，大小便不通。或喘或作搐者。

【方论】《医方考》：缠喉急闭，躯命之所关也。急治则生，缓治则死。是方也，雄黄能破结气，巴豆能下稠涎，郁金能散恶血。能此三者，闭其通矣。

雄黄解毒丸

【来源】《育婴家秘》卷二。

【组成】雄黄（另研） 川郁金各一两 巴豆（去油、炒焦）八钱 乳香（另研） 没药（另研）各二钱

【用法】上药各制为末，醋糊为丸，如小豆大，朱砂为衣。每服五七丸，随引下。急用本方，疮出方生，疮不出加喘者死。疮结靥作搐者，此非正靥，乃倒靥也，急用本方，紫草井水煎汤下，疮复起者吉，搐不止者凶。

【主治】

    1.《育婴家秘》：疮痛发搐。小儿胎毒所致疮痛，腹胀便秘，肤无血色，目闭不开而发搐者。

    2.《鲁府禁方》：疔疮数日，毒气入内。

生肌散

【来源】《仁术便览》卷四。

【别名】渗湿生肌散（《仙拈集》卷四）。

【组成】寒水石（煅）一两（为末）

【用法】洗净疮，敷药。

【功用】《仙拈集》：生肌。

【主治】湿热烂疮，并刀斧伤疮。

【加减】加黄丹二钱，名桃花散；加龙骨、儿茶各一钱，名红玉生肌散。

拔毒疔苍耳散

【来源】《仁术便览》卷四。

【组成】苍耳根茎苗子（烧灰，为末）

【用法】醋泔靛水和泥涂上。数次效。

【主治】诸疮。

五福化毒丹

【来源】《万病回春》卷七。

【组成】犀角 桔梗（去芦） 生地黄（酒洗） 赤茯苓（去皮） 牛蒡子（微炒）各五钱 朴消连翘 玄参（黑者） 粉草各六钱 青黛二钱（研极细）

【用法】上为末，炼蜜为丸，如龙眼大。每服一丸，薄荷汤化下。

【主治】小儿壅积热毒，唇口肿破生疮，牙根出血，口臭颊赤，咽干烦躁，或痘疹余毒未解，或头目身体多生疮疖。

【加减】兼有惊，加朱砂为衣。

千捶膏

【来源】《万病回春》卷八。

【组成】松香（明净者，为末）不拘多少 蓖麻子仁

    方中蓖麻子仁用量原缺。

【用法】同入石臼内，捣烂成膏。如稀则加松香，如稠则加麻仁。须要稀稠得所，取出入水中，扯拔数次，再入乳香、没药、血竭、孩儿茶，各为末少许，再扯令匀，瓷器收贮。每用时，重汤化开，绵帛摊上，贴患处。

【主治】疮疡。

【加减】顽疮，加轻粉、龙骨。

茯苓饼

【来源】《万病回春》卷八。

【组成】防风 人参 五加皮 白鲜皮 当归 川芎 丁皮 木瓜 皂角刺 海桐皮 乳香 没药 金银花 甘草各一钱 土茯苓半斤

【用法】上为细末，将药末四两对麦面四两，水和一处作饼，焙干熟用，不拘时候，外将细粗末煎作汤饮。以疮好为度。

【主治】远近顽疮，烂不敛口。

白龙膏

【来源】《遵生八笺》卷十八。

【组成】白及一两 五倍子（炒）五钱 白蔹三钱

【用法】上为末，醋调敷。

【主治】各样疮肿症，或腿或臂。

隔纸膏

【来源】《遵生八笺》卷十八。

【组成】净猪油（熬化）一两 黄占五分 白占五

钱　轻粉二钱　黄柏二钱（胆炙）　珍珠一钱五分　官粉三钱　赤石脂一钱（煅）

【用法】上为细末，先将前三味熔化，再下细末，为隔纸膏。先以韭菜煎汤洗净患处，然后贴之。

【主治】湿毒顽疮，臭烂臁疮。

红玉散

【来源】《鲁府禁方》。

【组成】官粉二钱　黄丹五分　拔过松香五钱

【用法】上为极细末。干掺患处；如疮结痂，则用香油调敷。

【主治】头面黄水，到处生疮。

乌龙膏

【来源】《鲁府禁方》卷四。

【组成】伏龙肝（即灶心土，研末）　白晋矾（飞过）各五钱

【用法】上为极细末，用灯窝香油调敷患处。搽不过三五次，其发复生如黑漆。

【主治】头发内生白顶疮。

绵花膏

【来源】《鲁府禁方》卷四。

【组成】香油四两　鸡子五个（煮熟，去白留黄，入油煠紫色）　黄柏五钱（去粗皮，入油煠褐色，绵纸滤过，再入锅内下黄蜡四两，倾碗内，坐水盆，入麝香少许）　乳香　没药　孩茶　轻粉　雄黄　蟾酥　片脑　血竭任意同加

【主治】诸疮。

玉蟾生肌散

【来源】《慈幼新书》卷十一。

【组成】癞蟾一枚

【用法】用轻粉三钱，装入腹内，线缝其口，扎缚成团，以枣肉捣烂，包蟾在内，裹以熟黄泥包固，炭火烧一昼夜，去泥、枣，为细末，每一钱加乳香、没药、黄丹、海螵蛸、雄鸡肫皮各三分，研极细。将疮口洗净敷之。

【主治】疮毒已去，肉败未能生新者。

长肉膏

【来源】《痘疹传心录》卷十五。

【组成】防风　荆芥　白芷　生地黄　当归各一两

【用法】上锉，以香油一斤，煎至白芷枯色，滤去渣，再以文武火熬成膏，渐下黄白蜡各一两，松香二两，滴水软硬得中，去火，慢下没药、赤石脂、密陀僧、血竭各二钱，以器盛之，盖地上，愈久愈妙。

【功用】长肉。

柴胡清肝饮

【来源】《痘疹传心录》卷十八。

【组成】柴胡　丹皮　茯苓　山栀子　川芎　白芍　当归　牛蒡子　甘草　连翘

【用法】水煎服。

【主治】肝经风热疮毒。

加味四物汤

【来源】《证治准绳·类方》卷七。

【组成】当归　川芎　白芍药　熟地黄　防风　荆芥各等分

【用法】上为散。每服三钱，水一盏半，煎至一盏，再入生地黄汁少许，去滓温服。再以生地黄一两，杏仁二十粒（去皮尖）研细，用绵子裹药敷在眼上，令干，再将瘦猪肉薄切，粘于眼上，再服《太平惠民和剂局方》黑神散。

【主治】

1.《证治准绳·类方》：打损眼目。

2.《证治准绳·幼科》：疮毒入目，血热不散，两眦皆赤，及疮疖。

蛤粉散

【来源】方出《外科启玄》卷九，名见《洞天奥旨》卷十三。

【组成】真蛤粉　滑石各五钱

【用法】掺疮上即愈。

【主治】汗淅疮。肥人多汗，久不洗浴，淹淅皮肤，烂成疮者，痛不可忍。

制柏散

【来源】《外科启玄》卷十二。

【组成】厚黄柏一斤

【用法】入厕坑内浸一百日，取出，入黄土内埋三日，取出晒干为末。如疮有水，干搽之；干，以蜜调搽之。

【主治】湿毒。

隔纸膏

【来源】《外科启玄》卷十二。

【组成】龙骨二钱　血竭五分　轻粉五分　冰片一分　阿魏二分　乳香　没药各一钱　麝香一分　黄丹（飞）一两　生芝麻一合（捣末）　香油三两

【用法】先将丹、油、芝麻熬数沸，再下细药。临取方下冰片、麝香搅匀，用甘草煮油纸，两面扎孔摊。贴之。

【主治】久远臁疮，顽疮结毒。

攻里消毒饮

【来源】《证治准绳·幼科》卷三。

【组成】瓜楼（连皮子，细切）三钱　连翘　牛蒡子（炒，研）　当归　白芍药各一钱　川大黄一钱半　芒消五分　甘草七分

【用法】用水一钟，煎至七分，大温服，未利再服。

【主治】小儿疮疡，肿硬痛深，大便秘涩，脉沉而实，有里证者。

惊毒掩

【来源】《证治准绳·幼科》卷三。

【组成】葱根七个　木鳖子七个　白芷三个　巴豆十四个　黄丹二两　香油四两

【用法】上先用油入前四味，武火熬，用柳木篦搅，以白芷焦黑为度，用绵滤去滓，再入铫，用文火熬，却入黄丹熬令紫黑色，成膏为度。掩疮上。已成速破。

【功用】去脓，收疮口。

【主治】疮疖初发。

紫草麻仁汤

【来源】《证治准绳·幼科》卷五。

【组成】山豆根　紫草各一钱一分　鼠粘子　露蜂房　生犀　青皮　桃仁　麻仁　侧柏叶　黄芩各一钱　杏仁一钱二分

【用法】上为散。每服四钱，水煎，食远服。

【主治】疮疹大便不通，致毒气闭塞。

【加减】秘甚者，加乌梅肉七分；不已，再加冬葵子一钱五分

解表消毒饮

【来源】《证治准绳·幼科》卷三。

【组成】黄耆（上部酒拌炒，中部米泔拌炒，下部盐水炒）一钱半　葛根　升麻　赤芍药　玄参　牛蒡子（炒研）　麻黄（去根节）　甘草各五分　连翘一钱

【用法】水一钟，加生姜三片，葱白一根，煎至七分，温服，不拘时候。

【主治】小儿疮疡，高肿焮痛，便利调和，脉浮而洪，有表证者。

【加减】病在手少阴分野，加细辛三分；足少阴，加独活七分；手太阴，加桔梗、白芷各五分；足太阴，加苍术七分；手厥阴，加柴胡七分；足厥阴，加柴胡、青皮各五分；手太阳，加藁本五分；足太阳，加羌活七分；手阳明，加白芷五分；足阳明，加升麻，葛根各七分；手足少阳，加柴胡七分。

生肌散

【来源】《证治准绳·疡医》卷一。

【组成】水红花叶

【用法】上为细末。先用水红花根锉碎，煎汤，洗净，却用叶末撒疮上，每日洗一次，撒一次。

【主治】肿疡。

长肌膏

【来源】《证治准绳·疡医》卷二。

【组成】白烛油四两　黄蜡八钱　香油八钱　大风子（去壳，切细）五钱　黄连三钱　番木鳖肉（切细）二钱　黄柏三钱　枯矾三钱　轻粉三钱　密陀僧五分（各研细）

【用法】上将前七味煎滤，入后三味拌匀候凝，看疮口大小做薄饼，簪穿小孔十数，贴疮上，或日易之。盐茶汤洗疮，洗饼再贴，以好为度。

【主治】年久诸般烂疮。

加减托里消毒散

【来源】《证治准绳·疡医》卷二。

【组成】托里消毒散去白芷、连翘、金银花，加人参、白术、藿香

【主治】疮疡。胃气虚弱，欲呕作呕，或外搽内服寒凉，或痛甚，或感受寒邪。秽气而呕者。

加减托里消毒散

【来源】《证治准绳·疡医》卷二。

【组成】托里消毒散去白芷、连翘、银花，加炮姜、木香

【主治】疮疡。由于脾气虚寒，饮食少思，肠鸣腹痛，腹冷泄泻。

【加减】手足逆冷，加附子煎送四神丸。

加减托里消毒散

【来源】《证治准绳·疡医》卷二。

【组成】托里消毒散去白芷，连翘、银花，加肉桂、附子

【用法】佐以八味丸。

【主治】疮疡，肾气虚寒，四肢逆冷。

浸毒散

【来源】《证治准绳·疡医》卷三。

【组成】毛藤子　石楠藤　铁菱角　穿山蜈蚣　背子蜈蚣　赤麻薏　金脑香　梭婆子根　飞天蜈蚣　赤梗过路蜈蚣

【用法】上水煎，入醋少许，和暖浸洗。

【主治】蛇头子及一切蝮蛇瘴。

黑虎膏

【来源】《证治准绳·疡医》卷三。

【组成】大黄　黄连　黄芩　黄柏　当归各一两　木鳖子五钱　穿山甲三钱　乱发一丸　蛇蜕一条　麻油一斤　黄丹（水飞，炒）八两（无真的，以好光粉代之妙）　乳香一两　没药五钱　阿魏一钱半

【用法】上锉，入油浸五七日，煎熬微黑，滤去滓，入黄丹，慢火熬成膏，候冷，入乳香、没药、阿魏末，搅匀。油纸摊贴。

【主治】瘰疬，诸疮。

去热散

【来源】《证治准绳·疡医》卷四。

【组成】吉面消　山乌豆　鸡屎子　鸡距根　水圹子　过山龙　金凉伞（大叶）　白根子　紫金藤　九牛天竹　臭木待根　连义大青　落鸦爪藤

【用法】水煎服。

【功用】退热。

【主治】马痕发热；肿疡。

扫疥散

【来源】《证治准绳·疡医》卷五。

【组成】大黄　蛇床子　黄连　金毛狗脊　黄柏　苦参各五钱（同为极细末）　硫黄　水银（茶末杀之）各四钱　雄黄　黄丹各二钱五分　轻粉一钱　大风子（去壳）　木鳖子（去壳）各五钱

【用法】上为细散。用生猪脂调，洗浴后搽疮上。此药宜晒合之，不见火。

【主治】诸疥疮，热疮，遍身疮疖。

两面龟散

【来源】《证治准绳·疡医》卷五。

【组成】两面龟　鸡屎子　鸡班根　诈死子　真珠

美 山鸟豆 紫金皮 脱壳藤 鱼桐根 山淡豉 连叉大青 沿地鸡班 （又方加臭木待根、山芙蓉根、山苎根、川山蜈蚣）

【用法】水煎，入酒和服。

【主治】一切肿疡焮赤，无名肿毒疼痛者。

【加减】发热，加水圹根、吉面消；骨里痛，加紫金藤、马蹄金、铁马鞭。

妙草散

【来源】《证治准绳·疡医》卷五。

【组成】白根子 赤芍根皮

【用法】上捣糟，炒。缚之。又用七层楼煎酒服之。

【主治】病马鞍。

鸡屎子散

【来源】《证治准绳·疡医》卷五。

【组成】鸡屎子 诈死子 冬青根 杨香根

【用法】上水煎，入酒和服。

【主治】虚疡。

一赤散

【来源】《证治准绳·疡医》卷六。

【组成】大黄 赤石脂 石膏（煅）各等分

【用法】上为末。以三棱针将泡挑破，掺药。

【主治】伤损敷药后起泡者。

秘传杖疮膏

【来源】《证治准绳·疡医》卷六。

【组成】香油四两（真者佳，将穿山甲、柏枝先入油中煎数沸，去二件滓，乘热将薄棉滤净油，复入锅中煎沸，以次下药。冬月用油五两） 穿山甲一片 柏枝一根（以上二件取油煎汁，不用滓，取法见前） 槐枝一茎（须另报开小条，不用大树上者，入药油用此频搅） 府丹（即飞丹，净水飞去漂脚，取细末）一两（作二次入油） 水花珠（净水飞去漂脚，晒干，取细末）二钱 血竭 没药 乳香 孩儿茶各三钱（捶碎和匀，共入铜锅，炭火上炒沸过，为细末） 新珍珠 新红象牙（各面包，烧存性，取细末，油旧者不用） 面粉（炭火上烧黄）各一钱 人指甲（炒黄） 三七（晒干，取细末） 石乳（铜锅内炒过，取细末） 黄连（细末） 黄芩（细末）各三分 海螵蛸五分（细末） 半夏（大者）十枚（为细末。以上俱用极细筛筛过，和匀分作五分，留起一分，看膏药老嫩加减，只用四分作四次下，下法如下） 樟冰（细末）四钱 黄蜡二钱 冰片一分 麝香三分 阿魏（成块者）五分（以上四件待诸药俱下尽，临起锅时方下，搅极匀取出阿魏滓）

【用法】先将细末药分五分，其四分以次下锅如下，其一分留看药厚薄以为增减，如四分已下尽药尚薄，亦将此分渐下，如正好，留此一分，待点膏药时掺在患处尤妙。煎法用上好香油四两，入铜锅中炭火煎沸，沸时入柏枝一茎，穿山甲一片在内，煎数沸去二药滓，将薄棉纸乘热滤净油，揩净锅，复入油于锅中煎沸，下府丹五钱，用槐条急搅不住手，至成膏方止，候六七煎后，用清水漱净口喷清水少许于锅中即取锅。一起锅时于前四分中细末入药将一分渐渐逐一挑下，急搅如前，此分药尽约匀和了，将槐条蘸药滴水且未要成珠，复置锅火上急搅，候沸起锅。二起锅复将前末药一分渐下锅中急搅如前，约匀和滴水要成珠，复置锅炭火上急搅，候沸起锅。三起锅渐下药搅如前，约匀和，将药滴水虽成珠尚要粘手，复置锅火上如前。四起锅渐下药如前急搅，约匀和将药滴成珠，珠要将至不粘手了，复置锅炭火上，候沸起锅。五起锅即下黄蜡二钱，府丹五钱急搅如前，将药滴水成珠，要须不粘手，又不可太老了，如尚粘手，将前留下一分末药渐下以不粘手为度，如不粘手了，即下水花珠二钱，次下樟冰末四钱，急搅，方下麝香三分，阿魏五分，冰片一分，急搅不住手，量药已均和了，撩阿魏滓丢之，以药入瓷器内，浸冷水中片时，候凝，将药寻露天天阳净地，掘坎将瓷器倒覆于坎中，仍以土覆好，候七日后方起。藏法用油纸及箬包好瓶口以防泄气。摊膏药时用汤中煎过净油单纸摊上药，不用火烘，只用热汤入器中，将油纸放器上，以药放上摊开，又不用太厚，须于纸上照得见为妙，如以绢摊，用汤炖烊药摊上。贴时先将莱菔汁、桑叶煎汤，露中露过一宿，用以洗患处，方用贴之。既贴后每日洗一遍，不要换膏药，至二三日后血散风去,方换收口黑膏药(即万应膏)。

【主治】打伤,金疮及无名肿毒、臁疮。

【宜忌】跌伤及别样疮忌贴。

黑膏药

【来源】《证治准绳·疡医》卷六。

【组成】防风 荆芥 连翘 大黄 黄连 黄芩 黄柏 当归 赤芍药 玄参 紫金皮各一两 木鳖子 白芷 杏仁 桃仁 生地各五钱 地芫荽 黄花菀 侧柏叶 地薄荷 猪狲矜各二两 乳香 没药 儿茶 大黄 当归各一两 杉皮炭 枫香 龙骨(煅) 赤石脂(煅) 血竭 樟脑各五钱 孩儿骨(煅) 朱砂 水银各二钱半 麝香五分

【用法】上将后十五味为末,将前二十一味铡碎,水煎熬浓汁,滤去滓再煎,令汁如饧样,入猪油二斤,慢火熬令汁干,入光粉一斤,旋入,搅至黑色成膏,滴水中成珠,可丸不粘手为度,次入黄蜡二两熔化,出火毒数日,再微熬,熔入乳香后十五味末,搅匀,油纸摊贴。

【主治】杖疮及诸疮。

黄蜡膏

【来源】《东医宝鉴·杂病篇》卷八。

【组成】香油 黄蜡 松脂各等分

【用法】上熔化,待凝贴之。加油发灰尤妙。

【功用】生肌。

【主治】诸疮。

江蜗围药

【来源】《杏苑生春》卷七。

【组成】大黄 半夏 黄药各等分 江蜗二十四个 白梅四个(去核捣烂)

【用法】以江蜗、白梅入前药杵和成剂,为丸如指头大,用好陈醋磨化,围敷患处四边。

【主治】诸疮肿毒初生。

摩风膏

【来源】《杏苑生春》卷八。

【组成】瓜蒌实一枚(去外硬皮,用瓤并仁,俱捣碎) 白芷四钱 广零香四钱 甘松二钱 防风 白及 白蔹 赤芍药 黄耆各一钱五分 杏仁一钱(另研) 甘草(炙)一钱

【用法】上锉,用菜油一斤或芝麻油浸二日,慢火炙药色黄,滤去滓,另放;将好松香四钱,先入锅内熬溶,再下药油煎一沸,入黄蜡四两,不住手慢火搅匀,瓷器收贮。

【主治】手足头面白屑痒疮,皮肤皱燥。

加味千金内托散

【来源】《寿世保元》卷九。

【组成】黄耆(盐水炒) 人参 当归(酒洗) 川芎 白芍(酒炒) 白芷 防风 川朴(姜炒) 桔梗 官桂 瓜蒌仁(去壳) 金银花 甘草节

【用法】上锉。每服一两,水煎,入好酒半盏,去滓温服。日进二三服之后,疮口有黑血出,及有汗出,此药之功也。不问证候猛恶,未成者自散,已成者即溃矣。

【功用】发散外邪,流行气血,排脓止痛,生肌长肉。

【主治】气血凝滞,风毒壅结,致患痈疽疮疖,在五六日间,已溃未溃而作痛者。

【加减】痛甚,加乳香、没药,倍当归、芍药。

珍珠象牙膏

【来源】《寿世保元》卷九引黄宾江方。

【组成】珍珠(用豆腐一块,切两片,将珠铺在内,两片合住缚定,入水煮三炷香为度,研细末)一钱 象牙末一钱 天花粉末五分 官粉末一钱 白蜡一钱 香油五钱

【用法】上共合一处,入碗内,重汤煮化,澄成膏,纸摊,贴患处。

【主治】顽疮恶毒,年久不愈。

清毒百应丸

【来源】《寿世保元》卷九。

【组成】锦纹大黄一片(切碎) 苍术 黄柏 当归 槐花 金银花 皂角各四两

【用法】上细切，水十二碗，煎至十碗，去渣，浸大黄令透，取起晒干，又浸又晒，以干尽为度，为末，面糊为丸，如绿豆大。每服六十四丸，白汤送下，以大便下滞物为效。

【主治】诸疮。

隔纸膏

【来源】《寿世保元》卷九。

【组成】枯矾三钱　密陀僧三钱　龙骨（煅）三钱　黄丹（水飞）三钱

【用法】用布针将油纸刺孔，桐油调药摊上。贴患处。

【主治】脚胫上生疮肿痛，顽毒溃烂，久不已。

补中益气汤

【来源】《外科正宗》卷一。

【组成】黄耆一钱五分　甘草（炙）　人参　当归　白术各一钱　升麻　柴胡　陈皮各三分　麦门冬六分　五味子（炒）五分

【用法】水二钟，加生姜三片，大枣二枚，煎一钟，空心热服。

【主治】疮疡元气不足，四肢倦怠，口干发热，饮食无味，或饮食失节，或劳倦身热，脉洪大而无力，或头痛而恶寒，或声高而喘，身热而烦。

五福化毒丹

【来源】《外科正宗》卷四。

【别名】五福化毒丸（《鳞爪集》卷下）。

【组成】玄参　桔梗　赤苓各二两　人参三钱　黄连　龙胆草　青黛　牙消各一两　甘草五钱　冰片五分　朱砂三钱　金箔二十张（为衣）

【用法】上为末，炼蜜为丸，如芡实大。每服一丸，薄荷、灯心汤化下；疮疹后余毒上攻，口齿涎血臭秽，以生地黄汁化下。如无地黄，竹叶灯心汤亦可用。

【主治】

1. 《外科正宗》：小儿蕴积胎毒，以及诸疮瘾疹，伤风斑症，口舌生疮，痰涎壅盛，谵语烦躁，夜睡不宁者。

2. 《医宗金鉴》：小儿赤游丹毒。

苦参汤

【来源】《外科正宗》卷四。

【组成】苦参四两　大菖蒲二两

【用法】河水五瓢，同煮数滚，添水二瓢，盖片时，临洗和入公猪胆汁四五枚，淋洗患上。不二三次全愈。

【主治】痤痱疮作痒，抓之又疼，坐如糠稳，难以安睡。

【宜忌】愈后避风，忌食发物。

五红散

【来源】《外科百效》卷一。

【组成】煅明矾　雄黄各等分

【用法】上为极细末。外用。污肉多，宜多下矾；污肉少，宜多下雄黄。

【功用】去污化毒。

五油隔纸膏

【来源】《外科百效》卷一。

【组成】香油　松沥油　木油　猪油　鸡子油

【用法】调匀用。如诸疮作痒，内入金华散五钱，明肌散一两，调贴患处；如诸疮虚痛不作痒，内入金华散一两，乳香、没药末各三钱，调贴患处。

【主治】诸疮痛痒。

隔纸白玉膏

【来源】《外科百效》卷一。

【组成】雄猪油二两（熬，去滓）　黄蜡　白蜡各二两　蓖麻子仁二两（捣如泥）　麻油四两　鸡子油二两　铅粉四两　乳香末三钱　轻粉五钱　冰片五分

【用法】先将雄猪油、黄白二蜡同熬化，再将蓖麻仁、铅粉、麻油、鸡子油和匀侯冷，再入乳香、轻粉、冰片搅匀，瓷罐收入。每用时以胭脂或绵片上药贴在患处。

【主治】疮毒。

合掌散

【来源】《外科百效》卷五引如虚方。

【组成】樟脑二钱　水银　蛇床　白芷　花椒各一钱　白矾五分　大风子一钱

【用法】上为细末，油核桃肉为丸。置手掌磨擦嗅之。

【主治】干疥诸疮，黄泡、坐板等疮。

发毒攻里五香连翘饮

【来源】《疡科选粹》卷二。

【组成】沉香　木香　麝香　丁香各一钱　乳香二钱　连翘　射干　升麻　桑寄生　独活　甘草各一钱　大黄一两五钱　木通二钱

【用法】水煎，温服。

【主治】诸疮肿，初觉一二日，便厥逆咽塞，发寒热。

消毒散

【来源】《疡科选粹》卷三。

【组成】绿豆　五倍

【用法】上为细末。用醋调搽。

【主治】面疮赤肿。

猪秽散

【来源】《疡科选粹》卷四。

【组成】猪粪（煅）　槟榔各五钱　片脑五分　花椒一分　龙骨一分

【用法】上为末。湿疮干疮，香油调敷。

【主治】

1.《疡科选粹》：脚上生疮，肿痛作痒，抓破水流不止。

2.《杂病源流犀烛》：阴疮，肾中虚火炎炽，疮生遍身，脓水淋漓，两腿更甚，体倦，作痒难熬，或至经年不愈。

【加减】如有脓水，加轻粉一钱。

蜈蚣油

【来源】《疡科选粹》卷五。

【组成】生蜈蚣数条

【用法】上浸麻油内，俟生霉，略熬，使虫化。外涂患处。

【主治】疮癣。

四色散

【来源】《疡科选粹》卷七。

【组成】黄连　黄柏各三两　赤小豆　绿豆粉各一两　紫草　寒水石　漏芦各七钱

【用法】上为末。香油调搽，一日三次。

【主治】热疮，遍身发，出脓血，赤烂，或火丹，或如火烧。

加减四物汤

【来源】《疡科选粹》卷七。

【组成】川芎　当归　芍药　地黄　防风　荆芥　甘草各等分　凤尾草一握

【用法】水煎服。

【主治】一切无名疮肿。

芎粉丸

【来源】《疡科选粹》卷七。

【组成】川芎五钱　天花粉五钱　轻粉二钱五分　雄黄一钱二分五厘　辰砂一钱二分五厘　麝香五分

【用法】上为末，蒸饼糊为丸，如绿豆大。每服八分，每日三次。

【主治】诸疮胬肉。

万灵膏

【来源】《疡科选粹》卷八。

【组成】血余二两　皂角一两　黄蜡一两　松香一两　当归四两　大黄四两　玄参四两　白芷二两　生地四两　赤芍药二两　乳香五钱　没药五钱　威灵仙二两　密陀僧一斤　飞丹半斤　赤炼　乌梢　蛇房　癞斯

方中赤炼以下四味用量原缺。

【用法】油三斤，熬膏。外贴。

【主治】诸疮。

诸般败毒散

【来源】《疡科选粹》卷八。

【组成】锦纹大黄四两（锉碎）

【用法】先以当归一两锉碎，用好酒二碗，煎至八分，将大黄片浸湿一宿，晒干，为末听用。每服大黄三钱，以白芷一钱，连翘六钱，酒煎八分，露一宿调服。其毒从大便出，出尽则以温粥止之。

【主治】诸般疮毒。

蜜膏

【来源】《疡科选粹》卷八。

【组成】松香（一斤四两，醋、葱汁煮过，为末，筛净）一斤 黄蜡 白蜡各一两 轻粉一两 乳香 没药 樟脑 象牙末（炒） 竹蛀末 龙骨（火煅） 赤石脂（醋煅） 面粉（炒） 海螵蛸（去壳） 人中白（煅）各五钱 孩儿茶三钱 血竭六钱 白蜜一两 桐油十三两

【用法】先将松香溶化，次下桐油，次下黄白二蜡，次下龙骨等味，次下轻粉、象牙末、乳没药、樟脑、白蜜。

【主治】诸般疮肿恶毒，臁疮湿毒，瘰疬，杨梅结毒，下疳久不收敛者。

三神油

【来源】方出《先醒斋医学广笔记》卷三，名见《仙拈集》卷四。

【组成】松香五钱（研细） 雄黄一钱（研细） 苍术三钱

【用法】上药各为末，和匀，以绵纸包裹捻成纸捻二条，腊月猪油浸透，点火烧着，取滴下油搽疮上。

【主治】

1. 《先醒斋医学广笔记》：坐板疮。
2. 《仙拈集》：一切恶疮。

会脓散

【来源】《先醒斋医学广笔记》卷三。

【组成】穿山甲（炙） 白僵蚕（炒，去丝嘴）白芷各五钱 大黄二两 乳香 没药 五灵脂各五钱

【用法】上为末。每服五钱，酒调下。幼者用三钱。

【主治】腹中肿毒。

五福化毒丹

【来源】《明医指掌》卷十。

【组成】玄参三两 桔梗三两 甘草七钱 牙消五钱 青黛一两 人参七钱 茯苓一两半 一方加黄连一两（炒）

【用法】上为末，炼蜜为丸，每丸重一钱，朱砂为衣。薄荷汤下；疮疹后余毒上攻，口齿臭气，生地黄汁化下。

【主治】小儿胎中受热，大小便不利，丹毒疮疡，赤疹赤目，重舌木舌，口疮。

飞丹散

【来源】《景岳全书》卷五十。

【组成】飞丹 人中黄（白黄妙） 轻粉 水粉各等分

【用法】上为末。凡湿烂者可以干掺，外用油纸包盖；若干陷者，以猪骨髓或猪油调贴之，先以百草煎汤，乘热熏洗，然后贴之，日洗数次。

【主治】寒湿、风湿脚腿等疮。

芍药蒺藜煎

【来源】《景岳全书》卷五十一。

【组成】龙胆草 栀子 黄芩 木通 泽泻各一钱半 芍药 生地各二钱 白蒺藜（连刺，捶碎）五钱（甚者一两）

【用法】水二钟，煎至八分，食远服。外以螵蛸散敷之。

【主治】通身湿热疮疹，及下部红肿热痛诸疮。

【加减】如火不甚者，宜去龙胆、栀子、加当归、茯苓、薏仁之属；如湿毒甚者，加土茯苓五钱至一二两。

完疮散

【来源】《景岳全书》卷五十一。

【组成】滑石（飞）一两 赤石脂（飞）五钱 粉甘草三钱

【用法】上为末。干掺，或用麻油调敷。

【主治】湿烂诸疮肉平不敛，及诸疮毒内肉既平而口有不收者。

【加减】痒，加枯矾一钱；痒甚，加水银三四钱，松香二钱。

八仙红玉膏

【来源】《景岳全书》卷六十四。

【别名】八仙膏（《种福堂公选良方》卷三）。

【组成】龙骨 赤石脂 儿茶 血竭 没药 乳香各一钱 轻粉五分或一钱 冰片二分

【用法】上用麻油二两，入当归五钱，煎枯去滓，入龙、石、茶、竭四味，再煎一二沸，次入乳、没，略煎匀后，入黄占五钱，熔化冷定，入轻、冰摊贴。

【主治】诸疮。

长肉膏

【来源】《景岳全书》卷六十四。

【组成】人参 黄耆 当归 夜合树皮 玄参各一两 血余三两 老鼠一个 细药：血竭 龙骨 赤石脂 白腊各五钱

【用法】上用麻油一斤，煎飞丹收。

【功用】长肉。

四物汤

【来源】《景岳全书》卷六十四。

【组成】人参 白术 黄耆各三钱 干姜（炮） 附子（炮） 甘草（炙） 陈皮 当归各二钱 柴胡 升麻各五分

【用法】酒、水煎服。

【主治】脾肾虚寒，疮属纯阴，或药损元气，不肿痛，不腐溃，或腹痛，泄泻，呕吐，厥逆，及阳气脱陷。

【加减】如不应，倍加姜、附。

瓜蒌托里散

【来源】《景岳全书》卷六十四。

【组成】黄瓜蒌一个（杵碎） 忍冬藤 乳香各一两 苏木五钱 没药三钱 甘草一钱

【用法】用酒三碗，煎二碗，空心、日午、临睡分三服。或以此为末，酒糊丸，弹子大，朱砂为衣。细嚼，用当归酒送下。

【功用】疮疡未成易消，已成易溃，既溃则生肌。

【主治】疮疡毒盛，打扑损伤。

加味太乙膏

【来源】《景岳全书》卷六十四。

【组成】当归 生地黄 芍药 玄参 大黄各二两 甘草四两

　　　《灵验良方汇编》有白芷。

【用法】用麻油二斤煎丹收膏，外贴患处。

【主治】一切疮疡。

托里散

【来源】《景岳全书》卷六十四。

【组成】瓜蒌（大者，杵）一个 当归（酒拌） 黄耆（盐水炒） 白芍药 甘草各一两半 熟地 天花粉 金银花 皂刺（炒）各一两

【用法】上为散。每服五两，以无灰酒五茶钟，入瓷器内，厚纸封口，再用油纸重封，置汤锅内，盖煮至药香，取出分服，直至疮愈。始终常服，不致内陷。

【主治】一切疮毒。

朱砂膏

【来源】《景岳全书》卷六十四。

【组成】麻油一斤 飞丹六两 水银五钱 朱砂（佳者）一两半（飞） 好黄蜡四两

【用法】先下油熬数沸，下鸡子二枚，敲开连壳投之，熬焦，捞去子，退火俟油定，下水银五钱，再加微火搅，熬饭顷，即入丹渐收成膏，后下黄占，再搅，候大温，下极细好朱砂一两五钱，搅匀，瓷罐收贮。

【主治】一切顽疮、破疮、杖疮、痈疽、发背、破伤者。

攻坚败毒膏

【来源】《景岳全书》卷六十四。

【别名】乾坤一炁膏。

【组成】当归 熟地 生地 白芍药 赤芍药 南星 半夏 三棱 蓬术 木鳖 两头尖 川山甲 巴豆仁 肉桂 五灵脂 桃仁 续断 玄参 玄胡索 萆薢 麻子仁 白芷 羌活 独活 大黄 红花 川乌 草乌 苏木 川芎 防风 杏仁各一两

【用法】用麻油四十两，浸诸药三日，桑柴火煎成丹，收后下细药：乳香（制） 没药（制）各一两，真阿魏一两半，麝香三钱。

【主治】痞块、疮毒、痔漏。

【加减】上方于细药中加芦荟、木香各一两蟾酥三钱，即名"消痞大成膏"。

参耆托里散

【来源】《景岳全书》卷六十四。

【组成】人参(气虚多用之) 黄耆(炒) 白术(炒) 当归 熟地 芍药(酒炒) 茯苓 陈皮各一钱

【用法】水煎服。

【主治】疮疡气血俱虚，不能起发，或腐溃不能收敛，及恶寒发热者。

【验案】瘀血成毒 《陆氏三世医验》：吴江宁见源，久居林下，年近古稀，常自逞强健，乘船起岸，每不欲人扶，一日下舟，偶而失脚堕水，足大股挫气作痛，左胁亦引痛，顺气活血之药服至数十帖，两处之痛，已愈三月矣，忽于左股内髀枢作痛，疼痛日甚，憎寒作热，甚至不可忍，惟求速死为幸。予诊其脉，六部洪数，而左关尺带弦。此必瘀血未尽，留而成毒也。因起视痛处，已有脓在内。亟令延外科商之。外科至，予令以针破之。出脓血数碗，服大料参耆托里散数十剂而痊。

铁头散

【来源】《景岳全书》卷六十四。

【组成】赤石脂五钱 轻粉 麝香各五分 乳香 白丁香各三钱 生砒 黄丹各一钱 蜈蚣一条(炙干)

【用法】上为末。搽瘀肉上，其肉自化；若疮口小，或痔疮，用糯米糊和作细条，阴干纴入，外以膏药贴之，内服托里之药。

【功用】蚀腐。

【主治】一切顽疮，内有脓管瘀肉；或瘰疬结核不化，疮口不合。

消肿宁痛膏

【来源】《简明医彀》卷四。

【组成】乳香 没药 儿茶 雄黄各三钱 轻粉一钱 官粉一两

【用法】上各为细末。滤净猪油二两，下锅烧热，熬化黄蜡一两，搅入上药，入油，匀收钵内。用油纸摊贴。

【功用】去腐抽脓，定痛长肉。

【主治】杖疮。

巴油膏

【来源】《简明医彀》卷八。

【组成】巴豆（去壳，炒焦，研如膏） 香油少许

【用法】共研匀。点些少于肿处。

【功用】解一切疮毒，腐化瘀肉，推陈致新，亦可收敛。

朱竭膏

【来源】《简明医彀》卷八。

【组成】血竭 银朱 轻粉 乳香 没药各二钱

【用法】上药各为细末，和匀，以万灵膏四两，以手蘸水，将诸末拌扯红色。外贴。

【主治】诸疮。

乳没生肌散

【来源】《简明医彀》卷八。

【组成】软石膏(红色者尤佳,炭火煅红,待冷去灰土,取研细)一两 龙骨三钱 乳香 没药(俱出汗,研末) 血竭 赤石脂各一钱 轻粉五分

【用法】上药各为极细末,和匀重研,入瓷罐,塞紧勿出气。疮毒洗净,挹干掺上,外贴膏药或护纸。

【功用】生肌收口。

【主治】诸般疮疡痈疽毒。

定痛托里散

【来源】《简明医彀》卷八。

【组成】当归 白芍各五分 肉桂 乳香 没药（俱出汗,研）各一钱 粟壳（去蒂）二钱

【用法】水煎服。

【主治】诸肿毒疮痛。

替针丸

【来源】《简明医彀》卷八。

【组成】巴豆肉一粒（不去油） 油盐豆豉十四粒（含去皮,令软） 真麝香少许

【用法】上二药同研烂,入麝香捏成小饼,安疮头上。如有孔不大,溃出脓,捻作小麦样,用纸捻送入,痛少时脓大出。肉色黯不得去,用巴豆肉炒黑,捣成膏涂之。

【主治】疮疡脓成不溃者。

替针丸

【来源】《简明医彀》卷八。

【组成】牛蒡子一粒

【用法】酒吞下。

【主治】疮疡脓成不得穿破者。

金枣丹

【来源】《仙后方》。

【组成】雄黄一两 辰砂三钱 川乌（去皮尖）三钱 升麻三钱 蜈蚣三条 蟾酥三分 闹羊花三分 麝香六分

【用法】上为细末,醋打面糊为丸,如枣核大,晒干,入罐收,听用。每服一丸,葱包,火煨葱熟为度,葱酒送下,尽醉发汗,忌风。如至重者肿或一块,再服二丸,不取汗,全消;如久破烂者,每服半丸,不必取汗,数服自愈。

【主治】一切外科破烂,寒伤流注。

诸疮膏

【来源】《仙后方》。

【组成】苦参半斤 商陆根半斤 桐油一斤（内加香油四两）

【用法】将前二味入油内,共慢火熬至枯黑去滓净,将锅拭净,入前药油再熬,加佗僧细末五两,陆续投下,频投频搅,滴水成珠,取起出火,加黄白蜡各五钱,待将冷,倾入水中去火毒。

【功用】止痛散血生肌。

【主治】诸疮。

当归拈痛散

【来源】《丹台玉案》卷二。

【组成】当归 防风 黄耆各一钱 甘草五分 黄柏 玄参 人参 茯苓 白术 苍术各八分 干葛 升麻 知母 茵陈 羌活各六分

【用法】水二钟,煎八分服。

【主治】湿热为病,肢节烦疼,肩背沉重,流注足胫,痛不可忍,口干壮热,两足湿毒疮痛痒。

冰熊散

【来源】《丹台玉案》卷二。

【组成】辰砂一两 冰片二钱 熊胆二钱

【用法】上为细末。鸡子白调搽,每日洗三次搽三次。

【主治】脚底心烂。

参耆汤

【来源】《痘疹仁端录》卷十。

【组成】人参 当归 苍术 白术 陈皮 神曲 炙草 五味子各一钱 炙耆 酒柏 升麻各四钱

【用法】加生姜、大枣,水煎服。

【主治】诸毒脓血,大溃,大痛,大臭。

双仙化毒膏

【来源】《救偏琐言·备用良方》。

【组成】麻油二两 锦纹大黄一两（锉片） 麻黄（去根）五钱（锉断）

【用法】将二味入于油内，煎至如煤之黑，取油去滓，于水盆内顿出火气。将煮熟鸡蛋十个，去白取黄，于小铜杓内细细擗碎，熬至黄沫泛溢，继而焦黄，至极焦黑，青烟将起，油将来矣，渐有渐逼，以尽为度，亦于水盆内出火气，与麻油合并滤清听用。复用大黄一两，一半晒燥，一半与风化石灰同炒，炒至石灰如桃花色，去灰取黄，地上出火气，共为细末。加松香五钱，为末，入于葱管内，用苎丝扎葱口，于铜杓内煮，葱黄熟去葱，取松香为末。川黄柏去粗皮五钱，一半晒燥，一半将猪胆汁炙透，共为细末。青黛水飞五钱。合煎药总调于药油内，其搽法如擦合掌丸，以渐而施。

本方用法中"合掌丸"，查原书未见。

【主治】小儿三朝生毒疮，细似针沙，赤如红霞，三日后连成一片，一擦而肤剥去，遍体如焚，名为血霞疮。

【验案】婴儿血霞疮藏顾渚老先生一孙，广师兄之子也，生双胎，先下地者，三朝便生毒疮，细似针沙，赤如红霞，三日后连成一片，一擦而肤剥去，遍体如焚。以痘前疮，当任其生，不事医药，十数朝即毙。其次焉者，于十朝后亦发此疮，与前无异。予曰：是疮于母腹中受积热、积毒而发，名为血霞疮。治之不早，有性命之忧，不但不利于痘也。余言及此，追悔无已。云，初生者昨已毙于疮矣，今治之可无恙乎？余授双仙化毒膏并牛黄八宝丹二方。一治其内，一治其外而愈。

疗毒汤

【来源】《诚书》卷十五。

【组成】胡麻 威灵仙 何首乌（生） 苦参 荆芥 石菖蒲 防风 独活 甘草

【用法】白酒煎服。

【主治】一切久远痛痒诸疮。

栀黄散

【来源】《诚书》卷十五。

【组成】大黄（炒） 升麻 黄芩各五钱 栀子仁 甘草各一分

【用法】上为散。取一钱，水煎服。

【主治】疮疖初起，烦热。

黄连解毒汤

【来源】《诚书》卷十五。

【组成】贝母 当归 赤芍药 黄连 独活 紫草 红花 荆芥穗 陈皮 生地 甘草 菖蒲

【用法】水煎服。

【主治】皮燥口苦痛疮。

惊毒掩

【来源】《诚书》卷十五。

【组成】红花三钱 葱根七个 木鳖子七个 白芷三个 巴豆十四个 川乌五钱 黄丹二两 香油四两

【用法】先将前六味入油内，文武火熬，以柳枝搅，看白芷焦黑为度，用绵滤去滓，再熬，入黄丹令紫黑色，滴水成膏。用掩疮上。已成速破。

【主治】疮疖初起。

解肌汤

【来源】《诚书》卷十五。

【组成】羌活 天花粉 荆芥 丹皮 甘草 红花 黄连 防风 金银花 贝母

【用法】水煎服。

【主治】疮毒壅盛。

【加减】热极，加紫草；腹胀，加熟大黄。

蝉壳汤

【来源】《诚书》卷十五。

【组成】蝉壳 甘草 山楂 黏子 杏仁 荆芥 连翘 防风

【用法】水煎服。

【主治】发热，疮毒将出未出。

太素膏

【来源】《医宗说约》卷六。

【组成】轻粉三钱　冰片五分

【用法】上为细末，用猪脊髓调匀，摊绢帛上，盖贴疮口。并服大补汤等内托之剂。

【主治】元气虚极，疮疡久不收口。

【加减】虚甚者，加胎骨灰粉五分，或天灵盖灰五分。

围药神应丹

【来源】《医宗说约》卷六。

【别名】神应丹（《疡医大全》卷八）。

【组成】小鲫鱼七个　鲜山药四两　大葱头（连须）一个

【用法】上共捣烂，用千年陈石灰半斤，南星、半夏、白及、赤芍末各一两，和匀，阴干，再研为细末。临用蜜调敷四边，外用绵子掩之。

【主治】气血不和，壅遏为疮，高肿赤痛，兼痰、兼郁、兼湿、兼寒者并治。

桃红散

【来源】《医宗说约》卷六。

【组成】轻粉　赤石脂（煅）　石膏（煅熟）各三钱　铅粉二钱　瓜儿血竭一钱　冰片五分

【用法】上为极细末，瓷瓶收贮。用少许扫疮上即愈。

【功用】定痛，生肌，长肉。

【主治】疮疡。

二青散

【来源】《外科大成》卷一。

【组成】青黛　白及　白蔹　白薇　白芷　白鲜皮朴消　水龙骨　黄柏各一两　天花粉三两　大黄四两　青露（即芙蓉叶）三两

【用法】上为末。用醋、蜜调敷；如已成者，则敷四围，留顶，贴替针膏。

【主治】

1.《外科大成》：一切焮热红肿热痛阳毒，脓未成者。

2.《疫喉浅论》：疫喉痧遗毒，颈项漫肿，尚未化脓者。

二味消毒散

【来源】《外科大成》卷一。

【别名】二味拔毒散（《医宗金鉴》卷六十二）、二味败毒散（《药奁启秘》）。

【组成】白矾一两　明雄黄二钱

【用法】上为末。茶清调化，鹅翎蘸扫患处。

【功用】

1.《浙江中医杂志》（1958，12：封3）：杀菌化腐，燥湿敛疮。

2.《中药成药制剂手册》：除湿止痒。

【主治】风湿热毒引起的疮疡、湿疹，红肿痒痛，及毒虫咬伤。

1.《外科大成》：热疖、痱、痤、疥、疹、风湿痒疮。

2.《疡科遗编》：喉袋蛇缠，湿热时毒。

3.《验方新编》：毒虫咬伤。

4.《中药成药制剂手册》：湿毒引起的疮疡，红肿痛痒流水，及湿疹，慢性中耳炎。

5.《中医皮肤病学简编》：皮炎、疮疹。

【验案】

1. 麻风神经痛　《浙江中医杂志》（1958，12：封3）：山东省北坛医院采用浓茶汁调二味拔毒散外治80例麻风神经痛，收到了良好效果。一般在敷药10～15分钟后，疼痛基本消失，局部仅留有轻度胀感，24小时后将药解除，胀大的神经已显著变细变软。80例中，经敷贴一次治愈的有66例（占82.5%），敷贴两次治愈的有13例（占16.25%），只一例敷贴四次，疗效达100%。

2. 风毒肿　《江苏中医》（1965，3：38）：以雄黄、明矾各等分，共研极细末，与野菊花根捣汁拌匀如糊，涂于风毒肿之浮肿部，日搽二至三次，治疗轻、中、重三型之风毒肿36例，除2例未坚持治疗外，均愈。

玄珠膏

【来源】《外科大成》卷一。

【别名】元珠膏（《医宗金鉴》卷六十二）。

【组成】木鳖子肉十四个　斑蝥八十一个　柳枝四十九寸（或加驴甲片三钱　草乌一钱　麻油一两）

【用法】浸七日，文火煤枯，去滓，入巴豆仁三两，煎豆黑倾于钵内，研如泥，加麝香一分搅匀，入罐内收用。肿疡将溃涂之，脓从毛孔吸出，已开针者，用拈蘸送孔内呼脓，瘀腐不净，涂之立化。

【功用】《医宗金鉴》：呼脓化腐。

【主治】肿疡将溃。

红 粉

【来源】《外科大成》卷一。

【组成】水银　白矾　火消各一两一钱　朱砂三钱三分

【用法】以锅煨热取起，入白矾，一沸；见清，入消，一沸；见清，入朱砂，一沸，见定，则取出研末，入锅内，下水银，盖碗，封打如法。下疳，嚼细茶罨三次，次掺之即愈；杨梅痘子，点之即愈；杨梅喉疳，用新笔蘸粉点之即愈；杨梅粉毒，用麻油四两、黄蜡一两融化成膏，离火候温，入红粉一钱搅匀，绵纸摊贴，一日一换。

粉霜必以朱砂色为度，如红黄为嫩，上疮必疼，须再封打一香。先用朱砂末、急性子各一钱五分，于锅内炒烟尽，去药拭净，入消、汞，升打如法，为之净锅。用煅石膏、赤石脂各二两为末，盐水调之封口，次以香炉灰盖之更佳。初打出红粉，用绵纸包好，入小南青布袋内，用绿豆水或槐花八两、甘草一两煎汤，悬胎煮一、二百沸，取袋埋黄土内一日夜，去火毒及消、矾之气。

【主治】一切顽疮，杨梅粉毒，喉疳，下疳，痘子。

红 粉

【来源】《外科大成》卷一。

【组成】水银一两　焰消一两（炒干为末，用四钱五分）　白矾一两（煅枯，四钱五分）　朱砂一钱（为末）

【用法】用筛过净香炉灰二三斤，盐卤水四五斤听用。取中样新铁锅一口，以砖架起，安朱砂末于锅中，如莲子大为度；次取消、矾末研匀，盖朱砂上，用等盘轻轻按消、矾如银底样，周围如茶钟口大；次将茶钟盖之，如口外有消、矾即吹去之，将钟揭起，用筷子在消、矾中间轻轻点一小窝，用茶匙挑水银入窝内，仍将先覆茶钟盖之；

次取前香灰，用盐卤水调，干稀得所，先将手按茶钟勿令动，随将湿灰周围涂过，只留钟底在外，用石压之；次锅下发火，烧三香，二文一武，不时视香灰，如稍有白色，即用棕蘸卤水，于灰上刷之，为浇水三香完，离火过宿，用斧从旁轻轻凿开，取茶钟，用黄纸包好，临时刮用。下疳，嚼细茶罨三次，次掺之即愈；杨梅痘子，点之即愈；杨梅喉疳，用新笔蘸粉点之即愈；杨梅粉毒，用麻油四两、黄蜡一两融化成膏，离火候温，入红粉一钱搅匀，绵纸摊贴，一日一换。

粉霜必以朱砂色为度，如红黄为嫩，上疮必疼，须再封打一香。先用朱砂末、急性子各一钱五分，于锅内炒烟尽，去药拭净，入消、汞，升打如法，为之净锅。用煅石膏、赤石脂各二两为末，盐水调之封口，次以香炉灰盖之更佳。初打出红粉，用绵纸包好，入小南青布袋内，用绿豆水或槐花八两、甘草一两煎汤，悬胎煮一、二百沸，取袋埋黄土内一日夜，去火毒及消、矾之气。

【主治】一切顽疮，杨梅粉毒，喉疳，下疳，痘子。

定痛生肌散

【来源】《外科大成》卷一。

【组成】石膏（煅）一两　乳香　血竭　轻粉各五钱　冰片一钱

【用法】上为末。掺之。

【功用】定痛生肌。

【主治】疮疡溃烂，红热肿痛，无腐者。

【加减】有水，加白芷、龙骨各一钱；不收口，加鸡内金（炙）一钱。

珍珠散

【来源】《外科大成》卷二。

【组成】珍珠　石膏（炒）　赤石脂　轻粉各一钱　白龙骨三钱　冰片二分　孩儿骨（狗胎骨亦可）五分

【用法】上为细末。掺之。

【功用】长肉生肌收口。

【主治】痈疡。

升麻消毒散

【来源】《外科大成》卷三。

【组成】羌活 防风 升麻 白芷 桔梗 连翘 栀子 芍药 金银花 甘草 牛蒡子

【用法】用水二钟，煎八分，食远热服，外用杏仁（去皮尖）杵如膏，敷之。

【主治】面肿生疮。

【加减】如身有疮，加归尾、红花。

加味当归散

【来源】《外科大成》卷四。

【组成】当归（酒洗） 赤芍各二两 川芎五钱 甘草（半生半熟） 大黄（半生半炮）各一两 麻黄（制）五钱 黄连 升麻 葛根
　　　方中黄连、升麻、葛根用量原缺。

【用法】每用三钱，加生姜、葱、灯心，水煎服。

【功用】顺调气血，和解表里，爽利心腹，疏理百病。

【主治】小儿因膏粱厚味，或乳母七情郁火所致热毒疮疡，及温热停积自利，烦躁不宁。

【加减】丹毒，加连翘、荆芥，不用葱。

加味贵金汤

【来源】《外科大成》卷四。

【组成】大黄 白芷 僵蚕 川山甲 贝母

【用法】用水二钟，煎一钟，食远服。

【主治】阳疱毒，腹痛如锥，手不可近，六脉洪数者。

硫黄锭子

【来源】《外科大成》卷四。

【组成】硫黄（碎，醋内溶化九次）一两 白矿五分 樟脑一钱 黑铅一钱（化入） 水银一钱

【用法】上共研匀，欲红色，加朱砂一钱；欲黑色，加百草霜一钱，再研匀，火化倾入铜盆内，以刀界成块，收用。每用一块，以香油磨浓汁涂之。

【主治】一切疥癣，及坐板疮等。

收口红宝膏

【来源】《医林绳墨大全》卷九。

【组成】松香一两 大麻仁三钱 银朱 乳香 没药（俱枯）各三钱 轻粉一钱

【用法】先将麻仁捣烂，次下松香，再捣成膏，方入众药，捣千余下，瓷罐装。重汤顿化。每用少许，填疮口内外，以黑膏药固之。

【功用】去疔，长肉收口。

【主治】结毒顽疮。

漏芦汤

【来源】《医林绳墨大全》卷九。

【组成】漏芦 紫花地丁 荆芥 当归 连翘 薄荷 白芷 升麻各一钱

【用法】水二钟，煎八分，热服。

【主治】肿毒。

【加减】如治便毒，加猪苓、泽泻；如在上者，加川芎、桔梗；面上，加蔓荆子；下部，加牛膝、木瓜、薏苡仁；如红肿势凶，大便秘结，加大黄三钱，麻黄三钱，甘草四分；如大便不秘，减大黄一钱半，次日红肿尽退，只用神灯照之；若红肿未退，加大黄、麻黄各一钱半，甘草一钱，服至肿消，若红肿未尽，主药及加药各一钱五分，煎服。

连翘败毒散

【来源】《医方集解》。

【组成】人参败毒散去人参 加连翘 金银花

【主治】疮毒。

化毒生肌散

【来源】《石室秘录》卷二。

【组成】黄柏三钱（炒为末） 轻粉五分 儿茶三钱 冰片五分 麝香三分 白薇三钱（炒为末） 蚯蚓粪三钱 炒铅粉三钱 炒乳香二钱（出油） 朝脑三钱

【用法】上药各为末，调匀。以药末掺口上。

【主治】

　　1.《石室秘录》：产门外生疮久不愈。

2.《疡医大全》：一切疮毒。

消痈汤

【来源】《石室秘录》卷二。
【组成】金银花七钱　当归五钱　蒲公英六钱　生甘草三钱　荆芥一钱　连翘一钱
【用法】水煎服。
【主治】小疮毒。

败毒圣神丹

【来源】《石室秘录》卷四。
【组成】当归九钱　黄耆五钱　人参一钱　荆芥一钱　金银花九钱　生甘草三钱
【用法】水煎服。二剂可已，不须多服。
【主治】阳症疮疡，成脓奔溃者。

散毒丹

【来源】《石室秘录》卷四。
【别名】散毒仙丹（《串雅内编》卷二）。
【组成】生甘草三钱　当归　蒲公英各九钱　黄芩一钱　金银花一两　乳香一钱（为末）
【用法】先将前五药用水五碗，煎至一碗，调服乳香末。
【主治】诸疮疡。

散邪败毒至神丹

【来源】《石室秘录》卷四。
【组成】金银花一两　元参一两　生甘草五钱　白矾二钱　当归一两　白芍一两　炒栀子三钱　荆芥三钱　连翘二钱　白芥子二钱
【用法】水煎服。一服知，二剂全消，破溃者四剂愈。
【主治】中焦诸疮。或胸前、或乳上，或两胁两背两手生疮。
【加减】阴疮，去栀子，加肉桂一钱。

万灵丹

【来源】《证治汇补》卷三。
【组成】朱砂　盐花各一钱五分　雄黄　明矾（生

用）　枫香各二钱　赤石脂　黄丹　琥珀　轻粉各一钱五分　麝香　片脑各一钱　巴豆（去壳，水煮十沸）　蓖麻子（另研）各四十九个
【用法】上为末，用巴豆、蓖麻子膏和药为丸，如和不就，加炼蜜就成膏，收瓷器内，如用时旋丸，如芡实大。每服一丸，井花水送下；或汤亦得。
【主治】疮毒初起，脉沉实；及服汗药后，毒气在里不尽者。

清风汤

【来源】《辨证录》卷十三。
【组成】白芍一两　人参五钱　当归五钱　白术三钱　炒栀子三钱　甘草一钱　川芎二钱　丹皮三钱　沙参三钱　柴胡一钱　天花粉三钱　连翘一钱
【用法】水煎服。一连数剂，疮口自敛。
【功用】清风滋血养肝。
【主治】肝经风热血燥，内股生疮，敛如豆许，翻出肉一块，宛如菌状。

连翘解毒汤

【来源】《冯氏锦囊·外科》卷十九。
【组成】丹皮　牛膝　木瓜　金银花　桃仁（汤浸，去皮）　连翘　天花粉　甘草节　僵蚕　米仁
【用法】水煎服。
【主治】四肢肿湿诸疮。

肝胆两抒汤

【来源】《洞天奥旨》卷七。
【组成】龙胆草二钱　柴胡一钱　当归五钱　金银花一两　炙甘草二钱　甘菊二钱　半夏一钱五分　白芍五钱　丹皮三钱　黄葵花一钱五分　白蒺藜二钱
【用法】水煎服。眉疽一生，宜速治，数剂即消，久则无效。
【主治】眉疽。

加味圣愈汤

【来源】《洞大奥旨》卷十四。

【组成】熟地五钱　生地五钱　川芎五钱　人参五钱　金银花一两　当归三钱　黄耆三钱

【用法】水煎，食远服。

【主治】疮疡脓水出多，或金刀疮，血出多，不安，不得眠，五心烦热。

生肌散

【来源】《洞天奥旨》卷五。

【组成】真轻粉一两　铅粉一两（炒黄）　冰片二分　辰砂四分（水飞）　珍珠一钱

【用法】上为末，瓷瓶收贮。

【功用】生肌。

【主治】诸疮。

红消散

【来源】《洞天奥旨》卷五。

【组成】红内消三钱　秦艽二钱　苍耳子三钱　紫花地丁五钱　石苇二钱　天花粉三钱　天门冬三钱　羌活二钱　炙甘草三钱　当归一两

【用法】水煎服。初发者二剂即消。

【主治】肩臑生阳痈。

【宜忌】已溃者忌服。

加味参耆汤

【来源】《洞天奥旨》卷八。

【组成】黄耆一两　人参五钱　荆芥三钱　当归五钱　天花粉三钱　附子三分　生甘草一钱　牛膝三钱　金银花一两

【用法】水煎服。

【主治】脚腿生疽，或忽然肿起一块不痛者；并治各疮。

完足汤

【来源】《洞天奥旨》卷八。

【组成】白术一两　当归一两　金银花二两　牛膝五钱　贝母三钱

【用法】水数碗，煎一碗，连服数剂。

【主治】骨毒滞疮。

润肺化炎汤

【来源】《洞天奥旨》卷八。

【组成】桔梗三钱　桑白皮三钱　炙甘草二钱　黄芩二钱　玄参五钱　麦冬三钱　天门冬三钱　贝母二钱　陈皮五分　生地三钱　升麻一钱

【用法】水二碗，煎八分，食后服。数剂自消。

【主治】赤炎风疮，遍身有赤点子。

【加减】倘左寸肺旺大，乃心火也，本方去黄芩，加黄连一钱。

解郁散毒汤

【来源】《洞天奥旨》卷八。

【组成】白芷四钱　白芥子三钱　香附二钱　郁金二钱　柴胡一钱五分　茯苓二钱　蒲公英三钱　陈皮五分　生甘草一钱　白矾一钱　当归三钱　野菊花根二钱　薏苡仁三钱　乳香末一钱

【用法】水数碗，煎一碗，连服八剂。

【主治】血胤疮，腋痈。

【加减】如已溃者，本方倍加当归，少加附子二分，去郁金、野菊花、白矾、加黄耆三钱，白术五钱。

肾气丸

【来源】《洞天奥旨》卷九。

【组成】轻粉三分　生甘草五分　黄柏一钱　铜绿三分　乳香五分　冰片一分　黄丹五分　没药三分

【用法】上药各为极细末。先用苎麻根一把，苦参二钱煎汤一碗洗，疮臭腐后用此方药末掺之。

【主治】水流麻根疮。足后跟之下，色赤皮烂，内有肉丝，缕缕状似麻根者。

调中化瘀汤

【来源】《洞天奥旨》卷九。

【组成】当归　生地各五钱　三七根末三钱　丹皮二钱　白芍三钱　生黄耆三钱　生甘草一钱　大黄一钱　枳壳三分

【用法】水一碗，童便一碗，同煎，服二剂。

【功用】散瘀血。

【主治】杖疮。
【加减】虚极者，加人参三钱。

白及雄黄散

【来源】《洞天奥旨》卷十。
【组成】白及一两　雄黄末三钱
【用法】上各为末。掺之。自然生皮，且又不痛，即愈。
【主治】妊妇多食五辛热物，子患湿皮疮者。

全活汤

【来源】《洞天奥旨》卷十。
【组成】白术三两　苍术二两　肉桂一钱　薏仁二两　车前子五钱　人参一两（如贫家用黄耆二两）
【用法】水煎服，一连服十日。不特两足之烂可除，而余生亦可全活。
【主治】伤寒愈后，两足生疮，流水流脓。

松黄散

【来源】《洞天奥旨》卷十。
【组成】松香五钱（研细）　雄黄一钱（研细）
【用法】上药各为末。绵纸撚成条，腊、猪油浸透，烧取油，搽患处。
【主治】坐板疮。
【加减】湿痒，加苍术二钱。

治阴化湿汤

【来源】《洞天奥旨》卷十。
【组成】白术五钱　茯苓五钱　肉桂二钱　附子一钱　黄耆一两　半夏三钱
【用法】水煎服。如已溃破者，用玉龙膏外敷之。
【主治】阴湿痰，破疮在足者。

粉霜散

【来源】《洞天奥旨》卷十。
【组成】羊蹄根三钱　轻粉一钱　白矾一钱　天花粉二钱　冰片一分　儿茶一钱

【用法】上药各为末。醋调搽之。一二次即效。
【主治】温奶疮，白壳疮。

通阳消毒汤

【来源】《洞天奥旨》卷十。
【组成】茯苓三钱　神曲一钱　消砂一钱　甘草一钱　麻黄五分　白术三钱　黄柏一钱　天花粉三钱　黄耆五钱　蒲公英三钱
【用法】水煎服。
【主治】阳湿痰破疮在手而未溃者。

湿热两治散

【来源】《洞天奥旨》卷十。
【组成】萝卜种一两
【用法】火煅存性，为末。敷于新瓦上煨微热，坐于其上。数次自愈。
【主治】坐板疮。

解蛛丹

【来源】《洞天奥旨》卷十。
【组成】苎麻根灰三钱　冰片二分　轻粉五分　抱出鸡蛋壳（烧灰）一钱　灯草灰二分　白明矾三分
【用法】上为细末。掺疮上，即痊。然后须用苎麻揉搽皮破，掺药。
【主治】蜘蛛疮。

三圣地肤汤

【来源】《洞天奥旨》卷十一。
【组成】地肤子一两　防风二钱　黄芩三钱
【用法】煎汤一大碗，加猪胆二个取汁，和药同煎。以鹅翎蘸药汁扫之。即痒止疮愈。
【主治】风热疮生四肢胸胁，初起形如疙瘩，痒而难忍，搔之成疮，甚则鲜血淋漓，似疥非疥。

气血峻补汤

【来源】《洞天奥旨》卷十一。

【组成】黄耆一两　当归一两　白术五钱　川芎五钱　红花五分　益母草一钱

【用法】水煎，服二十剂。至月余后可服补中益气汤数十剂。

【主治】小儿胎窬疮。

龙马丹

【来源】《洞天奥旨》卷十一。

【组成】马齿苋二钱　黄柏五钱　陈年石灰二钱　轻粉一钱　地龙粪三钱　伏龙肝二钱　黄丹三钱　赤石脂三钱

【用法】上药各为细末。蜜调敷之。

【主治】

　　1.《洞天奥旨》：湿毒疮。多生于两足，非在足胫，即在足踝，非在足背，即在足跟。

　　2.《外科真铨》：瓜藤缠。疮疡绕胫而发。

加味十全大补汤

【来源】《洞天奥旨》卷十一。

【组成】熟地一两　川芎二钱　当归五钱　生黄耆一两　白术五钱　茯苓二钱　甘草一钱　肉桂一钱　白芍二钱　人参二钱　金银花一两

【用法】水煎服。

【主治】伤守疮。生疮不守禁忌，犯色欲，疮口黑暗，痛如刀割，腐烂深者。

全消饮

【来源】《洞天奥旨》卷十一。

【组成】当归三钱　生黄耆三钱　红花一钱　生地三钱　荆芥叶一钱五分　贝母一钱　茯苓二钱　黄柏二钱　地骨皮三钱　菊花根一把

【用法】水煎一碗，急服数剂。无不内消。若失治一至溃烂，肯服此方，亦不大溃。

【主治】手足丫毒疮。

除湿解毒汤

【来源】《洞天奥旨》卷十一。

【组成】白术五钱　山药五钱　薏仁五钱　金银花一两　肉桂三分　泽泻二钱　乌梅根一把

【用法】水煎服。

【主治】湿毒足疮。

救败丹

【来源】《洞天奥旨》卷十一。

【组成】人参二钱　三七根末三钱　孩儿茶三钱　乳香一钱　白僵蚕二钱　轻粉一钱　发灰二钱

【用法】上为细末。掺于膏药内贴之。若不用膏药者，干掺妙；猪油调搽亦妙。

【主治】生疮毒时，不守房帏，疮黑暗，痛如刀割者。

箍毒神丹

【来源】《洞天奥旨》卷十一。

【组成】地榆二钱　天花粉一钱　菊花根一把　生甘草一钱　芙蓉叶十四片　蒲公英（鲜者）一把

【用法】将干研末。捣鲜药取汁调之敷上。则毒不走开，内自化矣。

【主治】手足丫毒疮。

六星散

【来源】《洞天奥旨》卷十二。

【别名】六星丹（《外科真诠》卷上）。

【组成】儿茶五钱　雄黄一钱　冰片二分　轻粉三分　滑石二钱　血竭五钱

【用法】上药各为极细末。先以炙甘草三钱、苦参三钱，煎汤洗之后，搽之。

【主治】镟指疳。

龙石散

【来源】《洞天奥旨》卷十二。

【组成】伏龙肝不拘多少　滑石少许

【用法】各为极细末，和匀。掺在疮上，外用草纸革之。

【主治】涅尻疮。湿热之气涅烂成疮，生于新生之儿，或在颐下项边，或在两肢窝内，或在两腿丫中。

皮矾散

【来源】《洞天奥旨》卷十二。

【组成】地骨皮五钱　白矾三钱

【用法】煎汤洗之。至软后，用蜡羊油一两熬熟，入轻粉一钱，研为末，调匀搽之。

【主治】皴裂疮。

制津丹

【来源】《洞天奥旨》卷十三。

【组成】百合一两　黄柏一两　白及三分　蓖麻子五十粒　轻粉五分

【用法】上为细末。外搽；如干者，以朴消水和作饼，贴之。

【主治】小儿独骨疮。

燥津丹

【来源】《洞天奥旨》卷十三。

【组成】茯苓　白术各三钱　薏苡仁　山药各五钱　白果十个　甘草一钱　天花粉一钱五分　黄柏二钱　陈皮五分

【用法】水煎服。

【主治】成人独骨疮。

静宁散

【来源】《洞天奥旨》卷十三。

【组成】轻粉三分　五倍子一钱（炒）　古石灰　丝瓜根四钱　冰片一分　姜蚕（炒）一钱

【用法】上药研末，先以冬瓜皮、丝瓜叶煎汤洗之，掺之即愈。如疮干痛，加生甘草五分，以蜜搽之。

【主治】马汗疮。原生疮之人，沾马汗而烂者。

加味十宣散

【来源】《洞天奥旨》卷十四。

【组成】人参一钱　当归二钱　黄耆一钱　甘草一钱　白芷一钱　川芎一钱　桔梗一钱　厚朴（姜制）五分　防风三分　肉桂三分　忍冬藤五分

【用法】水煎服。

【主治】疮疡因外感风寒，内因气血虚损者。

【加减】如脉缓涩而微，加黄耆、白术、人参；如脉弦身倦，加当归、白芍、麦冬；如脉紧细，加桂枝、生地、防风；如脉洪大而虚，加黄耆、黄连。

金银六君汤

【来源】《洞天奥旨》卷十四。

【组成】人参一钱　白术（土炒）一钱　茯苓一钱　半夏（姜制）一钱　陈皮一两　炙甘草五分　金银花二两

【用法】加生姜三片，大枣二枚，水煎服。

【主治】疮疡作呕，不思饮食，面黄膨胀，四肢倦怠，大便溏利。

【加减】如过食冷物，致伤脾胃，加藿香、砂仁。

金银补益汤

【来源】《洞天奥旨》卷十四。

【组成】金银花一两　生黄耆三钱　甘草一钱　人参三钱　白术二钱　陈皮一钱　升麻五分　柴胡一钱　当归三钱

【用法】水煎服。

【主治】疮疡，元气虚倦，口干发热。

金银解毒汤

【来源】《洞天奥旨》卷十四。

【组成】黄芩一钱　黄柏一钱　黄连一钱　麸炒栀子一钱　金银花一两

【用法】水煎，热服。

【主治】积热疮疡，焮肿作痛，烦躁饮冷，脉洪数大实，口舌生疮，疫毒发狂。

参花汤

【来源】《洞天奥旨》卷十四。

【组成】金银花一二两　人参一二两

【用法】加生姜、大枣，水煎服。

【主治】溃疡，气血俱虚，发热恶寒，失血。

补烂丹

【来源】《洞天奥旨》卷十五。

【组成】枯矾三钱　乳香五分　没药五分　轻粉三分　珍珠三分　黄丹五分

【用法】上为细末。掺湿处；如干，用猪油调敷。

【功用】生肌。

【主治】诸疮。

定痛净脓生肌膏

【来源】《洞天奥旨》卷十五。

【组成】当归一两　黄耆一两　生甘草五钱　熟地一两　玄参一两　银花四两　锦地罗二两　麦冬一两　人参一两　蒲公英三两　白芷三钱　白芍五钱　花粉五钱　黄柏五钱　白敛二钱　生地三钱　牛膝二钱　连翘三钱　丹皮三钱　沙参三钱　柴胡三钱　防己一钱　苍耳子四钱　黄连一钱　葛根三钱　苍术五钱　大黄三钱　红花五钱　桃仁二钱　地榆三钱　夏枯草五钱　白术五钱　麻油六斤

【用法】熬数沸，去滓再熬，滴水成珠，入黄丹二斤收之。另加细末药：麝香一钱，冰片二钱，人参五钱，雄黄三钱，轻粉二钱，儿茶三钱，象皮三钱，海螵蛸三钱，乳香三钱，没药三钱，血竭三钱，三七根五钱，龙骨三钱，赤石脂五钱，各为极细末，掺膏内贴之。

【主治】疮疽痈毒。

神　膏

【来源】《洞天奥旨》卷十五。

【组成】金银花八两　蒲公英八两　木连藤八两　真麻油八两　黄丹十二两　乳香三钱　没药三钱　松香三两

【用法】上以麻油先煎金银花、蒲公英、木连藤至黑，滤去滓，入黄丹、乳香、没药、松香，煎成膏，去火毒。摊贴。

【主治】发背，诸疮疡，不论阴阳痈毒，皆可贴之。

【加减】阳疽，用冰片一钱，麝香二分，黄柏三钱，白芷三钱，五灵脂二钱，三七根五钱，洋参三钱，各为末，掺入膏药贴之；阴疽，用肉桂三钱，冰片三分，人参一钱，丹砂三钱，紫石英三钱，儿茶三钱，五灵脂二钱，各为末，掺入膏内贴之。

觅萝散

【来源】《洞天奥旨》卷十六。

【组成】马齿苋一把　萝种一枝

【用法】上为末。掺患处。立愈。诸疮出水，敷之亦妙。

【主治】坐板疮，诸疮出水。

轻粉散

【来源】《洞天奥旨》卷十六。

【组成】轻粉三分　萝卜子一钱　桃仁十四个（去皮尖）

【用法】上为末。擦疮上。即愈。

【主治】疮痛痒，流水流血。

解蛇油

【来源】《洞天奥旨》卷十六。

【组成】蜈蚣不拘多少

【用法】入真香油，瓷瓶收贮。搽之，不二次即愈。

【主治】蛇窝疮生于皮毛作痛，并治诸疮。

归耆饮

【来源】《张氏医通》卷十五。

【别名】四神汤（《疡医大全》卷二十三）、回毒金银花汤（《医林纂要探源》卷十）、四仙饮（《成方切用》卷十一）。

【组成】当归八钱　绵黄耆（生）　金银花（净）各五钱　甘草（生）三钱

【用法】水、酒各一碗半，煎至二碗，分三次热服，一日令尽。

【主治】

1. 《张氏医通》：脑疽背痈，毒盛焮肿；及虚人肛门发毒。

2. 《医林纂要探源》：疮疡作痛隐隐，气虚不能熬发，而色变紫黑者。

【加减】在上者，加升麻三分；在下者，加牛膝三钱。

清热解毒汤

【来源】《张氏医通》卷十五。

【组成】黄连（酒炒） 山栀（炒黑） 连翘 当归各半钱 芍药 生地黄各一钱 金银花二钱 甘草六分

【用法】水煎，热服。

【主治】疮疡熬肿赤痛，形病俱实。

解毒银花散

【来源】《嵩崖尊生全书》卷十二。

【组成】忍冬枝叶花（并用）二两 生黄耆四两 甘草一两 酒二十两

【用法】煮三炷香时饮之。即高肿。

【主治】阴毒不起，色变紫黑。

解热柴陈汤

【来源】《医学传灯》卷上。

【组成】柴胡 黄芩 半夏 甘草 陈皮 白茯 山栀 赤芍 苡仁 贝母

【主治】身发疙瘩，有如丹毒，痛痒不常，脓水淋沥者。

【加减】身热，加荆、防；肤燥，加蝉衣。

观音救苦锭

【来源】《良朋汇集》卷三。

【别名】盐水锭、北京盐水锭（《外科方外奇方》）卷一。

【组成】火消八两 黄丹 皂矾各一两 雄黄 朱砂各五分

【用法】先将消熔化后投四味，频频为锭。磨擦患处。

【主治】痒疙瘩，口内疮，点火眼，马骨眼。

独圣丸

【来源】《良朋汇集》卷三。

【组成】马前子不拘多少

【用法】以滚水煮去皮，香油炸紫色为度，研末，每两加甘草二钱，糯米糊为丸，如粟米大。每服三四分，诸疮，槐花汤送下；眼疾，白菊花汤送下；瘫痪，五加皮、牛膝汤送下，多服；上焦火，赤眼肿痛，喉闭，口疮，噎食反胃，虚火劳疫，痰饮，一切热病，俱用茶清送下；流火，葡萄汤送下；小儿痞疳症，使君子汤送下；腿痛，牛膝、杜仲、破故纸汤送下；男女吐血，水磨京墨送下；流痰火遍身走痛，生牛膝捣汁，黄酒送下，出汗；大便下血，槐花、枯矾煎汤送下；疟疾，雄黄、甘草煎汤送下，出汗；风湿遍身走痛，发红黑斑点，肿毒，连须葱白、生姜、黄酒煎汤送服；红痢，甘草汤送服；白痢，生姜汤送服；吹乳，通草酒煎服；虫症，山楂、石膏煎汤送服；两胁膨胀，烧酒送服；解药毒，用芥菜叶根捣汁冷服，冬天用甘草服可解。

【主治】诸疮，眼疾，瘫痪，上焦火，赤眼肿痛，喉闭，口疮，噎食反胃，虚火劳疫，痰饮，流火，小儿痞疳症，腿痛，吐血，流痰火遍身走痛，大便下血，疟疾，风湿遍身走痛，发红黑斑点，肿毒，赤白痢，吹乳，虫症，两胁膨胀，药毒。

【宜忌】忌葱、醋、花、柳。

六圣散

【来源】《良朋汇集》卷四。

【组成】小红枣（烧灰） 枯矾 黄丹 官粉 松香各一两 银朱三钱

【用法】上为细末。疮干用油调搽，疮湿干掺上。

【主治】头面生疮作痒，流黄水。

立消散

【来源】《良朋汇集》卷四。

【组成】豆腐皮（烧存性）

【用法】上为末。香油调搽。

【主治】小儿浑身起罗网蜘蛛疮，燥痒难忍。

八宝珍珠散

【来源】《良朋汇集》卷五。

【组成】珍珠（煅） 海巴（煅） 乳香（去油） 没药（去油） 血竭 孩儿茶各一钱 冰片五分 麝香三分

【用法】上为细末。掺患处。

【功用】生肌长肉。

【主治】一切顽疮。

飞龙夺命丹

【来源】《灵药秘方》卷上。

【组成】玄精石 白矾 皂矾 火消各二两 硼砂 硇砂各三钱

【用法】上为末，入锅炒老黄色取起，加汞二两，朱砂、雄黄各五钱，入罐封固，如前火候冷定开取升药。又加生药入罐，打火四炷香，药俱同前，但分量不同，汞、砂、雄、硼、硇分两俱同前，惟玄精石、皂、白矾各一两，消一两五钱，照前炒、研细，入罐封固，火候俱同前，冷取升药。又加消、皂、白矾各七钱，明雄一钱，共研，打火同前，取出升药，又照前配，打火三炷香。

【功用】败毒。

【主治】疮疡。

【加减】疮疡兼膈食翻胃吐逆，用本药三钱，加沉香、木香各一钱，白蔻仁、丁香各五钱，面糊为丸，如绿豆大，每服一丸，淡姜汤送下，一日三次。中满膨胀，本药二钱，加沉香、木香各一钱五分，土狗三枚（炙，去头足），面糊为丸，如绿豆大，每服三丸，空心用白商陆砂仁汤送下，以平为止，次用调理之剂。九种心痛，腹中冷气，久不效者，本药三钱，加干姜、良姜、大椒各一钱，或为末或为丸，每服三分，川椒汤或砂仁汤送下，一日三次。风寒湿气流滞经络，筋骨疼痛，本药三钱，加乳香、没药（去油）各三钱，鸦片、朱砂各五分（如无真鸦片，以麝香少许代之），好酒糊为丸，如梧桐子大，每服一丸，用酒送下，一日三次；病久者，先服黄金散取汗。妇人月经不行，瘀血作痛，或癥瘕痞块，本药量加斑蝥、红娘子，用米同炒去头足，每服八厘，空心红花酒下，一日三次，以行为度；虚弱者，去斑蝥，单取米用。治外科诸般肿毒，本药、血竭各三钱、蟾酥五分，麝香三分，面糊为丸，如梧桐子大，每服一丸，酒送下，按上下部服之，一日三次。

治痰核马疔结核，本药三钱，胆星、半夏、贝母各一钱五分，麝香三分，溃破加乳香、没药（去油）各一钱，面糊为丸，如梧桐子大，每服一丸，一日三次。杨梅结毒，不拘远近，本药、朱砂各三钱，雄黄、银朱各一钱，黄蜡为丸，如梧桐子大，每服一丸，土茯苓汤送下，下疳蛀杆，不拘远近，本药、朱砂、雄黄各一钱，乳香、没药（去油）、血竭、龙骨各一钱，为末掺之。裙边湿毒泡疮，久不收口者，本药、乳香、没药（去油）各一钱，冰片三分，黄白二蜡化入，麻油少许，熬膏贴之。喉风十八癥，本药五厘，好醋调匀，滴入喉中，吐去痰涎即效；破烂者，苦茶调敷，牙疳口疳皆治。诸风癣、顽癣、牛皮血癣，本药量加白砒、土硫黄为末，或醋或油调敷。

生肌散

【来源】《灵药秘方》卷上。

【组成】三花聚顶丹四钱 没药 乳香 儿茶（俱去油）各二钱 珍珠一钱 （或加冰片、人参）

【用法】上为细末。掺疮上。

【功用】去腐生新。

【主治】疮疡。

药 纸

【来源】《灵药秘方》卷上。

【组成】杭州高白油纸一百张 生甘草八两

【用法】先以净水十五碗，入甘草煎至六七碗，去滓，再煎至三四碗浓，将纸分作四块入锅，块块见汁，煮干为度，取起晾干，收好听用。外贴。

【主治】一切肿毒出脓泡自破，出水者。

一点消

【来源】《灵药秘方》卷下。

【组成】盐 矾 消 皂矾 汞各四两 砒四钱

【用法】上共研不见星，入罐，微火结胎，用木棍筑实，冷定覆于碗上。碗底放水盆一个，砖一块，放碗、罐于砖上，加水至碗底八分，另以大砖隔住，砌百眼炉，上火，下火看火到底即退火，冷定取药收固。治毒时，以米醋少许，灯草蘸点患处。毒小可点二三点，起出一二个白泡即消。毒大者，多点几点，或多点几次，亦无不消。如遇顽阴之毒，服奇命丹一服，点之亦无不收功。

【主治】一切大小疮毒初起。

橘井流芳丹

【来源】《灵药秘方》卷下。

【组成】水银 火消 明矾 皂矾各二两 盐一两

【用法】上为末，结胎入银罐内，覆瓦钵中，绵纸固济，外用细干黄土打碎，盖寸许，露银罐底，加炭烧三炷香，取起听用。

【功用】专去瘀肉。

白玉膏

【来源】《奇方类编》卷下。

【别名】秘传白玉膏（《仙拈集》卷四）。

【组成】白芷 甘松 炉甘石（煅） 乳香（去油） 山奈 归尾 樟脑 五灵脂 细辛各五钱 没药（去油） 象皮 白蜡各三钱 松香 冰片 麝香各一钱 铅粉十三两

【用法】先将麻油二斤，熬至烟起，离火，入白蜡、松香，又熬，不住手搅，看有大泡，入铅粉，陆续下，滚即取起，稍停，入火，如此数次，见有菊花纹小泡，便入前诸药，滚仍取起，至滴水成珠，入冰、麝，搅匀，待凝定，倾水二三盏，入罐收贮。

【主治】一切疮、疳疮。

百应神膏

【来源】《奇方类编》卷下。

【别名】百应膏（《理瀹骈文》）。

【组成】南星 川大黄 桃仁 羌活 半夏 草乌 川乌 红花 独活 当归各四钱

【用法】用真麻油一斤，每药一斤加生姜一两，葱白十根，头发一团，同入药内熬枯焦色。滤滓，再用广松香一斤，入滤清油内，又熬至核桃花起，先入陀僧末二两，又徐徐加入硫黄末半斤。投此二味，须慢慢洒入，不可太多太骤，以滴水成珠为度。将此膏药倾入水中，去火毒。

【主治】
1. 《奇方类编》：一切疮毒；并治风瘫，鹤膝。
2. 《青囊秘传》：一切阴毒未溃，色白者；并治寒湿流经，筋骨疼痛。

白膏药

【来源】《年氏集验良方》卷六。

【组成】炉甘石一两（先以黄芩、黄柏、黄连用童便煮汁，候冷，方将甘石入倾银罐内煅红，淬入童便汁内许久） 水龙骨一两（数百年水中石灰更妙，船底石灰亦可） 乳香（去油）五钱 没药（去油）五钱 川连五钱 龙骨五钱（煅） 官粉一两 麝香五分 冰片一钱 轻粉三钱 黄蜡三钱 白蜡一钱

【用法】上为细末。用公猪油四两，熬油去滓，入黄蜡、白蜡溶化，略冷，入药末搅成膏，若硬，加香油些须。任用。

【主治】夏月疮毒不收口；伤手疮。

连翘饮

【来源】《幼科直言》卷五。

【组成】连翘 贝母（去心） 牛蒡子 陈皮 桑皮 桔梗 甘草梢

【用法】水煎服。

【主治】疮毒入内作肿，或兼微喘。

银花解毒汤

【来源】《幼科直言》卷五。

【组成】金银花 牛蒡子 甘草 连翘 柴胡 黄芩 扁豆（炒） 车前子 白芍（炒） 陈皮

【用法】水煎服。

【主治】疮毒入内，肚腹肿胀者。

莲花饮

【来源】《痧痘集解》卷六。

【组成】牛蒡 苍术 当归 荆芥 白芍 木通 苦参（酒炒） 黄连 生地 甘草 槐花 莲花

【用法】水煎，分上、中、下三部，早、中、晚温服。

【主治】痘后疮痍。

消毒饮

【来源】《胎产心法》卷下。

【组成】蒲公英 紫花地丁各一钱二分 当归（酒洗） 白芍（醋炒） 赤芍 丹皮 地骨皮 天花粉各一钱 陈皮八分 生草三分 灯心五十寸

【用法】上用水三钟，煎一钟，食后服。仍以槐、艾叶水不时洗之。

【主治】乳房或乳头黑晕之内肿毒未破，发热恶寒，疮处或痛，或不痛，或麻木。

生地化毒汤

【来源】《麻科活人全书》卷四。

【组成】生地黄 金银花 白蒺藜（炒，去刺）连翘 玄参 胡麻仁 白附子（乌豆水煮透）何首乌（乌豆水煮，俟干） 威灵仙 黄连 木通薄荷叶 荆芥穗 甘草梢

【用法】干红浮萍为引，水煎服。

【主治】麻毒未尽，生疮不已。

陈氏苦参丸

【来源】《麻科活人全书》卷四。

【组成】苦参四两 元参 黄连 大黄 独活 枳壳 防风各二两 黄芩 栀仁 白菊花各一两

【用法】上为末，炼蜜为丸，如梧桐子大。每服三四十丸，食后或茶或酒送下，一日三次。

【主治】遍身瘙痒，癣疥痈疮。

陈艾丸

【来源】《医学心悟》卷六。

【组成】蕲艾一二斤（每岁端午日采，愈久愈良）

【用法】取叶为炷。或加麝香末，木香末、雄黄、搓成丸。安蒜上灸之，名"药艾丸"。

【主治】

1.《医学心悟》：发背，初觉肿痛，用药消散不去者。

2.《疡医大全》：疮毒纯阴，平塌顽麻。

夏枯扶桑丸

【来源】《惠直堂方》卷一。

【组成】金银钝花二斤 百合一斤 真阿胶八两（炒） 川贝母（去心）八两

【用法】上为末，用夏枯草、桑叶各二十斤，熬汁煎膏为丸，重三钱。肺痿、肺痈，百合汤下；心颤，朱砂、麦冬汤下；久嗽，五味汤下；肠痈、乳痈，带壳瓜蒌仁汤下；肝中少血，烦躁不宁，白芍、地骨皮汤下；病痹，雄黄冲开水下；疔疮，醋磨敷患处，仍用引经药服之；阴疮不可言者，痛痒难当，车前子、牡蛎粉煎汤下。

【主治】一切疮疡，内伤阴虚，痨瘵咳嗽，痰喘血症，及目疾等。

七叶散

【来源】《惠直堂方》卷三。

【组成】大叶浮萍 芙蓉叶 枣 槐 桑 柳 桃各叶各等分

【用法】入盐、蜜各少许，捣烂。敷患处。

【主治】热毒。

塌肿汤

【来源】《惠直堂方》卷三。

【组成】黄耆 白芍 川芎 当归 陈皮 甘草麻黄（去节）各二两 人参 乳香（炙） 没药（炙）各五钱 罂粟壳（去顶蒂及筋，蜜炙）二两

【用法】上锉为片。每服一两五钱或二两，水煎温服。凡疮科能专守此方，未有不获全功者。能使恶疮未成即消，已成即溃，不假砭蚀，恶毒自下。

【主治】一切恶疮、发背、痈疽、疔疮痛不可忍者；或疮毒入内，神思昏倦呕吐者；又治跌打损伤，筋骨疼痛，妇人产后肚痛，恶露不快，赤白带下。

千捶膏

【来源】《惠直堂方》卷四。

【组成】长夏枯草一斤 北蓖麻肉二百四十粒 甜

杏仁二百四十个　核桃肉十六个（俱去粗细皮）轻粉　铜青各二钱　松香末一斤　黄占二两　乳香　没药　儿茶末各六钱

【用法】将长夏枯草煎汁，入北蓖麻肉、甜杏仁、核桃肉，候热，取起捣烂。又将轻粉、铜青二物，用袋盛，入汁煮熟，捞起为末。后入松香末，煮干，又入黄占搅匀。离火，入乳香、没药、儿茶末，并前煮熟药五味，共入臼捣千余下，收贮。重汤摊贴。

【主治】诸毒诸疮，未溃及已溃者。

【宜忌】臁疮、杨梅毒不贴。

内庭秘制白玉膏

【来源】《惠直堂方》卷四。

【组成】大鲫鱼二尾（十两重者佳，不去鳞肠）大虾蟆一只（重半斤以上者佳）巴豆仁三两　草麻仁二两　真麻油一斤四两

【用法】铜锅熬，油滚入巴豆、草麻，待枯捞出，后入鲫鱼、虾蟆，仍候枯劳出，滤净再熬，至滴水不散，去火，待油冷入铅粉二十两，再熬至滴水成珠，离火，入乳香末五钱，番木鳖雄雌二个，面裹煨熟。为末，搅匀，倾入水盆内，去火毒，用时重汤燉摊。

【功用】消痈，呼脓生肌。

【主治】痈疽、疮疡、疔肿未成或已成者。

水火既济膏

【来源】《惠直堂方》卷四。

【组成】麻油二十两　象皮三钱　红花三钱五分大蓖麻二十粒（去壳）五铢钱二个　蟢蛛六个头发（洗净）大把　红丹八两

【用法】同入锅内，用槐枝搅熬，一滚取起，连锅放水缸内，顿一时再熬，如此数十次熬，至滴水成珠为度，离火入乳香、没药、儿茶、麝香各末四分。搅匀摊贴。

【主治】瘿瘤、烂疮，跌打损伤，风痛。

郁金膏

【来源】《惠直堂方》卷四。

【组成】生地二两　郁金三两　腊猪油一斤二两

【用法】熬枯，去滓，加甘草末一两，黄蜡四两，搅匀摊贴。疮毒未成留头。

【主治】刀伤，火伤，疮疡。

春雪膏

【来源】《惠直堂方》卷四。

【组成】白胶香（拣净为末，筛过）一两　蓖麻子仁（红壳者佳，捣极烂）四十九粒

【用法】上二味擦拌匀，入瓷碗内，上盖一小碗，用面糊封口，重汤煮三炷香收贮，用时以重汤烊化，乌金纸贴摊。

【功用】消肿止痛，又能使皮薄易溃，呼脓收口。

【主治】一切肿毒，病串，无论已破未破。

双补内托散

【来源】《不居集》上集卷十。

【组成】人参五分　黄耆一钱　熟地一钱　当归八分　柴胡八分　干葛八分　白术八分　秦艽七分川芎六分　甘草三分　生姜　大枣

【主治】阴阳两虚，不能托邪外出者。

【加减】若寒盛阳虚者，加制附子七八分；表邪盛者，加羌活、防风七八分；头痛者，加蔓荆子八分；阳气虚陷者，加升麻三五分。

【方论】宏格曰：阴阳两虚之人，气血亏衰，无力以拒邪也。故用人参、黄耆、白术以补其气，熟地、当归、川芎以补其血，柴胡、干葛、秦艽以托其外邪。如四君而不用茯苓者，恐其渗泄；如四物而不用芍药者，恐其酸寒；或加肉桂，有十全之功；佐以姜、枣，有通调营卫之美。虚人服之，邪可立散矣。

羊矢散

【来源】方出《外科全生集》卷三，名见《仙拈集》卷二。

【组成】山羊矢（晒干，炒炭存性，入坛闷熄）

【用法】上为末。疗溃烂，生肌，每服二钱，酒送下；疗雷头风，水粉各一升，浸一夜，绞汁顿熟，每午刻服；痧痢欲死者，三服全愈。

【功用】生肌。

【主治】疮疡溃烂，雷头风，疳痢欲死者。

五美散

【来源】《外科全生集》卷四。

【组成】炒透东丹　皮脂各一两　硫黄　雄精各三钱　轻粉一钱

【用法】上为细末。入洞天嫩膏调敷，外以棉纸掩绑，不可动揭，五日后揭下，再敷一二次全愈。如湿毒痒极，先以金银散敷上，次以前膏加敷。

【主治】脓窠坐板，湿毒臁疮，猢狲疳。

六和散

【来源】《外科全生集》卷四。

【组成】海螵蛸　龙齿（水飞）　象皮（煅存性，研极细）　血竭　乳香　轻粉各等分

【用法】上为细末，收贮。或干掺，或用鸡蛋熬油调拂。

【主治】疮疡烂孔收小者。

平安饼

【来源】《外科全生集》卷四。

【组成】乌梅肉一钱　轻粉五分

【用法】上同研，不见粉亮为度，如硬用津润之，断不可用水，研之成膏，照患口大小作薄饼几个，以贴毒根。外用膏掩，一日换一次，俟毒根不痛，落下乃止。

【主治】痈疡毒根凸起。

神仙枣

【来源】《外科全生集》卷四。

【组成】银花　归身各一两　甘草三钱　乳香（去油）　五倍子　黄耆　白僵蚕　白芷各五钱

【用法】上以水六碗，煎剩一半；取滓，再以水六碗，煎至一半，前后共成六碗，去滓代水，将红枣二斤煮熟。四五日食完。疮极重者，同时外敷疮药。

【主治】患疮日久体虚。

愈疮枣

【来源】《外科全生集》卷四。

【组成】红枣三斤　猪板油一斤　陈酒三斤

【用法】共入砂锅煮干，加水三斤，煮至一半，不时取食，暑天均五六次煮。

【主治】疮症。

五枝汤

【来源】《医宗金鉴》卷五十。

【组成】桃枝　槐枝　桑枝　梅枝　柳枝

【用法】以水煎汤，再加猪胆汁，新生儿断脐后三日浴之。临浴时，须择无风密处，适可而止。不可久在水中，冬月恐其受寒，夏月恐其伤热。

【功用】去污秽，滋润肌肤，令儿胎疮不生。

五色灵药

【来源】《医宗金鉴》卷六十二。

【组成】食盐五钱　黑铅六钱　枯白矾　枯皂矾　水银　火消各二两

【用法】先将盐、铅熔化，入水银结成砂子，再入二矾、火消同炒干，研细，入铅、汞再研，以不见星为度，入罐内，泥固济，封口打三炷香，不可太过不及。一宿取出视之，其白如雪，约有二两，为火候得中之灵药。如要色紫者，加硫黄五钱；要黄色者，加明雄黄五钱；要色红者，用黑铅九钱，水银一两，枯白矾二两，火消三两，辰砂四钱，明雄黄三钱，升炼火候，俱如前法。凡升打灵药，消要炒燥，矾要煅枯。一方用烧酒煮干，炒燥方研入罐。一法凡打出灵药，倍加石膏和匀，复入新罐内，打一枝香，用之不痛。

【主治】痈疽诸疮已溃，余腐不尽，新肉不生者。

艾茸敷法

【来源】《医宗金鉴》卷六十二。

【别名】艾叶回阳散（《古方汇精》卷二）。

【组成】硫黄五钱　雄黄五钱　艾茸一斤

【用法】上以硫、雄二味为末，同艾入水煎半日，水将干，取艾出，捣烂，温敷患处，再煎再易，

十余次为度。

【主治】阴疮黑陷而不痛者。

白膏药

【来源】《医宗金鉴》卷六十二。

【组成】净巴豆肉十二两　蓖麻子（去壳）十二两　香油三斤　蛤蟆（各衔人发一团）五个　活鲫鱼十尾

【用法】先将巴豆肉、蓖麻子入油内浸三日，再将蛤蟆浸一宿，临熬时入活鲫鱼共炸焦，去滓净，慢火熬油，滴水成珠，离火倾于净锅内，再加官粉二斤半、乳香末五钱，不时搅之，冷定为度。用时重汤炖化，薄纸摊贴。

【主治】诸疮肿毒，溃破流脓。

圣愈汤

【来源】《医宗金鉴》卷六十二。

【组成】四物汤加柴胡　人参　黄耆

【用法】水煎服。

【主治】疮疡溃后血虚内热，心烦气少者。

亚圣膏

【来源】《医宗金鉴》卷六十二。

【组成】象皮一两　驴甲（即悬蹄）一块　鸡子清三个　木鳖子七个　蛇蜕二钱　蝉蜕四钱　血余三钱　穿山甲六钱　槐枝　榆枝　艾枝　柳枝　桑枝各二十一寸　黄丹　黄蜡　麻油三斤

【用法】上将药浸七日，煎如常法，滤去滓，每净油一斤，入黄丹七两，煎成膏，入黄蜡五钱化匀，再加血竭五钱、儿茶三钱、乳香三钱、没药三钱、煅牡蛎五钱、五灵脂五钱，上六味研极细末，入膏内成膏，出火摊贴。

【主治】一切破烂诸疮并杨梅结毒。

坎宫锭子

【来源】《医宗金鉴》卷六十二。

【别名】坎宫锭（《疡科捷径》卷下）。

【组成】京墨一两　胡黄连二钱　熊胆三钱　麝香

五分　儿茶二钱　冰片七分　牛黄二分

【用法】上为末，用猪胆汁为君，加生姜汁、大黄水浸取汁、酽醋各少许，和药成锭。用凉水磨浓，以笔蘸涂之。

【主治】热毒肿痛，焮赤诸疮，痔疮。

陀僧膏

【来源】《医宗金鉴》卷六十二。

【组成】南陀僧（研末）二十两　赤芍二两　全当归二两　乳香（去油，研）五钱　没药（去油，研）五钱　赤石脂（研）二两　苦参四两　百草霜（筛，研）二两　银黝一两　桐油二斤　香油一斤　血竭（研）五钱　孩儿茶（研）五钱　川大黄半斤

【用法】先将赤芍、当归、苦参、大黄入油内煠枯，熬至滴水不散，再下陀僧末，用槐、柳枝搅至滴水将欲成珠，将百草霜细细筛入搅匀，再将群药及银黝筛入，搅极匀，倾入水盆内，再收入瓷盆内，常以水渍之。贴患处。

【功用】《全国中药成药处方集》：拔脓生肌长肉，止痛散血消肿。

【主治】

1.《医宗金鉴》：诸般恶疮，流注瘰疬，跌打损伤，金刃误伤。

2.《全国中药成药处方集》：鼠疮，溃破流脓。一切外科肿疡，已溃未溃，创破流血，疼痛异常。

【宜忌】《全国中药成药处方集》：不可入口。

姜矾散

【来源】《医宗金鉴》卷六十二。

【组成】枯矾　干姜各等分

【用法】上为末，先用细茶、食盐煎汤洗之，后用此散掺之。

【主治】一切诸疮发痒者。

神效千捶膏

【来源】《医宗金鉴》卷六十二。

【别名】千捶膏（《药奁启秘》）、瘰疬千捶膏

（《北京市中药成方选集》）。

【组成】土木鳖（去壳）五个　白嫩松香（拣净）四两　铜绿（研细）一钱　乳香二钱　没药二钱　蓖麻子（去壳）七钱　巴豆肉五粒　杏仁（去皮）一钱

【用法】上合一处，石臼内捣三千余下，即成膏；取起，浸凉水中。用时随疮大小，用手捻成薄片，贴疮上，用绢盖之。

【功用】《北京市中药成方选集》：活血消肿，化坚止痛。

【主治】

1.《医宗金鉴》：疮疡，疔毒初起，并治瘰疬，大人臁疮，小儿蟮拱头。

2.《北京市中药成方选集》：疮疡初起，红肿坚硬，瘰疬结核，臁疮溃烂，经年不愈。

琼酥散

【来源】《医宗金鉴》卷六十二。

【组成】蟾酥一钱　半夏六分　闹羊花六分　胡椒一钱八分　川椒一钱八分　荜茇一钱　川乌一钱八分

【用法】上为细末。每服半分，黄酒调服。如欲大开，加白酒药一丸。服之开针不痛。

【功用】麻醉止痛。

【主治】一切肿毒等疮需开刀者。

葱归溻肿汤

【来源】《医宗金鉴》卷六十二。

【别名】葱归汤（《仙拈集》卷四）。

【组成】独活三钱　白芷三钱　葱头七个　当归三钱　甘草三钱

【用法】上以水三大碗，煎至汤醇，滤去滓，以绢帛蘸汤热洗，如温再易之，以疮内热痒为度。

【主治】痈疽疮疡，初肿将溃之时。

升阳散火汤

【来源】《医宗金鉴》卷六十三。

【组成】抚芎六分　蔓荆子　白芍（酒炒）　防风　羌活　独活　甘草（半生半炙）　人参各一钱　柴

胡　香附各一钱五分　葛根一钱　升麻一钱　僵蚕（炒）一钱五分

【用法】加生姜一片，红枣肉一枚，水三钟，煎一钟，食远温服。

【主治】颊疡过敷寒药，以致肌冷凝结，坚硬难消难溃者。

金蝉散

【来源】《医宗金鉴》卷七十四。

【组成】大干虾蟆一个　胡椒十五粒　皂角子七粒

【用法】上用干锅，入药在内，瓦盖锅口，慢火煅至烟尽，取出存性，研为细末取用。

【主治】疮溃，误入污水毒，或伤诸刺，痛至骨。

清肌渗湿汤

【来源】《医宗金鉴》卷七十四。

【组成】苍术（米泔水浸炒）　厚朴（姜汁炒）　陈皮　甘草（生）　柴胡　木通　泽泻　白芷　升麻　白术（土炒）　栀子（生）　黄连各一钱

【用法】水二钟，加生姜三片，灯心二十根，煎至八分，温服。外敷真君妙贴散。

【主治】猫眼疮，一名寒疮，由脾经久蕴湿热，复被外寒，凝结而成。初起形如猫眼，光彩闪烁，无脓无血，痛痒不常，久则近胫。

【宜忌】多食鸡、鱼、蒜、韭。忌食鲇鱼、蟹、虾。

加减四物汤

【来源】《医宗金鉴》卷七十八。

【组成】生地黄　苦参　牛蒡子　薄荷　防风　当归　赤芍药　天花粉　连翘　荆芥穗　川芎各一钱

【用法】上为粗末。以水二盏，煎至一盏，食后去滓温服。

【主治】风赤疮痍，起于两眦，其黑睛端然无恙，惟脸边烂而红赤，脾经风热上攻所致者。

生生膏

【来源】《绛囊撮要》。

【组成】生大黄六两 当归 丹皮 白芍 玄参 白芷 地黄 升麻各四两 肉桂二两 大麻油八斤

【用法】煎成膏，东丹收。或纸或布摊。疮疡，贴患处；疟疾，贴颈脊第三骨。

【主治】一切外疡，劳伤内症，三阴疟疾。

【宜忌】忌食一切发物。

【加减】疮疡初起，加上好冰片少许；已溃，加天花粉；将愈，加真川贝；劳伤内症，加真沉香末少许；三阴疟疾，加胡椒七粒（研细）。

替针丸

【来源】《绛囊撮要》。

【组成】雄麻雀屎 乳香（去油） 没药（去油）各三分

【用法】上为末，飞面为丸，如黍米大，晒干用。利针拨破疮头，粘上膏药盖之。即破。

【功用】追脓去腐止痛。

【主治】疮疡。

提毒散

【来源】《吴氏医方汇编》。

【组成】上好杭州铅粉一两 银珠 雄黄 轻粉 乳香（去油） 没药（去油）各三分

【用法】上先将乳没二味为细面，后同前四味共为一处研极细，收入瓷瓶，听用。疮毒初起，用猪腰子切薄片，以前药撒腰子上，贴于患处，不一时腰子即肿，将腰子换掉，如前法贴之，肿了再换，直至猪腰不肿，其毒已尽；如肿毒已溃，亦如前法贴之，猪腰虽不肿，而毒内黄水长流，其毒自减。

【主治】一切疮毒才起。

连翘丸

【来源】《幼幼集成》卷四。

【组成】净连翘 桑白皮 白头翁 粉丹皮 北防风 川黄柏 青化桂 淡豆豉 海螵蛸 软秦艽 川独活各二钱

【用法】上为细末，炼蜜为丸，如龙眼核大。每服一丸，灯心汤送下。

【主治】小儿疮疥，毒陷入里。

荆防败毒散

【来源】《幼幼集成》卷四。

【组成】荆芥穗 北防风 净连翘 陈枳壳 绿升麻 南薄荷 川羌活 川独活 粉干葛 川木通 金银花 片黄芩 正川芎 黑栀仁 炙甘草各一钱

【用法】上身肿，加葱三茎，下身肿，加灯芯十茎，水煎服。

【主治】小儿疮疥毒气内陷，肚腹作肿。

解毒汤

【来源】《幼幼集成》卷四。

【组成】润元参 净连翘 绿升麻 片黄芩 京赤芍 全当归 川羌活 北防风 怀生地 荆芥穗 淮木通各一钱 炙甘草五分

【用法】加灯心十茎，水煎，热服。

【功用】托毒。

【主治】小儿疮疥，误用搽洗，逼毒入腹。

【加减】大便秘，加酒大黄。

葱连膏

【来源】《种福堂公选良方》卷三。

【组成】飞丹二钱 乳香 没药 黄连各五分 血竭一钱 冰片一分 松香五钱 蓖麻子十八粒 葱白（带须）七根

【用法】上为末，将葱头打烂和匀，以菜油调做夹纸膏。贴之。

【主治】湿疮。

神应围药

【来源】《种福堂公选良方》卷四。

【组成】雄小活鲫鱼七个 鲜山药四两 大葱头（连须）二十一个（共捣烂） 千年陈石灰半斤 生南星 生半夏 白及 赤芍（细末）各一两

【用法】上和匀阴干，再研为细末。临用之时，蜜水调敷四围，外用绵纸掩之。

【主治】气血不和，壅遏为疮，高肿赤痛，及痰郁寒湿为疮者。

牛粪散

【来源】《仙拈集》卷四引《碎金》。

【别名】太乙散（《经验广集》卷四）。

【组成】牛粪（用山上陈者）

【用法】上为末。搽三五次愈。

《济众新编》本方用法：多取牛粪，瓦器炒热作片，涂油乘热敷疮，冷则换热，不计其数，无间断，直至疮根自消，疮口突起为度。

【功用】收口生肌。

【主治】

1.《济众新编》：一切痈疽毒肿。

2.《验方新编》：湿热诸疮，毒水淋漓，久不收口；并小儿痘疮破烂，百药不效者。

鸡蛋油

【来源】《仙拈集》卷二。

【组成】鸡蛋

【用法】炒出油搽之。

【功用】《寿世良方》：杀虫。

【主治】

1.《仙拈集》：肾囊风。

2.《寿世良方》：诸疮破烂，痒不可忍，或不收口者；及癣疥诸疮。

螃蟹散

【来源】《仙拈集》卷二。

【组成】鲜螃蟹

【用法】捣烂，敷上即愈。如无鲜者，以蟹黄蜜调涂。

【主治】手指缝肿痛不可忍，若不早治，即烂入手。

保金宣毒饮

【来源】《杂症会心录》卷下。

【组成】南沙参三钱　麦冬三钱　百合五钱　贝母三钱　笋尖五钱　糯米五钱　鲫鱼一尾

【用法】水煎服。

【主治】疮症误治，毒气入肺，诸证悉急。

救阴保元汤

【来源】《杂症会心录》卷下。

【组成】熟地二钱　丹皮一钱　山药一钱　麦冬一钱五分　南沙参一钱　黄耆一钱（炙）　炙甘草八分　黑豆三钱

【用法】水煎服。

【主治】遗毒肿腮。

解毒内托饮

【来源】《杂症会心录》卷下。

【组成】何首乌三钱（生用）　甘草一钱　当归一钱五分　赤芍一钱　贝母一钱　丹皮一钱　黑豆三钱　忍冬藤二钱

【用法】水二杯，煎服。

【功用】内托，预防陷肺。

【主治】体虚疮发。

三神散

【来源】《仙拈集》卷四。

【组成】生矾二两　硫黄八钱　胡椒四钱

【用法】上为末。猪油调擦，湿者干掺。

【主治】坐板疮。

五神散

【来源】《仙拈集》卷四。

【组成】轻粉　枯矾　黄柏各五钱　朱砂　雄黄各一钱

【用法】上为末。先用川椒汤洗净，然后敷药。

【主治】坐板疮。

四神散

【来源】《仙拈集》卷四。

【组成】明矾　雄黄各一钱　黄柏　轻粉各五分

【用法】上为末。入猪油捣匀敷。

【主治】坐板疮。

轻矾散

【来源】《仙拈集》卷四。

【组成】轻粉　生矾各等分

【用法】上为末。先将患处热汤洗净，搔破敷药。

【主治】坐板疮。

脱烂散

【来源】《仙拈集》卷四。

【组成】雄黄　黄丹各一两　硇砂一分

【用法】熔蜡和，入疮内，至三日腐肉自脱。

【功用】去腐生肌。

【主治】疮疡。

螃蟹酒

【来源】《仙拈集》卷四。

【组成】蟹壳一个（炙脆）

【用法】上为末。临睡黄酒冲服。即至重，二服全愈。

【主治】肿毒初起。

羌活散

【来源】《医林纂要探源》卷十。

【组成】羌活　独活　前胡　柴胡　川芎　桔梗　枳壳　天麻　地骨皮　茯苓　人参各等分　甘草减半

【用法】加生姜、薄荷，水煎服。

【功用】表外邪，平气热。

【主治】外淫滞于气分，淫入荣血，血为之浊，而致疮肿痛毒壮热，喘急胀满，胸膈闭闷，心志不宁。

【方论】羌活气雄而达肌表，独活气专而行脉里，此皆以去外邪；前胡降逆气而使之顺下，柴胡达郁气而使之上散，川芎行血中之气，清血中之浊；桔梗降泄肺气，枳壳宽胸膈气，天麻补肝而除风热；地骨皮滋阴以清血热，茯苓渗湿且以宁心；过表则内虚，恐无以和气血，故用人参。

白玉膏

【来源】《丸散膏丹集成》引《疡医大全》。

【组成】活鲫鱼六两　白芷　穿山甲　木鳖子　象贝母　当归各一两五钱

【用法】用麻油二斤四两，煎枯，去滓滤清后，再熬，滴水成珠，候冷，加铅粉十二两，收嫩膏后，入白占二两，扫盆三钱，乳香一两，没药一两，研细末，一同收入。贴之。

【功用】拔毒，提脓，生肌，收口。

【主治】一切疮疡、热疖。

【宜忌】阴疽忌用。

五枝膏

【来源】《疡医大全》卷七。

【组成】桃枝　柳枝　槐枝　桑枝　枣枝各十寸　银朱四两

【用法】用麻油二十四两，将上药熬枯滤清，再熬至滴水成珠为度，以黄丹收之。摊贴患处，如作痒起泡，即可揭去。

【主治】疮毒，疯气痛。

【宜忌】凡疮疡已溃者，切不可贴。

内消方

【来源】《疡医大全》卷七。

【组成】金银花四两　甘草二两　蒲公英一两　元参五钱　当归一两

【用法】水煎服。

【主治】痈疽肿疡。

丹油膏

【来源】《疡医大全》卷七。

【组成】真麻仁一斤　桃枝　柳枝各四尺九寸

【用法】浸七日，入锅内熬至滴水成珠，滤去滓，兑入飞过血丹八两，收成膏。贴患处。

【主治】一切疮疖。

丹油膏

【来源】《疡医大全》卷七。

【组成】桐油一斤　飞过炒黄丹五两

【用法】桐油放锅内略滚片时，不待白沫尽，即下过炒黄丹，细细筛下，候黑色，即成膏矣。贴患处。

【主治】一切疮毒。

苍龙丸

【来源】《疡医大全》卷七。

【组成】苍龙三百条 朱砂 明矾 明雄各三钱 蟾酥（酒化） 硼砂各一钱

【用法】上为细末，面糊为丸，如梧桐子大。每服七丸、九丸、十一丸，酒、水任下。取汗自消。

【主治】诸般大毒。

拔萃丹

【来源】《疡医大全》卷七。

【组成】生铅 水银 火消 白矾 青盐各一两

【用法】同研至水银星不见为度，入阳城罐内，铁盏盖定，以铁梁铁线扎紧，盐泥固济，先文后武火，升三炷香，冷定开看，盏内升药刮下，研细，加冰片乳匀收贮，火候俱同红升丹法则。凡升药罐底药渣铲下，研细，搽癣疥。

【功用】提脓生肌，化管。

【主治】疮疡，癣疥。

商陆膏

【来源】《疡医大全》卷七。

【组成】商陆六两 牛蒡子 防风 金银花 荆芥 当归尾 连翘 赤芍药 红花 茅苍术 甘草各五钱

【用法】上药用麻油三斤熬枯去滓，用密佗僧一斤收成膏。外贴。

【主治】疮毒。

提毒丹

【来源】《疡医大全》卷七。

【别名】七星丹、八仙丹。

【组成】乳香（去油） 没药（去油）各二钱 元参（瓦上焙脆） 前胡（瓦上焙脆） 血竭 麝香各四分 生斑蝥八钱（去净头足翅，阴阳瓦焙）

【用法】上各乳极细末，于端午午时和匀，瓷瓶密贮。凡初起肿毒，每用二三厘，看疮大小，即以疮大膏药贴上，中留一孔，入药在内，周围用大蒜泥敷，次日起泡，挑去水泡即消；如疮已溃，即掺药于疮孔内。

【功用】拔毒，消肿，生肌。

【主治】肿疡。

槐枝膏

【来源】《疡医大全》卷七。

【组成】槐枝（取二三寸长）三百六十段

【用法】真麻油三斤，入铜锅内，熬至枝枯黑为度，用夏布滤去滓，再入净锅内，熬至滴水成珠，入密陀僧细末半斤搅匀，再入龙骨（煅）、象皮（砂炒成珠）、血余、乳香（去油）、没药（去油）、赤石脂各五钱，研细搅匀，务须老嫩得宜，收贮。摊贴。

【主治】疮疖。

鲫鱼膏

【来源】《疡医大全》卷七。

【组成】大鲫鱼一尾 巴豆四两 蓖麻仁六两 甘草五钱

【用法】用菜油、麻油各一斤，先将鲫鱼炸枯成渣，再入巴豆、蓖麻、甘草熬枯，滤净，熬滚离火，将铅粉徐徐投下，搅匀成膏。摊贴。

【主治】痈疽，疮疖。

芙蓉膏

【来源】《疡医大全》卷八。

【组成】芙蓉叶（秋采）六钱 榆面二两 生大黄五钱 皮消一两

【用法】上为细末，葱汁、童便调。敷患处，留顶。

【功用】收根束毒，初起敷之可消。

【主治】阳疮红焮。

秘授蜡矾丸

【来源】《疡医大全》卷九。

【组成】黄蜡 白矾各胡桃大一块（研） 银朱一钱 蛇蜕一条（阴阳瓦焙，研）

【用法】先将蜡熔化，入蜂蜜少许，再下生矾、蛇蜕、银朱，研末搅匀，将铜勺放滚水内，急手丸，如梧桐子大。如遇病人，先令洗浴，饮热酒数杯，初服二十一丸，尽量饮醉，被盖取汗，初起即消；已成疼痛不可忍者，服之可止；一半已溃，服之必出；稠厚黄脓，看人虚实与服，头一日服二十一丸，第二日只服十九丸，逐日递减两丸，服至一丸为止。

【功用】定痛，厚膜，生肌化脓，解毒去秽。

化毒丹

【来源】《疡医大全》卷十八。

【组成】人参三钱 甘草一钱 硼砂 冰片各一分 轻粉五厘

【用法】上各为细末，和匀。用小刀略破其皮一分后，以本方敷之，即化为水。如足上生瘤如斗大者，不必破碎治之，止用针轻轻刺一小针眼，以本方敷之，必流水不止，急用煎方治之：人参、黄耆各三两，生甘草、薏苡仁各五两，白芥子三钱，水煎服，二剂即消尽其水，而人绝无意色。

【主治】手臂生疮，变成大块；或肚上生疮，终年不去，或如拳头大者；或足上生瘤如斗大者。

三退纸

【来源】《疡医大全》卷十九。

【组成】蝉退 凤凰衣各三钱 蜜陀僧六钱

【用法】桐油八两熬成膏，以刷蘸膏，于连四纸上阴干。用时照疮大小剪贴，三日一换。换三次痊愈。

【主治】马蚁窝疮。风湿结成，多生手足，形似蚁窝，俨如针眼，奇痒入心，破流脂水。

升麻膏

【来源】《疡医大全》卷二十二。

【组成】升麻二十两

【用法】上用真麻油五斤浸一宿，煎枯去滓，慢火熬至滴水不散，入飞净黄丹二十四两，收成膏。

贴之。未成自消，已溃自敛。

【主治】疔疮，顽疮，痈疽，瘰疬，痰核。

凤凰散

【来源】《疡医大全》卷二十四。

【组成】抱鸡蛋壳（连衣壳焙）

【用法】上为细末，每一钱加冰片二分，密贮。用时或干掺，或猪胆汁或麻油调擦。

【功用】消肿定痛，拔毒生肌。

【主治】男女下疳肿烂，疼痛难堪，并治一切皮破肿烂诸疮。

丝瓜散

【来源】《疡医大全》卷二十四。

【组成】芜荑 蛇床子 硫黄 潮脑 枯矾 川椒各等分

【用法】上为细末，用鲜丝瓜（刮去皮）一段，将药末厚涂丝瓜上，推入阴户之内。

【主治】阴蜃。

四味异功散

【来源】《疡医大全》卷三十。

【组成】松香（炼老） 生矾 枯巩 银粉各等分。

【用法】上为细末。先将扫猪汤或米泔水熬洗，去净疮靥，拭干秽水，干则麻油调搽，湿则干掺。

【主治】黄水疮。

隔纸膏

【来源】《疡医大全》卷三十。

【组成】雄猪油（去皮膜） 劈毒立消丹 麻油二茶匙 飞丹三钱

【用法】将雄猪油熬化冷定，入劈毒立消丹，再加麻油、飞丹收用，摊隔纸膏。贴之。

【主治】白蛇串（又名蛇窠疮）。

二黄散

【来源】《疡医大全》卷三十五。

【组成】川黄连　黄柏各三两　赤小豆　绿豆粉各一两　寒水石　紫苏　漏芦各七钱

【用法】上为细末。麻黄调搽，每日三次。

【主治】热疮。

遍身生疮药酒

【来源】《疡医大全》卷三十五引王樵邱方。

【组成】虎骨（醋炙）　薏苡仁各一两　当归　金银花　防风　白茯苓　连翘　怀生地　贝母各四钱　苍耳子　羌活　天花粉　白芍各三钱　海风藤　黄柏　茅苍术各二钱

【用法】共入绢袋盛，好酒十斤，浸三日，隔水煮，埋地下七日，出火毒。每饮数杯。

【主治】遍身生脓窠疮。

良姜膏

【来源】《疡医大全》卷三十八。

【组成】高良姜　穿山甲各六两

【用法】上用真麻油二斤，浸七日，熬枯，去滓，入炒过黄丹一斤成膏，摊贴。

【主治】毒疮并蝎螫、诸恶虫咬伤。

长春药酒

【来源】《成方切用》卷十一。

【组成】黄耆十二两（蜜炙，煎膏）　大生地六两（铜刀切片）　金银花　当归各四两　甘草（去皮，蜜炙）两半　地骨皮（甘草水洗）二两　广陈皮（去白）一两

【用法】用白糯米二斗，做酒酿一埕，将前药后六味用绵包好，入埕内，隔汤煮三炷香，将黄耆膏倾入，再煮三炷香，将埕埋地下三尺余深，七日七夜，取起滤清听用。

【主治】痈疡；外科虚证；劳伤虚损。

久近烂脚膏

【来源】《大生要旨·续编》。

【组成】芦甘石一钱　冰片五厘　乳香五分　没药五分　川连五分　煅象皮五分　九一丹五分

【用法】上为极细末，用雄猪油熬化调摊油纸上。贴患处。

【主治】久近烂脚。

太极膏

【来源】《同寿录》卷尾。

【别名】鸡蛋膏。

【组成】柳枝十两　桑枝　槐枝　桃枝　李枝　梅枝　杏枝各等分（约共二斤）　鸡蛋四十枚（黄白调匀）　葱三斤（切二三寸长，葱头同根杵扁）　真好铅粉一百二十两（研极细，用绢罗筛）　真麻油十斤

【用法】各样枝条，须择新壮有力者，另选粗柳枝一二条调油，各枝俱切断，先将麻油入锅熬滚，后将各枝缓缓放入熬透，再将葱、蛋逐渐放下，用柳枝顺调，俟葱、蛋熬至黑色，用麻布绞油去滓，再入锅熬至滴水成珠，然后将铅粉六斤放下，不住手调成膏，瓷瓶收贮听用。

【功用】提脓拔毒，敛疮收功。

【主治】大小肿毒、疮疖初起，热疖、鸡眼更效。

酥雄丹

【来源】《同寿录》卷尾。

【组成】上朱砂（研细，水飞净）一两二钱　真茅苍术　母丁香　明雄黄（各研净末）各一两二钱　真蟾酥一两二钱（净，以好酒化开，不住手搅粘）

【用法】将各药入酥内擂匀，为丸如粟米大。恶心腹痛及一切痧症，每用一丸噙于舌下，听其自化，微觉舌麻，不过一时即愈，至重者不过二丸，切勿多用；蝎蜂叮螫，发痒疮疖，每用一丸水浸化，敷患处。

【主治】一切痧胀恶症并暑气恶气，四肢瘳胀，头晕眼花，心烦意乱；以及蝎螫、蜂叮发痒，疮疖。

【宜忌】忌生冷、辛辣、油腻。

乌金膏

【来源】《文堂集验方》卷四。

【组成】巴豆二十粒（去壳及细皮，炒黑存性）　雄黄二分

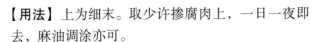

【用法】上为细末。取少许掺腐肉上，一日一夜即去，麻油调涂亦可。

【功用】去腐生新。

【主治】一切腐肉。

萃象方

【来源】《杂病源流犀烛》卷二十一。

【组成】甘菊 荆芥 红花 甘草 木通 连翘 土贝母 金银花 牛蒡子 紫花地丁各等分 胡桃肉一枚

【用法】水煎，温服。

【主治】痧证后余毒不清，发为疮疡，红肿者。

千金内托散

【来源】《杂病源流犀烛》卷二十六。

【组成】金银花 人参 黄耆 当归 赤芍 川芎 花粉 白芷 桂皮 桔梗 防风 甘草各一钱

【用法】水煎，入酒半盏服，日三贴。服后疮口有黑血出，或遍身汗出。

【主治】肩髃肘臂腕手疮。

防风牛蒡汤

【来源】《杂病源流犀烛》卷二十六。

【组成】防风 山栀 石膏 黄芩 苍术 木通 甘草 牛蒡子

【主治】手足忽如火燃，起紫白黄泡，血热之极者。

拔毒膏

【来源】《杂病源流犀烛》卷二十六。

【组成】蓖麻子肉 铜青各一两（同研） 大蓟汁一碗 豆油（春、夏三两，秋、冬四两） 松香一斤（水煮滤净）

【用法】先将油煎滚，入松香熔化，下大蓟汁，沸水尽，下水缸内，如绞糖法，入蓖麻、铜青搅匀，以器盛之。如用，重汤煮化，摊贴。

【功用】呼脓长肉。

【主治】肩髃、肘臂、腕手疡。

参耆托里散

【来源】《杂病源流犀烛》卷二十六。

【组成】人参 黄耆 当归 川芎 麦冬 芍药 黄柏 知母 柴胡 甘草 金银花

【主治】腋肚胁肋疮疡，热毒壅滞，气血虚弱。

内托羌活汤

【来源】《杂病源流犀烛》卷二十九。

【组成】羌活 黄柏各一钱 防风 藁本 连翘 炙草 苍术 陈皮各八分 肉桂五分

【主治】腿股膝腘踝足疮疡，体弱不可下，须用分经内托法者，或发在足尖。以及疮疡发于大股之内，阴囊之侧者，在左为上马痈，在右为下马痈，在肛门旁为肛门痈。

土骨皮汤

【来源】《名家方选》。

【组成】土骨皮 忍冬各二钱 防风 大黄各八分 羌活 桂枝各五钱 甘草三分

【用法】水煎服。

【主治】疮肿，毒气在表将发者。

无射丸

【来源】《家塾方》。

【别名】牡蛎角石散。

【组成】牡蛎 鹿角霜各一钱 轻粉五分

【用法】上药杵筛二味为末，以轻粉合治鸡子白，炼为膏。粘疮上。

本方方名，据剂型当作"无射膏"。

【主治】诸疮疡脓出不止者。

酒煮解毒汤

【来源】《名家方选》。

【组成】穿山甲 白芷 防风 没药 甘草 芍药 贝母各五钱 金银花 陈皮各三钱 皂角刺一钱

【用法】上药加酒煎，初以酒三合，煮取二合，再入酒二合，煮取一合，若不嗜酒者，酒、水各半煎服，日服一剂，三日或七日服之。

【主治】诸疮毒，经年不愈；或骨节疼痛者。

楸叶汤

【来源】《名家方选》。

【组成】楸十五钱（连茎并阴干）察木皮十钱 樱皮五钱

【用法】上以水一升，煮取五合，分温五服。

【主治】疡肿，一切恶毒疮。

【加减】小便不利，加木通三钱。

蜡矾丸

【来源】《寒温条辨》卷四。

【组成】生白矾二两 白及一两（一方无白及；一方有琥珀三钱）

【用法】上为细末，用黄蜡四两熔化，去净滓，入药末为丸。白滚水送下一钱，一日三次。

【功用】护膜托里，解毒化脓。

苍玉膏

【来源】《霉疬新书》。

【组成】黄蜡 牛脂 野猪脂 椰子油 铜绿各二十钱 麻油一合

【用法】先以麻油入净锅内，慢火熬至六分，下黄蜡，将柳木篦搅片时，更挑少许，滴入水中，试软硬得中，乃住火，顷之，用细旧绢滤净，却上火，看似溶化之象，而入三种油脂，搅和，乃下锅来犹搅，候温冷交，以白垩徐徐投入膏内，不住手搅之，下铜绿，看渐渐膏凝，纳贮瓷器，听用。

【功用】吮脓，去毒。

【主治】诸肿疡。

太乙膏

【来源】《会约医镜》卷十九。

【组成】当归 生地 白芍 玄参 大黄各二两 甘草四两

【用法】用麻油二斤，入砂锅煎药至枯黑，去滓，加黄丹三两再煎，至滴水成珠为度。一切疮疡并

宜贴之。先用隔蒜艾灸，更服活命饮，以收全功。

【主治】一切疮毒。

【宜忌】忌铁。

立效汤

【来源】《会约医镜》卷十九。

【组成】生黄耆三钱 白术一钱半 当归身二钱 小川芎五分 白芷 苍术各一钱二分 净银花一钱半 茯苓 甘草各一钱 车前子（去壳）八分

【用法】水煎服。大疮悉愈，或小者复出，多服断根。

【主治】脓疮，遍身疮痛，脓汁盈满。

【加减】痛甚，加生地二钱。

猪蹄汤

【来源】《会约医镜》卷十九。

【组成】白芷 白矾 当归 赤芍 独活 甘草 露蜂房（连子者佳）各五钱

【用法】用猪蹄一只，水四碗煮之，去油滓，取清汤，入上药一分，作四份分开，煎十数沸，去滓温洗，恶肉随洗而下，即用神异膏贴之。

【主治】一切疮毒溃烂。

调荣解毒汤

【来源】《续名家方选》。

【组成】山药 当归 川芎 红花 蝉退 苍术 玄参 防风 香附 金银花各半两 大黄二两

【用法】水煎服。

【主治】痒疮血热甚，痒痛不止者。

紫琼膏

【来源】《喉科紫珍集》卷上。

【组成】忍冬藤（取鲜者，去泥垢）八两 土牛膝（取鲜者，去泥垢）十两 金钗石斛 黄耆 熟地 赤首乌 白首乌各五两 玉竹 麦冬 白术 党参各三两 桔梗四两 当归 白芍各一两五钱 远志（去心）二两 取鲜梨百个（去蒂。浸水一宿，捣去渣，入前药熬膏至七分，下后药）参三

七 真川贝各一两 真紫金藤七钱 白螺壳 乳香 没药 象牙屑各五钱 琥珀四钱 龙骨 人指甲各三钱 珍珠二钱

【用法】上药各为极细末，无声为度，下入前膏，用槐枝搅，收成窨土地下，出火气，备用。

【主治】风痹疳毒，以及悬疗诸症，破烂难于完口，久热已退，元气亏损。

星辛散

【来源】《古方汇精》卷三。

【组成】生南星 生大黄 北细辛各等分

【用法】上为末。葱汁醋卤熬稠，调敷。

【主治】一切外症初起，色淡浮肿。

五香丸

【来源】《疡科心得集》。

【组成】杏仁（去皮）三两 升药底一两 花椒（炒）五钱 樟冰五钱 大黄一两 蛇床子一两 黄柏一两 西丁一两 大风子肉三两

【用法】上为细末，将风子肉、杏仁研和，再加油胡桃、雄猪板油捣和为丸，如芡实大。遇疥疮、顽癣，用夏布包药擦之。

【主治】疥癞顽癣，肥疮，坐板疮，血热等疮。

化毒除湿汤

【来源】《疡科心得集·方汇》卷上。

【组成】归尾 泽兰 苡仁 牡丹皮 赤芍 金银花 枳壳 川通草

【主治】湿热下注。

黄连泻心汤

【来源】《疡科心得集》卷上。

【组成】黄连 黄芩 甘草

【主治】一切火热壅肿疮疡。

痘后化毒丹

【来源】《疡科心得集》卷上。

【组成】西黄三分 药珠三分 血珀五分 灯心灰二分 胆星三分 冰片一分 天竺黄三分 人中黄五分

【用法】上为细末。每服三分，金银花露调下。

【主治】痘后余毒走络，遍体发疡者。

四妙丸

【来源】《疡科心得集》卷下。

【组成】苍术 黄柏 当归 细生地

【主治】湿热在经，筋骨疼痛，疮疡遍体，而兼血虚者。

【加减】若湿热甚者，细生地、当归或易萆薢、苡仁亦可。

蛤粉散

【来源】《疡科心得集·方汇》卷下。

【组成】蛤粉 轻粉 白及 冰片

【用法】掺患处。

《青囊秘传》本方用蛤粉一两，轻粉、白及各三钱，冰片二分，为末，麻油调敷。

【主治】湿热痛疮。

四黄散

【来源】《疡科心得集·家用膏丹丸散方》。

【组成】大黄一两 黄柏一两 黄芩一两 川连五钱 尖槟榔一两 老松香一两 熟石膏三两 厚朴一两 寒水石二两

【用法】上为细末。香油调搽。

【主治】一切白泡痛疮、湿疮、坐板疮、烫火疮。

甘葱煎

【来源】《伤科补要》卷三。

【组成】甘草 大胡葱

【用法】上药煎浓汤，候温，洗患处，洗净用药。

【主治】诸疮有脓水者。

赤小豆汤

【来源】《观聚方要补》卷二。

【组成】赤小豆 商陆各一钱 连翘 腹蛇脯 桂枝各五分

【用法】水煎服。

【主治】生疮，用干疮药太早，致遍身肿。

【加减】便秘，加大黄。

外贡丹

【来源】《外科集腋》卷一。

【组成】铅粉 陶丹 乳香（去油） 没药（去油） 血竭 儿茶各二两 三仙丹五钱

【用法】上为极细末，收贮。掺患处。

【功用】去腐生新，止痛。

【主治】一切疮疡。

白云丹

【来源】《外科集腋》卷一。

【组成】胡椒 川乌 草乌 细辛 桂枝各四两 火消二斤 韭菜一斤（打汁） 葱白八两（打汁）

【用法】水煎，去滓，入消溶化，再入二汁，乘热扫在方砖上，候有霜出，刮下，每霜一两，加麝香二分，和匀听用。放膏上贴之。

【主治】初起肿疡。

白玉膏

【来源】《外科集腋》卷一。

【组成】大鲫鱼一尾 密陀僧（另研，收入） 江子肉 大黄 白蔹 黄柏 甘草节各二两

【用法】用麻油一斤四两，煎枯去滓，熬至滴水不散，待温下炒透铅粉十二两收之。

【主治】疮毒。

有腐生肌散

【来源】《外科集腋》卷一。

【组成】生石膏（甘草汤泡，飞五次）一两 月石五钱 辰砂三钱 冰片二分

【用法】上为末。掺之。疮疡胬肉凸出，用乌梅煅存性，研末掺之；疮疡冷不收口，以干姜末掺之；不生皮者，五倍子末掺之；疮疡见风即成僵肉者，用寒水石研末敷疮上，再用铜绿盖之，即不成僵矣。

【主治】疮疡。

回阳救胃汤

【来源】《外科集腋》卷五。

【组成】人参 熟地 麦冬各二两 黄耆 归身 萸肉各一两 白术 金银花各四两 远志 肉桂 茯苓各二两 五味子一钱

【主治】疮口黑烂，直至肺脏阴虚无阳，胃气未绝者。

黄连膏

【来源】《外科集腋》卷五。

【组成】黄连五钱（炒黑） 大黄末一斤 冰片二分

【用法】桐油一斤，入锅内，熬起白星，加上药，搅匀。摊贴。

【主治】足三阴经湿热所致烂皮湿热，其症腿部红肿，所损不过一层薄皮，流脂成片，类乎血风，浸淫不已。

木鳖膏

【来源】《伤科汇纂》卷七引《顾氏家秘》。

【组成】真麻油三斤 番木鳖一百四十七粒

【用法】上入锅内熬至番木鳖黑脆为度，熬时以柳枝频搅，将木鳖子捞起，再入铅粉炒黄色三十两，徐徐投下，逐渐成膏。以缸盛井水，将膏倾入，置露处出火气一宿，捞起听用。摊后加后掺头药。若伤损血积醒酲者，先贴无掺药膏一个，贴一二时辰揭起，则伤口血迹被膏揭净，然后用掺药之膏贴之，倘无木鳖膏，即常膏药亦可用。

掺头药：山奈、北细辛、川乌、樟冰、肉桂、当门子、大茴、母丁香、乳香（去油）、没药（去油）、甘松、自然铜（煅）、半夏、大黄、荜茇、皂角、干姜、白芷、小茴香各五钱，阿魏三钱。上各忌见火，即自然铜亦须放倾银缸内煅，逐味另研，合匀密贮，勿泄香气，多少随用。如骨碎者，不可多用麝香，以其性热而散能耗髓也。

【主治】跌打损伤肿痛，一切疮疡、诸风。

杀蛆药

【来源】《伤科汇纂》卷七。

【组成】皂矾

【用法】煅赤，掺于患处。即化为水。佐以内服柴胡、栀子清肝火。

【主治】损伤溃烂生蛆者。

铁扇散

【来源】《伤科汇纂》卷七。

【组成】老材香（即山、陕等省，年久朽棺内松香、黄蜡，谓之老材香；如无，以陈年石灰代之）寸柏香（即里松香）松香各一两（与寸柏香同熔化，搅匀，倾入冷水，取出晾干）象皮五钱（切薄片，焙黄色，以干为度，勿令焦）龙骨五钱（上白者，生研）枯矾一钱

【用法】上为细末，贮瓷瓶内。遇有刀石伤破，用药敷伤口，以扇向伤处坝之；如伤处发肿，煎黄连水，用翎毛蘸涂。

【主治】刀石伤破，伤处发肿。

【宜忌】忌卧热处。

五虎散

【来源】《串雅补》卷一。

【别名】一醉散。

【组成】番木鳖八两　川蜈蚣三十条　花粉　北细辛各三钱　蒲黄　白芷各一钱　紫草　甲片各五分　雄黄五分

【用法】将木鳖水煮去皮毛，麻油十两，入前各药煎至枯黑去滓，次下木鳖，炸松黄色，不令焦黑，捞起为细末。每服一二三四五分，老酒送下。用药轻重，量人大小壮老。

【主治】一切无名肿毒，痈疡，湿毒流注，恶疮。

【宜忌】孕妇忌服。

龙游串

【来源】《串雅补》卷二。

【组成】银花一钱五分　寒水石五分　黄柏一钱五分　甘石一钱　青黛五分　百草霜五分

【用法】上为末。作二服。

【主治】一切疮毒瘰疬。

田姜散

【来源】《串雅补》卷四。

【组成】生香附（去毛，晒干）

【用法】上为细末。每症用一钱，小儿五分，白汤送下；外伤用此人乳调敷；疡肿初起，用醋调敷。

【主治】诸气，诸郁，诸痛，男女大小，内外不拘，岚瘴痧毒疮疡，跌闷，禽兽蛇虫伤螫。

水龙丹

【来源】《续回生集》卷下。

【组成】水龙骨（即老缸底陈石灰，要烧过）一两　百草霜五钱　松香三钱　枯矾三钱　广丹五钱

【用法】上为细末。掭患处。

【功用】败毒生肌。

【主治】百般破烂。

去烂丹

【来源】《疡科遗编》卷下。

【组成】龙骨八钱　炉甘石　乳香　没药各四钱　煅石膏　滑石各五钱　白矾　铜青各三钱　白占一两

【用法】上为末。用猪油捣和涂贴，外用油纸盖贴，捆缚。

【主治】男妇烂腿，经年不愈。

收胬散

【来源】《疡科遗编》卷下。

【组成】轻粉一钱　乌梅肉三钱（煅）

【用法】上为细末。掺胬肉上，外用膏贴。

【主治】一切痈疽溃后，胬肉凸出。

妙灵丹

【来源】《疡科遗编》卷下。

【组成】雄精三钱　银朱二钱　月石一钱五分　蜈蚣一钱（炙焦）

【用法】上为细末。用茶汁调抹患处，每日四五次。渐即消散。

【主治】手指生疮，并一切足臂疮痈，漫肿焮痛。

铜膏药

【来源】《疡科遗编》卷下。

【组成】瓜儿血竭三两　杜打薄铜皮十张

【用法】上药用铜锅一只，入水半锅，同煎千滚，水干再加，煎半日余，将铜皮取出阴干，收贮。临用量疮之大小，煎贴捆住，周时揭起，拭干，更可翻转再贴。

【主治】一切烂脚湿疮。

木耳散

【来源】《医林改错》卷下。

【组成】木耳一两（焙干研末）　白砂糖一两

【用法】上和匀，以温水浸如糊，敷之缚之。

【主治】溃烂诸疮。

黄耆赤风汤

【来源】《医林改错》卷下。

【组成】黄耆二两（生）　赤芍一钱　防风一钱

【用法】水煎服。小儿减半。治瘫腿，多用一分，服后以腿自动为准，不可再多。

【主治】瘫腿，诸疮诸病，或因病虚弱。

【验案】

1. 三叉神经痛　《中医药学报》（1984，5：56）：李某某，女，53岁，工人，1980年12月6日来诊。有头痛史，在某医院检查诊断为"三叉神经痛"。投本方加乳香、蜈蚣。前后共服14剂，头痛完全消失，恢复原工作，嘱经常用此方加白术泡开水代茶饮，并加服补中益气丸以善后，半年后随访，未复发。

2. 咀嚼肌胀痛　《中医杂志》（1981，8：70）：倪某某，男，33岁，工人。右咀嚼肌前缘咀嚼时胀痛近年，咬牙时疼痛加剧，嚼食受限，舌下痛。予黄耆赤风汤加全当归、制乳没。10剂后，病愈十之六，改加全当归、制乳没、广陈皮，续进10剂而病遂愈。

3. 唇风　《中医药学报》（1984，5：57）：张某某，59岁，社员。病人自述下唇肿痛及灼热感已半年，诊为"唇风"。投黄耆赤风汤加虫退、乳香，水煎服。外用鸡蛋清调冰片、黄连末以搽唇部。守方服至12剂后，唇颤动已完全停止，局部疼痛麻木亦消失，唇色已滑润如常。嘱病人停药服八珍丸培补气血以巩固疗效，随访至今未复发。

石珍散

【来源】《外科证治全书》卷四。

【组成】生石膏一两　轻粉　黄柏　海螵蛸各五钱

【用法】上为细末。甘草汤净洗患处，以此掺之。

【主治】火赤疮。

黄金散

【来源】《疡科捷径》。

【组成】石膏三钱　黄柏三钱　大黄三钱　轻粉三分

【用法】上为细末。猪胆、麻油调敷。

【主治】坐板疮。

黄连膏

【来源】《疡科捷径》卷上。

【组成】黄连一两　黄芩一两　大黄二两　黄蜡六两　麻油二斤

【用法】先用三黄入麻油煎枯，去滓再熬，临好收入方上黄蜡，瓷杯收贮。用时先以手擦患处发热，以膏搽之。

【主治】诸风痒疮。

清震汤

【来源】《疡科捷径》卷上。

【组成】人参　半夏　云苓　附子　陈皮　泽泻　香附　柿蒂　生姜　益智仁　生甘草　小红枣

【主治】疮疡呕逆者。

清脾甘露饮

【来源】《疡科捷径》卷中。

【组成】生地黄　牡丹皮　茯苓　滑石　甘草　白术　山栀　茵陈　苡仁　黄柏　萆薢　淡竹叶

【主治】坐板疮。暑湿热毒，凝于肉里，在臀腿外生疮，形如黍豆，痛痒连绵。

通邪煎

【来源】《外科图说》卷一。

【别名】通邪表毒汤。

【组成】荆芥穗　防风皮　土茯苓皮　杏仁　天名精　广橘红　赤茯苓皮　枳壳

【主治】痈疡。

五虎丹

【来源】《外科真诠》卷上。

【组成】明雄五钱　石菖蒲三钱　蜈蚣二条　朱砂五钱　元寸一钱

【用法】先将朱砂放锅内，用火消三钱炒至黑色，同雄黄研末，再将余药末乳，收贮听用。

【主治】一切疮毒初起。

太极黑铅膏

【来源】《外科真诠》卷上。

【组成】锅煤一两　松香七钱（童便淬三次）青黛七钱　水粉一两半　杏仁七钱　西铜绿三钱　乳香五钱（净油）没药五钱（净油）上片一钱　上寸一钱

【用法】先将乳、没等研末，再将杏仁一味放入研细，乳匀，再入上片，用烛油调刷。

【主治】久年烂脚，并小儿头疮，汤火疮毒。

乌云散

【来源】《外科真诠》卷上。

【组成】巴豆仁二两　蓖麻仁二两

【用法】炒存性，为末，每两配入升丹一钱

【功用】拔脓。

【主治】一切疮毒溃后。

托里散

【来源】《外科真诠》卷上。

【组成】生黄耆三分　当归二分　白芍二钱　续断三钱　云苓二钱　香附子一钱　枸杞子一钱五分　甲珠一片　银花一钱　甘草七分

【用法】福元十枚为引。
《中医大辞典·方剂分册》：水煎服。

【主治】无论毒之阴阳，溃后气血虚者。

羊藿散

【来源】《外科真诠》卷上。

【组成】云羊藿二两　木鳖仁二两　北细辛一两

【用法】先将羊藿、细辛为末，再入木鳖研细，乳匀。用热火酒调敷。

【主治】手脚龟及疮毒。

松香油

【来源】《外科真诠》卷上。

【组成】松香五钱　明雄一钱　苍术二钱

【用法】上为末，和匀，用棉纸卷捻二个，香油浸透，火烧滴油，去火毒。搽患处。

【主治】坐板疮，毒盛痒痛不止者。

轻乳散

【来源】《外科真诠》卷上。

【组成】轻粉二分　甘草五分　黄柏一钱　铜绿三分　乳香五分　黄丹五分　没药三分　冰片一分

【用法】上为细末。先用苎麻根四两，苦参三钱，煎汤洗净，再用此末掺之。

【主治】麻根疮。

解毒丹

【来源】《外科真诠》卷下。

【组成】冰片二分　轻粉五分　白矾二分　灯心灰二分　麻根灰三钱　凤凰衣一钱

【用法】上为细末。先用麻揉破再掺。

【主治】蜘蛛疮重者，生于皮肤间，如水窠疮相似，淡红微痛，五六个成簇，亦能荫开。

红玉膏

【来源】年氏《集验良方》卷六。

【组成】麻油二两五钱　柏油二两五钱　管仲三钱　象皮（切片）五分　血余一大团　朱砂五分　儿茶五分　轻粉　没药（去油）　川椒　樟脑各五分　乳香（去油）三钱五分　血竭一钱五分（朱砂以下共为末）

【用法】前五味药同煎至发枯，去发，再煎至滴水成珠，下炒飞黄丹五钱，再下朱砂以下药末，搅匀，离火候半冷，下黄蜡二钱五分、杭粉一两五钱，如法熬成膏。摊贴患处，一日一换。

【主治】湿烂臁疮，足上恶疮，诸般疮毒风湿，臭气难闻，杨梅结毒，及一切顽疮不收口者。

隔纸膏

【来源】年氏《集验良方》卷六。

【组成】乳香（去油）　没药（去油）　铜绿　儿茶　龙骨各一钱二分　雄黄　轻粉各一钱五分　芦荟一钱　山甲　蜈蚣　黄柏　冰片各五分

【用法】上为细末，用槐、柳、桃枝各十二寸，羊粪十二粒，幼妇血余一握，先入油锅熬枯，去滓，入真黄占二两，后入白占二两，再入官粉四两搅匀，黄丹四两搅匀，滴水成珠，将锅离火，加前药末，不住手搅，倾在水内，出火毒。

【主治】紫泡并久远裙边疮及诸疮。

鲫鱼膏

【来源】年氏《集验良方》卷六。

【组成】牛脚合二只　羊角二只　穿山甲　番木鳖各一两　猪脚合三十个　南星一两　赤芍一两　白及一两　商陆一两五钱　地丁一两五钱　白紫英花（即夜合花）一两五钱　巴豆肉五钱　大黄四两　蓖麻子二两　生地二两　当归二两　元参三两　鲫鱼一尾（约十两重）

【用法】麻油三斤，将药煎枯，滤去滓，再熬滴水

成珠，每油二两，入炒过黄丹一两收之。

【主治】百样疮毒。

楸叶膏

【来源】《良方合璧》卷下引王渔洋方。

【组成】楸叶（立秋日日未出时采）

【用法】熬膏。外敷。

【主治】疮疡。

回生膏

【来源】《集验良方》卷六。

【组成】川贝母八两　猫儿眼睛草一斤　夏枯草一斤　芝麻油二十斤

【用法】将药入油内浸，冬五日，夏三日，春、秋四日，放铜锅内用桑柴火先文后武，以药熬枯为度，去滓再将黄丹一斤八两炒紫色，水飞入油内，总以二油一丹用桃、柳、槐、杏、桑五枝手不住搅匀，以滴水成珠为度。熬此膏，最要洁净。治发背、痈疽、瘰疬、乳岩、痰核，一切疮毒，贴上，毒水即出，每日换三贴，未破者即消，已破者即收口痊愈。

【主治】一切疮毒，疔毒，发背，痈疽，瘰疬，乳岩，痰核。

灵感膏

【来源】《集验良方》卷六。

【组成】大黄一两　生地一两　防风七钱　三棱一两　羌活八钱　白芷八钱　花粉七钱　蜈蚣十条　桃仁七钱（研末）　香附七钱　厚朴七钱　槟榔七钱　黄柏八钱　大戟八钱　蓖麻子二两（研）　蛇蜕五钱　杏仁七钱（研）　皂角八钱　巴豆八钱（研）　肉桂八钱　麻黄八钱　细辛七钱　黄连五钱　甘遂二两　木鳖子一两（研）　莪术一两　川乌一两　枳实八钱　独活七钱　穿山甲七钱　全蝎七钱　当归一两五钱　草乌一两　元参七钱　五倍子七钱

【用法】用香油六斤，入药浸三五日，煎枯去滓，将净油熬至滴水成珠，加密陀僧细末四两，飞过黄丹二斤四两，熬至不老不嫩，收贮，合在地上

出火三五日，随病摊贴。

【主治】百病及疮毒。

绿云膏

【来源】《集验良方》卷六。

【组成】没药八分　乳香八分　珍珠五分　琥珀五分　片子松香一两三钱　铜绿一钱五分　象牙五分　黄蜡八分　硼砂五分　蓖麻子五十粒

【用法】共和一处，用铁捶打千下，瓷器收贮。用温水泡软贴之。不见火。

【主治】小儿癣疾，一切疮毒。

软脚散

【来源】《集验良方拔萃》卷一。

【组成】防风五钱　白芷五钱　川芎二钱五分　细辛二钱五分

【用法】上为细末，瓷瓶收贮。倘行远路者，撒少许于鞋内，步履轻便，不生疹疱，足汗皆香。

【功用】远行健步。

蚌壳散

【来源】方出《便易经验集》，名见《卫生鸿宝》卷五。

【组成】蚌壳（煅）五钱　轻粉五分　冰片一分

【用法】上为末。用银花汤调，搽两三次，结靥收功。

【主治】火革疮。男女乳上湿疮，脓血淋漓成片，飞红无靥，痛痒不休。

虾蟆膏

【来源】《验方新编》卷十一。

【组成】真小磨麻油十两　槐树枝（青而肥嫩者）三尺三寸　铅粉四两（临用须晒极干过筛）　大癞虾蟆一个（癞多者佳，小则二个，要数月前预取阴干，眼红腹无八字纹者勿用）

【用法】五月五日午时配合，平时亦可，先将麻油熬滚，即用虾蟆熬枯，将滓捞起，必须捞净，不然则贴之作痛，次下槐枝煎枯，亦须捞净，然后下铅粉，用大槐枝二根顺搅，微火慢熬，俟滴水

成珠为度，取起用瓷器收贮。临用摊贴。一切无名肿毒、大小疮疖或腿肿湿气，痞块，俱贴患处。大人小儿食积、疳疾、身瘦肚大，俱贴肚脐上。

【主治】一切无名肿毒，大小疮疖或腿肿湿气；大人小儿食积、痞块、疳疾、身瘦肚大。

神火灵丹

【来源】《喉科心法》卷下。

【组成】石膏五两（煅，尿浸，愈久愈好）　三仙丹八钱　漂净朱标五钱

【用法】上为细末，收贮听用。麻油调敷。

【功用】拔毒收口。

【主治】各种疮疡溃后，新久烂腿，及烂皮疔等。

天义散

【来源】《囊秘喉书》。

【别名】山甲散。

【组成】穿山甲（煅）

【用法】上为末，外敷。或加入钟乳石散亦可。

【主治】误食毒蚁生疮。

红　袍

【来源】《囊秘喉书·医方》卷上。

【别名】铜绿散。

【组成】铜绿五分　腰黄一钱　冰片七厘五毫

【主治】肾经黑色铁皮疳，及牙宣，如牙龈与口唇内皮烂如云片，或龈中出血，或口碎。

生肌八宝丹

【来源】《医方易简》卷五。

【组成】珠母（拾取露天蚌壳，左顾者）半斤（须括去背后黑衣，安火上煅，研细）　血竭三钱（另研）　芦甘石三两（以黄连二钱煎出汁，煅淬，研细末）　儿茶一两　煅石膏三两　赤石脂三两（火煅）　陈年丝吐渣一两（煅，不可过性）　梅片（临用时将药末五钱，加入冰片）一分

【用法】上为细末，研如香灰色，瓷瓶盛贮，听用。掺上。

【功用】生肌长肉，平口收功。

【主治】疮毒脓腐已尽者。

散毒散

【来源】《医方易简》卷十。

【组成】金银花　当归各一两　荆芥一钱　蒲公英一两　连翘一钱　生甘草三钱　天花粉五钱　牛蒡子二钱

【用法】加灯心七根，水煎服。

【主治】诸疮。

瓜消拔毒丹

【来源】《鸡鸣录》。

【组成】西瓜消一两　雄黄　石膏（煅）各六钱地榆（炒）　蓬砂各五钱　藜芦（炒）　乌梅肉（炒炭）各五钱　僵蚕（炒）二钱　冰片　牛黄各一钱

【用法】上为末收贮。凡外疡初破，毒未化者，四围以围药围之，将此药用麻油调涂疮孔，外以提脓化毒膏贴之，早晚一换。

【主治】痈疡初破。

束毒围

【来源】《鸡鸣录》。

【组成】玉精炭（即蜒蚰，煅存性）　生大黄各四两　五倍子　白及各三两　生半夏　白蔹各二两　百草霜　矾红　生南星　陈小粉（炒）　草乌各一两　熊胆一钱

【用法】上为末，以广胶化烊，鲜芙蓉叶绞汁，醋量和捣成锭丸。热毒痈疡，发于阳分，盘硬疼痛色赤者，醋磨浓涂四围，使其不大，最为要旨。

【主治】肿毒初起，热毒痈疡，发于阳分，盘硬疼痛色赤者。

茯苓渗湿汤

【来源】《治疹全书》卷下。

【组成】茯苓　泽泻　木通　防风　猪苓　银花连翘　苍术　黄柏　川芎

【用法】水煎服。

【主治】疹后因冷水沐浴，湿留皮肤，愈后发生痛痒毒疮，常流湿水成片者。

滑石三黄散

【来源】《治疹全书》卷下。

【组成】滑石二钱　大黄　雄黄　黄连各五钱　胡粉二钱　龙骨八分　轻粉八分

【用法】上为细末。敷之。

【主治】血死肌表，色变青黑，久则身热，发肿，其青黑之色从外溃烂，脓水淋漓，痛痒不常者。

疏风散

【来源】《治疹全书》卷下。

【组成】羌活　升麻　柴胡　葛根　当归　白芷生地　苍术　黄柏　茯苓　连翘　银花

【用法】上为散服。

【主治】疹后遍身生疮，其热不退，法当解表，苟使不治，则年年至期而生疮者。

归黄膏

【来源】《易简方便》卷四。

【组成】当归二两　生地二两

【用法】用小磨香油六两，以小铜锅熬滚，将药切片放入，滓黑去滓，再入白蜡四两成膏。贴患处。

【主治】大疮，已破未破。

敛疮止痛生肌散

【来源】《易简方便》卷四。

【组成】宫粉（火煨黄）一钱　黄柏　黄连　乳香（去油）　没药（去油）各五分

【用法】上为细末。掺疮上。

【主治】疮疡，并治下疳、黄水热泡等。

黄金化毒汤

【来源】《医醇剩义》卷二。

【组成】黄连五分　金银花二钱　赤芍一钱　丹皮

二钱 连翘一钱五分 大贝二钱 花粉二钱 菊花二钱 薄荷一钱 甘草五分 淡竹叶二十片

【主治】痈疡初起，肿痛大热，烦渴引饮。

内府亚圣膏

【来源】《理瀹骈文》。

【组成】槐 柳 桑 榆 艾各二十一寸 象皮一两 驴甲一块 木鳖仁七个 炮甲六钱 蝉蜕四钱 蛇蜕二钱 鸡子清三个 血余三钱

【用法】以麻油三斤熬，黄丹收，黄蜡一两五钱和入灵脂、血竭、煅牡蛎各五钱，乳香、没药末各三钱，搅匀。贴。

【主治】破烂诸疮，杨梅结毒。

清凉膏

【来源】《理瀹骈文》。

【组成】大黄 元参 当归 赤芍 白芷 苦参 黄耆 杏仁 木鳖仁 僵蚕 山甲 蜂房 蛇蜕 忍冬藤 黄芩 荆芥 黄柏 桃仁 防风 栀子 羌活 独活 黄连 连翘 南星 生地 甘草 发团各一两

【用法】上加槐、柳枝各一斤，油熬丹收，入麝香搅匀，贴疮上。

【主治】内外热症，疮疡初起。

清凉膏

【来源】《理瀹骈文》

【组成】大黄 元参 苦参 生地 当归 白芷 黄芩 黄柏 甘草各一两五钱 白芍一两 红花八钱

【用法】油熬，黄丹、铅粉合收。

【主治】内外热症，外症初起。

黑膏

【来源】《理瀹骈文》。

【组成】乌头 川芎 雄黄 胡粉 木防己 升麻 黄连 雌黄 藜芦 明矾五钱 杏仁（去皮尖） 巴豆各四十枚 黄柏一钱八分 松脂 乳发各一团 方中乌头以下九味药用量原缺。

【用法】上为末，猪油熬膏。盐汤洗涂。

【主治】遍体生疮，脓血溃坏。

葱蒜膏

【来源】《王氏医存·附编》。

【组成】生葱 独蒜各一斤 麻油二斤

【用法】上共熬数沸，去滓，再熬至滴水不散，取净油称之，若得油一斤，入新炒桃丹八两，不住手搅熬成膏。摊贴。

【主治】一切疮。

蟾酥锭

【来源】《王氏医存》。

【组成】好朱砂四钱（研） 原麝香一钱（研） 蟾酥五分（研） 明雄四钱（研） 旱螺十个

【用法】上为末，加糯米粥和为锭。用时以口水磨擦。

【主治】疮毒，虫蝎咬。

补中益气汤

【来源】《梅氏验方新编》卷六。

【组成】黄耆二两 人参一钱 炙草八分 半夏一两 炒白芍 独活 防风各五钱 炒白术 茯苓 泽泻 柴胡各三钱 连翘二钱 羌活一钱半

【用法】加生姜三片、大枣二枚，水煎服。

【主治】损伤后气虚感邪，脓出不止，疮口白肉突出者。

温凉散

【来源】《梅氏验方新编》卷六。

【组成】连翘 赤芍 羌活 茯苓各三钱 穿山甲 川连各二钱 山栀仁 防风 桃仁 甘草各一钱

【用法】水煎洗，后敷合口药。

【主治】外伤，秋令气凉，上有脓血者。

一扫光

【来源】《梅氏验方新编》卷七。

【组成】苦参 川柏各一两 大风子肉 木鳖肉 蛇床子 吊扬尘 枯矾 雄黄 川椒 硫黄 樟

脑　轻粉各二钱

【用法】上为极细末，猪油调膏。烘热涂搽；或布包扎紧，通身擦之。

【主治】诸疮风湿痒痛。

化虫散

【来源】《梅氏验方新编》卷七。

【组成】海参（焙燥）

【用法】上为极细末。频频撒之。

【主治】疮疡溃久，郁化生蛆。

乌金散

【来源】《梅氏验方新编》卷七。

【组成】巴豆（去壳）

【用法】新瓦上炒黑，研烂听用。多寡看疮势，酌量贴疮头上，用万应膏盖之。

【功用】去腐肉。

轻粉散

【来源】《梅氏验方新编》卷七。

【组成】轻粉一钱半　黄丹　黄柏　儿茶　乳香各三钱　麝香一分　冰片二分

【用法】上为极细末，先用葱汤洗，再用此撒之，或麻油调敷。

【主治】湿毒流注，脓水浸溃。

消阴助阳汤

【来源】《梅氏验方新编》卷七。

【组成】真台党参五钱　生甘草　花粉各三钱　焦白术　生黄耆各一两　银花二两肉桂（去粗皮）乳香各一钱　当归五钱

【用法】煎服。

【功用】大补气血。

【主治】两背忽生疮成痈，痒甚未溃，属阴症者。

生四物汤

【来源】《医门八法》卷三。

【组成】当归身五钱（生）　白芍三钱（生）　地黄五钱（生）　川大黄三钱（酒渍）　花粉三钱皂刺三钱（捣）　金银花三钱

【用法】水煎服，专用头汁。二剂、三剂皆可。

【主治】疮证初起，大热大渴，烦躁痞满，大便秘，小便涩，属实证者。

【方论】《医门八法》：生四物汤去川芎加大黄，盖阳毒炽盛，由于内热熏蒸，釜底抽薪，胜于决痈去毒，往往一泻而烦渴止，红肿消，不出脓而疮已愈。即不能全消，而热势既微，则毒气自轻，此以泻为功者也。或于前方中加二花以解毒，加花粉以止渴，加皂刺引药力以达于患处，皆甚相宜。迨至脓出之后，自能生肌敛口，不必服药矣。

消毒散

【来源】《不知医必要》卷四。

【组成】雄黄八钱　蜈蚣二条

【用法】共为末烧烟，熏三二次即愈，或用猪胆汁调涂亦可。

【主治】指头疮。

戌毒丹

【来源】《青囊立效秘方》卷一。

【组成】番八八钱（去壳）

【用法】上为细末。掺咬处，外贴膏药。

【主治】常犬咬破，热疖疮。

遇仙丹

【来源】《青囊立效秘方》卷一。

【组成】净红升一两　生石膏二两　水飞桃丹二钱银珠一钱

【用法】研至无声。

【功用】提毒，去脓脱腐。

乌龙膏

【来源】《青囊立效秘方》卷二。

【组成】川乌　草乌各八两　南星八两　白及一斤牙皂四两　文蛤一斤　毛菇四两　枯陈小粉一斤

官桂三两　干姜二两

【用法】上为细末。陈酒、醋调敷。

【主治】痈疡皮色不变属阴症者。

田螺捻子

【来源】《血证论》卷八。

【组成】田螺三枚　冰片五分　白砒五分　硇砂一钱

【用法】捣和，米糊为捻子。

【功用】化腐，去瘀肉，枯血痣。

通经丸

【来源】《增补验方新编》卷九。

【组成】三棱　莪术　赤芍　川芎　当归　紫菀　刘寄奴各八分　穿山甲一片

【用法】上为末，米糊为丸。酒送下。

【主治】

1. 《增辑验方新编》：室女经闭，遍身浮肿。
2. 《丸散膏丹集成》：月经不通，或成血瘕。

柴胡清肝汤

【来源】《马培之医案》。

【组成】柴胡　黄芩　甘草　南沙参　川芎　黑栀

【主治】怒火上升，憎寒恶热，肝胆风热疮疡。

五宝丹

【来源】《外科传薪集》。

【组成】灵磁石一两二钱　飞朱砂六钱　上雄精三钱　梅片三分　元寸香三分

【用法】上为细末。掺患处。

【主治】诸疮及疔毒腐烂。

化腐丹

【来源】《外科传薪集》。

【组成】红升药一斤　铜绿八钱　石膏一斤（煅）炙乳没各三两二钱　降药一两八钱

【用法】上为细末，以瓷器藏。

【功用】化腐生肌。

长肉商红膏

【来源】《外科传薪集》。

【组成】老松香四钱　樟脑二钱　轻粉八分　铜绿一分半　银朱七分　冰片一分半　麝香一分　蓖麻仁二钱

【功用】长肉。

平疮散

【来源】《外科传薪集》。

【组成】寒水石二两　东丹一两　扫盆一钱　硫黄五钱　明矾七钱　川椒一钱　黄柏五钱　牛烟胶五钱　人中黄二钱

【用法】上为细末。以板猪油、鸡脚、大黄根同打烂，擦。立效。

【主治】白泡疮、脓窠肥疮痛痒者。

玉仁膏

【来源】《外科传薪集》。

【组成】当归一两　白芷五钱　紫草二钱　甘草一两二钱

【用法】用真麻油一斤，将前药浸五日，煎至药枯，去滓，将油再熬至滴水成珠，下血竭细末四钱，搅匀，再下白蜡二两溶化，离火微冷，再下轻粉四钱，研细，搅和成膏。

【主治】疮疖。

代刀散

【来源】《外科传薪集》。

【组成】金顶砒五分　潮脑一钱　螺蛳肉（晒干）二两　轻粉三钱　巴豆仁（去油）五钱

【用法】上为末。用麻油调搽。

【功用】去顽肉。亦可代开刀。

红膏药

【来源】《外科传薪集》

【别名】外科至宝千捶膏。

【组成】老松香半斤　东丹三钱　银朱一钱

【用法】用蓖麻子去壳，打成胶。外用。

【主治】疮疡。

追疮散

【来源】《外科传薪集》。

【组成】大黄　石膏　黄柏　蛇床子各五钱　硫黄七分　明矾二钱　樟冰八分　金炉底三分　椒目二分或加苦参　人中黄

【用法】上为细末。用桐油调搽。

【主治】一切疮痍疥癞。

通圣丸

【来源】《外科传薪集》。

【组成】防风　桔梗　麻黄（去节）　甘草各一两当归　川芎（酒炒）　滑石各一两白芍（酒炒）石膏（煅）　白术（土炒）　芒消（酒浸，焙坤）连翘　黄芩（酒炒）黑栀　薄荷　荆芥各二钱五分

【用法】上为细末，水泛为丸，如绿豆大。

【主治】一切阳毒，小儿秃疮。

清凉膏

【来源】《外科传薪集》。

【别名】应用膏（《青囊秘传》）。

【组成】桐油一斤　菜油一斤　铅粉一两　头发四两

【用法】先发油烧，烧至化后，铅粉和入，再用丹收。

【主治】一切热毒疮疖。

清凉膏

【来源】《外科传薪集》。

【组成】长发灰一斤（菜油四斤　煎枯去滓）活牛蒡　甘菊　金银藤　马鞭草　苍耳草　仙人对坐草各一斤（菜油十斤　煎枯沥出，再加）白芷甘草　五灵脂　当归各八两（煎枯去滓，再将前

熬发油并入）

【用法】每一斤油，入桃丹七两，熬膏摊贴。熬嫩膏再添丹四两，煮和。

【主治】一切热毒疮疖。

苍术酒

【来源】《寿世青编》卷下。

【组成】苍术三十斤（洗净，打碎，以东流水三石浸二十日）

【用法】去滓，以汁浸曲，如家造酒法。酒熟任饮，不拘时候。

【主治】诸般风湿，疮疡，脚气下重。

【宜忌】忌桃、李。

三香定痛饮

【来源】《寿世新编》。

【组成】木香　黄耆　紫苏　人参　厚朴　甘草桔梗　官桂　乌药　当归　芍药　白芷　川芎防风　乳香　没药

【用法】上水一钟，加生姜三片，大枣二枚，煎八分，食后服。

【主治】疮毒。

加味银花甘草汤

【来源】《寿世新编》。

【组成】金银花六两　生甘草一两　皂角刺五钱

【用法】水煎，和酒服。

【主治】阳毒焮赤肿硬，疼痛异常，一切疮疡。

黄连神膏

【来源】《寿世新编》。

【组成】黄连三钱　当归尾五钱　生地一两　黄柏三钱　姜黄三钱　官白芷三钱　香油一斤二两（无香油，真麻油亦可）

【用法】将药炸枯，捞去滓，下黄蜡四两熔化尽，用夏布将油滤尽，倾入瓷盆内，以柳枝不时搅之，候凝为度。

【功用】未破者即消，已破者即敛。

【主治】一切血热疖毒。

【加减】加入银花一两尤妙。

五美散

【来源】《青囊秘传》。

【组成】黄丹　枯矾　黄柏各三钱　熟石膏一两（尿浸者更妙）

【用法】上为细末，和匀。

《药奁启秘》本方用法：研细末，麻油调敷。

【主治】一切疮痍，脓疥，作痛痒。

乌金膏

【来源】《青囊秘传》。

【组成】桐油一斤（入锅熬，起白星为度）　黄蜡一两五钱（熔化）

【用法】入研细大黄末一斤，搅匀，再入冰片二分。摊贴。

【主治】足三阴湿热，腿脚红肿皮破，脂脓浸淫不止，痛痒非常者。

石珍散

【来源】《青囊秘传》。

【组成】熟石膏二两　青黛　黄柏各三钱

【用法】上为细末。香油调敷。

【主治】一切疮痍破烂，作痛焮赤者。

石黄散

【来源】《青囊秘传》。

【组成】熟石膏　黄柏各等分

【用法】上为细末，和匀。可掺，可油调。

【主治】湿疮发痒。

拔毒生肌散

【来源】《青囊秘传》。

【组成】熟石膏一两　红升三钱　轻粉三钱　蓖麻子（去油）三钱　黄丹二钱　乳香一钱　琥珀一钱

【用法】上为极细末。以掺药笔蘸药少许，掺疮口上，入膏药中贴之。

【功用】拔毒生肌。

【主治】疮毒。

转神汤

【来源】《青囊秘传》。

【组成】人参五钱　黄耆五钱　当归五钱　麦冬五钱　熟地五钱　天花粉三钱　天冬三钱　车前子三钱　白术四钱　甘草二钱　荆芥一钱　防己五分　附子三分　陈皮三分

【用法】水煎服。一剂知痛痒，二剂大痛，又连服数剂则溃，去附子、防己、车前，加山茱萸四钱，五味子二钱，再服四剂则愈。

【主治】顽疮，经年累月不愈者。

金蝉散

【来源】《青囊秘传》。

【组成】蝉衣　青黛各五钱　细辛五分　蛇蜕一两（煅存性）

【用法】上为末。每服三钱，陈酒调下，一日二次。

【主治】疮秽生蛆。

录元散

【来源】《青囊秘传》。

【组成】生绿豆（晒干）不拘多少

【用法】上为细末。香油调搽。

【主治】湿热疮痛。

降药条

【来源】《青囊秘传》。

【别名】七仙条。

【组成】白降条一两二钱　升药一两八钱　石膏六钱

【用法】上为细末，糯米饭同药捣烂，作条。拔管用。

【功用】蚀恶肉。

姜芷散

【来源】《青囊秘传》。

【组成】生僵蚕　白芷各等分

【用法】上为末。外疡之由风痰湿者，可摊入膏药中用，亦可用姜、醋调敷；眼癣风，用姜汁调涂。

【主治】外疡，眼癣风。

神功一圣膏

【来源】《青囊秘传》。

【组成】硇砂　蓖麻子（去壳）各等分

【用法】水调，外敷。

【功用】发散。

【主治】诸毒。

通圣丸

【来源】《青囊秘传》。

【组成】防风　当归　白芍（酒炒）　白术（土炒）　黑栀　荆芥　干姜各二两

【用法】上为细末，水泛为丸，如绿豆大。每服三钱。小儿酌减。

【主治】一切阳毒，小儿秃疮。

黑子膏

【来源】《青囊秘传》。

【组成】麻油五斤　木鳖子八两　黄丹（炒，再研）五包（每包六两）

【用法】将木鳖子入油，熬煎至枯，沥去，再煎至滴水成珠，入丹再煎，看老嫩，倾入瓷缸盆内，水浸去火气。摊贴。

【功用】生肌长肉。

黑疮药

【来源】《青囊秘传》。

【组成】皂角子（煅极透）

【用法】上为末。调搽。

【主治】黑疮。

痘后化毒丹

【来源】《青囊秘传》。

【组成】西黄一分　珍珠五分　琥珀五分　灯心炭三分　冰片一分　胆星三分　天竺黄三分　人中黄五分　川贝母一钱　忍冬子三钱

【用法】共为细末。每服五分，金银露调服。

【主治】痘后余毒走络，遍体发疡。

槟榔散

【来源】《青囊秘传》。

【组成】槟榔一斤　木香八两

【用法】上为末。敷之。

【主治】风疮。

白玉膏

【来源】《饲鹤亭集方》。

【组成】鲜槐枝　柳枝　桃枝　桑枝各八尺　土贝白芷各四两　巴豆　蓖麻子各八两　蛇蜕四条　蜂房二个　活大鲫鱼一尾　活大虾蟆二只

【用法】麻油十斤浸药，煎枯，铅粉收膏，再加龙骨粉二十两、白蜡八两、扫盆四两，搅匀。

【功用】生肌，软坚，去瘀生新。

【主治】腿足疮羔，妇人裙臁腐烂日久。

护心散

【来源】《外科方外奇方》卷一。

【组成】生绿豆衣一两五钱　甘草节一两　琥珀（同灯心研）　乳香　辰砂　雄黄各一钱

【用法】上为末。每服一钱　空心酒下。

【功用】预防疮疡肿毒毒气内陷。

会通灵应膏

【来源】《外科方外奇方》卷二。

【组成】玄参一两　马钱子二两　蓖麻子五钱（去壳）　五倍子五钱　杏仁二两　蛇脱三钱　带子蜂房五钱　男子发一团　麻油一斤四两

【用法】熬膏用。

【主治】疮疡疗毒,瘰疬,大人臁疮,小儿蟮贡头。

一抹光

【来源】《外科方外奇方》卷三。
【组成】上白猪板油一斤(去膜) 麻黄四两(去根节) 木鳖肉四个 全斑蝥四只 明矾三钱 大风子肉四十个
【用法】先入水半杯于罐中,将猪油放瓦罐内,文武火熔化。再以夏布作袋,将麻黄装其中,以线扎口,放油内。先要芦根数条放罐底,煎半枝香为度,取出。再将斑蝥、木鳖装入原袋中,扎口,仍煎半枝香,取出沥干。将大风子敲碎,同明矾入油内略煎,掇放地上一夜,取出搽擦。
【主治】诸疮。

二妙散

【来源】《外科方外奇方》卷三。
【组成】茅山苍术一斤 川黄柏一斤
【用法】共炒存性,为末。麻油调搽。
【主治】湿风烂疮。

椒矾散

【来源】《外科方外奇方》卷三。
【组成】白占一钱 柏油烛一对 明矾一钱 川椒一钱 水银一钱
【用法】上研。搽擦患处。
【主治】诸疮。

妙灵丹

【来源】《外科方外奇方》卷四。
【组成】白芷四两(炒黑,研末) 圆眼核四两(炒黑存性)
【用法】上为末。干者香油调搽,湿者干掺。
【主治】湿烂蛇疮。

二黄散

【来源】《内外验方秘传》。

【组成】黄柏一斤 生军八两 玄明粉六两 生石膏四两
【用法】晒干为末。白蜜、清水和敷。
【主治】红肿外症。

九转丹

【来源】《内外验方秘传》。
【组成】净红升二两 煅石膏四两 雄黄二钱(水飞) 桃丹二钱
【用法】上为细末,研至无声。放膏药上贴之。
【功用】提毒祛脓脱腐。

拔根提毒丹

【来源】《内外验方秘传》。
【组成】升药一钱 陈降药二钱 银朱五分 生石膏八钱
【用法】擂至无声。或掺患上,或糯米饭捶溶作条,插入患孔,五日一换。四五次除根完。
【主治】一切远年近日破溃疮疡。

清凉散

【来源】《内外验方秘传》。
【组成】生石膏八两 胡黄连二两 青黛一两
【用法】上为极细末。
【功用】清火定痛。
【主治】一切红肿破烂作痛,并腿足红烂焮痛,时流脓水。

加减升葛汤

【来源】《治疗汇要》卷下。
【组成】升麻四分 葛根一钱 大贝母三钱 元参三钱 连翘二钱 天花粉一钱五分 金银花五钱 甘草一钱 黄芩一钱 归尾三钱 石膏三钱 薄荷一钱 芦根五钱
【主治】疮毒见阳明风热证候者。

三瓶糁

【来源】《徐评外科正宗》卷二。

【组成】朱砂一钱（研极细，水飞净） 炉甘石一钱（以黄连五分，煎汁煅淬，研极细，水飞净）川连一钱 生龙骨五钱冰片一分

【用法】上各研极细末，拌匀，瓷瓶收贮，勿令泄气。肿疡初起，掺膏上贴之；生肌长肉，即薄掺新肌上。

【功用】解毒消肿，生肌长肉。

【主治】肿疡初起及溃后肌肉不生者。

煮拔筒方

【来源】《徐评外科正宗》卷二。

【组成】羌活 独活 紫苏 蕲艾 鲜菖蒲 甘草 白芷各五钱 连须葱三两

【用法】预用口径一寸二三分新鲜嫩竹一段，长七寸，一头留节，用刀刮去外青，留内白一半，约厚一分许，靠节钻一小孔，以杉木条塞紧，将上药放入筒内，筒口用葱塞之，将筒横放锅内，以物压，勿得浮起，用清水十大碗渰筒，煮数滚，以内药浓熟为度，候用。再用披针于疮顶上一寸内，品字放开三孔，将药筒连汤用大瓷钵盛贮，至病者榻前，将筒药倒出，急用筒口对疮乘热合上，以手捺紧，其筒自然吸住，约待片时，药筒已温，拔去塞孔木条，其筒自落。

【主治】阴疮发背，坚硬将溃不溃，脓毒不得外出，乃生烦躁，重如负石。

倒出筒中物，看如有脓一二杯许，脓血相粘，鲜明红黄之色，乃是活疮，治必终愈；如拔出物色纯是败血，气秽紫黑，稀水而无脓意相粘者，此气血内败，肌肉不活，必是死疮，强治亦无功矣。

【宜忌】此法阴疮十五日前后，坚硬不溃不脓者宜之，如阳疮易溃易脓者不用。

万灵黑虎丹

【来源】《经验各种秘方辑要》。

【组成】益母草五两（炒成炭，退火研，用三两）轻粉四钱 血竭五钱 青黛六钱 乳香五钱（炒去油） 没药五钱（炒去油） 麝香二分五厘 梅片二分五厘 蜈蚣六条（炒，研）

【用法】上为极细末，收入小口瓶内，勿令泄气。将此丹掺膏药上贴之。

【功用】消肿拔毒。

【主治】一切外症，无论初起已成。

化腐散

【来源】《千金珍秘方选》引徐大椿方。

【组成】真犀黄六分 辰砂五钱 雄黄二两 冰片一钱 蜂房五钱（煅存性，焦则无用） 僵蚕一两二钱 硼砂二两 玄明粉二两

【用法】上为极细末。每用一两，以熟石膏五钱，滑石五钱，和匀。掺患处，或麻油调敷。

【功用】化腐肉。

炉茶散

【来源】《千金珍秘方选》。

【组成】煅制炉甘石（童便煅七次）三钱 儿茶三钱 冰片一分

【用法】上为极细末。吹患处。

【主治】沿皮蛀疮，以及耳内生瘰出滋水。

三灵丹

【来源】《疡科纲要》卷下。

【组成】生青龙齿 麒麟竭 明腰黄 炙龟板各一两 红升丹 海碘仿各五钱

【用法】上药各为极细末，和匀，加大梅片五钱，密贮。

【主治】疮疡久溃，流水不已，不能收口者。

五虎拔毒丹

【来源】《疡科纲要》卷下。

【组成】露蜂房（有子者佳，瓦上煅炭） 蝉蜕 蜈蚣各二钱（炒炭） 全壁虎十枚（炒炭） 三仙丹五钱 明腰黄四钱 元寸五分

【用法】上为细末，和匀，瓷瓶密贮。每用少许，掺疮口上，以薄贴盖之。

【主治】溃疡毒盛，非三仙丹所能提毒化腐者。

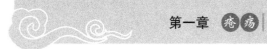

象皮膏

【来源】《疡科纲要》卷下。

【组成】真象皮二两（无真者，则以驴、马剔下之爪甲代之，可用四五两） 当归（全） 壮年人发（洗净垢）各二两 大生地 玄武版各四两 真麻油三斤

【用法】上先煎生地、龟版、象皮，后入血余、当归，熬枯去滓；入黄蜡、白占各六钱，川连汁煅制上炉甘石细末半斤，生石膏细末五两，文火上调匀，不煎沸，瓷器密收。油纸摊贴，量疮口大小为度，外以布条轻轻缠之，二日一换。脓水少者，三四日一换。此膏亦可摊于西法之脱脂棉纱上，较用油纸者易于收湿长肉。

【主治】顽疮久不收口，脓水浸淫，浮皮湿痒，并不深腐之症；足胫湿臁久年不愈者。

紫金丹

【来源】《疡科纲要》卷下。

【组成】紫金藤（即降香）五两 乳香 没药（去油）各二两 血竭 五倍子（炒成团）各一两五钱

【用法】上各为极细末，和匀。每药末一两，加梅冰二钱，再研匀。密藏勿泄，陈久更佳。

【功用】止血。

【主治】金疮或疮疡流血不已者。

集仙丹

【来源】《疡科纲要》卷下。

【组成】大红三仙丹一两 明净腰黄二两 生漂牡蛎粉一两 飞净石膏四两 广丹一两 飞滑石三两

【用法】上各为细末，和匀听用。掺入疮口，不妨略多。

【功用】提脓拔毒。

【主治】疮疡脓毒未消，恶腐不脱者。

【方论】三仙丹提毒化腐，性颇和平，不独脓毒未清恶腐不脱者赖以化毒去腐，即至脓水净尽，新肌盎然，亦可少少用之，即以生肌收口。但金石之性，藉炉火升炼而成，功最捷而吸力亦富，全在研之极细，掺之极匀。若扑药太重，即能作痛，恒有病家知是神丹，索药自掺，往往不知分量，

用之太多，反而贻害，又不容靳而不予，致贻吝惜之讥。乃为汇集中正和中之品，俾三仙并行不悖，既有提脓拔毒之效，复无多用增痛之虞，是无法之法，命名集仙，以志其实。

蟾酥退毒丸

【来源】《疡科纲要》卷下。

【组成】制香附 西羌活 当归（全） 川断肉各三两 生远志肉二两 明腰黄 白明矾各一两 广地龙（去净泥垢，炒松弗焦）六钱 穿山甲片（炙透） 藏红花 上麒麟竭 鸭嘴胆矾各五钱 滴乳香 净没药（各去油净）各八钱 真轻粉（净者）二钱上西牛黄 大梅花冰片 当门麝香各三钱

【用法】上各为细末，和匀，另用真杜蟾酥二两六钱，汾酒浸化，同杵为丸，如小绿豆大，辰砂为衣。小症每服分许；大症须服一钱至一钱五分。如初起瘗痛坚肿，能饮酒者，用热黄酒吞丸。不能饮者，当归、木香煎汤送服。须囫囵吞，不可嚼碎。如肿痛已甚，势欲酿脓者，亦可服，但少减之；即脓成后，四围余块尚坚者，亦可服，以消尽坚肿为度。

【功用】宣通经络，行气活血，消散退肿，解毒定痛。

【主治】疡患初起，不论大小各症，阴发阳发。

【宜忌】头面疔毒忌之。

琥珀定痛丸

【来源】《丁甘仁家传珍方选》。

【组成】琥珀五钱 黄占五钱 乳香三钱 没药三钱 白矾一钱 大土灰五分

【用法】上为细末，将黄占烊化为丸，如梧桐子大，朱砂为衣。每服二三十丸，开水送下。

【主治】诸疮肿痛不止。

酥 料

【来源】《丁甘仁家传珍方选》。

【组成】蟾酥四钱 雄黄四钱 乳香 没药 枯矾 铜绿 寒水石 胆矾 朱砂 麝香各三钱 轻粉

五分　蜗牛三十个（捣烂）

【用法】上各为细末，入蜗牛候干，研细听用。内服或外敷。

【主治】疮疡疔毒，顶不高凸，根脚不收，焮肿走黄，精神不爽，时或昏闷；及痈疽火毒，麻木疼痛。

长肉八宝丹

【来源】《吉人集验方》下集。

【组成】煅龙骨一钱　扫盆一钱　煅甘石三钱　赤石脂三钱　上血竭一钱　煅石膏一两五钱

【用法】上为细末。频掺。

【功用】长肉生肌。

夹纸膏

【来源】《中国医学大辞典》。

【组成】乳香　没药各六钱　洋樟四钱　炉甘石（制）二钱　当归一两　轻粉五钱　白占六两　黄占五两　猪油四斤

【用法】上为细末，将猪油，二占同烊化后，和入前药末搅匀，用白皮纸拖之，阴干。将膏以针刺密孔扎之，一日一换。

【功用】《中药制剂手册》：去湿解毒，活血止痛。

【主治】

1. 《中国医学大辞典》：臁疮腐烂臭秽，痛痒不时。

2. 《中药制剂手册》：顽疮，结毒溃烂，久不收口。

【宜忌】《全国中药成药处方集》：不可水洗，不可入口。

万应灵膏

【来源】《药奁启秘》。

【组成】当归　生地　白芷　银花　川乌各二两　防风　荆芥　赤芍　羌独活　僵蚕　蝉衣　蒺藜　灵仙　首乌　鲜皮　川牛膝　山甲　蛇退　甘草　陀僧（后入）　官桂　黄柏各一两　草乌二两　乳香　没药各四钱（后入）　东丹一斤半

【用法】上为末，麻油六斤，入药油浸，春五、夏三、秋七、冬十日，数足乃移投入锅内，慢火熬枯，沥去滓，净油再投入锅内，熬至滴水成珠，初下陀僧末，熬沸，将锅端于冷炉上片时，再投东丹，东丹不烘不炒，下为冷丹，或烘炒为热丹。下冷丹极要仔细，热丹好收。此丹投入不住手搅，候冷将成膏时，再投乳香、没药，搅匀，即成膏。摊贴。

【功用】消散败毒。

【主治】疮疡。

平胬丹

【来源】《药奁启秘》。

【组成】乌梅肉（煅存性）一钱半　月石一钱半　扫盆五分　冰片三分

【用法】上为极细末。掺疮口，上盖薄贴。

【主治】疮痈有胬肉突出者。

诸疮洗药

【来源】《药奁启秘》。

【组成】蛇床子　龙胆草　苦参子　石菖蒲　金银花　生甘草　明矾各等分

【用法】上药煎汤，洗患处。

【主治】疥疮、黄水疮、脓窠疮、坐板疮、湿癣等。

解毒丹

【来源】《药奁启秘》。

【组成】青黛二钱　黄柏二钱　熟石膏二两

【用法】上为末。麻油调敷。

【主治】湿疮痒痛红肿。

黛鹅黄散

【来源】《药奁启秘》。

【组成】青黛二钱　黄柏二钱　熟石膏二两　六一散二两四钱

【用法】上为末。麻油调敷。

【主治】湿疮作痛。

三物梓叶汤

【来源】《汉药神效方》。

【组成】梓叶　忍冬　木通
【用法】煎汤分服。
【主治】一切疮疡。

紫灵丹

【来源】《经目屡验良方》。
【组成】冰片　麝香　乳香（去油）　没药（去油）各四钱八分　血竭一两二钱　朱砂一钱　前胡　元参各一钱二分　母丁香八分　斑蝥一两六钱（净，去头足翅，用糯米炒）
【用法】上为细末，收固。每用少许，放膏上，贴患处。
【主治】疮疖肿毒。

连翘汤

【来源】《中国内科医鉴》。
【组成】连翘　黄芩　麻黄　升麻　川芎　甘草　大黄　枳实
【主治】诸疮毒内攻变肿者。
【加减】毒盛者，加犀角、反鼻。

白玉膏

【来源】《丸散膏丹集成》。
【组成】木鳖子二两　蓖麻子肉二两　巴豆一两　白芷二两　乳香（制）五钱　丹皮一两　金银花二两　天花粉三两　白蜡五钱　没药（制）五钱　赤芍一两　大黄一两　象贝母二两　鲜凤仙花根叶三斤　轻粉三钱　铅粉七斤半　鲜鲫鱼八两　鲜大力子根叶三斤　麻油十五斤
【用法】除铅粉、轻粉、没药、乳香均为细末外，将余药浸入麻油内三五日，随后煎熬至药枯，滤清俟冷，再加药粉，用文火徐徐搅匀，至滴水成珠为度。摊纸上，敷贴患处。
【主治】毒疮腐烂，久不收口。
【宜忌】不可入口。

围疮药

【来源】《丸散膏丹集成》。

【组成】雄黄　白矾　白及各等分
【用法】上为细末，瓷瓶收贮。鸡蛋清或米醋调匀，围于疮肿四周。
【主治】肿疡疮疖。

青金锭

【来源】《丸散膏丹集成》引郭氏方。
【组成】铜绿三钱　青矾　胆矾　轻粉　砒霜　白丁香　苦葶苈各一钱　脑子　麝香各少许
【用法】将葶苈研细，次下各药，同为极细末，打稠糊为锭，或炼蜜加白及末一钱为锭，如麻黄粗细，约二三寸长。视伤口深浅纤入，疼者可治，不痛难治。
【主治】痈疽、疮疡。

赤豆散

【来源】《内外科百病验方大全》。
【组成】真赤小豆四十九粒
【用法】上为末。加野芒麻根和鸡蛋白调敷，一日一换。
【主治】一切疮毒。

秋水丸

【来源】《内外科百病验方大全》。
【组成】生军十斤　煮酒一百五十斤
【用法】用锦纹大黄一味，置于缸内，煮酒一坛，泡而晒之，俟其浸透发软，切作厚片，日晒夜露，历百日百夜方可用，以黑透为度，干则加酒，时刻移缸就日，并须时刻翻动，以免上干下湿之患，恐其积酒过夜而酸。至交霉之时，须晒令极干，装入坛中，俟交伏天之后，再行取至缸内，照前加酒翻晒，伏天风燥日烈，可以日日加酒，交秋之后，得酒已多，一经夜露，即觉潮润，而加酒亦宜酌减。到九、十月间，色已黑透，然后杵和为丸，如梧桐子大，贮于瓶内。每服三四钱，开水送下。
【主治】湿热痰火积滞，一切疮疡肿毒，瘀阻停经。

燕泥散

【来源】《内外科百病验方大全》。

【组成】燕子窝（连泥带粪）

【用法】上为细散。麻油调敷；小儿胎毒，先用米汤油（即米锅内浮面油）洗净后敷。

【主治】一切热疮、恶毒肿痛，及小儿胎毒。

【宜忌】皮色不变，及先白后红勿用。

【加减】疮色赤者，加黄柏末调敷。

透脓汤

【来源】《集成良方三百种》。

【组成】山甲三钱（炒）　皂刺三钱　当归三钱生黄耆四钱　川芎二钱　陈皮一钱半　乳香一钱半（制）　浙贝母一钱半　白芷三钱　甘草一钱半

【用法】葱白三寸为引，水煎服。

【主治】疮成脓而未破。

天然散

【来源】《外科十三方考》。

【组成】铅粉一两

【用法】于锅中火炒黄色，贮瓶备用。

【功用】生肌收口，敛疮收水，止痒。

【主治】各种疮毒，痒痛流水，久不收口。

【加减】疼者加轻粉一钱，制乳香一钱，制没药一钱，血竭一钱，赤石脂（煅过）一钱，冰片一分；痒者加铜绿少许（以儿茶煎水煮过，再煅成黄金色），亦可加药线末三分，金箔三帖；诸疮有水者，加海螵蛸一钱，文蛤一钱，灵药五分；诸疮不收口，不红只痒者，加银翠一钱；如欲生肌平口者，加龙骨一钱，象皮一钱，再加煅牡蛎亦佳。

五福膏

【来源】《外科十三方考》。

【组成】全蝎三十只　蜈蚣三十条　巴豆三十粒斑蝥三十只　独头蒜三十个　清油一斤

【用法】先用油将上药炸焦，取出研为细末，再入油内熬至滴水成珠，加黄丹、铅粉各若干，老嫩得中即成。外贴患处。

【主治】各种阳证疮，已溃未溃；及刀伤、斧砍、骨断、筋折等。

五炁朝元紫霞丹

【来源】《外科十三方考》。

【组成】硫黄一两　雄黄二两　朱砂三两　雌黄四两　倭铅四两　黑铅四两

【用法】阳城罐内升打，火候文三武四，为细末，似银砂，椒末为丸，如梧桐子大、黄连为衣。每服二钱，症小一钱，芝麻浆送下。

【功用】生肌化管。

【主治】诸疮，癣疥，杨梅毒。

止痛丸

【来源】《外科十三方考》。

【组成】生地五钱　栀子三钱　黄芩五钱　柴胡一钱　黄连一钱　元参五钱　寸冬三钱　大黄三钱木香三钱　白芷三钱　丁香三钱　苍术三钱　木通三钱　辛荑三钱　乳香三钱　小茴一钱　薄荷二钱　羊草三钱

【用法】上为细末，用阿片膏为丸，约药末二钱，用阿片膏一钱左右，丸如梧桐子大。酌服一二丸。但属疮疡疼痛，服之无不减轻。过剂有呕吐反应。恒用冷水服，服后不食热饭，以防副作用，如临睡时服，则可免。

【主治】疮疡疼痛。

化茧散

【来源】《外科十三方考》。

【组成】臭牡丹末

【用法】干掺；或用蜂蜜调成滋膏敷贴。

【功用】蚀腐肉。

秋霜白

【来源】《外科十三方考》。

【组成】陈年石灰(百年以上者佳)半斤　冰片三钱

【用法】上为细末，用麻油拌成粥，装入猪尿脬内，将脬口扎紧，沉入井内七日，取出挂于背阴处，慢慢风干。去脬研细，收贮备用。用时以香油调涂疮口。

【主治】疮疡已溃，无脓无水，疮口干红者。

【加减】如痛，可加麝香少许。

便消散

【来源】《外科十三方考》。

【组成】金银花一钱　知母一钱　花粉一钱　白及一钱　法半夏一钱　穿山甲一钱　乳香一钱半（制）　皂角刺一钱二分

【用法】用水、酒煎服，疮在肚脐以上者，饭后服；疮在肚脐以下者，饭前服。

【主治】疮症初起，红肿高大者。

脱骨丹

【来源】《外科十三方考》。

【组成】水银八钱　硝酸一两　白矾五钱

【用法】同煅至烟尽时为度，亦可兑入硇砂合用。

【主治】疮疡有腐肉者。

解毒膏

【来源】《外科十三方考》卷中。

【组成】白芷　白蔹　白及　川乌　草乌　黄芩　独活　细辛各一钱五分　荆芥　栀子　连翘　羌活　黄连　阿胶　海藻　山甲　昆布　大黄　木鳖　血余　赤芍　薄荷　牛膝　木瓜　防风　石燕　海带　黄柏　桃枝　柳枝　桑枝　杉枝　天丁　密陀僧各一两　水粉四两（炒过）　黄丹三两　香油八两

【用法】上为锉片，将香油入锅熬之，投前药（除血余、黄丹、陀僧、铅粉四味）入内熬枯，去滓滤过，然后下铅粉（先煅过）、血余、陀僧、黄丹，至漆黑、滴水成珠时停火，收入罐内备用。用时以软纸摊贴之。

【主治】阳症疮毒。

解毒膏

【来源】《外科十三方考》卷中。

【组成】白及三钱　白蔹三钱　番木鳖一两　露峰房三钱　蛇退一钱半　山甲三钱　铅粉一两　陀僧一两　桑枝　槐枝　桃枝各三十寸　血余如鸡子大一团　马齿苋五斤（煮汁兑入）

【用法】将各药共合一处，用香油一斤，同入锅中，炸枯去滓，然后加入铅粉、陀僧，再熬至滴水成珠时，收贮备用。

【主治】阳症疮毒。

连翘败毒膏

【来源】《天津市固有成方统一配本》。

【组成】连翘十六两　桔梗十二两　甘草十二两　木通十二两　金银花十六两　防风十二两　玄参十二两　白藓皮十二两　黄芩十二两　浙贝母十二两　地丁十二两　白芷十二两　天花粉八两　赤芍十二两　蝉蜕八两　大黄十六两　蒲公英十二两　栀子十二两

【用法】上药洗净切碎，加水浓煎成清膏，再加炼蜜（每清膏十两，加蜜二十两）收膏。每服一两，日服二次，白开水送服。或制成水丸。名"连翘败毒丸"。每服三钱，日服二次，温开水送服。

【主治】诸疮初起，红肿疼痛，疮疖溃烂，灼热流脓，无名肿毒，丹毒疮疹，疥疮癣疮，痛痒不止。

【宜忌】忌食腥荤及刺激性之物，孕妇慎用。

青麟丸

【来源】《中药成方配本》。

【组成】大黄二十斤　黄柏八两　黄芩八两　猪苓八两　赤苓八两　泽泻八两　木通八两　车前子八两　米仁八两　粉萆薢八两　生侧柏八两　玄参八两　广皮八两　薄荷八两　制香附八两

【用法】先将十四味药（大黄除外）煎汁去滓，将汁拌大黄蒸黑，晒干，将蒸余之汁和加黄酒五斤，再拌大黄蒸三小时，晒干；将锅内余汁拌大黄，再晒干，研末，每斤净粉用白蜜四两炼熟化水泛丸，如椒目大，约成丸十九斤。每次一钱，开水送下，一日二次。

【功用】清热利湿。

【主治】湿毒疮疡，目赤口碎，头痛齿痛，二便不利。

【宜忌】孕妇忌服。

甘硼水

【来源】《实用正骨学》。

【组成】硼砂　炉甘石各半斤

【用法】加水十倍煎，滤净去滓，候冷，贮玻璃瓶内，用消毒药棉蘸洗伤口。

【功用】去腐消炎。

五福化毒丹

【来源】《北京市中药成方选集》。

【组成】桔梗五十两　生地五十两　赤芍五十两　牛蒡子（炒）五十两　玄参（去芦）六十两　连翘六十两　甘草六十两　芒消五两　青黛二十两　黄连五两

【用法】上为细末，过罗。每八十二两细粉兑犀角（粉）二两。再研细混合均匀，炼蜜为大丸，重一钱。每服一丸，一日三次，温开水送下。三岁以下小儿酌减。

【功用】清热解毒。

【主治】小儿蕴积热毒，多生疮疖，口舌生疮，烦躁不安。

白玉散

【来源】《北京市中药成方选集》。

【组成】樟脑二两　轻粉一两　石膏（煅）六两　红粉五钱　冰片一钱

【用法】上为细末，过罗。敷患处。

【功用】消肿解毒，化腐生肌。

【主治】诸般疮疡，溃后流脓流水，肿痛刺痒。

白玉膏

【来源】《北京市中药成方选集》。

【组成】官粉二钱　轻粉二钱　樟脑二钱　乳香一钱　白蜡一两　冰片五分

【用法】上为细末，过罗，用猪脂油八两，熬化，和药搅匀成膏。敷患处。

【功用】解毒消肿。

【主治】疮疡结毒溃烂、顽疮、臁疮，久不收口。

连翘败毒丸

【来源】《北京市中药成方选集》。

【组成】连翘四十两　黄连四十两　当归四十两　甘草四十两　柴胡二十四两　黄柏八十两　金银花一百六十两　防风四十两　苦参四十两　荆芥穗四十两　黄芩四十两　麻黄八十两　地丁二百四十两　白芷四十两　薄荷四十两　天花粉四十两　赤芍四十两　羌活八十两　大黄二百四十两

【用法】上为细末，过罗，用冷开水泛为小丸，滑石为衣，闯亮。每服三钱，温开水送下。

【功用】清热解毒，散风消肿。

【主治】疮疡初起，红肿疼痛，憎寒发热。

连翘败毒膏

【来源】《北京市中药成方选集》。

【组成】连翘四十两　防风四十两　白芷四十两　黄连四十两　苦参四十两　薄荷四十两　当归四十两　荆芥穗四十两　花粉四十两　甘草四十两　黄芩四十两　赤芍四十两　柴胡二十四两　麻黄八十两　羌活八十两　黄柏八十两　地丁二百四十两　大黄二百四十两　银花一百六十两

【用法】上切碎，水煎三次，分次过滤，去滓，滤液合并，用文火煎熬，浓缩至膏状，以不渗纸为度，每两膏汁，兑炼蜜一两成膏装瓶，每瓶重二两。每服五钱，日服二次，温开水调服。

【功用】清热解毒，散风消肿。

【主治】疮疡初起，红肿疼痛，憎寒壮热。

【宜忌】孕妇忌服。

龟版散

【来源】《北京市中药成方选集》。

【组成】龟版（煅）二十两　黄连一两　红粉五钱　冰片一钱

【用法】上为细末，袋装重三钱。敷患处，或外贴硇砂膏。

【功用】化腐生肌，解毒止痛。

【主治】诸般疮疖，皮肤溃烂，破流脓水，浸淫不

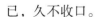

已，久不收口。

驱毒散

【来源】《北京市中药成方选集》。

【组成】轻粉五钱　红粉五钱　儿茶一两　冰片
二钱

【用法】上为细末。敷患处；或以香油调敷患处
亦可。

【功用】化腐生肌，除湿解毒。

【主治】诸毒，疮痒，溃后流脓水，疼痛刺痒，久
不生肌。

松香膏

【来源】《北京市中药成方选集》。

【组成】松香十六两　樟脑一两　冰片二钱　硇砂
五钱

【用法】将松香、潮脑、硇砂放入瓷罐内，熟化成
膏，候温再兑冰片粉，和匀。摊贴患处。

【主治】疖子、疮疡，红肿坚硬无头，或溃后流血
无脓，久不生肌。

拔毒散

【来源】《北京市中药成方选集》。

【组成】芙蓉叶四两　大黄九两　黄柏九两　五倍
子九两　赤芍九两　甘草九两　白芷九两　土贝
母九两　赤小豆十五两

【用法】上为细末。用醋调敷患处。

【功用】去毒消肿，活血止痛。

【主治】诸毒疮疡，无名肿毒，坚硬无头，焮热
疼痛。

逐毒丸

【来源】《北京市中药成方选集》。

【组成】连翘一钱　赤芍一钱　生栀子一钱　黄芩
一钱　银花一钱　白芷一钱　防风一钱　当归尾
一钱　花粉一钱　薄荷一钱　大黄一钱　甘草一
钱乳香（炙）三两　没药（炙）三两　元明粉五
钱　麝香二分　牛黄二分

【用法】共研细，混合均匀，炼蜜为丸，重一钱，
蜡皮封固。每服二丸，温开水送下，日服二次。

【功用】清热散风，消肿败毒。

【主治】疮疡初起，憎寒发热，风湿疥癣，瘙痒
不休。

黄玉膏

【来源】《北京市中药成方选集》。

【组成】大黄五钱　黄柏五钱　黄芩五钱五分　当
归五钱五分　栀子五钱五分

【用法】用香油十六两，将上药炸枯，过滤去滓，
兑白蜡二两五钱成膏。敷患处。

【功用】祛热消肿，凉血解毒。

【主治】疮疡红肿坚硬，唇角干痛，鼻孔生疮。

黄连解毒丸

【来源】《北京市中药成方选集》。

【组成】黄连四两　升麻四两　黄芩四两　黄柏四
两　生栀子四两　银花四两　防风四两　牛蒡子
（炒）四两　当归四两　大黄四两　赤芍四两　甘
草四两

【用法】上为细末，过罗，用冷开水泛为小丸。每
服二钱，以温开水送下，一日二次。

【功用】清热解毒，消肿止痛。

【主治】诸毒疮疡，红肿焮痛，无名肿毒，丹毒痘
疹，烦躁发烧。

硇砂膏

【来源】《北京市中药成方选集》。

【组成】当归三十五两　川芎三十五两　白芷三十
五两　白蔹三十五两　木鳖子三十五两　蓖麻子
三十五两　玄参（去芦）三十五两　苍术三十五
两　生山甲三十五两　银花七十两　连翘七十两
生地七十两　大黄七十两　桔梗七十两　黄柏七
十两　黄芩七十两　生栀子七十两　赤芍七十两

【用法】熬硇砂膏，每锅用料子面四十八两，蜈蚣
一钱。上药酌予切碎，用香油二百四十两炸枯，
过滤去滓，炼至滴水成珠，入黄丹九十两，搅匀
成膏，取出放入冷水中，出火毒后，加热溶化，

兑入细料面三两，搅匀摊贴。大张油重六分，小张三分，油纸光。贴患处。

硇砂膏细料面：乳香三十五两，没药三十五两，轻粉三十五两，红粉三十五两，血竭三十五两，潮脑五十六两，炙硇砂三十五两，儿茶三十五两，共研为细粉，过罗。

【功用】解毒消肿，化腐生机。

【主治】疮疡疖子，无名肿毒，红肿疼痛，溃破流脓，久不生肌。

清火驱毒丸

【来源】《北京市中药成方选集》。

【组成】大黄四两　芒消四两　连翘二两　银花二两　木通二两　地丁一两　防风一两　荆芥穗一两　白芷一两　公英三两　黄芩三两　黄连六钱　全蝎三钱　干蟾（烧）一两

【用法】上为细粉，用冷开水泛为小丸，每十六两用姜黄水上滑石细粉四两为衣，闯亮。每服二钱，温开水送下。

【功用】清火祛湿，消肿败毒。

【主治】风湿毒热，疮疡红肿，坚硬发痒，二便不利，关节肿痛。

【宜忌】孕妇勿服。

提毒散

【来源】《北京市中药成方选集》。

【组成】石膏（煅）三两五钱　红粉一钱五分　章丹四钱　冰片一钱二分

【用法】上共研为极细粉，过罗装瓶，每瓶一钱重。敷于患处，或以硇砂膏贴之。

【功用】化腐生肌，解毒止痛。

【主治】疖子、疮疡、肿毒溃烂，破流脓血，久不收口。

紫草膏

【来源】《北京市中药成方选集》。

【组成】当归三钱　防风三钱　生地三钱　乳香三钱　白芷三钱　没药三钱　紫草一两

【用法】将乳香、没药二味另研细粉过罗，其余当归等五味除紫草外，用香油四两炸枯，过滤去渣，再兑入紫草（用温水闷湿）微炸，至油呈紫红色为度，再加入黄蜡，夏季用一两四钱，冬季用一两二钱成膏，候温，然后加入上列乳香、没药细粉混合均匀即得。涂敷患处。

【功用】化腐生肌。

【主治】疮疡已溃，疼痛流水，久不收敛。

【宜忌】忌食发物。

五福化毒丹

【来源】《全国中药成药处方集》（天津方）。

【组成】生地　连翘（去心）　桔梗　元参（去芦）各二两　赤芍　甘草　黄连各五钱　胆草三钱　青黛五钱　芒消三钱　银花一两　炒牛蒡子二两（上药共为细粉）　犀角粉一钱五分

【用法】上为细末，和匀，炼蜜为丸，一钱重，蜡皮或蜡纸筒封固。一至二岁每次服一丸，周岁以内酌减，白开水化下。

【功用】清实热，解毒。

【主治】小儿热毒实火，口舌生疮，牙根出血，颈颊赤肿，周身常生疮疖，疹后余毒不净。

【宜忌】疹后泻痢忌服。

太平散

【来源】《全国中药成药处方集》（沈阳方）。

【组成】川乌二钱半　生草乌二钱半　生半夏一钱半　荜茇一钱半　生南星二钱半　细辛五钱　胡椒五钱　蟾酥二钱

【用法】上为极细末。用时以酒精调合，敷于患处之周围，每次一至二钱。一二十分钟内即生效力。

【功用】麻醉神经，止痛。

【主治】痈肿已溃未溃，疼痛不止，或疮疡痛极时。

【宜忌】不可内服。

生肌散

【来源】《全国中药成药处方集》（沈阳方）。

【组成】珍珠五分　冰片五分　象皮一钱　乳香五分　没药五分　炉甘石五分　轻粉四分　孩儿茶三分　血竭五分

【用法】上为极细末。先用净水拭患处，再上药面即可。

【功用】化腐生肌，收敛疮口。

【主治】痈疽疮疡，溃后不敛。

生肌膏

【来源】《全国中药成药处方集》（呼和浩特方）。

【组成】川芎 生地 生山甲 白芷 独活 赤芍 生白附子 当归 木鳖子 大麻子 大黄 黄柏 苍术 苦参 白蔹 赤小豆各一两

【用法】用香油十斤，炸枯，去渣，炼至滴水成珠，加黄丹收膏。

【主治】疮疡。

朱砂膏

【来源】《全国中药成药处方集》（济南方）。

【组成】银朱五两 朱砂一两 官粉四斤

【用法】上为细末，用香油六斤，熬至滴水成珠后，再入官粉四斤，如法收膏，搅匀备用。油纸摊膏，贴患处。

【主治】疮疡肿痛，溃久不敛。

青龙丹

【来源】《全国中药成药处方集》（沙市方）。

【组成】熟石膏二十两 轻粉四两 水粉（煅）一两二钱 正梅片四钱 水银 铅（同水银煅）各五钱

【用法】上为细末。用新棉花蘸药撒患处。

【功用】去腐拔毒生肌。

【宜忌】白疽忌用。

咬头膏

【来源】《全国中药成药处方集》（南京方）。

【组成】巴豆仁二钱 蓖麻子仁 制乳香（研细末） 制没药（研细末）各一钱

【用法】上药共捣碎如泥状。每用少许如绿豆大，放在疮头上，用膏药贴之，破则揭去。

【主治】外疡肿胀，脓成未溃。

保赤万应散

【来源】《全国中药成药处方集》（兰州方）。

【组成】胆星五钱 巴豆霜四钱 生神曲一两二钱 生大黄八钱 全蝎四钱 朱砂四两八钱 牛黄一钱

【用法】上为细末，每包一钱重。每服一包，白开水送服。

【功用】化痰镇惊，清热消食。

【主治】小儿食物不化，吐乳疳积，抽风发烧，多生疮疖。

【宜忌】忌生冷油腻。

疮科保安丸

【来源】《全国中药成药处方集》（呼和浩特方）。

【组成】银花二两 贝母五钱 归尾五钱 红花五钱 乳香三钱 没药三钱 生耆四钱 熟地四钱 麻黄二钱 防风三钱 花粉五钱 赤芍三钱 白芷三钱 牛膝四钱 地龙三钱 山甲三钱 石决明三钱 血竭三钱 雄黄五钱

【用法】每料兑麝香、冰片，炼蜜为大丸，重二钱，朱衣蜡皮。

【主治】疮疡。

疮科蛤蟆丸

【来源】《全国中药成药处方集》（福州方）。

【组成】防风二两 当归二两 薄荷二两 白芍二两 大黄二两 石膏二两 麻黄二两 连翘二两 芒消二两 甘草十二两 枯芩四两 桔梗四两 栀子二两 大风肉二两 荆芥一两二钱 苍术二两 滑石十二两 川芎二两 川连四两 百草霜二两 蛤蟆一百头

【用法】上为细末，水为丸。

【主治】一切顽疮疥癣，风毒湿痹。

桃花散

【来源】《全国中药成药处方集》（呼和浩特方）。

【组成】黄柏 松香 黄丹各四两 枯矾二两 轻粉五钱

【用法】上为细末。

【功用】《中药制剂手册》：拔毒，消肿，止痛。

【主治】《中药制剂手册》：由湿毒疮疖引起的浸淫流水，红肿溃烂，痛痒不止。

胭脂膏

【来源】《全国中药成药处方集》（济南方）。

【组成】紫草五钱　香油四两　黄蜡二两　乳香（研细）　没药（研细）各五钱

【用法】紫草入香油内煎数滚，去滓，再入黄蜡化尽为度，再入乳香、没药收膏。用棉纸做如膏药状，贴患处。

【功用】杀虫止痒，生肌消肿。

【宜忌】忌辛辣、油腻等物。

诸疮解毒丹

【来源】《全国中药成药处方集》。

【组成】双花五钱　元芩　地丁　甘草　桔梗　川连　山栀　乳香　黄柏　连翘　京母　白芷　青皮　当归　赤芍　花粉　没药各三钱　生耆　皂刺　重楼　苍耳各二钱　薄荷　山甲各一钱　公英四钱

【用法】共为极细末，炼蜜为丸，二钱重。每服一丸，白开水送下。接连服之有效。

【功用】化毒解热，消肿止痛。

【主治】疔毒恶疮，头面诸疮，无名肿毒，妇人乳痈，皮肤顽癣，干湿疥毒。

【宜忌】孕妇忌服。

黑药油

【来源】《全国中药成药处方集》（南京方）。

【组成】细生地　黄柏各八两　当归　赤芍　大黄各四两　白芷　独活　麻黄各二两

【用法】用麻油八斤，桐油二斤，先将药浸泡一宿，文火熬枯，去滓滤净，再慢慢熬至滴水成珠时加黄丹（炒透），夏季用丹七十两，冬季用丹六十两收膏，退火气再用。用油纸或牛皮纸摊之。贴患处。

【主治】疮疡破烂。

暹逻清解散

【来源】《全国中药成药处方集》。（沈阳方）

【组成】暹逻角三钱　藏红花三钱　黄连二钱　金银花三钱　连翘二钱　牛蒡子二钱　荆芥穗二钱　防风二钱　赤芍二钱　生白芍二钱　薄荷五分　元芩二钱　山楂二钱　甘草二钱　冰片六分　牛黄二分　珍珠三分　片砂三钱

【用法】共研极细面。每服半分至三分，白开水送下。

【功用】清火解毒，消炎退热。

【主治】内热咳嗽，面红目赤，身热神昏，斑疹瘾疹，诸种疮毒。

解毒消炎膏

【来源】《中药制剂手册》引天津市先锋中药厂方。

【组成】黄芩四百八十两　连翘三百二十两　南星一百六十两　白芷一百六十两　冬青油四十八两　薄荷脑九十六两　冰片一百九十二两　汽油一千八百五十六两　橡胶六百五十六两　羊毛脂八十两　氧化锌六百四十两　凡士林三十二两　松香五百四十四两

【用法】取黄芩至白芷四味，共轧为3号粗末，松香轧为细粉，橡胶轧成薄片，取黄芩等四味粗末，用5倍量90%乙醇按渗漉法提取，滤液回收乙醇，浓缩为稠膏约300两，将橡胶薄片置汽油内，立即搅拌30分钟后，密封浸泡18～36小时；取出置搅拌罐内，搅拌3小时，加入冬青油，羊毛脂、凡士林搅拌1小时，加入氧化锌继续搅拌1小时后，加入松香搅拌2小时，入薄荷脑、冰片和黄芩等浓缩膏，将所有药料加完后，继续搅拌2小时至全部溶解，均匀为止。移入滤胶机内，用80～100目铜筛网过滤，装入桶内密封，静置三至七天，然后涂胶制成胶布。直接贴于患处，每日更换一次。

【主治】疖肿，疮痈，乳腺炎，静脉炎，皮下蜂窝组织炎等皮肤化脓性疾患。

芙蓉膏

【来源】《中西医结合治疗急腹症》。

【组成】芙蓉叶　大黄　泽兰叶　黄柏各八两　黄

芩 黄连各六两 冰片二钱

【用法】上为细末，按七份凡士林三份药的比例调成膏。外敷。

【功用】清热解毒消肿。

【主治】

1.《中西医结合治疗急腹症》：急腹症手术后并发腮腺炎，软组织感染初期，有红肿热痛而脓未形成者。

2.《赵炳南临床经验集》：丹毒、蜂窝织炎、疖、痈、乳腺炎初起。

清解片

【来源】《外伤科学》。

【组成】大黄 黄芩 黄柏 苍术各等分

【用法】上为细末，和匀制片。每片含量 0.3 克。每服 5～10 片，每日 2～3 次。温开水送下；6～12岁减半，6 岁以下服成人量三分之一。

【功用】清热解毒，化湿通便。

【主治】疮疡湿热内盛，里实便秘。

平胬散

【来源】《赵炳南临床经验集》。

【组成】乌梅三钱 煅石膏一钱 轻粉一钱 月石二钱

【用法】直接撒布水肿胬肉的疮面上，纱布压扎。

【功用】祛湿收敛，平胬肉。

【主治】各种疮面水肿肉芽增生。

【宜忌】新鲜疮面，脓毒未净者勿用；对汞过敏者禁用。

甘草油

【来源】《赵炳南临床经验集》。

【组成】甘草一两 香油十两

【用法】甘草浸入油内一昼夜，文火将药炸至焦黄，去滓备用。涂敷患处。

【功用】解毒，润肤，清洁疮面，或做赋形剂用。

珠香散

【来源】《赵炳南临床经验集》。

【组成】煅研珍珠一钱五分 当门子五分 琥珀粉五钱 滴乳香一两

【用法】薄撒患处。

【功用】养血润肤，生肌固皮。

【主治】一切清洁疮面，及烧、烫伤，上皮生长迟缓。

【宜忌】撒布疮面后，往往很快结痂，切勿清除其痂皮，以防影响上皮生长。

【实验】促伤口愈合作用：《中国病理生理杂志》（2001，（5）：471）用珠香散外敷于由阿霉素引起的大鼠慢性溃疡创面，观察到明显的促伤口愈合作用，其作用与生长因子（bFGF）对照组相近。进一步研究提示，珠香散可能是通过增加内源性 $TGF\beta1$（多肽生长因子）的表达，促进伤口细胞增殖，从而加速伤口愈合。

黑色疳疮膏

【来源】《赵炳南临床经验集》。

【组成】群药：白芷三钱 当归五钱 玄参五钱 黄耆五钱 防风五钱 甘草三钱 生地五钱 蛇蜕二钱 血余三钱 蜂房五钱 穿山甲三钱 杏仁五钱 面药：樟丹三钱 乳香五钱 轻粉三钱 红粉二钱 冰片二钱 米珠一钱 麝香一钱 没药五钱 血竭二钱 儿茶五钱 龙骨三钱 其他：松香三两五钱 黄蜡二两 香油一斤

【用法】将群药放在香油内浸泡约一周后，置文火煎熬滚开，至群药炸成焦黄色，过滤去滓，加入松香、黄蜡，待溶匀后离火稍冷却后入药面，搅拌均匀，冷凝即成。用时贴敷患处。

【功用】回阳生肌，化腐提毒。

【主治】慢性溃疡，结核性溃疡。

【宜忌】阳证疮面慎用；对汞过敏者禁用。

冰石散

【来源】《中医皮肤病学简编》。

【组成】煅石膏 31 克 冰片 1 克

【用法】上为细末。外敷。

【主治】疮疡糜烂。

芙蓉膏

【来源】《中医皮肤病学简编》。
【组成】木芙蓉（叶、花）
【用法】晒干，为末，加凡士林调成1∶4软膏。外敷。
【主治】外科感染。

花叶洗剂

【来源】《中医皮肤病学简编》。
【组成】野菊花1500克　千里光1000克　土荆芥500克　食盐30克
【用法】水加至药面，煎出1/2～1/3药液，用作湿敷。
【主治】湿润糜烂性皮肤病。

骨碎补散

【来源】《中医皮肤病学简编》。
【组成】骨碎补9克　萆薢9克　牛膝9克　桃仁3克　海桐皮9克　当归9克　桂心6克　槟榔3～9克　赤芍3克　附子3克　川芎3克　枳壳3克
【用法】水煎服。
【主治】足跟溃疡。

消风膏

【来源】《中医皮肤病学简编》。
【组成】生草乌31克　生南星31克　黄柏31克　苏木31克　白芥子6克　五倍子6克　生栀子6克　干姜15克
【用法】先将适量之薯粉煮成糊状，再将上药共研为细末，加入拌匀，即成软膏样，外敷。
【主治】足跟溃疡。

平肉散

【来源】《朱仁康临床经验集》。
【组成】铜绿（研细末）30克
【用法】直接撒在疮面。
【功用】平蚀胬肉。
【主治】疮口肉芽过高。

化腐生肌散

【来源】《中医外伤科学》。
【组成】红升丹3克　朱砂9克　煅石膏15克　乳香9克　没药9克
【用法】上为细末。外用。
【功用】化腐生肌。
【主治】疮面腐肉未净，慢性顽固性创面久不愈者。

蝮蛇地丁酒

【来源】《中药制剂汇编》。
【组成】蝮蛇一二条　紫花地丁一两
【用法】取活蝮蛇置于瓶中，加入70%乙醇或60度白酒1000毫升，加紫花地丁，封口，置于阴凉处，约3个月后即可使用，放置时间愈长愈好，药液用完后可随时添加。用脱脂棉蘸取药液敷患处，再用塑料布盖于药棉之上，每日更换数次，保持药棉湿润。
【功用】清热消炎。
【主治】软组织化脓性感染。

三黄宝蜡丸

【来源】《慈禧光绪医方选议》。
【组成】藤黄二两　天竹黄二两　大戟一两　归尾一两　牛黄一两　刘寄奴一两　麝香一两　琥珀一两　雄黄五钱　血竭五钱　儿茶五钱　乳香五钱　冰片五钱　水银五钱
【用法】上为细末，用净黄蜡十二两为丸，每丸重一钱。外治内服匀可，外敷用清香油调化，鹅翎撑敷。
【功用】破顽痰，保元气，解诸毒，活经络，接筋骨，消瘀血。
【主治】诸疮恶毒，一切跌打损伤，闪腰岔气，伤力成痨及破伤风；或妇女经闭不通；或产妇胎衣不下；或半身不遂，不能动履。
【宜忌】外敷不可见火。服药初期，应忌食生冷、瓜果、烧酒及发物。

冲和膏

【来源】《慈禧光绪医方选议》。

【组成】紫荆皮　乳香　甘草　杭白芷　没药各等分

【用法】上为极细末。外涂。

【功用】清热除湿，活血化瘀。

【主治】痈疡之症，似溃非溃，介于半阴半阳者。

【方论】此方与《外科正宗》冲和膏不同，无独活、赤芍、菖蒲，而用乳香、没药、甘草，除湿之力轻，而活血通络之力重，是其特点。

阳和启脾膏

【来源】《慈禧光绪医方选议》。

【组成】党参　白术　黄耆　鹿角　当归　香附　白芍　川芎　独活　附子　干姜　阿魏　橘皮　三棱　川椒　草果仁各一两（用麻油三斤将前药炸枯，去滓，熬至滴水成珠，入飞净黄丹一斤二两，再入后药面）　肉桂　沉香　丁香各三钱

【用法】上为细末，候油稍冷，加入搅匀成粘，每粘约重四五两，候去火气三日后方可摊贴，先摊十张，其余成粘装瓷罐盛之。贴于肚腹或脐部。

【功用】温阳散寒，养血活血，通经络。

【主治】脾虚日久及肾。

赤金锭

【来源】《慈禧光绪医方选义》引《良方集成》。

【组成】火消八两　章丹一两　黑矾一两　朱砂五分　银朱五分

【用法】将药用铁锅炼化成水，滴石板上，候冷成片。外用。

【功用】消痈解毒。去腐生新，拔毒生肌。

【主治】疮疡肿毒。

【方论】章丹即铅丹，辛微寒有毒，外用去腐生新，施于疮疡肿毒，有拔毒生肌之效；银朱又名心红，是硫黄同汞升炼而成，功用大抵与轻粉同，本方由于药呈红色，治疮疡等症又有效验，崇贵此方即以赤金为名。

面　药

【来源】《慈禧光绪医方选议》。

【组成】夏枯草　僵蚕　羌活　海藻　白芷各一钱

【用法】上为末，加冰片少许，蜜调成膏。摊于油布上贴之。

【主治】皮肤疮疡，风热疥疮瘙痒者。

【方论】此药调膏薄贴，为光绪帝皮肤疮疡而设。白芷有排脓消肿止痛之功，为外科要药，其味芳香，富含油脂，《本经》谓其"长肌肤，润泽，可作面脂"，古方嫩面润肤方中辄用之。海藻除消坚散结外，其水浸剂对皮肤真菌也有一定的抑制作用。

消毒止血散

【来源】《慈禧光绪医方选议》。

【组成】京牛黄五分　珍珠五分　血竭五分　云连一钱　旱三七五分　乳香七分　没药七分　冰片二分

【用法】上为极细末。

【功用】清热解毒，散结止血。

【主治】痈疡流注。

【方论】方中用牛黄、珍珠清心镇惊，解毒护心，黄连清热解毒，乳香、没药、血竭活血通络，三七止血。盖瘟邪容易经血脉走窜入心，故方中用众多血药，引牛黄、云连入于血分以解毒，施于疮疡斑疹，急毒攻心有效。

清热和血化毒膏

【来源】《慈禧光绪医方选议》。

【组成】乳香五分　苍耳子五分　甘草五分　冰片少许

【用法】加入黄连膏二钱，共捣烂合膏。外敷。

【功用】清热和血，祛风化湿，解毒。

【主治】皮肤疮疡。

一号四物汤

【来源】《古今名方》引《张八卦外科新编》。

【组成】当归　川芎　生地　荆芥　防风　牛蒡子

连翘　陈皮　丹皮　金银花　白芍各9克　乳香6克

【功用】凉血清热，祛风解毒。

【主治】疮疖，外伤感染，头疽初起。

玉露膏

【来源】《中医外科学讲义》。

【组成】芙蓉叶

【用法】上为极细末，用凡士林调（凡士林8/10，玉露散2/10）。敷患处。

【功用】凉血退肿。

【主治】

1. 《中医外科学讲义》：一切阳毒之症。
2. 《朱仁康临床经验集》：一切疮、疖、肿毒、痈未破时，丹毒，带状疱疹。

四黄散

【来源】《中医外科学讲义》。

【组成】黄连　黄柏　黄芩　大黄　乳香　没药各等分

【用法】上为细末；或加凡士林调为膏。散剂以水或银花露调敷患处，膏剂将油膏摊纱布上敷患处。

【功用】清热解毒，活血消肿。

【主治】阳证疮疡。

金枪膏

【来源】《中医伤科学讲义》。

【组成】金银花八两　生锦纹二两　紫地丁二两　紫草一两　全当归二两　土木鳖二两　川黄柏一两　生甘草一两　青防风二两

【用法】上用麻油五斤，先浸三天，文火煎熬，去滓滤清，然后将药再煎收，老后加入真川连一两，儿茶二两，龙骨二两，血竭二两，乳没药各二两，炉甘石二两（水飞），冰片五钱，再加黄、白占各二两，溶入收膏。清洁创口后敷用。

【主治】创口感染。

黑布膏

【来源】《中医外科学讲义》。

【组成】黑醋半斤　五倍子末二两八钱　蜈蚣一条　蜂蜜六钱

【用法】先将损害面用茶水洗净，将药涂于范围内，每日换一次。

【功用】收敛，止痒，止痛。

黑退消

【来源】《中医外科学讲义》。

【组成】生川乌五钱　生草乌五钱　生南星五钱　生半夏五钱　生磁石五钱　公丁香五钱　肉桂五钱　制乳没各五钱　炒甘松三钱　硇砂三钱　冰片二钱　麝香二钱

【用法】上为细末，掺布于膏药上。敷患处。

【功用】《中医外伤科学讲义》：行气活血，驱风逐寒，消肿破坚，舒筋活络。

【主治】一切阴证，或半阴半阳之肿疡。

芙蓉膏

【来源】《中西医结合皮肤病学》。

【组成】芙蓉叶　大黄　番泻叶　黄连　黄柏各10克　冰片3克

【功用】凉血清热，消肿止痛。

【主治】丹毒、蜂窝组织炎、疖痈初起及结节红斑。

生肌散

【来源】《辽宁中医杂志》（1987，10：47）。

【组成】冰片　生龙骨各20g　朱砂25g　煅石膏40g　当归20g　煅炉甘石粉200g

【用法】上药共研细末，采用无菌换药，在疮面涂上薄层药粉，盖住整个创面，胶布固定，2～3天换药1次。

【主治】疮疡。

【验案】疮疡　《辽宁中医杂志》（1987，10：47）：治疗疮疡30例中，男21例，女9例；年龄最大90岁，最小24岁，以50～60岁为多见；病程最长2年，最短9天。其中褥疮13例，营养不良性溃疡3例，术后漏孔3例，一般性溃疡4例，原因不明性疮疡7例。结果：经7～20天治疗，均获痊愈。

化腐化毒生肌膏

【来源】《首批国家级名老中医效验秘方精选·续集》。

【组成】珍珠5~60克（或用珍珠母代） 琥珀3克 青黛3克 冰片0.5克 黄丹100克 麻油240克

【用法】将珍珠粒纳入豆腐内加水煎两小时，取出珍珠晒干研末。用麻油240克，以瓦罐煎油至浓黑，将黄丹100克慢慢撒入油中，并不断搅拌，勿令浊出罐外，文火熬至滴水成珠，加入琥珀、青黛、冰片等药粉，搅匀即成。按疮口大小，用纸摊膏，帖于疮口上，每日换药一次。

【功用】活血化瘀，祛腐敛疮，拔毒生肌。

【主治】凡疮疡久不收口者。

【方论】本方以珍珠为主药，可获祛腐生肌之奇效。为使体内毒气能尽泄，以琥珀散血解毒，青黛清热凉血解毒，冰片祛腐消肿止痛，黄丹解毒收敛生肌，诸药合用，共收活血化瘀，祛腐敛疮，拔毒生肌之功效。

【验案】陈某，女，20岁，工人。1962年患颈淋巴结核，到某医院治疗。患部破溃，流脓血，伤口一年多不愈。用上药敷帖，十多天后即收口痊愈，至今20余年未复发。又如李某，右手拇指甲沟炎溃烂3个多月，几经治疗，效果不好。后用上药治疗10多天即愈。

加味麦冬养荣汤

【来源】《首批国家级名老中医效验秘方精选·续集》。

【组成】麦冬30克 党参10克 生黄芪10克 当归10克 白芍10克 生地10克 知母6克 五味子3克 陈皮10克 肉桂2克 炙甘草6克

【用法】水煎服，每日一剂，清水浸泡文火煎沸30分钟。共二煎，早晚分服。

【功用】滋阴养血，引火归原，兼清瘀余毒。

【主治】疮疡久溃不敛。

【验案】王某，男，23岁。1977年11月26日初诊。病人右侧耳前瘘管近五、六年来多次感染，皆用抗菌素得以控制。1977年10月上旬感染又发，经用抗菌素治疗两周未能取效，遂于10月22日在某医院扩创引流。术后除局部用药外，乃继用数抗种抗菌素口服、肌注，并服过清热解毒、托里排脓等中药十数种，但管口迁延月余不能愈合。视其瘘管周围轻度红肿，分泌物清稀。问其证，尚有乏力、口干、头晕、寐差、脉细无力，舌红苔少。遂用上方五剂。服至两剂，分泌物即明显减少。服完五剂，局部病灶好转，未再用药。其后感染从未再发。

疮疡一笔钩

【来源】《首批国家级名老中医效验秘方精选·续集》。

【组成】白及粉10克 白蔹粉3克 白矾6克 雄黄6克 藤黄6克 黄柏粉6克 巴豆仁（捣）7个 麝香（白芷10克代）3克

【用法】上八味药混匀后再研极细，装广口瓶中密封贮备。凡遇疮疡，初起欲散消肿，用沸水适量调药成糊状涂患处，每日10余次；脓肿期若欲提毒出脓则用适量陈醋调药箍围；脓净改用生肌法。

【主治】疮疡肿毒、痰核瘰疬。

【验案】经治疗千余人次，疗效显著，阳症约3~10天，阴症则需1个月而愈。

八宝散

【来源】《部颁标准》。

【组成】龙骨（煅）100g 炉甘石（制）100g 赤石脂30g 石膏（煅）30g 琥珀30g 冰片30g 朱砂20g 珍珠5g

【用法】制成散剂，每瓶装0.6g，密闭，防潮。外用，清洁创面，将药粉撒于创口上，外用纱布覆盖，每日换药两次。

【功用】生肌敛疮。

【主治】溃疡久不收口。

止痛消炎软膏

【来源】《部颁标准》。

【组成】独活5.82g 生天南星2.91g 生草乌0.727g 皂荚1.1g 芒硝36.06g 水杨酸甲酯2.385g 冰片0.096g

【用法】制成软膏剂。外用,湿热软化调匀后涂于患处。

【功用】消肿止痛。

【主治】痈疽疮疡,外科肿痛。

牛黄化毒片

【来源】《部颁标准》。

【组成】天南星（制） 连翘 金银花 白芷 甘草 乳香 没药 牛黄

【用法】制成片剂。密封,置阴凉干燥处。口服,每次8片,1日3次,小儿酌减。

【功用】解毒消肿,散结止痛。

【主治】疮疡、乳痛、红肿疼痛。

生肌八宝散

【来源】《部颁标准》。

【组成】炉甘石（煅）120g 石膏（煅）150g 龙骨（煅）90g 赤石脂（煅）120g 血竭15g 冰片18g 轻粉45g 蜂蜡90g

【用法】以上八味,除蜂蜡外,其余炉甘石待七味分别研成极细粉,过筛,混匀;蜂蜡研细,过筛,与上述粉末配研,过筛,混匀,密闭,防潮贮藏。外用,每次少许撒患处,用膏药盖贴或包扎。

【功用】生肌收敛。

【主治】疮疡溃烂,腐肉将尽,疮口不收。

伤疖膏

【来源】《部颁标准》。

【组成】黄芩300g 连翘200g 生天南星100g 白芷100g 冰片120g 薄荷脑60g 水杨酸甲酯30g

【用法】制成膏剂。贴于患处,每日更换1次。

【功用】清热,解毒,消肿,镇痛。

【主治】各种疖痛脓肿,乳腺炎,静脉炎及其他皮肤创伤。

【宜忌】皮肤如有过敏现象可停用。

芙蓉散

【来源】《部颁标准》。

【组成】芙蓉叶100g 相思子（炒）50g 川乌10g 大黄50g 草乌10g 白及50g

【用法】制成散剂。外用,用前取药粉适量,用食醋调后敷患处。

【功用】解毒,消肿,止痛。

【主治】疮肿,疔疮,热毒。

【宜忌】不可内服。疮色白者勿用。

拔脓净

【来源】《部颁标准》。

【组成】乳脂（制）40g 没药（制）40g 穿山甲（砂炙）40g 红粉20g

【用法】制成粉末。外用,取药粉适量,撒于患处后,患面小者,用黑膏药外贴,患面大者,用创灼膏外贴（亦可用凡士林代）,再用纱布衬垫,胶布固定。分泌物较多,每日换药1次,分泌物较少,2～3日换药1次。

【功用】拔脓去腐,生肌止痛。

【主治】疮疡溃后腐肉不脱,褥疮及慢性瘘道。

点舌丸

【来源】《部颁标准》。

【组成】西红花 红花 雄黄 蟾酥（制） 乳香（制） 没药（制） 血竭 沉香 硼砂 蒲公英 大黄 葶苈子 穿山甲（制） 牛黄 麝香 珍珠 熊胆 蜈蚣 金银花 朱砂 冰片

【用法】制成丸剂,每10丸重1.25克,密封。口服,每次2丸,1日3次,小儿酌减。

【功用】清热解毒,消肿止痛。

【主治】各种疮疡初起,无名肿痛,疔疮发背,乳痈肿痛等症。

复方土槿皮酊

【来源】《部颁标准》。

【组成】土槿皮42g 苯甲酸125g 水杨酸62.5g

【用法】制成酊剂,每瓶装15ml（每1ml的总酸量为187.5mg）,密封。外用,涂患处,每日1～2次,用药持续1～2周。

【功用】杀菌,止痒。

【主治】趾痒、皮肤局部如有继发性感染破裂或溃烂者，待愈后再用药。

疮炎灵软膏

【来源】《部颁标准》。

【组成】木芙蓉叶 5000g

【用法】取上药加水煎煮两次，合并煎液，滤过，滤液浓缩至相对密度为 1.20～1.30，加入对羟基苯甲酸乙酯、羊毛脂、凡士林适量，搅匀，制成 1100g，每 1g 含原生药 4.5g。外用，每日涂敷患处 1 次。

【功用】排脓活血，消肿解毒。

【主治】疮疖，乳痈，丹毒，红丝疔等。

烂耳散

【来源】《部颁标准》。

【组成】硼酸 540g　枯矾 30g　氧化锌 360g　白矾 30g　磺胺二甲嘧啶 120g

【用法】制成散剂。外用，清洗患处，将药粉喷撒耳内或烂处，1 日 1～2 次。

【功用】杀菌，消炎，防腐。

【主治】耳肿，流脓，烂耳边，耳底溃疡及烂头、烂肉。

硇砂膏

【来源】《部颁标准》。

【组成】硇砂 460g　轻粉 38g　乳香（制）38g　红升丹 38g　没药（制）38g　樟脑 60g　血竭 38g　儿茶 38g　当归 30g　大黄 40g　连翘 40g　木鳖子 30g　白蔹 40g　赤芍 40g　桔梗 40g　白芷 30g　玄参 30g　苍术 30g　地黄 40g　蓖麻子 30g　金银花 30g　穿山甲 30g　川芎 30g　蜈蚣 2.5g

【用法】外用，加温软化，贴于患处。

【功用】解毒活血，消肿止痛。

【主治】疮疖坚硬、红肿痛痒、溃烂。

清血内消丸

【来源】《部颁标准》。

【组成】金银花 120g　连翘 90g　栀子（姜炙）60g　拳参 60g　大黄 90g　蒲公英 60g　黄芩 60g　黄柏 60g　关木通 60g　玄明粉 45g　赤芍 60g　乳香（醋炙）60g　没药（醋炙）60g　桔梗 60g　瞿麦 60g　玄参 60g　薄荷 30g　雄黄 60g　甘草 60g

【用法】水泛为丸，每 100 丸重 6g，密闭，防潮。口服，1 次 6g，每日 3 次。

【功用】清热祛湿，消肿败毒。

【主治】脏腑积热，风湿毒热引起的疮疡初起，红肿坚硬，疖痈不休，憎寒发热，二便不利。

【宜忌】孕妇忌服。

清血解毒丸

【来源】《部颁标准》。

【组成】大黄 100g　荆芥 50g　蒲公英 50g　防风 50g　苦地丁 50g　黄芩 50g　连翘 50g　甘草 50g　关木通 50g　地黄 50g

【用法】水泛为丸，每 50 丸重 3g，每袋重 6g，密闭，防潮。口服，1 次 6g，每日 1～2 次。

【功用】清热解毒，散风消肿。

【主治】疮疖溃烂初期，灼热发烧及咽喉肿痛，目赤，口疮，牙痛。

【宜忌】孕妇遵医嘱服用。

绿樱膏

【来源】《部颁标准》。

【组成】木鳖子 100g　生川乌 125g　生草乌 125g　乌梢蛇 125g　黄柏 50g　大黄 50g　金银花 50g　红花 50g　肉桂 50g　赤芍 50g　穿山甲 50g　附子 50g　白芷 50g　生马钱子 250g　乳香（制）100g　没药（制）100g　血竭 100g　冰片 100g　胆膏（醋制）250g

【用法】制成膏药，每块重 7g，密闭，置阴凉处。将膏药浸于温水中，用手捻开，摊于布上（切忌火烤），贴于患处。

【功用】消肿止痛，祛风散寒。

【主治】各种疮症，外伤肿痛，腰腿疼痛等。

二、疖 肿

疖肿，是指生于皮肤浅表部位、范围较小的急性化脓性疾患，随处可生，以小儿、青年多见。《诸病源候论·疖候》说："肿结长一寸至二寸，名之为疖。亦如痈，热痛，久则溃脓，捻脓血尽便瘥。亦是风热之气，客于皮肤，血气壅结所致"，指出了疖肿出脓即愈的特点，《外科理例》谓："疖者，初生突起，浮赤无根脚，肿见于皮肤，止阔一二寸，有少疼痛，数日后微软，薄皮剥起，始出青水，后自破脓出"，较为明确地指出了突起根浅，肿势局限，焮红疼痛，以及易肿、易溃、易敛为疖肿的病理特点。

本病常因内郁湿火，外感风邪，两相搏结，蕴阻肌肤而成；或因天气闷热，汗出不畅，暑湿热毒蕴蒸肌肤，引起痱子，复经搔抓，破伤染毒而发。疖病好发于项后、背部、臀部等处，几个到数十个，甚至反复发作，缠绵不愈。亦可在身体各处散发，此处将愈，他处又起。尤好发于皮脂分泌旺盛、消渴病及体质虚弱之人。

疖肿之治疗，总以清热解毒为主。虚实夹杂者，又须扶正固本与清热解毒并施，或兼养阴清热或健脾和胃。

生军散

【来源】方出《肘后备急方》卷五，名见《验方新编》卷十一。

【组成】大黄

【用法】上为末。以苦酒和，贴肿上，燥易。不过三即差减。

【主治】

1.《肘后备急方》：痈肿振焮不可枨。

2.《证类本草》引《海上集验方》：腰脚冷风气。

3.《验方新编》：一切未破大小火热疮疖，红肿焮痛。

4.《不知医必要》：闪跌腰痛，及肩挑重物受伤，初时不觉，日久方痛者。

【宜忌】《验方新编》：痈疽疮疖皮色不变者，忌用。

益母散

【来源】《幼幼新书》卷三十六引《婴孺方》。

【组成】益母草（烧）二两 盐花（炒）一两 伏龙肝半两

【用法】水调涂。

【主治】痈疖。

松脂膏

【来源】《太平圣惠方》卷四十。

【组成】松脂三分 黄连三分（去须） 川大黄半两 水银一两半 黄芩一两 苦参一两（锉） 蛇床子一分 白矾半两（烧令汁尽） 胡粉半两（合水银，入少许水，同研令星尽）

【用法】上为细末，用腊月炼了猪脂，调令稀稠得所。每日敷疮上。

【主治】

1.《太平圣惠方》：头疮经年不愈。

2.《中医皮肤病学简编》：疖肿，酒渣鼻。

胡粉散

【来源】《太平圣惠方》卷六十一。

【组成】胡粉一两 黄连一两（去须） 水银一两（与胡粉同研令星尽） 糯米二十粒 赤小豆十四粒

【用法】上为末，以麻油和诸药，并水银调令匀。薄薄涂之。

【主治】热毒恶疖，及诸疮肿。

消石散

【来源】《太平圣惠方》卷六十一。

【组成】川消石三分 紫檀香半两 甜葶苈一分 莽草一分 白芍药一分 川大黄半两（生用） 白

蔹半两

方中白蔹用量原缺，据《普济方》补。

【用法】上为细散。以浆水旋调，稀稠得所，涂于肿上，干则易之，以热退肿消为度。

【主治】疮疖初生，热毒始结，疼痛妨闷。

芦根散

【来源】《太平圣惠方》卷六十二。

【组成】芦根一两（锉） 连翘一两 玄参一两 射干一两 川升麻一两 栀子仁一两 赤芍药一两 羚羊角屑一两 寒水石二两 甘草三分（生，锉） 生干地黄二两

【用法】上为散。每服四钱，以水一中盏，煎至六分，去滓温服，不拘时候。

【主治】一切痈疖，身体烦躁，热渴疼痛。

木香散

【来源】《太平圣惠方》卷九十。

【组成】木香一分 熏陆香一分 沉香一分 鸡骨香一分 黄芩一分 麻黄一分（去根节） 连翘半两 海藻半两（洗去咸味） 射干半两 川升麻半两 枳实半两（麸炒微黄） 牛蒡子半两（微炒） 川大黄二两（锉碎，微炒）

【用法】上为粗散。每服一钱，以水一小盏，煎至五分，去滓，入竹沥半合，更煎三两沸，不拘时候温服。

【主治】小儿热毒疮肿，及赤白诸丹毒肿，或生瘰疬疮疖，身中风疹瘙痒。

地黄丸

【来源】《太平圣惠方》卷九十。

【组成】生干地黄一两 桂心半两 川大黄一两（锉碎，微炒） 赤芍药半两 赤茯苓半两 王不留行半两 甘草一分（生用）

【用法】上为末，炼蜜为丸，如绿豆大。每服七丸，以熟水送下。

【功用】消疮疖。

【主治】小儿虚热，疮疖。

走马膏

【来源】《太平圣惠方》卷九十。

【组成】坐拏一两 黄柏一两（锉） 甘草半两（炙，锉） 木鳖子仁半两 白狗粪半两 绿豆一两 石榴皮一两

【用法】上为末。取牛蒡根捣取自然汁，调药末，涂于疮疖上，一日换三次。如已破，即不用贴此药。

【主治】小儿诸般恶疮，及软疖未穴作脓，攻刺疼痛不可忍。

乳香膏

【来源】《太平圣惠方》卷九十。

【组成】乳香半两 腻粉一合 油一两 黄蜡半两 松脂一分 密陀僧一分（细研）

【用法】上药先取油煎蜡、松脂、乳香，烊后，下粉、密陀僧，调和成膏。看疖大小，摊膏于帛上贴之。

【主治】小儿软疖。

犀角丸

【来源】《太平圣惠方》卷九十。

【组成】犀角屑三分 川升麻半两 黄芩半两 玄参半两 黄耆半两（锉） 人参半两（去芦头） 皂荚一两（去皮，涂酥炙令黄焦，去子用） 坐篮半两 川大黄一分（锉碎，微炒）

【用法】上为末，炼蜜为丸，如麻子大。每服七丸，以生甘草汤送下。

【主治】小儿热毒气壅，外攻皮肤生疖，赤肿拦痛，或时烦热，少得睡卧。

葛粉散

【来源】《太平圣惠方》卷九十一。

【组成】葛粉三两 甘草一两（生，锉） 石灰一两（炒）

【用法】上为末。以绵揾扑于疮上。以愈为度。

【主治】小儿夏月痱疮及热疮。

太乙膏

【来源】《普济方》卷三〇二引《太平圣惠方》。

【组成】白芷　乳香　没药　苍术　白胶香　石膏（醋炒）　黄丹各五钱

【用法】上为末。用真清油四两，桐油真者亦可，以黄蜡一两，先煎油，柳枝搅；次入白芷等四味，煎少顷；却入胶香、石膏、黄丹，得同煎试欲成珠；却入蜡同煎片时，用生布滤过，瓦器收藏，用油单摊之。损伤敷疮口，自然肉不痛。

【主治】金疮箭镞，痈疽疔毒。

青金散

【来源】《袖珍方》卷三引《太平圣惠方》。

【组成】寒水石（飞）　铜绿　轻粉　人中白　枯矾各二钱　蟾酥一钱　麝香少许（一方无人中白）

【用法】上为末。每用不以多少，先以竹针刺破疮口边，用药贴之。

【主治】痈疽疮疖。

四味拔毒散

【来源】《经验方》卷上。

【组成】滑石五两　铅粉二两　炉甘石一两（入煆银罐内烧透，以黄连汁煆淬数次）

【用法】上为细末，陈菜油调敷。

【主治】热疖初起，及一切湿毒、胎毒。

化毒排脓内补十宣散

【来源】《太平惠民和济局方》卷八（绍兴续添方）。

【别名】托里十补散（原书同卷）、内补散（《秘传外科方》引《李防御五痔方》）、化毒排脓内补散（《洪氏集验方》卷二）、化毒排脓内补十味散（《传信适用方》卷三）、内托散（《医说》卷六）、十奇散、十宣散（《济生方》卷六）、十宣内补散（《医方类聚》卷一七三引《简易方》）、排脓内补十宣散（《外科精要》卷下）、十全内托散（《医方类聚》卷一七六引《瑞竹堂经验方》）、托里散（《普济方》卷四〇三）、内补十宣散（《袖珍方》卷三）、十味托里散（《外科启玄》卷十一）、托里十宣散（《简明医彀》卷八）。

【组成】黄耆（洗净，寸截，捶破，丝擘，以盐汤润透，用盏盛，姜汤瓶上一炊久焙燥，随众药入碾成细末）一两　人参（洗净，去芦，薄切，焙干，捣用）　当归（温水洗，薄切，焙干）各二两　厚朴（去粗皮，切，姜汁淹一宿，监熟，焙燥，勿用桂朴）　桔梗（洗净，去头尾，薄切，焙燥）　桂心（别研，不见火）　芎藭（净洗，切，焙）　防风（净洗，切，焙）　甘草（生用）　白芷各一两

【用法】上十味，选药贵精，皆取净，晒、焙极燥方称。除桂心外，一处捣罗为细末，入桂令匀。每服自三钱加至五六钱，热酒调下，日夜各数服，以多为妙。服至疮口合，更服尤佳，所以补前损，杜后患也。不饮酒人，浓煎木香汤调下，然不若酒力之胜也；或饮酒不多，能勉强间用酒调，并以木香汤解酒，功效当不减于酒也。未成者速散，已成者速溃，败脓自出，无用手挤，恶肉自去。大抵痈疽才觉便服，倍加数服，服之醉，则其效尤速。

《普济方》：为末，拌匀，木香、紫草汤调下。

【功用】

1.《太平惠民和济局方》（绍兴续添方）：发散风毒，流行经络，排脓止痛，生肌长肉。

2.《普济方》：活血匀气，调胃补虚，内托疮毒。

【主治】

1.《太平惠民和济局方》（绍兴续添方）：一切痈疽疮疖。

2.《普济方》：小儿痘疮，毒根在里，或气血虚弱，或风邪秽毒冲触，使疮毒内陷，伏而不出，出不匀快者。

恶实丸

【来源】《圣济总录》卷一二六。

【组成】恶实四两（炒）　麝香半两　牵牛子一两半（一半生，一半炒）　漏芦（去芦头，锉）二两　大黄（煨）　薄荷叶各二两

【用法】上为末。用羊胫骨髓打破，煎浓汁，面糊为丸，如梧桐子大。每服十五丸，日午、临卧嚼，

以薄荷汤送下。

【主治】诸种瘰疬，不限年久日近，或已破，或未破，及诸痈肿疮疖。

内消漏芦煮散

【来源】《圣济总录》卷一三〇。

【组成】漏芦（去绵） 白蔹 黄芩（去黑心） 麻黄（去根节） 白薇（洗） 枳实（麸炒） 升麻 芍药 大黄（锉，炒） 甘草（炙）各一两

【用法】上为散。每服二钱匕，水一盏，煎至七分，温服。

【主治】疮疖痈肿。

至圣膏

【来源】《圣济总录》卷一三〇。

【组成】夜合花白皮 葫芦 大黄 当归 白蔹 槐白皮 白芷 细辛（去苗叶） 杏仁 天麻 芎 䓖 槐枝 柳枝 败龟 虎骨 附子（去皮脐）各半两 乳香（细研）一两 麝香（细研）二钱 砒霜（细研）半分 自然铜（细研）一分 腻粉（研）半分 牛黄（细研）二钱 定粉（研）半两 铅丹十二两 清油二斤半。

【用法】上药除研药丹粉外，细锉，先熬油令沸，次下诸药，煎候白芷赤黑。以绵绞去滓再煎，下丹，柳篦搅，候变黑色，滴水中成珠，软硬得所，次下乳香等研药，更搅令匀，以瓷合盛。发背、鱼脐、瘰疬，并以膏贴，一日二次。以愈为度。

【主治】一切疮疖肿毒。

佛手膏

【来源】《圣济总录》卷一三〇。

【组成】清麻油半斤 铅丹三两 柳白皮二两（锉） 皂荚刺四十九个 当归半两（末） 白及一分（末） 黄蜡半两 朱红一分 生绯帛五寸（烧灰，细研）

【用法】上九味，先熬油令沸，下柳皮、皂荚刺，煎候赤黑色，以绵滤过，下丹煎，以柳篦搅，候变黑色，即下诸药末，搅令匀，滴水中成珠膏成，以瓷盒盛。用故帛涂贴，一日二次。以愈为度。

【主治】一切疮肿疖毒。

清凉膏

【来源】《圣济总录》卷一三〇。

【组成】大黄

【用法】上为末，浆水调，摊贴患处；醋摩亦得。

【功用】消肿毒。

【主治】初患痈肿疮疖，热㷱疼痛。

拔毒散

【来源】《圣济总录》卷一三五。

【组成】草乌头（去皮脐，生捣为细末）一两 蚌粉半两

【用法】上拌匀。每看多少，临时用新汲水调摊纸上贴之。

【主治】一切热肿，欲结疮疖，㷱赤疼痛。

栝楼酒

【来源】《圣济总录》卷一三八。

【组成】栝楼一枚 甘草二寸

【用法】上锉。用酒一盏，水一盏，量人虚实，加腻粉少许，煎三五沸，去滓，临卧温服。夜半疏动一行，其疮自消。

【主治】痈疖多日不熟，无头者。

替针丸

【来源】《外科精义》卷下引《保生信效方》。

【组成】陈坏米末一钱 硇砂五分 雄雀粪（直者）二十一粒

【用法】上为细末，粳米粥为丸，如粳米样。每用一丸，粘在疮头上，以膏贴之。

《青囊秘传》：咬头膏药用，头破出脓即去之。

【功用】《中国医学大辞典》：溃痈脓。

【主治】

1. 《外科精义》引《保生信效方》：诸疮疖，脓水已成未溃者。

2. 《证治准绳·幼科》：痘痈，脓已成不溃。

龙骨饮子

【来源】《幼幼新书》（人卫本）卷二十九引《吉氏家传》。

【别名】龙骨饮（原书古籍本）。

【组成】龙骨根草半两　甘草节　当归　芍药　大黄（蒸）　连翘　栝楼根　山慈姑各一分

【用法】上为细末，不用罗。每用三大钱，水二盏，煎取一小盏，去滓，作饮子服。

【主治】小儿血痢，及身上生痈疖，面赤壮热。

松脂膏

【来源】《鸡峰普济方》卷二十二。

【组成】郁金　黄柏　黄连各半两　巴豆十五个　沥青六两　清油一两

【用法】上为粗末，后炼油香熟，细细入沥青，散尽，细细入前件药末熬，以杨柳枝搅不住手，候滴在水中成珠子方成膏，用棕片滤药。

【主治】诸般肿疼疮疖。

【宜忌】灸疮不宜用。

如圣膏

【来源】《小儿卫生总微论方》卷十八。

【组成】菜油一两　黄蜡半两　沥青一钱　黄丹半钱　羊筒骨内髓一个

【用法】上一处熬成膏，摊于纸上。贴患处，用冷铁一片，于疮口上压定，四面针破，如脓出不快，以纸捻撮之。

【主治】小儿头上生软疖。

【宜忌】熬药不得犯铜、铁器。

沉香散

【来源】《小儿卫生总微论方》卷二十。

【组成】沉香半两　黄耆半两　白敛一分　川朴消一分　川大黄一分（炮）　甘草一分

【用法】上为粗散。每服一钱，水一小盏，加麝香少许，煎至五分，去滓温服。

【主治】痈疖。

忍冬散

【来源】《小儿卫生总微论方》卷二十。

【组成】忍冬草（干者）半两　甘草节半两　大黄半两（生）

【用法】上为细末。每用三钱匕，水一大盏，煎至七分，调乳香末半钱，量大小渐渐与服，五七岁儿服半盏已下，分为二服，日日与服。

【功用】《奇效良方》：预防小儿渴疾愈后发痈疽。

【主治】小儿痈疖。

雄黄膏

【来源】《小儿卫生总微论方》卷二十。

【组成】雄黄半两（研水飞）　天南星半两（生末）　寒水石（煅过）一两研　黄丹一分　乳香半两（研）

【用法】上拌匀，蜜调成膏。摊帛子上贴之。

【主治】痈疖才发，赤肿作痛。

五叶汤

【来源】《杨氏家藏方》卷十二。

【组成】五叶草不以多少

【用法】上用水煎三五沸，作浴汤洗之。

【主治】遍身热疖及疮疡等。

灵应膏

【来源】《杨氏家藏方》卷十二。

【组成】蓖麻子（去壳，研）　当归（洗，焙，切）　木鳖子（去壳，研）　郁金（锉）　香白芷（锉）　草乌头（炮制，去皮脐）　甘草（锉，炒）　大黄（锉）　赤芍药（锉）　自然铜（火煅，醋淬，研）　白僵蚕（取末）　苏枋木（锉）　白及（锉）　白蔹（锉）各一两　黄丹六两　乳香（别研）一钱　没药（别研）一钱　麻黄（去根节）　天南星（锉）　沥青（别研）　定粉（别研）各半两　葱白十茎　麻油二斤

【用法】上件除没药、乳香、黄丹、僵蚕外，将余药入油内，熬令诸药赤黑色，然后滤去诸药。次将没药等四味研令极细，徐徐下入油内，用槐、

柳枝各十条，长五六寸，不住搅之，渐加火，熬令滴入水中不散，成膏子为度。每遇病人，量痈肿大小，摊在纸花上贴之，日易一次。

【功用】消肿定痛。

【主治】诸般疮疖。

锦鳞膏

【来源】《杨氏家藏方》卷十九。

【组成】鲫鱼（去鳞）

【用法】取皮贴软疖上。

【主治】小儿软疖不愈者。

三色膏

【来源】《是斋百一选方》卷十六。

【组成】蚌粉半两　黄丹一分　草乌一两(生,为末)

【用法】上和匀。水调涂，干即再上。

【功用】拔毒，止痛，消肿。

【主治】痈疖未成。

天南星膏

【来源】方出《是斋百一选方》卷十六，名见《普济方》卷二八六。

【组成】大天南星一两　厚黄柏半两　赤小豆一合　皂角一挺（不蛀者，烧存性）

【用法】上为末，新汲水调成膏。皮纸摊贴之。已结即破，未破即散。

【主治】风毒痈疖。

水调膏

【来源】《是斋百一选方》卷十六。

【组成】黄皮　白蔹　甘草各等分

【用法】上为细末，井水和少蜜调。贴之。

【功用】拔毒，止痛，消肿。

【主治】软疖及一切肿毒。

水调膏

【来源】《是斋百一选方》卷十六。

【组成】天南星（生，为末）　白矾（细研）各等分

【用法】上药和匀，新汲水调。涂，干即再上。

【主治】风毒痈疖。

万金膏

【来源】《是斋百一选方》卷二十。

【组成】大甘草根节四两（锉，去皮）　真麻油八两　黄丹四两（真好者）

【用法】上将甘草根节锉成寸段，捶破，内留一条长者搅药，用银、石器入油，煎甘草令焦黄，取出不用，入黄丹，以前所留长甘草一条，不住手搅，如黑色，点少许入水，试候成膏不散，用绵滤，入瓶，封令密，坎地二尺许埋药，二十日取出，腊月合尤妙。敷贴如常法。发背，丸如梧桐子大，每服五十丸，甘草汤送下。

【主治】一切痈疖毒。

【验案】脑疽　沈仁父司理，年七八岁时，苦脑疽见骨，痛楚异常，沈德和尚书传此方，一夕敷之即减，不数日间，凡五换，遂痊愈。

木槿散

【来源】《魏氏家藏方》卷七。

【别名】木槿膏（《仙拈集》卷四）。

【组成】木槿花（阴干）

【用法】上为末。敷疮口，其疮自合。一方用叶，烂研，罨痔上。

【功用】封疮口。

【主治】

1. 《魏氏家藏方》：干痔。
2. 《仙拈集》：暑疖肿毒。

石灰散

【来源】《医方类聚》卷一九一引《经验良方》。

【组成】干姜　石灰各等分

【用法】上烂捣，入清油相和，捏作饼子。罨在疮肿上。

【主治】疮肿软疖。

内消托里散

【来源】《医方类聚》卷一七四引《简易》。

【组成】红内消　山蜈蚣　虾蟆蝂　山慈菇　甘草节各等分

【用法】上为散。每服三钱，酒二盏，煎取一盏服。

【主治】诸痈疽。

贴敛药

【来源】《医方类聚》卷一七四引《简易方》。

【组成】麦饭石（粗麻石是也，曾作磨者尤佳，火煅七八次，煅红入米醋中淬，煅至三四次，其石定细碎，用甘锅盛煅，候通红，淬醋中，煅过七八次可用）　鹿角根（不用脑骨，不用角梢，只用角根三寸，火烧）　贝母（为末）各等分

【用法】上为末，先将旧净洁衣绢片净洗候干，约疮大小，剪绢作一轮子，中留一小口，却用一小铫子，热少米醋，约用多少，将前药投醋中，候冷，摊于绢轮子上。贴疮，一日一换。

【功用】合疮。

【主治】痈疽疮疖。

阿胶饮子

【来源】《外科精要》卷上。

【组成】牛胶（锉，蛤粉炒如珠）　粉草各一两　橘红五钱

【用法】上作三剂。水煎服。

【主治】一切痈疽疖毒。

独珍膏

【来源】《类编朱氏集验方》卷十二。

【组成】五倍子不拘多少（瓦上焙干）

【用法】上为细末，入数点麻油，冷水调涂。

【主治】软硬疖，诸热毒疱疮。

鹿角膏

【来源】《类编朱氏集验方》卷十二。

【组成】鹿角尖

【用法】砂钵内同老米醋浓磨。以鹅翎涂拂四围，当中留一口，遇干再涂。

【主治】一切痈疖初起者。

乳香丸

【来源】《卫生宝鉴》卷十三。

【组成】乳香（另研）　川山甲　当归各五钱　猪牙皂角　木鳖子各七钱

【用法】上用松枝火烧存性，为细末，入乳香研匀，炼蜜为丸，如弹子大。食前每服一丸，温酒化下。

【主治】诸般恶疮疖。

千金膏

【来源】《卫生宝鉴》卷十九。

【组成】沥青四两　黄蜡三两　散绿三钱（研）

【用法】上先用小油三两熬温，入沥青、黄蜡化开搅匀，入散绿，取下火，搅匀，滤入水中，瓷器内收之。每用时，将药入水，捻作饼，于绯绵上，贴之。

【主治】腊姑（一名蝼蛄）；又治多日诸般恶疮。

五黄汤

【来源】《活幼心书》卷下。

【组成】黄耆一两（生用）　黄连　黄芩　黄柏　大黄各二钱半

【用法】上锉。每服二钱，水一盏，蜜一大匙，煎七分，不拘时候温服。

【主治】小儿遍身痈疖，恶核发热，及疔黄，肿毒、丹瘤。

中和汤

【来源】《活幼心书》卷下。

【组成】人参（去芦）　厚朴（去粗皮，锉碎，每一斤用生姜一斤，薄片切烂，杵拌匀，酿一宿，慢火炒干用）　当归（酒洗）　防风（去芦）　白芷　肉桂（去粗皮）　桔梗　川芎　白芍药　沉香　檀

香 乳香 藿香叶 紫苏叶 黄耆（蜜水涂，炙）甘草各半两

【用法】上锉，用无灰酒四两重，拌匀晒干，天阴略焙。每服一钱，水一盏，煎七分，温服，不拘时候。

【功用】通和表里，温养脾胃，匀调气血，顺正阴阳，发散风寒，辟除腥秽。善使痘疮易出易收，不致倒靥黑陷，传变危急，并能排脓止痛。常服清神驻颜，明目健脾，真元益固，邪气无干。

【主治】痘疮；遍身痈疖。

清凉膏

【来源】《活幼心书》卷下。

【组成】大黄 净黄连 黄柏 赤葛 细辛（和叶）薄荷叶 风化朴消各一两

【用法】前六味或晒或焙，为末，入朴消，乳钵内同杵匀。每用一钱至二钱，冷水加生姜汁调涂太阳穴；或新汲井水调涂亦妙。热疖，以凉米汤水调搽患处。

【主治】暴赤火眼肿痛，及血疖作疼发热。

乌金散

【来源】《外科精义》卷下。

【组成】米粉四两 葱白一两（细切）

【用法】上同炒黑色，杵为细末。每用看多少，醋调摊纸上，贴病处，一伏时换一次。以消为度。

【主治】痈疖肿硬无头，不变色者。

神黄散

【来源】《外科精义》卷下。

【组成】黄柏末一斤 黄丹二两（炒紫色）雄黄一两（另研）

【用法】上为末，研匀。每用新水调如糊，敷扫，以小纸花贴，稍干，以蜜水润之。

【主治】一切热肿，攻焮疼痛。

猪头散

【来源】《世医得效方》卷十二。

【组成】野蜂房一二个（烧灰存性）巴豆三七粒（去壳）

【用法】以巴豆煎清油三二沸，去巴豆，以油调蜂房末敷。

【主治】软疖愈而再作。

【方论】此药有验，人以猪头为谢，遂名之。

水沉膏

【来源】《世医得效方》卷十九。

【组成】白及末半钱

【用法】水盏内沉下，澄去水，却于皮纸上摊开，贴疮上。

【主治】
　　1.《世医得效方》：疔疮。
　　2.《外科启玄》：时毒暑疖。

【宜忌】《仙传外科集验方》：如用膏，不可用生肌药。

铁筒拔毒膏

【来源】《急救仙方》卷一。

【组成】好石灰（烧皂角熏，不过大）糯米（南星、当归、赤芍同炒）砂蚯牛 斑蝥（上为细末，用后灰煎水调用）真石灰 桑柴灰 脂麻灰 皂角三四皮 柳柴皮

【用法】石灰等共煎浓汤，再入锅内慢火熬之，待汤面上有白霜起方住火，以器贮之，用调前药，小小点之三五次。皮破毒出，疮便可散。

【主治】疮疖初发。

【加减】去疔头，加硇砂。

五香连翘散

【来源】《外科集验方》。

【组成】沉香 连翘（去蒂）桑寄生 丁香（去枝梗）射干 独活 乳香 升麻 大黄（蒸。要利，生用）木通 羌活 甘草 麝香（破者用）青木香各等分（一方加生黄耆）

【用法】上锉。每服四钱，水二盏，煮取八分，食后热服。以利下恶毒为度。再作此滓煎汤洗之，其疮即愈。

【主治】一切积热，结核，瘰疬，痈疽，恶疮，肿疖。

【加减】本方有竹沥、芒消、随证热轻重，当自加减为妙。

木香槟榔散

【来源】《普济方》卷二七二引《鲍氏方》。

【组成】黄连半两（去须）　真麻油　艾叶　木香　槟榔（末）各一钱半

【用法】和上药添油成膏。茶叶煎汤洗疮净，帛拭干，上药，略圆敷，纸花覆之。二三次即可。

【主治】一切疮疖湿烂，久不治者；脚气湿疮尤效。

撮毒散

【来源】《普济方》卷二七二。

【组成】槟榔　山栀子　白龙　白及　白蔹　白芥子　五灵脂　木鳖子各等分

【用法】上为末。如疮破，搵干贴；如肿硬，水调扫于疮上。

【主治】一切硬肿疖，恶物咬伤，汤火烧伤，车辗马踏伤等。

千金漏芦汤

【来源】《普济方》卷二八七。

【组成】生大黄　白蔹　甘草　赤芍药　黄芩　白及　升麻　麻黄　枳壳　山栀子　当归须各等分
　　本方名千金漏芦汤，但方中无漏芦，疑脱。

【用法】上锉。水一盏半，煎七分，去滓空心服。

【主治】痈、疖、无名肿毒。

乳香拔毒散

【来源】《普济方》卷二八七。

【组成】黄柏（去粗皮）　黄芩（去肉）各二两　地骨皮一两　乳香（另研）三钱　没药（另研）三钱

【用法】上为末。井水调作膏子，摊在纸花上，贴于疮处。

【功用】消毒止痛。

【主治】一切痈肿疮疖。

复煎散

【来源】《普济方》卷二八七。

【组成】归梢一钱　归身二钱　防风梢一钱　风身一钱　苏木半钱　黄柏二钱　甘草二钱半　全蝎一钱　陈皮一钱　羌活一钱　人参五分　黄芩一钱　防己五分　连翘三分　藁本一钱　黄耆一钱　桔梗二钱　泽泻五分　知母五分　生地黄五分　芍药一钱

【用法】上为粗散，只作一服。先用井水浸药一个时辰，再用长流水一大碗，煎七分，又用好酒数十滴入药内，作一服温饮，看病上下，分食前后服。

【主治】诸般痈疽、肿毒、疖毒。

乳香膏

【来源】《普济方》卷三一三。

【组成】黄蜡一两半　定粉二两半　乳香一两　小油四两

【用法】上用瓷碗盛油、蜡，放汤锅熬，消尽蜡，入乳香、定粉，用柳枝搅沫散，放冷水内去火毒。量疮摊帛纸随用。

【主治】发背，痈疽，肿毒，一切疮疖。

【宜忌】忌铁器。

胜金黑膏

【来源】《普济方》卷三一三。

【组成】当归　蓬术　玄参　肉桂　生地黄　续断　赤芍药　香白芷　大黄　槐枝　柳枝　香油　黄丹各等分

【用法】上锉，浸三日，熬热去滓；再熬，用柳枝搅，下丹，滴水中不散为度。

【主治】痈疽发背，诸般恶毒疮疖。

黑金膏

【来源】《普济方》卷三一三。

【组成】黄耆 黄连 黄柏 黄芩 大黄 防风 白蔹 白芷 南星 花粉 荆芥 猪牙皂荚 露蜂房 木鳖二枚 乌头小者一枚（碎） 蓖麻子十枚 桃仁 杏仁 柳枝 槐枝 柏枝梢各五钱

方中黄耆以下十三味药用量原缺。

【用法】用香油一斤同煎，药焦滤去滓，候温，入黄丹半斤，五灵脂末、乳香、没药末各三钱再煎，滴水碗内为膏，油烟起便住。欲用以帛摊之。

【主治】疔毒，恶疮，臁疮，发背，风毒疮。

乌金膏

【来源】《普济方》卷三一四。

【组成】乳香 没药各半钱 麒麟竭半两 当归一钱 木鳖子半两 血余三两（妇人者） 黄丹（水淘去土）一两（一方有杏仁）

【用法】上将血余、黄丹入铫子内，用清油十两，黄蜡二两，同煎熬令黑色，后入诸般药末，同煎去滓。更用慢火熬，候滴在水内成珠子不散即住火。乃入净瓷盒内收盛，掘坑可深三尺，埋之在内，经二宿取出。用之如常法。

【功用】生肌止痛，消肿毒。

【主治】疮疖，肿毒。

乳香膏

【来源】《普济方》卷三一四。

【组成】当归 香白芷 赤芍药 木鳖各半两 江子二十粒 蓖麻二十粒 草乌一两 黄耆一两

【用法】上用桃、柳枝各七段，长二寸，麻油一百文，重煎众药焦黑色，滴水为珠，去众药，旋下黄丹，春用丹三两半，夏用丹四两，秋用丹三两半，冬用丹三两，随时加减，下丹时不住手搅，却于铁器上试软硬了，入乳香少许。

【主治】诸般疔毒，恶疮。

紫金膏

【来源】《普济方》卷三一四。

【组成】乳香（明净者）二分半 腻粉二十文 五倍子（大者）二文

【用法】上三味，入瓷瓶子内烧，只用槐、椿枝子，烧至青白烟出。每一料用清油五两，黄丹一两，用药末一钱，用慢火煎，不住手用木篦子搅，候将成膏，倾于纸上，直待油浸过在纸上即是。每用如常法，大有妙效。

【功用】生肌止痛。

【主治】一切疮疖。

神妙膏

【来源】《普济方》卷三一五。

【组成】乳香 没药 头发 大黄 肉桂 当归 玄参 续断 莪术 生地黄 赤芍药 白芷 射干 巴豆 明矾 黄芩 柳枝各半两 香油一斤 黄丹八两 麝香一钱

【用法】上锉，如豆大，油浸一宿，煎柳枝搅令色黑，滤去滓，油再入铫，微冷下丹煎，不住手搅，以黑色、滴水中不散、不粘手为度，下乳、没、麝香搅匀，取出。每用油纸安刀上，摊以药，量大小贴患处。治杖疮，宜中间贴，此膏药用大黄、黄柏皮、黄芩三味焙干为末，鸡子清调涂四边，用皮纸条封，一日一次，换膏药，第三日葱、椒、盐汤熏洗疮。内服乌药顺气散。

【主治】诸般疮疖痈疽，赁伤损及折伤。

【宜忌】忌醋、面、肉。

绿豆粥

【来源】《本草纲目》卷二十四引《普济方》。

【组成】绿豆

【用法】煮汁，煮作粥。

【功用】

1.《本草纲目》：解热毒，止烦渴。

2.《长寿药粥谱》：消水肿，预防中暑。

【主治】

1.《本草纲目》引《普济方》：消渴饮水。

2.《长寿药粥谱》：暑热烦渴，疮毒疖肿，老年浮肿，高热口渴。

解毒丸

【来源】《袖珍小儿方》卷七。

【组成】玄参 连翘各三钱 升麻 黄芩各二钱

苟药二钱　当归　羌活　防风　生地黄　荆芥
甘草各二钱

【用法】上为末，炼蜜为丸，如芡实大，以青黛为
衣。灯心、薄荷汤送下。

【主治】小儿一切疮毒肿疖，丹毒，赤游肿。

三香内托散

【来源】《疮疡经验全书》卷二。

【组成】人参　黄耆　当归　川芎　苟药　甘草
乳香　乌药　防风　官桂　厚朴　桔梗

【用法】加生姜三片，大枣一枚，水煎，温服。

【主治】蝼蛄三串。

黑末子

【来源】《痈疽验方》。

【组成】羊角连内骨（烧存性）

【用法】上为末。每服三钱，酒调下。分上下服
之，疮可散。

【主治】

1.《痈疽验方》：疖毒。

2.《证治准绳·疡医》：面上或身卒得赤斑，
或痒。

秘传地黄膏

【来源】《松崖医径》卷下。

【组成】生地黄二斤　麦门冬半斤　败龟版半斤
（酥炙，另研为末）

【用法】上切细，用水一斗，煎至五升，滤去滓，
再煎如稠饴，下龟版末顺搅煎，滴水中不散为度，
以瓷罐盛贮，埋地下三日，出火毒取出。以白汤
或酒调服，不拘时候。

【主治】嘴腮肿毒，或疮疖，或好食煎煿之物生
肿毒。

清凉饮子

【来源】《婴童百问》卷四。

【别名】四顺清凉饮（《外科正宗》卷四）。

【组成】大黄　连翘　苟药　羌活　当归　防风

甘草　山栀仁各等分

【用法】上锉散。每服二钱，以水半盏，煎至三
分，去滓服，不拘时候。

【主治】

1.《婴童百问》：项颈结热，头面疮疖，肚中
热痛。

2.《外科正宗》：汤泼火烧，热极逼毒入里，
或外被凉水所激，火毒内攻，致生烦躁，内热口
干，大便秘实者。

针头万应膏

【来源】《万氏家抄方》卷四。

【组成】乳香　麝香　雄黄各一钱　轻粉　硇砂
蟾酥　血竭各三钱　蜈蚣一条（炒）　冰片一分

【用法】上为末，为丸如黍米大。如疮有头，用针
破出血，裹一丸在内，用纸封或膏药贴之。

【主治】诸般疔疮疽疖，恶毒歹疮。

牛黄解毒丸

【来源】《保婴撮要》卷十一。

【组成】牛黄三钱　甘草　金银花一两　草紫河车
五钱

【用法】上为末，炼蜜为丸。量儿服。

【主治】胎毒疮疖，及一切疮疡。

铁箍散

【来源】《保婴撮要》卷十一。

【组成】芙蓉叶　黄柏　大黄　五倍子　白及

【用法】上为末。用水调，搽四围。

【主治】一切疮疖痈疽。

隔纸拔毒生肌神膏

【来源】《寿世新编》卷中引《龚氏方》。

【组成】金银花三钱　净青黛一钱　制甘石五钱
提白蜡一钱五分　上宫粉三钱　上四六五分　真
血结一钱

【用法】上为细末，用生猪板油（去膜）同捣，再
用油纸一大块，向中间多多刺眼（如患处大），以

透药性,将膏药薄薄刮上,二面闭摺,藏药在内。贴患处,外用带子扎住,缚一二日后,揩去脓垢,或仍照扎,或换过药,如脓干,即不必开看,有数日自然肌满而愈。

【主治】无论各种疔毒痈疽,但须已溃者。

小金丝膏

【来源】《本草纲目》卷三十四。

【组成】沥青 白胶香各二两 乳香二钱 没药一两 黄蜡三钱

【用法】以香油三钱,同熬至滴不下散,倾入水中,扯千遍收贮。每捻作饼,贴之。

【主治】疮疖肿毒。

贴 药

【来源】《片玉心书》卷五。

【组成】黄芩 黄连 黄柏各二钱 大黄 蒲黄各三钱 血竭 乳香各二分 没药二分 麝香少许

【用法】上为末,取生姜自然汁和鸡子清打匀调药,贴之。内服解毒汤。

【主治】小儿生疮毒肿疖者。

解毒汤

【来源】《片玉心书》卷五。

【组成】玄参 连翘 升麻 黄芩 赤芍 当归 羌活 防风 生地 甘草 荆芥穗

【主治】小儿因气血凝而热乘之,致生痈毒肿疖。

【加减】秘结者,加大黄、木通。

家藏神验血竭膏

【来源】《赤水玄珠全集》卷二十九。

【组成】当归(酒洗) 白芷 大黄 黄连 黄柏 木鳖子(去壳) 皂角 杏仁 露蜂房各一两 乳香 没药 血竭各三两 血余一两 飞丹一斤 麻油二斤

【用法】上除乳没血竭,余药入油熬焦,去渣,熬至滴水成珠下丹,用柳树棍不住手搅,软硬适中,入乳香等药搅匀即成。

【主治】一切痈疽疔毒。

清上防风汤

【来源】《万病回春》卷五。

【组成】防风一钱 荆芥五分 连翘八分 山栀五分 黄连五分 黄芩(酒炒)七分 薄荷五分 川芎七分 白芷八分 桔梗八分 枳壳五分 甘草三分

【用法】上锉一剂。水煎,食后服。入竹沥一小钟尤效。

【功用】清上焦火。

【主治】风热之毒,头面生疮疖。

六灰膏

【来源】《证治准绳·疡医》卷一。

【组成】灰苋 桑木 枣木 荞麦秆 茄秆(各烧为灰) 石矿灰(研细)

【用法】上药多少不妨,和匀,汤泡水淋,淋下之水煎成膏如糊,装瓷器中。一应毒物以膏点之。若点疬疮、痔疮,待烂去少许,再点之,再烂去,如是渐渐点去。

【主治】发背,疔疮,疖子,肿毒,疬疮,痔疮,痣子,疣子。

消肿散

【来源】《证治准绳·疡医》卷一。

【组成】大黄 水仙子 山药 苎根 青露 小赤豆 寒水石 水姜 香蛤粉 花蕊石

【用法】上为末。如干加醋蜜调匀。如疽毒未成,则当头罨之;若已成,四面围之,留一头,用替针膏贴之。

【主治】肿毒,一切疮疖。

败铜散

【来源】《外科正宗》卷四。

【组成】化铜旧罐(为末)

【用法】洗净患上,香油调茶。

【功用】

1.《外科正宗》：收湿水。

2.《医宗金鉴》：渗湿祛痒，敛疮。

【主治】蟮拱头已破后，风袭患口，脓水不干，愈之又发，久不收口。

【宜忌】《医宗金鉴》：忌鱼腥发物。

鹅黄散

【来源】《外科正宗》卷四。

【组成】绿豆粉一两　滑石五钱　黄柏三钱　轻粉二钱

【用法】上为细末。以软绢帛蘸药扑之。

【功用】止痛收干。

【主治】痤痱疮。作痒，抓之皮损，随后又疼。

茄蒂汤

【来源】方出《先醒斋医学广笔记》卷三，名见《绛雪园古方选注》卷下。

【组成】鲜茄蒂七个　鲜何首乌轻重等分

【用法】水二钟，煎八分，一服出脓，再服收口。

【主治】对口疽。

【方论】《绛雪园古方选注》：鲜茄蒂味甘寒，缓火毒，散恶血，能收束头颈之疽口；鲜何首乌味苦涩，疡科名红内消，亦取其收敛精气，仲淳力赞是方，深得消毒收口之秘。

鲜茄饮

【来源】方出《先醒斋医学广笔记》，名见《仙拈集》卷四。

【组成】鲜茄蒂七个　鲜何首乌各等分

【用法】用水二钟，煎八分。一服出脓，再服收口。

【主治】对口疽。

火醋锭子

【来源】《外科大成》卷二。

【组成】大黄（用醋浸晒九次）

【用法】和为锭。火酒磨涂。

【主治】面上热疮，耳上热疖。

五香流气饮

【来源】《外科大成》卷四。

【组成】金银花二两　姜蚕　连翘　羌活　独活　瓜蒌仁　小茴各一两五钱　藿香五钱　丁香一钱　木香　沉香　甘草各一钱

【用法】上分为十剂，水煎，随上下服。如为丸，绿豆大，雄黄五分为衣，滚水送下。

【主治】

1.《外科大成》：结核痰核及阴毒流毒。

2.《医宗金鉴》：黄鳅痈。由肝、脾二经湿热凝结而成，生于小腿肚里侧，疼痛肿硬，长有数寸，形如泥鳅，其色微红。

【验案】急性血栓性静脉炎　《江苏医药·中医分册》（1979，3：25）：用本方治疗急性血栓性静脉炎7例，皆获显效。并发现本方具有迅速控制炎症，防止疾病荏苒迁延之功。如一中年男性，因患大隐静脉曲张，血栓性静脉炎（急性期），已服清热解毒、活血化瘀之品不见效，近4天病情加重，伴有身热纳差，红肿痛甚，由原来5cm发展到18cm。试投"五香"3剂后，全身症状改善，病灶停止发展，疼痛锐减。继进5剂，全身症状消失，局部红肿消退。又给5剂，复查惟见6cm之索状静脉，但无压痛，临床治愈，转用活血化瘀法治疗。

葫芦化毒丹

【来源】《外科大成》卷四。

【组成】大黄　黄柏　远志各等分

【用法】上为末，用猪胆汁和成锭，雄黄为衣，阴干。用时以米醋磨如墨，以鹅翎蘸药，频涂患处。

【主治】一切肿毒热疖。

解暑败毒散

【来源】《洞天奥旨》卷九。

【别名】解暑败毒饮（《中医皮肤病学简编》）。

【组成】香薷二钱　蒲公英三钱　青蒿二钱　茯苓二钱　甘草一钱　归尾一钱　黄芩五分　黄连五分　大黄八分　天花粉一钱五分

【用法】水煎服。十岁小孩如此，大人增半，小儿

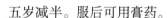

五岁减半。服后可用膏药。

【功用】清暑解火。

【主治】

1. 《洞天奥旨》：时毒暑疖。

2. 《中医皮肤病学简编》：痱子。

清凉膏

【来源】《洞天奥旨》卷十四。

【组成】大黄　芙蓉叶

【用法】上为细末，米醋调敷之。

【主治】初患痈肿疮疖，热焮大痛。

咬头膏

【来源】《外科全生集》卷四。

【组成】铜青　松香　乳香　没药　杏仁　生木鳖粉　蓖麻仁各等分　巴豆（不去油）加倍

【用法】上药捣成膏，每两膏内加入白矾一分，再捣匀。临用取绿豆大一粒放患顶，用膏掩，溃即揭下洗净，换膏贴。

【功用】《药奁启秘》：咬穿毒头。

【主治】痈疖有脓。

洞天鲜草膏

【来源】《外科全生集》卷四。

【别名】洞天膏　洞天嫩膏（《内外科百病验方大全》）。

【组成】壮年头发一斤　活牛蒡　甘菊　苍耳根叶　金银藤　马鞭草　仙人对坐草各鲜草一斤　白芷　甘草　五灵脂　当归各半斤

【用法】先用壮年头发一斤，大麻油三斤，入锅熬发枯浮，去滓听用；以活牛蒡、甘菊、苍耳根叶、金银藤、马鞭草、仙人对坐草各鲜草一斤，用油十斤，熬至草枯沥出，再以白芷、甘草、五灵脂、当归各八两，入锅熬至药枯出滓；俟油冷，并入前煎头发油，每油一斤，用当时炒透黄丹七两，入于油内搅匀，熬至滴水成珠，不粘手为度，离火俟退火气，以油纸摊膏。如做嫩膏者，每斤油内入黄丹四两熬黑，收起听用。贴患处。

【主治】

1. 《外科全生集》：一切热毒痈疖。

2. 《内外科百病验方大全》：乳疖、乳痈，疿腮及小儿游风丹毒。

清暑汤

【来源】《外科全生集》卷四。

【组成】连翘　花粉　赤芍　银花　甘草　滑石　车前　泽泻各等分

【用法】水煎服。外贴洞天膏。

【主治】一切暑热，头面生石疖。

铁箍散

【来源】《种痘新书》卷九。

【组成】树上百足虫

【用法】用新瓦焙，煅成灰，为末。调油敷。

【主治】诸疖毒。

消毒汤

【来源】《种痘新书》卷九。

【组成】防风　荆芥　牛子　首乌　甘草

【用法】肿毒在上，用升麻引；毒在于下，用牛膝引；在手，用桂枝引。

【主治】痘后余毒痘疖，肿者。

【加减】痛加乳香、没药、白芷。

润肌散

【来源】《种福堂公选良方》卷四。

【组成】当归　生地各五钱　真麻油四两

【用法】将药入油内熬十数沸，去滓，加黄蜡一两，瓷瓶收贮。

【主治】一切疮疖，结盖后干痛，及冬月手足冻裂，并汤火伤。

绿燕丹

【来源】《种福堂公选良方》卷四。

【组成】柏油　铜绿　生矾　燕窝泥

【用法】取多年柏油，入铜勺内熬滚去滓，再入铜绿、生矾、燕窝泥调匀搽。

【主治】小儿蟮拱头。

绿松膏

【来源】《医林纂要探源》卷十。

【组成】松脂一斤（拣净砂石木屑） 铜绿半斤（研末） 麻油一斤

【用法】文火先熬油沸，旋入松脂熔化，武火熬之，旋入铜绿，文火熬成膏，绵纸摊贴。溃后不足用。

【功用】吸毒，解毒。

【主治】痈疖。

丹油膏

【来源】《疡医大全》卷七。

【组成】真麻仁一斤 桃枝 柳枝各四尺九寸

【用法】浸七日，入锅内熬至滴水成珠，滤去滓，兑入飞过血丹八两，收成膏。贴患处。

【主治】一切疮疖。

育红膏

【来源】《疡医大全》卷七。

【组成】老松香四钱 潮脑一钱 轻粉八分 银朱七分 铜绿 冰片各一分五厘 麝香一分 蓖麻仁二钱（夏月只用一钱六分）

【用法】上为细末，重汤炖化，任摊贴。

【主治】肿毒疮疖。

【宜忌】忌见火。

槐枝膏

【来源】《疡医大全》卷七。

【组成】槐枝（取二三寸长）三百六十段

【用法】真麻油三斤，入铜锅内，熬至枝枯黑为度，用夏布滤去滓，再入净锅内，熬至滴水成珠，入密陀僧细末半斤搅匀，再入龙骨（煅）、象皮（砂炒成珠）、血余、乳香（去油）、没药（去油）、赤石脂各五钱，研细搅匀，务须老嫩得宜，收贮。摊贴。

【主治】疮疖。

神效膏

【来源】《疡医大全》卷三十。

【组成】松香末四两 炒黄丹二两

【用法】上用麻油四两熬成珠，入上药搅成膏。摊贴。

【主治】热疖。

热疖神效膏

【来源】《疡医大全》卷三十。

【组成】麻油四两（熬成珠） 松香末四两 炒黄丹二两

【用法】上搅成膏。摊贴。

【主治】疖子。

一笔消

【来源】《回生集》卷下。

【组成】闹羊花五十斤 川乌 草乌各一两

【用法】闹羊花拣极净，煎膏，将川乌、草乌收之。凡遇疖毒，用笔蘸药涂之。

【主治】疖毒。

开关散

【来源】《重楼玉钥》卷上。

【组成】抚川芎一钱 杭白芷八分

【用法】《丸丹膏散集成》：研为末，清水煎服。

【功用】清诸风，止头目痛。

【主治】肥株子风，两耳坠上浮肿如核，或一边生者；边头风，一边头痛如破，或左右红肿如核；乘枕风，脑后生疖毒，红浮肿痛。

五宝散

【来源】《疡科遗编》卷下。

【组成】滑石一两 白占一钱 甘草三钱 轻粉二钱 冰片三分

【用法】上为细末。麻油调敷，或干掺亦可。

【主治】夏天一切暑疖溃烂流水者。

点毒丹

【来源】《外科证治全书》卷四。

【组成】黄柏

【用法】上为极细末，入雄猪胆汁调如粘。用少许点疖中间即消。

【主治】热疖初起未出头。

解暑汤

【来源】《外科证治全书》卷四。

【组成】连翘　金银花　赤芍　天花粉　滑石（飞）　车前子（炒，研）　甘草　泽泻

【用法】上加淡竹叶十片，水煎，温服无时。

【功用】清暑利湿。

【主治】疖毒，湿热怫郁，先见红晕，次发肿痛，患不满寸者；及男妇大小，无论有疖无疖，时逢酷暑，俱宜服之。

【加减】天时炎暑酷热，人未有不伤其正气者，故凡解暑用之，更加蜜炙黄耆五七钱，以助益元气尤妙，名为"黄耆解暑饮"；如疖毒溃脓亦可加生耆与群药等分用。

二香内托散

【来源】《外科图说》卷三。

【组成】人参　黄耆　当归　川芎　芍药　甘草　乳香　乌药　防风　官桂　厚朴　桔梗

【用法】加生姜三片，大枣一个，水煎，温服。

【主治】蝼蛄三窜肿痛。

五香流气饮

【来源】《外科真诠》卷上。

【组成】藿香　丁香　沉香　木香　小茴香　银花　甲珠　茯苓　牛膝　车全仁　甘草

【用法】水煎服。

【主治】黄鳅痈。

神授膏

【来源】《理瀹骈文》。

千捶膏（右栏）

【组成】黄柏　赤芍　红花　乳香　没药各五钱　生地　当归　白芷各四钱　蓖麻仁二钱　马钱子七个　蝉蜕三钱　蜈蚣十一条　蛇蜕一大条　全蝎十五个　男发一团

【用法】上用麻油熬，铅粉收膏。贴患处。

【主治】无名肿毒，痈疔疮疖。

千捶膏

【来源】《急救经验方》。

【组成】鲜桃仁一两　松香三两　樟脑三钱　朱砂五分

【用法】先将桃仁捣碎，入松香再捣，后入樟脑、朱砂，同捣成膏。量疖大小贴之，一日一换。轻者消化，重者出头。

【功用】去腐生新。

【主治】大小火疖，及初起红肿疼痛麻痒之疖。

玉仁膏

【来源】《外科传薪集》。

【组成】当归一两　白芷五钱　紫草二钱　甘草一两二钱

【用法】用真麻油一斤，将前药浸五日，煎至药枯，去滓，将油再熬至滴水成珠，下血竭细末四钱，搅匀，再下白蜡二两溶化，离火微冷，再下轻粉四钱，研细，搅和成膏。

【主治】疮疖。

红膏药

【来源】《外科传薪集》。

【组成】蓖麻子（去壳）二斤　老松香一斤　蜂丹五钱　麝香二钱

【用法】先将蓖麻子研烂，加松香打和；再加廖香，再打；看老嫩，老者加蓖麻子，嫩者加松香。外用。

《青囊秘传》本方用法：隔滚水炖烊，摊小膏药贴之。

【主治】《青囊秘传》：汗毛疽及一切疖肿。

清凉膏

【来源】《外科传薪集》。

【别名】应用膏（《青囊秘传》）。

【组成】桐油一斤　菜油一斤　铅粉一两　头发四两

【用法】先发油烧，烧至化后，铅粉和入，再用丹收。

【主治】一切热毒疮疖。

清凉膏

【来源】《外科传薪集》。

【组成】长发灰一斤（菜油四斤　煎枯去滓）　活牛蒡　甘菊　金银藤　马鞭草　苍耳草　仙人对坐草各一斤（菜油十斤　煎枯沥出，再加）　白芷　甘草　五灵脂　当归各八两（煎枯去滓，再将前熬发油并入）

【用法】每一斤油，入桃丹七两，熬膏摊贴。熬嫩膏再添丹四两，煮和。

【主治】一切热毒疮疖。

化毒丹

【来源】《寿世新编》。

【别名】化毒丸（《丁甘仁家传珍方选》）。

【组成】真犀角　川黄连　桔梗　玄参　薄荷叶　粉甘草各一两　青黛五钱　大黄（酒蒸九次）五钱　朱砂三钱（另研极细）

【用法】上为细末，炼蜜为丸，丸重一钱二分。每服一丸，灯芯汤化下。

【主治】一切胎热毒，游风丹毒，热疖口疳，疳火，燥渴，烦躁，大便结，小便涩赤。

白　膏

【来源】《青囊秘传》。

【组成】松香八两　铅粉二两　麻油二两

【用法】将麻油熬好，入松香烊开，熬至滴水成珠，入铅粉和匀。

【主治】疮疖及久溃不敛者。

贴散膏

【来源】《青囊秘传》。

【组成】升麻　甘遂　白芷　贯众　苦参　昆布　羌活　全蝎　蜂房　商陆　海藻　白及　赤芍　瞿麦　竹箬　白蔹　大蓟　蛇蜕　花粉　苍术　防风　荆芥　姜黄　细辛　泽兰　香附　远志　官桂　延胡　河车　角针　防己　川椒　归尾　紫草　僵蚕各三钱　斑蝥二十只　川草乌各三钱　三棱　莪术各三钱　蓖麻子　金星草　蒲公英　地丁草　牛蒡　夏枯草　巴豆肉　野菊花　苍耳子　血见愁　桑寄生　草大戟　白鲜皮　威灵仙　五灵脂　王不留行各三钱　水仙根七钱　生首乌五钱　野蔷薇根七钱　皂荚二块　忍冬藤七钱　芙蓉花二十朵　木鳖子一两　童子发三钱　透骨草三钱　生姜三钱

《外科传薪集》有穿山甲五钱、白附子三钱。

【用法】用大麻油十五斤，浸七日，下锅内，熬至药滓枯，滤去滓，再熬至滴水成珠，然后投下炒黄丹六斤收膏。

【主治】一切热毒疮疖。

绿云膏

【来源】《青囊秘传》。

【组成】蓖麻子（去壳）二两　松香四两　海藻（炙，研）五钱　昆布（炙，研）　南星（研）　半夏（研）　杏仁各五钱　糠青（研）一两（一方有乳香、没药）

【用法】上捣成膏。

【主治】痰核，鳝拱头。

小红升

【来源】《外科方外奇方》卷一。

【组成】真水银二两　净明矾二两　提净火消二两

【用法】上为末，安铁耳锅内，盖以高深宫碗，居中平稳，用煅石膏研细封口，放于风炉上，以先文后武之火，炼三柱香为度，过夜待冷，以刀刮去封口石膏，将揭起，用小刀刮下升丹，或绿或黄或红，各自贮开，瓷瓶盛之，听用。颜色虽殊，功效则一，陈一年者，出尽火气，愈陈愈佳。疮疡疔肿疖初起出脓时，用此掺疮口，外用膏药盖之。如脓腐去净者，另用生肌长肉粉霜。

【功用】呼脓拔毒。

【主治】一切疮疡疔肿疖各毒初起出脓时。

【宜忌】男子肾囊、女子乳头及眼珠上下两角或生疮毒，切勿用此丹，恐受水银之气，受患莫侧，慎之。

五虎神效膏

【来源】《丁甘仁家传珍方选》。

【组成】蜈蚣六钱 生军 川乌 全蝎 苦杏仁各六钱 白芍 羌活 苏合香 黄耆 玄参 甘草节 皂角各五钱 白及 赤芍 连翘各八钱 独活五钱 生地 乌药 白蔹 乳香 官桂 当归 木鳖子肉 苦参 炙没药各八钱 蛇蜕三钱 血酥一两 蜂房（带子最好）四两 活大蟾二只（小者三只）

方中血酥，疑是"血竭"。

【用法】外加桃、柳、槐、枣、桑五种树枝各八钱，用真麻油十一斤熬，去滓，红丹适量收膏。外贴患处。

【功用】未成即消，已成即敛。

【主治】一切无名肿毒及搭背、对口、大小痈疖；并治头风痛。

紫灵丹

【来源】《经目屡验良方》。

【组成】冰片 麝香 乳香（去油） 没药（去油）各四钱八分 血竭一两二钱 朱砂一钱 前胡 元参各一钱二分 母丁香八分 斑蝥一两六钱（净，去头足翅，用糯米炒）

【用法】上为细末，收固。每用少许，放膏上，贴患处。

【主治】疮疖肿毒。

围疮药

【来源】《丸散膏丹集成》。

【组成】雄黄 白矾 白及各等分

【用法】上为细末，瓷瓶收贮。鸡蛋清或米醋调匀，围于疮肿四周。

【主治】肿疡疮疖。

五福化毒丹

【来源】《中药成方配本》。

【组成】黄连五钱 黄芩七钱 生大黄一两 银花一两 生甘草五钱

【用法】各取净末和匀，用白蜜三两，炼熟为丸，分做一百粒，每粒约干重五分。婴儿每日一丸，分二次开水化下；小儿每日二次，每次一丸，开水化下；成人每日三次，每次一丸，开水化下。

【功用】清热化毒。

【主治】婴儿胎火胎毒；肠胃热毒，疮疖痈肿。

【宜忌】孕妇慎服。

六神丸

【来源】《中药成方配本》。

【组成】西牛黄一钱五分 珠粉一钱五分 麝香一钱五分 蟾酥二钱 飞腰黄二钱 飞朱砂一钱五分

【用法】各取净末，用高粱酒一两化蟾酥为丸，如芥子大，百草霜三分为衣，每一百丸约干重一分。每服七丸至十丸，食后开水吞服，一日二次。小儿酌减。

【功用】消肿解毒。

【主治】咽喉肿痛，痈疽疮疖。

【宜忌】孕妇忌服。

金银花露

【来源】《中药成方配本》。

【别名】忍冬花露（《全国中药成药处方集》武汉方）

【组成】山银花一斤

【用法】用蒸气蒸馏法，每斤干银花吊成露四斤。每服二两，隔水炖温服，一日三次。

【功用】清热解毒。

【主治】暑温，疮疖，热毒。

龟版散

【来源】《北京市中药成方选集》。

【组成】龟版（煅）二十两 黄连一两 红粉五钱 冰片一钱

【用法】上为细末，袋装重三钱。敷患处，或外贴硇砂膏。

【功用】化腐生肌，解毒止痛。

【主治】诸般疮疖，皮肤溃烂，破流脓水，浸淫不已，久不收口。

松香膏

【来源】《北京市中药成方选集》。

【组成】松香十六两　樟脑一两　冰片二钱　硇砂五钱

【用法】将松香、潮脑、硇砂放入瓷罐内，熟化成膏，候温再兑冰片粉，和匀。摊贴患处。

【主治】疖子、疮疡，红肿坚硬无头，或溃后流血无脓，久不生肌。

拔毒膏

【来源】《北京市中药成方选集》。

【组成】白蔹三两二钱　苍术三两二钱　连翘三两二钱　黄芩三两二钱　白芷三两二钱　木鳖子三两二钱　穿山甲（生）三两二钱　蜈蚣六钱　蓖麻子三两二钱　赤芍三两二钱　生栀子三两二钱　大黄三两二钱　金银花三两二钱　生地三两二钱　当归三两二钱　黄柏三两二钱　黄连三两二钱（上药酌予切碎，用香油二百四十两炸枯，过滤去滓，炼至滴水成珠，入黄丹一百两，搅匀成膏，取出，入水中，出火毒后，加热熔化，另入后药）乳香六钱　没药六钱　血竭六钱　儿茶六钱　轻粉六钱　樟脑六钱　红粉六钱

【用法】后七味为细末，过罗，每二百四十两膏油兑以上药粉，搅匀摊贴，大张油重六分，小张三分。微火化开，贴疮上。

【功用】拔毒消肿，化腐生肌。

【主治】痈毒疮疖，红肿疼痛，已溃未溃，久不生肌。

【宜忌】忌食发物。

提毒散

【来源】《北京市中药成方选集》。

【组成】石膏（煅）三两五钱　红粉一钱五分　章

丹四钱　冰片一钱二分

【用法】上共研为极细粉，过罗装瓶，每瓶一钱重。敷于患处，或以硇砂膏贴之。

【功用】化腐生肌，解毒止痛。

【主治】疖子、疮疡、肿毒溃烂，破流脓血，久不收口。

白龙膏

【来源】《全国中药成药处方集》（西安方）。

【别名】验方千捶膏。

【组成】蓖麻仁十二两　没药　乳香　轻粉　铅粉各五钱　杏仁　铜绿各三钱　松香一斤四两

【用法】各药入石臼内捣千余下，以和匀融粘为度，收贮瓷罐中。视肿疡大小，裁青布摊贴之。

【主治】皮肤疮疖及由湿毒引起之暴发疮肿。

拔毒膏

【来源】《全国中药成药处方集》（济南方）。

【组成】白蔹　当归　川芎　玄参　黄芩　赤芍　天麻　黄柏　苍术　生地　栀子　轻粉　红粉　血竭　乳香　没药各四两

【用法】用香油六斤，将前药十一味煎至枯浮，去滓，再煎至滴水成珠，每油一斤，下炒透黄丹八两，再合轻、红二粉、乳香、血竭等面搅匀，出火气。摊贴用。

【主治】疮疖初起，红肿热痛。

【宜忌】忌辛辣等物。

疮毒化毒散

【来源】《全国中药成药处方集》（沈阳方）。

【组成】乳香　没药　赤芍　花粉　川军　元连　甘草　绿豆面　白芷各三钱　贝母六钱　冰片五分　雄黄八分

【用法】上为极细末，后兑冰片、雄黄，再共为细末调匀，贮瓷瓶内。周岁小儿每服一分至五分，周岁以上者，每服五分至一钱，白开水送下。

【功用】解毒活血，透达经络壅塞，退热消肿，宣通气血凝滞。

【主治】痈毒热疖，焮肿痛疼；小儿胎毒，头疮秃

疮；斑疹余毒，流脓流水；项肿腮肿，溃破流脓；耳疮耳底流脓水；各种血毒流脓；风火毒，血风疮。

牛黄消炎丸

【来源】《中药制剂手册》。

【组成】牛黄五两　蟾酥三两　雄黄十两　珍珠母十两　青黛四两　天花粉十两　大黄十两

【用法】上药各为细末，和匀，用大曲酒（60°）或白酒泛为小丸，每两约五千粒，凉干或低温干燥，用百草霜细末二两七钱为衣，再加入麻油一两打光。每服十丸，一日三次，温开水送下。小儿酌减。

【功用】清热、消肿、解毒。

【主治】热毒引起的咽喉肿痛、痈疮、疔疮、热疖及一切无名肿毒。

【宜忌】孕妇忌服。

解毒消炎膏

【来源】《中药制剂手册》引天津市先锋中药厂方。

【组成】黄芩四百八十两　连翘三百二十两　南星一百六十两　白芷一百六十两　冬青油四十八两　薄荷脑九十六两　冰片一百九十二两　汽油一千八百五十六两　橡胶六百五十六两　羊毛脂八十两　氧化锌六百四十两　凡士林三十二两　松香五百四十四两

【用法】取黄芩至白芷四味，共轧为 3 号粗末，松香轧为细粉，橡胶轧成薄片，取黄芩等四味粗末，用 5 倍量90% 乙醇按渗漉法提取，滤液回收乙醇，浓缩为稠膏约300 两，将橡胶薄片置汽油内，立即搅拌30 分钟后，密封浸泡18 ～36 小时；取出置搅拌罐内，搅拌 3 小时，加入冬青油，羊毛脂、凡士林搅拌 1 小时，加入氧化锌继续搅拌 1 小时后，加入松香搅拌 2 小时，入薄荷脑、冰片和黄芩等浓缩膏，将所有药料加完后，继续搅拌 2 小时至全部溶解，均匀为止。移入滤胶机内，用80 ～100 目铜筛网过滤，装入桶内密封，静置 3 ～7 天，然后涂胶制成胶布。直接贴于患处，每日更换一次。

【主治】疖肿，疮痈，乳腺炎，静脉炎，皮下蜂窝组织炎等皮肤化脓性疾患。

三黄洗剂

【来源】《外伤科学》。

【组成】大黄　黄柏　黄芩　苦参各等量

【用法】上为细末。10 ～15 克加入蒸馏水100 毫升，医用石碳酸 1 毫升，摇匀，以棉签蘸搽，每日多次。

【功用】

1.《外伤科学》：清热止痒，保护收敛。

2.《中医耳鼻喉科学》：解毒除湿。

【主治】风热湿毒蕴结所致的皮炎、疖毒、耳疮。

1.《外伤科学》：各种急性无渗出性皮炎，单纯性皮肤瘙痒。

2.《中医症状鉴别诊断学》：风热湿毒耳痒。

3.《中医耳鼻喉科学》：旋耳疮。患处红肿焮痛，瘙痒，出水者。

4.《中医外科学》：急性皮肤病、疖病等有红肿痒，渗液者。

化毒散软膏

【来源】《赵炳南临床经验集》。

【组成】化毒散（乳香　没药　川贝母　黄连　赤芍　天花粉　大黄　甘草　珍珠粉　牛黄　冰片　雄黄粉）二两　祛湿药膏（苦参　薄荷　白芷　防风　芥穗　连翘　苍术　大黄　鹤虱草　威灵仙　白鲜皮　五倍子　大风子　青黛面　白蜡香油或凡士林）八两

【用法】上药混匀成膏。涂敷患处。

【功用】清热解毒，消肿止痛。

【主治】脓疱疮（黄水疮）、多发性毛囊炎（发际疮）、疖痈、丹毒，及体表感染初起。

收干生肌膏

【来源】《赵炳南临床经验集》。

【组成】收干生肌药粉四两　祛湿药膏（或凡士林）六两

【用法】上药混匀成膏。外敷患处。

【功用】活血止痛，收敛生肌。

【主治】疖、痈破溃后，水火烫伤，女阴溃疡（阴蚀），下肢溃疡（臁疮）等的清洁肉芽疮面。

【宜忌】疮面毒未净者勿用。

败酱草膏

【来源】《赵炳南临床经验集》。

【组成】鲜败酱草（洗净）十斤

【用法】上用净水八十斤煮，煎至3小时后过滤，再煎煮浓缩成膏五十两，加蜜等量贮存备用。每服二钱，一日二次。

【功用】解毒清热，除湿消肿。

【主治】毛囊炎、疖等化脓性皮肤病。

复方马齿苋洗方

【来源】《赵炳南临床经验集》。

【组成】马齿苋四两　蒲公英四两　如意草四两　白矾四钱

【用法】上为粗末，装纱布袋内，加水五至六斤，煮沸30分钟。用软毛巾蘸汤渑洗，或渑洗后加热水浸浴。

【功用】清热解毒，除湿止痒。

【主治】多发性疖肿，脓泡疮。

清热解毒消肿汤

【来源】方出《赵炳南临床经验集》，名见《千家妙方》。

【组成】连翘五钱　公英五钱　金银花五钱　野菊花三钱　黄芩三钱　瓜蒌一两　生地五钱　甘草二钱

【功用】清肺经热，解毒消肿。

【主治】鼻前庭疖肿。

【验案】鼻前庭疖肿　关某某，男，34岁。病人于8天前右侧鼻孔生疮，日渐增大，局部红肿，恶寒发热，恶心，大便秘结，口渴心烦，脉细数，舌质稍红，苔薄黄。体温38.7℃，局部脓头欲破溃。此系肺热不宣，火毒凝结。治以清肺经之热，解毒消肿。投以本方，外用化毒散软膏，3剂后红肿已消，身热已退，再进3剂治愈。

黑布化毒散膏

【来源】《赵炳南临床经验集》。

【组成】黑布药膏　化毒散软膏各等分

【用法】上混合均匀，外敷患处。

【功用】清热聚毒，化腐提脓。

【主治】疖痈初起，多发性毛囊炎，或已溃脓肿，周围皮肤浸润明显者。

【宜忌】凡疮面渗出液较多者慎用。

解毒清热汤

【来源】《赵炳南临床经验集》。

【组成】公英一两　野菊花一两　大青叶一两　紫花地丁五钱　蚤休五钱　花粉五钱　赤芍三钱

【功用】清热解毒。

【主治】疔、疖、痈、急性丹毒初期及一切体表感染初起。

【方论】本方力专解毒清热。方中公英解毒，长于消痈；紫花地丁解毒，长于治疔毒；大青叶解毒，清热凉血，常用于治疗瘟疫斑疹，丹毒等症；蚤休能解肝胆之郁热，熄上扰之火毒，善治上焦痈肿疮毒；佐以赤芍凉血活血散瘀；花粉清热生津护阴。药少力专，各尽其用。

解毒清营汤

【来源】《赵炳南临床经验集》。

【组成】金银花五钱至一两　连翘五钱至一两　公英五钱至一两　干生地五钱至一两　白茅根五钱至一两　生玳瑁三钱至五钱　丹皮三钱至五钱　赤芍三钱至五钱　川连一钱至三钱　绿豆衣五钱至一两　茜草根三钱至五钱　生栀子二钱至四钱

【功用】清营解毒，凉血护心。

【主治】疔、疖、痈肿毒热炽盛，气营两燔，及一切化脓性感染所引起的毒血症早期。症见高烧，烦渴，甚或出现神志方面症状。

【方论】方中金银花、连翘、公英清热解毒；栀子清三焦热，配合川连重在清心热；丹皮、赤芍、茜草根清热凉血活血；干生地、白茅根养阴凉血护心；生玳瑁清热解毒，镇心平肝；莲子心、绿豆衣能清心中之邪热。诸药相辅相成，清解之中又能养阴扶正，养阴之中又能凉血活血。

【加减】高烧显著者，可重用生玳瑁，另加犀角粉一至二分，水煎兑服或冲服；大便干燥数日未解，加大黄。

三黄汤

【来源】《中医皮肤病学简编》。

【组成】银花31克 连翘31克 黄芩9克 黄连9克 黄柏9克 紫草9克 栀子9克 蒲公英15克

【用法】水煎，内服。

【主治】疖。

地肤子煎剂

【来源】《中医皮肤病学简编》。

【组成】地肤子15克 蛇床子15克

【用法】水煎洗。

【主治】毛囊炎。

芩连解毒汤

【来源】《中医皮肤病学简编》。

【组成】黄连6克 黄芩9克 丹皮9克 赤芍9克 银花15克 连翘9克 山栀6克 甘草3克

【用法】水煎服。

【主治】疖。

疖肿膏

【来源】《中医皮肤病学简编》。

【组成】香油500克 樟丹125～187克 蜈蚣（焙干，研末）10条 黄连（烘干，研末）9克 蛇蜕（用蜂蜜炒干，研末）10克

【用法】香油加热至沸后，改微红火加温4小时，待滴水成珠，将樟丹倾入油内，不时搅拌，至硬度适合，将上药末加入，充分搅匀，在冷水中浸一夜，切成小块，表面撒以滑石粉。用时外敷。

【主治】疖。

松香膏

【来源】《中医皮肤病学简编》。

【组成】松香500克 乳香62克 没药62克 黄丹62克 葱白根（捣汁过滤）2千克 凡士林适量

【用法】先将乳香捣细后，与葱汁置铁勺中，用文火加热同煎，使药溶化后，加入黄丹搅匀，再加入适量凡士林，乘其膏未冻结之前，作成各块如饼状，备用。用时视病灶大小，取膏温热软化贴敷，纱布外敷，二三日换药一次。

【主治】疖肿，化脓性皮肤病。

治痈丹

【来源】《中医皮肤病学简编》。

【组成】白芷10克 生半夏10克 槟榔10克 枳壳10克 黄升丹10克 粉霜6克 冰片4克

【用法】上为细末，作搽药；或配为油膏外用。

【主治】痈疖。

疮疖汤

【来源】《中医皮肤病学简编》。

【组成】生地15克 甘草9克 白蔹9克 土茯苓15克 入地金牛6克 甘菊9克 苦参6克 土兔冬6克 地肤子9克

【用法】水煎，内服。

【主治】疮疖。

铅粉膏

【来源】《中医皮肤病学简编》。

【组成】铅粉（煅黄）9克 松香9克 黄丹3克 香油60毫升

【用法】常法熬膏。外用。

【主治】疖。

梅片点舌丹

【来源】《中医皮肤病学简编》。

【组成】朱砂15克 血竭15克 硼砂15克 雄黄15克 乳香25克 没药25克 葶苈子25克 沉香7克 牛黄6克 麝香4克 蟾酥4克 熊胆4克 冰片4克

【用法】用人乳先将蟾酥化开，再将全部药物研细和匀，加入适量糯米粉，做成绿豆大小药丸备用。内服。亦可取一粒加盐水或酒精调成糊状，外用。

【主治】疖。

蛇蝎液

【来源】《中医皮肤病学简编》。

【组成】蛇皮 60 克　全蝎 15 克　蜂房 15 克

【用法】浸泡于食醋 200 毫升中，历 24 小时。外用。

【主治】疖。

雄麝散

【来源】《中医皮肤病学简编》。

【组成】雄黄 30 克　麝香 3 克　肉桂 3 克　胡椒 3 克

【用法】上药共研极细末，装入瓶内，密封。用时掺在膏药内，外敷。

【主治】疖，毛囊炎，疽，流注。

蜈蝎散

【来源】《中医皮肤病学简编》。

【组成】全蝎一个　蜈蚣二条

【用法】上共捣碎，装入核桃空壳（去仁）内，用线缠紧，黄土泥封，文火上烧至泥壳有声为止，亦可用陶器焙烤，取出研为细末。每日一个（剂量为 2 克），睡前服用。小儿体弱者，分二次内服。

【主治】疖。

二号化毒丹

【来源】《朱仁康临床经验集》。

【组成】牛黄 1.5 克　轻粉 3 克

【用法】先将牛黄研细，再加轻粉研细，以不见星为度，装瓶密封。量儿大小，每日服 0.15 ~ 0.3 克，蜂蜜少许调服。

【功用】清化解毒。

【主治】胎毒，胎疮（婴儿湿疹），头面热毒，疖肿，大便干秘者。

【宜忌】服药期间，忌食鸡蛋、花生、鱼腥发物。

小败毒膏

【来源】《朱仁康临床经验集》。

【组成】大黄 150 克　赤芍 150 克　黄柏 150 克　蒲公英 310 克　陈皮 125 克　白芷 90 克　花粉 90 克　乳香 30 克　当归 30 克　银花 30 克　木鳖子 30 克　甘草 30 克

【用法】入锅内熬水 4 次，取药汁再熬成浓膏，加蜂蜜 750 克，装瓶，每瓶 60 克。每服 15 克，开水冲服，一日 2 次。

【功用】清热解毒，消肿止痛。

【主治】疮疖，肿毒。

玉黄膏

【来源】《朱仁康临床经验集》。

【组成】当归 30 克　白芷 9 克　姜黄 90 克　甘草 30 克　轻粉 6 克　冰片 6 克　蜂白蜡 90 ~ 125 克

【用法】先将前四种药浸泡麻油内 3 天，然后炉火上熬至枯黄，离火去滓，加入轻粉、冰片（预先研末），最后加蜂白蜡熔化（夏加 125 克，冬加 90 克），细搅至冷成膏。

【功用】润肌止痒。

【主治】

1.《朱仁康临床经验集》：皮肤皲裂。

2.《中医皮肤病学简编》：疖。

发际散

【来源】《朱仁康临床经验集》。

【组成】五倍子末 310 克　雄黄末 30 克　枯矾末 30 克

【用法】先将雄黄及枯矾研细，后加五倍子末研和。毛囊炎用香油或醋调敷疮上，脓疱疮或湿疹感染时与湿疹粉用香油调搽。

【功用】灭菌止痒，收湿化毒。

【主治】毛囊炎，脓疱疮或湿疹感染者。

红千捶膏

【来源】《朱仁康临床经验集》。

【组成】嫩松香 500 克　银朱 105 克　蓖麻子肉 300 克　炙乳香　炙没药各 36 克　麝香 2.4 克

【用法】先将蓖麻子肉捣烂，然后加松香、乳香、没药、银朱捣千多次，最后加麝香（研细）再捣匀成硬膏，放陶罐内收藏。用时隔水炖烊，摊厚纸上，贴患处。

【功用】提毒拔脓。

【主治】疔、疮、疖，头未溃者，鳝拱头（穿掘性毛囊炎）。

疔疖膏

【来源】《朱仁康临床经验集》。

【组成】银朱 15 克　章丹 15 克　轻粉 4.5 克　嫩松香 125 克　蓖麻油 30 毫升　凡士林 18 克

【用法】先将轻粉研细，然后与银朱、章丹和在一起；另将蓖麻油入铜锅内加温，加入松香熔化，再加凡士林调和，最后加入前药末调和成膏。挑少许药膏涂疮头上，外用纱布胶布固定；或用拔毒膏一张挑膏药少许，对准疮头贴上。

【功用】拔毒溃破。

【主治】疔疮，疖肿。

独角莲膏

【来源】《朱仁康临床经验集》。

【组成】独角莲　皂角刺　白芷　防己　银花　连翘　生南星　刺猬皮　山甲片　当归　海桐皮　苏木　海带　大麻仁　豨莶草各 45 克　干蟾 3 个　乳香　没药各 35 克　血余 45 克

【用法】用麻油 6 升，入大铁锅内，投入干蟾以上各药，熬枯去滓，再用强火熬至滴水成珠，离火，投入章丹（冬天约 2.5 千克，夏天约 3 千克），用铁棒急调，油渐变成黑色，最后将冷凝时，加入后药末，调和成膏。用厚纸摊成大、中、小三号厚薄不同的膏药，用时烘烊，贴患处。

【功用】提脓拔毒，消肿轻坚。

【主治】痈肿，毛囊炎，瘢痕疙瘩，神经性皮炎。

清暑解毒饮

【来源】《朱仁康临床经验集》。

【组成】青蒿 9 克　厚朴 3 克　黄连 3 克　丹皮 6 克　赤芍 6 克　银花 6 克　连翘 6 克　绿豆衣 9 克　生甘草 3 克

【功用】清暑邪，解热毒。

【主治】小儿头面痱毒，热疖。

【方论】方中青蒿、厚朴、黄连清暑热，丹皮、赤芍凉血清热，银花、连翘、绿豆衣、甘草清热解毒。

绿千锤膏

【来源】《朱仁康临床经验集》。

【组成】土木鳖子（去壳）五个　嫩松香 125 克　铜绿（研细）3 克　乳香 6 克　没药 6 克　蓖麻子（去壳）21 克　巴豆仁 15 克　杏仁 3 克

【用法】上药入石臼内捣千下成稠膏，用时隔水炖热，竹签挑药，在油纸上摊成膏药。稍烘热贴于疮上，三日一换，直至治愈。

【功用】拔毒提脓。

【主治】鳝拱头。

一号四物汤

【来源】《古今名方》引《张八卦外科新编》。

【组成】当归　川芎　生地　荆芥　防风　牛蒡子　连翘　陈皮　丹皮　金银花　白芍各 9 克　乳香 6 克

【功用】凉血清热，祛风解毒。

【主治】疮疖，外伤感染，头疽初起。

扶正消毒饮

【来源】《中西医结合皮肤病学》。

【组成】黄耆 15 克　当归 9 克　野菊花 9 克　银花 15 克　蒲公英 15 克　紫花地丁 15 克　连翘 15 克

【功用】养血益气，清热解毒。

【主治】慢性疖肿、慢性毛囊炎、囊肿性痤疮、穿凿性脓肿性毛囊周围炎、脓疱性酒渣痤疮等属正虚毒热证者。

【方论】消毒饮之药加补气升提之黄耆，养血调血之当归，以扶正气，助清热解毒药之作用。

消肿止痛药水

【来源】《云南省农村中草药制剂规范》。

【组成】草乌20克　南星20克　半夏20克　雪上一枝蒿10克　白花蔓陀萝子20克　两面针子20克　重楼20克　细辛20克　冰片适量

【用法】上为粗末，置密闭容器内，加95%乙醇500毫升，冷浸7天，每日振摇数次，倾出上清液，药滓再冷浸两次，每次用95%乙醇300毫升，最后一次用双层纱布过滤，合并三次滤液，加95%乙醇至1000毫升，混匀，装瓶备用。外用药涂擦患部，每日三至四次。

【功用】消肿止痛。

【主治】关节扭伤疼痛，风湿关节痛，疖肿。

【宜忌】有大毒，禁止内服。

消炎方

【来源】《首批国家级名老中医效验秘方精选·续集》。

【组成】黄连6克　黄芩10克　丹皮10克　赤芍10克　银花10克　蚤休10克　连翘10克　三棵针15克　生甘草6克

【用法】每日一剂，先将上药用适量清水浸泡30分钟，再放火上煎煮30分钟，每剂煎二次，将两次煎出的药液混合，早晚各服一次。

【功用】清热解毒，凉血消肿。

【主治】生于发际及臀部的疖肿，反复发作，俗称"坐板疮"，"发际病"。也可用于毛囊炎，脓疱病，丹毒，脚气感染等。

【方论】方中黄连、黄芩苦寒泻火；丹皮、赤芍清热凉血；银花、连翘、蚤休、甘草清热解毒。

【加减】发际疮加可荆芥10克，桔梗5克；坐板疮加牛膝10克，赤芍10克；大便干者加生大黄10克（后下），大青叶。

【验案】

1. 坐板疮　崔某，男，35岁。臀部常起疖肿已两年。经常发生小硬结，潮红疼痛，渐兼破溃出脓而愈，时隔一二星期，又发生二三个结节，如此反复不断，甚为痛苦。内服消炎方，先后共

20余剂，未再复发。

2. 发际疮　张某，男，31岁。头部长小脓疮已5年，开始在头部起几个小红疙瘩，渐成脓疱疼痛，继之此起彼伏，成批出现，波及整个头部颈部、额部，屡治少效，后用消炎方加荆芥10克、防风10克，随症加减，共服30余剂，不再复发。

五妙水仙膏

【来源】《部颁标准》。

【组成】黄柏6g　紫草6g　五倍子6g　碳酸钠15g　生石灰50g

【用法】制成膏剂，置耐碱容器内，密闭保存。每瓶装10g或5g，外用药。由医生掌握使用。

【功用】去腐生新，清热解毒。

【主治】毛囊炎、结节性痒疹、寻常疣、神经性皮炎等。

紫花地丁软膏

【来源】《部颁标准》。

【组成】紫花地丁稠膏8334g

【用法】制成膏剂。外用，根据患部面积大小，适量涂敷，1日换药1~2次。

【功用】抗菌消炎。

【主治】一切疖肿，乳腺炎。

蒲地蓝消炎片

【来源】《部颁标准》。

【组成】黄芩450g　蒲公英1200g　苦地丁300g　板蓝根450g

【用法】制成片剂。口服，每次5~8片，1日4次，小儿酌减。

【功用】清热解毒，抗炎消肿。

【主治】疖肿、腮腺炎、咽炎，淋巴腺炎,扁桃体炎等。

三、嵌　甲

嵌甲，是指趾甲长到肉里的一种常见的足病。常因趾甲边缘修剪的过深、过低，加上穿鞋不当，

挤压脚趾而至；或先天性局部畸形，如拇趾的明显外翻，甲营养不良，厚甲症或与甲真菌病所

致等。

早期嵌甲仅仅表现为疼痛，嵌甲极易受邪气侵入，此时，局部出现明显的红、肿、热，并伴有剧烈疼痛，化脓后，局部有脓性分泌物流出，即为甲疽。

桃红散

【来源】方出《证类本草》卷十三引《广利方》，名见《圣济总录》卷一二六。

【组成】麒麟竭

【用法】上为末。敷之。

《圣济总录》：以自津唾调，日夜频涂。

【主治】

1. 《证类本草》引《广利方》：金疮血不止兼痛。

2. 《圣济总录》：瘰疬已成漏疮，用紫红散后疮渐敛、紫黑色者。

3. 《本草纲目》引《仁斋直指方论》：肠风血痔。

4. 《本草纲目》引《医林集要》：嵌甲疼痛。

香矾散

【来源】《普济方》卷二七五引《卫生家宝》。

【组成】白矾半两　乳香二钱半（先飞矾，令溶后，下乳香，飞住）　麝香　轻粉各半钱

【用法】上为细末。先用盐汤或浆水洗过，干贴或掺患处。

【主治】恶疮及嵌甲。

乌倍散

【来源】方出《是斋百一选方》卷十二，名见《普济方》卷三〇〇。

【组成】草乌头半两　白牵牛一两　五倍子四两（全者）　龙骨一分

【用法】上将内三物捶碎，炒五倍子令焦黑色，去三物不用，只取五倍子为末。疮干用麻油调涂，湿即干贴。

【主治】嵌甲。

陀僧散

【来源】方出《是斋百一选方》卷十二，名见《普济方》卷三〇〇。

【组成】白矾（飞过）　密陀僧各等分

【用法】上为细末，干掺疮上。如掺不定，以片帛裹之。

【主治】嵌甲；脚汗臭。

乳没散

【来源】方出《是斋百一选方》卷十二，名见《普济方》卷三〇〇。

【组成】紫马粪（三块，各用青布一片包，于新瓦上炭火煅存性）半两　没药十文　轻粉十文　麝香少许

【用法】上为细末。先以葱椒汤洗，拭干，口含甘草浆水吐在疮上，再洗，温净敷药，湿者干掺；干者生油调涂。初贴一夜极痛，不过三上即去根本。

【主治】嵌甲。

乳香散

【来源】《普济方》卷三〇〇。

【组成】紫藤香半两　乳香半钱（针挑，麻油灯上烧存性）　古半两钱半钱（炭烧通红，醋淬烂）轻粉少许（痒即多入）　麝香（当门子）少许

【用法】上为末，细绢罗过。每用少许，先以甘草汤洗患处，用旧绢挹干，然后敷药，即以灯草塞之。

【主治】嵌甲疼不可忍，有妨步履。

雄蝉散

【来源】《奇效良方》卷五十四。

【组成】雄黄（通明者）　蝉退三枚（酥炙）
方中雄黄用量原缺。

【用法】上各为细末，和匀，湿者干掺，干者用津入轻粉少许调涂。

【主治】嵌甲。

粉香生肌散

【来源】《洞天奥旨》卷十六。

【组成】轻粉一钱　乳香一钱　没药一钱　黄丹二钱（微炒）　赤石脂五钱　寒水石三钱（煅）

【用法】上药各为末。湿则干搽，干则油调搽。

【主治】嵌指甲伤。

四、甲　疽

甲疽，又名嵌甲、嵌指，俗称嵌爪，是一种因趾（指）甲嵌入肉内所引起的外伤性疾病。明·陈实功所著的《外科正宗》已有详尽的记载"甲疽者或因甲长侵肌，或因修甲损伤良肉，或靴鞋窄小俱能生之，其患胬肉裹上指甲，肿痛异常，难于步履。初宜三品一条枪贴胬肉上，化尽自愈。日久胬肉坚硬，需冰蛳散化之，后用珍珠散掺上必瘥。"清·徐克昌、毕法著的《外科证治全书》中将本病初起甲旁肿胀，甲向内嵌称嵌甲，并指出在治疗上应剪去嵌入肉里趾甲，如"嵌甲足趾甲入肉作疮，不能行履，用陈皮浓煎汤洗之，良久甲肉自离，轻手剪去，以虎骨末敷之即安"。破溃后胬肉突出称甲疽，如"趾甲旁起一胬肉突出，溃烂浸黄水，疼痛难忍，常时举发者名甲疽"。清·祁坤编著的《外科大成》中载"甲疽因剪甲伤肌，或甲长侵肉，致使气血阻遏而不通，久之腐溃而生疮泡，或胬肉裹上，指甲肿痛者，此肌肉之病，不循经络，亦不形于诊也。大抵甲疽、惟宜剔甲，则不药而愈。先用陈皮煎汤浸洗，次用木棉旋折，塞入甲内，渐渐添之，靸甲起以刀剪去之，搽乌倍散"。

本病多由于修剪趾（指）甲，损伤甲旁的皮肉，或趾（指）甲过长，侵入肉内，或鞋子狭窄，久受挤压，均使局部气血运行失常，而又感染毒气而形成。多患于足大趾内侧。初起时甲旁肿胀，微痛，流黄水，渐呈红肿化脓，患部的趾（指）甲内嵌，破溃后胬肉高突，疼痛流脓，脓液可浸漫整个甲下，须病甲脱落后，才能痊愈。

本病治疗，当服药与外治相结合。化脓时可服清热解毒，利湿之剂。如溃后胬肉突出，趾（指）甲嵌入肉里，须剪除部分趾（指）甲；如脓水已侵入整个甲下，则宜在消毒和趾（指）根部阻滞麻醉下，将整个趾（指）甲拔除。

乌头方

【来源】《普济方》卷三〇〇引《肘后方》。

【组成】川乌头尖　黄柏各等分

【用法】上为末。洗了贴药。

【主治】陷甲割甲成疮，连年不瘥。

神应散

【来源】《普济方》卷三〇〇引《肘后方》。

【组成】矾石　（一方加丹少许，同研掺之）

【用法】上烧汁尽取末。着疮中，令恶肉生新肉，细细割去甲角，旬日即愈。

【主治】足大指角急为甲所入肉，便刺作疮，不可着履鞋，脚指湿烂。

乌梅散

【来源】方出《证类本草》卷二十三引《鬼遗》，名见《圣济总录》卷一二九。

【别名】乌龙散（《青囊秘传》）、平安散（《外科传薪集》）。

【组成】乌梅

【用法】烧为灰，为末。敷上，恶肉立尽。

【功用】《青囊秘传》：收敛嫩肉，去胬肉。

【主治】

1. 《证类本草》引《鬼遗》：一切疮肉出。

2. 《圣济总录》：甲疽多年不愈，胬肉脓血疼痛。

猪蹄汤

【来源】《刘涓子鬼遗方》卷四。

【组成】猪蹄一具（治如食法）　白蔹二两　白芷

二两 狼牙二两 芍药三两 黄连一两 黄芩 大黄 独活各一两

【用法】上切。以水三斗，煮猪蹄，取一斗五升，去蹄取药，煮取五升，洗疮，每日四次。

【主治】

1. 《刘涓子鬼遗方》：痈疮及恶疮有恶肉。
2. 《圣济总录》：甲疽。

石胆散

【来源】方出《证类本草》卷三引《梅师方》，名见《圣济总录》卷一二九。

【组成】石胆一两（于火上烧令烟尽）

【用法】上为细末。敷疮上。不过四五次愈。

【主治】

1. 《证类本草》引《梅师方》：甲疽。
2. 《圣济总录》：甲疽胬肉疼痛，脓血不止。

鬼针散

【来源】方出《备急千金要方》卷二十二，名见《普济方》卷三〇〇。

【组成】鬼针草苗 鼠粘草根

【用法】捣鬼针草苗汁及鼠粘草根，和腊月猪脂敷之。

【主治】割甲侵肉不愈。

蔄茹膏

【来源】方出《外台秘要》卷二十九引《必效方》，名见《圣济总录》卷一二九。

【组成】黄耆二两 蔄茹三两

【用法】上切，以苦酒浸一宿，以猪脂五合，微火上煎，取二合，绞去滓。涂疮上，一日二三次。其赤肉即消散。

【主治】甲疽。疮肿烂，生脚指甲边，赤肉出，时愈时发者。

马齿散

【来源】方出《太平圣惠方》卷六十五，名见《圣济总录》卷一二九。

【组成】马齿菜一两（干者） 木香一分 印成盐

一分 丹砂一分（细研）

【用法】上为细散，都研令匀。日三四度敷之。

【主治】甲疽。

白矾散

【来源】方出《太平圣惠方》卷六十五，名见《圣济总录》卷一二九。

【组成】白矾一两（烧令汁尽） 麝香半两（细研） 芦荟半两 蚺蛇胆大豆大

【用法】上为细末。先以温浆水洗疮，拭干敷之。重者不过三四度愈。

【主治】甲疽、骨疽。

白矾散

【来源】《太平圣惠方》卷六十五。

【组成】白矾半两 石胆半两 麝香一分 朱红一分 麒麟竭一分

【用法】上药取白矾、石胆，于铁器内一处，以炭火煅过，入麝香、麒麟竭、朱红，同为细末。用少许干掺疮上，以帛子缠定，一日换二三次。

【功用】缩肉干疮。

【主治】男子妇人风血毒气，攻手足指，生甲疽疮，久不愈者，胬肉裹指甲痛，出血不定。

虾蟆散

【来源】《太平圣惠方》卷六十五。

【组成】虾蟆灰半两 杏仁七枚（熬黑，研如泥） 黄连半分（末） 雄黄半钱（细研） 白矾灰半钱 腻粉半分 鹿角七寸（烧令熟，细研） 麝香半钱（细研） 蚺蛇胆半钱

【用法】上为细末，以腊月猪脂调如膏。先以甘草、蛇床、槐白皮煎汤洗疮，拭干，敷药，以油单裹，外更着绵帛裹之。三日，其剩肉剩甲皆当自落，三日一换。

【主治】甲疽，皮厚肿痛。

蛇黄散

【来源】方出《太平圣惠方》卷六十五，名见《普

济方》卷三〇〇。

【组成】蛇蜕皮（置净瓷器中，以烛焰爇之，火着去烛，匀烧令焦，取一两用之）　臭黄一两　绿矾一分（烧熟）

【用法】上为细末，以铜盒子贮之，先以热小便二升，置于铜钞锣中，嚼二十枚杏仁，吐于小便中，搅令相得，以疮脚浸。候痒，即以铜篦子洗，拨出脓血，取烂帛裹之，候干，还以铜篦子敷散令满，以故帛虚裹疮指，入大袜中。每日一洗，依前法用，每洗行药，软即拨去药，恐咬落疮筋。

【主治】甲疽。

绿矾散

【来源】方出《太平圣惠方》卷六十五，名见《仁斋直指方论》卷二十四。

【组成】芦荟半两　麝香半两　绿矾二两（烧灰）

【用法】上为散。以绢袋子盛，纳所患指于袋中，以线缠定，不令动摇。以愈为度。

【主治】甲疽疮，手指青点黯。

绿消煎

【来源】《普济方》卷三〇〇引《太平圣惠方》。

【别名】绿矾散（《圣济总录》卷一二九）。

【组成】绿矾五两

【用法】上药形色似朴消而绿色，置于铁板上。聚灰封之囊袋，吹令火炽，其矾即沸流出，色赤如熔金汁者是真也。候沸定汁尽，去火候冷，取出研为细末，似黄色收之。先以盐汤洗疮，帛裹干，用此敷之。或有虫有黄水，当日洗，汁断疮干。若患痛急，即涂少酥令润，每一遍，盐汤洗濯。有脓处常洗使净，其痂干不须近。每洗、干敷药如初，但急痛即涂酥，五日即觉上痂，渐剥起赤，依前洗敷药，十日即疮渐渐剥尽痂落。软处或更生白脓泡，即搽破敷药，自然总愈。

【主治】甲疽。或因剔甲伤肌，或因甲长侵肉，遂成疮肿痛。后缘官靴研损，四边肿𤺥，黄水出，浸淫相染，五指俱烂，渐渐脚跌泡浆四边起，日夜倍增。

【验案】张侍郎得此病，卧经六十日，困顿不可复言，京中医并经造问，皆随意处方，无效验，惟

此法得效如神，故录之。

乳香散

【来源】方出《外科精要》引《灵苑方》（见《医方类聚》卷八十三），名见《圣济总录》卷一二九。

【组成】乳香（研细）　胆子矾（烧，研）各等分

【用法】上为极细末。时时敷之。

【主治】甲疽。𩩍肉裹甲，脓血，疼痛不愈。

牡蛎散

【来源】《圣济总录》卷一二八。

【组成】牡蛎（取脑头厚处生用）

【用法】上为细散。每用二钱匕，一日三次，研淀花，冷酒调下。如痛盛已溃者，以药末敷之，仍更服药。

【主治】

1.《圣济总录》：乳痈初发，肿痛结硬，欲成脓者。

2.《普济方》：甲疽𩩍肉裹甲，脓血疼痛不愈。

黄耆散

【来源】《圣济总录》卷一二九。

【组成】黄耆（锉）　蛇蜕皮（炙令焦）各一两

【用法】上为散。敷疮上，日三五度。

【主治】甲疽。

蛇黄散

【来源】《普济方》卷三〇〇引《海上方》。

【组成】雄黄半两（生用）　蛇蜕（烧灰存性）一分（一方有黄耆无雄黄）

【用法】上为末。先以温泔洗疮上，软以尖刀子割去甲角，拭干药敷上，用软帛裹半日许，药温即易，一日即除，痛便止。一方用浆水洗净，以橘刺破处，淋洗贴药。

【主治】甲疽肿烂，生脚指甲旁，赤肉努出，时愈时发；又治嵌甲生入肉，常血疼痛。

诃子散

【来源】《杨氏家藏方》卷二十。

【组成】诃子二枚（烧留性） 降真香一钱 青黛一钱（别研） 五倍子半两（炒黑色）

【用法】上为细末，次入青黛一处研匀。先用葱盐汤洗净，剪去指甲或挑起指甲，用药干贴缝内；或用麻油调敷之。

【主治】嵌甲溃脓，经久不愈。

胆矾散

【来源】《杨氏家藏方》卷二十。

【组成】胆矾一两（入坩锅子内，烈火煅令白色，出火毒一宿） 麝香一字（别研）

【用法】上为细末。先用葱盐汤洗患处，挹干，敷药少许。

【主治】嵌甲。

香胭脂散

【来源】方出《是斋百一选方》卷十二，名见《普济方》卷三〇〇。

【别名】麝香散（《普济方》卷三〇〇）。

【组成】五倍子（烧灰黑存性） 染胭脂各等分 麝香少许

【用法】上为极细末，掺患处。五倍子生用亦得。

【主治】嵌甲侵肉不愈。

黄连散

【来源】方出《是斋百一选方》卷十二，名见《普济方》卷三〇〇。

【别名】白矾散（《普济方》卷三〇〇）。

【组成】黄连 韶粉 黄柏 软矾散（煅）各等分

【用法】上为细末，用水洗疮令净，软帛子拭干，以新汲水调涂疮上，两日一易。

【主治】嵌甲。

干疮散

【来源】《普济方》卷三〇〇。

【组成】白矾 石胆（同于铁器内以炭火煨） 朱砂各一两

【用法】上为末。掺疮上，以绵缠定，逐日换一遍。

【主治】一切毒气攻手足，指甲生疮及胬肉。

齑水驻车丸

【来源】《普济方》卷三〇〇。

【组成】驻车丸加齑水

【用法】齑水口含净洗，却用《太平惠民和济局方》驻车丸，研细敷之。

【主治】嵌甲脓出，痛不可忍。

二黄矾香散

【来源】《洞天奥旨》卷十引《医方摘要》。

【组成】皂矾末一两（日晒夜露） 雄黄二钱 硫黄一钱 乳香 没药各一钱

【用法】上为末。先以皂矾一两煎汤浸洗，后搽此药。

【主治】妇人趾甲生疮，恶肉突出，久不愈。

胜金散

【来源】《疡科选粹》卷五。

【组成】牡蛎（厚头）

【用法】上药生为末。每服二钱，靛花研酒调下，一日三次。已溃者，以绿矾散敷之。

【主治】甲疽。

黄蛇散

【来源】《惠直堂方》卷三。

【组成】雄黄五分 蛇蜕（烧存性）一分

【用法】上为细末。温泔水洗疮，以利刀去甲角，拭干，敷药，绢帛裹半日许，药湿即换，敷数次愈。

【主治】甲疽肿烂，生脚指甲边赤肉努出；嵌甲入肉，时常出血，痛不可忍。

琥珀膏

【来源】《惠直堂方》卷三。

【组成】黑沙糖（慢火熬成小球，烧存性）

【用法】每一钱加轻粉二分，麝香少许，麻油调敷。甲入肉者，一二日即去。

【主治】嵌甲。

四妙膏

【来源】《外科全生集》卷四。

【组成】狼毒一两　黄耆二两

【用法】醋浸一宿，入猪油五两，微火煎熬，取二两，绞去滓，退火气。以封患口，日易三次。毒消口敛。

【主治】甲疽。

华佗累效散

【来源】《医宗金鉴》卷七十一。

【组成】乳香　硇砂各一钱　轻粉五分　橄榄核（烧，存性）三枚　黄丹三分

【用法】上为细末。香油调敷患处。

【主治】甲疽。

砂糖方

【来源】《证治准绳·疡医》卷四。

【组成】琥珀糖（即砂糖熬成小料儿者，烧存性）

【用法】上药入轻粉、麝香、麻油，敷。指甲嵌入肉者，不过一二日自烂。

【主治】嵌甲。

五、面　疮

面疮、又称面发毒、睑发，是指生于面颊部的肿疡。《疮疡经验全书》："此症之发，多起于房劳太过，乘虚风入经络阳明经，虚发于面也。"多由风热郁滞阳明胃经，循经上攻而成。常生于面部颊车处，初起一个，形如赤豆，渐发数枚，色红焮肿疼痛，破后流出黄水等病证。治宜疏风清热解毒。

黄连粉

【来源】方出《外台秘要》卷三十二引《古今录验》，名见《医心方》卷四。

【组成】黄连二两　牡蛎二两

【用法】上为细末。以粉疮上，频敷之。

【主治】男女疱面生疮。

松脂膏

【来源】方出《备急千金要方》卷十三，名见《太平圣惠方》卷四十。

【组成】松脂　石盐　杏仁　蜜　蜡各一两　熏陆香二两　蓖麻仁三两

【用法】上熟捣作饼。剃净百会上发，贴膏，膏上安纸，三日一易。若痒，刺药上，不久风定。

《太平圣惠方》：上洗细研松脂、石盐、薰陆香等，次入杏仁、蓖麻，研令匀，用蜜、蜡煎成膏。摊于帛上，贴之，一日换二次。

【主治】

1.《备急千金要方》：头面上风。

2.《太平圣惠方》：面上风疮，黄水流出，或痒或痛。

羚羊角汤

【来源】《博济方》卷五。

【别名】羚羊角饮（《圣济总录》卷一三六）。

【组成】羚羊角　犀角　羌活　槟榔　人参各一两　当归少许

【用法】上锉细，略焙，分作四贴。每贴用水一升，煎至四合，分作两服，空心、临卧分服；其每贴两服，滓更用水半升，煎至七分，又作一服吃之，温服立愈。

【主治】丈夫、妇人风毒攻冲头面，生疮虚肿。

石南丸

【来源】《太平惠民和济局方》卷五。

【组成】赤芍药　薏苡仁　赤小豆　当归（去芦）石南叶　牵牛子　麻黄（去根节）　陈皮（去白）杏仁（去皮尖双仁，炒）　大腹皮（连子用）　川芎各二两　牛膝（去苗）　五加皮各三两　草薢　独活（去芦）　杜仲（锉，炒）　木瓜各四两
《仁斋直指方论》有川续断二两。

【用法】上为细末，以酒浸蒸饼为丸，如梧桐子大。每服十丸至十五、二十丸，木瓜汤送下。早起、日中、临卧各一服。

【功用】常服补益元气，令人筋骨壮健，耳目聪明。

【主治】风毒脚弱少力，脚重疼痹，脚肿生疮，脚下隐痛，不能踏地，脚膝筋挛，不能屈伸，项背腰脊拘急不快。风毒上攻，头面浮肿，或生细疮，出黄赤汁，或手臂少力，或口舌生疮，牙龈宣烂，齿摇发落，耳中蝉声，头眩气促，心腹胀闷，小便时涩，大便或难。妇人血气。

黄耆丸

【来源】《圣济总录》卷十二。

【组成】黄耆（锉）　防风（去叉）　地骨皮　枳实（去瓤，麸炒）各一两　羌活（去芦头）　苦参　当归（切，炒）　升麻　大黄（锉，炒）　甘草（炙，锉）各半两
方中黄耆、防风、地骨皮用量原缺，据《普济方》补。

【用法】上为末，炼蜜为丸，如梧桐子大。每服十五丸，食后温荆芥汤送下。

【主治】风气有热，烦愦，头面生疮。

萆薢丸

【来源】《圣济总录》卷十七。

【组成】萆薢　黄耆（锉）　防风（去叉）　山栀子（去皮）　枳壳（麸炒，去瓤）各一两　生干地黄（焙）　羌活（去芦头）　白芷　苦参各三分　白附子（炮）半两

【用法】上为末，炼蜜为丸，如梧桐子大。每服二十丸，食后温水送下。

【主治】头面风，生疮久不已。

硫黄膏

【来源】《圣济总录》卷五十。

【组成】硫黄（研）一钱

【用法】上为末，以葱白三寸拍碎，童便二合，浸一宿研，绞取涩和成膏。临卧时浆水洗面拭干，涂后便卧，不得见风。

【主治】肺脏风毒，面部生疮。

当归丸

【来源】《圣济总录》卷一三二。

【组成】当归四两　青盐二两

【用法】先以水洗当归，乘润用青盐渗遍，搁在高处，三日取下，去盐，以当归暴干为末，滴水为丸，如绿豆大。每服二十丸，空心温酒送下。

【主治】一切风刺，面上生无名疮疖，因饮酒食炙煿物得之。

柳絮散

【来源】《圣济总录》卷一三二。

【组成】柳絮（捣末）　腻粉各等分

【用法】上为末。灯盏中油调涂之。

【主治】面露疮，作脓窠如香瓣。

瓜蒌煎丸

【来源】《鸡峰普济方》卷十一。

【组成】瓜蒌二个　杏仁一两二钱　半夏一两

【用法】上件药，并依法修事，先将瓜蒌瓤，用银石器内熬成膏，次入杏仁再熬，候冷，入半夏、瓜蒌皮末，为丸，如梧桐子大。每服三十丸，煎人参汤下，临卧服；食前亦得。

【主治】肺经攻注，面生风疮，上喘气促，咳嗽。

黄耆膏

【来源】《鸡峰普济方》卷十八。

【组成】绵黄耆　吴白芷　槐角　防风　当归各半两　杏仁二两

【用法】上用麻油四两，木炭火慢慢熬，候药焦，

漉出不用，入黄蜡二两，熬成稀膏，入瓷器中收，蜜封。旋取，如面油用之。

【主治】头面生疮。

洗风散

【来源】《御药院方》卷八。

【组成】防风（去芦头） 荆芥穗 吴白芷 川芎 蔓荆子（去白） 威灵仙（去土） 何首乌 白茯苓（去皮）各一两 苦参 白牵牛各半斤

【用法】上为粗末。每用药末三两，好浆水三升，煎五七沸，去滓。洗面，每日早、晚二次。

【主治】一切风毒，头面生疮。

艾煎膏

【来源】《御药院方》卷十。

【组成】艾叶二两 醋一斤

【用法】上将艾叶同醋于银锅内同煎数沸，滤去滓，慢火再熬成膏。每用薄摊在衫纸上，贴患处，一日一二次。

【主治】头面风热，小疮多痒少痛，黄汁出。

硫黄膏

【来源】《世医得效方》卷十。

【组成】生硫黄 香白芷 瓜蒌根 腻粉各半钱 芫青七个（去翅足） 全蝎一个 蝉退五个（洗去泥）（一方加雄黄、蛇床子各少许）

　　方中瓜蒌根，《疡科选粹》作"瓜蒌仁"。

【用法】上为末，麻油、黄蜡约度如合面油多少，熬熔，取下离火，入诸药在内。临卧时洗面令净，以少许如面油用之，近眼处勿涂。

　　本方改作散剂，名"硫黄散"（《疡科选粹》卷三）。

【主治】面部生疮，或鼻脸赤风刺、粉刺，百药不效者。

化毒丹

【来源】《玉机微义》卷五十。

【组成】生熟地黄各五两 天门冬 麦门冬（去心，焙）各三两 玄参二两 甘草（炙） 甜消各二两 青黛一两半

【用法】上为末，入消，炼蜜为丸，如鸡头子大。每服半丸或一丸，水送下。

【主治】

　　1.《玉机微义》：心胃内热，惊悸。

　　2.《明医杂著》：胎毒及痘后头面生疮，眼目肿痛，或口舌生疮，口干作渴，大便坚实。

摩风膏

【来源】《普济方》卷五十二。

【组成】白及 白蔹 檀香 零陵香 白芷 茅香 藿香 蜡 白胶各等分

【用法】上为粗末，以香油煎焦色，去滓，却入蜡、白胶，加麝香少许。

【主治】面疮。

参术内托散

【来源】《疮疡经验全书》卷一。

【组成】人参 白术 粉草 犀角 贝母 黄连 防风 黄芩（酒炒） 羌活 桔梗 当归 生地 白芍 前胡 天花粉

【用法】水二钟，加生姜三片，煎服。外敷清凉拔毒散。

【主治】面发毒。

【加减】因病之逆从，而加减之，每合犀角郁金散服之，以拔积毒。

清凉拔毒散

【来源】《疮疡经验全书》卷二。

【别名】清凉消毒饮（《医钞类编》卷二十一）。

【组成】白及 雄黄 麝香 乳香 山茨菇 天花粉 黄柏 乌药

【用法】上为末，鸡子清调敷，蜜水润之。

【主治】面发毒。

二粉散

【来源】《外科启玄》卷十二。

【组成】定粉五钱 轻粉五分 枯矾三分 菜子油

【用法】上为末，用油调，溶于大瓷碗底内，匀

开；次用蕲艾一两，于炭火上烧烟熏碗内粉，待艾尽为度，覆地上出火毒。逐早搽面即愈。

【主治】妇女面生粉花疮。

玉容丸

【来源】《外科百效》卷二。

【组成】铅粉三两　白芨　白蔹各五钱　干胭脂一个

【用法】上为细末，鸡子白调为丸，如肥皂大。日日洗面，容自嫩。

【主治】面疮。

上消痈疮散

【来源】《石室秘录》卷四。

【组成】金银花二两　当归一两　川芎五钱　蒲公英三钱　生甘草五钱　桔梗三钱　黄芩一钱

【用法】水煎服。

【主治】头面上疮。

化毒救生丹

【来源】《洞天奥旨》卷十六。

【组成】生甘草五钱　金银花八两　玄参三两　蒲公英三两　天花粉三钱

【用法】水十余碗，煎四碗，一日三次服。

【主治】头面无故生疮，第一日头面重如山，二日即青紫，三日身亦青紫。

【验案】疔疮　《赵炳南临床经验集》：刘某，男，37岁。病人5天前于左肘部生一小疙瘩作痒，骤然发红，剧痛而肿，就诊前一天已累及手腕部，肿胀疼痛，同时伴有心慌，恶心烦躁，头痛头晕，纳食不香，大便尚可。舌质红，苔白，脉弦数。检查：左侧肘部红肿，已有脓点欲溃，屈腕困难。证属毒热郁聚（肘疖）。治以清热解毒，消肿护心。处方：金银花五钱，连翘三钱，菊花三钱，公英五钱，黄芩三钱，瓜蒌一两，生地三钱，甘草三钱。服二剂后，疮已溃破，痛减肿消，继服连翘败毒丸以巩固疗效。

加味清凉饮

【来源】《嵩崖尊生全书》卷六。

【组成】大黄　连翘　赤药　羌活　当归　防风　栀子　荆芥　白芷　黄芩　甘草

【主治】面生疮。

清凉消毒散

【来源】《医宗金鉴》卷六十三。

【组成】白及　乳香　雄黄　天花粉　麝香　乌药　山慈姑　黄柏各等分

【用法】上为细末，鸡子清和蜜水调敷。

【主治】

1. 《医宗金鉴》：面发毒。
2. 《青囊全集》：疔疮，口红赤热甚。

清平散

【来源】《医学探骊集》卷六。

【组成】漳丹　枯矾　黄香　官粉各三钱　铜绿一钱

【用法】上为细面。先将其黄靥用温水洗净，拭干，再用香油调搽。

【主治】面疮，破头流黄水者。

六、人面疮

人面疮，是指疮面有如人形，陈实功曰："人面疮，疮象全似人面，眼鼻俱全，多生膝上，亦有臂上病人。"古人认为乃积冤所致，先须清心告解，改过自新，内服流气饮，外用贝母为末敷之，乃聚眉闭口，次用生肌敛口，兼服调理药。

贝母散

【来源】方出《证类本草》卷八引《本草图经》，名见《外科启玄》卷十二。

【组成】贝母

【用法】《外科启玄》：贝母五钱，为细末。用醋调稀，填入疮口内，令满塞之，次日即愈；如少愈，再填，不过三次全愈。

【主治】人面疮。

解毒生肌定痛散

【来源】《急救仙方》卷一。

【别名】仙方解毒生肌定痛散（《秘传外科方》）。

【组成】黄连一两　黄柏　苦参各四两　木贼　防风各一两　羌活　独活

方中羌活、独活及用法中诸药用量原缺。

【用法】上锉，大瓦瓶盛水，入前药煎汤，以芦甘石十斤，用炭火煅通红，钳在药内，不问片大小，皆要令酥，内青色方好，如石不酥，再将前药滓煎汤，以石淬酥方住，却将瓦盆盖在地上一昼夜，收去火毒，候干研极细末，此石十斤用石膏二十斤，别研极细拌匀，和后药：赤石脂（煅）、谷丹（炒），此两味同煎研和，南木香、血竭、降真香、乳香、没药、白芷、黄连、黄柏、白敛各等分，龙骨（煅）、朱砂、何首乌，有虫，加轻粉，苦参，百药煎，雄黄，水不干，加螵蛸（去皮），上为细末，与前药拌用之。敷中间。

【主治】痈疽，发背，乳痈，人面，外臁，金刀，诸般恶疮肿毒。

【加减】《秘传外科方》：有虫，加轻粉、苦参、百药煎、雄黄；水不干，加螵蛸（去皮）、无名异（煅）、蓼叶（烧灰）。

苦参丸

【来源】《急救仙方》卷五。

【别名】大苦参丸（《医学入门》卷八）。

【组成】苦参四两　防风　荆芥　白芷　川乌（生，去皮）　赤芍　何首乌　川芎　独活　栀子牙皂　蔓荆子　茯苓　山药　蒺藜　黄耆　羌活白附子各一两　草乌三钱

【用法】上为细末，水糊为丸，如梧桐子大。每服三五十丸，空心以酒送下，一日二三次。

【功用】补肾水。

【主治】人面疮久不愈者。

轻雷丸

【来源】方出《石室秘录》卷四，名见《洞天奥旨》卷八。

【别名】轻雷丹（《外科集腋》卷五）。

【组成】雷丸三钱

【用法】上为细末，加入轻粉一钱、白茯苓末一钱调匀。敷上即消。

【主治】人面疮。

【方论】雷丸此药，最能去毒而逐邪，加入轻粉深入骨髓，邪将何隐？用茯苓不过去其水湿之气耳。

解冤神丹

【来源】《疡医大全》卷二十五。

【组成】人参八两　白术五两　川贝母　白芥子白茯苓　生甘草　青盐各三两　半夏　白矾各二两

【用法】上为末，米饮为丸。每服五钱，早、晚白汤送下，自然渐缩小而愈。

【主治】人面疮。初起之时，臂痛发痒，以手搔之，渐渐长大，久则渐渐露形，大如茶钟，眼耳口鼻俱全，但无头发须眉。

七、疮口不敛

疮口不敛，是指各种痈疽疮疡溃后，疮口久不敛合。《普济方》："夫诸疮肿皆是风邪热毒所为。若重触风寒，即冷气入于疮，令血涩不行，其疮则常有脓水，不知痛痒，经久则疮口不合也。"《医学入门》："疮口不敛，由于肌肉不生；肌肉不生，由于腐肉不去；腐肉不去，由于脾胃不壮、气血不旺。"故治疗上多以补以气血为宗旨。

槟榔散

【来源】《太平圣惠方》卷六十七。
【组成】槟榔一两　黄连（去须）一两　木香一两
【用法】上为细散。薄贴于疮上。
【功用】长肉止痛，生肌。
【主治】《太平惠民和济局方》：痈疽疮疖脓溃之后，外触风寒，肿焮结硬，脓水清稀，出而不绝，内脓空虚，恶汁臭败，疮边干急，好肌不生；及疗疮瘘恶疮，连滞不愈，下疰𩩲疮，浸溃不敛。

松脂饼子

【来源】《太平圣惠方》卷九十。
【组成】松脂一两　熏陆香一两
【用法】上药合捣，纳少许盐为饼子。贴于疮上。汁出尽即愈。
【主治】小儿疳疮久不愈。

生肌散

【来源】《圣济总录》卷一三三。
【组成】秦艽（净洗，焙干）
【用法】上为细末。贴之。
【功用】生肌。
【主治】一切疮口，气冷不合。

生肌方

【来源】《圣济总录》卷一三五。
【组成】鸡内金（阴干）　槟榔（锉）　木香　黄连（去须）各等分
【用法】上为末。贴之，取愈为度。
【主治】疮口不合，及治金疮。

地黄膏

【来源】《圣济总录》卷一三五。
【组成】生干地黄三分　白及　白蔹　甘草（生，锉）各半两　白芷三分　猪脂半斤（炼）
【用法】上除猪脂外，为末，入猪脂内熬成膏，候冷，每日三四次涂之。

【功用】生肌。
【主治】诸疮不合。

金花散

【来源】《圣济总录》卷一三五。
【组成】密陀僧　花乳石（火煅过）　龙骨各一两　乳香一钱　腻粉三钱匕
【用法】上为细散。每用掺贴疮上。
【功用】生肌止痛。
【主治】诸疮口不合。

槟榔散

【来源】《圣济总录》卷一四五。
【组成】槟榔（生，锉）　黄连（去须）　木香各一两　龙骨（煅过）半两
【用法】上为散。随疮大小敷之。
【功用】止痛生肌。
【主治】伤损，疮口不合。

洗药神效散

【来源】《外科精要》卷二。
【别名】神消散（《类编朱氏集验方》卷十）。
【组成】蛇床子二两　朴消一两
【用法】每用五钱，水二碗，煎数沸，洗净拭干，掺后散。
【功用】合疮口。
【主治】《赤水玄珠全集》：痈疽溃烂臭秽。

山茄子散

【来源】《鸡峰普济方》卷二十二。
【组成】山茄子二分　撮山合一钱　石决明半钱
【用法】上药同拌匀。以唾津、温水调药花子，候疮内恶肉净尽，先于疮口内干掺少许，后用花子贴之。
【功用】生肌。

小真珠散

【来源】《鸡峰普济方》卷二十二。

【组成】定粉二两　黄丹半两　白蔹末一两

【用法】上为末。干掺疮上，后用膏药；如疮口大，即用散子。

【功用】生肌。

白蔹散

【来源】《鸡峰普济方》卷二十二。

【组成】白及　白蔹　络石各半两（取干者）

【用法】上为细末。干掺疮上。

【功用】敛疮。

桃红散

【来源】《卫济宝书》卷下。

【组成】黄丹一两（隔纸炒）　硫黄三分　茱萸三分　轻粉四钱

【用法】上为细末，用麻油调和，再干之。洗疮，拭后掺之。

【主治】疮口未合，烂臭，瘀肉未去，时水出。

麝香膏

【来源】《卫济宝书》卷下。

【组成】黑附子半两（生）　肉豆蔻五个（去皮）陈皮半两（去白）　皂角三荚（肥者）　槟榔四个羌活一分　黄连　白芷　当归各半两　白姜　大黄　缩砂各一两

【用法】上细捣微烂，麻油一斤于铛内同煎，又慢火煎至一半，药焦黑为度，去滓，再入净铛煎滚，入黄丹（筛过者）五两，又入油煎干一半许，以净瓷钵盛之，放地下出火一日。

【功用】长肉，逐败血，合疮口。

敛毒散

【来源】《杨氏家藏方》卷十二。

【组成】乳香半钱（别研）　没药半钱（别研）麝香少许（别研）　黄丹一钱（水飞）　白矾一钱（别研）　干胭脂半两

【用法】上研匀，每用量疮大小，用药干掺于疮口上，用膏药敷贴，或用帛子包裹。如疮口不干未

敛，再换。

【主治】一切疮溃脓后，疮口肌肉不生，四向皮紫黑，疼痛赤肿不消。

桃红散

【来源】《是斋百一选方》卷十六。

【组成】龙骨半两　白矾半两（飞）　黄丹少许（飞）

【用法】上为末。每用少许，掺在疮口上，先用口含浆水，洗净揩干，用药贴之。以愈为度。

【功用】生疮口。

生肌药

【来源】《魏氏家藏方》卷九。

【组成】石膏（煅）　虢丹　当归（去芦）各一两二钱　乳香半两（别研）

【用法】上为细末。用麻油调，涂疮口，外以揭毒膏贴之，一日一换。

【功用】生新肉，去恶肉脓毒，渐令口合。

生肌散

【来源】《儒门事亲》卷十二。

【别名】黄连生肌散（《医林纂要探源》卷十）。

【组成】黄连三钱　密陀僧半两　干胭脂二钱　雄黄一钱　绿豆粉二钱　轻粉一钱

【用法】上为细末。以温浆水洗净，用无垢软帛揾净，药贴之。

【主治】

　　1.《儒门事亲》：犬咬蛇伤，经导泻后，疮口痛减肿消者。

　　2.《医方集解》：疮口不敛。

【宜忌】《医方集解》：疮初起者禁之。

【验案】麻先生兄，村行为犬所啮，舁至家，胫肿如罐，坚若铁石，毒气入里，呕不下食，头痛而重。往问戴人，女僮曰：痛随利减。以槟榔丸下之，见两行，不瘥。适戴人自舞阳回，谓麻曰：胫肿如此，足之三阴三阳可行乎？麻曰：俱不可行。如是，何不大下之？乃命夜临卧服舟车丸百五十粒，通经散三四钱，比至夜半，去十四行，

肿立消，作胡桃纹，反细于不伤之胫。戴人曰：慎勿贴膏纸，当令毒气出，流脓血水常行。又一日，戴人恐毒气未尽，又服舟车丸百余粒，浚川散三四钱，见六行。病人曰：十四行易，当六行反难，何也？戴人曰：病盛则胜药，病衰则不胜其药也。六日其脓水尽。戴人曰：脓水行时不畏风，尽后畏风也。乃以愈风饼子，日三服之。又二日方与生肌散，一敷之而成痂。

平肌散

【来源】《活法机要》。

【组成】密陀僧 花蕊石（二物同煅赤） 白龙骨各一两 乳香（另研） 轻粉各一钱 黄丹 黄连各二钱半

【用法】上为极细末。和匀干掺。

【主治】
1. 《活法机要》：诸疮久不敛。
2. 《杂病源流犀烛》：痔痛。

生肌散

【来源】《活法机要》。

【组成】寒水石（锉） 滑石各一两 乌鱼骨 龙骨各一两 定粉 密陀僧 白矾灰 干胭脂各半两

【用法】上为极细末。干掺用之。

【功用】
1. 《外科精义》：敛疮。
2. 《医方集解》：敛疮长肉。

【主治】《医方集解》：疮口不敛。

【宜忌】《医方集解》：疮初起者禁之。

【方论】《医方集解》：此阳明药也。疮口不敛，盖因脓水散溢而溃烂也。石膏（亦名寒水石。李时珍曰：唐宋诸方寒水石即石膏）、滑石解肌热，龙骨、枯矾善收涩，胭脂活血解毒，螵蛸、陀僧、定粉收湿燥脓。故能敛疮而生肉也。

木香糁

【来源】《仁斋直指方论》卷二十二。

【组成】木香 鸡心槟榔 虢丹（煅）各一钱 轻粉半钱

【用法】上为细末掺。

【功用】收疮口。

平肌散

【来源】《御药院方》卷十。

【组成】炉甘石（烧）一两半 龙骨半两

【用法】上为细末。每用干掺患处，上用膏药贴。

【主治】诸疮久不敛。

槟榔散

【来源】《御药院方》卷十。

【组成】大槟榔一个 红娘子一个 黑狗脊 硫黄 赤石脂 黄连各半两 轻粉一钱

【用法】上为细末。每用药少许，干掺患处。

【功用】敛疮。

掺疮口药

【来源】《医方类聚》卷一九一引《王氏集验方》。

【组成】乳香 没药 海螵蛸 赤石脂各等分

【用法】上为末。掺疮上。

【功用】定疼敛口。

【主治】诸疮。

生肌散

【来源】《瑞竹堂经验方》卷五。

【组成】没药 黄丹（水飞过用） 赤敛 枯白矾 黄柏 乳香各一钱 白胶香二钱 麝香二钱半

【用法】上为细末。先煎葱白盐汤将疮口洗净，揾干，敷药末于疮口上。

【主治】疮口不合。

桃花散

【来源】《瑞竹堂经验方》卷五。

【组成】赤敛（炒） 白敛（炒） 黄柏（炒）各三钱 轻粉一钱

【用法】上为细末。先煎葱白盐汤洗净，揾干，敷药末于疮口上。

【主治】诸疮口不合。

牛膝散

【来源】方出《世医得效方》卷十八，名见《普济方》卷三〇二。

【组成】降真 香牛膝 石灰 人骨（醋炒） 真龙骨 老松皮各一两

【用法】上用黄牛胆一个，将小竹管插胆中，以石灰末从管中入胆内，挂高处晒干，要用刀破开，同诸药为末。敷疮肚中，不痛自愈。

【功用】合疮口。

【主治】《普济方》：金刃箭簇伤。

黄丹散

【来源】《世医得效方》卷十九。

【组成】黄丹（煅） 白矾（枯） 龙骨 寒水石 乳香 木香（不见火） 黄连 黄芩 槟榔 腻粉各三钱 脑子少许

【用法】上为末。随疮干湿用之：干则用温盐汤洗；湿净干，却掺其上。用不可太早，须脓血去净临好方用。

【功用】敛疮口。

木香散

【来源】《脉因证治》卷下。

【组成】木香 槟 归各一钱 连二钱

【用法】上为末。掺之。

【主治】疮疡久不收口。

立应散

【来源】《玉机微义》卷十五引郭氏方。

【组成】寒水石一两半（煅） 花蕊石 龙骨 黄丹 没药各半两 黄药子七钱半（一方加白及 乳香 轻粉）

【用法】上为细末。如一切金刃刀镰伤者，用药敷上，绢帛扎之，不作脓；血疮、脓水，干贴。

【功用】生肌定疼。

【主治】金疮血出不止，并诸疮久不生肌。

桃花散

【来源】《医方类聚》卷一九〇引《烟霞圣效》。

【组成】腻滑石四两 赤石脂一钱

【用法】上为细末，入黄丹少许，如桃花色。每日上药一遍，上用膏药贴之。

【功用】生肌止痛。

【主治】一切疮口不收。

麝香轻粉散

【来源】《仙传外科集验方》。

【组成】乳香 没药 五倍子（焙） 白芷（不见火） 赤芍 轻粉 国丹（水飞） 赤石脂（煅） 麝香 血竭 槟榔 宣郎 当归（酒浸，焙，洗） 海螵蛸

【用法】上为细末。掺口

【功用】生肉合口，去痛住风。

【主治】一切痛疮伤折，口不合。

木香槟榔散

【来源】《医学纲目》卷十八引东垣方。

【组成】木香 槟榔 黄连各等分

【用法】上为极细末。以蜡油调涂疮上，湿则干贴。

【功用】生肌敛肉。

【主治】疮口不敛。

【宜忌】膏粱热疮宜用。寒湿外来寒疮禁不可用。

平肌散

【来源】《医学纲目》卷十八。

【组成】密陀僧（煅） 花蕊石（煅） 白龙骨各一两 乳香（另研） 轻粉各一钱

【用法】上为细末，和匀。干掺。

【主治】诸疮久不敛。

乳香生肌散

【来源】《普济方》卷二九〇。

【组成】麝香一字 轻粉 龙脑各一分 白蔹 蜜

陀僧　乌鱼骨　寒水石粉各五钱　雄黄三钱　白龙骨五钱。

【用法】上为细末。用浆水洗过疮口后，用药干掺。

【功用】敛疮口，止疼痛。

【主治】疮口不合。

贴敛药方

【来源】《普济方》卷二九〇。

【组成】麦饭石（粗磨石是也，曾作磨者尤佳。火煅七八次，煅红入米醋中淬，煅至三四次，其石定细研，用甘锅盛，煅通红淬醋中，煅过七八次可用）　鹿角根（不用脑骨，不用角梢，只用角根三寸，火煅）　贝母（为末）各等分

【用法】先将旧净洁衣绢片洗净，候干，约疮大小，剪绢作一轮子，中留一小口，却用一小桃子热少米醋，约用多少，将前药投醋中，候冷，摊于绢轮子上，贴疮，一日一换。此方救人累效，不可疑药低贱而忽之。

【功用】合疮。

【主治】诸疮口不合。

麝香散

【来源】《普济方》卷二九〇。

【组成】海螵蛸　龙骨　白矾（枯）　麝香（研）黄丹　乳香（别研）各三钱

【用法】上为末，入轻粉拌匀。甘草汤洗疮，敷药用少许。

【功用】住痛，收敛疮口，生肌封口。

生肌膏

【来源】《普济方》卷三一四。

【组成】黄丹六两　松脂半两　熏陆香半两　故绯帛一尺（烧灰，细研）　乱发半两　蜡一两　故青帛一尺（烧灰，细研）

【用法】上药以油一斤，先煎一二沸，纳发煎令消尽，然后纳蜡及松脂、熏陆香、青绯帛灰煎，搅匀烊，以绵滤去滓，却入铛中下丹，以火煎搅令黑色，软硬得所，贮一瓷器中。取少许涂于楸叶

上贴，日二易之。

【主治】一切痈疽发背，溃后肌肉不生。

生肌散

【来源】《痈疽验方》。

【别名】神效生肌散（《梅氏验方新编》卷六）。

【组成】木香二钱　黄丹　枯矾各五钱　轻粉二钱

【用法】上药各为细末。用猪胆汁拌匀，晒干，再研细，掺患处。

【功用】解毒，去腐，搜脓。

【主治】

1.《痈疽验方》：疮口不合。

2.《杂病源流犀烛》：伤寒狐惑，上唇生疮或下唇生疮；内痔疮脓出者。

【方论】薛己按：此方乃解毒去腐搜脓之剂，非竟生肌药也，盖毒尽则肉自生。常见病人往往用龙骨、血竭之类以求生肌，殊不知余毒未尽，肌肉何以得生，反增溃烂耳。若此方诚有见也。

神授五公散

【来源】《万氏家抄方》卷四。

【组成】大五倍子一个　蜈蚣一条（去头足）

【用法】将五倍子开一孔，入蜈蚣，湿纸包，煅存性，为末。先以葱汤洗疮净，掺之，再用膏药贴之，每日一换。

【主治】诸疮久不收口者，并漏孔及痔疮。

生肌散

【来源】《跌损妙方》。

【组成】五倍子　炉甘石　儿茶　龙脑皮各等分《跌损妙方校释》：方中龙脑皮，疑为芦荟。

【用法】上为末。瓷器贮用。

【主治】刀伤成疮，脓水难干，肌肉不生。

撮合山

【来源】《扶寿精方》。

【组成】五倍子　绛真香（各炒）

【用法】上为细末。敷患处。

【主治】疮疡皮肉不生，久不合口。

撮合山

【来源】《扶寿精方》。

【组成】乳香二钱　苦丁香　没药　血竭各一钱　赤石脂　轻粉各五分　蚕壳十个（烧存性）

【用法】上研细末。敷疮上。

【主治】疮疡皮肉不生，久不合口。

【加减】如仍不收口，加枯矾三分。

生肌定痛散

【来源】《医学入门》卷八。

【组成】乳香　没药　龙骨　朱砂　雄黄各一钱　血竭　儿茶　海螵蛸各二钱　赤石脂五钱　白及　白蔹各一钱半　片脑一分（或加天灵盖一钱）

【用法】上为末。掺之，外贴膏药。

【功用】生肌住痛。

白蔹散

【来源】《医学入门》卷八。

【组成】白蔹

【用法】同槿树皮煎汤饮之。

【功用】收敛疮口。

香槟散

【来源】《医学入门》卷八。

【组成】木香　槟榔各等分（一方加黄连、当归各等分）

【用法】上为末。掺上；干者蜡油调涂。

【功用】生肌敛肉，止痛。

生肌散

【来源】《仁术便览》卷四。

【组成】乳香一钱　血竭五分　轻粉一钱　寒水石（煅）三钱　没药一钱　海螵蛸五分　龙骨六分　儿茶六分　黄丹一钱半　赤石脂（煅）一钱半

【用法】上为极细末。每上药，净末一两，煅天灵盖末一两同研，洗疮，外敷。

【主治】烂疮不收口，并刀斧伤出血不止。

生肌散

【来源】《外科启玄》卷十二。

【组成】轻粉　乳香　没药各一钱　黄丹二钱（微炒）　赤石脂五钱　寒水石三钱（煅）

【用法】上为末。湿则干搽，干则油调，将旧棉花托一二分药入窟内。过夜即愈。或捣饭内塞之。

【主治】齿窟疮。

龙骨散

【来源】《证治准绳·疡医》卷五。

【组成】诃子肉　龙骨（生）　细茶各等分

【用法】上为末。干掺。

【功用】生肌肉。

合口收功散

【来源】《寿世保元》卷九。

【组成】血竭一钱　乳香　没药　轻粉　龙骨各一钱五分　赤石脂二钱　朱砂　海螵蛸各五分

【用法】上为细末。散在疮口上。

【功用】生肌。

【主治】痈疽发背溃烂，不生肌肉。

【宜忌】此方用之不可太早。

收功万全汤

【来源】《寿世保元》卷九。

【组成】黄耆（蜜水炒）二钱五分　人参一钱　白术（去芦，炒）一钱　白茯苓（去皮）一钱　当归身一钱五分　川芎七分　白芍（酒炒）七分　怀熟地黄一钱　官桂三分　白芷三分　陈皮五分　甘草三分　防风五分

【用法】上锉。加生姜一片，水煎，温服。

【主治】痈疽、发背、诸疮毒溃脓后，毒气已尽，气血虚弱，不长肌肉，不合口，脓清欲作余症。

【加减】如渴，加麦门冬、五味子；烦躁，加生地黄，麦门冬；有痰，加姜制半夏；泄泻，加厚朴

（姜炒）；小便不利，加泽泻；怔忡不寐，加远志、酸枣仁（炒）；胸膈不宽，加厚朴（姜炒）、楂肉。

生肌散

【来源】《外科正宗》卷三。

【组成】石膏 轻粉 赤石脂各一两 黄丹（飞）二钱 龙骨 血竭 乳香 潮脑各三钱

【用法】上为细末。先用甘草、当归、白芷各一钱煎汤，洗净患上，用此干掺，软油纸盖扎，二日一洗一换。

【功用】《中成药研究》：解毒定痛，生肌敛疮。

【主治】

1.《外科正宗》：腐骨脱出，肌肉生迟，不能收敛者。

2.《中成药研究》：一般痈疽疮疡溃后，腐肉已脱，脓水将尽；乳房疾患：如内外吹乳痈、乳发、乳疽、乳痰溃后，脓水将尽，乳漏；肛门疾患：如肛周脓肿溃后脓尽，肛裂；冻疮脓腐将尽，以及某些外科疾患术后，伤口愈合迟缓者。

【方论】《中成药研究》（1986，2：31）：本方石膏可清凉防腐，生肌敛疮。药理实验表明，石膏局部涂敷，可减少分泌物渗出，防止感染，促进愈合；轻粉外用有明显杀菌作用；赤石脂善收湿排脓，敛疮长肉。三者为主，可使余毒得解，脓尽腐脱，肌肉生长，则疮口愈合。又黄丹是疡科常用的解毒生肌定痛药，与轻粉合用，解毒去腐生新之力尤著。龙骨与石膏、赤石脂相伍，生肌敛疮之力倍增。血竭可散瘀定痛，生肌长肉。乳香是活血定痛追毒之良药，与血竭相合，使血行流畅，则疼痛可止，血活肉长，则疮口可敛。至于樟脑，性走而不守，能杀虫防腐，通窍止痛。现代药理研究表明，樟脑具有某些镇痛止痒和温和的防腐作用。因本方生肌收口而不敛邪，防腐行血有利生肌，所以为外科常用的生肌收口药。

【验案】一女人，左口上牙根突肿如栗，坚硬如石，不痛，此多骨疽也，药亦不效。后三年始痛，破流臭脓，后出多骨，形如小鳖，肿仍不退，此骨未尽，稍久又出小骨二块，枯色棱曾，其肿方退。以四君子汤加升麻、陈皮，外以甘草煎汤漱口，生肌散日搽三次而收敛。

白灵药

【来源】《外科正宗》卷四。

【组成】水银二两（用铅一两化开，投入水银听用） 火消二两 绿矾二两 明矾二两

【用法】上为末，投入锅内化开，炒干，同水银碾细，入泥护阳城罐内，上用铁盏盖之，以铁梁铁兜左右，用烧熟软铁线上下扎紧，用紫土盐泥如法固口，要烘十分干燥为要，架三钉上，砌百眼炉，先加底火二寸，点香一枝，中火点香一枝，顶火点香一枝；随用小罐安滚汤在傍，以笔蘸汤搽擦盏内，常湿勿干。候三香已毕，去火罐，待次日取起，开出药来，如粉凝结盏底上，刮下灵药，收藏听用。凡疮久不收口，用此研细，掺上少许，其口易完。若入于一概收敛药中，用之其功甚捷。

【主治】疮久不收口。

白朱砂散

【来源】《外科百效》卷一。

【组成】上好白雪瓷器

【用法】上为极细末。掺疮口上。

【功用】生肌敛口。

合口散

【来源】《外科百效》卷一。

【组成】山鳅（黄泥包，煨热后去泥）

【用法】上为末。麻油调搽。

【功用】生肌敛口。

【主治】诸疮。

军持露

【来源】《外科大成》卷一。

【组成】没药 乳香 儿茶 轻粉各等分

【用法】上为末。每用三至五钱，水煎黄色洗之，或猪蹄汤煎洗尤佳。

【功用】生肌。

【主治】溃疡腐尽，见新肉珠时。

银丝散

【来源】《外科百效》卷一。

【组成】石膏八两

【用法】上用盐调黄泥作一罐子，将石膏放内，火煅过，每两加飞过黄丹五钱。

【功用】生肌敛口。

敛口稀锦散

【来源】《外科百效》卷一。

【组成】豨莶草（焙干，为极细末） 鸡肉锦（为极细末）

【用法】和匀。掺疮口，每用先以麻油抹过方掺。

【功用】敛口。

【主治】溃疡日足肉满。

生肌散

【来源】《外科大成》卷二。

【组成】炉甘石一两（煅，入三黄汤内七次） 木香 降香 乳香 没药 血竭 儿茶 黄柏 黄连 白芷 白蔹各五钱 龙骨三钱 冰片一钱 麝香三分 赤石脂一两（煅） 黄丹一两（飞七次） 海螵蛸（汤泡，去皮）五钱

【用法】上为末用。

【功用】长肉收口。

生肤散

【来源】《辨证录》卷十三。

【组成】麦冬一两 熟地二两 山茱萸一两 人参五钱 肉桂一钱 当归一两 忍冬藤一两 白术五分

【用法】水煎服。二剂而肉自长，又二剂外口自平，又二剂全愈。

【主治】背痈将愈，阴虚不能济阳，而疮口不收者。

掺 药

【来源】《冯氏锦囊·杂症》卷十九。

【组成】珍珠二分（生研极细） 乳香（箬上炙燥）五分 没药五分 铅粉五分 瓜儿血竭五分 真扫盆轻粉四分 儿茶三分 上白占一钱 大冰片二分 象皮一钱（切小方块瓦条，细灰拌炒成珠）

【用法】上药研极细。先用浓茶或猪蹄汤洗净，以少许掺之。

【功用】生肌长肉。

加味四君子汤

【来源】《洞天奥旨》卷七。

【组成】人参五钱 茯苓一两 生甘草二钱 金银花一两 牛膝五钱 炒白术一两

【用法】水煎服。

【主治】多骨痈骨消后，疮口肌肉难生者。

生肌散

【来源】《良朋汇集》卷五。

【组成】桑叶

【用法】上用醋煮一滚，捞起。贴疮上。

【功用】生肌收口。

【主治】《惠直堂方》：久远疮口不收。

生肌散

【来源】《良朋汇集》卷五。

【组成】猫犬头骨

【用法】烧灰，研末。上患处。

【主治】疮久不收口。

珠泥膏

【来源】《良朋汇集》卷五。

【组成】真麻油四两 定粉 黄蜡各二两 琥珀五分 珍珠一钱 冰片三分 乳香（去油） 没药（去油）各五分

【用法】上将香油入锅内沸之，再下蜡化开，冲入定粉，搅匀，拿下火，待温再入众药，搅匀入水中，拔去火毒。

【主治】顽疮、诸疮不收口。

黄灵药

【来源】《灵药秘方》卷下。

【组成】铅九钱　汞　雄黄各一两　火消三两　枯矾二两　朱砂四钱

【用法】先将铅化开，同诸味为末，入罐封固，升打三炷香，擦盏火足，冷定取药，每药一钱，加乳香、没药。海螵蛸（水煮）、珍珠各五分，血竭、象皮（煅）各四分，儿茶三钱，轻粉、赤石脂（煅）、龙骨（煅）各三分，黄柏、文蛤壳（煅）各二分，甘草六分，冰片五厘，麝香二厘。共为细末，乳匀，收固听用。

【功用】生肌长肉。

生肌太乙膏

【来源】《奇方类编》卷下。

【别名】太乙膏（《医宗金鉴》卷九十）。

【组成】真麻油一斤　当归二两　生地二两　生草一两

【用法】以油煎三药枯，滤去滓，滴水不散；然后每油一两，下炒过黄丹五钱，慢火熬成膏，取起，再下黄鼠一两、白鼠一两，微火熬匀，再加入去油乳香、没药各二钱，搅匀。摊贴，一日一换。

【功用】生肌长肉，止疼化毒。

【主治】已破疮毒。

生肌红玉丹

【来源】《奇方类编》卷下。

【别名】生肌玉红丹（《同寿录》卷四）。

【组成】黄丹（炒）二钱　白龙骨（煅）二钱　石膏（煅）三钱

【用法】上为末。掺之。

【主治】疮不收口。

生肌膏

【来源】《惠直堂方》卷三。

【组成】轻粉一分半　密陀僧三分　水粉一钱　冰片三厘　龙骨（煅）一分　银朱五分　赤石脂八分

【用法】上为末，熟猪肉油调和。敷患处，外用膏盖之。

【主治】痈疽疮口不收。

长肉生肌散

【来源】《惠直堂方》卷三。

【组成】龙骨（煅）二钱　血竭三钱　象皮一两（炒）　儿茶二钱　甘石二钱（煅）　乳香　没药各一钱（去油）　冰片二分

【用法】上为末，瓷瓶收贮。用时以少许掺膏药上贴之。

【功用】长肉生肌。

珍珠散

【来源】《惠直堂方》卷三。

【组成】芦甘石五钱　防风　生地　甘草　连翘　花粉　白芷　大黄各三钱

【用法】上煎浓汁，火煅芦甘石令红，淬汁内，再煅再淬，以汁尽为度，冷定研细末，加冰片二分，研匀掺疮上，以膏盖之。

【功用】生肌。

【主治】痈疡疮口不敛。

紫微膏

【来源】《外科全生集》卷四。

【组成】香油四两　烛油一两半　黄蜡一两半　炒铅粉三两　轻粉　乳香　阿魏　白蜡　没药各五钱　儿茶六钱　雄黄　龙骨　真珠各五钱

【用法】先以香油、烛油、黄蜡熬至滴水不散，入炒铅粉、轻粉、乳香、阿魏、白蜡、没药、儿茶、雄黄、龙骨、真珠搅匀，远火，再入麝香五钱，成膏听用。

【功用】生肌收口。

八宝丹

【来源】《种福堂公选良方》卷四。

【组成】乳香　没药（各去油）　血竭　轻粉各二钱　儿茶　龙骨　铅粉各一钱　冰片五分

【用法】上为极细末。

【主治】腐肉已尽，新肉迟生。

收口掺药

【来源】《种福堂公选良方》卷四。

【组成】龙骨一钱（煅熟） 厚象皮二钱（煅） 熟石膏五钱 儿茶 轻粉 乳香（去油） 没药（去油） 琥珀各五分 白螺蛳壳（煅末）二钱

【用法】上为细末。掺患处。

【功用】长肉收口。

回阳生肌散

【来源】《仙拈集》卷四。

【组成】干姜（炒黑）

【用法】上为末。掺患处，觉热如烘，生肌甚速。

【功用】生肌。

【主治】冷疮久不收口。

收口生肌散

【来源】《仙拈集》卷四。

【组成】象皮（火焙干）三钱 龙骨 乳香 没药 轻粉各一钱 朱砂五分 冰片五厘

【用法】上为极细末。先以茶椒汤洗净，敷药。

【主治】多年顽疮不收口。

敛口生肌散

【来源】《仙拈集》卷四。

【组成】滑石 赤石脂各等分

【用法】上为末。干掺；或香油调散。

【主治】疮湿烂，久不收口。

煮桑叶方

【来源】《仙拈集》卷四引程氏方。

【组成】桑叶

【用法】将桑叶醋煮一滚，捞起。贴疮。

【功用】生肌收口。

八宝丹

【来源】《疡医大全》卷九。

【组成】珍珠（布包，入豆腐内煮一伏时，研细）一钱 牛黄五分 象皮（切片） 琥珀（灯心同乳） 龙骨（煅） 轻粉各一钱五分 冰片三分 炉甘石（银罐内煅红，研细）三钱

【用法】上为极细末，瓷瓶密贮。每用少许。

【功用】生肌长肉，收口。

【主治】痈疽不能收口。

生肌散

【来源】《疡医大全》卷九。

【组成】人参 西牛黄 珍珠 琥珀 熊胆 乳香（去油） 没药（去油）各二两 炉甘石（煅） 海螵蛸 龙骨 石膏（煅） 轻粉各五钱 杭粉二两

【用法】上为极细末，入冰片五分，再乳千下，瓷瓶密贮。每用少许。

【功用】生肌收口。

生肌散

【来源】《疡医大全》卷九。

【组成】红升丹一钱 血竭 海螵蛸 象皮（焙焦） 黄丹 轻粉各三钱 赤石脂 儿茶 紫河车（煅）各五钱 乳香（去油） 没药（去油）各二钱

【用法】上为极细末。掺上膏贴。

【功用】生肌。

【加减】疮口红热，加珍珠二钱；疮口寒白，加肉桂一钱；疮口虚陷，加人参二钱。

生肌散

【来源】《疡医大全》卷九。

【组成】轻粉一钱 血竭 儿茶各一钱 自死螺蛳（连泥者）十个（煅）

【用法】上为极细末，加冰片一分收贮。每用少许，用乳汁调搓。三次全愈。

【功用】生肌。

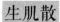

生肌散

【来源】《同寿录》卷四。

【组成】牡蛎（去粗皮，净）二两　水粉一两五钱

【用法】煮炒干，加生矾三分，又加水粉五钱，生用。共为末，研极细，掺上。或外加冰片少许，麝香亦可。

【功用】生肌。

斑龙散

【来源】《本草纲目拾遗》卷九。

【组成】鹿胫骨

【用法】上用湿纸包固，灰火煨之，以黄脆可研为度。若焦黑色者为过性，勿用。外掺。

【功用】生肌收口。

【主治】大毒。

生肌完肤散

【来源】《产论》。

【组成】大蒜一百钱（烧存性）　轻粉十一钱　莽草五钱（阴干，烧为灰）

【用法】以胡麻油调之，涂其疮上。

【主治】分娩阴裂者。

生肌地栗粉

【来源】《古方汇精》卷二。

【组成】荸荠一两（去皮，磨粉）　真象牙屑　川贝　云苓各五钱

【用法】上药为末，和匀，再研极细。掺膏上用。

【功用】收口。

【主治】一切外患溃后，余肉已尽，新肌未生。

香蜡生肌膏

【来源】《古方汇精》卷二。

【组成】白丁香一钱（即公麻雀屎）　麻油一两黄蜡三钱

【用法】上熬成膏。遇诸疮不收口，将此膏填满疮口，外盖膏药，一二日自能生肌收口。汤火伤，用此膏搽之，次日即愈。

【功用】生肌收口。

【主治】诸疮不收口。汤火伤。

脓溃生肌散

【来源】《古方汇精》卷二。

【组成】生龙骨三钱　螵蛸　熟石膏各二钱　干胭脂　陈石灰　象皮各一钱（煅）　浮干石六分　珍珠八分

【用法】上药各为末，研细如飞面。每用少许掺膏上。

【主治】痈疽脓毒溃尽，肌肉不生。

十珍汤

【来源】《喉科紫珍集》卷上。

【组成】川芎七分　炙甘草四分　党参　熟地各二钱　黄耆一钱五分　当归　白芍　茯苓　白术桔梗各一钱

【用法】水二钟，加大枣二个，煎七分，食后服。

【主治】咽喉诸症，脓出之后，气血俱虚，不能收口，或饮食不思，虚热恶寒。

生肌散

【来源】《喉科紫珍集》卷上。

【组成】赤石脂　海螵蛸　龙骨各一两　乳香　没药（炙）　枯矾　文蛤（炙）各五分　白芷　轻粉血竭　朱砂　象皮（炙）各一钱（如无象皮，用真象牙屑二钱代之）

【用法】上为细末。临用时加麝香、冰片少许吹之。

【功用】去腐生新收口。

【主治】缠喉风、骨槽风、单双乳蛾、喉痹、重舌等日久有脓已溃，疮口不收者。

【宜忌】忌牛、羊肉及一切发物。

【加减】如疮口破烂艰于完密者，加珍珠一钱，紫金藤二钱。

八宝膏

【来源】《喉科紫珍集》卷下。

【组成】黄丹　宫粉　血余（滚水泡洗）各一两　铜青三两　白蜡二两（黄蜡亦可）　末后（即黑山羊粪。以新瓦晒露七昼夜，不可经雨，为末）一两（或用午后，即白马粪）

【用法】用桐油、麻油、菜油各四两，先将丹粉、血余煎化，再下蜡末、铜青、末后，用柳枝搅匀，滴水成珠，取起出火气，备用。贴疮。

【功用】生肌长肉。

十宝丹

【来源】《疡科心得集·家用膏丹丸散方》。

【组成】琥珀五分　珍珠三分　乳香五分　没药五分　象皮五分　血竭五分　儿茶五分　龙骨一钱　辰砂五分　麝香一分

【用法】上为极细末，密贮待用。

【功用】生肌长肉收口。

八宝丹

【来源】《疡科心得集·家用膏丹丸散方》。

【组成】珍珠五分　血珀（灯心同研）一钱　象皮（切，烘）一钱　龙骨（煅）一钱　辰砂一钱　乳香五分　没药五分　白及一钱

【用法】上为极细末，瓷瓶密贮，待用。

【功用】收口生肌长肉。

珍珠散

【来源】《疡科心得集·家用膏丹丸散方》。

【别名】珍珠生肌散（《增订治疗汇要》卷下）。

【组成】珍珠三钱（生研）　炉甘石一两（煅）石膏一两五钱（在童便内浸四十九日，朝晒夜露，不可经雨，煅研）

【用法】上为极细末。掺之。

【功用】止痛生肌收口。

玉红膏

【来源】《伤科补要》卷三。

【组成】紫草二两　全归三两　生地四两　象皮二两　乳香二两　没药一两　甘草五钱　合欢皮二两

【用法】上药用麻油半斤，煎枯去滓，再入黄占四两、白占二两、血竭五钱，以上共煎至滴水不化，成膏听用。

【功用】止痛，生肌，长肉。

【主治】一切疮口。

大八宝丹

【来源】《外科集腋》卷一。

【组成】珍珠一钱　琥珀　龙骨（煅）各二钱　象皮（炙）　血竭　乳香　没药（去油）各一钱　赤石脂二钱　冰片二分　人参五分　辰砂五分

【用法】上为极细末，收贮。

【功用】生肌。

【主治】疮疡腐肉已净。

白粉霜

【来源】《疡科遗编》卷下。

【组成】铅炼水银　龙骨（煅）各二钱　芦甘石三钱（煅）　轻粉一钱

【用法】上药各为末，和匀。干掺。

【功用】专收疮口。

神效生肌散

【来源】年氏《集验良方》卷六。

【组成】龙骨（煅）一钱　海螵蛸一钱　没药（炙去油）一钱　乳香（炙去油）一钱　象皮（煅）一钱　真轻粉一钱　真血竭一钱　赤石脂（煅）二钱　冰片三分　珍珠六分（豆腐煮，研无声）麝少许

【用法】上为极细末，瓷器收贮，封口。每用少许，掺上疮口。

【主治】顽疮不收口。

珍珠散

【来源】《徐评外科正宗》卷二。

【别名】奇效八宝丹（《春脚集》卷四）、八宝丹、珍珠犀黄八宝丹（《梅氏验方新编》七集）、珍珠生肌散（《药奁启秘》）。

【组成】珍珠一钱（人乳浸三日，夏天须每日换乳，研极细如飞面） 血竭五分 儿茶五分 石膏一钱（煨） 炉甘石一钱（以黄连五分煎汁煅淬，研极细，水飞净） 赤石脂一钱（煅） 陈年丝吐头五分（煅存性） 冰片一分二厘

　　方中珍珠，《春脚集》、《梅氏验方新编》均作"珠母"。

【用法】上各为细末，再称准，共研极匀，瓷瓶收贮，勿令泄气。用时掺疮面。

【功用】生肌长肉，平口收功。

【主治】诸毒脓腐已尽，未收口者。

生肌方

【来源】《医方易简》卷十。

【组成】田七三钱 红花 黄柏 儿茶各二钱 血竭四钱 乳香 没药 川连各五分 归尾二钱 桃仁二钱（去皮） 象胆五分 元麝三分 珍珠四分 冰片三分

【用法】上为细末。另取茶油十二两，山大刀叶（略晒）约半斤，煮焦去滓，滴水成珠，再下黄蜡三两，化溶后，下前药末，或稀，少加黄丹搅至合式。油纸开贴，贴一日。若有脓，揭起，用葱头煲酒洗净药膏及伤口，再贴，数日一换。

【主治】刀、石、木等伤、各症流血，经用药已止，但未长肉芽者。

敛口生肌散

【来源】《医方易简》卷十。

【组成】花蕊石一两 乳香 没药各一两

【用法】上为末，药须用极真者，先将花蕊石在炭火中煅红，蘸二味令烟，再煅再蘸，末尽为度，取出置地上出火毒。

【功用】敛口生肌。

四龙丹

【来源】《救伤秘旨》。

【组成】煅石膏五两 淡黄丹 乳香（去油） 没药（去油）各五钱

【用法】上为细末。

【功用】止血生肌。

【加减】夏令，加冰片少许。

红玉膏

【来源】《梅氏验方新编》卷六。

【组成】黄蜡 白蜡 乳香 没药各五钱 樟冰 血竭 轻粉 象皮各四钱 儿茶二钱 熟猪油四两

【用法】将二蜡融化，去滓，入前药末搅匀。先以葱白汤洗净患处，拭干后敷药，以纸盖之。勿令见风。

【主治】破伤溃烂，久不收口。

九二丹

【来源】《青囊立效秘方》卷一。

【组成】熟石膏一两 净黄升二钱 水飞黄丹一钱

【用法】乳至无声。外敷。

【功用】生肌长肉。

【主治】痈疽、疮疡，腐脱脓净者。

生肌散

【来源】《外科传薪集》。

【组成】滑石一两 冰片二分 朱砂一钱

【用法】上为末。掺患处。

【功用】长肉收功。

珍珠散

【来源】《外科传薪集》。

【组成】珍珠五钱 石膏（煅）五钱 西黄一分 冰片二分

【用法】上为细末。外掺疮面。

【功用】生肌长肉。

白玉神膏

【来源】《寿世新编》卷中。

【组成】芦甘石四两（先以黄芩、黄连、黄柏，用童便煮汁候冷，方将甘石倾银罐内煅红，淬入童便汁内许久，再研细，水飞） 龙骨一两五钱（煅

透，水飞）　真乳香一两五钱　真没药一两五钱　轻粉一两　血竭一两五钱　赤石脂一两五钱　生甘末一两二钱　正川连一两五钱　枯矾一两　银朱二两　大梅片八钱

【用法】上药各为极细末，过绢筛听用。先以猪板油四斤去膜，干净铁锅熬化，细布滤净滓，仍熬滚，方加黄、白蜡各四两，再熬化，离火，再将各药末放入油内，搅至极匀。十日后用棉纸摊贴患处。

【功用】去毒生肌。

【主治】手足溃烂，并久疮不收口及下疳。

生地膏

【来源】《青囊秘传》。

【组成】细生地四两　白蜡一两五钱　麻油八两

【用法】将生地入油熬枯，沥净渣，熬至滴水成珠，离火入蜡，溶化和匀。

【功用】生肌长肉。

生肌散

【来源】《青囊秘传》。

【组成】珍珠一钱　瓜儿竭一钱　乳香（箬上烘）一钱　没药（箬上烘）一钱

【用法】上为极细末。先用猪蹄汤，或浓茶洗净，用少许掺之。

【功用】敛疮。

【主治】疮口不收，必有伏毒，周围皮肤紫黑，年深日久。

白灵丹

【来源】《青囊秘传》。

【组成】熟石膏一两　白蜡二钱　梅片三分

【用法】上为末。掺之。

【功用】收口。

白玉膏药

【来源】《青囊秘传》。

【组成】白及　白蔹　白芷

【用法】以上三味加鲫鱼一条，麻油一斤，先熬去滓，再入轻粉、白占各一两、铅粉十两收膏。

【主治】疔毒疮久不收口。

凉血散

【来源】《青囊秘传》。

【别名】清凉散、桃花散。

【组成】熟石膏（尿浸更佳）一两　黄丹二钱

【用法】上为极细末。干掺，或麻油调。

【功用】生肌长肉。

珍珠八宝丹

【来源】《饲鹤亭集方》。

【组成】珍珠　象皮　冰片　乳香　没药　鸡内金各三钱　生龙骨　赤石脂各二两　血竭　轻粉各四钱　铅粉一两　辰砂二钱

【用法】上为末。掺患处。

【功用】止血定痛，生肌长肉。

【主治】金疮、刀疮，跌扑损伤，或一切疮毒，久不收口。

唾沫膏

【来源】《饲鹤亭集方》。

【别名】仙传药纸。

【组成】真象皮八两（切片）　苏木屑　粒红花各四两

【用法】用新汲水五大碗，同入砂锅熬至象皮糜烂，沥去滓，再下黄明胶四两，上火融化；俟凝定，排笔蘸刷厚棉纸上，每料可刷五六十张，凉干。临用剪取，口津润湿贴之。

【主治】木石金刃磕伤，皮破血出；及诸疮不敛，百虫所螫。

八宝丹

【来源】《外科方外奇方》卷二。

【组成】人参　犀黄各五钱　轻粉　白龙骨各一两　濂珠　真象皮各八钱（炙）　上冰片二钱

【功用】生肌收口。

生肌散

【来源】《外科方外奇方》卷二。

【组成】辰砂二钱 血竭二钱 海螵蛸三钱 川贝三钱 轻粉二钱 冰片五分 龙骨三钱 寒水石五钱（煅）

【用法】上为细末。掺患处。

【功用】生肌收口。

【主治】疮疡。

生肌散

【来源】《外科方外奇方》卷二。

【组成】赤石脂六两 轻白炉甘石三两（二味用防风、荆芥、黄芩、黄连、黄柏、连翘、银花、羌活、甘草等分，煎浓汤，煅红，淬汁内九次） 嫩石膏三两（冬煨夏生为末，甘草水飞浸） 白龙骨二两（煅，用童便淬七次用） 冰片一钱 粉口儿茶一两 轻粉三两 川连一钱五分

【用法】上为细末。掺患处。

【功用】生肌收口。

【主治】疮疡。

生肌散

【来源】《外科方外奇方》卷二。

【组成】川文蛤二钱（炒） 乳香（去油） 没药各一钱 枯矾五分

【功用】生肌收口。

生肌散

【来源】《外科方外奇方》卷二。

【组成】煅龙骨 海螵蛸 乳香 没药 象皮（锉末或炙） 血竭 轻粉各一钱 赤石脂二钱 冰片三分 珍珠六分（同腐制，研至无声） 麝香少许

【用法】上为细末用。

【功用】生肌收口。

生肌散

【来源】《外科方外奇方》卷二。

【组成】儿茶 白龙骨各一钱 轻粉 滑石各五分 冰片五厘

【用法】共为细末用。

【功用】生肌收口。

生肌五宝丹

【来源】《外科方外奇方》卷二。

【组成】制甘石一两 珍珠五钱 轻粉三钱 琥珀二钱 冰片二分

【功用】生肌收口。

白云丹

【来源】《外科方外奇方》卷二。

【组成】轻白炉甘石一两（将倾银罐内，煅至通红，倾好醋内，淬七次为度） 轻粉一钱 白蜡二钱 冰片一分

【功用】生肌收口。

赤云丹

【来源】《外科方外奇方》卷二。

【组成】轻白芦甘石一两 黄连汁（煅淬七次）大梅片三钱 水飞辰砂八钱

【功用】生肌收口。

简易玉红膏

【来源】《外科方外奇方》卷二。

【组成】真香油二十两（火上熬滚）

【用法】下净头发五钱，淬令净，鸡子十个，打破黄白搅匀，徐入油内熬枯去淬，下黄占五两，化开离火，再入飞丹五两，搅匀之。摊贴。

【功用】生肌收功，止痛拔毒。

十全丹

【来源】《疡科纲要》卷下。

【组成】西血珀五钱 明腰黄五钱 漂牡蛎粉一两鸡胫骨 狗胫骨（烘燥，研细，勿焦枯） 绵西耆（烘燥，研细，筛去粗末）各四钱 青龙齿（生

研）五钱　乌贼骨六钱　红升丹二钱　元寸五分
大梅片三钱

【用法】上为细末。外用。

【功用】生肌收口。

【主治】疮疡毒净，正气大薄，不易生肌者。

麟龙丹

【来源】《疡科纲要》卷下。

【组成】龙骨　麒麟竭　雄黄（腰黄为佳）　银朱
各少许　滑石　儿茶　梅片

【功用】收口。

【主治】外疡毒净后。

补天丹

【来源】《丁甘仁家传珍方选》。

【组成】麦饭石（醋煅七次）四两　煅鹿角（存
性）四两　白蔹二两

【用法】上为细末。每取少许，小膏药贴之。

【功用】提毒长肉。

【主治】《药奁启秘》：溃疡久不生肉，不能收
口者。

【宜忌】不可早用。

半提丹

【来源】《中国医学大辞典》。

【组成】红升丹加珍珠散

【功用】收口。

【主治】疮疡。

八宝生肌丹

【来源】《药奁启秘》。

【组成】熟石膏一两　轻粉一两　黄丹三钱　龙骨
三钱　血竭三钱　赤石脂一两　乳香　没药各三钱

【用法】上为极细末。掺患处，上盖薄贴。

【功用】生肌收口。

【主治】

1.《药奁启秘》：疮证正气太薄，腐脱肌生，
不收敛者。

2.《中医皮肤病学简编》：硬结红斑。

生肌散

【来源】《顾氏医径》卷六。

【组成】煅石膏一两　象牙屑四钱　煅龙骨二钱

【用法】水飞为丹。

【功用】生肌。

珠粉散

【来源】《顾氏医径》卷六。

【组成】真珠母（即大石蚌）　炉甘石三两　石膏
三两　陈年蚕丝茧一两　赤石脂三两　血竭三钱
粉口儿茶一两

　　　　方中真珠母用量原缺。

【用法】掺疮上。

【功用】生肌长肉。

【主治】疮毒脓腐已尽者。

疮不收口熏条

【来源】《外科十三方考》。

【组成】朱砂三钱　雄黄三分　银朱三钱　大风子
三枚　木鳖子三钱

【用法】先将大风子、木鳖子二物捣碎，乃入前三
味拌匀，以纸铺，卷成筒，约长二寸许即成。用
时先将疮痂抓破，然后点燃熏之，后五六日间再
熏一次。疮即收口痊愈。

【主治】疮不收口。

生肌八宝丹

【来源】《中药成方配本》。

【组成】制甘石四钱　煅龙骨三钱　煅石膏五钱
煅赤石脂四钱　血竭五分　冰片六分　轻粉一钱
五分　白蜡三钱

【用法】各取净末和匀，再研至极细为度，约成粉
二两一钱。将药粉掺患处，用白玉膏盖贴。

【功用】生肌收口。

【主治】疮疡溃烂，久不收口。

生肌散

【来源】《北京市中药成方选集》。

【别名】象皮生肌散（《中医皮肤病学简编》）。

【组成】象皮（炙）一两　血竭一两　赤石脂（生）一两　乳香（炙）一两　龙骨（煅）一两　冰片三钱　没药（炙）一两　儿茶一两

【用法】上为极细末，过罗，干洒患处。

【功用】《北京市中药成方选集》：生肌止痛。

【主治】

　　1.《北京市中药成方选集》：疮疖溃后，久不收口。

　　2.《赵炳南临床经验集》：慢性顽固性溃疡（顽疮），下肢溃疡（臁疮），放射性溃疡。

　　3.《中医皮肤病简编》：烫火伤。

【宜忌】《赵炳南临床经验集》：疔疖溃后，脓毒未净的疮面勿用。

八宝生肌散

【来源】《全国中药成药处方集》（哈尔滨方）。

【组成】血竭四钱　乳香三钱　没药三钱　龙骨三钱　海螵蛸三钱　儿茶三钱　象皮三钱　寒水石三钱　梅花片五片

【用法】上为极细末，后入梅片研匀。撒覆疮口上，外用膏药贴盖之。

【功用】生肌收口。

【主治】疮疡毒气已尽，新肉不生，久不敛口。

【宜忌】疮毒未尽者勿用。

生肌散

【来源】《全国中药成药处方集》（天津方）。

【组成】血竭　煅龙骨　生乳香　生没药各二两　海螵蛸（去壳）五钱　象皮（滑石烫）生赤石脂各二两　冰片一钱

【用法】上为细末，和匀，一钱重装瓶。上患处，外贴硇砂膏或朱砂膏。

【功用】化腐生肌，解毒止痛。

【主治】诸般疮疖，溃脓流水，肌肉不生，久不收口。

生肌散

【来源】《全国中药成药处方集》（兰州方）。

【组成】血竭一两（花）　龙骨二两　象皮二两　乳香二两　没药二两　赤石脂二两　海螵蛸五钱　梅片二钱　朱砂四钱

【用法】上为细末。将药敷疮上，用纱布盖贴之。

【功用】解毒止痛，生肌渗湿，去腐生新。

【主治】痈疽疮疖溃烂后，久不收口。

【宜忌】忌房事。

生肌散

【来源】《全国中药成药处方集》（济南方）。

【组成】象皮三钱　乳香一钱　没药一钱　血竭二钱　儿茶三钱　冰片六分　海螵蛸三钱　煅龙骨三钱　煅石决明一两　煅石膏一两　珍珠一钱

【用法】上为极细末。将疮口洗净，敷患处，外以药膏覆之。

【主治】痈疽疮疖，溃后不敛。

【宜忌】忌辛辣等食物。

生肌珍珠散

【来源】《全国中药成药处方集》（抚顺方）。

【组成】乳香　没药　血竭　儿茶　水石　象皮　海蛸各二钱　龙骨三钱　冰片二分五　苏珠一分

【用法】上为细末。掺之。

【功用】生肌敛口，去腐生新。

【主治】疮疡毒尽，气血不足，久不生肌敛口。

白鲫鱼膏

【来源】《全国中药成药处方集》（重庆方）。

【组成】北辛　姜虫　虫退　全虫　白芷　黄柏　薄荷　蓖麻子　地榆　生地　鲫鱼　铅粉　麻油

【用法】先将各药用麻油熬煎取汁，去滓后加入铅粉制成膏药，用油纸分摊成张，包装成盒，每盒一百张，净药二两五钱。用开水或茶将患处洗净，膏药熨热贴上。

【功用】生肌敛口。

【宜忌】忌入口，孕妇忌贴脐下。

拔毒生肌膏

【来源】《全国中药成药处方集》（武汉方）。

【组成】当归 生地 黄柏 槐枝各八钱 人发三钱 紫草皮二钱 红升五钱 冰片五分 黄连粉五钱 黄蜡四两

【用法】用前六味加麻油一斤，用火熬枯，去滓，再加红升、冰片、黄连粉、黄蜡搅匀，待冷，成膏十七两八钱，共装八十九盒，每盒重二钱。摊于纱布上，贴患处。

【主治】痈疽疮疖，溃烂久不收口者。

拔毒生肌膏

【来源】《全国中药成药处方集》（西安方）。

【组成】羊蹄甲一只 牛抵角 猪蹄甲 商陆各五钱 闹洋花一两 西大黄一两半 巴豆 白及 白蔹各二钱半 苍耳二两 蓖麻一两半 干蝉一个 当归 漏芦各五钱 山甲一两 两头尖一两半 鲫鱼一个 玄参一两 木鳖生川乌 生草乌 杭大戟各二钱半 香油十斤 黄丹五斤 没药二钱 乳香一钱 元桂 芒消 轻粉各一钱半

【用法】后五味为面，熬成时兑入，照一般熬膏药法熬制，摊于油纸上。将疮口先以开水洗净，用此膏贴之，一日一换。

【功用】拔毒生肌，护膜防菌。

【主治】已溃之痈毒疮疡。

珍珠丹

【来源】《全国中药成药处方集》（重庆方）。

【组成】珍珠一钱 炉甘石八两 琥珀七分 龙骨四分 赤石脂四分 钟乳石六分 朱砂五分 血竭二分 象皮五分

【用法】先将炉甘石火煅飞净，珍珠、血竭另研，象皮与朱砂同余药共研细末，合匀后，每两再加冰片二钱研细，玻璃瓶包装。用时外掺患处。

【主治】外症疮疡溃烂，不生肌肉。

生肌散

【来源】《外伤科学》。

【组成】制炉甘石五钱 滴乳石三钱 滑石一两 琥珀三钱 朱砂一钱 冰片一分

【用法】上为极细末。掺疮面，外盖膏药或油膏。

《中医伤科学》：亦可用凡士林适量调煮成油膏外敷。其中冰片亦可待用时掺撒在膏的表面方敷。

【功用】生肌收口。

【主治】痈疽溃后，脓水将尽者。

甘乳膏

【来源】《赵炳南临床经验集》。

【组成】乳香二钱 水飞甘石粉二钱 龙骨二钱 石脂二钱 海螵蛸二钱 凡士林四两

【用法】直接外涂，或涂于纱布上再外敷。

【功用】收干生肌。

甘乳药捻

【来源】《赵炳南临床经验集》。

【组成】甘石粉

【用法】上为极细末（水飞甘石最适宜），棉纸捻成药线。按需要长度剪成小段，用镊子夹持插入疮口内，于疮口外留约 0.5～1 厘米长为度。

【功用】收干，生肌。

【主治】脓痈久不敛口。

甘草归蜡膏

【来源】《赵炳南临床经验集》。

【组成】甘草二两 当归 蜂蜡各一两 香油四两

【用法】涂于纱布上再外敷，或做成油纱条高压无菌备用。

【功用】祛脓长肉，和血生肌，收干固皮。

【主治】疮疡久不敛口。

银粉散软膏

【来源】《赵炳南临床经验集》。

【组成】银粉散一两 水飞甘石粉一两 祛湿药膏八两

【用法】上药调匀成膏。外敷患处。

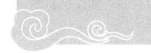

【功用】去瘀收敛，生肌固皮。

【主治】肉芽水肿或肉芽组织生长不良者。

【宜忌】大面积使用时防止汞中毒；汞过敏者禁用。

生肌散

【来源】《朱仁康临床经验集》。

【组成】轻粉30克 血竭末9克 龙骨末9克 炙乳香3克 煅石膏末30克 赤石脂末30克

【用法】以上各药依次加入，研成细末，装瓶备用。用少许直接撒在疮面，外盖玉红膏纱条，再盖敷料。

【功用】生肌长肉。

【主治】溃疡疮面，腐肉已清，新肌已露。

红粉生肌膏

【来源】《中医外伤科学》。

【组成】红粉5克（又名红升丹） 朱砂15克 生肌膏80克

【用法】上药均匀调成膏，加消毒纱布制成。外用。

【功用】化腐生肌。除去瘘管管壁瘢痕组织及不良肉芽组织。

【主治】慢性顽固创面久不愈者。

生肌膏

【来源】《中医外科临证集要》。

【组成】广丹30克 白及60克 黄蜡150克 紫草15克 麻油300克

【用法】先将白及研成极细粉末。然后将麻油入锅内煎开，再将紫草用双层纱布包好置入油内，约5分钟离火，捞起紫草，投入黄蜡烊化，稍冷即下广丹和白及末，拌匀即成。

【功用】生肌合口。

【主治】一切痈疽溃口，毒尽不敛者。

【方论】方中紫草清血生肌，广丹、白及、黄蜡生肌合口，麻油润燥养肌。腐脱脓尽者，用之效果颇佳。

八、漏 疮

漏疮，是指各种疮疡疮面破溃后，脓水淋漓不尽，久不收口的病情。《普济方》："夫漏者，诸瘘之溃漏也。……不特瘘能为漏，凡痈疽诸发，随处所在，苟有宿脓败肉朽骨，停蓄其间，皆一切漏疮之萌蘖也。"如《严生济生方·痈疽疔肿门瘘论治》："痈之根脚浅而阔，倘治之迟，则有溃烂肌肉之患，若久不合，则多为漏疮……"《素问识》："瘰疬者，其状累然，而历贯上下也，故于颈腋之间，皆能有之。因其形如鼠穴，塞其一复穿其一，故又名鼠瘘。《说文》'瘑，漏创也。瘘，肿也，一曰久创。'知是二字俱漏疮之谓。盖其状累然未溃者况，为瘰病。已溃而脓不止者，为鼠瘘。"

本病多由痈疽瘰疬等溃后，余毒未尽，留连肉腠，疮口不合，日久成漏；或因肺脾两虚，气血不足，以及虚劳久咳，肺肾阴虚，湿热乘虚流注，久则为漏。

本病的治疗，多内治与外治合用。湿热下注者，治宜清热利湿；正虚邪恋者，治宜益气养血，托毒生肌；阴液亏虚者，治宜养阴清热。同时配合熏洗、药线引流等外治法。

白癞方

【来源】方出《肘后备急方》卷五，名见《外台秘要》卷三十引《范汪方》。

【别名】苦参酿酒（《太平圣惠方》卷二十四）、苦参酒（《圣济总录》卷十八）。

【组成】苦参二斤 露蜂房二两 曲二斤（一方加猬皮）

【用法】水三斗，渍药二宿，去滓，黍米二升，酿熟。稍饮，一日三次。

【主治】

1. 《肘后备急方》：鼠瘘，诸恶疮。

2. 《外台秘要》引《范汪方》：遍身白屑瘙痒。

苦参酒

【来源】方出《肘后备急方》卷五，名见《圣济总录》卷十八。

【组成】苦参二斤　露蜂房二两　曲二斤

【用法】以水三斗，渍药二宿，去滓，黍米二升，酿熟，稍饮，一日三次。

【主治】白癞，鼠瘘恶疮。

生肉膏

【来源】《外台秘要》卷二十三（注文）引《肘后备急方》。

【组成】楝白皮　鼠肉各二两　薤白三两　当归四两　生地黄五两　腊月猪脂三升

【用法】煎膏成。敷疮孔上。

【功用】生肉。

【主治】瘘疮。

生肉膏

【来源】《外台秘要》卷二十三引《刘涓子鬼遗方》。

【组成】桑薪灰三升

【用法】水四升，淋之，复重淋之，取三升石灰，熬令黄，纳灰汁中，以两重帛裹绞去滓，更鱼目煎，取二升，勿用急火煎。随瘘孔深浅，初时作服散而愈，孔若深四寸，新药与孔裹薤白使濡，安药薤白，入药孔裹。若深四寸，随瘘根而灸两处，每处与四十壮，唯勿灸瘘孔，随深浅去脓。散与膏安着疮孔裹十五过，少迁延日月取愈，肉满脓亦断。

【主治】瘘。

鼠灰散

【来源】方出《外台秘要》卷二十三引《集验方》，名见《太平圣惠方》卷六十六。

【组成】蛇腹中鼠　虾蟆

【用法】上烧为末。每服方寸匕，酒送下。

《太平圣惠方》：二味各一枚，烧灰，为末。用生油调，摊于帛上贴之，日一度换之。

【主治】

1. 《外台秘要》引《集验方》：鼠瘘。
2. 《太平圣惠方》：瘰疬脓水不绝。

乌头散

【来源】《医心方》卷十六引《古今录验》。

【组成】乌头一两　黄柏二两

【用法】上药治下筛。酒服一刀圭，日八夜四，令药热相继。初得痈即服良。

【主治】鼠瘘及痈。

乌麻膏

【来源】《备急千金要方》卷二十二。

【组成】生乌麻油一斤　黄丹四两　蜡四分（皆大两大升）

【用法】以腊日前一日，从午纳油铜器中，微火煎之，至明旦看油减一分，下黄丹消尽，下蜡令沫消，药成，至午时下之。一帖不换药，惟一日一度拭去膏上脓再贴之，以至愈乃止。

【功用】止痛生肌。

【主治】诸漏恶疮，十三般疔肿，五色遊肿，痈疖毒热，狐刺蛇毒，狂犬虫狼六畜所伤不可识者，二十年漏，金疮中风。

地黄膏

【来源】方出《备急千金要方》卷二十三，名见《普济方》卷二九三。

【组成】生地黄　猪脂（不着水）

【用法】上锉。生地黄纳脂中，令脂与地黄足相淹和，煎六七沸。先以桑灰汁洗疮去恶汁，以地黄膏敷疮上，每日一换。

【主治】鼠漏疮，愈后复发，或不愈，出脓血不止。

芫菁丸

【来源】方出《备急千金要方》卷二十三，名见《圣济总录》卷一二七。

【组成】斑猫四十个　豉四十九个　芫青二十个

地胆十个　蜈蚣一寸半　犀角枣核大　牛黄枣核大　生大豆黄十个

【用法】上为末，炼蜜为丸，如梧桐子大。每服二丸，饮送下，须臾多作酸浆粥，冷饮之。病从小便出尿盆中，看之如有虫形状，又似胶汁，此病出也。隔一日一服，饮粥如常，小弱者，隔三、四日，候无虫出，疮渐愈。

【主治】
1.《备急千金要方》：一切漏。
2.《外台秘要》引《崔氏方》：九种瘘。

【宜忌】特忌油腻。一切器物皆须灰洗，乃作食。

杏仁涂膏

【来源】方出《备急千金要方》卷二十三，名见《普济方》卷二九三。

【组成】死蛇　杏仁

【用法】用死蛇去皮肉，取骨为末，和封疮上，生油调，方得大痛。杏仁研膏摩之。

【主治】一切瘘。

矾石白术散

【来源】《备急千金要方》卷二十三。

【组成】矾石　白术　空青　当归各二分　细辛一两　猬皮　斑蝥　枸杞　地胆各一分　干乌脑三大豆许。

【用法】上药治下筛。每服方寸匕，以酢浆调下，一日三次。病在上侧轮卧，在下高枕卧，使药流下。

【主治】蛴螬漏，始发于颈下，无头尾，如枣核块，累移在皮中，使人寒热心满。

【方论】《千金方衍义》矾石专除气分之垢腻，佐以白术专理气分之津液，余皆散坚利窍之品，惟干乌脑专于截风，然其病得之喜怒哭泣，则肝与肺未必无预，则不独在心矣。

空青商陆散

【来源】《备急千金要方》卷二十三。

【别名】空青散（《不居集》下集卷十八）。

【组成】空青　猬脑各二分　猬肝一具（干之）

芎䓖半分　独活　乳妇蓐草　黄芩　鳖甲　斑蝥　干姜　商陆　地胆　当归　茴香　矾石各一分　蜀椒三十粒。

【用法】上为末。每服方寸匕，以酒调下，一日三次。

【主治】狼漏。始发于颈，肿，无头有根，起于缺盆之上，连延耳根肿大。

【方论】《千金方衍义》：狼漏之毒根于肝，而用空青商陆散，首取空青利窍通津，佐以商陆利水导气，然在始病，元气未漓者，庶为合宜。更取猬肝、猬脑，入肝追毒，斑蝥、地胆，攻坚破血，矾石涤除腐秽，一皆瞑眩之药，其余芎、归、芩、独、鳖甲、茴香、椒、姜之属，药虽稍平，不过为空青等味之助力。其用蓐草，其义未详。

茳子桔梗丸

【来源】《备急千金要方》卷二十三。

【组成】茳子　龙骨各半两　附子一两　蜀椒一百粒　桂心　干姜　桔梗　矾石　独活　芎䓖各一分

【用法】上为末，以大枣二十个合捣，醋浆为丸，如大豆大。每服五丸至十丸，温浆送下。

【主治】蝼蛄漏，始发于颈项，状如肿。

【方论】《千金方衍义》：茳子芳香遍达肺气，佐以桔梗升提胸膈，更兼椒、姜、桂、附辛温破结；独活、芎䓖祛风活血；矾石涤垢，龙骨收津，使不随辛温耗散，深得散中寓敛之义。

狸骨知母散

【来源】方出《备急千金要方》卷二十三，名见《普济方》卷二九三。

【别名】狸骨散（《不居集》上集卷十八）。

【组成】狸骨　鲮鲤甲　知母　山龟壳　甘草　桂心　雄黄　干姜各等分

【用法】上药治下筛。每服方寸匕，以饮送下。一日三次；仍以蜜和纳疮中；先灸作疮，后以药敷之，已作疮，不用灸。

【主治】鼠漏，始发于颈，无头尾，如鼷鼠，寒热脱肉。此得于鼠毒，其根在胃。

【方论】《千金方衍义》：狸专捕鼠，鼠漏用之每效，故用狸骨，佐以知母、龟壳、鲮甲、姜、桂、

225

雄黄，都是肾家辟除邪毒之药，方下虽言其根在胃，恐是肾字之误。

蛇蜕膏

【来源】方出《备急千金要方》卷二十三，名见《圣济总录》卷一二七。

【组成】蛇蜕皮灰

【用法】腊月猪脂和。封之。

【主治】蛇瘘。

斑蝥散

【来源】方出《备急千金要方》卷二十三，名见《太平圣惠方》卷六十六。

【组成】斑蝥七十枚　猬皮　真朱　雄黄各一分

【用法】上为末。每服半钱匕，酒送下，一日三次。

【主治】

1.《备急千金要方》：九漏。

2.《太平圣惠方》：瘰疬瘘，生于项上，结肿有脓。

斑蝥白芷丸

【来源】方出《备急千金要方》卷二十三，名见《普济方》卷二九三。

【组成】斑蝥　白芷　绿青　大黄各二分　人参　当归　桂心各三两　麦门冬　白术各一两　升麻　钟乳　甘草　防风　地胆　续断　麝香　礜石各一分

【用法】上为末，炼蜜为丸，如大豆大。每服十丸，酒送下，一日三次。

【主治】因惊卧失枕，致患转脉漏。始发于颈，濯濯脉转，苦惊惕，身振，寒热。

【宜忌】勿食菜，慎房室百日。

雄黄黄芩散

【来源】《备急千金要方》卷二十三。

【组成】雄黄　黄芩各一两　蜂房一具　鳖甲　茴香　吴茱萸　干姜各半两　蜀椒二百枚

【用法】上为细末，敷疮口上，一日一次，十日止。

【主治】饮有蜂毒之水，致成蜂漏。始发于颈，瘰疬三四处俱相连以溃，其根在脾。

【方论】《千金方衍义》：蜂漏用雄黄、黄芩解毒清热，仍取蜂房助之，其余椒、姜、茴、茱辅雄黄以破阴毒，鳖甲辅黄芩以泄旺气。此虽外治之方，未尝不可内服。

蜂窠膏

【来源】方出《备急千金要方》卷二十三，名见《普济方》卷二九三。

【组成】露蜂房

【用法】上为末，以腊月猪脂和。外敷孔上。

【主治】

1.《备急千金要方》：漏作疮孔。

2.《普济方》：蜂瘘，或风瘘结肿，常出恶脓水。

煅落铁屑膏

【来源】方出《备急千金要方》卷二十三，名见《太平圣惠方》卷六十六。

【组成】煅落铁屑　狗颊车连齿骨（炙）　虎粪　鹿皮（合毛烧灰）各等分

【用法】上为末，以猪膏和。纳疮中，须臾易之，一日五六次。

【主治】一切漏。

地胆甘草散

【来源】方出《外台秘要》卷二十三注引刘涓子方，名见《普济方》卷二九三。

【组成】雄黄一分　干姜一分　龙胆二分（一作龙骨）　石决明　续断　菵蒿根各一分　细辛二分　大黄半分　地胆一分（熬）　甘草一分

《外台秘要》注文引《古今录验》有硫黄，无雄黄。方中甘草原缺，据《备急千金要方》补。

【用法】上为散。敷疮，每日四五次。

【主治】因思虑忧忆伤胆而致浮沮瘘，发于颈，如两指，使人寒热欲卧。

【宜忌】忌生菜。

【方论】《千金方衍义》:《本经》言地胆治鬼疰寒热,鼠瘘,恶疮死肌,破癥瘕,堕胎。其破血辟毒之力最猛。甘草之佐,非助其力,解其毒耳。其余诸味,虽寒热错杂,不出解散之意,以浮沮病不在里,仅用外敷足矣。

生肉膏

【来源】《外台秘要》卷二十三引《深师方》。

【组成】真当归 附子(炮) 甘草 白芷 芎蘩各一两 薤白一两 生地黄三两

【用法】上锉,以猪膏三升半合煎白芷色黄,去滓。稍以敷疮上,日三。

【主治】痈瘤溃漏,及金疮百疮。

【方论】《千金方衍义》:生肉须用和血,芎、归、地黄为之必需;血不温则肉不生,故又须附子协助浮长之功;佐以白芷解毒生肌,薤白散滞消肿,甘草为解毒生肌之首药也。

内塞散

【来源】《外台秘要》卷二十四引《深师方》。

【组成】黄耆 细辛 芍药 薏苡仁 白芷 瞿麦各二两 赤小豆七两 干地黄 人参 防风各二两

【用法】上切,先以新成白苦酒置新器中,纳赤小豆,须臾出铜器中,熬令燥,复须纳苦酒中更熬,凡五反止,合捣为散。每服方寸匕,酒调下,日夜六七过。

【主治】痈疽溃漏,血脉空竭。

【宜忌】《普济方》:忌生菜、葱、芜等物。

【加减】腹痛甚,倍芍药;口未闭,倍薏苡仁;脓多,倍黄耆。

猬皮散

【来源】《外台秘要》卷二十四引《删繁方》。

【组成】猬皮一具(烧) 杜仲八分(炙) 续断五分 附子(炮) 地榆各五分 厚朴八分 藁本五分 当归 桂心各五分 小露蜂房一具(烧)

【用法】上为散。每服方寸匕,以酒送下,一日三次,取愈止。

【主治】诸瘘及浮核坏败,并主男子发背,女子发乳等痈疽,或脓血肉瘤。

【宜忌】忌猪肉、生葱、冷水。

神验散

【来源】《太平圣惠方》卷六十一。

【组成】雄黄三分(研为末) 楂子三枚(和核切,阴干为末)

【用法】上先将雄黄末于铫子内,以瓷盏子盖四面,以湿纸封缝,于慢火上烧,以温润物盖盏底,莫令水入,其黄作霜在盏子上,候冷取出,别取长肉膏药不限多少,取其霜并楂子末一起拌和,旋旋摊贴绢上。如疮口深,作纸子引药入疮内。肉从里长出,到疮口愈合。

【功用】长肉,合疮口。

【主治】诸痈肿疮,及冷瘘不干。

乌蛇膏

【来源】《太平圣惠方》卷六十三。

【组成】乌蛇四两 当归二两 黄耆一两半 生干地黄一两半 乱发三分(烧灰) 防风一两(去芦头) 甘草二两 黄丹六两 胡粉四两 蜡二两松脂二两

【用法】上锉细。以清油二斤半,于铛内入蜡、松脂及药,煎令黑色,绵滤去滓,都纳铛中,下黄丹,便以武火上不住手搅,候色黑,滴于水中如珠子,硬软得所,即膏成也。用故帛上摊,视疮大小贴,日二易之。以愈为度。

【主治】一切远年恶毒疮,发背,冷漏疔疮,刀箭所伤。

通神膏

【来源】《太平圣惠方》卷六十三。

【组成】雄黄二两(细研) 黄丹一两(细罗) 蜡六两 腻粉半两 没药末一两 麒麟竭末一两 麝香一分(细研) 桑枝四两 槐枝四两 蝎蜥三枚 当归三分 芎蘩二两 白芷三分 木香三分 沉香半两 郁金半两 乌蛇肉三分 藁本一两 细辛三分 桂心一两半 麻油二斤

【用法】上锉细，先取油倾于铛中，以文火煎令熟，下锉药煎，候白芷黄黑色，以绵滤过，拭铛令净，下蜡于铛内；煎令熔，都入药汁于铛中，下黄丹，次下诸药末，不住手搅，稀稠得所，滴在水中，药不散，即膏成；以瓷盒盛，密封闭，悬于井底一宿时出火毒。每用摊在故帛上帖，日二换之，以愈为度。

【主治】一切痈疽发背，恶疮，及瘘疮。

马齿苋膏

【来源】《太平圣惠方》卷六十六。

【组成】马齿苋（切碎）五升　槲白皮一斤（细切）　麝香一分（细研）　杏仁半斤（去皮尖，油熬令黑，研如泥）

【用法】上药前二味，以水二斗煮取三升，澄清；次入麝香、杏仁，熬成膏，瓷器中盛，蜜封。已成疮者，以泔清洗了，旋于帛上涂药贴，日三易之。未作疮如瘰疬者，以艾半升，熏黄、干漆各枣许大，捣为末，和艾作炷灸之，三七壮，然后贴药。

【主治】
1. 《太平圣惠方》：鼠瘘。
2. 《普济方》：痈疽。

马齿苋膏

【来源】《太平圣惠方》卷六十六。

【组成】马齿苋（阴干）半两　腊月淳麻烛烬半两

【用法】上为末，以腊月猪脂和如膏。先暖泔清洗净，拭干涂之。

【主治】蝼蛄瘘。

天灵盖膏

【来源】《太平圣惠方》卷六十六。

【组成】天灵盖一分（净洗，涂醋，炙黄）　虎下颌骨一分（炙令黄）　腊月猪脂四两　附子一分（炮裂，去皮脐）　人参一两（去芦头）　铁精一分　川乌头一分（炮裂，去皮脐）

【用法】上为末，同猪膏和令稀稠得所。外涂四畔，不得侵着疮内。

【主治】一切瘘。

五香散

【来源】《太平圣惠方》卷六十六。

【组成】沉香　丁香　木香　熏陆香　川升麻　连翘　麝香

【用法】上为细散，同研令匀。每服二钱，以水一中盏，煎至六分，每日空心及晚食前温服。

【主治】蜂瘘发于颈项，累累相连，肿痛。

五分帛膏

【来源】《太平圣惠方》卷六十六。

【别名】（《普济方》卷二九三）

【组成】五分帛一寸　乱发二分（洗令净）　黄芩一两　紫菀一两（洗去苗土）　茛菪子一两　倒钩棘刺一两　乳香二两　石盐一两　黄蜡二两　麝香一两（细研）　黄丹七两　胡粉一两　生麻油一升　松脂二两（与乳香着油同捣如膏）　水银一两（并胡粉点少水研令星尽）

【用法】上药各捣研讫，先将酒入于铛中，炼烟少出，即下五分帛、乱发，用武火煎，发、帛消尽后下黄芩等四味；良久下松脂、乳香二味，又搅；良久下麝香、黄蜡，又熟搅；次下黄丹、胡粉、石盐、水银，又微用火急搅，勿住手，取一碗冷水点看，硬即收之。每用摊于故帛上贴，日二三换之。

【主治】积年瘘疮，及一切恶疮救急者。

牛粪膏

【来源】《太平圣惠方》卷六十六。

【组成】黑牛粪五两（烧灰，细研）　腊月猪脂四两（炼成者）

【用法】上药相和令匀。先用盐汤洗，拭干涂膏，日再换之。

【主治】蜣螂瘘。

丹参散

【来源】《太平圣惠方》卷六十六。

【组成】丹参二两 葫蒌根二两 甘草半两（炙微赤，锉） 秦艽一两（去苗） 独活一两 牛蒡子一两 踯躅花半两 川椒半两（去目及闭口者，微炒去汗） 牛膝一两（去苗）

【用法】上为散。每服三钱，以水一中盏，煎至六分，去滓，每日空心及晚食前服之。

【主治】蝼蛄瘘，生于项间，肿硬疼痛。

丹砂膏

【来源】《太平圣惠方》卷六十六。

【别名】丹朱膏（《普济方》卷二九三）。

【组成】丹砂三分（细研） 川大黄一两 雄黄三分（细研） 苦参一两 黄连一两（去须） 莽草三分 藺茹一两 矾石三分（细研） 雌黄三分（细研）

【用法】上锉细，入腊月猪脂一升二合，以慢火煎大黄等黄焦，绞去滓，下丹砂、雄黄、矾石、雌黄末，更煎，搅令匀，入瓷盒中盛。旋取贴之。

【主治】冷瘘及诸瘘疮。

生肌丁香膏

【来源】《太平圣惠方》卷六十六。

【组成】丁香三分 没药三分 安息香三分 麝香一分（细研） 当归三分 乳香三分（细研） 附子三分（去皮脐） 白芷三分 桂心三分 雄雀粪四十枚 芜荑仁三分 黄丹三分（微炒） 麻油一斤

【用法】上锉细。入油，以慢火煎，候白芷黄焦色，去滓，下黄丹，更微微煎，搅勿住手，膏成，收于不津器中。频取贴之。

【主治】冷瘘疮及瘰疬瘘疼痛。

玄参散

【来源】《太平圣惠方》卷六十六。

【组成】玄参二两 川升麻二两 独活二两 汉防己一两 甘菊花一两 连翘三两 犀角屑半两 川大黄半两（锉碎，微炒）

【用法】上为散。每服四钱，以水一中盏，煎至六分，去滓，每于食前温服。

【主治】蛴螬瘘，结核肿痛。

半夏膏

【来源】《太平圣惠方》卷六十六。

【组成】半夏一两（捣罗为末） 鳠鮧鱼脂二两（煎了者）

【用法】上药一处调如膏。旋取敷疮上。

【主治】鼠瘘。

死鼠膏

【来源】《太平圣惠方》卷六十六。

【组成】死鼠一枚（中形者） 乱发二两 松脂三两 黄丹三两（炒令黄色）

【用法】上药用油一斤，以文火煎鼠、发，候消，以绵滤去滓，同入铛中；然后下松脂、黄丹，以柳木篦搅令匀，膏成，于瓷器中盛。每用涂贴，日二易之。

【主治】鼠瘘。

伏翼粪丸

【来源】《太平圣惠方》卷六十六。

【组成】伏翼粪四两（微炒） 斑蝥三分（去头足翅，以糯米拌炒令米黄） 皂荚子一两（炒黄）

【用法】上为末，炼蜜为丸，如梧桐子大。每服一丸，空心以皂荚白皮（涂醋炙微黄）捣末煎汤送下。服至三丸，病根并于小便中出。

【主治】一切瘘疮。

芜菁丸

【来源】《太平圣惠方》卷六十六。

【组成】芜菁二十个（去头足翅，糯米拌，炒令黄） 地胆十个（去头足翅，糯米拌，炒令黄色） 斑蝥十个（去头足翅，糯米拌，炒令黄色） 生犀角屑如枣大 黑豆黄五十粒（炒热） 牛黄半枣大（细研） 蜈蚣一条（大者，去足，炙令焦黄）

【用法】上药前六味为末，入牛黄研令匀，炼蜜为丸，如梧桐子大。初服药，隔夜少食，每服二丸，空心以温水送下。须臾可煮醋浆水薄粥，稍稍饮之。至日西甚虚闷，可煮蔓菁菜羹食之。如壮人，隔日一服；人弱，隔两三日一服。服药后，疮愈虫尽为度。若愈，仍将息一月。药欲尽，须预合，勿使断绝药气。

【主治】狼瘘。

芜菁散

【来源】《太平圣惠方》卷六十六。

【组成】芜菁四十个（去头足翅，糯米拌，炒令米黄，去米） 海藻二两（洗去咸味） 地胆二十个（去头足翅，以糯米拌，炒令米黄，去米） 昆布二两（洗去咸味） 雄黄一两（细研） 狸骨一两（炙令黄色） 牡蛎一两（烧灰） 木香半两

【用法】上为细散。每服七钱，空心及夜卧时以温酒调下。病当从小便出，如烂筋相似。

【主治】蛴螬瘘，久不愈者。

【宜忌】《普济方》：忌生冷面食、猪肉陈臭等物。

赤小豆散

【来源】《太平圣惠方》卷六十六。

【组成】赤小豆一合（炒熟） 白蔹一两 露蜂房一两（烧灰） 蛇皮二尺（烧灰）

【用法】上为细散。每服一钱，食前以温酒调下。

【主治】鼠瘘及出脓水，项强头疼，四肢寒热；蚍蜉瘘；小儿一切瘘。

赤小豆散

【来源】《太平圣惠方》卷六十六。

【别名】索豆散（《普济方》卷二九三）。

【组成】赤小豆一两（炒熟） 白蔹一两 牡蛎一两（烧灰）

【用法】上为细散。每服一钱，以温酒调下，一日三次。

【主治】蜂瘘。

赤小豆散

【来源】《太平圣惠方》卷六十六。

【别名】内消赤豆散（《圣济总录》卷一二六）。

【组成】赤小豆一分 黄药一分 消石一分（细研） 川大黄一分 木鳖子三枚（去头） 猪牙皂荚五挺（涂酥炙黄）

【用法】上为细散。以不语津调涂，干即易之。

【主治】
1.《太平圣惠方》：风瘘结肿，常出恶脓水。
2.《圣济总录》：热毒、风毒、气毒瘰疬。

连翘散

【来源】《太平圣惠方》卷六十六。

【组成】连翘一两半 玄参一两半 木香一两半 川升麻一两 枳壳一两半（麸炒微黄，去瓤） 昆布一两半（洗去咸味） 川大黄二两（锉碎，微炒） 大麻仁二两

【用法】上为细散。每服一钱，空心以粥饮调下。

【主治】转脉瘘，发于颈项，寒热有脓。

皂荚丸

【来源】《太平圣惠方》卷六十六。

【组成】皂荚八两（四两捶碎，以新汲水二升浸一宿，揉绞取汁；四两去皮，以酥一两涂，炙令焦黄） 牛蒡子一两半 蜗牛一两半（焙干） 牵牛子一两半（微炒）

【用法】上为末，取前皂荚汁，于银锅中以慢火熬至一升，然后入药末，更熬令可丸，即丸如梧桐子大。每服二十丸，空心及晚食前以黄耆汤送下。

【主治】蜂瘘生于项间，三五相连，如弹子，肿赤疼痛。

青黛散

【来源】《太平圣惠方》卷六十六。

【组成】青黛一分（细研） 麝香一钱（细研） 莨菪子一分 蔄茹一分

【用法】上为末。用一捻纳疮孔中，更以后雄黄膏贴之。

【主治】多年冷瘘疮。

松脂煎

【来源】《太平圣惠方》卷六十六。

【组成】松脂一两（细研） 硫黄一两（细研） 狼毒半两 白蔹一两 猪脑一具

【用法】先用水二升，煮猪脑取汁半斤；又以水三升，煎狼毒、白蔹取汁半升，滤去滓，与猪脑汁一处，煎令稠；次下松脂、硫黄末，搅令匀。每用以绵裹大豆大，纳疮中。七日愈，至三七日，病本悉除。

【主治】风瘘。

狐头散

【来源】《太平圣惠方》卷六十六。

【组成】野狐头一枚（炙令黄） 狸头一枚（炙令黄）

【用法】上为末。先用浆水洗，拭干，以猪脂调敷之。

【主治】鼠瘘。

空青丸

【来源】《太平圣惠方》卷六十六。

【组成】空青（烧过，研细） 商陆 知母 狸骨（炙黄） 桔梗（去芦头） 礜石（泥裹烧半日，研细） 防风（去芦头） 荏子 白矾（烧令汁尽） 蛇蜕皮（烧灰） 白芷 赤芍药 斑蝥（以糯米拌炒，令米黄为度，去头翅足）各一分

【用法】上为末，炼蜜为丸，如梧桐子大。每服三丸，空心以醋汤送下。

【主治】狼瘘。颈项结肿，发歇疼痛，时作寒热。

空青散

【来源】《太平圣惠方》卷六十六。

【组成】空青半两（烧过，研细） 狸脑半两 狸肝一具（微炙） 芎䓖半两 独活三分 黄芩半两 干姜一分（炮裂，锉） 当归半两（锉，微炙） 斑蝥一分（以糯米拌炒，令黄为度，去头足翅） 鳖甲三分（涂醋炙令黄，去裙襕） 川椒五十个（去目及闭口者，微炒去汗） 茴香子一分 白矾一两（烧灰）

【用法】上为细散，入诸药研匀。每服一钱，食前以暖酒调下。

【主治】狼瘘。发于颈耳，疼痛出脓水。

空青散

【来源】《太平圣惠方》卷六十六。

【组成】空青三分（烧过，研细） 当归三分 细辛三分 枸杞根三分 猬皮三分（炙令黄） 干乌脑三大豆大 斑蝥一分（去头足翅，糯米拌炒，米黄为度）

【用法】上为细末。每服一钱，食前以温浆水送下。

【主治】蚱蟷瘘。发于颈，如枣核在皮中，不能消散，结肿疼痛。

亭长散

【来源】《太平圣惠方》卷六十六。

【组成】亭长六枚（去头足翅，糯米拌炒令黄色） 川大黄半两（锉碎，微炒） 细辛半两 桂心一分 鲮鲤甲一两（炙令黄） 枫树甲虫粪三指撮

【用法】上为散。每服一钱，空心温酒调下，晚食前再服。

【主治】蝼蛄瘘。

神效猬皮散

【来源】《太平圣惠方》卷六十六。

【组成】猬皮一枚（炙黄） 川椒三分（去目及闭口者，微炒去汗） 附子三分（炮裂，去脐皮） 当归三分（锉，微炙） 露蜂房三分（微炙） 地榆三分（锉） 木通三分（锉） 苦参一两（锉） 斑蝥半两（以糯米拌炒，令米黄为度，去头足翅） 鲮鲤甲四枚（炙令黄） 桂心半两 细辛半两 樗鸡三分（炒黄） 川大黄一两（锉碎，微炒） 蜈蚣一枚（微炙） 雄黄一两半（细研） 蛇床子一两 蛇蜕皮半两（烧灰） 蜥蜴一枚（炙黄） 薏苡仁三分 蒟蒻一两 牡丹三分 龙胆三分（去芦头） 鸡骨一两（炙黄） 土瓜根三分 藿芦三分 白蒺藜三分（微炒，去刺）

【用法】上为细散。每服一钱，食前以温酒调下，以愈为度。

【主治】狼瘘，出脓水不绝，寒热，肢节烦疼。

神验犀角丸

【来源】《太平圣惠方》卷六十六。

【组成】犀角屑三分　麝香半两　甘草半两（炙令微黄）　生黑豆黄半两　斑蝥一分（去头足翅，以糯米拌炒，令米黄为度，去米）

【用法】上为末，炼蜜和丸，如绿豆大。每服十丸，空心以粥饮送下。其病根，当从小便中出。

【主治】蛴螬瘘。

桃白皮散

【来源】《太平圣惠方》卷六十六。

【组成】桃白皮半两（锉）　川大黄半两（锉碎，微炒）　知母一分　生干地黄半两　雌黄一分（细研）　猬皮一两（炙令黄）　独活半两　青黛一分（细研）　川椒一百枚（去目及闭口者，微炒去汗）　白芷一分　松脂半两　赤芍药一分　海苔一分　当归半两　斑蝥一分（以糯米拌炒，米黄为度，去头足翅）

【用法】上为细散，都研令匀。每服一钱，空心及晚食前以温粥饮调下。

【主治】蚍蜉瘘，发于颈上，初得壮热，后即成疮，出脓水疼痛。

蛇床子膏

【来源】《太平圣惠方》卷六十六。

【组成】蛇床子三两（末）　黄蜡二两　乱发灰半两（细研）　大麻油四两

【用法】以文火养油，先煎蛇床子十数沸，滤去滓，次下发灰并蜡，熬成膏。旋取，摊于帛上贴之。

【主治】瘰疬瘘，作数孔。

猫脑骨散

【来源】《太平圣惠方》卷六十六。

【组成】猫脑骨（炙黄）　莽草各等分

【用法】上为细散。敷疮，一日两次换之。

【主治】鼠瘘。

商陆散

【来源】《太平圣惠方》卷六十六。

【组成】商陆一两　曾青一分（细研）　黄芩一两　防风一两（去芦头）　白矾一两（烧令汁尽）　人参一两（去芦头）　小蓟根一两　石胆一分（细研）　甘草一两（炙微赤，锉）　雌黄一两（细研）　赤芍药一两　白芷一两　茌枝一两　知母一两　桔梗一两（去芦头）　雄黄一两（细研）　狸骨一两（炙令黄色）　银星礜石一两（烧赤，醋淬七遍）　地胆一分（去头足翅，糯米拌炒令米黄，去米）　斑蝥十枚（去头足翅，糯米拌炒令米黄）

【用法】上为细散，研了药更研令匀。每日空心及临夜卧时以淡醋调下一字。三十日知愈，七十日平复，甚者百日，无复所苦。凡服药宁从少起，过度即令人淋沥，淋沥则减服之。

【主治】浮疽瘘。或生于颈，或发于腋，肿硬如指，久即穿溃，有脓。

斑蝥丸

【来源】《太平圣惠方》卷六十六。

【组成】斑蝥一分（以糯米拌炒，米黄为度，去头足翅）　人参三分（去芦头）　地胆一分（以糯米拌炒，米黄为度，去头足翅）　当归三分　川升麻三分　麦门冬一两（去心，焙）　白术三分　桂心三分　川大黄三分（锉碎，微炒）　钟乳粉三分　甘草一分（炙微赤，锉）　防风半两（去芦头）　续断三分　麝香一分（细研）　白矾一两（烧令汁尽）

【用法】上为末，炼蜜为丸，如梧桐子大。每服十丸，以温酒送下，一日三次。

【主治】转脉瘘。发于颈，肿痛，寒热，出脓水不止。

斑蝥丸

【来源】《太平圣惠方》卷六十六。

【组成】斑蝥三十枚（去头足翅，糯米拌，炒令米黄）　蜥蜴三枚（炙令黄）　地胆四十枚（去头足翅，糯米拌，炒令米黄）

【用法】上为末，炼蜜为丸，如黑豆大。每服二十丸，空心及晚食后以温酒送下。

【主治】一切瘘。

斑蝥丸

【来源】《太平圣惠方》卷六十六。

【组成】斑蝥一两（以糯米拌，炒米黄为度，去头翅足） 伏翼粪四两（微炒） 皂荚花一两（微炒）

【用法】上为末，炼蜜为丸，如梧桐子大。先用皂荚涂酥炙微黄，捣罗为末，用半钱煎汤，每日空心服一丸，壮者三丸。其瘘根并于小便中出。

【主治】久瘘疮。

斑蝥散

【来源】《太平圣惠方》卷六十六。

【组成】斑蝥十枚（去头足翅，糯米拌炒令黄色） 牡丹三分 海藻一两（洗去盐味，焙干）

【用法】上为细散。每服半钱，空心及夜卧时以葱白汤调下。病根当于小便中出，如鱼脬。利后只得吃粥。

【主治】鼠瘘着颈生，小者如杏，大者如杯。

雄黄膏

【来源】《太平圣惠方》卷六十六。

【组成】雄黄半两（细研） 清油三两 乱发半两 硫黄半两（细研） 黄蜡半两

【用法】先以油煎乱发令焦尽，去滓，便入硫黄雄黄及黄蜡，以慢火熬搅为膏。摊帛上贴之。

【主治】积年冷瘘，出黄水不愈者。

猬皮散

【来源】《太平圣惠方》卷六十六。

【组成】猬皮一两（炙黄） 踯躅花三分（酒拌炒干） 龙骨一两 当归三分（锉，微炒） 王不留行三分 土瓜根三分 鼠姑三枚

【用法】上为散。每服一钱，食后以温酒送下。

【主治】鼠瘘寒热。

猬皮散

【来源】《太平圣惠方》卷六十六。

【组成】猬皮一枚（炙令黄色） 猬肝一具（炙令干） 猬心一具（薄切炙干）

【用法】上为细散。每服一钱，以温酒调下，晚后再服。

【主治】蚁瘘。

犀角丸

【来源】《太平圣惠方》卷六十六。

【组成】犀角屑一分 水蛭一分（微炒令黄） 甘草一分（炙微赤，锉） 黑豆半合（炒熟，去皮）

【用法】上为末，炼蜜为丸，如绿豆大。每服三丸，空心以温酒送下。至三日小便内当下恶物，此是病出尽，即自止。如未止，即不得住药。

【主治】浮疽瘘。

犀角散

【来源】《太平圣惠方》卷六十六。

【组成】犀角屑一两 木通一两半（锉） 赤芍药一两半 柴胡一两半（去苗） 连翘一两 枳壳一两半（麸炒微黄，去瓤） 桔梗一两半（去芦头） 恶实二两（炒令黄色） 甘草三分（炙微赤，锉）

【用法】上为散。每服四钱，以水一中盏，煎至六分，去滓，每于食前温服。

【主治】浮疽瘘。发于颈腋，大如两指，结硬，四肢寒热。

槲皮散

【来源】《太平圣惠方》卷六十六。

【组成】槲皮一分（炙黄） 玄参一分 蝉壳五枚 苦参一分（锉） 斑蝥二七枚（去头足翅，糯米拌炒，令米黄为度） 白僵蚕四十九枚（微炒赤）

【用法】上为细散，每服二钱，每日空心以盐茶调下。良久以盐茶投之，小便内当取下恶物。

【主治】风瘘。出赤水，肿痛。

槲皮煎

【来源】《太平圣惠方》卷六十六。

【组成】槲树根北阴白皮十片　厕屋上雌雄鼠粪各十四枚（微炒用粒）

【用法】上药以水一硕，先煮槲皮取一斗，去滓，重煎如饧，入鼠粪及酒一升，搅匀。每服半匙，每日空心以温酒调下。服后得疮中虫出即愈。

【主治】鼠瘘。

蝼蛄膏

【来源】《太平圣惠方》卷六十六。

【组成】蝼蛄十四枚（烧灰，研粉）　蝇十枚（研）

【用法】上合研匀，以炼雄猪脂和作膏。着疮中。

【主治】蟹瘘。

鲮鲤甲散

【来源】《太平圣惠方》卷六十六。

【组成】鲮鲤甲一两　鸱鸟嘴半两　蝉衣一枚　犬牙一分　蜈蚣一枚

【用法】上药入一瓦罐子内，烧烟绝，便以盆合之，勿令成灰，候冷，为细散。以腊月猪脂炼过调，敷疮上，一日换二次。

【主治】狼瘘。

鲮鲤甲散

【来源】《太平圣惠方》卷六十六。

【组成】鲮鲤甲一分（炙令赤）　川龟壳一分（炙令赤）　甘草一分（炙微赤，锉）　桂半两　雄黄一分（细研）　干姜一分（炮裂，锉）　狸骨一分（炙令黄）

【用法】上为细散。每服一钱，空心以温酒送下；别用蜜和散，纳疮中，无不愈者。先灸作疮，后与药贴更妙。

【主治】鼠瘘。

鲮鲤甲散

【来源】《太平圣惠方》卷六十六。

【组成】鲮鲤甲二两（炙令黄色）　矾石一两（泥裹，烧半日）　赤足蜈蚣二枚（炙令黄色）　雄鸡胫黄皮一具（炙干）

【用法】上为细散。以三年醋调，敷于疮上。

【主治】蚁瘘。

鲮鲤甲饼子

【来源】《太平圣惠方》卷六十六。

【组成】鲮鲤甲一分　龟甲一分　甘草一分　桂心一分　雄黄一分（细研）　干姜一分

【用法】上为细散，入雄黄同研令匀，炼蜜和作饼子。可疮子大小，贴，一日换二次。

【主治】鼠瘘发于颈，无头尾，如鼷鼠大，使人寒热，此得之于鼠毒。

藜芦散

【来源】《太平圣惠方》卷六十六。

【组成】藜芦一两（去芦头，以鸡子一枚取白，涂炙令尽）　茼茹一两　雄黄二两（细研）

【用法】上为细散，入雄黄末，更研令匀。敷疮上，不得入眼。

【主治】蚍蜉瘘，浮核不尽，及诸息肉在肌中。

露蜂房散

【来源】《太平圣惠方》卷六十六。

【别名】露蜂散（《普济方》卷二九三）。

【组成】露蜂房一个　鳖甲一分　吴茱萸一分　川椒一百粒　干姜一分　雄黄一分（细研）

【用法】捣罗为末，研，入雄黄。以生油调涂疮口上，日三次用之。

【主治】蜂瘘有头。

鳗鲡鱼丸

【来源】《太平圣惠方》卷六十六。

【组成】鳗鲡鱼四两（炙令焦黄）　野猪皮四两（炙令焦黄）　瞿麦一两　蟾蜍一个（炙黄）　斑蝥三十个（去头足翅，糯米拌炒，令黄色）　腊月猪脂五合（炼成者）　巴豆十五个（去皮心膜，纸裹

压去油)

【用法】除猪脂、巴豆外，上为末，用猪脂、巴豆和捣千杵为丸，如梧桐子大。每服二丸，空心以米粥饮送下。觉者当寒热，不觉者，来日平明更服三丸，稍稍增之。其虫当从小便中出，盛而视之，乃有百数个便愈也。

【主治】鼠瘘。

【宜忌】
1.《太平圣惠方》：慎热饮食，当有烦闷。
2.《普济方》：忌猪肉、芦笋。

乌蛇散

【来源】《太平圣惠方》卷九十。

【组成】乌蛇肉三分（炒令黄）　蒺藜子三分　曲头棘针半两　马齿苋三分（墙上者）　乱发半两（烧灰）　雄黄一分（细研）　绯帛半两（烧灰）

【用法】上为细散。以酒调，纳疮孔中。以愈为度。

【主治】小儿诸般瘘疮，久不愈。

丹砂膏

【来源】《太平圣惠方》卷九十。

【组成】丹砂半两（细研）　雄黄一两（细研）苦参一两　白矾灰半两（细研）　川大黄一两　黄连一两（去须）　莽草半两　萹茹一两

【用法】上锉细，用炼了猪脂二升，于铛中煎药，候紫色，以绵滤去滓，入丹砂等三味，以柳木篦搅令匀，以瓷盒盛。涂于疮上，每日换之。

【主治】小儿诸疮，久不愈，作瘘孔。

夜明砂散

【来源】《太平圣惠方》卷九十。

【组成】夜明砂一两　白僵蚕半两　雄蚕蛾半两乳香半两　腊面茶半两

【用法】上为细散。敷于疮上，以愈效。

【主治】小儿久瘘，移易三数处，皆生疮孔者。

雄黄膏

【来源】《太平圣惠方》卷九十。

【组成】雄黄一两（细研）　萹茹一两　蛇床子一两　礜石一两（锉捣为灰）　水银半两（于手心内以津研如泥）　黄连一两（去须）

【用法】上为末，与水银相和，以腊月猪脂，同研如膏，于瓷盒中盛。每用先以泔清洗疮令净，拭干，后涂疮上，仍以黄柏末用绵搵扑之，令不污衣，日三两度用之。

【主治】小儿恶疮，久不愈，并瘘疮及疥癣等。

抵圣散

【来源】《博济方》卷五。

【组成】滴乳香　腻粉　白矾（烧存性）各等分

【用法】上为细末。每遇患时，先用盐酱水洗之，以津唾调之，贴疮上。

【主治】骨疽疮，及冷漏久不合者。

白　膏

【来源】《苏沈良方》卷九。

【组成】柳白皮半两（揩洗，阴干）　白蜡四钱黄丹二钱　胡粉二两　油（生）四两（熟）三两八钱　商陆根三分

【用法】上先熟油，入皮、根，候变色，去滓，入药搅良久。

《普济方》：摊帛上，贴之。

【功用】消肿。

【主治】
1.《苏沈良方》：坠击所伤。
2.《普济方》：一切疮疖痈肿，及瘘疮、杖疮。

内消痔管神方

【来源】《本草纲目拾遗》卷九引《陈直夫躬行录》。

【组成】琥珀　灯心（共研末）　象牙屑（焙）血余（自制）　蜗皮（阴阳瓦合好，泥封，煅存性）　雨前芽茶（旧琉璃底剪碎，制法同蜗皮）蝉蜕（炒）　人指甲（不拘手足俱可用，瓦上焙脆，为末）　穿山甲（炒脆）　当归　白茯苓　猪悬蹄甲壳（夹剪剪碎，制同蜗皮）　蜣螂（瓦炙）

牛皮胶（酒煮化和药，如不足，加炼白蜜）各三两 小蜂房十个（制同蝟皮，火候更宜轻，勿煅成灰） 蛇蜕十条（剪碎，瓦上炙烊，自作汁，将凝即覆存性）

【用法】上为末，同阿胶和捣为丸。每服三钱，早、午、晚滚水送下。

【主治】痔管及诸般漏管。

三漏丸

【来源】《本草纲目拾遗》卷十引《活人书》。

【组成】土蜂窝（煅） 鬼螺蛳（煅） 蝉蜕（煅）各七钱 乳香 没药 川草薢（酥炙） 陈棕（煅） 贯众（煅）各五钱 猪悬蹄甲（煅）十个 刺猥皮（炙）一个 雷丸三钱 黄蜡四两

【用法】将黄蜡化开，加麻油六七匙，入药为丸，如梧桐子大。每服六七十丸，空心白汤送下。

【功用】杀虫退管。

【主治】湿热邪毒所致穿尻漏、通肠漏、瓜藤漏。

平肌散

【来源】《圣济总录》卷一二六。

【组成】黄狗头骨（烧灰） 鲮鲤甲（烧灰）各一钱 乱发指大一团（烧灰）

【用法】上为末。如疮口已干，用自津唾调湿敷之，一日三四次。

【主治】
1. 《圣济总录》：瘰疬已成漏疮，岁久不愈。
2. 《普济方》：痔疮久不合者。

紫红散

【来源】《圣济总录》卷一二六。

【组成】信砒一钱 矾石二钱 铅丹三钱

【用法】上药用瓷罐子先入砒，次入矾，次入铅丹，匀，盖之，盐泥固济，炭火煅令烟尽，至紫色取出，以纸衬于地上，一时辰出火毒，研细。先以温水净洗疮，挹干，取药少许，以生蜜调涂，日夜五六次，涂至五七日，疮渐敛，紫黑色，即用桃红散敷之。

【主治】瘰疬已成漏疮，岁久不愈。

乌药膏

【来源】《圣济总录》卷一二七。

【组成】乌药（末）二两 猪胆三枚

【用法】以胆汁和乌药末令匀。以薄绵裹，纳疮口，一日三五次。

【主治】瘰疬、诸瘘久不愈。

石中黄子散

【来源】《圣济总录》卷一二七。

【组成】石中黄子 干姜（炮） 续断 决明子 甘草（炙） 地胆（去头、足、翅，炒）一分 龙胆 菴蔺根各半两 大黄半分 细辛（去苗叶）半两

【用法】上为散。敷疮上，一日四五次。

【主治】思虑忧怒，其根在胆，因致浮疽瘘，始发于颈，如两指，使人寒热欲卧。

仙人杖散

【来源】《圣济总录》卷一二七。

【组成】笋（黑死者）一两（烧灰存性） 甘草（炙为末）三分 麝香（别研）半分

【用法】上为细末。分作六服，每服临卧时温酒调下。

【主治】鼠瘘。

外正膏

【来源】《圣济总录》卷一二七。

【组成】死猫儿骨一片（长三寸，酒和醋炙） 皂荚（去皮子，醋炙）一挺 木鳖子（去壳，生用）二七枚 重粉半钱匕（研）

【用法】上为末。每服三钱匕，用米醋熬成膏。敷之。如一两日未效，即服二钱匕，用温酒调下。服毕衣被盖，出汗即愈。

【主治】鼠瘘。

地鳖散

【来源】《圣济总录》卷一二七。

【组成】干地鳖（末） 麝香（研）各少许

【用法】上研匀。干掺或贴，随干湿治之。

【主治】瘘疮肿。

芜菁散

【来源】《圣济总录》卷一二七。

【组成】芜菁 斑蝥 葛上亭长（三味并去足翅，糯米炒）各十个 桂（去粗皮）一两

【用法】上为散。每服半钱匕，空心温酒调下，日晚再服。更宜灸阳明络脉，在肩前甲头二寸陷中，有青脉是。正向上卧，交两臂勿令开，乃夹取之，灸随年壮即愈。

【主治】诸瘘肿。

鸡子方

【来源】《圣济总录》卷一二七。

【组成】鸡子三颗

【用法】上以米下蒸半日，取出用黄，炒令黑色。先拭疮汁令干，以药纳疮孔中，即愈。

【主治】诸瘘下血不止，肌体黄瘦，四肢无力。

矾石散

【来源】《圣济总录》卷一二七。

【组成】白矾（烧令汁枯）半两 李白皮 桃白皮 独活（去芦头） 知母（焙） 生干地黄 雌黄（研）各一分 猬皮（炙焦） 白术各三分 蜀椒（去目并合口，炒出汗）一百枚 青黛（研） 斑蝥（去足翅，糯米炒） 白芷 柏枝 芍药 海苔 当归（焙）各一分

【用法】上为散。每服一钱匕，空心温水调下，每日三次。

【主治】蚍蜉瘘，始发在项，如患伤寒。此因吃食中有蚍蜉，其根在肾。

空青散

【来源】《圣济总录》卷一二七。

【组成】空青（研） 当归（切，焙）各半两 细辛（去苗叶） 干猬肉（一方用皮，炙令焦） 枸

杞根（去黑皮） 斑蝥（去足翅，糯米炒） 白术 地胆（去足翅，糯米炒） 白矾（烧令汁尽）各一分 干乌脑脂三大豆许

【用法】上为散。每服一钱匕，空心用浆水调下，日晚再服。病在项则舒卧，令头处低，足后高，使药易行，速效。

【主治】诸瘘。

神助散

【来源】《圣济总录》卷一二七。

【组成】槟榔 黄连（去须）

《普济方》本方用槟榔、黄连各等分。

【用法】上为末，先用活鳝鱼一条，掷于地，候鳝困盘屈，以竹针五七枚贯之。覆疮。良久取视，当有白虫数十如针著鳝上，取去复覆之，如此五六度即已，用药量多少复之。

【主治】瘘疮，十余年不愈。

鸭脂膏

【来源】《圣济总录》卷一二七。

【组成】鸭脂三两 胡粉二两 巴豆（去壳，细研去油尽）半两

【用法】上三味，先熔脂，入二味末调如膏。每日三五度涂疮上。

【主治】蚯蚓瘘。

狸骨散

【来源】《圣济总录》卷一二七。

【组成】狸骨（酒炙）一两一分 蹋躅（炒） 龙骨 王不留行 当归（切焙） 土瓜根 鼠姑各半两

【用法】上为散。每服二钱匕，食后温酒调下，日晚再服。

【主治】鼠瘘、瘰疬寒热。

黄耆散

【来源】《圣济总录》卷一二七。

【组成】黄耆（锉） 白矾（烧灰） 附子（炮裂，

去皮脐）各半两　当归（切，焙）　防风（去叉）瓜蒌根　芎䓖　黄芩（去黑心）　狸骨（酒炙）甘草（炙）各二两　大黄（锉，炒）　干姜（炮）细辛（去苗叶）　露蜂房（炙）各一两　斑蝥　芫青（二味并去翅足，糯米炒）各五枚

【用法】上为散。每服一钱匕，空心温酒调下，日再服。

【主治】鼠瘘。

斑蝥散

【来源】《圣济总录》卷一二七。

【组成】斑蝥（去足翅，糯米炒）七枚　真珠（研）　桂（去粗皮）　水银（与众药研令星尽）各半两　葛上亭长（去足翅，糯米炒）七枚

【用法】上为散。每服半钱匕，空心、午后米饮调下。小便有所出，即愈。

【主治】诸瘘。

葛上亭长丸

【来源】《圣济总录》卷一二七。

【组成】葛上亭长　地胆　斑蝥（三味并去头足翅，糯米炒）各十枚　衣中白鱼四十枚　鼠妇六十枚（炙）　雄黄（研）一分　真珠（研）一分　槟榔（锉）二枚

【用法】上为末，炼蜜为丸，如梧桐子大。每服三丸，渐加至五丸，空心温酒送下，日晚再服。

【主治】诸瘘。

蛔虫散

【来源】《圣济总录》卷一二七。

【组成】人吐出之蛔虫（烧存性）

【用法】上为细末。先以甘草汤洗瘘后，取末敷疮上，一日三五次。即愈。

【主治】一切冷瘘。

猬皮散

【来源】《圣济总录》卷一二七。

【组成】猬皮（炙焦）半枚　蜀椒（去目并闭口，

炒出汗）　当归（切，焙）　露蜂房（炙焦）　地榆（醋炙）各三分　斑蝥（去足翅，糯米炒）　蛇蜕（锉，炒）　乌贼鱼骨（去甲）　葛上亭长（去足翅，糯米炒）各半两　鲮鲤甲（炙焦）四两如一两　细辛（去苗叶）半两　樗鸡四枚（炒）　蜈蚣（去头足，炙）一枚　蜥蜴（去头足，炙）一枚　薏苡仁　干漆（炒烟出）　蒺藜子（炒去角）　桂（去粗皮）　漏芦（去芦头）　木通（锉）　附子（炮裂，去皮脐）　牡丹皮　龙胆　土瓜根各三分　鹤骨（酒炙）　狸骨（酒炙）　雄黄（研）　蛇床子（炒）　大黄（锉，炒）　苦参各一两半

【用法】上为散。每服二钱匕，空心以温酒调下，日晚二服。渐加至三钱匕。

【主治】诸瘘。

猬肝膏

【来源】《圣济总录》卷一二七。

【组成】猬肝（炙令熟）二两　芍药　芎䓖　细辛（去苗叶）各半两　羊包脂五两　当归（切，焙）蜡　黄连（去须）　黄芩（去黑心）　松脂各一两

【用法】上除羊脂、蜡、松脂外，为末，先熬脂令沸，下蜡、松脂销溶，即下诸药末搅令匀，以瓷合盛。涂疮上，每日三次换。

【主治】诸瘘瘰疬，阴偏肿坚，或发溃脓血不绝。

犀角散

【来源】《圣济总录》卷一二七。

【组成】犀角（镑）一两半　斑猫（去足翅，糯米炒）十四枚　雄黄（研）　桂（去粗皮）各一两

【用法】上为散。每服半钱匕，空心、日晚温酒调下。

【主治】鼠瘘。

槲皮膏

【来源】《圣济总录》卷一二七。

【组成】槲木白皮（细切）五斤

【用法】上以水二斗，煎至三升，绞去滓，重熬成膏。每服半枣大，渐加至枣许，每日空心服，一日二次。兼敷疮上，一日三两度。

【主治】诸瘘。

鲲鳠涂敷方

【来源】《圣济总录》卷一二七。
【组成】鲲鳠（烧灰）
【用法】上为细末，以醋调如糊。涂敷疮上，一日三五次即愈。
【主治】蚁瘘。

冷金膏

【来源】《圣济总录》卷一三四。
【组成】油一升　杏仁（去皮尖双仁）半升（炒焦，捣碎）　乱发灰五两　黄柏三两（末）　石灰半两　黄狗脂少许　鼠一枚（去皮，切）
【用法】先熬油，次下鼠及发，待鼠肉尽，即去鼠骨又煎，入诸药，更煎令黑色；若稀，下蜡三五两，候得所，故帛或软纸上摊。贴患处。
【主治】汤火疮、瘘疮、瘰疬、恶疮、金疮。

巴豆涂敷方

【来源】《圣济总录》卷一三五。
【组成】巴豆一分（去心皮，出油尽用）　肥枣十个（去核皮）
【用法】上为细末，以水一升，煮稀稠如膏，于布中绞取汁。涂敷疮上，一日一次。
【主治】瘘疮。

鸡子涂敷方

【来源】《圣济总录》卷一三五。
【组成】鸡子三枚（蒸熟去壳白，取黄，炒黑色）
【用法】上先用盐汤洗疮，后涂敷，一日三五次。
【主治】诸瘘。

黄耆丸

【来源】《圣济总录》卷一三五。
【组成】黄耆（锉）　牡丹皮各三分　犀角（镑）　甘草（炙，锉）各一两　玄参　恶实（炒）　木通

（锉）各一两半
【用法】上为末，炼蜜为丸，如梧桐子大。每服二十丸，空心以温酒送下，晚再服。
【主治】瘘疮。连年不愈，出脓水不止。

僵蚕涂敷方

【来源】《圣济总录》卷一三五。
【组成】白僵蚕（炒）
【用法】上为末。涂敷疮口内，以熟艾作炷，灸之；痒痛，初恶脓出，后清血出，更用蚕末塞疮内，以帛裹定。
【主治】远年瘘疮不愈。

麝香丸

【来源】《圣济总录》卷一三五。
【组成】麝香（研）　石胆（研）　腻粉（研）　杏仁（去皮尖，双仁，炒）各一分　香鼠一个（去肠胃，洗净炙干）　巴豆一粒（去心皮膜，出油尽）
【用法】上为末，用面糊为丸，如黍米大。按在疮内，每日一二次。
【主治】瘘疮。

麝香散

【来源】《圣济总录》卷一三五。
【组成】麝香（研）　突厥白　密佗僧　蛞蝓　石灰（研）　青蒿心　腻粉（研）　硫黄（研）各半两
【用法】上为末。先以盐浆水洗疮，用散子填满疮口，以帛缚定。三两日若有恶物，即除去，依前换药。如无不用换，不过三两日即愈。
【主治】瘘疮。

香鼠散

【来源】《中藏经》。
【组成】香鼠皮四十九个（河中花背者是）　龙骨半两　蝙蝠二个（用心肝）　黄丹一分　麝香一钱　乳香一钱　没心草一两（烧灰）

【用法】上入埙合中，用泥固济，以炭三斤煅，火终，放冷，为末。用葱浆水洗净，以药贴之。立效。

【主治】漏疮。

定命丸

【来源】《中藏经》卷下。

【组成】雄黄 乳香各一分 巴豆二十一个（去皮不去油）

【用法】上为末，加白面三钱，水为丸，如小豆或小麦粒大，两头尖。量病浅深，纳疮中，上用乳香膏贴之。

【主治】远年、日近一切恶候漏疮。

麝香丸

【来源】《中藏经》卷下。

【组成】麝香一分 乳香一分 巴豆十四粒（去皮）

【用法】上为末，入枣肉，和成剂，丸作挺子。看疮远近任药，以乳香膏贴之。以效为度。

【主治】一切气漏疮。

温经丸

【来源】《外科精义》卷下引《养生必用方》。

【组成】厚朴（姜制） 官桂（去皮） 白术 甘草（炙） 干姜（炮） 木香各一两 附子二两（炮与井水淬七次，去皮脐）

【用法】上为细末，炼蜜为丸，如梧桐子大。每服三十丸，食后饮汤送下。

【主治】陷脉瘘。

土蜂窝散

【来源】《鸡峰普济方》卷二十二。

【组成】土蜂窝 露蜂窝 白矾 硇砂 雄黄各半两 麝香一钱

【用法】上为细末，用醋涂病处，每日二次。

【主治】漏疮及三十六般蜘蛛疮。

贝母煎

【来源】《鸡峰普济方》卷二十二。

【组成】贝母 知母 榧子仁各等分

【用法】上为末，醋煮面糊为丸，如梧桐子大。每服十五丸至二十丸，空心食前艾汤送下。

【主治】漏疮积年不愈者。

夺命散

【来源】《鸡峰普济方》卷二十二。

【组成】人粪不拘多少

【用法】上用泥球子裹定，柴火内烧红，取出，不用泥，只将粪研细，入麝香少许。干掺上。

【功用】生肌。

【主治】久患漏疮见骨。

马苋散

【来源】《小儿卫生总微论方》卷二十。

【组成】马齿苋一两（墙上生者） 乌蛇肉一两（酒浸一宿，焙干） 蒺藜子半两（炒，去刺） 乱发半两（烧灰） 曲头棘针半两（烧灰） 绯帛子半两（烧灰）

【用法】上为细末。每量疮大小，用白酒调药，摊帛子上，贴疮上。

【主治】诸疮久不愈，变瘘疮。

乌金散

【来源】《小儿卫生总微论方》卷二十。

【组成】羊羔儿骨不拘多少

【用法】入藏瓶内，盐泥固济，炭火烧合宜，为细末；每用末五钱，入麝末一钱，雄黄末一钱，同研拌匀。用时看疮大小，先以通手汤洗脓血净，口含洗之，软帛拭干，将药满填疮口。当次生肉，三日外疮合。

【主治】疳疮瘘，出脓水，痛不止，诸药无效者。

乌金散

【来源】《洪氏集验方》卷四引王康孺方。

【组成】黄牛角䚡 乌金子 五倍子 紫河车 威灵仙 枳壳各等分

【用法】上药入瓷瓶内，用白雄鸡粪和黄泥固济，上留一窍子，炭火煅，烟尽为度，取出放地上，出火气，为细末。每服三钱，空心酒调下。

【主治】
1.《洪氏集验方》引王康孺方：痔疾。
2.《杨氏家藏方》：漏疮。

桂附丸

【来源】《三因极一病证方论》卷十四。

【组成】桂心 附子（炮裂，米醋中浸，再炮，淬三五次，去皮尖） 厚朴（姜制） 甘草（炙）白术各一两 木香一分 乳香二钱（别研）

【用法】上为末，炼蜜为丸，如梧桐子大。每服二三十丸，空腹米饮送下。

【主治】气漏、冷漏诸疮。

白散子

【来源】《三因极一病证方论》卷十五。

【组成】晋矾不拘多少（煅） 轻粉少许

【用法】上为末。掺疮上。如治漏疮，每挑一钱，入黄柏末一钱、轻粉半钱。

【主治】妬精疮，痒不可忍，皮肤诸疮，手抓疽疮，漏疮。

通灵黄金膏

【来源】《杨氏家藏方》卷十二。

【组成】木香 当归（洗，焙） 金毛狗脊（去毛） 防风（去芦头） 白及 白蔹 香白芷 白术 乳香（别研） 松脂（别研） 枫香（别研）杏仁（去皮尖，别研）各一两

【用法】上件除乳香、枫香、松脂外，各焙干锉细，用清油三斤，炼熟放冷，浸药于银石器内，文武火养三日，常似鱼眼，勿令大沸，恐损药力，候香白芷黄为度；滤过，别入净锅内，入黄蜡八两，细罗黄丹二两，次入已研者枫香、乳香，用槐、柳枝子不住手搅，再上慢火熬少时，候凝即成。每先用膏药半分，蛤粉为衣，温酒送下；次

用药摩病处。如损折者，以竹夹挟直，用药摩之；患缠喉风服药不下者，先用药于喉外摩之，候喉宽，然后服之；牙疼、齿浮出血者，以药填齿缝，如有清水吐之；耳内停风气，疼痛作声，纸捻纴药在耳内。

【主治】打扑伤损，驴伤马坠，痈疽、瘰疬、鬼箭、骨疽，漏疮，软疖，眉疽，发背，脑疽，脚膝生疮，远年恶疮，臁疮、缠喉风，五般痔，漏耳，鼻内生疮，牙疼，耳痛。

二香散

【来源】《杨氏家藏方》卷十三。

【组成】香鼠一枚（和毛炙令焦） 麝香少许（别研）

【用法】上为细末，和匀。每用少许干掺疮口上。先以温汤洗过，拭干，次用上件药掺。如疮口深，脓出，药不能入者，用纸捻蘸药，任在疮内，自然脓出少，从里生肉向外。有脚底被签破，经百日疮口不合，贴此药遂愈。

【主治】远年冷漏。

三黄散

【来源】《杨氏家藏方》卷十三。

【组成】黄丹二两（水飞） 黄柏皮（去粗皮）黄连（去须）各四两 白矾一两（枯）

【用法】上为细末。津唾调敷。

【主治】漏疮。

交藤丸

【来源】《杨氏家藏方》卷十三。

【组成】血竭半两（别研） 马蔺根一斤 川乌头（炮，去皮脐） 人参（去芦头）各二两 黄丹二两（水飞） 何首乌四两 甘草二两（炙）

【用法】上为细末，醋煮面糊为丸，如梧桐子大。每服三十丸，空心、食前盐汤或酒送下。候服药了，用茵陈汤洗之，如疮干无脓血后，用三黄散贴之。

【主治】漏疮。

胆矾散

【来源】《杨氏家藏方》卷十三。

【组成】胆矾一两（火煅白色） 龙骨半两（五色者） 白石脂半两 黄丹二钱（火飞） 蛇蜕一条（全者，烧灰别研） 麝香半钱（别研）

【用法】上药除蛇蜕、麝香末外，余为细末，同蛇蜕、麝香末和匀。先用葱椒汤洗净，挹干，次用药少许，干掺疮口；如疮口小，用纸捻子点药纴入疮口内，一日三次。

【主治】附骨漏疮，焮红疼痛，侵溃，脓水不绝，久不生肌。

黑神散

【来源】《杨氏家藏方》卷十三。

【组成】硫黄（碎） 密佗僧（碎） 黄丹各二两

【用法】上同炒令烟绝，细研为末。用少许掺之，一日二次。

【主治】漏疮。

三奇散

【来源】《普济方》卷二九三引《卫生家宝》。

【组成】麒麟竭 黄连（去须） 白矾各半两

【用法】上为末。敷于疮上，用膏药宽贴之。

【主治】漏疮经久不生肌肉、臭烂不止。

加减五苓散

【来源】《普济方》卷二七五引《是斋百一选方》。

【组成】沉香 檀香 生熟地黄 升麻 干葛 芍药 黄耆 黄芩 羚羊角 犀角 连翘 甘草 防风各等分

【用法】上锉。每服三钱，白水煎服；仍煎服何首乌散。

【主治】

1.《普济方》引《是斋百一选方》：恶疮项上有瘘，及漏疮。

2.《类编朱氏集验方》：一切脓疱、热疮及发背。

追毒丹

【来源】《济生方》卷六。

【组成】巴豆七粒（去皮心，不去油，研如泥） 白丁香一钱 雄黄 黄丹各二钱 轻粉一钱

【用法】上研和，加白面三钱，滴水为丸，如麦粒状。针破疮纳之，上覆以乳香，追出脓血毒物。治漏疮四壁死肌，亦以此法追毒，小者一粒，大者加粒数用之。治疽疮黑陷者，先用狗宝丸治，次以乌龙膏收肿散毒，去赤晕，及用针刀开疮，纳之使溃。加蟾酥尤效。

【主治】漏疮，痈疽黑陷，及痈疽丁疮、附骨疽。

神效桂附丸

【来源】《外科精要》卷下。

【组成】桂心 附子（炮，米醋浸淬三五次，去脐，火干） 厚朴（姜制） 粉草（炙） 白术（炒）各一两 木香一钱 乳香（另研）二钱

【用法】上为末，炼蜜为丸，如梧桐子大。每服二三十丸，空心米汤送下。

【主治】阳气虚，冷漏诸疮。

人牙散

【来源】《仁斋直指方论》卷二十二。

【别名】齿发散（《医学入门》卷八）。

【组成】人牙 油发（各烧存性） 雄鸡内金各等分

【用法】上为末，入麝香、轻粉少许。湿则掺，干则麻油调敷。

【主治】漏疮、恶疮生肌里。

平肌散

【来源】《仁斋直指方论》卷二十二。

【组成】老狗头骨 露蜂房 生发（各烧存性）各一分 新桑白皮半分

【用法】上为细末。加轻粉、麝香少许，津唾调敷，干则掺。

【主治】

1.《仁斋直指方论》：漏疮久不合。

2.《东医宝鉴·杂病篇》:附骨疽成漏,久不合。

生地黄膏

【来源】《仁斋直指方论》卷二十二。

【组成】露蜂房（炙黄） 五倍子 木香各三钱 滴乳香二钱 轻粉一字

【用法】上为细末,用生地黄一握,捣细和为膏。摊生绢上贴疮。

【主治】漏疮。

乳香丸

【来源】《仁斋直指方论》卷二十二。

【组成】白净滴乳香一分 牡蛎粉半分

【用法】上为细末,雪糕糊为丸,如麻子大。每服三十丸,空心时道地川白姜（生用）煎汤送下。

【主治】冷漏。

乳麝云母膏

【来源】《仁斋直指方论》卷二十二。

【别名】乳香云母膏（《世医得效方》卷十九）。

【组成】穿山甲（浸一宿,去肉）一片 真蚌粉（同炒,候香熟起泡去粉,以甲为末）四两

【用法】上入乳香末一钱,麝香半钱,夹和云母膏十五贴为丸,如梧桐子大。每服三十丸,温酒送下。仍以鹿角胶调盐酒,服神授圆,川椒方。

【主治】漏疮。

铁屑膏

【来源】《仁斋直指方论》卷二十二。

【组成】煅落铁屑半两 狗头连齿骨（炙黄）一两 鹿角（烧灰）一两 真轻粉一钱

【用法】上为细末。用猪脂调敷。

【主治】漏疮,露干者。

蛇蜕散

【来源】《仁斋直指方论》卷二十二。

【组成】蛇皮（洗,焙焦） 五倍子 龙骨各七分

川续断（洗,晒）二分

【用法】上为细末,入麝香少许。津唾调敷。

【主治】漏疮血水不止者。

续断散

【来源】《仁斋直指方论》卷二十二。

【组成】楮藤子（去瓤,酥炙） 当归 川芎 川续断（洗,晒） 黄耆（微炙） 葫芦巴（炒） 紫金皮 生干地黄（洗,晒） 牡蛎粉各半两 木香 辣桂各三钱 甘草（炙）二钱

【用法】上为末。每服二钱,空心温酒调下。或加发灰佐之。

【功用】止漏活血,养肾气,续筋骨。

【主治】诸漏。

黑灵散

【来源】《仁斋直指方论》卷二十二。

【组成】露蜂房（锉净）二分 牡蛎粉 颁丹 硫黄（研）各一分

【用法】同炒令烟尽,为细末,入发灰一分,麝香少许拌和。敷患处。麝能引药透达,亦杀虫。

【主治】漏疮。

温解散

【来源】《仁斋直指方论》卷二十二。

【组成】藿香叶 厚朴（制） 半夏曲 橘皮 苍术（炒） 细辛 川芎 白芷各一分 辣桂 川白姜（生） 甘草（炙）各半分

【用法】上锉散,姜、枣煎服。

【功用】温散风冷。

【主治】漏疮。

蜂房散

【来源】《仁斋直指方论》卷二十二。

【别名】露蜂房散（《普济方》卷二九三）。

【组成】多孔露蜂房（炙黄）三分 穿山甲（炙焦） 龙骨各一分

【用法】上为末。入麝香,用腊月猪脂调敷,湿则干掺。

【主治】久年漏疮，或暂愈复发，或移于别处。

烧丹散

【来源】《医方类聚》卷一八四引《吴氏集验方》。

【组成】橄榄核　黄丹

【用法】烧灰，入麝香少许为末。先葱椒盐汤洗，再将火点动掺之。

【主治】漏疮。

淋渫药鸡冠散

【来源】《御药院方》卷八。

【别名】淋渫鸡冠散（《卫生宝鉴》卷十七）。

【组成】鸡冠花　凤眼草各一两

【用法】上为粗末。每用药半两，以水一碗半，煎三五沸，乘热淋渫患处。

【主治】五痔。肛边肿痛，或生鼠乳，或穿穴，或生疮，久而不愈，变成漏疮者。

乌金散

【来源】《杂类名方》。

【组成】橡子二个

【用法】其中一个实黄丹，一个实白矾末，相合定，用黑俏麻皮缠了，火内烧，研细，加麝香少许。洗净疮，贴之。

【主治】恶疮疳瘘。

乌金散

【来源】《外科精义》卷下。

【组成】麝香　蟾酥各一字　粉霜　硇砂　轻粉各一钱　铜绿　砒霜　白干姜　草乌头　天南星　舶上硫黄各五钱

【用法】上为细末，纸捻纴之；或汤浸蒸饼，和为锭子，纴疮口内，上以膏贴之。

【主治】疳瘘恶疮。

翠霞锭子

【来源】《玉机微义》卷十五。

【组成】铜绿　寒水石（煅）　滑石各三钱　明矾　腻粉　砒霜　云母石（研如粉）各一钱二分半

【用法】上为细末，糊为锭子，如麻黄粗细，长短不拘。量疮口深浅按之。如修合此，候天色晴明则可。

【主治】瘘疮年深冷痛，日久恶疮，有歹肉者。

拔毒膏

【来源】《医方类聚》卷一九〇引《修月鲁般经》。

【组成】鲫鱼一个　信一块

【用法】入信在鱼腹内，盐泥固，煅过，为末，香油调。疮头上，用艾灸三炷，涂药膏于疮上，勿着好肉，数日后退出。

【主治】瘰疬疮。

六精膏

【来源】《济众新编》卷五引《医林》。

【组成】真油二两　童子乱发　明松脂各一钱五分　蛇蜕皮四寸　黄蜡四钱　白清三钱

【用法】上先将清油、乱发、蛇皮用瓷器盛熬，乱发色黄为度，次下三物，以柳枝不住手搅，凝如清蜜，瓷器贮。纸捻涂塞。

【功用】杀虫。

【主治】漏疮久不愈，脓血淋漓。

安息膏

【来源】《普济方》卷二九三引《仁存方》。

【组成】安息香　花乳石（火煅红）　血竭　乳香各半钱　麝香减半

【用法】上为细末，用蜡少许，入麻油些小同熔开，将药捻作米粒大。看疮口大小深浅入药于疮孔中，以满为度；药透内，从内生肉，一二日退出一粒，渐生肉渐退出，出尽则疮中自然平复；如疮口冷痛浅阔，只用少许干敷。

【主治】漏疮脓水不绝，骨中疼痛。

花叶散

【来源】《普济方》卷二九二引《仁存方》。

【组成】黄蜀葵十五朵（去蒂）　桑叶二十五片

【用法】上窨干为末，入乳香半分，研匀。每用少许，疮干，用麻油调涂，疮湿干掺。

【主治】瘰疬，漏疮，恶疮，妇人乳痈，无论痛与不痛，多年不愈者。

角鹰散

【来源】《普济方》卷二九三引《仁存方》。

【组成】角鹰屎　乳香　葱白各等分

【用法】上为末。先用盐水洗疮口，看大小以灯心探入疮口，随其深浅，纳药入。明日骨内虫及恶水自出，不过两次。

【主治】瘘疮。

追毒丹

【来源】《外科集验方》卷上。

【组成】蟾酥一钱（干用，老酒化）　蜈蚣（酒浸，炙干黄）　硇砂一钱　白丁香一钱（无此味加巴豆）　巴豆七粒（去壳，不去油）　雄黄二钱　轻粉一钱　朱砂二钱（为衣，如无，黄丹亦可）

【用法】上为细末，面糊为丸，或酒糊为丸，如麦粒大。疔疮，纳入针破疮口内，用水沉膏贴之，后用膏药及生肌药追出脓血毒物。如黑陷漏疮，亦用此药追毒，小者用一粒，大者加用之。病轻者不必用针，只以手指甲爬动，于疮顶上安此药，水沉膏贴之，其疮即时红肿为度。

【功用】取黄去疔头，追脓毒，去死肌败肉，生新肉。

【主治】疔疮，漏疮。

神应膏

【来源】《医学纲目》卷十八。

【组成】当归一两一钱　赤芍药　大黄各一两五钱　香白芷　官桂各一两　玄参一两三钱　川续断一两二钱　莪术一两　生地一两二钱

【用法】上药锉细，用真香油二斤浸，春五日、夏三日、秋七日、冬十日，入锅内以文武火煎令黑色，滤去滓。如热天用黄丹二十两，冷月十五两，旋旋下丹，不住手搅，试水中沉为度。如漏有孔

者，以膏送入孔内，外仍以膏摊贴之；如肠毒、胃毒，为丸服之。

【功用】《济阳纲目》：收敛疮口。

【主治】久漏疮，肠毒，胃毒。

死蛇鼠膏

【来源】《普济方》卷二九三。

【组成】死蛇腹中鼠

【用法】以腊月猪脂煎，候焦，去滓，敷之。

【主治】蚁瘘，鼠瘘。

附子涂敷方

【来源】《普济方》卷二九三。

【组成】附子一枚（捣末）　鲫鱼一个（去肚肠）

【用法】上将附子末纳鱼肚中满，以泥固济，炭上火烧通赤，取出去泥，研细为末。冷敷疮口内，一日三五次。以愈为度。

【主治】漏疮昼开出脓，夜复合。

鲮鲤甲膏

【来源】《普济方》卷二九三。

【组成】鲮鲤甲二七枚（烧为末）

【用法】以猪膏和。敷疮上。鲤鱼，鳝鱼亦可用之。

【主治】蚁瘘。

砒黄敷方

【来源】《普济方》卷二九七。

【组成】砒黄（研）　蝤虫（阴干，为末）各半两

【用法】上为末。敷疮口中，以帛裹定，一日二次。

【主治】下部漏疮。

石灰散

【来源】《普济方》卷三〇一。

【组成】五倍子　石灰

【用法】上用五倍子同石灰炒黄色，去灰，摊地出

火毒，砂盆内研为细末，不犯铜铁。干搽疮上，五七次愈。

【主治】肾漏，阴囊先肿，后穿破，出黄水，疮如鱼口，能致命。

蝼蛄散

【来源】《普济方》卷三〇一。

【组成】蝼蛄（上截放于葱管内阴干）三分　麝香少许

【用法】上为末。蟾眉汁急着手和为丸，如芥子大。每用一丸，按在疮上。

【主治】痔疮漏，年久不效。

蟾麝散

【来源】《普济方》卷三〇一。

【组成】胆矾二钱　蟾酥一字　麝香少许

【用法】上为细末，用蒸饼心为丸，如芥子大。纴在疮内。

【主治】痔疮漏。

拔毒膏

【来源】《普济方》卷三一四。

【组成】黄丹不拘多少（以苦竹园中地龙泥裹包，火煅令红，取出放冷，去泥）

【用法】上为细末，和以轻粉、麻油，调如膏药厚薄。摊在油单上，贴之。

【主治】臁疮，漏疮，一切恶疮。

通圣膏

【来源】《普济方》卷三一四。

【组成】真麻油一斤　无蛀皂角一尺二寸（去核，捶碎）　降真香二两（捶碎）　巴豆四十粒（去壳，劈开去心）

【用法】上用柳枝一握，长四五寸，以草系定，先煎油转黑色（火稍猛不妨），取下稍定，再下柳枝煎，少时除去，而后依次下降真香、皂角、巴豆，用火稍慢以防溢涌，又以尺许长柳二条，时时搅转，候巴豆紫黑色为度；以绵或绢绞去滓，入红

色虢丹八两，分作三二次下，不住手搅转，候黑光，滴少许入净冷水内，以不粘手为度，倾入石器中，乘热入少许乳香末尤妙。摊纸上贴患处。

【主治】痈疽漏疮，一切恶疮。

善应膏

【来源】《普济方》卷三一五。

【组成】黄丹一斤（水飞）　没药　乳香　白蔹　木鳖子（去皮）　白及　当归　官桂　杏仁　白芷各一两　血竭半两　槐枝五两　柳枝五两（每条三寸）　真麻油五斤

【用法】上除乳香、没药外，十味锉碎，入油浸三日，文武火铁锅内熬黄色，滤去粗药，下黄丹，以新柳枝长五六寸，如小钱大，搅匀，令熬丹变色，掇下锅子在地，却用柳枝搅药出尽烟，方入乳香、没药、血竭搅三五十遍令匀，候药冷，倾在瓷器内，火上熔化，净纸摊贴。凡用药，先须净洗疮，然后贴药；妇人吹乳，丸梧桐子大，新汲水下二十丸；产前催生，产后赶下败血，温酒下二十丸。

【主治】一切痈疽肿毒，肢节漏疮，发背脑疽，痧子，寒湿冷痹顽麻，牙痛，打扑伤损，闪䐴瘀血，毒气不散，金疮，小儿头疮发痈毒，大小便毒，蜈蚣蝎螫，臁疮，诸般恶疮及疥癣，妇人吹乳，产后败血，脐腹疼痛，经脉不行。

【宜忌】此药不可犯荤手。宜三月间合药。

六合回生丹

【来源】《疮疡经验全书》卷二。

【别名】六合夺命散（《证治准绳·疡医》卷二）。

【组成】真铅粉一两　轻粉　银珠　雄黄　乳香（蒻上炙黄）　没药（蒻上炙黄）各二分五厘

【用法】上药各择真正好者研为极细末。先用好苦茶洗净疮口，软绢拭干后，剖猪腰子片，用药一二分掺腰子上，却敷患上，待腰子发热如蒸，良久取去；若疮口出脓，不可手挤，第二日依前法再敷之，第三日亦敷之。恶甚可敷七八九次，疮小只敷一次可愈。猪腰子不发热勿治矣。

《证治准绳·疡医》：若臁疮日久不愈，用黄蜡少加黄丹，化摊纸上，量疮大小，裁其蜡纸，

炙热，掺药一二分，粘在蜡纸上面，贴疮，绵帛缚住，任疮出尽恶水即愈。若患下疳，用猪腰子切作宽片，掺药，缚裹疳上，或以尖刀穿开猪腰子，纳药于内，笼套其疳亦良。

【功用】拔毒定痛。

【主治】

1.《疮疡经验全书》：溃心冷瘘。生于心窝，初起则心头如火热，其毒先内溃心包，方出皮肤，令人心神恍惚，盗汗多出，二目皆红，舌如鸡金背，里外俱热。

2.《证治准绳·疡医》：发背、痈疽溃烂，对口疮，臁疮，下疳。

【宜忌】《证治准绳·疡医》：羊、鱼、鹅、鸡、犬、鸭及发毒菜物俱忌之。

内塞散

【来源】《疮疡经验全书》卷三。

【组成】人参 白术 白茯苓 熟地黄 芍药 甘草 黄耆 肉桂 当归 黄芩（酒炒） 桔梗 防风

【用法】水煎服。连服十剂，次服黄矾丸、护心散。

【主治】穿心冷瘘。

温肾丸

【来源】方出《疮疡经验全书》卷三，名见《卫生鸿宝》卷二。

【组成】鹿茸（去毛，酥炙微黄） 附子（炮，去皮脐） 盐花（即好盐）各等分

【用法】上为末，用枣肉去皮核为丸。每服三十丸，空心以酒送下。

【主治】心瘘。胸前痛有孔，久不能愈。胃痈、井疽、心肝痈之类。

掺 药

【来源】《疮疡经验全书》卷五

【组成】黄连末二钱 轻粉二钱 冰片二钱 血竭一钱 孩儿茶一钱

【用法】上为极细末。干掺。

【主治】冷漏。湿毒流注，足胫生疮，形如牛眼，

四畔紫色黑色，常出臭血水。

紫金散

【来源】《疮疡经验全书》卷六。

【组成】黄丹一钱五分 轻粉二钱五分

【用法】上为末。干掺疮口。

【主治】瘤干枯有疮口者。

神妙方

【来源】《奇效良方》卷五十四。

【组成】油发（烧作灰，存性）

【用法】上为细末。敷之，干则津唾调敷；仍以米饮调发灰，食前服。

【主治】茎头三五孔，小漏疮出血，微脓。

中品锭子

【来源】《外科发挥》卷五。

【组成】白明矾二两 白砒一两五钱 乳香 没药各三钱 牛黄二钱

本方为原书三品锭子之第二方。

【用法】先将砒末入紫泥罐内，次用矾末盖之，以炭火煅令烟尽，取出研极细末，用糯米糊和为挺子，状如线香，阴干，纳疮内三四次，年深者五六次，其根自腐溃。如疮露在外，更用蜜水调搽，干上亦可。

【主治】五漏及翻花瘤，气核。

内托散

【来源】《丹溪心法附余》卷十六。

【组成】川芎半两 细辛 白芷梢各二钱半

【用法】上为末。每日作汤服之，病在下，食前服；在上，食后服。看疮大小，讨隔年黄麻根刮去皮，拈成绳子，入孔中，至入不去则止，疮外膏药贴之。

【主治】诸疮，患久成漏。

内生肌丸

【来源】《医学入门》卷八。

【组成】枯矾　鹿角　芝麻各一两

【用法】上为末，炼蜜为丸，如梧桐子大。每服三十丸，温酒送下。窍塞后，去鹿角，加象牙一两，黄蜡为丸，常服断根。

【主治】漏疮。

猫蝠散

【来源】《医学入门》卷八。

【组成】猫头骨一个　蝙蝠一个

【用法】上二味，俱撒黑豆上同烧，其骨化碎，为末。干掺。

【主治】瘰疬多年不愈。

熊冰膏

【来源】《医学入门》卷八。

【组成】熊胆二分半　冰片半分（为末）

【用法】用白雄鸡胆三个（取汁），或用蜗牛、田螺、井水，同调匀，入罐内，勿令泄气。临卧以手指搽痔上。先以药水洗净，后上药有效。

【主治】久年漏疮，或暂愈复发，或移于别处。

蝮蛇酒

【来源】《本草纲目》卷二十五。

【组成】活蝮蛇一条（一方有人参）

【用法】上以醇酒一斗，封埋马溺处，周年取出，蛇已消化。每服数杯。

【功用】《中医外科学》：祛风化湿，解毒定惊。

【主治】

1.《本草纲目》：恶疮，诸瘘，恶风顽痹，癫疾。

2.《中医外科学》：麻风，肌肉麻痹不仁，筋脉拘急，皮肤燥痒或破烂者。

平脏丸

【来源】《万病回春》卷四。

【组成】黄连（酒炒）　枳壳（麸炒）　地榆　槐角各一两　莲蕊　当归各三钱　侧柏叶一钱　京墨（烧存性）五钱　乳香　没药各二钱

【用法】上为末，水为丸。每服百丸，空心白汤送下，渐减至六十丸止。若加黑丑头末五钱共丸尤效。

【主治】漏疮。

抬头草膏

【来源】《外科启玄》卷十二。

【组成】五抬头草不拘多少

【用法】清水煮烂，去草，只用汁熬成膏，去火毒。贴上一个，不必再换，其核自出而愈。

【主治】瘰疬已破者。

骨碎补丸

【来源】《证治准绳·疡医》卷二。

【组成】骨碎补　补骨脂　熟地黄　川当归　续断　石楠叶　黄耆　石斛　牛膝　杜仲　萆薢各二两　附子（炮）一两　白芍药　川芎　菟丝子　沙参　羌活　防风　独活　天麻各一两半

【用法】上为末，炼蜜为丸。空心盐汤送下。与大偻丸同服。

【主治】久漏疮，败坏肌肉，侵损骨髓，以致痿痹。

艾叶散

【来源】《杏苑生春》卷八。

【组成】艾叶　五倍子　白胶香　苦楝根各等分

【用法】上为细末，作香炷。放在长桶内，坐熏疮处。

【主治】漏疮。

宁肺膏

【来源】《杏苑生春》卷八。

【组成】枇杷叶　款冬花　紫菀　杏仁　木通　桑皮各五两　大黄（蒸熟）二两五钱

【用法】上为细末，炼蜜为丸，如梧桐子大。用白滚水化服。

本方方名，据剂型当作"宁肺丸"。

【主治】漏疮。

透漏丹

【来源】《外科百效》卷三。

【组成】象牙末五钱 黄蜂窝一个 僵蚕（炒，去丝） 虫退（去头足，洗） 广木香 乳香 没药 血竭各三钱

【用法】上为末，次用黄蜡八两，铜铫熔化，熬白色，离火，入前药末，搅匀，成汁，倾入水中，取起为丸，此一料药分作百丸。临睡时服一丸，早晨空心一丸，俱白汤送下。

【主治】漏。

大偻丸

【来源】《疡科选粹》卷五。

【组成】羌活 防风 细辛 附子 甘草 川芎 续断 白芍药 白术 当归 桂心 麻黄 黄耆 熟地黄各等分

【用法】上为细末，炼蜜为丸，如梧桐子大。空心盐汤送下。与骨碎补丸间服。

【主治】瘘疮。

五烟神丹

【来源】《疡科选粹》卷五。

【组成】石胆 丹砂 雄黄 矾石 磁石各一两

【用法】上为粗末，用有盖大瓦盆一个，装五药于内，烧三日三夜，取盒盖上，烟津以鸡翎取之，注疮内，则恶肉朽骨尽出而愈。

【主治】年久不愈，恶疮成瘘，百药不效者。

桂附丸

【来源】《疡科选粹》卷六。

【组成】桂心 附子（炮制，米醋中浸，再泡三五次，去皮脐） 人参 黄耆 陈皮 粉草（炙） 白术各一两 木香一钱 乳香二钱

【用法】上为细末，炼蜜为丸，如梧桐子大。每服二三十丸，空心米饮送下。

【主治】冷漏诸疮。

【方论】原方有厚朴，无参、耆、陈皮。丹溪云，治冷漏与桂附丸，只有疮久不合，风冷乘之，血气不潮而成也。厚朴虽温，泻卫尤速，恐不若佐以参、耆、陈皮，庶与病情相得，故易之。

内消退管丸

【来源】《外科大成》卷二。

【别名】血竭内消丸。

【组成】蜂房（带子者，煅存性）一个 刺蝟皮一个（重五两，煅存性） 血竭二两 象牙（醋炒为末）五钱 僵蚕 蝉蜕 木香 火消 乳香 没药各三钱

【用法】上为末，用黄蜡八两，熬黑取起，待温入药，搅匀为丸，加梧桐子大。每服三钱，酒送下，一日三次。连服七日，脓水更多，以后一日一服。半月后，毒将尽，肉管长出，渐渐剪去，用生肌散。如毒未尽，用火腿肉汤日洗二三次，干脓收口。

【功用】退管收口。

【主治】痔漏，疮毒成漏。

生肌药

【来源】《外科大成》卷二。

【组成】珍珠 象牙 龙骨 儿茶 花蕊石 血竭各一钱 轻粉 白芷 白蔹 朱砂各五分 冰片三分

【用法】上为末。饭为条，阴干收用。不可加减。

【功用】收口。

【主治】漏疮。

生肌药丁

【来源】《外科大成》卷二。

【组成】珍珠 象牙 龙骨 儿茶 花蕊石 血竭各一钱 轻粉 白芷 白蔹 朱砂各五分 冰片三分

【用法】上为末，饭为条，阴干收用。

【功用】生肌收口。

【主治】漏疮硬管已出，尚未收口。

药 油

【来源】《外科大成》卷二。

【组成】黄连 黄柏 连翘 当归 芍药 生地各

五分

【用法】用香油一杯，文火煎枯，绢滤滓听用。

【主治】金腮、禀毒、疟腮久不合口而成漏者。

退管锭子

【来源】《外科大成》卷二。

【组成】灵药二钱　白丁香一钱半　雄黄一钱　蟾酥一钱　轻粉　乳香　没药各五分　麝香二分　蜣螂三个（煅存性）

【用法】上为末，饭为条，灯草粗二寸长，阴干，收用。外漏用此二三次，硬管即出。如追透通肠，亦可以穿线。

【主治】诸疮漏。

补漏丹

【来源】《外科大成》卷四。

【别名】鹿茸补漏丸（《外科证治全书》卷三）。

【组成】鹿茸（去毛，酥炙）　大附子（炮，去皮脐）　食盐各等分

【用法】上为末，煮枣肉为丸，如梧桐子大。每服三十丸，空心黄酒送下。

【主治】心胸有孔久不愈，及胃痈、井疽、肝痈、心瘘。

转败汤

【来源】《青囊秘诀》卷下。

【别名】转败丹（《辨证录》卷十三）、转败散（《外科证治全书》卷三）。

【组成】人参一两　当归一两　土炒白术一两　金银花三两　白芍三两　柴胡二钱　制半夏五钱　甘草三钱

【用法】水煎服。

【功用】解郁消痰，补虚消毒。

【主治】瘰疬日久，两项之间，尽已溃烂，痰块串至胸膈之上，头破而腐，身体发热发寒，肌肉消瘦，饮食少思，自汗盗汗，惊悸恍惚。

温肾丹

【来源】《辨证录》卷十三。

【组成】鹿茸二个　附子二个　青盐二两　人参二两　瓦松二枝　红枣四个

【用法】上各为末，红枣煮熟捣和为丸。每服三十丸，空心以酒送下。

【主治】胸间生疮，因不慎酒色，遂成漏窍，长流血液，久则形神困惫，腰痛难伸，行同伛偻。

陀僧丸

【来源】《良朋汇集》卷五。

【组成】黄蜡一两　枯矾三钱　陀僧　雄黄　朱砂各一钱　蜜五钱

【用法】除蜜、蜡外，为细末听用。先将蜡化开，入蜜溶化，离火，将前药入内搅均为丸，如绿豆大。每服三分，滚水送下，病在上，食后服；病在下，食前服。常服则自愈。

【主治】鼠疮已破，遍身疮毒，有管出水，有口出脓，顽廉多年不愈，及痔漏诸疮。

药　针

【来源】《良朋汇集》卷五。

【组成】官桂　干姜　丁香各一钱　虾蟆一只（去筋骨，用腿肉）

【用法】上为末，用腿肉捣烂合药，作撚如针。插管孔内，一日一次。

【主治】漏疮。

三花聚顶丹

【来源】《灵药秘方》卷上。

【组成】明矾一两六钱　白消一两四钱　水银一两

【用法】上药如法封固，文武火熬五炷香，擦盏冷定，开罐取药，配用。

【功用】去腐生肌，退管。

三山拱岳丹

【来源】《灵药秘方》卷下。

【组成】消一两六钱　水银　明矾各一两

【用法】上共研，入锅，碗盖泥封，升一炷香，取药收用。化管用新米饭打条，插患处。

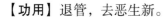

【功用】退管，去恶生新。

消管方

【来源】《外科全生集》卷四。

【别名】消管锭（《外科证治全书》卷五）。

【组成】角刺尖（炙） 柘树膜（各净末）五钱（炙） 红腹金钱鳖（炙，净末）三钱 蟾酥 榆面各一钱

【用法】上为极细末。临用以棉纸作条子，量其管之深浅，以津拌药末卷上，塞入管中。

【主治】漏管。

陀僧膏

【来源】《医宗金鉴》卷六十二。

【组成】南陀僧（研末）二十两 赤芍二两 全当归二两 乳香（去油，研）五钱 没药（去油，研）五钱 赤石脂（研）二两 苦参四两 百草霜（筛，研）二两 银黝一两 桐油二斤 香油一斤 血竭（研）五钱 孩儿茶（研）五钱 川大黄半斤

【用法】先将赤芍、当归、苦参、大黄入油内煤枯，熬至滴水不散，再下陀僧末，用槐、柳枝搅至滴水将欲成珠，将百草霜细细筛入搅匀，再将群药及银黝筛入，搅极匀，倾入水盆内，再收入瓷盆内，常以水渍之。贴患处。

【功用】《全国中药成药处方集》：拔脓生肌长肉，止痛散血消肿。

【主治】

　1.《医宗金鉴》：诸般恶疮，流注瘰疬，跌打损伤，金刃误伤。

　2.《全国中药成药处方集》：鼠疮，溃破流脓。一切外科肿疡，已溃未溃，创破流血，疼痛异常。

【宜忌】《全国中药成药处方集》：不可入口。

金蟾化管丸

【来源】《疡医大全》卷七。

【组成】水银三钱 明雄黄一两（以二斤火酒，渐煮渐添，以酒尽为度）

【用法】上乳细，用纸包好，取大蛤蟆一个，剖去肠，只留肝肺，将药包入于肚内，以线缝好，听用；再将银消、白矾各一两研匀，入阳城罐内，加水半茶钟，放火上熬令枯于罐底，取放地上，再纳蛤蟆于内，铁盏盖好，盐泥固济，升文火三炷香，中火一炷香，武火一炷香，冷定开着，盏上灵药刮下研细，用蟾酥（乳化）为丸，如芥子大，阴开。凡一切管，用一丸放膏药上，对管口，自入到底方回，嫩管自化，老管自退，七日见效；如未全退，再用一丸，无不除根。

【主治】一切诸漏有管者。

五虎丹

【来源】《同寿录》卷四。

【组成】火消（研细） 明矾（研细） 水银（同消、矾和匀，研细）各一两 朱砂三钱 硼砂一钱

【用法】上为细末，和匀，入有耳广锅内，先忧火熔化冷定，用大碗一只盖锅上，以石膏、盐泥封固碗口，先以忧火一炷香，次以武火一炷香，次以文火一炷香，炼毕取起冷定，缓缓开封收取丹药，加冰片一钱，细研和匀。用以去管，将纸捻裹药，打入提脓，渐渐自愈。

【主治】疮毒久不收口，并成管多年。

黄蜡膏

【来源】《医部全录》卷三七四引叶心仰方。

【组成】川连 黄柏 荆芥 白芷 紫草 苦参 郁金各一钱 大枫子九个

【用法】上作一贴，用麻油一盏，猪油一片如铜钱大，将药入油内同煎，煎至药滓黑色，用棕一片，滤去滓再煎，先放松香二钱熔化，后入黄蜡五钱、白蜡五钱，熔化，取起将碗盛著，再入后末药：轻粉一钱，枯矾五分，儿茶八分，自然铜（炼过，醋淬七次）六分，鳖壳（烧灰）二钱。五味共研末。

【主治】年久毒漏，杨梅痈疽，里外臁疮，身上烂者。

甘露丸

【来源】《回生集》卷下。

【组成】象牙末八钱　飞白矾五钱　大马蜂窠二个（带子者）　刺猬皮一张（上二味用新砂锅焙黄色）瓜儿血竭五钱　朱砂六钱　明雄黄七钱　滴乳香三钱（去油净）　没药三钱（去油净）　儿茶四钱（去油尽）

【用法】上为细末，熔黄蜡为丸，如梧桐子大。每服二十四丸，槐花煎汤冲黄酒空心送下。药内加白颈蚯蚓、槐花更妙。

【主治】眼漏、鼻漏、耳漏、牙漏、肘漏、腕漏、乳漏、胸漏、脐漏、大肠漏、小肠漏、臀漏、膝漏、踝漏，或周身，或一处不等及诸疮年久不愈者。

【宜忌】服药后忌醋、荤腥、气恼。

退管丸

【来源】《疡科遗编》卷下。

【组成】辰砂（另研）　人指甲（麸炒）　蝉蜕（洗，炒）　象牙屑各一钱　制乳香　制没药　枯矾各八两　油角灯三钱（麸炒，取庙内年深破琉璃灯底为妙）

【用法】上为末，研匀，用黄蜡三钱与诸药搅和，乘热作丸，如绿豆大。初服十丸，逐日渐加一丸，加至十六丸止，用无灰酒送下。

【主治】一切痈疽，远近漏管。

【宜忌】管退后，忌葱百日。

【加减】上身加川芎六分，下身加牛膝六分，煎汤送药，药完管退。

退管神方

【来源】《疡科遗编》卷下。

【组成】块藤黄五钱　白及二钱（研）　象皮二钱（炙，研）　乳香二钱（制，研）　没药二钱（制，研）

【用法】用羊血一碗煮藤黄百沸取出，去羊血，将藤黄晒干，同诸药共研细末，又加黄蜡少许烊糊前药，捏成条，阴干，插入管内。

【主治】一切漏管，并红痈痔管。

陈猪油膏

【来源】《集验良方》卷六。

【组成】乳香二钱（去油）　没药二钱（去油）儿茶一钱五分　血竭一钱五分　麝香少许

【用法】将陈猪油四两，入锅内化开，即下黄蜡一两，滚百滚，次下黄丹五钱，即起火，用绵纸滤去滓，盛入瓷器内。再加入上药，用槐枝或柳枝搅匀。春、夏黄蜡少减，秋、冬少加，必用铜锅熬，或砂锅亦可。其猪油即香脂油，必须隔年腊月收藏者方用，新猪油不可用。收猪油法：每年腊月八日，或腊月预买猪香脂油，不拘多少，收入净瓷罐内，将口封好，吊在背阴透风处，临时听用，以便年年添入。此油愈久愈佳。

【主治】一切漏疮大毒。

退管散

【来源】《外科传薪集》。

【组成】猪肺管一个（不可伤，将管上油膜去净，以瓦焙干）　鹅管石一钱　白砒四分　枪消三分

【用法】上为细末，以葱水面浆为药条，插入管内，如此三次，其管退出。

【主治】漏管。

退管散

【来源】《青囊秘传》。

【组成】雄鸡足胫一对（去爪，用雌黄塞入胫孔内，以满为度，将黄泥包好，煨存性，去泥）　蛤蟆一只（以芦荟二钱纳入腹中，以黄泥包好，煨存性，去泥）

【用法】上为细末。每用一钱，加月石二分二厘，麝香一分，梅片一分，小膏药贴之。

【功用】退管。

蜡矾针

【来源】《青囊秘传》。

【组成】黄蜡　枯矾少许
　　方中黄蜡用量原缺。

【用法】上将黄蜡熔化，入枯矾于内，丸成小长条。纳入窍内。脓尽，用生肌散散之。

【主治】漏管。

瘘疮止水丸

【来源】《青囊秘传》。

【组成】云母粉四两　樟冰八分（先将云母粉放一半于银碗内垫底，次入樟冰，上再以云母粉盖之，火煅樟冰，气出即止）　黑铅六钱（铁勺内化开，入铜绿六钱，立取出）

【用法】先将上药依方配好，两味和匀，开水为丸。每服三分。

【主治】瘘疮。

化管万应条子

【来源】《外科方外奇方》卷二。

【组成】沙虱三分　大升吊七分

【用法】上为极细末，米糕捣匀，搓条如线香式。

【功用】去漏管。

拔管丸

【来源】《外科方外奇方》卷二。

【组成】炒生地四两（麸炒）　槐米二两　炙猬皮二张　象牙屑四两　酒归身二两（麸炒）　黄耆二两　广胶二两（土炒成珠）　川山甲一两二钱（土炒）

【用法】上为末，砂糖烊为丸，如梧桐子大。每服三钱，晨起灯芯汤送下。服二料。

【主治】年久疮毒成管者。

【宜忌】服药时善节养；忌饮火酒。

拔管方

【来源】《外科方外奇方》卷二。

【组成】紫硇砂四分　蜣螂五分　红升丹四分　冰片四分

【用法】上为细末。吹入。

【功用】拔疮管。

拔管神方

【来源】《外科方外奇方》卷二。

【组成】白信一两　鹅管石一两　生明白矾一两

飞净明雄黄一两　薄荷水三钱

【用法】先将雄黄一半铺底，次将四味放中，再用雄黄盖顶，炼如升丹法，炼成后约六七钱，再加冰片三分，薄荷六分，没药三钱（去油），和匀，临用以猪棕粘白茹果成线，晒干。入纳患处，每日一次。三四次后，自能拔出，再用收功。

【功用】拔疮管。

蜈龙丸

【来源】《外科方外奇方》卷二。

【组成】地龙一斤（生于韭菜地上者。以酒洗去泥，瓦上炙干，为末）　蜣螂虫八个（炙干，为末）　刺猬皮（连刺）五钱（炙，为末）　真象牙屑一两（为细末）　川山甲一两（麻油炒黄，为细末）

【用法】上和匀，再研，炼蜜为丸，如梧桐子大。大人每服八分，小儿每服五分，开水送下。服药未完，其管自能逐节推出，剪去败管，药毕管自退尽。

【主治】一切远年疮毒成管，脓血时流，久不收口。

【宜忌】忌口百日。

拔管丸

【来源】《丁甘仁家传珍方集》。

【组成】蚰蟺一斤（韭菜地上者佳，酒洗净，瓦上炙炭）　蜣螂虫（瓦上炙炭）八个　刺猬皮五钱　象牙屑一两　穿山甲（炙黄）一两

【用法】上为末，炼蜜为丸，如梧桐子大。大人服八分，小儿服五分。

【主治】一切远年疮毒，起管成漏，脓水时流，久不收口。

七仙条

【来源】《药奁启秘》。

【组成】白降丹　熟石膏　红升丹各等分　冰片少许

【用法】上为细末，糊为条，阴干听用。插入疮口，上盖薄贴。

【功用】拔漏管。
【主治】一切疮毒阴疽,日久成漏,脓水淋漓不断。

【功用】清热、除湿、止血。
【主治】痔疮漏疮,肛门肿痛,大便出血。

十全生肌散

【来源】《外科十三方考》。
【组成】臭牡丹叶（又名矮桐子）
【用法】晒干为末,再入白中,研成极细末。用时以之撒布疮疡。并可以皮纸捻润湿,蘸药扦入管内。
【功用】提脓生肌。
【主治】疮疡及久不收口,脓水淋漓,瘘管骨疡。

刘氏毒镖膏

【来源】《膏药方集》引刘金安方。
【组成】乳香六钱　没药六钱　轻粉六钱　血竭六钱　甘草六钱　芙蓉草六钱　汗三七六钱　五倍子六钱　彰丹六两　朱砂二钱　台寸（麝香）一钱　红花三钱　小燕三个　咸鸭蛋七个　香油一斤
【用法】先将香油熬开,将小燕、咸鸭蛋、芙蓉草放油内后,取汁去滓;再将五倍子、红花、汗三七放油内炸黄色取出,共为细末,合煎药内,文火熬之,见各药变成黄色,再下彰丹,见黑色时用水一盆,滴水成珠为度,再将台寸放入,用铁铲搅三四合,将药全部倾水盆内,出去火毒,火毒出净后,膏药成灰白色,取出即可用之。用时将膏药用凉水泡化,再用手扰开,看症用多少贴疮上。
【主治】骨节骨膜漏疮,结核,对口,搭背,腰痈,硬伤,伤口,疔毒,恶疮,阴疮,鼠疮,臁疮,乳疮,筋膜瘰疬,寒疮,痔疮,痔漏,骨痨。

断红肠澼丸

【来源】《全国中药成药处方集》（天津方）。
【组成】生地炭　当归　黄芩各六斤　地榆炭　生栀子各五斤四两　生白芍四斤八两　升麻三两　炒槐花三斤十五两　侧柏炭四斤　乌梅四两　生阿胶　芥穗各四斤　黄连一斤八两
【用法】上为细末,炼蜜为丸,三钱重,蜡皮或蜡纸筒封固。每服一丸,白开水送下。

化管药条

【来源】《外伤科学》。
【组成】红升丹二两
【用法】冷水浸一宿,去水阴干,研成细末,涂于经消毒而粘有米糊的纱纸条上,阴干即成。用时将药条沿瘘管插入深处,每二至三天换药一次。
【功用】拔毒生肌。
【主治】痈疽及瘰疬溃后,或肛瘘等。
【宜忌】本方含有汞剂,宜慎用,注意防止汞中毒。

甲字提毒药捻

【来源】《赵炳南临床经验集》。
【组成】白血竭花四钱　京红粉一两　麝香五钱　朱砂　冰片各一钱五分　琥珀一钱　轻粉一两
【用法】制成药捻。按需要长度剪成小段,用镊子夹持插入疮口内,于疮口外留约0.5~1厘米长度为宜。
【功用】化腐提毒生肌。
【主治】瘘管,窦道,痈疽溃后脓未净者。

回阳生肌药捻

【来源】《赵炳南临床经验集》。
【组成】人参五钱　鹿茸五钱　雄精五分　乳香一钱　琥珀二钱五分　京红粉一钱二分五厘
【功用】回阳生肌,补血定痛。
【主治】阴症窦道、瘘管、脓疡久不收口者。
【宜忌】对汞剂过敏者禁用。

收干药捻

【来源】《赵炳南临床经验集》。
【组成】银粉散一两　甘石粉一两　雄精一钱
【功用】收敛解毒,生肌长肉。
【主治】阴症及阳症窦道、瘘管,疮口清洁趋于愈合,肉芽组织健康或有轻度水肿者。

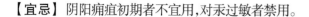

【宜忌】阴阳痈疽初期者不宜用,对汞过敏者禁用。

红肉药捻

【来源】《赵炳南临床经验集》。

【组成】京红粉五钱　上肉桂面五钱　雄精一钱 假珍珠一钱

【功用】回阳生肌,活血提脓。

【主治】阴症窦道,痰管,脓疡,疾病,鼠疮,以及附骨阴疽,久溃不敛者。

【宜忌】阳症窦道及对汞剂过敏者禁用。

京红粉药捻

【来源】《赵炳南临床经验集》。

【组成】京红粉一两

【功用】化腐提毒。

【主治】阳症窦道,瘘管,脓疡,脓毒未净。

【宜忌】脓腐已尽及对汞剂过敏者勿用。

五虎丹

【来源】《中医皮肤病学简编》。

【组成】水银62克　白矾62克　青矾62克　牙消 62克　食盐31克

【用法】先将水银与矾磨研,以不见水银为度,再将余药加入共研细末。将上药末置入小铁锅内,盖大碗一只,用泥土密糊封闭,文火炼二三小时,待冷却,轻轻除去泥土,将碗取出,碗底附着如霜之白色结晶,即为五虎丹。糊剂:五虎丹结晶体18克,蟾蜍0.5克,红娘0.5克,斑蝥0.5克,羊金花粉1克,用浆糊调成糊状,粘涂肿块上面,以普通膏药贴之;钉剂:药物份量同上,用米饭赋形,搓成两头尖的梭状条,每支长2~3厘米,重0.65克,阴干,用时插入癌组织。肿块脱落坏死后,改用红升丹细粉末撒布,贴膏药至疮面愈合。

【功用】《古今名方》:祛腐拔毒,生新。

【主治】

　　1.《中医皮肤病学简编》:皮肤癌。

　　2.《古今名方》:痈疽疔疮,慢性瘘管,淋巴结核等需要腐蚀脱落者。

【宜忌】不可口服。

拔脓净

【来源】《上海市药品标准》。

【组成】红升丹　乳香　没药　穿山甲

【用法】上为末。撒患处。

【功用】排脓止痛,祛腐生新。

【主治】窦道、瘘管、慢性骨髓炎窦道、褥疮、手术后伤口感染,以及其他感染创面,脓肿破溃。

九、褥　疮

褥疮,亦称为席疮,是指长期卧床不起的病人,因躯体的压迫及磨擦引起的疮疡。多见于半身不遂,下肢瘫痪,久病卧床,或长时间昏迷的病人。清《疡医大全》:"席疮乃久病著床之人挨擦磨破而成。"又云:"上而背脊,下而尾闾。……但见席疮,死之徵也。"

久卧伤气,气虚不能行血,血行不畅,出现气血两虚而瘀滞;又因身体着褥处常时摩擦挤压,气血失于流畅,导致局部肌肤失养,日久缺血坏死。

本病好发于骶尾部、髋部、足跟部、背脊部。初起受压部位皮肤出现暗红,渐趋紫暗,迅速变成黑色坏死皮肤,坏死皮肤与周围形成明显分界,周围肿势平塌散漫,痛或不痛。进而坏死皮肤与正常皮肤分界处液化溃烂,形成环周状溃烂区,滋水、腐烂自环周向坏死皮肤下方扩大,使死皮脱落,形成巨大溃疡面。溃疡初呈腐烂状,有脓液,有坏死脓臭味,可深及筋膜、肌层、骨膜后,腐烂组织逐渐脱落,出现红色肉芽,疮面深至骨骼,肉芽组织出现缓慢。若疮面干净,肉芽组织鲜红,周围皮肤生长较快,褥疮可望愈合。若坏死腐烂组织蔓延不止,溃疡面日渐扩大,周围肿势继续发展,溃疡面绿色或脓水腥臭稀薄,或如粉浆,而病人又体弱形瘦,预后较差。

本病的治疗以行气活血为主，兼以益气养血，利湿托毒。并加强皮肤护理、局部按摩、外搽酊剂等外治方法。

红花酊

【来源】《中药制剂汇编》。

【组成】红花五钱　当归四钱　赤芍四钱　紫草三钱　60% 乙醇 500 毫升

【用法】将上药泡入乙醇内四至五天。局部按摩擦用。

【功用】活血，凉血，预防褥疮。

生肌散

【来源】《中西医结合皮肤病学》。

【组成】1 号：红升丹 60 克　轻粉 15 克　乳没各 4.5 克　血竭 4.5 克　冰片 1.5 克

2 号：红升丹 60 克　轻粉 9 克　乳没各 9 克　血竭 9 克　儿茶 6 克　煅石膏 30 克　煅龙骨 30 克　珍珠母 30 克　冰片 3 克

3 号：红升丹 60 克　轻粉 9 克　乳没各 30 克　血竭 4.5 克　儿茶 9 克　煅石膏 30 克　煅龙骨 30 克　珍珠母 30 克冰片 3 克

4 号：红升丹 30 克　乳没各 30 克　冰片 1.5 克　象皮 18 克　煅龙骨 4.5 克　珍珠母 15 克　血竭 30 克　儿茶 30 克　轻粉 9 克　煅石膏 30 克　海螵蛸 4.5 克

5 号：珍珠母 6 克　象皮 6 克　血余炭 6 克　炉甘石 9 克　血竭 6 克　儿茶 6 克　煅石膏 30 克　冰片 0.3 克

【用法】1~5 号均研极细末。临床应用时，当脓腐（坏死组织）量多而难以脱掉时，用去腐解毒力大的 1~2 号生肌散。脓腐已渐脱净时，改用 3 号生肌散。一旦腐肉已基本脱净时，用 4 号生肌散。若肉芽健康，且有上皮自创口边缘向内长出时，用 5 号生肌散。一般情况下，浅平的伤口，换药时先揭除敷料，用干脱脂棉擦净伤口周围（不用酒精棉球），然后再用干棉花蘸去分泌物。检视伤口，如伤口内坏死组织多而不易去除时，可撒用生肌散 1~2 号（用量不必过多，以在伤口表面薄薄覆盖一层即足），然后用涂有玉红膏的纱布盖好，粘

膏固定。玉红膏的范围不要太大，只需略大于伤口即可，也不要涂得太厚。每 1~3 天换一次药。待坏死组织大部分清除后，就改用生肌散 3 号，外面仍包以玉红膏。坏死组织已脱净时，改用生肌散 4 号。当肉芽已明显长出，则改用生肌散 5 号，外面包以象皮膏。深在伤口，若伤口小而深时，揭除敷料后，同样用脱脂棉花擦净伤口周围，然后用探针卷少量棉花擦净深处的分泌物（进出探针时，要始终保持一个方向捻转）。最后取适当大小的一片棉花置于伤口外，将生肌散撒在棉花片上，用探针随捻随送进伤口内（要求棉花包裹在探针上，生肌散包在棉花中央，要求探针把棉花送到伤口深处顶端）。取出探针时，向相反的方向捻转，则棉花已形成一个药捻而脱离探针，轻轻抽出探针，棉捻则置留在伤口内，外面用玉红膏包扎粘牢。生肌散之应用按伤口坏死组织多少，伤口腔径大小，是否引流通畅来决定。坏死组织多，口腔径小，引流不畅用 1~2 号，反之，用 3~4 号，健康肉芽已长平可用 5 号。

【功用】去腐生肌，解毒长肉。

【主治】一切化脓性伤口与溃疡，硬红斑，变应性血管炎的溃疡，坏疽性脓皮病与褥疮等。

【方论】生肌散 1~4 号都是以具有"提毒去腐，生肌长肉"的红升丹为主药，配以轻粉杀虫祛炎，乳香、没药、血竭行气活血止痛，儿茶、煅石膏、煅龙骨止血、祛湿、敛疮，珍珠母益阴生肌，冰片透窍为引。生肌散 5 号是以珍珠母、象皮生肌长肉为主药，血余益阴生肌，煅石膏、炉甘石、血竭、儿茶祛湿敛疮，冰片为引。生肌散 1 号中红升丹含量为 70%，2 号中红升丹含量为 50%，3 号中红升丹含量为 30%，4 号中红升丹含量为 10%。因此生肌散 1 号去腐解毒力量最大，2、3、4 号递减。

创灼膏

【来源】《中药知识手册》。

【组成】生苍术　黄柏　防己　木瓜　地榆　白及　石膏　炉甘石　冰片　虎杖　延胡索　郁金

【用法】制成膏剂。外搽患处。

【功用】提脓拔毒，祛腐生肌。

【主治】烧伤，老烂脚，挫裂伤口，褥疮，冻疮溃烂，慢性湿疹及疮疖。

十、疗疮

疗疮，又名丁疮、丁肿、疗肿、疗毒、疵疮等，是指痈疽等局部肿胀形似疗盖状者，该证因其形小，根深，坚硬如钉，故名。《诸病源候论》："疗疮者，风邪毒气搏于肌肉所生也。凡有十种：一者，疮头乌而强凹；二者，疮头白而肿实；三者，疮头如豆垔色；四者，疮头似葩红色；五者，疮头内有黑脉；六者，疮头赤红而浮虚；七者，疮头葩而黄；八者，疮头如金薄；九者，疮头如茱萸；十者，疮头如石榴子。"《外科精义》："夫疗疮者，以其疮形如丁盖之状是也。古方论之，凡有十种，华元化载之五色丁，《千金方》说疗疮有十三种，以至《外台秘要》，《神巧万全》，其论颇同，然皆不离气客于经络五脏，内蕴毒热，初生一头凹，肿痛，青、黄、赤、黑无复定色，便令烦躁闷乱，或憎寒头痛，或呕吐心逆，以针刺疮，不痛无血，是其候也。"

疗疮病因颇多，有因恣食膏粱厚味、辛辣炙煿之品，致脏腑积热，火毒结聚于肌表；或为器械所伤，昆虫叮咬等，感染毒邪，蕴蒸肌肤，凝滞经络气血为病。如毒邪治不及时或滥作挤压，则可内损营血脏腑，热毒炽盛，扰及神明。

其证多发于颜面、四肢以及躯干部位，特点为发病急，变化迅速，初起者形如粟米状，形虽小而质坚硬，根基深在，继则焮热红肿，肿势速增而疼痛转剧，待脓溃疗根出者，始可肿消痛减而渐愈。若处理迟延不当，或失治误治，致热毒更甚者，易成走黄之险证。

对于本病治宜早而迅捷，热毒蕴结者，治宜清热解毒；火毒炽盛者，宜清热泻火解毒；内服与外敷等外治相配合。

丹参膏

【来源】《肘后备急方》卷五。

【组成】丹参 蒴藋各二两 秦艽 独活 乌头 白及 牛膝 菊花 防风各一两 莽草叶 踯躅花 蜀椒各半两

方中防风，《备急千金要方》作"防己"。《太平圣惠方》有白术。

【用法】上切，以苦酒二升，渍之一宿，猪膏四斤，俱煎之，令酒竭，勿过焦，去滓。以涂诸疾上，日五度，涂故布上贴之。此膏亦可服，得大行，即须少少服。

【主治】

1. 《肘后备急方》：恶肉，恶核，瘰疬，风结，诸脉肿。

2. 《备急千金要方》：疗肿、痈疽。

【方论】《千金方衍义》：丹参膏虽云散血消肿，而实外敷毒风之峻药。

棘针散

【来源】《普济方》卷二七四引《肘后备急方》。

【别名】棘刺散（《太平圣惠方》卷六十四）。

【组成】棘针（倒勾多年者）三十二枚 大豆黄（生用）四十枚 绯绢三条（每条阔一寸） 乱发（如鸡子大）三团

方中大豆黄，《太平圣惠方》作"生黑豆叶"。

【用法】上分为三份，各以绯一片，裹棘针、豆子，用发一团缠裹绯帛，令周匝牢固，各于炭火烧令烟尽。先研两团，令细，以温酒半钱调下。候觉疮四边软，即愈；过半日未效，更服一团，必愈。愈后无有触犯，如有即生三五个赤黑脓窠；不触犯者，七八日当愈，勿轻之。

【功用】内消。

【主治】疗肿。

茺蔚散

【来源】《医方类聚》卷一七九引《新效方》。

【组成】益母草（烧存性，为末）

【用法】先以小刀十字划破疗根至痛处，令血出，次绕疗根开破，令血出，用刀尽捻去血，拭干，以稻草心蘸药，捻入疮孔中，遍敷到底，良久，当有紫血出，捻令血尽，拭干，再捻入药，见红血则止，一日夜捻药二五度，重者二日根烂出，轻者一日半日出，看疮根盘胀起，即是根将出，以针挑之即出。虽根已出，仍敷药生肌，易愈，或根消烂挑不出，亦自愈，勿忧之。内服救生夺命丹，如无丹，则服《精要》忍冬酒，昼夜连并服三二剂，急治之，不可缓也。若得证，便发寒热，半身麻木，呕吐不食，痛应心者，最急，三五日便死，须急用小刀尽去疔根，见血是根尽，未见血，再去令尽。若已有疔三四处，只去首先生者根，其余根不须去，但如前治之。若是阳证，形气壮实者，以锋针刺疮四畔，多出血以泄毒气，以针刺所属经络而泻之。

【主治】急慢疔疮。

【宜忌】忌风寒、房室、酒肉、鱼腥、五辛、油腻、粘滑、生冷、狐臭、麝香。

五香汤

【来源】《备急千金要方》卷二十二。

【别名】五香散（《太平惠民和济局方》卷三新添诸局经验秘方）、木香散（《普济方》卷一八一）。

【组成】青木香　藿香　沉香　丁香　熏陆香各一两

【用法】上锉。以水五升，煮取二升，分三服。不愈更服之，并以滓薄肿上。

【功用】《太平惠民和济局方》（新添诸局经验秘方）：升降诸气，宣利三焦，疏导壅滞，发散邪热。

【主治】

　　1.《备急千金要方》：热毒气，卒肿痛结作核，或似痈疖而非，使人头痛、寒热、气急者，数日不除。

　　2.《医心方》：恶疮疔肿。

　　3.《普济方》：恶脉病。

　　4.《证治要诀类方》：尿血。

　　5.《医宗金鉴》：土栗。由行崎岖之路，劳伤筋骨血脉而成，生在足跟旁，形如枣栗，亮而色黄，肿若琉璃，又名琉璃疽。

　　6.《杂病源流犀烛》：黄鳅痈。由肝脾两经湿热或积怒致痈，发于足小肚上半，三四寸许大，红肿坚硬如石，痛甚者。

乌麻膏

【来源】《备急千金要方》卷二十二。

【组成】生乌麻油一斤　黄丹四两　蜡四分（皆大两大升）

【用法】以腊日前一日，从午纳油铜器中，微火煎之，至明旦看油减一分，下黄丹消尽，下蜡令沫消，药成，至午时下之。一帖不换药，惟一日一度拭去膏上脓再贴之，以至愈乃止。

【功用】止痛生肌。

【主治】诸漏恶疮，十三般疔肿，五色遊肿，痈疖毒热，狐刺蛇毒，狂犬虫狼六畜所伤不可识者，二十年漏，金疮中风。

白薇散

【来源】《备急千金要方》卷二十二。

【组成】白薇　防风　射干　白术各六分　当归　防己　青木香　天门冬　乌头　枳实　独活　山茱萸　葳蕤各四分　麻黄五分　柴胡　白芷各三分　莽草　蜀椒各一分　秦艽五分

【用法】上药治下筛。每服方寸匕，以浆水下，一日三次。加至二匕。

【主治】

　　1.《备急千金要方》：疔肿，痈疽。

　　2.《医心方》：风热相搏结，气痛左右走，身中或有恶核者。

　　3.《圣济总录》：气肿痛，状如瘤，无头，但虚肿，色不变，皮急痛。

【方论】《千金方衍义》：白薇散中祛风走表之味居多，兼取当归、天门冬、葳蕤和血通津之味，以滋风燥之性；独山茱萸一味，人但知补肝涩精之用，不知《本经》原有心下邪气寒热，温中逐寒湿痹，去三虫诸治，惟《备急千金要方》得之。

齐州荣姥方

【来源】《备急千金要方》卷二十二。

【组成】白姜石一斤（软黄者）　牡蛎九两（烂者）　枸杞根皮二两　钟乳二两　白石英一两　桔梗一两半

【用法】上药各为细末，合和令调，先取伏龙肝九升末之，以清酒一斗二升搅令浑浑然，澄取清二升，和药捻作饼子，大六分，厚二分，其浊滓仍置盆中，布饼子于笼上，以一张纸藉盆上，以泥酒气蒸之，仍数搅令气散发，经半日，药饼子干，乃纳瓦坩中，一重纸一重药遍布，勿令相著，密以泥封三七日，干以纸袋贮之，干处举之。用法以针刺疮中心深至疮根，并刺四畔令血出，以刀刮取药如大豆许纳疮上。若病重困日夜三四度著，其轻者一二度著，重者二日根始烂出，轻者半日一日烂出，当看疮浮起，是根出之候，若根出已烂者，勿停药仍著之，药甚安稳，令生肌易。其病在口咽及胸腹中者，必外有肿异相也，寒热不快，疑是此病，即以饮或清水和药如杏仁许服之，日夜三四服，自然消烂，或以物剔吐，根出即愈；若根不出亦愈，当看精神自觉醒悟，合药以五月五日为上时，七月七日次，九月九日，腊月腊日并可合。若急须药他日亦得。

【主治】疔肿。

【宜忌】忌房室、猪、鸡、鱼、牛、生韭、蒜、葱、芸苔、胡荽、酒、醋、面、葵等；若犯诸忌而发动者，取枸杞根汤和药服。

【方论】《千金方衍义》：牡蛎软坚，钟乳利窍，石英敛津，姜石消肿，枸杞泻火，桔梗散气，灶土、清酒温助诸石以拔毒根于中；英、乳甘温，生肌亦易，惟姜石咸寒，为疔肿去腐生新之专药。初起未著形时服之，可散。二石虽温，然非悍烈之品，不虑助邪为虐；若至毒邪焮发，则又未可尝试。

苍耳膏

【来源】方出《备急千金要方》卷二十二，名见《圣济总录》卷一三六。

【别名】苍耳散（《三因极一病证方论》卷十五）。

【组成】苍耳根茎叶不拘多少

【用法】上药烧灰，研细，以醋泔淀调如糊。涂敷，干即再涂。以愈为度。

【主治】一切疔肿。

苍金砂散

【来源】方出《备急千金要方》卷二十二，名见

《普济方》卷二七三引《济生方》。

【组成】芜菁根　铁生衣各等分

【用法】上为末，以大针刺作孔，复削芜菁根如针大，前铁生衣涂上刺孔中，又涂所捣者封上，仍以方寸匕绯帛涂贴之。有脓出即易，须臾拔根出。

【主治】疔疮。

【宜忌】忌油腻、生冷。

拓肿方

【来源】《备急千金要方》卷二十二。

【别名】拓汤（《千金翼方》卷二十三）。

【组成】大黄　黄芩　白蔹　芒消各三分

【用法】上锉，以水六升，煮取三升汁，故帛四重纳汁中，以拓肿上，干即易之，无度数，昼夜为之。

【主治】痈疽，疔肿。

拔疔丹

【来源】方出《备急千金要方》卷二十二，名见《天花精言》卷六。

【组成】马齿苋。

【用法】捣烂敷之。

【主治】

1. 《备急千金要方》：恶露疮。
2. 《天花精言》：痘后起疔。

赵娆方

【来源】《备急千金要方》卷二十二。

【组成】姜石二十五两　牡蛎十两　枸杞根皮四两　茯苓三两

【用法】上药各为末，合和。先取新枸杞根（合皮切）六升，水一斗半，煎取五升，去滓；纳狗屎二升，搅令调，澄取清，和前药熟捣，捻作饼子，阴干。病者以两刃针，当头直刺疮，痛彻拔出针，刮取药末塞疮孔中，拔针出即纳药，勿令歇气，并遍封疮，头上即胀起，针挑根出，重者半日以上即出；或已消烂，桃根不出亦自愈，勿忧之。其病在内者，外当有肿相应，并皆恶寒发热；疑有疮者，以水半盏，刮取药，如梧桐子大五枚，

和服之，日夜三度服，即自消也。若须根出，服药经一日，以鸡羽剔吐，即随吐根出，若不出根，亦自消烂。在外者亦日夜三次敷药，根出后常敷勿住，即生肉易愈。若犯诸忌而发动者，取枸杞根（合皮骨切）三升，以水五升，煎取二升，去滓，研药末一钱匕，和枸杞汁一盏服之，一日二三服，并单饮枸杞汁二盏弥佳。又以枸杞汁搅白狗屎，取汁服之更良。合讫即用，不必待干。所言白狗屎，是狗食骨，其屎色如石灰，直言狗白屎也。如预造，取五月五日、七月七日、九月九日、腊月腊日造者尤良。或有人忽患喉中痛，乍寒乍热者，即是其病，当急以此药疗之。无故而痛，恶寒发热者，亦是此病，但依前服之立愈。

【主治】疔肿，痈疽。

蒺藜散

【来源】方出《备急千金要方》卷二十二，名见《洞天奥旨》卷八。

【组成】蒺藜子一升（烧为灰）

【用法】上以酽醋和，封头上，经宿便愈。或针破头，封上更佳。

【主治】一切疔肿。

漏芦汤

【来源】《医学正传》卷六引《备急千金要方》。

【组成】漏芦　连翘　黄芩　白蔹　枳壳　升麻　麻黄（去根节）　朴消各一两（另研）　大黄　紫花地丁　金银花各半两

【用法】上除朴消外，为细末，入消和匀。每服三钱，水一盏，加生姜三片，薄荷三叶，煎至七分，空心温服。利下恶物，止药。

【主治】疔肿。

五香丸

【来源】《千金翼方》卷五。

【组成】丁香　藿香　零陵香　青木香　甘松香各三两　桂心　白芷　当归　香附子　槟榔各一两　麝香一铢

【用法】上为末，炼蜜为丸，如梧桐子大。含咽令

津尽，日三夜一，一日一夜用十二丸。当即觉香，五日身香，十日衣被香。五香汤法：取槟榔以前随多少皆等分，以水微微火上煮一炊久，大沸定，纳麝香末一铢，勿去滓，澄清，服一升。其汤不愈，作丸含之，数以汤洗之。

【功用】下气散毒，令身香。

【主治】一切肿，心痛，疔肿，口中、喉中、脚底、背甲下痛肿，痔漏。

【宜忌】忌食五辛。

乌蛇膏

【来源】《太平圣惠方》卷六十三。

【组成】乌蛇四两　当归二两　黄耆一两半　生干地黄一两半　乱发三分（烧灰）　防风一两（去芦头）　甘草二两　黄丹六两　胡粉四两　蜡二两　松脂二两

【用法】上锉细。以清油二斤半，于铛内入蜡、松脂及药，煎令黑色，绵滤去滓，都纳铛中，下黄丹，便以武火上不住手搅，候色黑，滴于水中如珠子，硬软得所，即膏成也。用故帛上摊，视疮大小贴，日二易之。以愈为度。

【主治】一切远年恶毒疮，发背，冷漏疔疮，刀箭所伤。

一异散

【来源】方出《太平圣惠方》卷六十四，名见《本草纲目》卷五十引《名医录》。

【组成】腊月猪头一枚（烧灰）

【用法】上为散。以鸡子清调令匀，敷疮上，日三易之。

【主治】鱼脐疔疮如黑豆色者。

【验案】鱼脐疮　学究任道病体疮肿黑，状狭而长。北医王通曰：此鱼脐疮也。一因风毒蕴结，二因气血凝滞，三因误食人汗而然。乃以一异散敷之，日数易而愈。

五香汤

【来源】《太平圣惠方》卷六十四。

【组成】沉香一两　枫香一两　藿香一两　鸡舌香

一两 木香一两 射干二两 川升麻二两 鳖甲二两（生用） 蓝实二合 川大黄二两（生用）犀角屑一两 贝齿十枚 乌梅十四枚

【用法】上锉细，分为两剂。以水一斗三升，煎至一斗，淋浴肿毒处。

【主治】疔疮肿毒。

芫花根膏

【来源】《太平圣惠方》卷六十四。

【组成】芫花根二两 猪牙皂荚五挺 白矾三两（烧令汁尽，细研） 黑豆三合

【用法】上用醋一斗，先浸芫花根及皂荚、黑豆三日，于釜中以火煎至二升，去滓后却入铛中，煎至一升，入白矾末，搅令匀，去火成膏。摊于帛上贴，一日二易之。

【主治】鱼脐疔疮，久疗不愈。

苍耳膏

【来源】《太平圣惠方》卷六十四。

【组成】苍耳子二合 荆芥子二合 葵子二合 黄蜡半两 木香一两 白猫粪一两 石长生一两 当归一两 黄芩一两 藁本一两 玄参二两 丁香一两 干马齿一两 雄黄一两（细研） 虾蟆灰一两 乳香一两（细研）

【用法】上锉细，以猪脂三斤，煎三二十沸，滤去滓，次下乳香、蜡，又煎三二沸，候冷，入雄黄、虾蟆灰，搅令匀，以瓷器盛，密封。每使涂于故帛上贴，一日三次。

【功用】生肌拔毒。

【主治】疔疮。

地丁散

【来源】《太平圣惠方》卷六十五。

【组成】地丁 蟅虫 倒钩棘针 露蜂窠 蛇蜕皮 粟米 黍米 大麻仁 黑豆 赤小豆 乱发 折牛蒡 射生箭 熟红帛 蚕纸各半两 朝生花（秋夏滞雨后，粪堆或烂木上生如小茵子者，及时收之）半两

【用法】上锉细，以蚕纸裹缠，水浸良久，滤出候

干，于净地上以炭火烧令烟绝，入新盆中，以盆子合之，候冷，细研为散。如患已成头有脓水者，以散敷之；如未成头，以酒调一钱服之。

【主治】一切恶疮，疔肿毒疮。

夺命返魂散

【来源】《袖珍方》卷三引《太平圣惠方》。

【组成】大黄 栀子 连翘各五钱 巴豆四钱（去皮） 杏仁四钱（去皮尖，二味用麸炒） 炒药麸四钱 苦丁香一钱 信一两（独蒜去心，盛信在火内烧去性） 牵牛头末二钱

方中苦丁香用量原缺，据《普济方》补。

【用法】上为末。每服重者一铜钱，轻者半钱，无根水调下。不吐可治，汗出愈。

【主治】一切疔疮，发热憎寒，昏闷不语，肿遍皮肤。

蝉蜕散

【来源】《袖珍方》卷三引《太平圣惠方》。

【组成】蝉退壳 僵蚕各等分

【用法】上为末。酸醋调，涂四围，留疮口。候根出稍长，然后拔根出，再用药涂疮。一方不用醋，只用油调涂。

【主治】疔疮。

拔疔丹

【来源】《经验方》卷上。

【组成】乳香五钱（去净油） 蟾酥五钱 白信五钱 没药五钱（去净油） 丁香五钱 血竭五钱 麝香一分 斑蝥五钱 胆矾二分 雄黄三分 灵磁石五钱 蓖麻仁三十粒

【用法】上各为细末，和匀，再与蓖麻仁同捣如泥，瓷瓶收贮，不可干燥。

【主治】疔疮，发背，一切肿毒。

取疔膏

【来源】方出《柳州救死三方》引贾方伯方（见《证类本草》卷二十二），名见《医方类聚》卷一

七九引《吴氏集验方》。

【组成】蜣螂心

【用法】贴疮半日许，可再易。血尽根出遂愈。

【主治】疔疮。

【宜忌】禁食羊肉。

【验案】疔疮　元和十一年得疔疮，凡十四日益笃，善药敷之皆莫能知。长乐贾方伯教用蜣螂心，一夕而百苦皆已。明年正月食羊肉又大作，再用亦如神验。

二灰散

【来源】《圣济总录》卷一三六。

【组成】棘针（倒勾，烂者）三枚　丁香七枚

【用法】上药同于瓶内烧令烟断，研细。以未满月孩子粪和涂肿上，日三两度。

【主治】疔肿毒气。

丁香散

【来源】《圣济总录》卷一三六。

【组成】丁香七枚　绯帛方一尺　曲头棘刺　腊月大豆黄各一两　母猪屎三块（如鸡子大）　盐一分　乱发一团（如鸡子大）　苍耳子半两

【用法】上八味，将七味以绯帛裹，于熨斗内火令烟尽，细研为散。每服二钱匕，空心温酒调下。盖覆取汗。若汗不出，任意饮酒，以汗为度。

【主治】疔肿、痛疽。

大黄散

【来源】《圣济总录》卷一三六。

【组成】大黄（锉，炒）　秦艽（去苗土）　藜芦（去芦头）　石硫黄（研）　硇砂（研）各一两

【用法】上五味，将前三味为散，与后二味研者和匀。水调涂敷，一日三五次。以愈为度。

【主治】疔肿。

日本国传巴豆涂方

【来源】《圣济总录》卷一三六。

【组成】巴豆十粒　半夏一枚　附子半枚　蜣螂一枚

【用法】上各为末。以人粪相和，看疮大小，作纸圈子围疮口，以药泥疮上，绢贴之，一日三换。

【主治】疔疮。

牛黄散

【来源】《圣济总录》卷一三六。

【组成】牛黄一粒如大豆　绯帛方一尺　乱发二团如鸡子大　曲头棘刺二十枚　赤小豆二七枚　地骨皮二两（末）

【用法】上六味，将四味以绯帛裹于熨斗内，烧灰，细研为散，入地骨皮末和匀。每服二钱匕，空心温酒调下，日晚再服。

【主治】疔肿。

白石脂散

【来源】《圣济总录》卷一三六。

【组成】白石脂（烧）　赤石脂各半两　雄黄一分　乳香二钱

【用法】上为末。未破者用朴消水调贴，已破有脓者干贴。

【主治】紫癜疔疮，不疼硬肿，腋下有根如鸡卵。

地骨皮散

【来源】《圣济总录》卷一三六。

【组成】地骨皮（捣末）半两　小麦　麻子各十粒（烧灰）　绯帛方五寸（烧灰）　曲头棘刺二七枚（烧灰）　半夏七枚（炒黄，捣末）　乱发一团如鸡子（烧灰）

【用法】上为末。每服二钱匕，空心温酒调下，至晚再服。

【主治】疔肿。

苍耳散

【来源】《圣济总录》卷一三六。

【组成】苍耳子二七粒　露蜂房一两　曲头棘刺二七枚　绯帛方五寸　乱发一团如鸡子大　青蒿二七茎　丹砂一分（研，别入）

【用法】上药将六味锉碎，于熨斗内烧灰，细研为散，入丹砂末和匀。每服二钱匕，空心温酒调下，日晚再服。

【主治】疗肿涂敷诸药后，如犯触者。

蛇蜕散

【来源】《圣济总录》卷一三六。

【组成】蛇皮一两半（白者） 露蜂房半两 乱发一团（如鸡子大，童子者妙）

【用法】上为细末。每服二钱匕，空心米饮调下，盖覆出汗；更服。

【主治】疗肿。

露蜂房散

【来源】《圣济总录》卷一三六。

【组成】露蜂房 乱发 蛇蜕 棘针各三两

【用法】上药以绵帛裹，于熨斗内烧灰，细研为散。空心温酒调下一钱匕。日晚再服。根自出。

【主治】疗肿。

必胜膏

【来源】方出《本草纲目》卷二十六引《圣济总录》，名见《丹台玉案》卷六。

【别名】葱蜜膏（《绛囊撮要》）、葱蜜掩（《医林纂要探源》卷十）。

【组成】老葱

【用法】将患处刺破，加生蜜杵贴之。两时疗出，以醋汤洗之。

【主治】疗疮恶肿。

救生汤

【来源】《扁鹊心书·神方》。

【组成】芍药（酒炒） 当归（酒洗） 木香（忌火） 丁香各五钱 川附（炮）二两

【用法】上为细末。每服五钱，生姜十片，水二盏，煎半，和滓服，随病上下，食前后服。

【主治】一切痈疽发背，三十六种疗，二十种肿毒，乳痈乳岩，及经年手足痰块，红肿疼痛，久年阴寒久漏。

圣力散

【来源】《宣明论方》卷十五。

【组成】草乌头 白及 白蔹 木鳖子（去皮） 地龙 金毛狗脊各二钱半 麝香三钱 黄丹少许

【用法】上为细末，用针针到生肉痛者用药。黄水出为度。

【主治】诸疗疮肿。

如圣散

【来源】《普济方》卷三〇六引《宣明论方》。

【组成】川乌 防风（去芦） 白芷各二两 川芎一两二钱半 草乌头半两 苍术二两（去皮） 细辛（去苗土净）七钱半

【用法】上药俱不见火，生用晒干，研为细末。外敷。又蛇蝎螫狗咬，用口含浆水洗净，用药末贴上，三二次勤敷即愈。诸小虫血伤无口者，唾津调药搽上，勤易，三五次即愈。

【主治】

1.《普济方》引《宣明论方》：蛇蝎诸虫毒伤，狗咬。

2.《普济方》：雷头风，癫干风，遍身麻木；金疮破伤风；肿疖、丹瘤、诸疗、发背、搭手、脑疽、臁疮、汤火、牙疼、杖疮；一切小血伤无口。

硇砂散

【来源】《宣明论方》卷十五。

【组成】硇砂 雄黄 天南星 砒霜各等分 麝香少许

【用法】上为细末。用竹针针开，用药封。黄水出疮已。

【主治】一切疗疮。

麝香丸

【来源】《杨氏家藏方》卷五。

【组成】麝香一钱（别研） 胡椒一两 木香一两

巴豆四钱（去皮心，研）　全蝎四钱（去毒；微炒）

方中木香用量原缺，据《仁斋直指方论》补。《仁斋直指方论》又用朱砂为衣。

【用法】上为细末，汤浸蒸饼为丸，如绿豆大。每服三丸，心腹痛，煨姜汤下；妇人血气痛，炒生姜醋汤下；小肠气，腹胁攻痛，茴香汤下；常服消酒化食，温熟水送下，不拘时候。

【功用】温中快气，消酒化食。

【主治】

1. 《杨氏家藏方》：宿食，心腹冷疼，男子小肠气，妇人血气攻注疼痛。

2. 《普济方》：疔疮，诸气发背。

拔毒散

【来源】《杨氏家藏方》卷十二。

【组成】铅白霜　胆矾　粉霜　硇砂　朱砂（上药别研）各一钱　蜈蚣一条（炙）

【用法】上为细末。先用针挑令出血，入药一字在内，用醋煮面糊贴之。一日其根溃出。

【主治】十种疔疮，毒气结硬如石，疼不可忍。

消毒散

【来源】《洁古家珍》。

【组成】丁香　乳香各一钱　蝉壳　贯仲　紫花地丁各半两

【用法】上为细末。温酒调下。

【主治】疔疮毒气入腹，昏闷不食。

土鬼丹

【来源】《是斋百一选方》卷十六引华宫使方。

【组成】金头蜈蚣一条（全者）　铜绿　胆矾各一钱　乌鱼骨二钱　麝香一字

【用法】上为细末。用针豚蘸油　药在上；若疮不破，灸破用药。

《仁斋直指方论》：上为细末。以纸捻蘸麻油粘药引入疮中，如疮顶硬，即灸破或针刺破，然后入药。

【主治】疔疮。

水晶膏药

【来源】《是斋百一选方》卷二十。

【组成】好白油单纸十张（每张剪作八片）　鹰爪黄连一两（去须，细锉）

【用法】水两碗许，入砂锅内，同黄连煎至一碗半，先下油单五张，又续下五张，同煎至七百沸，汤耗旋添，不得犯铁器，漉起，擦去黄连滓屑，焙干。如疮破有脓，将药花旋松贴；如杖疮，约度大小恰好剪贴，不可太大，先将周围剪下油单烧灰，热酒调，嚼生姜送下，次贴药。

【主治】疔疮、背痈、瘤痈、奶疽、丹毒、黑痈。

【宜忌】贴药后，忌荤腥一二时辰。

千金托里散

【来源】《儒门事亲》卷十五。

【组成】连翘一两二钱　黄耆一两半　厚朴二两　川芎一两　防风一两　桔梗一两　白芷一两　芍药一两　官桂一两　木香三钱　乳香三钱半　当归半两　没药三钱　甘草一两　人参半两

【用法】上为细末。每服三钱，用酒一碗，盛煎三沸，和滓温服。膏子贴之。

【主治】发背疔疮。

保生锭子

【来源】《儒门事亲》卷十五。

【别名】保生饼子（《证治准绳·疡医》卷二）、保生挺子（《疡医大全》卷三十四）。

【组成】巴豆四十九个（另研，文武火烧热）　金脚信二钱　雄黄三钱　轻粉半匣　硇砂二钱　麝香二钱

《疡科选粹》有"蟾酥"。方中硇砂《外科方外奇方》作"硼砂"。

【用法】上为末，用黄蜡一两半化开，将药和成锭子，冷水浸少时，取出，旋捏作饼子，如钱眼大。将疮头拨破，每用贴一饼子，次用神圣膏药封贴，然后服托里散。

【主治】

1. 《儒门事亲》：疮疡痈肿。

2. 《卫生宝鉴》：疔疮，背疽，瘰疬，一切恶疮。

紫金丹

【来源】《儒门事亲》卷十五。

【组成】白矾四两 黄丹二两

【用法】上用银石器内熔矾作汁,下丹,使银钗子搅之,令紫色成也。用文武火,无令太过不及。如有疮,先将周围挑破,上药,用唾津涂上数度着,无令疮干,其疮溃动,取疔出也,兼疮颜色红赤为效。如药末成就,再杵碎,炒令紫色。

【主治】疔疮。

夺命丹

【来源】《经验良方》引曾守壹方(见《医方类聚》卷一七九)。

【别名】万灵夺命丹(《奇方类编》卷下)。

【组成】朱砂 胆矾各一钱半 真血竭 铜绿各一钱 枯白矾二钱 雄黄三钱 蟾酥 轻粉各半钱

【用法】上为细末,面糊为丸,如梧桐子大。每服一丸,先用葱白三寸,令病人自嚼碎,吐出碎葱裹药在内,热酒送下,睡卧,如重车行五里之久,汗出或发热一阵即愈,或利为度,如病人不能嚼葱,擂碎葱白裹药,如前吞服,如不省人事,斡开口灌之。病在上,食后服;病在下,食前服。

【主治】疔疮毒气向里,邪气入内,淫闷不已,水食不下,兼治痈疽发背,恶疮。

赤芍药散

【来源】《活法机要》。

【别名】赤芍药汤(《明医指掌》卷八)。

【组成】金银花 赤芍药各半两 大黄七钱半 瓜蒌大者一枚 当归 枳实各三钱 甘草三钱

【用法】上为粗末。水、酒各半煎服。

【主治】一切疔疮痈疽,初觉憎寒疼痛。

二黄散

【来源】《济生方》卷六。

【组成】雄黄 雌黄各等分

【用法】上为末。先用针刺四围及中心,醋和涂之。一方加麝香少许,用羊骨针针破及刺四围并

涂之。

【主治】疔肿。

追毒丹

【来源】《济生方》卷六。

【组成】巴豆七粒(去皮心,不去油,研如泥) 白丁香一钱 雄黄 黄丹各二钱 轻粉一钱

【用法】上研和,加白面三钱,滴水为丸,如麦粒状。针破疮纳之,上覆以乳香,追出脓血毒物。治漏疮四壁死肌,亦以此法追毒,小者一粒,大者加粒数用之。治疽疮黑陷者,先用狗宝丸治,次以乌龙膏收肿散毒,去赤晕,及用针刀开疮,纳之使溃。

加蟾酥尤效。

【主治】漏疮,痈疽黑陷,及痈疽丁疮、附骨疽。

解毒散

【来源】《济生方》卷八。

【组成】寒水石二两 龙骨半两 黄连(去须)黄柏各一两 轻粉一钱

【用法】上为细末,和鸡子清调。以鸡羽扫疮上。

【功用】去热肿,收赤晕。

【主治】疔疮、热疮有赤晕者。

【加减】若是热疮,加黄丹半两。

蟾酥丹

【来源】《济生方》卷八。

【别名】蟾酥膏(《赤水玄珠全集》卷二十九)、蟾蜍膏(《世医得效方》卷十九)。

【组成】蟾酥一个

【用法】上为末,以白面和黄丹为丸,如麦颗状。针破患处,以一粒纳之。

【主治】疔肿。

金砂散

【来源】《医学纲目》卷十九引《济生方》。

【组成】道人头(即苍耳子,微炒存性)一两 硇砂三钱半 雄黄三钱 蟾酥(以多为妙)

【用法】上为末。将疮四围刺破，以少油调药末，置于疮内，绯帛封之。数日疗自出。如疮入腹，呕逆者，将苍耳捣汁饮之。

【主治】疗疮。

拔毒散

【来源】《普济方》卷二七八引《外科精要》。

【组成】石膏（生用）四两　寒水石（生用）四两　黄柏　甘草各一两

【用法】上为细末。每用新水调扫之，油涂之，或纸花贴，干则以凉水润之亦妙。治疗肿，水煎服。

【主治】热毒丹肿，游走不定；亦治疗肿。

二仙散

【来源】《卫生宝鉴》卷十三引李管勾方。

【组成】白矾（生用）　黄丹各等分（一方加雄黄少许）

【用法】上药各为末。临用时各抄少许和匀，三棱针刺疮见血，待血尽上药，膏药盖之。不过三易，决愈。

【主治】疗肿恶疮。

藿香托里散

【来源】《活幼心书》卷下。

【组成】藿香　连翘　山栀仁　川当归（酒洗）木通（去节）　芍药　僵蚕（去丝）　甘草各二钱半　大黄（生用）　茵陈　黄耆（生用）　贝母各五钱

【用法】上锉。每服二钱，酒水各大半盏，煎八分，病在上，食后温服；病在下，食前温服。

【功用】解毒，正气理虚，祛风除烦，排脓活血，定痛消肿。

【主治】诸肿毒痈疽，已溃未溃者；及疗疮流注遍身，并内外一切黄证，恶心呕逆，憎寒壮热，昼夜疼痛。

化毒为水内托散

【来源】《观聚方要补》卷八引《皆效方》。

【别名】还魂散（《古今医鉴》卷十五）、内消散（《外科正宗》卷一）、活命饮、还魂汤（《观聚方要补》卷八引《外科纂要》）。

【组成】乳香　穿山甲　白及　知母　贝母　半夏　金银花　皂角　天花粉各一钱

【用法】上用无灰酒煎服。

【功用】内消去毒。

【主治】痈疽发背，对口恶疗疮，乳花，百种无名无头歹疮。

夺命丹

【来源】《杂类名方》。

【别名】返魂丹、再生丹、追命丹、延寿丹、来苏丹、知命丸、得道丸、寸金丹（《袖珍方》卷三）、延命丹、来苏丸（《丹溪心法附余》卷十六）。

【组成】蟾酥半钱　朱砂三钱（水飞）　轻粉半钱　枯白矾一钱　寒水石一钱（水飞）　铜绿一钱　麝香一字　海羊二十个（另研）

【用法】上为细末，将海羊另研为泥，就药一处，丸如绿豆大，如丸不就，加好酒成之。病轻者一丸二丸，重者三丸，未效再服。服药法：先嚼生葱白一大口，极烂置手心，放药丸于葱内裹合，以热酒送下。暖处卧，汗出为效。

【主治】疗疮发恶心，及诸恶疮。

【宜忌】忌冰水。

苍金砂散

【来源】《杂类名方》卷二十。

【组成】道人头（微炒存性）一两　硇砂三钱半　雄黄三钱　蟾酥不以多少

【用法】将疮四围刺破，以小油调药末，置于疮内，绯帛封之。数日疗自出。如疮入腹呕逆者，煎道人头浓汁饮之。

【主治】疗疮。

夺命散

【来源】《云岐子保命集》卷下。

【组成】乌头尖　附子底　蝎梢　雄黄各一钱　蜈蚣一对　硇砂　粉霜　轻粉　麝香　乳香各半钱

信二钱半　脑子少许

【用法】上为细末。先破疮，出恶血毕，以草枝头用纸带入于内，以深为妙。

【主治】疔疮。

追魂丹

【来源】《医方类聚》卷一七九引《经验秘方》。

【组成】乳香　粉霜　没药　蝎梢　蟾酥　花蕊石各三钱　轻粉一钱半　蜈蚣两对（微火炙）　白矾（飞过）　铜绿　寒水石（烧红）　血竭各一两　脑子三钱　麝香二钱　朱砂四钱　蜗牛二十个（去壳，研为泥）

【用法】上将前药一处为丸，如绿豆大，朱砂为衣。每服一丸，先用带须葱三根嚼细，入手心，放药一丸于葱内裹药，热酒吞下。厚被盖，汗出为效。

【主治】疔疮。

【宜忌】忌冷水，不许见风吹。

追魂丹

【来源】《医方类聚》卷一七九引《经验秘方》。

【组成】蟾酥　轻粉各半钱　枯白矾　铜绿　寒水石（烧）　血竭各一钱　麝香一字　朱砂四钱（水飞）　蜗牛二十个（别研如泥）

【用法】上为细末，用蜗牛泥为丸，如不就，加酒少许为丸，如小绿豆大。每服一丸，先嚼生葱白三寸至烂，吐出置手心，裹药，用热酒一大盏送下，须臾连饮二盏，汗出为度，不拘时候。

【主治】疔疮，发背，脑疽，一切恶疮。

救苦膏

【来源】《医方类聚》卷一九四引《经验秘方》。

【组成】川乌三钱（生用，勿火）　香白芷二钱　川牛膝五钱（焙）　当归一两（焙）　黄丹半两（飞过）　贝母二钱　魂润（即桃脂）一钱　白蔹二钱　白及二钱（焙）　没药七钱　乳香五钱（茗叶一片，将药放在叶上，用慢火慢焙干）　杏仁三两（用热汤泡去皮尖）　沥青半两　香油半盏　白胶香三两（入铁器，于火上熬数沸，放入冷水

中）。

【用法】上没药、沥青、杏仁、乳香先捣，后用白胶香魂润和捣之，以上药俱要研为细末，和匀，用香油不时浇润，捣取出，揉和之。远近咳嗽，吐唾痰涎，背心穴贴；喘急痰盛，肺俞穴贴；前后心脾疼痛，随疼处贴；胸膈痞闷，少思饮食，胸骨上贴；赤白痢疾，脏寒泄泻，腰眼脐下贴；眼目赤障，疼痛作楚，太阳穴贴；耳鸣、头目昏眩，项窝穴贴；牙齿疼痛，膏药亭穴贴；男子久虚，肾气衰弱，腰膝筋骨疼痛，腰眼穴贴；闪肭骨折，手搦腕骨还旧，以膏药量伤处尺寸贴，软帛绵好竹片包裹扎定，三次收换，须候七日，如是伤重，十二日可效；妇人气虚血弱，腰脐腹胯疼痛，于脐下腰眼贴之；奶痛吹奶，于患处贴之；小儿一切痈疮失气痛，随患处贴；瘰疬漏疮，两膝肿痛，髀膝枯瘁，皮肤拘挛，艾卧不得屈伸，此证名曰鹤膝，以药烘贴；生产死胎，胞衣不下者，用川芎汤下七粒；余病随疼处、患处、伤处贴。

【功用】顺气发风，活血脉，壮筋骨。

【主治】男子、妇人左瘫右痪，半身不遂，口眼㖞斜，痈疽发背，疔肿恶疮，已未成脓，疼痛不止，打扑损伤；蛇虎犬咬，刀斧、汤烫伤，杖疮；及风寒湿痛，咳嗽喘急，痰涎壅盛，心脾疼痛，赤白痢疾，脏寒泄泻，眼目赤障，耳鸣头痛；牙痛，瘰疬，鹤膝，及妇人生产死胎，胞衣不下等。

二乌膏

【来源】《瑞竹堂经验方》卷五。

【组成】川乌头一个　草乌头一个

【用法】上将新瓦一块，新汲水一桶，将二乌并瓦浸于水桶内。如无新瓦。于屋上取净瓦亦可。候瓦湿透，即将川乌、草乌于瓦上磨成膏。用磨药手挑药贴于疮口四周；如未有疮口，一漫涂药如三四重纸厚，上用纸条透孔贴盖。如药干，用鸡翎蘸水扫湿，如此不过三度。

　　本方原名二乌散，与剂型不符，据《永类钤方》改。

【功用】《永类钤方》：消恶毒诸疮。

【主治】发背、蜂窝、疔疮、便毒。

五圣散

【来源】《瑞竹堂经验方》卷五。

【别名】五圣汤（《医学入门》卷八）。

【组成】大黄一两　生姜一两　瓜蒌一个　皂角针二两　甘草一两　金银花一两

【用法】上锉。用好酒二升，同煎至八分，去滓服，不拘时候。

【主治】

1.《瑞竹堂经验方》：疔疮。

2.《医方类聚》引《经验秘方》：一切恶疮初发。

3.《医学入门》：一切疔肿痈疽，初觉憎寒头痛。

立马回疔丹

【来源】《瑞竹堂经验方》卷五。

【组成】金脚信半钱　蟾酥半钱　血竭半钱　朱砂半钱　轻粉　龙脑　麝香各一字　没药半钱

【用法】上为细末，用生草乌头汁拌和为锭，如麦子长大。用时将疮顶刺破，将药一锭放疮口内。第二日疮肿为效。

【功用】《北京市中药成方选集》：化毒消肿。

【主治】

1.《瑞竹堂经验方》：疔疮走晕不止。

2.《外科方外奇方》：一切疔疮疔毒走黄险症。

3.《北京市中药成方选集》：疔毒初起，红肿疼痛。

返魂丹

【来源】《瑞竹堂经验方》卷五。

【组成】朱砂　胆矾各一两半　血竭　铜绿　蜗牛各一两（生用）　雄黄　白矾（枯）各一两　轻粉　没药　蟾酥各半两　麝香少许

【用法】上先捣蜗牛、蟾酥极烂、旋入诸药末为丸，如鸡头子大。令病人先嚼葱白三寸，吐手心内，将药一丸裹在葱白内，用热酒一盏吞下。如重车行五里许，有汗出即愈。如不能嚼葱，研烂裹药下。

【主治】十三种疔疮。

金砂散

【来源】《瑞竹堂经验方》卷五。

【组成】硇砂（好者）　雄黄（好者）各等分

【用法】上为细末，生蜜调合，用角盒子收贮。先将银篦桃破疮口，挤出恶血，然后用药一豆大入疮口内，以纸花贴定。若毒气入腹，已多呕吐欲死者，即服内托香粉散。

【主治】疔疮。

破棺丹

【来源】《瑞竹堂经验方》卷五引史相方。

【组成】赤芍药二两　当归二两　山栀子二两半　甘草　牵牛（头末）一两半　大黄三两半　牡蛎（煅）一两半　金银花一两半　京三棱一两（切片，焙干）

《普济方》有连翘、地黄。

【用法】上为细末，炼蜜为丸，如弹子大。每服一丸，食前用童子小便化开服之。病重者服一丸半。

【主治】疔黄走晕不止。

【宜忌】忌酒、生硬物。

消黄汤

【来源】《永类钤方》卷七。

【组成】朴消（明者，熬过牙消）二钱　大黄（生用）半两　荆芥　黑牵牛（炒）各半两　甘草节四钱

【用法】上为末。酒调，空心服，以利为度。

【功用】利动毒气。

【主治】疔肿。

【宜忌】虚老人宜斟酌用。

天丁散

【来源】《外科精义》卷下。

【别名】天疔散（《普济方》卷二七三）。

【组成】山丹花蕊　香白芷各二钱　牛蒡子根（春采，去皮）　天丁（乃皂角刺）　苍耳芽　大力子

各五钱　雄黄一两

【用法】上为细末。每用好醋涂纸，封之疗疮上；有黑甲者，必须胡桃油浸，次涂之自可。急服托里内消。

【主治】一切疗疮及诸恶疮初生。

四圣旋丁散

【来源】《外科精义》卷下引《名医秘传经验方》。

【组成】巴豆仁五分　白僵蚕　轻粉　硇砂各二钱五分

【用法】上为细末。先以好醋调药涂上，以纸封之。次服内托里之药，其疗自旋出根。

【主治】

1.《外科精义》：疗疮生于四肢，其势微者。

2.《杂病源流犀烛》：恶血留结内外，荣卫不通，两肩生疗疽。

回疮锭子

【来源】《外科精义》卷下。

【别名】回生锭子（《丹溪心法附余》卷十六）、回疮锭（《中国医学大辞典》）。

【组成】草乌头一两　蟾酥七钱　巴豆七分（去皮）　麝香一字

【用法】上为细末，面糊和，撚作锭子。如有恶疮透丁不痛无血者，用针深刺到痛处有血，用此锭子纴，上用膏贴之，疗疮四畔纴之。其疮三二日自然拔出。此药最当紧用。

【主治】疗疮。

回疮蟾酥锭子

【来源】《外科精义》卷下。

【组成】天南星　款冬花　巴豆仁　黄丹　白信各一钱　独活五分　斑蝥（去头足）十个

【用法】上为极细末，用新蟾酥和药如黍米大，撚作锭子。每遇疗疮，先以针刺其疮，必不知痛，有血出者，下锭子。用锭子法度：以银作细筒子一个，约长三寸许，随针下至疮痛处，复以细银丝子纳药于筒内，推至痛处。如觉痛，不须再用，若不知痛，再随疮所行处，迎夺刺之，至有血知

痛即止。其元疮亦觉疼痛，以膏药敷之，脓出自瘥。治疗疮毒气攻心欲死，以针刺其疮向心行处，但觉有血处下锭子。若累刺至心侧近，皆不痛无血者，急刺百会穴，痛有血者下锭子。若无血，以亲人热血代之，犹活三四。况疮初发，无不有效。

【主治】疗疮毒气攻心欲死。大抵疗疮生于四肢及胸背、头项、骨节间，唯胸背、头项最急。初生痛痒不常，中陷如丁盖，撼之有根，壮热恶心是也。

漏芦汤

【来源】《外科精义》卷下。

【组成】漏芦　白蔹　黄芩（去黑心）　麻黄（去节）　枳实（麸炒，去瓤）　升麻　芍药　甘草（炙）　朴消各一两　大黄二两

【用法】上除消外，余锉，与消同和匀。每服三钱，气实人五钱，水一盏半，文武火煎七沸，去滓，空心热服。

【主治】一切恶疮，毒肿丹瘤，瘰疬疗肿，鱼睛五发，瘰疽。初觉一二日，便如伤寒，头痛烦渴，拘急恶寒，肢体疼痛，四肢沉重，恍惚闷乱，坐卧不宁，皮肤状热，大便秘涩，小便赤黄。

【宜忌】妊身莫服。

止痛拔毒膏

【来源】《世医得效方》卷十九。

【组成】斑蝥四十九个　柳根四十九条　木鳖子七个　乳香　没药　麝香少许　松脂三钱

方中乳香、没药用量原缺。《证治准绳·外科》作"乳香三钱，没药三钱"。《膏药方集·外科》于"麝香"下注"各少许"。

【用法】上用真清油十四两，煎黑柳条焦枯，滤去滓，加黄丹五两，滴入水中成珠为度，却入诸药，搅及匀，入瓷器中收了候用。

【主治】一切疮发臭烂不可近，未破则贴破，已破则生肉。亦治杖疮、疗疮。

水沉膏

【来源】《世医得效方》卷十九。

【组成】白及末半钱

【用法】水盏内沉下，澄去水，却于皮纸上摊开，贴疮上。

【主治】

1.《世医得效方》：疔疮。

2.《外科启玄》：时毒暑疖。

【宜忌】《仙传外科集验方》：如用膏，不可用生肌药。

连翘散

【来源】《世医得效方》卷十九。

【组成】连翘　当归尾　羌活　独活　防风　赤芍药　小赤豆各五钱　大黄二钱　木香　菇藁　茨菇　薄荷　红内消　杜白芷　升麻　甘草　忍冬草各三钱

方中菇藁，《普济方》作"辛藁"。

【用法】上为末。酒调服，薄荷汤下亦可，不拘时候。

【主治】疔疮泻后。

【加减】若潮热不退，加黄芩、栀子仁各三钱，朴消四钱；喘，加人参。

酒煎散

【来源】《世医得效方》卷十九。

【组成】赤乌柏根　水柳根　水杨梅根　葱头根　红内消　香白芷各等分

【用法】上为散，酒煎，旋入通明雄黄研烂同服。

如泻时疮势略退时，只吃此药。若不泻，再服通利药。

【主治】疔疮。

万灵夺命丹

【来源】《玉机微义》卷十五引郭氏方。

【别名】延寿济世膏、如意金丹、广效保命丹、朱砂备急膏、三教济世膏、仙授灵宝膏、圣僧慈救膏。

【组成】朱砂　盐花各二钱半　雄黄　明矾（生用）　枫香各二钱　黄丹　赤石脂　琥珀　轻粉各一钱半　麝香　片脑各一钱　巴豆（去壳，水煮十沸）　蓖麻子（另研）各四十九粒

【用法】上为末，用巴豆、蓖麻子膏和药为丸，如和不就，加炼蜜就成膏，收瓷器内，如用时，旋丸如鸡头子大。每服一丸，井花水送下；或汤亦得。

【主治】一切疮肿、疔疽初起，脉沉实，及服汗药后，毒气在里不尽者。

【宜忌】忌热物半日。

寸金锭子

【来源】《玉机微义》卷十五。

【组成】朱砂二钱　黄丹　明矾（枯）　砒霜　轻粉　花碱　白及各一钱半　蟾酥　脑子　麝香各少许

【用法】上为极细末，调糊和为锭子用之。

【主治】疔毒，恶疮。

飞龙夺命丹

【来源】《玉机微义》卷十五。

【组成】大南星一钱　雄黄　巴豆一钱　黄丹　信石　乳香各五分　麝香少许　斑蝥十六个（去翅足）　硇砂五分

【用法】上为末，取蟾酥和为丸，如黄黍米大。每服十一二丸，或十四五丸，看疮上下，食前、后好酒送下。量人虚实与之。

【主治】一切疔疮恶肿，痈疽初发，或发而黑陷，毒气内陷者。

【宜忌】忌油腻、鱼、荤物七日。

托里散

【来源】《玉机微义》卷十五。

【别名】托里护心散（《明医指掌》卷八）。

【组成】大黄　牡蛎　瓜蒌根　皂角针　朴消　连翘各三钱　当归　金银花各一两　赤芍　黄芩各二钱

【用法】上为粗末。每服半两，水、酒各半煎服。三服消尽。

【主治】一切恶疮发背，疔疽，便毒始发，脉洪弦实数，肿甚欲作脓者。

【方论】《医方集解》：此足阳明、厥阴药也。金银

花清热解毒,疮痈主药;当归、赤芍调营血;大黄、芒消荡胃热;黄芩清肺火;牡蛎软坚痰;连翘、花粉散结排脓;角刺锋锐,直达病所而溃散之也。

守效散

【来源】《玉机微义》卷十五。

【组成】砒(生) 白丁香 松香 轻粉 川乌 生矾各一钱 蜈蚣一条(焙干)

【用法】上为极细末,鈚针刺破疮口,令血出,唾津调药,贴之疮上,其根自溃。

【主治】疔疮恶肉。

提丁锭子

【来源】《玉机微义》卷十五。

【别名】透肉锭子。

【组成】雄黄 朱砂各二钱 青盐 砒霜(生) 白丁香 轻粉 斑蝥(去翅足)各一钱半 蟾酥 麝香各一钱 黄蜡 蓖麻子三十七粒

【用法】上为细末,于银器或瓷器内,先将黄蜡溶开,和药为丸,如梧桐子大,捏作饼子。用时先将疔疮用针刺破,放一饼于疮头上,又刺四边五七下,使恶血出,用软膏药贴之。

【主治】疔疮危笃发昏;兼治瘰疬。

如圣散

【来源】《医方类聚》卷一九〇引《修月鲁班经》。

【组成】苍术一斤 白芷半斤 细辛五两 川芎十两 两头尖四两 川乌半斤 天麻二两 全蝎二两(去节) 白术一两 防风半斤(去芦)

【用法】上为细末。凡遇刀伤,药到血止,用软帛系之;如疮久,用口嚼浆水洗净,软帛拭干上药;破伤风,热酒调一钱服,出汗,如无汗,再加半钱,直至汗出为妙;蜘蛛咬伤,用津唾调涂;头风,酒调一盏服,出汗为度;肿疖,水调毛扫;疔疮,新水调涂纸贴,热酒调服;头风遍身,用竹筒吹鼻;杖疮,水调上;牙疼,将炒盐擦牙出涎,勿咽,温水漱;臁疮,口嚼浆水洗,软帛拭干掺药;系之伤,新水调涂;蛇犬咬,诸虫伤,口嚼浆水洗净,贴之;一切疮痍损伤,津液调涂;下疳疮,口嚼浆水洗,贴药。

【主治】诸毒,刀伤,疮久,破伤风,头风,肿疖,疔疮,杖疮,牙疼,臁疮,蛇犬咬,诸虫伤,一切疮痍损伤及下疳疮。

针头丸

【来源】《医方类聚》卷一七九引《烟霞圣效方》。

【组成】轻粉一钱 乳香一钱 麝香少许 硇砂二钱 蜈蚣一对(全者好) 胆矾三钱(青者好) 铜绿二钱

【用法】上将胆矾用重纸裹定,水内蘸过,用文武火烧腥为度,与前药五味为细末,后入轻粉、麝香研匀,用绵杖子蘸药纳疮口内。出血为度,不见血难效。

【主治】疔疮,一切恶疮。

涂丁膏

【来源】《医方类聚》卷一七九引《烟霞圣效方》。

【组成】隔年葱白(如无,新葱切作片子研烂亦可) 白沙蜜(如无,新蜜亦得)

【用法】将葱研烂,滴蜜同研如膏药相似。先于疮上拨动,或见血,不见血,涂药在上,绵帛盖之,如人行一里地,其疮觉痛;更待多时,其丁自出,然后生肌药贴之。

【主治】丁疮。为感四时非节之气,不慎房酒,铜器内造食物,及人汗滴在食中,生其此证。

【宜忌】慎忌食毒物。

草麻散

【来源】《医方类聚》卷一七九引《烟霞圣效方》。

【组成】草麻七个(去皮) 地百子一钱(新干,瓦上烧灰) 海马一个 地胆一对 地丁草一钱 铜末一钱 斑蝥二个 雄黄一钱 砒霜一字

【用法】上为细末。贴之。

【主治】疔疮。

化毒消肿托里散

【来源】《急救仙方》卷一。

【组成】人参（无亦可）　赤茯苓　白术各六钱　滑石　桔梗　金银花各二两　荆芥穗　山栀子各五钱　当归一两　川芎　黄耆　赤芍　苍术　麻黄　大黄　黄芩　防风　甘草　薄荷　连翘　石膏　芒消（加缩砂仁不用此）

川芎以下十二味用量原缺。

【用法】上锉。每服五钱，水一碗，葱白一根，煎热服。汗出为度。服后若利三五行为妙；大病不过三五服，毒即内消尽矣。

【主治】痈疽发背，乳骨痈，疔疮肿毒，及一切恶疮疖，咽喉肿痛。

【加减】或加栝楼、牡蛎、贝母、木香。疔疮，加脚莲、河车；瘭疽，加车前子、木通、竹叶；疼痛，加乳香、没药；咽喉肿痛，加大黄、栀子、竹叶；脚气，加宣木瓜、槟榔；嗽，加半夏（姜汁制），用生姜同煎。

海马拔毒散

【来源】《急救仙方》卷一。

【组成】海马一双（炙）　穿山甲（黄土炒）　水银　朱砂各二钱　雄黄三钱　轻粉一钱　脑子少许　麝香少许

【用法】上除水银外，各研为末，和合水银，再研至无星。针破疮口，点药入内，一日一点。神效。

【主治】发背，诸恶疮，兼治疔疮。

飞龙夺命丹

【来源】《急救仙方》卷二。

【别名】渊然真人夺命丹（《丹溪心法附余》卷十六引《仙传济阴方》）、再生丹（《增补内经拾遗》卷四）。

【组成】蟾酥二钱（干者，老酒化）　血竭一钱　乳香二钱　没药二钱　雄黄三钱　轻粉半钱　胆矾一钱　麝香半钱　铜绿二钱　寒水石一钱　朱砂二钱　海羊二十一个（即是蜗牛，连壳用）　天龙一条（即蜈蚣，酒浸，炙黄，去头足）　脑子半钱（如无亦可）

【用法】上为细末，将海羊研作泥，和前药为丸，如绿豆大。若丸不就，酒煮面糊为丸。每服只二丸，先用葱白三寸，令病人嚼烂，吐于手心，男左女右，将丸子裹在葱白内，用无灰热酒三四盏送下。于避风处以衣被盖覆，约人行五六里之久，再用热酒数杯，以助药力，发热大汗出为度。如病重汗不出，再服二丸，汗出即效。若初服二丸，但消三五病，重者再进二丸。如疔疮走黄过心者，难治。汗出冷者亦死。如病人不能嚼葱，擂碎裹药，用酒送下。疮在上，食后服；在下，食前服。

【功用】消肿败毒。

【主治】疔疮、发背、脑疽、乳痈、附骨疽、一切无头肿毒恶疮、狐臭。

【宜忌】服药后忌冷水、黄瓜、茄子、油面、猪、羊、鱼肉。

白沸汤

【来源】《急救仙方》卷二。

【组成】白矾五钱　青黛三钱　塚间贴背干石灰三钱

【用法】上为细末，研至无声为度，拌和令匀。每服三钱，井花水半碗，柳条搅千百下，顿服之，厚衣盖覆良久，再用葱豉汤入醋少许，极热服，少助药力，得汗而解。

【主治】疔疮初发，毒气在表，寒热身痛。

追疔夺命汤

【来源】《急救仙方》卷二。

【别名】追疔夺命丹（《赤水玄珠全集》卷二十九）。

【组成】羌活　独活　青皮　防风（多用）　黄连　赤芍药　细辛　甘草节　蝉蜕　僵蚕　脚连　河车

【用法】上锉。每服五钱，先将一服加泽兰叶、金银花各一钱，生姜十钱，同药擂烂，好酒调热服之；如不饮酒者，水煎加少酒服尤妙。然后用酒、水各一盏半，生姜十片煎，热服。以衣被盖覆，汗出为度。病退减后，再以前药加大黄二钱煎，热服，或利一两次，以去余毒为妙。

【功用】内消肿毒。

【主治】

1.《急救仙方》：疔疮。

2.《秘传外科方》：痈疽发背。

【加减】有脓，加何首乌、白芷；取利，加青木香、大黄、栀子、牵牛；在脚，加木瓜；呕逆恶心，加乳香、绿豆粉，甘草汤送下，又用紫河车、老姜、米醋一同调下；心烦呕，名伏暑，用朱砂五苓散；呕逆，加母丁香、石莲，同前药煎服；又不止，用不换金正气散，或加人参、木香煎服；呕不止，手足冷，名吃水，用黄连香薷饮吞消暑丸；手足冷，加宣木瓜、牵牛；心烦，加麦门冬、赤芍、栀子、灯草；潮热，加北柴胡、黄芩、淡竹青、丝茅根；眼花，加朱砂、雄黄、麝香少许；腹胀，加薏苡仁、寒水石；自利，加白术、茯苓、肉豆蔻、罂粟壳；腹痛不止，加南木香、乳香；喘嗽，加知母、贝母、白砂蜜少许；头痛，加川芎、白芷、葱白；痛不止，用萝卜子、川芎、葱白，擂碎，敷于太阳即止；痰涎多，加生艾尾叶，用米醋擂取汁，嗽去痰；咽喉痛，加山豆根、凌霄根、栀子、淡竹叶、艾叶、灯草，水煎漱；大便秘，加赤芍姜制，麸炒枳壳、大腹皮；小便闭，加赤芍药、赤茯苓、木通、车前子、灯草；尿血出，加生地黄、车前子；鼻出血，加野红花、地黄、藕节、姜皮；疮不痛，顶不起，灸三壮，更不痛，不治；骨蒸，加丝茅根；无脉，服二十四味流气饮。

桃红散

【来源】《急救仙方》卷二。
【组成】巴豆（去壳）半粒　磁石（研）
【用法】上各为末，拌匀。用葱涎同蜜为膏，以敷疮上。疔自出矣。
【主治】诸疔不出者。

蟾酥丸

【来源】《急救仙方》卷二。
【组成】蟾酥
【用法】取时，用桑叶一小钱大，入蟾酥揉和得所，丸如念珠，阴干用。病势重者用二粒，轻者用一粒，著病人舌内噙化，化后良久，用井花水灌漱，再用雄黄丸七丸，冷茶清吞下。得脏腑利数行，其病应手而愈。
【主治】内疔。

夺命雄朱丹

【来源】《普济方》卷二七五引《德生堂方》。
【组成】雄黄三钱　胆矾　枯白矾　铜绿　轻粉朱砂　血竭各三钱半　蟾酥一钱　黄丹二钱
【用法】上为细末，于五月五日午时修合，以水糊为丸，如鸡头子大。每服一丸，先用葱白三寸煎汤，病人自嚼烂吐出手心，却用药一丸，于葱裹定，好酒送下，病在上食后服，病在下食前服。切不要嚼药，恐伤牙口。不一时如拽重车行三二里，汗出即愈，或利一行。
【主治】诸肿疔疮，痈疽发背，丹毒无名恶疮，色黑而痒，心惊呕逆，命在须臾。

百二散

【来源】《仙传外科集验方》。
【别名】护心散（原书）、不二散（《赤水玄珠全集》卷二十九）。
【组成】甘草节　绿豆粉　朱砂各等分
【用法】上为细末。水调服之。
【主治】
　　1.《仙传外科集验方》：发疔疮烦躁，手足不住发狂者。
　　2.《赤水玄珠全集》：痈疽毒气冲心呕吐。

返魂丹

【来源】《仙传外科集验方》。
【组成】麝香少许　雄黄二钱　蟾酥一字　江子七粒（去壳，灯上烧存性）
【用法】上为末，和酥点舌上三次，含化咽之，其疔自爆。
【主治】疔疮发狂，烦躁，手足不安者。
【宜忌】忌用铁器。

拔黄药

【来源】《仙传外科集验方》。
【组成】真蟾酥　飞罗面
【用法】上为丸，如梧桐子大。可将一丸放在面前舌下。即时黄出。

【主治】疗疮。

追毒丹

【来源】《仙传外科集验方》。

【组成】蟾酥一钱（干用，老酒化）　蜈蚣（酒浸，炙干黄）　硇砂一钱　白丁香一钱（无此味加巴豆）　巴豆七粒（去壳，不去油）　雄黄二钱　轻粉一钱　朱砂二钱（为衣，如无，黄丹亦可）

　　方中蜈蚣用量原缺。

【用法】上为细末，面糊为丸，或酒糊为丸，如麦粒大。疗疮，纳入针破疮口内，用水沉膏贴之，后用膏药及生肌药追出脓血毒物。如黑陷漏疮，亦用此药追毒，小者用一粒，大者加用之。病轻者不必用针，只以手指甲爬动，于疮顶上安此药，水沉膏贴之，其疮即时红肿为度。

【功用】取黄去疗头，追脓毒，去死肌败肉，生新肉。

【主治】疗疮，漏疮。

神效复元通气散

【来源】《仙传外科集验方》。

【组成】当归三两　甘草一两　生地黄半两　黄耆一两　白芍一两　天花粉一两　熟地黄半两　金银花二两

【用法】上锉。每服五钱，水一盏半，煎至一盏，去滓，随证上下，食前后温服，初觉发时，连进三服。

【主治】一切恶疮痈疽，疗疮肿痛。

追毒丸

【来源】《医学纲目》卷十九引丹溪方。

【组成】海浮石（烧赤，醋焠七次）半两　乳香没药各一钱　巴豆四十九粒　川乌一两

【用法】上为末，醋糊为丸，如梧桐子大。若患二三日服十丸，五六日服十四丸，随病上下服之。先吃冷酒半盏或一盏，又用冷酒吞下。如呕，吞之不妨，出药后再依上法服之。病人大便不动，再用三丸。如疗，看得端的爪破，用头垢留患处，后服药。

【主治】疗疮。

蒲公英忍冬酒

【来源】《医学纲目》卷十九。

【别名】蒲公英酒（《疡科选粹》卷四）。

【组成】蒲公英　忍冬藤

【用法】蒲公英细研，以忍冬藤浓煎汤，入少酒佐之。随手便欲睡，睡觉已失之矣。

　　《疡科选粹》：二药各一两，酒煎服，滓捣烂敷患处。

【主治】天蛇头，乳痈。

马齿膏

【来源】《普济方》卷一一六。

【组成】马齿苋一石（水二石，以一釜煮之，澄清候用）　蜡三两

【用法】上煎成膏；烧灰敷之亦良；又可细研切煮粥。

【功用】延年长寿，明目，止痢。

【主治】

　　1.《普济方》：三十六种风。及患湿癣白秃。痔痢。

　　2.《医学入门》：三十六种风疮，多年恶疮及臁疮、杖疮，疗肿。

夺命丹

【来源】《普济方》卷二五六。

【组成】没药半两（别研）　血竭二钱（别研）　巴豆（去皮不去油）

【用法】上药各为细末，入巴豆为丸，如梧桐子大。每服一丸，若急心痛，木香汤送下；气食积，陈皮汤送下；妇人月水不行，红花酒送下；妇人血瘕，当归酒送下；疗疮，橘菊水送下，凉水亦得；痈疽肿毒，连翘汤送下，便毒，瓜蒌汤送下，打扑伤损，酒送下。

【主治】急心痛；气食积；妇人月水不行，血瘕；疗疮、痈疽肿毒。

神仙追毒丹

【来源】《普济方》卷二五六。

【组成】大黄　芒消　牛蒡各一两半

【用法】上为细末，炼蜜为丸，如弹子大，朱砂、血竭为衣。童子小便化开，空心温酒送下。

【主治】疔疮。

一捻散

【来源】《普济方》卷二七三。

【组成】全蝎　蝉蜕　人粪下土各等分

【用法】上为末，蜜调为饼子，拇指面大，当三钱。若遇患，每一饼，入香油一盏中。大顿滚三四沸停，温服；油滓敷疮上，用圈子扎定对周，疔自拱出。

【主治】疔子。

一捻金散

【来源】《普济方》卷二七三。

【组成】蒲公英（取汁）　盐泥　生人脑（耳塞是也）各等分

【用法】上为末，用蒲公英折取白汁，和二味为小饼。凡有疮，用竹刀割破，上一饼，用膏封贴。

【功用】定痛，内消。

【主治】疔疽恶疮。

飞龙夺命丹

【来源】《普济方》卷二七三。

【组成】朱砂　南星　半夏　黄丹　血竭　乳香　没药　硼砂　硇砂各二钱　人言三钱　麝香少许　巴豆十二粒　斑蝥十一个

【用法】上为细末，蟾酥化开为丸，如红豆大。五份中一份，加斑蝥二个，人言少许，捻成锭子，如半粒小麦大。每一疮针破见血，下锭子一粒，饭粘白纸封护，用药一丸，噙在舌上，觉麻，冷水吞下。重者随时服药，不必尽剂，一服时黄水流出为妙。

【主治】

1.《普济方》：一切恶疔疮。

2.《外科启玄》：痈疽疔毒，及一切毒禽恶兽肉毒所致成疮，蕴毒在里，脉沉紧细数；湿毒，中寒，中风，肚痛，喉闭。

【宜忌】服药后忌热物片时，忌房事并诸毒物鱼腥。

不二散

【来源】《普济方》卷二七三。

【别名】护心散（《赤水玄珠全集》卷二十九）。

【组成】甘草半两　豆粉一两

【用法】分作二服，酸齑水下。

【主治】疔疮。

五香汤

【来源】《普济方》卷二七三。

【组成】沉香　藿香　鸡舌香　青木香　熏陆香各二两　射干三两　升麻四两　鳖甲二具（炙去黑皮）　蓝实五合　大黄　犀角各二两　鹿齿六枚（炙）　乌梅十四枚（一方有枫香，无熏陆香）

【用法】上以水九升，煮取三升，分为三服。

【功用】破毒气。

【主治】疔肿。

五香膏

【来源】《普济方》卷二七三。

【组成】沉香　藿香　鸡舌香　青木香　熏陆香各二两　射干三两　升麻四两　鳖甲二具（炙去黑皮）　蓝实五合　大黄　犀角各二两　鹿齿六枚（炙）　乌梅十四枚

【用法】以水一斗五升，煎至一斗，淋浴肿毒处。

【功用】破毒气。

【主治】疔肿。

内托连翘散

【来源】《普济方》卷二七三。

【组成】连翘一两　甘草一两半　大黄七钱　薄荷七钱　黄芩半两　朴消二两　白芷　赤芍　生地各一两　黄栀七钱

【用法】上为粗末。每服一两，水一碗，加灯心、竹叶煎七分，大病只三四服。如服了心烦呕，用不二散止。如疮黄，上用针刺，仍服内托散，自然消散。

【主治】鱼睛疔、紫砚疔及诸般疔疮出时，皮色不变及不疼痛、按摇不动、身发寒热。

【加减】如其人喘，加人参少许。

牛黄丹

【来源】《普济方》卷二七三引《鲍氏方》。

【别名】枸杞散。

【组成】乱发鸡子大一团　牛黄梧子大　反钩棘二十七枚　赤小豆七粒　绯帛方一尺　地骨皮二两（末）

　　　枸杞其药有四名，春名天精，夏名枸杞，秋名却老，冬名地骨。

【用法】上枸杞其药，春三月上建日采叶，夏三月上建日采枝，秋三月上建日采子，冬三月上建日采根；凡四时初逢建日，取叶、枝、子、根等四味，并炮干。若得五月五日午时合和太良。如不得依法采者，但一种亦得。用绯缯一片以裹药，取匝为限；乱发、牛黄、反钩棘针末、赤小豆末，先于绯上薄布乱发，以牛黄等布上曝，即卷绯缯作团，以发作绳，十字缚之，熨斗火熬令沸，后间即捣作末，取枸杞四味合捣绢筛。取二匕和合前一匕，共为三匕，令相得。又分为二分，早朝空心温酒服一分，一日二次。

【主治】十三种疔。

白膏药

【来源】《普济方》卷二七三。

【组成】官粉四两　脂麻油九两

【用法】上药沙铫内文武火慢煎，不宜大火，火大色黄，火小透油。

【主治】疔疮，及一切恶疮。

夺命轻粉散

【来源】《普济方》卷二七三。

【组成】铁渣一两　轻粉二钱　麝香少许

【用法】上为细末。每疮用针开十字口，将药放入疮内，用醋调面糊敷贴。

【主治】疔疮。

走马赴筵丹

【来源】《普济方》卷二七三。

【组成】没药　乳香　硼砂　硇砂　雄黄　轻粉各三钱　片脑一分　麝香少许

【用法】上为细末，蟾酥汁为丸，如黄米大。每服一丸，用酒送下。

【主治】疔疮。

走马赴筵丹

【来源】《普济方》卷二七三。

【组成】金信　雄黄　巴豆　轻粉　朱砂　百草霜各二钱　片脑少许　麝香少许

【用法】上为细末，蟾酥为丸，如芥子大，每服一二丸，入消毒丸三四丸，冷水送下。六月中伏修合。

【主治】疔疮。

疔疮锭子

【来源】《普济方》卷二七三。

【组成】苍耳　白芷　甘草　雄黄各半钱　硇砂一钱

【用法】上为细末，用活蛤蟆挤出脑髓，和五味酥为锭子，五月五日午时修合。

【主治】疔疮。

青金散

【来源】《普济方》卷二七三。

【组成】黄柏　人言　黄丹各等分

【用法】上为细末。针开破贴上。黄水出立效。

【主治】疔。

神效回疔膏

【来源】《普济方》卷二七三。

【组成】桑柴　枣　柳柴　谷秆草　施风草　荞麦稽各一斤　鸡粪　石灰各四两五钱

【用法】上除石灰外，俱烧灰，用滚水淋汁一二碗，熬至半盏，用锅底煤相调成膏。如疮不破，将疮拨破搽之，不过三度全可。

【主治】诸般疔疮、恶疮、瘤痔。

耆老丹

【来源】《普济方》卷二七三。

【组成】白浮石半两　没药二钱

【用法】上为细末，醋糊为丸，如梧桐子大。每服六丸，冷酒送下。

【主治】一切疔疮、发背、恶疮。

铁粉散

【来源】《普济方》卷二七三。

【组成】多年生铁三两（炒）　黄丹半两　麝少许　轻粉少许　松脂一钱　道人头（微炒存性）一两　硇砂三钱半　雄黄三钱　蟾酥不以多少

【用法】将疮四围刺破，以小油调药末，置于疮内，绯帛封之，数日疔自出；如疮入腹呕逆者，煎道人头浓汁饮之。

【主治】冷疔疮，经年不效。

透骨散

【来源】《普济方》卷二七三。

【别名】透骨丹（《景岳全书》卷六十四）。

【组成】蟾酥半钱　八角儿五个（去壳）　硇砂　轻粉　麝香少许　巴豆一钱（去皮）

【用法】先将巴豆研如泥，次下余药，同为极细末。以油纸裹定，如有疮并诸般恶疮，用针微拨破，贴药少许，其疮自消散；如不散者，亦追疮毒，即得溃塌；如成脓无头痈疽肿，微拨破，用药二次，便得自破。

【主治】一切疔肿恶疮。

消毒丸

【来源】《普济方》卷二七三。

【组成】白丁香二钱　黄丹一钱　巴豆一钱

【用法】上为细末，水打面糊为丸，如萝白子大。每服三四丸，八赴筳丹二三丸，冷水送下。

【主治】疔疮。

紫金丹

【来源】《普济方》卷二七三。

【组成】人言　朱砂　雄黄各一钱　巴豆四枚　硇砂一钱半

【用法】上为细末，棋子面相和锭子，按在疮内。

【主治】疔疮。

紫金膏

【来源】《普济方》卷二七三。

【组成】龙脑　轻粉　胆矾各二钱　没药四钱　乳香三钱　巴豆　蓖麻仁（研）　黄丹　石灰　荞麦（淋）　麝香少许

　　方中巴豆、蓖麻仁、黄丹、石灰、荞麦用量原缺。

【用法】上为细末，熬五七次灰水，与蓖麻子仁熬，再与金膏药。

【主治】疔疮。

滴滴金

【来源】《普济方》卷二七三。

【组成】硇砂　轻粉　人言　雄黄　朱砂各一钱　麝香少许

【用法】上为细末。疮头上针刺开，贴药，黄水出效。

【主治】疔疮。

贝母散

【来源】《普济方》卷二七四引《鲍氏方》。

【组成】川山甲（烧存性）　贝母各等分

【用法】上为末。酒调下三四服。

【主治】马疔。

立马回疔夺命散

【来源】《普济方》卷二七四。

【组成】牡蛎　当归　牛蒡子　白僵蚕各五钱　大黄一两

【用法】每服五钱，用青石磨刀水、酒各一盏煎，去滓，连进二服。

【主治】疔疮，咽喉乳蛾肿痛，喉痹。

圣授夺命丹

【来源】《普济方》卷二七四。

【组成】五倍子（捶碎，洗净）三两　山慈姑（即红金橙花根，去皮，焙干）二两　川墨（烧存性）一两　续随子（一名千金子，去壳，不去油）一两　五灵脂（洗净）一两　板蓝根（即大靛子。洗净，焙干）一两　红牙大戟（去芦，洗净）一两

【用法】上用续随子加麝香四钱、二味另研；外六味另为细末，却用公鸭血为丸，无鸭血，糯米粥亦可，分作四十九丸，阴干，勿令见日。量病人虚实，或半丸，或一丸，生姜、薄荷、井花熟水磨化，细细服之。三五行为度，温粥补之。治疔、痈、中毒、瘟疫、喉风、黄肿、汤火伤、虫蛇伤，用东流水磨化涂之，并化服半丸，良久觉痒，立效。打扑损伤，炒松节加酒磨化，服半粒，仍以东流水磨化涂之。男妇颠邪，妇人鬼胎，用热酒磨化一丸，作二服，有毒吐下。自缢溺水，打折伤死，但心头微热未隔宿，用生姜蜜水磨化灌之。

【主治】无名疔肿，肺痈，肚痈，菌蕈菰子，金石砒毒，疫死牛马羊肉，河豚鱼毒，时行瘟疫，山岚瘴气，急喉闭，缠喉风，脾病黄肿，冲胃寒暑，热毒上攻，痈疽发背未破，鱼脐疮，汤火所伤，百虫疯犬，鼠咬蛇伤，打扑跌伤，男子妇人颠邪鬼气鬼胎，自缢溺水，打折伤死，但心头微热未隔宿者。

夺命丹

【来源】《普济方》卷二七四。

【组成】血竭一钱　蟾酥　铜绿　明矾　朱砂　轻粉　大黄各半钱　麻黄半两（去根节）　麝香三字　海羊十五个（去蜗牛）（一方用龙脑二字）

【用法】上为细末，将海羊研细烂为丸，如鸡头子大。每服先嚼葱白三寸，然后用好酒送下一丸。如重车行七里，汗出为效。

【主治】一切疔肿。

夺命丹

【来源】《普济方》卷二七四。

【组成】朱砂半钱　干胭脂一分　蟾酥
　　方中蟾酥用量原缺。

【用法】上为末。用带根葱一根，破开将药放入，用火烧软，每服一钱，须嚼碎好酒下，汗出为妙。

【主治】疔疮。

走马丹

【来源】《普济方》卷二七四。

【组成】朱砂　轻粉　粉霜　金脚信　雄黄　蟾酥　百草霜

【主治】一切疔肿。

疔毒复生汤

【来源】方出《普济方》卷二七四，名见《外科正宗》卷二。

【别名】疔毒回生汤（《灵验良方汇编》卷二）。

【组成】牡蛎　大黄　山栀子　金银花　地骨皮　牛蒡子　连翘　木通　乳香　没药　皂角刺　瓜蒌各等分

【用法】《外科正宗》：酒、水共一钟，煎一钟，食远服；不能饮者，只用水煎，临服入酒一杯和服。

【主治】

1. 《普济方》：疔疮走黄，打滚将死。

2. 《外科正宗》：疔毒走黄，头面发浮，毒气内攻，烦闷欲死。

【加减】气壮者，加朴消，水一碗，酒半碗同煎。

救生丹

【来源】《普济方》卷二七四。

【组成】生桑叶　黄荆叶

【用法】上用竹针穿成孔，用纸裹，风内阴干，至端午前多收虾蟆，至端午日五更，将二味药为细末，用虾蟆酥滴在药末上为丸。如用时，再用雄黄同药一般大，同为细末，依前服之。

【主治】诸肿疔疮，眼内火光出，昏迷不醒。

蟾酥锭子

【来源】《普济方》卷二七四。

【组成】蟾酥不拘多少　八角儿四个（冬月天无八角，只用八角儿窠三个，用杨柳上者）　粉霜少许　雄黄少许　麝香少许　巴豆一个（去皮）

【用法】将八角儿先研如泥，化开黄蜡少许，入前药末，和成膏子，如麦粒大。如有患疮者，先用针针破。疼时，用榆条儿送下药，后用雀儿粪于疮口内放二个。如疮回者，不须下药；如不痛依再下药。

【主治】鱼脐疔疮。

【宜忌】忌饮冷水。

羌活散

【来源】《普济方》卷二七五。

【组成】羌活一钱半　独活一钱半　防风半钱　藁本半钱　黄芩一钱　黄连半钱　黄柏五分　知母一钱　生地黄一钱　汉防己一钱半　泽泻七分　熟地黄一钱（上十二味煮酒浸半个时辰，次十一味不用浸）　防己梢半钱　当归身一钱　连翘三钱　黄耆一钱半　人参半两　甘草　橘红　生甘草梢　苏木　当归尾各半钱　桔梗一钱

【用法】上锉。水二碗，煎至七分一碗，去滓，食后、临卧吃药。吃药后，端坐半个时辰方可睡。

【主治】疔疮等诸毒恶疮。

【加减】疔肿急证，一切恶疮，加沉香、檀香、藿香、乳香、木香各一钱。

金宝赴筵膏

【来源】《普济方》卷二七五。

【组成】大黄　黄耆　地龙（去土）　当归　龙骨　乳香　没药　粉霜　硇砂　川山甲　轻粉各三钱　脑子一钱　江子二十一粒（去皮壳）　麝香少许

【用法】上荞麦灰一斗煎，淋灰三复之，汁煎三分之一，下用雪里之雀粪五钱，重煎十来沸，提取放冷，澄清再熬；入大黄末煎三沸，次入朴消、花碱者各三两重。每药一两，加石灰三两，黄丹半两，逐绞之，待煎滴水中直到底不散者方好。提取用饼封，要用者入麝香、脑子。

【主治】诸恶毒疮，盘蛇疮，疔疮。

神方夺命丹

【来源】《普济方》卷二七五。

【组成】透明雄黄一两　肥巴豆一百二十粒（不去油心）　金鼎砒一两半　黄蜡四两（熔开）

【用法】上药各为极细末，入蜡中搅匀，取出火，重汤泡匀为丸，如小麻子大。量老幼加减服之。每服五十丸，多至二百丸，临睡温熟水送下。不动，其丸经过脏腑，只下清黄黑水则病去；如药未下，再服则药病俱下矣。

　　煅金鼎砒法：将透明砒四两，敲作米粒块，用黑铅一斤熔化，水中扑作珠子；先铺珠一层，次铺砒一层，层层相间，入角罐中，铅珠盖面，黄泥饼子又盖面上，其饼用箸杆十数窍，饼四缘略用泥固定，罐口须空一二寸；水鼎颠倒覆口，铁线扎定，须做把手提挈，略固口缝，安平地上，城砖围煅，下开四窍通风，一层熟火，一层生炭，层层相铺，平药处即止；又发火自上而下煅之通红，或提出或寒炉取出，其铅熔坠在下，其砒将在上，可得四两半。

【主治】疔肿，痈疽，发背，诸恶疮，及食牛马肉发黄者。

麝香蟾酥丸

【来源】《普济方》卷二八三。

【组成】蟾酥　轻粉　乳香各五分　明信　雄黄各一钱　巴豆十个去皮油　麝香少许　寒食面三钱

　　方中寒食面，《证治准绳·疡医》作"寒水石"。

【用法】上为细末，滴水为锭子，如小麦粒大，量疮为度。如未破用针刺破，拈药在内，膏药贴之，其疮即溃。

【主治】一切痈疽发背，疔疮内毒。

神仙万灵散

【来源】《普济方》卷二八九。

【组成】银花一两半　皂角针　穿山甲　白芷　天花粉　甘草节　当归尾　防风　藿香　赤芍药各

半两　乳香（别研）　没药各三钱（另研）

【用法】上锉。每服一两，与水一盏、无灰好酒一盏同入于砂石器内，瓷碟盖口，纸条糊缝，文武火煎至重车行十里远，药香为度。热服。药后饮好酒数杯，厚衣被，汗出为效。滓再煎服。病重者，不过三服。

【主治】发背疔疮，一切恶疮。

【加减】久病气衰者，加黄耆半两。

拔毒散

【来源】《普济方》卷三〇〇引《卫生家宝方》。

【组成】泥蜂窠（岩壁间采之）　乳香少许（研）

【用法】上为末。用酽米醋调涂之，干即再上醋。痛立止。

【主治】

　　1.《普济方》引《卫生家宝方》：发指，毒疮生于手指，赤肿坚硬，疼痛不可忍者。

　　2.《杂病源流犀烛》：痈疽发于阳，肿痛，发热作渴。

雄矾散

【来源】《普济方》卷三〇六。

【组成】雄黄　矾

【用法】上为细末。涂之。

【主治】

　　1.《普济方》：一切虫兽所伤。

　　2.《慈禧光绪医方选议》：疮疖疔毒、疥癣及虫蛇咬伤等。

　　今人有以此方治疗湿疹及带状疱疹百余例者。结果疗效甚好。

【方论】《慈禧光绪医方选议》：方中雄黄解毒杀虫止痒；白矾外用解毒杀虫，燥湿止痒。二味合用能治湿疹疥癣。

全宝赴筵膏

【来源】《普济方》卷三一三。

【组成】大黄　黄耆　地龙（去土）　当归　龙骨　海藻各半两　乳香　没药各二钱　脑子一钱　江子十一枚（去皮）　麝香少许　粉霜　硇砂　川山甲　轻粉各三钱

【用法】上用荞麦灰一斗，煎淋灰，三复淋之，汁煎三分之下，用云里雁粪五钱煎十来沸，提起放冷澄清，再熬入大黄末煎三沸，次入朴消、花碱各三两，每药一两加入石灰三两　黄丹半两，逐旋搅之，待煎滴水中直到底不散，方可提起，用瓶盛。如用，入麝香、脑子。

【主治】喉痹　《陕西中医》（1990，11：455）：应用本方加减：桃仁、红花各12g，生地、赤芍、当归、玄参、枳壳、蝉衣、柴胡各10g，桔梗、甘草各6g，木蝴蝶5g。水煎服，每日1剂，6剂为1疗程。治疗喉痹60例，男28例，女32例；年龄3～75岁。结果：除5例只服药1疗程未来复诊外，余55例声嘶消失，检查见声带色泽、活动正常为痊愈，共36例；声嘶显著减轻，检查见声带小结缩小，充血减轻为显效，共11例；嘶哑减轻，由持续哑变为间歇哑，声带充血减轻不明显为好转，共5例；声哑无改进，检查亦无变化为无效，共3例。

保安膏

【来源】《普济方》卷三一三。

【组成】香油三斤　木香半两　木鳖子二两　当归一两　赤芍药二两　白芍药三两　白及末十两　乳香半两　没药半两　黄丹八两　柳枝二十五根　桃枝十四根（各长二寸半）　沉香一钱半

【用法】上药各锉碎，除乳、没、黄丹外，用香油三斤浸煎，试白芷黄色为度，去药滓，将油再熬沸，下黄丹，柳枝急搅，滴油水中不散，看老嫩，下乳香、没药，再试，倾入水中出火毒三日用。

【主治】男子、妇人痈疽发背，疔肿瘰疬疮疖，诸般肿毒异证。

一善膏

【来源】《普济方》卷三一五。

【组成】木通　绵黄耆　羌活　川芎　生地黄　桃仁　白芷　连翘　玄参　防风　木鳖子仁　当归末　乳香（另研）　没药（另研）各二两

【用法】上除乳、没、当归外，余并锉用。真麻油四斤半，炒黄丹二十四两，续挑入油内，以柳枝三五条不住搅之，丹不可老，火不可猛，真候丹变黑色，滴水不散为度；取出稍冷，却下乳、没、当归末，再搅匀，慢火养一时许，露地一宿，蛤粉养之，旋摊用。凡贴之，数日不可揭去，速则作痛。

【主治】小儿脾证，大人一切风气，气积，食冷积，气块；痈疽，疖毒，疔肿，杖疮。

长肉膏

【来源】《普济方》卷三一五。

【组成】桑枝 柳枝 桃枝 槐枝 榆枝 枸杞枝各四十九寸

【用法】先以真麻油一斤熬滚，下枝在内，煎黄赤色，去枝，入黄丹十两，柳枝不住手搅匀，滴试水中不散为度，倾入水盆内，候冷，瓷器盛贮。凡用，摊纸上，慢燎贴。凡疔疮，急用铁针于疮头上刺入一分许，作十字，用药一粟点之，黄水出为度，少顷，将纸拭干，再用药点，如是者三次乃止。内服菊花散，将生菊叶一握，研冷水一二盏与服，吐泻为度。如虚弱人多服内补十宣散数日。若脓水不干，用麝香散掺之。疬子，先用麻布搽令血热，以绵系定，将药于根头旋转点之，若暑月即时落。痈疽、发背、脑伤等，不问有头无头，但要肿处知痛，用药一粟许，于疮头上点之，少顷再点，便觉肉地软痒。内服黑神散和复元通气散，须用《太平惠民和济局方》有白牵牛、穿山甲者，二药打和匀，以无灰酒一二碗调服，即时脓溃痛减。次服十宣散内补。如脓水不止，麝香散掺之。治蜘蛛蜂蛋等，不论咬破皮或见血，以药一粟，点所伤处，候黄水出尽为度。草刺、竹木刺屑，以药一点滴之，少顷黄水流痛止，刺屑自出。小儿梅花秃疮，以先剃头令净，若有脓血，用帛拭干，却将油纸一张摊药，罨放小儿头上，后用水洗令洁净，二三日来结薄疤自落也。面痣，用箸子杵令血热，将药随痣大小点之，待疤干落即可。赘痣，先剪去硬皮，以药点之，痣落即去。疥癣，待痒时抓破，以药面清水拂之，其虫即死。箭链毒、蜘蛛、蝎毒同治。无名肿毒、恶肉与瘤，同法治之。

【功用】长肌肉无痕。

【主治】肉瘤，疔疮，痈疽，发背，脑疡，蜘蛛、蛇犬伤，蜈蚣、蝎毒，蜂蛋、草刺、竹木刺，小

儿梅花秃疮，面痣，赘痣，诸疖疮，箭镞伤，毒胎，六指，面目无名肿毒，恶肉。

【宜忌】忌食毒物，及房室等事。

白僵蚕散

【来源】《普济方》卷三七三。

【组成】白僵蚕半两（炒）

【用法】上为散。刮开疮头上，敷之。根烂即出。一方水调封之。

【主治】疔肿。

拔毒散

【来源】《袖珍方》卷三。

【组成】蒲黄 白芷 半夏 黄丹各一两 赤小豆半两（为末）

【用法】上将白芷、半夏为末，入蒲黄、丹、豆末，和匀。金银藤捣自然汁调敷四围，频频水润。

【功用】消肿定痛。

【主治】痈疽，疔疖。

神效夺命丹

【来源】《袖珍方》卷三。

【组成】朱砂三钱（为衣） 枯矾一钱 蜗牛二十个（焙干） 血竭二钱 轻粉二钱（上二味全研）蟾酥一钱（同研） 铜绿一字

【用法】上用小儿母乳汁和丸，如梧桐子大，朱砂为衣。遇此病令患人自嚼生葱一二根，烂吐出，裹药一丸在内，吞下前药，却以热酒三二杯送。如重车行十里路，遍身汗出，视天气，斟酌衣被盖易汗出，毒气肿自消。如病人昏沉，人代嚼葱白如前服。

【主治】一切发背、疔疽，及破伤风、阴证伤寒。

救苦散

【来源】《袖珍方》卷三。

【组成】粟壳（制） 当归 白芷各等分

【用法】上锉。每服一两，水二盏，煎至八分，去滓，通口服，不拘时候。

【主治】痈疽疔疮。

【加减】痛甚，加乳香。

藤黄饮

【来源】《袖珍方》卷三。

【组成】大黄四两 甘草 茯苓 牡蛎（生用）各一两 人参 川芎 栀子 赤芍药 金银花各半两 木香 白芷各六两 当归七两

【用法】上锉。每服八钱，水二盏，煎至一盏，温服。

【主治】一切疔肿恶疮，痈疽疼痛。

玉红散

【来源】《秘传外科方》。

【组成】寒水石一两（煅） 轻粉少许 国丹少许

【用法】上为细末，掺疮口上，日夜二洗二换。盖蟾酥膏、桃红散，皆为毒药，故令疮疼痛，用玉红散解二药之毒，用二药散其血，则当自然安矣。

【主治】疔疮。

当归散

【来源】《秘传外科方》引李世安治疗法。

【组成】当归尾二两 川芎 荆芥穗 干葛 乌药 川独活 赤芍药 白芷 升麻各一两 羌活 甘草 防风(去芦) 枳壳各半两 红花 苏木各二分半

【用法】上锉。每服五钱，灯草十数茎，乌豆十粒，水一钟半，煎至八分，病在上，食后服，病在下，食前服，连进取效。

【主治】疔疮。

【加减】疮疼痛者，加乳香、没药、白芷各五分；疮热不退，加筀竹青、山栀仁各少许；大便秘，加枳壳一两；燥烦，加灯芯十茎、竹茹一块；渴者，加天花粉一两；肿者，加甘草节、降香节各半两；眼晕者，倍加川芎、白芷、荆芥、防风；渴而小便闭者，加滑石一两。

吸毒竹筒

【来源】《秘传外科方》。

【组成】苍术 白蔹 乌柏皮 厚朴 艾叶 好茶芽 白及 白蒺藜各等分

【用法】用苦竹筒三五七个，长一寸，一头留节，削去其青，令如纸薄，随大小用之，却用前药煮竹筒十余沸，待药干为度，乘竹筒热，以手按上，紧吸于疮口上，脓血水满自然脱落，不然用手拔脱，更换别个竹筒，如此三五次，毒尽消之，即敷生肌药，内满后，用膏药贴之。

【主治】发背，痈疽，疔疮，肿毒。

自沸汤

【来源】《秘传外科方》。

【组成】白矾五分 青黛三分 冢间贴背干石灰三分

【用法】上为细末，研至无声为度，打和令匀。每服三钱，井花水半碗调，柳条搅千百下令匀，顿服之。厚衣盖覆良久，用葱豉汤入醋少许，极热服，少助药力，得汗而解。

【主治】疔疮。

桃红散

【来源】《秘传外科方》。

【组成】蟾酥少许 信石少许 蝉蜕三个（去足翅） 蜈蚣头一个 斑蝥三个（去足翅） 国丹五分 风化石灰一两（砂锅盛，瓦片盖，炭火煅二时久，取出）

【用法】上为极细末。指爪甲刮葱白内涎调药。先以禾叶针针破疮口，令恶血出尽，别将蟾酥一粒如麦粒大，入疮内，却以葱白所调药敷疮口，莫敷在好肉上，用冷水浸湿纸二三十重，贴在药上，封固疮口。如清早封固，至晚觉疮口热，即去纸，水洗令净，用红玉散掺疮口。

【主治】诸疔疮，虽凶证迭见，六脉俱绝，垂死者。

天 浆

【来源】《臞仙活人方》。

【组成】野红花（即小蓟） 豨莶草 五叶草（俗名五爪龙）

【用法】上为细末，用好酒一碗，锅内滚热，加大蒜一个，擂细入内。顿服。汗出速，效大。

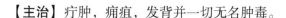

【主治】疗肿，痈疽，发背并一切无名肿毒。

狗宝丸

【来源】《本草纲目》卷五十引《疮科通玄论》。

【组成】狗宝八分　蟾酥二钱　龙脑二钱　麝香一钱

【用法】上为末，好酒为丸，如麻子大。每服三丸，以生葱三寸同嚼细，用热葱酒送下。暖卧，汗出为度。后服流气追毒药，贴拔毒膏。

【主治】赤疗疮。

追疗飞龙夺命丹

【来源】《疮疡经验全书》卷一。

【组成】辰砂　雄黄　蟾酥　蜈蚣（炙）　枯矾各一钱　轻粉二分　麝香五分　冰片二分

【用法】上为末，蜒蚰捣膏为丸，如大豆大，辰砂为衣。如遇疗疮恶症，用葱白二根同此丹五丸嚼烂，热酒送下。以衣覆患处，出汗为妙，其酒随量饮之。

【主治】疗疮。

护心散

【来源】《疮疡经验全书》卷二。

【别名】护心丸（《外科真诠》卷下）。

【组成】青靛二两　雄黄五钱　麝香少许　苍耳灰二钱

【用法】上为细末。每服二钱，蜜水调下。

【主治】疗疮烦躁作渴，恶毒攻心。

拔疗散

【来源】《疮疡经验全书》卷二。

【组成】面粉　麝香　人耳中膜各等分

【用法】上为末。葱涎搜膏，连纸贴患处。其疮根尽拔出。

【主治】疗疮。

定痛流气饮

【来源】《疮疡经验全书》卷二。

【组成】人参　当归　蝉蜕　黄连　桔梗　防风甘草　白芷　乳香　青皮　白芍　乌药　山栀仁

【主治】天蛇毒受心，风伤于指、肘、背。

蟾舌膏

【来源】《疮疡经验全书》卷二。

【组成】虾蟆舌一个

【用法】研烂。用红绢片摊贴，其根自出。蟾肚皮代绢妙。

【主治】鱼脐疗。

追疗夺命汤

【来源】《疮疡经验全书》卷四。

【组成】羌活　独活　青皮　防风（倍用）黄连天花粉　赤芍　细辛　蝉蜕　僵蚕　桔梗　金银花　归梢　川芎　白芷　连翘　山栀仁　甘草节（一方加泽兰一钱）

【用法】上加生姜十片，葱白三茎，水煎，热服。以衣覆之，出汗为妙。外用飞丹、白矾火上熬和碾末，鸡子清调敷之。

【功用】消肿。

【主治】疗疮。

【加减】在脚，加木瓜、薏苡仁。

胜金锭

【来源】《疮疡经验全书》卷四。

【组成】人言　雄黄　硇砂　轻粉　麝香

【用法】上为末，用黄蜡熔化，和药成膏子，水浸少时取出，同时捏饼子，如钱眼大。用羊骨针拨开疮口，放药在内，用膏药贴之，仍用蟾酥丸。

【主治】火疗，气疗。

黑云膏

【来源】《疮疡经验全书》卷四。

【组成】苍耳草（连茎叶子俱用，烧灰）

【用法】用腊月猪肝研烂成膏。用厚皮纸摊贴疮上，其根自出。

【主治】鱼脐疗，春季病人。

牛黄蟾酥丸

【来源】《疮疡经验全书》卷六。

【组成】西黄一钱　蟾酥二钱　麝香二分　朱砂　雄黄　乳香各一钱五分

【用法】先以蟾酥切片，热酒化软，将五味细末和蟾酥捣丸，如黍米大。每服七丸，葱头热酒送下。出冷汗为度。

【功用】发表化毒。

【主治】疔肿、痈疽、疮疡。

夺命散

【来源】《疮疡经验全书》卷九。

【组成】乌梅　老茄子（经霜者）　芙蓉叶　青地松　威灵仙　过山龙　马鞭草　苍耳草　益母草各等分（煅）　生甘草　草乌　赤小豆

方中生甘草、草乌、赤小豆用量原缺。

【用法】除甘草等三味，余锉细入瓶内，盐泥固济，火煅存性为末。疔疮，飞盐醋调；脑疽，背疮，加田螺壳灰、皂角灰，加黑背蜒蚰捣烂调；锁口疔疮，搽药在疮口内；阳症红肿，猪胆汁蜜调；小儿丹毒，加青靛花、胆汁调；便毒，猪脑调。

【主治】疔疮，脑疽，背疮，阳症红肿，及小儿丹毒、便毒。

【加减】脑疽、背疮，加田螺壳灰、皂角灰、黑背蜒蚰；小儿丹毒，加青靛花。

飞龙夺命丹

【来源】《痈疽验方》。

【组成】干蟾酥二钱（乳化）　血竭一钱（嚼成饼者真）　没药　寒水石（煅）　硼砂　雄黄各三钱　乳香　朱砂　明矾（枯）各一钱　轻粉　冰片各五分　蜗牛四十九个（研为膏，如无亦效）　蜈蚣一条（去头，酒浸，焙干）

【用法】上药各为细末，取蜗牛、蟾酥研匀，入前末熟杵为丸，如绿豆大，朱砂为衣。每服四五丸，嚼葱白一口吐在手，将药包葱内，用温酒送下。须臾汗出或少吐泻，毒即解。

【主治】一切疔疮毒疮。

四圣散

【来源】《痈疽验方》。

【组成】槐花（炒）　龟甲（童便炙）各四两　铁锈三钱　大黄（如泻不用）　川山甲（炮）一两　五灵脂（炒，炙）一两

【用法】上为末，每服三钱，酒调下。

【功用】清凉降火，攻毒。

【主治】热毒，及疔疮。

【宜忌】非积热阳证，脓未成者，恐不宜用。

【加减】如疔疮，加紫河车根三钱。

回生丹

【来源】《痈疽验方》。

【组成】金脚信　明硇砂　明乳香　半夏　上红丹各五分　巴豆肉（不去油）　明雄黄　大南星　南硼砂各一钱　大斑蝥十五个（去头足翅）

《治疗汇要》有麝香一分。

【用法】上为细末，旋取蟾酥为丸，如麻子大，朱砂为衣。每服十五丸，好酒送下。看疮生上下，食前后服，能饮者至醉为佳。

【主治】疔毒，及肿毒失治，毒气入腹。

御史散

【来源】《痈疽验方》。

【组成】生铁锈三钱

【用法】上为末。木香磨酒调下，分病上下，食前食后服之。得微汗而愈。

【主治】疔疮。

蜣螂膏

【来源】《痈疽验方》。

【组成】蜣螂三个（肚白者佳）　黄麻虫十个

【用法】上捣匀。拨破患处贴之。如患在手足，间有红丝上臂，于丝尽处以针挑断出血，仍用前药。毒盛者，更服败毒药。

【主治】疔毒。

秘传败毒散

【来源】《松崖医径》卷下。

【组成】穿山甲（火煅存性，或炒）一两　白芷五钱（一半生，一半炒）　川大黄五钱（一半生，一半煨）（一方有酒炙败龟版一两）

【用法】上为细末。每服三钱，酒调下；重者，煎真人活命汤调下。觉腹中作疼，则脓毒从大便出矣。

【主治】发背，痈疽，疔肿，瘰疬，便毒。

秘传羌活保生汤

【来源】《松崖医径》卷下。

【组成】羌活　独活　防风　荆芥　连翘　黄连　白芷　柴胡　木通　陈皮　桔梗　甘草

【用法】上细切。用水酒各一盏，煎至一盏，去滓，察病上下服。

【主治】发背、痈疽、疔肿、瘰疬、便毒等疮初起十日内，焮赤肿痛。

秘传阿魏万灵膏

【来源】《松崖医径》卷下。

【组成】防风　荆芥　白芷　当归　黄连　黄柏　连翘　蛇蜕　蜂房　白蔹　苍耳草　接骨草　羌活　山栀　大风子　金银花　甘草　细辛　紫河车　何首乌　黑丑　桔梗　牡丹皮　车前子　苦参　白及　蓖麻子　大黄各二两　川山甲四十片　江子肉八钱　望见消二钱　木鳖子四十个　虾蟆　柴胡　全蝎　半夏　升麻　南星　玄参　天花粉　川乌　牛膝　黄耆头尖　独活　斑蝥　地榆　五灵脂　槐角　苍术　藁本　赤茯苓　桃仁　三棱　莪术　小茴香　青木香　嫩松节各一两　威灵仙　天麻　藕节　薄荷　贝母　丹参　生地黄　乌药各一两半　血余三钱（后入）　八角风叶下红各四两　槐枝六两　柳枝六两　黄丹八两（水飞过，炒紫色）

【用法】上细切，用水八碗，浸一日，煎稍干，下真麻油十六斤，同煎至川山甲等药如炭黑，滤去滓；入血余煎无形影，滴水中不散，再入黄丹，徐徐顺搅，煎至滴水成珠，再入后项药：蜈蚣二

条，乌蛇肉四两，川乌、草乌、附子、白附子各一两，五加皮，紫荆皮各二两。上为细末，入膏药内，频频顺搅匀，退火入后项药：沉香、雄黄各一两，南木香、血竭、轻粉、赤石脂、龙骨各二两，乳香、没药各四两，麝香五钱阿魏一两（用水另溶化，再入膏药内）。上为细末，入膏药内，顺搅匀，出火毒。瓷器收贮。每用油纸摊贴，留顶以出其毒。

【主治】发背，瘰疬，疔肿，一切恶疮，瘫痪，痛风，脚气。

秘传真人活命汤

【来源】《松崖医径》卷下。

【组成】当归尾二钱　穿山甲（炒）　金银花　皂角刺　陈皮各二钱五分　防风　贝母　白芷各一钱五分　乳香五分（另研）　没药一钱（另研）　甘草五分

【用法】上细切。用水、酒各一盏，煎去滓，入乳香、没药和服。得微汗良。

【主治】发背、痈疽、疔肿、瘰疬，便毒等疮日久将脓者。

二活散

【来源】《医学正传》卷六。

【组成】羌活　独活　当归　乌药　赤芍药　金银花（酒洗）　连翘　天花粉　甘草节　白芷各四钱五分　红花　苏木　荆芥　蝉蜕　干葛各三钱　檀香二钱

【用法】上为末。每服三钱，煎苍耳汤调下。

【主治】疔疮。

化毒丸

【来源】《医学正传》卷六。

【组成】片脑　麝香各五分　硇砂　朱砂　雄黄各二钱　轻粉十录　蝉蜕二十枚（洗去土）

【用法】上为细末，新取蟾酥为丸，如绿豆大。每用一丸，放于舌上。取涎而愈。

【主治】

1.《医学正传》：疔肿。

2.《证治准绳·疡医》：内疔。

夺命丹

【来源】《医学正传》卷六。

【组成】巴豆一两（去壳，醋煮一伏时） 黄丹三钱（炒） 朱砂 雄黄各三钱 乳香 郁金各五钱 大黄一两 轻粉二十录 蟾酥一钱或五分 飞罗面三两

【用法】上为细末，蜡水糊为丸，如绿豆大。随身年分虚实，加减丸数服之，以下其毒。

【主治】疔毒。

返魂丹

【来源】《医学正传》卷六。

【组成】乳香 没药 辰砂 雄黄各一钱五分 轻粉 片脑 麝香各五分 海羊（即蜗牛）不拘多少 蟾酥 青黛 粉草 硼砂各一钱（一方加铜绿、寒水石、轻粉、枯矾各一钱）

【用法】上为细末，用海羊捣膏为丸，如难丸，加酒、面糊些少，丸如弹子大。每服一丸，兼生葱头二三个，细嚼咽下。疔肿及痈肿毒气入膈者，得微汗即解。

【功用】解毒化汗。

【主治】疔肿。

取疔散

【来源】《医学正传》卷六引《疮疡集验》。

【组成】雄黄 硇砂 蟾酥 信石各一钱 巴豆十粒 轻粉十颤

【用法】上将疔四畔用针刺破，醋调涂敷。疔落后用长肉拔毒膏药贴之。

【主治】疔疮。

独蟾丸

【来源】《医学正传》卷六引《疮疡集验》。

【组成】活蟾（即大壮虾蟆，通身有块垒者，大者重五六两）不拘几个

【用法】捉住后脚，以大桑叶或油单纸包掩其头，用铁钉一个，括取眉间白汁，溅于叶上，凝结如湿真粉，就丸如绿豆大，悬当风处阴干。如患疔肿者，以一二丸置舌尖上，仰卧片时，其苦水满口，咽下。或以铍针刺开疔肿头上，纳药一丸于中，外以薄皮纸贴护之，勿令药脱落。

【主治】疔肿，背痈及一切痈肿初起时。

破毒散

【来源】《医学正传》卷六引《疮疡集验》。

【组成】信石 硇砂 黄丹 雄黄 乳香各一字 斑蝥五个（去翅足） 麝香少许

【用法】上为末，取新蟾酥为丸，如绿豆大。以铍针破开疔头，纳药一丸在内，外以膏药护之。如无蟾酥，加面糊少许。

本方方名，据剂型，当作"破毒丸"。

【主治】疔肿。

雄黄丸

【来源】《医学正传》卷六。

【组成】雄黄 郁金各一钱 巴豆十四枚（去壳） 麝香少许 皂角 全蝎各一钱

【用法】上为细末，滴水为丸，如绿豆大。每服二十丸，茶清送下，亦看大小虚实斟酌加减丸数。

【主治】疔肿。

雄麝汤

【来源】《医学正传》卷六。

【组成】雄黄（另研） 朱砂（另研）各一钱 真绿豆粉二钱 麝香（另研） 乳香（另研）各一钱 白芷 茜草根 紫花地丁草各二钱 牡蛎 僵蚕 牛蒡子（炒） 大黄 金银花 青木香 栀子 荆芥穗 朴消 甘草各一钱 胡桃二个（去壳膜）

【用法】上药白芷以后十四味细切，用无灰酒一碗浸少时，擂细，又加水一碗，同煎至一碗，去滓及浊脚，入前雄黄等五味调匀，作一服，更审患处经络分野，依东垣引经泻火药加之尤妙。

【功用】解疔毒。

【主治】疔肿。

【加减】欲利，倍加大黄、朴消二味，后下。

解毒丸

【来源】《医学正传》卷六。

【组成】白芷十两 木香五两 硇砂（研）一钱六分 贯众（取新者，去皮，切，晒干杵末）四两 朴消四两（另研） 萝卜子（去壳，醋浸炒，另研末）四两 京墨八钱（另研）

【用法】上和匀，糯米糊为丸，如龙眼大，青黛为衣，阴干。每服一丸，无灰酒磨化下。

【主治】疔肿。

三花汤

【来源】《医学集成》卷三。

【组成】菊花 银花 紫花地丁

【主治】疔疮。

下品锭子

本方为原书"三品锭子"之第三方。

【来源】《万氏家抄方》卷三。

【组成】红矾三两二钱 乳香六钱 没药五钱 朱砂三钱 牛黄四分半 硇砂二钱四分（半生半熟） 白信三两（火煅至烟尽，半日取起方可用）

【用法】各依法制，用面糊和匀，捻成锭子，看疮漏大小深浅，插入锭子。如肉内黑色，勿上生肌散，只待黑肉落尽方可上。

【主治】疔疮发背有漏管者。

五疔五发奇效丸

【来源】《万氏家抄方》卷四。

【组成】乳香 没药 血竭 木香 巴豆（不去油）各一两

【用法】上为末，炼蜜为丸，如龙眼核大。每服一丸，用酒嚼葱烂送下。

【主治】疔疮发背。

针头万应膏

【来源】《万氏家抄方》卷四。

【组成】乳香 麝香 雄黄各一钱 轻粉 硇砂

蟾酥 血竭各三钱 蜈蚣一条（炒） 冰片一分

【用法】上为末，为丸如黍米大。如疮有头，用针破出血，裹一丸在内，用纸封或膏药贴之。

【主治】诸般疔疮疽疖，恶毒歹疮。

呼脓长肉膏

【来源】《万氏家抄方》卷四。

【组成】麻油三斤 发一团（入油熬化，次入后药） 当归 黄耆 黄连各一两半 黄柏 大黄 黄芩 白芷 杏仁 防风 荆芥 羌活 独活 连翘 山栀各一两 赤芍 地黄 白及 金银花 青藤各八钱 桃柳槐枝各七寸

【用法】通以前药入油熬枯，黑色为度，住火，去滓，用飞过黄丹八两、黄蜡五两、沥青二两同煎，至油滚渐渐加之，滴水软硬得所、不粘手为度，加乳香、没药各六钱，轻粉五钱，血竭三钱，收用摊贴。已破出脓者，用油纸摊贴；如脓多，以绢揩净，火边略烘再贴，第三次不可用矣，另换一个再贴。俟疮势将收口，量疮大小贴之。

【主治】痈疽，发背，疔疖等毒。

四圣丹

【来源】《丹溪心法附余》卷二十三。

【别名】四圣散（《本草纲目》卷二十四）、四圣膏（《赤水玄珠全集》卷二十八）、四宝丹（《疡医大全》卷三十三）。

【组成】珍珠三五粒（犁尖铁器上焙微黄色，研） 豌豆四十九粒（烧灰存性） 头发（烧灰存性）

【用法】上为细末，用搽面油胭脂调成膏子，将儿在漫燠处安存，忌风寒秽气，先用簪尖平拨开疔口，将药纸入疔内，即时变为红白色，余疮皆起。又尝见疔痘者，但挑破出其黑血即愈，或挑开用口咂去黑血，或用绵裹指甲掐其黑血展去亦可，盖自疔破而毒气得散也。

【主治】

1. 《丹溪心法附余》：疔毒，即痘疮中长大紫色者。

2. 《良朋汇集》：痘疮疔黑紫，头黑烂臭不可闻。

雷 楔

【来源】《丹溪心法附余》卷十六。

【别名】紫金锭子。

【组成】续随子五两　川乌头　甘草各二两　蟾酥　雄黄　白矾各一两　麝香七钱半　辰砂一两五钱　片脑二钱　人言　轻粉各五钱　桔梗一两五钱　黄连一两三钱　白丁香三钱　巴豆四十九粒（去壳油心膜）

【用法】上各为细末，再入乳钵内投蟾酥、巴豆同研匀，面糊为丸，成锭子，如指弹大，阴干。如遇诸疮，以井花水磨涂疮上，如干再涂。

【主治】疔疮诸恶疮肿毒。

孙真人透骨小灵丹

【来源】《摄生众妙方》卷八。

【组成】蟾酥五钱　雄黄一钱　硇砂一钱　轻粉　血竭　辰砂各五分　麝香少许

【用法】上为细末，乳面糊为丸，如黄米大。每服三丸。用葱三枝，开孔入药于内，纸捲慢火烧，热酒送下；小儿诸病，用金、银研，凉水送下。

【主治】诸般痨病，积气疔疮，三十六疔，七十二黄，诸寒。

败毒散

【来源】《摄生众妙方》卷八。

【组成】黄柏　黄连各一两　川乌二钱

【用法】上为细末。用冷水调成膏，摊在肿处，频以水润之，其肿自消。

【主治】疔疮走动者。

神仙败毒散

【来源】《摄生众妙方》卷八。

【别名】神仙排脓散（《万病回春》卷八）。

【组成】大黄一两二钱（酒浸一宿，晒干，为末）白芷六钱　沉香　木香　乳香　没药　川山甲各五钱

【用法】上各为细末。每用实者不过三钱，虚者二钱半，临睡时好酒送下。服后禁饮食汤水，五更觉腹中疼痛三五度，稀温粥补之，次早大便，不动元阳，只去毒。

《万病回春》：服此药内有穿山甲，恐令人作呕，须慎之，即嚼生葱可止。

【主治】诸恶毒，风毒，疔疮，花疮，小儿恶疮，气滞腹胀，妇人月经不通。

神机万应秘传膏

【来源】《摄生众妙方》卷八。

【组成】香白芷　两头尖　赤芍药　白芍药　生地黄　熟地黄各五钱　当归一两（一个）　蓖麻子五十粒　木鳖子五十个　巴豆五十个　乳香　没药　五灵脂　阿魏各五钱　穿山甲（大者）五个（炙黄，为末）　黄丹一斤（飞过，炒至黑色）　槐枝（用木许筋大）四十八根　柳枝（与槐同）四十八根　香油二斤（真者）

【用法】先将巴豆以上诸药切为细片，乳香以下诸药研为细末，将香油二斤放瓷罐中，入巴豆以上药浸之，春五日、夏三日、秋七日、冬十日，浸毕取出，入铜锅内，并入槐、柳枝，文武火熬至槐、柳枝黑色为度，用细绢滤去药滓，再入黄丹在油内同熬，外以槐枝一尺（比筋大者）频频搅之，看火色将好，油已成膏，滴水如钱，方入乳香以下诸药末，愈加频频搅良久，至药提起有细丝三五七根、尺长不断，然后盛入二三小瓷罐内，放土地内以受五行之气月余方可用。用时以绢绫摊之为上，纸次之，凡用贴疔疮，以火焙手熨三百度，发背等疮二百度，无名肿毒一百五十度，臁疮、对口一百三十度，风气一百七十度，癣疥一百度，余不拘。

【主治】一切疔疮，发背，无名肿毒，臁疮，对口，风气，癣疥。

清凉内消膏

【来源】《摄生众妙方》卷八。

【组成】芝麻油二斤　大黄　金银藤　黄芩　苦参　荆芥　玄参　白芷　僵蚕　黄柏　桃仁　杏仁　防风　栀子　羌活　独活　蜂房　头发　青藤　连翘　蛇蜕　木鳖子　川山甲　芍药　南星　黄耆　当归　黄连各一两五钱

【用法】上将前药共锉碎，入油内以文武火熬之，待至白芷紫色住火，滤去渣，用黄丹三斤（先用水淘过炒热）并麝香一两（罗过），待煎药油熬滚渐渐加之，滴水中，看软硬适中不粘手为度。大小疖一二日方起，用油纸量疮大小均贴之，不许揭动，待疮消散则除之。

若疮势已过四五日则难退。

【主治】痈疽，发背，疔疮，大小疖。

无回丹

【来源】《本草纲目拾遗》卷七引《众妙方》。

【组成】碱 藤黄 雄黄 大黄各一两 蟾酥 麝香各二钱 血竭 甲片（炒）各五钱

【用法】醋磨涂。

【主治】一切疔痈脑疽。

牛黄解毒散

【来源】《保婴撮要》卷十二。

【组成】生甘草一两 牛黄五钱（膏粱之子必用之） 金银花一两

【用法】上药各为细末。每服二三分，乳汁调服。或用甘草煎膏为丸，如芡实大。每服一丸，白汤化下。外敷清金散亦可。

【主治】

1. 《保婴撮要》：胎毒，头面生癞，或延及遍身，痒痛不安，浸淫不愈，及眉炼疮。

2. 《诚书》：疔肿。

生庵金汁

【来源】《古今医统大全》卷二十五引《活人》。

【组成】粪清汁一斗（用好人粪置箩囊中，其囊约大可盛粪一桶，先于囊中安纸五七层，纸上加细黄土约二寸厚，方可加粪于囊中，囊悬置于缸上，俟其粪滴清汁于缸内，沥月余，将清汁收贮瓷坛中） 蜂蜜一斤

【用法】上药和匀，蜜封坛口，外以箬裹埋于土地中，以土盖之，约入土一尺许，次年二三月取用。每用一碗，顿服之。如擦恶疮，将鸡翎蘸汁，疮上扫之。

【主治】时疫热病，伤寒发狂，谵语晦昧；并治中蛊恶毒，疔疮，毒气入腹欲死者。

珍珠膏

【来源】《古今医统大全》卷九十一。

【组成】珍珠十五粒 豌豆四十九粒 发余（烧灰）不拘多少

【用法】上为末，用干胭脂，水调成膏。先用银簪拨开疔口，将药点入疔内，即皆变为红白色矣。

【主治】痘疔。

万灵膏

【来源】《医便》卷五。

【组成】香油四斤 槐 柳 桃 榴 椿 杏 楮各二枝 两尖 白芷 赤芍药 大黄 人参 黄连 白芍药 草乌 苦参 川芎 生地黄 川椒 胎发 川山甲 熟地黄 槐子 杏仁各一两 当归二两 蓖麻一百二十个（去皮） 巴豆一百二十个（去皮） 黄柏一两（去皮） 木鳖五十个（去皮）

【用法】上两尖等二十二味，俱锉如麻豆大，入香油内浸，春五、夏三、秋七、冬十日。再用黄香十二两，黄丹二斤（水飞澄，火焙七次）、阿魏、沉香、丁香、麝香、血竭各一两，乳香、没药各三两，俱为细末。先将香油并药入铜锅内熬焦，将药锅取温冷，用生绢过净，将药再熬；下黄丹，用槐、柳等枝不住手搅，此时用烧火宜慢，常滴药在水中成珠不散，入黄香，将锅取下冷片时，减火性，乃下阿魏等八味搅均；用凉水一大桶，将药拔下水中，一日换水一次，浸七日七夜，去火力。用时以滚水化开，量疾大小，裁榜绵纸贴。痈疽、发背、疔疮、瘰疬、无名肿毒初发一二日，未成大患，俱用此膏贴之，火烘双手，熨一百五十余手，务要出汗，其疮即日消散；若疮出四五日，已成肿硬，内已有脓，亦贴之，拔出脓净，其疮自然生肌平满；干湿疥癣，诸般瘙痒、风疹，俱贴于脐中，火烘双手，熨一百余手，出汗；癞疮肿肤，膏内如捣细木鳖一个贴脐中，火烘双手，熨一百余手，出汗；一切小疮疖，随疮大小贴用之；膀胱肿硬，用膏贴之，火烘双手，熨五十余

手；肩背、腰腿、两脚寒湿疼痛，脚气穿心疼痛，俱贴之，火烘双手，熨一百余手；男子阳痿不起、遗精白浊、元气虚冷，女人阴萎瘦弱、赤白带下、子宫冷闭，男妇赤白痢疾，俱用此膏内加捣细木鳖一个，贴丹田，火烘双手，熨一百余手；五劳七伤，俱贴肺俞、肩井、三里、曲池，火烘双手，熨一百余手；痞块，用曲作圈围痞处，内放皮消一两，上用重纸盖，熨斗熨纸上令内热，去其消面，内加捣细木鳖一个贴之，火烘双手，熨一百余手，出汗；小男癖疾，不用消面，只用此膏贴之，火烘双手，熨二三十次，觉腹内热即止；左瘫右痪，膏内加捣细木鳖一个，贴丹田，火烘双手，熨一百余手患处，仍服此药三丸，好酒下；偏正头疼，俱贴脐内，火烘双手，熨八十余手；冷积攻心，依积症大小摊贴，火烘双手，熨六十余手；舌胀，贴心中膈俞，并心坎下三寸，火烘双手，熨一百余手，出汗；酒积，酒后呕吐，转食暗风，俱贴肺俞，兼心坎下二寸许，火烘双手，熨六十余手；风寒、风热、痨病咳嗽，贴肺俞，火烘双手，熨六十余手，出汗；打扑血凝，贴疼处，如打扑虚肿，火烘双手，熨一十余手，觉热即止；胸膈不利，气喘不止，俱贴肺俞，火烘双手，熨一百余手；安胎不定，先用此膏脐内贴，后用此膏内加捣细木鳖一个，贴丹田，火烘双手，熨一百余手；月经不通，贴陶康二穴骨上，火烘双手，熨六十余手；犬咬蛇伤蝎螫，用此膏贴之，不许用手烘，若用手烘，作脓难好；春三月，伤寒已过日期，贴脐上心坎下，火烘双手，熨八十余手；伤寒未过日期，用此膏二两半贴脐中，火烘双手，熨六十余手，出汗；夏三月，伤寒走黄结胸，用此膏二两，贴心坎下，火烘双手，熨八十余手；秋三月，伤寒兼赤白痢，用此膏二两，贴脐中，火烘双手，熨九十余手；冬三月，伤寒兼赤白痢，用此膏二两，贴脐中，火烘双手，熨一百余手；四季伤寒，俱贴脐中，酉时分贴，一服时见效。服用：将膏药为丸，如梧桐子大，蛤粉为衣。每服三丸，各随症引下：发背疮，冷水送下；血气未通，酒送下；咳嗽、缠喉风、喉闭，绵裹噙化；风赤眼，山栀汤送下；打扑伤损，橘皮汤送下；腰膝疼痛，盐汤送下；白痢，生姜汤送下；产后诸疾，当归汤送下；赤白带下，当归汤送下。

【主治】痈疽，发背，疔疮，瘰疬，无名肿毒，干湿疥癣，风疹瘙痒，癫疮肿块，疮疖，膀胱肿块，喉闭，缠喉风，风赤眼，口疮，牙疳，牙龈出血，肩背、腰腿脚疼痛，脚气穿心疼痛，中风左瘫右痪，口眼歪斜，语言不正，破伤风，偏正头痛，冷积攻心，心痛，反胃噎食，呕吐酸水脓血，舌胀，酒积，酒后呕吐，霍乱吐泻，赤白痢疾，大小便不通，脱肛，肠风泻血，肠澼脓血，痔漏，小肠疝气，诸淋，消渴，五劳七伤，耳鸣耳聋，阳痿遗精，白浊，咳嗽，唾血，胸膈不利，气喘不止，单腹蛊胀；女子阴萎瘦弱，赤白带下，子宫冷闭，月经不通，产后诸疾；小儿痘疹，急慢惊风；打扑伤损，犬咬蛇伤蝎螫。

保生锭子

【来源】《医学入门》卷八。

【组成】蟾酥三钱　雄黄二钱

【用法】上为末，用青桑皮二两同捣为丸，每丸六分重，捻作锭子，朱砂为衣，阴干。如疔疮，用冷葱汤磨服八分，仍用冷葱汤漱口咽下；外用针刺开疔头，将锭子一分，填入疔内，被盖出汗，二日烂出即愈。如发背，亦用冷葱汤磨服，再磨二分敷患处，被盖出汗，病人即愈。

【主治】疔疮发背体虚，及妇人胎前产后毒浅者。

追疔汤

【来源】《医学入门》卷八。

【组成】羌活　独活　青皮　防风　黄连　赤芍　细辛　甘草节　蝉退　僵蚕　独脚莲各五分

【用法】上将泽兰叶、金银花、金钱重楼各一钱，生姜擂酒或擂水，入酒热服；然后用生姜十片，水、酒各半，煎前药热服。衣覆取汗。

【主治】疔疮。

【加减】有脓，加首乌、白芷；取利，加青木香、大黄；在脚，加木瓜；病减后，加大黄二钱以去余毒。

通用青金锭子

【来源】《医学入门》卷八。

【组成】铜绿三钱 青矾 胆矾 轻粉 砒霜（开疮口用生砒，去死肉用煅砒） 白丁香 苦葶苈各一钱 片脑 麝香各少许

【用法】上为末，面糊或炼蜜加白及末为锭子，如麻黄大，二三寸长。看疮口深浅插入。疼者可治，不痛者不治。

【主治】发背疔疮。

【加减】如用本方生好肉，去砒，加枯矾。

葱矾酒

【来源】《医学入门》卷八。

【别名】葱矾散（《验方新编》卷十一）、葱矾饮（《寿世良方》）。

【组成】明矾（于端午午时为末，晒干，瓷器盛之）三钱 葱白七茎

方中葱白用量原缺，据《绛囊撮要》补。

【用法】上药捣匀，酒调服。尽量一醉。或吐，以茶压之；或饭与葱捣丸服亦可。外用矾末五钱、麝香一分，取虾膜肠肚和药捣膏，敷疮四周。一日夜即愈。

本方原名"葱矾丸"，与剂型不符，据《绛囊撮要》改。《绛囊撮要》本方用法：同捣烂，分作七块，用热白酒送下，吃完盖暖，再饮葱白汤催之，汗出淋漓，待停一二时，从容去被。

【主治】

1.《医学入门》：诸肿发背，一切恶疮初起。

2.《绛囊撮要》：一切疔毒、恶疮，初起走黄。

3.《揣摩有得集》：一切疔毒，不论出于何处，浑身发烧发冷，大渴饮水，或不发渴。

【宜忌】《绛囊撮要》：大忌风寒。

蜂蛇散

【来源】《医学入门》卷八。

【组成】蜂房一窠 蛇蜕一条

【用法】上入罐中，盐泥固济，火煅存性，为末。每服一钱，空心酒调服。少顷腹中大痛，痛止疔疮化为黄水。体实者，后服五圣汤。

【主治】疔疮。

赛命丹

【来源】《医学入门》卷八。

【别名】赛夺命丹（《简明医彀》卷八）。

【组成】蟾酥 朱砂 雄黄 胆矾 血竭 乳香 没药各三钱 蜈蚣 麝香各五分 细辛 全蝎 蝉退 穿山甲 僵蚕 牙皂各六钱 白矾（用信少许同枯，去信不用） 片脑各五分

【用法】上为末，端午日用酒糊为丸，如绿豆大，每服三丸，用葱酒一小钟送下，被盖出汗，或不汗，再进一丸，服后吃白粥调理。

【主治】痈疽发背、疔疮乳痈，鱼口便毒，一切无名肿毒，及小儿脐风。

【宜忌】忌黄瓜、水茄，一切动风之物。

赛金丹

【来源】《医学入门》卷八。

【组成】明矾四两 黄丹二两

【用法】将明矾溶化，入黄丹，以银钗搅之，慢火熬令紫色，先以针周回挑破，津液调药敷数度。无令疮干，其疔即消。

【主治】十三种疔疮。

【加减】如不溃，加信石一钱，雄黄、硇砂各五分。

连翘败毒散

【来源】《古今医鉴》卷十五。

【别名】连翘散毒散（《杏苑生春》卷八）、败毒散（《杂病源流犀烛》卷十五）。

【组成】柴胡 羌活 桔梗 金银花 连翘 防风 荆芥 薄荷叶 川芎 独活 前胡 白茯苓 甘草 枳壳

【用法】上锉。加生姜，水煎，如疮在上，食后服；在下，食前服。一日至四五日者，二三剂以解其毒，轻者则内自消散。若至六七日不消，宜服真人活命饮，后服托里消毒散调理。

【主治】

1.《古今医鉴》：痈疽，发有疔疮，乳痈，一切无名肿毒，初起憎寒壮热，甚者头痛拘急，状似伤寒。

2. 《杂病源流犀烛》：暑疬。夏月头面外项赤肿，或咽喉肿痛，或腿足敚肿，长之数寸，不能步履，头痛内燥，日夜发热不止者。

【加减】如热甚并痛甚，加黄连、黄芩；大便不通，加大黄、芒消下之。

金蟾丸

【来源】《古今医鉴》卷十五引罗颖波方。

【组成】朱砂　雄黄　轻粉　草乌　海金砂各一钱

【用法】上为末，用蟾酥为丸，如绿豆大。每服三丸，以葱白一根，劈破，夹药在内，线缚住，灰火煨令香，取去线，连须带药嚼下，以温水送之。被盖出汗。

【主治】疔疮。

【宜忌】忌生醋、冷水。

赵府小灵丹

【来源】《古今医鉴》卷十五。

【组成】乳香　没药　轻粉　血竭　朱砂　川乌尖　草乌尖　巴豆霜　细辛　蟾酥各等分　麝香减半

【用法】上为末，糯糊为丸，如黄米大，雄黄为衣。每服十五丸，小儿五七丸，用葱白三根劈开，入丸在内，细嚼，好酒下。被盖汗出。

【主治】一切恶毒疔疮，无名肿毒及四时伤风、伤寒，憎寒壮热，无汗初觉者。

点点金丹

【来源】《古今医鉴》卷十五引胡前溪方。

【组成】虾蟆一罐（三月清明收）

【用法】用雄黄一两，朱砂一两，为细末，入罐内晒之，至端午日取出听用。如搽疮，用药磨水，点上。立消。

【主治】疔疮发背，无名肿毒。

铁桶膏

【来源】《古今医鉴》卷十五引泽川西府方。

【组成】荞麦杆灰（淋汁）二碗（熬至一碗）　血竭　乳香　没药各三分（为末。入汁内，再熬，去半碗，取下待冷，入）　黄丹八分　雄黄八分　朱砂八分　好石灰八钱

【用法】上为极细末，共一处放药汁内搅匀成膏，瓷器收贮。用三棱针刺破，将药入内，直送深入到底。三四次痊愈。

【主治】痈疽，发背，疔疮，瘰疬，痔疮，粉瘤。

铁箍散

【来源】《本草纲目》卷十三。

【组成】金丝草灰二两（醋拌，晒干）　贝母五两（去心）　白芷二两（一方加龙骨少许）

【用法】上为末。以凉水调，贴疮上；香油亦可。

【主治】痈疽疔肿。

透骨膏

【来源】《本草纲目》卷四十一。

【组成】八角儿（杨柳上者。阴干，去壳）四个（如冬月无此，用其窠代之）　蟾酥半钱　巴豆仁一个　粉霜　雄黄　麝香各少许

【用法】先以八角儿研如泥，入熔化黄蜡少许，同众药末熬成膏子，密收。每以针刺疮头破出血，用榆条送膏子麦粒大入疮中，以雀粪二个放疮口。疮回即止，不必再用也。如针破无血，系是着骨疔，即将男左女右中指甲末刺出血糊药；又无血，即刺足大拇血糊药。如都无血，必难医也。

【主治】疔肿恶毒。

【宜忌】忌冷水。

苍耳散

【来源】《赤水玄珠全集》卷二十九。

【组成】苍耳根三两五钱　乌梅五个　带须葱三根

【用法】用酒二钟，煎至一钟，热服。出汗后不散，然后用胜金散。

【主治】疔疮。

胜金散

【来源】《赤水玄珠全集》卷二十九。

【组成】铁锈（炒）

【用法】上为末。每服四钱或三五六钱，用齑水滚过，停冷调服。不吐为佳。

服苍耳散出汗后不散，用本方。

【主治】疔疮。

乌龙解毒散

【来源】《万病回春》卷八。

【组成】木耳四两

【用法】入净砂锅内，炒焦存性，为末。每服五钱，热黄酒一碗调服。服药后，坐待少时，其药力行开至杖疮上，从肉里面往外透，如针刺痒甚，不时流血水。或以药水洗净，贴上膏药，其杖处疼痛肿硬，次日即消。

【功用】止疼痛。

【主治】打伤，不拘轻重；及疔甲烂肉连腿肿、面青、疼痛难忍，昼夜无眠，浑身憎寒壮热，神魂惊怖者。

龙芽一醉饮

【来源】《万病回春》卷八。

【组成】龙芽草（五月五日端午采收，阴干）

【用法】将好酒浸，捣取汁。量加乳香、没药、绿豆粉，入汁内同饮，将滓敷疮上。

【主治】疔疮。

【宜忌】此日不许吃一些茶水，只可饮酒，亦不可用水洗面。

神效丹

【来源】《万病回春》卷八。

【别名】黑舌丹。

【组成】朱砂 雄黄 片脑各五分 乳香 没药 轻粉各三分 血竭三钱 真蟾酥一钱 麝香（当门子者）二分

【用法】上为末，用酥油或乳汁为丸，如扁豆大。每服一丸，嚼化，用好酒漱咽下。

【主治】伤寒初起，诸般恶毒，疔疮发背，一切肿毒，遍身痒痛；及伤寒咳嗽，鼻涕，劳嗽久咳，小儿痘疮黑陷不起，喉痹肿痛；及蛊毒，破伤风。

神仙解毒丸

【来源】《万病回春》卷八。

【组成】白矾不拘多少

【用法】上溶化作丸，如绿豆大，朱砂为衣。每服十丸，用连须葱七八根，水煎至二碗送下。汗出立愈。已成者不伤，未成者即消。

【主治】一切疔疮，发背，鱼口，诸般恶疮，无名肿毒初发。

退疔夺命丹

【来源】《万病回春》卷八。

【组成】防风八分 青皮七分 羌活一钱 独活一钱 黄连一钱 赤芍六分 细辛八分 僵蚕一钱 蝉退四分 泽兰叶五分 金银花七分 甘草节一钱 独脚莲七分 紫河车（一名金钱重楼）七分

【用法】上锉。每服五钱，倍金银花一两、泽兰一两（少用叶）、生姜十片，同捣烂，好酒旋热泡之，去滓热服；不饮酒者，水煎亦可，然后用酒水各一半，煎生姜十片，热服出汗。病退减后，再加大黄五钱同煎，热服，以利二三次，去除毒。

【主治】疔疮。

【加减】若有脓，加何首乌、白芷梢；在脚，加槟榔、木瓜；要通利，加青皮、木香、大黄、栀子、牵牛。

肉红膏

【来源】《鲁府禁方》卷四。

【组成】猪脂油二两（炼去渣） 黄蜡一两（入一处化开） 银朱五分 花椒末一钱

【用法】上调匀。用纸摊贴。

【功用】止疼，起疔。

【主治】贴棒疮、疔疮。

追毒五香丸

【来源】《鲁府禁方》卷四。

【组成】丁香 木香 沉香 乳香 没药 血竭各二钱 巴豆（去皮，净仁）三钱

【用法】上为末，然后入巴豆，同研极细，重罗过，以瓷器盛之，黄蜡塞口。临用时以生蜜调一

丸，如小黄豆大，新汲井水送下。行三次，疮即愈。又看疮势大小，药之多寡，若疮日久势大，药丸不过黄豆大；若疮势渐起，则丸药但如小豆大即可；若病势已急，口禁不能开，但得药下无不愈，乃用一大丸，作二三五小丸灌之。此药旋用旋丸，不可预丸，积久而无用矣。

【主治】发背疔疮。

金蟾膏

【来源】《外科启玄》卷十一。

【组成】活虾蟆一个（去骨）

【用法】上捣如膏。敷在患上，留头；无头都敷上。一二日揭去，或有再一个全好。

【主治】发背疔毒。

治魂丹

【来源】《外科启玄》卷十一。

【组成】乳香 没药 铜绿 枯矾 黄丹 川山甲（炙）各一钱 轻粉 蟾酥各五分 麝香少许

【用法】上为细末，用蜗牛研为丸，如绿豆大。每服一丸，至重者用二丸，葱白捣，裹药，以热酒送下。取汗透为妙。

【主治】痈疽、恶疮、疔毒。

神效解毒散

【来源】《外科启玄》卷十一。

【组成】老人齿 紫河车 穿山甲（炙） 蜈蚣（炙，去头足） 真玄明粉各等分

【用法】上为细末，用好酒调服取汗。如疔疮，每服三钱，用苍耳子二钟酒煎送下；如发背痈疽，每服三钱，葱煎酒送下；如肿毒疖子，每服一二钱，酒送下；如痘疔毒，看人大小，加减一钱、一钱半，芫荽酒送下。

【主治】诸毒恶疮，疔疮发背，痈疽肿毒，疖子，痘疔毒。

铁罐点毒膏

【来源】《外科启玄》卷十一。

【组成】巩子石灰（用皂角同在火内炮烟尽为度）

二两 糯米（南星、当归、赤芍同炒熟）二合 砂蛄牛（即旱螺）七个（去壳） 斑蝥七个（炒，同米熟去足翅。上共捣罗细末，用铁罐子收贮听用） 桑柴灰 芝麻稽灰 皂角灰 荞麦稽灰 窑脑各一斤（同一处淋灰汁约三斗）

【用法】入大锅内，慢火熬之，待十去其七，汁面上有霜白起，以瓷器贮之。如遇疮毒，用此汁调前药，小小点之。三五次自然疮破毒散，初起时点之即破，无脓即散，有脓即出。

【主治】诸痈疽、疖毒、疔肿、便毒等疮。

【宜忌】如疮出水时则不可点破。

赛针散

【来源】《外科启玄》卷十一。

【组成】巴豆五分 轻粉 硇砂 白丁香各一钱半

【用法】上为末。醋调涂之。

【主治】痈疽有头不破，及疔肿时毒生于四肢上，其势微缓，畏针者。

蟾酥锭子

【来源】《外科启玄》卷十一。

【组成】天南星 款冬花 巴豆 黄丹 白砒各二钱 独活五分 斑蝥（去头足）十个

【用法】上为细末，用新蟾酥和，如黍豆大锭子。若遇疔疮，先刺，后入锭子。如觉痛，不须用此，止以膏药贴之，脓自出矣。

【主治】疔毒攻心，欲死者。

四圣丹

【来源】《外科启玄》卷十二。

【组成】牛黄一钱二分 朱砂八分 珍珠二分 儿茶一钱七分

【用法】上为末，用口嚼胭脂点之，均点上。内服保元汤加芎、桂。

【主治】疔毒。

乌金散

【来源】《证治准绳·疡医》卷一。

【组成】牙皂四分 人言（制） 蟾酥 麝香各五分 血余（煅过） 蛇蜕（煅过） 蜂房（煅）各一钱 蝉蜕（酒洗） 血竭 乳香（炙） 僵蚕（炒，去丝）各二钱 辰砂（研，水飞） 雄黄 穿山甲（炙黄）各二钱五分 全蝎三钱（汤泡七次） 天龙四钱（酒炙，去头足） 川乌头二钱 没药（炙）二钱

【用法】上药各为细末，和匀。每服三分，赤砂糖调葱头酒送下。取汗为度。

【主治】疔毒肿痛。

六灰膏

【来源】《证治准绳·疡医》卷一。

【组成】灰苋 桑木 枣木 荞麦秆 茄秆（各烧为灰） 石矿灰（研细）

【用法】上药多少不妨，和匀，汤泡水淋，淋下之水煎成膏如糊，装瓷器中。一应毒物以膏点之。若点疬疮、痔疮，待烂去少许，再点之，再烂去，如是渐渐点去。

【主治】发背，疔疮，疖子，肿毒，疬疮，痔疮，痣子，疣子。

夺命丹

【来源】《证治准绳·疡医》卷一。

【组成】轻粉 麝香 白砒（制）各五分 白矾（煅） 辰砂（为衣） 血竭各一钱 蟾酥（干者，酒化入药）二钱 铜绿 寒水石（煅） 乳香 没药 雄黄各二钱 蜗牛（连壳）二十一个

【用法】上为末，先将蜗牛研烂如泥，匀和前药为丸，如绿豆大。如丸不就，加好酒打三五百下。每服二三丸，先用葱白三寸与病者嚼烂，吐于男左女右手心，将药丸裹入葱白，用无灰酒三四盏温热送下。被盖取汗为度，重者不过三服。

【功用】《医宗金鉴》：退寒热。

【主治】

1. 《证治准绳·疡医》：疔毒肿痛。

2. 《医宗金鉴》：七情内乖，营卫不和所致的阴阳二气疽，生于脊背之旁，乍肿乍消，时软时硬。

3. 《丸散膏丹集成》：诸恶疮肿痛。

【宜忌】《丸散膏丹集成》：忌冷水。

如神托里散

【来源】《证治准绳·疡医》卷一。

【组成】苍耳根 兔耳草根（又名枝箭） 金银藤（用花亦可） 五味子根各等分

【用法】上锉。每服五钱，用生白酒二盏，煎至七分，去滓服。卧盖取微汗，滓再煎。

【功用】发散伤寒。

【主治】发背等疮初起，又治疔疮并一切肿毒及伤寒。

胜金丹

【来源】《证治准绳·疡医》卷一。

【组成】麝香 白砒（制）各五分 蟾酥一钱 雄黄 辰砂 乳香 没药 血竭各一钱五分 全蝎（泡，炙） 天龙（去头足，炙） 穿山甲（炙）各三钱 僵蚕（炙，去丝）五钱

【用法】上为细末，都拌匀。每服三分，赤沙糖调葱头酒送下。取汗为度。

【主治】疔毒肿痛。

七圣紫金锭

【来源】《证治准绳·疡医》卷二。

【组成】土木香 苦花子 仙人薯 晚蚕砂 柏花各一两 朱砂 雄黄各三钱

【用法】上为末，米糊为丸。以毛屎梯根，磨水化下。

【主治】疔疮，瘴气，时毒。

万全散

【来源】《证治准绳·疡医》卷二。

【组成】嫩柏根 水圹根 狸咬柴 乌苞根 青王义 生蓝叶 溪枫根 穿山蜈蚣 薄荷

【用法】水煎，调雄黄末服。或合七神散更妙。

【主治】瘴气时毒，疔疮，蛇犬咬。

万病解毒丸

【来源】《证治准绳·疡医》卷二。

【组成】麝香二钱 朱砂五钱 山豆根 雄黄 雄

随子（取仁） 紫河车 独脚莲各一两 红芽大戟一两五钱 山慈姑二两 五倍子三两

【用法】上为末，秋米糊和匀，杵捣一千余下，印作锭子，随意大小。每服一锭，井水磨化，冬月用薄荷汤磨服，日可进二三服。

【主治】疗疮，痈疽，发背，肿疡，时毒，狐狸毒，鼠莽毒，丹毒，惊毒，瘴毒，风毒，热毒，蛊毒，河豚、疫死牛马猪羊毒，蛇、犬、蜈蚣、蜂、蝎、百虫螫咬毒，汤火所伤，中恶邪气，无名肿毒，菰毒，砒毒，药毒，疮毒，光粉毒，轻粉毒，一切邪热之毒。

天马夺命丹

【来源】《证治准绳·疡医》卷二。

【组成】青木香（土者，根、梗俱可用）

【用法】上为末。每服一钱，蜜水调下。

【主治】疗疮、蛇伤、犬咬、鼠咬；瘴气。

水沉膏

【来源】《证治准绳·疡医》卷二。

【组成】白果根（新鲜生者佳）

【用法】上药以米醋磨浓，澄脚。以油纸摊贴，及用酒磨服。

【主治】疗疮。

加减通圣散

【来源】《证治准绳·疡医》卷二。

【组成】防风 荆芥 连翘 赤芍药 当归 川芎 桔梗 黄芩 栀子 甘草 青木香 玄参 牛蒡子 大黄 芒消 紫金皮 鸡屎子 诈死子 谷藤根 芙蓉根 嫩柏根 青王义

【用法】加薄荷、生地黄，水煎服。

【主治】疗疮、瘴气、紫游风等。

加减追疗夺命汤

【来源】《证治准绳·疡医》卷二。

【组成】防风 赤芍药 连翘 羌活 独活 细辛 青皮 僵蚕 蝉蜕 青木香 甘草节 金银花

紫河车 独脚莲

【用法】上加生姜、泽兰、生地黄，水煎服。

【主治】疗疮，及痈疽、发背、恶疮，焮赤肿痛，或紫游风，赤游风。

【加减】病势退减，加大黄，取利下三五行，去大黄。

夺命丹

【来源】《证治准绳·疡医》卷二。

【组成】巴豆（去壳） 大黄各一钱 郁金 雄黄 乳香各五分 朱砂 黄丹各三分 轻粉二分 麝香少许 蟾酥不拘多少

【用法】上为末。面糊为丸，如绿豆大。每服五七丸至九丸，茶清送下。以利为度。

【主治】疗疮，大便秘实不通，或心腹痛者。

朱墨丸

【来源】《证治准绳·疡医》卷二。

【组成】朱砂 京墨各等分

【用法】上为末，以蟾酥汁为丸，如梧桐子大。每服二丸，以葱白煎汤送下，日服一二次。

【主治】疗疮，瘴毒。

防风当归汤

【来源】《证治准绳·疡医》卷二。

【组成】金银花 山茨菇 青木香 当归 赤芍药 白芷 防风 荆芥 连翘 升麻 羌活 独活 甘草 大黄

【用法】加薄荷、生地黄，水煎服。

【主治】疗疮发热，大便实者。

连翘黄耆汤

【来源】《证治准绳·疡医》卷二。

【组成】金银花 黄耆 当归 连翘 甘草 蜈蚣一条（去头、足，酒炙）

【用法】加生姜，水煎服。

【主治】疗疮，因食瘴死牛羊，足生大疔，如钉入肉，痛不可忍者。

青黄消毒散

【来源】《证治准绳·疡医》卷二。

【组成】雄黄(研)　大小青各一两　八角茴香五钱

【用法】上为末。陈酒调服，一日三次。又以醋和米泔，涂患处。

【主治】疔疮、瘴气，服凉药过剂，沉而不发、不退者。

刷瘴散

【来源】《证治准绳·疡医》卷二。

【组成】生蓝叶　地薄荷　紫金藤

【用法】上擂。米泔水暖，刷涂患处。次加蚕砂、凌霄花、鸡冠花。二花如无，以叶代之。

【主治】疔疮瘴毒。

追毒丸

【来源】《证治准绳·疡医》卷二。

【组成】虾蟆粪二分　蟆虫　雄黄　黄丹各一分

【用法】上为末，水为丸，如米大。将疮拨开头，入药在内，以膏药贴之。

【主治】疔疮发背。

祛瘴散

【来源】《证治准绳·疡医》卷二。

【组成】苦花子（又名苦花椒）

【用法】擂水服。夏月冷服，冬月温服。

【主治】疔疮，瘴毒，蛇伤，热腹痛，热喉风。

捡瘴散

【来源】《证治准绳·疡医》卷二。

【组成】柏树皮（去外面粗皮）　侧柏叶各等分

【用法】上为细末。以柏油先刷，次唉末。

【主治】疔疮瘴毒溃烂成疮。

麻虫膏

【来源】《证治准绳·疡医》卷二。

【组成】麻虫一条（捣烂）

【用法】用好江茶和作饼子，如钱眼大。以羊角骨针挑疮头，按药在上。醋糊纸贴之，膏药亦可。其毒出为效。

【主治】疔疮。

雄黄丸

【来源】《证治准绳·疡医》卷二。

【组成】巴豆十四粒　麝香少许　全蝎　牙皂　雄黄　大黄　郁金各一钱。

【用法】上为末，米糊为丸，如绿豆大，朱砂为衣，每服五七丸，茶清送下。以利为度。

【主治】疔疮。大便闭实不通，或心腹痛者。

解毒消瘴散

【来源】《证治准绳·疡医》卷二。

【组成】柴胡　黄芩　黄柏　栀子　木通　赤芍药　当归　防风　连翘　大黄　甘草　青木香　紫金皮　鸡屎子　诈死子　青王叉　嫩柏根　苦花子

【用法】薄荷，生地黄煎服。

【主治】疔疮，瘴气发热者。

敷疔膏

【来源】《证治准绳·疡医》卷二。

【组成】生蓝叶不拘多少（洗净）

【用法】上叶捣烂，外敷患处，以梗煎酒服。

【主治】疔疮及无名肿毒，瘴气。

蟾酥走黄丹

【来源】《证治准绳·疡医》卷二。

【组成】朱砂（研）　黄丹（飞）　白面各等分

【用法】上为末，取蟾酥为丸，如麦粒大。先刺疮口，次按一粒在疮口内，仍以水沉膏贴之；又以五七丸，葱汤吞下。发汗即愈。

【主治】疔疮走黄。

金鸡舌散

【来源】《证治准绳·疡医》卷三。

【组成】金鸡舌根

【用法】磨酒服；或磨半泔半醋暖涂之。

【主治】病茧，手指节结毒，燃赤肿痛，又名蛇节疔。

【功用】消毒。

【主治】痈疽，疖毒，瘰疬，六瘤，疔疮，顽癣，痔漏，痣赘，恶疮，肿疡，一切恶肉恶核等毒已成者。

治蛇消肿散

【来源】《证治准绳·疡医》卷三。

【组成】蛇头抓　天瓜藤　木虱药　仙人薯　土木香　紫金藤　大小青

【用法】上药擂酒。温服，以滓敷之。

【主治】蛇咬，及蛇节疔、蛇腹疔、蛇头疔、蛇背疔。

消肿散

【来源】《证治准绳·疡医》卷三。

【组成】蛇头抓　天瓠藤　木虱药　仙人薯　土木香　紫金藤　大小青

【用法】上擂，酒温服，以渣敷之。

【主治】蛇咬，蛇节疔，蛇腹疔，蛇头疔，蛇背疔。

草灵散

【来源】《证治准绳·疡医》卷三。

【组成】薜叉草（又名薜叉秽）

【用法】上砍烂，酒炒，敷之。

【主治】蟹叉。

返魂丹

【来源】《证治准绳·疡医》卷五。

【组成】朱砂　雄黄　血竭　黄丹　穿山甲（炮）　白矾（枯）　铜青　乳香　没药　轻粉　蟾酥各一钱　麝香二分半

【用法】上为末，酒煮面糊为丸，如胡椒大。每服二丸，葱白一根，嚼烂裹丸，温酒吞下。

【主治】时毒瘴气，疔疮恶疮。

除瘴消痛散

【来源】《证治准绳·疡医》卷三。

【组成】紫金藤（又名开心草）

【用法】上擂酒服。以滓敷患处。

【主治】蛇头疔及一切蝮蛇瘴。

类圣散

【来源】《寿世保元》卷九。

【组成】川乌　草乌　苍术　细辛　白芷　薄荷　防风　甘草各五钱

【用法】上为细末。蛋清调涂患处，留顶。

【主治】一切疔疮恶毒，肿痛。

铁筒拔毒膏

【来源】《证治准绳·疡医》卷三。

【组成】荞麦罢灰　桑柴灰　矿石灰各三碗　真炭火一盏

【用法】将四灰和匀，用酒漏一个，将棕帕塞住窍，用水三十碗熬滚，淋灰汁，将汁复熬滚，复淋过，取净药力，慢火入瓷罐煎熬，以纸数重固口，熬至一碗为度，乘滚入矿石灰末搅匀如糊之样，入黄丹取如微红之色，密封固罐口，候冷，次日将厚实瓷罐收贮，密塞其口。每用少许涂毒顶之上，即时咬破，不黑又点，以黑为度；如药干，以唾调涂；如要急用，只将烧大柴灰九碗，石灰三碗，淋灰汁，熬浓汁如前制用。

内固清心散

【来源】《外科正宗》卷一。

【组成】茯苓　辰砂　人参　玄明粉　白豆蔻　甘草　乳香　明雄黄　冰片各一钱　真豆粉二两

【用法】上为细末。每服一钱五分，蜜汤调下，不拘时候。

【功用】预防毒气内攻。

【主治】痈疽、发背、对口、疔疮，热甚燃痛，烦躁饮冷。

竹叶黄耆汤

【来源】《外科正宗》卷一。

【组成】黄耆 甘草 黄芩 川芎 当归 白芍 人参 半夏 石膏 麦冬各八分 生地一钱 淡竹叶十片

【用法】水二钟，加生姜三片，灯心二十根，煎八分，食远温服。

【功用】《医宗金鉴》：清热生津止渴。

【主治】痈疽发背，诸般疔肿，表里热甚，口干大渴者。

如意金黄散

【来源】《外科正宗》卷一。

【别名】金黄散（《嵩崖尊生全书》卷十二）、神效金黄散（《良朋汇集》卷五）、金黄如意散（《奇方类编》卷下）。

【组成】天花粉（上白）十斤 黄柏（色重者）大黄 姜黄 白芷各五斤 紫厚朴 陈皮 甘草 苍术 天南星各二斤

【用法】上锉，晒极干燥，用大驴磨连磨三次，方用蜜绢罗厨筛出，瓷器收贮，勿令泄气。凡遇红赤肿痛，发热未成脓者，及夏月火令时，俱用茶汤同蜜调敷；如微热微肿，及大疮已成，欲作脓者，俱用葱汤同蜜调敷；如漫肿无头，皮色不变，湿痰流毒，附骨痈疽，鹤膝风等症，俱用葱酒煎调；如风热恶毒所生疾患，必皮肤亢热，红色光亮，形状游走不定，俱用蜜水调敷；如天泡、火丹、赤游丹、黄水漆疮，恶血攻注等症，俱用大兰根叶捣汁调敷，加蜜亦可；汤泼火烧，皮肤破烂，麻油调敷。

【功用】《外科十三方考》：清热、解毒、消肿、定痛。

【主治】

1. 《外科正宗》：痈疽发背，诸般疔肿，跌扑损伤，湿痰流毒，大头时肿，漆疮，火丹，风热天泡，肌肤赤肿，干湿脚气，妇女乳痈，小儿丹毒，凡外科一切顽恶肿毒。

2. 《医宗金鉴》：小儿玉烂疮，腑热内蒸，湿气外乘，身热皮红，能食米面者。

3. 《全国中药成药处方集》（沈阳方）：蛇虫咬伤，蜂蝎螯毒，癣疥湿癞，皮肤瘙痒，冻疮痒痛。

【宜忌】《全国中药成药处方集》（南昌方）：皮色不红者忌敷，并忌入口。

【实验】

1. 对阳性疮疡模型动物溶菌酶含量的影响 《中药药理与临床》（1987，4：22）：通过实验发现用本方外敷患处，能显著提高感染分泌物及血清中溶菌酶含量，表明本方局部应用时能提高机体防御功能，从而发挥间接的抗菌治疗效果。还可使血中溶菌酶含量增多，提示还有整体治疗效果。

2. 抗炎作用 《新中医》（1989，9：31）：实验结果表明，实验组家兔皮肤冷冻后局部红不明显，红肿面积一般不超过冷冻范围，表皮仅见线状坏死，范围较小，位置较浅，表皮及皮肤间质水肿不明显，但在坏死区和炎症反应区中性白细胞浸润明显，且发现较早，表皮及毛囊鞘上皮再生明显，出现再生时间也较早；对照组家兔皮肤冷冻后，不仅表皮出现结状坏死，并继续发展为真皮深层凝固性坏死，表皮下水泡开三成，间质水肿明显，胶原纤维及皮肌纤维肿胀，表皮修复过程较实验组慢，冷冻后9天肉眼仍未见到痂皮。

3. 对免疫功能的影响 《辽宁中医杂志》（1989，12：35）：经实验证明，本方能激活小鼠腹腔巨噬细胞，增强吞噬能力，使被激活后的巨噬细胞明显增强对异物的消化能力。

【验案】

1. 多发性疖肿、慢性毛囊炎 《中医杂志》（1958，4：257）：应用本方加减：天花粉120g，大黄、黄柏、姜黄各60g，川朴、南星、陈皮各24g。晒研成细末，加适量蜜调成糊状，涂敷患处，治疗多发性疖肿及慢性毛囊炎108例。结果：多发性疖肿75例，治愈55例，占73.3%；进步6例，占8%，未愈复发4例，占5.4%，不明10例，占13.3%。慢性毛囊炎33例，治愈17例，减轻7例，未愈复发6例，不明3例。

2. 麦粒肿 《中西医结合眼科》（1986，6：1）：应用本方30g加无水羊毛脂10g，凡士林70g，冰片2g。先将凡士林、羊毛脂加温熔化，速将本方加入搅匀，继将冰片用95%酒精少许溶化后兑入，待冷即成全黄油膏。少数较重者配合蒲公英

30g，金银花10g，甘草3g水煎服。用时，先将患眼清洁，结膜囊内先涂入抗菌素眼膏以保护角膜不受刺激，再将金黄油膏摊布于敷料上，然后直接敷于患眼眼睑，胶布固定，1日1换。治疗麦粒肿60例。结果：效果满意，多于敷药1～3次后消散，或溃破而愈。

3. 内痔便血 《浙江中医杂志》（1989，3：109）：用本方治疗内痔便血54例，其中Ⅰ期内痔22例，Ⅱ期内痔19例，Ⅲ期内痔13例；合并有血栓性外痔者5例，结缔组织性外痔8例，炎性外痔2例，静脉曲张性外痔4例，肛裂4例，肛窦炎2例，溃疡性直肠炎3例，子宫后屈后倾直肠症1例。用本方30g，淀粉2g，加入热开水150ml，调成糊状，待微温，每次以甘油灌肠器抽吸推进药物10ml，1日1次。若有并发溃疡性直肠炎者，剂量增加至20ml。若并发炎性外痔或血栓性外痔者，再用20%本方（膏）外敷。结果：用药3天以内便血停止者14例，1周以内者20例，2周以内者6例，停药后半月内未见便血；另有8例便血明显减少，或仅便后少许擦血，6例无效，总有效率为89%。

4. 褥疮 《现代中医》（1991，4：142）：应用本方加红花，红花研细，过120目筛，经120～150℃干燥消毒。每10g如意金黄散加红花粉3g。Ⅰ期褥疮用70%酒精调匀药物涂于患处，皮肤颜色恢复即擦去，Ⅱ期用2%龙胆紫调药物涂患处，Ⅲ、Ⅳ期先常规消毒皮肤，将药粉撒于疮面上，用纱布覆盖。治疗褥疮32例，其中男21例，女11例；年龄5～83岁。结果：Ⅰ期褥疮10分钟内恢复12例，15分钟3例，20分钟1例，Ⅱ期7天内痊愈；Ⅲ期13天以内痊愈，Ⅳ期20天痊愈。

5. 原发性肝癌疼痛 《中国中西医结合杂志》（1993，13：7542）：应用本方加减：大黄50g，天花粉100g，冰片20g，黄柏50g，生南星20g，乳香20g，没药20g，姜黄50g，朴硝50g，芙蓉叶50g，雄黄30g。共研极细末，将药末加饴糖调成厚糊状，摊于油级上厚约3～5mm，其周径略大于肿块，敷贴于肿块上或疼痛处，每日更换1次，敷药期间停用一切止痛剂。如敷药后局部皮肤出现丘疹或发疱，则暂停1～3天，待局部皮肤恢复正常再敷，治疗原发性肝癌疼痛50例。结果：Ⅲ级疼痛25例中显效20例，有效5例。Ⅱ级疼痛20

例中显效15例，有效5例；Ⅰ级疼痛5例中显效3例，有效1例，无效1例。共计显效38例，有效11例，无效1例。

6. 会阴侧切缝合口硬结 《中国中西医结合杂志》（1994，4：253）：用如意金黄散（南星、陈皮、苍术、黄柏、姜黄、甘草、白芷、天花粉、厚朴、大黄）外敷治疗会阴侧切缝合口硬结154例。结果：治愈（自觉疼痛症状消失，硬结消散，留下瘢痕）92例，有效62例，总有效率达100%。

乳香黄耆散

【来源】《外科正宗》卷一。

【别名】乳香定痛散（《外科大成》卷一）。

【组成】乳香　没药各五分　黄耆　粟壳（去筋膜，蜜炒）　人参　甘草　川芎　归身　白芍　陈皮　熟地黄各一钱

【用法】水二钟，煎八分，量病上下食前后服之。

【功用】未成者速散，已成者速溃败，腐脓毒不假，刀砭其恶肉自然脱下。

【主治】痈疽发背，诸毒疔疮，疼痛不可忍者；及治打扑伤损，筋骨疼痛。

保安万灵丹

【来源】《外科正宗》卷一。

【别名】万灵丹（《济阳纲目》卷一）。

【组成】茅术八两　全蝎　石斛　当归　甘草（炙）　明天麻　川芎　羌活　荆芥　防风　麻黄　北细辛　川乌（汤泡去皮）　草乌（汤泡去皮）　何首乌各一两　明雄黄六钱

【用法】上为细末，炼蜜为丸。每药一两分作四丸，一两作六丸，一两作九丸，分三等做成，以备年岁老壮病势缓急取用。预用朱砂六钱，研细为衣，瓷罐收贮。外证初期表证未尽者，葱白九枚煎汤一钟，将药一丸乘热化开，通口服尽，被盖出汗为效。如服后汗迟，再用葱白汤催之，后必汗如淋洗，渐渐退下，覆盖衣物，其汗自收自敛，病人自然爽快，其病如失。未成者，随即消去；已成者，随即高肿溃脓。如诸疾无表证相兼，不必发散者，只用热酒化服。服后避风，当食稀粥。

【主治】痈疽，疔毒，对口，发颐，风湿风温，湿痰流注，附骨阴疽，鹤膝风证，偏坠疝气，破伤风牙关紧闭，左瘫右痪，口眼歪斜，半身不遂，气血瘀滞，遍身走痛，步履艰辛。

【宜忌】忌冷物、房事，孕妇勿服。

神授卫生汤

【来源】《外科正宗》卷一。

【组成】羌活八分 防风 白芷 穿山甲（土炒，研） 沉香 红花 连翘 石决明（煅）各六分 金银花 皂角刺 归尾 甘草节 花粉各一钱 乳香五分 大黄（酒拌炒）二钱（脉虚便利者不用）

【用法】水二碗，煎八分，病在上部，先服药，随后饮酒一杯；病在下部，先饮酒一杯，随后服药，以行药势。

药性平和，功效甚速，诚外科首用方也。

【功用】宣热散风，行瘀活血，解毒消肿，疏通脏腑。

【主治】痈疽发背，脑疽对口，丹瘤，瘰疬，恶毒疔疮，湿痰流注及一切疮症已成未成者。

七星剑

【来源】《外科正宗》卷二。

【组成】野菊（嫩头） 苍耳头 豨莶草 半枝莲 地丁草各三钱 麻黄一钱 草河车二钱

【用法】用好酒一斤，煎至一碗。滤清热服。被盖，汗出为度。

冬月无鲜草，宜预采阴干，临时煎服之。

【主治】

1.《外科正宗》：十三种疔疮初起，憎寒作热，恶心呕吐，肢体麻木，痒痛非常，心烦作躁，甚者昏愦。

2.《医钞类编》：疔毒走黄，心烦昏愦。

【验案】疔疮 《中医杂志》（1957，10：535）：用七星剑汤治疗疔疮6例。体温38℃以上，加连翘、银花；心烦口渴加黄连、山栀；局部炎肿剧烈，加丹皮、赤芍；恶寒，以薄荷代麻黄。结果：平均4～5天体温恢复正常，5～6天局部炎症消失。

人参清神汤

【来源】《外科正宗》卷二。

【组成】人参 黄芪 当归 白术 麦门冬 陈皮 茯苓 地骨皮 远志各一钱 甘草 柴胡 黄连各五分

【用法】水二茶钟，加糯米一撮，煎八分，食远服。

【功用】降火清心，保扶元气。

【主治】疔疮溃脓后，余毒未尽，五心烦躁，精神恍惚不宁，言语不清。

内托安神散

【来源】《外科正宗》卷二。

【别名】内托安神汤（《外科大成》卷四）、安神散（《梅氏验方新编》卷七）。

【组成】人参 茯神 黄芪 白术 麦门冬 玄参 陈皮各一钱 酸枣仁 远志 甘草 石菖蒲 五味子各五分

【用法】水二钟，煎八分，临服入朱砂末三分和匀，食远服。

【主治】疔疮针后已出脓，时元气虚弱，睡卧惊悸，心志不宁；或毒未尽流入心窍，致生健忘。

化疔内消散

【来源】《外科正宗》卷二。

【组成】皂角针 金银花 知母 贝母 天花粉 穿山甲 白及 乳香 赤芍 半夏 甘草 紫河车各一钱

方中半夏，《医宗金鉴》作"当归"。

【用法】水、酒各一茶钟，煎一半，量病上下，食前后服之。

【主治】疔疮初起。

立马回疔丹

【来源】《外科正宗》卷二。

【别名】回疔丹（《全国中药成药处方集》（上海方））。

【组成】蟾酥（酒化） 硇砂 轻粉 白丁香各一

钱　蜈蚣一条（炙）　雄黄　朱砂各二钱　乳香六分　麝香一字　金顶砒五分（用铅一斤，小罐内炭火煨化，投白砒二两于化烊铅上炼，烟尽为度，取出冷定打开，金顶砒结在铅面上，取下听用）

《全国中药成药处方集》（上海方）：原方有白丁香，今已不用。

【用法】上为细末，糊成麦子大。凡遇疔疮，针破，用此一粒插入孔内，膏盖之。追出脓血疔根为效。

【功用】《中药制剂手册》：消毒止痛。

【主治】

1.《外科正宗》：疔疮初起，失治误治，以致疔毒走散不住，走黄险恶症。

2.《慈幼新书》：痘疔初生紫点。

3.《药奁启秘》：疔疮初起，顶不高突，根脚不收者。

4.《中药制剂手册》：疔毒扩散内攻引起面甲青紫，呕吐神昏，麻痛烦闷。

【宜忌】《全国中药成药处方集》（上海方）：忌猪肉荤腥食物。

束毒金箍散

【来源】《外科正宗》卷二。

【组成】郁金（蝉肚者）　白及　白蔹　白芷　大黄各四两　黄柏二两　轻粉五钱　绿豆粉一两

【用法】上为细末，酸米浆调箍四边。夏热甚者，蜜水调。

【主治】疔疮针刺之后，余毒走散作肿。

铅粉散

【来源】《外科正宗》卷二。

【组成】黑铅（四两，铁杓化开，倾入水中，取起再化，如此百遍，以铅尽为度，去水澄下者）三钱　松脂一钱　黄丹（飞，炒）五分　轻粉五分　麝香一分

【用法】上为末。先用葱汤洗净，麻油调，涂疮口，油纸盖外。

【功用】回阳。

【主治】冷疔生于脚上，初起紫白泡，疼痛彻骨，渐至腐烂，深孔紫黑，血水气秽，经久不愈。

黄连解毒汤

【来源】《外科正宗》卷二。

【组成】黄连　黄芩　黄柏　山栀　连翘　甘草　牛蒡子各等分

【用法】水二钟，加灯心二十根，煎八分，不拘时候服。

【主治】疔毒入心，内热口干，烦闷恍惚，脉实者。

清神散

【来源】《外科正宗》卷二。

【组成】甘草节五钱　真绿豆粉一两　大朱砂三钱　梅花片五分　牛黄三分

【用法】上为细末。每服一钱，淡竹叶、灯心汤调服。

【主治】脱疽、疔疮，发背，毒积甚者，腠理发越不尽，烦躁闷乱，睡则谵言，呕吐不食。

解毒大青汤

【来源】《外科正宗》卷二。

【别名】解毒清火汤（《外科大成》卷四）。

【组成】元参　桔梗　知母　大青叶　升麻　石膏　山栀　人中黄　麦门冬　木通各一钱

【用法】水二茶钟，淡竹叶、灯心各二十件，食远服。

【主治】疔疮误灸，逼毒入里，致生烦躁，谵语不定者。

【加减】便秘，加大黄；闷乱，加烧人粪。

金液戊土丹

【来源】《外科正宗》卷四。

【组成】人中黄　乌梅肉　茯神　胡黄连　五味子各一两　石菖蒲　辰砂　雄黄　远志　消石各三钱　牛黄　冰片各一钱　金箔二十张（为衣）

【用法】上药各为净末，配准前数，共入乳钵内，再研千转，于端午七夕，或二至、二分吉辰，在净室中先将乌梅、地黄二膏捣极烂，和药；渐加炼蜜少许，徐徐添捣，软硬得中，每药一两，分

作十丸,金箔为衣。每服一丸,用人乳、童便共一大杯化药,随病上下,食后服之。此药用蜡封固收藏,不泄药味,愈久愈效。

【功用】解膏粱金石药毒,杀三尸,除劳热,安神志,辟瘴辟瘟。

【主治】脱疽及疔毒发背,先因纵食膏粱厚味法酒,又或丹石补药,勉力入房,多致积毒脏腑,久则胃汁中干,肾水枯竭,不能上制心火,以致消渴、消中、消肾。饶食多干,能食多瘦,九窍不通,惊悸健忘。见此诸症,后必发疽,多难治疗。宜预服此,可转重就轻,移深居浅。

雄黄散

【来源】《外科正宗》卷四。

【别名】雄黄解毒散(《洞天奥旨》卷十六)。

【组成】雄黄(明亮者)二钱 蟾酥二分(微焙) 冰片一分 轻粉五分

【用法】上为细末,新汲水调涂,纸盖,日用三次。

【主治】天蛇毒初起,红肿发热,疼痛彻心者。

化毒内托散

【来源】《疡科选粹》卷二。

【组成】乳香 知母 白及 贝母 半夏 穿山甲 金银花 皂角刺 天花粉

【用法】上用无灰酒一碗,煎半碗,去滓温服;将滓捣烂,用秋老芙蓉叶细末一两,以蜜水润涂患处。一宿即消。

【功用】化毒。

【主治】恶疮疔肿。

忍冬花酒

【来源】《疡科选粹》卷二。

【组成】金银花

【用法】连茎叶捣烂取汁半钟,和酒半钟,热服。甚者不过三五服即愈。如无鲜者,用干的一二两,水一钟,煎半钟,冲上热酒半钟和服。

【主治】一切痈疽,发背疔疮,乳阴便毒,喉闭乳蛾等症,不问已溃未溃,阳症尤宜。

拔毒膏

【来源】《疡科选粹》卷三。

【组成】银朱 雄黄 朱砂 钉锈各一钱 血竭 胆矾各七分 麝香一分(共研细末) 荔枝肉(去筋)二钱 蜗牛三个 白梅肉三钱五分 鸡溏屎二钱 嫩松香一两(为细末)

【用法】上药不见火,陈醋搅成膏,瓷器收贮,勿令泄气。用红绫绢贴之。

【功用】拔疔收敛。

【主治】恶毒、疔疮、发背、无名肿毒,外痔初起,脓成已溃者。

追疔夺命汤

【来源】《疡科选粹》卷三。

【组成】蝉退四分 青皮七分 泽兰叶五分 防风八分 黄连一钱 细辛八分 何首乌一钱 羌活一钱 僵蚕一钱 藕节一钱 紫河车(即金线重楼)七分

【用法】上加生姜、葱白,水煎,临卧入酒一杯服之。衣覆取汗。

【主治】疔疮。

【加减】如大便秘结,加大黄一钱。

梦授异功丹

【来源】《疡科选粹》卷三。

【组成】蜈蚣(酒炙)一钱 麝香三分五厘 雷丸(白色者,甘草汤煮,去外皮)二钱 木香三钱 川乌(去皮尖,酒拌) 天麻 皂角刺(用黑色者) 鹿角(烧灰存性)各五钱

【用法】上各为末,用金银花藤叶、九龙草(即威灵仙苗)、蒲公英、豨莶草四味各取自然汁一碗,瓷器煎炼,待沸起白沫,旋取入前药末内,搅匀晒干匀和。每服酒下三分,病重连进三服。

【主治】疔疮肿毒。

解毒如神散

【来源】《疡科选粹》卷八。

【组成】大甘草不拘多少(去皮)

【用法】上为极细末。用竹筒一个，刮去青，两头留节，开一孔入粉草在内，待满，用油灰塞孔，勿令泄气，五月端午午时入粪坑中，以砖缚在竹上，坠沉粪底四十九日取出（或立冬月放粪中，立冬前一日取起），长流水洗净，埋土中七日，去其粪气，阴干为末。砂糖调服一钱。亦可外敷。

【主治】诸般肿毒疔疮，及小儿痘疹。

无敌大将军

【来源】《先醒斋医学广笔记》卷三。

【别名】无敌丹（《外科方外奇方》卷二）。

【组成】桑柴灰（将柴另烧，取其炭火，置一大缸内，待其自化成白灰，取一斗，绵纸衬入淘箩内，清滚水淋下汁，瓷缸盛贮，淋至汁味不苦涩咸则止，将汁入瓷碗中，重汤寻浓如稀糊为度） 茄杆灰（淋制如前法）一斗 矿灰（即石灰，须柴烧者佳，淋汁如前法）一斗（三味熬调和匀，名三仙膏，亦可点痈疽之稍轻者，再和碱水熬膏一两，加入后开细药，则成全方。每三仙膏五两，配入） 蟾酥三钱五分（酒化令匀） 梅花冰片二钱 真正牛黄一钱 珍珠二钱（三味俱研如飞面） 透明雄黄二钱 明矾三钱 朱砂一钱五分 白硼砂二钱（四味另研如飞面方妙） 真麝香（须用当门子，即麝香最上乘者，碾匀）一钱 铜青一钱五分 硇砂二分五厘，火消三钱 轻粉二钱 乳香二钱（打碎，人乳浸烂，研匀） 制没药一钱五分

【用法】上各为细末，和匀，再碾数千下，将前膏加入，搅得极匀，入瓷罐内，罐须小口者妙，以乌金纸塞口，封以好黄蜡，勿令一毫气走。每遇毒，取少许涂其顶，干则以米醋和蜜少许润之，其毒黑血或毒水暴出，即时松解。或用荞麦面调。若系疔疮，加铁锈黄一分，研如面和入。多涂其顶，信宿其根烂出。内服紫金锭一锭，须内府者方效。若系痈疽等症，别服蜡矾丸及托里解毒之剂。

【主治】痈疽、对口、疔疮、发背，一切无名恶肿毒。

【宜忌】忌着好肉上。

治疗丸

【来源】《先醒斋医学广笔记》卷三。

【组成】蟾酥三钱 冰片一钱 麝香七分 真白僵蚕一钱五分 明矾三钱 牛黄一钱 朱砂一钱五分

【用法】用黄白占熔成油，须令软，冷定加前药末为丸，如麻子大。每服七分，葱头白酒吞下。取汗。

【主治】疔疮。

治疗膏

【来源】《先醒斋医学广笔记》卷三。

【组成】透明松香 沥青各五钱 麻子肉二钱

【用法】上三味，大青石上以铁锤锤细，锤至前药粘死锤上，拈起如清水一般为度；又加飞丹一钱，再锤数百下，取收小瓷杯内。如遇初起疔毒，将小瓷杯隔汤寻化，以新青布照疔疮一般大小，用竹箸摊膏药约一文钱厚，贴之。痛即止，少顷毒水渐渐流尽，疔根如灯心一条拔出，仍用原旧膏贴上，至重者再换一膏药，全愈矣。

【主治】疔疮初起。

【加减】冬季，加麻子肉五分。

紫菊汤

【来源】方出《先醒斋医学广笔记》卷三，名见《洞天奥旨》卷十五。

【组成】生甘菊（连根，打碎）一两五钱 紫花地丁五钱 甘草（水炙）三钱 鼠粘子（炒，研）一两五钱 栝楼根二钱 贝母（去心）三钱 金银花五钱 白芷一钱五分 怀生地三钱 白及三钱 连翘二钱五分 五爪龙五钱（即茜草）

【用法】先用夏枯草六两，河水六碗，煎三大碗，去滓，入前药煎一碗。不拘时候服。

【主治】疔疽，一切肿毒。

【加减】溃后，加黄耆（盐水炒）五钱，麦门冬五钱，五味子一钱。

紫金丹

【来源】《明医指掌》卷八。

【组成】信一钱 雄黄一钱五分 硼砂（炒）一钱五分

【用法】上为末。拨开疮口敷之，不过数次愈。

【主治】疔疮。

紫金散

【来源】《明医指掌》卷八。

【组成】信石一钱 雄黄一钱五分 硼砂（炒）一钱五分

【用法】上为末。拨开疮口敷之二次。

【主治】疔疮。

八宝散

【来源】《简明医彀》卷八。

【组成】牛黄 珍珠 琥珀 朱砂 雄黄 犀角 金箔 麝香 冰片

【用法】上为极细末。金与银煎汤调下。

【主治】疔如白泡轻，黄黑根紫，胀痛，头疼，寒热烦呕，指冷，狂躁，胸满，危急将死。

【宜忌】戒谷味。

乌龙膏

【来源】《简明医彀》卷八。

【组成】当归 赤芍药 官桂 大黄 生地黄 白芷 玄参各一两

【用法】上锉细，脂麻油二斤，浸药三日，入锅煎至药焦，以苎布滤去渣，净油再熬热滚，桃、柳、槐三枝扎紧，不住手搅转，看青烟起，入水飞丹十二两，夏增冬减，陆续倾入油，不住搅转，滴水中成珠，不沾手为度，掇起，安定缸上，搅，喷水三口，扇令烟尽，薄绵滤入钵内待冷，搅入乳香、没药末各五钱，数年不坏。用时贴之，妇人经闭血块，贴脐腹；虎犬伤、金疮、瘰疬、梅毒，盐汤洗净贴上。内脏诸痈，并宜为丸，蛤粉为衣，酒下；热毒，水下；赤白带，当归汤下；咳嗽、喉疾，绵裹含咽；一切头风赤眼，栀子汤下，仍贴太阳穴；跌打伤，陈皮汤下；膝痛，盐汤下。

【功用】抽脓拔毒，去腐生肌。

【主治】痈疽发背，疔毒疮疡，一切无名肿毒，蟮拱头，疖毒，跌扑损伤，流注，诸毒恶疮之已破溃不能生肌收口；及臁疮，冻疮，烫伤，灸疮，

杖伤，脚裂，杨梅毒久烂不收者；虎、犬伤，金疮，瘰疬。

围毒散

【来源】《简明医彀》卷八。

【组成】川乌 草乌 苍术 细辛 白芷 薄荷 防风 甘草各等分

【用法】上为末。鸡子清调敷，留头。

【主治】疔痈诸毒。

英苍散

【来源】《简明医彀》卷八。

【组成】蒲公英（田畔开黄花如菊） 苍耳草

【用法】上为末。酒服。更以米醋浓煎，浸之效。或蒲公英同金银花藤煎，酒服。

【主治】手指结毒及天蛇头。

神效散

【来源】《简明医彀》卷八。

【组成】川乌（炮，去皮脐） 川黄柏（炙，去粗皮）

【用法】上为末。唾调，唾少，漱口水调，敷患处。四围留头，药干用米泔不住润湿。已成溃烂，先以槐枝、艾叶煎汤洗净，以香油润之，日换一次。脓出无挤，痛减生肌，腐肉自落，不落剪去，不宜用针。

【主治】痈疽、发背，一切疔毒并瘰疬已成未成者。

【宜忌】发背不宜贴膏药。忌怒气、房室、孝服、体气、饮酒人。忌一切发气热毒物。脑疽、对口不必洗，逐次添药，恐进风。

麻油酒

【来源】《简明医彀》卷八。

【别名】麻油截法（《外科证治全书》）、麻油饮（《验方新编》卷十一）。

【组成】真芝麻油一斤

【用法】熬滚，取起，陆续和好酒饮之。

【主治】

1.《简明医彀》：疔疮，发背诸毒。
2.《验方新编》：痈疽疔疖一切大毒。

【宜忌】《外科证治全书》：凡大便秘结而毒蓄于内者最宜用之，如阴疽及大便不实者都非所宜。

蟾酥丸

【来源】《简明医彀》卷八。

【组成】朱砂 雄黄（飞，研） 蟾酥（酒研，化和）

【用法】上为丸，如萝卜子大。每二丸用金银花、紫花地丁、豨莶、夏枯、车前、铁屑帚、草木贼、过山龙各二钱，陈煮酒二碗，煎八分吞，下滓，水煎热服。火烘厚盖，汗出，大便泻，小便长，愈。未效，再多服，渐与粥汤。危者，兼服八宝散。

【主治】疔疮。

蟾酥丸

【来源】《尰后方》。

【组成】蟾酥一分（乳化开） 麻黄末三分

【用法】同酥调为丸，雄黄为衣，如黄豆大。每服三丸，酒送下。出汗即止痛散毒。其丸剩者，晒干可留。

【功用】止痛散毒。

【主治】发背，乳痈，疔疮。

红玉散

【来源】《丹台玉案》卷六。

【组成】轻粉 血竭各三钱 珍珠 甘草 黄连 铅粉各二钱

【用法】上为细末。掺疮口。

【主治】疔疮不收口。

拔毒丹

【来源】《丹台玉案》卷六。

【组成】蜣螂一个（去翅足） 硇砂五分 白砒三分

【用法】上为末，以葱汁为丸，如绿豆大。先以三棱针刺破疮，将此丸以颓簪脚捺入，须臾大痛，变作黄水而出。

【主治】一切疔疮。

追毒饮

【来源】《丹台玉案》卷六。

【组成】归尾 川芎各八分 荆芥 干葛 乌药 独活 赤芍各六分 白芷 升麻各四分 羌活 甘草节 防风 枳壳 红花 苏木各七分

【用法】上以水二钟，煎八分，食远服。

【主治】一切内外疔疮。

解急饮

【来源】《丹台玉案》卷六。

【组成】野菊花（捣汁）一盏

【用法】滚酒送下，一日连进三服。

【主治】一切疔疮。

酥雄救命丹

【来源】《痘疹仁端录》卷十四。

【组成】真蟾酥 明雄黄各等分

【用法】上以银簪挑断疔脚，或身上四肢有痛处，用磁锋砭破，将药敷上。恶血随流，毒气尽出，不致攻心。

【主治】疔疮危症，及身上四肢疼痛。

换肌消毒散

【来源】《诚书》卷十五。

【组成】土茯苓（即草薢） 当归 白芷 甘草 皂角刺 薏苡仁 白鲜皮 木瓜（忌铁） 金银花 木通 连翘 防风 黄耆 川芎 生地 芍药各等分（一方用至木瓜止）

【用法】水煎服。

【主治】一切恶毒疔肿，杨梅疮。

调中托里散

【来源】《诚书》卷十五。

【组成】人参（气虚倍用） 黄耆（炙） 当归（血虚倍用） 白术（炒，倍用） 茯苓 芍药（酒炒）各五分 熟地二钱

【用法】上分二剂，水煎服。

【主治】痈疽疔肿恶毒，气血两虚，毒陷难起，难溃难敛。

兑金丸

【来源】《治疹要略》。

【组成】锦纹大黄（切片，晒干）六两 明天麻（切片，焙干）三两六钱 茅山苍术（色黑而小有朱砂点者，米泔水浸软，切片，晒干）三两 麻黄（去节，细锉，晒干）三两六钱 雄黄（透明者，水飞）三两六钱 甘草（去皮，微炒）二两四钱 真蟾酥（舌舐即麻者真）九钱（好烧酒化为丸） 丁香（不拘公母）六钱 麝香（须真上好）三钱 朱砂（研细，水飞）三两六钱

【用法】上为细末，如蟾酥酒不能胶粘，酌和糯米粥浆，如萝卜子大，用朱砂为衣，将两碗对合，以手摇掷，使药丸在碗内磨转，自能坚实而光亮，晒干收贮瓷瓶内听用。凡疹胀痰厥并卒中寒暑，不省人事，及惊风险症，牙关紧闭者，先以二三丸研细，吹入鼻内，或用阴阳水或凉水灌六七丸；若山岚瘴气，夏月途行，空心触秽，口含三丸，邪热不侵；痈疽疔疮，及蛇蝎毒虫所伤，捣末好酒调涂；小儿发痘不出，闭闷而死，及痰涎壅盛，用葱白三寸煎汤，加倍调服；小儿急慢惊风，脚直眼倒，牙关紧闭者，将四五丸研末，吹入鼻内，更汤调灌五六丸；遇有自缢胸口尚温者，轻轻解下，速研数丸吹鼻；凡跌死、打死、惊死、喝死、魔魅死、气闭死、溺死、闭死、痰厥、冷厥者，只要略有微气，研末，吹鼻灌口。

【主治】疹胀痰厥并卒中寒暑，不省人事，惊风险症，牙关紧闭；山岚瘴气，夏月途行，空心触秽；痈疽疔疮，蛇蝎毒虫所伤；小儿发痘不出，闭闷而死，痰涎壅盛；小儿急慢惊风，脚直眼倒，牙关紧闭；自缢胸口尚温者；跌死、打死、惊死、喝死、魔魅死、气闭死、溺死、闭死、痰厥、冷厥，尚略有微气者。

【宜忌】孕妇、产后忌服。

走马回疔丹

【来源】《医宗说约》卷六。

【组成】蟾酥（酒化） 硇砂 轻粉 白丁香各一钱 金顶砒五分 蜈蚣一条（炙） 雄黄 朱砂各二钱 乳香六分 麝香五分

【用法】上为细末。糊成麦干大，插疮内，初起针破，用此一粒插入孔内，膏盖之。次后退出脓血疔根。

【主治】疔疮初起。

神授卫生散

【来源】《外科大成》卷一。

【组成】羌活 白芷 穿山甲（炒） 石决明（煅） 乳香 没药 大黄（生）各一两 沉香五钱 防风 蝉退 僵蚕各五钱

【用法】上为末。每服五钱，用归尾一两，黄酒二碗，煎八分，调服。预用金银花一两，煎汤一小碗，随用漱口咽下，盖卧汗下，任其自然。

【主治】痈疽发背，脑疽，丹瘤，瘰疬，恶毒疔疮，湿痰流注；及外科一切疮症，不论阴阳表里虚实，未成已成者。

内消散

【来源】《外科大成》卷四。

【组成】瓜蒌一个 皂刺一两 金银花 大黄 生姜 甘草各五钱 白芷二钱

【用法】用黄酒二碗，煎八分服。

【主治】疔疮。

漏芦汤

【来源】《外科大成》卷四。

【组成】漏芦一钱五分 紫花地丁 荆芥 当归 连翘 薄荷 白芷 升麻各一钱 麻黄三钱 大黄二钱 生甘草四分

【用法】水二钟，煎八分，食远温服，盖衣取微汗，渣再煎服。次日，麻黄用二钱，大黄用一钱半，甘草用六分，温服；第三日则麻黄、大黄、甘草各用一钱，温服；如肿尚未消尽，照第三日方再三二服，无不愈者。如不欲汗，则麻黄少用，

温服之；如大便不实及不欲下者，则少用大黄，不用亦可；随病上下，在食前、食后服。如便毒，服利药，正气伤，皮厚未穿者服此一汗，不砭而穿。

【主治】痈疽疔肿，不问阴阳初起者，及初溃红肿尚未消尽者，及湿烂疥疮等毒。

点舌丹

【来源】《医林绳墨大全》卷九。

【组成】真蟾酥三钱（乳浸）　真麝三分　蜈蚣三条（炙，去头足）　川山甲三钱（土炒成珠）　全蝎　僵蚕（炒去丝）　蝉蜕　明雄黄　朱砂各一钱　乳香（枯）　没药（枯）各五分

【用法】上为细末，用乳浸蟾酥捣为丸，如绿豆大。每服先用二丸，置病人舌下，顷刻口舌觉麻，将葱白三寸，入病口嚼烂，吐在手心，将药三丸包于葱内，用无灰热酒送下。急煎漏芦汤服，外用神灯照之。但疔毒一症，有急疔已走，疔上有红筋一条，或上或下，即于红筋尽头，以针挑破，纳药一丸于针眼上，膏药盖定，其疔自回原处。春、夏、秋急寻菊叶，冬寻菊根同葱捣烂裹吞。

【主治】疔毒。

拔疔散

【来源】《辨证录》卷十三。

【组成】紫花地丁一两　甘菊花一两

【用法】水煎服。一剂红线除，二剂疔疮散，三剂痊愈，不必四剂，毒尽而肉生也。

【功用】消毒泻火。

【主治】疔疮。

【方论】《医林纂要探源》：此方主血分而兼气分。紫花地丁解毒泻火，以丁治疔；菊花泻火而兼辛散之意。

【加减】若已溃烂，加当归二两。

救唇汤

【来源】《辨证录》卷十三。

【组成】紫花地丁一两　金银花一两　白果二十个　桔梗三钱　生甘草三钱　知母一钱

【用法】水煎服。

【主治】头面唇口疔毒。

花丁散

【来源】方出《证治准绳·疡医》卷二，名见《洞天奥旨》卷十五。

【组成】紫花地丁　蝉蜕　贯众各一两　丁香　乳香各二钱

【用法】上为细末。每服二钱，空心温酒下。

【主治】疔疮毒气入腹，昏闷不食。

护唇汤

【来源】《青囊秘诀》卷上。

【别名】护吻散（《洞天奥旨》卷五）。

【组成】地丁一两　麦冬一两　玄参一两　夏枯草一两　甘草三钱

【用法】水煎服。二剂效。

【功用】泻火毒。

【主治】脾胃火毒所致之唇疔。

散疔散

【来源】《青囊秘诀》卷上。

【别名】散疔汤（《洞天奥旨》卷八）。

【组成】夏枯草一两　紫花地丁一两　连翘三钱

【用法】水煎服。一剂即消。

【主治】疔疮。

山海丹

【来源】《洞天奥旨》卷八。

【组成】海马一对（酒炙黄）　穿山甲（土炒）三钱　水银一钱　雄黄三钱　儿茶三钱　麝香一分　黄柏五钱

【用法】上为末，同水银再研，不见水银星为度。遇疮生处，用井水调药涂。即出毒。

【主治】疔疮，恶疮。

化疔汤

【来源】《洞天奥旨》卷八。

【组成】生茅苣三两　生甘草三钱

【用法】水煎一碗，顿服之。

【主治】疗疮。

桑花饮

【来源】《洞天奥旨》卷八。

【组成】干桑叶五钱　生甘草三钱　瓜蒌二钱　当归五钱　榆树皮二钱　荆芥二钱　紫花地丁五钱

【用法】上用水煎汁一碗，饥服。服后饮酒，令微醉。

【主治】各种疗疮。

披回散

【来源】《洞天奥旨》卷八。

【组成】乳香一钱（生研）　胆矾一钱（生研）　儿茶一钱　冰片一钱　麝香二钱　龙骨一钱

【用法】上为细末，瓷器盛之。遇疗疮初起，挑破头，将末入些须。即解。

【主治】疗毒。

葱矾丸

【来源】《洞天奥旨》卷八。

【组成】雪白矾石（取末）五钱　葱白（煨熟）五钱

【用法】上捣和为丸。每服五钱，用当归五钱，干菊花五钱煎汤送下。

【主治】各疗肿毒。

【宜忌】孕妇不可服。

慈姑汤

【来源】《洞天奥旨》卷八。

【组成】山慈姑二钱　苍耳子三钱　当归一两　白芷二钱　王不留行三钱　天花粉三钱

【用法】水二碗，煎至一碗，加酒一杯，再煎共一杯服之。必出汗而愈。

【主治】诸疗疮。

内造蟾酥丸

【来源】《洞天奥旨》卷十四。

【组成】蟾酥三钱（酒化）　轻粉五分　枯矾一钱

寒水石一钱　铜绿一钱　乳香一钱　胆矾一钱　麝香一钱　雄黄一钱　蜗牛二十一个　朱砂三钱（为衣）

【用法】上各为细末，先将蜗牛研烂，再用蟾酥和研调匀，方入各药，共捣极匀为丸，如绿豆大，朱砂为衣。每服三丸，引用葱白五寸，病人自嚼烂，吐入手心，男左女右，包药在内，用无灰热酒一钟送下，盖被出汗，如人行五六里，出汗为度，甚者再进一服。

【主治】一切恶毒、发背、痈疽、鱼口、对口、喉闭、喉痛、喉瘾疹、三十六种疗、任节疗、红丝疗，及蛇伤虎咬、疯犬所伤。

梅花点舌丹

【来源】《洞天奥旨》卷十四。

【别名】梅花丸子（《全国中药成药处方集》（抚顺方））、梅花点舌丸（《中国药典》一部）。

【组成】朱砂二钱　雄黄二钱　白硼二钱　血竭二钱　乳香（去油）一钱　没药（去油）二钱　蟾酥（人乳浸）一钱　牛黄一钱　苦葶苈二钱　冰片一钱　沉香一钱　麝香六分　珍珠六分（上白者佳）　熊胆六分

【用法】上为细末，将人乳浸透蟾酥，研入诸药调匀为丸，如梧桐子大，金箔为衣。凡遇疮毒，用药一丸，压舌根底含化，随津咽下，药尽用酒葱白随量饮之，盖被卧之，出汗为度。

《全国中药成药处方集》：外可用陈醋调敷患处。

【功用】《全国中药成药处方集》（抚顺方）：解毒，消肿，镇痛。

【主治】

1. 《洞天奥旨》：诸般无名肿毒，十三种红丝等疗，喉痹。

2. 《全国中药成药处方集》（抚顺方）：无名肿毒，疗毒恶疮，外科热毒初起之时，发热恶冷，红肿疼痛，呕吐恶心，烦闷搅闹，起线走黄，喉蛾喉痹，肿闭不通，实火牙痛，口舌诸疮，龈腐起疳，小儿惊风，发热抽搐。

【宜忌】

1. 《洞天奥旨》：忌发物三七日更妙。

2. 《全国中药成药处方集》：阴性疮疽，慢惊风症，阴虚白喉等均忌用，孕妇勿服。

【验案】乙型肝炎 《内蒙古中医药》（1996，4：11）以本方口服，治疗乙型肝炎25例，并设对照组22例，用灭澳灵治疗，观察对血清标志物的影响：结果表明，HbsAg、HbeAg等指标，治疗组均明显优于对照组，$P < 0.05$。

神效护心散

【来源】《嵩崖尊生全书》卷十二。

【组成】僵蚕 山甲 大黄 牙皂（去皮弦） 木鳖（炒焦，去毛，土炒）各等分

【用法】上为末。每服一钱，热酒送下。如呕出再服。待药存住，则毒不攻心，一切肿毒未成可散。

【主治】疔毒攻心，恶心不食，并一切肿毒。

红玉膏

【来源】《良朋汇集》卷三。

【组成】鸡蛋十个 头发五钱 黄蜡五两 黄丹五两

【用法】香油二十两，熬滚入鸡蛋，炸黑枯捞去；入头发，炸令尽；再入黄蜡，化开住火，看锅内四边油定，下飞过黄丹。搅匀成膏，任用摊贴。

【主治】恶疮疔毒，乳花无名，痛不可忍。

疔毒诸疮膏

【来源】《良朋汇集》卷三引孙望林方。

【组成】苏油八两 猪油四两 人筋（洗净）二钱 头发二钱 密陀僧（研细）四两 松香（净末）四两

【用法】熬苏油、猪油，俟猪油枯，滤去滓，入人筋、头发，将二味炸化尽，再入密陀僧，槐条搅令烟尽，滴水成珠，住火，再入松香搅匀，看火候足，入水内去火毒，收贮。遇症摊贴。

【主治】疔毒诸疮。

五毒锭子

【来源】《良朋汇集》卷五。

【组成】朱砂 雄黄各八钱 麝香 蟾酥各一钱

【用法】用黄酒泡酥，合做锭子。磨疮。

【主治】恶毒蛇蝎所伤，疔疮初起。

乌龙膏

【来源】《良朋汇集》卷五。

【组成】隔年陈粉子（炒黑）二斤 五倍子四两（炒） 归尾二两

【用法】上为细末，醋调成膏。围毒根上。

【主治】一切无名肿毒，疔疮初起，跌打损伤。

疔毒方

【来源】《良朋汇集》卷五引梅芳馨方。

【组成】食盐 绿矾各等分

【用法】上为极细末，放瓷器内，三伏日晒，每日搅三五遍，晒成汁水，埋土内，留一揭盖取药处，如不用，密盖之。遇有疔毒，先以针拔顶，深入见血水出，将药点入针口即安。

【主治】疔毒。

疔毒膏

【来源】《良朋汇集》卷五。

【组成】川山甲 象皮 山栀子八十个 槐 桑 柳 榆 桃枝（如指粗，五寸长）各五根 女发一两 血竭二两 硇砂一钱五分 儿茶二钱 黄丹八两

方中川山甲、象皮用量原缺。

【用法】用真香油二十两将桃枝前诸药泡油内三日，熬焦黑色，再入女发熬化滤净，将山甲、象皮拣出，为细末，同血竭、硇砂、儿茶各一处听用。将油称准十六两，飞过黄丹八两入油内熬滴水成珠，待温时再下象皮细药搅匀，入凉水内抽拉几十次听用。贴患处。

【主治】疔毒恶疮。

梅花点舌丹

【来源】《奇方类编》卷下。

【组成】乳香（去油）三钱 珍珠八分 没药（去油）二钱 京牛黄二钱 朱砂二钱 熊胆六分

硼砂二钱 苦葶苈二钱 片脑一钱 血竭二钱 沉香一两 麝香六分 雄黄二钱 蟾酥二钱（人乳拌）

【用法】上为细末，用人参汁为丸，如黍米大，金箔为衣。每服轻者二丸，重者四丸，先用无根水送下，次以一粒噙于舌下化之。

【主治】疔毒及恶疮初起，天行瘟毒，咽喉等肿痛。

定痛饮

【来源】《灵验良方汇编》卷二。

【组成】木香 黄耆 人参 紫苏 厚朴 甘草 桔梗 官桂 乌药 当归 白芍（炒） 川芎 白芷 防风 乳香 没药

【用法】加生姜三片，大枣二个，水二钟，煎八分服。

【主治】对口疔疮，疮已成，有头，将出毒。

菊花甘草汤

【来源】《外科十法》。

【组成】白菊花四两 甘草四两

【用法】水煎顿服，泽随即再煎。重者不过二剂即消。

【主治】疔。

水澄膏

【来源】《惠直堂方》卷三。

【组成】白及

【用法】上为末，放碗内加水，沉者用纸摊贴。凡疔疮等用拈点之药，须用此膏贴，则不伤好肉。

【功用】防伤好肉。

【宜忌】用此方，不可用生肌散。

仙传化毒汤

【来源】《惠直堂方》卷三。

【组成】牡蛎 大黄 山栀 金银花 木通 连翘 乳香 没药 牛蒡子 地骨皮 皂角刺 瓜蒌仁各九分

【用法】水、酒各一碗，煎七分服。

【主治】疔疮走黄，发狂将死者。

【加减】气壮者，加朴消一二钱。

神烟

【来源】《惠直堂方》卷三。

【组成】桑树嫩枝

【用法】上以铜刀切碎，香炉贮之。微火烧熏患处，再用桑枝煎浓汁，绢帕蘸之，屡拭患处。熏至一二时后，或脓丁跃出，或流紫血而愈。

【主治】一切无名肿毒，背疽，疔疮。

神效散

【来源】《惠直堂方》卷三。

【组成】硼砂 硇砂 皂矾（明透者） 盐各五分

【用法】上为粗末，入铁杓加水炒干，再炒至绿色为度，又研细末。用时以针将疮刺破见血，以银簪蘸药点入疮口，面糊为膏，摊纸上，贴一二层。二三寸香时，黑者即变红，数日痂落如无。生血或血黑色，急以亲人血滴入，点药，十中可活三四，否则不治。

【主治】疔疮危笃者。

碧霞丹

【来源】《惠直堂方》卷三。

【组成】铜绿一两 蟾酥二钱 巴豆霜一钱 麝五分

【用法】上为细末，用蜗牛捣为丸，如米粒大。刺疮出血，入药粒，膏盖之。

【主治】疔疮不疼者。

内庭秘制白玉膏

【来源】《惠直堂方》卷四。

【组成】大鲫鱼二尾（十两重者佳，不去鳞肠） 大虾蟆一只（重半斤以上者佳） 巴豆仁三两 萆麻仁二两 真麻油一斤四两

【用法】铜锅熬，油滚入巴豆、萆麻，待枯捞出，后入鲫鱼、虾蟆，仍候枯劳出，滤净再熬，至滴水不散，去火，待油冷入铅粉二十两，再熬至滴水成珠，离火，入乳香末五钱，番木鳖雄雌二个，面裹煨熟。为末，搅匀，倾入水盆内，去火毒，用时重汤燉摊。

【功用】消痈，呼脓生肌。

【主治】痈疽、疮疡、疔肿未成或已成者。

金锁比天膏

【来源】《惠直堂方》卷四。

【组成】紫花地丁　刘寄奴（去泥根）　野麻根　苍耳草（连根叶子）　豨莶草各一斤　山甲一具（或净甲一斤）　蛤蚆皮一百张（或干蟾一百只更妙）

【用法】真麻油十二斤，内将四斤先煎穿山甲枯焦，余药入八斤油内，加老酒、葱汁各二碗，文武火煎药枯，去滓，复煎至滴水成珠；每药油一斤，加飞丹八两，看嫩老得所，离火，不住手搅，下牙皂、五灵脂（去砂）、大黄各四两（皆为末）；待，温下白胶香（即芸香末）四两成膏，水浸三四日用。诸疮不论已破未破，并用葱椒汤洗净贴之；如初发势凶，将膏剪去中心留头出气，不必揭起。一膏可愈一毒。

【主治】发背痈疽，无名肿毒，疔疮鼠串，马刀瘰疬，紫疔红丝，鸦焰漏睛等疮，两腿血风，内外臁疮，鱼口便毒，杨梅结核，金疮杖疮，蛇蝎虫咬，虎犬人伤，顽疮顽癣，久流脓血，万般烂疮，风寒痰湿，四肢疼痛，乳癖乳岩等。

【宜忌】摊膏时不可见火，须用重汤化开。

拔疔散

【来源】《外科全生集》（二酉山房版）。

【别名】拔疔线（原书上卫本）。

【组成】番砂　白丁香　轻粉　乳香　蜈蚣各一钱　血竭　麝香各二钱　金顶砒六分

【用法】上为细末，以蟾酥一钱，酒化和打为丸，作短线形。刺疔出血，插入疔孔。

【主治】一切疔毒。

飞龙丹

【来源】《外科全生集》卷四。

【别名】蟾酥丸。

【组成】寒水石　蟾酥（酒化）　蜈蚣（去足）各三钱　血竭　乳香　没药　雄黄　胆矾　铜青　僵蚕　全蝎（酒炒）　穿山甲各一钱　红砒　枯矾　朱砂　冰片　角刺　轻粉各三分　蜗牛二十一个

【用法】上药各为细末，以酒化蟾酥为丸，金箔为衣，如绿豆大。每服一丸，葱白包裹，酒送下。覆盖取汗。

【主治】痈疖疔疮。

【宜忌】白疽忌用。

黄连膏

【来源】《医宗金鉴》卷五。

【组成】黄连三钱　当归尾五钱　生地一两　黄柏二钱　姜黄三钱

【用法】用香油十二两将药煠枯，捞去滓，下黄蜡四两溶化尽，用夏布将油滤净，倾入瓷碗内，以柳枝不时搅之，候凝为度。

【功用】

　　1.《医宗金鉴》：润诸燥疮。

　　2.《中药成方配本》：清火解毒。

【主治】

　　1.《医宗金鉴》：鼻疮；及汤火伤痛止生脓时。

　　2.《青囊全集》：疔疮作燥。

　　3.《中药成方配本》：一切皮肤湿疹，红肿热疮，水火烫伤，乳头碎痛等症。

　　4.《妇产科学》：老年性阴道炎。

白降丹

【来源】《医宗金鉴》卷六十二。

【别名】白灵药、夺命丹。

【组成】朱砂　雄黄各二钱　水银一两　硼砂五钱　火消　食盐　白矾　皂矾各一两五钱

【用法】先将朱、雄、硼三味研细，入盐、矾、消、皂、水银共研匀，以水银不见星为度。用阳城罐一个，放微炭火上徐徐起药入罐化尽，微火逼令干，取起。如火大，太干则汞走，如不干则药倒下无用，其难处在此。再用一阳城罐合上，用棉纸截半寸宽，将罐子泥、草鞋灰、光粉三样研细，以盐滴卤汁调极湿，一层泥一层纸糊合口四五重，及糊有药罐上二三重，地下挖一小潭，用饭碗盛水放潭底，将无药罐放于碗内，以瓦挨潭口四边齐地，恐炭灰落碗内也。有药罐上以生炭火盖之，不可有空处，约三炷香去火，冷定开看约一两外药矣。炼时罐上如有绿烟起，急用笔蘸罐子盐泥固之。此丹疮大者用五六厘，疮小者用一二厘，水调敷疮头上。初起者立刻起疱消散，成脓者即溃，腐者即脱，消肿。

【功用】《全国中药成药处方集》（沈阳方）：拔毒消肿，化腐生肌。

【主治】痈疽发背，一切疔毒。

麦灵丹

【来源】《医宗金鉴》卷六十二。

【组成】鲜蟾酥二钱　活蜘蛛二十一个（黑色大者佳）　定心草一钱（即两头尖，鼠粪）　飞罗面六两

【用法】上为末，用菊花熬成稀膏，和好捻为麦子形，如麦子大。每服七丸；重、大者九丸；小儿轻证五丸。在上，俱用滚白水送下；在下，用淡黄酒送下。每一料加麦子一合，收瓷罐内。

【主治】痈疽恶毒，无名诸疮及疔疮回里，令人烦闷神昏；或妇人初发乳证；小儿痘疹余毒，或腰腿暴痛。

神效千捶膏

【来源】《医宗金鉴》卷六十二。

【别名】千捶膏（《药奁启秘》）、瘰疬千捶膏（《北京市中药成方选集》）。

【组成】土木鳖（去壳）五个　白嫩松香（拣净）四两　铜绿（研细）一钱　乳香二钱　没药二钱　蓖麻子（去壳）七钱　巴豆肉五粒　杏仁（去皮）一钱

【用法】上合一处，石臼内捣三千余下，即成膏；取起，浸凉水中。用时随疮大小，用手捻成薄片，贴疮上，用绢盖之。

【功用】《北京市中药成方选集》：活血消肿，化坚止痛。

【主治】

1.《医宗金鉴》：疮疡，疔毒初起，并治瘰疬，大人臁疮，小儿利拱头。

2.《北京市中药成方选集》：疮疡初起，红肿坚硬，瘰疬结核，臁疮溃烂，经年不愈。

离宫锭子

【来源】《医宗金鉴》卷六十二。

【组成】血竭三钱　朱砂二钱　胆矾三钱　京墨一两　蟾酥三钱　麝香一钱五分

【用法】上为末，凉水调成锭。凉水磨浓涂之。

【功用】《北京市中药成方选集》：化坚祛毒，消肿止痛。

【主治】

1.《医宗金鉴》：疔毒肿毒，一切皮肉不变，漫肿无头。

2.《北京市中药成方选集》：疔毒恶疮，初起坚硬，疼痛难忍。

清凉消毒散

【来源】《医宗金鉴》卷六十三。

【组成】白及　乳香　雄黄　天花粉　麝香　乌药　山慈姑　黄柏各等分

【用法】上为细末，鸡子清和蜜水调敷。

【主治】

1.《医宗金鉴》：面发毒。

2.《青囊全集》：疔疮，口红赤热甚。

雄黄牡蛎散

【来源】《医宗金鉴》卷六十八。

【组成】牡蛎四钱（煅）　明雄黄二钱

【用法】上研细，和匀。蜜水调浓，重汤炖温，涂于患指，日用五六次。

【功用】消肿止痛。

【主治】天蛇毒。初起闷肿无头，色红，痛如火燎。

九一丹

【来源】《医宗金鉴》卷七十二。

【别名】清凉散（《外科传薪集》）、珠宝丹（《青囊秘传》）、九仙丹（《药奁启秘》）。

【组成】石膏（煅）九钱　黄灵药一钱

【用法】上为极细末。撒于患处。
【功用】清热、搜脓、生肌。
【主治】疗疮破溃。

五味消毒饮

【来源】《医宗金鉴》卷七十二。
【别名】五味消毒汤（《家庭治病新书》引《外科探源》）、消毒饮（《吉人集验方》下集）。
【组成】金银花三钱　野菊花　蒲公英　紫花地丁　紫背天葵子各一钱二分
【用法】水二钟，煎八分，加无灰酒半钟，再滚二三沸时热服。滓如法再煎服。被盖出汗为度。
【功用】《方剂学》：清热解毒，消散疗疮。
【主治】
1. 《医宗金鉴》：红丝疗、暗疗、内疗、羊毛疗，初起服蟾酥丸汗之，毒势不尽，憎寒壮热仍作者。
2. 《家庭治病新书》引《外科探源》：疗疮发无定处，未化或已化，或走黄者。
3. 《方剂学》：火毒结聚的痈疮疖肿。初起局部红肿热痛，或发热恶寒；疮形如粟，坚硬根深，状如钉丁，舌红，苔黄，脉数。
【方论】
1. 《方剂学》：痈疮疗毒，多由脏腑蕴热，火毒结聚。故治用清热解毒为主，以便积热火毒清解消散。方以银花两清气血热毒为主；紫花地丁、紫背天葵、蒲公英、野菊花均各有清热解毒之功，配合使用，其清解之力尤强，并能凉血散结以消肿痛。加酒少量是行血脉以助药效。
2. 《医方发挥》：疗毒乃因感受火毒，内生积热而致。治宜清热解毒，消散疗疮。方以金银花消散痈肿疗疮，外清气分之毒，内清血分之毒，为治疮痈之圣药；紫花地丁、紫背天葵、蒲公英、野菊花四药作用相似，清热解毒之力颇峻，且又凉血消肿散结，均为治痈之要药。少加酒以通血脉，"行药势，杀有邪恶毒气"（《别录》），有利于疗毒痈肿之消散。又本方煎后热服，药借酒势，通行周身。服后盖被，取其微微出汗，以开皮毛，逐邪外出，微汗出则毒邪自患处随汗而解，此即《内经》所说"汗出则疮已"之意。如此一清一透，故能透邪于外，解毒于内，药仅五味，药力

专一，服法得宜，共奏清热解毒，消散疗疮之功。
3. 《岳美中医案集》：本方取金银花寒能解毒，甘不伤胃，为主药，以宣通气血，疏散毒热；蒲公英、地丁消痈毒，散结热为佐；野小菊、天葵根凉血散淤为使。
4. 《新编中医方剂学》：此方系治疗疗毒之主方。疗毒，乃热毒蕴结于头面手足等骨质坚硬之处者，因其扎根于骨质坚硬之地，硬肿如钉着骨而得名。热重毒深，凝聚而呈斯证，治则必以大剂清热解毒之品才能获效。方中金银花清热解毒之力甚大，堪当主要；野菊花、紫花地丁、紫背天葵为治疗毒之要药，助金银花以清热解毒，故为辅；蒲公英清热解毒，可谓佐药，因其消肿散热之力甚大，亦寓兼治之功；烧酒辛散，使顽凝胶结之疗毒，就其势而散之，故为引和。
5. 《中医杂志》（1984，4：52）：方中金银花、野菊花功擅清热解毒散结，金银花入肺胃，可解中上焦之热毒，野菊花入肝经，专清肝胆之火，二药相配，善清气分热结；蒲公英、紫花地丁均具清热解毒之功，为痈疮疗毒之要药；蒲公英兼能利水通淋，泻下焦之湿热，与紫花地丁相配，善清血分之热结；紫背天葵能入三焦，善除三焦之火。五药合用，气血同清，三焦同治，兼能开三焦热结，利湿消肿。
【实验】
1. 五味消毒饮组方量效关系研究　《湖北中医学院学报》（2001，1：39）：用琼脂稀释法研究五味消毒饮主药变化与抗菌作用变化间的量效关系，结果表明：从各组抗菌作用及相应强度而言，野菊花为主方作用最强，紫花地丁为主方作用最次，其余三方各有侧重，金银花为主方并不是抗菌作用最佳组方。
2. 对万古霉素诱导耐药金葡菌的影响　《湖南中医药大学学报》（2004，5：18）：实验表明：五味消毒饮对体外万古霉素耐药金葡菌的形成有一定的延缓作用。
【验案】
1. 疗疮　《广东中医》（1958，6：24）：丁某某，男，28岁，3天前喉部发生疗疮，疼痛异常，颈项不能转动，曾经注射青霉素90万U，并内服磺胺类药物，但病情无好转，渐趋严重。处方：银花15g，杭菊9g，蒲公英9g，天葵子9g，紫花

地丁9g，金石斛9g。服2剂即愈。

2. 面部痤疮 《新中医》（1994，4：46）：以五味消毒饮加减，药用银花、紫花地丁、天花粉、野菊花、青天葵各15g，蒲公英30g，白芍10g，赤芍12g，每日1剂，10天为1疗程。共治疗面部痤疮37例，结果1疗程治愈26例，2疗程治愈5例，其余6例服药1~2疗程好转。

3. 急性化脓性扁桃体炎 《上海中医药杂志》（1994，4：24）：以本方（蒲公英30g，银花10g，野菊花10g，紫花地丁30g，天葵子10g）为主，有风热表症者，加入连翘、牛蒡子、淡竹叶、射干；见风寒表症者，加荆芥、防风；腺窝口分泌物多者，加马勃、冬瓜仁；高热、口苦者，加黄芩、黄连、桑叶；治疗急性化脓性扁桃体炎38例，全部病例发病至就诊时间最短1天，最长4天。症见发热，吞咽时疼痛明显，甚时呼吸气粗，口臭，舌苔薄黄，脉数；检查见两腭扁桃体充血肿胀，腺窝口可见白色或黄白色分泌物附着，颌下淋巴结肿大触痛；实验室检查：白细胞总数升高，常可达15×10^9/L以上。结果：38例病人治疗最短时间为2天，最长时间为5天，平均治疗时间3.8天；均经用本方治疗痊愈。

4. 疔病 《江苏中医》（1995，1：25）：用本方加减：金银花、野菊花、蒲公英、紫花地丁、红藤、粉甘草为基本方；热毒侵入营血者，加赤芍、丹皮，每日1剂，水煎服，治疗疔病20例。结果：均于服药后5~7日全部治愈。

5. 小儿急性尿路感染 《四川中医》（1995，8：47）：以本方为基本方，热重加柴胡；血尿加白茅根、大小蓟；尿频、尿急明显加车前子、细木通；气虚加生黄芪；每日1剂，每剂2煎，约取药汁100~200ml，多次分服。7天为1个疗程，一般治疗不少于2个疗程；治疗小儿急性尿路感染37例。结果：痊愈26例（70.3%），好转9例（24.3%），无效2例（5.4%），总有效率94.6%。

6. 多发性疖肿 《天津中医》（1996，4：29）：用本方合犀角地黄汤，治疗多发性疖肿15例及颜面疔20例。结果：疖治愈15例，治愈率100%；疔治愈10例，显效8例，有效率90%。疗程长者10~14天，短者5~10天。

7. 热淋 《福建中医药》（1996，2：16）：以本方加减，治疗热淋128例。结果：痊愈106例，

好转20例，无效2例，总有效率98.4%。

8. 静脉炎 《江西中医药》（1996，2：26）：以本方加减，治疗乳房术后胸腹壁静脉炎126例，并设对照组41例用消炎痛或去痛片、头孢氨苄治疗。结果：治疗组痊愈109例，有效8例，好转5例，无效4例，总有效率96.82%；对照组痊愈21例，有效5例，好转6例，总有效率78.05%，两组治疗结果有显著差异，$P < 0.05$。

9. 急性智齿冠周炎 《湖南中医学院学报》（1998，2：39）：用本方加黄芩，并发热者再加生石膏、芦根；疼痛剧烈再加生地、砂仁；每日1剂，口服加含漱，治疗急性智齿冠周炎150例，并与螺旋霉素组148例对照，两组均用药3天。结果：中药组痊愈120例，好转22例，总有效率为94.7%；对照组痊愈80例，好转36例，总有效率为78.4%，两组疗效比较有显著性差异。

10. 耳鼻部疖肿 《陕西中医学院学报》（1999，6：22）：用本方加减：二花、公英、地丁、菊花、白芷、皂刺、丹参、甘草为基本方，并随证加减，每日1剂，水煎服，另用10%鱼石脂甘油棉球敷患处，每日1次，治疗耳鼻部疖肿63例。结果：痊愈58例，好转4例，无效1效。

11. 痤疮 《现代中西医结合杂志》（2005，24：3272）：应用本方治疗痤疮97例，结果：显效62例，占64%；良效21例，占22%；中效9例，占9%；无效5例，占5%；总有效率95%。

消毒饮子

【来源】《医宗金鉴》卷七十六。

【组成】白茯苓 生地 连翘（去心） 牛蒡子（炒，研） 红花 甘草（生） 犀角（镑） 木通 赤芍各一钱

【用法】加灯心二十根，水煎服

【主治】

1.《医宗金鉴》：疔毒火证。

2.《青囊全集》：火疮。

朱砂膏

【来源】《绛囊撮要》。

【组成】葱五六十斤（捣极烂，绞汁放锅内，投入

嫩松香五斤，微火熬至葱汁滚，松香化，取下俟稍冷，即以手在汁中揉松香几百揉，然后再放火上再烊再揉，如此五六次，揉至松香色白无油为度，配入后药）　当门子五钱（即顶高麝香）　樟脑十二两　梅花冰片一两　蓖麻子一斤（去壳，研如泥，另贮）　乳香　没药各三两五钱（俱用灯心草炒去油）　朱砂六两（水飞）

【用法】上除蓖麻子，余皆为极细末，将制好松香放于瓷钵内，隔水烊化，取出，即以前药末并蓖麻子泥一并投入，搅和摊贴；如干，可酌加蓖麻子油，以好摊为度；摊用柿漆单张桑皮纸，不可着火。

【主治】一切无名肿毒，横痃，乳疖，恶疽疔毒。未成者即消，已成者即溃。

散疔膏

【来源】《绛囊撮要》。

【组成】乳香　没药　真血竭　人言　儿茶各二钱　飞净青黛　蟾酥　象皮（瓦焙）各一钱　当门子六分　梅花冰片四分

【用法】上为细末，用大枣十余枚（去皮核），和药入乳钵内，石捶打极匀为丸，如芡实大，另研极细飞过朱砂二钱为衣，瓷罐收贮，勿令泄气。每用一丸，加白蜜少许，调和极匀，涂于毒顶，以绵纸盖之，一宿全消；如毒盛未尽，明日再涂一次。

【主治】一切疔毒，红丝疔，蛇头疔，及诸疽毒。

渴龙奔江丹

【来源】《吴氏医方类编》卷四。

【组成】白矾一两半　火消一两三钱五分　黑矾一两　黑铅二钱半　水银（铅制）五钱　青盐五钱　明雄一钱五分　硼砂一钱五分　白砒一钱五分

【用法】各为细末，用甘子土作罐，如元宝罐样，先以文火，次下白矾，再次下青盐，次下火消，硼砂，黑矾，以物搅之，俟结于罐底，先以大接白罐盛水令满，埋与地平，口内坐大白碗一个，将药覆碗内，靠罐边以毛头纸拈筋护住，炭火三分，碱土七分，盐水和泥填满碗，用瓦围好罐，沿上排炭火六斤，发火烧之，以炭尽为度，俟冷取起，将白碗底霜用鸡翎扫下，研细，江米糊和成条，朱砂为衣。点疮口上。

【主治】一切恶疮疔毒。

矾葱汤

【来源】《医方一盘珠》卷五。

【别名】矾葱酒（《仙拈集》卷四）。

【组成】白矾（末）三钱　葱白七茎

【用法】上药同捣极烂，捣作七块，每块用热酒一杯送下。服毕，用厚被盖，出汗为度。

【主治】疔疮初起。

【宜忌】《仙拈集》：忌酒色荤辣生冷。

四虫丹

【来源】《种福堂公选良方》卷四。

【组成】芙蓉叶　紫地丁各一斤　千金子十两（去油壳）　桑虫二两（炙干）　活桑一两（晒干或炙干）　姜汁　蒜汁各半斤　葱汁五两

【用法】上用阴阳水四斤，煎至半斤，去滓，再用红蚰三两，麝香三钱，雄黄一两（研），蜈蚣一两（研），烧酒三两，盛倾银罐内，将铁油盏盖定，炭火升过，候酒尽即起；再用烧酒一斤，并后五味入药内，熬成膏子，用瓷器收贮。临用时将井水化开，围患处，如火之热，其毒即时消退，可收下再治后人。如不煎膏，将前药晒干，洒烧酒，再晒再洒，酒尽为度，作末收藏。临用时筛细，以井水调围亦妙。

【主治】诸般疔疮发背，一应恶疮。

黄提药

【来源】《种福堂公选良方》卷四。

【组成】郁金　雄黄　藤黄各二钱　牛黄　蟾酥　硇砂　麝香　冰片各五分　巴豆肉八钱　萆麻肉　方中萆麻肉用量原缺。

【用法】上药各为细末。遇症放膏药上少许贴之。

【主治】一切恶毒、疔毒。

立消疔疮外治神效方

【来源】《种福堂公选良方·附录》。

【别名】疔疮膏（《经验方》卷上）。

【组成】松香二十两　没药三两（研极细末）　白蜡二两（切，为粗末）　铜绿五两（研细，过绢筛，再研至无声为度）　黄蜡十两（刮取粗片）百草霜五两（研细，过绢筛，再研至无声为度）明乳香三两（研极细末）　麻油六两

【用法】用桑柴火先将麻油入锅煎滚，次下松香候稍滚，三下白蜡候稍滚，四下黄蜡候稍滚，五下乳香候稍滚，六下没药候稍滚，七下铜绿候稍滚，八下百草霜，滚过数次，于锅内冷透，搓成条子为丸，如龙眼核大，藏净瓷器内。临用时以一丸呵软捻扁贴患处。顷刻止痛，次日肿消即愈，已走黄者贴之，亦无不霍然。

1. 制松香法：用桑柴灰煎汁澄清，入松香煮烂，取出入冷水中，少时再入灰水中煮，以色白如玉为度。

2. 取百草霜法：先须刮净锅底，专烧茅柴百草，取烟煤用。如以别种柴烟煤用入，则不验。

【主治】疔疮。

【宜忌】贴后忌食荤腥辛辣、沸汤大热食、生冷发物、面食、豆腐、茄子、黄瓜、酒，忌水洗，忌恼怒忧闷，大忌房事。

痘疖膏

【来源】《天花精言》卷六。

【组成】楝枝　柳枝　槐枝　桃枝　红椿枝不拘多少（去皮）　真香油一斤　桐油六两　当归　白芷地榆　甘草各二钱　猪毛一斤　黄丹半两　乳香没药各三钱（各制为末）

【用法】上将前五枝入香油、桐油内熬焦，去滓澄清，再入当归等四味熬之，去滓澄清，再入猪毛熬化后，每两油入黄丹半两，用槐条搅匀，再入乳、没药末，同熬成膏，倾入水内，拧百遍，贮于碗内。外敷患处。

【主治】痘后毒疖疔痈。

二妙汤

【来源】《仙拈集》卷四。

【组成】白菊花四两　甘草四钱

【用法】水三碗，煎一碗，冲热黄酒服。

【主治】肿毒，疔疮。

内府玉红膏

【来源】《仙拈集》卷四。

【别名】经验玉红膏（《经验广集》卷四）。

【组成】硇砂　血竭各四分　阿魏　雄黄　乳香没药　儿茶各五分　珍珠（豆腐煮）　象牙（炙黄）　轻粉各三分　黄丹二钱

【用法】上为末。香油三两，黄蜡、猪油各一两，铁锅熬溶，候温，入前药末搅，视油红色为度，搅匀成膏。或敷患处，或摊贴任用。

【主治】痈疽发背，对口疔疮，瘰疬结核。

【加减】疮痛，倍乳香、没药；紫血坚硬，倍血竭；生肌，倍珍珠，如无珍珠，火煅石决明代之；疮热，加冰片；疮不收口，加象皮；发背大疮，加男发灰。

内府蟾酥丸

【来源】《仙拈集》卷四。

【别名】回生丹（原书同卷）、经验蟾酥丸（《经验广集》卷四）。

【组成】蟾酥　血竭　乳香　没药　胡连各一钱轻粉六分　冰片　麝香　朱砂各四分

方中冰片、麝香、朱砂原用"各四两"，据《青囊秘传》改。

【用法】上为末，生蟾酥为丸，如绿豆大。每服一丸，葱白汤送下，发汗即愈。如疔疮走黄，遍身发肿，昏迷不省，用三丸研末，葱白汤灌下。

【功用】解毒消肿。

【主治】痈疽发背，疔毒恶疮。

地肤酒

【来源】《仙拈集》卷四。

【组成】地肤子（即扫帚子）

【用法】上为末。每服三钱，黄酒冲，热服。微汗即愈。

【主治】疔毒，吹乳。

如意散

【来源】《仙拈集》卷四。

【组成】如意草（又名箭头草，阴干。若急用，瓦上焙干，微炒）

【用法】上为末。鸡子清调，涂患处。

【主治】痈疽发背，瘰疬，疔疮，黄白火泡，痒痂皮烂。

苍耳酒

【来源】《仙拈集》卷四。

【组成】苍耳子（微炒）五钱

【用法】上为末，黄酒冲服；并用鸡清调涂患处。疔根拔出。

【主治】疔疮恶毒。

拔疔散

【来源】《仙拈集》卷四。

【组成】蟾酥 硇砂各二钱 巴豆肉七粒 轻粉一钱 丁香一钱半 蜈蚣一条（火炙）

【用法】上为末。水和为丸，如麦大，银朱为衣。用针点破疔头，入一丸，膏盖之。毒即出。

【主治】疔疮。

追疔散

【来源】《仙拈集》卷四。

【组成】病人耳垢 齿垢 手足指甲屑

【用法】和匀如豆大，放茶匙内，灯火上炙少许作丸，将银簪挑开疔头抹入，外用绵纸一层浸湿覆之。

【主治】一切恶疔、须疔、红丝疔、白面疔。

神效蟾酥丸

【来源】《仙拈集》卷四。

【组成】蟾酥一两（切片，用乳二两，卯时瓷器放水内煮，午时合） 雄黄一两 朱砂 硼砂各五钱 麝香一钱

【用法】上为末，酒糊为丸，如梧桐子大。轻用一丸，重用二丸，热酒送下。盖暖取汗即愈。端午日合更效。

【主治】痈疽、发背、疔毒、恶疮。

槐肤酒

【来源】《仙拈集》卷四。

【组成】槐子 地肤子 地丁各一钱

【用法】水煎，冲黄酒半钟，热服。出汗愈。

【主治】发背，疔疮。

天葵饮

【来源】《医林纂要探源》卷十。

【组成】寒水石四两 滑石四两 归尾二两 绿豆一升 赤小豆半升 甘草二两 紫背天葵一大把

【用法】浓煎汁，随时啜之。外仍捣紫背天葵敷之，留头勿掩。

【主治】足疔。

【方论】方中二石以泻腹中之火；归尾引之使归血分，且下行也；二豆、甘草皆解毒之品；天葵形似足爪，下行于足，且无毒不解也。

石青解毒丸

【来源】《医林纂要探源》卷十。

【组成】浮水石四两 石膏四两 青黛二两

【用法】上为末，蒸饼为丸，如芡实大。井花水化下；或姜汤送下。

【主治】疔疮。

【加减】如毒在下体，干于肝肾，去浮水石，加寒水石。

取疔膏

【来源】《串雅内编》卷二。

【组成】乳香一粒 麝香米大一粒 黄连（研末）连翘（研末） 桃仁二个（去皮）

方中黄连、连翘用量原缺。

【用法】同蛤蟆肝、肠、肺三味入乳钵内捣烂如泥。用白皮纸摊贴患处。三四日连疔揭去。

【主治】疔疮。

小蟾酥丸

【来源】《疡医大全》卷七。

【组成】蟾酥一分　明雄三分　蜈蚣一条

【用法】上为细末，酒糊为丸，如梧桐子大。每服五丸，葱酒送下。

【功用】发汗消散。

【主治】一切疗疮、肿毒、时毒初起。

五虎粉

【来源】《疡医大全》卷七。

【组成】白矾（飞过）　焰消（用雄猪胆三个，取汁拌，晒干，同矾研合）各二两　雄黄八钱五分　朱砂一两（同雄黄研细合一处）　水银一两五钱

【用法】用小铁锅安定，先将消矾末堆锅底中心，用手指捺一窝，再将朱、雄末倾放消、矾窝中，又以手指捺一窝，再将水银倾放朱、雄窝中，上用瓷器平口碗一只盖定，外以盐泥周围封固，放炭火上，先文后武，升三炷香火，则药上升矣，离火冷定，去泥开看如沉香色为佳，研细，瓷瓶密贮。每用时，先将疮顶上以乳汁或米汤点湿，掺药于上，过一二时辰再掺一次。即散。

【主治】发背、疗疮、恶疮、喉疳，起钉拔箭。

舌化丹

【来源】《疡医大全》卷七。

【组成】辰砂　血竭　硼砂　乳香（去油）　没药（去油）　雄黄　蟾酥（人乳浸化）　轻粉　冰片　麝香各等分

【用法】上为细末，用头生乳捣和为丸，如小麦大。每用三丸，含舌下嚼化，咽下；出汗自消；如无汗，以热酒催之。

【主治】疔疮，无名肿毒。

灵宝如意丹

【来源】《疡医大全》卷七。

【组成】人参　乳香（去油）　没药（去油）　辰砂　甘草　儿茶各一钱　琥珀　珍珠各二分　阿胶　白芷　冰片各一分　犀牛黄　当门子各五分

【用法】上为细末，瓷瓶密贮，勿泄药味。如用先将疮面用金银花、甘草煎汤洗净，每日掺药四五次，用膏盖之，脓水自然拔尽。

【主治】发背疔疽大毒。

【宜忌】忌口味，戒烦恼，慎劳碌。

秘传太乙万灵膏

【来源】《疡医大全》卷七。

【组成】羌活　蓖麻仁　蝉蜕　大蜂房　蜈蚣　败龟版　苦参　猪皂角　玄参　槐角子　青蒿　过山龙　甘草　半枝莲　荆芥　蕲艾叶　黄芩　仙人掌　川椒　蒲公英　白蔹　龙胆草　防风　忍冬藤　白及　生附子　大黄　石菖蒲　栀子　赤芍药　独活　何首乌　黄耆　蛇床子　桔梗　黑牵牛　漏芦　木鳖子（去壳）　肉桂　大风子（去壳）　地骨皮　昆布　苍耳子　黄柏　青木香　连翘　鼠粘子　桃仁　白僵蚕　血余　穿山甲　黄连　当归　牛膝　苍术　升麻　蛇蜕　槟榔　槐枝　柳枝　桃枝各一两（上锉。用真麻油十斤浸，春五、夏三、秋四、冬十日，入大铁锅内，熬至烟尽为度，先去粗滓冷定，用大皮纸以针戳眼，滤去细滓，复入净锅内，熬至黑色，滴水成珠不散。每油一斤，入淘过黄丹炒紫色者八两（如无黄丹，用水飞细密陀僧末八两代之），下丹之时，以柳棍不住手搅匀，离火再下）　白芷　天南星　草乌　北细辛　半夏　高良姜　川乌各一两上（七味俱生，为细末，入膏内搅匀，冷定。再下后开乳极细末）　海螵蛸一两　乳香（去油）　百草霜　没药（去油）　鸡肫皮　血竭　象牙末　雄黄　寒水石　儿茶　白石脂　朱砂　赤石脂　轻粉各五钱　青鱼胆　熊胆各三钱　甘松　三奈　潮脑　冰片　麝香　琥珀　珍珠　龙骨　水银各二钱

【用法】上为细末，搅匀，倾入冷水内扯拔，换水浸二日，拔去火毒，然后装瓷钵内。临用摊贴。

【主治】一切痈疽发背，七十二般疮疖，三十六种疗毒，无名肿毒，痰核瘰疬，内损骨节，外伤皮肉，手足麻木不仁，流注疼痛，膈前背后吊起刺痛。

铁箍散

【来源】《疡医大全》卷八。

【组成】雄黄　熊胆　朱砂各二钱　京墨五钱　麝

香三分

【用法】上为细末。醋调敷；已成，只用京墨磨汁调敷四围。

【主治】痈疽发背，疔毒初起或已成。

五香追毒丸

【来源】《疡医大全》卷十。

【组成】乳香（去油）　血竭　巴豆霜　老君须　母丁香　连翘　没药（去油）　沉香　广木香　苦丁香各一钱二分

【用法】上为末，炼蜜为丸，如芡实大，朱砂为衣。每服一丸或二丸，空心、食前酒送下。行二三次后，冷粥补之。

【功用】去毒定痛。

【主治】一切无名肿毒，初起有余之证，及疔疮。

丝瓜叶膏

【来源】《疡医大全》卷十九。

【组成】丝瓜叶　韭菜叶　连须葱各等分

【用法】上药同入石臼内研如泥，以热酒冲和，去滓服。以滓，病在左手敷左腋，病在右手敷右腋，胁下亦敷。病在左足敷左胯，病在右足敷右胯，病在中敷心脐，并用布缚，候红丝皆白为安。如有潮热，亦用此法，令人抱住，不可放手，恐毒气颠倒难救，病人发颤跌倒，亦难救。

【主治】脉骨疔。

苦瓜膏

【来源】《疡医大全》卷十九引陈伯迪方。

【组成】苦瓜（即癫葡萄）不拘多少

【用法】捣烂，以盐卤浸收，不可太稀，愈久愈好。凡遇蛇头毒，取一匙敷患上，外以绢缚过一夜，痛止即愈。

【主治】蛇头毒。

雄蛎散

【来源】《疡医大全》卷十九。

【组成】牡蛎（煅）四钱　明雄二钱

【用法】上研细。蜜水调浓，重炖温，涂患上，一日用五六次。

【功用】止痛。

【主治】天蛇毒。

蜈蚣散

【来源】《疡医大全》卷十九。

【组成】大蜈蚣一条　全蝎七个　雄黄三钱（一方无全蝎）

【用法】上为末。用鸡子清调敷患处，外以猪胆皮套上。即愈。

【主治】天蛇毒。

升麻膏

【来源】《疡医大全》卷二十二。

【组成】升麻二十两

【用法】上用真麻油五斤浸一宿，煎枯去滓，慢火熬至滴水不散，入飞净黄丹二十四两，收成膏。贴之。未成自消，已溃自敛。

【主治】疔疮，顽疮，痈疽，瘰疬，痰核。

人龙散

【来源】《疡医大全》卷二十七引《证治准绳》。

【组成】人龙（即蛔虫，人吐出者更佳，厕中者亦可用）一条　雄黄二钱

【用法】同捣烂。敷胬肉上。

【主治】青蛇头，生足大趾节上，乃染受蛇毒之气而生。初起状如汤泼火烧，痛不可忍，内毒滋甚，憎寒壮热，四肢酸痛，后则胬肉突出，痛如刀割。

疔疮丸

【来源】《疡医大全》卷三十四。

【别名】神验疔毒丸（《古方汇精》卷二）、疔疮走黄丸（《外科方外奇方》卷三）。

【组成】巴豆仁（去皮膜）　明雄　生大黄各三钱

【用法】上为细末，加飞面醋糊为丸，如金凤花子大。每服二十三丸，热汤送下，泻三四次无妨；弱人只服十九丸自消，得嚏即愈。

【主治】一切疔疮；湿痰流注，梅疮初起。

拔疔丹

【来源】《疡医大全》卷三十四。

【组成】巴豆霜　乳香（去油）　没药（去油）真蟾酥（酒化开，乳成膏）　明雄各二钱　樟冰露蜂房（阴阳瓦焙存性）　劈朱砂各一钱　真轻粉当门子各五分

【用法】上药各为极细末，和匀，以蟾酥膏和杵为丸，如药珠大，晒干，瓷瓶密贮任用。疔疮肿毒初起磨研；已成已溃，用一粒放疮上，脓血即拔出；如遇阴疽、对口大症，可用十数粒铺疮上。

【主治】一切疔疮、无名肿毒初起，已成已溃，阴疽，对口。

散疔膏

【来源】《疡医大全》卷三十四。

【组成】磁石（乳细）　葱头十四根（取汁）

【用法】上入蜜少许，调匀。外敷，留一孔。一敷即散。内服托里药。

【主治】疔疮。

猪胆膏

【来源】《沈氏经验方》卷上。

【别名】疔疮猪胆膏（《续刊经验集》）。

【组成】乳香一两八钱（去净油，研）　制松香三两（研）　没药一两八钱（去净油，研）　黄明胶三两（开水化烊）　葱汁　姜汁各一钟

【用法】夏间预收猪胆一百二十个，取汁，用竹破开，每日曝晒，夜则受露，不可着雨，将药末次第加入，伏天日晒日捣，略干，即入葱、姜汁，后入广胶和匀，晒至成膏，后入有盖瓷器内埋常走地下，二三月取起。用时隔汤炖烊，摊贴。

【主治】疔疮，热毒诸疮。

【宜忌】忌见火、铁器。

神效回疔丸

【来源】《大生要旨》。

【组成】百草霜一两　没药五钱　白蜡五钱　松香（去尽节）一两　真乳香五钱　黄蜡五钱　云绿五钱　麻油一两

【用法】先将松香熬存性，揭起冷透，研末，另将麻油文火煎一滚，入乳香、没药在麻油内熬一滚，再入黄白蜡熬开搅和，再将云绿、松香同熬一滚，后入百草霜并熬不住手搅，将药揭起，以滴水成珠为度，每丸约重四分。凡有生疔即将此丸呵软贴患处，是疔即粘住，当即回散。

【主治】疔疮，发背腿痈，未成可散，已成可以提脓生肌。

【宜忌】忌荤腥、生冷、辛辣等味。

七圣回疔散

【来源】《同寿录》卷四。

【别名】七圣散（《理瀹骈文》）。

【组成】朱砂　雄黄　火消　硇砂　青盐　硼砂胆矾各等分

【用法】上为细末。挑破见血，点之。

【主治】一切疔疮。

拔疔散

【来源】《同寿录》卷四。

【组成】川山甲一钱（炒）　银朱五分　麝香三厘

【用法】上为细末，收贮瓷瓶内，勿令泄气，临症用。一切痘疮不能化浆，将银簪挑破，将药点入，外用膏药贴之。其疔即化为水，毒气不入心矣。

【主治】诸疔疮，其硬如石，或发寒热，及腐肉不化。

黄风膏

【来源】《本草纲目拾遗》卷十引《济世良方》。

【组成】雄黄一两　钉锈　白梅肉各五钱　消风散一两

【用法】上为细末，苦盐卤调匀，贮瓷罐内。用银针挑破毒顶，敷上此药，以绵纸盖定。其毒收敛不走，三日后即愈。

【主治】疔疮，及头面热毒疮。

【加减】夏月，加鬼螺蛳二十个。

加味活命饮

【来源】《痧书》卷下。

【别名】加味活命散（《杂病源流犀烛》卷二十一）。

【组成】穿山甲（土炒）　银花　大黄各三钱　归尾　陈皮各一钱半　花粉　赤芍　生地　薄荷　防风　白芷　贝母　甘草节　乳香各一钱　没药（净）　角刺各五分（以上三味后下）（一方无大黄、生地、薄荷）

【用法】加水入大瓦瓶封口煎，温服，侧睡。一方好酒煎。

【主治】痧后留滞热毒，发为痈肿、发背、疔疽。

【宜忌】忌铁器、酸味、诸毒物。

【加减】毒在背，加角刺一钱半；在腹，加白芷；在胸，加蒌仁二钱；在头面手足，加银花五钱。

白英散

【来源】《名家方选》。

【组成】白英一钱（根茎叶并烧为霜）　胡椒（烧为霜）　丁子各三分（烧为霜）

【用法】每服六分，温酒饮下。

【主治】痈疗及诸热毒肿。

六味汤

【来源】《古方汇精》。

【组成】生地黄　生黄耆　生甘草　白芷（炒）　当归（炒）　穿山甲（炒）各三钱

【用法】患在头面，加川芎五钱；手足，加桂枝五钱；中部，加杜仲五钱；下部，加牛膝五钱。上连引七味，依方称准，分量不可增减。善饮者，用黄酒二碗，煎一碗；不善饮者，酒、水各一碗煎服。

【主治】痈疽，发背，疔疮，并治一切无名肿毒。未成者消，已成者溃。

皂矾丸

【来源】《古方汇精》卷二。

【组成】猪牙皂（切碎，研细末）　白矾（生，研

极细）各三钱　真干蟾酥一两（切片）

【用法】上将蟾酥用滴花烧酒浸软，加入矾、皂二末，和匀为丸，如绿豆大，晾干收贮。每服一丸，将葱白衣裹药，以好酒送下，势重者，每日二次。

【主治】一切五色疔疮，初起或有小白头一粒，或痒或麻木，憎寒发热；及疔毒走黄，黑陷昏愦呕恶。

【宜忌】此药每次只可服一粒，如服二粒，恐致呕吐，慎之。

【加减】或加麝香三分，同捣为丸更妙。

金银花酒

【来源】《古方汇精》卷二。

【组成】鲜忍冬花叶

【用法】入砂盆研烂，和葱汁加酒少许，稀稠得宜，涂于患处四周，中留一口泻气。

【主治】痈疽发背、疔疮。

清里散

【来源】《古方汇精》卷二。

【组成】熟石膏五钱　松罗茶一两

【用法】上为末。大人服三五钱，小儿服二钱，生蜜调和，空心热酒送下，每日二次。

【主治】痈疽疔毒，内攻患处，麻木，呕吐，昏愦，牙关紧闭。

清热拔毒饮

【来源】《续名家方选》。

【组成】黄芩　黄连　藿香　升麻　木通　连翘各一钱　沉香一钱二分　樱皮二钱

【用法】水煎服。

【主治】痈疗，热毒剧，脓血不出者。

银花解毒汤

【来源】《疡科心得集》卷上。

【组成】金银花　地丁　犀角　赤苓　连翘　丹皮　川连　夏枯草

【主治】风火湿热，痈疽疔毒。

八将丹

【来源】《疡科心得集·家用膏丹丸散方》。

【别名】八将散（《伤科方书》）。

【组成】西黄三分　冰片三分　蝉蜕（烘）七枚　大蜈蚣（炙）七条　麝香三分　山甲（炙）七片　全虫（炙）七个　五倍子（焙）三钱

【用法】上为细末。用少许掺于疮顶上，以膏盖之。

【功用】提毒化毒。

【主治】一切疽毒不起，疔毒不透，腐肉不脱。

西黄化毒丹

【来源】《疡科心得集·家用膏丹丸散方》。

【组成】西黄一分　真珠三分　血珀五分　胆星三分　辰砂三分

【用法】上为细末。均作三服，灯心汤调下。

【主治】疔疽火毒内陷，神识模糊，不醒人事。

阳铁箍散

【来源】《疡科心得集·家用膏丹丸散方》。

【组成】细辛半斤　川乌半斤　草乌半斤　官桂半斤　白芥子四两　川椒三两　降香末一升　陈小粉（炒黑，研）十斤　生半夏四两　生南星四两

【用法】用葱头汁调，敷四围。

【主治】疔毒阴证。

应用膏

【来源】《疡科心得集·家用膏丹丸散方》。

【别名】化脓生肌膏（《疡科心得集·方汇》卷下）。

【组成】当归　连翘　白及　白蔹　大黄　山栀各八钱　官桂二钱　苍术　羌活　天麻　防风　黄耆　荆芥　川甲　甘草　芫花各六钱　方八　蓖麻子　小生地各一两

【用法】用真麻油十斤，入药，文武火熬枯，滤去滓，再熬至滴水成珠；每斤净油，春、秋下淘净东丹五两，冬四两，夏六两，收成膏后，下乳香、没药末各一两搅匀。摊用。

【主治】疔、疽、流注、腿痈穿溃。

疡余化毒丹

【来源】《疡科心得集·家用膏丹丸散方》。

【组成】滴乳石一钱　西黄一分五厘　真珠四分　天竺黄六分　陈胆星一钱　血竭一钱　川连五分　朱砂一分

【用法】上为末，加灯心灰四分。每服三分，金银花汤下。

【主治】疔疽，余火未清，艰于收口难敛者。

木 五

【来源】《痧症全书》卷下。

【组成】赤芍二钱　大黄（炒）一钱　花粉　黄连　乳香（净）　川贝（去心，炒）　雄黄　牛蒡（炒）各一钱　穿山甲（土炒）八分　生甘草七分

【用法】上为末。每服五分，蜜汤调下。

【主治】痧后热毒痈疔，疼痛不已。

一箭金风

【来源】《串雅补》卷一。

【组成】番木鳖四两（水煮透，去皮，麻油四两浮，取起为末）　乳香　没药（去油）各一两　蟾酥二两

【用法】上为细末，将蟾酥火酒浸化为丸，如绿豆大，朱砂为衣。每服一丸，陈酒送下。

【主治】一切痈毒，痈疽，疔肿，内痈，痔漏。

神惠小灵丹

【来源】《串雅补》卷一。

【组成】番木鳖二两（水煮胀，去皮毛，用麻油二两煠黄色）　甲片（麻油炒）一两　草乌（姜炒）六钱　乳香　没药　雄黄各五钱　蟾酥二钱　麝香二分

【用法】上为细末，酒为丸，如萝卜子大。每服七分，陈酒送下。勿令见风，出汗为妙。如见风发吐，以黄泥水煎饮即解。

【主治】附骨痈疽，诸毒疔肿。

疔膏

【来源】《疡科遗编》卷下。

【组成】蓖麻子二两（去壳）　蜗牛三十个（带壳）　松香一两（制）　银朱一两　蛔虫十条

【用法】先将蓖麻子打烂，再同诸药打千余捶即成膏。贴疔疮处。

【主治】疔疮。

拔疔散

【来源】《疡科捷径》卷上。

【组成】水银三钱　火消三钱　月石三钱　食盐二钱　皂矾二钱　白砒二钱　胆矾三钱　硇砂二钱

【用法】上药倾入阳城罐内，微火结胎，次用粗瓷盆一只，将阳城罐覆于盆上，以盐泥封固，另用木桶一只，倾入凉水，将瓷盆砖衬安好，再用粗瓦钵一个，中底凿一圆孔，套于阳城罐底，以炭火架于钵内，煅炼三炷香为度。

【主治】面部疔疮。

牛黄散

【来源】《疡科捷径》卷下。

【组成】牛黄　蟾酥　冰片　麝香各一分

【用法】上为末。搽之。

【主治】马鹿龙疔。

轻珠散

【来源】《疡科捷径》卷下。

【组成】轻粉一钱　濂珠三分　冰片三分　白蔹一钱

【用法】上为细末。麻油调敷。

【主治】透肠疔。

拔疔散

【来源】《外科证治全书》卷四。

【组成】硫黄　蟾酥各等分

【用法】上为细末。葱汁和蜜为丸，如小米大，宜带长，以便插入疔疮内。

【主治】疔疮，烦躁闷乱，或憎寒头痛，或呕吐恶心，或肢体拘急。

养心汤

【来源】《外科图说》卷一。

【组成】人参　神曲　白茯苓　赤苓　半夏　黄耆　肉桂　远志　五味　川芎　甘草　当归　枣仁　柏子仁　熟地

【用法】水煎，内服。

【主治】痈疽疔肿。

红灵丹

【来源】《齐氏医案》卷六。

【别名】八宝红灵丹（《痧证汇要》卷一）、绛雪（《霍乱论》）、八宝红灵散（《慈禧光绪医方选议》）、红灵散（《中国药典》一部）。

【组成】明雄　朱砂　礞石　火消　月石各六钱　麝香　洋片各二分　佛金四十张

【用法】各制合研极细末，瓷瓶收贮，勿令泄气，轻重量用；或烧酒、冷水为丸，如梧桐子大。治感冒伤风，伤寒伤暑，用温茶送五丸；慢紧痧胀，稍冷茶下；中恶中毒，暴病五绝，将此丹水擦牙，下咽即活，重者三五丸，勿过，过服冷水解；九种心疼、腹痛、哮喘、痰嗽，温茶送下；牙痛，碎一丸放痛处；小儿急惊，五疳诸积，食伤饱胀，霍乱吐泻，用三丸或二丸，放舌尖上，和津嚼之，见麻，冷水吞，寒症用温茶；时症瘟疫，沿门传染，用银簪点大眼角中，男左女右；治一切痈疽疔毒，阴阳疮疖，痰核痰疱，以及蜂螫虫咬，初起未陷，用葱头酒煎加蜜开擦，阳疮加猪胆汁擦，吞下三五丸即消；妇女月经或前或后，俱用黄酒送下五丸、七丸，取汗立效；佩之在身，不染瘟疫。

【主治】感冒伤风，伤寒伤暑，痧胀，中恶中毒，心疼腹痛，哮喘痰嗽，牙痛，小儿急惊，五疳诸积，食伤饱胀，霍乱吐泻，时症瘟疫，痈疽疔毒疮疖，痰核痰疱，蜂螫虫咬，妇女月经不调。

【宜忌】孕妇忌用。

人龙散

【来源】《外科真诠》卷上。

【组成】人龙三条　明雄三钱　蟾酥二分　儿茶一钱　轻粉三分　牙消五分　朱砂一钱五分　上寸一分

【用法】上为细末。敷患处。

【主治】天蛇疔毒。

败毒散

【来源】《外科真诠》卷上。

【组成】防风一钱　前胡一钱　元参二钱　公英五钱　生地三钱　银花二钱　甲珠一片　赤芍一钱五分　连翘一钱　甘草七分

【用法】野菊根五钱为引。无菊根，用乌柏根白皮亦可。二者俱无，宜用菊花二钱代之。

【主治】疔疮。

【加减】便实，加大黄二钱。

黄连解毒汤

【来源】《外科真诠》卷下。

【组成】黄连　黄芩　黄柏　栀炭　银花

【主治】疔疮。

巴膏

【来源】《类证治裁》卷八。

【别名】白膏。

【组成】巴豆肉十二两　蓖麻子十二两（去壳）

【用法】上药用香油三斤，浸三日，再将虾蟆五个浸一宿。临熬时，入活鲫鱼十尾，共熬焦，去渣再熬，加官粉二斤，乳香五钱，搅匀。摊贴。

【主治】疔疮肿毒，疮口已破者。

拔疔至宝丹

【来源】《类证治裁》卷八。

【组成】硇砂二钱　白矾四钱　朱砂　雄黄各五分　硼砂一钱　绿矾四钱　火消四钱

【用法】上药各为极细末，合研后入水银四钱，放

嚼碎茶叶少许，研不见星，将药入瓦罐，文火熬半个时辰，以药饼坚硬为度，取罐放大面盆中，罐上用皮纸封固，盆中实以净灰，留罐顶半寸，灰上以瓦片铺满，上以白炭围满罐顶，慢火煽一炷香，去炭候罐冷，用鹅翎扫下净白者为上，瓷罐收贮，放地下出火气，一半作末子用，一半用厚糊打细条，雄黄为衣，收贮瓶内听用。凡疔疮用碗锋砭破，将血捻净，用丹一丸，研细搽之。若挑破有小孔，以药挑插于孔内，俱用皮纸打湿数层封好，过一二日揭去，疔头自然缓缓脱出，贴膏即愈。

【功用】拔疔。

【主治】疔毒。

清凉解毒饮

【来源】《类证治裁》卷八。

【组成】连翘　大力子　芩　地　丹　栀　银　草　紫花地丁　元参　花粉　赤芍

【主治】疔毒。

【加减】热重加黄连、犀角汁；溺涩加木通。

消疔散

【来源】《良方集腋》卷下。

【组成】鸡一只　雄黄　巴豆
　　　　方中雄黄、巴豆用量原缺。

【用法】上捣烂，放膏药上，贴而扎之。立刻能消。

【主治】疔疮。

消疔散

【来源】《良方集腋》卷下。

【组成】雄黄一钱（研末）　乌梅肉三个（打烂）蜓蚰二条

【用法】上药共捣烂，涂疔上。根即拔出。

【主治】疔疮。

大红朱砂膏

【来源】《集验良方》卷一。

【组成】松香四两（葱兜制）　麝香三分　冰片三

分　樟脑一两　蓖麻霜一两　漂朱砂八钱　制乳香一钱　制没药一钱（一方加巴豆霜二钱）

【用法】上为细末，放入瓷器大盖碗内，用桑皮纸封糊其中，隔水燉，炼三炷香为度，调匀，不可见火。用时隔水，燉化，摊贴患处。

【主治】疔疮、痈毒，对口，发背，一切无名恶毒。

不二散

【来源】《集验良方》卷一。

【组成】杜蜈蚣八钱（晒干，生研）　雄精四钱

【用法】上药二味，共研细末。临用看症轻重，酌量同雄猪胆汁调和，敷患上；或生指头，将药末入猪胆，套在指上，如干，加胆汁；或用不二散，装入青壳鸭蛋内，将患指浸在蛋内。套三四次即溃。溃后掺狗大牙末，膏盖。

【功用】拔毒，去腐，生肌。

【主治】手足横纹区处患毒，并蛇头眼腹等症。

青龙丸

【来源】《集验良方》卷一。

【别名】金龙丸。

【组成】马前子（即番木鳖，制法照小金丹式）四两　山甲片（炒黄色为度）一两二钱　白僵蚕（炒断丝，研末）一两二钱

【用法】上为末，黄米饭为丸，如梧桐子大。每服五分，量人虚实酌减，老年觉气血衰者，此丸只服四分，妇人新产半月以内者只服四分，如过满月者服五分。男妇瘰疬痰毒，夏枯草汤送下，或酒亦可。小儿周岁以内者服九丸，周岁以外者服十一丸，三岁者服十五丸，四五岁者服十九丸，五六岁者服二十一丸，八九岁者服二十三丸，十岁以上者服三分，十五岁以上者服四分，二十岁者照大人服法。如小儿不能吞送，以开水或甜酒调化送下。临睡时按部位用引经药煎汤送下。盖暖睡，勿冒风。如若冒风，觉周身麻木抽掣，甚则发抖，不必惊慌，过片刻即安。毒初起者，一二服即消散，已成脓者，服此自能出毒，不必咬头开刀，诚外科家第一妙方也。外加煎引：头面，羌活、川芎各五分；肩背，角刺尖五分；两臂，桂枝五分；胸腹，枳壳五分；两肋，柴胡五分；

腰间，杜仲五分；两足膝，牛膝、木瓜各五分；咽颈，桔梗、甘草各五分；跌仆挛筋，当归、红花各五分酒煎。

【主治】一切疔疮肿毒，并跌仆闪肭，伤筋挛痛，贴骨痈疽；兼治男妇大小颈项瘰疬，及乳串结核、痰气凝滞、硬块成毒，小儿痘后发痈。

回生膏

【来源】《集验良方》卷六。

【组成】川贝母八两　猫儿眼睛草一斤　夏枯草一斤　芝麻油二十斤

【用法】将药入油内浸，冬五日，夏三日，春、秋四日，放铜锅内用桑柴火先文后武，以药熬枯为度，去滓再将黄丹一斤八两炒紫色，水飞入油内，总以二油一丹用桃、柳、槐、杏、桑五枝手不住搅匀，以滴水成珠为度。熬此膏，最要洁净。治发背、痈疽、瘰疬、乳岩、痰核，一切疮毒，贴上，毒水即出，每日换三贴，未破者即消，已破者即收口痊愈。

【主治】一切疮毒，疔毒，发背，痈疽，瘰疬，乳岩，痰核。

杞菊丸

【来源】《集验良方》卷四。

【组成】甘菊花一斤（味不苦者，酒浸）　枸杞一斤（酒浸，焙）

【用法】炼蜜为丸。每服四五钱。服之久久有效。

【功用】终身无目疾，兼不中风不生疔毒。

绿云膏

【来源】《卫生鸿宝》卷二。

【别名】千捶膏（原书同卷）、新绿云膏（《医方易简》卷三）。

【组成】蓖麻子四十九粒（用麻油三两，爝枯去蓖麻）　松香八两（用葱八两，生姜二两同炼煮透，去葱、姜，取香，研）　铜绿二两（研细）　猪胆汁（取大者）三枚

【用法】入铜勺内熬匀，捣千余下，再烘烊倾入水，用手扯拔百余遍，愈拔愈绿。青布摊贴。其

脓自会倒拔收尽。

【功用】呼脓拔毒，消肿定痛。

【主治】蟮攻头；疗毒初出，脓流不畅。

蜓蚰散

【来源】方出《便易经验集》，名见《卫生鸿宝》卷二。

【组成】蜓蚰 银珠

【用法】上为末。频擦之。涂内痔神效，有管即退。

【主治】男妇受水湿之气，毒聚不散，其指麻木焮痛；若延不治，必生蛇头指节等疗。并治内痔。

壁钉散

【来源】《卫生鸿宝》卷二。

【组成】银朱 灵磁石各等分（为末） 壁钉虫六七枚（潮湿处取，状如海狮，紫黄色，瘦而光滑，雨后多着墙上，连壳捣烂）

【用法】上和匀，阴干为末。每用荔枝肉少许，捣烂和药，贴患处，膏盖。立时止痛，疗即拔出。

【主治】诸疗。

消疗丸

【来源】《华氏医方汇编》卷二。

【别名】神效消疗散、釜墨膏（《青囊秘传》）。

【组成】松香二十两（用桑柴灰煎汁，澄清，入松香煮烂取出，纳冷水中，少时再纳灰水中煮，以色白如玉为度） 百草（取烟煤用，如以别种柴烟煤不验） 铜绿（研细，过绢筛，再研，无声为度）各五两 乳香 没药（二味去油）各三两 白蜡二两（切为粗末） 黄蜡十两（刮为粗片）麻油六两

【用法】择吉净室，先将麻油入锅煎滚，次下松香稍滚，三下白蜡稍滚，四下黄蜡，五下乳香，六下没药，七下铜绿，八下百草霜，滚过数次，于锅内冷透，搓成条子，为丸如桂圆核大，藏瓷器内。临用以一丸呵软，捻扁贴患处，顷刻止痛，次日肿消即愈。已走黄者贴之，亦霍然。

【主治】疗疮。

【宜忌】贴后忌荤腥、辛辣、沸汤、大热、生冷、发物、面食、豆腐、茄子、黄瓜、酒；忌水洗、恼怒、房事。

地丁饮

【来源】《验方新编》卷十一。

【组成】紫花地丁一两 白矾 甘草各三钱 银花三两

【用法】水煎服。

【主治】疗疮。

红膏药

【来源】《验方新编》卷十一。

【组成】银朱（水飞，晒干）一钱 蓖麻仁二钱嫩松香五钱 黄丹（水飞，晒干）一钱 轻粉五分

【用法】共捣如泥。治疗疮，以银针将疗疮头挑破，用此药作一小丸，如黄豆大，安膏药上，当中贴之，疗即拔出；或畏疼者，不必挑破，即以此膏摊开，如钱大贴之亦可；凡无名肿毒已破未破，不必挑动，均照拔疗之法用之；铜铁等物入疮入肉，亦用此红药一小丸，加别膏药上贴之自出。瘰疬未破者，用此药一小丸，加别膏药贴在最大之瘰疬上，或贴初起之瘰疬上亦可，贴后痒而微疼，至第三日启去，另换此药丸与膏药贴上，换至数次后，皮自微破，用瘦猪肉煮汤洗之（不用盐），或用金银花煎水洗亦可，再换此药，丸与膏药贴之，每二日一洗一换，贴至数日，瘰疬之根即粘在膏药上（根浅者易出，根深者功缓），出后仍用肉汤洗之，其余邻近未破之瘰疬仍用此药丸与别膏药贴在已破之瘰疬原口，照前治之，可以一一后此而出，如未破瘰疬相隔尚远，或有筋膜隔住，即在未破之处贴之，候各瘰疬拔尽，另用生肌膏药贴紧数日，收口而愈。

此药初贴稍觉作痛，烦躁，亦属无妨。

【功用】拔毒收功。

【主治】疗疮瘰疬及一切无名肿毒，并铜铁竹木瓦石入疮入肉。

烟油膏

【来源】《验方新编》卷十一。

【组成】烟杆中烟油

【用法】厚敷四周，留头不敷，少刻疔破出水而愈。如有红丝者，用烟油离丝三寸处敷之，丝即不走。

【主治】疔。

六神丸

【来源】《喉科心法》卷下引雷允上方。

【组成】关西黄一钱五分　上辰砂一钱五分（须镜面劈砂）　杜蟾酥一分五厘（烧酒化）　粗珍珠一分五厘　当门子一分五厘　百草霜五分

【用法】上为细末，米浆为丸，如芥菜子大，以百草霜为衣，瓷瓶收贮，勿使泄气。每服五丸、七丸、十丸不等、视病势轻重服之；茶汤不能进者，每用十丸，以开水化开，徐徐咽下。重者再进一服。

【主治】时邪疠毒，烂喉丹痧，喉风喉痛，双单乳蛾；疔疮对口，痈疽发背，肠痈腹疽，乳痈乳岩，一切无名肿毒；小儿痰急惊风，肺风痰喘，危在顷刻。

清白饮

【来源】《医方易简》卷四。

【组成】苦瓜汁半碗　生藕汁半碗

【用法】隔水温热服。加姜汁、童便更妙。

【主治】羊毛疔。

拔毒膏药

【来源】《医方易简》卷十。

【组成】生金银（晒干）六两　苍耳子四两　九里明叶半斤　米碎茶叶四两　乌孔叶　大蛇泡叶各四两　葱头二两（共捣烂，晒干，为末）　生谐芋仔五斤（去净泥，切片，略晒）　蜂房四大只　老姜二两　大蛇壳五条　头毛仔五斤（米泔水洗净，晒干）　大百足十条　大虾蟆五只（用真茶油半斤，桐油一斤半，下锅煮谐芋、百足各物焦黑色，隔滓，滴水成珠，抽锅离火，下后药）白松香二两　树蜡四两（熔透，再下后药末）　木鳖仁一两　连翘　赤芍　花粉　锦黄各一两五钱　归尾一两

大风子二两　蛇床子　牛蒡子各一两　江子油二两（净壳）　蓖麻子三两　防风一两五钱　荆芥一两五钱　白及二两（切薄片）　川乌一两　白芷一两五钱　山甲一两　轻粉四钱　赤石脂　乳香没药各一两　冰片二钱　丁香　木香各五钱　白豆蔻三钱　半夏一两五钱　阿魏一两　樟脑一两二钱　儿茶一两　南星　草乌各一两（共为细末）

【用法】筛下飞丹，搅至合适为度。用时将此药膏开油纸贴之。

【主治】木石伤、刀铁伤成毒，或内受毒气，外起疮疔、痔漏、无名肿毒。

巴鲫膏

【来源】《鸡鸣录·外科》。

【组成】巴豆仁　白及（切）　番木鳖（切）　川乌（切）　草乌（切）各五钱　商陆（切片）十两　漏芦　闹羊花　全归（切）　穿山甲（切）　元参（切）　虾蟆皮干（须新取收干）各二两　蓖麻仁　白蔹（切）　川大黄（切）　雄鼠矢各三两　苍耳子四两　黄牛蹄甲（敲研）　猪蹄甲（敲研）各一两　乌羊角一对（敲研）　鲫鱼二尾（重十二两以上者）

【用法】上药入大广锅内，真麻油三斤八两，浸三日，熬至各药焦黑，滤滓再熬沸，入飞净血丹二十四两，以槐、柳条不住手搅，熬至滴水成珠，息火待冷，再入上肉桂心五钱、乳香、没药、上芸香（各去油）、上轻粉各四钱（此五味并研细徐徐掺入），以铜箸搅匀，待凝冷，覆地上十余日，拔尽火毒。用纸摊贴。

【主治】一切痈疽疔毒，未成即消，已成即溃。

西域黄灵膏

【来源】《鸡鸣录》。

【组成】麻油五两　白蜡六钱　黄蜡五钱

【用法】同化烊，离火，入藤黄末三钱，搅匀冷定，下冰片一钱，再搅匀任用。

【主治】金刃伤，及痈疽疔毒、臁疮、血风疮。

【加减】如治杖夹伤，加银朱末一钱五分，青鱼胆五分。

灵宝香红丸

【来源】《鸡鸣录》。

【别名】狗宝丸。

【组成】牛黄　狗宝　血竭　乳香（炙）　没药（炙）　飞辰砂　硼砂　葶苈　飞雄黄各二钱　真珠　沉香　冰片各一钱　琥珀六分

【用法】上为细末，以熊胆六分、人乳化为丸。每重一分，金箔为衣。每服一丸，重者二三丸，陈酒调下。

【功用】护心止痛，消毒化脓，在外者可使表散，在内者可使便泄。

【主治】内外一切痈疽疔毒。

拔疔方

【来源】《行军方便方》卷中。

【别名】拔疔除根方（《梅氏验方新编》七集）、拔疔饼子（《外科学讲义》）。

【组成】蓖麻子一粒（去油）　乳香一分（去油）

【用法】上研末，软饭或枣肉为小饼。放疔上，将膏药贴之，一二时即愈。

【功用】拔疔。

【主治】疔疮。

珠黄紫香丸

【来源】《鸡鸣录》。

【组成】真珠　牛黄　乳香（炙）　没药（炙）　飞辰砂　蓬砂　葶苈（炒）　雄黄各一钱　血竭　沉香　冰片各五分　熊胆　麝香各三分

【用法】上为极细末，人乳为丸，每重一分，银箔为衣服。

【功用】护心止痛，消毒化脓。

【主治】内外一切痈疽疔毒。

五虎散

【来源】《刺疔捷法》。

【组成】姜黄一两　炉甘石五钱　花粉五钱　大黄一两　川柏五钱

【用法】上为细末。白蜜调敷。

【功用】退肿。

【主治】红丝、黑疔疮。

消疔泻毒丸

【来源】《费伯雄医案》。

【组成】西黄　明矾　巴豆肉　麝香　蟾酥

【用法】用绿豆粉为丸，如粟米大。成人服两粒。

【主治】疔疮。

会通灵应膏

【来源】《理瀹骈文》。

【组成】杏仁一两　玄参五钱　蛇蜕　蜂房各二钱半　木鳖仁一两　蓖麻仁　五倍子各二钱半

【用法】铅粉收膏。

【主治】痈毒，疔疮。

神授膏

【来源】《理瀹骈文》。

【组成】黄柏　赤芍　红花　乳香　没药各五钱　生地　当归　白芷各四钱　蓖麻仁二钱　马钱子七个　蝉蜕三钱　蜈蚣十一条　蛇蜕一大条　全蝎十五个　男发一团

【用法】上用麻油熬，铅粉收膏。贴患处。

【主治】无名肿毒，痈疔疮疖。

铁箍散

【来源】《理瀹骈文》。

【别名】金箍散、铁井阑。

【组成】苍耳草灰　芙蓉叶　赤小豆末

【用法】醋围。

【主治】痈毒，疔。

圈疔方

【来源】《理瀹骈文》。

【组成】槐子（炒黄）　陈石灰（末）

【用法】用鸡子清调。圈至破处，令毒仍从旧口出。

【主治】疔初起水泡。

圈毒方

【来源】《理瀹骈文》。

【组成】大黄　藤黄　明矾　蟾酥　麝香　没药　乳香　蜗牛

【用法】捣烂为条，遇毒，醋磨。以笔圈之，日圈日小，并以笔画引到别处消散。

【主治】疔毒。

绿袍散

【来源】《喉科秘钥》卷上。

【组成】厚黄柏二两　青鱼胆一两（黄柏火上炙干起，以鱼胆汁涂上，再炙再涂，以胆尽为度，切片研末）　人中白三钱　青黛三钱五分　胆矾三钱　硼砂三钱

【用法】上为细末。掺患处。

【主治】口疳，疔疮。

八宝红灵丹

【来源】《应验简便良方》卷下。

【组成】真豆砂（要明亮好）五钱　明雄黄（老色）三钱　西月石五钱　青礞石（煅红，用米醋淬七次）一钱　真神金（顶好）三十张　西血珀四块　当门子三钱　大梅片二钱

【用法】入乳钵内乳碎，不见金星，再乳好，再将前各研细末如灰，合入金箔内，再乳数次，可无响声如水，下大梅片二钱，再乳数百下，可点眼内，无砂不痛，用瓶贮收，不可泄气。年久加好冰片更好。初起痈疽、对口疔疮，真米醋调搽患处数次；指头生疔，用鸡蛋一个，敲一小孔，纳药五厘入蛋内，搅匀套指头上；大小男女生白蛇串（即腹边一路红点是也），用药三五厘，米醋调搽；小儿急惊风，用此二三厘吹入鼻内；一切瘰症，手足厥冷，上呕下泻，用些微点入眼角内（男左女右），用药五厘，手足厥冷，姜汁调服，手足热忌姜，开水调送下，盖被出汗立愈；风火烂眼弦，用药点大小眼角内；妇女月水不调，小肠作气，用药三分，童便、米醋各半调服一二次，盖被出汗；汤火伤人及跌打损伤，用药一二分，米醋、童便调服。汤火伤，外用麻油调搽；跌打

损伤，用米醋调搽伤处；咽喉肿痛，用药吹患处数次，须徐徐咽下咽喉；阴证用药三分，姜汁一茶匙，开水送下。

【主治】痈疽对口，疔疮初起，指头生疔，白蛇串，小儿急惊风，瘰症手足厥冷，上吐下泻，风火烂眼弦，妇女月水不调，小肠作气，汤火伤，跌打损伤，咽喉肿痛。

【宜忌】忌发物。

生肌拔毒散

【来源】《重刊刺疔捷法》。

【组成】石膏一两　黄丹一钱（洗净）　乳香一钱　没药一钱　炉甘石二钱

【用法】上为细末。干掺之。

【主治】疔疮有脓者。

拔疔散

【来源】《重刊刺疔捷法》。

【组成】磁绿一钱　乳香一钱（去油）　没药一钱（去油）　梅片五分　麝香五分　蟾酥五分　朱砂二分五厘

【用法】上为细末，瓷瓶收贮，听用。又加元枣调敷。

【主治】疔疮内外穿鼻。

拔疔散

【来源】《重刊刺疔捷法》。

【组成】蟾酥一钱　牛黄五分　辰砂五分　白及二钱　蜗牛十个　蜣螂十个　蛔虫一条　梅片二分　霜梅一个

【用法】将蛔虫捣糊，敷疮周围，留疮口发出毒气，又将上各药研末，敷之。三日内可医，至三日外不治。

【功用】拔毒。

【主治】疔疮内外穿鼻。

拔疔膏

【来源】《梅氏验方新编》卷七。

【组成】去油乳香　去油没药　血竭　人言　儿茶　飞净青黛　蟾酥　象皮（焙燥）各二钱　麝香六分　冰片四分

【用法】上为极细末，用枣肉以石锤打极匀为丸，如芡实大，飞净朱砂为衣。用一丸，加蜜少许调匀，涂于疔顶，以膏盖之，一宿即消；如毒甚，明日再涂一次。

【主治】一切红丝、蛇头疔，及诸疽毒。

拔疔红膏

【来源】《梅氏验方新编》卷七。

【组成】银朱三钱（水飞，晒干）　蓖麻仁二钱　嫩松香五钱　黄丹一钱（晒干）　轻粉五分

【用法】上捣为膏。以银针将疔头挑破，用红膏一小团安膏药当中贴之，疔即拔出；或畏痛者不挑破亦可。

【功用】拔疔。

【主治】疔疮、无名肿毒，已成脓或未成脓，已溃或未溃。

拔疔除根方

【来源】《梅氏验方新编》卷七。

【组成】鲫鱼靥（用手刮下，不可见水，阴干，收贮）

【用法】用时以银针拨开疔头，将一片贴上，以清凉膏药盖之，过一宿揭开其疔后连根拔出，用生肌散收功。

【主治】疔疮。

龟蜡丹

【来源】《梅氏验方新编》卷七。

【组成】血龟版一大个　白蜡一两

【用法】将龟版安置炉上烘热，将白蜡渐渐掺上，掺完，版自炙枯，即移下退火气，为细末。每服三钱，黄酒调下，一日三次，以醉为度。服后必卧得大汗一身，其病必愈。

【主治】一切无名肿毒，对口疔疮，发背流注，无论初起将溃已溃者。

消疔散

【来源】《梅氏验方新编》卷七。

【组成】细辛　牙皂　硼砂　洋茶上片各等分

【用法】上为末，初起者用泉水调敷。未成可消，已成毒不走散。

【主治】疔毒并一切恶疮肿痛。

蛇毒膏

【来源】《梅氏验方新编》卷七。

【组成】煅牡蛎四钱　雄黄二钱

【用法】上为细末，蜜调膏。火上烘热，频频涂贴。

【主治】痈毒，疔疮。

雄麝汤

【来源】《梅氏验方新编》卷七。

【组成】地丁根（或用黄花地丁，或用紫花地丁，用水洗净）二钱　白芷　牡蛎　牛蒡子　金银花　僵蚕　山栀　荆芥穗　青木香　茜草根各二钱　甘草一钱

【用法】用酒水二碗，煎至一碗，去渣，再加入雄黄、乳香各一钱，麝香二分，俱另研细末，和匀服。

【主治】疔疮。

【宜忌】孕妇忌服。

【加减】如大便闭结，其人体气壮实者，再加生大黄二钱，芒消一钱。

化疔救唇汤

【来源】《外科医镜》。

【组成】金银花五钱　鲜生地三钱　白果十个（去壳）　桔梗二钱　当归二钱　赤芍一钱　犀角一钱　生甘草一钱

【用法】水煎服。

【主治】反唇疔毒。

托里完趾汤

【来源】《外科医镜》。

【组成】人参二钱　黄耆五钱（生）　远志三钱（去心）　金银花一两　茯苓三钱　牛膝三钱　钗

石斛三钱
【用法】水煎服。
【主治】足趾疔毒已溃。

全趾饮

【来源】《外科医镜》。
【组成】淮牛膝三钱　鲜石斛三钱　金银花一两
元参五钱　甘菊花五钱　当归五钱　茯苓三钱
生甘草二钱
【用法】水煎服。
【主治】足趾疔毒。

银花解毒汤

【来源】《外科医镜》。
【组成】金银花五钱　鲜生地三钱　当归二钱　赤
芍一钱半　天花粉二钱　柴胡一钱　黄芩一钱
升麻一钱　犀角一钱　麦冬一钱　知母一钱　生
甘草一钱
【用法】水煎服。
【主治】手指疔毒。

千捶膏

【来源】《青囊立效秘方》卷一。
【组成】银朱一钱　朱砂一钱　康青一钱　洋庄一
钱　炙乳没各一钱五分　明雄一钱　轻粉一钱
蜂窝一钱　大蜈蚣二条　全蝎七个　斑蝥二钱
松香八钱（水煮半天）　火消三钱　月石二钱　磁
石一钱　蟾酥一钱五分　杏仁二钱　番八仁三个
荔枝核三个　巴豆仁二钱　蓖麻仁一两五钱
【用法】上药各为末，另以巴豆仁、杏仁、蓖麻
仁、松香捣烂，再将药末和匀，捶成膏。每以少
许贴患上，外盖膏药。过三五日自消。
【主治】诸般疔疮。

金刚散

【来源】《青囊立效秘方》卷二。
【组成】番八仁三钱　黄丹二钱　儿茶三钱　康青
二钱　枯矾一钱　蟾酥二钱　轻粉二钱　元寸二

分　冰片二分
【用法】乳至无声，掺膏药上。贴之。
【主治】肿毒，瘰疬，疔疮。

飞龙夺命丹

【来源】《青囊全集》卷下。
【组成】巴豆霜七分　番白硇砂五分（无真的不
用）　白砒霜五分　斑蝥虫一只　制乳香五分　真
明雄黄一钱　鹿角霜三分　广丹三分　蟾酥六分
真麝香二分
【用法】上为末，以黄腊成条。纳入疔疮口内，上
用膏药盖之，一日一换。
【主治】疔毒内攻。

五味消毒化疔饮

【来源】《青囊全集》卷下。
【组成】金银花三钱　蒲公英二钱五分　紫花地丁
草二钱五分　野菊花三钱　天葵子二钱　皂刺一
钱五分（为引）
【用法】酒兑煎服。取汗。
【主治】疔疮。

内补十宣饮

【来源】《青囊全集》卷下。
【组成】纹党三钱　桔梗一钱　川芎一钱五分　草
节一钱　白芷三钱　川朴一钱　生耆一钱五分
当归三钱　桂枝一钱　防风三钱
【主治】冷疔。

夺命将军一枝花

【来源】《青囊全集》卷下。
【组成】血山七花（一名七叶灵芝）
【用法】阴干，水煎服；或鲜叶挤汁服。
【主治】疔疮表解后。

红　膏

【来源】《青囊全集》卷下。

【组成】广丹一钱五分　轻粉一钱　蓖麻肉一两　松香（嫩者）一两　巴豆肉五钱　硇砂一钱

【用法】用斧捶千余下，取豆大按孔上，黑膏盖之。

【主治】疔疮。

羚羊角二钱　犀角一钱　虎骨一钱五分　羌活一钱　白芷二钱五分　黄芩一钱五分

【用法】野黄菊为引，水煎服。

【主治】疔疮，心肝火毒甚，发狂大热者。

泻金散

【来源】《青囊全集》卷下。

【组成】明犀角片一钱　羚羊角一钱五分　红花一钱　生地二钱　桔梗一钱五分　赤芍一钱五分　甘草节五分　苏叶一片

【主治】疔疮，肺经火毒，面赤，白眼多红，鼻内疼痛。

荆防败毒散

【来源】《青囊全集》卷下。

【组成】荆芥一钱五分　防风二钱　羌活一钱　独活八分　前胡一钱五分　柴胡一钱　桔梗一钱　元参二钱　茯苓一钱　川芎一钱　白芷二钱　草节五分　皂刺一钱五分

【用法】野菊为引。

【主治】疔疮，憎寒壮热者。

砒砂雄黄散

【来源】《青囊全集》卷下。

【组成】白砒（炼成霜）　朱砂　明雄黄　生白矾　鲜蟾酥各五分　上梅片二分　白公丁（麻雀屎笠起者，用二粒）　巴豆仁三粒　硇砂（盐硇不可用）

【用法】上为细末，用黄蜡成条，收存听用。无论诸疔，用铍针刺开疔头，用此药条纳入疔内，用膏药盖之，一日一换。

【功用】拔除疔根。

【主治】疔疮。

追风消毒饮

【来源】《青囊全集》卷下。

【组成】防风一钱五分　银花一钱五分　草节五分　桔梗一钱　射干一钱五分　苦参二钱　蚤休一两

蚤休散

【来源】《青囊全集》卷下。

【组成】蚤休（即血山七兜）　飞天蜈蚣（草名红马鞭草，覆地形似蜈蚣者）　鲜水晶花苗并桄（均收存阴干听用）

【用法】水煎服。

【功用】取汗解表。

【主治】一切恶疔。

铁粉散

【来源】《青囊全集》卷下。

【组成】广丹（炒黑）二钱　轻粉一钱五分　元寸二分

　　　本方名"铁粉散"，但方中无铁粉，疑脱。

【用法】上为细末，用香麻油四两熬成膏，入白蜡五钱、松香二钱收锅。贴之。

【主治】足冷疔腐肉不尽，肌肉难生。

黄连消毒饮

【来源】《青囊全集》卷下。

【组成】生黄耆一钱五分　防己一钱五分　泽泻一钱　连翘一钱五分　草节五分　陈皮七分　川黄连一钱　苏木五分　桔梗一钱　防风二钱　黄芩一钱　藁本一钱　全当归三钱　川柏一钱五分　羌活一钱　知母一钱　生地三钱　玄参二钱

【主治】疔疮日久，气血两亏，阳明头痛顶疼，小便黄。

紫雪散

【来源】《青囊全集》卷下。

【组成】真沉香一钱　犀角一钱　羚羊角一钱　元参二钱　上四六片二分　寒水石五分　草节五分　朴消一钱　朱砂五分　灯心（烧灰）五分　淡竹叶一钱

【用法】上为细末。每服一钱，或吹或服，不可过多。

【主治】疔证，火毒积热极甚，喉痛。

甘菊汤

【来源】《揣摩有得集》。

【组成】白菊花一两　金银花一钱半　生甘草三钱

【用法】水煎，连服三四次。

【主治】一切疔毒，不论生于何处。

护心散

【来源】《揣摩有得集》。

【组成】绿豆粉五钱　朱砂五分（水飞）　乳香一钱（去油）　黄蜡一钱

【用法】上为细末。开水冲服。

【功用】护心，预防毒气入内。

【主治】一切疔毒。

羌活散

【来源】《专治麻痧初编》卷三。

【组成】羌活　防风　白芷　荆芥穗　川芎　地骨皮　甘草　连翘　柴胡　牛蒡　大腹皮

【功用】微汗微下。

【主治】痘后热毒未尽，发疔发痈，肢节疼痛者。

拔疔散

【来源】《专治麻痧初编》卷六。

【组成】番硇砂　白丁香　蟾酥（酒化）　轻粉　大蜈蚣　全蝎（酒漂）　朱砂　雄黄各一钱　金顶砒五分　麝香三分　乳香六分

【用法】上为细末。取活川山甲血，或甲中油杵成膏，如麦粒大，针透疔根，插入一粒，候四边裂缝，是疔根动摇，即可拔去。若针刺无血，插药干枯，脓汁不变，终无生理。

【主治】疔疮。

五龙散

【来源】《外科传薪集》。

【组成】生南星一两　生半夏五钱　全当归五钱　生大黄五钱　陈小粉一斤四两（炒黑）

【用法】上为细末，调涂。火盛以芙蓉汁调；寒重用姜汁调。

【主治】痈疽、疔毒、瘰疬初起。

五宝丹

【来源】《外科传薪集》。

【组成】灵磁石一两二钱　飞朱砂六钱　上雄精三钱　梅片三分　元寸香三分

【用法】上为细末。掺患处。

【主治】诸疮及疔毒腐烂。

赤灵丹

【来源】《外科传薪集》。

【组成】上血竭一钱　月石一两

【用法】上为末。敷之。

【主治】疔毒，腐毒不透。

拔疔散

【来源】《外科传薪集》。

【组成】月石一钱　雄精二钱　千金霜一钱　巴散二钱　铁锈二钱　活磁石（炒）五钱　麝香三分　梅片二分　朱砂五分　蟾酥三分

【用法】上为极细末，以瓷瓶收贮。临用以膏盖之，未脓即散；或用荔枝肉打烂敷之。

【主治】一切疔疮。

金黄散

【来源】《外科传薪集》。

【组成】天花粉一两　黄柏五两　姜黄　大黄各五钱　白芷五钱　紫川朴　陈皮　甘草　苍术各二两　天南星二两

【用法】上为末，以瓷器收贮。凡遇红肿，及夏月火令时，用茶汤同蜜水调敷；如微热欲作脓者，以葱汤同蜜水调敷；如漫肿无头，皮色不变，附骨痈疽、鹤膝等，俱以葱酒并调；如天泡、火赤游丹、黄水疮，俱以板兰根叶捣汁调和；烫伤，麻油调；其次诸引，又在临用之际，顺合天时调，窥病势也。

【主治】痈疽发背，诸般疔疮，跌仆，湿痰流注，大头时肿，漆疮火丹，风热天泡，肌肤赤肿，干湿脚气，妇女乳痈，小儿丹毒等。

六神丸

【来源】《青囊秘传》。

【组成】乳香一钱 没药一钱 熊胆一钱 鲤鱼胆三个 硇砂一钱 狗宝一钱 元寸五分 白丁香四十九粒 蜈蚣 黄占各三钱 头胎男乳一合 腰黄一钱 扫盆一钱 真西黄一钱 白粉霜三钱 杜酥二钱 乌金石一钱

【用法】上药各取净末，以鲤鱼胆、黄占溶化为丸。每服十丸，开水化下。重者再进一服。

【主治】时邪温毒，烂喉丹痧，喉风，喉痛，双单乳蛾；疔疮，对口，痈疽，发背，肠痈，腹疽，乳痈，乳岩，一切无名肿毒；小儿急慢惊风，危在顷刻。

文八将丹

【来源】《青囊秘传》。

【组成】冰片五分 麝香三分 腰黄五钱 僵蚕（炒，研）三钱 蜈蚣（沙炒）三钱 甲片（沙炒）三钱 辰砂二钱 蝉衣（沙炒）一钱

【用法】上为细末，贮瓶内听用，大、小膏药均可用之。

【功用】拔毒。

【主治】无名肿毒，痈疽，疔疮。

朱峰散

【来源】《青囊秘传》。

【组成】墙丁（即墙上细螺蛳，又名石壁峰）三钱 大贝 银朱 朱砂各一钱五分

【用法】上为末，和匀。

【功用】拔疔脚。

拔疔膏

【来源】《青囊秘传》。

【组成】银朱 荔枝肉 蜗牛 鲜虾肉

【用法】同捣为膏。贴之。

【主治】疔疮。

拔疔毒新亚散

【来源】《青囊秘传》。

【组成】矿灰

【用法】用浓盐水泡化，涂疔上，变紫黑色。

【功用】拔疔眼。

【主治】干疔。

金龙丸

【来源】《青囊秘传》。

【组成】番木鳖（以米泔浸三日，刮去皮毛，切片晒干，麻油熬浮，换土炒去油，水洗，干待用）四两 炙甲片一两五钱

【用法】上药共为细末，以黄米饭为丸，如梧桐子大。每服五分，量人虚实酌减，按部位用引经药，煎汤送下。宜暖睡，勿冒风。周身麻木抽掣，甚则发抖，不必惊慌，过片刻即安。

【主治】一切疔疮肿毒，跌仆闪伤，胸胁气痛，贴骨痈疽；兼治男妇大小颈项瘰疬，及乳岩、结核、痰气凝滞，硬块成毒，小儿痘后发痈。

神效疔毒丸

【来源】《青囊秘传》。

【组成】雄黄 大黄 巴豆各三钱

【用法】杵烂，面糊为丸，如凤仙花子大。轻者每服九丸，重者二十一丸，极重者三十丸。

【主治】疔毒。

【宜忌】宜慎用。

消疔散

【来源】《青囊秘传》。

【组成】斑蝥三钱 蟾酥五分 赤芍六分 血竭五分 麝香二分五厘 梅片二分五厘 全蝎二分五厘 蜈蚣一条 乳香（炙）一钱五分 没药（炙）一钱五分 玄参二分五厘

【用法】上为末。放小膏药内贴之。

【主治】疔疮。

消疔散

【来源】《青囊秘传》。

【组成】川黄连 川黄柏 大黄各五分 西煤灰一钱 灯心炭四分 梅片一分 荸荠粉二钱 麝香一分

【用法】上为细末。

【主治】疔疮。

锭子疮药

【来源】《青囊秘传》。

【组成】尖槟一两 西丁五钱 皮消五钱

【用法】上为末。吐涎放手掌心，搓之作锭。

【主治】疔疮。

一笔消

【来源】《饲鹤亭集方》。

【组成】大黄二两 雄黄 藤黄各一两 蟾酥五钱 木香一钱 乳香 没药 白矾各三钱

【用法】蜗牛为丸。米醋磨敷患上。

【功用】《中药成方配本》：围毒消肿。

【主治】痈疽发背，五疔毒疮，对口搭手，诸般无名肿毒。

太乙紫金锭

【来源】《饲鹤亭集方》。

【组成】毛慈姑四两 文蛤二两 大戟三两 千金霜二两 雄黄四钱 朱砂一两 麝香四钱 丁香四钱 冰片二钱

【用法】糯米糊打成锭，每重一分。

【主治】四时疫疠，山岚瘴气，霍乱吐泻，肚腹疼痛，牙关紧急，癫狂迷乱，及小儿惊风，疔毒。

【宜忌】孕妇忌服。

梅花点舌丹

【来源】《饲鹤亭集方》。

【组成】熊胆 珍珠 麝香 冰片各一钱 血竭 没药 雄黄 月石各三钱 西黄蟾酥 黄连 沉香 葶苈 梅花瓣各二钱

【用法】加人乳烊化为丸，金箔为衣。每服一丸，好酒化下。外治外敷。

【主治】外疡肿毒，痈疽发背，疔疮恶症，红肿疼痛初起，山岚障气，时疫痧胀。

硇砂膏

【来源】《饲鹤亭集方》。

【别名】外科硇砂膏（《全国中药成药处方集》杭州方）。

【组成】鲜桃枝 柳枝 桑枝 槐枝各五尺 大山栀八十个 头发一两二钱 象皮 炒甲片各六钱

【用法】上用麻油四斤，煠枯去滓，再熬至滴水成珠，后下飞黄丹一斤半，成膏，加入真硇砂三钱，血竭一钱，儿茶二钱，三味预研细，共搅极匀，出火气听用。贴患处。

【功用】化腐消坚，生肌收口。

【主治】痈疽发背，对口疔疮，痰核痞块，破烂恶疮，一切无名肿毒。

小红升

【来源】《外科方外奇方》卷一。

【组成】真水银二两 净明矾二两 提净火消二两

【用法】上为末，安铁耳锅内，盖以高深宫碗，居中平稳，用煨石膏研细封口，放于风炉上，以先文后开之火，炼三柱香为度，过夜待冷，以刀刮去封口石膏，将揭起，用小刀刮下升丹，或绿或黄或红，各自贮开，瓷瓶盛之，听用。颜色虽殊，功效则一，陈一年者，出尽火气，愈陈愈佳。疮疡疔肿疖初起出脓时，用此掺疮口，外用膏药盖之。

如脓腐去净者，另用生肌长肉粉霜。

【功用】呼脓拔毒。

【主治】一切疮疡疔肿疖各毒初起出脓时。

【宜忌】男子肾囊、女子乳头及眼珠上下两角或生疮毒，切勿用此丹，恐受水银之气，受患莫测，慎之。

如意金黄散

【来源】《外科方外奇方》卷一。

【组成】天花粉十两 川黄柏五两 姜黄五两 白芷五两 广陈皮二两 甘草二两 苍术二两 南星二两 厚朴二两 石菖蒲二两 川郁金二两 生半夏二两

【用法】上为细末。醋、或蜜、或水、或葱汁水调敷。

【主治】痈疽发背,诸般疔肿,跌打损伤,湿痰流注,大头时肿,漆疮火丹,湿热天泡,肌肤赤肿,干湿脚气,妇女乳痈,小儿丹毒,外科一切顽恶肿毒。

蟾酥锭

【来源】《外科方外奇方》卷一。

【组成】蟾酥二钱（火酒化） 金脚蜈蚣一条 胆矾一钱 乳香一钱 雄黄二钱 麝香一钱 没药一钱 铜青一钱 冰片五分 寒水石二钱 血竭一钱 大蜗牛二十一个

【用法】上为末,蜗牛捣,作锭。每用米醋磨搽,或用辰砂、金箔为衣更妙。

【主治】阴症疔疮。

巴豆油膏

【来源】《外科方外奇方》卷二。

【组成】巴豆三两

【用法】用麻油煎片时,勿令枯,再用棉料纸滚尽外面油,以擂盆打自然油,用夏布绞出,加入轻粉三分,搅匀,瓷瓶收贮,勿令出气。用时看患大小以油照样涂抹膏药上贴之,日换三次。

【主治】发背、痈疽、疔疮。

会通灵应膏

【来源】《外科方外奇方》卷二。

【组成】玄参一两 马钱子二两 蓖麻子五钱（去壳） 五倍子五钱 杏仁二两 蛇脱三钱 带子蜂房五钱 男子发一团 麻油一斤四两

【用法】熬膏用。

【主治】疮疡疔毒,瘰疬,大人臁疮,小儿蟠贡头。

人龙散

【来源】《外科方外奇方》卷三。

【组成】蛔虫（燥）一钱（如无,用五谷虫代）白矾三分 蟾酥三分

【用法】火酒化,共调匀。搽之。少刻疔破,流毒水即愈。

【主治】翻唇疔毒。

五香散

【来源】《外科方外奇方》卷三。

【组成】丁香四分 木香 乳香 沉香各四分 麝香五厘 腰黄六分

【用法】上为末,好醋调,须于端午日午时合之。用针挑破疮头,将醋一点,用药少许,按膏药上贴之。

【主治】疔疮走黄危急。

疔毒秘丸

【来源】《外科方外奇方》卷三。

【组成】人指甲不拘多少（炒黄研细） 麝香一分 便壶底一匙

【用法】上为末,为丸,如米大。

【主治】疔毒。

拔疔丹

【来源】《外科方外奇方》卷三。

【组成】蜣螂一个（去头翅） 硇砂五分 白信五分

【用法】上为丸,如椒子大。先以三棱针刺疮,约深几许,将此丹纳入,以顶针捺下,须臾大痛,皆变黄水而出;然后,以野菊花不拘根叶,捣汁一盏,和酒服之,连进三次,尽醉为度;再以人中黄为丸,日日服,以好酒送下。以愈为度。

【主治】疔疮。

散疔丸

【来源】《外科方外奇方》卷三。

【组成】蟾酥 明矾各三钱 僵蚕 辰砂各一钱半 牛黄 冰片各一钱 麝香七分

【用法】上为极细末，用炼白黄占滚化，稍冷定，入前药末为丸，如麻子大。每服七分，葱头白酒送下。取微汗为度。

【主治】疔疮。

加味八将丹

【来源】《增订治疗汇要》卷下。

【组成】穿山甲七片（炙） 全蝎 蝉衣各七个 僵蚕 蜈蚣各七条（炙） 五倍子 腰黄各三钱 冰片 西黄各五分 麝香三分 公丁香 母丁香各一钱五分

【用法】上为极细末。掺用。

【功用】拔毒生肌。

【主治】疔疮外证。

消疔散

【来源】《内外验方秘传》。

【组成】银朱一钱 朱砂一钱 空青一钱 洋樟脑二钱 乳没各一钱 明雄黄 轻粉 蜂窝 磁石 杏仁 番木鳖仁各一钱 蜈蚣二钱 全蝎 斑蝥 巴豆仁各二钱 蟾酥一钱五分 月石 火消 荔枝核各一钱五分 铜绿一钱

【用法】上为末。掺膏药上贴之。

【主治】疔。

银花解毒方

【来源】《治疗汇要》卷上。

【组成】玄参二两 甘草二钱 金银花二两 生地一两 当归一两 紫花地丁五钱 贝母二钱

【用法】水煎服。

【主治】手心疔。手少阴心、手厥阴心包络二经，湿火之毒，外形虽小，内毒有余，疮色明亮。

外证败毒散

【来源】《治疗汇要》卷下。

【组成】防风 甘草 前胡各一钱 赤芍一钱五分

穿山甲一片（炒） 元参 连翘各二钱 生地 银花各三钱 蒲公英 野菊花根各五钱

【主治】疔疮初起及轻者。

【加减】便实者，加大黄二钱。

地丁饮

【来源】《治疗汇要》卷下。

【组成】鲜紫花地丁

【用法】用花、梗、叶捣汁服。毒重者愈多服愈妙，盖被出汗，其毒自解，并用滓敷患处。或加蒲公英、甘草末三钱调服更效。

【主治】疔毒、对口、发背，一切红肿。

【宜忌】疮色白、平坦者忌用。

加味黄连解毒汤

【来源】《治疗汇要》卷下。

【组成】黄连 条芩 黄柏 栀子 连翘 甘草 牛蒡子（炒研）各等分

【用法】加葱白、或大黄，水煎服。

【主治】疔毒入心，渴热便秘，烦闷脉实。

【宜忌】若非实火，不可轻服。

护心散

【来源】《治疗汇要》卷下。

【组成】绿豆粉一两 乳香五钱（去油） 朱砂 甘草各一钱 灯草炭三钱

【用法】上为细末。每服二钱，滚水调下，早、晚各一次，徐徐咽下，令时在胸膈。或用甘草一两浓煎，即用此汤泛为丸。每服三钱。重者饮真麻油、真菜油，或白砂糖三四两，开水调服。俟神清接服醒消丸。

【功用】护心解毒。

【主治】疮肿毒不破，致毒内攻，口渴烦躁，恶心呕吐；并治狗咬伤。

消疔毒膏

【来源】《治疗汇要》卷下。

【组成】松香二十两（用桑柴炭煎汁，澄清入松香煮烂，取出纳冷水中少时，再纳灰水中煮，以色白为度） 乳香三两（每两用灯心二钱五分同炒去油，研细末） 没药三两（研制同上） 铜绿五两（研细；过绢筛，再研至无声为度） 百草霜五两（研细，过绢筛，再研至无声为度） 黄蜡十两（刮取粗片） 白蜡二两（切粗末） 麻油六两

【用法】用桑柴火先将麻油入锅熬滚；次下松香，候稍滚；三下白蜡，候稍滚；四下黄蜡，候稍滚；五下乳香，候稍滚；六下没药，候稍滚；七下铜绿，候稍滚；八下百草霜，再滚数次。于锅内太老则不适用，并少功效。冷透搓成如桂圆核大，藏瓷瓶内。临用以一丸捻扁，勿见火，或呵软，或热水炖软，贴患处。顷刻止痛，次日肿消，已破烂者亦效。

【主治】疔毒，痈疽。

消疔化毒汤

【来源】《治疔汇要》卷下。

【组成】紫地丁 甘菊花 金银花各一两 蒲公英五钱 夏枯草 连翘各三钱 郁金二钱 甘草四钱（生） 鲜菊叶二两（打汁冲）

【主治】疔毒。

【加减】若已溃烂，加当归一两。

缓唇汤

【来源】《治疔汇要》卷下。

【组成】紫地丁一两 金银花八钱 桔梗三钱 生甘草三钱 白果肉二十枚 知母三钱

【用法】水煎服。

【主治】疔发于唇。

【加减】已溃者，加当归。

百消散

【来源】《经验各种秘方辑要》。

【组成】血龟版一大个（须用下半段，断不可用汤版为要） 白蜡一两（为细末）

【用法】先将龟版烘热，取蜡末渐渐掺上，掺完，版自炙枯，放泥土上，出火气，研碎。用黄酒冲服，至醉为度，服后即仰卧，出大汗而愈。如稍有未平，再服半服，断无不愈。惟炙版须用桑柴火，如桑柴难觅，青炭亦可，切不可用煤火。

【主治】一切无名肿毒，对口发背，流注，痈疽，疔疮。

灵宝救苦丹

【来源】《经验各种秘方辑要》。

【组成】麝香五分 番蟾酥（酒化）五分 真狗宝五分 西牛黄五分 珍珠三分 梅冰片二分 明硼砂五分 草河车一钱 真熊胆三分 真山上百草霜一钱（如无，用陈京墨代） 真血竭五分 去油乳香五分 去油没药五分 生大黄一钱（勿见火） 明雄黄（制）五分 飞净朱砂五分 生玳瑁五分 真琥珀五分 乌沉香二分 青木香三分

【用法】上为极细末，用头生男孩人乳和化为丸，每丸一分，真金箔五分为衣。每服一丸，重者二三丸，陈绍酒送下，以醉取汗为度。并可外敷。

【功用】止痛护心，解毒化脓。

【主治】痈疽发背，疔疮、内痈，恶疬、蛊毒，烂喉丹痧、霉疮结毒，一切无名肿毒，已溃未溃，毒邪毒火。

【宜忌】孕妇忌服。

利湿散

【来源】《医学探骊集》卷六。

【组成】宫粉一两 枯矾一两 硼砂五钱 轻粉一钱

【用法】上为极细末。先用针刺出毒水，继用纸捻沾药末下在针孔内，外用膏药敷之；俟其孔稍大，再多上，用棉花、白布裹之。数日可愈。

【主治】踝下湿郁疔疮，但觉其中如有溃脓之意者。

苍龙丸

【来源】《千金珍秘方选》。

【组成】苍耳草虫（立秋后捉）一两 土贝母四两 轻粉二钱二分五厘 血竭三钱 射干四分五厘 冰片三分 雄黄二钱二分五厘 蟾酥四钱（人乳化）

【用法】上为细末，为丸如梧桐子大，辰砂为衣，阴干。每服一丸，强壮者两丸，陈酒送下，再以酒尽量饮之。取汗为度。

【主治】疔肿。

疔药方

【来源】《千金珍秘方选》。

【组成】斑蝥（去头足翅，糯米拌抄）六钱　血竭一钱　冰片　麝香各五分　前胡二钱　赤芍二钱　蟾酥一钱　炙乳没各三钱　玄参五分　蜈蚣二条

【用法】上为细末。上膏药上贴之。

【主治】疔。

拔疔毒膏

【来源】《千金珍秘方选》引郑艺圃方。

【组成】紫地丁二两　当归（酒洗，以盐踏烂）四两　大五倍子十个

【用法】麻油十斤煎枯，滤清，以黄蜡收成膏。取少许涂疔毒上，以膏散盖之，半日即退。

【主治】疔毒初起，并治无名肿毒。

菊叶膏

【来源】《千金珍秘方选》引扬州巴氏传方。

【组成】血余二两　木鳖二两　银花二两　红花五钱　生大黄三两　当归一两　羌活五钱　防风五钱　黄柏一两　黄芩一两　独活四两　甘草三两　赤芍二两　皂角针三两　鲜菊叶四两

【用法】用香油五斤，将药浸三日，煎枯滤清，黄丹收膏，再加五灵脂三钱，滴乳香三钱，共为细末，搅匀。

【主治】一切疔疮热毒大小外症。

天仙丹

【来源】《疡科纲要》。

【组成】三仙大红升丹（须自炼者为佳）二两　天仙子六两（研极细）　五虎拔毒丹一两　梅片三钱

【用法】上药各为极细末，和匀密贮。临用挹尽脓水，须以一百倍石炭酸淋洗净，棉纸挹干，以此末子细细掺遍疮口，以膏盖之，一日两换，吸尽脓腐，不伤好肉，不觉痛苦，最为稳妥。

【功用】提脓拔毒，去恶腐。

【主治】疔毒及脑疽、背疽、腹皮大痈，溃后脓多，或腐肉不脱。

【方论】广东药肆，有所谓天仙子者，其形小圆而扁，其色深黄，光泽滑润，一得水湿，则自有粘质，稠如胶浆，以治溃疡，吸取脓水，其力颇峻，寻常疮疖，嫌其吸力太富，反觉痛苦，惟疮脓多，及脑疽、背疽、腹皮痈等大证，腐化已巨，脓水甚多者，以此提脓吸毒，去腐极易，并不痛苦。考《本草纲目》有莨菪子，一名天仙子，而所载形色性情，实非此药，或粤省所独有，未入本草之物，颐用之有年，恃为利器，爰合以三仙丹数味，配为一种末子，专治大毒大腐。是新方之适宜于实用者，即以粤东之名是方，以旌其功，允足当佳名而无愧色。

桃花丹

【来源】《疡科纲要》卷下。

【组成】羌活　当归　甘草各三两　陈皮　黄柏　大黄　急性子各二两　南星　白芷　赤芍各一两五钱　马牙消　银朱各一两　绿豆粉四两

【用法】上各为细末，红肿焮热者，以忍冬藤杵自然汁调敷。大青叶、芙蓉叶、马蓝头、马齿苋等自然汁皆可用。时毒发颐，用防风三钱，薄荷叶二钱，煎汤调敷，或加薄荷油十滴许。小证红肿，用茶清调。小块初起，以药末三四分，用太乙膏贴之。阳证初起，未红未热，以甘草煎汤乘热调敷。

【主治】疡疾红肿焮热，或尚未高肿色赤，乳痈疔毒，漫肿坚硬者。

【方论】是方清凉而不偏于阴寒，散肿软坚，疏泄郁热，以治阳发红肿焮热，或尚未高肿色赤，乳痈疔毒，漫肿坚硬者，无不应手捷效，其功实在金黄散之上。

消疔丸

【来源】《疡科纲要》卷下。

【别名】消疔丹（《青囊秘传》）。

【组成】明雄黄一两　生锦纹二两　巴豆霜（拣取白肉，纸包压去油净）四钱

【用法】上各为细末，加飞面五六钱，米醋为丸，如凤仙子大。每服五丸至七丸，最重证不过十二丸，不可多用，温开水吞。泄一二次，预备绿豆汤，冷饮数口，即止。小儿痰食实证，发热，大便不通者，每用二三丸，杵细饲之，泄一次即愈。

【主治】疔疮大毒，火焰方张，大便不行者。

【宜忌】虚人、孕妇勿用。

秘制朱砂膏

【来源】《膏药方集》引《伤科方书》。

【组成】松香一斤　葱水煮麝香五分（如嫌麝香贵，可另改加入八将散）　冰片五分　制乳香五钱　制没药五钱　樟脑三两五钱　银朱一两　漂朱砂二钱　研漂蓖麻子肉五两　杏仁一百五十粒（去皮尖）　明雄黄二钱　全蝎二钱五分（葱水洗）

【用法】上各为细末，打数千捶为膏，瓷罐收贮。临用时隔水炖软，摊平常油纸上贴之，当看疮形大小，酌量用之。

【主治】疔疮，痈疽，发背，颈项一切无名恶毒。

消疔散

【来源】《丁甘仁家传珍方选》。

【组成】苍耳虫三十条　煅人指甲一撮　蜘蛛五只　耳垢一撮　僵蚕一钱　蟾酥二钱　倒挂尘灰一把

【用法】上为细末。每取少许，放小膏药中，贴疔头上，日易一次。

【功用】消疔。

【宜忌】已溃禁用。

酥　料

【来源】《丁甘仁家传珍方选》。

【组成】蟾酥四钱　雄黄四钱　乳香　没药　枯矾　铜绿　寒水石　胆矾　朱砂　麝香各三钱　轻粉五分　蜗牛三十个（捣烂）

【用法】上各为细末，入蜗牛候干，研细听用。内服或外敷。

【主治】疮疡疔毒，顶不高凸，根脚不收，焮肿走

黄，精神不爽，时或昏闷；及痈疽火毒，麻木疼痛。

消疔酥信丹

【来源】《吉人集验方》卷下。

【组成】杜酥末六分　白砒五分（即白信石，若用红砒不效）　黑枣肉三钱　赤砂糖三钱

【用法】上为泥。凡治生疔，先将生姜擦患处，以开皮毛，或挑破疮头，然后用药一小块，涂于疔头之上，自可消散。

【主治】疔疮，痈疽发背。

【宜忌】切勿入口。

疔疮立效膏

【来源】《中国医学大辞典》。

【别名】疔毒膏

【组成】松香（制）四两　黄蜡二两　没药（去油）　乳香（去油）各六钱　百草霜　铜绿各一两　白蜡四钱　蟾酥（隔水炖研，和入）　麻油各三两　麝香（研细，后入）三钱

【用法】上为细末，用桑柴火先将麻油入锅煎滚；次下松香，候稍滚；三下白蜡，候滚；再下黄蜡，候滚；再下乳香，稍滚；下没药，滚；即下铜绿，再滚；将百草霜下于锅内，滚数次；再后搅下蟾酥、麝香，即息火，冷透搓成条子，为丸如桂圆核大，藏净瓷器内，勿令泄气。每用一丸，呵软捻扁贴之，外盖膏药。痛即止，次日肿消而愈；已走黄者用之亦效。

【主治】疔疮初起，顶如粟，四围肿硬，或麻痒疼痛。

一笔消

【来源】《药奁启秘》。

【组成】生川军一两　蟾酥　明矾各三钱　乳没各二钱　藤雄黄各五钱　冰片四分　麝香二分

【用法】上为末，用蜗牛四十九条，打烂成锭，重二分五厘。水磨涂。

【主治】痈疽，疔毒，恶疮，发背。

疗发散

【来源】《药奁启秘》。

【组成】桑螵蛸（立春前炙成炭）一百个 益母草（小暑前炙存性）各等分

【用法】上为细末。每重一两，加麝香五分，按膏贴之。

【主治】疗毒漫肿，麻木疼痛。

蚤休散

【来源】《药奁启秘》。

【组成】蚤休不拘多少（晒干，研末）

【用法】上药用菊花露同蜜调敷。

【主治】疗疮肿疼。

拔疔膏

【来源】《经目屡验良方》。

【组成】野菊花 山慈姑 升麻（瓦炙） 血竭各一钱五分 天花粉一钱 七叶一枝花 紫花地丁 木耳 皂角刺（各瓦炙） 朱砂（水飞，净）各三钱 川贝母（去心） 知母（瓦炙，或用黄酒煮透，焙干亦可） 蟾酥各三钱（酒化，不见火）生甘草 麝香各五分 蓖麻子肉一两（去壳衣，捣烂用）

【用法】上药除麝香、蟾酥、血竭、蓖麻子肉、朱砂、生甘草六味，余概用瓦炙存性，同前药为极细末，同蓖麻肉捣烂成膏。如干，加山东胭脂，如无，麻油亦可。用时先将银针刺破疔根，入此膏少许，掩以膏药一对。周时疔自拔出矣。

【主治】疗疮。

一笔消

【来源】《顾氏医径》卷六。

【组成】生大黄四两 生南星一两 生半夏一两 白及一两 黄连一两

【用法】上药生晒脆，磨粉，用猪胆汁调和作锭。疗毒，菊花水磨；结核，莱菔汁磨。

【主治】疗毒，结核。

疗疮呼脓膏

【来源】《顾氏医径》卷六。

【别名】绿云膏、千捶膏。

【组成】麻油三两（以草薢麻子四十九粒置麻油内，拈楝，去草薢麻子） 松脂八钱（即葱煮松） 樟脑五钱 猪胆汁（大）三个 铜绿一两

【用法】将松脂先置铜勺内，放火炉上熔化，乃下麻油、胆汁、铜绿熬匀，捣千余下，二钱烘焠，倾入各药，用板搅之，愈搅药色愈绿。

【主治】疗疮，蟮拱头。

拔疔散

【来源】《顾氏医径》卷六。

【组成】壁钉虫六七枚 银朱 磁石各三钱 土贝五钱

【用法】上为末。菊汁调涂。

【主治】疗疮。

金箍散

【来源】《顾氏医径》卷六。

【组成】菊花汁调郁金四两 白及四两 白蔹四两 大黄四两 黄柏二两 轻粉五钱 白芷四两 绿豆粉二两

【功用】束疗。

【主治】疗疮。

八宝黑虎散

【来源】《内外科百病验方大全》。

【组成】冰片一分 水银一钱 宫粉一钱 明雄五分 麝香一分 铅一钱 轻粉六分 百草霜一钱

【用法】先将水银、铅放铜勺内，火炼好，研末；次将百草霜用勺炒，候烟尽为度；再将各药合研极细，收瓷瓶内，勿令泄气。用时以少许置膏药上，贴患处。

【主治】一切无名肿毒、疗疮。

当归汤

【来源】《集成良方三百种》。

【组成】当归二两　菊花一两　地丁一两
【用法】水煎服。四五剂即愈。
【主治】疔毒溃后。
【宜忌】白色阴疽忌用。

疔疮塞鼻丹

【来源】《集成良方三百种》。
【组成】小枣三个（烧熟去核）　巴豆仁三个　银朱三分　雄黄三分
【用法】上捣为长丸。绵纸包裹，当中截开，塞两鼻孔，盖衣出汗。
【主治】疔疮。

净连汤

【来源】《集成良方三百种》卷下。
【组成】净花五钱　连翘三钱　当归三钱　川芎　皂刺　防风　川羌　麻黄　土茯苓　甘草　透骨草各一钱
【用法】水煎，熏洗。
【主治】疔疮。

散毒汤

【来源】《集成良方三百种》卷下。
【组成】生地五钱　银花一两　夏枯草一两　当归一两　连翘三钱　白芷三钱　地榆三钱　花粉三钱　甘草二钱
【用法】水煎服。三四剂即愈。
【主治】各种疔疮阳毒。

蜈蚣散

【来源】《集成良方三百种》卷下。
【组成】蜈蚣一条（焙）　雄黄五分　白芷五分　僵蚕二个　元寸三厘　甘草三分
【用法】上为细末。用小茄子一个煨半熟，将药末填入内，套指上；如无茄子，用鸡子开孔去黄，加药末套之；或用猪胆入药末套入亦可。
【主治】疔疮阳毒。

六岁墨

【来源】《外科十三方考》。
【组成】山慈菇一两　千金子一两　大戟一两　文蛤二两（去虫）　麝香一分　川乌二两　草乌二两
【用法】上为细末，以糯米煮糊捣匀，用模型铸为一钱重墨状条块，阴干备用。每服一锭，病重者可连服二锭。通利之后，用温粥补之。凡疔疮肿毒、口眼歪斜、牙关紧急等症，俱用温酒磨服；其他一切疮毒，皆用醋磨搽。

太岁墨即太乙紫金锭之变方，以二乌、朱砂、雄黄，化和平为峻险，专作外用，不重内服，反不若紫金锭之安全稳妥。故在用本品处，皆代以紫金锭，其收效颇能如理想也。

【功用】解毒止痛。
【主治】疔疮肿毒，口眼歪斜，牙关紧急；及山岚瘴气，死牛、死马、河豚中毒，砒毒，咽喉肿痛。

观音救苦丹

【来源】《外科十三方考》。
【组成】麝香五分　白矾五分　雄黄（水飞）一钱半　辰砂（水飞）一钱半　乳香（去净油）一钱半　没药（去净油）一钱半　全蝎（炮，炙）三钱　真血竭一钱半　山甲（炙）三钱　蟾酥一钱　僵蚕（炙，去丝）五钱
【用法】上为极细末，收贮备用。每服三分，以红糖、葱白煎汤送下。汗出即愈。
【主治】一切痈疽，发背，疔毒，肿痛初起，红肿高大者。

金蚣丸

【来源】《外科十三方考》。
【组成】金头蜈蚣十五条（去头足，微炒）　全蝎二十个（去头足，米泔水洗）　山甲二十片（土炒成珠）　僵蚕二十条（炒去丝）　朱砂二钱　明雄二钱　川军三钱
【用法】上为细末，黄酒面糊为丸，如绿豆大。朱砂、雄黄为衣，每服三十至五十丸，空心温黄酒送服，老弱量服，汗出即愈。未成者消，已成脓者次日即溃。

【功用】祛风破瘀，消肿镇痛。

【主治】阳症之红肿热痛高起者，如发背、疔疮、横痃及小儿上部疙瘩等疮。

【宜忌】已溃者忌服，下部疮疡不适用。

【方论】此方以毒性动物为主药。疮非气血凝滞不生，此方以蜈蚣、山甲、僵蚕、全蝎等药之上升，以祛风活络，雄黄、朱砂、大黄解毒下趋，使毒从下泄，一升一降，毒散结去，气血得以流通，疮亦也因此而痊愈。他如小儿上部疮疖等见效尤速。近人张觉人、程天灵两氏谓本方重用蜈蚣、山甲、全蝎对瘰疬有效，如加入麝香，更可以治疗小儿惊风抽搐。此外，还可以治疗惊痫抽搐，麻痹拘挛，诸风掉眩，手足震颤，口眼㖞斜，角弓反张，半身不遂等，并且对破伤风也有很好疗效，据张氏经验，疗效超出于"玉真散"之上。

隔纸膏

【来源】《外科十三方考》。

【组成】乳香 没药 血竭各一钱 轻粉 银珠各二钱 铅粉三钱 朱砂二钱 冰片一分 石钟乳三钱（煅过）

【用法】上为末，用清油四两，黄蜡四两，入锅熔化取起，瓷碗贮之，候冷定，入药在内搅匀，以棉纸摊膏。贴于患处，一日两换。贴去腐肉后，视其肉色如石榴尖样时，用熏洗汤洗净，贴解毒膏，掺加味天然散，生肌平口。

【主治】鬓疔已经溃烂化脓者。

刘氏毒镖膏

【来源】《膏药方集》引刘金安方。

【组成】乳香六钱 没药六钱 轻粉六钱 血竭六钱 甘草六钱 芙蓉草六钱 汗三七六钱 五倍子六钱 彰丹六两 朱砂二钱 台寸（麝香）一钱 红花三钱 小燕三个 咸鸭蛋七个 香油一斤

【用法】先将香油熬开，将小燕、咸鸭蛋、芙蓉草放油内后，取汁去滓；再将五倍子、红花、汗三七放油内炸黄色取出，共为细末，合煎药内，文火熬之，见各药变成黄色，再下彰丹，见黑色时用水一盆，滴水成珠为度，再将台寸放入，用铁铲搅三四合，将药全部倾水盆内，出去火毒，火

毒出净后，膏药成灰白色，取出即可用之。用时将膏药用凉水泡化，再用手扰开，看症用多少贴疮上。

【主治】骨节骨膜漏疮，结核，对口，搭背，腰痛，硬伤，伤口，疔毒，恶疮，阴疮，鼠疮，臁疮，乳疮，筋膜瘰疬，寒疮，痔疮，痔漏，骨痨。

云台膏

【来源】《北京市中药成方选集》。

【组成】大黄五两 木鳖子五两 玄参（去芦）二两 生地二两 金银藤二两 甘草二两 土贝母二两 黄耆一两五钱 当归一两五钱 薄荷梗二两 赤芍一两 川芎一两 白芷一两 杏仁一两 生草乌一两 黄柏一两 僵蚕一两 生山甲一两 全蝎一两 生南星一两 蜂房一两 蛇退一两 蝉退一两 牡蛎一两 生半夏一两 羌活一两 防风一两 连翘一两 苍术一两 香附一两 橘皮一两 花粉一两 干蟾一两 五倍子一两 蓖麻子一两 川连五钱 细辛五钱 红花五钱 官桂五钱 丁香五钱 头发二两 桑枝四两 槐条四两 柳条四两 苍耳子四两 老蒜四两 葱白四两 生姜四两 芒消一两五钱

【用法】上药酌予切碎熬膏，每锅用料子四十二两，香油二百四十两炸枯，过滤去渣，熬炼至滴水成珠，入章丹九十两搅匀成膏，取出放入冷水中，浸出火毒后，加热溶化，再入下列细料粉一两五钱、苏合油一两，搅匀摊贴即成，大张油重一钱四分，小张七分，纸光。（云台膏细料：铜绿五钱、白矾五钱、银朱五钱、雄黄五钱、乳香一两、樟脑一两、佗僧一两、没药一两，共为细末）。贴患处。

【功用】祛毒消肿止痛。

【主治】无名肿毒，疔毒恶疮，痈疽发背、搭手对口，疥癣成疮。

梅花点舌丹

【来源】《北京市中药成方选集》。

【组成】乳香（炙）三十两 雄黄三十两 沉香十五两 蟾酥（酒化）六十两 没药（炙）三十两 血竭三十两 白梅花一百五十两 朱砂三十两 硼砂三十两 葶苈子三十两 生石决明十八两

【用法】上为细末，每四百五十三两细末兑入牛黄十五两，珍珠粉（豆腐炙）九两，冰片十五两，麝香九两，熊胆九两，研极细末，混合均匀，用冷开水泛为小丸，每两分为四百丸，用金箔为衣。每两用金箔五张。每服二至三丸，每日二次，黄酒送下，温开水亦可。外敷用醋化开，敷患处。

【功用】清热解毒，消肿止痛。

【主治】疗毒恶疮，痈疽发背，疮疖红肿。

【宜忌】孕妇忌服。

一粒金丹

【来源】《全国中药成药处方集》（吉林方）。

【组成】广木香 沉香 乳香各五分 巴豆霜一钱五分 雄黄三钱四分 郁金三钱四分 没药 陈皮 皂角 公丁香各一钱

【用法】上为极细末，临用时以枣肉为丸，如芡实大。每服一丸，细嚼，白开水送下。毒气泄尽，即以米汤补之。

【功用】清血解毒，开瘀散滞。

【主治】痈疽、疗毒、恶疮、无名肿毒、手搭、腰搭等疮毒初起，大便燥结者。

【宜忌】病久身体虚弱者勿用。

乌龙散

【来源】《全国中药成药处方集》（沈阳方）。

【别名】乌龙锭。

【组成】牛黄五分 台麝四分 冰片钱半 千金霜 文蛤 毛慈菇 灯草炭各八钱 大戟五钱 朱砂钱半 安息香半具

【用法】上为极细面。满一年小儿服一分，三岁者每服二分，成人每服六分。

【功用】清热镇痛消肿。

【主治】恶寒发热，咽喉肿痛，单双乳蛾，小儿瘾疹瘢痧，毒热不解，老人痰火郁结；时行瘟疫，疗毒恶疮。

【宜忌】忌腥辣食物，孕妇忌服；反甘草。

外科蟾酥锭

【来源】《全国中药成药处方集》（南京方）。

【组成】蟾酥二钱 樟脑一钱 制没药二钱 飞朱砂一钱 制乳香二钱 轻粉五分明 雄黄二钱 麝香三分 巴豆霜二钱

【用法】上为细末，将蟾酥用酒化开，加米糊做锭，每锭重三分。每周一锭，用醋磨敷患处。

【主治】初起之疗疮、痈疡、脑疽。

【宜忌】不可内服。

托毒丸

【来源】《全国中药成药处方集》（沈阳方）。

【组成】羌活 前胡 薄荷 金银花 黄芩各一两 桔梗 乌药 粉草各五钱 独活 川芎 枳壳各一两四钱 连翘 柴胡 天麻 茯神各五钱

【用法】上为极细末，炼蜜为丸，七分重，朱砂为衣。每服一丸，白开水送下。

【功用】散风解热，托毒清血。

【主治】四时感冒，头痛身痒，鼻流清涕，咳嗽作喘；痘疹将出，乍寒乍热，惊风抽搐，睡卧不宁，呕吐恶心；疗疮，恶疮。

红膏药

【来源】《全国中药成药处方集》（抚顺方）

【组成】松香一两 潮脑五钱 白芷 大贝各二钱 轻粉 银朱各一钱 蜈蚣四条 冰片五分

【用法】上为细末，放盆内，以火炖成膏。贴患处。

【功用】消肿杀菌防腐。

【主治】疗毒疮疡，结核瘰疬，脚气（脚泡炎），一切外伤化脓痛痒等。

诸疮解毒丹

【来源】《全国中药成药处方集》。

【组成】双花五钱 元芩 地丁 甘草 桔梗 川连 山栀 乳香 黄柏 连翘 京母 白芷 青皮 当归 赤芍 花粉 没药各三钱 生耆 皂刺 重楼 苍耳各二钱 薄荷 山甲各一钱 公英四钱

【用法】共为极细末，炼蜜为丸，二钱重。每服一丸，白开水送下。接连服之有效。

【功用】化毒解热，消肿止痛。

【主治】疗毒恶疮，头面诸疮，无名肿毒，妇人乳痈，皮肤顽癣，干湿疥毒。

【宜忌】孕妇忌服。

颖曲氏回春膏

【来源】《全国中药成药处方集》（禹县方）。

【组成】当归　木鳖子各三两　栀子　牙皂　白及　川乌　草乌　乌药　白蔹　连翘各二两五钱　苦参　槐枝各四两　西大黄　乳香（去油）　没药（去油）　血竭　儿茶　明雄　樟脑各一两五钱　麝香一钱　葱白一斤　生姜二斤　香油七斤　广丹三斤八两

【用法】以香油将药煎枯去滓，加丹熬成膏，下乳香、没药、血竭、儿茶、明雄、麝香、樟脑即成。按患处大小贴用，温开水暖软，夏天用水捏成薄片，摊在布上，贴到患处。

【主治】疗毒恶疮，无名肿毒，跌打损伤，冻疮臁疮，牙疼痄腮，脚气狗咬，搭背对口，鼠疮瘰疬，附骨阴疽，手足麻木，胃口腹疼，鹤膝风症，气痞寒积，乳岩乳核，臂腰腿疼。

牛黄消炎丸

【来源】《中药制剂手册》。

【组成】牛黄五两　蟾酥三两　雄黄十两　珍珠母十两　青黛四两　天花粉十两　大黄十两

【用法】上药各为细末，和匀，用大曲酒（60°）或白酒泛为小丸，每两约五千粒，凉干或低温干燥，用百草霜细末二两七钱为衣，再加入麻油一两打光。每服十丸，一日三次，温开水送下。小儿酌减。

【功用】清热、消肿、解毒。

【主治】热毒引起的咽喉肿痛、痈疮、疗疮、热疖及一切无名肿毒。

【宜忌】孕妇忌服。

抗毒丸

【来源】《赵炳南临床经验集》。

【组成】金银花六两　青连翘六两　地丁草六两

天花粉六两　干生地五两　苦桔梗五两　大青叶三两　龙胆草二两　板蓝根三两　公英二两　没药一两　黄连五钱　梅片一钱五分　牛黄一钱五分　朱砂一两　寒水石一两五钱　青黛一两

【用法】上为细末，水泛为丸，如绿豆大（或制片）。每服二钱，温开水送下，一日二次。

【主治】痈、疗、疖等体表化脓性感染。

解毒清热汤

【来源】《赵炳南临床经验集》。

【组成】公英一两　野菊花一两　大青叶一两　紫花地丁五钱　蚤休五钱　花粉五钱　赤芍三钱

【功用】清热解毒。

【主治】疗、疖、痈、急性丹毒初期及一切体表感染初起。

【方论】本方力专解毒清热。方中公英解毒，长于消痈；紫花地丁解毒，长于治疗毒；大青叶解毒，清热凉血，常用于治疗瘟疫斑疹，丹毒等症；蚤休能解肝胆之郁热，熄上扰之火毒，善治上焦痈肿疮毒；佐以赤芍凉血活血散瘀；花粉清热生津护阴。药少力专，各尽其用。

解毒清营汤

【来源】《赵炳南临床经验集》。

【组成】金银花五钱至一两　连翘五钱至一两　公英五钱至一两　干生地五钱至一两　白茅根五钱至一两　生玳瑁三钱至五钱　丹皮三钱至五钱　赤芍三钱至五钱　川连一钱至三钱　绿豆衣五钱至一两　茜草根三钱至五钱　生栀子二钱至四钱

【功用】清营解毒，凉血护心。

【主治】疗、疖、痈肿毒热炽盛，气营两燔，及一切化脓性感染所引起的毒血症早期。症见高烧，烦渴，甚或出现神志方面症状。

【加减】高烧显著者，可重用生玳瑁，另加犀角粉一至二分，水煎兑服或冲服；大便干燥数日未解，加大黄。

【方论】方中金银花、连翘、公英清热解毒；栀子清三焦热，配合川连重在清心热；丹皮、赤芍、茜草根清热凉血活血；干生地、白茅根养阴凉血护心；生玳瑁清热解毒，镇心平肝；莲子心、绿豆衣能清心中之邪热。诸药相辅相成，清解之中又能养阴扶正，养阴之中又能凉血活血。

五虎丹

【来源】《中医皮肤病学简编》。

【组成】水银62克　白矾62克　青矾62克　牙消62克　食盐31克

【用法】先将水银与矾磨研，以不见水银为度，再将余药加入共研细末。将上药末置入小铁锅内，盖大碗一只，用泥土密糊封闭，文火炼二三小时，待冷却，轻轻除去泥土，将碗取出，碗底附着如霜之白色结晶，即为五虎丹。糊剂：五虎丹结晶体18克，蟾酥0.5克，红娘0.5克，斑蝥0.5克，羊金花粉1克，用浆糊调成糊状，粘涂肿块上面，以普通膏药贴之；钉剂：药物份量同上，用米饭赋形，搓成两头尖的梭状条，每支长2～3厘米，重0.65克，阴干，用时插入癌组织。肿块脱落坏死后，改用红升丹细粉末撒布，贴膏药至疮面愈合。

【功用】《古今名方》：祛腐拔毒，生新。

【主治】

1. 《中医皮肤病学简编》：皮肤癌。

2. 《古今名方》：痈疽疔疮，慢性瘘管，淋巴结核等需要腐蚀脱落者。

【宜忌】不可口服。

地丁饮

【来源】《朱仁康临床经验集》。

【组成】地丁9克　野菊花9克　银花9克　连翘9克　黑山栀9克　半枝莲9克　蒲公英15克　草河车9克　生甘草6克

【功用】清热解毒，消肿止痛。

【主治】疔疮。

红千捶膏

【来源】《朱仁康临床经验集》。

【组成】嫩松香500克　银朱105克　蓖麻子肉300克　炙乳香　炙没药各36克　麝香2.4克

【用法】先将蓖麻子肉捣烂，然后加松香、乳香、

没药、银朱捣千多次，最后加麝香（研细）再捣匀成硬膏，放陶罐内收藏。用时隔水炖烊，摊厚纸上，贴患处。

【功用】提毒拔脓。

【主治】疔、疮、疖，头未溃者，鳝拱头（穿掘性毛囊炎）。

疔疖膏

【来源】《朱仁康临床经验集》。

【组成】银朱15克　章丹15克　轻粉4.5克　嫩松香125克　蓖麻油30毫升　凡士林18克

【用法】先将轻粉研细，然后与银朱、章丹和在一起；另将蓖麻油入铜锅内加温，加入松香熔化，再加凡士林调和，最后加入前药末调和成膏。挑少许药膏涂疮头上，外用纱布胶布固定；或用拔毒膏一张挑膏药少许，对准疮头贴上。

【功用】拔毒溃破。

【主治】疔疮，疖肿。

嶙峒丹

【来源】《朱仁康临床经验集》。

【组成】牛黄3克　麝香3克　梅花冰片3克　炙乳没　大黄　参三七　儿茶　天竹黄　血竭各9克　山羊血15克　月黄3克（用豆腐制过）

【用法】前三味药另研为末，次七味药研细，再同研和，总合以上各药再加面粉，调浆适量，捣和为丸，每粒潮重2克，藏石灰箱肉燥干，每个装蜡壳内封固。每日服半丸，开水送下。

【功用】活血祛瘀，消散肿毒。

【主治】痈疽，流注，疔疮走黄（脓毒症、败血症）。

疔痈方

【来源】《临证录》。

【别名】疔痈汤（《古今名方》）。

【组成】山甲（蛤粉炒）12克　全蜈蚣2.2克　皂刺12克　乳香9克　没药9克　天花粉18克　知母18克

【用法】水煎服。

【功用】

1.《临证录》：清热解毒，理气化瘀，以通络而消肿。

2.《古今名方》：活血化瘀，拔毒祛腐。

【主治】

1.《临证录》：多发性疔病初起未成脓，或已有脓而红肿者。

2.《古今名方》：脑疽，乳痈，多发性疔肿。

【宜忌】妊娠禁用。

【加减】恶寒甚，加荆芥9克、防风9克；发热甚，加连翘15克。

【验案】多发性疔病 某男，35岁。患多发性疔病，数月不愈，项部此发彼起，三至四天即有新者兴，而原发者仍未稍艾，以至项部包括将愈及新出者不下七八处，干痂、脓血、肿块挤满全项，头部仰俯不便，旋转更难，灼热疼痛，夜不成寐。曾用多种疗法，效果不著。脉弦数，舌苔微黄，全身不适。因思久病入络，应以疏通经络，清热解毒为主。以此方（皂刺用6克）治疗，服药一剂，全夜熟睡，几无痛感，头部活动自如。原方稍事加减，连服十余剂而愈。

东方一号膏

【来源】《中医外伤科学》。

【组成】川茅术 黄柏 汉防己 宣木瓜 元胡索 郁金 生地榆各30克 白及60克（切片） 冰片（冷后加） 生石膏 炉甘石各240克（另配，以后煅过，研粉，用100目筛子筛过） 麻油二斤

【用法】（1）浸渍：将茅术、黄柏、防己、木瓜、元胡、郁金、生地榆、白及浸于麻油内24小时。（2）煎熬：将上述油及药物置盛器内（一般用铜锅，钢精锅亦可），置文火上煎约二小时至二小时半（200毫升），至药材枯黄状，去药滓过滤（可用丝棉或铜筛滤）至除尽药滓为度。（3）炼油：滤净油用火加热约二小时到二小时半，至油滴入水中能聚集成珠状。（4）成膏：炼好之油，趁热加入煅石膏，炉甘石细粉（勿使结成块或沉于锅底），边加边搅拌，加完后继续加热保持微沸，此时上面应无浮油或仅极少量浮油，加热约二小时到二小时半，可取出少量放冷，如已成半固体膏状，即可停火。待膏冷却后，再加入冰片搅匀即

成。（5）将东方一号均匀涂布在半透明膏药纸上，剪成小块，贴于创面，外用纱布覆盖，隔日换药一次，以后可二、三天换一次。

【功用】清热消炎，润肤生肌，止痛。

【主治】疔疮、痈疽、无名肿毒。

蟾酥合剂

【来源】《中医外伤科学》。

【组成】酒化蟾酥 腰黄 铜绿 炒绿矾 轻粉 乳香 没药 枯矾 干蜗牛各3克 麝香 血竭 朱砂 煅炉甘石 煅寒水石 硼砂 灯草灰各1.5克

【用法】上药各研细末，和匀。蟾酥另以烧酒化开为糊，徐徐和入药末，混合研匀，晒干，研成极细末，收贮听用。在红肿初起时，用上药（亦可用煅石膏为赋形剂，成为30%～50%蟾酥合剂）以烧酒调涂患处，外敷贴太乙膏，至红肿消失，腐肉与健康组织起一裂缝时，改用10%蟾酥合剂（即上药一份，煅石膏九份），至腐肉脱落阶段，再改用5%蟾酥合剂（即上药一份，煅石膏九份，煅炉甘石五份，海螵蛸五份），亦可用吹药器将药喷入口腔，咽喉患处。

【功用】驱毒，消肿，化腐。

【主治】疔疮，白喉，走马牙疳。

八味丹

【来源】《古今名方》引《湖洲潘氏外科临证经验》。

【组成】蜈蚣 全蝎各3克 雄黄 炙穿 山甲各9克 朱砂6克 乳香4.5克 冰片0.3克 文蛤18克

【用法】先将需炮制的各药加工，然后各研细末，搅拌均匀。用时均匀地掺在伤口上，每日二次。新腐欲脱时停用。

【功用】拔毒祛腐，攻坚散结，消肿止痛。

【主治】有头疽及烂皮疔、卸肉疔腐烂已止，新腐未分，根盘坚硬，毒化缓慢者。

药制苍耳子虫

【来源】《中医外科学讲义》。

【组成】苍耳子虫

【用法】先将苍耳子虫浸在生油中，须浸没，约七天取虫出，再加入蓖麻油内，加朱砂少许，以色红为度。用苍耳子虫一条，放在膏药或药膏上贴患处。

【功用】提疔拔脓。

【主治】一切疔疮。

解毒消炎丸

【来源】《山东省药品标准》。

【组成】丁香450克 雄黄200克 蟾酥200克 朱砂150克

【用法】上为细末，蟾酥粉碎过80目筛，加70%乙醇适量，待其胀透，加入朱砂、雄黄末搅拌均匀，45℃干燥后，粉碎成细粉，过筛，再加入丁香细粉混匀，过筛。用60%～70%乙醇泛为细小水丸，45℃以下干燥，另取百草霜适量上衣，外包虫胶、玉米朊即得，每50粒重1克。饭后服，一次4～6粒，一日3次；儿童一次2～3粒，婴儿一次1粒，外用适量，用冷开水或醋烊化后敷患处。

【功用】解毒，消肿，止痛。

【主治】痈、疖、疔疮，毒虫咬伤，乳蛾，喉风，喉痛，一般咽喉红肿疼痛。

地丁饮

【来源】《内蒙古中医药》（1993，12：39）

【组成】地丁草30g 银花90g 白矾10g 甘草10g

【用法】每日1剂，加水2碗，煎成1碗，1次顿服，1日2次，连服2日。

【主治】红丝疔。

【验案】红丝疔 《内蒙古中医药》（1993，12：39）：共治红丝疔5例。结果：用药后1～2天，痛止，红肿消退，全部治愈，无1例走黄。

芩连消毒饮

【来源】《首批国家级名老中医效验秘方精选》。

【组成】黄芩10克 黄连6克 生山栀10克 制川军9克 野菊花10克 半枝莲10克 银花12克 赤芍9克 连翘15克 紫花地丁15克 生甘草6克

【用法】每日一剂，水煎服。

【功用】清热凉血，解毒护心。

【主治】颜面疔疮，手足疔疮，红丝疔。

【加减】颜面疔疮，每易动火，加草河车、僵蚕；脓成者，加苍耳子、桔梗、角针；邪热伤阴者，去芩、连，加沙参、麦冬、芦根；神谵昏迷，加神犀丹一粒冲服，紫雪散4.5克分3次吞服，或安宫牛黄丸2粒，分2次化服；热毒炽盛，加广犀角15克，鲜生地60克；咳吐痰血者，加象贝母、天花粉、藕节、鲜茅根；高热痉厥，加羚羊角粉、钩藤、龙齿；疔疮外治可用外科蟾酥丸磨散醋调，围敷于疔头四周，箍围聚毒，疔头上置放药制苍耳子虫并用千锤膏覆盖，疮头溃后外用二宝丹药线引毒外泄。

【验案】邵某，男，40岁。颧骨疔毒走黄，疮顶低陷，紫黑无脓，坚硬木痛，头面皆肿，左眼突出，身热气盛，神昏谵语，口干引饮，舌苔灰黄，脉象弦数。拟方：犀角3克（研粉冲服），鲜生地30克，粉丹皮10克，赤芍12克，大青叶10克，川连3克，地丁18克，野菊花10克，生石膏30克，草河车10克，银花20克，连翘20克，甘草3克，皂角针2克，外科蟾酥丸5粒（吞）。外用：拔疔散加疔疮虫（苍耳子草中的蛀虫），放在红膏药中贴于疮口上，再用芙蓉叶粉30克，鲜菊花叶连根打汁调，放四周肿处，干则用汁润。服上方及佐以清解托毒之法后，颧骨疔漫肿较聚，疮顶渐起，但依然无脓，坚硬木痛，热度已减，神志略清，惟手足蠕动，时有泛恶，大便不爽，脉弦洪数，苔黄中灰。此火毒扰动肝阳，防其攻心。再与原法加平肝通腑之品：犀角3克（磨粉，吞服），羚羊角1.5克（磨粉，冲服），鲜生地30克，丹皮10克，赤芍12克，大青叶10克，地丁草18克，野菊花10克，生大黄10克（后下），川连3克，银花20克，生甘草3克，皂角刺2克，外科蟾酥丸5粒（吞）。外敷药同初诊。连进上方后，颧骨疔根盘逐渐收缩，疮顶渐高，尚未得脓，坚硬作痛。身热渐退，神志也清，便下色黑。苔腻渐化，脉象弦数。证有转机，原方出入，六诊之后，诸症已除，惟疮口未收，乃以本方加减调理而愈。

疗疮膏

【来源】《首批国家级名老中医效验秘方精选·续集》。

【组成】芝麻油 200 克　制松香 500 克　黄蜡 250 克　川白蜡 50 克　制乳香 120 克　制没药 25 克　百草霜 125 克　铜绿 125 克

【用法】将芝麻油 200 克入锅中煎沸至 140～160℃，入松香溶化后，下白蜡、黄蜡，溶后过滤去渣，再倒入锅内下乳香，候涨潮，落潮后再入没药，又经涨潮后，下铜绿，最后放入百草霜，再待涨潮落潮后，倒入盛器内稍冷却即成。每次用 2～5 克，或视疗疮大小加减用量。将药膏揉捏成圆形薄饼，中厚边薄，贴敷患处，以纱布包好，胶布固定。

【主治】疗疮疱疖、无名肿毒。

【验案】用疗疮膏治疗疗疮 458 例，痊愈 448 例；有效 3 例；无效 7 例，总有效率为 98.5%。其中早期消散率为 18.6%，穿溃率为 81.4%，尤对首诊时未成脓者的消散率为高，本组初诊时未成脓者 146 例，消散 79 例，达 54.1%。

祖传神效疗毒膏

【来源】《首批国家级名老中医效验秘方精选·续集》。

【组成】百草霜（细末）60 克　松香（桑木灰煮白如玉）120 克　制乳没粉各 15 克　铜绿（研粉）60 克　白蜡 120 克　芝麻香油 150 克

【用法】铁锅 1 个，先将香油放入煮得滴水成珠，稍黄色，即依次下白蜡、乳没粉，松香粉、铜绿粉、百草霜粉，候滚透搅匀待冷成膏。用时将膏搓成条子做成小丸或小饼，重约 3 克，放在黑膏药中心敷疗头上。

【主治】疗疮（已溃未溃均可）。

独角膏

【来源】《部颁标准》。

【组成】白附子 250g　乳香 50g　没药 50g　附子 100g　红花 75g　阿魏 50g　白及 75g　五倍子 50g　樟脑 50g　木鳖子 100g　血竭 50g　紫草 50g　穿山甲（烫制）100g　当归 50g

【用法】制成膏药，每张净重 5g，密闭，置阴凉处。加温软化，贴敷患处。

【功用】化毒消肿，活血止痛。

【主治】疗毒恶疮，瘰疬鼠疮等。

独角莲膏

【来源】《部颁标准》。

【组成】白附子 500g

【用法】制成膏药，每张净重 5g，密闭，置阴凉干燥处。外用，加温软化，贴于患处。

【功用】消肿拔毒。

【主治】疗毒疮疖，手足皲裂。

绿萼点舌丸

【来源】《部颁标准》。

【组成】白梅花 450g　沉香 45g　血竭 90g　乳香（醋炙）90g　没药（醋炙）90g　葶苈子 90g　硼砂 90g　石决明 54g　雄黄 90g　牛黄 45g　冰片 45g　蟾酥 180g　朱砂 90g　珍珠 27g　麝香 27g　熊胆 9g　牛胆粉 18g

【用法】水泛为丸，每 100 丸重 6g，密封。口服，用黄酒送服，1 次 3 丸，每日 2 次。外用，用醋化开，敷于患处。

【功用】清热解毒，消肿止痛。

【主治】疗疮痈肿初起，咽喉、龈、舌肿痛。

【宜忌】孕妇忌服。

提毒散

【来源】《部颁标准》。

【组成】石膏（煅）60g　炉甘石（煅、黄连水飞）30g　轻粉 15g　红粉 3g　冰片 3g　红丹 3g

【用法】制成散剂，每瓶装 1.5g，密封。取本品适量敷患处。

【功用】化腐解毒，生肌止痛。

【主治】疗疮痈疖，臁疮，溃流脓血，疮口不敛。

【宜忌】外用药，本品有毒，切勿入口。

十一、代 指

代指，又名代甲、糟指，是指爪甲部之急性化脓性感染。《诸病源候论》："代指者，其指先肿，焮焮热痛，其色不暗，然后方缘爪甲边结脓，极者，爪甲脱也。"《圣济总录》："疮发指端，爪甲脱落，名曰代指，盖爪者筋之余，筋骨热盛，注于指端，故其指先肿热焮痛，结聚成脓，甚则爪甲脱落。"

乌梅醋法

【来源】方出《证类本草》卷二十三引《肘后方》，名见《仁斋直指方论》卷二十四。

【别名】乌梅酒（《仙拈集》卷二）。

【组成】乌梅仁

【用法】杵，苦酒和。以指渍之。须臾愈。

【主治】手指忽肿痛，名为代指。

硇砂膏

【来源】方出《备急千金要方》卷二十二，名见《普济方》卷三〇〇。

【组成】唾 白硇砂

【用法】先搜面作碗子盛唾，次着硇砂如枣许，以爪指着中。一日即愈。

【主治】代指。

地龙散

【来源】方出《太平圣惠方》卷六十五，名见《圣济总录》卷一三七。

【组成】猪脂 蚯蚓

【用法】上捣如泥。敷患处，一日四五次。

【主治】代指。

热蘸汤

【来源】方出《太平圣惠方》卷六十五，名见《普济方》卷三〇〇。

【组成】牛胆 猪胆

【用法】上用热汤急蘸之出，使满七度，便以冷水浸之讫，又复如此三度，即涂牛胆，后便以猪胆笼代指上，用物缠之。

【主治】代指。五脏之气注于十二经脉，热冲于手指不还，其指先肿，焮焮热痛，其色不黯，然后爪甲边结脓，剧者爪甲脱。

升麻汤

【来源】《圣济总录》卷一三七。

【组成】升麻 甘草各半两

【用法】上锉细，以水二升，煎至一升，去滓，加芒消末半两，搅匀，温浸指上数十遍，冷即再暖。以愈为度。

【主治】代指虽无蕴毒，筋骨中热气尚盛。

栀子汤

【来源】《圣济总录》卷一三七。

【组成】栀子仁 甘草各一两

【用法】上为细末。以水二升，煎至一升半，去滓，温浸指上，一日三五次。

【主治】代指。

浆水渍方

【来源】《圣济总录》卷一三七。

【组成】浆水

【用法】上取一升，以盐半两，和煎令沸。温浸患指，一日三五度。

【主治】代指肿痛。

硇砂饼

【来源】《圣济总录》卷一三七。

【组成】硇砂末一钱 白面一两

【用法】上为末，以唾和作饼子。贴指上。

【主治】代指。

猪脂汤

【来源】《圣济总录》卷一三七。
【组成】猪脂五两　盐半两
【用法】上先熬脂令沸，下盐搅匀，温浸指上。
【主治】代指，疼痛欲脱。

麻黄汤

【来源】《圣济总录》卷一三七。
【组成】麻黄（去根）二两
【用法】上锉细。以水二升，煎至一升半，去滓，温浸患指，日三五度愈。
【主治】代指。

粟米粉

【来源】《圣济总录》卷一三七。
【组成】粟米粉不拘多少
【用法】入铁铛内熬赤，以众人唾调涂患指，厚半寸，一日三次。
【主治】代指。

蓝花汤

【来源】《圣济总录》卷一三七。
【组成】蓝花　漏芦（去芦头）　大黄（锉，炒）升麻　黄芩（去黑心）各一两
【用法】上为粗末。每服五钱匕，水一盏半，竹叶二七片　煎至一盏，下芒消末一钱匕，再煎一沸，去滓，空心温服。如已得利，去芒消。
【主治】代指肿痛。

酱蜜涂方

【来源】《圣济总录》卷一三七。
【组成】酱汁一合　蜜一两
【用法】上和煎令沸，稍热涂敷，一日五七次。即愈。
【主治】代指掣痛。

漏芦汤

【来源】《圣济总录》卷一三七。
【组成】漏芦（去芦头）　升麻　大黄（锉，炒）黄芩（去黑心）各一两　玄参三分
【用法】上为粗末。每服五钱匕，水一盏半，加竹叶二七片，同煎至一盏，下芒消末一钱匕，再煎沸，去滓，空心温服。如已得利，即去芒消。
【主治】代指。筋骨脏腑中热，焮赤肿痛。

通经散

【来源】《儒门事亲》卷十二。
【组成】陈皮（去白）　当归各一两　甘遂（以面包，不令透水，煮百余沸，取出，用冷水浸过，去面焙干）
【用法】上为细末。每服三钱，临卧温汤调下。
【功用】《东医宝鉴·外形篇》：下水湿。
【主治】落马堕井，打扑闪肭损折，汤沃火烧，车碾大伤，肿发焮痛，日夜号泣不止；或膝踝肘腕大痛，腰胯胁痛；或腰痛气刺，不能转侧，不能出气，不食；或膝被胕跛行，行则痛数日。卒疝，赤肿大痛，数日不止；寒疝，脐下结聚如黄瓜，每发绕腰急痛不能忍。贲豚。风寒湿三气，合而为痹，及手足麻木不仁。蛇虫所伤；或为犬所啮，胫肿如罐，坚若铁石，毒气入里，呕不下食，头痛而重。风水，喘不能食，遍身皆肿；或浑身肿绕，阴器皆肿，大小便如常，其脉浮而大。项疮，状如白头，根红硬，疼痛不可忍，项肿及头，口发狂言，如见鬼神。代指，痛不可忍。痰隔，咽中如物塞，食不下，中满。嗽血。目翳，目赤多泪。经水不行，寒热往来，面色萎黄，唇焦颊赤，时咳三两声。黄疸，面黄如金，遍身浮肿，乏力，惟食盐与焦物；或脾疸，湿热与宿谷相搏，善食而瘦，四肢不举，面黄无力。黄病，遍身浮肿，面如金色，困乏无力，不思饮饵，惟喜食生物泥煤之属。收产伤胎，经脉断闭，腹如刀剜，大渴不止，小溲闷绝，口舌枯燥，牙齿鳖黑，臭不可闻，食饮不下，昏愦欲死。肥气积，初如酒杯，大发寒热，十五余年后，因性急悲感，病益甚，唯心下三指许无病，满腹如石片，不能坐卧。积气二十年，视物不真，细字不睹，当心如顽石，

每发痛不可忍，食减肉消，黑黚满面，腰不能直。伤寒瘀血，心胸痞闷，不欲饮食，身体壮热，口燥舌干，小便赤色，大便色黑。

【宜忌】闪肭膝踝肘腕大痛、腰胯胁痛、杖疮落马、坠堕打扑者，忌热酒。

【验案】代指　麻先生妻，病代指痛不可忍，酒调通经散一钱，半夜先吐，吐毕而痛减。

皂霜散

【来源】《普济方》卷三○○。

【组成】皂角　南星　拒霜叶　草乌各等分

【用法】上为末。米醋调敷，留口出毒。

【主治】恶指。

代指膏

【来源】《外科大成》卷二。

【组成】雄黄　朴消各等分

【用法】用猪胆汁，少加香油调涂。

【主治】代指。生指甲边，焮热肿痛。

十二、鱼脐疔

鱼脐疔，因其疮形如脐凹陷，故名，是接触疫畜染毒所致的急性传染性疾病。其特点是多发于头面、颈、前臂等暴露部位，初起如虫叮水疱，很快干枯坏死如脐凹，全身症状明显，有传染性、职业性，可发生走黄。《诸病源候论》："此疮头黑深，破之黄水出，四畔浮浆起，狭长似鱼脐，故谓之鱼脐丁疮。"《证治准绳》云："若因剥割疫死牛马猪羊，督闷身冷，遍体具有紫疱；疫疔也。"

本病多由于先有皮肤损伤，而后感染疫畜之毒，阻于皮肤之间，以致气血凝滞，毒邪蕴结而成。若疫毒内传脏腑则致走黄。

本病治疗原则，以清热解毒，和营消肿为基本。若处理不当，易发走黄或损筋伤骨。

一异散

【来源】方出《太平圣惠方》卷六十四，名见《本草纲目》卷五十引《名医录》。

【组成】腊月猪头一枚（烧灰）

【用法】上为散。以鸡子清调令匀，敷疮上，日三易之。

【主治】鱼脐疔疮如黑豆色者。

【验案】鱼脐疮　学究任道病体疮肿黑，状狭而长。北医王通曰：此鱼脐疮也。一因风毒蕴结，二因气血凝滞，三因误食人汗而然。乃以一异散敷之，日数易而愈。

硇砂丸

【来源】《圣济总录》卷一三八。

【组成】硇砂（研）　雄雀屎　桂（去粗皮）　獭胆（去膜）　砒黄　丹砂（研细）各一分　麝香（研）一钱　白蜡一两半　天南星三分　鹈鹕嘴半两

【用法】上除蜡外，为末，先将蜡于瓷器内，慢火上熔，下药调为丸，如梧桐子大。先用针拨破疮口，入一丸，醋调面涂故帛，贴两宿。痛止即揭去，收药丸可再服。

【主治】丹毒游走，及鱼脐疮。

走马丹

【来源】《本草纲目》卷九引《普济方》。

【组成】银朱

【用法】水为丸。每服一丸，温酒送下。

【主治】鱼脐疔疮，四面赤，中央黑。

化鱼汤

【来源】《洞天奥旨》卷九。

【组成】金银花一两　当归五钱　生甘草二钱　青黛二钱　地榆二钱　白矾一钱　生黄耆五钱

【用法】水煎服。

【主治】鱼脐疔疮，不论肘腿者。

十三、红丝疔

红丝疔，是发于四肢呈红丝显露，迅速向上走窜的急性感染性疾病，可伴恶寒发热等全身性症状，邪毒重者可内攻脏腑，发生走黄。《疮疡经验全书·红丝疔》说："夫红丝者……发于肌肤之上，红丝贯穿，如一红线，或痛或痒。"宋·严用和《济生方·丁肿论治》明确指出本病应属疔疮范畴，且出刺血疗法，谓"有红丝疮证，乃丁疮之类……其疮生手足间，有黄泡，其中或紫黑色，即有一条红丝，迤逦向上而生，若至心腹，则使昏乱不救；其红丝或生两三条者。治法以针横断红丝所至之处，刺之，止使出血，以膏药敷之，更不复发动即愈矣。"其后诸家所论，大多源于此说。但《疮疡经验全书》对本病发生机理有所发挥，提出"毒灌经络"的观点。明《外科正宗》于治疗尤有心得，主张"用针于红丝尽处挑断出血，膏盖，内服汗药散之自愈。凡治此症，贵在乎早。"

本病的治疗以清热解毒为主，若火毒入络，宜清热解毒；若火毒入营，宜凉血清营，解毒散结。

清心解毒饮

【来源】《疮疡经验全书》卷六。

【组成】当归　生地　赤芍　川芎　升麻　干葛　连翘　山栀　蝉蜕　黄芩　防风　桔梗　羌活　木通　青皮　枳壳　玄参　天花粉

【用法】水煎服。当头以磁锋刺破，挤出毒血，其红丝中亦宜刺之。

【主治】心肠积毒，气血相凝，灌于经络之间，发于肌肤之上，红丝贯穿，或如一红线，痛痒并作，名为红丝疮，若行至心间即危。

【宜忌】戒酒数日。

夺命汤

【来源】《外科全生集》卷四。

【组成】银花　草河车　赤芍　细辛　蝉蜕　黄连　僵蚕　防风　泽兰　羌活　独活　青皮　甘草各等分

【用法】水煎服。

【主治】红丝疔。

追疔散

【来源】《仙拈集》卷四。

【组成】病人耳垢　齿垢　手足指甲屑

【用法】和匀如豆大，放茶匙内，灯火上炙少许作丸，将银簪挑开疔头抹入，外用绵纸一层浸湿覆之。

【主治】一切恶疔、须疔、红丝疔、白面疔。

浮萍酒

【来源】《疡医大全》卷三十四。

【组成】浮萍不拘多少

【用法】捣烂，用好酒一斤或半斤煎滚，冲浮萍内半时许，通口服。随嚼浮萍草敷疔上。

【主治】红丝疔。

五虎散

【来源】《刺疔捷法》。

【组成】姜黄一两　炉甘石五钱　花粉五钱　大黄一两　川柏五钱

【用法】上为细末。白蜜调敷。

【功用】退肿。

【主治】红丝、黑疔疮。

拔疔膏

【来源】《梅氏验方新编》七集。

【组成】去油乳香　去油没药　血竭　人言　儿茶　飞净青黛　蟾酥　象皮（焙燥）各二钱　麝香六分　冰片四分

【用法】上为极细末，用枣肉以石锤打极匀为丸，如芡实大，飞净朱砂为衣。用一丸，加蜜少许调匀，涂于疔顶，以膏盖之，一宿即消；如毒甚，明日再涂一次。

【主治】一切红丝、蛇头疔，及诸疽毒。

枣矾丸

【来源】《医门八法》卷三。

【组成】生白矾一两（研极细）

【用法】枣肉为丸，开水送下，后饮酒数杯，食生葱数根，覆被发汗。

【主治】红丝白疔。

十四、疔疮走黄

疔疮走黄，又名癀走，是疮疡阳证在病变发展过程中，因火毒炽盛，或正气不足，导致毒邪走散，内传脏腑而引起的一种危险性证候。疔疮毒邪走散为走黄，其他疮疡引起毒邪内传者大多称为内陷。《疮疡经验全书》："疔疮初生时红软温和，忽然顶陷黑，谓之'癀走'，此症危矣。"其特点是疮顶忽然陷黑无脓，肿势迅速扩散，伴见心烦作躁、神识昏愦等七恶证。

本病多因生疔之后，因早期失治，未能及时控制毒势；或因挤压碰伤，或因过早切开，造成毒邪扩散；或误食辛热之药及酒、肉、鱼、腥等发物，或加艾灸，更增火毒，促使火毒鸱张，以致机体防御功能破坏，疔毒走散，毒入血分，内攻脏腑，而成走黄之病。常见原发病灶处忽然疮顶陷黑无脓，肿势散漫，迅速向四周扩散，皮色暗红，伴有寒战高热，头痛，烦躁不安；或伴恶心呕吐，口渴喜饮，便秘腹胀或腹泻；或伴肢体拘急，骨节肌肉疼痛；或伴发附骨疽、流注等；或伴身发瘀斑、风疹块、黄疸等；甚至伴神昏谵语，吃语谵妄，咳嗽气喘，胁痛痰红，发痉发厥等。

本病的治疗，火毒之邪炽盛者，治以清热凉血解毒，养阴清心开窍；干陷证者乃气血两虚，不能酿脓，毒邪不能透于外，而内陷入里，治以益气补血，托毒透邪，清心安神；虚陷证者是脾肾阳衰，治以温补脾肾；阴伤胃败者，治以养胃生津。

仙方万金丸

【来源】《医方类聚》卷一七九引《经验秘方》。

【别名】神仙金丸（《普济方》卷二七三引《经验良方》）。

【组成】海浮石半两（用木柴炭火烧通红，却于好醋内蘸过，如此七烧七蘸） 川乌头一两（于文武火内炮制） 乳香一钱（细末） 没药一钱（细末） 巴豆四十九粒（去皮，炒黄色为末）

【用法】上件海浮石与川乌于臼内捣为末，与诸药和匀，醋糊为丸，如梧桐子大。若疮二三日，每服十丸；若疮五六日，每服十三丸。如疮在上，食后；在下，食前。如觉呕吐勿虑，若吐出药时别服。小儿大小加减，病人如觉不动，再服三丸，每服药，先饮冷酒一盏，如泻不止，冷粥押之。

【主治】疔黄，脑背疽等一应恶疮。

【宜忌】服药后，忌冷热物。

五黄汤

【来源】《活幼心书》卷下。

【组成】黄耆一两（生用） 黄连 黄芩 黄柏 大黄各二钱半

【用法】上锉。每服二钱，水一盏，蜜一大匙，煎七分，不拘时候温服。

【主治】小儿遍身痈疖，恶核发热，及疔黄，肿毒、丹瘤。

【验案】

1. 宫颈炎 《辽宁中医杂志》（2003，（2）20）：用五黄汤治疗女性生殖道衣原体感染120例，结果：显效101例，有效16例，无效3例，总有效率97.5%。

2. 静脉炎 《中国中西医结合杂志》（2005，（2）69）：用五黄汤湿敷，治疗老年静脉炎60例，结果：治愈51例，好转6例，无效3例。

小灵丹

【来源】《增补内经拾遗方论》卷四。

【组成】蟾酥五钱　雄黄　硇砂各一钱　轻粉　血竭　辰砂各五分　麝香少许

【用法】上各为细末，乳面糊为丸，入药于内，纸卷慢火烧，以热酒送下。

【主治】三十六疔，七十二黄。

仙方救命汤

【来源】《外科启玄》卷十一。

【别名】走黄丹（《疡科选粹》卷三）、回生饮（《外科十三方考》红蓼山馆经效方补遗）。

【组成】大黄　栀子　牡蛎　金银花　木通　连翘　乳香　牛蒡子　没药　瓜蒌　角刺　地骨皮各等分

　　方中木通，《外科十三方考》作"木香"。

【用法】上锉，每剂五钱，酒、水各半煎。一服而愈。

【主治】疔疮走黄，打滚将死，眼见火光危症。

回疔散

【来源】《外科全生集》卷四。

【组成】有子土蜂窠一两　蛇蜕一条（不经地上者佳）

【用法】泥裹，煅存性，为细末。每服二钱，白汤送下。

【主治】一切疔走黄。

回疔丹

【来源】《仙拈集》卷四。

【组成】蟾酥　银朱　雄黄各等分

【用法】上为末，枣肉为丸，如绿豆大。每服一丸，胡椒煎汤一钟，磨铁锈于汤内少许，灌下。

【功用】回生。

【主治】疔疮走黄。

回疔饮

【来源】《仙拈集》卷四。

【组成】苍耳子（炒）四两　生甘草二两

【用法】水煎浓一大碗，温服之。亦可烧存性，米醋调敷。

【主治】疔疮走黄。

五黄丹

【来源】《羊毛瘟症论》。

【组成】生大黄二两　人中黄五钱　明雄黄五钱　广姜黄三钱　牛黄一钱　朱砂五钱　冰片五分　蝉退壳五钱　僵蚕一两五钱

【用法】上为细末，用黄蜜、陈酒为丸，重二钱一粒。治头面肿大，菊花一钱，薄荷八分，水煎去滓，和丹一粒，连服数次，以消为度：治羊毛温证，石膏一两，水煎去滓，化元明粉一钱，和丹服；治斑疹痧痘、火毒、赤游丹肿等证，石膏一两，犀角（镑屑）一钱，水煎去滓，和丹服；治温疟，寒少热多，青蒿二钱，石膏五钱，水煎去滓，和丹服；治红白毒痢，腹痛坠胀，当归二钱，黄芩一钱，水煎去滓，和丹服；治伏热吐血，秋石五分，开水化和丹服；治伏邪胸闷头痛，薄荷一钱，川芎五分，水煎去滓，和丹服；治湿毒、瘰疬、蛊毒、脓疮、疥癣、痈肿疔疡，金银花一钱，甘草一钱，水煎去滓，和丹服；治小儿急惊阻厥，发热神昏，胸闷气喘，痫风抽搐，薄荷一钱，钩藤三钱，水煎去滓，和丹服。

【主治】一切温毒。

拔疔散

【来源】《良方集腋》卷下。

【别名】拔疔黑膏（《外科方外奇方》卷二）。

【组成】白蜡二两（切为粗末）　乳香三两（去油，研极细）　黄蜡十两（刮为粗片）　没药三两（去油，研极细）　铜绿五两（研细，过绢筛，再研至无声为度）　百草霜五两（须先刮净锅底，专烧茅柴、百草，取烟煤用之，如杂以别种柴烟煤则不验；研细，过绢筛，再研至无声为度）　松香二十两（用桑柴灰煎汁，澄清，入松香煮烂，取出纳冷水中，少时，再纳灰水中，煮以色白如玉为度）　麻油六两

【用法】上药先将麻油入锅内煎滚，次下制好松

香，稍滚；三下白蜡，稍滚；四下黄蜡，稍滚；五下乳香，稍滚；六下没药，稍滚；七下铜绿，稍滚；八下百草霜，滚过数次；于锅内冷透，搓成条子，丸如桂圆核大，藏瓷器内，勿令泄气。临用以一丸，呵软，捻扁贴患处。顷刻止痛，次日肿消；已走黄者，贴之亦必霍然。

【功用】消肿止痛。

【主治】疔毒，或已走黄者。

【宜忌】忌荤腥辛辣、沸汤、大热、生冷、发物、面食、豆腐、茄子、黄瓜、酒、水洗、恼怒、房事。

复生汤

【来源】《春脚集》卷四。

【组成】蒡子 牡蛎 皂刺 银花 栀子 花粉 木通 骨皮 乳香 没药 僵蚕 川连各等分

【用法】用磨刀锈水一钟，黄酒一钟，煎服，大便行一二次即苏，出汗生，无汗危。

【主治】疔毒内攻，面肿欲死者。

【加减】便闭，加朴消一钱。

七星剑

【来源】《青囊全集》卷下。

【组成】野黄菊花（鲜者更妙，连梗苗并用）一两

稀莶草五钱 苍耳子三钱 天麻三钱 木通一钱五分 蚤休一两五钱 地丁草三钱

【用法】半枝莲为引。急服之。

【主治】疔毒走黄，呕热恶寒。

护心散

【来源】《外科方外奇方》卷一。

【组成】生绿豆衣一两五钱 甘草节一两 琥珀（同灯心研） 乳香 辰砂 雄黄各一钱

【用法】上为末。每服一钱 空心酒下。

【功用】预防疮疡肿毒毒气内陷。

拔疔毒丸

【来源】《增订治疔汇要》卷下。

【组成】雄黄 大黄 巴豆各等分（略去油，去膜心壳）

【用法】上为细末，以飞面，陈醋煮面糊为丸，如凤仙子大。重者二十三丸，轻者十三丸，热水送下，服后待泻四五次，饮新汲水泻即止；若病重不省人事，速将丸用开水融化，从口角灌入，随扶坐片刻，一泻便醒。

【主治】各种疔，重至走黄。

【宜忌】孕妇忌服。

十五、痈 疽

痈疽，是气血为毒邪所阻滞，壅遏不通而发生的疮疡，系外科临床最常见的疾病。《灵枢经》"黄帝曰：夫子言痈疽，何以别之？岐伯曰：营卫稽留于经脉之中，则血泣而不行，不行则卫气从之而不通，壅遏而不得行，故热。大热不止，热胜则肉腐，肉腐则为脓。然不能陷，骨髓不为燔枯，五藏不为伤，故命曰痈。黄帝曰：何谓疽？岐伯曰：热气淳盛，下陷肌肤，筋髓枯，内连五藏，血气竭，当其痈下，筋骨良肉皆无余，故命曰疽。疽者，上之皮夭以坚，上如牛颈之皮。涌者，其皮上薄以泽。此其候也。"它既可以发于体表，亦可以内生于脏腑，故有"外痈""内痈"的

区别。《仙传外科秘方》："夫痈疽之名，虽有二十余证，而其要有二，何则？阴阳二证而已。发于阳者为痈，为热为实。故阳发则皮薄色赤，肿高多有椒眼，数十而痛。发于阴者为疽，为冷为虚。阴发则皮厚、色淡肿硬，状如牛颈之皮，而不痛。"

其病因不外乎外感六淫，内伤七情，饮食不节，房劳金刃所伤。源于火毒，由气滞血瘀，经络阻隔所生。外痈发病迅速，初起焮肿，色赤疼痛，溃脓稠黄，易溃、易敛，顺而易治，属阳性疮疡。内痈则与五脏生理病理有关，如肺痈则发热、咳嗽、胸痛和咯出脓血、腥臭浊痰；肝痈起

病急骤，先恶寒战栗，继而高热，大汗出而解，如发作有时，一日复作，或一日数作。右胁附近隐隐作痛，继而胀痛持续，不能自转侧，手不可近等。

痈疽之治，宜详审病因，初起内消，火盛宜清，热壅宜下，风淫于上宜疏，湿受于下宜利。行其气血，令之条达，杜绝病原，以消为贵；外治忌用大寒大凉之剂，以免郁遏而使气血冰伏凝滞。若脉沉数或无力，局部散漫，色现暗红，痛不甚剧，为气虚不能托毒成脓外达，宜应补托；外治则以收束根盘调和气血之品敷之。若毒聚脓熟，应及时切开，免使脓毒旁窜深溃，外用提脓去腐之品。脓尽腐去，敷以生肌长肉之品，疮口则自敛而易合。若溃后身热不解，局部红肿不消者，为正虚邪恋，宜清补之。若疮口敛迟，补益气血，随其阴阳调治，自然平复。

王不留行散

【来源】《金匮要略》卷中。

【组成】王不留行十分（八月八日采）　蒴藋细叶七分（七月七日采）　桑东南根白皮十分（三月三日采）　甘草十八分　川椒三分（除目及闭口者，汗）　黄芩二分　干姜二分　芍药　厚朴各二分

【用法】上九味，桑根皮以上三味烧灰存性，勿令灰过，各别杵筛，合治之为散。每服方寸匕，小疮即粉之，大疮但服之。产后亦可服。如风寒，桑东根勿取之，前三物皆阴干百日。

【功用】《普济方》：出脓血，暖肌生肉。

【主治】

1.《金匮要略》：金疮。

2.《普济方》：痈疽发背，一切疮肿。

木占斯散

【来源】《肘后备急方》卷五。

【组成】木占斯　厚朴（炙）　甘草（炙）　细辛　栝楼　防风　干姜　人参　桔梗　败酱各一两

【用法】上为散。每服方寸匕，酒送下，昼七夜四，以多为善。在上常吐，在下脓血。

【主治】妇人发乳及肠痈，诸疽痔。

【加减】长服，去败酱。

丹参膏

【来源】《肘后备急方》卷五。

【组成】丹参　蒴藋各二两　秦艽　独活　乌头　白及　牛膝　菊花　防风各一两　莽草叶　踯躅花　蜀椒各半两

方中防风，《备急千金要方》作"防己"。《太平圣惠方》有白术。

【用法】上切，以苦酒二升，渍之一宿，猪膏四斤，俱煎之，令酒竭，勿过焦，去滓。以涂诸疾上，日五度，涂故布上贴之。此膏亦可服，得大行，即须少少服。

【主治】

1.《肘后备急方》：恶肉，恶核，瘰疬，风结，诸脉肿。

2.《备急千金要方》：疔肿、痈疽。

【方论】《千金方衍义》：丹参膏虽云散血消肿，而实外敷毒风之峻药。

生军散

【来源】方出《肘后备急方》卷五，名见《验方新编》卷十一。

【组成】大黄

【用法】上为末。以苦酒和，贴肿上，燥易。不过三即差减。

【主治】

1.《肘后备急方》：痈肿振焮不可枕。

2.《证类本草》引《海上集验方》：腰脚冷风气。

3.《验方新编》：一切未破大小火热疮疖，红肿焮痛。

4.《不知医必要》：闪跌腰痛，及肩挑重物受伤，初时不觉，日久方痛者。

【宜忌】《验方新编》：痈疽疮疖皮色不变者，忌用。

白蔹薄

【来源】《肘后备急方》卷五。

【别名】白蔹贴（《外台秘要》卷二十四引《删繁方》）。

【组成】白蔹　黄连　大黄　黄芩茵草　赤石脂
吴茱萸　芍药各四分

【用法】上药治下筛，以鸡子白和如泥。涂故帛
上，薄之，开小口，干即易之。

【主治】痈肿瘰疬，核不消。

白蔺茹散

【来源】《肘后备急方》卷五。

【组成】白蔺茹

【用法】上为散。敷之。看肉尽便停。

【主治】痈疽生臭恶肉者。

黄耆散

【来源】《肘后备急方》卷五。

【组成】蔺茹　黄耆

【用法】外敷。

【主治】一切恶肉；痈疽生臭恶肉，敷诸膏药仍不
生肉者。

漏芦汤

【来源】《肘后备急方》卷五。

【别名】漏芦散（《太平圣惠方》卷六十四）、漏
芦煮散（《圣济总录》卷一三〇）。

【组成】漏芦　白蔹　黄芩　白薇　枳实（炙）
升麻　甘草（炙）　芍药　麻黄（去节）各二两
大黄三两

【用法】以水一斗，煮取三升。其丹毒须针刺
去血。

《太平圣惠方》：上为散。每服二钱，以水一
中盏，煎至五分，去滓温服，不拘时候。

【主治】痈疽、丹疹、毒肿、恶肉。

蛇衔膏

【来源】《肘后备急方》卷八。

【别名】细膏。

【组成】蛇衔　大黄　附子　当归　芍药　细辛
黄芩　椒　莽草　独活各一两　蘸白干四茎

《外台秘要》引《崔氏方》有大戟；《鬼遗》
有芎藭。

【用法】上药以苦酒淹渍一宿，猪脂三斤，合煎于
七星火上令沸，绞去滓，每服如弹丸一枚，温酒
调服，一日二次；病在外，敷之；耳，以绵裹塞
之；目病，如黍米注眦中。

【主治】痈肿，金疮瘀血，产后血积，耳目诸病，
牛领马鞍疮。

【加减】本方加龙衔藤一两合煎，名"龙衔膏"。

飞黄散

【来源】《外台秘要》卷二十四引《范汪方》。

【组成】雄黄一两　鸡白屎一两　藜芦一两　丹砂
一两　干鳗鲡鱼一两

【用法】上药治下筛。青布裹之，熏经三日乃止。
止毕，要以蛇衔膏摩之良。

【功用】蚀恶肉。

【主治】缓疽。

飞黄散

【来源】《外台秘要》卷二十四引《范汪方》。

【组成】丹砂　雌黄　磁石　曾青　白石英　礜石
石膏　钟乳　雄黄　云母各二两

【用法】上为末，取丹砂着瓦盆南，雌黄着中央，
磁石北，曾青东，白石英西，礜石上，石膏次，
更下钟乳、雄黄，覆云母，薄布下，以一盆覆上，
羊毛泥令厚，作三隅灶，烧之以陈苇，一日成。
取其飞者使之。

【功用】蚀恶肉。

【主治】缓疽恶疮。

卓氏白膏

【来源】《外台秘要》卷二十四引《范汪方》。

【别名】当归散（《普济方》卷二八三）。

【组成】当归　附子（炮）　细辛　芎藭　续断
牛膝　通草　甘草（炙）　白芷各二两　蜀椒三合
芍药　黄耆各一两

【用法】上锉。以猪膏二升，煎之微火上，以白蓝
色黄，药成，绞去滓。以敷疮上，每日三次。

【主治】痈疽，发背，金疮已坏及未败火疮，诸瘑

疗患。

【宜忌】忌海藻、松菜、猪肉。

虎牙散

【来源】《外台秘要》卷二十四引《范汪方》。

【组成】虎牙（炙） 干姜 附子（炮） 当归 甘草（炙） 防风 桂心 王不留行 茯苓各一两

【用法】上为末。每服方寸匕，每日三次。

【主治】痈肿发背。

【宜忌】忌海藻、菘菜。

莽草膏

【来源】《外台秘要》卷二十四引《范汪方》。

【组成】莽草 芎藭 当归 细辛 附子（炮） 黄芩 乌头（炮） 牛膝 踯躅 野葛 茯苓 防风 杜蘅各一两 猪脂二斤

【用法】上切，用猪肪合煎，去滓。敷疮上，一日二次。

【主治】痈肿牢核，发背成脓。

【宜忌】

　　1.《外台秘要》引《范汪方》：忌海藻、菘菜。

　　2.《普济方》：忌猪肉、冷水、生菜、大酢。

铁屑散

【来源】《外台秘要》卷二十四引《范汪方》。

【组成】当归 人参 细辛 甘草（炙） 苁蓉 黄耆 桂心 防风 黄芩 铁屑 芎藭 芍药各等分

【用法】上为散。每服方寸匕。

【功用】排脓内补。

【主治】痈，发背。

【宜忌】忌海藻、菘菜。

王不留行散

【来源】《医心方》卷十五引《范汪方》。

【组成】王不留行二升（成末） 甘草五两 冶葛二两 桂心四两 当归四两

【用法】上药治下筛。每服方寸匕，以酒送下，日三夜一。

【主治】痈肿。

内消散

【来源】《医心方》卷十五引《范汪方》。

【组成】白芷十分 白蔹十分 芎藭七分 芍药十分 椒七合 干姜七分 当归七分 莔草七分

【用法】八物冶合。每服五分匕，酒调下，一日二次。

【主治】痈肿不溃。

单地黄煎

【来源】《外台秘要》卷三十一引《小品方》。

【别名】地黄煎（《备急千金要方》卷二十二）。

【组成】生地不拘多少

【用法】取汁，于铜钵中重汤上煮，勿盖釜，令气得泄。煎去半，更以新布滤绞，去粗滓秒。又煎令如饧而成。

【功用】补虚除热，散乳石、痈疽、疮疖等热。

生肉膏

【来源】《刘涓子鬼遗方》卷二。

【别名】生肉黄耆膏（原书卷五）。

【组成】黄耆 细辛 生地黄 蜀椒（去目汗闭口） 当归 芍药 薤白 芎藭 独活 苁蓉 白芷 丹参 黄芩 甘草各一两 腊月猪脂二斤半

【用法】上锉，以苦酒一升，合渍诸药，夏一夜、冬二夜浸，以微火煎三上下，候苦酒气尽，成膏用之。

【主治】金疮，痈疽。

生肌膏

【来源】《刘涓子鬼遗方》卷二。

【别名】生肉膏（原书卷四）。

【组成】大黄 芎藭 芍药 黄耆 独活 当归 白芷各一两 薤白二两（别方一两） 生地黄一两（别方二两）

【用法】上锉，以猪脂三升煎令沸，候白芷黄，膏成，绞去滓用。磨之，多少随其意。

【主治】痈疽，金疮。

续断生肌膏

【来源】《刘涓子鬼遗方》卷二。

【组成】续断 干地黄 细辛 当归 芎䓖 黄耆 通草 芍药 白芷 牛膝 附子（炮） 人参 甘草（炙）各二两 腊月猪脂四升

【用法】上锉，诸药纳膏中（膏中是猪脂煎）渍半日，微火煎三下，候白芷色黄，膏即成。敷疮上，每日四五次。

【主治】痈疽金疮。

大黄汤

【来源】《刘涓子鬼遗方》卷三。

【别名】五利汤（《备急千金要方》卷二十二）、五利大黄汤（《圣济总录》卷一三〇）。

【组成】大黄三两 栀子五十个 升麻二两 黄芩三两 芒硝一两

【用法】上切。以水五升，煮取二升四合，去滓，下消搅调，分温三服。快利为度。

【主治】

1.《刘涓子鬼遗方》：年四十已，还强壮，常大患热痈无定处，大小便不通。

2.《普济方》：发背。

3.《外科发挥》：时毒焮肿赤痛，烦渴便秘，脉实数。

【方论】《千金方衍义》：升麻升举清阳于上，消、黄荡涤热毒于下，黄芩、栀子兼清表热，从渗道而泄也。

【验案】时毒 《外科正宗》：一男子冬月耳面赤肿，发热口干，脉洪实而便秘，此三阳蕴热症也。必舍时从症治之，以五利大黄汤一剂，便行二次，赤肿稍退，内热稍疏。又以升麻解毒汤二服，肿消而病愈。此为用寒远寒之意也。

五味竹叶汤

【来源】《刘涓子鬼遗方》卷三。

【别名】兼味竹叶汤。

【组成】竹叶（切）三升 五味子 前胡 当归 干地黄 人参各二两 小麦二升 黄耆 黄芩 麦门冬（去心） 生姜各三两 甘草一两半（炙） 升麻一两 大枣十四枚 桂心半两

【用法】先以水二斗煮竹叶、小麦，取一斗，去滓，纳诸药，煮取三升，分四次温服，日三夜一。

【主治】痈疽。发背痈及发乳。

内补黄耆汤

【来源】《刘涓子鬼遗方》卷三。

【别名】内补黄耆散（《太平圣惠方》卷六十二）、托里黄耆汤（《圣济总录》卷一三〇）。

【组成】黄耆二两 茯苓 桂心 人参各二两 麦门冬三两（去心） 甘草六分（炙） 生姜四两 远志二两（去心） 当归二两 五味子四两 大枣二十枚

【用法】上切。以水一斗，煮取四升，分六服，日四夜二。

【主治】痈疽，肿溃去脓多，里有虚热。

生地黄汤

【来源】《刘涓子鬼遗方》卷三。

【组成】生地黄十两 竹叶四升 黄芩 黄耆 甘草（炙） 茯苓 麦门冬（去心）各三两 升麻 前胡 知母 芍药各二两 瓜蒌四两 大枣二十枚（去核） 当归一两半 人参一两

【用法】先以水一斗五升，煮竹叶，取一斗，去叶，纳诸药，煮取三升六合，分为四服，日三夜一。

【主治】发背，发乳，痈疽，虚热大渴。

生地黄汤

【来源】《刘涓子鬼遗方》卷三。

【组成】生地黄五两 人参 甘草 黄耆 芍药 茯苓各三两 当归 芎䓖 黄芩 通草各二两 大枣二十枚 淡竹叶（切）三升

【用法】先以水二斗，煮竹叶，取一斗五升，去滓，纳诸药，再煮取四升八合，一服八合，日三夜二，能顿服为佳。

【主治】痈疽虚热。

竹叶汤

【来源】《刘涓子鬼遗方》卷三。

【组成】淡竹叶（切）三升　小麦二升　干地黄　人参　黄芩　前胡　升麻各二两　麦门冬（去心）　生姜　黄耆　芍药各三两　大枣十四枚　桂心半两　远志半两（去心）　当归一两　甘草（炙）
　　方中甘草用量原缺。

【用法】上切。先以水一斗八升煮竹叶、小麦，取一斗，去滓，纳诸药，又煮取三升，分二服，羸者分四服，日三次，夜一次。

【主治】发痈疽，取利，热，小便退，不用食物。

竹叶汤

【来源】《刘涓子鬼遗方》卷三。

【组成】淡竹叶（切）三升　小麦三升　干地黄四两　黄耆　人参　甘草（炙）　芍药　石膏（末）　通草　升麻　黄芩　前胡各二两　大枣十四个　麦门冬三两（去心）

【用法】先以水一斗六升煮竹叶、小麦，取九升，去滓，纳诸药，煮取三升二合，强即分三服，羸即四服，日三次，夜一次。

【主治】痈疽取下后，热少退，小便不利。

竹叶汤

【来源】《刘涓子鬼遗方》卷三。

【组成】竹叶（切）三升　小麦二升　人参　黄芩　前胡　芍药　甘草（炙）　干地黄　当归　桂心各二两　黄耆三两　麦门冬三两（去心）　龙骨三两（碎）　牡蛎一两（末）　赤蛸蟥三十枚（炒）　大枣十四个（去核）

【用法】以水二斗，煮竹叶、小麦，取一斗，去滓，纳诸药，煮取四升，分四服，日三次，夜一次。

【主治】痈疽取利后，热，小便不利。

竹叶汤

【来源】《刘涓子鬼遗方》卷三。

【组成】竹叶（切）二升　半夏二两（汤洗）　甘草二两（炙）　厚朴三两（炙）　小麦二升　生姜五两　当归一两　麦门冬二两（炙）　人参　桂心各一两　黄芩三两

【用法】上切。以水一斗半先煮竹叶、小麦，取九升，去滓，又煮诸药取二升，分三次温服。

【主治】痈去脓多，虚满上气。

远志汤

【来源】《刘涓子鬼遗方》卷三。

【组成】远志（去心）　当归　甘草（炙）　桂心　芎䓖各一两　黄耆　人参　麦门冬（去心）各三两　茯苓二两　干地黄二两　生姜五两　大枣十四枚

【用法】以东流水一斗，煮取三升二合，分四次温服，日三夜一。

【主治】痈疽，发背、乳，大去脓后，虚惙少气欲死。

黄耆汤

【来源】《刘涓子鬼遗方》卷三。

【组成】生地黄八两　竹叶（切）三升　小麦二升　黄耆　黄芩　前胡　大黄各三两　瓜蒌四两　通草　芍药　升麻　茯苓　甘草　知母各二两　人参　当归各一两

【用法】上先以水二斗，煮竹叶及小麦，取一斗二升，去滓，复煮诸药，取四升，分四次服，日三夜一。

【主治】痈疽内虚，热，渴甚。

【加减】小便利，除茯苓、通草，加麦门冬；腹满，加石膏三两；热盛，去人参、当归。

黄耆汤

【来源】《刘涓子鬼遗方》卷三。

【组成】黄耆　人参　甘草（炙）　芍药　当归　生姜各三两　大枣二十枚　干地黄　茯苓各二两　白术一两　远志一两半

【用法】上以水一斗三升，煮取四升，去滓，分四次温服。

【主治】痈疽内虚。

黄耆汤

【来源】《刘涓子鬼遗方》卷三。

【组成】黄耆 生姜 石膏末 甘草（炙） 芍药 升麻 人参各二两 知母 茯苓各一两 桂心六分 麦门冬二两（去心） 大枣十四枚 干地黄一两

【用法】上切。以水一斗二升，煮取四升，分四次温服，日三夜一。

【功用】痈疽坏后，补虚去客热。

黄耆汤

【来源】《刘涓子鬼遗方》卷三。

【组成】黄耆 麦门冬各三两（去心） 黄芩六分 栀子十四枚 芍药三两 瓜蒌二两 熟地黄二两 升麻一两

【用法】上锉。以水一斗，煮取三升，分三次温服。

【功用】除热止渴。

【主治】

　　1.《刘涓子鬼遗方》：痈肿热盛，口燥患渴。

　　2.《圣济总录》：乳石发动，热渴口干。

淡竹叶汤

【来源】《刘涓子鬼遗方》卷三。

【组成】淡竹叶（切）四升（去尖） 栝楼四两 通草 前胡 升麻 茯苓 黄芩 知母 甘草（炙） 石膏末各二两 生地黄十两 芍药一两 大黄三两 黄耆三两 当归一两半 人参一两

【用法】先以水一斗六升煮竹叶，去叶，取九升，纳诸药后，煮取三升二合，分四服，日三夜一。快利便止，不必尽汤，汤尽不利，便合取利。

【主治】发痈疽，兼结实大小便不通，寒热，已服五痢汤吐出，不得下，大渴烦闷者。

增损竹叶汤

【来源】《刘涓子鬼遗方》卷三。

【组成】竹叶一握（切） 当归 茯苓 人参 前胡 黄芩 桂心 芍药各三两 甘草三两（炙） 大枣二十枚 小麦一升 麦门冬一升（去心）

【用法】上锉切。以水一斗六升，煮竹叶、小麦，取一斗一升，去滓，纳诸药，煮取三升，温服，一日三次。

【主治】痈疽，肿痛烦热。

【加减】夜重，加黄耆二两；胸中恶，加生姜六两；下者，减芍药、黄芩各六分；如体强、羸者，以意消息之。

木占斯散

【来源】《刘涓子鬼遗方》卷四。

【别名】内补散（《备急千金要方》卷二十二）、占斯散（《千金翼方》卷二十四）、桔梗散（《圣济总录》卷一三一）、内补防风散（《普济方》卷二八五）。

【组成】木占斯 桂心 人参 细辛 败酱 干姜 厚朴 甘草（炙） 防风 桔梗各一两
　　《备急千金要方》有栝楼一两。

【用法】上为散。每服方寸匕，酒送下。

【功用】消脓。

【主治】

　　1.《刘涓子鬼遗方》：痈及疽。

　　2.《备急千金要方》：痈疽发背、肠痈，诸疮疽痔，妇人乳痈诸疖。

　　3.《圣济总录》：缓疽。

【加减】疮未坏，去败酱。

内补竹叶黄耆汤

【来源】《刘涓子鬼遗方》卷四。

【组成】竹叶（切）一升 黄耆四两 甘草二两 芍药四两 黄芩一两 人参二两 桂心一两（如冷，用半两） 大枣十二个 干地黄二两 升麻三两 茯苓 生姜各一两

【用法】以水二斗，煮竹叶，澄清，取九升，纳诸药，更煮，取三升，分三次温服。

【主治】痈。

升麻薄

【来源】《刘涓子鬼遗方》卷四。

【组成】升麻一两　大黄一两　白蔹六分　黄耆一两　黄芩六分　白及一分（干者）　牡蛎二分（粉）　龙骨一两　甘草二分（炙）　芎藭一两

【用法】上为末。和以猪胆调涂布，敷之痈上，燥易之。

【主治】痈疽。

白蔹薄

【来源】《刘涓子鬼遗方》卷四。

【组成】白蔹　大黄　黄芩各等分

【用法】上药治下筛，和鸡子白。涂布上，薄痈上，干燥辄易之。亦可以三指撮药末，置三升水中煮三沸，绵注汁，拭肿上数十过，以寒水石末涂肿上，纸覆之，燥，复易，一易，辄以煮汁拭之，昼夜二十易之。

【主治】痈疽。

赤石脂汤

【来源】《刘涓子鬼遗方》卷四。

【组成】赤石脂　人参　甘草（炙）　干姜各二两　龙骨一两（碎）　附子大者一枚（炮）

【用法】上切。以水八升，煮取二升半，去滓，分温三服，如人行十里，进一服。

【主治】痈疽冷下。

青龙膏

【来源】《刘涓子鬼遗方》卷四。

【组成】白矾二两（火炼，末之）　熟梅二升（去核）　盐三合　大钱二十七枚

【用法】上药于铜器中，猛火投之，磨灭成末，乃和猪脂捣一千杵。以涂疮上。痛甚勿怪，此膏蚀恶肉尽。复着敷蛇衔膏涂之，令善肉复生。

【功用】蚀恶肉。

【主治】痈疽。

松脂贴

【来源】《刘涓子鬼遗方》卷四。

【组成】黄柏　芎藭　白芷　白蔹　黄耆　黄芩　防风　芍药茴草　白蜡　当归　大黄各一两　细辛二分　胚脂三两　松脂二斤

【用法】上切，晒干极燥，微火煎三上下，手不得离，布绵绞去滓。贴之。

【主治】痈疽肿。

松脂贴

【来源】《刘涓子鬼遗方》卷四。

【组成】当归　黄耆　黄连　芍药　黄芩　大黄　腊蜜　芎藭各一两　松脂一斤半（陈）　胚脂一合半

【用法】上细切，合煎，微火三上下，膏成，绵布绞去滓。向火涂纸上，贴之。

【主治】痈疽肿。

黄耆汤

【来源】《刘涓子鬼遗方》卷四。

【组成】黄耆四两　甘草二两（炙）　桂心三两　芍药　半夏　生姜各八两　饴一斤

【用法】上以水七升，煮取三升，饴化，分三次服。

【主治】痈未溃。

猪胆薄

【来源】《刘涓子鬼遗方》卷四。

【组成】黄耆　龙骨　青木香　栀子仁　羚羊角　干地黄　升麻　白蔹　大黄　黄柏　黄芩　芎藭　赤小豆　麻黄（去节）　黄连各等分　犀角一两

【用法】上为末，以猪胆调令如泥，以涂故布上，开口如小豆大，以泄热气，薄痈上。

【主治】痈疽始一二日，痛微。

猪蹄汤

【来源】《刘涓子鬼遗方》卷四。

【组成】猪蹄一具（治如食法）　芎藭　甘草（炙）　大黄　黄芩各二两　芍药三两　当归

【用法】上先以水一斗五升，煮猪蹄，取八升，去蹄，纳诸药，更煮取三升，去滓，及温洗疮上，一日三次。亦可以布纳汤中，薄疮肿上，燥复之。

【主治】痈疽肿坏多汁。

猪蹄汤

【来源】《刘涓子鬼遗方》卷四。

【组成】猪蹄一具（治如食法）　大黄　白芷　芎藭　黄芩　黄连　细辛　当归　藁本　藜芦（炙）　甘草各一两　（一本有莽草）

【用法】先以水三斗，煮猪蹄，取一斗煮上药，取五升，洗渍疮。

【主治】㯹疽，诸疽，十指炼热。

温中汤

【来源】《刘涓子鬼遗方》卷四。

【组成】甘草六分（炙）　干姜六分　附子（炮，去皮脐，破）六分　蜀椒二百四十粒（去目，闭口者，出汗）

【用法】上切。以水六升，煮取二升。分温三服。

【主治】痈疽取冷过多，寒中下痢，食完出者。

【宜忌】《普济方》：忌海藻，菘菜，猪肉，冷水。

增损散

【来源】《刘涓子鬼遗方》卷四。

【组成】黄耆五分（脓多倍之）　小豆一分（热，口干倍之）　芎藭二分（肉未生倍之）　白蔹三分（有脓疮不合倍之）　瓜蒌三分（若小便利倍之）

【用法】上为细末。每服方寸匕，温酒调服，一日三次。

【主治】痈疽最脓。

瞿麦散

【来源】《刘涓子鬼遗方》卷四。

【组成】瞿麦　白芷　黄耆　当归　细辛　芍药　薏苡仁　芎藭　赤小豆（末）各一两

【用法】先以清酒渍小豆，出，以铜器中熬令干，复渍，渍后复熬，五过止，然后为末。每服方寸匕，温酒下，昼夜各五次。三日后痛痒者，肌肉生也。

【主治】诸痛疽已溃未溃，疮中疼痛，脓血不绝。

【加减】多痛，倍瞿麦；疮口未开，倍白芷；脓多，倍黄耆、薏苡仁、芍药。

大黄蚀肉膏

【来源】《刘涓子鬼遗方》卷五。

【组成】大黄　附子莔草　芎藭　雄黄（研）　真珠末各一两　白蔹　矾石（研）　黄芩　漆头芦茹（末）各二两　雌黄（研）一两

　　方中雄黄、雌黄、矾石下"研"字原脱，据《普济方》补。

【用法】上十一味，咀六物，以猪脂一升四合，微火煎三上下，去滓；下矾石、芦茹等研者药，煎成膏。敷疮中。须恶肉尽，勿使过也。

【主治】痈疽。

生肉地黄膏

【来源】《刘涓子鬼遗方》卷五。

【组成】生地黄一斤　辛夷　独活　当归　大黄　芎藭　黄耆　薤白　白芷　芍药　黄芩各二两　续断二两

【用法】上切，以腊月猪脂四升，微火煎白芷，色黄膏成，绞去滓。敷，每日四次。

【主治】痈疽败坏。

白芷摩膏

【来源】《刘涓子鬼遗方》卷五。

【组成】白芷三分　甘草三分　乌头三分　薤白十五枚　青竹皮如鸡子大一块

【用法】以猪脂一升合煎，候白芷黄，膏成绞去滓。涂疮四边。

【主治】痈疽已溃。

发疮膏

【来源】《刘涓子鬼遗方》卷五。

【组成】羊髓一两　甘草二两　胡粉五分　大黄一两　猪脂二升

【用法】上切，合脂髓煎二物令烊，纳甘草、大黄三上下，去滓，纳胡粉搅令极调。敷疮上，日四五次。

【主治】痈疽始作便败坏。

羊髓膏

【来源】《刘涓子鬼遗方》卷五。

【组成】羊髓二两　大黄二两　甘草一两　胡粉二分

【用法】上锉。以猪脂二升半，并胡粉，微火煎三上下，绞去滓，候冷，敷疮上。每日四五次。

【主治】

1.《刘涓子鬼遗方》：㿈疽浸淫广大，赤黑烂坏成疮。

2.《圣济总录》：痈疽始作便坏，热毒发疮。

赤　膏

【来源】《刘涓子鬼遗方》卷五。

【组成】冶葛皮一两　白芷一两　蜀椒二升（去目、汗、闭口）　大黄　芎䓖各二两　巴豆三升（去皮心）　附子十二枚　丹参一斤　猪脂六升

【用法】上锉。以苦酒渍一宿，合微火煎三上下，白芷黄即膏成，绞去滓用。伤寒衄鼻，每服如枣核大一枚，温酒下；贼风，痈疽肿，身体恶气，久温痹，骨节疼痛，向火摩之；痾疥诸恶疮，以帛薄之；鼠瘘、疽、痔下血，身体隐疹，痒搔成疮，汁出，马鞍牛领，以药敷之即愈；腰背手足流肿，拘急屈伸不快，以膏敷之，一日三次；妇人产乳中风及难产，服如枣核大，并以膏摩腹，立生；如鱼哽，一日服五次愈；如耳聋，以膏如小豆大，着耳中；患息肉，以膏纳鼻中，愈；眼、齿痛，以膏如粢注眦中；白肤翳挡瞳子视，以膏如粟注眦，愈。

【主治】伤寒衄鼻；贼风，痈疽肿，身体恶气，久温痹，骨节疼痛；痾疥诸恶疮；鼠瘘、疽、痔下血，身体隐疹，痒搔成疮，汗出，马鞍牛领；腰背手足流肿，拘急屈伸不快；妇人产乳中风及难产；鱼哽，耳聋，息肉，眼齿痛，白肤翳。

鸥脂膏

【来源】《刘涓子鬼遗方》卷五。

【组成】松脂七两　芍药　当归　芎䓖　黄芩各二两　鸥脂七两　白蜡五两

【用法】上锉。以腊月猪脂二升二合，微火煎一沸一下，三十过成。以摩于疮上。

【功用】止痛生肌。

【主治】痈疽。

食肉膏

【来源】《刘涓子鬼遗方》卷五。

【别名】食恶肉膏（《医心方》卷十五）。

【组成】松脂五两　雄黄（别研）　雌黄　野葛皮各二两　猪脂一斤　漆头芦茹三两　巴豆一百枚（去皮膜心）

【用法】上七味，先煎松脂，水气尽，下诸药，微火煎三上下，膏成；绞去滓，纳雄、雌二黄搅调。以膏著兑头，纳疮内，日易六七，勿肉兼新，故初用病更肿赤，但用如节度，恶肉尽止，勿使过也。

【主治】痈疽有恶肉者。

莽草膏

【来源】《刘涓子鬼遗方》卷五。

【组成】莽草　当归　薤白　黄芩　甘草（炙）各二两　生地黄五两　白芷三两　大黄四两　续断一两

【用法】上锉，以猪脂三升，微火煎三沸，三上下，白芷黄，膏成。敷疮。

【功用】生肉。

【主治】痈疽败坏。

黄芩膏

【来源】《刘涓子鬼遗方》卷五。

【组成】黄耆　黄芩　芎䓖　白蔹　防风　莁草　白芷　芍药　大黄　细辛　当归各一两

【用法】上锉，以猪脂一升，微火上煎一沸一下，白芷黄即成膏。敷之。坚硬者，日可十易。

【主治】痈疽坚强不消。

黄耆膏

【来源】《刘涓子鬼遗方》卷五。

【组成】黄耆 附子 白芷 甘草 防风 大黄 当归 续断 芍药各一两 苁蓉一分 生地黄五分 细辛三分

【用法】上切。以猪脂三升，纳诸药，微火慢煎，候白芷黄色，膏成。绞去滓，候凝，涂疮，摩四边、口中，日四次。

【主治】诸痈破后，大脓血，极虚。

甜竹叶膏

【来源】《刘涓子鬼遗方》卷五。

【组成】甜竹叶五两 生地黄四两 大戟二两 腊月脂四升 当归 续断 白芷 茵草 芎䓖 防风各二两 甘草一两半（炙） 芍药一两半 蜀椒半两（去目，汗，闭口）细辛 大黄 杜仲各半两 黄耆半两

【用法】上锉。以猪脂微火煎五上下，候白芷黄膏成。敷疮口。

【功用】止痛生肉。

【主治】痈疽疮。

茵茹散

【来源】《刘涓子鬼遗方》卷五。

【组成】漆头茵茹 矾石 硫黄 雄黄各二分

【用法】上为末，搅令匀。着锐头纳疮口中。恶肉尽止，勿使过也。

【功用】蚀恶肉。

【主治】痈疽。

茵茹膏

【来源】《刘涓子鬼遗方》卷五。

【组成】茵茹三两（漆头者） 雄黄 雌黄（末）各一两 丹砂一两（研）乱发半两（洗）

【用法】上为末，先用猪脂二升半煎发，取尽，纳诸药，微火更煎成膏。敷疮上，一日三次。

【主治】痈疽疥癣及恶疮。

生肉黄耆膏

【来源】《刘涓子鬼遗方·附录》。

【别名】黄耆膏（《普济方》卷二九〇）。

【组成】黄耆 芍药 大黄 当归 芎䓖 独活 白芷 薤白各一两 生地黄三两

【用法】上切。猪膏二升半，煎三上三下，膏成，绞去滓，敷兑疮中，摩左右，每日三次。

【主治】痈疽发，坏出脓血。

托毒散

【来源】《刘涓子鬼遗方·附录》。

【组成】大附子一枚（去皮脐） 当归 麻黄 甘草 桂枝 川芎 羌活 石韦 龙胆草各半两

【用法】上为细末。每服二钱，水一盏，加生姜二片，盐少许，同煎至六分，空心、日午、夜卧通口服。

【主治】痈疽不问气毒、风毒，一切毒气所结，初起高肿，发疼不定，喘息气粗。

大黄汤

【来源】《医心方》卷十五引《鬼遗》。

【组成】大黄二两 黄芩一两 白蔹一两

【用法】上为末。以水一升二合，煮一沸，绞去滓，适冷暖以洗疮，每日十遍。

【主治】痈疽臭烂。

松脂贴

【来源】《医心方》卷十五引《鬼遗》。

【组成】松脂二斤 黄连一两 附子一两 黄芩一两 芍药一两 细辛一两 石膏二两

【主治】痈肿赤痛及已溃。

万应至宝膏

【来源】《医方类聚》卷一七七引《新效方》。

【组成】松香 沥青各二斤半 麻油一斤（随时加减）

【用法】上先以麻油煎熟，次下松香、沥青，以草柴慢火煎，柳条不住搅，候沫消，如油之清亮即止，试令软硬得所，布滤入水盆，去滓，众手引拔令色白，可浮水上为度，仍置水中浸顿，待后药水同煎；天花粉、贝母、黄连、草乌、黄柏、大黄、赤敛、细辛各二钱半，知母、威灵仙、半夏、白及、马蹄香、杏仁、马鞭草各五钱，白芷二两，独活四两，桃、柳、槐嫩枝头各一两，惟春月者用。上锉，东流水七八碗浸之，冬六日，夏二日，滤去滓，留清汁，滓再煎，取清汁，共入松香、沥青、膏子肉，同煎至七八分干，却下生姜汁、葱汁各半碗，米醋小半碗，巴豆、蓖麻子各四十九粒，研碎，同煎至十分干，方以下项二十一味药：木香、沉香、血竭、当归、牛膝、犀角、没药、天麻、虎骨（酥炙）、降真、马勃、白虎蛇（或乌梢蛇，酒炙）各三钱，南星、生地黄、官桂、五灵脂（炒）、乳香、木鳖子、自然铜（煅、醋淬）各五钱，五加皮一两，蜂房七钱半，上研为细末，细细撒入前膏内，搅匀，停火，入麝香二钱半，再搅匀，瓷器收藏。疮口未破者，剪去当中一窍贴之。

【功用】定痛追脓，生肌长肉，收敛疮口。

【主治】痈疽，诸发肿毒疮疖，风寒湿气，麻木疼痛，打扑损伤，闪䐴跌磕，坠高落马，筋疼骨痛，肌肤青肿。

碧玉膏

【来源】《医方类聚》卷一七七引《新效方》。

【组成】乳香（松香亦可）二钱　铜青一钱　蓖麻仁　木鳖仁各半钱

【用法】上为细末，和匀，置石上。铁斧捶打一二百下，如硬，添蓖麻，软，添松香，得所为度。涂故帛上贴之，有脓拭净再贴，亦粘肉。

【主治】痈疽肿毒软疖。

【加减】未溃者，加巴豆三五粒。

家猪屎散

【来源】《外台秘要》卷二十四引《集验方》。

【组成】猪屎

【用法】取猪屎烧作灰，下绢筛。以粉掺败疮中令满，汁出脱去，便敷之。若更生青肉，复着白菌茹散。

【主治】败痈深疽，深烂青黑，四边坚强，中央脓血恶汁出，或间有碎骨从中出者，经用赤龙皮汤洗之，白菌茹散敷之，止后长敷家猪屎散至愈。

生地黄煎

【来源】《医心方》卷十三引《古今录验》。

【组成】生地黄根不拘多少

【用法】上春绞取汁，复重春绞取之，尽其汁，乃除去滓；以新布重绞其汁，去滓碎浊，令清净；置罐中，置釜汤上煮罐，勿塞全边，令汤气得泄不沓也。煎地黄汁竭减半许后煎下，更以新布绞去废杂结浊滓，秒去复煎竭之，令如饴糖成煎。能多作为好，少者不可减三升汁。

【功用】补虚除热，散石。

【主治】痈疽，疮疖，痔热。

除热三黄丸

【来源】《外台秘要》卷十三引《古今录验》。

【组成】大黄　黄芩　黄连　当归　茯苓　桂心　干姜　芍药各二分　栀子一十四枚（擘）　柴胡三分

【用法】上捣筛，炼蜜为丸，如小豆大。每服三丸，食前服。不知，增至十丸，欲取微利，以意增之。

【主治】骨热，身多疮，瘰疬，痈肿。

【宜忌】忌生葱、醋物、猪肉、冷水。

生肉膏

【来源】《医心方》卷十五引《古今录验》。

【组成】芮草二两　生地黄五两　当归二两　续断一两　黄芩二两　甘草二两　薤白二两　猪膏一升　大黄四两

【用法】上锉，煎三上三下，膏成敷之。

【主治】痈疽。

松脂贴

【来源】《医心方》卷十五引《古今录验》。

【组成】陈炼松脂一斤　蜡蜜半斤　猪脂四斤　当归二两　黄连一两　黄柏一两

【用法】上六味，咀三味，尽合煎三沸三下，候贴色变微紫色者药成，绞去滓。若初起肿未有脓者，涂纸贴肿上，日三易，夜再；若已溃有口者，穿纸出疮口贴四边，令脓聚。

【主治】痈肿赤痛及已溃。

猪蹄汤

【来源】《医心方》卷十五引《古今录验》。

【组成】当归四两　甘草（炙）四两　芍药五两　芎䓖二两　白芷四两　莞草二两　黄芩四两　狼牙四两　猪蹄一具　蔷薇根一两

【用法】先以水二升半，别煮猪蹄，取一升半，去蹄，纳诸药，煮得再沸，下枣灰汁一升，又煮取一升半，汤成，稍稍以洗疮痈结疽。

【主治】痈疽并恶疮毒气。

【加减】初肿时，去狼牙，纳灰汁；疮既溃，用狼牙，除灰汁。

漏芦汤

【来源】《备急千金要方》卷五。

【别名】漏芦连翘汤（《备急千金要方》卷十）、漏芦散（《太平圣惠方》卷九十）、千金漏芦汤（《小儿卫生总微论方》卷二十）、漏芦煮散（《普济方》卷二八五）。

【组成】漏芦　连翘　白蔹　芒消　甘草各六钱　大黄一两　升麻　枳实　麻黄　黄芩各九铢

【用法】上锉。以水一升半，煎取五合，儿生一日至七日，取一合，分三服；八日至十五日，取一合半，分三服；十六日至二十日，取二合，分三服；二十日至三十日，取三合，分三服；三十日至四十日，取五合，分三服。

【主治】小儿热毒痈疽，赤白诸丹毒疮疖，眼赤痛，生瞖障。

野葛膏

【来源】《备急千金要方》卷七。

【组成】野葛　犀角　蛇衔　莽草　乌头　桔梗

升麻　防风　蜀椒　干姜　鳖甲　雄黄　巴豆各一两　丹参三两　踯躅花一升

【用法】上锉，以苦酒四升，渍之一宿，以成煎猪膏五斤，微火煎，三上三下，药色小黄去滓。以摩病上。

【主治】恶风毒肿，疼痹不仁，瘰疬恶疮，痈疽肿胫，脚弱偏枯。

【宜忌】此方不可施之猥人，慎之。

王不留行汤

【来源】《备急千金要方》卷十三。

【组成】王不留行　桃东南枝　东引茱萸根皮各五两　蛇床子　牡荆子　苦竹叶　蒺藜子各三升　大麻仁一升

【用法】上锉。以水二斗半，煮取一斗，洗疮，一日二次。

【功用】去虫止痛。

【主治】白秃及头面久疮，痈疽妒乳，月蚀疮烂。

松脂膏

【来源】《备急千金要方》卷十三。

【别名】杜衡膏（《圣济总录》卷一〇一）。

【组成】松脂六两　矾石　杜衡（一作牡荆）　雄黄　附子　大黄　石南　秦艽　真珠　苦参　水银　木兰各一两

【用法】上锉，以酢渍一宿，猪膏一斤半煎之，以附子色黄，去滓，乃纳矾石、雄黄、水银，更着火三沸，安湿地待凝。以敷上，每日三次。

【主治】白秃及痈疽百疮。

八味黄耆散

【来源】《备急千金要方》卷二十二。

【组成】黄耆　芎䓖　大黄　黄连　芍药　莽草　黄芩　栀子仁各等分

【用法】上治下筛。鸡子白和如泥，涂故帛上，随肿大小敷之，干则易之。若已开口，封疮上，须开头令歇气。

【主治】痈疽发背。

【方论】《千金方衍义》：黄耆排脓止痛，能收敛血气，能解散热毒。在黄芩竹叶汤中全用保元，兼调血滋津之味，为助正祛邪之上药。八味黄耆散全用三黄，虽有芎、芍，皆协助祛毒之功，乌有助正之力哉？

人乳膏

【来源】方出《备急千金要方》卷二十二，名见《简明中医妇科学》。

【组成】人乳汁

【用法】和面敷之。

【主治】

1. 《备急千金要方》：痈有脓令溃。

2. 《简明中医妇科学》：乳岩已久溃烂而脓不易出。

【方论】《简明中医妇科学》：乳岩已久，溃烂而脓不易出，这是气血虚的缘故，除内服补托药之外，再用人乳或人参末等外敷之，既能使脓易出，也能使肌肉易生，再与其他外治方法随证综合施治，确有良效。

干地黄丸

【来源】《备急千金要方》卷二十二。

【组成】干地黄五两　芍药　甘草　桂心　黄耆　黄芩　远志各二两　石斛　当归　大黄各三两　人参　巴戟天　栝楼根各一两　苁蓉　天门冬各四两

【用法】上为末，炼蜜为丸，如梧桐子大。每服十丸，酒送下，一日三次。加至二十丸。

【功用】壮热人长将服之，终身不患痈疽，令人肥悦耐劳苦。

【方论选灵】《千金方衍义》：无故脉数，须防发痈，今见肌常壮热，洵是壮火凭凌之象。故以地黄、黄芩、石斛、栝楼清热剂中兼进人参、天冬以滋津气；巴戟、苁蓉以摄虚阳；黄耆、甘草以固卫气；当归、芍药以和营血；桂心、远志开导伏火；大黄涤除宿热。寓补于泻，而用人参、黄耆佐大黄、黄芩祛热，已是举世所昧；至用巴戟、苁蓉助桂心、远志通肾，即先哲方中罕具此法。盖肾窍一通，热邪悉从二便开泄矣。

大黄汤

【来源】方出《备急千金要方》卷二十二。名见《三因极一病证方论》卷十四。

【别名】单煮大黄汤（《外科精要》卷中）。

【组成】大黄

【功用】《外科精要》：宣热拔毒。

【主治】

1. 《备急千金要方》：痈疽。

2. 《三因极一病证方论》：痈疽，热盛脉数者。

3. 《外科精要》：痈疽，大便秘结，热毒蓄于内。

4. 《证治准绳·疡医》：脉实沉而数，膏粱食肉之辈，大腑秘者。

大内塞排脓散

【来源】《备急千金要方》卷二十二。

【组成】山茱萸　五味子　茯苓　干姜各一分　当归　石苇　芎藭各四分　附子二分　苁蓉　巴戟天　远志　麦门冬　干地黄各八分　桂心　芍药各三分　地胆　菟丝子各三分　石斛　人参　甘草各五分

【用法】上药治下筛。每服方寸匕，酒送下，日三夜一。稍加之。常服，终身不患痈疖。

【主治】发背痈肿经年，瘥后复发。此因大风，或结气在内，经脉闭塞，至夏月以来出攻于背，久不治，积聚作脓血，为疮内漏。

【方论】《千金方衍义》：痈肿久败不瘥，或瘥后复发，而成内漏，总由中气告匮，气血乖离，不能化腐生新所致。故于温补肾脏气血药中，专赖地胆之破血攻毒，石苇之疏泄旺气，然后温补诸药，得以建内塞之功，寓泻于补之妙用。

小竹沥汤

【来源】《备急千金要方》卷二十二。

【组成】淡竹沥一升　射干　杏仁　独活　枳实　白术　防己　防风　秦艽　芍药　甘草　茵芋　茯苓　黄芩　麻黄各二两

【用法】上锉。以水九升，煮取半，下沥，煮取三升，分四服。

【主治】痛疽气痛。

【方论】《千金方衍义》：此与脚气门中竹沥汤等方药味仿佛，但彼用附子统麻黄，以开痹着之邪，此用射干统麻黄，以消壅肿之毒，更一主帅而三军听令矣。

王不留行散

【来源】《备急千金要方》卷二十二引浩仲堪方。

【别名】神散（原书同卷引济闾黎）。

【组成】王不留行子三合　龙骨二两　野葛皮半分　当归二两　干姜　桂心各一两　栝楼根六分

【用法】上药治下筛。食讫，每服方寸匕，温酒送下。以四肢习习为度，不知，稍加之。

【主治】

1.《备急千金要方》：痈肿不能溃，困苦无聊赖。

2.《千金翼方》：痈疽及诸杂肿已溃者。

【方论】《千金方衍义》：痈肿不溃，良由气血虚寒，虽用野葛、栝楼助王不留行，不得姜、桂、当归之辛温，不能腐化成脓；又恐津气涣散，故预为地步而用龙骨收敛精血，庶几脓成之后，肌肉易生；然野葛皮大毒，用者宜慎。

五香汤

【来源】《备急千金要方》卷二十二。

【别名】五香散（《太平惠民和济局方》卷三新添诸局经验秘方）、木香散（《普济方》卷一八一）。

【组成】青木香　藿香　沉香　丁香　熏陆香各一两

【用法】上锉。以水五升，煮取二升，分三服。不愈更服之，并以渣薄肿上。

【功用】《太平惠民和济局方》（新添诸局经验秘方）：升降诸气，宣利三焦，疏导壅滞，发散邪热。

【主治】

1.《备急千金要方》：热毒气，卒肿痛结作核，或似痈疖而非，使人头痛、寒热、气急者，数日不除。

2.《医心方》：恶疮疔肿。

3.《普济方》：恶脉病。

4.《证治要诀类方》：尿血。

5.《医宗金鉴》：土栗。由行崎岖之路，劳伤筋骨血脉而成，生在足跟旁，形如枣栗，亮而色黄，肿若琉璃，又名琉璃疽。

6.《杂病源流犀烛》：黄鳅痈。由肝脾两经湿热或积怒致痈，发于足小肚上半，三四寸许大，红肿坚硬如石，痛甚者。

内补散

【来源】《备急千金要方》卷二十二。

【别名】排脓散（《外台秘要》卷二十四引《广济方》）、当归散（《圣济总录》卷一三一）。

【组成】当归　桂心各二两　人参　芎䓖　厚朴　防风　甘草　白芷　桔梗各一两

【用法】上药治下筛。每服方寸匕，以酒调服，日三夜二，未愈，更服勿绝。

【功用】排脓生肉。

【主治】痈疽发背已溃。

【方论】《千金方衍义》：本气虚寒之人，虽热邪痈结，非助以温补不能化毒成脓。芎䓖、归、参、桂心补托于内，防、芷、甘、桔通达于外，厚朴内外兼通，以散结滞之气，此膏粱豢养者宜之。

内补散

【来源】《备急千金要方》卷二十二。

【组成】蜀椒　干姜各二分　白蔹一两　黄芩　人参各二分　桂心一分　甘草一两　小豆一合半　附子　防风各一两　芎䓖二两

方中蜀椒，《外台秘要》作"蜀升麻"。

【用法】上药治下筛。每服方寸匕，酒送下，日三夜二。

【主治】痈疽发背。

【方论】《千金方衍义》：此方治脾胃之惫，椒、姜、桂、附破结于内；芩、蔹、防、甘解散于外；人参、芎䓖温补气血以排脓，小豆一味通调水道以泻火，合心包之毒从小肠、膀胱开泄也。

内消散

【来源】《备急千金要方》卷二十二。

【组成】赤小豆一升（醋浸，熬）　人参　甘草　瞿麦　当归　猪苓　黄芩各二两　白蔹　黄耆　薏苡仁各三两　防风一两　升麻四两

【用法】上药治下筛。每服方寸匕，酒调下，日三夜一。

【功用】《千金方衍义》：升提，补托，和血，益气，清热，利水，解毒。

【主治】痈疽。

龙骨粉膏

【来源】方出《备急千金要方》卷二十二，名见《普济方》卷二八七。

【组成】大虾蟆一枚（自死者）　乱发一块（鸡子大）　猪脂一斤

【用法】上药纳脂中煎之，二物略消尽，下待冷，更纳盐一合搅和之。末龙骨，粉疮四面，厚二分，以膏着疮中，每日换二次。

【主治】久痈疮，败坏成骨疽。

生肉膏

【来源】《备急千金要方》卷二十二。

【组成】生地黄一斤　辛夷二两　独活　当归　大黄　黄耆　芎䓖　白芷　芍药　黄芩　续断各一两　薤白五两

【用法】上锉，以腊月猪脂四升，煎至白芷黄，去滓。外敷。

【主治】痈疽、发背溃后。

生肉膏

【来源】《备急千金要方》卷二十二。

【组成】甘草　当归　白芷　苁蓉　蜀椒　细辛各二两　乌喙六分（生用）　蛇衔一两　薤白二十茎　干地黄三两

【用法】上锉，以醋半升，渍一宿，猪膏二斤煎令沸，三上三下膏成。涂之。

【主治】痈疽、发背溃后。

白薇散

【来源】《备急千金要方》卷二十二。

【组成】白薇　防风　射干　白术各六分　当归　防己　青木香　天门冬　乌头　枳实　独活　山茱萸　葳蕤各四分　麻黄五分　柴胡　白芷各三分　莽草　蜀椒各一分　秦艽五分

【用法】上药治下筛。每服方寸匕，以浆水下，一日三次。加至二匕。

【主治】

1.《备急千金要方》：疔肿，痈疽。

2.《医心方》：风热相搏结，气痛左右走，身中或有恶核者。

3.《圣济总录》：气肿痛，状如瘤，无头，但虚肿，色不变，皮急痛。

【方论】《千金方衍义》：白薇散中祛风走表之味居多，兼取当归、天门冬、葳蕤和血通津之味，以滋风燥之性；独山茱萸一味，人但知补肝涩精之用，不知《本经》原有心下邪气寒热，温中逐寒湿痹，去三虫诸治，惟《备急千金要方》得之。

芸苔熨方

【来源】方出《备急千金要方》卷二十二，名见《圣济总录》卷一二九。

【别名】芸苔熨散（《普济方》卷二八七）。

【组成】芸苔

【用法】上熟捣，湿布袋盛之，埋热灰中，更互熨之，即快得安，不过再三即愈。冬用干者。

【主治】瘰疬似痈而小有异，今日去脓了，明日还满，脓如小豆汁者。

李根皮散

【来源】《备急千金要方》卷二十二。

【别名】李根散（《外台秘要》卷二十四）。

【组成】李根皮一升　通草　白蔹　桔梗　厚朴　黄芩　附子各一两　甘草　当归各二两　葛根三两　半夏五两　桂心　芍药各四两　芎䓖六两　栝楼根五两

【用法】上药治下筛。每服方寸匕，酒下，一日三次。疮大困者，夜再服之。

【主治】痈疽发背，及小小瘰疬。

【宜忌】《外台秘要》：忌羊肉、饧、海藻、菘菜、猪肉、冷水、生葱。

【方论】《千金方衍义》：甘李根皮苦咸降逆；栝楼、葛根清胃解毒；通草、白蔹散结利窍；厚朴、半夏破气涤痰；桂心、附子化坚排脓；芎、归，芍药和营止痛；甘、桔、黄芩清热利气，疡溃本虚而脓未透者为宜。

附子灸

【来源】方出《备急千金要方》卷二十二，名见《串雅外编》卷二。

【组成】附子

【用法】削令如棋子，安肿上，以唾贴之，乃灸之，令附子欲焦。复唾湿之，乃重灸之，如是三度，令附子热气彻内即愈。

【主治】

1.《备急千金要方》：痈肉中如眼，诸药所不效者。

2.《串雅外编》：痈疽久漏，疮口冷，脓水不绝，内无恶肉。

【方论】《串雅外编》选注：附子性温，加艾热灸能促进寒性脓肿周围循环增强，有助于排脓、收敛。

青龙五生膏

【来源】《备急千金要方》卷二十二。

【组成】生梧桐皮 生龙胆 生桑白皮 生青竹茹 生柏白皮各五两 蜂房 猬皮 蛇蜕皮各一具 雄黄 雌黄各一两 蜀椒 附子 芎藭各五分

【用法】上锉。以三年苦酒二斗，浸药一宿，于炭火上炙干，捣，下细筛，以猪脂二升半，于微火上煎，搅令相得如饧，着新未中水白瓷器中盛。稍稍随病深浅敷之，并以清酒服如枣核，每日一次。

【主治】痈疽，痔漏，恶疮脓血出背。

松脂膏

【来源】《备急千金要方》卷二十二。

【组成】黄芩 当归 黄耆 黄连 芍药 大黄 蜡 芎藭各一两

【用法】上锉，合松脂一斤半，猪脂一合半，微火

煎之，三上三下，绵布绞去滓，火炙，敷纸上。随肿大小贴之，一日易三次，即愈。

【主治】痈肿。

拓肿方

【来源】《备急千金要方》卷二十二。

【别名】拓汤（《千金翼方》卷二十三）。

【组成】大黄 黄芩 白蔹 芒消各三分

【用法】上锉，以水六升，煮取三升汁，故帛四重纳汁中，以拓肿上，干即易之，无度数，昼夜为之。

【主治】痈疽，疔肿。

赵娆方

【来源】《备急千金要方》卷二十二。

【组成】姜石二十五两 牡蛎十两 枸杞根皮四两 茯苓三两

【用法】上药各为末，合和。先取新枸杞根（合皮切）六升，水一斗半，煎取五升，去滓；纳狗屎二升，搅令调，澄取清，和前药熟捣，捻作饼子，阴干。病者以两刃针，当头直刺疮，痛彻拔出针，刮取药末塞疮孔中，拔针出即纳药，勿令歇气，并遍封疮，头上即胀起，针挑根出，重者半日以上即出；或已消烂，挑根不出亦自愈，勿忧之。其病在内者，外当有肿相应，并皆恶寒发热；疑有疮者，以水半盏，刮取药，如梧桐子大五枚，和服之，日夜三度服，即自消也。若须根出，服药经一日，以鸡羽剔吐，即随吐根出，若不出根，亦自消烂。在外者亦日夜三次敷药，根出后常敷勿住，即生肉易愈。若犯诸忌而发动者，取枸杞根（合皮骨切）三升，以水五升，煎取二升，去滓，研药末一钱匕，和枸杞汁一盏服之，一日二三服，并单饮枸杞汁二盏弥佳。又以枸杞汁搅白狗屎，取汁服之更良。合讫即用，不必待干。所言白狗屎，是狗食骨，其屎色如石灰，直言狗白屎也。如预造，取五月五日、七月七日、九月九日、腊月腊日造者尤良。或有人忽患喉中痛，乍寒乍热者，即是其病，当急以此药疗之。无故而痛，恶寒发热者，亦是此病，但依前服之立愈。

【主治】疔肿，痈疽。

食恶肉散

【来源】《备急千金要方》卷二十二。

【组成】硫黄　马齿矾　漆头菌茹　丹砂　麝香　雄黄　雌黄　白矾各二分

【用法】上为末，敷之。

【功用】腐蚀恶肉。

【主治】痈肿恶肉不尽者。

食恶肉膏

【来源】《备急千金要方》卷二十二。

【组成】大黄　芎藭　莽草　真珠　雌黄　附子（生用）各一两　白蔹　矾石　黄芩　菌茹各二两　雄黄半两

【用法】上锉。以猪脂一升半，煎六沸，去滓，纳菌茹、矾石末，搅调敷疮中，恶肉尽乃止。

【功用】《普济方》：去恶肉。

【主治】《普济方》：痈疽及发背、诸恶疮。

消肿膏

【来源】方出《备急千金要方》卷二十二，名见《普济方》卷二八六。

【组成】鸡子一枚　新出狗屎如鸡子大

【用法】上二味搅调和。微火熬令稀稠得所，捻作饼子，于肿头坚处贴之，以纸贴上，以帛抹之。时时看之，觉饼子热即易，勿令转动及歇气，经一宿定。如多日病人，三日贴之，一日一易，至愈。

【主治】痈肿发背初作，及经十日以上，肿赤㿔热，毒气盛，日夜疼痛，百药不效。

黄耆竹叶汤

【来源】《备急千金要方》卷二十二。

【组成】黄耆　甘草　麦门冬　黄芩　芍药各三两　当归　人参　石膏　芎藭　半夏各二两　生姜五两　生地黄八两　大枣三十枚　淡竹叶一握

【用法】上锉。以水一斗二升，先煮竹叶，取二升，去滓，纳药煮取三升，分四服，相去如人行三十里间食，每日三次，夜一次。

【主治】

1.《备急千金要方》：痈疽发背。

2.《简明医彀》：痈疽气血虚，胃火盛，而作渴干呕。

【宜忌】《外台秘要》：忌海藻、菘菜、羊肉、饧。

蛇衔生肉膏

【来源】《备急千金要方》卷二十二。

【组成】蛇衔　当归各六分　干地黄三两　黄连　黄耆　黄芩　大黄　续断　蜀椒　芍药　白及　芎藭　莽草　白芷　附子　甘草　细辛各一两　薤白一把

【用法】上锉，酢渍再宿，以腊月猪脂七升煎，三上三下，酢尽下之，去滓。敷之，日三夜一。

【主治】痈疽，金疮败坏。

【方论】《千金方衍义》：蛇衔生肉膏中附子，即前方乌喙之意；蛇衔去风不逮，更加之以莽草、附子；散坚不逮，更加之以蜀椒；然恐遗热为患，故配之以芩、连、大黄。

猪蹄汤

【来源】《备急千金要方》卷二十二。

【组成】猪蹄一具（治如食法）　黄耆　黄连　芍药各三两　黄芩二两　蔷薇根　狼牙根各八两

【用法】上锉。以水三斗，煮猪蹄令熟，澄清取二斗，下诸药煮，取一斗，去滓。洗疮，一食顷，以帛拭干，贴生肉膏，一日两次。

【主治】

1.《备急千金要方》：痈疽发背。

2.《圣济总录》：发背痈疽已溃，积毒恶肉未去。

【加减】如痛，加当归、甘草各二两。

【方论】《千金方衍义》：猪蹄煎汤，拭洗败腐痈脓，专取气血之味，以和血气之滞也。本方以疮口新肉不生，恐生虫蜃，故用狼毒；余则清热和营之类，助长而已。

猬皮散

【来源】《备急千金要方》卷二十二。

【组成】猬皮一具　蜂房一具　地榆　附子　桂心

当归 续断各五分 干姜 蜀椒 藁本各四分 厚朴六分

【用法】上药治下筛。每服方寸匕，空腹以酒送下，一日三次。取愈。

【主治】痈疽脓血内漏，诸漏坏败，男发背、女乳房及五痔。

【加减】加斑蝥七枚益良。

【方论】《千金方衍义》：猬皮、蜂房逐垢之品，椒、姜、桂、附破结之属，当归调血，续断和伤，藁本祛邪，厚朴泄滞，地榆止痛。人但知地榆止下部血，不知《本经》原有乳产疮疡，七伤五漏，除恶肉，疗金疮之治，所以痈疽痔漏俱得用之。专佐猬皮、蜂房涤除瘀积也。

蒺藜散

【来源】《备急千金要方》卷二十二。

【组成】蒺藜子一升（熬令黄）

【用法】上为末。以麻油和之如泥，炒令焦黑，以敷故熟布上，如肿大小，勿开孔，贴之。

【主治】气肿痛。

漏芦汤

【来源】《备急千金要方》卷二十二。

【别名】千金漏芦汤（《太平惠民和济局方》卷八宝庆新增方）。

【组成】漏芦 白及 黄芩 麻黄 白薇 枳实 升麻 芍药 甘草各二两 大黄二两

方中白薇、枳实，《太平惠民和济局方》作白蔹、枳壳。

【用法】上锉。以水一斗，煮取三升，分三服。

【主治】

1. 《备急千金要方》：痈疽。

2. 《太平惠民和济局方》（宝庆新增）：痈疽发背，丹毒恶肿，时行热毒，发作赤色，瘰病初发，头目赤痛，暴生障翳，吹奶肿痛，一切无名恶疮。

薏苡仁散

【来源】《备急千金要方》卷二十二。

【组成】薏苡仁 桂心 白蔹 当归 苁蓉 干姜各二两

【用法】上药治下筛。每服方寸匕，食前温酒下，日三次，夜二次。

【功用】令自溃长肉。

【主治】痈肿。

瞿麦散

【来源】《备急千金要方》卷二十二。

【组成】瞿麦一两 芍药 桂心 赤小豆（酒浸，熬） 芎藭 黄耆 白蔹 麦门各二两

【用法】上药治下筛。每服方寸匕，先食酒下，一日三次。

【功用】排脓止痛，利小便。

【主治】痈。

麝香膏

【来源】《备急千金要方》卷二十二。

【组成】麝香 雄黄 矾石 蔄茹各一两（一作真珠）

【用法】上治下筛，以猪膏调如泥。涂之，恶肉尽止，却敷生肉膏。

【功用】去恶肉。

【主治】痈疽及发背诸恶疮。

石灰酒

【来源】《备急千金要方》卷二十三。

【组成】石灰一石（拌水和湿，蒸令气足） 松脂成炼十斤（末之） 上曲一斗二升 黍米一石

【用法】先于大铛内炒石灰，以木札著灰中，火出为度。以枸杞根锉五斗，水一石五升，煮取九斗，去滓，以淋石灰三遍澄清，以石灰汁和渍曲，用汁多少一如酿酒法，讫，封四七日开服，恒令酒气相及为度。百无所忌，不得触风。其米泔及饭糟不得使人、畜、犬、鼠食之，皆令深埋却。此酒九月作，二月止，恐热。膈上热者，服后进三五口冷饭压之。其松脂末初酘酿酒，摊饭时均散在饭上，待饭冷乃投之。此酒饭宜冷，不尔即醋。

【功用】生毛发眉须，去大风。

【主治】恶疾大风；及妇人不能食饮，黄瘦积年及蓐风。

【方论】《千金方衍义》：石灰烈火煅出，性最暴劣，故《本经》治疽疡、瘙热、恶疮、瘑疾、死肌、堕眉，杀虫去黑子、恶毒。松脂惯历风霜，质禀刚燥，故《本经》治痈疽、恶疮、顽疡、白秃。

岐伯神圣散

【来源】《备急千金要方》卷二十三。

【别名】岐伯神散（《外台秘要》卷三十）、茵芋散（《圣济总录》卷十八）。

【组成】天雄 附子 茵芋 踯躅 细辛 乌头 石南 干姜各一两 蜀椒 防风 菖蒲各二两 白术 独活各三两
《外台秘要》有防葵、枳实。

【用法】上为末。每服方寸匕，一日三次，酒调下。勿增之。

【主治】痈疽，癞，疥，癣，风瘙，骨肉疽败，百节痛，眉毛发落，身体淫淫跃跃痛痒，目痛昂烂，耳聋、齿龋，痔瘘等。

【宜忌】《普济方》：忌猪肉、冷水、生菜、桃、李、雀肉、青鱼鲊、饴、羊肉等。如觉麻痹甚者，啜少许温甘豆汤止之。

五香丸

【来源】《千金翼方》卷五。

【组成】丁香 藿香 零陵香 青木香 甘松香各三两 桂心 白芷 当归 香附子 槟榔各一两 麝香一铢

【用法】上为末，炼蜜为丸，如梧桐子大。含咽令津尽，日三夜一，一日一夜用十二丸。当即觉香，五日身香，十日衣被香。五香汤法：取槟榔以前随多少皆等分，以水微微火上煮一炊久，大沸定，纳麝香末一铢，勿去滓，澄清，服一升。其汤不愈，作丸含之，数以汤洗之。

【功用】下气散毒，令身香。

【主治】一切肿，心痛，疔肿，口中、喉中、脚底、背甲下痈肿，痔漏。

【宜忌】忌食五辛。

内补芍药汤

【来源】《千金翼方》卷二十二。

【组成】芍药 干地黄 桂心各二两 当归三两 生姜四两（切） 黄耆五两 茯苓三两 人参 麦门冬（去心） 甘草（炙）各一两

【用法】上锉。以水一斗，煮取三升，分三服。

【主治】痈、发背。

生地黄汤

【来源】《千金翼方》卷二十二。

【组成】生地黄八两 竹叶三升 小麦二升 栝楼四两 大黄五两 人参 当归各一两 黄耆 黄芩 通草 升麻 芍药 前胡 茯苓 甘草（炙）各二两

【用法】上锉。以水二升，煮竹叶、小麦，取一斗二升，去滓纳诸药，煮取四升。分四服，日三夜一。不愈，常服。

【主治】大热体盛发痈，或在于背，或在阴处。

麦门冬汤

【来源】《千金翼方》卷二十二。

【组成】麦门冬（去心）二两 升麻 葛根各三两 丁香一两半 零陵香 藿香各一两

【用法】上锉。以水七升，煮取二升五合，分三服，一日令尽。

【主治】痈肿始觉，其肿五色，并为发背，痛欲死，肿上加灸不愈，腹内虚闷。

连翘汤

【来源】《千金翼方》卷二十二。

【组成】连翘 漏芦 射干 白蔹 升麻 栀子（擘） 芍药 羚羊角（屑） 黄芩各三两 生地黄八两 寒水石五两（碎） 甘草二两（炙）

【用法】上锉。以水一斗，煮取四升，去滓，分四服。

【主治】背脊痈疽，举身壮热。

升麻薄

【来源】《千金翼方》卷二十三。

【组成】升麻 青木香 白蔹 芒消 射干 当归 黄芩 桂心 芍药 防风 大黄 芎䓖 干葛各二两 莽草一两

【用法】上为末。以酒和令调，微火熬令黄，以薄肿上，日再易；干者添酒更捣之，随后薄肿上。

【主治】痈疽结核，种种色不异，时时牵痛，或经年肿势不消。

兑疽膏

【来源】《千金翼方》卷二十三。

【组成】当归 芎䓖 白芷 松脂 乌头各二两 巴豆三十枚（去皮） 猪脂三升

【用法】上切，纳膏中微火煎三沸，纳松脂耗令相得。以绵布绞去滓，以膏著绵絮兑头尖作兑，随病深浅兑之，每日三次，恶肉尽止。

【功用】蚀恶肉，生好肉。

【主治】痈疽。

【宜忌】疮浅者，勿兑著疮中。

拓 汤

【来源】《千金翼方》卷二十三。

【组成】升麻 黄连 大黄 芎䓖 羚羊角 当归 甘草各二两 黄芩三两

【用法】以水一斗，煮取五升，去滓，又还铛中，纳芒消三两，上火令一沸，用帛拓肿上数过，肿热便随手消尽。

【主治】丹毒、痈疽始发焮热。

黄耆汤

【来源】《千金翼方》卷二十三。

【组成】黄耆四两 升麻三两 桂心（冷用）二分 黄芩一两 竹叶（切）一升 茯苓 生姜（切） 甘草各二两（炙）

【用法】上锉。以水二斗，煮竹叶，减五升，去之，澄取九升，纳诸药，煮取三升，去滓，分三服，日三次。

【主治】痈肿虚弱。

黄耆散

【来源】《千金翼方》卷二十三。

【组成】黄耆五分（脓多倍之） 小豆一分（热，口干倍之） 芎䓖半两（肉不生倍之） 芍药二分（痛不止倍之） 栝楼二分（渴，小便利倍之） 白蔹三分（有脓不合倍之）

【用法】上为散。每服方寸匕，以酒送下，日三次。

【功用】撮脓。

【主治】

1.《千金翼方》：痈疽。

2.《太平圣惠方》：发背赤肿，发热疼痛，脓不出。

野葛贴

【来源】《千金翼方》卷二十三。

【别名】野葛膏（《普济方》卷三一三）。

【组成】野葛 芍药 薤白 通草各半两 当归三分 附子一分

【用法】上切。醋浸半日，先煎猪脂八合，令烟出，纳乱发半两，令消尽，下，令热定，乃纳松脂二两，蜡半两，更着火上令和，乃纳诸药令沸，三上三下，去滓，冷之。浣故帛去垢，涂贴肿上，干即易之。其乱发净洗去垢，不尔令疮痛。

【主治】痈疽，痔瘘，恶疮，妇人妒乳疮。

【加减】春，去附子。

大麻子赤小豆汤

【来源】《千金翼方》卷二十四。

【组成】大麻子（熬） 赤小豆各五升 生商陆二升（薄切之） 升麻四两 附子（炮） 射干各三两

【用法】以水四斗，煮诸药，取二斗五升，去滓，研麻子令破，以麻子汁煮豆，令极熟，去滓，可得六七升，一服一升，一日一夜令尽。

【主治】疮痈毒气深重，毒肿无定处，或啛涩恶寒，或心腹刺痛、烦闷者。

【宜忌】服药后，小便当利，即毒除肿减。食兼此豆益佳。如汤沃雪。凡用麻子，皆不得用郁悒者，可拣择用之。

乌头膏

【来源】《千金翼方》卷二十四。

【别名】乌膏（《太平圣惠方》卷六十三）。

【组成】乌头　雄黄　雌黄　芎藭　升麻各半两　杏仁二七枚　胡粉一分　巴豆仁七枚（去皮）　黄柏半两　乱发如鸡子大一枚　松脂如鸡子大一枚　防己三分　黄连半两

【用法】上切，以猪膏三升急煎，令乱发消尽，去滓，停小冷，以真珠二钱匕投中，搅令相得。先用温酢泔清洗疮，拭干，乃敷之；讫，以赤石脂黄连散粉之。

【主治】

1. 《千金翼方》：诸恶疮。

2. 《太平圣惠方》：一切痈疽发背，疼痛不可忍，口干大渴，不欲食。

大黄膏

【来源】《外台秘要》卷二十三引《经效方》。

【组成】大黄六分　附子四分（炮）　细辛三分　连翘四分　巴豆一分

【用法】上药以苦酒浸一宿，以腊月猪膏煎三上三下，去滓，以绵滤之，用敷之，一日三五次。

【主治】痈肿，瘰疬核不消。

痈肿膏

【来源】《外台秘要》卷二十四引《广济方》。

【别名】广济贴（《膏药方集》）

【组成】松脂一斤（炼者）　躯脂三合（生）　椒叶一两　白蜡三两　蛇衔一两　黄耆一两　芎藭一两　白芷一两　当归一两　细辛一两　芍药一两

【用法】上切，以水先煎脂、蜡烊尽，纳诸药，三上三下，白芷色黄，膏成。用剪故帛，可疮大小涂膏贴上，日夜各一次。

【主治】痈肿肿溃。

排脓散

【来源】《外台秘要》卷二十四引《广济方》。

【组成】黄耆十分（脓多，倍）　青小豆一分（热、口干，倍）　芎藭三分（肉不生，倍）　芍药三分（痛不止，倍）　白敛三分（有脓不合，倍）　栝楼三分（若渴、小便利，倍）　甘草三分（炙）（一方无白敛、甘草）

【用法】上为散。酒服方寸匕，日三服。

【主治】痈疽。

【宜忌】忌海藻、菘菜、热面、鱼、蒜等。

黄耆贴

【来源】《外台秘要》卷二十四引刘涓子方。

【组成】甘草（炙）　大黄　白敛　黄耆　芎藭各等分

【用法】上为末，以鸡子黄和如浊泥，涂布上。随赤热有坚处大小贴之，燥易。

【主治】痈肿有热。

一物栝楼薄贴

【来源】《外台秘要》卷二十四引《删繁方》。

【组成】栝楼根

【用法】上纳苦酒中，浸五宿取出，熬毕捣为散。以苦酒和涂纸上，贴肿上。

【主治】痈肿。

九物大黄薄贴

【来源】《外台秘要》卷二十四引《删繁方》。

【别名】大黄薄贴（《普济方》卷二八三）。

【组成】大黄　黄芩各三两　白芷二两　寒水石五两　白敛五两　黄柏二两　石膏　赤石脂　黄连各三两

【用法】上药治下筛，以三合投粉糵二升中和之。薄涂纸，贴肿上，燥易之。肿下，止；不下，厚敷之。

【主治】痈疽发背。

【宜忌】忌生冷、热面、大酢。

四物黄连薄贴

【来源】《外台秘要》卷二十四引《删繁方》。

【组成】黄连 黄柏 地榆 白芷各一两

【用法】上药治下筛,鸡子白和涂布。薄痈上,对疮口,穿布出痈气,令疏气。

【主治】痈肿已溃。

白蔹薄贴

【来源】《外台秘要》卷二十四引《删繁方》。

【组成】白蔹 当归 芍药 大黄 莽草 芎藭各等分

【用法】上药治下筛,下鸡子黄和如泥。涂布上,随大小贴之,燥则易。

【主治】痈肿。

黄耆贴

【来源】《外台秘要》卷二十四引《删繁方》。

【别名】黄耆散(《太平圣惠方》卷六十四)。

【组成】黄耆一两半 黄芩一两 芎藭一两 黄连 白芷 芍药各二两 当归一两半

【用法】上为末,以鸡子白和如膏。诸暴肿起处,以涂著布上,贴肿处,燥易。肿处不觉,贴冷便愈。

【主治】

1. 《外台秘要》引《删繁方》:痈肿。
2. 《太平圣惠方》:恶核焮肿疼痛。

【加减】热势毒者,加白蔹一两。

猪蹄洗汤

【来源】《外台秘要》卷二十四引《删繁方》。

【组成】猪蹄一具(治如食法) 蔷薇根一斤 甘草五两(炙) 芍药五两 白芷五两

【用法】上切,以水二斗煮猪蹄,取八升,去滓;下诸药,煮取四升。稍稍洗疮。

【主治】痈疽等毒溃烂。

内塞散

【来源】《外台秘要》卷二十四引《深师方》。

【组成】黄耆 细辛 芍药 薏苡仁 白芷 瞿麦各二两 赤小豆七两 干地黄 人参 防风各二两

【用法】上切,先以新成白苦酒置新器中,纳赤小豆,须臾出铜器中,熬令燥,复须纳苦酒中更熬,凡五反止,合捣为散。每服方寸匕,酒调下,日夜六七过。

【主治】痈疽溃漏,血脉空竭。

【宜忌】《普济方》:忌生菜、葱、芜等物。

【加减】腹痛甚,倍芍药;口未闭,倍薏苡仁;脓多,倍黄耆。

灰 煎

【来源】《外台秘要》卷二十九引《深师方》。

【组成】石灰一斗五升 湿桑皮四斗 柞栎灰四斗

【用法】上以沸汤令浥浥调湿,纳甑中蒸之,从平旦至日中,还取釜中沸汤七斗,合甑三淋之,澄清,纳铜器中,煎令至夜,斟量余五斗汁,微火徐徐煎,取一斗,洗乱发,干之,如鸡子大,纳药中即消尽,又取五色彩剪如韭叶大,量五寸,着药中亦消尽,又令不强,药成,以白罂子中贮之。外敷。其血瘤,瘤附左右胡脉,及上下悬壅,舌本诸险处,皆不可令消,消即血出不止,杀人。

【主治】瘤赘,瘢痕,疵痣及痈疽,恶肉。

青木香汤

【来源】《医心方》卷十五引《深师方》。

【组成】青木香一两 芍药一两 白蔹一两 芎藭一两

【用法】上药以水四升,煮取二升,去滓,温洗疮,每日三次,明日以膏纳疮中,每日三次。

【主治】痈疽,疮臭烂。

蜀椒散

【来源】《医心方》卷十五引《深师方》。

【组成】蜀椒 桂心 甘草 干姜 芎藭 当归各一两

【用法】上为末。每服方寸匕,酒调下,日三夜再。疮未合,可常服。

【功用】长肉排脓。

【主治】痈肿自溃。

生肌膏

【来源】《外台秘要》卷三十七。

【组成】甘草 当归 白芷 椒（去目） 干地黄 细辛 续断各三两 乌喙六枚（去皮） 肉苁蓉三两 薤白二十茎 蛇衔一两（一法无续断）

【用法】上切，以好醋半升和浸一宿，取猪膏三斤微火煎之，令鱼眼沸，三上三下，候白芷黄膏成。用涂之。

【主治】痈疽发背已溃。

黄耆汤

【来源】《外台秘要》卷三十七。

【组成】黄耆 人参 麦门冬（去心） 石膏（碎） 芎䓖 当归各二两 生地黄八两 甘草（炙） 芍药各三两 生姜五两（切） 大枣三十枚（擘） 半夏四两（洗去滑） 竹叶一握

【用法】上切。以水一斗，煮竹叶，取九升，去滓纳药，煮取三升，分四服，日三夜一。

【主治】胸背游肿痛。

漏芦汤

【来源】《幼幼新书》卷三十六引《婴孺方》。

【组成】漏芦 连翘 白蔹 芒消 甘草（炙）各一分 细辛 升麻 枳实（炙） 麻黄（去节） 黄芩各三分 大黄四分

【用法】水一升，煮五合，七日儿一合为三服，一岁服五合。

【主治】热毒痈疽，赤白丹毒，疮疖。

清凉膏

【来源】《本草纲目》卷三十六引《鸿飞集》

【别名】清露散（《本草纲目》卷三十六）、芙蓉外敷法（《医方集解》）、芙蓉膏（《仙拈集》卷四）、青露散、玉露散（《青囊秘传》）、清凉散（《中医皮肤病学简编》）

【组成】芙蓉叶（末）

【用法】水和，贴太阳穴。

《本草纲目》治痈疽：生研或干研末，以蜜调涂于肿处四围，中间留头，干则频换。

【主治】

1. 《本草纲目》引《鸿飞集》：赤眼肿痛。
2. 《本草纲目》：一切痈疽发背，乳痈恶疮。

内补排脓散

【来源】《医心方》卷十五引《令李方》。

【组成】黄耆二两 当归二两 赤小豆三十枚 芎䓖一两 芍药二两 大黄一两

【用法】上药治下筛。每服方寸匕，以粥清下，一日三次。

【主治】痈。

芍药散

【来源】《医心方》卷十五引《令李方》。

【组成】芍药三分 大黄三分 白蔹三分 芮草二分

【用法】上为末，和调之。每服半钱，酒送下，一日二次。不知，可稍增至方寸匕。

【主治】久痈疽漏。

桂心散

【来源】《医心方》卷十五引《令李方》。

【组成】黄耆六分 芍药四分 桂心一分

【用法】上药治下筛。每服方寸匕，酒送下，一日三次。

【主治】痈肿。

内消散

【来源】《医心方》卷十五引《令李方》。

【组成】白芷十分 芍药十分 蜀椒七合 芒消十分 芎䓖十分 当归七分 干姜七分（一方有白蔹一分）

【用法】上药治下筛。每服五分匕，酒调下，一日二次。

【主治】痈肿不溃。

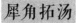

犀角拓汤

【来源】《医心方》卷十四引《医门方》。

【组成】犀角 大黄 升麻 黄芩 栀子 黄连 甘草各三两

【用法】上切。以水一斗二升，煮取六升，使极冷，以故练两重入汤中，拓肿处，小燥易，恒令湿，一日一夜数百过。

【主治】痈疽始作肿，不赤而热，长甚速，非薄贴所制。

白蔹贴

【来源】《医心方》卷十五引《效验方》。

【组成】大黄 黄芩 白蔹各三分 芍药二分 赤石脂一分

【用法】上药治下筛。以鸡子白和如泥，涂纸以铺肿上，燥易之。

【主治】卒痈肿。

松脂贴

【来源】《医心方》卷十五引《效验方》。

【组成】杏仁一两 蜡蜜一两 松脂一两 厚朴一两

【主治】痈肿赤痛及已溃。

玄参散

【来源】《太平圣惠方》卷五十三。

【组成】玄参一两 犀角屑一两 川芒消一两 川大黄二两（锉碎，微炒） 黄耆一两（锉） 沉香一两 木香一两 羚羊角屑二两 甘草三分（生，锉）

【用法】上为细散。每服二钱，以温水调下，不拘时候。

【主治】渴利烦热，发痈疽，发背，焮肿疼痛。

铅霜散

【来源】方出《太平圣惠方》卷五十三，名见《普济方》卷一八〇。

【组成】铅霜一分 腻粉一分 柳絮矾一分 川朴硝一分

【用法】上为细散。每服半钱，以冷水调下，每日夜四五次。

【主治】渴利烦热，皆生痈疽，赤焮疼痛，心烦不得眠卧。

射干散

【来源】《太平圣惠方》卷五十三。

【组成】射干一两 川升麻一两 犀角屑一两 蓝叶一两 黄芩一两 栝楼根三两 沉香一两 地榆一两（锉） 川大黄二两（锉碎，微炒） 川朴消二两

【用法】上为粗散。每服五钱，以水一大盏，煎至五分，去滓温服，不拘时候。

【主治】渴利热盛，背生痈疽，烦热，肢节疼痛。

蓝叶散

【来源】《太平圣惠方》卷五十三。

【组成】蓝叶一两 川升麻一两 麦门冬一两（去心） 赤芍药一两 玄参一两 黄耆一两（锉） 甘草一两（生，锉） 川大黄二两（锉碎，微炒） 犀角屑一两 沉香一分 葛根一两（锉）

【用法】上为散。每服四钱，以水一中盏，煎至六分，去滓温服，不拘时候。

【主治】渴利，口干烦热，背生痈疽，赤焮疼痛。

人参散

【来源】《太平圣惠方》卷六十一。

【组成】人参一两（去芦头） 黄耆二两（锉） 甘草半两（炙微赤，锉） 当归半两（锉碎，微炒） 白芍药半两 熟干地黄二两 白茯苓一两 桂心半两 枸杞子一两 白术一两

【用法】上为散。每服四钱，以水一中盏，加生姜半分，大枣三枚，煎至六分，去滓，不拘时候温服。

【主治】痈疽内虚不足。

大黄散

【来源】《太平圣惠方》卷六十一。

【组成】川大黄一两（生用）　赤小豆一两　牡蛎一两　连黄一两　白蔹一两　土瓜根一两　当归一两（锉，微炒）

【用法】上为细散。每以鸡子白调涂故布上，贴肿处，燥即易之。

【主治】痈肿，皮剥烂，汁流出如火飚，热甚不可耐。

大黄散

【来源】《太平圣惠方》卷六十一。

【组成】川大黄一两（生用）　黄芩一两　白芷三分　寒水石一两　白蔹一两　黄柏三分（锉）　石膏一两　赤石脂一两　黄连一两（去须）

【用法】上为细散。以浆水调为膏，厚涂于疮上，干即易之。

【主治】痈肿发背。

大黄散

【来源】《太平圣惠方》卷六十一。

【组成】川大黄一两　当归一两　细辛半两　木通一两（锉）　芎䓖一两　黄连一两　赤芍药一两　黄耆一两（锉）　白及一两

【用法】上为细散。每用鸡子白和，涂于故细布上，以贴肿处，燥复易之。

【主治】痈肿已作脓。

大黄散

【来源】《太平圣惠方》卷六十一。

【组成】川大黄半两（锉碎，微炒）　川升麻半两　栀子仁半两　川朴消半两　葵子半两

【用法】上锉。以水二大盏，煮取一盏三分，去滓，分温三服。以快利为度。

【主治】痈疽，脏腑壅热太过，心神烦闷，大小便不通。

木通汤

【来源】《太平圣惠方》卷六十一。

【组成】木通二斤　白杨皮一斤　川升麻半斤　露蜂房四两　赤芍药半斤　甘草半斤

【用法】上锉。以水三斗，煮取一斗，滤去滓，适大热，用注嘴瓶二三枚，更互盛汤，高抬手注射肿处，勿令间断，可一食久。次用暖水注射一食久。

【功用】解散热毒。

【主治】痈疽发背，初觉似有。

木通散

【来源】《太平圣惠方》卷六十一。

【别名】木通汤（《圣济总录》卷一三〇）。

【组成】木通一两（锉）　黄芩一两　栀子仁三分　漏芦一两　木瓜根一两（锉）　川大黄一两（锉碎，微炒）　甘草一两（炙微赤，锉）　川朴消二两

　　方中木瓜根，原书卷六十二作"土瓜根"。

【用法】上为粗散。每服二钱，以水一中盏，煎至六分，去滓，不拘时候温服。以通利为度。

【主治】痈疽发背，脏腑气壅，大小便不通。

五香丸

【来源】《太平圣惠方》卷六十一。

【组成】沉香一两　熏陆香一两　木香一两　藿香一两　丁香一两　续断一两　熟干地黄二两　白芍药一两　侧子一两（炮裂，去皮脐）　石长生一两　厚朴一两半（去粗皮，涂生姜汁，炙令香熟）　败酱一两　人参一两（去芦头）　白茯苓一两　鹿角屑二两　虎胫骨二两（涂酥，炙令黄）

【用法】上为末，炼蜜为丸，如梧桐子大。每服三十丸，食前以黄耆汤送下。

【功用】内补。

【主治】痈，脓血至甚，不生肌肉。

内补散

【来源】《太平圣惠方》卷六十一。

【别名】麦门冬汤（《圣济总录》卷一二八）、麦冬汤（《疡科选粹》卷二）。

【组成】黄耆一两（锉） 麦门冬一两（去心）芎藭一两 白茯苓一两 桂心半两 远志半两（去心） 当归一两（锉，微炒） 人参一两（去芦头） 甘草半两（炙微赤，锉） 五味子一两

【用法】上为粗散。每服四钱,以水一中盏,加生姜半分,大枣三枚,煎至六分,去滓温服,不拘时候。

【主治】痈疽溃散,脓出太多,内虚少力,不食。

内消散

【来源】《太平圣惠方》卷六十一。

【组成】赤小豆一合（熬令熟） 人参一两（去芦头） 甘草一两（生，锉） 瞿麦一两 白蔹一两当归一两（锉，微炒） 黄芩一两 防风一两（去芦头） 黄耆一两（锉） 沉香一两 川升麻一两

方中川升麻用量原缺,据《普济方》补。

【用法】上为细散。每服二钱,以温水调下,不拘时候。

【主治】痈肿结硬疼痛。

内补五香丸

【来源】《太平圣惠方》卷六十一。

【组成】沉香一两 熏陆香一两 木香一两 藿香一两 丁香一两 续断一两 熟干地黄二两 白芍药一两 侧子一两（炮裂，去皮脐） 石长生一两 厚朴一两半（去粗皮，涂生姜汁炙令香熟）败酱一两 人参一两（去芦头） 白茯苓一两 鹿角屑二两 虎胫骨二两（涂酥，炙令黄）

【用法】上为末,炼蜜为丸,如梧桐子大。每服三十丸,食前以黄耆汤送下。

【主治】痈,脓血至甚,不生肌肉。

丹粉散

【来源】方出《太平圣惠方》卷六十一,名见《普济方》卷二八六。

【组成】黄丹二两 定粉二两 白矾二两

【用法】上为末,入瓷瓶子内,用盐泥固济,慢火熁令干后,即用大火煅通赤,候冷,将出细研。敷疮。

【主治】痈肿恶疮中脓水,及新疮口未干。

龙骨散

【来源】《太平圣惠方》卷六十一。

【组成】龙骨一两 川大黄半两（生用） 白蔹半两 黄耆半两（锉） 黄芩半两 白及半两 牡蛎半两（烧为粉） 雌黄半两（细研） 甘草半两芎藭半两

【用法】上为细散。用猪胆调令如膏,摊于帛上涂贴,取穴为度。

【功用】化脓止痛。

【主治】痈疽赤肿,未得脓溃者。

占斯散

【来源】《太平圣惠方》卷六十一。

【组成】占斯半两 黄耆半两（锉） 细辛一分木香一分 连翘二分 桔梗一分（去芦头） 芎藭二分 甘草一分（炙微赤，锉） 白芍药一分 续断一分 人参二分（去芦头） 独活一分 熟干地黄半两

【用法】上为细散。每服二钱,食前以粥饮调下。

【功用】生肌内补。

【主治】久痈,及风毒气留积穿穴,久出脓水,疼痛不止。

生地黄散

【来源】《太平圣惠方》卷六十一。

【组成】生干地黄二两 玄参一两 甘草一两（生，锉） 赤芍药一两 黄耆一两（锉） 木通一两（锉） 黄芩一两 当归一两（锉，微炒） 地骨皮一两 赤茯苓一两半 川升麻一两 川大黄一两（锉碎，微炒）

【用法】上为散。每服四钱,以水一中盏,入竹叶二十片,煎至六分,去滓温服,不拘时候。

【主治】痈肿,热毒疼痛,心神烦闷。

白蔹汤

【来源】《太平圣惠方》卷六十一。

【组成】白蔹一两　黄芩一两　赤芍药一两　丹参一两

【用法】上锉细。以水三升，煮至一升半，以帛浸拓肿上，频频换之。

【主治】痈肿溃后。

玄参散

【来源】《太平圣惠方》卷六十一。

【组成】玄参半两　甘草半两（生，锉）　麦门冬三分（去心）　前胡（去芦头）　枳实（麸炒微黄）　人参（去芦头）　赤芍药　生干地黄　黄耆　芎藭　赤茯苓　黄芩各一两　石膏二两

【用法】上为散。每服四钱，以水一中盏，入竹叶二七片，小麦一百粒，煎至六分，去滓温服，不拘时候。

【主治】痈肿始发，热毒气盛，寒热心烦，四肢疼痛。

玄参散

【来源】《太平圣惠方》卷六十一。

【别名】玄参膏（《圣济总录》卷一八二）。

【组成】玄参半两　紫葛半两（锉）　川大黄半两（生用）　木香半两　卷柏半两　川芒消半两　黄药半两　紫檀香半两（锉）

【用法】上为细散。以鸡子白调和，稀稠得所，薄涂所患处。

【主治】

1. 《太平圣惠方》：痈肿，毒热疼痛。
2. 《圣济总录》：小儿脑热结瘰疬，连两耳下肿痛，身体寒热，坐卧不安，食饮不下。

【加减】有疮肿已破者，去芒消。

玄参散

【来源】《太平圣惠方》卷六十一。

【组成】玄参一两　川升麻三分　白鲜皮一两　黄连一两（去须）　土瓜根一两　麦门冬一两（去心）　赤芍药一两　川大黄一两半（锉碎，微炒）　大麻仁一两半　川朴消一两半

【用法】上为散。每服三钱，以水一中盏，入生地黄一分，细切，煎至六分，去滓温服，不拘时候。

【主治】痈肿成脓水，不能下食，心热口干，烦渴

饮水多，四肢羸瘦。

托里排脓散

【来源】《太平圣惠方》卷六十一。

【别名】木香散（《圣济总录》卷一三〇）。

【组成】木香一分　黄耆三分（锉）　白蔹一分　占斯一分　芎藭一分　当归一分（锉，微炒）　细辛一分　桔梗一分（去芦头）　赤芍药一分　槟榔一分　败酱一分　甘草一分（炙微赤，锉）　桂心一分　羌活一分　白芷一分

【用法】上为细散。每服一钱，食前甘草酒调下。

【主治】痈疽，一切疮肿。

当归汤

【来源】《太平圣惠方》卷六十一。

【组成】当归一两　甘草一两　赤芍药一两　葛根一两　细辛　黄柏各一两　麻黄一两（去根节）　苦参一两　白芷一两　肉桂一两　汉椒一两　防风一两（去芦头）

【用法】上锉细焙干，分为四度。每度以水五升，煎取三升，温暖洗疮，汤冷即住，用热巾拭，宜用别膏贴之。

【主治】痈疽发背，先穿破，出脓水不住。伤外风毒，焮肿疼痛。

当归散

【来源】《太平圣惠方》卷六十一。

【组成】当归一两　羊桃根一两（锉）　桂心半两　白蔹半两　木香半两　丁香半两　榆白皮一两（锉）　汉防己一两

【用法】上为细散。用醋浆水调如膏，贴于肿上，干即易之。

【功用】止痛搜脓。

【主治】痈肿疽疮，热毒炽盛不散，已成脓溃，疼痛不可忍。

肉苁蓉散

【来源】《太平圣惠方》卷六十一。

【组成】肉苁蓉一两（酒浸一宿，刮去皱皮，炙令干） 干姜半两（炮裂，锉） 地脉三分 菟丝子三分（酒浸三日，晒干，别捣为末） 巴戟一两 远志一两（去心） 人参一两（去芦头） 甘草一两（炙微赤，锉） 麦门冬一两（去心） 石韦一两（去心） 白芍药一两 桂心一两 芎䓖一两 熟干地黄二两 山茱萸一两 五味子一两 当归一两（锉，微炒） 附子半两（炮裂，去皮脐） 白茯苓一两半

【用法】上为细散。每服二钱，食前用荆芥汤调下。

【功用】补虚。

【主治】痈经年不愈，脓血出过多不止。

杀虫散

【来源】《太平圣惠方》卷六十一。

【组成】白芜荑一两 藜芦一两（去芦头） 雌黄一两（细研） 麝香一分（细研） 青矾半两 雄黄半两（细研） 苦参一两（锉） 附子半两（炮裂，去皮脐）

【用法】上为细末，与麝香相和研匀。每用时，先以吴蓝、甘草煎汤洗疮口，去痂拭干，敷之，一日二次。

【主治】痈疽发背久不愈。

麦门冬散

【来源】《太平圣惠方》卷六十一。

【组成】麦门冬一两（去心） 紫葛三分（锉） 木通一两（锉） 黄耆一两（锉） 川升麻三分 犀角屑三分 甘草半两（炙微赤，锉）

【用法】上为粗散。每服四钱，以水一中盏，煎至六分，去滓温服，不拘时候。

【主治】久痈，脓水出不尽，心中烦闷不已。

芸苔散

【来源】《太平圣惠方》卷六十一。

【组成】芸苔一两 黄耆一两（锉） 川大黄一两（生用） 羊桃根三分（锉） 消石三分 半夏三分 白蔹一分 莽草三分 丁香半两 木香半两 没药半两 白芷半两 赤芍药半两

【用法】上为散。有患处，以醋旋调，稀稠得所，涂故布，或疏绢上，一日三贴之。以肿退为度。

【主治】痈肿，一切风毒热肿，发背、乳痈等疾。

连翘散

【来源】《太平圣惠方》卷六十一。

【组成】连翘一两半 葛根一两（锉） 川升麻一两 枳壳一两（麸炒微黄，去瓤） 黄芩二两 蓝叶一两 赤芍药一两 玄参一两 白蔹一两 羚羊角屑一两 木通一两（锉） 黄耆一两（锉） 川大黄一两（锉碎，微炒） 甘草一两（锉）

【用法】上为粗散。每服四钱，以水一中盏，煎至六分，去滓，不拘时候温服。

【主治】痈肿焮痛，口干烦渴，不欲饮食。

沉香散

【来源】《太平圣惠方》卷六十一。

【组成】沉香一两（锉） 黄芩半两 甘草半两（生，锉） 熟干地黄二两 柴胡一两（去苗） 栝楼根半两 白术三分 麦门冬一两（去心） 黄耆一两半

【用法】上为粗散。每服四钱，以水一中盏，加竹叶二七片，小麦五十粒，煎至六分，去滓，不拘时候温服。

【主治】痈脓溃已绝，肌肉内虚，尚有余热。

栀子散

【来源】《太平圣惠方》卷六十一。

【组成】栀子仁一两 川大黄一两 黄连一两（去须） 白及一两 牡蛎一两 白蔹一两 木通一两（锉） 川升麻一两 黄芩一两

【用法】上为细散。每用以鸡子白调涂故帛上，贴肿处。燥复易之。

【功用】散肿气。

【主治】痈已溃后。

柳木耳饼

【来源】《太平圣惠方》卷六十一。

【组成】柳木耳一两　龙葵根一两（锉）　黄连三分（去须）　川芒消一两　麦饭石三分（烧，醋淬三遍）　雄雀粪一分　乳香一两　杏仁一两（其疮有头作孔者，煨，去皮尖；无孔者，和皮捣用之）

【用法】上为散，用浆水和，捏作饼子，如五钱厚。贴疮头，以单帛抹之，一日二易之。

【主治】痈疽疮肿，热焮疼痛。

重台散

【来源】《太平圣惠方》卷六十一。

【组成】重台一两　黄耆一两（锉）　川大黄一两（生用）　羊桃根三分（锉）　消石三分　半夏三分　白蔹一分　莽草三分　丁香半两　木香半两　没药半两　白芷半两　赤芍药半两

【用法】上为散。有患处，以醋旋调，稀稠得所，涂故布，或疏绢上，每日三贴之。以肿退为度。

【主治】痈肿，一切风毒热肿，发背乳痈。

消石散

【来源】方出《太平圣惠方》卷六十一，名见《普济方》卷二八七。

【组成】川消石三分　雄黄三分（研细）　白芷三分　白矾三分　玄参三分

【用法】上为细散。用生油和蜜调痛处，干即易之。以肿消为度。

【功用】燱毒散肿。

【主治】痈初结，赤肿热焮急痛。

黄连散

【来源】《太平圣惠方》卷六十一。

【组成】黄连一两　川大黄一两（生用）　白蔹一两　马牙消一两　黄柏一两（锉）　青盐半两　麒麟竭半两　赤小豆半合（炒熟）　杏仁四十九枚（汤浸，去皮尖，研）

【用法】上为散。用蜜水调涂痛上，干即易之。

【功用】消肿化毒止痛。

【主治】石痈。结硬发热紫赤色，毒气攻冲未定，日夜疼痛。

黄连散

【来源】《太平圣惠方》卷六十一。

【组成】黄连一两（去须）　黄柏一两（锉）　地榆一两（锉）　白芷一两

【用法】上为散。每用以鸡子白调，涂布上贴疮，日三四度换之。

【主治】痈已溃。

黄耆散

【来源】《太平圣惠方》卷六十一。

【别名】黄耆茯苓汤（《仙传外科集验方》）。

【组成】黄耆（锉）　川升麻　川大黄（锉碎，微炒）　黄芩　远志（去心）　赤茯苓　赤芍药各一两　生干地黄二两　当归半两　麦门冬一两半（去心）　人参半两（去芦头）　甘草半两（生，锉）

【用法】上为散。每服四钱，以水一中盏，煎至六分，去滓温服，不拘时候。

【主治】痈肿。热气大盛，寒热进退。

黄耆散

【来源】《太平圣惠方》卷六十一。

【组成】黄耆一两半（锉）　白蔹一两　赤芍药一两　芎藭一两　赤小豆一两　附子半两　羊桃根半两（锉）　菡茹半两　牡蒙半两

【用法】上为细散。用鸡子白调贴，干即易之。

【功用】排脓

【主治】痈肿恶疮。

黄耆散

【来源】《太平圣惠方》卷六十一。

【组成】黄耆一两半（锉）　生干地黄一两　赤芍药半两　川大黄一两半（锉碎，微炒）　赤茯苓一两　知母一两　柴胡一两（去苗）　川升麻一两　当归半两　木通一两（锉）　甘草半两（生锉）　羚羊角屑一两

【用法】上为粗散。每服四钱，以水一中盏，加小麦一百粒，煎至六分，去滓温服，不拘时候。

【主治】痈肿。体热烦渴，肢节拘急，肩背疼痛。

【主治】痈溃后，客热。

黄耆散

【来源】《太平圣惠方》卷六十一。

【组成】黄耆一两（锉） 败酱三分 络石一两 防风三分（去芦头） 漏芦一两 白蔹三分 白薇一两 玄参三分 白茯苓三分 白芍药一两 沉香三分 藿香三分 熟干地黄一两 甘草半两（炙微赤，锉）

【用法】上为粗散。每服四钱，以水一中盏，煎至六分，去滓温服，日三四服。

【主治】久痈，出脓水过多，四肢虚羸。

黄耆散

【来源】《太平圣惠方》卷六十一。

【别名】内补黄耆散（《仙传外科集验方》）。

【组成】黄耆一两（锉） 山茱萸半两 五味子半两 白茯苓三分 当归半两（锉碎微炒） 附子一两（炮裂，去皮脐） 石斛三分（去皮） 地脉半两 远志二两（去心） 巴戟一两 肉苁蓉一两（酒浸一宿，锉，去皱皮，炙令干） 人参三分（去芦头） 菟丝子半两（酒浸三日，晒干，别捣为末） 麦门冬一两（去心） 石斛半两（去心） 白芍药三分 芎䓖半两 熟干地黄一两 甘草三分（炙微赤，锉）

【用法】上为细散。每服二钱，以荆芥汤调下，日三四次。

【主治】痈。内虚不足，脓水不绝，四肢乏弱，不能饮食。

黄耆散

【来源】《太平圣惠方》卷六十一。

【组成】黄耆二两（锉） 知母一两 石膏二两 白芍药一两 麦门冬一两（去心） 甘草半两（炙微赤，锉） 白茯苓一两 桂心一两 川升麻一两 熟干地黄一两 人参一两（去芦头）

【用法】上为粗散。每服四钱，以水一中盏，煎至六分，去滓温服，日三四次。

【功用】补虚去客热。

野葛散

【来源】《太平圣惠方》卷六十一。

【组成】野葛皮一分 龙骨二两 干姜半两（炮裂，锉） 桂心一两 栝楼一两（干者） 王不留行一两

【用法】上为细散。每服二钱，以温酒调下，不拘时候。

【主治】痈肿不能溃。

野葛散

【来源】《太平圣惠方》卷六十一。

【组成】野葛皮半两（锉） 川大黄半两（生，锉） 半夏半两 莽草半两 川芒消半两 白蔹半两

【用法】上为细散。以猪胆和如膏，摊于布上。敷肿处，干即换之。

【主治】痈肿，疼痛不止。

甜葶苈散

【来源】方出《太平圣惠方》卷六十一，名见《普济方》卷二八五。

【组成】甜葶苈半两 木通半两（锉） 川大黄半两（生，锉） 莽草半两

【用法】上为细散，以水和如稀膏。涂肿上，干再涂。

【主治】一切痈疽肿毒。

猪蹄汤

【来源】《太平圣惠方》卷六十一。

【组成】猪蹄一对（去毛洗净） 芎䓖一两 赤芍药一两 川升麻一两 甘草一两 蛇床子一两 川大黄一两 蒴藋一两 槐白皮一两

【用法】上锉。先以水一斗，煮猪蹄，取一斗，漉去猪蹄，下诸药，煎取六升，去滓。适寒温，浇淋疮，以汤冷为度，拭干，别用敷药。

【主治】痈肿及一切疮，或烦疼浸淫。

清水膏

【来源】《太平圣惠方》卷六十一。

【组成】羊桃根一两（锉） 川大黄一两（生，锉） 黄芩一两 赤小豆一合 黄柏一两（锉） 绿豆粉一两

【用法】上为细散，用芸苔菜捣取自然汁，以蜜少许相和，调药令稀稠得所，看四畔肿赤处大小，剪生绢上匀摊贴之，可厚一钱，干即易。

【功用】抽热毒，散肿气。

【主治】痈疽及一切毒肿，坚硬疼痛，四畔焮肿。

淋浇黄连汤

【来源】《太平圣惠方》卷六十一。

【别名】黄连汤（《普济方》卷二八九）。

【组成】黄连一两 地骨皮一两 羌活一两 防风一两（去芦头） 木通一两 甘草一两 白芷一两 川大黄一两 狼牙一两 川升麻一两 莽草一两 藁本一两 黄耆一两（锉） 赤芍药一两 细辛一两 桑根白皮一两 黄芩一两 白矾一两 葱白一两 麻黄一两

【用法】上锉细，分为七贴。每贴用水三升，煎取二升，去滓，温暖淋洗疮上。后以热巾拭干，以生肌膏贴之。

【主治】发背痈疽，穿穴时久，坏烂，恶气不可近，出骨露筋，余毒未解，攻刺疼痛不可忍。

淋洗当归汤

【来源】《太平圣惠方》卷六十一。

【别名】当归汤（《普济方》卷二八九）。

【组成】当归一两 甘草一两 赤芍药一两 葛根一两 细辛一两 黄柏一两 麻黄一两（去根节） 苦参一两 白芷一两 肉桂一两 汉椒一两 防风一两（去芦头）

　　方中细辛用量原缺，据《普济方》补。

【用法】上用水洗，锉细，焙干，分为四度。每度以水五升，煎取三升，温暖洗疮，汤冷即住，以热巾拭，宜用别膏贴之。

【主治】痈疽发背，破后脓水不住，伤外风毒，焮肿疼痛。

散毒清凉膏

【来源】《太平圣惠方》卷六十一。

【组成】糯米半升（炒令焦黑，于地上出火毒） 生甘草二两（锉）

【用法】上为细散。视患处大小取雪水调，涂肿处，干即易之。

【主治】痈初结，肿振焮。

葛根散

【来源】《太平圣惠方》卷六十一。

【组成】葛根（锉） 麦门冬（去心） 红雪各一两 犀角屑半两 葳蕤二分 荠苨 赤芍药 甘草（生锉）各三分 石膏三两

【用法】上为粗散。每服四钱，以水一中盏，煎至六分，去滓，入竹沥一合，更煎一沸，不拘时候温服。

【主治】痈肿乳痈，脏腑壅滞，口干，寒热头痛，呕哕不能饮食。

葛根散

【来源】《太平圣惠方》卷六十一。

【组成】葛根一两（锉） 甘草半两（生锉） 黄耆一两（锉） 川升麻一两 栝楼根一两 麦门冬一两（去心） 赤芍药一两 黄芩三分 栀子仁一两 生干地黄一两

【用法】上为粗散。每服四钱，以水一中盏，煎至六分，去滓温服，不拘时候。

【主治】痈肿。热盛口干，烦渴，或时干呕。

葛根散

【来源】《太平圣惠方》卷六十一。

【组成】葛根一两（锉） 麦门冬一两（去心） 犀角屑半两 葳蕤三分 荠苨二分 赤芍药三分 石膏二两 黄芩一两 甘草半两（生锉）

【用法】上为散。每服四钱，以水一中盏，煎至六分，去滓，入竹沥半合，更煎一二沸，不拘时候温服。

【主治】痈肿及发背，痈疽气痈，脏腑壅滞，口干

烦渴，头痛，吃食不下。

雄黄散

【来源】《太平圣惠方》卷六十一。

【组成】雄黄三分（细研） 麝香一两（细研） 木香半两 川大黄三分 黄连一两 白芷三分 桂心半两 当归三分（锉微炒） 黄柏三分（锉） 槟榔三分 芎藭半两 麒麟竭三分

【用法】上为细散，用腊月猪脂调令匀，涂于绢上，贴肿处，候脓溃后，即用膏药搜脓生肌。

【主治】痈疽。赤肿疼痛，未得脓溃。

紫葛散

【来源】《太平圣惠方》卷六十一。

【组成】紫葛三两（锉） 川大黄三两（生用） 白蔹三两 玄参三两 黄芩二两 川升麻三两 榆白皮二两（锉） 木香二两 赤小豆三分 黄连三两

【用法】上为细散。以新汲水调如面脂，涂于肿上，干即更涂。

【功用】《御药院方》：消肿散毒。

【主治】痈肿及发背，有赤肿，热痛不可忍。

寒水石散

【来源】《太平圣惠方》卷六十一。

【组成】寒水石二两 羊桃根一两（锉） 消石一两 木香半两 白蔹半两 丁香半两 榆皮半两（锉） 赤小豆一合 汉防己半两 川大黄一两（生用）

【用法】上为细散。用头醋旋调和稀稠得所，涂故软布上，贴疮头四畔赤嫩处，候干即易之。其疮头别研汲斯青黛，以少许水和，时时以鸟翎敷之，勿令干燥。

【主治】痈肿热毒疼痛，攻蚀肌肉，赤色虚肿，手不可近，欲成脓，及已有脓者，四畔赤肿。

犀角散

【来源】《太平圣惠方》卷六十一。

【组成】犀角屑半两 知母半两 木通三分（锉） 赤芍药半两 川升麻半两 川大黄一两（锉碎，微炒） 葳蕤半两 黄芩半两 麦门冬三分（去心） 甘草半两（生锉） 马牙消一两半

【用法】上为粗散。每服四钱，以水一中盏，煎至六分，去滓温服，不拘时候。下三二行为度。

【主治】痈肿初发，热盛，口干烦渴，四肢拘急，骨节疼痛。

解毒散

【来源】《太平圣惠方》卷六十一。

【组成】犀角屑 木通（锉） 川升麻 赤芍药 川朴消各一两 石膏二两 甘草（生，锉） 玄参 麦门冬（去心）各半两

【用法】上为粗散。每服四钱，以水一中盏，煎至六分，去滓，不拘时候温服。

【主治】痈疽始觉。

漏芦散

【来源】《太平圣惠方》卷六十一。

【组成】漏芦一两 木通三分（锉） 川升麻一两半 赤芍药一两 桑根白皮三分（锉） 黄芩一两半 枳壳一两（麸炒微黄，去瓤） 甘草三分（炙微赤，锉）

【用法】上为散。每服四钱，以水一中盏，煎至六分，去滓温服，一日三四次。

【主治】热毒痈疖。

熟地黄散

【来源】《太平圣惠方》卷六十一。

【组成】熟干地黄一两 黄耆一两（锉） 人参一两（去芦头） 当归半两（锉碎，微炒） 芎藭二两 白芍药半两 白茯苓一两 甘草半两（炙微赤，锉） 桂心半两 麦门冬一两（去心） 续断一两

【用法】上为散。每服四钱，以水一中盏，加生姜半分，枣三枚，煎至六分，去滓温服，一日三四次。

【主治】痈疽、发背、发乳，大去脓血后内虚

少气。

繁柳干散

【来源】方出《太平圣惠方》卷六十一，名见《普济方》卷二八七。

【组成】繁柳草四两（烧灰）　白蔹一两　白芷一两　赤小豆二合　川大黄一两（生锉）

《普济方》有繁柳干、白及，无繁柳草、白芷。

【用法】上为细散。以新汲水调如膏，涂肿上，干即易之。

【主治】痈未有头，赤肿疼痛。

藜芦散

【来源】《太平圣惠方》卷六十一。

【组成】藜芦半两　真珠末半两　硫黄三分（细研）　马齿矾三分（烧令汁尽）　雄黄三分（细研）　麝香一分（细研）　菌茹一两

【用法】上为细散。每用少许敷疮，一日二三次。

【功用】蚀恶肉。

【主治】痈疽。

瞿麦散

【来源】《太平圣惠方》卷六十一。

【组成】瞿麦一两　白芷一两　黄耆二两（锉）　当归一两（锉，微炒）　细辛一两　赤芍药一两　芎藭一两　赤小豆一两（捣末，以酒浸，铜器中熬令干）　薏苡仁一两

【用法】上为细散。每服二钱，以温酒调下不拘时候。

【功用】渐生肌肉。

【主治】诸痈肿，疮中疼痛，脓血不绝。

瞿麦散

【来源】《太平圣惠方》卷六十一。

【组成】瞿麦一两　赤芍药一两　黄耆二两（锉）　当归二两（锉，微炒）　桂心一两　赤小豆一两（微炒）　川大黄二两（锉碎，微炒）　滑石二两

川朴消一两　芎藭一两　白蔹一两　麦门冬二两（去心）

【用法】上为细散。每服三钱，食前以温水调下，以利为度。

【功用】排脓止痛，利大小便。

【主治】诸痈。

麒麟竭散

【来源】《太平圣惠方》卷六十一。

【别名】不止麒麟散（《仙传外科集验方》）。

【组成】麒麟竭半两　黄连三分　槟榔半两　黄柏半两（锉）　白及半两　诃黎勒皮一分

【用法】上为细散。用鸡子白调涂疮口上，以白薄纸贴定，药干落即换。

【主治】痈肿恶疮生肌后，用力劳动努伤，出血不止。

【宜忌】勿用力，忌着水。

麒麟竭散

【来源】《太平圣惠方》卷六十一。

【组成】麒麟竭一两（炒令紫色）　生人骨（即人牙）一两（烧灰）　古铜末三分　鸽粪一合（干，为末）

【用法】上为细末。贴之；如疮口深，作纸纴子，引散入疮口里面，候肉生，即合疮口。

【主治】诸痈肿破成疮口，脓带清薄。

木香散

【来源】《太平圣惠方》卷六十二。

【别名】木香汤（《圣济总录》卷一二八）。

【组成】木香一两半　鸡舌香一两　沉香一两　薰陆香一两　麝香一分（细研）　射干一两　连翘一两　川升麻一两　黄耆二两（锉）　木通一两（锉）　独活一两　桑寄生一两　甘草一两（生，锉）　川大黄一两半（锉碎，微炒）　川芒消一两半

【用法】上为粗散。每服三钱，以水一中盏，煎至六分，去滓，不拘时候温服。

【主治】缓疽及痈肿，风毒留积于筋骨，久始出脓水，疼痛不止，或脓出不快，疮不生肌。

木通散

【来源】《太平圣惠方》卷六十二。

【组成】木通一两半（锉） 知母一两半 赤芍药一两 当归一两 生干地黄一两半 川升麻一两半 黄耆一两半（锉） 枳实一两（麸炒微黄） 甘草一两（生锉） 赤茯苓一两 前胡一两半（去芦头） 麦门冬一两（去心） 黄芩三分 芎藭一两

【用法】上为散。每服四钱，以水一中盏，加竹叶二七片，小麦一百粒，煎至六分，去滓，不拘时候温服。

【主治】痈始发于背，便生寒热，口干心烦，不得卧。

托里生肌散

【来源】《太平圣惠方》卷六十二。

【别名】芎藭散（《圣济总录》卷一三○）、生肌散（《普济方》卷二八九）。

【组成】芎藭二两 黄耆一两（锉） 白芷半两 赤芍药一两 桂心三分 人参半两（去芦头） 丁香半两 当归一两

【用法】上为散。每服二钱，食前以粥饮调下。

【功用】《圣济总录》：托里生肌。

【主治】
1. 《太平圣惠方》：发背溃后，脓水不绝。
2. 《圣济总录》：痈疽，久冷不愈。

麦门冬散

【来源】《太平圣惠方》卷六十二。

【组成】麦门冬一两（去心） 当归一两 玄参一两 甘草三分（生，锉） 赤芍药三分 生干地黄一两半 蓝叶三分 地骨皮三分 犀角屑三分

【用法】上为散。每服四钱，以水一中盏，煎至六分，去滓温服，不拘时候。

【主治】热毒气盛，背上发痈肿，渐觉牵痛。

芦根散

【来源】《太平圣惠方》卷六十二。

【组成】芦根一两（锉） 连翘一两 玄参一两 射干一两 川升麻一两 栀子仁一两 赤芍药一两 羚羊角屑一两 寒水石二两 甘草三分（生，锉） 生干地黄二两

【用法】上为散。每服四钱，以水一中盏，煎至六分，去滓温服，不拘时候。

【主治】一切痈疖，身体烦躁，热渴疼痛。

连翘散

【来源】《太平圣惠方》卷六十二。

【组成】连翘一两 沉香一两 玄参一两 川大黄二两（锉碎，微炒） 川升麻一两 桑根白皮一两（研） 蓝子一两 犀角屑二两 寒水石三两 露蜂房一两（微炙，研） 川朴消二两

【用法】上为散。每服四钱，以水一中盏，煎至六分，去滓，不拘时候温服。以长利为度。

【主治】积热毒气攻腑脏，出于皮肤，为发背痈肿。

黄连饼

【来源】《太平圣惠方》卷六十二。

【别名】黄连饼子（《圣济总录》卷一三一）。

【组成】黄连一两 乳香一两 薰陆香一两 雄雀粪四十九粒（尖细者是）

【用法】上为散。用蔓菁根二两，洗净，滤去水，细切，捣如泥。若肿甚，即更用蜀葵根二两，入前药四味，令捣调匀，即出，于瓷器中贮之，捏作饼子，厚二分许，贴之，干即易之。

【主治】脑痈及热毒疮肿。

黄耆散

【来源】《太平圣惠方》卷六十二。

【组成】黄耆一两半（锉） 赤茯苓一两 地骨皮一两 麦门冬一两（去心） 生干地黄一两 黄芩一两 川升麻一两 射干一两 赤芍药一两 玄参一两 甘草一两（生锉）

【用法】上为散。每服四钱，用水一中盏，煎至六分，去滓温服，不拘时候。

【主治】发脑。肿痛烦热不可忍。

十香膏

【来源】《太平圣惠方》卷六十三。

【组成】沉香半两（锉） 檀香半两（锉） 丁香半两（末） 郁金香半两（锉） 甘松香半两（锉） 麝香一分（细研） 熏陆香半两（细研） 白胶香半两（细研） 龙齿半两（细研） 黄丹六两 麻油一斤 苏合香半两（锉） 木香半两（末）

【用法】上药先取沉香、檀香、郁金香、甘松香等五味，于油中浸七日，都入铛内，以少炭火温养五日后，以武火煎三二十沸，滤出香，用绵滤过，净拭铛，油都入铛内，下黄丹，以柳木篦不住手于火上搅，候色黑，滴水中如珠子，软硬得所，去火，将煎丁香等六味，入膏中搅三五百遍，膏成，盛瓷盒内。用软帛上摊贴，日三度换之。

【主治】风毒疮肿，痈疽，疔赘，瘤瘿。

丁香膏

【来源】《太平圣惠方》卷六十三。

【组成】丁香半两（研末） 麻油一斤 黄丹七两 丈夫头发一两 蜡一两 桂心半两（研末） 当归半两（研末）

【用法】上药先炼油令香，下发，煎令发尽，次下蜡，以绵滤过，都入铛中，下黄丹，不住手搅，候色黑，滴水如珠，即下丁香、桂心、当归等末，搅令匀，以瓷盒盛。用故帛上摊贴，日二换之。

【主治】一切痈疽发背，疼痛不可忍。

木通膏

【来源】《太平圣惠方》卷六十三。

【组成】木通二两（锉） 露蜂房二两 连翘二两（锉） 黄芩二两（锉） 商陆二两（锉） 黄耆二两（锉） 牛蒡根二两（锉） 乳头香二两（细研） 松脂二两 蜡一两 黄丹七两 羊肾脂三两 绯帛一尺（烧灰，细研） 消石一两（细研） 曲头棘针一百枚

【用法】上药以生麻油二斤于铛中，文火煎令香，下锉药，急火煎，候药色赤黑，下松脂、蜡消，以绵滤过滓，下黄丹及羊脂，搅勿住手，候色黑，时时点于铁上试看，凝如饧，去火，适火热下乳香、帛灰、消石等，搅匀，用不津器盛。每用涂于帛上贴之。如肿未成脓，即肉消；已成脓，即日二贴之。

【主治】发背及诸痈疽疮。

木通膏

【来源】《太平圣惠方》卷六十三。

【组成】木通一分 甘草一分 当归一分 白芷一分 防风一分（去芦头） 细辛一分 栀子仁一分 黄连一分 垂柳枝（生，锉）三合 黄芩三分 黄丹六两 黄蜡二两 清麻油一斤

【用法】上锉细，于油内浸三宿，入净铛内，以慢火熬令柳枝黄黑色为度，绵滤去滓，澄清，却于铛内，慢火熬药油，相次下黄丹，用柳木篦不住手搅令匀，滴于水内，捻看硬软所得，入黄蜡，又搅令匀，倾于不津器内盛。每使时，看肿结处大小，火畔熁，摊于故帛上贴，一日换二次。

【主治】发背痈疽，热毒气结肿，疼痛坚硬。

木通膏

【来源】《太平圣惠方》卷六十三。

【组成】木通二两 黄丹五两 细辛一两 茵陈一两 琥珀半两（细研） 朱砂一两（细研） 清麻油十两

【用法】上药先煎油令沸，即下细辛、木通、茵陈，煎五七沸，去滓，即入琥珀、朱砂末更煎，用柳木篦搅，候滴于水中成珠子，膏成，收于瓷盒中。每摊膏于故帛上贴，日二易之。

【主治】一切痈疽发背，疼痛不止。

五香膏

【来源】《太平圣惠方》卷六十三。

【组成】丁香一分（末） 木香一分（末） 白檀香一分（末） 熏陆香一分（末） 麝香一分（末） 黄耆半两 白芷半两 细辛半两 防风半两（去芦头） 芎䓖半两 当归半两 甘草一两 桑根白皮一两 槐枝（锉）三合 乱发一两（烧灰） 垂柳枝（锉）三合 黄丹十两 清麻油一斤四两

【用法】上药除五香末外，并锉细，安净铛内，以油浸一宿，以慢火煎令槐、柳枝色黄黑为度，以绵滤去滓，澄清，却于铛内慢火熬药油，相次入黄丹，用柳木篦不住手搅，候黄丹色黑，滴于水内，看硬软得所，入五香末搅令匀，倾于不津器内盛。每日用时，于火畔煨，以纸上涂贴，每日换二次。

【功用】止疼痛，生肌。

【主治】一切痈疽发背，及恶毒疮肿。

止痛生肌膏

【来源】《太平圣惠方》卷六十三。

【组成】麒麟竭一两　没药一两　黄丹半两　乳香一两　当归一两　白芷半两

【用法】上药为细散。先用清油一升半，煎桑白皮、柳白皮各二两，令色赤，滤去滓，用绵滤过，下黄丹，搅匀，候色黑，次下五味散，以柳木篦子搅，候软硬相得，膏成。于故帛上摊贴；如内损疼痛，只用酒服五丸，如皂荚子大。

【主治】一切痈疽发背。

止痛排脓生肌神秘方

【来源】《太平圣惠方》卷六十三。

【别名】生肌膏（《膏药方集》）。

【组成】生地黄汁五合　防风三分（去芦头）　羊肾脂二两　麻油五合（两）　乳香一两　黄蜡二两　乱发半两　当归半两　甘草三分　白蔹半两

【用法】上锉细，以醋拌湿，先以油煎乱发消尽，下地黄汁，煎如鱼目沸，候地黄汁尽，绵滤去滓，却于火上下蜡香脂，熟搅匀，煎令稠，于瓷盒内盛。以故帛涂，看疮大小贴，一日二次。

【主治】一切痈疽发背，已溃后日夜疼痛不可忍，脓不能出。

乌麻膏

【来源】《太平圣惠方》卷六十三。

【组成】乌麻油一斤　黄丹七两　薰陆香一两　麝香半两（细研）　松脂一两　黄蜡二两

【用法】先煎油沸，下松脂、薰陆香及蜡，以绵滤

过，都安铛内，下黄丹，火上搅令色黑，滴安水中为珠子，软硬得所，去火，下麝香，搅令匀，以瓷盒盛。看疮大小，帛上摊贴，取愈为度。

【功用】生肌止痛，去疮内虫。

【主治】一切痈疽发背。

乌犀膏

【来源】《太平圣惠方》卷六十三。

【组成】乌犀屑一两　玄参一两　黄芩一两　紫葛一两　木通一两　川升麻一两　白芷二两　当归一两　白蔹一两　白及一两　防风一两（去芦头）　芎䓖一两　甘草二两　赤芍药一两　桂心一两　槐枝二两　垂柳枝三两　桑枝二两　松脂二两　黄丹十二两　蜡二两　油二斤　青盐二两

【用法】上锉细，于净铛内，以油浸药三宿，后以文火煎，令白芷色赤黑，滤去滓，次下松脂、蜡令消，绵滤去滓，拭铛令净，都倾铛内，下黄丹，文火上煎，不住手以柳篦搅，候色变黑，滴于水内，捻看软硬得所，倾于瓷盒内。用帛上摊贴，一日二次。

【主治】发背痈疽，结硬肿痛。

水杨膏

【来源】《太平圣惠方》卷六十三。

【组成】水杨皮二两（锉）　槐皮二两（锉）　黄丹六两　麒麟竭一两（末）　密陀僧一两半（细研）　白松脂一两　蜡一两　白蔹一两（锉）　降真香一两半　油二斤

【用法】先将油于铛内，微火煎水杨皮、槐皮，后下白蔹、麒麟竭、松脂、降真香，再煎；候水杨皮黄黑色，以绵滤去滓，再入铛内重煎，即入密陀僧，并黄丹、蜡等，用柳木篦搅，勿令住手，候色变黑，旋滴于冷处，看硬软得所；膏成，盛于瓷器中。用于软帛上摊贴，每日二度换之。

【功用】生肌敛疮。

【主治】一切痈疽发背。

生肌膏

【来源】《太平圣惠方》卷六十三。

【组成】蛇衔草一两半　当归一两半　黄连一两半　黄耆一两　甘草一两　黄芩一两　川大黄一两　续断一两　白芍药一两　白及一两　芎䓖一两　莽草一两　白芷一两　附子一两（生，去皮脐）　细辛一两　蜀椒一两（去目）　生干地黄三两　薤白一把

【用法】上锉细。以酒一升，拌令润半日，先用腊月猪脂三斤，安铛内炼沸，渐渐入药，煎令白芷黄赤色，滤去滓，以绵滤过，瓷盒盛。每日三二度，以涂患上。

【主治】一切痈疽发背，败坏疼痛。

生肌膏

【来源】《太平圣惠方》卷六十三。

【组成】熏陆香一两　松脂一两　黄丹二两　羊肾脂一两　生地黄汁二合　麻油四两　故绯帛五寸

【用法】上药先以油煎绯帛消尽，下熏陆香、松脂、羊肾脂，又煎三二沸，去火，下地黄汁，煎汁令尽，去火，下黄丹，搅令相入，又煎一二沸，下腊，候色黑，软硬得所，膏成。用帛上摊贴，日二换之。

【主治】一切痈疽发背，脓血不止。

地黄膏

【来源】《太平圣惠方》卷六十三。

【组成】生地黄汁一升　松脂二两　熏陆香一两　羊肾脂一两半　牛酥一两半　蜡一两

　　方中牛酥原作"牛膝"，据《附广肘后备急方》改。

【用法】于地黄汁中煎松脂及香，令消尽，即纳羊脂、酥、蜡，慢火煎令稠膏成，涂软帛上，每日换一二次。

【功用】排脓止痛。

【主治】一切痈疽发背，溃后疼痛不止。

连翘膏

【来源】《太平圣惠方》卷六十三。

【组成】连翘一两半　陈油一斤半　猪脂十两　羊脂五两　黄耆一两半　黄丹十四两　白芷一两半　白及一两半　白蔹一两半　乳香三分　松脂一两半　蜡二两　露蜂房一两半　乱发灰半两　青绢一尺二寸（烧灰）　绯绢一尺二寸（烧灰）　当归一两半　白芍药一两半　桂心一两半

【用法】上件药，先将油及猪羊脂，以微火煎，候脂消尽，锉碎黄耆、白芷、连翘、蜂房、白及、白蔹、当归、芍药、桂心九味，下入油内，以微火煎，候药黄黑色，次入松脂、蜡、乳香熔尽，即以绵绞去滓，再入铛内煎，即下黄丹，以柳木篦搅，勿令住手，候药变黑色，次下绯青绢灰，及头发灰，搅令匀，滴于冷处，凝硬得所，成膏，于瓷器内收。用时旋于故帛上摊贴，日二换之。

【功用】排脓散毒止痛。

【主治】一切痈疽发背，穿穴后。

乳香膏

【来源】《太平圣惠方》卷六十三。

【组成】乳香半两　黄丹三两　麻油半斤　麝香一钱（细研）　桂心二钱　腻粉三钱　附子三分（生，去皮脐）　当归半两

【用法】上为细散，取铫子于慢火上炒黄丹令赤，入油同煎，时时滴在水碗内，凝结如珠子，便下诸药末，搅煎成膏，于瓷盒内盛。以故帛上涂贴，每日早晚换之。

【主治】痈疽发背，日夜疼痛。

胡粉膏

【来源】《太平圣惠方》卷六十三。

【组成】胡粉四两　油半斤　蜡二两半　乳香半两（细研）　麝香一钱（细研）　没药半两（细研）

【用法】上以文火煎令油熟，下胡粉，后下蜡，临成下麝香、乳香、没药，搅勿住手，待似星花上来，即住，以瓷器内盛。于故帛上涂贴，一日换二次。

【主治】一切痈疽发背，日夜发歇，疼痛不止。

挺子膏

【来源】《太平圣惠方》卷六十三。

【组成】附子一两（去皮脐，生用）　赤芍药一两

当归一两　杏仁二两（汤浸，去皮尖双仁）　黄连一两　赤柳皮四两　麒麟竭一两　没药一两　黄丹三两　清油二斤

方中没药用量原缺，据《医方类聚》补。

【用法】上细锉，先将清油及诸药入于铛中，煎令焦黄色，待冷澄滤过，后下黄丹、麒麟竭、没药同煎，以柳木篦子不住手搅，候黑色，取少许滴水中成珠子即膏成，放冷，剂作挺子。多年冷漏恶疮，先用甘草煎水洗，然后贴之。痈肿，每服一丸如弹子大，皂角酒调下。齿断痈肿，贴之。

【主治】一切痈疽恶毒疮痛。

神效膏

【来源】《太平圣惠方》卷六十三。

【组成】当归二两　白芷一两半　乳香三分（细研）　松脂一两　芎䓖一两　白蔹一两半　绯帛灰半两（细研）　乱发灰半两（细研）　甘草一两半　黄丹十两　木鳖子三十枚（去壳）　杏仁一两（汤浸，去皮尖双仁，炙）　木香一两半　黄蜡二两　麻油二斤

【用法】上先取油安铛内，炼令香熟，将八味药细锉，下油中浸一宿，以文火煎白芷色赤黑，即滤出，次下松脂、蜡、乳香、绯帛、发灰等，更煎令消，以绵滤去滓，都入铛内，下黄丹，不住手搅，变黑光色，滴在水中为珠子，膏成，用瓷器盛。每用以故帛摊贴，每日换二次。

【功用】排脓生肌。

【主治】一切痈疽发背，溃后肌肉不生。

润疮生肌膏

【来源】《太平圣惠方》卷六十三。

【组成】槟榔一两　白芍药一两　丁香一两　细辛一两　黄连一两　川芎䓖一两　杏仁一两（汤浸，去皮尖双仁）　桂心一两　天南星一两　牛膝一两（去苗）　羌活一两　附子一两（生，去皮脐）　藁本一两　防风一两（去芦头）　木鳖子一两（去壳）　当归一两　木香一两　白芷一两　乳香一两　白胶香一两　麝香半两（细研）　蜡四两　羊脂一斤　野驼脂一斤　猪脂一斤

【用法】上药除脂、蜡、麝香外，都细锉，以米醋半升拌令匀，浸一宿，先取三般脂于铛内文火煎沸，即下诸药，煎半日，候白芷色赤漉出，下蜡令消，以绵滤过，瓷盒盛，调入麝香令匀。看患处大小，涂贴于上，日二度换之。

【主治】一切痈疽发背，肌肉不生，干急疼痛。

通神膏

【来源】《太平圣惠方》卷六十三。

【组成】雄黄二两（细研）　黄丹一两（细罗）　蜡六两　腻粉半两　没药末一两　麒麟竭末一两　麝香一分（细研）　桑枝四两　槐枝四两　蝎蛸三枚　当归三分　芎䓖二两　白芷三分　木香三分　沉香半两　郁金半两　乌蛇肉三分　藁本一两　细辛三分　桂心一两半　麻油二斤

【用法】上锉细，先取油倾于铛中，以文火煎令熟，下锉药煎，候白芷黄黑色，以绵滤过，拭铛令净，下蜡于铛内；煎令熔，都入药汁于铛中，下黄丹，次下诸药末，不住手搅，稀稠得所，滴在水中，药不散，即膏成；以瓷盒盛，密封闭，悬于井底一宿时出火毒。每用摊在故帛上帖，日二换之，以愈为度。

【主治】一切痈疽发背，恶疮，及瘘疮。

黄丹膏

【来源】《太平圣惠方》卷六十三。

【组成】黄丹二十四两（微炒，细罗）　麻油二斤半　猪脂八两（腊月者）　松脂四两　紫菀一两（去土）　当归一两　防风一两（去芦头）　黄芩一两　茛菪子二两　棘针四十九枚（头曲者）　青绯帛各二尺（烧灰）　人粪灰一两　青柏叶一两　蜥蜴七枚　乱发如鸡子大　蜡三两　葱（并根）二十茎。

【用法】上锉，先下油脂于锅内煎令熔，次下药，以文火煎半日，次下松脂、蜡，候香熟，以绵滤去滓，都入药油于锅中，纳黄丹，不住手搅令匀，候色变紫色，收得油方尽，软硬得所，用瓷盒盛。摊在故帛上贴之。

【功用】内消止痛。

【主治】痈疽发背，痈肿丹毒，一切疮疖。

黄丹膏

【来源】《太平圣惠方》卷六十三。

【组成】黄丹七两　蜡二两　白敛二两（锉）　杏仁三两（汤浸，去皮尖双仁，研）　乳香二两（末）　黄连一两（锉）　生油一升

【用法】前三味以生绵袋盛，入油，慢火熬半日，滤出，下黄丹，以柳木篦搅，候变黑，膏成，入蜡、乳香更熬，硬软得所，用瓷盒内盛。故帛摊贴，每日换二次。

【主治】一切痈疽发背，疼痛不止，大渴闷乱，肿硬不可忍。

黄耆膏

【来源】《太平圣惠方》卷六十三。

【组成】黄耆一两　赤芍药一两　当归一两　川大黄一两　芎藭一两　独活一两　白芷一两　薤白一两　生地黄二两　麝香二钱（细研）

　　方中薤白原作"韭白"，据《普济方》改。

【用法】上锉细，先用猪膏二升，煎三五沸，下药煎白芷色赤，以绵滤去滓，入麝香，搅令匀，收瓷盒中。日三四度涂摩疮上。

【功用】止痛生肌。

【主治】一切痈疽发背。

排脓止痛膏

【来源】《太平圣惠方》卷六十三。

【组成】油一斤　当归一两半　白芷一两　桂心三分　芎藭一两　藁本一两　细辛三分　密陀僧一两（细研）　黄丹三两　麝香一分（细研）　鹿角胶一两半　蜡三分　朱砂一两（细研）　盐花一两　腻粉三分　乳香三分（细研）

【用法】上件药，先取油，安铛内，炼沸；当归等六味细锉，下入油中，煎白芷赤焦色，绵滤去滓，净拭铛中油，却安入铛中；依前慢火熬，下蜡并黄丹，不住手以柳木篦搅，候色黑，次下密陀僧、鹿角胶、盐花，次下腻粉，次下乳香，次下朱砂、麝香等，慢火熬搅，候药黑光，即滴入水内，如硬软得所，药成，入钞锣中待凝冷，即于净地上安一宿，以物盖，出火毒。每用，故帛上摊贴，

日再换之。

【功用】排脓止痛。

【主治】一切痈疽发背溃后日夜疼痛。

雄黄膏

【来源】《太平圣惠方》卷六十三。

【组成】雄黄二两（细研）　黄耆二分　漏芦三分　络石三分　续断三分　营实三分　紫葛半两　白敛半两　桑寄生半两　商陆半两　连翘半两　汉防己半两　赤芍药三两　败酱半两　川升麻半两　莽草半两　当归一两　苦参一两　木通一两　紫菀一两（去土）　芫花一两　藜芦一两（去芦头）　白及一两　菌茹一两　黄丹十五两　蜡四两　清油三斤。

【用法】上锉碎，以酒二升，拌一宿，先取油安铛内，以慢火煎令熟，即下药，煎白敛赤黑色，滤去药，下蜡候溶，以绵滤过，拭铛，却安油入铛内，下黄丹，于慢火上以柳篦不住手搅，候变色黑，搅滴于水内为珠子，膏成也。去火，入雄黄末，调令匀，倾于瓷器中盛。用故帛上摊贴，逐日换药。以愈为度。

【主治】一切痈疽、发背、脑痈诸毒疮，及乳痈疼痛。

雄黄膏

【来源】《太平圣惠方》卷六十三。

【组成】雄黄三分（细研）　当归三分　桂心三分　白芷半两　赤芍药半两　甘草三分　附子三分（生去皮脐）　黄耆三分　枳壳三分　吴茱萸半两　白术半两　独活半两　槟榔三分　麝香半两（细研）　乳香半两　突厥白三分　木鳖子半两（去壳）　云母粉三分　松脂三分　白蜡二两　垂柳枝一两　槐枝一两　白檀香半两　零陵香半两　甘松香半两　黄丹十两　麻油

【用法】先将油于铛中，以炭火炼熟，下甘松、零陵、檀香、槐、柳枝等，以慢火煎令槐、柳黑色，即去之。细锉诸药，以酒半升，拌药一宿，后入油中煎，白芷色赤，以绵滤过，拭铛令净，都倾入铛内，下黄丹，于火上煎，变色黑，不住手搅三二十遍，有油泡子飞，即膏成，入雄黄、麝香

搅令匀，安瓷盒内盛。以蜡纸上摊贴，每日早晚换之。

【功用】收毒止痛生肌。

【主治】一切发背，乳痈恶疮，骨疽穿漏。

紫金膏

【来源】《太平圣惠方》卷六十三。

【组成】紫袄一两　石菖蒲半两　独活半两　白术三分　防风半两（去芦头）　附子三分（去皮脐）　白芷一两　木鳖子一两半（去壳）　汉椒半两　杏仁一两（汤浸，去皮尖双仁）　半夏三分　桂心三分　麒麟竭一两（细研）　没药三分　木香半两　甘草三分　赤芍药半两　白及三分　沉香半两　麝香一分（细研）　朱砂二两（细研）　龙脑半两（细研）　黄蜡三分　乳香一两　甘松香半两　零陵香半两　白檀香半两　甲香半两　猪脂一斤半　羊脂二斤半

【用法】上锉，以酒二大盏，拌一宿，取猪羊脂安铛内，煎沸，下诸药，以文火熬，候白芷黄黑色，下蜡候熔，以绵滤过，入瓷盒中，下麒麟竭、麝香、朱砂、龙脑等，搅令匀，用故帛上涂贴，日二易之。

【主治】发背痈疽，乳痈穿瘘，及一切恶疮，结肿疼痛。

麒麟竭膏

【来源】《太平圣惠方》卷六十三。

【别名】麒麟膏（《医方类聚》卷一七八引《御医撮要》）。

【组成】麒麟竭半两　雄黄半两（细研）　密陀僧半两（细研）　雌黄一分（细研）　乱发半两　朱砂半两（细研）　乳香一两（细研）　黄耆一两　白芍药一两　牡丹一两　连翘一两　丁香一两　木香一两　桂心一两　当归一两　牛膝一两（去苗）　细辛一两　白芷一两　松脂二两　腊三两　黄丹十二两　麻黄二两　油二斤半

【用法】上药黄耆等十二味细锉，入油内浸一宿，后用文火煎诸药色黑，滤出；次下松脂、乳香、蜡消熔尽，以绵滤去滓；拭铛令净，却下药油，以慢火熬，相次入黄丹，不住手以柳木篦搅，候

色变，滴于水碗内，捻看软硬得所，歇良久，入麒麟竭、雄黄、雌黄、密陀僧、朱砂等末，搅令匀，倾于瓷盒内，以纸上摊令匀。每日两次贴之。

【功用】收毒，止痛，暖肌。

【主治】一切痈疽发背，恶疮毒肿溃后，日久脓水不住，肌肉不生，毒气未定。

麒麟竭膏

【来源】《太平圣惠方》卷六十三。

【组成】麒麟竭一两　桂心三分　木香半两　附子三分（生，去皮脐）　槟榔半两　当归半两　白芷半两　川芎三分　诃梨勒皮半两　沉香半两　没药半两　白及半两　朱砂三分（细研）　丁香半两　乳香半两　甘草半两（锉）　麝香半两（细研）　白檀香三分　甘松香一两　零陵香半两　槐枝一两　柏枝二两　垂柳枝二两　松脂三分　白蜡三分　黄丹十五两　油二斤半

【用法】先将油于铛中以炭火炼令香，细锉甘松香、零陵香、檀香、槐、柳枝等，入油内浸一宿，以文火煎，候三般枝黄黑色即去；却下松脂并蜡化了，以绵滤过；拭铛令净，却倾油入铛中，下黄丹，于火上煎，以柳木篦不住手搅，令沸转黑色；后将前十七味捣罗为末，微火上调入膏内，搅二三千遍，令匀，滴入水中作珠子即膏成，用瓷盒收。于蜡纸上摊贴，甚者每日早晚换之。

【功用】解毒生肌。

【主治】

1.《太平圣惠方》：一切痈疽发背，日夜疼痛。

2.《膏药方集》：恶疮毒肿，溃脓不止，肌肉不生。

麝香膏

【来源】《太平圣惠方》卷六十三。

【组成】麝香一两（细研）　叶子雌半两（细研）　龙脑半两（细研）　麒麟竭二分（末）　没药半两（末）　槟榔半两（末）　丁香半两（末）　当归三分（末）　木香半两（末）　黄犬脂一两　朱砂三分（细研）　白蜡三分　黄丹三两　油八两

【用法】先将油于银锅中以慢火炼令香，下蜡，犬

脂，去火，渐下黄丹，却用火煎，不住手以柳木篦搅，变色即去火，将前六味药末，并香药一处更研令匀，微火暖动，渐渐搅入令匀，膏成，以瓷盒盛。用蜡纸上摊贴，每日二换，以愈为度。

【主治】一切痈疽发背，及风热毒结肿疼痛。

白蔹散

【来源】《太平圣惠方》卷六十四。

【组成】白蔹一两　川大黄一两　赤石脂一两　赤芍药一两　莽草一两　黄芩一两　黄连一两（去须）　吴茱萸一两

【用法】上为末。以鸡子清和如泥，涂布上，贴于肿处，干即易之。

【主治】

1. 《太平圣惠方》：恶核燃肿不消；瘰疬结核，根源深固，肿硬疼痛。
2. 《普济方》：痈疽。

马齿苋膏

【来源】《太平圣惠方》卷六十六。

【组成】马齿苋（切碎）五升　榆白皮一斤（细切）　麝香一分（细研）　杏仁半斤（去皮尖，油熬令黑，研如泥）

【用法】上药前二味，以水二斗煮取三升，澄清；次入麝香、杏仁，熬成膏，瓷器中盛，蜜封。已成疮者，以泔清洗了，旋于帛上涂药贴，日三易之。未作疮如瘰疬者，以艾半升，熏黄、干漆各枣许大，捣为末，和艾作炷灸之，三七壮，然后贴药。

【主治】

1. 《太平圣惠方》：鼠瘘。
2. 《普济方》：痈疽。

吴蓝叶散

【来源】《太平圣惠方》卷九十。

【组成】吴蓝叶半两　黄芩一分　大青一分　犀角屑半两　玄参半两　川升麻半两　栀子仁半两　川大黄三分（锉碎，微炒）　黄耆半两（锉）　连翘子半两　甘草半两

【用法】上为粗散。每服一钱，以水一小盏，煎至五分，去滓温服，不拘时候。

【主治】小儿心肺热毒，攻于诸处，生痈疮，及项腋下有结核，烦热疼痛，不得睡卧。

消水膏

【来源】《太平圣惠方》卷九十。

【组成】羊桃根一两（锉）　川大黄一两（锉、生用）　黄芩半两　赤小豆半合　黄柏半两（锉）　绿豆粉半两

【用法】上为粗散。用芸苔菜捣取自然汁，以蜜少许相和，调药令稀稠得所，看四畔肿赤处大小，剪生绢，上匀摊，可厚一钱，贴之，干即换之。

【功用】抽热毒，消肿气。

【主治】小儿疽，毒肿坚硬，疼痛，攻冲四畔燃赤。

黄耆散

【来源】《太平圣惠方》卷九十。

【组成】黄耆半两（锉）　防风半两（去芦头）　川升麻半两　羚羊角屑半两　石膏一两　甘草半两　地骨皮半两　人参半两（去芦头）　白茯苓半两　芎䓖一分

【用法】上为粗散。每服一钱，以水一小盏，煎至五分，去滓温服，不拘时候。

【主治】小儿痈疮脓溃，数日不止，致体虚烦热，头痛昏闷。

黄耆散

【来源】《太平圣惠方》卷九十。

【组成】黄耆半两（锉）　连翘半两　川升麻半两　玄参一分　丹参一分　露蜂房一分（微炙）　枳壳半两（麸炒微黄，去瓤）　甘草一分（炙微赤，锉）

【用法】上为粗散。每服一钱，以水一小盏，煎至五分，去滓，放温服。

【主治】小儿疽肿及疮疖，身体壮热，口干心躁。

密陀僧散

【来源】《太平圣惠方》卷九十。

【组成】密陀僧一两　黄连三分（去须）　槟榔三分

【用法】上为细散。用掺疮上，一日三次。

【主治】小儿疽肿穴后及恶疮肿,脓水虽收,肌肉不生。

犀角散

【来源】《太平圣惠方》卷九十。

【组成】犀角屑半两　麦门冬三分（去心,焙）　玄参半两　赤芍药半两　荠苨半两　葳蕤半两　川升麻半两　甘草一分　红雪半两

【用法】上为粗散。每服一钱,以水一小盏,煎至五分,去滓,入竹沥半合,更煎一两沸,量儿大小,不拘时候分减服之。

【主治】小儿痈肿成疮,脏腑壅滞。

犀角散

【来源】《太平圣惠方》卷九十。

【组成】犀角屑三分　葛根半两（锉）　麦门冬一两（去心,焙）　川升麻半两　木香半两　黄耆半两（锉）　黄芩半两　甘草半两（炙微赤,锉）

【用法】上为粗散。每服一钱,以水一小盏,煎至五分,去滓温服。

【主治】小儿疽毒肿硬,壮热大渴。

竹叶粥

【来源】《太平圣惠方》卷九十七。

【别名】苦竹叶粥（《圣济总录》卷一九〇）。

【组成】竹叶五十片（洗净）　石膏三两　沙糖一两　折粳米二两

【用法】以水三大盏,煎石膏等二味,取二盏,去滓澄清,用米煮粥,粥熟,入沙糖食之。

【功用】《药粥疗法》:清心火,除烦热。

【主治】

1.《太平圣惠方》:膈上风热,头目赤痛,目视䀮䀮。

2.《圣济总录》:发背痈疽,诸热毒肿。

3.《饮食疗法》引《老老恒言》:内热目赤头痛;时邪发热。

4.《饮食疗法》:温热病口渴多饮,心烦,目赤,口舌生疮糜烂,小便黄赤短少,或淋痛,以及小儿高热惊风,中暑。

【宜忌】《饮食疗法》:凡胃寒病人或阴虚发热者不宜选用。在发热期间,竹叶粥宜煮稀薄,不要稠厚。

青金散

【来源】《袖珍方》卷三引《太平圣惠方》。

【组成】寒水石（飞）　铜绿　轻粉　人中白　枯矾各二钱　蟾酥一钱　麝香少许（一方无人中白）

【用法】上为末。每用不以多少,先以竹针刺破疮口边,用药贴之。

【主治】痈疽疮疖。

连翘升麻散

【来源】《普济方》卷二八六引《太平圣惠方》。

【别名】连翘升麻汤（《圣济总录》卷一二九）。

【组成】连翘　升麻　射干（去尾）　独活（去芦头）　桑寄生　木通（锉）各二两半　大黄（锉,微炒）二两（上为粗末）　木香　沉香（镑）　薰陆香　丁香　麝香各等分（上为细末）

【用法】用前药五钱,水二盏,煎至一盏半,去滓,入后五香末二钱,再煎至一盏,温服,一日三次。以快利为度。

【主治】热聚胃脘,留结为痈。

太乙膏

【来源】《普济方》卷三〇二引《太平圣惠方》。

【组成】白芷　乳香　没药　苍术　白胶香　石膏（醋炒）　黄丹各五钱

【用法】上为末。用真清油四两,桐油真者亦可,以黄蜡一两,先煎油,柳枝搅;次入白芷等四味,煎少顷;却入胶香、石膏、黄丹,得同煎试欲成珠;却入蜡同煎片时,用生布滤过,瓦器收藏,用油单摊之。损伤敷疮口,自然肉不痛。

【主治】金疮箭镞,痈疽疖毒。

仙方膏

【来源】《疡医大全》卷七引《经验方》。

【组成】白芷　紫荆皮　独活　石菖蒲　赤芍各二两　高良姜　蜈蚣　刺猬　蛇蜕　草麻仁　鳖甲　白僵蚕　甘草　海风藤　连翘　天花粉　白及　牛蒡子　大黄　川黄连　白蔹　当归　千金子　血余　金银花　黄柏　穿山甲　防己　猪牙皂　柴胡　川贝母　桃仁　白附子　巴豆　明天麻　苦参　荆芥穗　红花　黄耆　桔梗　黄芩　牛膝　防风　全蝎　麻黄　草乌　肉桂　乌药　羌活　半夏　大戟　苏木各五钱　桃枝　槐枝　桑枝　柳枝（各截一寸长）二十四段

【用法】用大磨真麻油十三斤，将上药入油内泡七日，入铜锅内熬至药枯滤去滓，复将油仍入锅内，熬至滴水成珠，再撒净药脚，下丹。每油一斤，下飞过黄丹八两为则，药已成功，入有銊鳌缸内，以槐棍搅冷，再入后末：血竭四钱，乳香（去油），没药（去油）各三钱三分，藿香四钱五分，研末搅匀，又入后药：珍珠、冰片各一钱，沉香（不见火）四钱七分，当门子二钱一分，木香（不见火），松香各五钱四分，檀香（不见火）六钱，雄黄五钱五分，搅匀，入潮脑三钱收功。

【主治】痈疽发背，一切外症，并贴五劳七伤，筋骨疼痛，跌打损伤，妇人癥瘕、带下。

白吊药

【来源】《经验方》卷上。

【组成】水银一两　胆矾五钱　食盐五钱　火消一两　明矾一两

【用法】上为细末，用降药罐一只，将药逐一掺入，微火结胎，火旺则汞走矣，至不嫩不老为度，老者则裂缝汞漏下，嫩者其胎必堕，将罐合于大碗内，盐泥封口，四面灰拥留顶，先以文火，一块炭扇至一炷香完，再加炭一块后扇至第二炷香完，以多炭武火烘逼，烧至第四炷香完，待冷取出。如胎结太嫩，堕于碗内者，可取起研细，再加水银、白矾从新再炼，必得白如霜，形如冰片者为佳。若松绿及淡黄者，其力较薄，用宜多也。研极细末，须收藏石灰缸中，不可受潮，愈陈愈佳。不可入口，不可多用，用时洒于膏上，如有如无之间足矣。

【主治】一切痈疽，大小诸毒，无名肿毒；并治风火牙痛，头痛，喉风，乳蛾，一应实证。

【宜忌】溃者忌用。

小还丹

【来源】《苏沈良方》卷九。

【组成】腻粉　水银　硫黄各一分（同研）　大巴豆肉十四个

【用法】上将巴豆单覆排铫底，以三物按上巴豆令平，以瓷器盏盖之，四面湿纸，勿令气泄，炭火四面缓缓烧，时于冷水中蘸铫底，少阳又烧，频蘸为善，其盏上底内，滴水一点如大豆，干则再滴，以三滴干为度，候冷，研陈米饮为丸，作二十三丸。每服一丸，熟水送下。疏下恶物，以白粥补之。

【主治】背疽痈疖，一切脓肿。

白　膏

【来源】《苏沈良方》卷九。

【组成】柳白皮半两（揩洗，阴干）　白蜡四钱　黄丹二钱　胡粉二两　油（生）四两（熟）三两八钱　商陆根三分

【用法】上先熟油，入皮、根，候变色，去滓，入药搅良久。

《普济方》：摊帛上，贴之。

【功用】消肿。

【主治】

1.《苏沈良方》：坠击所伤。

2.《普济方》：一切疮疖痈肿，及瘘疮、杖疮。

忍冬饮

【来源】方出《苏沈良方》卷九，名见《圣济总录》卷一三一。

【别名】忍冬酒（《三因极一病证方论》卷十四）。

【组成】忍冬嫩苗一握　甘草（生用）半两

【用法】上药研烂，加酒一斤半，入沙瓶中，塞口，煮两食顷。温服。若仓卒求不获，只用干叶为散，每服三方寸匕，甘草方寸匕，酒煮服之亦可，然不及生者。

【主治】

1.《苏沈良方》：痈疽，疮疡久不合。

2. 《圣济总录》：痈疽发脑发背，肿焮寒热疼痛。

人参败毒散

【来源】《太平惠民和济局方》卷二。

【别名】败毒散（《类证活人书》卷十七）、羌活汤（《圣济总录》卷二十一）、十味汤（《圣济总录》卷一七四）、人参前胡散（《鸡峰普济方》卷五）。

【组成】柴胡（去苗） 甘草（炒） 桔梗 人参（去芦） 芎䓖 茯苓（去皮） 枳壳（去瓤，麸炒） 前胡（去苗，洗） 羌活（去苗） 独活（去苗）各三十两

【用法】上为粗末。每服二钱，水一盏，加生姜、薄荷少许，同煎七分，去滓，不拘时服。寒多则热服，热多则温服。

【功用】

1. 《医方集解》：扶正匡邪，疏导经络，表散邪滞。

2. 《中医方剂学讲义》：益气发汗，散风祛湿。

【主治】

1. 《太平惠民和济局方》：伤寒时气，头痛项强，壮热恶寒，身体烦疼。及寒壅咳嗽，鼻塞声重；风痰头痛，呕哕寒热。

2. 《外科经验方》：痈疽、疔肿、发背、乳痈等证，憎寒壮热，甚至头痛拘急，状似伤寒者。

【宜忌】《温病条辨》叶霖按：非夹表证不可用。

消毒麻仁丸

【来源】《太平惠民和济局方》卷六（宝庆新增方）。

【组成】杏仁（生，去皮尖）二两 大黄（生）五两 山栀子仁十两

【用法】上药炼蜜为丸。每服三十至五十丸，夜卧温汤吞下，利下赤毒胶涎为效；治小儿惊热，每服三五丸，以蜜汤化下极效。

【功用】搜风，顺气，解毒。

【主治】诸般风气上壅，久积热毒，痰涎结实，胸膈不利，头旋目运；或因酒、面、炙煿、毒食所伤，停留心肺，浸渍肠胃，蕴蓄不散，久则内郁血热，肠风五痔，外则发疮疡痈疽，赤斑游肿，浑身躁闷，面上鼬赤，口干舌裂，咽喉涩痛，消中引饮；或伤寒时疫，口鼻出血烦躁者；及风毒下注，疮肿疼痛，脚气冲心闷乱；一切风热毒气，并皆主之。

化毒排脓内补十宣散

【来源】《太平惠民和济局方》卷八（绍兴续添方）。

【别名】托里十补散（原书同卷）、内补散（《秘传外科方》引《李防御五痔方》）、化毒排脓内补散（《洪氏集验方》卷二）、化毒排脓内补十味散（《传信适用方》卷三）、内托散（《医说》卷六）、十奇散、十宣散（《济生方》卷六）、十宣内补散（《医方类聚》卷一七三引《简易方》）、排脓内补十宣散（《外科精要》卷下）、十全内托散（《医方类聚》卷一七六引《瑞竹堂经验方》）、托里散（《普济方》卷四〇三）、内补十宣散（《袖珍方》卷三）、十味托里散（《外科启玄》卷十一）、托里十宣散（《简明医彀》卷八）。

【组成】黄耆（洗净，寸截，捶破，丝擘，以盐汤润透，用盏盛，姜汤瓶上一炊久焙燥，随众药入碾成细末）一两 人参（洗净，去芦，薄切，焙干，捣用） 当归（温水洗，薄切，焙干）各二两 厚朴（去粗皮，切，姜汁淹一宿，监熟，焙燥，勿用桂朴） 桔梗（洗净，去头尾，薄切，焙燥） 桂心（别研，不见火） 芎䓖（净洗，切，焙） 防风（净洗，切，焙） 甘草（生用） 白芷各一两

【用法】上十味，选药贵精，皆取净，晒、焙极燥方称。除桂心外，一处捣罗为细末，入桂令匀。每服自三钱加至五六钱，热酒调下，日夜各数服，以多为妙。服至疮口合，更服尤佳，所以补前损，杜后患也。不饮酒人，浓煎木香汤调下，然不若酒力之胜也；或饮酒不多，能勉强间用酒调，并以木香汤解酒，功效当不减于酒也。未成者速散，已成者速溃，败脓自出，无用手挤，恶肉自去。大抵痈疽才觉便服，倍加数服，服之醉，则其效尤速。

《普济方》：为末，拌匀，木香、紫草汤调下。

【功用】

1.《太平惠民和济局方》（绍兴续添方）：发散风毒，流行经络，排脓止痛，生肌长肉。

2.《普济方》：活血匀气，调胃补虚，内托疮毒。

【主治】

1.《太平惠民和济局方》（绍兴续添方）：一切痈疽疮疖。

2.《普济方》：小儿痘疮，毒根在里，或气血虚弱，或风邪秽毒冲触，使疮毒内陷，伏而不出，出不匀快者。

复元通气散

【来源】《太平惠民和济局方》卷八（续添诸局经验秘方）。

【别名】复元通圣散（《万氏家抄方》卷三）、复原通气散（《证治准绳·类方》卷二）。

【组成】舶上茴香（炒） 穿山甲（锉，蛤粉炒，去粉）各二两 南木香（不见火）一两半 延胡索（擦去皮） 白牵牛（炒，取末） 陈皮（去白） 甘草（炒）各一两

【用法】上为细末。每服一大钱，热酒调服。病在上，食后服；病在下，食前服；不饮酒人，煎南木香汤调下。

【主治】

1.《太平惠民和济局方》（续添诸局经验秘方）：疮疖痈疽，方作焮赤，初发疼痛，及脓已溃、未溃，小肠气、肾痈、便毒，腰痛气刺，腿膝生疮，及妇人吹奶。

2.《证治准绳·类方》：气不宣流或成疮疖，并闪挫腰胁，气滞疼痛。

神效托里散

【来源】《太平惠民和济局方》卷八（宝庆新增方）。

【别名】神效散（《类编朱氏集验方》卷十二）、托里散（《医学正传》卷六引《疮疡集》）、神功托里散（《外科发挥》卷二）、金银花散（《外科发挥》卷五）、四妙汤（《医宗说约》卷六）、四金刚（《串雅内编》卷二）。

【组成】忍冬草（去梗） 黄耆（去芦）各五两 当归一两二钱 甘草（炙）八两

【用法】上为细末。每服二钱，酒一盏半，煎至一盏，若病在上食后服，病在下食前服。少倾再进第二服，留滓外敷，未成脓者内消，已成脓者即溃。

【主治】痈疽发背，肠痈，奶痈，无名肿毒，焮作疼痛，憎寒壮热，类若伤寒，不问老幼虚人，并皆治之。

排脓托里散

【来源】《太平惠民和济局方》卷八（续添诸局经验秘方）。

【组成】地蜈蚣 赤芍药 当归 甘草各等分

【用法】上为细末。每服二钱，温酒调下，不拘时候。

【功用】排脓托里。

【主治】一切疮疖痈毒、肠痈、背疽，或赤肿而未破，或已破而脓血不散，浑身发热，疼痛不堪忍；妇人奶痈，一切毒肿。

救苦散

【来源】《丹溪心法附余》卷十六引《太平惠民和济局方》。

【组成】大黄 桔梗 金银花 黄耆 甘草 栀子 紫花地丁

【用法】上锉。每服一两，水、酒各一盏，煎至一盏，去滓，露一宿，空心服。

【主治】便痈疽等疮。

茅根饮

【来源】《圣济总录》卷五十八。

【组成】白茅根（锉）一两半 桑根白皮（锉）二两 麦门冬（去心，焙）一两半 白茯苓（去黑皮）三两 露蜂房（炙黑）一两

【用法】上捣筛，如黍米粒大。每服四钱匕，水一盏半，加竹叶十余片（细锉），大枣二个（擘），同煎至八分，去滓，食后服。

【主治】丹石发，关节毒气不宣，心肺躁热，烦渴

不止，饮水旋作小便，久为痈疽发背。

八珍散

【来源】《圣济总录》卷五十九。

【组成】水银（入铅丹，点少水，研令星尽） 栝楼根各一两 苦参（锉） 知母（焙）各一两半 铅丹半两 密陀僧（研） 牡蛎（熬） 黄连（去须）各一两

【用法】上药除水银、铅丹外，捣罗为细散，入水银，铅丹末和匀。每服一钱匕，温水调下，不拘时候。

【主治】消渴后，烦热结成痈疽。

石膏汤

【来源】《圣济总录》卷五十九。

【组成】石膏（碎）一两半 知母（焙）一两半 犀角（镑屑）一两 升麻三分 栝楼根（生者，削去皮，细切，可半斤，烂研，生布绞取汁）两合半（如无，以干者四两代之） 土瓜根（绞取汁）两合半（无生者，以干者四两代之）

【用法】上药除汁外，为粗末。每服三钱匕，二药汁各半合，水一盏半，加小麦少许，同煎至八分，去滓温服，不拘时候。

【主治】消渴后成痈疽。

玄参散

【来源】《圣济总录》卷五十九。

【组成】玄参（洗，切） 犀角（镑屑） 芒消（研细） 黄耆（细锉） 沉香（锉） 木香 羚羊角（镑屑）各一两 甘草（生，锉）三分

【用法】上为细散。每服二钱匕，温水调下，不拘时候。

【主治】渴利后，经络痞涩，营卫留结成痈疽。

麦门冬汤

【来源】《圣济总录》卷五十九。

【组成】麦门冬（去心，焙） 赤茯苓（去黑皮） 栝楼实（焙） 地骨皮（洗，切）各二两 甘草（炙，锉）三两

【用法】上为粗末。每服三钱匕，水一盏，煎七分，去滓温服，不拘时候。

【主治】消渴后，热毒结成痈疽。

磁石饮

【来源】《圣济总录》卷五十九。

【组成】磁石（性紧者）四两

【用法】上杵碎，以水五升，瓷器中煮取四升，候冷，多少旋饮之，不拘时候。

【主治】消渴后成痈疽。

恶实丸

【来源】《圣济总录》卷一二六。

【组成】恶实四两（炒） 麝香半两 牵牛子一两半（一半生，一半炒） 漏芦（去芦头，锉）二两 大黄（煨） 薄荷叶各二两

【用法】上为末。用羊胫骨髓打破，煎浓汁，面糊为丸，如梧桐子大。每服十五丸，日午、临卧嚼，以薄荷汤送下。

【主治】诸种瘰疬，不限年久日近，或已破，或未破，及诸痈肿疮疖。

凝冰散

【来源】《圣济总录》卷一二六。

【组成】绿豆粉 乳香（研）各一两

【用法】上为散。实人分作四服，虚人分作八服，食后米饮调下。就有核处一边卧，尽剂必愈。

【功用】大消肿痛。

【主治】风热毒气，项下结核，及欲作痈疽、疮疖、发背等。

山茱萸散

【来源】《圣济总录》卷一二八。

【组成】山茱萸 五味子 白茯苓（去黑皮）各三分 当归（切，焙） 附子（炮裂，去皮脐） 芎䓖 芍药 石苇（去毛，炙） 桂（去粗皮） 人参 地脉草 石斛（去根，酒浸，焙） 菟丝子（酒浸，炙） 甘草（炙）各半两 巴戟天（去

心） 远志（去心） 麦门冬（去心，焙） 肉苁蓉（酒浸，去皱皮，炙） 生干地黄（炒）各一两 干姜（炮）一分

【用法】上为散。每服二钱匕，温酒调下。加至三钱匕。醋浆水调下亦得。

【主治】发背痈疽，经年不愈，热气结聚。

五香连翘丸

【来源】《圣济总录》卷一二八。

【组成】木香一两半 沉香（锉） 人参 鸡舌香 乳香 芍药 玄参 海藻（去咸汁） 桂（去粗皮） 大黄（锉） 芒消（研）各一两 恶实二两 桃仁（去皮尖双仁，炒黄） 当归（切，焙） 连翘各一两半 麝香（研）半两

【用法】上为末，炼蜜为丸，如梧桐子大。每服二十丸至三十丸，空心酒送下。

【功用】排败脓，去死肌。

【主治】诸痈肿，热毒蕴积，或久出脓水，烦热疼痛，疮口不合。

生地黄汤

【来源】《圣济总录》卷一二八。

【组成】生干地黄（切，焙）二两 人参 甘草（炙，锉） 芍药 白茯苓（去黑皮） 芎藭 黄耆（锉） 黄芩（去黑心）各一两 木通（锉） 当归（切，焙）各三分

【用法】上为粗末。每服五钱匕，水一盏半，加竹叶七片，干枣二枚（擘破），同煎至八分，去滓，空心温服，日晚再服。

【主治】痈内虚热。

白鲜皮汤

【来源】《圣济总录》卷一二八。

【组成】白鲜皮 桑根白皮（锉） 玄参 漏芦（去芦头） 升麻各一两 犀角屑半两 败酱三分

【用法】上为粗末。每服五钱匕，以水一盏半，煎至一盏，入芒消半钱匕，滤去滓，空心温服，晚再服。

【主治】痈疽日月久远，脓水不尽，心中烦闷。

【加减】稍觉疮痛止，即去芒消。

茯苓汤

【来源】《圣济总录》卷一二八。

【组成】白茯苓（去黑皮）三分 黄耆（锉）一两半 芎藭一两 桂（去粗皮）三分 麦门冬（去心，焙） 五味子各一两

【用法】上为粗末。每服五钱匕，水一盏半，加生姜半分（拍碎），大枣二个（擘破），同煎至八分，去滓，空心温服，晚再服。

【主治】痈溃脓太多，里虚热。

秦艽涂敷方

【来源】《圣济总录》卷一二八。

【组成】秦艽半两

【用法】上为末。涂敷疮上，以帛裹缚之，每日二次。

【主治】久痈疽。

黄连散

【来源】《圣济总录》卷一二八。

【组成】黄连（去须） 滑石（碎）各一两

【用法】上为散。先浓煎甘草汤温洗疮了，拭干，烂嚼胡麻子敷之，后干贴此散干，日三度易。

【主治】一切痈疽，久不愈。

黄耆汤

【来源】《圣济总录》卷一二八。

【组成】黄耆（锉） 人参 甘草（炙，锉） 芍药 当归（切，焙）各一两 熟干地黄（焙） 白茯苓（去黑皮） 桂（去粗皮）各三分 白术 远志（去心）各半两

【用法】上为粗末。每服五钱匕，水一盏半，加生姜半分（拍碎），干枣二枚（擘破），同煎至八分，去滓，空心温服，日晚再服。

【主治】痈疽内虚。

黄耆汤

【来源】《圣济总录》卷一二八。

【组成】黄耆（锉，炒）一两 升麻 犀角（镑）

各半两　紫葛　木通（锉）各三分

【用法】上为粗末。每服五钱匕，以水一盏半，煎至一盏，下芒消半钱匕，滤去滓，空心温服。取利三两行为度，未利再服。

【主治】痈疽恶疮久远，脓水不尽，变为瘘。

黄耆散

【来源】《圣济总录》卷一二八。

【组成】黄耆（锉）　芍药　细辛（去苗叶）　瞿麦穗　白芷　薏苡仁　人参　附子（炮裂，去皮脐）　熟干地黄（焙）各一两　赤小豆（醋浸，炒干）三两

【用法】上为散。每服二钱匕，空心温酒调下，晚再服。

【主治】痈溃漏，血脉空竭。

【加减】痛甚，加芍药；口干渴，加薏苡仁；脓多，加黄耆。

蜀椒散

【来源】《圣济总录》卷一二八。

【组成】蜀椒（去目并闭口，炒出汗）半两　熟干地黄（焙）　白蔹　防风（去叉）　黄芩（去黑心）　人参　桂（去粗皮）　芎䓖　附子（炮裂，去皮脐）各一两　赤小豆一合（炒令熟）　甘草（炙，锉）一两

【用法】上为散。每服二钱匕，早晚食前以温酒调下，以愈为度。

【主治】痈疽内虚。

凝水石散

【来源】《圣济总录》卷一二八。

【组成】凝水石　黄柏　黄耆（锉）　黄连（去须）　大黄　石膏　栀子仁各半两　白蔹一两

【用法】上为极细末。以浆水调如糊，摊故帛上，贴患处，干即易。

【主治】痈疽结硬未成脓。

蟾蜍膏

【来源】《圣济总录》卷一二八。

【组成】蟾蜍一个（去头用）　石硫黄（别研）　乳香（别研）　木香　桂（去粗皮）各半两　露蜂房一个（烧灰用）

【用法】上为末，用清油一两，调药末，入瓷碗盛，于铫子内重汤熬，不住手搅，令成膏。绢上摊贴之，候清水出，更换新药。疮患甚者，厚摊药贴之。

【主治】一切疮肿、痈疽、瘰疬等疾，经月不愈，将作冷瘘。

大豆酒

【来源】《圣济总录》卷一二九。

【组成】大豆（紧小者）三升　麻子仁（研碎）三升　乌蛇一条（去头尾皮骨，重四两，捶碎）

【用法】上相和令匀，就甑内蒸，临熟去甑底汤，将好酒一斗五升，就甑内中淋，候酒热又淋，凡七八遍，入瓷瓶中密封。候冷，量性饮之。常带酒气佳。

麦门冬汤

【来源】《圣济总录》卷一二九。

【组成】麦门冬（去心，焙）　犀角（镑）　葳蕤　茅苣　赤芍药　石膏各一两半　甘草（炙，锉）　红雪各一两

【用法】上为粗末。每服五钱匕，水一盏半，煎至八分，去滓，加竹沥一合，再煎三两沸，温服。

【主治】热气留聚胃脘，内结成痈。

射干汤

【来源】《圣济总录》卷一二九。

【别名】大射干汤（《疡医大全》卷二十一）。

【组成】射干（去毛）　栀子仁　赤茯苓（去黑皮）　升麻各一两　赤芍药　白术各一两半

【用法】上锉，如麻豆大。每服五钱匕，水一盏半，煎至八分，去滓，入生地黄汁一合，蜜半合，再煎三沸，温服，每日二次，不拘时候。

【主治】荣卫不流，热聚胃口，血肉腐坏，胃脘成痈。

犀角丸

【来源】《圣济总录》卷一二九。

【组成】犀角屑一两半　巴豆十粒（去皮心，炒研，去油）　大黄三分（蒸三度，锉）　蜀椒（去目并闭口者，炒出汗）　黄芩（去黑心）　防风（去叉）　人参　当归（切，焙）　黄耆（细锉）　藜芦（去芦头）　山栀子（去皮）　黄连（去须）　甘草（炙，锉）　升麻各半两

【用法】上为末，炼蜜为丸，如梧桐子大。每服三丸，加至四五丸，空心米饮送下。利下黄水为度。

【主治】

1. 《圣济总录》：肠痈。
2. 《普济方》：一切痈疽，发背，肿毒。

犀角汤

【来源】《圣济总录》卷一二九。

【组成】犀角（镑）　栀子仁　赤芍药　赤茯苓（去黑皮）　黄芩（去黑心）　射干（去毛）　大黄（锉，炒）各一两

【用法】上为粗末。每服五钱匕，水一盏半，煎至一盏，去滓，加蜜一匙，搅匀，再煎一两沸，食后温服。

【主治】胃腑实热，留结为痈，阳气不得下，胃脉沉细者。

山栀子汤

【来源】《圣济总录》卷一三〇。

【组成】山栀子仁十五枚　大黄（锉，微炒）二两　黄芩（去黑心）一两半　知母（焙）　甘草（炙，锉）各一两

【用法】上为粗末。每服五钱匕，用水一盏半，煎至一盏，去滓，下芒消一钱匕，空心温服，一日二次。

【主治】表里俱热，三焦不通，发背疽疮及痈疖，大小便不利。

小麦汤

【来源】《圣济总录》卷一三〇。

【组成】小麦三合　人参　甘草（炙，锉）　芍药　石膏（碎）　生干地黄（焙）　黄耆（细锉）　木通（锉）　升麻　黄芩（生黑心）　前胡（去芦头）各半两　麦门冬（去心，焙）三分

【用法】上为粗末。每服五钱匕，用水一盏半，加竹叶七片，大枣二个（擘破），同煎至一盏，去滓，空心温服，日晚再服。

【主治】痈疽取利下后，热微退，小便不利。

木香搭方

【来源】《圣济总录》卷一三〇。

【组成】木香　犀角屑　大黄　升麻　黄芩（去黑心）　栀子仁　黄连（去须）　甘草　芒消　射干　黄柏（去粗皮，炙）　紫檀香　羚羊角屑　白蔹各一两　地黄汁五合　麝香一分（研入）

【用法】上锉。以水二升，煮取一升，用故帛两重，纳汤中蘸，搭肿上；干即又蘸搭之，日夜数百度。

【主治】痈疽始作，赤焮热，长甚速。

五香散

【来源】《圣济总录》卷一三〇。

【组成】沉香（锉）　乳香（研）　丁香　木香　藿香各一两

【用法】上药以四味捣罗为细散，入乳香和匀。先以清酒五升，黄耆五两（寸截），瓶内封闭，浸一宿，旋取一盏，每服一钱匕，微温调下，日三夜二。

【功用】排毒托里。

【主治】痈疽内攻五脏，烦闷不安。

【宜忌】不可犯铁器。

内消散

【来源】《圣济总录》卷一三〇。

【别名】小车螯散（《普济方》卷二八五）。

【组成】车螯一枚（背上紫色、光厚者是，用黄泥裹定，火煅通赤，放冷，去泥，捣为末）

【用法】上一味，以栝楼一枚，打碎，用酒一碗于银石锅内，慢火熬及一盏，滤去滓，入腻粉一钱匕，同以酒调，晚后服之。取下如鱼涎为验。

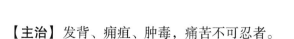

【主治】发背、痈疽、肿毒，痛苦不可忍者。

内塞散

【来源】《圣济总录》卷一三○。

【组成】熟干地黄（焙） 续断 人参 芍药 附子（炮裂，去皮脐） 枳壳（去瓤，麸炒） 甘草（炙，锉） 芎䓖 细辛（去苗叶） 桂（去粗皮）各一两 槟榔（锉）一两半 黄耆（锉） 当归（切，焙）各二两 蜀椒（去目并合口者，炒出汗）半两 肉苁蓉（酒浸，切，焙）三分

【用法】上为散。每服三钱匕，空心温酒调下，一日二次。

【主治】痈疽日渐娇长。

内消升麻汤

【来源】《圣济总录》卷一三○。

【组成】升麻 大黄（炒） 黄芩（去黑心） 当归（切，焙） 枳壳（去瓤，麸炒）各一两 甘草（炙）半两 芍药一两半

【用法】上为粗末。每服五钱匕，水二盏，煎一盏，去滓，空心温服，日晚再服。

【主治】

    1.《圣济总录》：痈肿。

    2.《外科精义》：疮疽，大小便秘。

    3.《杏苑生春》：附骨疽。

内消防风散

【来源】《圣济总录》卷一三○。

【组成】防风（去叉） 升麻 白蔹 黄芩（去黑心） 猪苓（去黑皮） 黄耆（锉） 瞿麦穗各一两 薏苡仁一两半 当归（切，焙） 甘草（炙）各半两 人参三分 赤小豆一合（醋炒七遍）

【用法】上为散。每服二钱匕，空心温酒调下，日晚再服。

【主治】痈疽。

内消漏芦煮散

【来源】《圣济总录》卷一三○。

【组成】漏芦（去绵） 白蔹 黄芩（去黑心） 麻黄（去根节） 白薇（洗） 枳实（麸炒） 升麻 芍药 大黄（锉，炒） 甘草（炙）各一两

【用法】上为散。每服二钱匕，水一盏，煎至七分，温服。

【主治】疮疖痈肿。

乌犀膏

【来源】《圣济总录》卷一三○。

【组成】白芷 板兰根 苦参 芎䓖（细锉）各一两半 铅丹六两 清麻油十五两

【用法】先将油并前四味药用慢火同煎，令药焦黑，用绵滤去滓，再入锅内，亦用文武火煎沸，下铅丹在内，用柳木篦子搅匀，滴水内成珠为度，即倾在瓷器内密收。如用，以无灰纸摊贴所患处。

【主治】一切恶疮，瘰疬，痈疽发背，阴疮，灸疮，烫火疮，闪扑损。

生地黄膏

【来源】《圣济总录》卷一三○。

【组成】生地黄四两 辛夷 独活（去芦头） 当归（切，焙） 大黄 芎䓖 黄耆 白芷 芍药 黄芩（去黑心）各半两 续断一两 猪脂二斤 薤白二七茎

【用法】上药除猪脂外，并锉碎，光熬脂令沸，下诸药，煎候白芷赤黑色，以绵绞去滓，瓷盒盛。涂疮，日三二次。

【主治】

    1.《圣济总录》：痈疽败坏生肉。

    2.《普济方》：发背。

生肌长肉膏

【来源】《圣济总录》卷一三○。

【组成】清油十两 龙骨（研）一两 木香 槟榔 黄连（去须）各三分（三味同为末，取细）

【用法】先将油入锅内慢火熬，滴水成珠子，下龙骨末，更熬如稀膏则止，去火候稍温，即下三味药末，不住手搅，候冷，以瓷盒内收。随疮大小贴之。

【主治】一切痈疽恶疮。

白矾散

【来源】《圣济总录》卷一三〇。

【组成】白矾（研）半两 蔄茹（末）一两 腻粉（研）一分 雄黄（研） 当归（末）各一两

【用法】上为末。取少许敷疮，一日三次。

【功用】蚀恶肉。

【主治】发背痈疽及恶疮不生肌，肉败坏，其色黑。

玄参散

【来源】《圣济总录》卷一三〇。

【组成】玄参 黄芩（去黑心） 羊蹄根 芍药 白芷 丁香 木香 消石（碎） 半夏（汤洗七遍） 白蔹 木鳖子（去壳） 莽草各一两

【用法】上为散。醋调涂疮上，一日三四次，肿消为度。

【主治】一切痈疽疮肿。

朴消丸

【来源】《圣济总录》卷一三〇。

【组成】朴消（研） 大黄（锉，炒） 杏仁（汤浸，去皮尖双仁，炒研） 葶苈子（微炒）各二两

【用法】上先以三味为细末，入朴消和匀，炼蜜为丸，如梧桐子大。每服二十丸，食后煎黄耆汤送下。以通利为度，未利再服。

【主治】痈疽疮发，大小便闭塞不通。

芍药膏

【来源】《圣济总录》卷一三〇。

【组成】芍药 大黄 黄耆 独活（去芦头） 白芷 当归各一两 薤白三两 生地黄一两半（捶碎） 猪脂一斤半

【用法】上锉细，先熬脂令沸，下诸药，煎候白芷赤黑色，绵滤去滓。每取少许，涂敷疮上，一日三五次。

【功用】痈疽恶肉疮，蚀尽后生肌。

百灵膏

【来源】《圣济总录》卷一三〇。

【组成】槐花子（炒焦，为末） 松柏各一两 乳香 腻粉各一两

【用法】上为细末，用清油、黄蜡各一两，瓷器内慢火熬成膏。贴之。

【主治】痈疮久不愈。

托里六倍散

【来源】《圣济总录》卷一三〇。

【组成】黄耆（细锉）一两一分（脓多倍之） 赤小豆三分（口干倍之） 芎藭半两（若肉未生倍之） 白蔹三分（疮口不合倍之） 栝楼（去皮）三分（小便不利倍之） 当归（切，焙）一两（若疼倍之）

【用法】上为细散。每服方寸匕，温酒下，日三次，夜二次。

【主治】痈疽。

花蕊石散

【来源】《圣济总录》卷一三〇。

【组成】花蕊石（火煅） 黄蜀葵花 龙骨（去土，研） 乌贼鱼骨（去甲） 栀子仁 草龙胆（去土） 郁金（锉） 胡粉 大黄（锉）各一两

【用法】上为散。量多少，以津唾调成稀膏。敷之，频以唾润，一日一换。

【功用】内消。

【主治】痈疽始发，未变脓。

连翘饮

【来源】《圣济总录》卷一三〇。

【组成】连翘 防风（去叉） 玄参 白芍药 莽茋 黄芩（去黑心）各二两 桑根白皮（锉，炒）二两半 前胡（去芦头） 人参 甘草（炙，锉） 桔梗（锉，炒） 白茯苓（去黑皮）各一两 黄耆（锉）四两

【用法】上为粗末。每服五钱匕，以水一盏半，煎取八分，去滓温服，一日二次。

【功用】排脓。

【主治】痈肿疮疖。

应痛膏

【来源】《圣济总录》卷一三〇。

【组成】当归 秦艽 何首乌 败龟 白蔹 白及 白术 白芷 杏仁（去皮尖） 木鳖子（去壳） 芎䓖 延胡索 密佗僧（煅，研）各半两（用麻油八两熬前药，令杏仁黄黑色为度，漉出药滓，入后药） 乳香（研） 麒麟竭（研） 没药（研） 枫香脂（研）各一分 铅丹三两

【用法】上先用油煎前十三味，去滓，入后五味再熬，用柳枝子搅匀，令黑色成膏为度。

【主治】痈疽发背，及诸种疮肿。

【加减】发背，加附子末一分，同熬匀，用纸花子贴疮上。

补虚助气饮

【来源】《圣济总录》卷一三〇。

【组成】黄耆（锉）二两 人参 白茯苓（去黑皮） 甘草（炙，锉） 五味子 芎䓖 独活（去芦头） 桂（去粗皮） 青橘皮（汤浸，去白，焙）各一两 麦门冬（去心，焙） 当归（切，焙） 杏仁（去皮尖双仁，炒黄） 熟干地黄（焙）各一两半

【用法】上为粗末。每服五钱匕，水一盏半，加生姜三片，大枣二枚（去核），煎至八分，去滓，不拘时候温服。

【主治】诸痈疽疏转后。

败毒膏

【来源】《圣济总录》卷一三〇。

【组成】巴豆（和壳椎碎）六两 麻油十二两 铅丹（炒令紫）三两

【用法】先将油煮巴豆，慢火养一二日，滴入水中成珠则止，滤去滓，却将其滓在一长瓶内，侧起瓶一头，令高下，以火烧逼，得巴豆内膏油流下，以器盛，并入前药，油内同煎搅匀，入铅丹，更熬令色紫，去火令冷，入瓷盒内密封，地孔藏七

日出火毒。以故绢摊贴之。

【主治】一切痈疽，及上攻下注风毒瘘疮，疼痛焮肿。

乳香膏

【来源】《圣济总录》卷一三〇。

【组成】清油一斤 皂荚五握（去皮，锉） 葱白五握（锉） 铅丹 团粉各六两 松脂四两 乳香一两 当归一两 桂心一钱

【用法】上药先将清油于铫子内慢火煎热，入皂荚、葱白、桂心，煎令黄赤色，滤去滓后，下松脂、乳香，沸下粉、铅丹、当归，同熬成膏，滴在水碗中成珠子，于瓷盆内盛。用时摊故帛上外贴，每日早、晚换之。

【主治】一切痈肿疮疖。

乳香膏

【来源】《圣济总录》卷一三〇。

【组成】干死鼠一个（中形者） 大黄一两 杏仁半两（去皮尖） 鸡子黄一两 乱发如鸡子一团 铅丹六两 蜡一两 水银半两 油一斤 乳香半两

【用法】上药先熬油令沸，下乱发并鼠、大黄，煎候鼠焦色，绵布绞去滓，再下铅丹、蜡、杏仁煎，以柳篦搅令黑色，即下鸡子黄、水银、乳香等搅令匀，滴水中成珠得所，以瓷盒盛。用时以故帛摊贴。

【功用】排脓生肌。

【主治】一切痈肿溃后，肌肉不生。

乳香膏

【来源】《圣济总录》卷一三〇。

【组成】乳香二两 附子（生用）五两 乌头（生用） 木鳖子（去壳）各二两 当归 秦艽各一两 紫草（去苗）三两 苏枋木（锉）五两 头发灰一两 清油二十两（各细锉，入油慢火熬，候诸药焦黑色为度，去滓，入后药） 枫香脂五两 松脂二两（二味同研） 黄蜡五两 铅丹二两 没药一两半（研）

【用法】上药先煎前九味，候色黑去滓，次下枫香

等五味，依次等逐味下，用慢火熬，用柳木篦不住手搅，候熬成膏，滴水中成珠为度。摊纸花子上，看疮大小用之。

【主治】痈疽发背，及一切疮肿。

草乌头散

【来源】《圣济总录》卷一三○。

【组成】草乌头末

【用法】水调，鸡羽扫肿上；有疮者，先以膏药贴定，无令药着人。初涂病人，觉冷如水，疮乃不痛。

【功用】未溃令内消，已溃令速愈。

【主治】肿毒痈疽。

【验案】疮肿　《普济方》：昔有人病疮肿颇甚，以此涂之，坐中便见皮皱，稍稍而消。

牵牛子散

【来源】《圣济总录》卷一三○。

【组成】牵牛子二两（一半生一半炒）　木香　青橘皮（汤浸，去白，焙）　陈曲（炒）各半两

【用法】上为细散。每服三钱匕，五更初以生姜茶调下。至天明通转三二行，自止，后以薤白粥补之。

【功用】疏通脏腑。

【主治】一切痈疽疮疖，掀肿未穴。

黄耆膏

【来源】《圣济总录》卷一三○。

【组成】黄耆（锉）半两　零陵香一分　赤芍药（锉）　芎䓖（锉）　天麻（锉）　防风（去叉，锉）　生干地黄（锉）各一钱　黄蜡二两半　清油半斤

【用法】上除蜡外，都一处用银石器内以油浸七日，用文武火煎焦黄色，以绵滤去滓，下黄蜡再煎，令蜡化，盛于瓷器中。每用以软帛薄摊贴之；如皮肤瘙痒，筋脉紧急，用少许涂摩尤效。

【功用】舒筋脉，消肿毒，止疼痛。

【主治】痈疽疮疖，皮肤瘙痒，筋脉紧急。

硫黄散

【来源】《圣济总录》卷一三○。

【组成】硫黄（研）　马齿矾（研）　菡茹末　丹砂（研）各半两　麝香（研）一钱　雄黄（研）　雌黄（研）　白矾（研）各半两

【用法】上合研令匀。每用少许敷疮上，一日二三次。以恶肉尽为度。

【功用】蚀疮恶肉。

【主治】痈疽疮。

疏转枳壳丸

【来源】《圣济总录》卷一三○。

【组成】枳壳（去瓤，麸炒）　青橘皮（去白，焙）各半两　牵牛子（一半生，一半炒）三分　木香一分　甘草（炙）　大黄（锉，炒）各一两　皂荚（不蛀者）三挺（捶碎，以酒一升浸，绢滤，挼取汁去滓）

【用法】上除皂荚外，为末，先以皂荚汁，于火上煎成膏，即入药末，搜和为丸，如梧桐子大。每服二十丸，空心葱茶送下。以利为度，未利再服。

【主治】痈疽发背，一切热毒气，结肿疼痛，腑脏壅滞。

【备考】本方方名，《外科精义》引作"枳壳丸"。

楸叶膏

【来源】《圣济总录》卷一三○。

【组成】楸叶（锉）十斤　马齿苋（锉）一斤　乌犀角末二两　沉香末一两

【用法】先取马齿苋、楸叶，以水五斗，煎至一斗，滤去滓，更煎至一升半，下二味药末，以柳篦搅，候稀稠得所。以故帛上涂贴，一日二次。

【主治】发背痈肿恶疮。

麝香膏

【来源】《圣济总录》卷一三○。

【组成】麝香（研）　雄黄（研）　真珠（研）各一两　猪脂（量用）

【用法】上为末，猪脂调如糊。涂敷恶肉上，每日二次。

【主治】发背痈疽，及诸恶疮生恶肉。

一醉膏

【来源】《圣济总录》卷一三一。

【别名】万金汤（《三因极一病证方论》卷十四）、万金散（《卫生家宝产科备要》卷七）、万金一醉膏（《仁斋直指方论》卷二十二）、栝楼酒（《普济方》卷二八四）、瓜蒌酒（《备急灸法》）。

【组成】没药（研）一分　瓜蒌（去皮，大者）一枚　甘草（生，为粗末）半两

【用法】上药用无灰酒三升，熬至一升，去滓放温，作一服饮之。如一饮不尽，分二三盏，连续饮尽。次用紫雪膏敷之。以收其晕。

【功用】《三因极一病证方论》：定痛去毒。

【主治】

1. 《圣济总录》：诸发背脑疽，及一切恶疮。

2. 《三因极一病证方论》：痈疽、发背、发眉、发髭须、发脑、妇人乳痈等。

木香汤

【来源】《圣济总录》卷一三一。

【组成】木香　藿香叶　沉香　熏陆香　丁香各一两

【用法】上为粗末。每服五钱匕，水一盏半，煎至八分，去滓，空心温服；取滓敷肿上，一日二次。

【主治】痈肿初结，头痛寒热气急。

升麻汤

【来源】《圣济总录》卷一三一。

【组成】升麻　连翘　大黄（锉，炒）　生地黄（切，焙）　木香各一两　白蔹　玄参各三分

【用法】上为粗末。每服五钱匕，水二盏，煎至一盏，加芒硝末半钱匕，去滓，空心温眼。取利为度，未利再服。

【主治】痈疽始作，坚硬皮色紫赤，恶寒壮热，一二日未成脓者。

去毒散

【来源】《圣济总录》卷一三一。

【别名】车螯酒（原书同卷）、小车螯散（《卫济宝书》卷下）、转毒散（《三因极一病证方论》卷十四）、车螯转毒散（《本草纲目》卷四十六）、车螯散（《医学纲目》卷十八）、车螯串（《串雅内编》卷三）。

【组成】车螯（紫唇光厚者，以盐泥固济，煅赤，去泥）一个

【用法】上为细末。每服三钱匕，入腻粉一钱匕，甘草末二钱匕，和匀，别用栝楼一枚细锉，以酒二盏，慢火煎至一盏，去滓，于五更初温前酒调下。

【主治】发背痈疽，一切恶毒疮肿。

地黄汤

【来源】《圣济总录》卷一三一。

【别名】生地黄汤、黄耆汤（原书卷一八三）。

【组成】生地黄　芍药　升麻　木通　甘草（炙）　大黄（锉，微炒）　知母　人参　赤茯苓（去黑皮）　当归（焙）各一两　黄芩（去黑心）　黄耆各一两半　小麦半升　栝楼根二两　前胡（去芦头）一两半

【用法】上锉，如麻豆。每服五钱匕，用水一盏半，入竹叶七片，煎至八分，去滓，空心温服，晚再服。以愈为度。

【主治】痈疽，虚热大渴。乳石发动。

【加减】如小便不利，除木通；大热，加人参。

百草霜膏

【来源】《圣济总录》卷一三一。

【组成】百草霜　生蛴螬各等分

【用法】上同研如膏。贴之。如冰，痛即止。

【主治】发背痈疽，一切疮，热痛不可忍。

托里汤

【来源】《圣济总录》卷一三一。

【别名】乳香散（《续本事方》卷六）、内消散（《医方类聚》卷一九一引《经验秘方》）、香粉散（《外科精义》卷下）。

【组成】乳香一两（通明者，用水外浸，以乳钵研

细） 真绿豆粉（研）四两

【用法】上为极细末。每服一钱匕，新水调下，水不可多，要药在胸膈上也，次用一醉膏。

【主治】

1.《圣济总录》：痈疽、发脑。

2.《续本事方》：发背内溃及诸恶毒冲心。呕吐，疼痛不可忍。

竹叶汤

【来源】《圣济总录》卷一三一。

【组成】竹叶一握（净洗，锉，煎取汁三盏） 生地黄二两 黄芩（去黑心） 人参 芍药 知母 甘草（炙） 赤茯苓（去黑皮）各一两 升麻 黄耆 栝楼根 麦门冬（去心，焙）各一两半

【用法】上药除竹叶外，锉如麻豆大。每服三钱匕，以竹叶汁一盏，加大枣三个（擘破），同煎至七分，去滓温服，一日三次，早晨、午时、夜卧各一。

【主治】痈疽发背，四肢虚热，大渴。

竹叶黄耆汤

【来源】《圣济总录》卷一三一。

【组成】淡竹叶一握 黄耆（锉，炒） 甘草（炙，锉） 黄芩（去黑心） 麦门冬（去心，焙） 芍药各三两 当归（切，焙） 人参 石膏（椎碎） 芎藭 半夏（汤洗七遍去滑，焙）各二两 生地黄（切，焙）八两

【用法】上为粗末。每服五钱匕，以水一盏半，加生姜一分（拍碎）、大枣五个（擘破）、竹叶七片，煎取八分，去滓温服，日三夜一。

【主治】

1.《圣济总录》：痈疽、发背兼渴。

2.《外科精义》：一切恶疮发大渴者。

【方论】

1.《古今名医方论》：柯韵伯曰，气血皆虚，胃火独盛，善治者补泻兼施，寒之而不致亡阳，温之而不至于助火，扶正而邪却矣。四君子气药也，加黄耆而去苓、术，恐火就燥也。四物汤血药也，地黄止用生者，正取其寒也。人参、黄耆、甘草治烦热之圣药，是补中有泻矣。且地黄之甘寒，泻心肾之火，竹叶助芍药清肝胆之火，石膏

佐芍药清脾胃之火，麦冬同黄芩清肺肠之火，则胃火不得独盛，而气血之得补可知。惟半夏一味，温中辛散，用之大寒剂中，欲其能阴阳之路也。岐伯治阴虚而目不瞑者，饮以半夏汤，覆杯则卧。今人以为燥而渴者禁用，是不明阴阳之理耳！

2.《绛雪园古方选注》：四方互复，独以竹叶、黄耆标而出之者，明其方专治肺经热消，非概治二阳结之消渴者也。竹叶石膏汤为轻清之剂，复以生地、黄芩浊阴之品，清肺与大肠之火；四物汤为浊阴之剂，复以竹叶、石膏清燥之品，清肝胆之火；补中益气汤人参、黄耆、甘草除烦热之圣药，复以石膏、白芍清脾胃之火；黄芩汤治后天太阴之剂，复以生地、麦冬壮水之品，清肾中之火。竹叶石膏汤不去半夏，藉以通气分之窍；四物汤不去川芎，藉以通血分之窍。统论全方，补泻兼施，寒之不致亡阳，补之不致助火，养正却邪，诚为良剂。

麦门冬汤

【来源】《圣济总录》卷一三一。

【别名】葛根汤（《普济方》卷二八九）。

【组成】生麦门冬（去心，焙）二两 葛根（锉） 芦根 石膏（碎） 生犀角（镑） 萎蕤 茅苨 芍药 淡竹叶（切） 甘草（炙，锉）各一两

【用法】上为粗末。每服五钱匕，水一盏半，煎至一盏，加消石一钱匕，去滓温服，不拘时候。

【主治】诸痈肿，脏腑壅滞，口干脚冷，寒热头痛，呕逆不下食，烦渴引饮。

苁蓉膏

【来源】《圣济总录》卷一三一。

【组成】肉苁蓉（去皱皮） 半夏（生，锉） 熟干地黄各一两 当归 蜀椒（去目并闭口者，炒出汗） 细辛（去苗叶） 乌喙（去皮） 蛇衔草 白芷 甘草 桂（去粗皮）各半两 薤白七茎 猪脂二斤

【用法】上药除猪脂外，锉碎，以醋半升，拌药一宿，先熬脂令沸，次下诸药，煎候白芷赤黑色，漉出绵滤，瓷合盛。取涂疮上，一日三次。

【功用】暖肌干疮。

【主治】发背痈疽已溃，不生肌。

还魂丸

【来源】《圣济总录》卷一三一。

【组成】腻粉　水银　硫黄各一分（同研）　巴豆仁四十粒

【用法】上将巴豆单复排铫底，以三物按上巴豆令平，以瓷盏盖之，四面湿纸搭合，勿令气泄，炭火四向缓烧之，时于水中蘸铫底，少顷又烧又蘸，其盏上底内，滴水一点如大豆，干则复滴，以三滴干为度，候冷研，陈米饭为丸，作二十三丸。每服一丸，熟水送下。疏下恶物，以白粥补之。此药一丸治一人，曾无失者，才取下即时不痛，其疮亦干。

【主治】发背痈疽，一切脓肿。

连翘饮

【来源】《圣济总录》卷一三一。

【组成】连翘　山栀子仁　黄耆（锉，炒）　防风（去叉）　升麻　羚羊角（镑）　漏芦（去芦头）　甘草（炙，锉）　大黄（锉，炒）　枸杞根皮各一两

【用法】上为粗末，拌令匀。每服五钱匕，用水一盏半，煎取八分，去滓，空心温服。

【主治】痈疽发背疮肿，或已溃，或未溃。

连翘散

【来源】《圣济总录》卷一三一。

【组成】连翘子　独活（去芦头）　木香　射干各三分　甘草（炙，锉）　桑寄生（锉）　升麻　鸡舌香　沉香　乳香（研）　大黄（锉，炒）各一两一分　麝香（研）一分

【用法】上为粗末。每服五钱匕，水一盏半，煎至八分，入淡竹沥半合，去滓，空心温服。快利三五行为度，未利再服。

【主治】发背肿、痈疽，恶风结脓血。

乳香膏

【来源】《圣济总录》卷一三一。

【组成】油二斤　桑枝　槐枝各四两（慢火煎令黄熟，去桑、槐枝，后下诸药）　蜥蜴三条　当归　芎藭　白芷　细辛（去苗叶）　乌蛇肉各三分　郁金香　木香　沉香各半两　桂（去粗皮）一两半　藁本（去苗土）一两（以上十一味锉碎，入前油内煎令焦黄，漉出澄滤，取清油二十两，入锅中徐徐火煎，次下后药末）　铅丹八两　蜡六两　雄黄（别研）二两　乳香（研末）　没药（研末）　麒麟竭（研末）各一两　麝香（研）一分　水银粉半两

【用法】上药次第煎熬，用文武火再煎前项膏，先下铅丹、蜡，不住手搅，次下诸药末，候成膏，入盒内盛，封闭，于井底出火毒七日。用时摊帛上贴，三日一换。次服连翘汤。

【主治】发背、痈疽、疮瘘。

金粉膏

【来源】《圣济总录》卷一三一。

【组成】锡四两（用板瓦盛炭火，安锡在上，扇之，候锡成灰，研末）　密陀僧四两（入罐子内，以盏子盖口，盐泥固济，勿令透气，用炭火煅，不闻药气为度，取出放冷）

【用法】上为极细末。量疮大小，临时入腻粉少许，以鸡子黄调如膏，摊在疮上，以绯帛盖。

【主治】发背、痈疽疮。

桃花汁

【来源】《圣济总录》卷一三一。

【组成】桃花不拘多少

【用法】上药于平旦承露采取，以酽醋研绞，去滓取汁，涂敷疮上。有虫即出。无花但桃叶亦得。以腊月猪脂和涂亦佳。

【主治】发背疮、痈疽。

柴胡煎

【来源】《圣济总录》卷一三一。

【组成】柴胡（去苗）一两　知母（焙）一两　木通一两半　淡竹叶一百片　瞿麦穗一两　连翘一两　防己二两　大黄（生）二两（细锉）　生麦

门冬汁三合（汤成下） 生藕汁三合（汤成下）
甜消四两（汤成下）

【用法】先将八味锉如麻豆大。以水三升，煮取一升半，去滓，下甜消令散，次入麦门冬、藕汁等，共分为八服，空腹两服。以溏利为度，余药食后缓缓服之。

【主治】热毒痈肿，血不散，初觉憎寒干渴，四肢烦闷。

射干汤

【来源】《圣济总录》卷一三一。

【组成】射干 犀角（镑） 升麻 玄参 黄芩（去黑心） 麦门冬（去心，焙） 大黄（锉，炒）各一两 山栀子仁半两

【用法】上为粗末。每服五钱匕，水一盏半，加淡竹叶二七片，煎至八分，入芒消末一钱匕，去滓，空心温服。快利三两行为度；未利再服。

【主治】
1. 《圣济总录》：初发背上，似琴弦抽痛，有头。
2. 《外科大成》：痈疮肿痛，脉洪实数者。

紫雪膏

【来源】《圣济总录》卷一三一。

【组成】蜀椒四十九粒（去目并闭口，炒出汗，为末） 杏仁二十一粒（去皮尖双仁，研） 清麻油一两 酒蜡（白者）半两

【用法】上四味，先将清麻油并酒蜡于铫子内煎令匀沸，次下蜀椒、杏仁，用柳篦搅令黄赤色成膏，滴在水碗中不散，盛瓷器中。每用以故帛上涂贴，日再易。

【主治】诸发背，脑疽，一切恶疮。

犀角散

【来源】《圣济总录》卷一三一。

【组成】犀角（镑）一分 人参 大黄（锉，炒） 栝楼实（焙） 甘草（炙，锉）各半两 葛根（锉） 赤茯苓（去黑皮） 槟榔（锉） 木香各三分 芎藭一两

【用法】上为散。每服二钱匕，空心、晚间粥饮调下。以愈为度。

【功用】解毒匀气。

【主治】发背、痈疽、一切疮肿未穴时，攻刺疼痛，或发寒热，渴躁不食。

解毒地黄丸

【来源】《圣济总录》卷一三一。

【组成】生干地黄（焙）二两 黄耆（锉） 栝楼根 黄芩（去黑心） 麦门冬（去心，焙）各一两半 桑螵蛸十五枚（锉、炒） 大黄（锉、炒） 人参 栀子仁 肉苁蓉（焙） 前胡（去芦头） 升麻 芍药 知母（焙） 王不留行各一两 远志（去心） 败酱 地脉草各半两 干枣十五枚（汤浸，去皮、核，以蜜一升和蒸成膏）

【用法】上为末，入枣膏为丸，如梧桐子大。每服三十丸，加至五十丸，空心米饮送下，日晚再服。

【主治】痈疽发背，时作寒热，疼痛不食。

凝水石煎

【来源】《圣济总录》卷一三一。

【组成】凝水石 石膏 蜜各半斤

【用法】上为末，以水五升煎令稠，即下蜜，更煎成煎。用瓷盒盛，每日空心取一枣大，含化咽津，日五七服。

【主治】发背痈疽，发大渴，口干不可止。

生肌膏

【来源】《圣济总录》卷一三五。

【组成】黄耆 当归各三分 生地黄一两半 防风（去叉） 大黄 芍药 黄芩（去黑心） 芎藭 续断 附子（生，去皮脐） 白芷 甘草 细辛（去苗叶）各半两 猪脂二斤

【用法】上药除猪脂外并锉碎，先以醋半升拌一宿，入脂，以瓷器盛于甑上，蒸半日，以绵绞去滓，瓷盒盛。取涂敷疮上，日二三次。

【主治】诸痈疽去脓血后虚困。

芎藭散

【来源】《圣济总录》卷一三五。

【别名】内托散、生肉芎藭散（《外科精义》卷下）。

【组成】芎藭一两　当归（切，焙）　人参　防风（去叉）　桂（去粗皮）各三分　厚朴（去粗皮，生姜汁炙）　白芷　芍药　甘草（炙，锉）　黄耆（锉）　桔梗（锉，炒）各半两

【用法】上为散。每服二钱匕，温酒调下，一日三次。

【功用】暖肌生肉。

【主治】发背、痈疽已溃。

楸叶膏

【来源】《圣济总录》卷一三五。

【组成】楸叶一秤（立秋日采，切）　马齿苋（新者，切）半秤

【用法】上净洗控干，沙盆内烂研，取自然汁，重绢滤过，慢火熬成膏，瓷器收之。凡有热肿，先以浆水洗肿处，次以甘草水洗，然后摊药于薄纸或绢上，随肿大小贴之，一日二次。

【主治】

1. 《圣济总录》：热毒气肿。
2. 《普济方》：发背、痈肿、恶疮。

薤白膏

【来源】《圣济总录》卷一三五。

【组成】薤白（锉细）四两　当归（切，焙）　附子（炮，去皮脐）　白芷　芎藭　续断各一两　细辛（去苗叶）半两　黄耆（锉）一两半　猪脂三斤

【用法】上药除猪脂外，锉碎，以酒半升，拌一宿，先熬脂令沸，次下诸药煎，候白芷赤黑色，以绵滤过，瓷盒盛。取涂疮上，一日三两次。

【功用】排脓血，生肌肉。

【主治】发背痈疽，一切肿疮。

丁香散

【来源】《圣济总录》卷一三六。

【组成】丁香七枚　绯帛方一尺　曲头棘刺　腊月大豆黄各一两　母猪屎三块（如鸡子大）　盐一分　乱发一团（如鸡子大）　苍耳子半两

【用法】上八味，将七味以绯帛裹，于熨斗内火令烟尽，细研为散。每服二钱匕，空心温酒调下。盖覆取汗。若汗不出，任意饮酒，以汗为度。

【主治】疔肿、痈疽。

丁香散

【来源】《圣济总录》卷一三八。

【组成】丁香　赤小豆各半两　寒水石二两　羊桃根　消石（研）　大黄各一两　木香　白蔹　榆皮（锉）　防己各三分

【用法】上为散。先以雄雀屎七粒，乳香一小块细研，以醋调和，涂疮头上；再醋调药末如糊，摊故帛上贴之，干则易。

【功用】令痈疽速溃。

【主治】痈疽发背，热毒攻焮，肌肉赤色，疼痛欲成脓者。

生肌散

【来源】《圣济总录》卷一三八。

【组成】白矾（烧令汁尽）一两　黄连末一分　轻粉一钱

　　方中轻粉一钱，《普济方》作“一分”。

【用法】上为细末。不拘多少，掺疮口上。候生肉满，脓水尽，疮口干即止。

【功用】生肌收口。

【主治】痈疽，恶物尽而不收口者。

地黄膏

【来源】《圣济总录》卷一三八。

【组成】生地黄三斤（细切，捣绞取汁）

【用法】上于铜器内慢火煎搅成膏。取敷肿处，以故帛涂贴之亦得。每日换三五次即溃。

【主治】热痈肿结，热振焮痛，欲作脓。

败毒丸

【来源】《圣济总录》卷一三八。

【组成】巴豆（去皮心膜）三枚　铅丹少许

【用法】上同研，入生面少许为丸，如麻子大。每以一丸安疮口，外以膏药贴之。脓即出。

【主治】一切痈疮未破者。

追毒丸

【来源】《圣济总录》卷一三八。

【组成】巴豆（去皮心膜）十四枚　白丁香二十一枚　豆豉二十一粒　屁盘虫七枚

【用法】上为细末，滴水为丸，如雀粪大。放入疮内，追汁尽即止。

【功用】蚀恶肉。

【主治】痈疽已溃。

追脓散

【来源】《圣济总录》卷一三八。

【组成】湿生虫五十枚（瓦上焙干）　小麦五十粒　麝香（研）半钱匕

【用法】上为末。每用一字，纳在疮内。

【主治】痈肿疖毒，出脓疼痛。

栝楼酒

【来源】《圣济总录》卷一三八。

【组成】栝楼一枚　甘草二寸

【用法】上锉。用酒一盏，水一盏，量人虚实，加腻粉少许，煎三五沸，去滓，临卧温服。夜半疏动一行，其疮自消。

【主治】痈疖多日不熟，无头者。

透肌丸

【来源】《圣济总录》卷一三八。

【组成】硇砂（研）　斑蝥（去翅足，米炒）　乌头尖各等分

【用法】上为末，醋糊为丸，如小豆大。捻令扁，贴在疮上，却用膏药花子盖。以透为度；如恶物出尽，次用后方生肌散合疮口。

【主治】痈疽肿，未有头，疼痛不可忍。

射疮坏脓丸

【来源】《圣济总录》卷一三八。

【别名】射脓丸（《外科精义》卷下）。

【组成】砒霜半钱　白矾　铅丹各一字

【用法】上为细末，面糊为丸，如麻子大。先于毒处安药一丸，外以膏药花子掩定，微觉痒痛即脓出。

【主治】痈疽疮疖未有头。

通关膏

【来源】《圣济总录》卷一三八。

【组成】乳香　轻粉各等分

【用法】上为末。津唾调涂肿处，外用纸贴护。

【主治】疮疖痈疽等无头者。

黄芩汤

【来源】《圣济总录》卷一三八。

【组成】黄芩（去黑心）　升麻各一两半　黄连（去须）　芎䓖　大黄各一两　甘草（炙，锉）　当归（切，焙）　羚羊角（镑）各半两

【用法】上锉细。每用一两，以水五盏，煎至三盏，去滓，下芒消半两搅匀，以故帛三两，重浸药汁，温搵患处数十遍，早、晚用之。以愈为度。

【主治】丹毒痈疽始发，焮热浸淫长大。

雀粪涂敷方

【来源】《圣济总录》卷一三八。

【组成】雄雀粪二十一枚

【用法】上用醋研和如糊。涂敷肿上，脓便出，未穴再涂，即破。

【功用】痈肿速穿坏。

鲮鲤甲散

【来源】《圣济总录》卷一五三。

【组成】鲮鲤甲（炙令焦黑）　桂（去粗皮）　当归（切，焙）各半两

【用法】上为散。每服二钱匕，日晚、空心温酒调下。加至三钱匕。

【主治】发背、痈疽等疮，疼痛，肌肉不生。

五香丸

【来源】《圣济总录》卷一八二。

【组成】木香一分　沉香（锉）苏合香（研）各三合　麝香（研）半分　犀角（镑）二两　大黄（生锉）一两半　鸡舌香（研）吴蓝叶　栀子仁　熟干地黄二两　白芍药一两　人参一两（去芦头）白茯苓一两

　　方中鸡舌香、吴蓝叶、栀子仁用量原缺。

【用法】上为末，炼蜜为丸，如梧桐子大。每服二十丸，煎黄耆汤送下，食前服。

【主治】小儿痈疽，疖毒未破，或脓未溃，憎寒壮热。

黄芩汤

【来源】《圣济总录》卷一八二。

【组成】黄芩（去黑心）栀子仁　玄参　升麻　大黄（锉，炒）黄耆（锉）连翘　蓝叶　甘草　木香　芎䓖　犀角屑各半两

【用法】上为粗末。每服一钱匕，水半盏，煎三分，去滓温服。

【主治】小儿痈疮，烦热疼痛。

黄耆汤

【来源】《圣济总录》卷一八二。

【组成】黄耆（锉）连翘　升麻　恶实（炒）各半两　玄参　丹参　露蜂房（炙）枳壳（去瓤，麸炒）甘草（炙）各一分

【用法】上为粗末。每服一钱匕，水七分，煎至四分，去滓，食后临卧温服。

【主治】小儿痈疽疮疖肿毒。

犀角汤

【来源】《圣济总录》卷一八二。

【组成】犀角屑　萎蕤　升麻　甘草　麦门冬（去心，焙）赤芍药　茅苣　玄参各半两

【用法】上为粗末。每服一钱匕，水半盏，煎至四分，更入消石末一字匕，再煎溶，去滓温服。

【主治】小儿痈肿成疮。

犀角知母汤

【来源】《圣济总录》卷一八二。

【组成】犀角（镑）知母（焙）黄耆（锉）黄芩（去黑心）人参　丹参　葛根（锉）大黄（锉炒）甘草（炙）各一两　玄参三分　麦门冬（去心，焙）一两半

【用法】上为粗末。每服一钱匕，水半盏，入生地黄汁半合，同煎至四分，去滓，食后、临卧温服。

【主治】小儿痈疽。

人参汤

【来源】《圣济总录》卷一八三。

【组成】人参　甘草（炙，锉）黄耆（炙，锉）芍药各一两半　赤茯苓（去黑皮）当归（切，焙）芎䓖　黄芩（去黑心）木通（锉）各一两

【用法】上为粗末。每服五钱匕，以水二盏加竹叶十片（切碎），生地黄汁少许，煎至一盏，滤去滓，温服，空心、日午各一。

【主治】乳石发动，痈疽，虚热。

无名异膏

【来源】《圣济总录》卷一八三。

【组成】无名异（研）没药（研）麝香（研）檀香（锉）丹砂（研）沉香（锉）麒麟竭（研）乳香（研）突厥白（锉）白蔹（锉）白及（锉）白芷（锉）鸡舌香（研）鸡骨香（研）当归（切，焙）芎䓖（锉）大黄（锉，炒）牛膝（锉，酒浸，焙）防风（去叉，锉）槐枝（锉）柳枝（锉）桑枝（锉）各半两　蜡四两　铅丹十二两　青油二斤

【用法】上药除油、蜡、丹及前八味研末外，并锉碎。先熬油令沸，下檀香等十四味锉药，煎候白芷赤黑色，绞，去滓再煎，入蜡、铅丹，以柳篦搅，候变黑色，滴于水中成珠子，软硬得所后，下无名异八味研末，搅令匀，以瓷合盛。用故帛涂贴疮上，每日换一次，以愈为度。

【主治】乳石、痈毒、发背。

必效膏

【来源】《圣济总录》卷一八三。

【组成】油一斤　铅丹（研）六两　麝香（研）一钱　腻粉（研）蜡各三分　枫香脂一两半　丹砂（细研）半两　盐半两　白芷（锉）乳香（研）当归（炙、锉）桂（去粗皮，锉）芎蓣（锉）藁本（去苗土，锉）细辛（去苗叶，锉）密陀僧（研）各一两

【用法】先将油煎令沸，次下白芷等六味锉药，候煎白芷赤黑色漉出，下蜡枫香脂，候熔尽，以绵滤去滓，下铅丹、密陀僧、乳香，以柳篦搅煎，候变黑色，滴水中成珠子，即下盐、丹砂、麝香粉等搅匀，倾于瓷盆内，安净地上一宿，除火毒。用故帛上摊贴，一日一次，以愈为度。

【主治】乳石痈疽，发背疮毒，止痛吮脓。

神效膏

【来源】《圣济总录》卷一八三。

【组成】木通（锉）甘草（炙）当归（炙，锉）白芷　防风（去叉）细辛（去苗叶）栀子仁　黄连（去须）黄芩（去黑心）各一分　垂柳枝（锉）二两　铅丹六两　蜡半两　清油一斤

【用法】上除丹、蜡、油外，锉碎，先以油内浸药一宿，于火上煎，候白芷赤黑色，绞去滓再煎，即下丹、蜡，柳篦搅，候变黑色，滴水中成珠子，软硬得所，瓷盒盛。故帛上摊贴，一日二次，以愈为度。

【功用】止疼痛。

【主治】痈疽发背，热毒气结，肿痛坚硬。

增损当归汤

【来源】《圣济总录》卷一八三。

【组成】当归（切，焙）赤茯苓（去黑皮）人参　前胡（去芦头）黄芩（去黑心）各一两　桂（去粗皮）一两　芍药　甘草（炙）各一两　麦门冬（去心，焙）二两　小麦一合　竹叶半两

【用法】上为粗末。每服五钱匕，以水二盏，加枣二枚（擘破），煎至一盏，去滓。空心温服，日午再服。

【主治】乳石发为痈疽，肿痛烦热。

石膏粥

【来源】《圣济总录》卷一九〇。

【组成】石膏二两（碎）葱白（切）三茎　豉半合　生姜（拍碎）三钱半　米三合

【用法】以水三升，先煮石膏至二升，次下葱、姜、豉，再煎至一升半，去滓，下米煮粥，候熟食之。

【主治】发背痈疽，头痛不可忍。

【加减】若渴，加干葛根一两。

【主治】热毒风肿成痈，日夜热痛。

凝水石粥

【来源】《圣济总录》卷一九〇。

【组成】凝水石一两（捣碎，绢袋盛）牛蒡茎长五六寸（别煮令熟，研）白米三合

【用法】上药以水三升，先煮凝水石至一升半，次下牛蒡，并汁再煎令沸，下米煮粥，候熟，空心食，一日一次。

【主治】发背痈疽，毒攻寒热。

藕实羹

【来源】《圣济总录》卷一九〇。

【组成】藕实（去皮，切）五枚　甜瓜（去瓤，切。冬用冬瓜）二枚　葱白（切）五茎　豉一合（煎汁一升半）

【用法】上先以豉汁煮藕实，次下瓜并葱，取熟，以五味调和，作羹食之，一日一次。

【功用】补中，养神益气。

【主治】发背痈疽，心烦热。

大圣通神乳香膏

【来源】《中藏经》卷下。

【组成】乳香一两　没药一两　血竭一两　黄蜡一两　黄丹二两　木鳖二两（去壳）乌贼骨二两　海桐皮二两　不灰木四两　沥青四两　五灵脂二两　麝香二钱　腻粉三钱

【用法】上为末，用好油四两，熬令热，下药末熬，不住手搅之，令黑色，滴水中成珠即止。临用摊贴疮上。

【主治】诸毒疮肿，发背痈疽。

万全金花散

【来源】《中藏经》卷下。

【组成】车螯（紫色者，出海际。用火煅赤，地上出火毒气了，研细） 生黄柏（为末） 干芦皮（取皮，为末） 生甘草（为末）

【用法】上各为末，旋抄车螯末、黄柏末各一钱，甘草末半钱以上，芦皮末一钱半以上，拌匀，用津唾调，以竹蓖子敷肿上，须盖遍疮根。未穴者自穴，已穴者恶物自出，凡十上取效。每敷疮时，须先用赤根葱三两茎，薄荷少许，盐少许，一处煎汤放冷，淋洗，旋用帛拭干，方可上药。应系恶疮疖并敷之，无头者即消，有头者即脓出。

【主治】发背疽疮，疼痛不可忍者。

水澄膏

【来源】《中藏经》卷下。

【组成】井泉石 白及各一两 龙骨 黄柏 郁金各半两 黄蜀葵花一分

【用法】上为末；每服二钱，新汲水一盏调药，打令匀，伺清澄，去浮水，摊在纸花上。贴之。

【主治】诸毒疮肿，发背痈疽。

地黄膏

【来源】《中藏经·附录》。

【组成】石膏（煅） 藿香叶 蚌粉 香白芷 雄黄（研）各等分

【用法】上为细末，以生地黄自然汁调，稀稠得所。涂疮上四周，留疮头，已破者留疮口勿涂。干即再敷之，药厚以新水润之。

【主治】一切痈疽，及毒虫所伤。

天乌散

【来源】《幼幼新书》卷三十六引《惠眼观证》。

【组成】天南星 草乌头 赤小豆 黄柏各等分

【用法】上为末，姜汁调，入面少许。外贴。

【功用】退风毒疮肿。

【主治】

1. 《普济方》：小儿痈疽。
2. 《袖珍小儿方》：小儿疮毒肿疖，丹毒，赤游肿。

白乳散

【来源】《幼幼新书》卷三十六引《惠眼观证》。

【组成】白丁香半两 乳香 黄丹 白及各一分

【用法】上为末。水调涂帛上贴。

【主治】痈毒。

连翘散

【来源】《幼幼新书》卷三十六引张涣方。

【别名】连翘饮（《诚书》卷十五）。

【组成】连翘一两 沉香 黄耆各半两 白蔹 川朴消 川大黄（炮） 甘草各一分

　　方中白蔹、朴消、大黄、甘草用量原缺，据《证治准绳·幼科》补。

【用法】上为粗散。每服一钱，水一盏，抄入麝香一钱，煎至五分，去滓放温，食后服。

【主治】小儿痈疖等。

鸡舌散

【来源】《幼幼新书》卷三十六引张涣方。

【组成】鸡舌香 木香 沉香各一两 麻黄（去根节） 海藻（洗去咸味） 大黄（炮）各半两

【用法】上为粗散。每服一大钱，水一大盏，加竹沥三两点，煎至五分，去滓温服。兼放温热，淋渫患处。

【主治】小儿疽疮。

乳香膏

【来源】《幼幼新书》卷三十六引张涣方。

【组成】乳香一两（研） 腻粉 松脂 密陀僧各半两（研） 生地黄汁半合

【用法】上药拌匀，用好油一两、黄蜡二两，炼熟，下诸药熬成膏，入麝香一钱，取出阴一宿。每用看疮疖大小摊膏药贴之，每日一二次。

【主治】诸疮痈疖。

白膏药

【来源】《鸡峰普济方》卷二十二。

【组成】乳香一两　沥青　寒水石各二两（并研为末）　轻粉四五钱（同前三味合研令匀）

【用法】上同入埚石器内，慢火熔，不住用篦子搅匀如泥，先手上涂油，圆得成膏子，以熟水浸三日，瓷盒子收之。熬时入油少许，如浸三日尚硬，再入少油更熬，亦勿令过，当得所可也。不得犯铜、铁器。临用先以温盐齑汁洗疮拭干，摊作纸花子贴之，五日一换。

【主治】发背，诸痈肿恶疮。

【宜忌】忌食辛酸热毒物。

芫花丸

【来源】《普济本事方》卷三。

【组成】芫花（醋制干）一两　干漆（炒令烟尽）　狼牙根　桔梗（炒黄）　藜芦（炒）　槟榔各半两　巴豆十个（炒微黑黄）

　　方中干漆，《证治准绳・类方》作牛膝。

【用法】上为细末，醋糊为丸，如赤豆大。每服二三丸，加至五七丸，食前姜汤送下。

【功用】常服化痰，消坚，杀虫。

【主治】积聚停饮，痰水生虫，久则成反胃，及变为胃痈。

【宜忌】禁酒即易治，不禁无益也。

【方论】《本事方释义》：芫花气味咸辛温，入手、足太阳，善能行水；干漆气味辛温，入足厥阴，降而行血；狼牙根气味苦辛寒，入足少阳、厥阴，善能杀虫；桔梗气味苦辛平，入手太阴，为诸药之舟楫；藜芦气味辛温，入手阳明，能行积滞；槟榔气味辛温，入足太阴、太阳，能下气消积；巴豆气味辛热，有毒，入手足阳明、足太阴，此积聚痰饮，久而不去，甚至生虫、反胃，胃变为痈，非有毒、行血下气、攻坚消积之药不能扫除沉痼也。

太白膏

【来源】《普济本事方》卷六。

【组成】寒水石（水飞过）

【用法】用腊月猪脂调成膏，随疮大小，用薄纸摊贴之。

【主治】

　　1.《普济本事方》：痈疽。

　　2.《医方类聚》引《烟霞圣效》：恶疮。

【方论】《本事方释义》：寒水石气味甘寒，入手足阳明，能清暑热，消肿解毒；腊月猪脂油气味甘寒，入足少阴厥阴。此拔毒后敷贴之方也，毒虽拔出，气血犹未流畅，以甘寒利湿热之品，佐以滋润之味，则毒去而肌生矣。

生犀散

【来源】《普济本事方》卷六。

【别名】托里排脓生犀散（《证治准绳・疡医》卷一）。

【组成】皂角针不计多少（粗大色紫者）

【用法】上藏瓶中，盐泥固济，炭火烧过存性，放冷，碾出为末。每服一钱，薄酒微温调下；暑月用陈米饮下。

【功用】托里排脓。

【方论】《本事方释义》：皂角针气味辛咸温，入手太阴、阳明、足厥阴，此方因发背未能有脓，用之托里排脓；薄酒调送，欲药性之直入患处也。暑月不用酒者，恐犯古人所云疮家不可发汗之意。

地黄膏

【来源】方出《普济本事方》卷六，名见《世医得效方》卷十八。

【组成】生地黄（研如泥，成膏）　木香（为细末）

【用法】以地黄膏随肿大小摊于纸上，掺木香末一层，又再摊地黄贴肿上。不过三五次即愈。

【功用】内消痈肿。

【主治】

　　1.《普济本事方》：打扑伤损，及一切痈肿未破。

2.《世医得效方》：臂臼脱出。

【方论】《本事方释义》：生地黄气味甘苦微寒，入手足少阴厥阴，能凉血；木香气味辛温，入足太阴，能疏滞，打伤扑损、痈肿未破者，皆能内消。大凡损伤痈肿，必因气血不宣畅，今既气得疏，血亦流行，肿岂有不消者哉。

拔毒七宝散

【来源】《普济本事方》卷六。

【别名】七宝散（《证治准绳·疡医》卷一）。

【组成】干荷叶心（当中如钱片）不拘多少

【用法】上为粗末。每用三匙，水二碗，慢火煎至一碗半，放温淋洗，揩干，以太白膏敷。

【功用】止痛。

【主治】痈疽。

【方论】《本事方释义》：干荷叶心当中如钱者气味辛苦平，入足少阳、厥阴，得震卦仰盂之象。痈疽之毒凝滞不宣，本属阴晦之象，故必以初生阳气之味升之，则窒晦之邪亦因是而却矣。

国老膏

【来源】《普济本事方》卷六。

【别名】独圣汤（《三因极一病证方论》卷十四）。

【组成】横纹甘草一斤

【用法】上药擘开捶碎，用水一斗，浸二宿（夏浸一宿），挼细，夹绢滤去滓，入银石器内慢火熬成膏。上药分作三服，每发以温酒半升调下。

《普济方》：每服一二匙，卧时一服，五更一服，无灰酒浸化，白汤亦可。药后微利无妨，取下恶物效。

【功用】《普济方》：消肿逐毒，解燥药丹剂之毒。

【主治】

1.《普济本事方》：痈疽。

2.《医宗金鉴》：素服丹石刚剂，而致丹毒发，生于背，形如汤火所伤，细拔无数，赤晕延开，发时其渴非常。

敛疮内消方

【来源】《普济本事方》卷六。

【组成】黄明胶一两（水半升消了）

【用法】入黄丹一两，再煮三五沸，又放温冷。以鸡毛扫在疮口上，如未成，即涂肿处自消。

【主治】诸般痈肿发背。

【方论】《本事方释义》：黄明胶气味甘平微咸，入足太阴；黄丹气味辛微寒，入足厥阴。诸疮俱因壅遏不宣，致气血凝滞，以辛凉微咸之药，使壅痹流行，则有脓者自干，肿者自消。

保命延寿丹

【来源】《扁鹊心书·神方》。

【组成】硫黄 明雄黄 辰砂 赤石脂 紫石英 阳起石（火煅，醋淬三次）各二两

【用法】上为细末，同入阳城罐，盖顶，铁丝扎定，盐泥封固，厚一寸，阴干，掘地作坑，下埋一半，上露一半，烈火煅一日夜，寒炉取出，为细末，醋为丸，如梧桐子大。每服十粒，空心送下。童男女五粒，小儿二三粒。

【主治】痈疽，虚劳，中风，水肿，臌胀，脾泄，久痢，久疟，尸厥，两胁连心痛，梦泄遗精，女人血崩白带，童子骨蒸劳热，一切虚羸，黄黑疸，急慢惊风。

姜附丹

【来源】《扁鹊心书·神方》。

【组成】生姜（切片）五两 川附子（炮，切片，童便浸，再加姜汁炒干）五两

【用法】上为末。每服四钱，水一盏，煎七分，和滓服。

【功用】补虚助阳，消阴。

【主治】伤寒阴证，痈疽发背，心胸作痛，心腹痞闷，喉痹，颐项肿，汤水不下；及虚劳发热，咳嗽吐血，男妇骨蒸劳热，小儿急慢惊风，痘疹缩陷，黑泡水泡，斑；脾劳面黄肌瘦，肾劳面白骨弱；两目昏翳，内障，脾疟，久痢，水泻，米谷不化；又能解利两感伤寒，天行瘟疫，山岚瘴气，及不时感冒。

救生汤

【来源】《扁鹊心书·神方》。

【组成】芍药（酒炒） 当归（酒洗） 木香（忌

火）丁香各五钱 川附（炮）二两

【用法】上为细末。每服五钱，生姜十片，水二盏，煎半，和滓服，随病上下，食前后服。

【主治】一切痈疽发背，三十六种疔，二十种肿毒，乳痈乳岩，及经年手足痰块，红肿疼痛，久年阴寒久漏。

醒脾丸

【来源】《扁鹊心书·神方》。

【组成】川乌五两（姜汁浸，去黑皮，切片） 大蒜三两（煨，去皮）

【用法】上为末，醋糊为丸，如梧桐子大。每服二十丸，米饮送下。

【主治】久痈不愈。

如圣散

【来源】《小儿卫生总微论方》卷一。

【组成】铅霜一分（研细） 真牛黄一分（研细）太阴玄精石一分（研细） 朱砂一分（研细，水飞晒干）

【用法】上为细末，入白龙脑细末半钱相合。每用抄一字至半钱，掺儿口中。

【主治】垂痈。儿自初生，至七日内外，因胎毒上攻，血气不敛，儿口中上腭连喉舌生物，如芦箪盛水之状，或作疱，在悬雍之前，塞其气路不通，令儿危殆。

龙角散

【来源】《小儿卫生总微论方》卷二十。

【组成】地龙（去土称）一两 荆芥穗一两 甘草一两 角刺一两（取紫色不枯者，净洗，捣去骨，只用皮）

【用法】上为粗末。每用一合，水三盏，酒一盏，煎至二盏半，去滓，再煎至二盏，加研细乳香末一钱调匀，渐渐与服，五七岁半盏，以下分二服，一日三次。

【主治】

1.《小儿卫生总微论方》：小儿痈疖才发，赤肿作痛。

2.《普济方》：小儿痈疽肿疖一切等疮，或发头面，或发虚处，无故身热，微觉憎寒，或有疼处。

沉香散

【来源】《小儿卫生总微论方》卷二十。

【组成】沉香半两 黄耆半两 白敛一分 川朴消一分 川大黄一分（炮） 甘草一分

【用法】上为粗散。每服一钱，水一小盏，加麝香少许，煎至五分，去滓温服。

【主治】痈疖。

鸡舌香散

【来源】《小儿卫生总微论方》卷二十。

【组成】鸡舌香 木香 沉香各一两 麻黄（去根节） 海藻（洗去咸味） 大黄（炮）各半两

【用法】上为粗散。每用一大钱，水一盏，加竹沥二三点，煎至五分，去滓温服。兼煎适温热，淋洗其疮。

【主治】小儿痈疮久不愈，败坏成虫。

雄黄膏

【来源】《小儿卫生总微论方》卷二十。

【组成】雄黄半两（研水飞） 天南星半两（生末） 寒水石（煅过）一两研 黄丹一分 乳香半两（研）

【用法】上拌匀，蜜调成膏。摊帛子上贴之。

【主治】痈疖才发，赤肿作痛。

内托散

【来源】《卫济宝书》。

【组成】川乌一两（炮） 茯苓三分 苦杖半两独活 白芷 甘草（炙）各一两

【用法】上为末。每服二钱，酒调下，一日三次。

【主治】痈疽疼痛。

五积匀气丸

【来源】《卫济宝书》卷下。

【组成】杏仁八十一粒（去皮尖） 巴豆八十一粒（去皮，研） 木香一分 黑附子一分 当归一分 小坯半两（即苏木）

【用法】上为末和匀，用糯米煮饭为丸，如绿豆大。每服五丸，临卧用薄荷汤或姜汤送下。量虚实加减。

【功用】逐余毒恶气，行血脉。

【主治】五发风毒。

内消丸

【来源】《卫济宝书》卷下。

【组成】黑附子半两（炮） 川乌（炮，去皮尖） 草乌（水煮，去皮尖） 干蝎 僵蚕各一分 雄黄半两（研）

【用法】上为末，炼蜜为丸，如绿豆大。每服二丸，薄荷酒嚼下。大段发急者，只作散子，每服一钱，薄荷酒调下。

【功用】解利风毒气。

【主治】痈、瘤发之毒，作痛烦。

内消散

【来源】《卫济宝书》卷下。

【组成】红内消（即何首乌）二两 玄参 苦参 蔓荆子 威灵仙各半两

【用法】上为细末。每服二钱，温酒调下，热水亦可，不拘时候。

【功用】去脓积瘀血，止痛退寒热，进饮食，活百脉。

【主治】痈疽已破。

内消活关轻窍散

【来源】《卫济宝书》卷下。

【组成】附子半两（炮） 川乌半两（炮，去皮尖） 草乌一两半（炮，去皮尖） 麻黄（去节） 沉香一分 苍术三分 防风半两（炙） 草薢一分 杜仲半两（炙）

【用法】上为末。每服二钱，水一盏，加生姜三片，大枣一个，煎七分，通口服。

【主治】疽毒。

六化丹

【来源】《卫济宝书》卷下。

【别名】犀角丸。

【组成】犀角（生者）一两 黄芩一两 大黄一两 巴豆半两（去心，去油） 升麻一两 当归一两 栀子一两 白蔹一两 甘草一两（炙） 天南星一两 黄耆一两半 防风（去芦）一两

【用法】上为细末，以早潮顺流新汲水为丸，如梧桐子大。每服五丸，不拘时候。

【功用】化风，化热，化毒，化结，化积，化脓为水。

【主治】痈疽。

玉女飞花散

【来源】《卫济宝书》卷下。

【组成】蜀桑根（即芫花根。取大者，不用木）

【用法】五月五日采，水中轻轻洗去土，烧淡醋令沸，以花根于醋中一走过，觉色变白，如寄生法。当日采，当日刮，令极细。每服一字，温酒一大盏，放药于盏，良久面上飞花，服下；敷以丝瓜汁，醋调亦可。

【主治】痈疽。

老翁神杖散

【来源】《卫济宝书》卷下。

【组成】梓寄生一两（采归以利瓷片轻手刮去外黄皮，再刮去中间白肉内心不用，瓦上微火焙干，磨子磨之） 夜明砂一两

【用法】上为细末。每服二钱，温酒调下。杀毒定疮，即以之用醋调敷，其头圆者敷其右，方者敷其左；丝瓜汁调尤佳。

【功用】杀毒定疮。

【主治】痈疽。

托里散

【来源】《卫济宝书》卷下。

【组成】山蜈蚣二两 当归二分 地黄（去土） 甘草（炙） 厚朴（炙） 白术 白芷 川芎各半

两　川乌三分（炒）　黑豆一合　麻黄三分（去节）

【用法】上为末。每服一钱，温酒调下；如不饮酒，水一盏，加生姜三片，薄荷五叶，同煎至八分，一日三五次。

【功用】止痛托里，固济脏腑。

托里地脉散

【来源】《卫济宝书》卷下。

【组成】当归　地蜈蚣　赤芍药　甘草各一两

【用法】上为细末。每服二钱，温酒调下。

【主治】痈疡。

败毒散

【来源】《卫济宝书》卷下。

【组成】麻黄一两一分（去节）　白术　苍术　荆芥各一两　甘草三分（炙）　大黄半两　薄荷（生花者）一分　黄芩半两

【用法】上为末。每服二钱，水一盏，葱白三寸，煎至八分，不拘时候。

【功用】去毒浊。

【主治】痈疽已破者。

赵候须散

【来源】《卫济宝书》卷下。

【组成】赵候须（即败酱草，干者）四两　苦辣回根七寸　甘草节三寸　乳香一钱　穿山荷根（即蒲桃藤根）七寸

【用法】上药生为粗末，干者为细末，共为一剂，分三服。每服用好酒三升半，煎至七分，去滓服。敷用酒调。

【主治】痈疽。

黄真君妙贴散

【来源】《卫济宝书》卷下。

【组成】硫黄（好者）不计多少

【用法】上用荞麦面为窝子，包黄在内，于热火中两边煅令黄黑，取去，入乳香半两，细研。用井花水调，以熟绢剪如所肿样贴之，留窍，一日两次。

【主治】痈疽。

逼毒散

【来源】《卫济宝书》卷下。

【组成】当归一两　枳壳一两（去瓤，炒）　甘草一两（炙）　白芷一两　贝母三两（去心）

【用法】上为细末。每服二钱，酒、水各半盏，煎至六分。每日服四五次。

【主治】痈疽。

槐白皮汤

【来源】《卫济宝书》卷下。

【组成】槐白皮一两　桑白皮　紫藤香（即降真香）　防风各半两

【用法】上锉。水三升煎至一升半，代猪蹄汤洗。

【功用】化毒气，散脓汁，生肌肉，止疼痛。

【主治】疽疮。

解关散

【来源】《卫济宝书》卷下。

【组成】麻黄三分（去节）　大黄三分　肉桂半分　甘草半两（炙）　诃子五个（去核）　枳壳　木通各一两　木瓜一个

【用法】上为末。每服二钱，水一盏，加生姜三片，葱白三寸（连须），煎至八分，通口服。片时自然汗出，再进数服，痛热即减。

【功用】去恶毒脓血。

【主治】疽毒。头痛寒热，心烦闷躁，肌困无力。

圣柳散

【来源】《洪氏集验方》卷二。

【组成】苍术四两（米时水浸一宿，焙）　连翘一两（焙）　甘草一两（炙）　大黄半两（切）　人参半两（切）　赤茯苓半两（切）　黄芩二钱半（煅，存性）　桔梗半两　白术一分　枳壳一两（麸炒，去白）　南木香一两（切）　益智一两（大

皮，切） 白芷半两（焙） 苦参一两（切）

【用法】上为细末。每服二钱，水一盏，柳枝七寸，同煎至八分，去滓温服，不拘时候。

【主治】肿毒发背，一切痈疽，烦渴不已，疾势转增者。

【宜忌】忌鸡肉、湿面，疾愈半年方可食。

【加减】如渴时，加牙消半两，别研入。

夺命膏

【来源】《洪氏集验方》卷二。

【组成】麻油四两（熬一二沸） 石蟹一枚（烧，米醋淬，才黑又烧，碎为末） 防风一两（切，焙） 蛤蚧一对（煅存性） 灯心灰一分 蜈蚣一条（烧存性） 全蝎七个（烧存性） 血竭一分（别研） 黄连半两（去芦，切，焙） 当归半两（切，焙）

【用法】上为末，用文武火熬麻油，滴水中不散，次入众药一处，急用柳枝不住手搅，候滴入水中成珠为度。候极冷，贴疮如常法。

【主治】肿毒发背，一切痈疽。

应痛内托丸

【来源】《洪氏集验方》卷二。

【组成】赤芍药一两（焙） 当归一两（焙） 血竭一分（研） 麝香一分（研） 瓜蒌根二两（火煅存性） 人参半两（焙） 沉香半两（锉） 茵陈半两（焙） 全蝎七枚（煅存性） 大黄一分（焙）

【用法】上为末，炼蜜为丸，如弹子大。每服一丸，不拘时候，乳香汤化破服之；或嚼吃亦得。

【主治】肿毒发背，一切痈疽。

灵宝膏

【来源】《洪氏集验方》卷二。

【组成】大瓜蒌十枚（隔二、三年陈者，尽去其皮，留瓤子，约有半升许，用砂盆研细如粉） 新胡桃十枚（不油者，汤去膜，研细如粉） 滴乳香十块（如大指头，大乳钵内研细如粉）

【用法】上用白沙蜜十两，同前药于银石器内极慢

火熬三时辰，其稠如饧糖，多合少合准此。每服二匙，无灰酒半盏调下，不拘时候。甚者不过两三服。

【主治】一切痈疽、脑疽、发背等疾。

胜冰散

【来源】《洪氏集验方》卷二。

【组成】茵陈半两（焙） 防风半两（焙） 滑石一两（别研细） 当归半两（焙） 地龙半两（研） 乳香半两（别研） 螺青一两（研） 马牙消半两（研，各取末）

【用法】上药都拌匀，用新汲水调涂肿处，不可令稀，时时涂之，勿使至干。

【主治】肿毒发背，一切痈疽，四边赤肿日增。

青金膏

【来源】《宣明论方》卷七引《信香十方》。

【组成】信砒 乳香 轻粉 粉霜 巴豆各一两（同研） 龙脑半字 麝香半字 青黛二钱（同研） 黄蜡三钱

【用法】上为细末，熔蜡入蜜半钱为丸，如绿豆至小豆大。先服小丸一丸，净器盛水送下。病在上，食后服；病在下，食前服；病在中，不拘时候。

本方方名，据剂型，当作"青金丸"。

【功用】行荣卫，调饮食。

【主治】周身中外阴阳不调，气血壅滞，变生百病，乃至虚羸困倦，酒食内伤，心腹满塞急痛，或酒积，食积，癥瘕积聚，痃癖坚积，中满膈气，食臭酸醋，呕吐翻胃；或膈瘅消中，善食而瘦，或消渴多饮而数小便；或肠风下血，痔瘘痒痛；或胃痛疾，或遍身痈疽恶疮，或疮毒已入于里，腹满呕吐，或成泻痢，或出恶疮息肉，或下痢腹痛；或一切风气，肢体疼痛；及中风偏枯，或痰逆生风痰涎嗽；兼产后腹疼及小儿疳疾，诸风潮搐。

除湿丹

【来源】《宣明论方》卷七。

【组成】槟榔 甘遂 威灵仙 赤芍药 泽泻 葶

莅各二两　乳香　没药各一两（另研）　黑牵牛半两　大戟二两（炒）　陈皮四两（去白）

《普济方》引《经验良方》有青皮，无葶苈。

【用法】上为细末，面糊为丸，如梧桐子大。每服五十丸至七八十丸，食前以温水送下。

【主治】

1.《宣明论方》：诸湿客搏，腰膝重痛，足胫浮肿，筋脉紧急，津液凝涩，便溺不利，赤瘾疹，疽痈发背，疥癣走注，脚气，疮疖。

2.《儒门事亲》：妇人腰胯疼痛，两脚麻木，恶寒喜暖者。闪肭膝踝足腕大痛及枚疮落马，坠堕打扑等。

【宜忌】

1.《宣明论方》：服药前后，忌酒一日，药后亦忌湿面。食温粥补暖。

2.《赤水玄珠全集》：中病即止，虚弱者当慎。

忍冬丸

【来源】《三因极一病证方论》卷十。

【别名】忍冬藤丸（《医学入门》卷八）。

【组成】忍冬草不以多少（根、茎、花、叶皆可，洗净）

【用法】上以米曲酒于瓶内浸，糠火煨一宿，取出晒干，入甘草少许，研为末，即以所浸酒为糊，丸如梧桐子大。每服五十丸至一百丸，酒、饮任下，不拘时候。

【功用】预防消渴病愈后发痈疽，止渴。

【主治】痈疽，五痔诸漏。

外食散

【来源】《三因极一病证方论》卷十四。

【组成】白矾（银窝内用瓦盖煅令性尽）一两　好染坏　血竭各一两

【用法】上为细末。用桑浆旋搜为膏，量疮大小贴之。

【功用】消肌长肉。

【主治】痈肿，恶肉不尽，脓水淋漓。

【宜忌】忌鲫鱼、酒、面、毒物等。

生肌散

【来源】《三因极一病证方论》卷十四。

【别名】生肌药（《传信适用方》卷三）。

【组成】黄狗头骨（烧存性）二两　腻粉一钱　桑白皮（炙）一两

【用法】上为末。生麻油调敷。

【功用】生肌。

【主治】

1.《三因极一病证方论》：痈疽疮毒。

2.《传信适用方》：痈疽脓已出者。

白玉膏

【来源】《三因极一病证方论》卷十四。

【别名】收晕白玉膏（《传信适用方》卷三）。

【组成】杏仁二十一粒（去皮尖，别研）　川椒四十九粒（去目，出汗，为末）　清油一两　酒蜡半两

【用法】文武火熬，用柳青枝打紫黑色，绵滤过，再熬，滴水成珠，收净器内。看疮大小，作新月样纸花团圆贴，候晕收，更促小疮头聚，用槟连散敷。

【功用】收缩痈疽，令不蔓衍。

【主治】痈疽疮疡。

【宜忌】

1.《三因极一病证方论》：切忌用冷药外贴，逼毒气入里杀人。

2.《普济方》：凡贴大恶疮，毒气方盛，不可以药当上贴，恐遏散毒气，疮益大。

托里散

【来源】《三因极一病证方论》卷十四。

【组成】栝楼子（去瓤）　鬼腰带皮　皂角刺　射干（即仙人掌根，红花者是）　天罗瓜（取子）各一个　茴香　木鳖五个（去壳）　汉椒各一两
　　方中茴香用量原缺。

【用法】上焙干为末，面薄糊调为饼，炙干为末。每服二三钱，酒调下；不饮酒，以木香汤调下。

【功用】内托，不使透膜。

【主治】痈疽欲发，未溃及已溃。

远志酒

【来源】《三因极一病证方论》卷十四。

【组成】远志不以多少（汤洗去泥，捶，去心）

【用法】上为末，酒一盏，调末三钱，迟顷澄清饮之。以滓敷病处。有死血阴毒在中则不痛，敷之即痛；有忧怒等气积而内攻则痛不可忍，敷之即不痛；或蕴热在内，热逼人，手不可近，敷之即清凉；或气虚血冷，溃而不敛，敷之即敛。

【主治】一切痈疽发背、疖毒，恶疾浸大。

通圣双行汤

【来源】《三因极一病证方论》卷十四。

【别名】通圣汤（《普济方》卷二八三）。

【组成】大黄（蒸）一两　木鳖（去壳，切）　防风　枳壳　桔梗　甘草各一分

【用法】上锉散。每服四大钱，水一盏，煎至七分，去滓，入朴消二钱，重煎溶，热服。得疏转一二次，即服万金汤。

【主治】伤风寒暑湿，或涩或散，使气血滞凝，肉腐为脓，壅结成痈疽，随处发作。

【宜忌】阴证忌服。

替针丸

【来源】《三因极一病证方论》卷十四。

【组成】雄雀粪二十七个（直者）　硇砂一字匕（别研）　陈仓米一字（为末）　没药一字（研）

【用法】上研匀，以米饮为丸，如粟米大。每用一粒，贴在疮头，或疮眼中，即溃脓出。

【主治】痈疽虽溃，而脓不出。

善应膏

【来源】《三因极一病证方论》卷十四。

【组成】白芷　黄耆各一两　甘草二钱　黄蜡二两　黄丹二两半

【用法】前三味为粗末，春秋用麻油四两半，夏四两，冬五两，熬药紫赤色，绵滤去滓，再入黄蜡黄丹，以柳枝不住手搅，滴水成珠，即止。用如常法。

【功用】长肌敷瘢。

【主治】痈疽溃后。

槟连散

【来源】《三因极一病证方论》卷十四。

【别名】圣效散（《杨氏家藏方》卷十二）、槟榔散（《传信适用方》卷三）。

【组成】槟榔　黄连各半两　川山甲（大者，烧存性）十片

【用法】上为末。先点好茶，以翎毛刷过疮，仍以清茶调药敷疮上。如热甚，则以鸡子清调敷；脓已溃，则用长肌药；未快，则用替针丸。

【主治】痈疽疮肿，未溃已溃者。

白膏

【来源】《三因极一病证方论》卷十五。

【组成】白蔹　白薇　白及　白芷　薤白各半两（锉，洗，以清油一斤，煎至半斤，滤去滓，入后药）　黄耆　甘松　藿香　零陵香　防风　当归各半两（再入前油煎，十上火，绵滤去滓，入后药）　定粉二两　黄蜡三两　寒水石（煅，水飞过）二两（研细）

【用法】上再煎，以柳枝搅，滴水成珠为度，瓷器盛之。以脑子少许掺其上。

【主治】一切风热毒肿，及脏气郁结，丹石发动，结为痈疽、瘰疬，诸疮肿未破；九漏、浸淫，脓汁淋漓，诸治不愈者。

【宜忌】煎时忌铁器。

百花散

【来源】《杨氏家藏方》（北大本）卷十二。

【别名】白花散（原书人卫本）、葵花散（《世医得效方》卷十九）、五金膏（《医方类聚》卷一九〇引《修月鲁班经后录》）。

【组成】黄蜀葵花七枚（干者）　黄柏半两（厚者，去粗皮）　黄连（去须）二钱　山栀子三枚（去壳）　郁金一枚

【用法】上为细末。每用药末五钱许，即入白及末一钱和匀，井花水调。如肿未成头，即用篦子敷

药于肿处，以薄纸盖之，肿消纸落，或未消，即再用药；如已有头，以纸条子敷药，放宽围之，渐次围近，使毒气不外侵；生肉如欲溃，别用药蚀头，亦周回用药条围之，撮脓尽以真麻油调，不入白及，以鸡毛扫疮口；如大，即入白及，更别抄桃奴一钱（正名桃枭，乃是桃实，着枝不落，经冬不凋者，正月采），用麻油调，量疮口大小，煎成新熟青绢，早晚蘸药贴疮上，候疮平即止，治小儿软疖尤妙，如患臁疮，只用五味药，新汲水调，摊连纸上，临卧时贴，二、三次见效。

【主治】一切痈疽及诸恶疮。

七圣散

【来源】《杨氏家藏方》卷十二。

【组成】黄芩一两　大黄一分　白滑石四两（别研）

【用法】上为细末。用冷水调扫肿处，如干更扫。疼痛定即止。

【主治】发背痈疽，热毒赤肿，疼痛不可忍。

万金膏

【来源】《杨氏家藏方》卷十二。

【组成】黄连　黄柏　黄芩　白及　白蔹　龙骨　当归（洗，焙）　厚朴（去粗皮）　川芎　没药（研）　槐枝　柳枝　猪牙皂角　鳖甲　苦参　香白芷　木鳖子仁　草乌头　乌贼鱼骨各一分（同锉碎）　乳香一钱（研）　黄丹一两半　清麻油四两（冬月用半斤）

【用法】上除黄丹外，银、石器中将诸药油内慢火煎得油色紫赤，滤去药不用，入一半黄丹在油内，不住手搅，煎微黑，更入一半黄丹，不住手搅，只是用慢火熬得紫黑色，滴在水上不散，捻不粘手，然后更入黄丹少许。再熬，如捻着硬时，却更入油少许，但不粘手即止。如寻常膏药，摊在纸花上，看疮大小敷贴。

【主治】

1.《杨氏家藏方》：痈疽发背，及诸般恶疮，

2.《太平惠民和济局方》（淳祐新添方）：从高坠堕，打扑伤损，脚膝生疮，远年臁疮，五般痔漏。

如冰散

【来源】《杨氏家藏方》卷十二。

【组成】朴消五两（别研）　蛤粉　寒水石各三两　香白芷一两　脑子一钱（别研）

【用法】上为细末。每用新汲水调，稀稠得所，鸡翎涂扫，不令药干。

【主治】风邪热毒，壅滞肌肉，荣卫不宣，蕴积成痈肿；血涩肤腠，如丹之状，风随气行，游无定处，邪毒攻冲，焮焮热痛。

佛手散

【来源】《杨氏家藏方》卷十二。

【组成】汉防己　苦参各四两　大黄（生用）　白蔹各三两　藿香叶（去土）　黄芩各二两　凌霄花　甘草（生用）各一两半

【用法】上为细末。每用三钱，沸汤泡，通手淋洗。

【主治】风湿毒气，结搏腠理，气血壅盛，欲成痈肿；及手足诸风，痒痛妨闷；及风气结核，游走上行；或久新痔疾，疼痛不止。

佛手祛毒膏

【来源】《杨氏家藏方》卷十二。

【组成】大黄　山栀子各二两　白蔹　连翘各一两　升麻　蒴藋各半两

【用法】上锉，用炼成猪脂一斤同煎，候白蔹色焦滤去滓令净，量时入黄蜡就成膏。倾于瓷罐内盛，候冷涂敷或摊贴之。

【主治】风热毒气，留滞荣卫，血气壅盛，聚结痈肿，烦疼不止，肌肉败溃，及诸疮焮赤疼痛。

没药膏

【来源】《杨氏家藏方》卷十二。

【组成】乳香（别研）　没药（别研）　血竭（别研）各一钱　木鳖子（洗，焙，细锉）　当归（洗，焙，细锉）　杏仁（去皮尖，锉）各半两　乳油头发二两　黄丹六两　麻油一斤

【用法】上先将麻油于石器中炼令熟，除乳香、没

药、血竭、黄丹外，其余药一时入油内，慢火煎熬令黄焦，发碎，油可耗去三四分，绵滤去滓，再熬热，下黄丹，以柳木篦子十数条，更互不住手搅，候黑色，滴于水中成珠子，硬软得所，下研者药三味搅匀，瓷盒内盛，置阴地上以盆覆，出火毒。临时摊于纸上，贴疮，一日一换。

【功用】活血拔毒，生肌止痛。

【主治】

1.《杨氏家藏方》：痈疽恶疮，久治不愈，及灸疮。

2.《外科精义》：一切痈疽发背，疮疖，折伤蹼跌坏脓。

金银散

【来源】《杨氏家藏方》卷十二。

【别名】金银花汤（《摄生众妙方》卷八）、金银花酒（《景岳全书》卷六十四）。

【组成】金银草不拘多少（一名忍冬草，一名鹭鸶藤）

【用法】上锉。每服一两，用水一盏，酒一盏，煎至一盏半，去滓，分作两服，不拘时候。仍取叶烂研敷疮上。

本方改为膏剂，名"忍冬膏"（《医方集解》）、"金银花膏"（《成方切用》卷十一）。

【主治】痈疽，发背，一切疮肿，未结成者，服之内消；已结成者，服之易溃，兼减疼痛。

神明膏

【来源】《杨氏家藏方》卷十二。

【组成】栝楼一枚（去皮瓤，只取仁子）　赤芍药　甘草（微炙）　黄耆　杏仁（汤浸，去皮尖）　香白芷　当归（洗，焙）　桃仁（汤浸，去皮尖）各一分　人参（去芦头）　川芎　苍术（米泔浸一宿，焙）　桑白皮各一分　沉香　零陵香　藿香叶（去土）各半两

【用法】上锉细，用清麻油十五两，浸药四十九日，候日满先倾油入银锅中，慢火炼令香熟，放冷却入诸药，以文武火养一日，候药色半焦滤去滓，却用鹅梨三枚（取汁），黄蜡一两半，麝香一分，细研，并入药内重炼，候油不滚起，乃成膏

也，用新绵滤过，待冷入研细生龙脑一分，搅匀，入新瓷器中盛之。若内伤，用药一钱匕，酒化服；口疮，含化少许；恶疮多年不生肌者，先以葱汤洗净，用药敷之；鼻内有肉铃子者，以纸捻子蘸药点之，一月可取之；干湿癣、风痒顽麻，并以药摩之。

【主治】痈疽，发背，一切疮肿，打扑伤损，汤火金疮，干湿癣，风痒顽麻。

神效血竭膏

【来源】《杨氏家藏方》卷十二。

【组成】香白芷　白蔹　川芎　黄蜡（熔去滓，净者）　甘草（炙）各四两　当归（洗，焙）　丁香　干蟾各半两　木鳖子二十八枚（去壳）　鼠头二枚（腊月者佳）　绯绢一尺（烧灰）　黄丹十两　室女发一两　杏仁九十八枚（研，不去皮尖）　没药一两半（研）　乳香二两半（别研）　血竭一两半（别研）

【用法】上除黄蜡、黄丹、乳香、没药、血竭外，其余药并细锉，用好酒拌湿，淹一宿，倾在铛内，入清油二斤，慢火煎，候药黑色滤去滓，别入净铛内，慢火煎少时即入黄蜡，候熔，次以黄丹作两次下，以柳枝不住手搅，滴入水中成珠子为度，方下乳香、没药、血竭，搅匀候冷，以净瓷器收之。如患发背未结脓者，取旧艾一小把，水三斗，煮十沸，放温洗疮，后用膏子一钱，分作三服，温酒化下，仍外贴之，脓即随药出；如患肠、肺痈疽恶疖，用半两分五服，甘草汤化下；妇人血劳，用膏子丸如梧桐子大，每服十丸，用生姜、地黄汁和童子小便送下；破伤风并伤折内损，每服十丸，并用温酒送下。丸时以蛤粉衬手。

【主治】痈疽、发背、一切恶疮，不问年月深浅；及软疖成脓，蛇、虎、犬、蝎、汤火、刀斧损伤，破伤风并伤折内损，及妇人血劳。

通灵黄金膏

【来源】《杨氏家藏方》卷十二。

【组成】木香　当归（洗，焙）　金毛狗脊（去毛）　防风（去芦头）　白及　白蔹　香白芷　白术　乳香（别研）　松脂（别研）　枫香（别研）

429

杏仁（去皮尖，别研）各一两

【用法】上件除乳香、枫香、松脂外，各焙干锉细，用清油三斤，炼熟放冷，浸药于银石器内，文武火养三日，常似鱼眼，勿令大沸，恐损药力，候香白芷黄为度；滤过，别入净锅内，入黄蜡八两，细罗黄丹二两，次入已研者枫香、乳香，用槐、柳枝子不住手搅，再上慢火熬少时，候凝即成。每先用膏药半分，蛤粉为衣，温酒送下；次用药摩病处。如损折者，以竹夹挟直，用药摩之；患缠喉风服药不下者，先用药于喉外摩之，候喉宽，然后服之；牙疼、齿浮出血者，以药填齿缝，如有清水吐之；耳内停风气，疼痛作声，纸捻纴药在耳内。

【主治】打扑伤损，驴伤马坠，痈疽，瘰疬，鬼箭，骨疽，漏疮，软疖，眉疽，发背，脑疽，脚膝生疮，远年恶疮，臁疮、缠喉风，五般痔，漏耳，鼻内生疮，牙疼，耳痛。

善应白膏

【来源】《杨氏家藏方》卷十二。

【组成】光粉一斤（别研）　商陆粉二两（生）续断二两　当归（洗焙）　赤芍药　白芍药各一两　柳枝二两　香白芷　川芎各半两

【用法】上锉，如麻豆大，用清麻油一斤，以铁铫或瓷器内入上药，以文武火煎药黑色为度，然后去药滓，留清油再上火煎，次入光粉，以柳枝子搅匀，与油相和得所，滴入水内试之，以不散为度，倾入新水内澄凝，然后取出，以绵子试干，再入钵内，以文武火再煎，熔入蜡半两，乳香末三钱，再以柳枝搅匀，倾入新水内，方取出试干，入瓷器收之。若一切疮肿伤折，并于所患处贴之。

【主治】痈疽发背，一切肿毒恶疮，骨节疼痛，筋脉拘挛，及诸打扑伤损。

麝香丸

【来源】《杨氏家藏方》卷十二。

【组成】麝香（别研）　轻粉　定粉各半钱　粉霜一字半　巴豆三枚（大者，去皮）　白丁香四十二枚（拣直者）

【用法】上药先研巴豆细，却入诸药为极细末。如痔疮有眼者，用水和药作铤子、按在疮口内，后用万金膏贴，每日一上，如脓多两上。如恶疮、发背、丁疮有紫恶肉，只做散子干掺在恶肉上，后用万金膏贴，每日一上或再上，且少掺药。如不痛，更加药少许。

【主治】发背、痈疽、肿毒、痔漏等疮。

抵圣太白膏

【来源】《杨氏家藏方》卷十四。

【组成】白胶香十四两（研为细末）　乳香一两（别研）　定粉二两　白蔹　白芷各六钱（锉碎）

【用法】以麻油四两，炼白蔹、白芷，候焦黄色，涌去二物，次下白胶香，候熔退火，次入乳香、定粉，再搅匀，倾入瓷器内，候凝密封贮。每用慢火炙动，量患处大小，纸上摊贴。

【功用】消肿燖毒，祛邪止痛。

【主治】折伤闪肭，疼痛不已，及痈疽初生，肿痛尤甚，疮疡肿疖，赤焮发热，毒气结搏，肌肤痛急。

万灵丸

【来源】《传信适用方》卷三引张元辅方。

【别名】二乌丸（《集验背疽方》）。

【组成】羌活　薄荷叶各三两　川芎　玄参　地榆　麻黄（去节）　防风　天麻　吴白芷　白僵蚕　牛蒡子（炒）　蔓荆子　旋覆花　荆芥穗各二两　甘菊三两　何首乌四两　大川乌（生）四两　甘草四两半（炙）　蝉蜕（去足）半两

【用法】上为细末，炼蜜为丸，如弹子大。细嚼一丸，茶、酒送下。

【功用】

1. 《传信适用方》：托里定疼。
2. 《集验背疽方》：驱风毒，凉血脉。

【主治】痈疽疮疖，发背肿痛。

万灵膏

【来源】《传信适用方》卷三。

【组成】清油八两　妇人油发一两　侧松枝一两　沥青一两　卷柏一两　太平白芷一两　当归一两

木鳖肉（切片）一两　柏枝香一两　白胶香一两　没药一两　乳香一两　黄丹一两　剪刀草末一两

【用法】用净铛一只，下清油、妇人油发，炭火熬令焦尽；次下侧松枝等，熬令紫色，用杨柳不住手搅，焦即铫头，以绵两重滤去滓；再熬油滚，依次下白胶香、没药、乳香、黄丹、剪刀草末，慢火熬成，滴水成珠子为度，就地用新汲井水沉去火毒。先以葱盐汤洗疮，次用软帛火炙摊上，不得留孔，贴之。

【主治】痈疽疮疖。

五香连翘汤

【来源】《传信适用方》卷三。

【组成】木香　麝香　乳香　沉香　藿香　连翘各等分

【用法】上为细末。每服二钱，水一盏，煎至七分，放温服，不拘时候。

【主治】疽发，误以药罨或刀割，伤风重者。

车螯散

【来源】《传信适用方》卷下。

【组成】紫背大车螯（一名车蛾，每个用草先扎定，上用盐泥固济，日干，簇火煅之，候通红，半时辰许离火，候通手取，敲去泥，以器皿合在净地上，出火毒半日许，令碾，罗为细末，沙合收）　甘草（炙，碾为末）　轻粉

【用法】每服抄车螯末二钱，甘草末一钱，轻粉末半钱，温麦门冬熟水调下，五更初服。至日出时候，大便不痛，下青绿苔，或如黑煤，恶物下也。

【主治】五发（发脑、发鬓、发眉、发颐，发背）、痈疽、瘰、瘤、癌、才觉发热，疮已现，发渴。

太上灵应无比神异膏

【来源】《传信适用方》卷三。

【别名】神异膏（《外科精要》卷下）、太上无比灵应神异膏（《普济方》卷二八八）。

【组成】露蜂房一两（铧碎）　蛇蜕皮半两（细剪）　玄参半两（细铧）　真绵黄耆三分（细铧）　真杏仁一两（去皮尖，略捣破）　黄丹五两（虔州

者佳）　童儿童女乱发（净洗，晒干）如鸡子大

【用法】上药先用真麻油（不用菜子油）一斤入铛，便下发，慢火熬，候发消尽，次入杏仁，滤去滓；再入铛，入余药熬，候焦黄，再滤去滓；次入黄丹，候变色，以新柳木篦子搅五千搅，滴入水中，看软硬得所，然后倾净瓷罐子，如尚未硬，更搅三百搅也。摊用如常，日换两次，夜换一次，凡疮破有头，便用洗药洗讫，用此薄贴敷之。

【主治】痈疽疮疖。

瓜蒌汤

【来源】《传信适用方》卷三引周子明方。

【别名】栝楼汤（《普济方》卷二八八）。

【组成】瓜蒌一个（去皮，将瓤与子铧碎）　没药一钱（研）　甘草半两（生，铧）

【用法】上药用无灰酒三升，煎至一升。分三服，温饵。

【主治】五发：发脑、发须、发眉、发颐、发背；痈疽；瘰、瘤、癌。

瓜蒌散

【来源】《传信适用方》卷三。

【别名】栝楼散（《普济方》卷二八九）。

【组成】黄耆四两（铧）　皂角刺八两（红者，拍碎，铧）　甘草六两　牛膝二两　黄瓜蒌十个（铧）

【用法】上用蜜一斤，旋入铛内，炒至紫色，见风吹脆为末，有滓再炒为末。酒调下二钱。

【功用】内消恶肉，生好肉。

乳香膏

【来源】《传信适用方》卷三。

【组成】没药一分（细研）　通明乳香一分（水浸，乳钵细研）　真麝香半钱（别研）　腻粉一分　黄蜡二钱　蓖麻子一两

【用法】上为极细末，为膏。用无灰薄纸摊药贴上，留眼子出脓，每日换药三四次。

【功用】收疮根，聚脓止痛。

【主治】

1.《传信适用方》：诸恶疮，丹肿。

2.《仁斋直指方论》：痈疽。

凉血护肌膏

【来源】《传信适用方》卷三。

【组成】南星（生，末）八两　雄黄一两（别研）白矾（生，末）四两

【用法】上为细末，用生地黄捣汁调涂四围。

【功用】《普济方》：活经络，生肌肉。

【主治】

1.《传信适用方》：痈疽疮疖。

2.《普济方》：发背。

猪蹄汤

【来源】《传信适用方》卷三。

【组成】香白芷　甘草　独活　露蜂房　黄芩　赤芍药　当归

《医宗说约》有防风；《疮疡经验全书》有地骨皮。

【用法】先将獖猪前蹄两只，只用白水煮软，将汁分两次澄清，去上面油花，下面滓肉。每次用上药半两投于汁中，再煎五七沸，滤去滓。以故帛蘸药汤中，薄揩疮上，死肉恶血随洗而下，以干故帛拭干。

【功用】

1.《传信适用方》：消毒去恶肉。

2.《外科理例》：消肿毒，润疮口，止痛。

3.《医宗金鉴》：助肉气，散风脱腐，活死肌。

【主治】

1.《传信适用方》：痈疽等肿坏。

2.《保婴撮要》：一切杖疮溃烂。

【宜忌】

1.《传信适用方》：避风，忌人口气吹之。

2.《医宗金鉴》：不可过洗，过洗则伤水，皮肤破烂，难生肌肉敛口。

羚羊角散

【来源】《传信适用方》卷三。

【别名】大全内消散（《仁斋直指方论》卷二十二）。

【组成】穿山甲四两（蛤粉炒脆）　甘草（炙）当归各二两

本方名"羚羊角散"，但方中无羚羊角，疑脱。

【用法】上为细末。每服二钱,炮甘草根浸酒调下。

【功用】

1.《传信适用方》：内消发背。

2.《仁斋直指方论》：内消痈疽恶毒。

护心散

【来源】《本草纲目》卷二十四引《李嗣立外科方》。

【别名】内托散、乳香万全散。

【组成】真绿豆粉一两　乳香半两

【用法】加灯心同研和匀，每服一钱，以生甘草浓煎汤调下，时时呷之。若毒气冲心，有呕逆之证，大宜服此。服至一两，则香彻疮孔中。凡有疽疾，一日至三日之内，宜连进十余服，方免变证，使毒气外出。服之稍迟，毒气内攻，渐生呕吐，或鼻生疮菌，不食即危矣。四五日后，亦宜间服之。

【功用】出毒气，预防毒气内攻。

【主治】疽疾初期，及毒气冲心，呕逆者。

【方论】绿豆压热，下气消肿解毒；乳香消诸痈肿毒。服之一两，则香彻疮孔中。

三色膏

【来源】《是斋百一选方》卷十六。

【组成】蚌粉半两　黄丹一分　草乌一两（生，为末）

【用法】上和匀。水调涂，干即再上。

【功用】拔毒，止痛，消肿。

【主治】痈疖未成。

万金散

【来源】《是斋百一选方》卷十六引任和卿方。

【组成】牛皮胶

【用法】以汤泡，摊纸上，随大小贴疮上。

【主治】痈疽，发背，疮肿，便毒。

天南星膏

【来源】方出《是斋百一选方》卷十六，名见《普济方》卷二八六。

【组成】大天南星一两　厚黄柏半两　赤小豆一合　皂角一挺（不蛀者，烧存性）

【用法】上为末，新汲水调成膏。皮纸摊贴之。已结即破，未破即散。

【主治】风毒痈疖。

水调膏

【来源】《是斋百一选方》卷十六。

【组成】天南星（生，为末）　白矾（细研）各等分

【用法】上药和匀，新汲水调。涂，干即再上。

【主治】风毒痈疖。

拔毒黄耆散

【来源】《是斋百一选方》卷十六。

【组成】黄耆　大黄（酒浸，煨）　羌活（去芦）　甘草（炙）　当归（去芦）　芍药　白附子（炮）　黄芩　杏仁（去皮尖）　连翘各等分

【用法】上为细末。每服三钱，先以黑豆半两或二合，水一大盏，煎至七分，去黑豆，入药末再煎至一盏，食后服，一日两次，候逐下恶物即止。如贴疮，敛疮药随宜用。

【主治】一切痈疽发背、疮肿、便毒，大便秘涩者。

神仙解毒万病丸

【来源】《是斋百一选方》卷十七。

【组成】文蛤三两（淡红黄色者，捶碎，洗净）　红芽大戟一两半（净洗）　山茨菇二两（洗）　续随子一两（去壳秤，研细，纸裹压出油，再研如白霜）　麝香三分（研）

【用法】上将前三味焙干，为细末，入麝香、续随子研令匀，以糯米粥为丸，每料分作四十丸（于端午、七夕、重阳日合，如欲急用，辰日亦得）。痈疽、发背未破之时，用冰水磨涂痛处，并磨服，良久觉痒，立消；阴阳二毒，伤寒心闷，狂言乱语，胸膈壅滞，邪毒未发，及瘟疫，山岚瘴气，缠喉风，入薄荷一小叶，以冷水同研下；急中及癫邪，喝叫乱走，鬼胎鬼气，并用暖无灰酒送下；自缢、落水死，头暖者，及惊死、鬼迷死，未隔宿者，冷水磨灌下；蛇、犬、蜈蚣伤，冷水磨涂伤处；诸般疟疾，不问新久，临发时煎桃柳汤磨下；小儿急慢惊风，五疳五痢，与薄荷小叶用蜜水同磨下；牙关紧急，磨涂一丸，分作三服，如丸小，分作二服，量大小与之；牙痛，酒磨涂及含药少许吞下；汤火伤，以东流水磨涂伤处；打扑伤损，炒松节无灰酒送下；年深日近太阳头疼，用酒入薄荷杂磨，纸花贴太阳穴上；诸般痫疾，口面歪斜，唇眼掣眨，夜多睡涎，言语蹇涩，卒中风口噤，牙关紧急，筋脉挛缩，骨节风肿，手脚疼痛，行止艰辛，应是风气疼痛，并用酒磨下。

【功用】《古今医鉴》：解诸毒，疗诸疮，利关窍。

【主治】一切药毒，恶草、菇子、菌蕈、金石毒，吃自死马肉、河豚发毒，痈疽发背未破，鱼脐疮，诸般恶疮肿毒，汤火所伤，百虫、犬、鼠、蛇伤，时行疫气，山岚瘴疟，急喉闭，缠喉风，脾病黄肿，赤眼疮疖，冲冒寒暑，热毒上攻，或自缢死，落水及打折伤死，但心头微暖未隔宿者，急中及癫邪，喝叫乱走，鬼胎鬼气，诸般疟疾，小儿急慢惊风，五疳五痢，新久头痛，风气疼痛等。

【宜忌】孕妇不可服。

万金膏

【来源】《是斋百一选方》卷二十。

【组成】大甘草根节四两（锉，去皮）　真麻油八两　黄丹四两（真好者）

【用法】上将甘草根节锉成寸段，捶破，内留一条长者搅药，用银、石器入油，煎甘草令焦黄，取出不用，入黄丹，以前所留长甘草一条，不住手搅，如黑色，点少许入水，试候成膏不散，用绵滤，入瓶，封令密，坎地二尺许埋药，二十日取出，腊月合尤妙。敷贴如常法。发背，丸如梧桐子大，每服五十丸，甘草汤送下。

【主治】一切痈疖毒。

【验案】脑疽　沈仁父司理，年七八岁时，苦脑疽见骨，痛楚异常，沈德和尚书传此方，一夕敷之即减，不数日间，凡五换，遂痊愈。

太一膏

【来源】《是斋百一选方》卷二十。

【别名】神仙太一膏（《太平惠民和济局方》卷八吴直阁增诸家名方）、太乙膏（《证治要诀类方》卷四）、神效太乙膏（《保婴撮要》卷十六）、太乙灵应膏（《外科经验方》）、太乙清凉膏（《饲鹤亭集方》）、太乙膏丸（《杂病源流犀烛》卷三）。

【组成】赤芍药　大黄　香白芷　官桂　玄参　当归　生干地黄各一两

【用法】上锉。先煎清油二斤令香，候沫尽，即入药煎至黑色，取出不用，将油滤过，然后入黄丹一斤，用青柳枝不住手搅，滴于水中成珠不粘手为度，倾入瓷器中，以砖盖口，掘窖子埋树荫下，以土覆三日出火毒，丸如鸡头子大。发背，先以温水洗疮，拭干，用帛子摊膏药贴之，温水送下一丸；久远瘰疬，摊贴，温水送下一丸；诸瘘疮，盐汤洗，贴，酒送下一丸；打扑伤损，摊贴，橘皮汤送下一丸；腰膝疼痛，盐汤送下一丸；妇人血气，木通、甘草汤送下一丸；赤白带下，酒送下一丸；唾血，桑白皮汤送下一丸；风赤眼，摊贴，栀子汤送下一丸；咳嗽，咽喉肿，绵裹一丸含化；一切风劳病，柴胡汤送下一丸；一切疮疖并肿痛，及诸般疥癣，别炼入油少许，打膏令匀，涂之。其它诸疾亦度情而用。

【主治】

1.《是斋百一选方》：一切恶疮。

2.《太平惠民和济局方》（吴直阁增诸家名方）：八发痈疽，一切恶疮软疖，不问年月深远，已成脓未成脓者；并治蛇、虎、蝎、犬、汤火、刀斧所伤。

水晶膏药

【来源】《是斋百一选方》卷二十。

【组成】好白油单纸十张（每张剪作八片）　鹰爪黄连一两（去须，细锉）

【用法】水两碗许，入砂锅内，同黄连煎至一碗半，先下油单五张，又续下五张，同煎至七百沸，汤耗旋添，不得犯铁器，漉起，擦去黄连滓屑，焙干。如疮破有脓，将药花旋松贴；如杖疮，约度大小恰好剪贴，不可太大，先将周围剪下油单烧灰，热酒调，嚼生姜送下，次贴药。

【主治】疔疮、背痈、瘤痈、奶疽、丹毒、黑痈。

【宜忌】贴药后，忌荤腥一二时辰。

五香连翘汤

【来源】《集验背疽方》。

【别名】李氏五香连翘散（《医方类聚》卷一七五引《澹寮方》）。

【组成】木香三分（不见火）　沉香三分（不见火）　连翘（全者，去蒂）三分　射干三分　升麻三分　黄耆三分（拣无叉附者，生用）　木通三分（去节）　甘草半两（生用）　丁香半两（拣去枝杖，不见火）　乳香半两（别碾）　大黄（微炒，锉）半两　麝（真者，别碾）一钱半　桑寄生三分（难得真者，缺之亦可）　独活三分

【用法】上为粗末，和匀。每服三大钱，水一盏，煎至七分，去滓服。留滓二服，用水二盏再煎作一服。积四散滓，用水二盏，又再煎作一服，然后不用其滓。一方用银器煎药，如无银器入银一片同煎。

【主治】

1.《集验背疽方》：痈疽。

2.《普济方》：一切积热恶核、瘰疬、痈疽、恶疮、发脑、发背。

【加减】若无真桑寄生，则升麻分量当倍用。

立效散

【来源】《集验背疽方》。

【组成】皂角刺半两（拣去枯者，细锉，炒赤色为度，须耐久炒）　甘草二两（合生用）　瓜蒌五个（去皮取肉并仁，捣研，炒黄，干者不必炒）　乳香半两（别研和入）　没药一两（别研和入）

【用法】上为末。每服二钱，酒调下。乳痈与沉麝汤间服。

【主治】发背，诸痈疽，瘰疬，乳痈。

加料十全汤

【来源】《集验背疽方》。

【组成】黄耆（拣，不用叉附及蛀者。锉作二寸长截，拍扁，以冷盐汤湿润瓦器盛，盖甑上蒸三次，焙，锉用） 熟干地黄（拣肥大滋润者，净洗焙干，用好饼酒湿润，瓦器盛，盖于饭甑上蒸、晒，如此七次，锉，焙）各一两（净） 当归（去芦净洗，取自头至中心一截，锉，焙干用；自中至尾，留合别药） 川芎（锉，微焙） 人参（去顶，锉，焙） 白茯苓（去黑皮，锉，焙） 甘草（炙） 白芍药（拣有皮者，无皮是伪者。削去皮，锉，焙用） 肉桂（削去粗皮，锉，不见火） 天台乌药（如无真者，可买隆兴府大块者用，锉，焙） 白术（用米泔浸半日，锉到小指头大方块，焙干，再用麦麸炒至黄色，不得伤火，去麸，锉用） 陈皮（不用沙柑子皮。水浸，削去白瓤，焙，锉） 真北五味子（核如猪肾形，肉微黑，苦味重者是真。拣去枝杖、炒过用。核如沙柑子核者，是土五味子，不堪用）各半两

【用法】上药各干净秤，锉作散，和匀。每服药一两，用水一碗，生姜五片，北枣二枚，同煎至八分碗，滤去滓，取清汁，分作两服；留滓晒干，碾罗为细末，后来常服，水一盏，生姜三片，大枣一枚，煎至八分服之。每日与排脓内补散相间服。

【功用】补气血，进饮食，生肌肉。

【主治】痈疽后，疽疾将安及七八分时。

加减八味丸

【来源】《集验背疽方》。

【别名】加味八味丸（《仁斋直指方论》卷二十二）、加减八味地黄丸（《证治准绳·疡医》卷二）。

【组成】干熟地黄（焙，锉）二两 真山药（锉细，微炒） 山茱萸（去核取肉，焙干）各一两 肉桂（削去粗皮，锉，不见火）一两（别研，取半两净末，和入众药，余粗滓仍勿用） 泽泻（水洗，锉作块，无灰酒湿，瓦器盛盖，而上蒸五次，锉，焙） 牡丹皮（去心枝杖，锉，炒） 白茯苓（去黑皮，锉，焙）各八钱 北真五味子（拣去枝杖，慢火炒至透，不得伤火）一两半（别研罗，和入众药。最要真者）

【用法】上为细末，炼蜜为丸，如梧桐子大。每服三十丸，空心无灰酒或盐汤任下。

本方改为汤剂，名"加减八味汤"（《医学心悟》卷六）。

【功用】

1.《集验背疽方》：降心火，生肾水，止渴；增益气血，生长肌肉，强健精神。

2.《医方类聚》引《澹寮方》：免生痈疽。

3.《寿世保元》：久服必肥健而多子；晚年服此，不生痈疽诸毒，不患消渴。

【主治】

1.《集验背疽方》：痈疽之后，转作渴疾，或未发疽人，先有渴症者。

2.《小儿痘疹方论》：小儿禀赋肾阴不足，或吐泻久病，津液亏损，或口舌生疮，两足发热，或痰气上涌，或手足厥冷。

3.《医方类聚》引《澹寮方》：肾虚津乏，心烦燥渴。

4.《世医得效方》：肾消，小便频数，白浊，阴瘦弱，饮食不多，肌肤渐渐如削，或腿肿脚先瘦小。

5.《普济方》：或先患痈疽而才觉作渴，或有痈疽而无渴。

6.《外科理例》：疮痊后口干渴，甚则舌或黄，及口舌生疮不绝。

7.《准绳类方》：肾水不足，虚火上炎，发热作渴，口舌生疮，或牙龈溃烂，咽喉作痛，或形体瘦悴，寝汗发热，五脏齐损。

8.《张氏医通》：肾虚火不归元，烘热咳嗽。

【方论】内真北五味子，最为得力，此一味独能生肾水、平补、降心火，大有功效。

【验案】

1. 发热 《内科摘要》：大尹沈用之不时发热，日饮冰水数碗。寒药二剂，热渴益甚，形体日瘦，尺脉洪大而数，时或无力。王太仆曰：热之不热，责其无火；寒之不寒，责其无水。又云：倏热往来，是无火也；时作时止，是无水也。法当补肾，用加减八味丸，不月而愈。

2. 发热 《内科摘要》：州同韩用之年四十有六，时仲夏色欲过度，烦热作渴，饮水不绝，小

便淋沥，大便秘结，唾痰如涌，面目俱赤，满舌生刺，两唇燥裂，遍身发热，或时如芒刺而无定处，两足心如烙，以冰折之作痛，脉洪而无伦。此肾阴虚阳无所附，而发于外，非火也。盖大热而甚，寒之不寒，是无水也，当峻补其阴。遂以加减八味丸料一斤内肉桂一两，以水顿煎六碗，水冷与饮，半饱已用大半，睡觉而食温粥一碗，复睡至晚，乃以前药温饮一碗，乃睡至晓，食热粥二碗，诸症悉退。翌日畏寒，足冷至膝，诸症仍至，或以为伤寒。余曰，非也，大寒而甚，热之不热，是无火也，阳气亦虚矣。急以八味丸一剂服之稍缓，四剂诸症复退。大便至十三日不通，以猪胆导之，诸症复作，急以十全大补汤数剂方应。

3. 痈疽作渴　《集验背疽方》：有一贵人病疽疾，未安而渴作，一日饮水数升，愚献此方，诸医失笑云：此药若能止渴，我辈当不复业医矣。诸医尽用木瓜、紫苏、乌梅、参、苓、百药煎等生津液、止渴之药，服多而渴愈甚。数日之后，茫无功效，不得已而用此药服之，三日渴止。今医多用醒脾、生津、止渴之药，误矣！而其疾本起于肾水枯竭，不能上润，是以心火上炎，不能既济，煎熬而生渴。今服八味丸，降其心火，生其肾水，则渴自止矣。

4. 口舌生疮　《续名医类案》：薛立斋治一男子口舌糜烂，津液短少，眼目赤，小便数，痰涎窒盛，脚膝无力，或冷，或午后脚热，劳而愈盛，数年不愈。服加减八味丸而痊。

蚣蝎散

【来源】《集验背疽方》。

【组成】赤足蜈蚣一条（去头足，生用）　全蝎三个（去丁爪，要有尾者，生用）木香一钱

【用法】上为细末。每用时先以猪蹄汤洗疽了，以此药一字许掺于膏药钱上，近疮口处贴。每用神异膏合，先量疽大小，涂在纸花上了，却以此药掺于膏药上，要使先到疮口故也。

【主治】风毒所胜，痈疽疮口小而硬。

【宜忌】若疮口阔大及不硬则不必用此。

漏芦汤

【来源】《集验背疽方》。

【组成】黄耆（生用）　连翘各一两　大黄一分（微炒）　漏芦一两（有白茸者）各一两　甘草半两（生用）　沉香一两

【用法】上为末。姜、枣汤调下。

【功用】退毒下脓。

【主治】脑疽、痈疽毒盛者。

香黄散

【来源】《续易简方后集》卷四。

【组成】白芷　大黄各等分

【用法】上为细末。蜜醋调，敷赤肿痛处；蜜汤亦得，一日一换。愈。

【主治】痈肿。

五物汤

【来源】《仁斋直指方论》卷二十二引《究原方》。

【组成】瓜蒌（研）一枚　皂角刺（半烧带生）没药各半两　乳香　甘草各二钱半

【用法】上为粗末。醇酒三升，煎取二升。时时饮之。

【主治】痈疽、发背、乳痈痛不可忍。

排脓内补散

【来源】《仁斋直指方论》卷二十三引《究原方》。

【组成】人参　当归　川芎　厚朴（姜制）　防风北梗（焙）　白芷　辣桂　黄耆（炙）　甘草（炙）　白茯苓各等分

【用法】上为末。每服三钱，温酒调下；如不饮酒，南木香煎汤送下；诸痈热证，黄瓜蒌煎汤送下。

【功用】活血排脓，扶养内气，救里内塞。

【主治】痈疽大溃开烂者；肠痈冷证。

矾黄丸

【来源】《备急灸法》。

【别名】神仙黄矾丸（《外科精要》卷上）、蜡矾丸（《仁斋直指方论》卷二十三）、黄矾丸（《医方类聚》卷一八七引《修月鲁般经后录》）、护膜丸（《仙传外科集验方》）、黄蜡丸（《普济方》卷二八四）、神仙蜡矾丸（《奇效良方》卷五十四）、神效黄矾丸（《校注妇人良方》卷二十四）、经验矾蜡丸（《寿世保元》卷六）、矾蜡丸（《医级》卷九）。

【组成】白矾一两（为末） 黄蜡半两（溶开）

【用法】上旋为丸，如绿豆大。每服五十丸，用温酒或些煎熟麻油送下，不拘时候。

《增补内经拾遗》引《中流一壶》：以铁勺盛蜡置炭火上熬化，生布滤过，冷称一两，下勺再熬化，入细矾末一两搅匀，取出为丸，如绿豆大。每服八九十丸，每日一次，食远白汤送下，服三日止。

【功用】

1. 《备急灸法》：托毒。

2. 《外科精要》：止疼痛。

3. 《增补内经拾遗》引《中流一壶》：定痛生肌，护膜止泻，消毒化脓，排脓托里。

【主治】

1. 《备急灸法》：痈疽发背。

2. 《外科精要》：痈疽未破或已破，或遍身生疮，状如蛇头，以及蛇咬。

3. 《仁斋直指方论》：诸痔，诸痈恶疮，便毒。

4. 《奇效良方》：肠痈。

5. 《寿世保元》：瘰疬痈疽，便血恶疮，久漏不愈者。

【宜忌】《中国医学大辞典》：忌食鸡肉三月。

【方论】《成方切用》：心为君主，不易受邪。凡患痈疽，及蛇犬所伤，毒上攻心，则命立倾矣。黄蜡甘温，白矾酸涩，并能固膜护心。解毒定痛，托里排脓，使毒气不至内攻，故为诸症所必用。

绿豆乳香托里散

【来源】《备急灸法》。

【组成】绿豆粉一两 乳香半两

【用法】上为末。生草水调下。

【功用】托毒气不入。

鹭鹚藤酒

【来源】《备急灸法》。

【组成】忍冬花嫩苗叶五两 木通（捶碎） 甘草一两（生，锉）

【用法】同入瓦器内，用水二盏，文武火缓缓煎至一碗，入好无灰酒一大盏，同煎十数沸，滤去滓，分为三服，微温连进，一日一夜吃尽。病势重者，连进数剂，如肿发尽量多服。

【主治】痈疽发背。

大托里散

【来源】《魏氏家藏方》卷九。

【组成】绿豆 甘草各半两（炙） 大栝楼一个（取子，炒） 乳香二钱（别研） 没药三钱（别研）

【用法】上为细末。用无灰酒三升，熬一升，顿服；霉未消再服。

【主治】发背，痈疽。

白蔹散

【来源】《魏氏家藏方》卷九。

【组成】白蔹 白矾（枯，别研） 远志 雄黄各半两（别研） 藜芦一分 麝香一钱（别研） 白芷一两

【用法】上为细末。以腊月猪脂调敷之。

【功用】长肉生肌。

【主治】发背痈疽。

立效木香散

【来源】《魏氏家藏方》卷九。

【组成】生干地黄（洗） 木香（不见火） 麦门冬（去心） 升麻 羌活 芍药 白芷 川芎 肉桂（不见火，去粗皮） 木通（去皮） 当归（去芦） 黄耆（蜜炙） 桔梗 甘草（炙） 连翘各等分

【用法】上为细末。温酒调服。初用而患人大便未曾泄，即多加大黄服之。如以水合酒煎之尤佳。

【主治】诸般恶毒，发背痈疽，已破未溃者。

加减香连汤

【来源】《魏氏家藏方》卷九。
【组成】木香（不见火）　沉香（不见火）　檀香（不见火）　乳香（别研）　鸡舌香（别研）　藿香（去土）　赤芍药　连翘　桑寄生　当归（去芦）　升麻蜜　炙黄耆　大黄各等分
【用法】上为细末。酒、水合和，同煎服。
【主治】诸般痈疽发背，已破未溃者。
【加减】视病轻重，加减大黄。

破脓如神散

【来源】《魏氏家藏方》卷九。
【组成】老紫皂角针（麸炒令黄色）　当归（去芦）　赤芍药　川芎（不见火）各等分
【用法】上为细末。每服二钱，入乳香少许，酒一大盏，煎一二沸服之，不溃再服。
【主治】痈疽未溃者。

黄芩散

【来源】《魏氏家藏方》卷九。
【组成】麦门冬（去心）　大黄　赤茯苓（去皮）　木通（去皮）　甘草各半两（炙）　灯心一捻
【用法】上锉。每服三钱，水一大盏，煎至八分，去滓，空心温服。
【主治】痈疽，大小便不通。

清凉膏

【来源】《魏氏家藏方》卷九。
【组成】木鳖子（去壳）　黄柏　败荷叶　黄芩　芙蓉叶　黄连　草乌头　朴消（别研）　蒺藜　玄参各等分
【用法】上为细末，用生姜汁调成膏，敷肿上。如热甚，即以水并蜜调敷，外以纱片掩其上，干即再换，多敷尤佳。如有丝瓜，取自然汁调敷亦妙。
【主治】发背痈疽，初肿发未成脓者，或脓已破者。
【加减】痛甚，加乳香、没药。

水澄膏

【来源】《儒门事亲》卷十二。
【组成】雄黄三钱（水飞）　黄连半两　蔚金二钱　黄柏半两　大黄半两　黄丹半两（水飞）
【用法】上为细末。量所肿处，用药多少，新汲水半盏，抄药在内，须臾药沉，慢去其澄者，水尽，然后用槐柳枝搅药数百余转，如面糊相似匀，以小纸花子摊药。涂肿处，更以鸡翎撩凉水，不住扫之。
【主治】痈肿。

仙方万金丸

【来源】《医方类聚》卷一七九引《经验秘方》。
【别名】神仙金丸（《普济方》卷二七三引《经验良方》）。
【组成】海浮石半两（用木柴炭火烧通红，却于好醋内蘸过，如此七烧七蘸）　川乌头一两（于文武火内炮制）　乳香一钱（细末）　没药一钱（细末）　巴豆四十九粒（去皮，炒黄色为末）
【用法】上件海浮石与川乌于臼内捣为末，与诸药和匀，醋糊为丸，如梧桐子大。若疮二三日，每服十丸；若疮五六日，每服十三丸。如疮在上，食后；在下，食前。如觉呕吐勿虑，若吐出药时别服。小儿大小加减，病人如觉不动，再服三丸，每服药，先饮冷酒一盏，如泻不止，冷粥押之。
【主治】疔黄，脑背疽等一应恶疮。
【宜忌】服药后，忌冷热物。

夏枯草汤

【来源】《增补内经拾遗》卷四引《经验良方》。
【别名】夏枯草散（《医学入门》卷八）。
【组成】夏枯草六两
【用法】上作一服。水二钟，煎七分，食远温服；虚甚当浓煎膏服，并涂患处。
　　《良朋汇集》：茎叶捣烂，取汁熬膏，贴之；破者，白滚水调服二三茶匙。名"夏枯膏"（《良朋汇集》卷五）、"夏枯草膏"（《医学入门》卷八）。
【功用】《全国中药成药处方集》（天津方）：化瘀止痛，解热散结。

【主治】

1.《增补内经拾遗》引《经验良方》：瘰疬马刀、不问已溃未溃，或日久成漏。

2.《良朋汇集》：痈疽发背，无名肿毒。

黄耆人参汤

【来源】《脾胃论》卷中。

【组成】黄耆一钱（如自汗过多，更加一钱）升麻六分 人参（去芦）橘皮（不去白）麦门冬（去心）苍术（无汗更加五分）白术各五分 黄柏（酒洗）炒曲各三分 当归身（酒洗）炙甘草各二分 五味子九个

【用法】上锉，都作一服。水二盏，煎至一盏，去滓，食远或空心稍热服。

【功用】助元气，理治庚辛之不足。

【主治】

1.《脾胃论》：脾胃虚弱，上焦之气不足，遇夏天气热盛，损伤元气，急惰嗜卧，四肢不收，精神不足，两脚痿软，遇早晚寒厥，日高之后阳气将旺，复热如火，乃阴阳气血俱不足，故或热厥而阴虚，或寒厥而气虚，口不知味，目中溜火，而视物睰睰无所见，小便频数，大便难而结秘，胃脘当心而痛，两胁痛或急缩，脐下周围如绳束之急，甚则如刀刺，腹难舒伸，胸中闭塞，时显呕哕，或有痰嗽，口沃白沫，舌强，腰、背、胛眼皆痛，头痛时作，食不下，或食入即饱，全不思食，自汗尤甚，若阴气覆在皮毛之上，皆天气之热助本病也，乃庚大肠、辛肺金为热所乘而作。

2.《痈疽神秘验方》：痈疽脓血大泄，败臭痛甚者，及溃后虚而发热或作痛，少寐。

【宜忌】忌酒、湿面、大料物之类及过食冷物。

【加减】如心下痞闷，加黄连二分或三分；如胃脘当心痛，减大寒药，加草豆蔻仁五分；如胁下痛或缩急，加柴胡二分或三分；如头痛，目中溜火，加黄连二分或三分，川芎三分；如头痛，目不清利，上壅上热，加蔓荆子、川芎各三分，藁本、生地黄各二分，细辛一分；如气短，精神如梦寐之间，困乏无力，加五味子九个；如大便涩滞，隔一二日不见者，致食少，食不下，血少，血中伏火而不得润也，加当归身、生地黄、麻子仁泥各五分，桃仁三枚（汤泡，去皮尖，另研），如大

便通行，所加之药勿再服；如大便又不快利，勿用别药，少加大黄（煨）五分；如不利者，非血结血秘而不通也，是热则生风，其病人必显风证，单血药不可复加之，止常服黄耆人参汤药，只用羌活、防风各五钱，

内托羌活汤

【来源】《兰室秘藏》卷下。

【组成】肉桂三分 连翘 炙甘草 苍术 橘皮各五分 当归梢 防风 藁本各一钱 黄耆一钱五分 黄柏（酒制）羌活各二钱

【用法】上锉，都作一服。水二盏，酒一盏，煎至一盏，去滓，稍热空心服，以夹衣盖痛上，使药力行罢，去盖之衣。

【主治】足太阳经中左右尺脉俱紧，按之无力，尻臀生痛，坚硬肿痛大作。

白芷升麻汤

【来源】《兰室秘藏》卷下。

【组成】炙甘草一分 升麻 桔梗各五分 白芷七分 当归梢 生地黄各一钱 生黄芩一钱五分 酒黄芩 连翘 黄耆各二钱 中桂少许 红花少许
《东垣试效方》无当归梢、生地黄、连翘、中桂。

【用法】上锉，分作二服。酒、水各一大盏半，同煎至一盏，去滓，临卧稍热服。

【主治】臂上手阳明大肠经分生痈。

【验案】臂痈 尹老家素贫寒，形志皆苦，于手阳明大肠经分出痈，幼小有癜疝，其臂外皆肿痛，在阳明左右，寸脉皆短，中得之俱弦，按之洪缓有力，此痈得自八风之变。以脉断之，邪气在表，其证大小便如故，饮食如常，腹中和，口知味，知不在里也；不恶风寒，只热燥，脉不浮，知不在表也。表里既和，邪气在经脉之中。《内经》云：凝于经络为疮痈，其痈出身半以上，故风从上受之，故知是八风之变为疮者也。故治其寒邪，调其经脉中血气，使无凝滞而已，白术升麻汤一服而愈。

消肿汤

【来源】《兰室秘藏》卷下。

【别名】消毒汤（《普济方》卷二七二）、消肿丹（《类证治裁》卷八）。

【组成】鼠粘子（炒）黄连各五分 当归梢 甘草各一钱 瓜蒌根 黄耆各一钱五分 生黄芩 柴胡各二钱 连翘三钱 红花少许

【用法】上锉。每服五钱，水二盏，煎至一盏，去滓稍热，食后服。

【主治】

1. 《兰室秘藏》：马刀疮。
2. 《扶寿精方》：一切无名肿毒并痈疽背瘰。

【宜忌】忌酒、湿面。

追毒丹

【来源】《济生方》卷六。

【组成】巴豆七粒（去皮心，不去油，研如泥）白丁香一钱 雄黄 黄丹各二钱 轻粉一钱

【用法】上研和，加白面三钱，滴水为丸，如麦粒状。针破疮纳之，上覆以乳香，追出脓血毒物。治漏疮四壁死肌，亦以此法追毒，小者一粒，大者加粒数用之。治疽疮黑陷者，先用狗宝丸治，次以乌龙膏收肿散毒，去赤晕，及用针刀开疮，纳之使溃。

【主治】漏疮，痈疽黑陷，及痈疽丁疮、附骨疽。

【备考】加蟾酥尤效。

生肌散

【来源】《济生方》卷八。

【组成】寒水石二钱 黄丹半钱 龙骨七钱 轻粉一钱

【用法】上为细末。干敷，上贴以乳香膏。

【主治】凡痈疽、疔漏、恶疮，脓水欲尽者。

十宝丹

【来源】《疡医大全》卷七引《济生方》。

【组成】海蚌二十一个 朱砂 轻粉 寒水石（煅）雄黄 铜绿各二钱 血竭 蟾酥 胆矾各一钱 麝香五分

【用法】上为极细末，酒为丸，如梧桐子大，朱砂为衣。大人服七丸，小儿服三丸，先嚼葱白头三

根，吐男左女右手心，包药吞之，黄酒送下，尽醉，被盖出汗。外用万灵丹点之。

【功用】内消诸毒。

【主治】痈疽肿疡。

万应灵丹

【来源】《疡医大全》卷七引《济生方》。

【别名】万应灵膏（《何氏济生沦》卷八）。

【组成】水银 青盐各五钱 皂矾一两 生铅二钱五分（与水银同研碎）生矾一两五钱 火消一两二钱五分 白砒 硼砂 明雄黄各一钱五分

【用法】上为极细末，入小瓦罐内，炖炭火上熔化，俟药枯结住罐底，用瓦盆一个，将有药罐倒置盆内正中，罐口以盐泥封固。另用一大盆盛水，将药罐安置水内，罐口四围以砖围罐半截，下衬冷灰，然后砖上及罐底俱架炭火，先从顶上着火，从上而下，先文后武，三炷香为度；冷定开看，盆内丹药刮下，研细，瓷瓶密贮。以针挑破浮皮，用丹一厘，醋调点患处，即溃头出脓；或发背痈疽大毒，每用一厘，针挑破，醋调点患处，一日上三次。药性内攻，深可寸余，毒气有门而泄，则毒易消，如根盘大者，用丹五厘，川贝母末一钱，浓茶卤调敷周围，必起黄泡，自有黄水流出，其毒自消。

【功用】《灵药秘方》：拔毒。

【主治】

1. 《疡医大全》引《济生方》：一切痈疽发背诸毒，有脓怕开刀者。
2. 《灵药秘方》：疔疮对口，发背痈疽初起。

乌龙膏

【来源】《医方大成》卷八引《济生方》。

【别名】乌金散（《证治准绳·疡医》卷一）。

【组成】木鳖子（去壳）半夏各二两 水粉四两 草乌半两

方中水粉，《医方类聚》作"小粉"。

【用法】上药于铁铫内，慢火炒令转焦，为细末，出火毒再研。以水调敷疮。

【功用】收赤晕。

【主治】

1.《医方大成》引《济生方》：一切肿毒痈疽。

2.《医宗金鉴》：扶桑骨外破者。

红玉膏

【来源】《疡医大全》卷七引《济生方》。

【组成】乳香（另研）没药（另研）各二两 蓖麻仁四百粒 木鳖子（去壳）二两四钱 当归四两 血余五钱 儿茶 血竭 白蜡 黄蜡各一钱 嫩杨柳枝一两（打碎）黄丹（飞）四两 真麻油八两 芸香（白嫩者）一斤四两

【用法】先将麻油同杨柳枝、血余、当归熬数滚，绞去滓；再将油同芸香、蓖麻、木鳖子熬熟，绞去滓；入黄、白蜡，将成膏时入黄丹，离火，下乳、没、儿、竭末，搅匀成膏。外贴。

【主治】痈疽，瘰疬，乳痈。

乳香膏

【来源】《医方类聚》卷一七五引《济生方》。

【组成】木鳖子（去壳，细锉）当归各一两 柳枝二尺八寸（锉）乳香 没药各半两 白胶香（明净者）四两（共研细）

【用法】上药以麻油四两，将前三味慢火煎令黑色，次用研药入油煎化，绵滤去滓，炼药铁铫令极净，再倾药油在内，候温入黄丹一两半，以两柳枝搅令得所，再上火煎，不住手搅，候油沸起住搅，直待注在水中成珠不散为度。秋、冬欲软，春、夏欲坚，倾在水盆中出火毒，搜成剂收之。遇用贴开。

【功用】

1.《医方大成》：追脓血，消恶毒。

2.《世医得效方》：止痛。

【主治】痈疽。

参耆内托散

【来源】《小儿痘疹》。

【组成】人参 黄耆（炒）当归 川芎 厚朴（姜制）防风 桔梗（炒）白芷 官桂 紫草

木香 甘草

【用法】加糯米一撮，水煎服。

【主治】

1.《小儿痘疹》：痘疮里虚发痒，或不溃脓，或为倒靥。

2.《景岳全书》：疮痈脓毒不化，脓溃作痛。

3.《张氏医通》：溃疡感冒风邪。

铁井阑

【来源】《本草纲目》卷三十六引《简便方》。

【别名】铁井槛（《普济方》卷二七八）、铁井栏（《古今医统大全》卷九十三）。

【组成】芙蓉叶（重阳前取，研末）苍耳（端午前取，烧存性，研末）各等分

【用法】蜜水调，涂四围。

【主治】痈疽肿毒。

九珍散

【来源】《医方大成》卷九引《简易方》。

【组成】赤芍 白芷 当归 川芎 大黄 甘草 生地 瓜蒌 黄芩各等分

【用法】上锉。每服四钱，水二盏，酒一盏，煎至二盏，去滓热服。

【主治】一切痈疽、疮疖、肿毒，因气壅血热而生者；兼治妇人乳痈。

贴敛药

【来源】《医方类聚》卷一七四引《简易方》。

【组成】麦饭石（粗麻石是也，曾作磨者尤佳，火煅七八次，煅红入米醋中淬，煅至三四次，其石定细碎，用甘锅盛煅，候通红，淬醋中，煅过七八次可用）鹿角根（不用脑骨，不用角梢，只用角根三寸，火烧）贝母（为末）各等分

【用法】上为末，先将旧净洁衣绢片净洗候干，约疮大小，剪绢作一轮子，中留一小口，却用一小铫子，热少米醋，约用多少，将前药投醋中，候冷，摊于绢轮子上。贴疮，一日一换。

【功用】合疮。

【主治】痈疽疮疖。

独活散

【来源】《医方类聚》卷一七四引《简易方》。

【组成】独活　黄芩　莽草　当归　川芎　大黄　赤芍药各一两

【用法】上为散。分作二次，先用猪蹄，以水二升，煮令蹄熟，去蹄入药，再煎十余沸，去滓，乘热洗疮。

【主治】一切痈疽。

秘方白梅散

【来源】《医方类聚》卷一七四引《简易方》。

【组成】盐白梅（火烧存性，研为细末）　轻粉少许（不可多，无亦得）

【用法】上为细末。用真香油浓调，翎毛蘸抹；如成脓未溃，中心留些休抹通气，抹至脓尽不妨，频抹为妙。

【功用】排脓止痛，去旧生新。

【主治】一切无名已成未成、已溃未溃痈疖，脑痈乳痈，背痈腿痈，小儿软疖。

越桃散

【来源】《医方类聚》卷一七四引《简易方》。

【组成】越桃（一名栀子）　黄芩　甘草　当归　羌活　白芷各等分

【用法】上锉散。每用一两　水五碗，煎至四碗，去滓、温洗疮。

【主治】痈疖。

五香连翘汤

【来源】《外科精要》卷上。

【组成】乳香　木香　沉香　丁香　连翘　射干　升麻　黄耆　木通　独活　桑寄生　甘草各三分

【用法】水煎服。

【主治】痈疽。

五香去大黄加人参黄耆犀角汤

【来源】《外科精要》卷上。

【组成】木香　沉香　乳、丁香各五钱　粉草　人参各四钱　黄耆一两　犀角末二钱　麝香一钱

【用法】每次四钱。水煎服。

【主治】痈疽。

牛胶饮

【来源】《外科精要》卷上。

【别名】牛胶散（《景岳全书》卷六十四）、牛胶酒（《简明医彀》卷八）。

【组成】牛皮胶（明者）四两

【用法】上用酒一碗，重汤煮化，加酒服至醉；不能饮，加白汤。

【功用】使毒不内攻，不传恶症，有益无损。

【主治】痈疽。

六味车螯散

【来源】《外科精要》卷上。

【组成】车螯四个（黄泥固济，火煅）　灯心三十茎　甘草节二钱　瓜蒌一个（杵）

【用法】酒二盏，煎八分，入蜜一匙，车螯二钱，腻粉少许，空心服。下恶血为妙。

【功用】《普济方》：宣利拔毒。

【主治】

　　1.《普济方》：痈疽初起。

　　2.《外科精要》薛己按：疮疡积毒于内，大便秘结，元气充实者。

阿胶饮子

【来源】《外科精要》卷上。

【组成】牛胶（锉，蛤粉炒如珠）　粉草各一两　橘红五钱

【用法】上作三剂。水煎服。

【主治】一切痈疽疖毒。

忍冬酒

【来源】《外科精要》卷上。

【别名】忍冬藤汤（《医学入门》卷八）、忍冬藤酒（《杏苑生春》卷七）。

【组成】忍冬藤（生取）五两　大甘草节一两

【用法】上用水二碗，煎至一碗，加无灰好酒一碗，再煎数沸去滓，分三次服，一昼夜用尽；病重，一昼夜服两剂，至大小便通利为度。另用忍冬藤一把，捣烂，入酒少许，敷疮四周。

【功用】

1.《医学入门》：托里消毒。

2.《景岳全书》：解诸痈毒。

【主治】

1.《外科精要》：一切痈疽。

2.《杏苑生春》：诸般肿毒，痈疽发背、发肩、发颐、发头、或项、或腰、或胁、或在手足，或妇人乳痈；及五种尸毒，即飞尸，游走皮肤，穿脏腑，每发刺痛，变作无常；遁尸，附骨入肉，攻作血脉，每发不可得，近见尸丧，闻衰哭便发；风尸，淫濯四肢，不知痛之所在，每发皆沉，得风雪便作；沉尸，缠骨结脏冲心胁，每发绞切，遇寒冷便作；注尸，举身沉重，精神错杂，常觉昏废，每节气至变辄成大恶。

【宜忌】《证治准绳·疡医》：气虚及寒多人不宜用。

万金散

【来源】《外科精要》卷上。

【别名】内托散（《类编朱氏集验方》卷十二）。

【组成】栝楼一个（杵细）　大甘草节二钱　没药一钱（研末）

【功用】

1.《外科精要》薛己注：消毒破血。

2.《杏苑生春》：排脓托里。

【主治】

1.《外科精要》：一切痈疽已溃未溃者。

2.《杏苑生春》：恶核肿痛，发脑、发颐、发背。

清心内固金粉散

【来源】《外科精要》卷中。

【别名】金花散。

【组成】辰砂（别研）　白茯苓　人参　甘草各三钱　绿豆四两　雄黄一钱　朴消（另研）　白蔻仁各五钱　脑子　麝香（另研）各一钱

《疮疡经验全书》有皂角一分。

【用法】上为末。每服一钱半，蜜汤调下。

【功用】《景岳全书》：解毒清心，流行气血，散滞清火。

【主治】

1.《外科精要》：痈疽焮肿热痛，饮食如常者。

2.《证治准绳·外科》：恶疮热盛焮痛，作渴烦躁。

人参内补散

【来源】《外科精要》卷下。

【组成】芍药（炒）　黄芩（炒）　茯苓各一两　粉草（炙）一两半　桂心　人参各一两　麦门冬　当归（酒浸，炒）　熟地黄（自制）　木香各二两

【用法】每服五钱，加生姜、大枣，水煎服。

【主治】痈疽而气血虚弱者。

不换金正气散

【来源】《外科精要》卷下。

【组成】苍术（米泔浸，炒）四两　厚朴（姜汁拌炒）四两　粉甘草（炙）二两　橘红（焙）三两　藿香叶　半夏（姜制）各二两　木香（湿纸裹煨）　人参　白茯苓各一两

【用法】每服五钱，加生姜、大枣，水煎服。

【主治】痈疽感冒风寒，或伤生冷，或瘴疟，或疫疠。

五味子汤

【来源】《外科精要》卷下。

【组成】五味子一两　黄耆（炒）三两　人参二两　麦门冬一两　粉草（炙）五钱

【用法】上每服五钱，水煎，日夜服五七剂。

【主治】

1.《外科精要》：痈疽，肾水枯涸，口燥舌干。

2.《普济方》：肾水枯竭，运用不上，致令口中干燥，舌上坚硬，或如鸡内金。

加味十全汤

【来源】《外科精要》卷下。

【组成】人参　黄耆（盐水炒）　熟地黄（自制）当归身（酒洗）　茯苓各一钱　川芎七分　粉草五分　桂心三分　橘红一钱乌药五分　白芍药一钱白术（炒）一钱五分　五味子五分

【用法】水煎服。

【功用】补气血，进饮食。

【主治】痈疽溃后，气血虚弱者。

压热神白膏

【来源】《外科精要》卷下。

【组成】大黄　白蔹　黄柏（生用）　南星　赤小豆　黑蛤粉各一两

【用法】上为末。用芭蕉汁调涂，如干仍以汁润之。

【主治】痈疽。

托里散

【来源】《外科精要》卷下。

【别名】塞里散（《医方类聚》卷一七五）。

【组成】黄瓜蒌一个　忍冬草　乳香各一两　苏木五钱　没药三钱　甘草二钱

【用法】每服用酒三碗，煎二碗，空心、日午、临睡分三服。滓为细末，酒糊为丸，如弹子大，朱砂为衣，细嚼，当归酒送下。

【功用】消肿，溃脓，生肌。

【主治】痈疽，打扑伤损。

血竭膏

【来源】《外科精要》卷下。

【组成】当归（酒洗）　白芷　大黄（生用）　黄连　黄柏　木鳖子（去壳）　皂角　汉椒　苦参　杏仁　露蜂房各一两　乳香　没药　血竭各三两　乱发（男子者）一两　黄丹（水飞细者，炒，晒）六两　麻油八两

　　　方中汉椒、苦参二味，及黄丹麻油用量原脱，据《医方类聚》补。

【用法】上除乳、没、血竭，余入油煎焦，去滓入发溶化，下丹，将柳枝不住手搅，候软硬得中，入乳香等搅匀，即成膏。

【主治】痈疽。

牡蛎地黄膏

【来源】《外科精要》卷下。

【组成】大黄一两（为末）　牡蛎（用盐泥封固，煅赤，出火毒，研细）二两　生地黄（水浸）

【用法】上研生地黄汁调涂患处，如干，更用汁润之。

【主治】痈肿。

宣毒散

【来源】《外科精要》卷下。

【组成】露蜂房三两（炒焦）　小米一合　赤小豆　南星　草乌各一两　白矾五钱

【用法】上为细末。用淡醋调，敷四畔，干则频用醋润之。

【功用】

1. 《外科精要》：消疮毒，收赤晕。
2. 《疡科选粹》：行经散血。

【主治】痈疽。

蚣蝎散

【来源】《外科精要》卷下。

【组成】赤足蜈蚣一条（去头足）　全蝎三个（去足，生用）

【用法】上为末。用猪蹄汤净洗，用此散掺疮口，以神异膏贴之。

【主治】因风毒所胜，疮口紧小而硬。

梅花饮子

【来源】《外科精要》卷下。

【组成】忍冬藤四两　栝楼根　甘葛根　川芎　乌梅　绵黄耆（炒）　甘草　苏木各一两

【用法】上作四剂。水酒煎服。

【功用】痈疽初服防毒内攻。

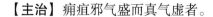

【主治】痈疽邪气盛而真气虚者。

替针丸

【来源】《外科精要》卷下。

【组成】白丁香　硇砂（另研）　真没药（另研）乳香各等分　糯米四十粒（先用矿灰拳大一块，置瓷碗内，量入井水，待热气将息，以米排入灰中，良久，候米如水晶状，取出用之）

【用法】上为末，各一匙，入糯米和匀，收贮，用时饭为丸，如麦粒大。每用一粒，水湿粘疮头。其脓自出。

【功用】

1.《景岳全书》：泄毒生肌敛疮。
2.《中国医学大辞典》：溃痈脓。

【主治】痈疽，脓成不溃者。

五香连翘汤

【来源】《医方类聚》卷一七四引《外科精要》。

【组成】青木香三分　鸡舌香（去顶）一分　桑寄生二分　沉香　木通　生黄耆　大黄各一两（酒浸，煨，老人虚人加减）　麝香二钱　乳香　藿香　川升麻　连翘各半两

【用法】上为细末。每服四钱，水一大盏，煎至七分，任性服。略疏通，或即取下恶物，然后服内托散之类，则毒势易散，不为深害。亦有随便消散者。此药早服为佳。

【主治】一切恶核瘰疬，痈疽恶疮。

洗药猪蹄汤

【来源】《医方类聚》卷一七四引《外科精要》。

【组成】藁本（去苗）　川当归（去芦）　杜独活（去芦）　茵草　黄连（去须）　蔷薇根　狼牙草甘草　大黄　芍药各二两

【用法】上为粗末，先用䝈猪前蹄一只，煮取浓汁，澄去滓、肉与上面油花；每用药末半两，蹄汁一碗，葱白一根，汉椒二十余粒，同煎三五沸，去滓，通手洗，软帛挹干，贴膏药。

【功用】去败肉，生新肉。

【主治】痈疽破后。

清膻竹叶汤

【来源】《医方类聚》卷一七四引《外科精要》。

【组成】生地黄（洗，焙）六两　黄芩（去心）芍药　人参（去芦）　知母　粉草（炙）　白茯苓（去皮）各二两　川升麻　黄耆（蜜炙）　瓜蒌根麦门冬（去心）各三两

【用法】上为细末。每服二钱，浓煎竹叶汤一盏，纳大枣一个（去核），再煎至八分，无时温服。

【主治】痈疽热盛燃肿，作渴疼痛。

二香散

【来源】《仁斋直指方论》卷二十二。

【组成】木香　藿香叶　白豆蔻仁　半夏曲　厚朴（制）　橘皮　茯苓　苍术（炒）　甘草（炙）各半两　益智仁　缩砂仁各一两　丁香二钱半

【用法】上为粗末。每二钱半，加生姜、大枣，水煎服。

【功用】调畅胃气。

【主治】痈疽兼风、气、食三证者。

万病解毒丸

【来源】《仁斋直指方论》卷二十二。

【别名】玉枢丹（《活人方》卷五）。

【组成】文蛤（即五倍子）一两半　山慈姑（即金灯花根）一两（洗，焙）　红芽大戟（洗，焙）七钱半　全蝎五枚　大山豆根　续随子（取仁去油，留性）各半两　麝香一钱　朱砂　雄黄各二钱

【用法】上药先以前五味入木臼，捣罗为细末，次研后四味，夹和糯米糊为丸，分作三十五丸。端午、七夕、重阳、腊日，净室修合。每服一丸，生姜、蜜水磨下，井水浸研敷患处。

【功用】解毒收疮。

【主治】痈疽发背，鱼脐毒疮，药毒，草毒，挑生毒，蛇兽毒，蛊毒，瘵虫，诸恶病。

川乌散

【来源】《仁斋直指方论》卷二十二。

【组成】川乌　蟛蛉窠土各等分。

【用法】上为细末,醋调服。未结则散,已结则溃。

【主治】痈肿初发。

小车螯散

【来源】《仁斋直指方论》卷二十二。

【组成】紫贝大车螯（生,取壳一合,盐泥塞满,相合,麻线弹,盐泥涂外,晒干,炭火煅通红,去泥,冷地出火毒一伏时）

【用法】上为细末。每服三钱,加生甘草末一钱,轻粉一字,用瓜蒌一枚,灯心三十茎,分两次煎酒,乘热调下,五更温服,天明又服。日中大便下黑苔恶物。或不用甘草,入蜜二匙。

【功用】内消痈疽,取下恶毒。

五香散

【来源】《仁斋直指方论》卷二十二。

【组成】木香 丁香 藿香叶各一分 沉香 乳香 连翘 木通 续断 桑寄生 甘草（微炙）各半分

【用法】上锉细。每服三钱,井水一碗,煎七分,加麝少许,患在上,食后服；患在下,食前服。

【功用】透达经络。

【主治】痈疽五发证,令人头痛恶心,寒热气急,拘挛。

【加减】有热,加灯心、桑白皮。

太乙膏

【来源】《仁斋直指方论》卷二十二。

【组成】好虢丹二两半 男生发（洗,焙）二钱 木鳖仁（碎）三枚 肥白巴豆肉十八粒

【用法】上用麻油四两,慢火先煎巴豆、木鳖、发团,更换柳枝搅,准发耗五分,顿冷炉,绢滤,再暖入净虢丹,换柳枝频搅,候色变,滴入水成珠,随意入乳香末,再煎沸,倾入瓷器,候凝,覆泥三日。贴用。

【主治】痈疽,发背,恶毒。

去水膏

【来源】《仁斋直指方论》卷二十二。

【组成】甘草（生,为末）一分 砂糖 糯米粉各三分

【用法】上为膏。摊在绢上贴之。毒水自出。

【主治】痈疽破穴后,误饮皂角水及诸毒水,以致疼痛；驴马汗及尿粪一切青水。

北艾汤

【来源】《仁斋直指方论》卷二十二。

【组成】北艾一把

【用法】煎汤,密室中洗,仍以白胶烧烟熏之,续贴膏药。仍多服排脓内补散、加味不换金正气散。

【主治】痈疽,疮口冷滞,脓血少,肉色白,久不合。

四虎散

【来源】《仁斋直指方论》卷二十二。

【组成】天南星 草乌头 半夏（生） 狼毒各等分

【用法】上为细末。醋蜜调敷,留头出毒气。

《外科正宗》本方用猪脑同捣,遍敷疮上,留正顶出气。

【主治】发疽肿硬,厚如牛皮,按之方痛。

仙灵散

【来源】《仁斋直指方论》卷二十二。

【组成】滑兰臭皮（末） 紫贝草（捣）

【用法】上为末。酒调为膏敷；或蜜水调亦好。

【功用】痈疽肿毒。

【主治】收肿敛毒排脓。

【方论】滑兰拔毒,紫贝散血。或单用紫贝草亦效。

生肌散

【来源】《仁斋直指方论》卷二十二。

【组成】老狗头生脑骨（截碎,新瓦煅透）二两 桑白皮（新者）一两 当归二钱半

【用法】上为细末。麻油调敷,疮深则掺,伞纸护之。

【主治】痈疽、疮疡溃后。

生姜甘桔汤

【来源】《仁斋直指方论》卷二十二。

【组成】北梗（去芦头）一两　甘草（生）　生姜各半两

【用法】上锉细。每服三钱，井水煎服。

【主治】痈疽诸发，毒气上冲咽喉，胸膈窒塞不利。

加味不换金正气散

【来源】《仁斋直指方论》卷二十二。

【组成】苍术（鼓炒）　橘红　半夏曲　藿香叶　厚朴（制）各一两　甘草（炙）七钱半　白茯苓　川芎各半两　木香二钱半

【用法】上为末。每服三钱，加生者1片，大枣二枚，水煎服。

【功用】发出风毒。

【主治】痈疽，寒热往来，或内挟风邪，或内气虚馁。

【加减】若疮陷不发，多加辣桂、当归。

芎归托里散

【来源】《仁斋直指方论》卷二十二。

【组成】川芎　当归　白芍药（炒）　木香　白芷　茯苓各半两　人参　辣桂　丁香　甘草（生）各一分

【用法】上为末。每服二钱，食前米汤调下。

【功用】托里排脓生肌。

【主治】痈疽。

导毒丹

【来源】方出《仁斋直指方论》卷二十二，名见《普济方》卷二八五。

【组成】紫草　瓜蒌（连皮）

【用法】上锉。新水煎服；或用黑豆一盏，入生姜、紫苏煎汤服。

【主治】痈疽大便秘。

收毒外消膏

【来源】《仁斋直指方论》卷二十二。

【别名】内消膏（《普济方》卷二八四）。

【组成】黄明牛皮胶（长流水半升溶开）一两　虢丹（再煎，柳枝急搅五六沸）一两

【用法】上药候冷收入瓷合，以鸡羽摊于疮上，留口。如未破，敷，肿自消。

【功用】《普济方》：敛疮。

【主治】痈疽。

红内消散

【来源】《仁斋直指方论》卷二十二。

【组成】红何首乌半两　远志（水浸，取肉，蘸姜汁焙）　赤茯苓　川芎　北梗　苦参　赤小豆　赤芍药　蔓荆子　威灵仙各三钱　生甘草半两

【用法】上为末。每服二钱，加麦门冬十四粒煎汤调下。

【主治】痈疽内蕴热，外发热者。

护肌膏

【来源】《仁斋直指方论》卷二十二。

【组成】大南星二两　明白矾（并生用）七钱半　白蔹　白及　雄黄

　　　　方中白蔹、白及、雄黄用量原缺。

【用法】上为细末。每半两，生地黄取汁调，敷疮晕外旧肉上，自外围而促敛之。又验疮：用新水调，笔蘸敷疮，药力胜，则肿消皮皱易疗，若肿处皮急晕开难疗。

【功用】收晕敛毒。

【主治】痈疽。

皂角膏

【来源】《仁斋直指方论》卷二十二。

【组成】不蛀皂角（满尺者，捶碎，去弦核）

【用法】上以法醋煮烂，研膏。敷之自消。

【主治】痈疽肿结。

皂刺散

【来源】《仁斋直指方论》卷二十二。

【组成】皂角刺（紫黑色者）　连皮瓜蒌各等分　北五灵脂减半

【用法】上锉细。每服四钱，酒二大盏，煎六分，入乳香少许温服。

【功用】宣毒排脓。

【主治】痈疽。

皂棘散

【来源】《仁斋直指方论》卷二十二。

【组成】川芎半两　甘草（生）一两　乳香一分　皂荚刺（烧，带生存性）四两

【用法】上为末。每服二钱，温酒调下。

【功用】托毒排脓。

【主治】痈疽。

沉水膏

【来源】《仁斋直指方论》卷二十二。

【组成】大南星三分　白及　白芷　赤小豆　半夏（生）　贝母各半两　木鳖子仁（去油）　乳香　没药各二钱半　雄黄一钱

【用法】上为细末。以井水加蜜调敷，纱贴。

【功用】排脓敛毒。

【主治】痈疽发背。

妙胜散

【来源】《仁斋直指方论》卷二十二。

【组成】落地茄花（去心）　黄蜀葵花（去心并萼，晒干，瓷器收）

【用法】上为末，井水稀调。鸡羽扫放患处，干则再敷。如疮口开，用末掺。

【功用】收肿敛毒排脓。

【主治】

　　1.《仁斋直指方论》：痈疽。

　　2.《普济方》：痈疽发背，及脑疽不论年远日久新近，诸般恶疮冷漏股疮。

【宜忌】忌猪肉、鱼鲊、湿面、鸡羊鹅油、炙煿煎炒、毒物五十日。

拔毒散

【来源】《仁斋直指方论》卷二十二。

【组成】南星（上等大白者）一两　草乌头　白芷各半两　木鳖子仁一个（研）

【用法】上为细末。分两次泛醋、入蜜调，敷纱贴之。

【主治】痈疽肿结。

乳豆膏

【来源】《仁斋直指方论》卷二十二。

【组成】绿豆（去皮取肉）一两　乳香（竹叶裹，熨斗熨）一分

【用法】上为末，酒调敷，伞纸贴，干则再敷。续后却换消肿排脓药。

【功用】止痛。

【主治】痈疽肿疖疼痛。

夜明砂膏

【来源】《仁斋直指方论》卷二十二。

【组成】夜明砂一两　辣桂半两　乳香一分

【用法】上为细末，入干砂糖半两研和，用井水调膏敷。

【功用】溃肿排脓。

【主治】痈疽。

炉峰散

【来源】《仁斋直指方论》卷二十二。

【组成】炉甘石（绿者，十分细）一两　大南星　半夏（生）各半两　五倍子　赤小豆　片姜黄　直僵蚕　贝母　白及各四钱　乳香二钱半

【用法】上为细末。未破者酸醋调敷；已溃者，清蜜调敷；半干湿只掺；若红肿多汁，生地黄研汁调敷，仍煎苦参、桑白皮汤淋。

【主治】痈疽肿毒。

星乌散

【来源】《仁斋直指方论》卷二十二。

【组成】大南星　草乌头　辣桂各等分

【用法】上为末。用酒或醋调敷，软白纸贴，未穴再用。

【主治】痈疽已结，未作穴溃。

香灵散

【来源】方出《仁斋直指方论》卷二十二，名见《东医宝鉴·杂病篇》卷八。

【组成】辣桂一分　木香　芍药　北五灵脂各半分

【用法】上锉散。每服三钱，加生姜、大枣，水煎服。

【主治】痈疽腹痛。

保安妙贴散

【来源】《仁斋直指方论》卷二十二。

【组成】透明硫黄（为末）　荞麦面各二两

【用法】上用井花水调和作饼，焙干收下。要得硫黄性和，用时再末之。加乳香少许，井水调，厚敷疮上。如干，以鸡羽蘸新水润之。如此至疮愈方歇。

【主治】痈疽发背肿毒。

保安炙甘草方

【来源】《仁斋直指方论》卷二十二。

【组成】粉草（以山泉溪涧长流水一小碗，徐蘸，慢火炙，水尽为度）

【用法】上为粗末，用醇酒三碗，煎二碗，空心随意温服。

【功用】活血消毒。

【主治】痈疽漏疮。

宣毒一醉膏

【来源】《仁斋直指方论》卷二十二。

【组成】瓜蒌一个（去皮）　老翁须一倍半

【用法】上锉。酒、水等分，同煎，少顷入开口真川椒四十九粒，临熟又入乳香、没药末少许，任意服。

【主治】痈疽。

穿山甲散

【来源】《仁斋直指方论》卷二十二。

【组成】蜂房一两　蛇蜕　穿山甲　油发（并烧，带生存性）各一分

【用法】上为末。每服二钱，入乳香末半钱，暖酒调下。

【功用】托毒排脓，托出毒气，止痛内消。

【主治】痈疽，五毒附骨，在脏腑里。

神异膏

【来源】《仁斋直指方论》卷二十二。

【组成】黑参　白芷实　露蜂房　杏仁（不去皮）木鳖仁　男生发（洗，焙）各二钱　蛇退（盐水洗，焙）一钱　肥白巴豆十五粒

【用法】上锉细，用麻油五两，同药入瓷铫浸一宿，慢火煎，更换柳枝搅，候药色焦黑，顿冷炉，生绢滤，再入铫暖，入净虢丹二两，柳枝急搅，候黑，滴入水成珠，入乳香末二钱，拌和，倾入瓷器候凝，覆泥地三日。贴用。

【主治】痈疽发背，恶毒疮疖。

神应膏

【来源】《仁斋直指方论》卷二十二。

【组成】龙泉好光粉二两　真麻油三两

【用法】上慢火同熬，更换柳枝频搅，滴入水成珠，方入白胶末少许，徐徐倾入瓷器，以水浸二日。用纸摊贴。

【主治】痈疽，发背，恶疮。

神功妙贴散

【来源】《仁斋直指方论》卷二十二。

【组成】大南星（圆白者）　蓖麻子仁各四钱　五倍子（淡红者）　白芷（削片）　姜黄　半夏（生）　贝母　白及各二钱　没药　乳香各三钱　花蕊石散二帖

【用法】上为细末，以井水入蜜调。疮色黯晦者，先用姜汁从晕边抹收入里，留中间如钱大贴膏药；若疮开大，可用纱布摊药，将旧茶笼内白竹叶尾剪两片如疮势（久年篷仰上竹叶亦得），先贴药上，然后贴疮，竹叶出水，藉药以行之。凡敷药须是细末则不痛。

【功用】收晕敛毒，使脓血化为水出。

【主治】痈疽。

退肿散

【来源】《仁斋直指方论》卷二十二。

【组成】大南星（圆白者）　半夏（生）各半两

赤小豆　五倍子　白芷　贝母各二钱半

【用法】上为细末。蜜醋调敷。

【主治】痈疽肿毒。

退毒散

【来源】《仁斋直指方论》卷二十二。

【组成】木鳖子（去油）　大南星　半夏（生）赤小豆　白芷　草乌（连皮尖）各等分

【用法】上为细末。硬则法醋调敷，热焮则蜜水调敷。

【主治】痈肿。

特异万灵散

【来源】《仁斋直指方论》卷二十二。

【组成】软石膏（烧通红，碗覆在泥地上一宿）大白南星　赤小豆　草乌（连皮尖）各半两　乳香（别研）二钱

【用法】上为细末。蜜水调膏，从外抹收入，留最高处如钱勿敷。

【功用】敛毒排脓。

【主治】痈疽发背，肿毒。

【宜忌】如已破，切忌药入疮口，恐痛。

消肿散

【来源】《仁斋直指方论》卷二十二。

【组成】滑兰皮　大南星　赤小豆　白芷　姜黄各一分　白及半分

【用法】上为细末，酒调敷，或蜜水醋同调敷。

【主治】痈疽。

消毒散

【来源】《仁斋直指方论》卷二十二。

【组成】当归　白芷　甘草（生）　赤小豆　紫草茸各半两　贝母一两

【用法】上为末。每服二钱半，水、酒煎服，一日二次。

【主治】痈疽恶毒。

消蚀散

【来源】《仁斋直指方论》卷二十二。

【组成】明白矾（入银锅内，瓦盖，煅令性尽）一两　绿矾（煅熟）　雄黄　乳香　好胭脂　远志（水浸，取肉焙）各二钱

【用法】上为细末。蜜水研膏，敷恶肉上；麻油调亦得。先用洗疮方，然后敷此。

【功用】消蚀恶肉、朽骨。

【主治】痈疽。

涌泉膏

【来源】《仁斋直指方论》卷二十二。

【组成】斑蝥（去头足翅，焙，为末）

【用法】揉和蒜膏，如小豆许，点在膏药中，准疮口处贴之。少顷，脓出即去药。或用绿矾、直雀屎少许，用饼药调一点，敷疮头软处，亦破，须四围涂药护之。

【主治】痈疽软而疮头不破，或已破而疮头肿结无脓。

黄耆托里散

【来源】《仁斋直指方论》卷二十二。

【组成】黄耆　白茯苓各一两　甘草（生）二钱半乳香（别研）一钱半

【用法】上为末，每服二钱，酒小盏，慢火煎如膏，再添酒调服。

【功用】托里止痛。

【加减】内虚，加当归。

排脓内消散

【来源】《仁斋直指方论》卷二十二。

【组成】何首乌一两　当归　川芎　生地黄　川续断（各洗，焙）　茯苓　芍药　白芷　半夏曲　藿香叶各半两　紫草茸　甘草（炙）各三钱半

【用法】上为粗末。每服三钱，新水二分，酒一分，加姜、枣煎服。

【功用】活血排脓消毒，内消红肿。

【主治】痈疽发背。

【加减】有热者，加灯心，只用水煎服。

敛毒散

【来源】《仁斋直指方论》卷二十二。
【组成】南星　赤小豆　白及各等分
【用法】上为末。井水调敷四围，软帛贴之。
【功用】收毒。
【主治】痈疽。

敛疮散

【来源】《仁斋直指方论》卷二十二。
【组成】软滑石　花蕊石　鸡内金各半两　白及三钱半　白蔹二钱半　虢丹（煅）　滴乳香各一钱
【用法】滑石、花蕊石炭烧通红，碗覆泥地一伏时，为细末，次入余药末研和。干掺。
【主治】痈疽、疮毒。

清心散

【来源】《仁斋直指方论》卷二十二。
【组成】远志（制）　赤茯苓　赤芍药　生地黄　麦门冬（去心）　知母　甘草（生）各等分
【用法】上锉。每服三钱，加生姜、大枣，水煎服。
【主治】痈疽有热证。
【加减】小便秘，加灯心、木通。

遇仙膏

【来源】《仁斋直指方论》卷二十二。
【组成】川五灵脂　白芷　贝母各半两　当归二钱半
【用法】上锉细，柳枝切二十四寸，麻油六两，同上药入瓷铫一宿，慢火煎，柳枝搅药，色稍焦，入肥白巴豆二十一粒，木鳖仁（碎）五个，搅煎令黑，顿冷炉，生绢滤，再暖，入蜡半两熔尽，再顿冷炉，入净国丹二两半，更换柳枝急搅，候色黑，滴入水如珠，入乳香、没药末各二钱，拌和，倾入瓷器候凝，覆泥地三日。贴服皆好。
【主治】痈疽、发背、毒疮等。

蜀葵膏

【来源】《仁斋直指方论》卷二十二。
【组成】黄蜀葵花
　　《普济方》：若无黄蜀葵花，根叶亦可。
【用法】上用盐掺，收入瓷器密封，可经年不坏。同时外敷患处，则自平自溃。
　　《仙拈集》：上连茎叶捣烂，敷患处；干者为末，蜜调涂之。
【主治】痈疽肿毒恶疮。

瞿麦散

【来源】《仁斋直指方论》卷二十二。
【组成】瞿麦穗　赤小豆　当归　川芎　白芷　黄耆　赤茯苓各半两　辣桂　甘草各二钱半
【用法】上为末。每服二钱半，酒调下。
【功用】排脓止痛，通利小便，从小便出毒气。
【主治】痈疽。

麝香散

【来源】《仁斋直指方论》卷二十二。
【组成】直雀屎（研）一钱　斑蝥（去头足翅）一钱半　脑麝随意
【用法】上为细末。法醋调少许。点在有头处，立破，急用煎黄连汤洗去。
【主治】痈疽已结而头不破。

蠲毒散

【来源】《仁斋直指方论》卷二十二。
【组成】大南星一两　贝母三分　白芷　赤小豆　直僵蚕（焙）各半两　雄黄二钱（研）
【用法】上为细末。初用醋调敷，后用蜜水调敷。
【功用】去风排脓。
【主治】痈疽肿毒，未结或已结者。

四圣散

【来源】《仁斋直指方论》卷二十三。
【别名】神效瓜蒌散（《普济方》卷二八六）、四圣汤（《赤水玄珠全集》卷二十五）、神效四圣散（《医钞类编》卷二十一）。

【组成】生黄瓜蒌一枚（去皮。干瓜蒌则用两枚）粉草末四钱　没药末三钱　乳香末一钱

【用法】好红酒二大碗，慢火煎至一碗，分作两服，两日服尽，大便顺导恶物妙。

【主治】肠痈，痈疽，便毒。

【验案】乳痈　《浙江中医》（1995，7：327）：用本方加味：全瓜蒌、当归、甘草、乳香、没药、蒲公英、浙贝母、金银花、鲜橘叶，病初起者加穿山甲、皂角刺；久治不愈，浓水淋漓者加黄芪、党参、天花粉，治疗乳痈112例。结果：全部治愈。一般初起者服药3~5剂，病轻1月者服药7剂左右，病情重，迁延日久者，服药14~20剂左右。

护心托里饮

【来源】《仁斋直指方论·附遗》卷二十二。

【组成】人参　黄耆　当归　川芎　甘草　白芍药　乳香　木香　乌药　官桂　防风　枳壳　桔梗　厚朴各等分

【用法】上锉。加生姜，水煎服。

【主治】痈疽。

败毒流气散

【来源】《仁斋直指方论·附遗》卷二十二。

【组成】人参　桔梗　枳壳　甘草　防风　柴胡　前胡　川芎　羌活　白芷　芍药　紫苏各等分

【用法】上锉。水一钟半，加生姜、大枣，水煎服。

【主治】痈疽。

秘传白膏药

【来源】《仁斋直指方论·附遗》卷二十二。

【别名】白膏药（《医学入门》卷八）。

【组成】官白粉一两半　赤石脂（煅）一两　章脑五钱　轻粉二钱五分

【用法】上为细末。以生猪油（去膜）捣烂，和前药调匀，先将生肌散掺上，后贴之。

【主治】痈疽。

秘传铁箍散

【来源】《仁斋直指方论·附遗》卷二十二。

【组成】霜后芙蓉叶二两　海金沙五钱　草乌　金线重楼　天南星（生者佳）各五钱

【用法】上为细末，用好米醋调药成膏。围敷患处。

【主治】痈疽。

【加减】发背，加木鳖子五钱。

秘传定痛生肌散

【来源】《仁斋直指方论·附遗》卷二十二。

【组成】龙骨（煅）　白芷各三钱　黄丹（水飞）五钱　软石膏（煅，去火毒）一两　没药　乳香各三钱　血竭二钱　黄连四钱　轻粉　朱砂各五钱

【用法】上为极细末。掺于疮口上，再用白膏药贴之。

【功用】止痛生肌。

【主治】痈疽。

秘授仙方万应膏药

【来源】《仁斋直指方论·附遗》卷二十二。

【组成】羌活一两　巴豆二两　木鳖子二两　川乌　皂角刺　穿山甲　白芷　蝉退　杜当　赤芍药　金线重楼　五倍子　独脚莲　雷藤　连翘　血余　白及　降香　白蔹　紫荆皮　藁本　黄连　石羊角　广藤　川芎　僵蚕各一两　蓖麻子二两五钱　防风二两　蜈蚣七条　草乌二两　当归一两五钱　蛇退　叶下红　三白草　八角风　苦参　孩思母　何首乌　大风藤　小风藤　海风藤　寻风藤　七叶黄荆　松节　金银花　车前草　槐角　丹参　斑蝥　青木香　玄参　牛膝　地榆　威灵仙　生地黄　薄荷　苍术　五灵脂　天花粉　南星（生者）一个（佳）　细辛　虾蟆一只　桔梗　山栀　荆芥　黑丑　花蛇　大风子　乌药　小茴　节骨草　两头尖　黄柏　乌梢蛇　槐嫩枝　桃嫩枝　柳嫩枝　榆嫩枝　椿嫩枝各五两

【用法】上锉，用真香油十斤和药，浸七日，下锅熬，待药滓成炭、血余无形方可滤去药滓，再熬滴水成珠，再将黄丹徐徐入内收为膏，再入后项药：乳香、血竭、阿魏、龙骨、胆矾、雄黄、轻

粉、没药、孩儿茶各五钱，樟脑四钱，赤石脂七钱，沉香、木香各三钱，麝香一钱，冰片三分。上为极细末，入膏内搅匀，用瓷钵收贮，出火毒。油纸摊贴。

【功用】消肿毒，去腐生肌。

【主治】一切肿毒及杨梅痈漏，恶疮，风气骨节疼痛，痞气积块，坐闪腰痛。

当归连翘散

【来源】《女科万金方》

【组成】当归　连翘　大黄　山栀　芍药　金银花
方中金银花，《普济方》作"鹭鸶藤"。

【用法】《普济方》：上为粗末。每服二钱，酒一盏半，煎至六分，去滓，食后温服，一日三次。一方加生姜五片，水煎服。

【主治】

1.《女科万金方》：一切风热痛疮，大小便结滞喉舌之症。

2.《普济方》：脑疽、发背、诸恶疮，咽颊不利，舌肿喉闭，鼻衄出血，咳嗽痰实。

神仙活命饮

【来源】《女科万金方》。

【别名】秘方夺命散（《袖珍方》卷三）、真人活命散（《痈疽神秘验方》）、仙方活命饮（《校注妇人良方》卷二十四）、真人活命饮（《摄生众妙方》卷八）、神功活命汤（《疮疡经验全书》卷四）、十三味败毒散（《医方考》卷六）、真人夺命饮（《惠直堂方》卷三）、当归消毒饮（《医林纂要探源》卷十）。

【组成】穿山甲　甘草　防风　没药　赤芍药各一钱　白芷六分　归梢　乳香　贝母　天花粉　角刺各一钱　金银花　陈皮各三钱

【用法】用好酒三碗，煎至一碗半。若上身，食后服；若下身，食前服，再加饮酒三四杯，以助药势，不可更改。

【功用】

1.《袖珍方》：消肿，化脓，生肌。

2.《寿世新编》：消肿止痛，化脓解毒，散瘀消痰。

【主治】

1.《袖珍方》：一切痈疽，无名恶疮。

2.《外科发挥》：一切疮疡，未作脓者，已成脓者，发背，脑疽，鬓疽，臀痈，脱疽，瘰疬，杨梅疮，便痈，囊痈，乳痈。

3.《保婴撮要》：热毒疮疡；一切疮毒肿痛，或作痒寒热，或红丝走彻，恶心呕吐，痘疔痘毒，痘疮焮痛。

4.《会约医镜》：疮肿色赤，壮热焮痛。

【宜忌】

1.《痈疽神秘验方》：忌酸薄酒、铁器，服后侧睡觉，痛定回生。

2.《外科启玄》：忌豆芽、菜粉、油腻等物。

3.《医方集解》：若已溃后不可服。

【方论】

1.《医方考》：防风、白芷解表而泄其热；乳香、没药散血而消其毒；穿山甲、皂角刺能引诸药至有毒之处；金银花、赤芍药能解热毒于瘀壅之中；痰中诸热，贝母、天花粉可除；气血不调，甘草、陈皮、当归可疗。

2.《证治准绳》：治一切疮疡，未成脓者内消，已成脓者即溃，又止痛消毒之圣药也。在背俞，皂角刺为君；在腹募，白芷为君；在胸次，加瓜蒌二钱；在四肢，金银花为君。如疔疮，加紫河车草根三钱，如无亦可。……此药并无酒气，不动脏腑，不伤气血，忌酸、薄酒、铁器，服后侧睡觉，痛定回生，神功浩大，不可臆度。

3.《古今名医方论》罗东逸曰：此疡门开手攻毒之第一方也。经云：营气不从，逆于肉理。故痈疽之发，未有不从营气之郁滞，因而血结痰滞，蕴崇热毒为患。治之之法，妙在通经之结，行血之滞，佐之以豁痰、理气、解毒。是方穿山甲以攻坚，皂刺必达毒所，白芷、防风、陈皮通经理气而疏其滞，乳香定痛和血，没药破血散结，赤芍、归尾以驱血热，而行之以破其结，佐以贝母、花粉、金银花、甘草，一以豁痰解郁，一以散毒和血，其为溃坚止痛宜矣。

4.《医方集解》：金银花散热解毒，痈疮圣药，故以为君；花粉清痰降火，白芷除湿祛风，并能排脓消肿；当归和阴活血，陈皮燥湿行气，防风泻肺疏肝，贝母利痰散结，甘草化毒和中，故以为臣；乳香调气托里护心，能使毒气外出不

453

致内攻；没药散瘀消肿定痛，故以为佐；穿山甲善走能散，皂角刺辛散剽锐，皆厥阴、阳明正药，能贯穿经络直达病所而溃壅破坚，故以为使；加酒者，欲其通行周身，使无邪不散也。

5.《绛雪园古方选注》：疡科之方最繁，初无深义，难以类选，兹取其通用者绎之。如活命饮，行卫消肿，和营止痛，是其纲领也。《经》言：卫气不从，逆于肉理，乃生痈肿。故用白芷入阳明，通肌肉之闭以透表，陈皮芳香，利脾胃之气以疏经中之滞，防风卑贱性柔，随所引而入，以泄营中之壅遏，角刺性锐，能达毒处，山甲性坚，善走攻坚，花粉、土贝消肿，归尾、赤芍活络，乳香、没药护心昏神，使人不知痛，甘草、银花解热散毒，治肿毒之法毕备矣，故疡科推为首方。

6.《血证论》：此方纯用行血之药，加防风、白芷，使达于肤表，加山甲、皂刺，使透乎经脉。然血无气不行，故以陈皮、贝母，散利其气。血因火而结，故以银花、花粉清解其火，为疮症散肿之第一方，诚能窥及疮由血结之所以然，其真方也。第其方乃平剂，再视疮之阴阳，加寒热之品，无不应手取效。

7.《成方便读》：夫肿毒之初起也，皆由营血阻滞，郁而为热，营卫之气，失其常度。病既形之于外，必有表证外见。当此之时，急须精锐直前之品，捣其巢穴，使阻者行，滞者通，再助之以各药，自然解散。方中甲片、角针皆能直达病所，破除结积之邪。乳香理气，没药行瘀，二味皆芳香宣窍，通达营卫，为定痛之圣药，以佐甲片、角针之不逮。然肿坚之处，必有伏阳，痰血交凝，定多蕴毒，故又以天花粉清之，金银花、甘草节解之。肿毒既生于外，即为表证，故以防风解之于后，白芷疏之于前，使营卫不尽之邪，皆从汗出，如是则肿毒解矣。至若当归之和血，贝母之化痰，陈皮之理气，亦由善后者以理其余氛。酒煎则助其药力耳。

8.《实用妇科方剂学》：痈疮肿毒，多因热毒壅结，气血壅滞而成。方中主以银花清热解毒，消散疮肿，为治痈要药；辅以归尾、赤芍、乳香、没药活血散瘀以止痛，陈皮理气行滞以消肿，防风、白芷畅行营卫，疏风散结以消肿；贝母、天花粉清热排脓以散结，穿山甲、皂角刺解毒透络，以消肿溃坚，甘草清热解毒，共为佐使。合而用

之，共奏清热解毒、消肿散结、活血止痛之效。脓未成者，服之可使消散，脓已成者，服之可使外溃。本方加酒煎服，是因酒性善走，既能活血，又能协诸药直达病所。

9.《时氏处方学》：凡痈肿疮疡红肿热痛，皆由血凝、气滞、痰结、热壅所致。治疗方法，宜用活血、行气、化痰、消肿之法。山甲、皂刺以攻坚积，归尾、赤芍以行血滞，乳香、没药活血止痛，防风、银花疏达消炎，白芷、陈皮、贝母以减少分泌，甘草、花粉以解毒和中，合为活血消肿之剂。以疡证初起，中气尚强，能任药力者始为相宜，凡乳痈、肠痈等症，皆适用之。

10.《方剂学》：本方主治阳证疮疡肿毒。《素问·生气通天论》说：营气不从，逆于肉理，乃生痈肿。《灵枢·痈疽篇》说：营卫稽留于经脉之中，则血泣而不行，不行则卫气从之而不通，壅遏而不得行，故热，大热不止，热盛则肉腐，肉腐则为脓。盖疮疡肿毒之发，为热毒壅聚，营气郁滞，气滞血瘀而成。邪正交争于表，故见身热微恶；热毒蕴结，气血郁滞，故局部红肿热痛；正邪俱盛，相搏于经，则脉数而有力。阳证疮疡肿毒之治，以清热解毒为主，若纯用清热解毒，寒凉之品，可使初起肿毒难发难消，必须辅以理气活血散结。方中银花清热解毒，消散痈肿为君；归尾、赤芍、乳香、没药活血散瘀，通达营卫，以消肿止痛；防风、白芷疏散外邪，使热毒从外透解，共为臣药；重用陈皮为佐，行滞以消肿；贝母、花粉清热散结；山甲、皂刺通行经络，透脓溃坚；甘草清热解毒，和中调药，为使；加酒煎者，取其善走，活血通络以助药势，能使诸药速达病所。诸药合用，则热毒清而血瘀去，气血通而肿痛消，如是疮疡自愈。

【验案】

1. 肛窦炎 《湖南中医学院学报》（1994，2：24）：用本方加减：金银花、陈皮、甘草、花粉、乳香、没药、归尾、白芷、防风、赤芍、皂角刺、炮山甲、大黄、黄柏为基本方；外用硝黄散（苦参、大黄、芒硝、黄柏）熏洗，每日2次，便后加补1次，10天为1疗程，一般可治疗2个疗程；治疗肛窦炎156例。结果：全部治愈。

2. 急性乳腺炎 《内蒙古中医药》（1994，2：7）：以本方加味：金银花、防风、白芷、大贝、

天花粉、乳香、没药、柴胡、香附、黄芩、王不留行为基本方；发热恶寒加重楼、虎杖；肝郁气滞加郁金、元胡、川楝子；兼大便秘结者加大黄；阴虚加女贞子、旱莲草；破溃者重用生黄芪；治疗急性乳腺炎108例。结果：痊愈82例，好转15例，有效10例，无效1例，总有效率99%。

3. 慢性非特异性溃疡性结肠炎 《浙江中医杂志》（1995，1：15）：用本方加减，药用金银花、皂角刺、穿山甲、防风、天花粉、没药、槐花、当归、甘草、川贝母、乳香、白及为基本方，腹泻较重者加诃子、罂粟壳；腹痛明显者加木香、枳壳；里急后重明显者加黄柏、黄连；便脓血较多者加丹皮、侧柏叶；治疗慢性非特异性溃疡性结肠炎42例。结果：痊愈24例，好转10例。

4. 急性扁桃体炎 《河南中医》（1995，5：299）：以本方加减：金银花、当归尾、赤芍、制乳香、制没药、浙贝母、天花粉、炙山甲、炒皂刺、陈皮、生甘草、防风、白芷为基本方；热毒较重者，重用金银花（大剂量可至60g），加蒲公英、野菊花、紫花地丁；疼痛不甚者，去乳香、没药；大便干结者，加大黄；大渴津伤者，减白芷、陈皮，重用天花粉或加玄参；气虚者，加黄芪；不论各型，均可加用牛蒡子、山豆根、射干、马勃；每日1剂，3次煎汁滤在一起，分3次服用；成人胜酒力者，煎时可加白酒50g；治疗症状较重、对抗生素治疗效果不明显的急性扁桃体炎36例。结果：本组单纯使用中药治疗者14例，应用抗生素后疗效不明显，转而服用中药者22例，36例全部治愈，服药最少者2剂，最多者6剂，一般服药1~2剂即可见效，服用3~6剂药，症状可基本消失。

5. 急性阑尾炎 《四川中医》（1996，7：26）：用本方加减：银花、天花粉、穿山甲、当归、赤芍、生大黄、玄胡索、乳香、没药、大贝、陈皮、皂角刺、白芷、防风、甘草为基本方；无发热者，去白芷、防风；水煎服，每日1剂，早晚分服；治疗急性阑尾炎30例。结果：治愈（症状、体征完全消失，体温、血象化验完全恢复正常，随访2年未复发）28例；有效（症状、体征减轻，血象化验接近正常）2例，总有效率100%。服药最多15剂，最少8剂。

6. 带状疱疹后遗神经痛 《四川中医》（1996，12：49）：以本方加减：银花、乳香、没药、皂刺、白芷、赤芍、当归尾、花粉、陈皮、桃仁、元胡、山甲、甘草、丹参、红花为基本方；病在腰肋区者，加川楝子、郁金、柴胡；病在上肢者，加片姜黄；病在下肢者，加川牛膝；疼痛日久不除者，加全蝎；每日1剂，水煎服；治疗带状疱疹后遗神经痛44例。结果：本组44例全部治愈（疼痛及伴随症状消失），服药最少9例，最多26剂。

7. 滑囊炎 《广西中医药》（1997，3：25）：以本方加减，治疗坐骨结节滑囊炎21例。结果：治愈（囊肿消失，4周无复发，可摸到坐骨结节）20例；好转1例。治疗最长30天，最短7天，15例单纯服药，5例外加松树根煎水热敷。

8. 寻常型银屑病 《湖南中医学院学报》（1998，3：50）：以本方加减（银花、防风、白芷、皂角刺、穿山甲、天花粉、乳香、没药、赤芍、陈皮）改为丸剂，治疗寻常型银屑病25例。结果：近期治愈率72%，总有效率96%，而对照组（复方青黛胶囊组）相应为56%、80%。经统计学分析，差异有显著性意义（$P<0.05$）。

一醉散

【来源】《类编朱氏集验方》卷十二。

【组成】贝母 香白芷各等分

【用法】上为末。酒服。次饮酒醉为炒，酒醒而病去矣。

【主治】疟瘕。

生肉方

【来源】《类编朱氏集验方》卷十二。

【组成】腊月猪脂 松脂（煮过，收水上白者）黄蜡（煮过，收净洁者）各二两 清麻油五六两

【用法】慢火熬成膏。先将温水洗去旧药，拭干，用纸剪一大围子，涂药于上，盖疮上。如痒，不得动，此生肉故也。一日一次换药。

【主治】痈疽发背溃后不敛。

【宜忌】切戒毒物。

牡蛎膏

【来源】《类编朱氏集验方》卷十二。

【组成】白牡蛎

【用法】上为末。以水调涂，干则更涂。

【功用】拔毒。

【主治】痈肿未成脓者。

神效膏

【来源】《类编朱氏集验方》卷十二。

【组成】灶灰汁（即是饼药）　蛎壳灰（筛细）　糯米（春白）

【用法】上先将瓦盆载饼药在日里晒，要得稍温，仍将一把灰、一把米，层层撒在瓦盆内，其灰、米上约留半寸饼药，就把在日里晒；灰、米发变如角黍然，时或添饼药在日里晒。如用药时，取出上件药以淡饼药调之，入钵中研成膏，用手敷在疮上，以早为上。如疮方发肿时，便可敷药，才干便敷，以消散为效，不可中辍；其肿又移在别处，再以药如前敷之，才移便是作效；如疮已聚脓血，则以药敷四畔，只留其头，使之血出，亦以血尽疮口合为度。其疮口或皮肤有破损处，千万不可敷药，痛不可忍。如妇人、小儿只宜用清水或十分淡饼药调之，或以信纸先安在疮上，然后以药敷纸上，更宜斟酌。无日则以火代之，先用饼药在温火上熏热，既入米灰，则不可用火煮。

【主治】痈疽，一切毒疮。

鹿角膏

【来源】《类编朱氏集验方》卷十二。

【组成】鹿角尖

【用法】砂钵内同老米醋浓磨。以鹅翎涂拂四围，当中留一口，遇干再涂。

【主治】一切痈疖初起者。

托里黄耆散

【来源】《御药院方》卷十。

【组成】人参半两　白术　茯苓　芍药　桔梗各一两　黄耆二两　甘草半两

【用法】上为粗末。每服三钱，水一盏，煎至七分，去滓稍热服，不拘时候。

【主治】口干微热。

复元通气散

【来源】《医方类聚》卷八十八引《管见良方》。

【组成】木香　大黄（煨）　粉草（炙）　皂角刺（锉，炒）各三钱　瓜蒌子（炒）　青木香　天花粉　黄荆子　穿山甲（地灰炒焦）　白芷各半两

【用法】上为细末。每服二钱，温酒调下。

【主治】痈疖，发背，恶疮，遍身生疮，气不顺，胸膈刺痛，挫气腰疼，肾气发动。

异功散

【来源】《医方类聚》卷一八四引《吴氏集验方》。

【组成】黄柏皮三钱（以蜜涂，火炙五次）　白矾一钱（飞过）　鹰爪黄连一钱半　脑子半钱　麝香一字　荆芥穗半钱　甘草半钱（蜜炙三次）

【用法】上为末。先以荆芥、黄连、黄柏皮、白矾、百药煎、川椒木、葱各少许，以水十碗，煎至七碗，用盆盛之，盖盆面小窍，就疮口熏之，水温洗疮净，以净软绢片拭干，以前药干撒于疮口。

【主治】痔漏下疳，连肛疮，面上伽摩罗疮，脑疽，恶毒脓血不止，腥臭，生虫疮。

乳痈膏

【来源】《医方类聚》卷二一九引《吴氏集验方》。

【组成】川当归　赤芍药各八钱

【用法】上药用麻油半斤，浸二味一宿，次日慢火熬药紫黑色，又入柳枝二百寸，向阳乘下嫩者，再同前药煎柳枝黑色，去其诸药，以绵滤过，入炒黄丹四两，油内煎，慢火煎，不住手用柳木棒打之，熬数沸略变黑色，入乳香一块如皂子大，再打，用滴在水中成珠子，即倾出，瓷盒收。

【主治】妇人乳痈，及痈疽发背，一切恶疮，打扑伤损。

消肿散

【来源】《医方类聚》卷一七七引《吴氏集验方》。

【组成】天南星二两半　赤小豆二两　草乌二两

【用法】上为末。米醋调涂肿处。

【主治】痈疖肿毒。

五黄膏

【来源】《医方类聚》卷一七七引《施圆端效方》。

【组成】大黄　黄柏　黄连　郁金各一两　黄丹半两

【用法】上为细末，新水或蜜水调。涂扫。加朴消妙。

【功用】消拔毒热。

【主治】痈肿，小儿赤眼疮瘤。

沉水膏

【来源】《施圆端效方》引乐德全方（见《医方类聚》卷一七七）。

【组成】白及　白蔹　黄柏　黄连　黄丹各等分

【用法】上为细末。以新水调涂肿痛处。

【主治】痈疽肿热，硬痛不止。

藤花散

【来源】《医方类聚》卷一七七引《施圆端效方》。

【组成】鹭鸶藤（茎叶花附）　黄耆　生甘草　栝楼根各半两

【用法】上为粗末。每服五钱，酒二盏，同煎至一盏，去滓温服，一日三次，不拘时候。

【主治】痈疽。

藤黄煮酒散

【来源】《医方类聚》卷一七七引《施圆端效方》。

【组成】鹭鸶藤（茎叶干，用花尤妙）二两　生地黄（干者）一两

【用法】上为粗末。酒四升，和入大瓶内，油纸竹叶牢封瓶口，悬釜内煮二三百沸，香熟后冷，就瓶纱滤出酒。每服一盏，日三次，夜一次，温凉随时顺意服。

【主治】痈肿，疮深附骨；在腹虽肿，皮肤不热，颜色如故；一切危恶或瘘或疖，经年不愈；妇人奶疖，连岁不愈；一切血气不和，留蓄疙瘩，挛痹于筋骨，不能行步者。

五香连翘汤

【来源】《卫生宝鉴》卷十三。

【组成】沉香　乳香　生甘草　木香各一钱　连翘　射干　升麻　独活　桑寄生　木通各三钱　丁香半两　大黄一两　麝香一钱半

【用法】上锉。每服四钱，水二盏，煎至一盏，去滓，空心热服。

【主治】

1.《卫生宝鉴》：瘰疬、痈疽、恶肿。

2.《玉机微义》：诸疮肿初觉一二日便厥逆，喉咽塞，发寒热。

【验案】下肢复发性丹毒　《四川中医》（1994，1：46）：以五香连翘汤为主方，热毒甚者，加虎杖、银花、龙葵；热入营分，加丹皮、赤芍；湿甚者，加牛膝、泽泻、车前子；已形成大脚风者，酌加防己、苍术，水煎内服，第三煎外洗患处，治疗下肢复发性丹毒 22 例。另嘱病人注意休息，抬高患肢，少食辛辣刺激之品。治疗期间，均不用抗生素等西药治疗。结果：22 例均告有效，其中痊愈（全身及局部症状消退，随访一年无复发）15例，疗程最短为 2 天，最长为 14 天；好转（全身症状消退，患肢肿痛未完全改善，随访未复发或复发程度较前减轻者）7 例，因"大脚风"、"臁疮"等症情较重，全身症状虽得以控制，而局部体征仍未全面改观。

托里温经汤

【来源】《卫生宝鉴》卷十三。

【组成】人参（去芦）　苍术各一钱　白芍药　甘草（炙）各一钱半　白芷　当归身　麻黄（去根节）各二钱　防风（去芦）　葛根各三钱　新升麻四钱

【用法】上锉。每服一两重，水三盏，先煎麻黄令沸，去沫，再下余药同煎至一盏，去滓，大温服讫，卧于暖处，以绵衣覆之，得汗而散。

【主治】

1.《卫生宝鉴》：寒覆皮毛，郁遏经络，不得

伸越，热伏荣中，聚而为赤肿，痛不可忍，恶寒发热，或相引肢体疼痛。

2.《疡科选粹》：痛疽脉浮紧，按之洪缓，牙关紧急，涕唾稠粘，饮食难下。

【方论】麻黄苦温，发之者也，故以为君；防风辛温，散之者也，升麻苦辛，葛根甘平，解肌出汗，专治阳明经中之邪，故以为臣；香白芷、当归身辛温，以和血散滞，苍术苦甘温，体轻浮，力雄壮，能泄肤腠间湿热，人参、甘草甘温，白芍药酸微寒，调中益气，使托其里，故以为佐。

调胃白术泽泻散

【来源】《医垒元戎》。

【别名】调胃白术散（《痛疽神验秘方》）。

【组成】白术　泽泻　芍药　陈皮　茯苓　生姜　木香　槟榔各等分

【用法】上为末。

《普济方》：上为末。每服二钱匕，更量病势虚实加减，临时消息。

【主治】

1.《医垒元戎》：痰病化为水气，传变水蛊，不能食。

2.《痛疽神验秘方》：痛疽声嘶色败，唇鼻青赤，面目浮肿。

【加减】若腹上肿，加白术，余药各半；若心下痞者，加枳实；若下实者，加牵牛末。

追脓锭子

【来源】《医垒元戎》卷十。

【组成】雄黄二钱　巴豆一钱半　轻粉一钱半。

【用法】上为细末，油和作饼子，生面亦得。

【功用】追脓。

【主治】《证治准绳·疡医》：脓内溃不出。

五黄汤

【来源】《活幼心书》卷下。

【组成】黄耆一两（生用）　黄连　黄芩　黄柏　大黄各二钱半

【用法】上锉。每服二钱，水一盏，蜜一大匙，煎

七分，不拘时候温服。

【主治】小儿遍身痛疖，恶核发热，及疔黄、肿毒、丹瘤。

中和汤

【来源】《活幼心书》卷下。

【组成】人参（去芦）　厚朴（去粗皮，锉碎，每一斤用生姜一斤，薄片切烂，杵拌匀，酿一宿，慢火炒干用）　当归（酒洗）　防风（去芦）　白芷　肉桂（去粗皮）　桔梗　川芎　白芍药　沉香　檀香　乳香　藿香叶　紫苏叶　黄耆（蜜水涂，炙）　甘草各半两

【用法】上锉，用无灰酒四两重，拌匀晒干，天阴略焙。每服一钱，水一盏，煎七分，温服，不拘时候。

【功用】通和表里，温养脾胃，匀调气血，顺正阴阳，发散风寒，辟除腥秽。善使痘疮易出易收，不致倒靥黑陷，传变危急，并能排脓止痛。常服清神驻颜，明目健脾，真元益固，邪气无干。

【主治】痘疮；遍身痛疖。

藿香托里散

【来源】《活幼心书》卷下。

【组成】藿香　连翘　山栀仁　川当归（酒洗）　木通（去节）　芍药　僵蚕（去丝）　甘草各二钱半　大黄（生用）　茵陈　黄耆（生用）　贝母各五钱

【用法】上锉。每服二钱，酒水各大半盏，煎八分，病在上，食后温服；病在下，食前温服。

【功用】解毒，正气理虚，祛风除烦，排脓活血，定痛消肿。

【主治】诸肿毒痛疽，已溃未溃者；及疔疮流注遍身，并内外一切黄证，恶心呕逆，憎寒壮热，昼夜疼痛。

万应针头丸

【来源】《杂类名方》。

【别名】万应铁针丸（《普济方》卷二八三）。

【组成】麝香三钱　血竭三钱　蟾酥三钱　轻粉三

钱　硇砂三钱　片脑一钱　蜈蚣一对（全用）

【用法】上为极细末，炼蜜和为剂。如疮有头者，用针头挑破，微有血出，将药一黍米大，放挑开疮口内，上用纸花周围唾津湿沾疮上，其药不过时刻即愈。如两腋见无头疮者，即是暗疔，俗云要胡是也，即将两手虎口内白土纹用针挑破如前，用药封盖。

【主治】一切脑背疽，恶毒大疮，欲死者。

【宜忌】忌鸡、鹅、酒、湿面一切发热之物。

如圣散

【来源】《杂类名方》。

【别名】皂针散（《普济方》卷二八四）。

【组成】甘草一两（半生熟）　皂角三钱（烧存性，去皮弦）

【用法】上为细末。每服三钱，热酒调下，不拘时候。

【主治】恶疮，背脑疽，寒痛，吹奶，打扑损伤。

救苦黄耆散

【来源】《杂类名方》卷十。

【组成】黄耆　甘草　当归　瓜蒌根　芍药各一两五钱　悬蒌一对　熟地黄不拘多少　金银花二两　皂角棘针（为引）

【用法】上锉。每服五钱，无灰好酒一升，同引子装于瓷瓶内，将瓶用笋叶封，坐于锅内，上以大盆覆锅口，盆外用黄土封之，无令出气，煮之，外闻药香为度。取出瓶，澄定饮清，将药滓再添酒一升，依前煮服，若不饮酒者，以水煮服，若酒少者，酒、水各半煮服。疮在上，食后临卧服；在下，空心服之。

【主治】诸恶疮痈疖。

化毒为水内托散

【来源】《观聚方要补》卷八引《皆效方》。

【别名】还魂散（《古今医鉴》卷十五）、内消散（《外科正宗》卷一）、活命饮、还魂汤（《观聚方要补》卷八引《外科纂要》）。

【组成】乳香　穿山甲　白及　知母　贝母　半夏　金银花　皂角　天花粉各一钱

【用法】上用无灰酒煎服。

【功用】内消去毒。

【主治】痈疽发背，对口恶疔疮，乳花，百种无名无头歹疮。

怀忠丹

【来源】《本草纲目》卷十六引《坦仙皆效方》。

【组成】单叶红蜀葵根　白芷各一两　白枯矾　白芍药各五钱

【用法】上为末，黄蜡溶化为丸，如梧桐子大。每服二十丸，空心米饮送下。待脓血出尽，服十宣散补之。

【功用】排脓下血。

【主治】内痈有败血，腥秽殊甚，脐腹冷痛。

真君妙神散

【来源】《本草纲目》卷十一引《坦仙皆效方》。

【别名】真君妙贴散（《仙传外科集验方》）、妙贴散（《中国医学大辞典》）。

【组成】好硫黄三两　荞麦粉二两

【用法】上为末，井水和，捏小饼，晒干收之。临用细研，新汲水调敷之。

【主治】

1.《本草纲目》引《坦仙皆效方》：一切恶疮。

2.《医宗金鉴》：痈疽诸毒顽硬恶疮，散漫不作脓，及皮破血流，湿烂痛苦，天泡，火丹、肺风酒刺、赤白游风、鱼脊疮。

内托复煎散

【来源】《云岐子保命集》卷下。

【别名】内托复煎汤（《疡科选粹》卷二）、内外复煎散（《洞天奥旨》卷十四）。

【组成】地骨皮　黄耆　芍药　黄芩　白术　茯苓　人参　柳桂（味淡者）　甘草　防己　当归各一两　防风二两

【用法】上锉。先煎苍术一斤，用水五升，煎至三升，去术滓，入前药十二味，再煎至三四盏，绞取清汁，作三四服，终日服之；又煎苍术滓为汤，去滓，再依前煎服十二味滓。如或未已，再作半料服之。若大便秘及烦热，少服黄连汤；如微利及烦热已过，服半料即行。

【功用】除湿散郁热，使胃气和平。

【主治】

1.《保命集》：疮疡，肿焮于外，根盘不深，形证在表，其脉多浮，痛在皮肉。

2.《医学入门》：阴疽痛毒，蕴结于中。

玄武膏

【来源】《医方大成》卷八。

【组成】大巴豆（去壳膜，净）二两　木鳖子（去壳）二两　国丹四两（净飞过，研细）　清油十两　槐柳嫩枝各七寸长七条（锉细）

【用法】上将巴豆、木鳖、槐柳枝，用瓷器或铜铁器盛，油浸药一宿，慢火煎熬诸药黑色，用生绢帛滤出滓，复将所滤油于慢火上再熬，却将国丹入油内，用长条槐柳枝不住手搅，候有微烟起即提出，点药滴在水面上，凝结成珠不散，方成膏，倾在瓷器内收贮，置新汲水内三日，出火毒，然后用之。若疔肿，先用银箆或鹿角针于疔疮中间及四畔针破，令恶血出，以追毒饼如小麦大擦入孔中，却以此膏贴之，若疮坏乱至甚，难以贴药，则将皂角二三片煎油，调匀此膏，如薄糊敷之。

【功用】

1.《医方大成》：排脓血，生肌肉。

2.《世医得效方》：排脓散毒，止疼生机。

【主治】

1.《医方大成》：痈疽发背，疮疖。

2.《世医得效方》：疔肿，内外臁疮，阴痓下诸恶疮，及头项痈肿。

善应膏

【来源】《医方大成》卷八。

【组成】巴豆（去壳）　僵蚕（去丝嘴）　赤芍药　白芷各五钱　五倍子二钱　黄连一钱　乱发如鸡子大　桃柳枝各七条　草麻子（去壳）三十粒

【用法】用清油半斤，浸药三日，慢火煎熬，令乱发焦烂，出火候冷，用绢滤去滓，再澄，却入铫内上火再熬，次入飞过黄丹四两，以桃柳枝不住手搅青烟微出为度，要滴在水上不散方成膏，却

出火，搅令温，再入乳香末五钱，没药末五钱，桂心末三钱，略上火再搅令匀，却以净瓷器收贮，任意使用。

【主治】一切疮疽，及伤折损痛。

万应膏

【来源】《医方类聚》卷一九四引《经验秘方》。

【组成】黄丹二斤　没药（另研）　乳香（另研）　血余（烧头发灰）　紫矿　槐角　鳖子　蛤蚧　白蔹　白及　当归　官桂　麝香　白芷　杏仁各一两　柳枝条一斤（如箸长）　脂麻油五斤　血竭（别研）一两

【用法】上除黄丹、没药、乳香、血竭，余药用油浸一宿，炭火上用铁器熬令变黄，滤去滓；次下黄丹入锅，用新柳枝搅药，烟火尽，入没药、乳香、血竭在内，搅匀，倾在瓷器内，放药硬，用刀子切成块子，油纸封裹，修合时春、秋妙。如下没药时，褐色用之；用时火上熔化，夹纸摊之。妇人吹奶，丸如梧桐子大，每服二十丸，新汲水送下；又兼催生，产后余血，脐腹刺痛，月水不调，每服二十丸，食前温水送下。

【主治】痈疽肿毒，恶疮、漏疮、发背、脑疽、疬子疮；寒温气刺痛，冷痹顽麻；牙肿，打扑，内损血毒气不散，刀伤；小儿头面疮疖；聚热杂疮；蜈蚣、蜂儿、蝎螫、犬马咬、蛇伤；火烧，漆疮，痔疮，水毒，臁疮，干湿疥癣；妇人吹奶，产后余血，脐腹刺痛，月水不调。

千金内托散

【来源】《医方类聚》卷一七七引《经验秘方》。

【组成】黄耆　白芷　厚朴（姜制）　甘草　茯苓　连翘　人参　当归　芍药　佳木香（减半）　川芎　防风　金银花各等分

【用法】上为细末。每服三钱，热酒调下。

【主治】一切痈疽毒疮。

【加减】如疮痛不可忍，少加乳香、没药。

玉蕊托里散

【来源】《医方类聚》卷一七九引《经验秘方》。

【组成】黄耆四两 人参 白芍药 当归 熟地黄 莲花蕊 乳香 没药 甘草各三钱

【用法】上为粗末。每服四钱，酒水各一盏，煎至七分，去滓温服，滓再煎，不拘时候。

【主治】疔疮，痈疽，发背，不问阴阳二证，已成未成。

【加减】如有热，加连翘三钱。

追魂丹

【来源】《医方类聚》卷一七九引《经验秘方》。

【组成】蟾酥 轻粉各半钱 枯白矾 铜绿 寒水石（烧）血竭各一钱 麝香一字 朱砂四钱（水飞）蜗牛二十个（别研如泥）

【用法】上为细末，用蜗牛泥为丸，如不就，加酒少许为丸，如小绿豆大。每服一丸，先嚼生葱白三寸至烂，吐出置手心，裹药，用热酒一大盏送下，须臾连饮二盏，汗出为度，不拘时候。

【主治】疔疮，发背，脑疽，一切恶疮。

神仙太乙至宝万全膏

【来源】《医方类聚》卷一九四引《经验秘方》。

【组成】当归 大黄 玄参 赤芍药 没药 肉桂 白芷 生干地黄 乳香各半两

【用法】上切如松子大，用香油一斤浸药，春五日、夏三日、秋七日、冬十日，然后以文武火于砂锅内熬白芷赤黄色为度，绢绵滤去滓，将油再熬得所，下黄丹半斤，以柳枝搅，至滴油在水中不散成珠，看硬软不粘手，即用瓷器盛之。如摊时，用小器内分药，于文武火上化开摊之；如作丸，令如鸡头大，蛤粉为衣，煎汤使酒送下；蛇虎蝎犬、汤火刀斧所伤，并可内服外贴；发背，先以温水洗疮，拭干，用绵子摊膏药贴之，以温水下一丸；久远瘰疬，摊贴，温水下一丸；诸瘘疮，盐汤洗贴，酒下一丸；打扑损伤，外贴，橘皮汤下一丸；腰膝疼痛，外贴，盐汤下一丸；妇人血气，木通甘草汤下一丸；赤白带下，酒下一丸；吐血，桑白皮汤下一丸；风赤眼，贴太阳穴，栀子汤下一丸；咳嗽咽喉肿，绵裹一粒，含化；一切风劳病，柴胡汤下一丸；一切疮疖并肿痛疮，及诸般疥疮，别炼入油少许，打膏令匀涂之；诸

疾度其情而用之。

【主治】八发痈疽，一切恶疮，不问远年近日，已未成脓；蛇虎蝎犬、汤火刀斧所伤，发背，久远瘰疬，诸瘘疮，诸般疥疮；腰膝疼痛，妇人血气，赤白带下，吐血，风赤眼，咳嗽咽喉肿，一切风劳病。

救苦膏

【来源】《医方类聚》卷一九四引《经验秘方》。

【组成】川乌三钱（生用，勿火）香白芷二钱 川牛膝五钱（焙）当归一两（焙）黄丹半两（飞过）贝母二钱 魂润（即桃脂）一钱 白蔹二钱 白及二钱（焙）没药七钱 乳香五钱（茗叶一片，将药放在叶上，用慢火慢焙干）杏仁三两（用热汤泡去皮尖）沥青半两 香油半盏 白胶香三两（入铁器，于火上熬数沸，放入冷水中）。

【用法】上没药、沥青、杏仁、乳香先捣，后用白胶香魂润和捣之，以上药俱要研为细末，和匀，用香油不时浇润，捣取出，揉和之。远近咳嗽，吐唾痰涎，背心穴贴；喘急痰盛，肺俞穴贴；前后心脾疼痛，随疼处贴；胸膈痞闷，少思饮食，胸骨上贴；赤白痢疾，脏寒泄泻，腰眼脐下贴；眼目赤障，疼痛作楚，太阳穴贴；耳鸣、头目昏眩，项窝穴贴；牙齿疼痛，膏药亭穴贴；男子久虚，肾气衰弱，腰膝筋骨疼痛，腰眼穴贴；闪胁骨折，手搦腕骨还旧，以膏药量伤处尺寸贴，软帛绵好竹片包裹扎定，三次收换，须候七日，如是伤重，十二日可效；妇人气虚血弱，腰脐腹胯疼痛，于脐下腰眼贴之；奶痈吹奶，于患处贴之；小儿一切痛疮失气痛，随患处贴；瘰疬漏疮，两膝肿痛，髀膝枯瘁，皮肤拘挛，蹉卧不得屈伸，此证名曰鹤膝，以药烘贴；生产死胎，胞衣不下者，用川芎汤下七粒；余病随疼处、患处、伤处贴。

【功用】顺气发风，活血脉，壮筋骨。

【主治】男子、妇人左瘫右痪，半身不遂，口眼㖞斜，痈疽发背，疔肿恶疮，已未成脓，疼痛不止，打扑损伤；蛇虎犬咬，刀斧、汤烫伤，杖疮；及风寒湿痛，咳嗽喘急，痰涎壅盛，心脾疼痛，赤白痢疾，脏寒泄泻，眼目赤障，耳鸣头痛；牙痛；

瘰疬，鹤膝，及妇人生产死胎，胞衣不下等。

耆参五味汤

【来源】《普济方》卷一八〇引《如宜方》。

【组成】人参　五味子　粉草（炙）　麦门冬　黄耆各等分

【用法】上锉。每服五钱，用水一盏半，煎至一盏，入朱砂少许，去滓温服，不拘时候。

【主治】消渴后，虚热留滞，结成痈疽。

五圣散

【来源】《瑞竹堂经验方》卷五。

【别名】五圣汤（《医学入门》卷八）。

【组成】大黄一两　生姜一两　瓜蒌一个　皂角针二两　甘草一两　金银花一两

【用法】上锉。用好酒二升，同煎至八分，去滓服，不拘时候。

【主治】痈疽疔疮。

　　1.《瑞竹堂经验方》：疔疮。

　　2.《医方类聚》引《经验秘方》：一切恶疮初发。

　　3.《医学入门》：一切疔肿痈疽，初觉憎寒头痛。

内托千金散

【来源】《瑞竹堂经验方》卷五。

【组成】人参　当归　黄耆　芍药　川芎　防风　甘草　瓜蒌　白芷　官桂　桔梗各三钱　金银花二钱

　　方中金银花用量原缺，据《普济方》补。

【用法】上锉。每服七八钱，水二大盏，煎至七分，入酒半盏，去滓温服，一日三次。两服之后，疮口内有黑血出者，或遍身汗出，皆药之功效也。如病势猛恶，每服一两，水一大碗煎服。

【主治】脑背痈疽，乳、便等恶疮。

【加减】痛甚者，倍加当归、芍药，或加乳香二钱。

透脓散

【来源】《瑞竹堂经验方》卷五。

【别名】替针散（《普济方》卷二七二）、替针透脓散（《疮疡经验全书》卷四）、代针散（《外科启玄》卷十一）、射脓散（《外科启玄》卷十一）、代针透脓散（《青囊秘传》）。

【组成】蛾口茧（用出了蛾儿茧）一个

【用法】烧灰。用酒调服即透。

【主治】诸痈疮及贴骨痈不破者。

【宜忌】切不可多，若服一个，只一个疮口；若服两个三个，即两个三个疮口，切勿轻忽。

神效回生膏

【来源】《医方类聚》卷一七六引《瑞竹堂方》。

【组成】槐　柳　桃　榆　桑　枸杞（树条嫩者）各二十条（每条长二寸。上将六件树条，剥取嫩皮，用清油三升，文武火于大砂锅内煎，令嫩皮津液尽为度，将油滤过）　白芷　白及　白蔹　当归　大黄　黄柏　赤芍药　杏仁　蓖麻子各一两半（将上药锉碎，再下于前油内浸透，又用慢火煎炒，去药滓，再用油滤过。用黄丹十二两，分作三次下，于油内熬令黑色，将筋觜蘸药油滴水内不散为度）　血竭　雄黄　乳香　没药各五钱　轻粉三钱

【用法】上为极细末，放油微温，下前药于油内，以瓦罐盛之，盖口，埋土内三日，去火毒。任意摊贴患处，二日外自觉病退。

【主治】痈疽疔毒，远近臁疮，打扑跌折伤损，暗毒发背，刀斧所伤，箭头在肉，蛇犬所伤，并皆治之。

乳香散

【来源】《永类钤方》卷二十二。

【组成】干姜　肉桂各三两　牛膝　羌活　川芎　杜细辛　姜黄　芍药　草乌　川乌各四两　骨碎补　当归　苍术　木鳖肉各六两　没药五两　何首乌十四两　桔梗十两　乳香半两　赤小豆一升　白芷三两　海桐二两（不用亦可）

【用法】上为细末，酒调服。

【主治】诸风损折伤，或作痈疽，或因损中风缓，或役所损。

万灵丸

【来源】《外科精义》卷下。

【组成】朱砂　血竭　莲蕊各等分　麝香少许

【用法】上为细末，酒糊为丸，如黄米大。每服七丸，温酒送下，疮在上食后，在下食前。不过二服即效。

【主治】脑背疽，并一切恶疮，初觉一二日。

乌金散

【来源】《外科精义》卷下。

【组成】米粉四两　葱白一两（细切）

【用法】上同炒黑色，杵为细末。每用看多少，醋调摊纸上，贴病处，一伏时换一次。以消为度。

【主治】痈疖肿硬无头，不变色者。

托里当归汤

【来源】《外科精义》卷下引何君五方。

【组成】当归　黄耆　人参　熟地　川芎　芍药　甘草（炙）　柴胡各等分

【用法】上为粗末。每服五钱，水一盏，煎至六分，去滓，食前温服。

【主治】

1.《外科精义》：诸疮毒气入腹。

2.《外科发挥》：溃疡气血俱虚发热，及瘰疬、流注、乳痈，不问肿溃。

3.《外科枢要》：妇人诸疮，经候不调，小便频数，大便不实。

4.《杏苑生春》：下疳注干，脓水交流，寒热头疼。

5.《杂病源流犀烛》：腹痛。

托里茯苓汤

【来源】《外科精义》卷下。

【组成】防风　桔梗　芍药　五味子　川芎　甘草　麦门冬（去心）　桂（去皮）　熟地黄各一两　当归　黄耆　茯苓各一两五钱

【用法】上为末。每服五钱，水一盏半，煎至一盏，去滓温服。

【主治】

1.《外科精义》：下疳，大便软。

2.《东医宝鉴·杂病篇》：痈疽溃后，脓多出内虚。

和血通气丸

【来源】《外科精义》卷下。

【组成】人参一两　麦门冬（去心）二两　大黄　黄芩（去腐）　黄柏各四两　牵牛一斤（炒香，取头末）四两

【用法】上为细末，炼蜜为丸，如豌豆大。每服二三十丸，食后温水送下。寻常积热之人，隔三二日服此药，微利润动，永不生疮肿。

【主治】疮疽，大小便秘。

犀角膏

【来源】《外科精义》卷下。

【组成】当归　川芎　黄耆　白芷　白蔹　杏仁　木鳖子　官桂　乳香　没药各一两　乱发灰五钱　黄丹　清油五斤

　　本方名犀角膏，但方中无犀角，疑脱。

【用法】上细锉，于油内先浸一宿，于木炭火上熬至白芷、杏仁焦，滤去滓，澄清再煎，油沸下丹，以湿柳木篦子不住搅旋，滴药在水中，如珠不散，出火，候一时辰，下乳香、没药、发灰搅匀，于瓷盒内收。依常法摊用之。

【主治】五发、恶疮，结核、瘰疬、瘰瘘、疽痔。

车螯散

【来源】《世医得效方》卷十九。

【组成】紫背车螯一只（盐泥固济，火煅通红，地上出火毒用）　轻粉　甘草各二钱　大黄五钱　黄芩　漏芦（去须）　瓜根各半两

【用法】上为末。每服二钱，薄荷汤下；速利，酒下亦可。热退为度，大人、小儿四季皆可服之。

【功用】宣毒利下。

【主治】痈疽初发肿痛，或少年热盛发背等。

水师晶明

【来源】《世医得效方》卷十九。

【别名】水师精明、解毒汤（《东医宝鉴·杂病篇》卷七）。

【组成】大柏皮　泽兰　莽草　荆芥　赤芍药　山大黄　土白芷　土当归　独活各等分

　　　方中莽草，《东医宝鉴》作"甘草"。

【用法】上为粗散。用水一斗，入葱白、大椒、橘叶同煎，熏洗。如已烂，入猪蹄下膝爪骨同煎，可免干痛，净洗为度。

【功用】去故肉，生新肉。

【主治】痈疽诸发，已破未破，成脓溃烂。

四面楚歌

【来源】《世医得效方》卷十九。

【组成】荆芥（和根锉碎）　赤芍药　大柏皮　土当归　山大黄　土白芷　天南星　赤小豆　商陆干（即中榕根，锉片子，焙）　白及　赤敛　白蔹　草乌　寒水石（煨或炒）各等分

【用法】上为末。生地黄自然汁调涂角四畔，或苦薷根汁调；肿用商陆根研汁，未溃则满体涂上，或有尖起处，则留出疮口。

【主治】诸般疽发肿赤，痛不可忍。

生肉神异膏

【来源】《世医得效方》卷十九。

【组成】雄黄五钱　滑石倍用

【用法】上为末。洗后掺疮上，外用绵子覆盖相护，凡洗后破烂者，用此贴之。

　　　本方方名，据剂型当作"生肉神异散"。

【主治】痈疽坏乱，及诸疮发毒。

固垒元帅

【来源】《世医得效方》卷十九。

【别名】加味十奇散。

【组成】当归（酒浸）　桂心（不见火）　人参　土芎　香白芷　防风（去芦）　桔梗　厚朴（去粗皮，姜汁炒）各等分　甘草五文　乳香（研）　没药（研）

　　　方中乳香、没药用量原缺。

【用法】上为末。每服二钱，酒调，一日三次。不

饮酒者，以麦门冬去心煎汤或木香汤调服。病愈而止。

【功用】内护固济，去旧生新，成者速溃，未成者速散。

【主治】痈发已成或未成，服内消药三五日不效，或年四十以上气血衰弱者。

乳香丸

【来源】《世医得效方》卷十九。

【别名】乳香定痛丸（《外科理例·附方》）。

【组成】当归　川芎　交趾桂　川香芷　真绿豆粉各五钱　羌活　独活　五灵脂　乳香（别研）　没药各三钱　白胶香五钱

【用法】上为末，炼蜜为丸，如弹子大。每服一丸，用薄荷汤嚼下。

【主治】发背及一切疽疮溃烂，痛不可忍者。

【加减】手足诸般损痛不能起者，加大草乌一味，用木瓜盐汤细嚼下。

单煮大黄汤

【来源】《世医得效方》卷十九。

【组成】大黄　甘草

【用法】上锉散。每服三钱，水一盏半煎，空心服。

【功用】宣毒利下。

【主治】痈疽初发，肿痛，少年热盛发背等。

【宜忌】气血衰者不可用。

前锋正将

【来源】《世医得效方》卷十九。

【组成】荆芥　薄荷　山蜈蚣　老公须　天花粉　菇黄　菇片　败荷心　川白芷　猪牙皂角（切，炒）　赤芍药各等分　淮乌（大者）一枚（煨）红内消（倍其数）　甘草每十五文入一文（喜甜加用）

【用法】上为末。每服二钱，薄荷、茶清送服。欲快利，酒调服；不饮酒，麦门冬（去心）煎汤亦可，但较缓耳。

【主治】一切痈疽，不问发肩发背，作烈疼痛。

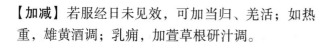

【加减】若服经日未见效，可加当归、羌活；如热重，雄黄酒调；乳痈，加萱草根研汁调。

神白膏

【来源】《世医得效方》卷十九。

【组成】南星 大黄 草乌 白蔹各半两 蚌粉 大柏皮各一两 小赤豆一合

【用法】上为末。用芭蕉头研取油调敷四畔。

【主治】五发未破。

【加减】加乳香、没药尤妙。

善应膏

【来源】《世医得效方》卷十九。

【组成】上等黄丹八两（研极细） 白胶香 明没药 滴乳香（并别研） 大当归 川白芷 杏仁（去皮尖） 大黄 草乌 川乌 赤芍药 槟榔 生干地黄 土芎 沥青（另研入） 乱发（净洗）各一两

【用法】上除乳香、没药外，将瓷石铫盛香油一斤浸药一宿，慢火煎熬诸药黑色，再入葱白、乱发煎少时，用生绢滤去滓，留下一两药油，复将所滤油于慢火上熬，却将黄丹入油内，用长柳条槐条不住手搅，候有微烟起，提起药铫，将柳条点滴在水面上，凝结成珠不散方成膏，如不成珠再熬，直待成膏，提起药铫搅，无烟出，却入乳香、没药、白胶末搅匀，倾出瓷器内，将原留下浸药铫油一并收拾器内，用新汲水一日一换，将药器坐放水内三日，出火毒，方可用之，如膏药硬，约量加黄蜡清油，入膏内搅匀得所。贴之即愈；又治妇人吹乳，以药丸如梧桐子大。新汲水送下二十丸；肺痈肠痈，亦可为丸服，温酒米饮或北梗、甘草煎汤皆可。

【主治】诸般恶疮肿毒，发背脑疽，瘰疬牙肿，打扑接骨，闪肭，刀斧伤，杖疮，蛇虫毒，狗马咬，汤火、漆疮、疥癣，又治妇人吹乳，肺痈肠痈。

【宜忌】不可犯荤辛及火焙。

围 药

【来源】《丹溪心法》卷五。

【组成】乳香 没药各二钱 大黄 连翘 黄芩 黄连 黄柏 南星 半夏 防风 羌活 瓜蒌 阿胶 皂角刺各五钱

方中诸药用量原缺，据《丹溪心法附余》补。

【用法】上为细末，好醋煎黑色成膏。外敷。寒者热用，热者寒用。

【功用】消散。

【主治】诸般痈疽。

围药铁井栏

【来源】《丹溪心法》卷五。

【组成】贝母 南星各七钱 连翘 五倍子 经霜芙蓉叶各一两

【用法】上为细末。用水调敷四周肿处，只留中间一窍出毒气。

【主治】痈疽。

铁围散

【来源】《丹溪心法》卷五。

【组成】乳香 没药半两 大黄 黄柏 黄连 南星 半夏 防风 皂角刺 木鳖子 瓜蒌 甘草节 草乌 阿胶

方中除没药外，余药用量原缺。

【用法】上为末，醋调成膏，砂石器内熬黑色。鹅翎敷之。

【主治】痈疽肿毒。

千金内托散

【来源】《脉因证治》卷三。

【组成】羌活 独活 藁本各一钱五分 防风（身、梢） 归梢各五分 归身四钱 翘三钱 芩（酒炒） 耆 参 甘草各一钱半（生用五分） 陈皮 苏木 五味各五分 蘗（酒炒） 知母（酒炒） 生地（酒制） 连（酒制）各一钱五分 汉防己（酒制） 桔梗各五分 栀 猪苓（去皮） 麦冬（去心）各二钱 大黄（酒制）三钱

【用法】作二服煎。

【主治】痈疽。

解毒丹

【来源】《脉因证治》卷下。

【组成】紫背车螯（大者）

【用法】上以盐泥固济，煅红，出火毒，甘草膏为丸。甘草汤下。恶物，用寒水石（煅红入瓮，沉井中）、腊猪油调敷。

【主治】一切发背、痈疽、金石毒。

十六味流气饮

【来源】《玉机微义》卷十五。

【别名】疮科流气饮（《外科发挥》卷五）、流气饮（《痘疹心法》卷十二）、消毒流气饮（《杏苑生春》卷七）。

【组成】川芎　当归　芍药　防风　人参　木香　黄耆　官桂　桔梗　白芷　槟榔　厚朴　乌药　甘草　紫苏　枳壳各等分

【用法】上锉。水煎服。

【主治】

1. 《玉机微义》：无名恶肿痈疽等证。

2. 《医学正传》：奶岩。

3. 《外科发挥》：流注及一切恚怒气结肿作痛，或胸膈痞闷，或风寒湿毒，搏于经络，致气血不和，结成肿块，肉色不变，或漫肿木闷无头。

4. 《杏苑生春》：气毒湿毒，流注遍身攻肿。

【方论】《济阴纲目》：乳岩之病，大都生于郁气。盖肝主怒，其性条达，郁而不舒，则曲其挺然之质，乳头属厥阴经，其气与痰，时为积累，故成结核，兹以风药从其性，气药行其滞，参、耆、归、芍以补气血，官桂血药以和血脉。

【验案】

1. 结核　《医方口诀集》：余曾治一妇女，其人全身各处肿且痛，梅核状结核数十个。每年春夏之间，其中5~7个破溃流出脓血，继则排出腐绵状之物，疮根随之脱落。来年其他处破溃之旧根脱落。新根核渐次生出。如此之病状已持续20余年，其间历经内、外科诸方治疗无效。余诊之，此病因气血之郁而生，宜用十六味流气饮。服方200余贴，次年未生新核，旧核亦渐渐消散。

2. 乳腺肿瘤　《从症汉方治疗实际》：病人38岁，女。4~5年前因生气右乳房酸痛。诊察，右乳房有大梅干状之肿瘤，与周围组织不粘连，皮肤亦无凹陷、疼痛和压痛。其他无特殊变化。给予十六味流气饮15日量，分5次投药，肿瘤完全消退。

3. 乳癖　《内蒙古中医药》（1996，1：17）：以本方内服，外用鹿角、甘草研细末，加鸡蛋黄调匀敷，治疗乳癖38例，结果：治愈33例，显效1例，好转1例。

万灵夺命丹

【来源】《玉机微义》卷十五引郭氏方。

【别名】延寿济世膏、如意金丹、广效保命丹、朱砂备急膏、三教济世膏、仙授灵宝膏、圣僧慈救膏。

【组成】朱砂　盐花各二钱半　雄黄　明矾（生用）　枫香各二钱　黄丹　赤石脂　琥珀　轻粉各一钱半　麝香　片脑各一钱　巴豆（去壳，水煮十沸）　蓖麻子（另研）各四十九粒

【用法】上为末，用巴豆、蓖麻子膏和药为丸，如和不就，加炼蜜就成膏，收瓷器内，如用时，旋丸如鸡头子大。每服一丸，井花水送下；或汤亦得。

【主治】一切疮肿、疔疽初起，脉沉实，及服汗药后，毒气在里不尽者。

【宜忌】忌热物半日。

飞龙夺命丹

【来源】《玉机微义》卷十五。

【组成】大南星一钱　雄黄　巴豆一钱　黄丹　信石　乳香各五分　麝香少许　斑蝥十六个（去翅足）　硇砂五分

【用法】上为末，取蟾酥和为丸，如黄黍米大。每服十一二丸，或十四五丸，看疮上下，食前、后好酒送下。量人虚实与之。

【主治】一切疔疮恶肿，痈疽初发，或发而黑陷，毒气内陷者。

【宜忌】忌油腻、鱼、荤物七日。

托里散

【来源】《玉机微义》卷十五。

【别名】托里护心散（《明医指掌》卷八）。

【组成】大黄 牡蛎 瓜蒌根 皂角针 朴消 连翘各三钱 当归 金银花各一两 赤芍 黄芩各二钱

【用法】上为粗末。每服半两，水、酒各半煎服。三服消尽。

【主治】一切恶疮发背，疔疽，便毒始发，脉洪弦实数，肿甚欲作脓者。

【方论】《医方集解》：此足阳明、厥阴药也。金银花清热解毒，疮痛主药；当归、赤芍调营血；大黄、芒消荡胃热；黄芩清肺火；牡蛎软坚痰；连翘、花粉散结排脓；角刺锋锐，直达病所而溃散之也。

泻心汤

【来源】《玉机微义》卷十五。

【别名】泻心散（《杏苑生春》卷七）。

【组成】大黄四两 黄连 山栀 漏芦 泽兰 连翘 黄芩 苏木各二两 犀角一两

【用法】上锉。每服三五钱，水煎服。

【功用】《杏苑生春》：解热排脓，攻痈肿，生肌长肉。

【主治】疮毒痈肿，发躁烦渴，脉实洪数者。

神效乌金散

【来源】《玉机微义》卷十五引郭氏方。

【别名】首功玄黑散。

【组成】苍耳头（五月五日午时收） 小草乌头 火麻头 木贼（去节） 虾蟆头 桦皮节（酥炙） 麻黄（去根、节）各等分

【用法】上晒干，同入瓷器内，盐泥固济，炭火内从早煅至申分，如黑煤色为度，碾为末。每服二钱，病重者三钱，用热酒调下；未汗，再一服。如汗干，却服解毒疏利之药。

【主治】痈疽疔肿，时毒，附骨疽，诸恶疮；或疮黑陷如石坚，四肢冷，脉细，或时昏冒谵语，循衣烦渴，危笃者。

雄黄散

【来源】《玉机微义》卷十五。

【组成】粟米小粉三两（炒） 草乌 南星 络石 百合各一两 白及二两 乳香 没药 雄黄 黄丹各半两

【用法】上为极细末。温水调敷。

【主治】痈疽发背，紫晕疼痛不止。

瑞效丸

【来源】《玉机微义》卷十五引郭氏方。

【组成】当归 京三棱 槟榔 木鳖子 川山甲（炒）各一两 牡蛎（为末，炒山甲都用） 连翘 枳壳（炒）各一两半 硇砂（焙） 琥珀各一两 巴豆二十一粒（去油） 麝香少许

【用法】上为末，酒糊为丸，如梧桐子大。每服十丸至二三十丸，温酒送下，临卧再服。如利动脏腑，减丸数；大小便有脓血出者，却用别药调治之。

【主治】肠痈、胃痈，内积，兼男子妇人积聚证。

翠青锭子

【来源】《玉机微义》卷十五。

【别名】善效锭子。

【组成】铜青四钱 明矾（枯） 韶粉 乳香（另研） 青黛各一钱半 白蔹 轻粉各一钱 麝香半钱 杏仁三七粒（另研，去皮尖）

【用法】上为细末，稠糊为锭子，或糯米饭和亦得。看浅深按之，直至疮平复，尤可用之。

【功用】追脓，长肌。

【主治】脑疽、发背、恶疮并溃烂。

【加减】如有死肉，加白丁香一钱半。

清热消毒散

【来源】《外科枢要》卷四。

【别名】清热消毒饮（《痘疹仁端录》卷十）、黄连消毒饮（《杂病源流犀烛》卷二十六）。

【组成】黄连（炒） 山栀（炒） 连翘 当归各一钱 川芎 芍药 生地黄各一钱半 金银花二钱 甘草一钱

【用法】水煎服。

【主治】

1.《外科枢要》：一切痈疽阳症，肿痛发热作渴。

2.《保婴撮要》：小儿实热口舌生疮，及一切疮疡肿痛，形病俱实者。

鸡清散

【来源】《医方类聚》卷一七六引《必用全书》。

【组成】赤小豆　黄药子　大黄　盆消　皂角（去皮弦，酥炙）　木鳖子各等分

【用法】上为细末。用鸡卵清调，鹅翎蘸药敷之。

【主治】痈疽发背，丹毒恶肿，时行热毒，发作赤色，瘰疬初发，吹奶肿痛。

内托十全散

【来源】《医方类聚》卷一七七引《医林方》。

【别名】内托十宣散（《医学入门》卷八）。

【组成】人参　当归　黄耆各二两　芎䓖　防风　厚朴　桔梗　桂　甘草　白芷各一两

【用法】上为细末。每服四五钱至六钱，热酒调下。

【主治】一切痈疽发背。

归耆汤

【来源】《医方类聚》卷一七五引《修月鲁般经》。

【组成】黄耆　当归　瓜蒌　甘草　皂角刺各一两

【用法】上锉。每服三钱，水一盏半，煎至八分，去滓，入乳香酒，再煎服。

【主治】痈疽无头，但肿痛。

破毒天下无比散

【来源】《医方类聚》卷一八九引《修月鲁般经》。

【别名】破毒无比散（《证治准绳·疡医》卷一）。

【组成】猪牙皂角（去皮，如法醋炙焦黄，为末）半钱　川山甲（蛤粉炒，为末）一钱

【用法】相合，温酒调下。证在上，食后服；证在下，食前服。

【主治】

1.《医方类聚》：臁疮。

2.《证治准绳·疡医》：痈疽无头，但肿痛。

祈老丹

【来源】《医方类聚》卷一七七引《烟霞圣效方》。

【组成】白浮石（醋浸一宿，炭火烧蘸七次）一两　没药二钱半　川乌头（温水洗三次，铫内灰火炮裂，去皮脐）一两　巴豆四十九个（不去皮油，只去心膜，另研）　拣乳香五钱

【用法】上为细末，用烧浸浮石，醋打面糊冷定为丸，如梧桐子大。每服六丸，临卧冷酒送下。若疮在上食后，在下食前。但见是恶疮，服祈老丹托过脏腑，次服夺命丹。如疮痛不禁者，可服乳香定痛散。

【主治】发背、脑疽、调丁一切恶毒疮。

歙墨丸

【来源】《医方类聚》卷二十四引《烟霞圣效》。

【组成】麝香一钱　泽乌头四两　五灵脂四两　防风四两　细墨四两　甘草三两半　乳香一钱

【用法】上为细末，熬麻黄膏子，用好酒、寒食面同和为丸，如弹子大。每服一丸，细嚼，左瘫右痪、打扑损伤，苦酒、甜瓜子汤送下；头风，茶清送下；筋骨疼痛，温酒送下；解伤寒温与汤送下；疮疖肿痛，酒煎括楼汤送下。

【主治】瘫痪，打扑损伤，头风，筋骨疼痛，伤寒，疮疖肿痛。

化毒消肿托里散

【来源】《急救仙方》卷一。

【组成】人参（无亦可）　赤茯苓　白术各六钱　滑石　桔梗　金银花各二两　荆芥穗　山栀子各五钱　当归一两　川芎　黄耆　赤芍　苍术　麻黄　大黄　黄芩　防风　甘草　薄荷　连翘　石膏　芒消（加缩砂仁不用此）

川芎以下十二味用量原缺。

【用法】上锉。每服五钱，水一碗，葱白一根，煎热服。汗出为度。服后若利三五行为妙；大病不过三五服，毒即内消尽矣。

【主治】痈疽发背，乳骨痛，疔疮肿毒，及一切恶疮疖，咽喉肿痛。

【加减】或加栝楼、牡蛎、贝母、木香。疔疮，加

脚莲、河车；癀疳，加车前子、木通、竹叶；疼痛，加乳香、没药；咽喉肿痛，加大黄、栀子、竹叶；脚气，加宣木瓜、槟榔；嗽，加半夏（姜汁制），用生姜同煎。

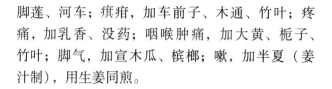

解毒生肌定痛散

【来源】《急救仙方》卷一。

【组成】黄连一两 黄柏 苦参各四两 木贼 防风各一两 羌活 独活

【用法】上锉，大瓦瓶盛水，入前药煎汤，以芦甘石十斤，用炭火煅通红，钳在药内，不问片大小，皆要令酥，内青色方好，如石不酥，再将前药淬煎汤，以石淬酥方住，却将瓦盆盖在地上一昼夜，收去火毒，候干研极细末，此石十斤用石膏二十斤，别研极细拌匀，和后药：赤石脂（煅）、谷丹（炒），此两味同煎研和，南木香、血竭、降真香、乳香、没药、白芷、黄连、黄柏、白敛各等分，龙骨（煅）、朱砂、何首乌；有虫，加轻粉、苦参，百药煎，雄黄；水不干，加螵蛸（去皮）；上为细末，与前药拌用之。敷中间。

方中羌活、独活及用法中诸药用量原缺。

【主治】痈疽，发背，乳痈，人面，外臁，金刀，诸般恶疮肿毒。

追疔夺命汤

【来源】《急救仙方》卷二。

【别名】追疔夺命丹（《赤水玄珠全集》卷二十九）。

【组成】羌活 独活 青皮 防风（多用）黄连 赤芍药 细辛 甘草节 蝉蜕 僵蚕 脚莲 加河车 泽兰 金银花

【用法】上锉。每服五钱，先将一服加泽兰叶、金银花各一钱，生姜十钱，同药擂烂，好酒调热服之；如不饮酒者，水煎加少酒服尤妙。然后用酒、水各一盏半，生姜十片煎，热服。以衣被盖覆，汗出为度。病退减后，再以前药加大黄二钱煎，热服，或利一两次，以去余毒为妙。

【功用】内消肿毒。

【主治】

1. 《急救仙方》：疔疮。

2. 《秘传外科方》：痈疽发背。

【加减】有脓，加何首乌、白芷；取利，加青木香、大黄、栀子、牵牛；在脚，加木瓜；呕逆恶心，加乳香、绿豆粉，甘草汤送下，又用紫河车、老姜、米醋一同调下；心烦呕，名伏暑，用朱砂五苓散；呕逆，加母丁香、石莲，同前药煎服；又不止，用不换金正气散，或加人参、木香煎服；呕不止，手足冷，名吃水，用黄连香薷饮吞消暑丸；手足冷，加宣木瓜、牵牛；心烦，加麦门冬、赤芍、栀子、灯草；潮热，加北柴胡、黄芩、淡竹青、丝茅根；眼花，加朱砂、雄黄、麝香少许；腹胀，加薏苡仁、寒水石；自利，加白术、茯苓、肉豆蔻、罂粟壳；腹痛不止，加南木香、乳香；喘嗽，加知母、贝母、白砂蜜少许；头痛，加川芎、白芷、葱白；痛不止，用萝卜子、川芎、葱白，擂碎，敷太阳穴；痰涎多，用生艾尾叶、米醋，擂取汁，漱去痰；咽喉痛，用山豆根、凌霄梗、栀子、淡竹叶、艾叶、灯草，水煎漱；大便闭，加姜制赤芍药、麸炒枳壳、大腹皮；小便闭，加赤芍药、赤茯苓、木通、车前子、灯草；尿血出，加生地黄、车前子；鼻出血，加野红花、地黄、藕节、姜皮；疮不痛，顶不起，灸三壮，更不痛，不治；骨蒸，加丝茅根；无脉，服二十四味流气饮。

五香连翘汤

【来源】《普济方》卷二八七引《仁存方》。

【组成】木香 沉香 丁香（去核，并不见火）各半两 连翘 射干 升麻 黄芪（生锉）木通 乳香 桑寄生 独活各三分 麝香一钱。

【用法】上为粗末。每服三钱，水二盏，煎至一盏，去滓，取清汁为度。或下恶物。未生肉以前服不妨，并漏芦汤相间，连日服之。

【功用】析毒热之气。

【主治】疽作二日后。

【加减】气盛，用大黄、竹沥、芒消，恐用药之后，不能斟量，是故不载，知者当自相度用之。

十奇内补排脓散

【来源】《普济方》卷二七五引《德生堂方》。

【组成】黄耆　当归　人参各二两　川芎　白芷　桔梗　防风　厚朴　甘草　官桂　金银花各一两　木香五钱　天花粉一两

【用法】上为细末。每服三钱，好酒调服；如不饮酒，煎木香汤服；病上，食后服；病下，食前服，每日三四次。

【功用】消肿排脓。

【主治】一切痈疽发背，诸肿疮毒。

【加减】肺痈，加百合、桑白皮、阿胶同煎。

夺命雄朱丹

【来源】《普济方》卷二七五引《德生堂方》。

【组成】雄黄三钱　胆矾　枯白矾　铜绿　轻粉　朱砂　血竭各三钱半　蟾酥一钱　黄丹二钱

【用法】上为细末，于五月五日午时修合，以水糊为丸，如鸡头子大。每服一丸，先用葱白三寸煎汤，病人自嚼烂吐出手心，却用药一丸，于葱裹定，好酒送下，病在上食后服，病在下食前服。切不要嚼药，恐伤牙口。不一时如拽重车行三二里，汗出即愈，或利一行。

【主治】诸肿疔疮，痈疽发背，丹毒无名恶疮，色黑而痒，心惊呕逆，命在须臾。

复煎散

【来源】《普济方》卷二七五引《德生堂方》。

【组成】羌活　独活　防风　藁本各一钱半　黄芩　黄连（汤洗）　黄柏（酒洗）　知母　生地黄　当归一钱半　连翘三钱　黄耆一钱半　人参　甘草（炙）　甘草梢（生）　陈皮　麦门冬（去心）　苏木　当归梢　猪苓　山栀子　五味子　防己（酒浸）　泽泻　桔梗　枳壳各一钱

　　方中黄芩、黄连、黄柏、知母、生地黄用量原缺。

【用法】上锉。每服一两，水二盏，浸一时，入酒类点，煎至三五沸，滤去滓，随病上下服之。有神效。

【主治】痈疽发背，一切无名诸肿恶疮，赤㿔肿痒，或如小豆白色，或如黍粟大，但痒而不疼，或疼而不肿，毒气内攻，渴闷不已，呕哕恶心，憎寒壮热。预宜服之，已成者溃，未成者散。

一胜膏

【来源】《仙传外科集验方》。

【组成】白芷　紫荆皮

【用法】上为末。酒调外敷。

【功用】消痈。

【主治】初生痈肿。

三胜膏

【来源】《仙传外科集验方》。

【组成】赤芍药　木蜡　紫荆皮

【用法】作箍药。

【功用】初生痈肿。

五香连翘散

【来源】《仙传外科集验方》。

【组成】沉香　连翘（去蒂）　桑寄生　丁香（去枝梗）　射干　独活　乳香　升麻　大黄（蒸。要利，生用）　木通　羌活　甘草　麝香（破者用）　青木香各等分（一方加生黄耆）

【用法】上锉。每服四钱，水二盏，煮取八分，食后热服。以利下恶毒为度。再作此滓煎汤洗之，其疮即愈。

【主治】一切积热，结核，瘰疬，痈疽，恶疮，肿疖。

【加减】本方有竹沥、芒消随证热轻重，当自加减为妙。

仙方化痰丹

【来源】《仙传外科集验方》。

【组成】明矾　迟矾　大半夏（汤洗七次）　大南星各二两（一半汤洗七次，一半皂角煮）

【用法】内用南星一半，切作片子，却用不蛀皂角截断七片，各一寸长，用水同南星煮干为度，去了皂角，只用南星焙干，将前药总为细末，水打硬面糊候冷，用浓生姜自然汁在内化开，面糊为丸，如梧桐子大。每服三五十丸，空心、临卧用淡姜汤吞下。

【主治】痈疽发背。

瓜蒌散

【来源】《仙传外科集验方》。

【组成】瓜蒌(新旧皆可,和椒炒,碎) 川椒二十粒 甘草三四寸(锉) 乳香五粒(如皂角子大)

【用法】上用无灰酒三碗,煮作一碗,去滓温服。其毒立散,未成即破,已成者,脓自出,皆不用手。

【主治】痈疽。

百二散

【来源】《仙传外科集验方》。

【别名】护心散(原书)、不二散(《赤水玄珠全集》卷二十九)。

【组成】甘草节 绿豆粉 朱砂各等分

【用法】上为细末。水调服之。

【主治】

1.《仙传外科集验方》:发疔疮烦躁,手足不住发狂者。

2.《赤水玄珠全集》:痈疽毒气冲心呕吐。

冲和仙膏

【来源】《仙传外科集验方》。

【别名】黄云膏、仙膏(原书)、冲和膏(《外科理例》)、阴阳散(《外科枢要》卷四)、冲和赶毒散(《大生要旨》)、冲和散(《古方汇精》卷二)、赶毒散(《验方新编》卷十一)。

【组成】川紫荆皮五两(炒) 独活三两(炒,不用节) 赤芍药二两(炒) 白芷一两(不见火) 木蜡(又名望见消、阳春雪,即石菖蒲)随证加减

【用法】上为细末。热酒或葱汤调敷。凡敷药皆须热敷,干则又以元汤湿透之。

【功用】

1.《医宗金鉴》:行气疏风,活血定痛,散瘀消肿,祛冷软坚。

2.《古方汇精》:祛寒逐湿。

【主治】

1.《仙传外科集验方》:流注属半阴半阳者。

2.《外科理例》:一切疮肿不甚热,积日不消。

3.《本草纲目》:一切痈疽、发背、流注、诸肿毒,冷热不明者。

4.《赤水玄珠全集》:偏正头风肿痛,眼痛。

5.《青囊秘传》:一切外症之凝滞皮肤间者。

【宜忌】

1.《仙传外科集验方》:如病热势大盛,切不可用酒调,但可用葱泡汤调此药热敷上,如病稍减,又须用酒调。疮面有血泡成小疮,不可用木蜡,恐性粘,起药时生受,宜用四味先敷,后用木蜡盖在上面,覆过四周。

2.《北京市中药成方选集》:不可内服。

【加减】如病极热,倍加紫荆皮、木蜡,少用三品;如病极冷,微加赤芍药、独活;如用本方四面黑晕不退,疮口皆无血色者,加肉桂、当归;如用本方痛不住,可取酒化乳香、没药于火上使溶,然后将此酒调药热涂;流注筋不伸者,加乳香;如疮口有赤肉突出者,少加南星,用姜汁酒调;若病势热盛者,加对停洪宝丹,用葱汤调涂贴之;小儿软疖,加军姜酒调服。

【方论】夫痈疽流注杂病,莫非气血凝滞所成,遇温即生,遇凉即死,生则散,死则凝。此药是温平,紫荆皮木之精,能破气逐血消肿;独活土之精,能止风动血引气,拔骨中毒,去痹湿气,更能与木蜡破石肿坚硬;赤芍药火之精,微能生血,住痛去风;木蜡水之精,能生血,住痛消肿,破风散血;白芷金之精,能去风生肌止痛。盖血生则不死,血动则流通,肌生则不烂,痛止则不嫩作,风去则血自散,气破则硬可消,毒自散。五者交攻,病安有不愈者乎。

荣卫返魂汤

【来源】《仙传外科集验方》。

【别名】通顺散、何首乌散(原书)、通气散(《外科启玄》卷十一)。

【组成】何首乌(不犯铁) 当归 木通(去皮节)赤芍药(炒) 白芷 茴香(炒) 土乌药(炒) 陈枳壳(麸炒,若恶心,姜汁炒) 甘草各等分

【用法】上药,水、酒、汤使,随证用之,水、酒相拌亦可,唯流注加独活。每服四钱,病在上,食后服;病在下,食前服。

【功用】和气匀血,扶植胃本,荡涤邪秽。

【主治】流注，痈疽，发背，伤折。

复煎散

【来源】《仙传外科集验方》。

【组成】黄柏　黄芩　黄连　知母　生地黄各一钱（酒洗）　防己　山栀　羌活　黄耆　麦门冬　甘草（炙）　独活各半钱　人参半钱　当归尾二钱　陈皮　防风梢　甘草梢（生）　苏木　当归身　五味子　猪苓　藁本　连翘　桔梗各一钱

【用法】上锉。每服四钱，水二盏，煎至七分，去滓，随证上下，食前后服。

【主治】痈疽发背。

神锋散

【来源】《仙传外科集验方》

【别名】替针膏。

【组成】饼药　针水　白丁香七粒　硇砂一字
　　方中饼药、针水用量原缺。

【用法】上用针水调匀，敷贴患处。

【主治】痈疽发背。

熏洗方

【来源】《仙传外科集验方》。

【组成】桑白皮（杀伤此为主）　白芷一两半　赤芍二两　乌药（肿骨痛此为主）　左缠藤　荆芥　橘叶　藿香（臭烂加此）　柏叶根

【用法】上锉散，随证加减。每药一两重，用水二碗煎，温温用瓶斛洗。如伤损遍身，重者，可于小房内无风之处，用火先烧红大砖数片，先用热药汤熏洗，如气息温，又用红砖逐旋，淬起药气令热，得少汗出为妙。

【主治】一切痈疽发背诸疮，打破伤损骨断，未破或未断而肿痛者。

【加减】如洗金疮，加荆芥、桑白皮；臭，加藿香；毒疮，加乌柏根皮。

夺命丹

【来源】《医学纲目》卷十八引海藏方。

【组成】大黄（为末，置砂器中以水搅八十一遍，飞过）一两　牡蛎一两　生姜一两　没药　乳香各一钱

【用法】上为粗末，转作丸子一钱，用好酒一升，木炭火熬一沸，分二碗盛之，夜露一宿，早晨去滓，空心服。

【主治】恶疮痈疽发背。

围药

【来源】《医学纲目》卷十八。

【组成】南星　草乌头　黄柏　白及各二两　五倍子（炒）一两

【用法】上为细末，调如糊，随血围匝如墙壁。可移险处于无险处。

【主治】痈疽。

羌活当归汤

【来源】《医学纲目》卷十八。

【别名】当归羌活汤（《医学正传》卷六）。

【组成】黄芩（酒炒）　黄连（酒炒）　归身（酒浸）　甘草（炙）各一两　羌活　黄柏（酒浸）　连翘各五钱　泽泻　独活　藁本各三钱　防风　栀子仁各五分

【用法】上锉。分作四服，水一小碗，先浸一时许，加酒一匙，煎至八分，去滓，食后大温服，每日二次，和滓汁六服，三日服尽。

【主治】脑疽。

金黄散

【来源】《医学纲目》卷十八。

【组成】白芷　白及　白蔹各等分

【用法】上为细末。用新汲水调敷。

【主治】痈毒。

黄耆四物汤

【来源】《医学纲目》卷十八引海藏方。

【组成】人参　黄耆　白术　茯苓　芍药　甘草　生姜　当归　地黄　川芎

【用法】多加金银花，水煎服。

【主治】痈疽。

【功用】定痛，内消。

【主治】疔疽恶疮。

立效丸

【来源】《普济方》卷二七二。

【组成】蟾酥一钱　朱砂二口　龙脑一字　麝香五分

【用法】上为细末，用头首孩儿乳汁为丸，如黄米大。每服二丸，痈肿，温酒送下；鼻衄，芥子汤送下；心痛、小肠气，茴香汤送下；小便不通，雄鼠粪煎汤送下；泻血、咳嗽，生姜汤送下；小儿惊风，沙糖水送下；白痢，干姜汤送下；伤食，随所伤物送下；小儿泻，芝麻煎汤送下；走注疼痛，茶送下；噎食，米汤送下；小儿热风，薄荷汤送下；遍身疼痛，醋汤送下；人着鬼祟，桃李汤送下；浑身黄肿，木瓜汤送下；大小便不通，墨水送下；产后遍身疼痛，温酒乳香汤送下；产后发寒热，蜜水送下；产后发寒，煎金银花汤送下；胎死不下，童便、荆芥汤送下；经络不行，酒煎当归散汤送下；鼻衄不止，口噙水搐一丸；心痛，醋汤送下；脐下虚冷，温酒送下；浑身虚肿，气不通，酒送下；脐下水气，煎葶苈汤送下；若四肢冷，背强，空心酒送下三四丸，如人行四五里，再服四五丸，然后吃盐葱白粥后，盖覆出汗。脾胃虚弱，煎枳壳汤送下；血山崩，火烧蚕子灰，冷水送下；血迷，煎血见愁汤送下，或温酒丁香汤送下。

【主治】痈肿，鼻衄，心痛，小肠气，小便不通，泻血，咳嗽，小儿惊风，白痢，伤食，小儿泻，走疼走痛，噎食，小儿热风，遍身疼痛，人着鬼祟，浑身黄肿，大小便不通，产后发寒热，胎死不下，经络不行，鼻衄不止，心疼，脐下虚冷，浑身虚肿，脐下水气，四肢冷，背强，脾胃虚弱，血山崩，血迷。

一捻金散

【来源】《普济方》卷二七三。

【组成】蒲公英（取汁）　盐泥　生人脑（耳塞是也）各等分

【用法】上为末，用蒲公英折取白汁，和二味为小饼。凡有疮，用竹刀割破，上一饼，用膏封贴。

飞龙夺命丹

【来源】《普济方》卷二七三。

【组成】朱砂　南星　半夏　黄丹　血竭　乳香　没药　硼砂　硇砂各二钱　人言三钱　麝香少许　巴豆十二粒　斑蝥十一个

【用法】上为细末，蟾酥化开为丸，如红豆大。五份中一份，加斑蝥二个，人言少许，捻成锭子，如半粒小麦大。每一疮针破见血，下锭子一粒，饭粘白纸封护，用药一丸，噙在舌上，觉麻，冷水吞下。重者随时服药，不必尽剂，一服时黄水流出为妙。

【主治】

1. 《普济方》：一切恶疔疮。

2. 《外科启玄》：痈疽疔毒，及一切毒禽恶兽肉毒所致成疮，蕴毒在里，脉沉紧细数；湿毒，中寒，中风，肚痛，喉闭。

【宜忌】服药后忌热物片时,忌房事并诸毒物鱼腥。

神方夺命丹

【来源】《普济方》卷二七五。

【组成】透明雄黄一两　肥巴豆一百二十粒（不去油心）　金鼎砒一两半　黄蜡四两（熔开）

【用法】上药各为极细末，入蜡中搅匀，取出火，重汤泡匀为丸，如小麻子大。量老幼加减服之。每服五十丸，多至二百丸，临睡温熟水送下。不动，其丸经过脏腑，只下清黄黑水则病去；如药未下，再服则药病俱下矣。

煅金鼎砒法：将透明砒四两，敲作米粒块，用黑铅一斤熔化，水中扑作珠子；先铺珠一层，次铺砒一层，层层相间，入角罐中，铅珠盖面，黄泥饼子又盖面上，其饼用箸杆十数窍，饼四缘略用泥固定，罐口须空一二寸；水鼎颠倒覆口，铁线扎定，须做把手提挈，略固口缝，安平地上，城砖围煅，下开四窍通风，一层熟火，一层生炭，层层相铺，平药处即止；又发火自上而下煅之通红，或提出或寒炉取出，其铅熔坠在下，其砒将在上，可得四两半。

【主治】疗肿，痈疽，发背，诸恶疮，及食牛马肉发黄者。

广圣散

【来源】《普济方》卷二七八。

【组成】苍术一斤（米泔水浸四时）　川乌半斤（炮）　草乌四两（炮）　蝎梢二两　地龙二两（去土）　天麻三两　细辛三两（去叶）　川芎五两　白芷五两

【用法】上为细末。治风毒肿、疯犬咬伤，每服一钱，温酒调下，外以水调搽患处；半身不遂，风寒暑湿，每服一钱，温酒调下；脑疽发背，以井花水调涂四畔，另用温酒调服；一切头风，用生葱搽，酒调下；伤寒，用温茶调下出汗；疔疮，用温酒调服，外醋调搽；臁疮，用井花水调搽；小儿风证，用薄荷汤调下。

【主治】一切肿毒，风毒肿，半身不遂，脑疽发背，疯犬咬伤，一切头风，伤寒，疔疮，臁疮，小儿风证。

【宜忌】忌一切猪荤。

如冰散

【来源】《普济方》卷二七八。

【组成】无名异　苦杖　香白芷各等分

【用法】上为细末。用新汲水调，外敷。

【主治】一切肿毒。

青木香散

【来源】《普济方》卷二七八。

【组成】青木香　紫葛　紫檀　朴消各二两　赤小豆二合　蜀升麻（锉）　白蔹　生矾石各一两

【用法】上药治下筛。以水和如稀面糊，又以榆皮汁和之亦妙。以布剪可肿大小，仍每片剪三二个小孔子，涂药贴肿上，干即易之。

【主治】一切热毒肿痛，并痈肿，乳痈。

万金膏

【来源】《普济方》卷二八二。

【组成】川乌　草乌　白芷　黄柏皮　藁本　荆芥　蝉蜕　肉桂　白僵蚕　赤小豆　乳香　没药　蚕沙　天花粉各等分

【用法】上为末。薄荷汁和蜜调涂患处，以纸掩住。或姜汁、地黄汁调搽；如干，用地黄汁或薄荷汁刷湿。

【主治】痈疽、发背、五发、瘰疬、阴毒，痛不能忍；或肿毒侵内沉伏者。

木通散

【来源】《普济方》卷二八二。

【组成】木通　瞿麦　荆芥　薄荷　白芷　天花粉　甘草　赤芍药　麦门冬（去心）　生干地黄　山栀子　车前子　连翘各等分

【用法】上锉散。每服二钱，加灯心、生地黄，水煎，温服。上膈，食后服；下膈，空心服。

【功用】退潮止渴解热，内消痈疽。

【主治】痈疽，以升麻葛根汤表散后，服此药。

【加减】潮热者，加淡竹叶；老人气虚者，加当归、羌活。

五香连翘汤

【来源】《普济方》卷二八二。

【组成】桑白皮（无好者宁缺之）　木香　连翘　沉香　黄耆　升麻　木通各七钱半　麝香　独活各七钱半　丁香　乳香（另研）　大黄（锉，炒）　甘草各半两

【用法】上锉。每服四钱，水一大盏，煎至八分，去滓温服。

【功用】去五脏毒气。

【主治】疽作二日后。

藤黄饮子

【来源】《普济方》卷二八二。

【组成】金银花　黄耆　防风　川乌　羌活　大黄　赤芍药　薄荷　连翘　麻黄　当归　石膏　黄芩　桔梗　白术　白茯苓各四两　荆芥　甘草各三钱　山栀子半两　人参七钱半　滑石六钱　芒消一钱

【用法】上为粗末。每服半两，水二盏，加生姜三

片，煎服。

【主治】一切痈疽疮肿。

小丹揭方

【来源】《普济方》卷二八三。

【组成】升麻 黄连 大黄 芎藭各二两 黄芩 芒消各三两 当归 甘草（炙） 羚羊角各一两

【用法】上用水煎令成膏，适冷热贴帛，揭肿上数度，便随手消散。

【主治】丹、痈疽始发，浸淫进长。

五香连翘汤

【来源】《普济方》卷二八三。

【组成】青木香 母丁香（一作鸡舌香） 黄熟沉香 当门麝香 乳香 川升麻 桑寄生 川独活 木通 牛舌大黄（蒸。一方用两半） 连翘各一两

【用法】上锉散。每服四钱，水二盏，煮一盏，须用银桃煎，如无，用银一片，空心热服。半日以上未利再服，以利恶物为度。未生肉前服不妨，以宣去毒热之气。

【主治】恶核痈疽，恶疮恶肿等，已破未破，疼痛者。

【加减】本方去独活、射干，加黄耆、藿香，名"五香大黄汤"。

内补散

【来源】《普济方》卷二八三。

【组成】白芷二两 官桂一两 香附子三两 甘草半两

【用法】上为细末。每服二钱，用酒调下。

【功用】托脓败毒。

【主治】痈疽已破。

化毒排脓内托散

【来源】《普济方》卷二八三。

【组成】人参 当归 川芎 防风各一两

【用法】上为细末。每服五钱，热酒调下，不拘

时候。

【主治】一切痈疽发背，诸般疮肿。

立效散

【来源】《普济方》卷二八三。

【组成】当归尾 苦参 南星 黄芩 黄柏 草乌尖各等分

【用法】上为末。煎茶清调敷患处。

【主治】背疽，臁疮，疔毒。

夺命更生散

【来源】《普济方》卷二八三。

【组成】干葛 知母 荆芥各五钱 防风 细辛 独莲 白芷各半两 青木香 泽兰 甘草节各半两

【用法】上锉。每服五钱，酒、水各一盏，加生姜五片，煎至一盏，温服。

【主治】痈疽。

【加减】潮热，皮肤受毒，加大黄（擂烂）、柴胡、地骨皮、麻黄（不去节）；呕吐恶心，脾胃受毒，加母丁香；疮凹不起，加蜜水调蝉蜕；发汗，加黄芩、山栀子、灯心；眼花，心经受毒，先另服朱砂、雄黄、麝香为末，姜、酒送下，然后服此方；喘嗽，肺经受毒，加木瓜、黑牵牛、射盐；小腹胀，大小便闭结，脾经受毒，加苦葶苈、枳壳、木通、通草、麝香；疮冷，加当归、肉桂、人参、木香，去独莲；如疮发痛，及身上有热，再进一服，仍服前药；如当日疮痛身热，次日又冷，加附子一个，去防风。

乳香黄耆散

【来源】《普济方》卷二八三。

【组成】黄耆 当归（去芦） 川芎 陈皮 麻黄（去根节） 甘草 芍药各一两 人参五钱 米壳二两（去根蒂，蜜炒） 乳香 没药各五钱（另研）

【用法】上为末。每服三钱，水一盏，煎至七分，去滓温服，如疮在上食后，如疮在下食前服。

【功用】未成者速散，已成者溃败，脓不出则以刀砭，其恶肉自下。

【主治】一切恶疮，痈疽，发背，疔疮，疼痛不可忍者；或疮气入腹，神昏不醒呕吐者；打扑伤损，筋骨疼痛；或妇人产后腹痛，恶物不下。

追毒散

【来源】《普济方》卷二八三。
【别名】四调膏。
【组成】滑石　寒水石　黄连　大黄
【用法】上为细末。用朴硝调，敷疮上肿处。
【主治】一切痈疽疮疖。

神圣内托散

【来源】《普济方》卷二八三。
【组成】没药一钱（鲜明者）　大黄一斤　甘草半斤　牡蛎四两　山栀子二钱　乳香五钱
【用法】上为粗末。每服五钱，水一大盏，煎至三五沸，去滓，入蜜半匙，调匀温服；年壮力盛人加至一两，水一小盏，煎服。未成者散，已成者脓血自消。后宜以十六味流气饮，调理血气复常。
【主治】痈疽。

黄芩散

【来源】《普济方》卷二八三。
【别名】漏芦汤。
【组成】黄芩　白及　麻黄（去节）　漏芦（真者）　白薇　枳壳（麸炒，去瓤）　升麻　白芍药　川当归　川牛膝　甘草各二两　大黄五两
【用法】上为粗末。每服四钱，水一盏半，煎至七分，空心热服。或利一二行。
　　一云：痈疽发背等疾服此获安之后，宜常服四物汤交和黄耆建中汤，空心煎服，以御未来，恐后再作。
【主治】时行热毒而致痈疽发背，丹疹赤肿，恶肉变作赤色；及眼赤肿生障翳。
【加减】未利，再服加芒消三钱。

逼毒散

【来源】《普济方》卷二八三。

【组成】白芷半斤　贝母十二两　香附子末六两　甘草三两
【用法】上为细末。每服二钱，用温酒调下。
【主治】诸般肿毒，痈疽。

麝香蟾酥丸

【来源】《普济方》卷二八三。
【组成】蟾酥　轻粉　乳香各五分　明信　雄黄各一钱　巴豆十个去皮油　麝香少许　寒食面三钱
　　方中寒食面，《证治准绳·疡医》作"寒水石"。
【用法】上为细末，滴水为锭子，如小麦粒大，量疮为度。如未破用针刺破，拈药在内，膏药贴之，其疮即溃。
【主治】一切痈疽发背，疔疮内毒。

二圣散

【来源】《普济方》卷二八四。
【组成】干牛类（烧灰）
【用法】上药治下筛。以鸡子白调涂之，干复易。
【主治】痈疽，发背，阴匿处及通身有数十痈者。

大黄汤

【来源】《普济方》卷二八四。
【组成】大黄一两　木鳖仁半两　甘草节二钱半
【用法】每服三钱，入少酒煎。
【功用】宣热拔毒。
【主治】痈疽。

大车螯散

【来源】《普济方》卷二八四。
【组成】大戟　芫花　菊花　槟榔　漏芦各半两　大黄　黄芩各三分　轻粉一钱
【用法】上为末。每服二钱，加车螯一钱　轻粉一钱，和匀。五更初芥菜汤调下。如人行五里久，取下恶物三四行，自住。少壮者加一钱。
【主治】痈疽。

川山甲散

【来源】《普济方》卷二八四。

【组成】川山甲一两（炒） 天花粉二两 白芷二两

【用法】上为细末。每服二钱，用酒调下。

【主治】痈疽诸痛，未有头者。

小车螯散

【来源】《普济方》卷二八四。

【组成】车螯 轻粉 甘草 大黄各等分

【用法】上为细末，和匀作服。用栝楼一个，酒一碗同煎，空心调下前药。

【主治】痈疽。

五白散

【来源】《普济方》卷二八四。

【组成】香白芷 白鲜皮 白及 白薇 白蔹各等分

【用法】上为末。每服三钱，加乳香末一字，新水调服，并涂疮上。

【主治】痈疽发背，热盛赤肿，及穿溃不愈，妇人乳痈等疾。

止痛膏

【来源】《普济方》卷二八四。

【组成】泥蜂窠（作窠于壁门蟏蛸窠也，抬椅下间有之） 乳香少许

【用法】上为末，用新冷水调涂之。一方用酽醋调。

【主治】指痈，痛彻骨髓，脚跟肿痛。

化毒散

【来源】《普济方》卷二八四。

【组成】背阴草（生于深崖大泽及山谷小涧中背阴之地，叶似香薷） 金银藤（即忍冬花藤）各一大握

【用法】上为末。入酒一升，水一升，同煎至一升，去滓，再投热酒一升，搅匀，放温，分二服；以所煎滓涂疮上。药到即便痛止，未成者即消，

已成者即收敛穿溃。

【主治】痈疽、恶疮毒、发背、脑疽，及妇人乳痈。

出虫膏

【来源】《普济方》卷二八四。

【组成】自死虾蟆一枚 头发一把

【用法】以猪膏一斤半，纳二物煎之，消尽下之，欲冷，纳盐一合搅和。以膏着疮中，日一易。

【主治】痈疽败证及骨疽。

白膏药

【来源】《普济方》卷二八四。

【组成】蓖麻子（去皮，研为泥）

【用法】旋摊膏药贴之。

【功用】消肿散毒。

【主治】痈疽，恶疮，发背，附骨痈。

托里黄耆汤

【来源】《普济方》卷二八四。

【组成】栝楼 黄耆各半两 甘草（炙）二钱

【用法】上作两服。每服水一盏半，酒半盏，煎至一盏，去滓温服。

【功用】定痛，去毒。

【主治】痈疽发背、发髭、发鬓、发眉、发脑；妇人乳痈。

【加减】如已作脓，加皂角刺少许。

茱萸散

【来源】《普济方》卷二八四。

【组成】茱萸（微炒）

【用法】上为细末。鸡子清调，涂病处。轻者宜用此方。若受重者，既消而再来。

【主治】痈疽结未成，并气凝滞，肿结成块者。

追脓散

【来源】《普济方》卷二八四。

【组成】乳香半两（研） 巴豆十个（去壳，微去

油） 雄黄半两（研）

【用法】上为细末。每用少许，贴在软处。

【功用】促疮溃烂，脓水干快。

【主治】痈疽未破。

穿山甲散

【来源】《普济方》卷二八四。

【组成】穿山甲一两（炒） 天花粉二两 白芷二两

【用法】上为细末。每服二钱，酒调下。

【主治】痈疽诸痛，未有头者。

神明膏

【来源】《普济方》卷二八四。

【组成】五灵脂不拘多少（微炒）

【用法】上为末，新水调匀，涂于故绯绢上。贴之。

【主治】痈疽、疮疖、毒肿，无头疼痛，或有数头，烦热。

桃红散

【来源】《普济方》卷二八四。

【组成】白及 石膏（煅） 黄丹（炒）

【用法】上为末。干贴之。

【主治】痈疽。

殊圣散

【来源】《普济方》卷二八四。

【组成】蜗牛二个（细研） 瓜蒌瓤弹子大五块（为末） 黄蜀葵花、叶（皆可为末）二钱

【用法】上用蜀葵花捣汁，以前药末和研调粘。涂疮上，留口。一日换三次。

【主治】一切痈疽肿毒不消。

敛疮口散

【来源】《普济方》卷二八四。

【组成】天南星（去皮） 天花粉各三钱 芙蓉叶四钱

【用法】上为末。用灵脂、芭蕉、鸡子清敷。先多服五香连翘汤，数服导去恶物。须详老少壮弱，多少用药。次服托里散数帖，又次服内补十宣散，不计服数。外用四围散帖，中间留小孔，不得以药涂尽。

【主治】痈疽发背。

【加减】赤肿，加黄皮。

替针丁香丸

【来源】《普济方》卷二八四。

【组成】草乌尖 硇砂 白丁香（坚者）

【用法】上为末，酸醋调。点将破者，令速溃。

【功用】《中国医学大辞典》：溃痈脓。

【主治】痈疽，脓成将破者。

麒麟竭散

【来源】《普济方》卷二八四。

【组成】麒麟竭（研） 赤茯苓（为末） 白茯苓（为末） 没药（研） 甘草节（捶碎）各一两 老天萝子一个（连皮切碎，新者二个）

【用法】上用蜜一两，无灰酒二升，于银石器中煎天萝子、甘草节至三盏，分三服，调前药服。如曾服金石毒发，先吃猪羊血，方得服药；如不曾服金石药，只是气结，更不必用猪羊血，却以天萝子酒调，并进三服，其疮自穿，痛立止，未成脓者即自消散。已穿后，又进三服，候脓化，取下积热毒如鱼涎，并不动脏腑。

【主治】痈疽毒疮。

白蔹散

【来源】《普济方》卷二八五。

【组成】白蔹 乌头（炮） 黄芩各等分

【用法】上为末。和鸡子白敷上。

【主治】痈肿。

托里散

【来源】《普济方》卷二八五。

【组成】栝楼一个（去皮） 生甘草一寸

【用法】上锉细。酒一盏，煎至七分，食后温服。

【主治】痈疽。

托里散

【来源】《普济方》卷二八五。
【组成】甘草一两　黄耆半两　桔梗半两　青橘皮半两
【用法】上为细末。每服一钱，水一盏，煎三沸，去滓，食后、临卧温服。
【主治】疮毒，疽，疹，发背，肿毒。

托里连翘散

【来源】《普济方》卷二八五。
【组成】柏叶半两（干者）　黄耆一两（炙）　萱草根半两　乳香一分（研）　甘草半两　连翘半两
【用法】上为末。每服一钱，温酒或米饮下，不拘时候。
【主治】痈疽。

松脂膏

【来源】《普济方》卷二八五。
【组成】松脂一斤（炼煮）　胚脂三合（生）　椒叶一两　白蜡三两　蛇含　黄耆　芎藭　白芷　当归　细辛　芍药各一两
【用法】上切，以水先煎脂、蜡烊尽，纳诸药，三上三下，白芷色黄，膏成。用剪故帛，量疮大小，涂膏贴之，日夜各一次。
【主治】痈肿脓溃。

蛎粉散

【来源】《普济方》卷二八五。
【组成】牡蛎（白者）
【用法】上为细末。水调涂，干更涂；或干贴。
【功用】拔毒。
【主治】一切痈肿未成脓者。

御用托里散

【来源】《普济方》卷二八五。
【组成】当归　赤芍药　牡蛎　大黄（初觉者倍加，火煨）　山栀子　黄芩　栝楼　皂角针　金银花　朴消　连翘各等分
【用法】上为末。每服三钱，水一大盏，同煎至七分，去粗滓服，不拘时候。
【功用】托里。
【主治】痈疽诸疮，气血虚微，肌肉寒冷，脓汁清稀，毒气不去，疮久不合，或聚肿不赤，结硬无脓，外证不见者。

三物汤

【来源】《普济方》卷二八六。
【组成】牡蛎　大黄　山栀子各等分
【用法】上为末。水酒一大盏，煎至七分，露一宿，炖温，空心服。
【主治】便痈。

生蜜粉方

【来源】《普济方》卷二八六引《神效方》。
【组成】生蜜　米粉
【用法】调服。小便利为度。
【主治】便痈。

当归散

【来源】《普济方》卷二八六引《神效方》。
【组成】当归半两　甘草一两　山栀子十二个　木鳖子一个（去皮）
【用法】上为细末。每服三五钱，冷酒调下。
【主治】附骨痈及一切恶疮。

当归消毒散

【来源】《普济方》卷二八六。
【组成】荆芥　牛蒡子　甘草　防风　当归　赤芍药各等分
【用法】上锉。每服半两，水二盏，煎八分服。
【主治】痈肿初发。

皂桃散

【来源】《普济方》卷二八六。

【组成】皂角（烧存性）　胡桃（烧存性）　牛蒡子（微炒）　连翘（生）各等分

【用法】上为细末。每服三钱，空心、食前温酒调下。

【主治】肿痈，半月才觉。

解毒丸

【来源】《普济方》卷二八六。

【别名】三黄解毒丸（《万病回春》卷二）。

【组成】大黄　黄连　栀子　黄芩各五钱　牵牛　滑石各一两

【用法】上为细末，滴水为丸，如梧桐子大。每服三四十丸，温水送下。加减用服之。

【主治】

1.《普济方》：中外诸邪毒痈肿疮，筋脉拘挛，寝汗咬牙；一切热毒惊悸。

2.《万病回春》：五淋，便浊，痔漏。

千金漏芦汤

【来源】《普济方》卷二八七。

【组成】生大黄　白蔹　甘草　赤芍药　黄芩　白及　升麻　麻黄　枳壳　山栀子　当归须各等分

本方名千金漏芦汤，但方中无漏芦，疑脱。

【用法】上锉。水一盏半，煎七分，去滓空心服。

【主治】痈、疖、无名肿毒。

龙射破棺散

【来源】《普济方》卷二八七。

【组成】藿香　地丁　瓜蒌　红藤　甘草　紫草各一两　黄耆五钱　当归五钱

【用法】上为细末。每服二钱，水调下。

【主治】一切痈疽、发背、肿恶。

乳香拔毒散

【来源】《普济方》卷二八七。

【组成】黄柏（去粗皮）　黄芩（去肉）各二两　地骨皮一两　乳香（另研）三钱　没药（另研）三钱

【用法】上为末。井水调作膏子，摊在纸花上，贴于疮处。

【功用】消毒止痛。

【主治】一切痈肿疮疖。

复煎散

【来源】《普济方》卷二八七。

【组成】归梢一钱　归身二钱　防风梢一钱　风身一钱　苏木半钱　黄柏二钱　甘草二钱半　全蝎一钱　陈皮一钱　羌活一钱　人参五分　黄芩一钱　防己五分　连翘三分　藁本一钱　黄耆一钱　桔梗二钱　泽泻五分　知母五分　生地黄五分　芍药一钱

【用法】上为粗散，只作一服。先用井水浸药一个时辰，再用长流水一大碗，煎七分，又用好酒数十滴入药内，作一服温饮，看病上下，分食前后服。

【主治】诸般痈疽、肿毒、疔毒。

洗肌散

【来源】《普济方》卷二八七。

【组成】青木香　白蔹　槟榔　贯众　荆芥

【用法】水煎，以药夹黄葱洗之。

【主治】痈溃后，脓水未干者。

通关散

【来源】《普济方》卷二八七。

【组成】大黄一两　牡蛎半两（烧）　山栀子三钱　地龙二钱　甘草三钱（炒）

【用法】上为末。每服五钱，以水一盏，煎至六分，去滓温服，以利为度。

【主治】一切痈疽，无头肿痛者。

大荆芥方

【来源】《普济方》卷二八八。

【组成】大荆芥根（洗净，细切，烂研。一云加些少米醋同研，即荆芥易烂）不拘多少

一云，大荆芥即大蓟。

【用法】加小粉和匀。用药一粟许，点于疮头，少顷再点，便觉肉地软；或随疮大小，涂敷疮上，其冷如冰，留口如一围大，才干又换，其口渐小，以口溃为度。

【主治】痈疽、发背、脑疽等，不问有头无头，但要肿起知痛。

内消丸

【来源】《普济方》卷二八八。

【组成】附子 川乌（各炮）半两 全蝎（净）僵蚕一分 乳香三钱（研）草乌头（水煮烂，去皮尖）半两 雄黄 没药一钱（研）

【用法】上为末，炼蜜为丸，如梧桐子大。每服二十丸，薄荷汤送下，若发急者，只作末，每服一钱，茶、酒任下。

【主治】瘤发。

内解散

【来源】《普济方》卷二八八。

【组成】川乌（炮）一两 甘草（半生半炙）麻黄各一两 沉香 苍术 防风 草薢各一分 杜仲半两（炙）

【用法】上为末。每服二钱，加生姜三片，大枣一个，水一盏，煎至六分，去滓温服。须溃破脓透，内虚之后可服。

【主治】痈疽。

发脑内消散

【来源】《普济方》卷二八八。

【组成】消石（研）二两 木通（锉）紫檀香 甜葶苈（隔纸炒）白蔹 莽草各一两 大黄三两

【用法】上为末。每用浆水旋调得所，涂于肿上，干即易之。

【主治】发脑始结，疼痛妨闷，欲成痈疽者。

托里散

【来源】《普济方》卷二八八。

【组成】山蜈蚣一两 当归 川乌（炒）白术

白芷 川芎各三钱 麻黄一钱

【用法】上为末。每服二钱，酒下；加生姜、薄荷，水煎亦可。

【功用】止痛，固脏腑。

【主治】痈疽。

消毒溃坚汤

【来源】《普济方》卷二八八。

【组成】黄连一钱 黄芩五分 黄柏五分 生地黄四分 知母四分 羌活一钱 独活四分 防风四分 藁本四分 当归尾四分 桔梗五分 黄耆二分 人参三分 甘草三分 连翘四分 苏木二分 防己五分 泽泻二分 橘皮二分 山栀子二分 五味子二分 麦门冬二分 枳壳二分 猪苓二分

【用法】上药锉，如麻豆大，都作一服。水二盏，煎至一盏半，去滓，食后温服。

【主治】痈肿，瘰疬，乳病。

寒托里散

【来源】《普济方》卷二八八。

【组成】黄栝楼三个（去皮取瓢子，炒）忍冬三两（即左缠藤）乳香一两 苏木二两 没药一两半 甘草节（炙）半两（红纹者）

【用法】上为粗末。每用药一两半，无灰酒三碗，同药入瓦瓶内，煮至一碗半，去滓。分为三服，空心日午临睡服；如要常服，即为细末，酒糊为丸，如弹子大，朱砂为衣。每服一丸，细嚼，当归酒下。打扑伤损，服至五丸即安。

【功用】止痛消肿，初发服之则消散，已成则易溃，既溃则生肌，常服活血补损，不患疮痍。

【主治】五发；打扑伤损。

车螯酒

【来源】《普济方》卷二八九。

【组成】车螯壳一二个（泥固济，火煅过，为细末）灯心三十茎 蜜一大匙 栝楼一个

【用法】上为末，剥栝楼，用酒一升，以下煎三味微熟，调车螯末二大钱。不过两服，痛止。

【主治】发背痈疽。

糯米膏

【来源】《普济方》卷二八九。

【组成】糯米（先洗七次，绢袋挂当风二七日，炒）一斗　紫河车（去皮毛，生用根赤者，不用白者）五两　五倍子（瓦燥之）五两　白蔹二两（真者，如白萝卜干，色白，味苦甘）　黄柏皮（炒焦）五两　黄芩（炒干）五两　白及（生）二两　当归（酒浸、焙干）二两

【用法】上为末，酸醋调入瓶，时取敷患处。若已成欲破，加白丁香，为末，和上药点头上，却用不加之药敷四畔；内服用白术、黄耆三两（蜜炙），木香、当归各一两为末，酒下二钱，病在四肢食后服；膈上眠时，膈下空心服之。

【主治】发背疽毒，一切恶证。

麝香散

【来源】《普济方》卷二八九。

【组成】麝香（别研）　轻粉　定粉各半钱　粉霜一字半　巴豆三个（大者，去皮）　白丁香四十二枚（拣直者）

【用法】上药先研巴豆细，却入诸药，同研极细末。如疮疮有眼者，用水和药作锭子，按在疮口内，后用万金膏贴，每日一次，如脓多，两次。如恶疮发背，鱼眼疔疮，有紫恶肉，只做散子干掺在恶肉上，后用万金膏贴，每日一次或二次，但少掺药。如不痛，更加药少许。

【主治】发背、痈疽、肿毒、疖、漏等疮。

白及散

【来源】《普济方》卷二九〇。

【组成】白及　白蔹　乌鱼骨　紫参　黄芩　龙骨各三钱

【用法】上为细末。每用干掺疮口上。

【功用】生肌，住痛，止血，收疮口，辟风。

【主治】痈疽疮毒；并治金疮血不止。

针头散

【来源】《普济方》卷二九〇。

【组成】轻粉半钱　麝香半钱　信石半钱　乳香半钱　蟾酥半钱　铜绿半钱

【用法】上为细末，纸纴药在疮口内。

【功用】去腐生肌。

【主治】痈疽。

拔毒散

【来源】《普济方》卷二九〇。

【组成】大槟榔一个　红娘子一个　黑狗脊　硫黄　赤石脂　黄连各一两　轻粉一钱

【用法】上为细末。每用药少许，干掺患痛处。

【功用】敛疮。

【主治】痈疽。

拔毒散

【来源】《普济方》卷三〇〇引《卫生家宝方》。

【组成】泥蜂窠（岩壁间采之）　乳香少许（研）

【用法】上为末。用酽米醋调涂之，干即再上醋。痛立止。

【主治】

1.《普济方》引《卫生家宝方》：发指，毒疮生于手指，赤肿坚硬，疼痛不可忍者。

2.《杂病源流犀烛》：痈疽发于阳，肿痛，发热作渴。

合掌散

【来源】《普济方》卷三〇一。

【组成】槟榔　硫黄

【用法】上为末。临睡，用香油调掌心上，鼻嗅之；却以药抱外肾睡。二三日用之效。

【主治】肾脏生疮。

救生丹

【来源】《普济方》卷三〇三引《卫生家宝》。

【组成】寒食面四两（寒食日用水搜竹饼，阴干）　千口土四两（蚁蜕土）　土马鬃四两（乃墙上长须青苔）　莴苣子四十九个　荆芥心四十九个（若嫩小者，则添一握）　纥勒蔓心四十九个　雄黄一两

（水研，飞过） 乳香一两（别研，多为妙）

【用法】上用砂石擂盆内烂研令匀，为丸如弹子大，晒干，当风处用葛布袋盛挂起。如治疮及毒，以一丸为率，细研，用新汲水调，饮清者；浓者用鸡鹅翎扫肿处，欲散则遍扫，欲聚则留头，才干再扫；如刀伤血出，干掺。

【主治】刀刃所伤，出血不止，打扑伤损，及恶虫所伤，及发背痈疽等疾。

万应膏

【来源】《普济方》卷三一三。

【组成】当归 黄耆 防风 香白芷 五倍子 生熟地黄 白蔹 白及 赤芍药 玄参 乳香 没药各半两 黄丹六两 油一斤

【用法】上锉，入油煎黑色，却入乳、没同煮，用绵滤去滓，将药油熬，渐入黄丹，用柳枝搅候黑，滴水中不散为度，入地穴三日，出火毒用。

【主治】痈疽、疮疖、瘰疬已成、未成、已破，及风毒眼，一切蛇虫犬伤。

无比膏

【来源】《普济方》卷三一三。

【组成】香油一斤二两 黄连 黄柏 当归 木鳖子 白及 白蔹 何首乌 赤芍药 桃仁 川芎 生地黄 熟地黄 南星 半夏各三钱 巴豆十四枚 防风 草乌 白芷 白芍药各三钱

【用法】上将香油煎至黑色，去滓，次入黄丹半钱，又入黄腊一块，乳、没、韶粉各半两，煎至熟。

【主治】诸般痈疽、瘰疬、发背恶疮。

五枝膏

【来源】《普济方》卷三一三。

【组成】香油一斤 桃枝 柳枝 橘枝 梅枝 桑枝 蓖麻子六十七粒（去壳）

【用法】上各药浸油中，同煎赤色，捞上五枝，用帛滤净，下乳香一钱，次下没药三钱，逐旋下黄丹半斤，次下沥青，不住手搅之，膏成为度。外贴患处。

【主治】一切痈疽发背，疼痛不可忍。

芎䓖膏

【来源】《普济方》三一三。

【组成】川芎（微炮） 当归 皂荚（去皮） 白及 赤芍药 何首乌 无名异 木鳖子 川山甲（火炮） 黄柏 半夏 乳香 没药各等分

【用法】上锉。用香油一斤，药末三两（春、秋一斤油，用药四两，冬用六两药，夏用二两药），槐、柳条搅之，滴水如珠可用。

【主治】诸般痈疽、发背。

【加减】夏月，加黄柏三两；冬，加一两；春、秋，加二两。

当归膏

【来源】《普济方》卷三一三。

【组成】当归 川芎 木鳖子 川山甲 蓖麻子 败龟版 油头发 白蔹 白及 白芷 草乌各等分 四物汤一贴 败毒散一贴（以上香油一斤，于罐内浸此药，春五、夏三、秋七、冬十日。然后用松香三十两，夏使油四两。冬使油四两半，次用） 乳香一两 没药一两 血竭少许 麝香少许 龙骨（煅）三钱 白矾半两（飞）

【用法】上为末。待松香入油，用槐条搅匀，文武火熬，去烟净，入药，滴入水成珠子则膏成。水浸，再下油十两或九两，使黄丹四两，槐、柳、桃枝各七寸，杏仁半两，再煎匀烟净，用没药末半两，乳香半两，皂针搅匀成膏，收于罐内，大小摊之。

【主治】诸般痈疽发背，瘰疬恶疮。

红药子

【来源】《普济方》卷三一三。

【组成】辰砂 乳香各四钱半（研） 硼砂一钱 明雄黄三钱 砒霜五钱 白矾六钱（火飞枯，研） 麝香三分 虢丹六钱

【用法】上为细末，入净锅内与黄蜡和匀。随疮孔窍大小深浅，临时作条子插入疮孔中，一日一换。约用三五次，令其毒肉净，却以膏药贴之。

【主治】痈疽，发背，毒肿，恶疮。

松脂膏

【来源】《普济方》卷三一三。

【组成】松脂一斤 猪脂半斤 大黄一两 白蜡四两 细辛 防风 黄芩 芎䓖 白蔹 当归 芍药 莽草 黄柏 白芷 黄连各半两 麻油半两（一方有黄耆一两，一方无麻油）

【用法】上锉，先煎二脂、白蜡令烊，次纳诸药，三上三下，以绵绞着水中为饼。取少许火炙之，敷油纸上，贴疮处。

【主治】一切痈疽发背，溃后日夜疼叫口不合。

乳香膏

【来源】《普济方》卷三一三。

【组成】黄蜡一两半 定粉二两半 乳香一两 小油四两

【用法】上用瓷碗盛油、蜡，放汤锅熬，消尽蜡，入乳香、定粉，用柳枝搅沫散，放冷水内去火毒。量疮摊帛纸随用。

【主治】发背，痈疽，肿毒，一切疮疖。

【宜忌】忌铁器。

保安膏

【来源】《普济方》卷三一三。

【组成】香油三斤 木香半两 木鳖子二两 当归一两 赤芍药二两 白芍药三两 白及末十两 乳香半两 没药半两 黄丹八两 柳枝二十五根 桃枝十四根（各长二寸半） 沉香一钱半

【用法】上药各锉碎，除乳、没、黄丹外，用香油三斤浸煎，试白芷黄色为度，去药滓，将油再熬沸，下黄丹，柳枝急搅，滴油水中不散，看老嫩，下乳香、没药，再试，倾入水中出火毒三日用。

【主治】男子、妇人痈疽发背，疔肿瘰疬疮疖，诸般肿毒异证。

胜金黑膏

【来源】《普济方》卷三一三。

【组成】当归 蓬术 玄参 肉桂 生地黄 续断 赤芍药 香白芷 大黄 槐枝 柳枝 香油 黄

丹各等分

【用法】上锉，浸三日，熬热去滓；再熬，用柳枝搅，下丹，滴水中不散为度。

【主治】痈疽发背，诸般恶毒疮疖。

神异膏

【来源】《普济方》卷三一三。

【组成】鬼面乌头（不去皮尖） 木鳖子（去壳，不去油） 当归（去芦） 贝母 南星 半夏各一两 白芷 白术各半两

【用法】上为粗末，用真香油六两浸之愈久，煎药赤黑色，绵子滤去滓，再煎油三五沸，入黄丹二两，桃柳枝搅，逐旋下以黑为度，春夏秋宜以罐瓶收之，皮纸摊贴留白。

【主治】痈疽诸肿恶疮，已成未成者。

神效鬼哭膏

【来源】《普济方》卷三一三。

【组成】香油五斤 柳枝 槐枝 桑枝 杞枝各四两半 苏木 降真节各四钱 甘草三钱 防风二钱 川乌二钱 草乌二钱 半夏二钱 黄柏一钱半 槐花二钱 红花四钱 厚朴二钱 黄连五钱 蓖麻三钱 江子二钱 牙草四钱 天花粉二钱 川楝二钱 当归须三钱 川椒二钱 南星四钱 五加皮二钱 杜当归四钱 穿山甲二钱 苍术二钱 白及二钱 木鳖子二钱 槟榔二钱 川芎二钱 贝母二钱 白芷二钱 妇人油头发

方中"妇人油头发"用量原缺。又用法中所言"五枝"，而组成中只有柳、槐、桑、杞四枝，疑脱。

【用法】上将前药同五枝一处入油，熬至药成炭黑色，用铁笊篱捞去滓，离火候稍温，下黄丹三十五两，用槐条搅匀，再入火略滚一二沸，药锅离火，再下乳香、没药、血竭末各一两，搅匀，用生麻布滤入别器内，将麝香一两研，轻粉七钱半在锅内和匀，候经一宿用。

【主治】杖疮不疼不发无痕，及痈疽，远年恶疮肿毒、风寒暑湿、疼不可忍者。

善应膏

【来源】《普济方》卷三一三。

【组成】当归 白及 桂 白蔹 白芷 木鳖子仁 杏仁各一两（锉如豆） 黄丹三斤 油五斤 乳香 乱发灰 没药各半两 黄耆 当归梢各二钱（末） 沥青少许

【用法】上将药油内煎令焦黄，滤去滓，再煎清油沸，下黄丹，湿柳木篦不住手搅熬六时，滴水中成珠住火，入没、乳、黄耆、当归梢末搅，盆收贮。

【主治】痈疽毒肿。

止痛膏

【来源】《普济方》卷三一四。

【组成】油一斤 当归一两半 白芷一两 桂心二分 芎藭 藁本各一两 细辛二分 密陀僧一两（细研） 黄丹五两 麝香二分（细研） 鹿角胶一两半 蜡三分 朱砂一两（细研） 盐花一两 腻粉三分 乳香三分（细研）

【用法】上药先取油安铛内炼沸，下当归等六味（细锉）入油，煎白芷赤焦色，绵滤去滓，净拭铛；仍下药油，依前慢火熬油、蜡并丹，不住手以柳鈚搅，候色黑，次下密陀僧、鹿角胶、盐花，次下腻粉，次下乳香，次下麝香、朱砂等，慢火熬，候药黑光，即滴水内，如软硬得所，药成，入铜罐中待凝，于净地上安一宿，以物盖之，出火毒。每用故帛上摊贴，一日二次。

【功用】排脓。

【主治】一切痈疽发背，溃后日夜疼痛。

生发膏

【来源】《普济方》卷三一四。

【组成】妇人梳下油头发一两半 油二两 丹一两 轻粉三钱

【用法】取头发与油，熬发稀烂，去滓，滴水中成珠不散，下丹，冷定，下轻粉，瓷器内放之。外涂。

【主治】发背，脑疽，臁疮。

生肌膏

【来源】《普济方》卷三一四。

【组成】黄丹六两 松脂半两 熏陆香半两 故绯帛一尺（烧灰，细研） 乱发半两 蜡一两 故青帛一尺（烧灰，细研）

【用法】上药以油一斤，先煎一二沸，纳发煎令消尽，然后纳蜡及松脂、熏陆香、青绯帛灰煎，搅匀烊，以绵滤去滓，却入铛中下丹，以火煎搅令黑色，软硬得所，贮一瓷器中。取少许涂于楸叶上贴，日二易之。

【主治】一切痈疽发背，溃后肌肉不生。

血竭膏

【来源】《普济方》卷三一四。

【组成】真虢丹二两 滴乳香一分（细研） 没药一分（细研）

【用法】上用麻油四两熬令沸，先下虢丹，用柳枝不住手搅，直至色变，滴水中成膏为度；然后下没药、乳香，再令沸，放冷处。每用时以白纸摊药，大如疮根贴之。本方用血竭恐难得，可以没药代之。如得血竭，虢丹四两可对血竭一分，滴乳一分，麻油五两。

【主治】痈疽发背。

如圣膏

【来源】《普济方》卷三一四。

【组成】乳香（好者，研） 没药（研）各一两 当归三两 血竭一两 川芎三两 黄丹一两半（别研） 清麻油二斤半 槐枝白皮 水杨树白皮各十四条（每长一寸） 葱半斤（连根洗，令干） 苦参一分 川楝子肉一分

【用法】上药除没药、乳香别研，余药为末。先将油、葱、槐、杨树皮同煎令黄色，绵滤过，去葱、树皮。再将油入锅内烧沸，入黄丹煎令紫色，入水不散，倾入钵内令温，将前别研药末搅油内，以水杨树枝打令匀和，新汲水顿冷为度，却覆地上三日出火气。如用膏药，临摊贴时不可厚，但频易。

【主治】一切恶疮，痈疽。

如圣膏

【来源】《普济方》卷三一四。

【组成】巴豆（取肉）二十七枚　密陀僧半两（别细研）　天南星半两　附子　乳香（别研）　没药　木香　当归　防风　紫藤　白及　白蔹　香白芷　黄芩　黄耆　赤芍药各一分　黄蜡一分（另入）　盐花半钱（炒）　头发一结（净洗，控干）

【用法】上为粗末。用清油一斤，熬令黄色，以绢袋滤去滓，煎令极沸。春、秋入黄丹七两，夏用八两，冬用六两，慢火煎熬成膏，于铁刀上试令软硬得所，摊得成靥为度。每用摊纸上，贴如常法。

【主治】不问年深日近，发背恶毒，痈疽漏疮，瘰疬。

乳香膏

【来源】《普济方》卷三一四。

【组成】川乌（生，去皮脐，切）　乳香（研粗）　没药（研粗）　太平州白芷　赤芍药（切）　当归（洗，切）　绵黄耆（切）各半两　白及（切）一分　桑白皮（切）半两　白蔹（切）　桂（切）　血竭（研）　防风（切）各一分　巴豆二十一枚（去壳皮）　连须葱七条　桃柳枝各十条长四寸（切）

【用法】上用麻油一斤，浸药三宿，慢火熬，直令白芷焦赤色为度，以绵滤过，入黄蜡二两，渐渐再熬片时，下黄丹三两，搅令匀，再熬候滴入水中成珠子为度，收入净瓷罐中密封。用如常法。

【功用】拔脓生肌止痛，未溃贴令内消，已溃贴收敛脓血。

【主治】一切痈疽恶疮，结毒赤肿，疼痛呻吟不忍闻；或恶疮久而未愈者。

金丝万应膏

【来源】《普济方》卷三一四。

【组成】松香一斤　香油四两　五积散二两

【用法】上用油煎药黄去滓，入松香、槐、柳枝搅数沸，候冷滤过。水中持拔百遍，就水养之，日换凉水。

【主治】痈疽、发背、恶疮。

神秘膏

【来源】《普济方》卷三一四。

【组成】生地黄汁五合　防风三分（切，去芦头）　羊肾脂二两　麻油五两　乳香一两　黄蜡二两　乱发半两　当归半两　甘草三分　白蔹半两

【用法】上锉细，以醋拌湿，先以油煎乱发消尽，下地黄汁，煎如鱼目沸，候地黄汁尽，绵滤去滓，却于火上下蜡、香、脂，热搅匀，煎令稠，瓷盒盛。以故帛涂贴，看疮大小，每日换二次。

【主治】一切痈疽、发背已溃后，日夜疼痛不可忍，脓不能出者。

神效太乙膏

【来源】《普济方》卷三一四。

【组成】熟地黄　大黄　白芷　黄耆　甘草　当归　防风　白芍药　桂　玄参各一两

【用法】上为末。用麻油二斤，浸药数日，用慢火同熬煎，滤去药末，然后入好黄丹一斤，煎三两沸，试滴水内成珠为度。每用摊纸上贴患处。

【主治】一切痈疽恶疮。

梧枝膏

【来源】《普济方》卷三一四。

【组成】香油一斤　黄丹五两　槐枝　柳枝　梧桐树枝　桑枝　桃枝（各长一寸）各一两。

【用法】先用梧枝入锅内，文武火煎，俟焦黑色，滤去滓，次入黄丹，不住手用柳枝搅黑色，试滴水成珠不散膏成。用如常法摊贴。

【主治】痈疽。

麒麟竭膏

【来源】《普济方》卷三一四。

【别名】麒麟膏（《奇效良方》卷五十四）。

【组成】白芷　白蔹　川芎　甘草各四两　当归　丁香各半两　木鳖子三十八个　没药一两半（另研）　乳香一两半（另研）　脑四两　干蟾半两

杏仁九十八个　鼠头（腊月者）两个　清麻油二斤　麒麟竭一两　真绯绢一尺（烧灰）　黄丹十两　室女油头发一拳大团

【用法】上锉细，用好酒拌浸一宿，入铛内用油煎，候药深赤色，滤去滓；另入净铛，慢火煎，可少顷即入研者麒麟竭、乳香、黄丹、腊等，用柳枝子不住搅打，时时滴入水，试看软硬得所，即是成膏；发背未脓者，半入银石器，慢火熬及半盏许，去滓，次下乳香（研碎），又熬之，候如一茶脚许，先将蜜熬去滓，放冷，却入前熬者膏子及众末，搅匀，再熬，候金漆状乃成，入不犯水磁器内收之。每用少许贴患处。

【主治】入发痈疽，一切恶疮软疖，无问年月深远，已成脓未成脓；汤火刀斧所伤。

一善膏

【来源】《普济方》卷三一五。

【组成】木通　绵黄耆　羌活　川芎　生地黄　桃仁　白芷　连翘　玄参　防风　木鳖子仁　当归末　乳香（另研）　没药（另研）各二两

【用法】上除乳、没、当归外，余并锉用。真麻油四斤半，炒黄丹二十四两，续挑入油内，以柳枝三五条不住搅之，丹不可老，火不可猛，直候丹变黑色，滴水不散为度；取出稍冷，却下乳、没、当归末，再搅匀，慢火养一时许，露地一宿，蛤粉养之，旋摊用。凡贴之，数日不可揭去，速则作痛。

【主治】小儿脾证，大人一切风气，气积，食冷积，气块；痈疽，疖毒，疔肿，杖疮。

木香膏

【来源】《普济方》卷三一五。

【组成】木香八钱　川乌一两　地骨皮六钱　羌活一两　甘草　白芷　八角茴香　天南星各半两　草麻八十五粒（去壳油）　官桂八钱　巴豆八十五粒（去壳油）　细辛　大黄　荆芥　黄连　防风各半两　苦参半两　生姜一两　生葱一两（连根）半两钱五七文

【用法】上锉碎，依法浸煎。

【主治】诸般疮疖痈疽，颠伤损及折伤。

长肉膏

【来源】《普济方》卷三一五。

【组成】桑枝　柳枝　桃枝　槐枝　榆枝　枸杞枝各四十九寸

【用法】先以真麻油一斤熬滚，下枝在内，煎黄赤色，去枝，入黄丹十两，柳枝不住手搅匀，滴试水中不散为度，倾入水盆内，候冷，瓷器盛贮。凡用，摊纸上，慢燻贴。凡疗疮，急用铁针于疮头上刺入一分许，作十字，用药一粟点之，黄水出为度，少顷，将纸拭干，再用药点，如是者三次乃止。内服菊花散，将生菊叶一握，研冷水一二盏与服，吐泻为度。如虚弱人多服内补十宣散数日。若脓水不干，用麝香散掺之。瘊子，先用麻布搽令血热，以绵系定，将药于根头旋转点之，若暑月即时落。痈疽、发背、脑伤等，不问有头无头，但要肿处知痛，用药一粟许，于疮头上点之，少顷再点，便觉肉地软痒。内服黑神散和复元通气散，须用《太平惠民和剂局方》有白牵牛、穿山甲者，二药打和匀，以无灰酒一二碗调服，即时脓溃痛减。次服十宣散内补。如脓水不止，麝香散掺之。治蜘蛛蜂虿等，不论咬破皮或见血，以药一粟，点所伤处，候黄水出尽为度。草刺、竹木刺屑，以药一点滴之，少顷黄水流痛止，刺屑自出。小儿梅花秃疮，以先剃头令净，若有脓血，用帛拭干，却将油纸一张摊药，罨放小儿头上，后用水洗令洁净，二三日来结薄疤自落也。面痣，用箸子杵令血热，将药随痣大小点之，待疤干落即可。赘痣，先剪去硬皮，以药点之，痣落即去。疥癣，待痒时抓破，以药面清水拂之，其虫即死。箭链毒、蜘蛛、蝎毒同治。无名肿毒、恶肉与瘤，同法治之。

【功用】长肌肉无痕。

【主治】肉瘤，疔疮，痈疽，发背，脑疡，蜘蛛、蛇犬伤，蜈蚣、蝎毒、蜂虿、草刺、竹木刺，小儿梅花秃疮，面痣，赘痣，诸疖疮，箭镞伤，毒胎，六指，面目无名肿毒，恶肉。

【宜忌】忌食毒物，及房室等事。

神妙膏

【来源】《普济方》卷三一五。

【组成】乳香　没药　头发　大黄　肉桂　当归　玄参　续断　莪术　生地黄　赤芍药　白芷　射干　巴豆　明矾　黄芩　柳枝各半两　香油一斤　黄丹八两　麝香一钱

【用法】上锉，如豆大，油浸一宿，煎柳枝搅令色黑，滤去滓，油再入铫，微冷下丹煎，不住手搅，以黑色、滴水中不散、不粘手为度，下乳、没、麝香搅匀，取出。每用油纸安刀上，摊以药，量大小贴患处。治杖疮，宜中间贴，此膏药用大黄、黄柏皮、黄芩三味焙干为末，鸡子清调涂四边，用皮纸条封，一日一次，换膏药，第三日葱、椒、盐汤熏洗疮。内服乌药顺气散。

【主治】诸般疮疖痈疽，赁伤损及折伤。

【宜忌】忌醋、面、肉。

神效胜金膏

【来源】《普济方》卷三一五。

【组成】清油三斤　黄丹一斤半　当归一两　白及黑牵牛各半两　木鳖子六十枚（去壳、油）　独活一两　川牛膝半两　川楝子八钱　清藤半两　猪牙皂荚半两　松枝　桃枝　槐枝　柳枝　石榴枝
　　方中松、桃、槐、柳、石榴枝用量原缺。

【用法】上药依法煎制。

【主治】疮疖痈疽，打扑伤损。

黑虎膏

【来源】《普济方》卷三一五。

【组成】当归　防风各一两　大黄　赤芍药　黄芩　黄柏　生地黄　黄连　玄参　桔梗　官桂　白芷　木鳖子仁　杏仁　血竭　猪牙皂荚　没药　乳香各半两（别研）　香油二斤　黄丹一斤（别研）

【用法】上锉，药入油浸三日，铫内同煎油药，候白芷焦色为度，每用槐、柳枝各数十条搅动其油，文武火熬，却用布帛滤去滓，再入铫下丹，并乳、没末，不住手搅，熬至紫色，及有青烟起，急去火，紧搅，滴水中成珠为度；看时候冷热，加减油并丹，临时通变，倾于净器盛之，于净室修合。如痔瘘，丸如枣核扑按入；肠痈，丸如鸡实大，每服三丸，甘草汤送下。

【主治】一切痈疖疽毒，发背，脑疽，肠痈，痔瘘，疔疮，乳痈，虎狼刀箭所伤，一应无名肿毒，及颠扑损伤，车马槛伤，杖伤，悬痈。

善应膏

【来源】《普济方》卷三一五。

【组成】黄丹一斤（水飞）　没药　乳香　白蔹　木鳖子（去皮）　白及　当归　官桂　杏仁　白芷各一两　血竭半两　槐枝五两　柳枝五两（每条三寸）　真麻油五斤

【用法】上除乳香、没药外，十味锉碎，入油浸三日，文武火铁锅内熬黄色，滤去粗药，下黄丹，以新柳枝长五六寸，如小钱大，搅匀，令熬丹变色，掇下锅子在地，却用柳枝搅药出尽烟，方入乳香、没药、血竭搅三五十遍令匀，候药冷，倾在瓷器内，火上熔化，净纸摊贴。凡用药，先须净洗疮，然后贴药；妇人吹乳，丸梧桐子大，新汲水下二十丸；产前催生，产后赶下败血，温酒下二十丸。

【主治】一切痈疽肿毒，肢节漏疮，发背脑疽，瘰子，寒湿冷痹顽麻，牙痛，打扑伤损，闪肭瘀血，毒气不散，金疮，小儿头疮发痈毒，大小便毒，蜈蚣蝎螫，臁疮，诸般恶疮及疥癣，妇人吹乳，产后败血，脐腹疼痛，经脉不行。

【宜忌】此药不可犯荤手。宜三月间合药。

黄连散

【来源】《普济方》卷四〇五。

【组成】黄连半两（去须）　黄柏（锉）半两　白芷半两

【用法】上为散。每用鸡子白酒，涂于故细布上贴之。

【主治】小儿疽已溃。

五宝霜

【来源】《医部全录》卷三六六引《普济方》。

【组成】水银一两　朱砂　雄黄各二钱半　白矾　绿矾各二两半

【用法】上为末，罐盛，灯盏盖定，盐泥固济，文武火炼，在罐口扫收。每以三钱，加乳香、没药各五分，洒太乙膏上贴之。

【主治】痈疽，杨梅诸恶疮。

东篱散

【来源】《本草纲目》卷十五引《孙天仁集效方》。

【组成】野菊花一把（连茎捣烂）

【用法】酒煎，热服。取汗。取滓以敷之。

【主治】痈疽疔肿，一切无名肿毒。

朱千户膏药

【来源】《袖珍方》卷三。

【组成】赤芍药 白芍药各一两 白芷二两 川当归五钱 杜当归二两 紫荆皮两半 桐油半斤

【用法】先煎油，下白芷等六味，熬至黄色，滤去滓，再熬，下白胶二斤熬，下乳香五钱再熬，下没药五钱，再熬数次，下黄蜡一两，不住搅，滴水不散为度。

【主治】痈疽疮疖。

万应膏

【来源】《袖珍方》卷三。

【组成】木鳖子（去壳）三十四个 川山甲三叶 槐、柳条各六十条长三寸 巴豆一两（去壳） 蓖麻子一两（去壳） 川芎 当归 防风各五钱 黄丹一斤 血竭五钱 没药五钱 阿魏一两

【用法】上药先用香油二斤，入铁锅内熬滚，下槐、柳条、川山甲、木鳖子，熬令极到焦，取出如灰；次下巴豆、蓖麻子；次下川芎、防风、当归，熬黑色去滓；次下黄丹，必待油冷，细细下，就搅令极匀；血竭、没药、阿魏研为细末，在丹后下，搅匀，锅就覆于净地上，取于水盆内，然后用香油先透于厚纸，次用桐油油过，摊膏药。贴。

【主治】痈疽疮疖。

【宜忌】忌鱼腥。

万应膏

【来源】《袖珍方》卷三。

【组成】沥青（滤净）十两 乳香三钱 没药五钱

轻粉三钱 雄黄三钱 木鳖子七个（末） 黄蜡三钱 油三两（四时加减）

【用法】上于砂石器内，文武火熬；先将沥青、黄蜡溶开，入药末熬，柳、槐四五条，把不住手搅，常如鱼津泡起；少顷，入油再熬一饭时，淡黄色，水内漂浮，待沉底扯拔；或硬干再添油，再扯拔，至浮水为度。依常法用贴数日，痒有疮，用粉扑之。

【主治】痈疽疮疖。

内托散

【来源】《袖珍方》卷三。

【组成】绵黄耆 甘草 金银花 牡蛎（煅，淬二次）各二钱半

【用法】上为末。水一盏，煎七分，入酒一盏，再煎七分，随疮上下，去滓服。

【主治】

1.《袖珍方》：痈疽疮疖。

2.《痘科类编》：麻未出时，发时面先青黑者，及一切恶疮。

皂角膏

【来源】《袖珍方》卷三。

【组成】皂角（炒焦） 小粉（炒）各等分

【用法】上为末和匀，以热醋调，仍以纸摊贴患处，频频用水润之。

【主治】便痈。

拔毒散

【来源】《袖珍方》卷三。

【组成】蒲黄 白芷 半夏 黄丹各一两 赤小豆半两（为末）

【用法】上将白芷、半夏为末，入蒲黄、丹、豆末，和匀。金银藤捣自然汁调敷四围，频频水润。

【功用】消肿定痛。

【主治】痈疽，疔疖。

乳香散

【来源】《袖珍方》卷三。

【组成】黄米粉四两　赤皮葱一两　蜗牛十四个（三味一处，砂锅内炒黑）乳香　没药各二钱　轻粉　粉霜各一钱

【用法】上为末。津调，红绢留孔贴周围。

【功用】《丹溪心法附余》：止痛消肿。

【主治】痈疽，疮疖。

救苦散

【来源】《袖珍方》卷三。

【组成】粟壳（制）当归　白芷各等分

【用法】上锉。每服一两，水二盏，煎至八分，去滓，通口服，不拘时候。

【主治】痈疽疔疮。

【加减】痛甚，加乳香。

藤黄饮

【来源】《袖珍方》卷三。

【组成】大黄四两　甘草　茯苓　牡蛎（生用）各一两　人参　川芎　栀子　赤芍药　金银花各半两　木香　白芷各六两　当归七两

【用法】上锉。每服八钱，水二盏，煎至一盏，温服。

【主治】一切疔肿恶疮，痈疽疼痛。

藿叶散

【来源】《袖珍方》卷三。

【别名】藿药散（《医方类聚》卷一九一）。

【组成】人参　黄耆　甘草　藿香　粟壳（醋制）芍药　当归　没药　乳香　陈皮　川芎　麻黄各等分

【用法】上锉。水二盏，加生姜三片，大枣一枚，煎至一盏，去滓温服。看病上下服。

【主治】痈疽疮疖。

玄参剂

【来源】《袖珍小儿方》卷七。

【别名】黑参剂（《医部全录》卷四五四）。

【组成】生地黄　玄参各一两　大黄五钱（煨）

【用法】上为末，炼蜜为丸。灯心、淡竹叶汤送下；或入砂糖少许。可加防风、羌活、川芎、赤芍药、连翘。

【功用】解诸热，消疮毒。

【主治】

1.《袖珍小儿方》：小儿痈毒肿疖。

2.《婴童百问》：小儿痈疮，惊毒疖肿热甚者。

太一神应膏

【来源】《秘传外科方》。

【别名】金丝万应膏、万灵膏（原书）、太乙神应膏（《丹台玉案》卷六）。

【组成】川乌一分　草乌半分　黄连二分　黄柏一分　赤芍一分　白芍　玄胡索一分　归尾一分半　良姜半分　木鳖半分（去壳）僵蚕一分（去丝）乱发如鸡子大（烧灰，后入）紫荆皮半分　地龙半分　石南藤　川山甲　白芷　川芎　牵牛　槐花　五倍子　地骨皮　杏仁　花椒　茴香　茅香　玄参　苍耳　桂皮　南星　瓜蒌　苦参　苍术　五加皮各半分　防风　熟地黄　密陀僧　丁香　内消　藁本各一分　生地黄二分半　何首乌　细辛各一分半　江子二十五粒（去壳）蓖麻子二十五粒（去壳）旱莲草半分　人参　百药煎各二分半　黄耆　羌活　甘草节　五灵脂　地蜈蚣根各一分　独活半分（上锉，用清油一斤四两，浸一二宿，和桃内，文武火煎药黑色，用布滤去滓，上文火，却以后药为末，次第入之）南木香　安息香　琥珀各二分半　云香一分　乳香　没药　血竭　香结（降香节亦可）各半两　韶粉一分　自然铜一分半（醋淬）桑白皮　白及　白蔹　雄黄各五分（焙，为末）黄丹六两

【用法】上为极细末。一下药油，次入黄丹，以桃、柳、槐枝不住手搅之；二次下自然铜、白及、桑白皮、白蔹、韶粉；三下木香、琥珀、安息、云香、乳、竭、没、香结，却看药色已黑，滴水成珠，不散为度，倾在瓦碗内，放水中二三日，以出火毒，再以放地上三五日为妙，随时摊用。如要打做金丝膏药，却以上药，总为细末，用松香一斤通明者，入桃内熔化，用棕滤净，外用清油四两，重熬熟，又入黄丹一两同熬，滴水成珠，

退出水中，用药打成膏药，以水浸之，一日一换，冬月三日一换。

【主治】 发背痈疽，杖疮恶毒，伤损，心痛，脚气，腰痛。

【加减】 夏月，再加黄丹二两。

内固清心散

【来源】《秘传外科方》。

【组成】 辰砂 茯苓 人参 白豆蔻 雄黄 绿豆 朴消 甘草 脑子 麝香 皂角各等分

【用法】 上为细末。每服一钱，蜜汤调下。

【功用】 解毒。

【主治】

1.《秘传外科方》：恶疮热盛焮痛，作渴烦躁。

2.《明医指掌》：胸发，名井疽，状如豆，三四日起。

仙方隔纸膏

【来源】《秘传外科方》。

【别名】 神应膏。

【组成】 黄连 何首乌（去皮） 草乌（去皮） 当归尾 白芷各半两 川乌（去皮）二分半 黄丹（夏用）二两 乳香 没药各半两 血竭半两

【用法】 前六味锉，用清油五两，同药一处入于铫子内，以文武火熬，待药黑色，用布滤去滓，仍将药油入铫内，下黄丹，用桃柳枝一把，不住手搅之，又黑色，即将血竭、乳、没细末入内，搅匀略煎，滴在水中，成珠不散，却用瓦碗盛之，沉在冷水中，浸一昼夜出火毒。贴患处。

【主治】 发背，痈疽，外臁，下蛀，诸般恶毒疮疖。

仙方解毒生肌定痛散

【来源】《秘传外科方》。

【组成】 黄连一两 黄柏四两 木贼一两 防风一两 苦参四两 羌活 独活

方中羌活、独活用量原缺。

【用法】 上锉，大瓦盆盛水，入前药煎汤，以炉甘石十斤，用炭火煅通红，钳出在药汤内，不问石片大小者，皆要以酥、内青色方好，如石不酥，再将前药滓煎汤，再以石淬酥了。却将瓦盆盖在地上一昼夜，收火毒，将起候干，研为极细末，此石十斤，用石膏二十斤，别研极细，伴匀，和后药：赤石脂（煅）、谷丹（炒，此二味同前打和）、南木香、血竭、降真节、乳香、没药、白芷、黄连、黄柏、白蔹各等分，龙骨（煅）、朱砂、何首乌，上各为细末。与前药拌和用之，敷中间。

【主治】 痈疽，发背，乳痈，人面、外臁、金刀诸般恶疮疖肿毒。

【加减】 有虫，加轻粉、苦参、百药煎、雄黄；水不干，加螵蛸（去皮）、无名异（煅）、蓼叶（烧灰）。

吸毒竹筒

【来源】《秘传外科方》。

【组成】 苍术 白蔹 乌桕皮 厚朴 艾叶 好茶芽 白及 白蒺藜各等分

【用法】 用苦竹筒三五七个，长一寸，一头留节，削去其青，令如纸薄，随大小用之，却用前药煮竹筒十余沸，待药干为度，乘竹筒热，以手按上，紧吸于疮口上，脓血水满自然脱落，不然用手拔脱，更换别个竹筒，如此三五次，毒尽消之，即敷生肌药，内满后，用膏药贴之。

【主治】 发背，痈疽，疔疮，肿毒。

复元通气散

【来源】《秘传外科方》。

【组成】 木香 茴香 青皮 川山甲（炙酥） 陈皮 白芷 甘草 漏芦 贝母（去心，姜制）各等分

方中漏芦、贝母用量原缺，据《保婴撮要》补。

【用法】 上为细末，南酒调服；若为散，水煎服之亦可。

【主治】

1.《秘传外科方》：发乳、痈疽及一切肿毒。

2.《保婴撮要》：打扑伤损作痛及乳痈、便毒初起，或气滞作痛。

天　浆

【来源】《瞿仙活人方》。

【组成】野红花（即小蓟）　豨莶草　五叶草（俗名五爪龙）

【用法】上为细末，用好酒一碗，锅内滚热，加大蒜一个，擂细入内。顿服。汗出速，效大。

【主治】疔肿，痈疽，发背并一切无名肿毒。

仙人粮

【来源】《本草纲目》卷十八引《瞿仙神隐》。

【组成】干天门冬十斤　杏仁一斤

【用法】上为末，蜜渍。每服方寸匕。

【功用】久服补中益气。

【主治】虚劳绝伤，年老衰损，偏枯不随，风湿不仁，冷痹恶疮，痈疽。

万灵膏

【来源】《医方类聚》卷一七八引《御医撮要》。

【组成】黄丹六两　皂荚二挺各长三寸　巴豆二十八个　麻油十二两　白及　白蔹各一两　槐枝五两

【用法】先入油于铛内，次下皂荚、巴豆、白及、白蔹、槐枝，慢火煎，以柳木蓖搅，至滴水中成珠不散则止，去滓，入黄丹，慢火煎至紫黑色，出冷处，不住手搅至软硬。每于绢上摊之，敷患处。

【主治】痈疽恶疮及瘰疬瘘疮。

内针牛黄丸

【来源】《医方类聚》卷一七八引《御医撮要》。

【组成】牛黄　木香　青橘皮　干姜名一分　川大黄　巴豆各三分　猪牙皂荚半两

【用法】上为细末，炼蜜为丸，如梧桐子大。每服一二丸，冷茶清送下。如卒中风，不省人事，温酒化五七丸灌下。吐泻涎出立效。

【主治】五藏蕴积毒气，及一切痈疽肿毒，心腹疼痛；并卒中风涎，昏塞不省人事，及一切惊痫笃疾苦人。

溃消散

【来源】《医方类聚》卷一七五引《澹寮》。

【组成】川当归　汉防己　赤芍药　瓜蒌子　白芷　木鳖肉各半两　大黄七钱　木香　甘草各二钱

【用法】上锉。每服二钱，酒水各半煎，去滓，露一宿，空心冷服。若病势急者，旋冷服。

【功用】宣热拔毒。

【主治】痈疽诸发。

【宜忌】此药不利于虚弱人。若疮不痛，不大热，不肿高者，不可轻用。

三香内托散

【来源】《疮疡经验全书》卷一。

【组成】人参　木香　黄耆　厚朴　甘草　紫苏　官桂　乌药　白芍药　白芷　川芎　防风　枳壳　乳香

【用法】加生姜三片，大枣二枚，水煎，不拘时候服。

【主治】脑疽初起三日，及上、中、下三搭手。

万灵膏

【来源】《疮疡经验全书》卷一。

【组成】木香　乳香　没药各三钱　血竭二钱　蟾酥五钱　紫石英二钱　雄黄二钱　犀角一钱　冰片五分　麝香一钱

【用法】上为细末，糯米粥和匀，捣千下成条，每条五分。如遇后症，以津磨搽，水亦可。

【主治】喉闭，痈疽，疔癀，蛇咬。

定痛消毒饮

【来源】《疮疡经验全书》卷一。

【组成】人参　当归　升麻　川芎　白芍　桔梗　枳壳　茯苓　半夏　柴胡　甘草　羌活　防风　厚朴　白芷　天花粉

【用法】上锉。加生姜三片，灯心三十茎，水煎，空心服。

【主治】脑疽。

内托流气饮

【来源】《疮疡经验全书》卷二。

【组成】人参 黄耆 厚朴 甘草 紫苏 桔梗 枳壳 官桂 槟榔 乌药 当归 防风 白芷 芍药 川芎 柴胡

【用法】加生姜三片，大枣一枚，水煎服。

【主治】项疽毒。

【加减】妇人，加香附；夏天，去官桂，加麦冬。

托里流气饮

【来源】《疮疡经验全书》卷二。

【组成】人参 黄耆 当归 川芎 白芍 乌药 甘草 防风 白芷 厚朴 茯苓 紫苏 桔梗 青皮 黄芩

【用法】生姜三片、大枣一个为引，水煎服。

【主治】中发疽，受在肝经，气血不行，壅聚结成毒。

败毒流气散

【来源】《疮疡经验全书》卷二。

【别名】败毒流气饮（原书卷三）。

【组成】紫苏 桔梗 枳壳 甘草 芍药 乌药 厚朴 青皮 茯苓 陈皮 柴胡 玄胡

【用法】加生姜三片，大枣一个，水煎服。

【主治】肝经寒热不调，风湿伏于肠胃，结成痈毒，发出皮肤，而生上下胁痈；及肾经虚寒，湿毒结聚成风，发为臀疽。

定痛败毒散

【来源】《疮疡经验全书》卷二。

【组成】紫苏 桔梗 枳壳 甘草 乌药 茯苓 防风 白芷 香附 白芍 羌活 人参 前胡

【用法】加生姜三片，大枣一个，灯心二十茎，煎服。

【主治】心肝痈。

定痛败毒散

【来源】《疮疡经验全书》卷二。

【组成】白芍 白芷 乳香（末） 桔梗 枳壳 防风 当归 羌活 茯苓 甘草 薄桂 灵仙 木通 金银花

【用法】加生姜三片，大枣一枚，煎服。

【主治】手腕毒。

【加减】夏天加黄芩。

定痛降气饮

【来源】《疮疡经验全书》卷二。

【组成】芎䓖 白芷 细辛各一两 僵蚕五钱（生用）

【用法】上为细末，炼蜜为丸。每服一丸，茶清嚼化。

【主治】蝼蛄三串，及诸痛疽。

保内清心散

【来源】《疮疡经验全书》卷二。

【组成】粉草 升麻 当归 川芎 黄耆 芍药 山栀 乳香 黄芩 羌活 桔梗 天花粉 青皮 白芷

【用法】水煎服。即服护心散、蜡矾丸。

【主治】井疽发于胸，状如豆大，三四日起，若不早治，必入于腹。

【宜忌】务要戒怒。

炼石散

【来源】《疮疡经验全书》卷二。

【组成】鹿角（烧灰）八两 白蔹三两 粗厉黄石二斤

【用法】上用好醋五升，先烧石通红，淬醋中，再烧再淬，醋尽方止，为末；加二味末，将剩下醋调如泥。涂上消软，灸处亦涂之。

【主治】胸面部疽毒坚如石碗者，其色不变。

黄连解毒汤

【来源】《疮疡经验全书》卷二。

【组成】黄连（姜汁拌炒） 甘草 升麻 桔梗 茯苓 黄芩（酒炒） 山栀 当归 川芎 白芍 生地 枳壳 玄参 天花粉 连翘 小柴胡 金

银花　灯心

【用法】临服加犀角汁。

【主治】对心发。

清暑疏风散

【来源】《疮疡经验全书》卷二。

【组成】羌活　防风　荆芥　升麻　甘草　干葛　苍术　厚朴　川芎　当归　白芍　独活　白芷　桔梗　紫苏　柴胡　薄荷　薄桂　枳壳　蔓荆子　木香　藁本

【用法】上以水二钟，加生姜七片，葱白三根，浓煎热服。随饮好酒，以助药力，以衣复患上出汗为要，次用围药，并服千金托里散。

【主治】风毒颈痈。

温中顺气饮

【来源】《疮疡经验全书》卷二。

【组成】生地　茯苓　厚朴　白术　甘草　青皮　枳壳　桔梗　当归　川芎　防风　木香　白芍　蓬术

【用法】上加生姜三片，大枣二枚，水煎服，不拘时候。

【主治】风毒发疽。

二黄散

【来源】《疮疡经验全书》卷三。

【组成】牛黄一钱（真者）　雄黄二钱（透明）　冰片一分

【用法】上为细末。干掺。

【主治】痈疡。

【宜忌】戒房劳；忌汤火风气之类。

木瓜槟榔散

【来源】《疮疡经验全书》卷三。

【组成】槟榔　木瓜　紫苏　陈皮　甘草　木香　当归　赤芍

【用法】水煎服。后再服蜡矾丸。

【主治】心经有热，行履高低跌伤于足，血聚成

疽，足上发背。

内托流气饮

【来源】《疮疡经验全书》卷三。

【组成】人参　木香　黄耆　厚朴　甘草　紫苏　桔梗　枳壳　官桂　槟榔　乌梅　当归　芍药　白芷　川芎　防风　天花粉

【用法】加生姜三片，大枣一枚，水煎服。

【主治】胁肚痈。

内托流气饮

【来源】《疮疡经验全书》卷三。

【组成】人参　木香　黄耆　厚朴　甘草　紫苏　桔梗　枳壳　官桂　乌药　当归　白芍　防风　白芷　川芎　茯苓　陈皮　天花粉

【用法】加生姜三片，大枣一枚，水煎服。

【主治】上下肋痈。

内托清气饮

【来源】《疮疡经验全书》卷三。

【组成】人参　黄耆　紫苏　桔梗　枳壳　金银花　青皮　甘草　厚朴　川芎　防风　天花粉　木香　羌活　当归　芍药

【用法】加生姜三片，大枣一枚，水煎服。

【主治】手腕毒。

代刀散

【来源】《疮疡经验全书》卷三。

【组成】穿山甲　僵蚕　枳壳　姜黄　牵牛　赤石脂　大黄　白芷　贝母各等分

【用法】上为细末。每服五钱，早晨空心用酒调下。行利十余次，用薄粥补之。其脓血从大便中出。

【主治】穿裆发，已成脓者。

败毒流气饮

【来源】《疮疡经验全书》卷三。

【组成】紫苏　人参　桔梗　枳壳　甘草　柴胡

川芎　羌活　白芷　防风　白术　芍药　金银花

【用法】加生姜三片，大枣一个，水煎服。

【主治】肾经虚，热毒伤于大肠之经，并聚成毒，而为坐马痈。

温肾丸

【来源】方出《疮疡经验全书》卷三，名见《卫生鸿宝》卷二。

【组成】鹿茸（去毛，酥炙微黄）　附子（炮，去皮脐）　盐花（即好盐）各等分

【用法】上为末，用枣肉去皮核为丸。每服三十丸，空心以酒送下。

【主治】心瘘。胸前痛有孔，久不能愈。胃痈、井疽、心肝痈之类。

槟榔散

【来源】《疮疡经验全书》卷三。

【组成】紫苏　枳壳　厚朴　甘草　芍药　陈皮　青皮　腹皮　香附　槟榔　防风

【用法】加生姜三片，大枣一枚，水煎服。

【主治】脚心痈。

内托流气饮

【来源】《疮疡经验全书》卷四。

【组成】人参　木香　乳香　当归　川芎　黄耆　芍药　防风　甘草　厚朴　枳壳　桔梗　乌药　白芷　槟榔　紫苏

【用法】加生姜三片，大枣一枚，水煎服。外用金箍散敷之。

【主治】手心毒。

麦冬散

【来源】《疮疡经验全书》卷四。

【组成】黄耆　黄芩　麦冬各一两半　升麻　赤茯苓　赤芍药　玄参　当归　甘草　知母　天花粉各一两　生地三两（一方有人参、枣肉，无玄参、当归）

【用法】上锉。每服八九钱，水煎服。

【主治】痈疽，体热烦渴不止。

【加减】热甚，加淡竹叶、灯心。

拔疔围药

【来源】《疮疡经验全书》卷四。

【组成】苍耳子（捣烂）　霜梅肉

【用法】和匀。贴疔上。

【功用】拔疔。

【主治】痈疽，发背。

参耆内托散

【来源】《疮疡经验全书》卷四。

【组成】人参　黄耆（炒）　当归（酒洗）　白术（炒）　橘红　甘草　升麻　川芎　生地（酒洗）　羌活　厚朴（姜汁拌炒）

【主治】痈疽发背。

【加减】肿疡，加连翘、羌活；溃疡，加芍药、甘草；酒毒，加酒炒连；气，加香附；痰，加瓜蒌仁；发热，加小柴胡、酒炒黄芩；渴，加天花粉；恶心，加半夏、生姜；解毒，加金银花、甘草节；在太阳经上加羌活，阳明经上加鼠粘子、白芷、升麻，少阳经上加柴胡。

秘传十六味流气饮

【来源】《疮疡经验全书》卷四。

【组成】人参　当归　官桂五分　川芎　防风　白芷　桔梗　黄耆　炙草　厚朴　木香　白芍药　大腹皮　乌药　枳壳　苏叶各一钱

方中人参、当归用量原缺。

【用法】上为末。每服六钱，以酒调下，服药后饮酒以助药力。不饮酒者，木香汤代之，米饮亦可。

【功用】发散风毒，调理气血，排脓止痛，长肉生肌。

【主治】痈疽。

【加减】不退热，加茯苓、白术、地黄；不进饮食，加香附、砂仁；疼痛，加乳香、没药；水不干，加知母、贝母；疮不穿，加皂角刺；大便闭，加大黄、枳壳；咳嗽，加陈皮、枳壳、半夏、杏仁、生姜；小便闭，加麦门冬、车前子、木通、

滑石、灯草；瘰疬，加羌活、夏枯草、连翘、青皮、柴胡、黄芩。

消毒溃坚汤

【来源】《疮疡经验全书》卷四。

【组成】羌活 黄连（酒炒） 黄柏（酒炒）各一钱 生地（酒洗） 桔梗各五分 黄耆二钱 人参 甘草 连翘 防己（酒洗） 陈皮 泽泻（炒） 山栀仁（姜汁拌炒） 五味子（碎） 麦门冬 枳壳（炒） 猪苓各五分

【主治】痈肿，瘰疬，恶疬，乳痈，脑疽。

掺 药

【来源】《疮疡经验全书》卷五。

【组成】鸡黄皮（焙） 血竭 花蕊石 冰片

【用法】上为细末。湿用干掺，干用清油调搽。

【主治】左右搭肩。

牛黄蟾酥丸

【来源】《疮疡经验全书》卷六。

【组成】西黄一钱 蟾酥二钱 麝香二分 朱砂 雄黄 乳香各一钱五分

【用法】先以蟾酥切片，热酒化软，将五味细末和蟾酥捣丸，如黍米大。每服七丸，葱头热酒送下。出冷汗为度。

【功用】发表化毒。

【主治】疔肿、痈疽、疮疡。

羌活散

【来源】《疮疡经验全书》卷六。

【组成】羌活 当归各二钱 独活 乌药 威灵仙各一钱五分 升麻 前胡 荆芥 桔梗各一钱 甘草（生）五分 肉桂三分

　　方中诸药用量原缺，据《医宗金鉴》补。

【用法】《医宗金鉴》：酒、水各一钟，煎一钟，食远服。

【功用】《医宗金鉴》：除湿发汗，追风。

【主治】手发背。

解毒十宣汤

【来源】《疮疡经验全书》卷六。

【组成】猪苓 泽泻 当归 生地 白芍 防风 荆芥 木通 甘草 黄芩 枳壳 小柴胡 天花粉

【用法】白水煎，乳母及子同服。

【主治】飞游毒。因荣卫受其肌热，故生此疽，赤肿走注不定。

内疏黄连汤

【来源】《疮疡经验全书》卷九。

【组成】黄耆 人参 白术 当归 川芎 芍药 甘草节 黄连 连翘 白芷 羌活 陈皮 独活 金银花 防风各等分 竹沥（临服加入）

【功用】解毒，补养气血，托里排脓。

【主治】痈疽。

【加减】痰中有血，加童便、藕节汁。

夺命散

【来源】《疮疡经验全书》卷九。

【组成】乌梅 老茄子（经霜者） 芙蓉叶 青地松 威灵仙 过山龙 马鞭草 苍耳草 益母草各等分（煅） 生甘草 草乌 赤小豆

　　方中生甘草、草乌、赤小豆用量原缺。

【用法】除甘草等三味，余锉细入瓶内，盐泥固济，火煅存性为末。疔疮，飞盐醋调；脑疽、背疽，加田螺壳灰、皂角灰，加黑背蜒蚰捣烂调；锁口疔疮，搽药在疮口内；阳症红肿，猪胆汁蜜调；小儿丹毒，加青靛花、胆汁调；便毒，猪脑调。

【主治】疔疮，脑疽，背疽，阳症红肿，及小儿丹毒、便毒。

【加减】脑疽、背疽，加田螺壳灰、皂角灰、黑背蜒蚰；小儿丹毒，加青靛花。

托里内补散

【来源】《疮疡经验全书》卷九。

【组成】人参 当归 官桂五分 川芎 防风 白芷 桔梗 黄耆 炙草 厚朴 木香 白芍药各

一钱

【用法】上为末。每服六钱，酒调下。

【功用】消痈，止痛。

【主治】痈疽。

金箍散

【来源】《疮疡经验全书》卷九。

【组成】黄柏（去粗皮）一斤　川白及四斤　芙蓉叶一斤　紫花地丁一斤　天花粉半斤　白蔹半斤

【用法】上为极细末。随疮疖痈疽发背，每用葱一把捣碎，加蜂蜜少许，再捣取汁调匀，搽患处四向，空中出毒，干再用余汁润之，以助药力。如葱汁不便，夏月用蜜水，冬月中蜜汤。

【主治】疮疖痈疽发背。

金丝万应膏

【来源】《疮疡经验全书》卷九。

【组成】大黄一斤　贝母半斤　草乌二两　地骨皮四两　黄芩　黄柏　黄连　天花粉各一两　小蓟　大蓟　赤蔹　白蔹　马鞭草　威灵仙　白及　赤芍药　肉桂各五分　玄参　细辛各三钱　当归　川芎　白芍药　刘寄奴　牡丹皮　苏木　红花　蜂房　血余　马屁勃　良姜　续断　桑寄生　木鳖　无名异　桃仁　连翘　金银花　乌梢蛇　金毛狗脊　象皮　羌活　独活　仙灵脾　青皮　五加皮各一两　地龙三十条　蛇蜕十条　蜈蚣二十条　白芷　防风　黄耆　姜黄　穿山甲　虾蟆　血见愁　僵蚕　半夏　龟版　乌药　皂角刺　天麻子　地榆　艾　苦参　南星　牙皂　甘松　三奈　藁本　骨碎补　全蝎　麻黄　蝉蜕　五倍子　青风藤　何首乌　白鲜皮　木通　百合各一两

【用法】以上用真麻油二十斤，春浸十日，夏浸五日，秋浸十五日，冬浸一月，文武火煎熬，旋加桑、柳、槐枝各二斤，凤仙梗、豨莶草、芊芊活、见肿消等草各少许（新鲜者），有水气缓缓下之，若骤下则油泛上发浮，慎之慎之；待药煎黑，滤净滓，入油瓷瓶中。此药必用丝绵衬麻布滤方精制。再入锅内慢火煎油滴水不散为度；春夏明净松香一斤，下油二两。柳枝搅匀；俟略温，旋下乳香、血竭、没药各一两，麝香一钱；春初天气

尚寒，每斤再加油半两，秋初亦如之，冬月严寒，松香一斤，下油四两，细药同前，搅至不粘手为度，倾入水中，多令人蘸水，炼如黄金色，再入水中浸三日，出火毒，任用。

【功用】定痛追脓，生肌长肉，收敛疮口。

【主治】痈疽，发背，诸肿毒；闪腰扑损，坠高落马，筋疼骨痛，皮肉青肿。

消毒散

【来源】《疮疡经验全书》卷九。

【组成】归头　熟地（酒洗）　黄芩（酒炒）　黄连（酒洗）各一钱　黄柏（酒洗）　黄耆　羌活　桔梗　人参　生地　陈皮　防己　防风　泽泻　甘草　连翘

【用法】水二钟，煎服。

【主治】老人项疽，脉实而稍大，因忧闷生热所致。

桑枝散

【来源】《疮疡经验全书》卷九。

【别名】桑枝煎（《济阳纲目》卷七十八）。

【组成】桑枝（嫩者）一升

【用法】上切碎，炒香。以水三升，煎取二升，一日服尽。

【主治】

1. 《疮疡经验全书》：痈疽。肾水枯竭，心火炎上，舌上焦硬，甚坚大燥，厚如鸡内金状，非渴症。

2. 《济阳纲目》：诸风臂痛。

人参平肺散

【来源】《痈疽神验秘方》。

【组成】桑白皮（炒）　知母各七分（炒）　杏仁（去皮尖，炒）　地骨皮　紫苏　橘红　半夏（姜制）　茯苓　青皮　人参各一钱　五味子二十粒（炒，杵）　甘草（炙）五分

【用法】水二钟，加生姜三片，煎八分，食远服。

【主治】心火克肺，痈疽喘急，恍惚嗜卧。

【方论】《痈疽神验秘方》薛己按：此方理气清肺

化痰之剂，若肺脉洪数无力者宜用。若兼发热作渴，脉洪数有力者，宜用如金解毒散。此证火克金为恶候，面赤者亦不治。

三合散

【来源】《痈疽神验秘方》。

【组成】新江子肉　砒　斑蝥各等分

【用法】上为细末。紝疮内，恶肉自化。

【主治】痈疽不肯作脓。

大补肾气丸

【来源】《痈疽神验秘方》。

【组成】五味子（炒）　黄柏（酒炒）各一两　知母（去皮，酒拌，捣膏）一两　龟版（童便炙）二两　熟地黄二两（用生者，酒拌，铜锅内蒸半日，捣膏）

【用法】上为细末，入二膏，加酒糊为丸，如梧桐子大。每服四五十丸，五更酒送下；盐汤亦可。

【主治】痈疽愈后作渴。

加味解毒汤

【来源】《痈疽神验秘方》。

【组成】黄耆（盐水拌炒）　黄连（炒）　黄芩（炒）　黄柏（炒）　连翘　当归（酒拌）各七分　甘草（炙）　白芍药　栀子仁（炒）各一钱

【用法】水二钟，煎八分服。

【功用】止痛。

【主治】痈疽大痛不止，脉洪大，按之有力者。

地黄大补丸

【来源】《痈疽神秘验方》。

【组成】龟版（酒炙）一两半　黄柏（酒炒）五钱　知母五钱（去皮，酒拌，捣膏）　人参二两　生地黄一两半（酒拌，铜器蒸半日，捣膏）

【用法】上为细末，入二膏，炼蜜或酒糊丸，梧桐子大。每服七八十丸，空心温酒送下，盐汤亦可。

【主治】痈疽愈后作渴。

托里养荣汤

【来源】《痈疽神验秘方》。

【组成】人参　黄耆（炙）　当归（酒拌）　芍药（炒）　川芎　白术（炒）各一钱　五味子（研，炒）　麦门冬（去心）　甘草（炙）各五分　熟地黄（用生者，酒拌，铜锅内蒸半日）　生姜三片　大枣二个

【用法】上作一剂。用水二钟，煎至八分，食远服。

【主治】

1.《痈疽神验秘方》：痈疽气血俱虚，或脓血大泄，作渴，或兼发热者。

2.《外科发挥》：瘰疬、流注，及一切不足之证。不作脓，或不溃，或溃后发热，或恶寒，肌肉消瘦，饮食少思，睡眠不宁，盗汗不止。

竹叶黄耆汤

【来源】《痈疽神秘验方》。

【组成】生地黄　黄耆各二钱　当归（酒拌）　淡竹叶　川芎　甘草（炙）　黄芩（炒）　白芍药（炒）　人参　半夏　石膏（煅）各一钱

【用法】上作一剂。水二钟，加生姜三片，煎八分，食远服。

【主治】

1.《痈疽神秘验方》：痈疽大渴发热，或泻，或小便如淋。

2.《杂病源流犀烛》：伤（跌扑闪挫）家作渴，或因胃热伤津液。

【备考】《证治准绳·疡医》引《痈疽神秘验方》有栝楼根一钱、麦门冬（去心）二钱。

拔毒散

【来源】《痈疽神秘验方》。

【别名】秘方拔毒散（《证治准绳·疡医》卷一）。

【组成】乳香　没药　川山甲（炮）　当归　木鳖子各一钱　瓜蒌仁八钱　甘草（炙）五分　忍冬藤二钱　牙皂角七分（炒）　大黄（生、熟）各一钱半　连翘一钱　贝母十分

【用法】上作一剂。用酒、水各一钟，煎至一钟，

食前服。

【功用】攻毒止痛化脓。

【主治】一切痈疽肿毒。

【加减】若有脓，或已溃者，可不用大黄；如亦有脓虽溃，脉仍洪数，或沉实喜冷者，又所宜用。

雄黄解毒散

【来源】《痈疽神秘验方》。

【别名】雄黄散（《疡科捷径》卷下）。

【组成】雄黄一两　白矾四两　寒水石（煅）一两半

【用法】上为末。用滚水二三碗，乘热入前药一两，熏洗患处。

《疡科捷径》本方用法：共为细末，凉水调敷。

【功用】解毒。

【主治】

1. 《痈疽神秘验方》：一切痈肿溃烂。
2. 《疡科捷径》：诸风疮痒。

集香散

【来源】《痈疽神验秘方》。

【组成】白芷　藿香　茅香　香附　防风各二钱　木香　甘草各一钱

【用法】作一剂。用水三碗煎数沸，淋洗患处。

【主治】痈疽溃烂。

橘半胃苓汤

【来源】《痈疽神秘验方》。

【组成】橘红　半夏（姜制）各一钱　苍术（米泔浸，炒）　白术（炒）　厚朴（姜制）　甘草（炙）　茯苓　人参　泽泻　茅根各二钱　姜汁数匙

【用法】作一剂。水二钟，煎一钟，入姜汁煎一二沸，作十余次饮之。

【主治】痈疽呕吐，不下食，不知味。

白芷升麻汤

【来源】《奇效良方》卷五十四。

【组成】白芷一钱半　升麻　桔梗各一钱　生黄芩三钱　酒黄芩四钱　红花　甘草（炙）各半钱

【用法】上作一服。水二钟，酒半钟，煎至八分，食后服。

【主治】

1. 《奇效良方》：臂上生痈。
2. 《外科理例》：臂痈肿痛，右手脉大，未成脓者。

返魂汤

【来源】《医学入门》卷八。

【别名】秘传返魂汤（《松崖医径》卷下）。

【组成】赤芍　木通　白芷　何首乌　枳壳　小茴香　乌药　当归　甘草各五分

【用法】水酒各半，煎汤服。宜与内托十宣散相间用之。

《松崖医径》本方用法：上细切，各等分。每服四钱，用水酒各一盏煎，去滓服。

【功用】

1. 《医学入门》：调和荣卫。
2. 《松崖医径》：顺气调血，扶植胃本。

【主治】血气逆于肉理，壅结而成痈疽。

【加减】内痈，加忍冬藤，虚则再加附子，实则加大黄；流注，加独活；毒重，加穿山甲、全蝎、蝉退、连翘。

秘传平毒散

【来源】《松崖医径》卷下。

【组成】天门冬（新掘）三五两

【用法】上洗净，入砂盆内为细末，以好酒投之，去滓顿服，未效再投。

【主治】痈肿初起。

秘传败毒散

【来源】《松崖医径》卷下。

【组成】穿山甲（火煅存性，或炒）一两　白芷五钱（一半生，一半炒）　川大黄五钱（一半生，一半煨）（一方有酒炙败龟版一两）

【用法】上为细末。每服三钱，酒调下；重者，煎

真人活命汤调下。觉腹中作疼，则脓毒从大便出矣。

【主治】发背，痈疽，疔肿，瘰疬，便毒。

秘传梨汁饮

【来源】《松崖医径》卷下。

【组成】好消梨

【用法】杵汁，频频饮之；若病人能自嚼咽下亦可，多食妙。

【功用】大解热毒。

【主治】喉痹及喉中热痛，口舌生疮，痈疽发背。

【宜忌】金疮、产妇及诸脱血证勿食。

秘传真人活命汤

【来源】《松崖医径》卷下。

【组成】当归尾二钱　穿山甲（炒）　金银花　皂角刺　陈皮各二钱五分　防风　贝母　白芷各一钱五分　乳香五分（另研）　没药一钱（另研）甘草五分

【用法】上细切。用水、酒各一盏，煎去滓，入乳香、没药和服。得微汗良。

【主治】发背、痈疽、疔肿、瘰疬，便毒等疮日久将脓者。

连翘漏芦汤

【来源】《婴童百问》卷四。

【组成】漏芦　麻黄（去根节）　连翘　升麻　黄芩　白蔹各一钱　甘草　枳壳各半钱

【用法】上为粗末。每服一钱，以水一小盏，煎至五分，去滓，量儿大小，不拘时候温服。

【主治】小儿痈疮，丹毒、疮疖，咽喉肿痛，腮肿。

【加减】热甚，加大黄、朴消。

万捶青云膏

【来源】《医学正传》卷六引《录验》。

【组成】白松香一斤（去木屑）　蓖麻子三百粒（去壳）　杏仁三百粒（去壳）　铜青三两　乳香一两五钱　没药一两五钱　轻粉二钱

【用法】上共作一处，用铁槌木砧于日中捣成膏，如燥，少加香油杵之，或用石臼木杵捣亦可，用瓷器盛。绯帛摊贴（汤中做，不见火），止疟疾，贴大椎及身柱。

【功用】散痈肿，拔毒追脓，止疟疾。

【主治】诸般痈肿未成、已成者；腹中痞块；疟疾。

小五香汤

【来源】《医学正传》卷六引《疮疡集验》。

【组成】木香　沉香　乳香　藿香　连翘各二钱　麝香（另研）少许

【用法】上为细末。每服二钱，水一盏，煎七分，温服。

【主治】痈疽。

独蟾丸

【来源】《医学正传》卷六引《疮疡集验》。

【组成】活蟾（即大壮虾蟆，通身有块垒者，大者重五六两）不拘几个

【用法】捉住后脚，以大桑叶或油单纸包掩其头，用铁钉一个，括取眉间白汁，溅于叶上，凝结如湿真粉，就丸如绿豆大，悬当风处阴干。如患疔肿者，以一二丸置舌尖上，仰卧片时，其苦水满口，咽下。或以镀针刺开疔肿头上，纳药一丸于中，外以薄皮纸贴护之，勿令药脱落。

【主治】疔肿，背痈及一切痈肿初起时。

荆防败毒散

【来源】《医学正传》卷八。

【别名】消风败毒散（《医学六要·治法汇》卷五）。

【组成】柴胡　甘草　人参　桔梗　川芎　茯苓　枳壳　前胡　羌活　独活　荆芥穗　防风各四分

【用法】上细切，作一服。用水一盏，煎至七分，温服；或加薄荷五叶。

《医学六要·治法汇》有生姜三片。

【功用】

1.《景岳全书》：发散痘疹。

2.《医宗金鉴》：疏解寒热。

【主治】

1.《医学正传》：伤寒温毒发斑重者。

2.《外科理例·附方》：一切疮疡时毒，肿痛发热，左手脉浮数者。

3.《景岳全书》：痘疹，及时气风毒邪热。

4.《医门法律》：风水、皮水，凡在表宜从汗解者。

5.《医方集解》：肠风下血清鲜者。

6.《医宗金鉴》：脑疽、甘疽、赤白游风、疥疮初起有表证，虚者。

【验案】耳目赤肿 《证治准绳·疡医》：一人耳面赤肿作痛，咽干发热，脉浮数。先以荆防败毒散二剂，势退大半，又以葛根牛蒡子汤四剂而痊。

化毒丹

【来源】《医学集成》卷三。

【组成】生地 当归 赤芍 荆芥 防风 大力 连翘 黄芩 犀角 薄荷 桔梗 甘草

【主治】痘疮余毒成痈。

普济丹

【来源】《医学集成》卷三。

【组成】茅术三钱 天麻 麻黄 明雄（水飞）三钱六分 大黄六钱 丁香六分 麝香三分 蟾酥（火酒化）九分 甘草一钱四分

【用法】共研细末，端午午时糯米粥和丸，莱菔子大，朱砂三钱六分水飞为衣，瓷器收，勿泄气。每服三、五、七丸。

【主治】中寒，中暑，感冒，胃痛，腹痛，牙痛，痧胀，疟疾，急惊，痈疽，疔毒，跌打气闭，不服水土。

【宜忌】小儿慢惊及孕妇忌服。

十香膏

【来源】《万氏家抄方》卷四。

【组成】大黄 当归尾 桃仁 鳖甲 半夏 麻黄 牙皂 细辛 乌药 赤芍 川山甲 草乌 大戟 白芷 桂皮 贝母 天花粉 防己 金银花 巴豆（去壳） 蓖麻子（去壳） 黄耆 防风 荆芥 白附子 牛膝 羌活 独活 良姜 红花 牛蒡子 苏木 连翘 白及 白蔹 天麻 甘草节 海风藤 黄连 黄柏 黄芩 柴胡 千金子 全蝎 僵蚕 蜂房各五钱 玄参 苦参各二两 发灰五钱 猬皮一两 蜈蚣三条 蛇蜕一条 桃柳 槐桑枝寸许长者各一段

【用法】麻油浸七日，熬枯色，去滓再熬，滴水成珠。每油二斤，入铅粉半斤，飞丹半斤，收成膏，入后细药；木香、沉香、檀香、降香、丁香、藿香、枫香各三钱，麝香一钱，樟脑五分，乳香八钱，没药、血竭、雄黄各五钱，为极细末，桑枝不住手搅匀，入水中，出火毒收用。

【主治】痈疽发背，乳癖，便毒，闪腰挫气，跌打损伤，筋胃疼痛，手足顽麻，痞块疝气，杨梅，风毒，一切肿毒疮疖。

大黑虎膏

【来源】《万氏家抄方》卷四。

【组成】白芷 大黄 黄连 白及 白蔹 黄芩 木鳖子 黄柏 羌活 独活 金毛狗脊 杏仁 当归 芍药 川芎 肉苁蓉 生地 前胡 肉桂 柴胡 荆芥 黄耆 连翘 防风 蓖麻子各一两 乳香 没药 血竭各一两 樟脑 血余各四两 香油三斤 飞丹一斤 麝香五钱 槐柳枝各二两

【用法】乳香等细药另研，听用。余药入油熬黑枯色，滤去滓，再熬，滴水不散，入飞丹，以槐柳枝不住手搅，入水和软，不断不粘，住火；入乳香、没药、血竭三味，次入樟脑、麝香搅匀，收用摊贴。

【主治】痈疽发背，跌扑损伤，折骨，疔疮。

乌龙膏

【来源】《万氏家抄方》卷四。

【别名】一味消毒散（《古方汇精》卷二）。

【组成】陈年小粉不拘多少

【用法】上药入锅炒令呈黄黑色，取出待冷，碾极细，以陈米醋调，稀稠得所，如过稀，微火熬之，其色如漆，瓷瓶收贮。用时量肿毒大小，以榜纸摊成膏药，中剪一孔，露出毒头，贴上。疼痛即止，少顷作痒，久则肿毒自消。

【主治】一切痈疽发背，无名肿毒，初发焮热未破者。

仙传万灵膏

【来源】《万氏家抄方》卷四。

【组成】羌活　独活　山栀　官桂　玄参　大黄　当归　白芷　皂角　白附子　五倍子　赤芍　生地　熟地　防风　天花粉　黄连　川芎　山茨菇　连翘　红牙大戟　桔梗　白及　白蔹　苦参各六钱　川山甲十片　木鳖子二十粒（去壳）　草薢麻子八十粒（去壳）　杏仁四十粒　巴豆三十粒（去壳）　血余四两　槐枝　柳枝　桑枝寸许长者各三十段

【用法】麻油二斤四两，春、秋浸三日，夏浸二日，冬浸五日，熬枯黑色，去滓，再熬至滴水成珠，每油二斤，下飞丹一斤，松香三两，黄蜡二两，桐油二两，熬不老不嫩，稍冷入乳香、没药各六钱，血竭、阿魏、孩儿茶、百草霜、轻粉、马苋膏各三钱，桑枝搅匀。摊贴。痈疽发背痨疮，用火烘手热，摩百余下贴，已出脓者，不必摩；疥癣疮，搔痒贴；风癞，用木鳖子火煨研烂，置肿上贴；无名肿毒，贴患处；跌扑刀斧伤，贴患处；风痰壅塞，贴心上，热手摩百下；痞块，木鳖子研烂，置膏药上贴之，以皮消一两，鸽粪五钱，蒜二个捣匀，用面作一圈围，定在膏药外，熨斗火运药上，令气透；蛊胀，加煨木鳖，贴心下脐上，热手磨百次；瘫痪、湿气痛，加煨木鳖贴患处，手摩百下；月经不调，贴血海穴，手摩百下。

【主治】痈疽发背痨疮，疥癣疮，风癞，无名肿毒，跌扑刀斧伤，风痰壅塞，痞块，蛊胀，瘫痪，湿气痛，月经不调。

【宜忌】忌用铁锅煎。

回阳膏

【来源】《万氏家抄方》卷四。

【组成】肉桂　草乌　均姜　南星　白芷　赤芍

【用法】上为末，酒调敷。

【主治】痈疽不痛属阴。

收毒散

【来源】《万氏家抄方》卷四。

【组成】白芷　木鳖子　草乌　南星　大黄

【用法】上为末。醋调敷。

【主治】痈疽初发。

【加减】红肿，用大黄；白肿，用草乌。

针头万应膏

【来源】《万氏家抄方》卷四。

【组成】乳香　麝香　雄黄各一钱　轻粉　硇砂　蟾酥　血竭各三钱　蜈蚣一条（炒）　冰片一分

【用法】上为末，为丸如黍米大。如疮有头，用针破出血，褒一丸在内，用纸封或膏药贴之。

【主治】诸般疔疮疽疖，恶毒歹疮。

呼脓长肉膏

【来源】《万氏家抄方》卷四。

【组成】麻油三斤　发一团（入油熬化，次入后药）　当归　黄耆　黄连各一两半　黄柏　大黄　黄芩　白芷　杏仁　防风　荆芥　羌活　独活　连翘　山栀各一两　赤芍　地黄　白及　金银花　青藤各八钱　桃柳槐枝各七寸

【用法】通以前药入油熬枯，黑色为度，住火，去滓，用飞过黄丹八两、黄蜡五两、沥青二两同煎，至油滚渐渐加之，滴水软硬得所、不粘手为度，加乳香、没药各六钱，轻粉五钱，血竭三钱，收用摊贴。已破出脓者，用油纸摊贴；如脓多，以绢揩净，火边略烘再贴，第三次不可用矣，另换一个再贴。俟疮势将收口，量疮大小贴之。

【主治】痈疽，发背，疔疖等毒。

猪蹄汤

【来源】《万氏家抄方》卷四。

【组成】肥牙猪后蹄一只（约两斤半）

【用法】上不用盐，用井花水，入大瓦罐煨烂取出，着盐少许，与病者下饭。其汤吹去面上油，以鹅翎蘸洗患处，不住手洗，令疮知腥气易溃。洗毕，以抿子涂麦饭石膏，但有红晕处尽涂之。

【主治】痈疽。

疏经活血汤

【来源】《万氏家抄方》卷四。

【组成】当归　白术　生地　苍术　牛膝　陈皮　桃仁　威灵仙各一钱五分　汉防己　川芎　羌活　防风　白芷各六分　龙胆草　茯苓七分　桂枝三分

【用法】水煎服。

【主治】臂痛。

【加减】有痰，加南星、半夏。

麒麟竭膏

【来源】《万氏家抄方》卷四。

【组成】当归　木鳖子　知母　五倍子　细辛　白芷各五钱　槐枝　柳枝(长寸许者)各十四条　血竭三钱　乳香　没药各五钱　轻粉二钱　雄黄四钱　麝香二钱　松香十两(捣末)　沥青二两(捣末)

【用法】用麻油三两半同前粗药入锅，以文武火煎，用槐枝不住手搅，令焦色，滤去滓；再将油入锅，先下松香、沥青不住手搅，如沸溢取下火搅之，再上火熬，滴水成珠为度，下火；将血竭等六味细药下内，速搅令匀，倾于水盆中，半日后以手抟之，渐渐软和，反复揉扯如金丝状，再入水浸，如前揉扯，春、夏频换水，若急用亦浸一二宿。一切痈疽毒疮生者贴之即散，熟者即穿败生肌；一切疔肿结核，并贴患处；臁疮，先用蔳汁、白矾入汤，用鹅翎洗净，以牛蒡子叶或金刚藤叶先贴疮半日，取净恶水，然后贴此膏；一切臀股黄湿痒痛等疮，并洗净挹干，贴患处；一切打扑损伤，挫肭气闪，俱贴患处；头疼，贴两太阳；赤眼，贴眼胞鱼尾际；暴伤风冷嗽，贴脊心；牙疼，刮药塞齿缝，面肿者再贴面上；一切风寒湿痒，臂腿痛，贴痛处。

【主治】痈疽毒疮，疔肿结核，臁疮，臀股黄湿痒痛，打扑损伤，挫肭气闪，头疼，赤眼，暴伤风冷嗽，牙疼，面肿，风寒湿痒，臂腿痛。

消毒连翘饮

【来源】《万氏家抄方》卷六。

【组成】牛蒡子　连翘　防风　白芷　金银花　茯苓　当归　木通　射干　白术　黄耆　芍药　甘草　天花粉

【用法】水煎服。

【主治】痘后热毒尚留经络，结成痈肿。

【加减】大便秘甚，加酒炒大黄。

托里散

【来源】《陈素庵妇科补解》卷三。

【组成】人参　黄耆　当归　川芎　白芍　甘草　白芷　防风　桔梗　连翘　陈皮

【主治】妊娠生痈。

【加减】毒盛作痛，加乳香、没药行血止痛；胎动不安，加阿胶、厚朴。

金银花膏

【来源】《陈素庵妇科补解》卷三。

【组成】金银花一两　甘草六两　益母草一斤

【用法】水、酒各半煎，膏成，加入阿胶二两烊化，收好。一日三服。

【主治】妊娠生痈。

消痈顺气散

【来源】《陈素庵妇科补解》卷三。

【组成】乌药　当归　川芎　白术　黄芩　羌活　防风　陈皮　桔梗　甘草　独活　白芍　连翘　人参　香附　米仁　紫菀

【主治】妊娠生痈，或暴怒伤肝，忧郁伤脾；或恣食膏粱炙煿伤胃；或形寒饮冷独伤肺，经久变为热，发为咳嗽，甚则肺叶焦萎，咯吐臭痰，或红或黄，或脓或血，胸中疼痛，胀满喘急，不能安卧，名曰肺痈。更有举重伤筋，或闷挫伤腰，气血停滞日久，则成腰疽肾痈，胎气受损。又有贪淫之辈，服金石亢热之药，助行房事，积毒流注胎中，则成孕痈，腹皮甲错，腹上热如火灼，按之沉而痛，脉沉数而滑者。

【方论】是方芎、归、芍以养血，参、术、草以补气，乌、陈、附、梗以利上、中、下三焦滞气、逆气，羌、防、独活以理周身百节之游风、伏风；

芩、翘清热清火；米、菀止嗽排脓。气血足则胎自安，气不滞，血不瘀，则痈毒自散，且火泻热清毒势解而嗽止矣。

托里散

【来源】《外科发挥》卷一。

【组成】人参　黄耆（盐水拌炒）　当归（酒拌）川芎　白术（炒）　茯苓　芍药各一钱　厚朴（姜制）　白芷　甘草各五分

【用法】作一剂。水二钟，煎八分服。

【主治】疮疡饮食少思，或不腐，不收敛；溃疡作痛、发背、脑疽、鬓疽、时毒、臂疽、伤损。

苦参丸

【来源】《外科发挥》卷二。

【别名】一味苦参丸（《景岳全书》卷六十四）。

【组成】苦参不拘多少

【用法】上为末，水糊为丸，如梧桐子大。每服二三钱，温酒送下。

【主治】一切痈疽疮毒，焮痛作渴，或烦躁。

内疏黄连汤

【来源】《云岐子保命集》卷下。

【别名】黄连内疏汤（《外科心法》卷七）。

【组成】黄连　芍药　当归　槟榔　木香　黄芩薄荷　山栀子　桔梗　甘草各一两　连翘二两

【用法】除槟榔、木香二味为细末外，并锉。每服一两，水一盏半，煎至一盏，先吃一二服；次每服加大黄一钱，再服加二钱。以利为度。

【功用】《医宗金鉴》：除里热。

【主治】

1.《云岐子保命集》：疮疡，呕哕心逆，发热而烦，脉沉而实，肿硬木闷，皮肉不变色，根深大，病在内，脏腑秘涩。

2.《丹溪心法》：疮，皮色肿硬，发热而呕，大便闭，脉洪实者。

3.《医宗金鉴》：痈疽阳毒在里，大热发狂发热，二便秘涩，烦躁呕哕，舌干口渴饮冷。

【验案】

1. 腹痛　《外科发挥》：一男子腹患痛，肿硬愈闷，烦热便秘，脉数而实。以本方一剂少愈；以黄连解毒汤二剂顿退；再以金银花散四剂，出水而消。

2. 发背　《外科发挥》：一男子已四日，疮头如黍，焮痛背重，脉沉实。与本方二剂少退，更与仙方活命饮二剂而消。

3. 杨梅疮　《外科发挥》：一妇人焮痛，便秘作渴，脉沉实，以本方二剂，里证已退；以龙胆泻肝汤数剂，疮毒顿退；间服萆薢汤，月余而愈。

金银花酒

【来源】《外科理例》卷一。

【组成】金银花（生取藤叶）一把

【用法】瓷器内烂研，入白酒少许，调和稀稠得宜，涂敷四周，中心留口，以泻毒气。

【主治】痈疽发背，乳痈。

万金散

【来源】《外科理例·附方》。

【组成】栝楼一个（全）　没药　乳香各一钱（研）　甘草节二钱

【用法】先以栝楼、甘草用无灰酒二碗煎至一碗，去滓，入乳、没，不拘时候服。

【主治】痈疽、恶核肿痛、发背等疮，不问已溃未溃。

当归丸

【来源】《外科理例·附方》。

【组成】当归半两　大黄　桂心各三钱　赤芍药葶苈各二钱　人参一钱　甘遂半钱

【用法】炼蜜为丸，如弹子大。每服一丸，空心米饮化下。

【功用】《景岳全书》：行血利水通大便。

【主治】腰疽，因水湿所触，经水不行而致肿痛者。

拂毒散

【来源】《幼科类萃》卷二十一。

【组成】半夏一两　贝母　大黄　朴消　五倍子各二钱半

【用法】上为末。每用一二钱，用醇醋调涂患处，如干再涂，仍服疏风化毒之剂。

【主治】

1.《幼科类萃》：小儿诸风热，阴毒肿核已结成，未穿溃或正发者。

2.《片玉心书》：小心凉风后，风从气行，血从气使，毒气蓄于皮肤，流为肿毒，多在腮颊耳根，成痈成疖，谓之毒风。

九宝饮

【来源】《丹溪心法附余》卷十六。

【组成】当归　白芷　甘草　瓜蒌　黄芩　生地黄　赤芍药　熟地黄　川芎各等分

【用法】每服五钱，水、酒共一钟半煎，分病上下，食前食后服。

【主治】痈疽，脏腑闭涩者。

大乌散

【来源】《丹溪心法附余》卷二十二。

【组成】南星　赤小豆　草乌　黄柏各等分

【用法】上为末。生姜自然汁调贴患处；或用米醋调尤佳。

【主治】小儿痈疖肿毒。

千捶膏

【来源】《丹溪心法附余》卷十六。

【组成】沥青一斤六两　杏仁四十九粒　乳香　没药各一两　轻粉二钱　香油五两　黄蜡四两

【用法】上将沥青、香油、黄蜡同熔化，搅匀，却入前四味，取出，于石上捶千余下。用红绢摊贴之。

【功用】外消痈疽。

生肌散

【来源】《丹溪心法附余》卷十六。

【组成】赤石脂　海螵蛸　龙骨各一钱　乳香　没

药　血竭各二钱　轻粉一钱　朱砂　郁金　黄丹（飞过）　黄连　白芷各五钱

【用法】上为细末。掺疮口上，用灯心数茎，却用膏药贴之。

【功用】敛口生肉。

【主治】

1.《丹溪心法附余》：痈疽疮毒。

2.《仁术便览》：一切痈疽恶疮溃后。

加减藤黄饮子

【来源】《丹溪心法附余》卷十六。

【组成】金银花　黄耆　防风　川芎　羌活　大黄　赤芍药　薄荷　连翘　麻黄　当归　石膏　黄芩　桔梗　白术　白茯苓各八分　荆芥三分　甘草三分　山栀子一分二厘半　人参二分　滑石一分七厘半　芒消二厘半

【用法】用水二盏，加生姜三片，煎至一盏，去滓，食后温服。

【主治】一切痈疽疮肿。

青金九龙膏

【来源】《丹溪心法附余》卷十六。

【组成】香白芷（如枣大者）　巴豆（去壳）　蓖麻仁（去壳）　木鳖子（去壳）各一百二十个　槐条　柳条各一百二十寸　乳香　没药各三钱　白矾五钱　黄丹二十两　香油三斤

【用法】上将香油同前药煎，以槐、柳条不住手搅，滴水中成珠，方滤去滓，再煎，却下黄丹搅匀，将白矾逐时入内，后下乳香、没药，搅匀，务要煎熬得法，然后收贮。摊贴。

【主治】痈疽，疮毒。

乳香护心散

【来源】《丹溪心法附余》卷十六。

【别名】护心散（《外科正宗》卷一）、护心丹（《疡科心得集·方汇》卷中）。

【组成】绿豆粉四两　乳香一两　朱砂二钱

【用法】上为细末。每服二钱，甘草汤调下。

【功用】预防痈疽、疔疮、恶疮毒气攻心。

乳香善应膏

【来源】《丹溪心法附余》卷十六。

【组成】乳香 没药 血竭各五钱 阿魏二钱 麝香一钱（另研） 大黄 黄连 黄柏 防风 荆芥 芍药 白芷 玄参 当归 连翘 巴豆 苏木 大风子各一两 木鳖子八个 川山甲八片 黄丹一斤（水飞过） 槐桃柳嫩枝各二十寸 清油二斤

《仁术便览》有官桂一两，无荆芥。

【用法】上除乳香等五味另研为末，将其余药锉碎，入清油内煎令黑色，滤去滓，入黄丹不住手搅成膏，却入前五味药末，再搅令匀。摊贴患处。

【主治】

1. 《丹溪心法附余》：痈疽发背，诸般恶疮，打扑伤损，筋骨疼痛。

2. 《仁术便览》：瘀血，年久烂疮，顽疮，小儿癖块。

参苏内托散

【来源】《丹溪心法附余》卷十六引李俞甫方。

【组成】川芎当归 薄荷 甘草各一钱 紫苏二钱 苦参三钱

【用法】上锉。用水二钟，加生枣二个，煎至七分，不拘时服。

【主治】痈疽。

神仙活命饮

【来源】《丹溪心法附余》卷十六。

【组成】金银花一两五钱 皂角刺一两 贝母（去心） 天花粉各四钱 当归尾 滴乳香 大黄各五钱 没药 木鳖子（去壳） 甘草 穿山甲（用蛤粉炒黄，去粉，净） 赤芍药各三钱 防风（去芦） 香白芷各二钱半 橘皮（去白）一钱半

【用法】每服五钱，水煎服，量病上下服之。

【主治】痈疽，发背、发脑、发髭、发胁，疔毒，骑毒肿，肚痈，腿痈，附骨痈疽，恶疮，恶漏疮，血块气块，面目手足浮肿。

【加减】老人及体虚者，加生黄耆半两；脏腑闭涩者，服九宝饮。

万应乳香膏

【来源】《活人心统》卷三。

【组成】白及 木鳖子 蓖麻子 白蔹 防风 川归 天花粉 大风子 土归 官桂 葱豉 金银花 九里花 川柏 苦参 连翘 赤芍 生地 荆芥 蜈蚣 蜂房 鸡子壳 何首乌 白芷 血竭 蝉退 川山甲 槐柳枝 乳香 没药各等分 白松香二斤半

【用法】上为末，用桐油一斤半，煎至药黑色，滴水成珠，方入松香，熬煎过滤，入乳香、没药、血竭末，搅匀，入水扯白。任用。

【主治】痈疽疔毒，挫闪外伤。

追毒散

【来源】《活人心统》卷三。

【组成】川山甲（炒） 川归 大黄各三钱 玄明粉 僵蚕 乳香 没药各一钱五分 白芷二钱

【用法】上以水二钟，煎七分，食远服，渣再煎服。

【主治】一切痈疽、便毒初起。

溃脓散

【来源】《活人心统》卷三。

【组成】白芷二钱 穿山甲二片 乳香一钱 姜蚕一钱 甘草节一钱五分

【用法】上为末，水酒调服。

【功用】追毒。

【主治】痈疽发背，瘰疬，对口，乳痈，便毒，鱼口，已成未成。

铁圈散

【来源】《丹溪治法心要》卷六。

【组成】乳香 没药各半两 大黄 黄连 黄柏 南星 半夏 防风 羌活 皂角 甘草节 草乌 阿胶（另入）各一两

【用法】上为末。醋调成膏，沙石器火熬黑色，鹅翎敷患处，寒者热用，热者寒用。

【主治】痈疽肿毒。

托里越鞠汤

【来源】《外科枢要》卷四。

【组成】人参 白术各二钱 陈皮 半夏各一钱 山栀 川芎 香附 苍术各七分 炙草五分

【用法】生姜、大枣为引,水煎服。

《保婴撮要》本方用法:婴儿、乳母并服。

【主治】

1.《外科枢要》:疮疡六郁所伤,脾胃虚弱,饮食少思。

2.《保婴撮要》:乳母郁怒,肝脾内热,致儿患疮疡。

3.《医学入门》:痈疽脾胃虚寒,木侮土,或呕或泄。

当归膏

【来源】《外科枢要》卷四。

【别名】神效当归膏(《校注妇人良方》卷二十四)、百花膏(《治痘全书》卷十四)。

【组成】川当归一两 麻油(真正者)四两 淮庆生地一两 黄蜡一两

【用法】上先将当归、地黄入油煎黑,去滓,入蜡溶化,候温搅匀,即成膏矣。用涂患处,将纸盖之。肉未坏者,用之自愈;肉已死,而用之自溃,新肉易生,亦不结痂,又免皱揭之痛。

【功用】去腐肉,生新肉。

【主治】发背痈疽汤火诸症,不论肉未坏或已死者。

冲和汤

【来源】《外科枢要》卷四。

【别名】中和汤(《证治准绳·疡医》卷一)、冲元汤(《顾氏医径》卷六)。

【组成】人参二钱 黄耆 白术 当归 白芷各一钱半 茯苓 川芎 皂角刺(炒) 乳香 没药各一钱 金银花一钱 陈皮二钱 甘草节一钱

【用法】水、酒各半煎服。

【主治】元气虚弱,失于补托,疮属半阴半阳,似溃非溃,似肿非肿。

加味地黄丸

【来源】方出《万氏女科》卷三,名见《医宗金鉴》卷六十二。

【组成】地黄丸加五味子一两 肉桂一两

《医宗金鉴》本方用熟地(酒蒸,捣膏)八两,山药(炒)四两,山萸肉(去核)五两,白茯苓四两,牡丹皮(酒洗)四两,泽泻(蒸)三两,肉桂六钱,五味子(炒)三两。

【用法】《医宗金鉴》:上为末,炼蜜为丸,如梧桐子大。每服三钱,空心盐汤送下。

【功用】固下元。

【主治】

1.《万氏女科》:盘肠产后下元虚者(患盘肠产,欲免其苦者,应于此后无孕时多服地黄丸加五味子一两,肉桂一两)。

2.《医宗金鉴》:痈疽已溃,虚火上炎,口干作渴者。

无回丹

【来源】《本草纲目拾遗》卷七引《众妙方》。

【组成】碱 藤黄 雄黄 大黄各一两 蟾酥 麝香各二钱 血竭 甲片(炒)各五钱

【用法】醋磨涂。

【主治】一切疔痈脑疽。

青白膏

【来源】《解围元薮》卷四。

【组成】白松香 青葙子各等分

【用法】以葱头同打为饼。塞入烂潭。

【功用】生肌。

【主治】痈疡烂潭。

八宝玉枢丹

【来源】《摄生秘剖》卷三。

【组成】山茨菰(俗名金灯笼。花似灯笼,色白,上有黑色,结子三棱;二月开花,三月结子,四月初苗枯即挖,迟则苗烂难寻。极类有毒老鸦蒜,但蒜无毛,茨菰有毛包裹结瓣。去皮洗极净,焙)

二两 川文蛤（一名五倍子。打碎，洗刮净，焙干）二两 红芽大戟（杭州紫大戟为上，江南土大戟次之。去芦，洗极净，焙干）一两五钱 千金子（一名续随子。去壳，拣色之白者，用纸包裹，更换研数十次，去尽油，以色白成霜，为末）二两 真麝香（拣净白毛皮壳，研细）二两 金箔十帖 牛黄 珍珠 琥珀 朱砂 雄黄 乳香 没药各三钱

【用法】宜端午、七夕、重阳日将前药各为细末，搅和数百次，乃重罗一二遍，方用糯米浓饮调和，于木臼内杵数千下，极光润为度，每锭一钱。每服一锭。病势重者连服，通利一二行无妨，用温粥补住。内可以服，外可以敷。一切饮食药毒、蛊毒、瘴气、恶菌、河豚，吃死牛马驰蠃等诸毒，并用凉水磨服；南方蛊毒、瘴疠伤人，才觉意思不快，即磨服一锭，或吐或痢随手便愈；诸蛊肿胀大，麦芽汤送下；痈疽、发背、对口疮、天蛇头、无名疔毒等诸恶疮，诸风瘾疹、赤肿未破时，及痔疮，并用无灰酒磨服，再用凉水调涂上，日夜各数次，觉痒立消。已溃出脓血者，亦减分数；阴阳二毒，伤寒心闷，狂言乱语，胸膈壅滞，邪毒未发，证宜下者，及瘟疫喉闭、缠喉风，凉水薄荷小叶磨服；传尸痨瘵，用檀香汤磨服；心气痛并诸气，用淡酒或淡姜汤磨服；久近疟疾，临发时东流水煎桃树枝汤磨服；赤白痢疾、泄泻，肚腹急痛，霍乱、绞肠痧等证，及诸痰症，并用薄荷汤磨服；男妇急诸癫邪，喝叫乱走，鬼交、鬼胎、鬼气，狂乱失心，羊儿猪癫等风，中风、中气，口眼歪斜，牙关紧急，语言謇涩，筋脉挛缩，骨节风肿，手足腰腿周身疼痛，行步艰辛及诸痫症，并用暖酒磨服；自缢溺水已死，心头暖者，惊死或鬼迷，死未隔宿者，俱冷水磨灌下；年深日近头痛，或太阳痛者，用酒入薄荷叶研烂，敷纸贴太阳穴上；牙痛酒磨涂及含少许，良久吞下；小儿急慢惊风，五疳五痢，脾病黄肿，瘾疹疮瘤，牙关紧急，并用蜜水薄荷小叶磨下，及搽，量儿大小，一锭作二三服；妇人女子经水不通，红花煎汤送下；打扑伤损，炒松节淡酒磨服；汤火伤，东流水磨涂；恶虫疯犬所伤，冷水磨涂，淡酒磨服。

【功用】解诸毒，疗诸疮，利关窍，治百病。

【宜忌】孕妇及脾泄勿服。

清凉内消膏

【来源】《摄生众妙方》卷八。

【组成】芝麻油二斤 大黄 金银藤 黄芩 苦参 荆芥 玄参 白芷 僵蚕 黄柏 桃仁 杏仁 防风 栀子 羌活 独活 蜂房 头发 青藤 连翘 蛇蜕 木鳖子 川山甲 芍药 南星 黄耆 当归 黄连各一两五钱

【用法】上将前药共锉碎，入油内以文武火熬之，待至白芷紫色住火，滤去渣，用黄丹三斤（先用水淘过炒热）并麝香一两（罗过），待煎药油熬滚渐渐加之，滴水中，看软硬适中不粘手为度。大小疖一二日方起，用油纸量疮大小均贴之，不许揭动，待疮消散则除之。若疮势已过四五日则难退。

【主治】痈疽，发背，疔疮，大小疖。

六味活血散

【来源】《保婴撮要》卷十八。

【组成】当归 川芎 赤芍药 生地黄 红花 苏木各等分

【用法】水煎，量服之。

【主治】痈疽疮痛初起，红肿不散。

【验案】痘疮生痈毒 一小儿赤肿作痛，内服外敷皆寒凉之药，用活命饮一服，痛顿止而肿未消，此凉药血凝而然也，用六味活血散及隔蒜灸而痊。

加味解毒散

【来源】《保婴撮要》卷十八。

【组成】犀角（镑）五钱 连翘（炒）二钱 牛蒡子（炒）二钱 薄荷一钱 甘草五分

【用法】上为末。每服一二钱，滚汤调下。

【主治】瘾疹痒痛，寒热甚者，烦躁谵语，并痘毒发热咽干。

药 线

【来源】《古今医统大全》卷七十四引复斋方。

【组成】芫花入土根不拘多少

【用法】捣自然汁于铜铫内，慢火熬成膏，以生丝

线入膏再熬良久，膏浓为度，线阴干，膏留后用。外痔有头者，以药线系之。候痔焦黑落下，再用绵裹猪鬃蘸药，当纳于窍中，永不发。

【主治】外痔漏，囊痈，悬痈，臀痈。

双解散

【来源】《古今医统大全》卷八十一。

【组成】杏仁 芍药 甘草 车前子（微炒） 泽泻 大黄 干姜（炮） 滑石各二钱

【用法】水二盏，煎八分，空心服。

【主治】便痈。内蕴热毒，外挟寒邪，或交感强忍，以致精气郁结，疼痛，大小便涩。

白及散

【来源】《古今医统大全》卷八十一。

【组成】白及八两 乌骨鸡（焙干） 红药子四两 雄黄 轻粉 红芽大戟各半两

【用法】上为末。醋调，敷患处。

【主治】大小疮疽。

制甘草法

【来源】《古今医统大全》卷八十一。

【别名】制甘草汤（《景岳全书》卷六十四）。

【组成】大甘草一两（切作三节）

【用法】用涧流水一盏浸透，慢火炙干，仍投前水浸透，又炙又浸，水尽为度，为细末。以无灰酒一碗，煎七分，去滓，空心服。

【主治】

1.《古今医统大全》：悬痈肿痛，或发热，不问肿溃。

2.《景岳全书》：痈疽。

铁箍散

【来源】《古今医统大全》卷八十一。

【组成】霜后芙蓉叶 苍耳草 山慈菇 白芷梢 川大黄 川黄柏（醋炙） 白及面各等分

【用法】上药用水调，敷四围，中留一孔；如干，以水润之。

【主治】痈疽肿毒。

二黄散

【来源】《医便》卷三。

【别名】阴阳黄。

【组成】锦纹川大黄二两（一半炭火煨，不可过性了，一半生） 大甘草节二两

【用法】上为细末。每服一匙，空心温酒调下，一二服，以利为度。如无甘草节终效不速。

【主治】发背，痈疽，疔疮，恶疖，一切无名肿毒，恶疮异症，热疼痛，初起赤溃者。

【方论】《串邪内编选注》：用大黄治疗痈疽，历代相习沿用。如晋·葛洪《肘后备急方》用大黄面和苦酒贴肿处，治疗痈肿焮热；《妇人经验方》用大黄、粉草（即甘草佳品）为面，好酒熬成膏，用绢摊贴疮上，治疗乳痈肿毒；《外科精要》方用大黄、粉草熬成膏，内服治疗一切痈疽，能消肿逐毒，使毒不内攻。大黄苦寒，以活血祛瘀解毒见长，再佐以甘草之甘平，不但能缓和大黄苦寒伤胃之弊，且可补脾益气，从而增强清热解毒的功效。药只二味，配伍得当，故可用于痈疽、发背等症。

万灵膏

【来源】《医便》卷五。

【组成】香油四斤 槐 柳 桃 榴 椿 杏 楮各二枝 两尖 白芷 赤芍药 大黄 人参 黄连 白芍药 草乌 苦参 川芎 生地黄 川椒 胎发 川山甲 熟地黄 槐子 杏仁各一两 当归二两 蓖麻一百二十个（去皮） 巴豆一百二十个（去皮） 黄柏一两（去皮） 木鳖五十个（去皮）

【用法】上两尖等二十二味，俱锉如麻豆大，入香油内浸，春五、夏三、秋七、冬十日。再用黄香十二两，黄丹二斤（水飞澄，火焙七次）、阿魏、沉香、丁香、麝香、血竭各一两，乳香、没药各三两，俱为细末。先将香油并药入铜锅内熬焦，将药锅取温冷，用生绢过净，将药再熬；下黄丹，用槐、柳等枝不住手搅，此时用烧火宜慢，常滴药在水中成珠不散，入黄香，将锅取下冷片时，

减火性，乃下阿魏等八味搅均；用凉水一大桶，将药拔下水中，一日换水一次，浸七日七夜，去火力。用时以滚水化开，量疾大小，裁榜绵纸贴。痈疽、发背、疔疮、瘰疬、无名肿毒初发一二日，未成大患，俱用此膏贴之，火烘双手，熨一百五十余手，务要出汗，其疮即日消散；若疮出四五日，已成肿硬，内已有脓，亦贴之，拔出脓净，其疮自然生肌平满；干湿疥癣，诸般瘙痒、风疹，俱贴于脐中，火烘双手，熨一百余手，出汗；癫疮肿肤，膏内如捣细木鳖一个贴脐中，火烘双手，熨一百余手，出汗；一切小疮疖，随疮大小贴用之；膀胱肿硬，用膏贴之，火烘双手，熨五十余手；肩背、腰腿、两脚寒湿疼痛，脚气穿心疼痛，俱贴之，火烘双手，熨一百余手；男子阳痿不起、遗精白浊、元气虚冷，女人阴萎瘦弱、赤白带下、子宫冷闭，男妇赤白痢疾，俱用此膏内加捣细木鳖一个，贴丹田，火烘双手，熨一百余手；五劳七伤，俱贴肺俞、肩井、三里、曲池，火烘双手，熨一百余手；痞块，用曲作圈围痞处，内放皮消一两，上用重纸盖，熨斗熨纸上令内热，去其消面，内加捣细木鳖一个贴之，火烘双手，熨一百余手，出汗；小男癖疾，不用消面，只用此膏贴之，火烘双手，熨二三十次，觉腹内热即止；左瘫右痪，膏内加捣细木鳖一个，贴丹田，火烘双手，熨一百余手患处，仍服此药三丸，好酒下；偏正头疼，俱贴脐内，火烘双手，熨八十余手；冷积攻心，依积症大小摊贴，火烘双手，熨六十余手；舌胀，贴心中膈俞，并心坎下三寸，火烘双手，熨一百余手，出汗；酒积，酒后呕吐，转食暗风，俱贴肺俞，兼心坎下二寸许，火烘双手，熨六十余手；风寒、风热、痨病咳嗽，贴肺俞，火烘双手，熨六十余手，出汗；打扑血凝，贴疼处，如打扑虚肿，火烘双手，熨一十余手，觉热即止；胸膈不利，气喘不止，俱贴肺俞，火烘双手，熨一百余手；安胎不定，先用此膏脐内贴，后用此膏内加捣细木鳖一个，贴丹田，火烘双手，熨一百余手；月经不通，贴陶康二穴骨上，火烘双手，熨六十余手；犬咬蛇伤蝎螫，用此膏贴之，不许用手烘，若用手烘，作脓难好；春三月，伤寒已过日期，贴脐上心坎下，火烘双手，熨八十余手；伤寒未过日期，用此膏二两半贴脐中，火烘双手，熨六十余手，出汗；夏三月，伤寒走黄结胸，用此膏二两，贴心坎下，火烘双手，熨八十余手；秋三月，伤寒兼赤白痢，用此膏二两，贴脐中，火烘双手，熨九十余手；冬三月，伤寒兼赤白痢，用此膏二两，贴脐中，火烘双手，熨一百余手；四季伤寒，俱贴脐中，酉时分贴，一服时见效。服用：将膏药为丸，如梧桐子大，蛤粉为衣。每服三丸，各随症引下：发背疮，冷水送下；血气未通，酒送下；咳嗽、缠喉风、喉闭，绵裹噙化；风赤眼，山栀汤送下；打扑伤损，橘皮汤送下；腰膝疼痛，盐汤送下；白痢，生姜汤送下；产后诸疾，当归汤送下；赤白带下，当归汤送下。

【主治】痈疽，发背，疔疮，瘰疬，无名肿毒，干湿疥癣，风疹瘙痒，癫疮肿块，疮疖，膀胱肿块，喉闭，缠喉风，风赤眼，口疮，牙疳，牙龈出血，肩背、腰腿脚疼痛，脚气穿心疼痛，中风左瘫右痪，口眼歪斜，语言不正，破伤风，偏正头痛，冷积攻心，心痛，反胃噎食，呕吐酸水脓血，舌胀，酒积，酒后呕吐，霍乱吐泻，赤白痢疾，大小便不通，脱肛，肠风泻血，肠澼脓血，痔漏，小肠疝气，诸淋，消渴，五劳七伤，耳鸣耳聋，阳痿遗精，白浊，咳嗽，唾血，胸膈不利，气喘不止，单腹蛊胀；女子阴萎瘦弱，赤白带下，子宫冷闭，月经不通，产后诸疾；小儿痘疹，急慢惊风；打扑伤损，犬咬蛇伤蝎螫。

一捻金

【来源】《医学入门》卷八。

【组成】蟾酥 朱砂 雄黄 胆矾 血竭 乳香 没药各三钱 蜈蚣 麝香各五分 细辛 全蝎 蝉蜕 穿山甲 僵蚕 牙皂各六钱 白矾（用信石少许同枯，去信不用） 片脑各五分

【用法】上为末。每服二三分，温酒调下。如服赛命丹后，毒未尽起者，再用此末催之。惟疔疮服此药后，身凉者即死。

【主治】痈疽，发背，疔疮，乳痈，鱼口便毒，一切无名肿毒及小儿脐风。

十味中和汤

【来源】《医学入门》卷八。

【组成】石菖蒲　牛蒡子　羌活　川芎　防风　漏芦　荆芥　麦门冬　前胡　甘草各等分
【用法】水煎服。
【主治】手足少阳经分发痈及时毒，脉弦，在半表半里者。

千捶膏

【来源】《医学入门》卷八。
【组成】白松香一斤　蓖麻仁　杏仁各三百粒　铜青三两　乳香　没药各一两半　轻粉二钱
【用法】共入石臼，向日下，以木杵捶成膏。如燥，少加香油捶之，瓷器收贮。每用宜于汤内溶化，红绢摊开贴之。痈疮未成者散，已成者拔毒追脓。如腹中痞块及疟疾，贴大椎及身柱穴。
　　文中"身柱"，原作"身椎"，据穴名改。
【功用】消散痈疮，拔毒追脓。
【主治】诸般痈毒，无名恶疮，及腹中痞块、疟疾。
【宜忌】每用忌火。

化毒丸

【来源】《医学入门》卷八。
【组成】大黄　牵牛　槐花　白芷　穿山甲　蜈蚣　僵蚕　全蝎　雄黄　朱砂　蟾酥　明矾　铅丹各等分
【用法】上为末，米糊为丸，如梧桐子大。每服八丸，葱酒送下。
【功用】发汗。
【主治】痈疽初起。

水粉膏

【来源】《医学入门》卷八。
【组成】黄丹半斤　水粉四两
【用法】上为末。用麻油一斤，熬至滴水成珠；次下乳香、没药、龙骨、血竭、儿茶、轻粉各末二钱，搅匀，瓷器收贮。摊纸贴之。
【功用】生肌，敛口，止痛。
【主治】痈疽，瘰疬。
【加减】如贴艾灸火疮，不须下乳、没等药。

打脓散

【来源】《医学入门》卷八。
【组成】木鳖子虚者七个，实者九个　金银花　黄芩　黄连　黄柏　归尾各一钱　大黄一两　甘草节　穿山甲各七分　芒消三钱
【用法】水煎，五更服。大便见脓，小便见血为效。
【主治】诸痈肿，不放脓出。

生肌长肉膏

【来源】《医学入门》卷八。
【组成】龙骨三钱　白芷二钱半　血竭二钱　黄丹　辰砂各五钱　石膏一两　樟脑少许
【用法】上为末。先将黄蜡一两熔化，入香油少许，然后入药末搅匀得所。捻成条子，塞疮口内。肌肉自长。
【主治】痈疽。
【加减】如痛甚，加乳香、没药各二钱。

白蜡膏

【来源】《医学入门》卷八。
【组成】生地　当归各一两
【用法】用麻油一两，煎药枯黑，滤去滓，加白蜡或黄蜡一两熔化，候冷搅匀，即成膏。或加乳香、没药、龙骨、血竭、儿茶、轻粉尤妙。
【功用】去腐生肌止痛，补血续筋。
【主治】痈疽，发背，烫火。

托里建中汤

【来源】《医学入门》卷八。
【组成】人参　白术　茯苓各二钱　半夏　炮姜各一钱　甘草五分
【用法】生姜、大枣为引，水煎服。
【功用】建中气。
【主治】痈疽元气素虚，或因寒凉伤脾损胃，饮食少思，或作呕泄泻。

托里益气汤

【来源】《医学入门》卷八。

【组成】白术二钱 人参 茯苓 贝母 陈皮 香附 芍药 当归 熟地各一钱 桔梗 甘草各五分

【用法】水煎服。

【主治】痈肿硬，肉色不变，或晡热，或溃而不敛，并一切血气内症。

【加减】如口干，加五味子、麦门冬；寒热往来，加柴胡、地骨皮；脓清，加黄耆；脓多，加川芎；肌肉迟生，加白蔹、肉桂。

托里益黄汤

【来源】《医学入门》卷八。

【组成】人参 白术 半夏 陈皮 川芎 香附 山栀 苍术各一钱 甘草五分

【用法】生姜、大枣为引，水煎服。

【主治】痈疽脾胃虚寒，水侮土，以致饮食少思，或呕吐泄泻；兼治痈疽六郁所伤，中气虚弱。

肉汁汤

【来源】《医学入门》卷八。

【组成】白芷 甘草 羌活 蜂房 黄芩 赤芍 当归各一钱

【用法】用猪蹄爪肉一斤煮汁，分二次去油花肉渣，方入前药煎十沸，俟温以绢蘸汤揩洗。恶血随洗而下。

【主治】疮疽有口。

【宜忌】忌风冷。

皂刺丸

【来源】《医学入门》卷八。

【组成】皂刺一两 桑寄生 何首乌 石楠藤 白蒺藜 五加皮 地骨皮 白鲜皮各七钱 草乌 枸杞 牛蒡子 归尾 五灵脂 蔓荆子 胡麻子 防风 苦参 虎胫骨 地龙 京墨 木鳖 天花粉各五钱 白胶香 乳香 没药各三钱

【用法】上为末，面糊为丸，如梧桐子大。每服五十丸，硬饭汤送下，每日二次。服两月断根。

【主治】远年杨梅、痛、癣、顽疮，筋骨疼痛。

【宜忌】忌狗肉、鱼腥、房事。

【加减】痛甚，加麝香一字。

鸡血散

【来源】《医学入门》卷八。

【组成】雄鸡 人参

【用法】用雄鸡剪去冠尖少许，倒提滴血疮上，血尽再换，不过五六鸡，痛止毒消，其疮自愈。又以人参六两，分作六次，尽日煎服。

【主治】痈疽阴证。

追脓化毒散

【来源】《医学入门》卷八。

【组成】穿山甲 当归 大黄各三钱 玄明粉 僵蚕 乳香 没药各一钱半 白芷二钱

【用法】水煎服。

【主治】一切痈疽瘰疬、便毒，痰火胸紧初起。

桐油膏

【来源】《医学入门》卷八。

【组成】桐油二两 百草霜 黄丹 发灰 乳香各三钱

【用法】上熬成膏。摊油纸上贴之。血虚甚者尤宜。如经年紫黑者，先用炉灰膏去瘀。

【主治】

1. 《医学入门》：痈疽。
2. 《疡科选粹》：臁疮。

【加减】冷者加鹿角灰。

【方论】桐油宣水毒，百草霜生肌止血，黄丹生肌止痛，发灰补阴。

铁箍散

【来源】《医学入门》卷八。

【组成】乳香 没药 大黄 黄柏 黄连 南星 半夏 防风 羌活 皂刺 木鳖子 瓜蒌根 阿胶 甘草节 草乌各等分

【用法】上为末。醋调成膏，砂锅内火熬黑色，敷之，寒者热用，热者寒用。

【主治】痈疽肿痛，赤晕散漫，及诸般疮疖。

赛命丹

【来源】《医学入门》卷八。

【别名】赛夺命丹（《简明医彀》卷八）。

【组成】蟾酥　朱砂　雄黄　胆矾　血竭　乳香　没药各三钱　蜈蚣　麝香各五分　细辛　全蝎　蝉退　穿山甲　僵蚕　牙皂各六钱　白矾（用信少许同枯，去信不用）　片脑各五分

【用法】上为末，端午日用酒糊为丸，如绿豆大，每服三丸，用葱酒一小钟送下，被盖出汗，或不汗，再进一丸，服后吃白粥调理。

【主治】痈疽发背、疔疮乳痈，鱼口便毒，一切无名肿毒，及小儿脐风。

【宜忌】忌黄瓜、水茄，一切动风之物。

蟾肝丸

【来源】《医学入门》卷八。

【组成】蟾肝一具（端午日取）　雄黄五钱

【用法】捣为丸，如绿豆大，朱砂为衣。每服三丸，葱酒送下。如痘疹不出，用胡荽酒送下最妙。

【功用】发汗解毒。

【主治】痈疽，疔毒痘疹。

二仙散

【来源】《古今医鉴》卷十五引黄宾江方。

【组成】白芷（未溃者用一两，已溃者用五钱）　贝母（未溃者用五钱，已溃者用一两）

【用法】上锉。好酒煎服。

【主治】发背痈疽，已成未成，已溃未溃，痛不可忍者。

三神膏

【来源】《古今医鉴》卷十五。

【组成】蓖麻子（去壳）四十九枚　陈醋一碗半　好盐一撮

【用法】上药置锅中，用文武火熬之，槐枝搅成膏。先将米泔水洗净疮，涂上药，留顶。未成脓者即散，已成脓者即溃。

【主治】痈疽发背。

【宜忌】忌一切发物并酒。

内消沃雪汤

【来源】《古今医鉴》卷十五。

【组成】当归身　白芍药　黄耆　甘草节　金银花　天花粉　连翘　香白芷　穿山甲　皂角刺　贝母　乳香（研）　没药（研）　木香　青皮　广陈皮

【用法】水、酒煎服。

《东医宝鉴》引本方用当归身、白芍药、甘草节、黄耆、射干、连翘、白芷、贝母、陈皮、皂角刺、天花粉、穿山甲、金银花、木香、青皮、乳香、没药各五分，大黄（酒制）一钱半。锉作一贴，酒、水相半煎服。

【主治】

1.《古今医鉴》：肚内生痈及痈疽。

2.《外科正宗》：发背并五脏内痈，尻臀诸肿，大小肠痈，肛门脏毒，初起但未出脓，坚硬疼痛不可忍者。

【加减】甚者加大黄。

玉容膏

【来源】《古今医鉴》卷十五。

【组成】香油二两　黄蜡一两（二味化开）　黄丹末一钱　寒水石（火煅）一两

【用法】上为细末，溶化为膏。纸摊，贴患处。

【功用】生肌止痛。

【主治】发背痈疽溃烂。

老军散

【来源】《古今医鉴》卷十五。

【组成】大黄（半生半煨）　甘草各等分

【用法】上为细末。每用一匙，空心温酒调服一二服。疏利为度。

【主治】发背痈疽，疔疮恶毒，一切无名肿毒，焮热初起未溃者。

托里消毒散

【来源】《古今医鉴》卷十五。

【别名】托里消毒饮（《万病回春》卷八）。

【组成】黄耆（盐水炒）　花粉各二钱　防风　当

归（酒洗） 川芎 白芷 桔梗（炒） 厚朴（姜制） 穿山甲（炒） 皂角刺（炒）各一钱 金银花 陈皮各三钱

【用法】用水、酒各一钟，煎至七分，疮在上，食后服；在下，空心服。二帖后，只用水煎。

【功用】壮气血，固脾胃，消肿溃脓生肌。

【主治】

1.《古今医鉴》：一切痈疽，六七日未消者。

2.《杂病源流犀烛》：大头瘟。

连翘败毒散

【来源】《古今医鉴》卷十五。

【别名】连翘散毒散（《杏苑生春》卷八）、败毒散（《杂病源流犀烛》卷十五）。

【组成】柴胡 羌活 桔梗 金银花 连翘 防风 荆芥 薄荷叶 川芎 独活 前胡 白茯苓 甘草 枳壳

【用法】上锉。加生姜，水煎，如疮在上，食后服；在下，食前服。一日至四五日者，二三剂以解其毒，轻者则内自消散。若至六七日不消，宜服真人活命饮，后服托里消毒散调理。

【主治】

1.《古今医鉴》：痈疽，发有疔疮，乳痛，一切无名肿毒，初起憎寒壮热，甚者头痛拘急，状似伤寒。

2.《杂病源流犀烛》：暑疡。夏月头面外项赤肿，或咽喉肿痛，或腿足焮肿，长之数寸，不能步履，头痛内燥，日夜发热不止者。

【加减】如热甚并痛甚，加黄连、黄芩；大便不通，加大黄、芒消下之。

追风通气散

【来源】《古今医鉴》卷十五。

【别名】追风通圣散（《简明医彀》卷八）。

【组成】赤芍 木通 白芷 何首乌 枳壳 茴香 乌药 当归 甘草

【用法】酒、水同煎服。

【功用】大能顺气匀血，扶植胃本，不伤元气，荡涤邪秽，自然通顺，不生变证。

【主治】痈疽，发背，流注，肿毒，脑疽，打破伤折，疝气，血瘕，脚气，诸气痞塞，块痛，腰痛，一切痰饮为患。

【加减】痈疽，胃寒生痰，加半夏以健脾化痰；郁热而成风痰，加桔梗，并用生姜水酒煎服；发背，因服寒凉之药，过伤脾胃，饮食少进，颜色憔悴，肌肉不生，去木通，少用当归，倍厚朴、陈皮；流注，加独活；脑发、背发，去木通；打破伤折在头上，去木通，加川芎、陈皮；经年腰痛，加草薢、玄胡索，酒煎服；脚气，加槟榔、木瓜、穿山甲，水煎服；痰饮为患，或喘，或咳，或晕，头痛睛疼，遍身拘急，骨节痹疼，胸背、颈项、腋胯、腰腿、手足凝结肿硬，或痛或不痛，按之无血潮，虽或微红，亦淡薄不热，坚如石，破之无脓，或有薄血，或清水，或如乳汁，又有坏肉如破絮，又如瘰疬，在皮肉之间，如鸡卵可移动，软活不硬，破之亦无脓血，针口弩肉突出，惟觉咽喉痰实结塞，作寒作热，加南星、半夏；肿毒坚硬不穿，加川芎、独活、麻黄，连须葱煎，热服。

神妙生肌散

【来源】《古今医鉴》卷十五。

【组成】乳香一钱 没药二钱（二味用灯草同研）孩儿茶一钱 血竭一钱 赤石脂一钱 海螵蛸一钱 轻粉三分 龟版（炒）一钱 鳖甲（炒）一钱 硼砂二钱 水银一钱 黑铅一钱

【用法】将银、铅同煎化，将前药各为末，入银、铅于内，研极细。撒疮上。

【主治】痈疽发背，诸般疮毒，溃烂疼痛。

【加减】初起，加黄柏一钱；作痒，加白芷一钱。

铁桶膏

【来源】《古今医鉴》卷十五引泽川西府方。

【组成】荞麦杆灰（淋汁）二碗（熬至一碗）血竭 乳香 没药各三分（为末。入汁内，再熬，去半碗，取下待冷，入）黄丹八分 雄黄八分 朱砂八分 好石灰八钱

【用法】上为极细末，共一处放药汁内搅匀成膏，瓷器收贮。用三棱针刺破，将药入内，直送深入到底。三四次痊愈。

【主治】痈疽，发背，疔疮，瘰疬，痔疮，粉瘤。

通解散

【来源】《古今医鉴》卷十五。
【组成】黑丑（炒，捣末） 大黄（炒） 桃仁（去皮尖） 官桂 白芍 泽泻各二钱半 干姜一钱 甘草五分
【用法】上锉二剂。水煎，空心服。
【主治】男子交感，强固不泄，以致血气交错，大小便涩滞，或肛门肿痛，或作便毒痈疽。

羽泽散

【来源】《古今医鉴》卷十六。
【组成】生矾末二钱
【用法】温酒调下。
【主治】一切痈疽肿毒。

铁箍散

【来源】《本草纲目》卷十三。
【组成】金丝草灰二两（醋拌，晒干） 贝母五两（去心） 白芷二两（一方加龙骨少许）
【用法】上为末。以凉水调，贴疮上；香油亦可。
【主治】痈疽疔肿。

万应膏

【来源】《本草纲目》卷十五引《集简方》。
【组成】（五月五日采）苍耳根叶数担（洗净晒萎，细锉）
【用法】以大锅五口，入水煮烂，以筛滤去粗滓，布绢再滤；复入净锅，武火煎滚，文火煎稠，搅成膏，以新罐贮封。每以敷贴即愈，牙疼即敷牙上，喉痹敷舌上；或噙化，二三次即效；每日用酒服一匙，极有效。
【主治】痈疽发背，无头恶疮，肿毒疔疖，风痒，臁疮，杖疮，牙疼，喉痹。

济世散

【来源】《本草纲目》卷十八引张三丰仙方。
【别名】双牛串（《串雅内编》卷三）。
【组成】黑白牵牛各一合
【用法】布包捶碎，以好醋一碗，熬至八分，露一宿，次日五更温服。以大便出脓血为妙。
【主治】一切痈疽发背，无名肿毒，年少气壮者。

隔纸拔毒生肌神膏

【来源】《寿世新编》卷中引《龚氏方》。
【组成】金银花三钱 净青黛一钱 制甘石五钱 提白蜡一钱五分 上宫粉三钱 上四六五分 真血结一钱
【用法】上为细末，用生猪板油（去膜）同捣，再用油纸一大块，向中间多多刺眼（如患处大），以透药性，将膏药薄薄刮上，二面闭摺，藏药在内。贴患处，外用带子扎住，缚一二日后，揩去脓垢，或仍照扎，或换过药，如脓干，即不必开看，有数日自然肌满而愈。
【主治】无论各种疖毒痈疽，但须已溃者。

解毒汤

【来源】《片玉心书》卷五。
【组成】玄参 连翘 升麻 黄芩 赤芍 当归 羌活 防风 生地 甘草 荆芥穗
【主治】小儿因气血凝而热乘之，致生痈毒肿疖。
【加减】秘结者，加大黄、木通。

生肌散

【来源】《片玉痘疹》卷十二。
【别名】生肌膏（《痘麻绀珠》卷十八）。
【组成】白芷一钱 白龙骨五分 贝母二钱 赤石脂一钱 白及一钱
【用法】上为末。敷之。
【主治】痘后成痈，脓已去者。

生熟解毒丸

【来源】《幼科发挥》卷一。
【组成】芩 连 柏（均半生用，半酒炒） 甘草（半生、半炙）各等分
【用法】上为末，雪水为丸，如麻子大，朱砂、雄

黄各二分之一（水飞）为衣。淡豆豉汤送下。初生一腊内服之良。天行痘疹之岁，尤宜服之。

【功用】解小儿胎毒。

【主治】小儿胎毒，发为痈疽、丹疹、疥癣，一切恶疮。

大补汤

【来源】《幼科指南》卷下。

【组成】人参　黄耆　白术　茯苓　甘草　当归　川芎　生地　赤芍　连翘

　　　《幼幼集成》本方有白芷。

【用法】生姜、大枣为引，水煎服。已溃者，内服大补汤，外涂紫金丹。

【主治】小儿生痈毒、疖肿已溃者。

破积散

【来源】《点点经》卷一。

【组成】秦艽一钱　乌药（童便炒）一钱　黄芩　益母草　海藻　当归各一钱半

【用法】杉节三个为引。

【主治】酒凝血注作疽，红肿作痛，骨节痠麻。

解毒收肌散

【来源】《点点经》卷一。

【组成】白葛花　当归　仙茅　甘葛各二钱　乳香　云苓　拐枣　腹皮　条参　玄胡　二花各一钱半　甘草三分

【用法】黑枣为引。

【主治】酒毒作疽。酒凝气结，瘤疽骨节已溃，脓水不干。

复元通气散

【来源】《赤水玄珠全集》卷三。

【组成】青皮　陈皮（去白）各四两　甘草三寸半（炙）　连翘一两

【用法】上为末，热酒调下。

【功用】止痛消肿。

【主治】诸气涩耳聋，腹痛，便痈，疮疽无头。

家藏神验血竭膏

【来源】《赤水玄珠全集》卷二十九。

【组成】当归（酒洗）　白芷　大黄　黄连　黄柏　木鳖子（去壳）　皂角　杏仁　露蜂房各一两　乳香　没药　血竭各三两　血余一两　飞丹一斤　麻油二斤

【用法】上除乳没血竭，余药入油熬焦，去渣，熬至滴水成珠下丹，用柳树棍不住手搅，软硬适中，入乳香等药搅匀即成。

【主治】一切痈疽疔毒。

黄耆汤

【来源】《赤水玄珠全集》卷二十九。

【组成】黄耆　川归（酒洗）各一两　大黄　芍药　陈皮　炙甘草各五钱

【用法】上加生姜二片，水煎服。

【主治】一切疮肿、痈疽。

四神散

【来源】《赤水玄珠全集》卷三十。

【组成】大黄　木鳖子　僵蚕　贝母各二钱半

【用法】用酒、水各一钟，煎至一钟，食前热服。若得汗、下为妙。

【主治】便毒初起，寒热，欲成痈疽。

生肌散

【来源】《仁术便览》卷四。

【组成】白龙骨（煅）　白蔹　乳香　没药

【用法】上为极细末。掺之。粗则反痛。

【功用】收疮口。

【主治】痈疽。

国老散

【来源】《仁术便览》卷四。

【别名】人中黄散（《痘疹仁端录》卷十三）。

【组成】大甘草不拘多少

【用法】五月初三、四日，预将上药研细末，用大竹一段，两头留节，在一头钻一小孔，装甘草末于内，其孔用木塞固，勿令泄气，用绳缚竹，候至端午日，置粪缸中，并以砖坠竹至底，四十九日后取出，用长流水洗净，候干，取药晒干，再研细，贮瓷器内。小儿出痘见苗，每用一钱，淡砂糖水调服；治诸般恶疮，天行瘟疫毒，加药内服。

《痘疹仁端录》本方用法：腊月用大竹筒，两头留节，通一窍，外去青皮，入甘草末于内，用木塞堵其窍，用绳缚紧，浸于粪厕坑中，腊月八日入坑，至清明取起，系长流水中冲过七日，取甘草末晒干，收藏好。每用一二钱，蜜水调下，泻亦无妨。

【主治】

1. 《仁术便览》：癭疮，痘疹，疔肿，痈疽，诸般恶疮，及中砒毒、菌毒、伤寒发狂言，天行瘟疫毒。

2. 《痘疹仁端录》：痘六七日不能肥满，或陷入黑色，不能灌脓，及中恶。

万病无忧膏

【来源】《万病回春》卷八。

【别名】万应膏（《奇方类编》卷下）。

【组成】川乌 草乌 大黄各六钱 当归 赤芍 白芷 连翘 白蔹 白及 乌药 官桂 木鳖子各八钱 槐 桃 柳 桑 枣枝各四钱 苦参 皂角各五钱（一方加苏合香二钱）

【用法】上锉，用真香油二斤浸药一宿，用火熬至药焦色，以生绢滤去滓不用，将油再熬一滚，入飞过黄丹十二两炒过，陆续下，槐柳搅不住手，滴水成珠为度。离火，次入乳香、没药末各四钱，搅匀收贮，退火毒听用。治跌扑闪挫伤损，一切疼痛，心腹痛，俱贴患处；哮吼喘嗽，贴背心；泻痢，贴脐上；头痛、眼痛，贴太阳穴；无名肿痛、痈疽发背、疔疮疖毒、流注湿毒、臁疮，初觉痛痒，便贴患处即消。

【功用】止痛箍脓，长肉生肌。

千金内托散

【来源】《万病回春》卷八。

【组成】黄耆（蜜炙） 人参 当归（酒洗）各二钱 川芎 防风 桔梗 白芷 厚朴（姜汁炒） 薄荷 甘草（生用）各一钱

加减法中有"不肿痛倍官桂"，但方中无官桂，疑脱。

【用法】上为细末。每服二钱，黄酒调下；不饮酒，木香汤调下亦可；或都作一剂，用酒煎尤佳。

【功用】活血匀气，调胃补虚，祛风邪，辟秽气。

【主治】痈疽疮疖，未成者速败，已成者速溃。

【加减】痈疽肿痛，倍白芷；不肿痛，倍官桂；不进饮食，加砂仁、香附；痛甚，加乳香、没药；水不干，加知母、贝母；疮不穿，加皂角刺；咳，加半夏、陈皮、杏仁、生姜五片；大便闭，加大黄、枳壳；小便涩，加麦门冬、车前子、木通、灯草。

小夺命散

【来源】《万病回春》卷八。

【别名】小夺命丹（《良朋汇集》卷五）、夺命丹（《仙拈集》卷四）。

【组成】千头子（即扫帚子） 槐花子 地丁各等分

【用法】水煎，通口温服。加蟾酥尤妙。

【主治】脑疽，及疔疮恶毒，无名肿毒。

吕洞宾仙传化毒汤

【来源】《万病回春》卷八。

【别名】仙传化毒汤（《东医宝鉴·杂病篇》卷七）。

【组成】防风 甘草节 白芷 茯苓 贝母 黄芩 连翘 白芍各一钱 天花粉 金银花各一钱二分 半夏七分 乳香 没药各五分

【用法】上锉。好酒煎。胸前，饭前服；背上，饭后服；下部，空心服；上部，食后服。俱要出汗为度。如无汗，用木香熏脚膝腕内，被盖汗出而愈。

【主治】痈疽、发背、乳痈，一切无名肿毒初起，已成已溃。

竹叶黄耆汤

【来源】《万病回春》卷八。

【组成】淡竹叶一钱　芍药　麦门冬　半夏　川芎　黄耆（炒）　人参　当归　甘草　石膏　生地黄各二钱

【用法】上锉作二剂。水煎服。

【主治】痈疽气血虚、胃火盛而作渴。

芙蓉膏

【来源】《万病回春》卷八。

【组成】芙蓉叶（或皮或根亦可）　黄荆子各等分

【用法】入石臼内捣极烂，用鸡子清调。搽于疮上，留顶。

【主治】

　　1.《万病回春》：痈疽发背诸毒。

　　2.《寿世保元》：痈疽发背，肿痛如锥刺，不可忍者。

郁金膏

【来源】《万病回春》卷八。

【组成】生猪脂（熬，去滓，净油）一斤　郁金四两　生地黄（忌犯铁器）

【用法】上锉，入猪油内煎枯，去药滓，又入净黄蜡半斤化开，又入好潮脑一两，瓷罐收入。每用一两，加官粉二钱，熔化搅匀，摊油单纸上贴之。

【主治】一切肿毒，杖疮。

荆防败毒散

【来源】《万病回春》卷八。

【组成】防风　荆芥　羌活　独活　柴胡　前胡　薄荷　连翘　桔梗　枳壳　川芎　茯苓　金银花　甘草

【用法】上锉。加生姜，水煎，疮在上，食后服；在下，食前服。

【功用】散毒。

【主治】痈疽疔肿，发背乳痈，憎寒壮热，甚者头痛拘急，状以伤寒，一二日至四五日者。

【加减】大便不通，加大黄、芒消；热甚痛急，加黄芩、黄连。

海仙膏

【来源】《万病回春》卷八。

【组成】赤葛　苦参各等分

【用法】上锉片，用香油浸过，煎至焦枯滤去滓，称香油一斤净，再煎沸，徐徐入密陀僧、水粉各四两。

【主治】风损诸疮，痈疽肿毒。

琥珀膏

【来源】《万病回春》卷八。

【组成】沉香一钱　嫩松香八两　乳香　没药　银朱　血竭各一钱（为末）　香油四两

【用法】上将沉香入香油内炸浮，待油熟去之，次下松香，文武火不住手搅，如琥珀色住火，下乳香、没药、银朱、血竭，搅入膏内，令匀，退火毒，用油纸摊贴。

【主治】痈疽发背，诸般肿毒，久年顽疮。

七厘散

【来源】《遵生八笺》卷十八。

【组成】雄黄一钱　白滑石三钱（共为细末，听用）　巴豆三钱（去油）　杏仁三钱（去皮尖油）（二味捶千下，听用）　真轻粉一钱二分（研细末）

【用法】将真轻粉用人乳和为一丸，外用面皮包，入锅内，甘草水蒸半炷香，面熟取出；去面，就热和前四味捶，为丸如卜子大。每服七厘或一分，空心姜汤送下。

【主治】五痈。

爬口蜈蚣方

【来源】《遵生八笺》卷十八。

【组成】土中大虾蟆一个

【用法】剥全身癞皮，盖贴疮口，于蟆皮上用针将皮刺数孔，以出毒气。痈疮得此自觉安静恬愉，且能爬住疮口，不令长大，又可免蜈蚣闻香来侵之患。

【主治】痈疮。

箍 药

【来源】《遵生八笺》卷十八。

【组成】黄狗下颔一付（烧灰存性）二两 蚕末一两 白蔹一两

【用法】上为末。以米醋调匀，涂疮留顶。初发者消，已发者，黄水流尽即愈。

【主治】痈疽疔毒。

箍 药

【来源】《遵生八笺》卷十八。

【组成】川乌 黄柏各等分

【用法】为末。猪胆调，围四周，只留中一空出气。

【主治】痈疽疔毒。

箍 药

【来源】《遵生八笺》卷十八。

【组成】当归 黄柏 羌活各等分

【用法】上为细末。疮初起，将鹭鸶藤擂汁，调敷疮之四围。自然收小，出毒水，不可掩于疮头，恐毒气不出为害也。

【主治】痈疽疔毒。

生肌玉红膏

【来源】《外科正宗》卷一。

【别名】玉红膏（《慈幼新书》卷六）、生肌膏（《外伤科学》）。

【组成】白芷五钱 甘草一两二钱 归身二两 瓜儿血竭 轻粉各四钱 白占二两 紫草二钱 麻油一斤

【用法】先将当归、甘草、紫草、白芷四味，入油内浸三日，大勺内慢火熬，药微枯色，细绢滤清，将油复入勺内煎滚，下整血竭化尽，次下白占，微火亦化；先用茶钟四只预顿水中，将膏分作四处，倾入钟内，候片时方下研极细轻粉，每钟内投和一钱搅匀，候至一伏时取起，不得加减，致取不效。用于已溃流脓时，先用甘草汤，甚者用猪蹄药汤，淋洗患上，软绢挹净，用抿脚挑膏于

掌中捺化，遍搽新腐肉上，外以太乙膏盖之。大疮，早、晚洗换二次，内兼服大补脾胃暖药。

【功用】去腐肉，生新肉，敛疮口。

【主治】痈疽发背，诸般溃烂，棒毒等疮。

【验案】手术切口愈合不良 《河南中医》（1996，5：309）：将生肌玉红膏经高压消毒后，均匀地、薄薄涂布于双层消毒纱布上，充填入手术切口，初期渗出物较多时，每天换药1次，渗出较少时，隔日换药1次，待渗出物逐渐减少，新生肉芽组织长出时可3日换药1次，直到切口完全愈合。疗手术切口愈合不良31例。结果：31例切口愈合不良者均采用本法治疗，其中切口在5～10天愈合者为18例，10～20天愈合者10例，20天以上愈合者3例。

神仙太乙膏

【来源】《鲁府禁方》卷四。

【组成】黄柏 防风 玄参 赤芍 白芷 生地黄 大黄各五钱 血竭三钱 当归八钱 肉桂三钱 槐枝三十寸 柳枝三十寸 桃枝三十寸

【用法】共合一处，用真麻油四斤浸药，春五、夏三、秋七、冬十日，用桑柴火熬令油褐色，滤去滓，再熬至滴水成珠，下淘炒过黄丹二斤，搅千余遍，待冷，入地埋三日去火毒。摊贴。

【主治】打扑伤损，遍身疼痛，一切痈疽，恶疮疥癣，及筋骨疼痛。

黑白散

【来源】《鲁府禁方》卷四。

【组成】黑白牵牛各一合

【用法】用布包捶碎，好酒一碗，煎至八分，露一宿，温热服。大便脓血为度。

【主治】一切痈疽发背，无名肿毒，医所不识者。

八味蜡矾丸

【来源】《痘疹传心录》卷十八。

【组成】明矾一两 蜜蜡一两 牛黄 真珠 乳香 没药 朱砂各一钱 雄黄五分

【用法】先将蜡溶化，离火下众药和匀，急为丸，

如梧桐子大。每服十丸，温酒送下，日进三服。加至二十丸。

【功用】托里，护脏腑，止痛消毒。

【主治】痈疽。

万应夺命散

【来源】《痘疹传心录》卷十八。

【组成】乳香（置竹筒内煮，自然去油） 没药（制同上） 丁香 木香 苦丁香 麝香各一钱 牛黄 蟾蜍各五分 血竭二钱 巴霜五钱

【用法】上为末，酒浆糊为丸，如黍米大。壮实人每用九厘，瘦人七厘，小儿三厘，临卧用温酒送下。便利三四次愈。

【主治】痈疽发背，疔疮，无名肿毒，喉闭。

三豆浆

【来源】《痘疹传心录》卷十九。

【别名】三豆散（《证治准绳·幼科》卷六）、三豆丹（《疡医大全》卷三十三）。

【组成】黑豆 绿豆 赤小豆各一合

【用法】研烂为末。用醋研浓浆，时时以鹅翎扫之，红肿退去。

【主治】

1. 《痘疡传心录》：痘毒。
2. 《证治准绳·幼科》:痘后痈毒,初起红肿。

通利湿气丸

【来源】《慈幼新书》卷十一。

【组成】沉香 木香 丁香各（另研）二钱 巴霜 陈皮（洗） 青皮（醋炒） 莪术（炒） 乌梅肉（焙干） 黄连 槟榔各五钱

【用法】将巴霜醋浸一时煮干，皮纸重碾去油，和各药研细，米糊为丸，如黍米大。每服三五丸，温白汤送下。

【主治】痈疽。

浸洗药

【来源】《证治准绳·疡医》卷四。

【组成】赤梗 红花 蜈蚣

【用法】水煎，浸洗之。

【主治】足心痈。

敷穿板药

【来源】《证治准绳·疡医》卷四。

【组成】地灯心 桁谗根

【用法】上以醋煎蒸熏，渣敷患处。

【主治】足心痈。

敷穿板药

【来源】《证治准绳·疡医》卷四。

【组成】滑菜根

【用法】砍烂敷之。

【主治】足心痈。

敷穿板药

【来源】《证治准绳·疡医》卷四。

【组成】仙人掌根 水杨梅根

【用法】砍烂敷之。

【主治】足心痈。

青霞散

【来源】《灵兰要览》卷下。

【组成】飞青黛二钱 乳香一钱五分 没药一钱五分 韶粉一钱 海螵蛸一钱 枯矾一钱 白蔹一钱 寒水石一钱 冰片三分 红粉霜（另研极细，和匀后，再研入）一钱 杏仁（去皮尖）二十四个

【用法】先用猪蹄汤洗过，以此药敷之。

【主治】痈疽溃烂，脓多不敛者。

【加减】有死肉，加白丁香五分；大痈疽烂甚腐多，加铜绿一钱五分。

一胜膏

【来源】《外科启玄》卷十一。

【组成】紫荆皮

【用法】上为末。调酒敷住。

【主治】发背痈疽，初生未成者。

乌龙扫毒膏

【来源】《外科启玄》卷十一。

【组成】文蛤八两（炒）　多年浮粉一斤（晒至干，入米醋浸一夜，再晒干听用）　蚰蜒虫三十条

【用法】上药同捣一处，再晒再捣成末，再炒至黑色，为细末，收入瓷罐内。用醋调敷患处，留头出毒气，绵纸盖之，干再醋扫润之。

【主治】一切痈疽、发背、肿毒未溃已溃者。

极验溶胶汤

【来源】《外科启玄》卷十一。

【组成】川山甲四片（如疮在背，即用背上甲；在手，用前足上甲五分；如在足，用后腿上甲五分。酥炙，为细末）　透明真牛皮胶四两（瓦上焙成珠，为末，先成大豆子块，不然，锅内炒亦可）

【用法】用好无灰酒调匀，煎数沸服之，以醉为度。不能饮酒者少用一盏，加水一钟煎之亦可。

【主治】痈疽恶毒。

治魂丹

【来源】《外科启玄》卷十一。

【组成】乳香　没药　铜绿　枯矾　黄丹　川山甲（炙）各一钱　轻粉　蟾酥各五分　麝香少许

【用法】上为细末，用蜗牛研为丸，如绿豆大。每服一丸，至重者用二丸，葱白捣，裹药，以热酒送下。取汗透为妙。

【主治】痈疽、恶疮、疔毒。

铁罐点毒膏

【来源】《外科启玄》卷十一。

【组成】巩子石灰（用皂角同在火内炮烟尽为度）二两　糯米（南星、当归、赤芍同炒熟）二合　砂牯牛（即旱螺）七个（去壳）　斑蝥七个（炒，同米熟去足翅。上共捣罗细末，用铁罐子收贮听用）　桑柴灰　芝麻稭灰　皂角灰　荞麦稭灰　窑

脑各一斤（同一处淋灰汁约三斗）

【用法】入大锅内，慢火熬之，待十去其七，汁面上有霜白起，以瓷器贮之。如遇疮毒，用此汁调前药，小小点之。三五次自然疮破毒散，初起时点之即破，无脓即散，有脓即出。

【主治】诸痈疽、疖毒、疔肿、便毒等疮。

【宜忌】如疮出水时则不可点破。

赛针散

【来源】《外科启玄》卷十一。

【组成】巴豆五分　轻粉　硇砂　白丁香各一钱半

【用法】上为末。醋调涂之。

【主治】痈疽有头不破，及疔肿时毒生于四肢上，其势微缓，畏针者。

荆防败毒散

【来源】《证治准绳·幼科》卷六。

【组成】人参　赤茯苓　羌活　独活　前胡　薄荷　柴胡　枳壳　川芎　桔梗各等分　甘草减半　牛蒡子　防风　荆芥　连翘　金银花

方中牛蒡子、防风、荆芥、连翘、金银花用量原缺。

【主治】余毒痈肿。

【加减】病在头，加白芷、升麻；上身，倍加桔梗；手，加薄桂；腰，加杜仲；腿足，加牛膝、木瓜。

一粒金丹

【来源】《证治准绳·疡医》卷一。

【别名】玉枢丹、紫金锭（《杂病源流犀烛》卷二十三）。

【组成】沉香　木香　乳香各五分　巴豆霜一钱五分

【用法】上药各为细末，和匀，用黑肥枣一个半，去皮核，捣烂为丸，如芡实大。每服一丸，量人虚实，先呷水一口，行泻一次。胃气状实者，只可呷水三四口，不可太过，后用水一口送药，下行尽数次，以米饮补之。

【主治】

1.《证治准绳·疡医》一切恶疮痈肿，无名

肿毒。

2.《医宗金鉴》：中搭手（一名龙疽）。

3.《杂病源流犀烛》：耳痈，夹肢痈，对口疮，石疽，臀痈，腓疽。

正铁箍散

【来源】《证治准绳·疡医》卷一。

【组成】贝母（去心） 白芷 苍耳草灰（醋拌晒干）各二两

【用法】上为细末。水调或香油调，贴疮上。

【主治】痈疽无头起者。

【加减】或加龙骨二钱尤妙。

龙虎交加散

【来源】《证治准绳·疡医》卷一。

【组成】南木香（锉碎，用纸垫锅，焙干，研为细末） 罂粟壳（去顶瓢筋，锉，焙干，为细末） 甘草（用湿纸裹煨，焙干，为细末） 吴白芷（面裹煨，去面，焙干，为细末） 川芎（湿纸裹煨，焙干，为细末）

【用法】上为末，各另包收。看疮加减用之：若疮势红肿热大，先服如神托里散一帖，卧盖取微汗；如红晕大，肿高，疮头有似碎米大白脓点者，可进交加散一帖，用木香四分，罂粟壳二钱二分，甘草六分，白芷一钱四分，川芎一钱半，共为一帖，用水七分，生白酒三分，共一碗，用银器煎八分，如无银器，新瓷器亦好，不用铜铁旧器，于炭火边先滚五七滚，用细绢将水湿扭干，滤去滓，食后服，以干盐菜压之，滓敷疮，四围用襄绢帕包之；如恶心呕吐，即服护心散一帖止呕，次服前药；若胸腹膨满，或大小便闭涩，可服当归连翘散一帖，行五七次，用温米粥汤补止；如疮已成，溃脓不寒不热，止是烂开疼痛，木香三分，甘草六钱，川芎一钱半，白芷一钱四分，粟壳二钱，水五分，酒五分，合煎八分服；如红晕不退，每日于晚进药一帖，吃交加散四五帖，可服当归连翘散一帖，要行，加大黄，只有热，腹不胀，不用大黄；如疮患要将好，腐肉不脱，可用针刺破皮，令随脓出，将水红花根煎汤洗之，用生肌散掺上，每日洗一次。

【主治】发背，痈疽，发脑，发鬓，发髭；又治脑虚头晕，风湿之症。

【宜忌】忌酸辣、酱面、发气并生冷之物。

夺命丹

【来源】《证治准绳·疡医》卷一。

【组成】轻粉 麝香 白砒（制）各五分 白矾（煅） 辰砂（为衣） 血竭各一钱 蟾酥（干者，酒化入药）二钱 铜绿 寒水石（煅） 乳香 没药 雄黄各二钱 蜗牛（连壳）二十一个

【用法】上为末，先将蜗牛研烂如泥，匀和前药为丸，如绿豆大。如丸不就，加好酒打三五百下。每服二三丸，先用葱白三寸与病者嚼烂，吐于男左女右手心，将药丸裹入葱白，用无灰酒三四盏温热送下。被盖取汗为度，重者不过三服。

【功用】《医宗金鉴》：退寒热。

【主治】

1.《证治准绳·疡医》：疔毒肿痛。

2.《医宗金鉴》：七情内乖，营卫不和所致的阴阳二气疽，生于脊背之旁，乍肿乍消，时软时硬。

3.《丸散膏丹集成》：诸恶疮肿痛。

【宜忌】《丸散膏丹集成》：忌冷水。

当归连翘散

【来源】《证治准绳·疡医》卷一。

【组成】当归 连翘 栀子仁 芍药 金银藤各一两 黄芩五钱

【用法】上锉。每服五钱，用水二盏，煎至七分，空心温服。

【主治】发背，痈疽，发脑，发鬓，发髭；又治脑虚头晕，风湿之症。

【加减】要行者，加大黄二钱，待药熟，入大黄煎一二沸，去滓服。

硇砂膏

【来源】《证治准绳·疡医》卷一。

【组成】硇砂（生用）一钱 石矿灰一两（炒黄色） 白丁香（即麻雀儿屎，用坚尖者，不用软颓

者）三钱（炒黄色） 丹黄半斤（生用） 碱一斤（淋水五碗）

【用法】前四味研为极细末，次将碱水煎作一碗，成膏待冷，以前末入膏和匀，藏瓷器中。一应毒物，以此膏点之。

【主治】痈疽肿毒，瘰疬，疣痣。

散毒饮子

【来源】《证治准绳·疡医》卷一。

【组成】黄耆二两 甘草（炙） 天罗（生） 山药（炒）各一两 鬼腰带叶半两（生竹篱阴湿石岸，络石而生者好，络木者无用。其藤柔细，两叶相对，形生三角）

【用法】上为粗末。每服三钱，水一盏，煎至七分，入酒三盏，同煎一二沸，去滓温服。

【主治】
1. 《证治准绳·疡医》：痈疽初觉，肿结未成。
2. 《杂病源流犀烛》：骗马坠。

万病解毒丸

【来源】《证治准绳·疡医》卷二。

【组成】麝香二钱 朱砂五钱 山豆根 雄黄 雄随子（取仁） 紫河车 独脚莲各一两 红芽大戟一两五钱 山慈姑二两 五倍子三两

【用法】上为末，秫米糊和匀，杵捣一千余下，印作锭子，随意大小。每服一锭，井水磨化，冬月用薄荷汤磨服，日可进二三服。

【主治】疔疮，痈疽，发背，肿疡，时毒，狐狸毒，鼠莽毒，丹毒，惊毒，瘴毒，风毒，热毒，蛊毒，河豚、疫死牛马猪羊毒，蛇、犬、蜈蚣、蜂、蝎、百虫蜇咬毒，汤火所伤，中恶邪气，无名肿毒，菰毒，砒毒，药毒，疮毒，光粉毒，轻粉毒，一切邪热之毒。

加减追疔夺命汤

【来源】《证治准绳·疡医》卷二。

【组成】防风 赤芍药 连翘 羌活 独活 细辛 青皮 僵蚕 蝉蜕 青木香 甘草节 金银花

紫河车 独脚莲

【用法】上加生姜、泽兰、生地黄，水煎服。

【主治】疔疮，及痈疽、发背、恶疮，焮赤肿痛，或紫游风，赤游风。

【加减】病势退减，加大黄，取利下三五行，去大黄。

托里黄耆汤

【来源】《证治准绳·疡医》卷二。

【组成】黄耆（炒）六钱 甘草（炙） 栝楼根各一钱

【用法】水二钟，煎至八分，频服之。加人参一钱尤妙。

【主治】痈疽大渴，发热，或泻，或小便如淋。

胃苓汤

【来源】《证治准绳·疡医》卷二。

【组成】苍术（米泔浸，炒）二钱 厚朴（姜制） 陈皮 甘草（炙） 白术（炒）各一钱 茯苓一钱七分 泽泻 木香 白芍药（炒）各一钱 官桂五分 淡竹叶二十片

【用法】上作一剂。以水二钟，加生姜三片，大枣二枚，煎八分，食前服。

【主治】痈疽，四肢沉重。

神异膏

【来源】《证治准绳·疡医》卷二。

【组成】雄黄五钱 滑石倍用

【用法】上为末。洗后掺疮上，外用绵纸覆盖相护，凡洗后破烂者，用此贴之。

【主治】痈疽坏烂，及诸疮发毒。

逼毒散

【来源】《证治准绳·疡医》卷二引刘氏方。

【组成】黄药子 白药子各一两 赤小豆二两 雄黄一钱

【用法】上为末。水调敷。

【主治】发背痈疽，脓尽四面皮粘，恐有脓毒攻起者。

解毒百用膏

【来源】《证治准绳·疡医》卷二。

【组成】猪牙皂角（煨） 南星各一两 大米一合（炒黑） 臭小粉（干者）四两（炒焦，去火毒）

【用法】上为末，和匀。蜜水调围患处；治攧扑用酒醋调围。

【主治】痈疽，攧扑。

二瓜散

【来源】《证治准绳·疡医》卷三。

【组成】山布瓜根 天布瓜根

【用法】上砍烂，入米醋少许，和暖涂之。

【主治】臑痈，俗名藕包。臂表里俱肿痛赤色，唯肘节处差小。

泥油膏

【来源】《证治准绳·疡医》卷三。

【别名】油泥膏（《疡科选粹》卷四）。

【组成】塘泥一分 桐油三分

【用法】上药和匀。以鸭毛扫，时时涂，勿令干。

【主治】臑痈。

柿根膏

【来源】《证治准绳·疡医》卷三。

【组成】紫背草 柿子根皮

【用法】上砍烂，糟炒。缚之。

【主治】蜘蛛背。

铁筒拔毒膏

【来源】《证治准绳·疡医》卷三。

【组成】荞麦稽灰 桑柴灰 矿石灰各三碗 真炭火一盏

【用法】将四灰和匀，用酒漏一个，将棕帕塞住窍，用水三十碗熬滚，淋灰汁，将汁复熬滚，复淋过，取净药力，慢火入瓷罐煎熬，以纸数重固口，熬至一碗为度，乘滚入矿石灰末搅匀如糊之样，入黄丹取如微红之色，密封固罐口，候冷，次日将厚实瓷罐收贮，密塞其口。每用少许涂毒顶之上，即时咬破，不黑又点，以黑为度；如药干，以唾调涂；如要急用，只将烧大柴灰九碗，石灰三碗，淋灰汁，熬浓汁如前制用。

【功用】消毒。

【主治】痈疽，疖毒，瘰疬，六瘤，疔疮，顽癣，痔漏，痣赘，恶疮，肿疡，一切恶肉恶核等毒已成者。

落鸦枪散

【来源】《证治准绳·疡医》卷三。

【组成】落鸦枪 大金钱 羊蹄菜 水杨柳根

【用法】上砍烂。糟炒敷之。

【主治】鸦叉。五指叉处结毒焮肿者。

五灵散

【来源】《证治准绳·疡医》卷四。

【组成】鸡屎子 金脑香 山蜈蚣 脱壳藤 紫金藤

【用法】水煎，入酒和服。

【主治】穿板、穿掌（手、足心痈）。

牛膝散

【来源】《证治准绳·疡医》卷四。

【组成】鸡屎子 诈死子 两面龟 赤牛膝 紫金皮 山蜈蚣 凌霄根 脱壳藤 赤葛根 天布瓜根 背子蜈蚣

【用法】水煎，入酒和服。

【主治】足蜘蛛背。

九金六马散

【来源】《证治准绳·疡医》卷五。

【组成】铁马鞭 白马骨 地马梢 紫金藤 马蹄藤 金星草 金惊根 金银花 山红花根 马蹄金 紫金皮 金凉伞根 金脑香 山乌豆 鸡屎子 毛里金钗 水滚子根 穿山蜈蚣

【用法】水煎，入酒和服。

【主治】马痕流注、马瘟、马面、马腿、马挪，痈疽肿疡、乳痈、胁痈，便毒，头风，风核。

紫金膏

【来源】《证治准绳·疡医》卷六。

【组成】芙蓉花叶二两（白花者佳） 紫金皮一两

【用法】上生采，入生地黄同捣，或为末，以鸡子清入蜜少许和匀，调入生地黄，砍烂和敷。

【主治】赤肿焮热者。

散毒饮

【来源】《杏苑生春》卷八。

【组成】苍术三钱 黄柏（酒洗）一钱五分 细辛 青皮 牛膝 桂枝 条黄芩（酒洗）各一钱 甘草五分

【用法】上锉。水煎，入生姜自然汁一蛤壳，食前热服。病甚，恐十数贴发不动，少加麻黄三四贴；又不动者，恐痈将成，急掘地坑，以火煅红，沃以小便，赤体坐上，以被席围抱下体，使热气熏蒸腠理，血开气畅而愈。

【主治】环跳穴痛不已，防生附骨。

二合消毒散

【来源】《寿世保元》卷九。

【组成】文蛤（捶碎，炒黑色，为末）三两六钱 轻粉（研）三钱 黄柏（去皮，蜜炙，为末）二两 寒水石（煅，为末）一两

【用法】上为末，合为一外，用新凉水一半，蜂蜜一半调合，不稀不稠。如疮毒尚未开，将肿处遍敷之，用棉纸覆于上，但干，即以水扫之，朝、夕更换二次。如夏月或午时再换一次亦可，若已破，将此药敷于周围焮肿处。正有脓破口处，用神异膏满贴之，不必留口，亦一日三换。

【主治】痈疽、发背、发项、发脑等大毒，不拘已溃未溃。

八仙糕

【来源】《寿世保元》卷九。

【组成】人参（去芦） 茯苓（去皮） 干山药 芡实（去壳） 莲肉（去心） 不油白术（去芦，米泔浸过一宿，切片，微炒）各四两 白糖霜一斤 白粳米二升（水淘净，磨极细末）。

【用法】将药末、米粉、糖霜和一处，搓揉极匀，筛放笼内，竹刀划成小片，蒸熟，入锅再焙干。任意食之。

【主治】痈疽发背，出脓后脾胃亏损，不思饮食，或呕吐泄泻，四肢沉困无力。

飞腾神骏膏

【来源】《寿世保元》卷九。

【组成】麻黄二斤（去节，取一斤，净） 杏仁四两（热水泡，去皮尖，用砂钵捣烂，又入水同捣，澄去浊滓，用清汁） 防风（去芦）四两 地骨皮（去骨，净）四两 甘草四两 木鳖子（去壳）十四个 头发一把（温水洗净） 灯草一大把 黑铅一块

【用法】上熬膏法，不用柴烧，用白炭五十斤，用大铁锅一口，将前药入锅内，注清水二三桶，煮至五六分，看药水浓时，药滓滤起，药水另放缸注；又将前滓入锅内，再入水一二桶，又熬至五六分，药汁又注前汁内，如前法三次去滓；将前二次汁，并作一锅，煎至干，其味香甜，瓷罐收贮，五年不坏。遇病每服三钱，好热酒调膏，临卧服，厚被盖，出大汗为度。徐徐去被，不可被风吹，次早用猪蹄煨，以汗后恐致虚人，以此补之，以复元气，好酒调服，随人酒量，以醉为度，汗出立愈。

【主治】痈疽、发背、瘰疬、鼠瘘、气瘘，疮毒初起至溃破时。

加味蜡矾丸

【来源】《寿世保元》卷九。

【组成】黄蜡一两 枯白矾一两 乳香一钱 没药一钱 雄黄二钱

【用法】上为细末，用蜡熔化为丸，如梧桐子大，朱砂为衣，每服五十丸，视疮上下，蜜水送下。

【功用】卫护内膜，驱解诸毒。

【主治】诸疮恶毒，发背痈疽，痛不可忍者。

加味千金内托散

【来源】《寿世保元》卷九。

【组成】黄耆（盐水炒）　人参　当归（酒洗）　川芎　白芍（酒炒）　白芷　防风　川朴（姜炒）　桔梗　官桂　瓜蒌仁（去壳）　金银花　甘草节

【用法】上锉。每服一两，水煎，入好酒半盏，去滓温服。日进二三服之后，疮口有黑血出，及有汗出，此药之功也。不问证候猛恶，未成者自散，已成者即溃矣。

【功用】发散外邪，流行气血，排脓止痛，生肌长肉。

【主治】气血凝滞，风毒壅结，致患痈疽疮疖，在五六日间，已溃未溃而作痛者。

【加减】痛甚，加乳香、没药，倍当归、芍药。

收功万全汤

【来源】《寿世保元》卷九。

【组成】黄耆（蜜水炒）二钱五分　人参一钱　白术（去芦，炒）一钱　白茯苓（去皮）一钱　当归身一钱五分　川芎七分　白芍（酒炒）七分　怀熟地黄一钱　官桂三分　白芷三分　陈皮五分　甘草三分　防风五分

【用法】上锉。加生姜一片，水煎，温服。

【主治】痈疽、发背、诸疮毒溃脓后，毒气已尽，气血虚弱，不长肌肉，不合口，脓清欲作余症。

【加减】如渴，加麦门冬、五味子；烦躁，加生地黄，麦门冬；有痰，加姜制半夏；泄泻，加厚朴（姜炒）；小便不利，加泽泻；怔忡不寐，加远志、酸枣仁（炒）；胸膈不宽，加厚朴（姜炒）、楂肉。

金蟾膏

【来源】《寿世保元》卷九。

【组成】生白矾末五钱　麝香一分　活虾蟆一个（去肠肚）

【用法】同捣烂如泥。敷四围，留顶出气。不过夜即愈。

【主治】痈疽发背，一切无名肿毒初起。

神异膏

【来源】《寿世保元》卷九。

【组成】归尾五钱　川芎五钱　赤芍二钱　生地黄四钱　防风五钱　羌活五钱　白芷五钱　玄参五钱　黄耆五钱　官桂三钱　桃仁四十九个　杏仁四十九个　木鳖子十四个　何首乌三钱　牛子五钱　川山甲四钱　蜂房三钱　蛇退二钱　大黄二钱　黄柏二钱　乱发（男者）一团如鸡子大　槐柳皮四十九节（每长一寸）

【用法】上用芝麻油三斤四两，将药入锅内浸，春五、夏三、秋七、冬十日，以桑柴文武火煎油黑色，以穿山甲浮起黑为度，绢滤去滓，再熬油，滴水成珠，陆续下黄丹十四两，柳条搅不住手，成膏，软硬得所，再下乳香、没药各三钱，血竭三钱，降真香末三钱，次冷定，下麝香末二钱，水浸二三日，去火性摊用。诸毒甚者，每日换二三次，中毒换一次。其药力方能胜毒。

【主治】痈疽发背，诸疮毒，不拘已成已溃未溃者，皆可用之。诸疮溃脓后，不长肌肉，不合口者。

替针丸

【来源】《寿世保元》卷九。

【组成】人言（为末，入锅内，上盖明矾烧，不响为度）一钱　硇砂五分　巴豆十粒　乳香三分　没药三分　白雄丁香七分

【用法】上为细末，面糊为丸，如豆大。用时以温水磨化，频点疮头上。

【功用】退肿毒，去死肉，破皮出脓。

【主治】一切恶疮、痈疽发背等有脓无头者。

替针散

【来源】《寿世保元》卷九。

【组成】木鳖子　川乌

　　《良朋汇集》：木鳖子、川乌各五钱。

【用法】上磨水，以鸡翎醮扫疮上，留口大一处出脓，如药水干，再刷上，不一时即穿。

【功用】退肿毒，去死肉，破皮出脓。

【主治】一切恶疮、痈疽、发背等有脓无头者。

葱蜜膏

【来源】《寿世保元》卷九。

【组成】生葱　生蜜　猪胆汁一个
　　　　方中生葱、生蜜用量原缺。

【用法】上倾石摈内共捣成饼。贴患处，日换三四次。

【主治】痈疽发背、无名肿毒初起。

黑虎膏

【来源】《寿世保元》卷九。

【组成】草乌四两　南星　半夏　大黄各二两　五倍子三两（同绿豆五两共炒焦）　干姜五钱　姜黄一两　黄柏一两

【用法】上为细末，用葱汁、米醋调成膏。贴患处，时常以葱、醋润之，毋令干燥，其膏一日又取下，加些新的，复研再贴。以消为度。

【主治】杨梅风块，作肿作痛；及痈疽瘰疬毒，并一切无名肿毒。

内固清心散

【来源】《外科正宗》卷一。

【组成】茯苓　辰砂　人参　玄明粉　白豆蔻　甘草　乳香　明雄黄　冰片各一钱　真豆粉二两

【用法】上为细末。每服一钱五分，蜜汤调下，不拘时候。

【功用】预防毒气内攻。

【主治】痈疽、发背、对口、疔疮，热甚焮痛，烦躁饮冷。

双解复生散

【来源】《外科正宗》卷一。

【组成】荆芥　防风　川芎　白芍　黄耆　麻黄　甘草各五分　薄荷　山栀　当归　连翘　滑石　金银花　羌活　人参　白术各八分　大黄　芒消各二钱

【用法】水二碗，表症甚者，加生姜三片，葱头二茎，里症甚者，临服加生蜜三匙和服。

【功用】发表攻里。

【主治】痈疽发背，诸般肿毒，初起憎寒发热，四肢拘急，内热口干，大小便秘。

加味太一膏

【来源】《外科正宗》卷一。

【组成】肉桂　白芷　当归　玄参　赤芍　生地　大黄　土木鳖各二两　真阿魏三钱　轻粉四钱　槐枝　柳枝各一百段　血余一两　东丹四十两　乳香未五钱　没药未三钱

【用法】上药前十味并槐柳枝，用真麻油足称五斤，将药浸入油内，春五、夏三、秋七、冬十，候日数已毕，入洁净大锅内，慢火熬至药枯浮起为度，住火片时，用布袋滤净药渣，将油称准足数，将锅展净，复用细旧绢，将油又滤入锅内，要清净为美，将血余投下，慢火熬至血余浮起，以柳棒挑看似膏溶化之象，方算熬熟。净油一斤，将飞过黄丹六两五钱徐徐投入，火加大些，夏、秋亢热，每油一斤，加丹五钱，不住手搅，候锅内先发青烟，后至白烟，叠叠旋起，气味香馥者，其膏已成，即便住火，将膏滴入水中，试软硬得中，如老，加熟油，若稀，亦加炒丹，每各少许，渐渐加火，务要冬、夏老嫩得所为佳，候烟尽，端下锅来，方下阿魏，切成薄片，散于膏面上化尽，次下乳、没、轻粉搅均，倾入水内，以柳棍搂成一块，再换冷水浸片时，乘温每膏半斤，扯拔百转成块，又换冷水投浸。随用时每取一块，铜杓内复化，随便摊贴至妙。

【主治】发背痈疽及一切恶疮，跌扑伤损，湿痰流毒，风湿风温，遍身筋骨走注作痛，内伤风郁，心腹胸背攻刺作疼，腿脚酸软，腰膝无力，汤泼火烧，刀伤棒毒，五损内痈，七伤外症（俱贴患处）；男子遗精，妇人白带（俱贴脐下）；脏毒肠痈（亦可丸服）；诸般疮疖血气癞痒，诸药不止痛痒者。

托里定痛散

【来源】《外科正宗》卷一。

【别名】托里定痛汤（《医宗金鉴》卷六十二）。

【组成】归身　熟地　乳香　没药　川芎　白芍　肉桂各一钱　粟壳（泡去筋膜，蜜炒）二钱

【用法】水二钟，煎八分，随病上下，食前后服之。

【主治】痈疽溃后，血虚疼痛不可忍者。

托里建中汤

【来源】《外科正宗》卷一。

【组成】人参　白术　茯苓各二钱　半夏　炮姜各一钱　甘草五分　熟附子八分

【用法】水二钟，加煨姜三片，大枣二个，煎八分，不拘时候服。

【功用】建中气。

【主治】痈疽元气素虚，或因寒凉伤脾损胃，饮食少思，凡食无味或作呕、泄泻。

托里消毒散

【来源】《外科正宗》卷一。

【别名】托里消毒饮（《喉科紫珍集》卷上）、托里消毒汤（《疡科心得集·补遗》）。

【组成】人参　川芎　白芍　黄耆　当归　白术　茯苓　金银花各一钱　白芷　甘草　皂角针　桔梗各五分

【用法】水二钟，煎至八分，食远服。

【功用】消肿溃脓，去腐生肌。

【主治】痈疽已成，不得内消者。

【宜忌】不可用内消泄气、寒凉等药，致伤脾胃为要。

【加减】脾弱者，去白芷，倍人参。

【实验】

1. 调整免疫作用　《中国中西医结合杂志》（2001，10：739）：在肝癌切除术前和术后第7天服用中药托里消毒散，有关免疫指标明显升高。肝癌切除术后，病人的肝功能指标均高于术前，经本方治疗后均显著下降。说明本方对肝癌术前和术后都能提高其细胞免疫功能，术后服药还能明显改善肝脏功能。

2. 提高肝储备功能作用　《中国中西医结合杂志》（2006，7：616）：对肝癌进行栓塞化疗后，给予托里消毒散煎剂内服，连服30天，再用吲哚菁绿15min储备率（ICGR$_{15}$）来评价其作用，结果发现，治疗后ICGR$_{15}$明显降低，显示托里消

毒散能提高肝脏储备功能，表明中医外科治疗"内痈"托法去腐生新的功能用于肝癌栓塞化疗后，可以帮助去除肝脏坏死组织，促进正常肝组织的再生。

【验案】

1. 脑疽、发背　《辽宁中医杂志》（1991，6：20）：用托里消毒散加减煎服，配油膏外搽，治疗脑疽、发背64例，结果全部治愈。其中治疗时间最短者15天，最长者73天。

2. 溃疡性结肠炎　《安徽中医临床杂志》（2000，5：405）：用本方加减，治疗溃疡性结肠炎31例，结果：治愈11例，显效13例，好转5例，无改善者2例。治愈率35.5%，总有效率93.5%。

3. 慢性鼻窦炎　《中国医药学报》（2001，6：74）：用本方治疗慢性鼻窦炎126例，服药10～30天，结果：治愈30例，显效42例，有效46例，无效8例，总有效率94%。

4. 脾栓塞发热　《四川中医》（2008，3：73）：用本方治疗脾栓塞发热68例，体温均超过37.5℃。结果：体温降至37℃以下36例，37.5～38℃ 28例，无效4例，总有效率达94.12%。

托里清中汤

【来源】《外科正宗》卷一。

【组成】人参　白术　桔梗　陈皮　半夏　茯苓各一钱　麦门冬　五味子　甘草各五分

【用法】水二钟，加生姜三片，大枣二个，煎八分，食远服。

【主治】痈疽脾胃虚弱，咳嗽，痰气不清，饮食少思。

托里温中汤

【来源】《外科正宗》卷一。

【组成】白术　茯苓　木香　丁香各五分　半夏　陈皮　羌活　益智　干姜（炮）　人参　白蔻　甘草各一钱　附子二钱　生姜三片　大枣一个

《疡医大全》有半夏。

【用法】水二钟，煎至八分，不拘时候服。

【主治】痈疽阳弱阴寒，脉虚身冷；或疮为寒变，

反致不疼；或脓水清稀，心下痞满，肠鸣腹痛，大便微溏，食则气短，呕逆不得安卧，时发昏愦者。

竹叶黄耆汤

【来源】《外科正宗》卷一。

【组成】黄耆　甘草　黄芩　川芎　当归　白芍　人参　半夏　石膏　麦冬各八分　生地一钱　淡竹叶十片

【用法】水二钟，加生姜三片，灯心二十根，煎八分，食远温服。

【功用】《医宗金鉴》：清热生津止渴。

【主治】痈疽发背，诸般疔肿，表里热甚，口干大渴者。

如意金黄散

【来源】《外科正宗》卷一。

【别名】金黄散（《嵩崖尊生全书》卷十二）、神效金黄散（《良朋汇集》卷五）、金黄如意散（《奇方类编》卷下）。

【组成】天花粉（上白）十斤　黄柏（色重者）大黄　姜黄　白芷各五斤　紫厚朴　陈皮　甘草苍术　天南星各二斤

【用法】上锉，晒极干燥，用大驴磨连磨三次，方用密绢罗厨筛出，瓷器收贮，勿令泄气。凡遇红赤肿痛，发热未成脓者，及夏月火令时，俱用茶汤同蜜调敷；如微热微肿，及大疮已成，欲作脓者，俱用葱汤同蜜调敷；如漫肿无头，皮色不变，湿痰流毒，附骨痈疽，鹤膝风等症，俱用葱酒煎调；如风热恶毒所生疾患，必皮肤亢热，红色光亮，形状游走不定，俱用蜜水调敷；如天泡、火丹、赤游丹、黄水漆疮，恶血攻注等症，俱用大兰根叶捣汁调敷，加蜜亦可；汤泼火烧，皮肤破烂，麻油调敷。

【功用】《外科十三方考》：清热、解毒、消肿、定痛。

【主治】

1.《外科正宗》：痈疽发背，诸般疔肿，跌扑损伤，湿痰流毒，大头时肿，漆疮，火丹，风热天泡，肌肤赤肿，干湿脚气，妇女乳痈，小儿丹毒，凡外科一切顽恶肿毒。

2.《医宗金鉴》：小儿玉烂疮，腑热内蒸，湿气外乘，身热皮红，能食米面者。

3.《全国中药成药处方集》（沈阳方）：蛇虫咬伤，蜂蝎螫毒，癣疥湿癞，皮肤瘙痒，冻疮痒痛。

【宜忌】《全国中药成药处方集》（南昌方）：皮色不红者忌敷，并忌入口。

【验案】

1. 多发性疖肿、慢性毛囊炎　《中医杂志》（1958，4：257）：应用本方加减：天花粉120g，大黄、黄柏、姜黄各60g，川朴、南星、陈皮各24g，晒研成细末，加适量蜜调成糊状，涂敷患处。治疗多发性疖肿、慢性毛囊炎75例。其疗效标准：治愈：指经过治疗不再复发；进步：指复发的程序大大减轻，间隔一段较长时间尚有小发；未愈复发：指经一段较长时间的治疗未见效，仍不断发生；不明：经过1～2次治疗即中断，大多因病人离开本地，或失却联系。结果：治愈55例，占73.3%；进步6例，占8%，未愈复发4例，占5.4%；不明10例，占13.3%。

2. 会阴侧切缝合口硬结　《中国中西医结合杂志》（1994；4：253）：用如意金黄散（南星、陈皮、苍术、黄柏、姜黄、甘草、白芷、天花粉、厚朴、大黄）外敷，治疗会阴侧切缝合口硬结164例。结果：治愈（自觉疼痛症状消失，硬结消散，留下瘢痕）92例，有效72例，总有效率达100%。

3. 褥疮　《湖南中医学院学报》（1998，3：45）：用本方外敷，治疗Ⅰ期、Ⅱ期褥疮38例，与用碘伏液38例对照观察。结果：治疗组治愈30例，显效4例，有效3例，总有效率97.38%，对照组分别为19例，6例，4例，76.31%。

红铅造化丹

【来源】《外科正宗》卷一。

【组成】红铅二钱　人参　茯苓　山药各一两　甘草（炙）　枯矾各五钱　辰砂　寒食面各七钱五分　麝香八分　冰片六分　乳粉二钱（用头生男乳，每盘内用一小钟，晒干，共收用之）

【用法】上各研精细，方为一处共再细研；用白蜜二两，再用头生男乳一大杯，慢火重汤内用瓷碗顿蜜，滴水不散为度；候稍温和入前药，软硬得宜，为丸如龙眼核大，金箔为衣，瓷罐收用，或以蜡固亦妙。每用一丸，好热酒一杯化药，食远服之。用厚绵帛复暖患上，其热如蒸，疮必复起作痛，乃此丹之效也。大率心经之病石菖蒲，肝经之病用远志，脾经之病用生姜，肺经之病麦门冬，肾经之病五味子，各随五经之症，用五引煎汤化服。

【主治】痈疽元气不足，软陷不起发，或已发复被风寒内外所侵，以致疮毒下陷，变为阴塌不痛者，急宜服此；亦可转阴为阳，返出毒气，复肿为吉；诸症呕吐、怔忡、泻痢，屡药不愈，异症并效。

乳香黄耆散

【来源】《外科正宗》卷一。
【别名】乳香定痛散（《外科大成》卷一）。
【组成】乳香 没药各五分 黄耆 粟壳（去筋膜，蜜炒） 人参 甘草 川芎 归身 白芍 陈皮 熟地黄各一钱
【用法】水二钟，煎八分，量病上下食前后服之。
【功用】未成者速散，已成者速溃，败腐脓毒，不假刀砭，其恶肉自然脱下。
【主治】痈疽发背，诸毒疔疮，疼痛不可忍者；及治打扑伤损，筋骨疼痛。

参术膏

【来源】《外科正宗》卷一。
【别名】参术地黄膏（《疡医大全》卷九）。
【组成】上好人参半斤（切片，用水五大碗砂锅内慢火熬至三碗，将滓再煎汁一碗，共用密绢滤清，复熬稠厚，瓷碗内收贮听用） 云片白术六两（熬，同上法） 淮庆熟地六两（熬，同上法）
【用法】以上三膏各熬完毕，各用瓷碗盛之，顿入水中，待冷取出，盖勿泄气。如病人精神短少，懒于言动，短气自汗者，以人参膏三匙，白术膏二匙，地黄膏一匙，俱用无灰好酒一杯炖热化服。如脾气虚弱，饮食减少，或食不知味，或已食不化者，用白术膏三匙，人参膏二匙，地黄膏一匙，好热酒化服。如病人腰膝痠软，腿脚无力，皮肤手足粗涩枯槁者，用地黄膏三匙，人参、白术膏

各三匙化服。如气血、脾胃相等，无偏胜负者，三膏每各二匙，热酒化服。此膏用于清晨并临睡时各进一次，自然强健精神，顿生气血，新肉易生，疮口易合，任疮危险势大脓多者，可保终无变症。夏炎天热恐膏易变，分作二次熬用亦好，愈后能服，须发变黑，返老还童。
【功用】补气补脾并补血。
【主治】痈疽、发背等症，大脓后气血大虚。

保安万灵丹

【来源】《外科正宗》卷一。
【别名】万灵丹（《济阳纲目》卷一）。
【组成】茅术八两 全蝎 石斛 当归 甘草（炙） 明天麻 川芎 羌活 荆芥 防风 麻黄 北细辛 川乌（汤泡去皮） 草乌（汤泡去皮） 何首乌各一两 明雄黄六钱
【用法】上为细末，炼蜜为丸。每药一两分作四丸，一两作六丸，一两作九丸，分三等做成，以备年岁老壮病势缓急取用。预用朱砂六钱，研细为衣，瓷罐收贮。外证初期表证未尽者，葱白九枚煎汤一钟，将药一丸乘热化开，通口服尽，被盖出汗为效。如服后汗迟，再用葱白汤催之，后必汗如淋洗，渐渐退下，覆盖衣物，其汗自收自敛，病人自然爽快，其病如失。未成者，随即消去；已成者，随即高肿溃脓。如诸疾无表证相兼，不必发散者，只用热酒化服。服后避风，当食稀粥。
【主治】痈疽，疔毒，对口，发颐，风湿风温，湿痰流注，附骨阴疽，鹤膝风证，偏坠疝气，破伤风牙关紧闭，左瘫右痪，口眼歪斜，半身不遂，气血瘀滞，遍身走痛，步履艰辛。
【宜忌】忌冷物、房事，孕妇勿服。

洗药方

【来源】《外科正宗》卷一。
【组成】当归 独活 白芷 甘草各二钱 葱白五个
【用法】用水三碗，煎至药烂，滤清，以绢帛蘸汤，把净疮上，随搽贴红黑二膏盖之。洗时切忌风寒为要。

【功用】长肉生肌。

【主治】痈疽诸毒，已溃流脓；或治背疮轻易者，以代猪蹄汤用。

神功内托散

【来源】《外科正宗》卷一。

【组成】当归二钱　白术　黄耆　人参各一钱五分　白芍　茯苓　陈皮　附子各一钱　木香　甘草（炙）各五分　川芎一钱　山甲（炒）八分

【用法】上加煨姜三片，大枣二个，以水二茶钟，煎至八分，食远服。

【主治】痈疽、脑项诸发等疮，至十四日后，当腐溃流脓时不作腐溃，且疮不高肿，脉细身凉者。

【验案】重症脑疽、发背　《江苏中医》（1989，7：9）：应用本方加减：党参、生黄芪各30g，茯苓、白术、当归、赤芍各12g，川芎、附子、木香、甲片各10g，陈皮、甘草各6g。水煎服，每日1剂。治疗重症脑疽、发背85例，男43例，女42例；年龄最小29岁，最大78岁。脑疽43例，发背42例。结果：治愈（疮口愈合，全身症状消失）80例，占94.12%；好转（疮口未完全愈合，全身症状基本消退）4例，占4.7%；死亡1例，占1.18%；总有效率为98.82%。

神授卫生汤

【来源】《外科正宗》卷一。

【组成】羌活八分　防风　白芷　穿山甲（土炒，研）沉香　红花　连翘　石决明（煅）各六分　金银花　皂角刺　归尾　甘草节　花粉各一钱　乳香五分　大黄（酒拌炒）二钱（脉虚便利者不用）

【用法】水二碗，煎八分，病在上部，先服药，随后饮酒一杯；病在下部，先饮酒一杯，随后服药，以行药势。

药性平和，功效甚速，诚外科首用方也。

【功用】宣热散风，行瘀活血，解毒消肿，疏通脏腑。

【主治】痈疽发背，脑疽对口，丹瘤，瘰疬，恶毒疔疮，湿痰流注及一切疮症已成未成者。

【验案】痤疮　《现代中西医结合杂志》（2008，23：3639）：神授卫生汤治疗痤疮98例，结果：治

疗1~3个疗程，痊愈48例，显效25例，有效19例，无效6例，总有效率94%。

透脓散

【来源】《外科正宗》卷一。

【别名】透脓汤（《名家方选》）。

【组成】黄耆四钱　山甲（炒，末）一钱　川芎三钱　当归二钱　皂角针一钱五分

【用法】水二钟，煎一半，随病前后服，临服入酒一杯亦好。

【主治】痈疽诸毒，内脓已成不穿破者。

清热消风散

【来源】《外科正宗》卷一。

【组成】防风　川芎　当归　黄芩　白芍　天花粉　金银花　甘草各五分　连翘　红花　柴胡　苍术　陈皮　黄耆　角刺各一钱

【用法】上以水二茶钟，煎八分。食远服。

【主治】痈疽诸毒，疮肿已成未成之间，外不恶寒，内无便秘，红赤高肿，有头焮痛。

【加减】妇人，加香附（童便炒）。

琥珀蜡矾丸

【来源】《外科正宗》卷一。

【别名】蜡矾丸（《全国中药成药处方集》吉林方）。

【组成】白矾一两二钱　黄蜡一两　雄黄一钱二分　琥珀一钱（另研极细）朱砂一钱二分　蜂蜜二钱（临入）

【用法】上四味先研极细，另将蜜蜡铜杓内熔化，离火片时，候蜡四边稍凝时，方入上药搅匀，共成一块，以一人将药火上微烘，众手急丸，如小寒豆大，用朱砂为衣，瓷罐收贮。每服二三十丸，食后白汤送下，病甚者，早晚日进二次。

【功用】

1.《外科正宗》：护膜护心，散血解毒。

2.《外科大成》：祛毒化脓，生肌补漏。

【主治】

1.《外科正宗》：痈疽、发背已成未成脓之

际，恐毒气不能外出，必致内攻者。

2.《外科大成》：粉瘤、瘰疬、痰核，及遍身疮如蛇头，杨梅结毒，痔漏，鼻痣。

3.《全国中药成药处方集》（吉林方）：斑疹痘疹。

【方论】《成方便读》：方中黄蜡、白矾，皆固涩之品，为护膜之主药，故以为君；雄黄、朱砂、琥珀，不特镇心神、安魂魄，且皆有解毒之功；白蜜甘平而润，护膜解毒，两擅其长。

九一丹

【来源】徐评《外科正宗》卷二。

【组成】生石膏九分　白降丹一分

【用法】上为极细末，用绵纸捻作药线，润以面糊，将丹拌上，插入脓管；或掺疮上，以膏贴之。

【功用】提脓拔毒，退管生肌。

大保安汤

【来源】《外科正宗》卷二。

【组成】白术　当归　人参　茯苓　川芎　白芍　山茱萸　黄耆　山药　丹皮　熟地　五味子各一钱　肉桂　甘草　麦门冬　熟附子各五分　煨姜三片　大枣二枚　莲肉七粒

【用法】水煎，食前后服。

【主治】脑项诸发、痈疽、恶疮、大毒已溃之后，脓水出多，气血虚弱，精神短少，饮食少思，坐卧不宁，烦躁不眠，昼则安静，夜则发热，及虚阳烦渴。

小保安汤

【来源】《外科正宗》卷二。

【组成】当归　茯苓　川芎　黄耆　麦门冬　陈皮　桔梗　人参　白术各一钱　半夏　甘草　藿香各五分

【用法】加生姜三片，大枣二个，水二茶钟，煎八分，食远服。

【主治】脑疽诸发，已溃流脓。

阳春酒

【来源】《外科正宗》卷二。

【组成】人参（切片）　白术　熟地各五钱　当归身（切片）　天门冬　枸杞各三钱　柏子仁　远志各二钱五分

【用法】上药用绢袋宽贮，以无灰好酒五斤瓷罐内浸至一伏时。每早、午、晚各饮一杯热服；如夏月天炎易坏，不堪久服，将药分作五份，每次用酒一斤随便浸服亦效；如酒将完，药尚有味，再添酒浸；饮之一次以后，药淡无味，不必再浸用之。

【功用】生长肌肉，强健脾胃，美悦颜色，滋润皮肤，却病延寿。

【主治】脑疽、诸发已溃，流脓尽时，脾胃虚弱，肌肉生迟；或气血原不足，以致肉色淡白，不能生长收敛。

栀子清肝汤

【来源】《外科正宗》卷二。

【组成】牛蒡子　柴胡　川芎　白芍　石膏　当归　山栀　牡丹皮各一钱　黄芩　黄连　甘草各五分

【用法】上用水二钟，煎八分，食后服。

【主治】少阳经虚，肝火风热上攻，遂成发疽，痛连颈项、胸乳、太阳等处，或寒热晡甚，胸满，口苦舌干。

柴胡清肝汤

【来源】《外科正宗》卷二。

【组成】川芎　当归　白芍　生地黄　柴胡　黄芩　山栀　天花粉　防风　牛蒡子　连翘　甘草节各一钱

【用法】水二钟，煎八分，食远服。

【主治】

1.《外科正宗》：鬓疽初起未成者，毋论阴阳表里。

2.《医部全录》：肝火壅盛，并胁生痈疽。

【验案】

1. 耳廓湿疹　《北京中医》（1985，2：30）：谢某，男，57岁，1966年3月16日初诊。右耳郭红肿瘙痒已 3 天，听力好，无耳鸣，但感口苦，大便干，小便黄。查：右耳廓红肿发热，外耳道未见异常。舌尖红，苔白腻微黄，脉弦滑。证属肝胆湿热，循经上攻。治宜清利肝胆湿热之法：醋柴胡 5 克，当归 10 克，赤芍 6 克，生地 10 克，川芎 3 克，炒山栀 5 克，炒牛蒡子 10 克，防风 4.5 克，天花粉 6 克，连翘 10 克，车前子 15 克（包煎），甘草 3 克。水煎服 2 剂。药后，耳廓肿消痒止而告痊愈。

2. 阿米巴肝脓疡 《浙江中医杂志》（1985，2：63）：应用本方加减：柴胡 8g，黄芩、连翘、天花粉、生米仁、冬瓜仁各 10g，牛蒡子、生甘草各 7g，蒲公英 12g，细生地、山栀、白芍各 9g；肝胆实火偏重，加龙胆草、金银花；有痢疾史，大便黏垢带脓血者，加白头翁、秦皮；久病正虚，神疲气短者，加黄芪、党参；久病阴伤，夜热早凉者，加青蒿、丹皮、地骨皮，去黄芩、山栀；血瘀痛剧者，加制乳没、制香附。水煎服，治疗阿米巴肝脓疡 31 例，病变部位皆在肝右叶；其中男性 29 例，女性 2 例；年龄 30～40 岁 9 例，41～50 岁 17 例，51～60 岁 5 例；有痢疾史者 19 例，无痢疾史者 12 例。结果：21 例痊愈，8 例有效，2 例无效。退热时间 4～8 天，平均 6.1 天；肝肿消退，疼痛减轻或消失时间 6～13 天，平均 9 天；肝影及液平或局限性隆起消失时间 9～15 天，平均 11.8 天；疗程最短者 9 天，最长者 15 天，平均 12 天。

3. 带状疱疹 《四川中医》（1993，9：37）：应用本方：柴胡、川芎、黄芩、栀子各 9g，白芍、当归、牛蒡子、天花粉各 12g，生地、连翘各 15g，防风、甘草各 6g；热毒重加双花、板蓝根各 15g；湿重加苍术、黄柏各 12g，胆草 9g；便秘加大黄 9g；水煎服，每日 1 剂，分 2 次温服，治疗带状疱疹 36 例，男 19 例，女 17 例；年龄最小 15 岁，最大 66 岁；病程最短 6 天，最长 15 天。结果：经治疗症状全部消失，皮疹消退，随访 3 个月无复发。

梅花五气丹

【来源】《外科正宗》卷二。

【别名】梅花五炁丹（《疡科捷径》卷上）。

【组成】梅花片五分 当门麝五分 轻粉 辰砂各

六分 乳香 没药 瓜儿血竭 明雄黄各一钱 真酥散（预于端午前寻之，至午日，取酥二钱，用头男乳调膏）

【用法】上各为极细末，对准分数，于端午日辰时制度，候至午时，将上药九味和入蟾酥膏内，向日为丸，如芥子大，一时内晒干。用川椒二十七粒，灯心二十七段同药收于瓷罐内养之，以蜡封口，不泄药气为妙。凡遇恶疮大毒，开器取出一枚，先用美馔食饱，次用无根水漱净口内，再含水一口，少顷待温，用葱白五寸同水嚼烂咽下，随将药丸安放舌下，睡于暖处，以被覆盖，药化苦水，徐徐咽之，疮势大者，二三丸亦可；药尽其汗即到如淋，诸病若失。如冬月天寒难汗，嚼后将葱白汤催之亦妙，凡治无有不效。如暗疗人所不知觉，及知觉而失治者，毒气入里，人便昏沉，一中便倒，不能依法服药，急用连须葱白七个，煎酒一杯，研药五丸灌下，药气到心，其功如汤泼雪，病人即便苏醒。

【主治】脑疽、发背、诸般疔肿，初起寒热交作，筋骨疼痛，有似伤风，恶心呕吐，但未成脓者。

排脓内托散

【来源】《外科正宗》卷二。

【别名】排脓散（《仙拈集》卷四）。

【组成】当归 白术 人参各二钱 川芎 白芍 黄芪 陈皮 茯苓各一钱 香附 肉桂各八分 甘草五分 白芷（项之上加三分） 桔梗（胸之上加五分） 牛膝（下部加五分）

【用法】加生姜三片，水二钟，煎八分，食远服。

【功用】排脓内托。

【主治】痈疽脑项诸发，已溃流脓者。

解毒天浆散

【来源】《外科正宗》卷二。

【别名】解毒大黄散（《嵩崖尊生全书》卷六）。

【组成】石决明（生研） 僵蚕 川山甲（土炒） 防风 连翘 羌活 乳香 甘草 金银花 黄连 归尾各一钱 大黄三钱 天花粉四两（新鲜未晒者，石器捣烂，投水一碗，搅匀绞去滓用）

【用法】用花粉净汁一碗半，同药煎至八分，入酒一杯，空心热服。行过三次，方用饮食。

【主治】脑疽积毒日深，坚肿木硬，口燥舌干，恶心烦渴，六脉沉实有力，大便秘结不通者。

【宜忌】忌食煎炒发物。

通经导滞汤

【来源】《外科正宗》卷三。

【组成】香附　赤芍　川芎　当归　熟地　陈皮　紫苏　牡丹皮　红花　牛膝　枳壳各一钱　甘草节　独活各五分

【用法】水二钟，煎八分，入酒一小杯，食前服。

【主治】妇人产后，败血流注经络，结成肿块疼痛者。

黄连救苦汤

【来源】《外科正宗》卷三。

【组成】黄连　升麻　葛根　柴胡　赤芍　川芎　归尾　连翘　桔梗　黄芩　羌活　防风　金银花　甘草节各一钱

【用法】水二碗，煎八分，临服入酒一杯，食后服。

【主治】

1. 《外科正宗》：脑疽、发鬓、发颐及天行时毒，初起憎寒壮热，头面耳项俱肿。

2. 《嵩崖尊生全书》：对口疽，初起寒热发肿。

黄耆内托散

【来源】《外科正宗》卷三。

【组成】黄耆二钱　当归　川芎　金银花　皂角针　穿山甲　甘草节各一钱

【用法】水二钟，煎八分，入酒一杯，食前服。

【主治】臀痈已成，服活血散瘀汤势定者，欲其溃脓。

滋阴内托散

【来源】《外科正宗》卷三。

【组成】当归　川芎　白芍　熟地　黄耆各一钱半

皂角针　泽泻　穿山甲各五分

【用法】上以水二钟，煎八分，食前服。

【主治】囊痈已成，肿痛发热。

芎归内托散

【来源】《外科正宗》卷四。

【组成】川芎　当归　陈皮　茯苓　天花粉　桔梗　银花　黄耆各一钱　甘草五分

【用法】水二钟，煎八分，食后服。

【主治】龙泉疽，虎须毒，已成欲作脓者。

如圣金刀散

【来源】《外科正宗》卷四。

【别名】金刀散（年氏《集验良方》卷一）。

【组成】松香末七两　枯矾　生矾各一两五钱

【用法】上为极细末，罐密收贮。掺伤处，纸盖绢扎；血止三四日后，必焮痛作脓，换掺生肌散，三日三次，其疼即止；以后日用葱汤洗之，换搽玉红膏长肉生肌。避风为要。

【功用】

1. 年氏《集验良方》：脱腐生新，收敛。

2. 《伤科补要》：止血燥湿。

【主治】

1. 《外科正宗》：刀刃所伤，皮破筋断，飞血不止。

2. 年氏《集验良方》：痈疽发背，诸般溃烂，棒毒金疮。

保元汤

【来源】《外科正宗》卷四。

【组成】人参　黄耆　白术各一钱　甘草三分

《医宗金鉴》有当归一钱。

【用法】上加生姜一片，大枣二枚，以水二钟，煎八分，食远服。

【功用】助脾健胃。

【主治】

1. 《外科正宗》：痘痈出脓之后，脾胃虚弱，脓清不敛者。

2. 《医宗金鉴》：气血虚弱，痘痈毒留经络

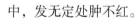

中，发无定处肿不红。

活血散瘀汤

【来源】《外科正宗》卷九。
【组成】川芎　当归　防风　赤芍　苏木　连翘　天花粉　皂角针　红花　黄芩　枳壳各一钱　大黄二钱
【用法】水二钟，煎八分，食前服。
【功用】活血散瘀。
【主治】臀痈。
【加减】便通者，去大黄，加乳香。

平血饮

【来源】《外科百效》卷一。
【组成】天麻　连翘　升麻　枳实　桔梗　防风　白芷　蝉蜕　柴胡　赤芍　黄耆　干葛　薄荷　人参　羌活　当归尾　赤苓　菖蒲　金银花一两
　　　　方中除银花外，用量原缺。
【用法】水煎服。
【主治】痈疽发背，无名肿毒初起。
【加减】潮退，去柴胡。

玉露膏

【来源】《外科百效》卷一。
【组成】黄丹半斤　水粉四两
【用法】上为末，用麻油一斤，煎至滴水成珠，方下乳香、龙骨、血竭、儿茶、轻粉（各末）二钱，搅匀，瓷器收贮。摊纸贴之。
【功用】生肌，敛口，止痛。
【主治】痈疽，瘰疬。
【加减】如贴热疮及艾灸火疮，不须下乳香、没药等。

灵草洗药方

【来源】《外科百效》卷一。
【组成】白茅嘴根　紫背乌柏根　三白草　索草根　白毛桃　水杨柳根　毛狗脊　穿山蜈蚣　班棠根　乌柏根　乳柏根　青木香　赤葛根　铁菱角　白马骨　老茶　臭桐叶　三角枫　隔山叫　回封草　乌茶
【用法】煎水熏洗，后用敷药。
【主治】久新痈疽，发背疖毒。

内托耆柴汤

【来源】《外科百效》卷三。
【组成】黄耆　柴胡　当归　黄连　羌活　肉桂　生地　全瓜蒌　黄芩
【用法】半水、半酒煎服。
【主治】臀疽在腿内近膝股漫肿木硬者。

必胜膏

【来源】《医部全录》卷四九一引《幼科全书》。
【别名】拔毒膏。
【组成】马齿苋（杵汁成膏）　赤石脂（为末）
【用法】上药并蜜共熬成膏。涂上肿处。
【主治】痘后痈毒。

吴茱萸散

【来源】《疡科选粹》卷一。
【组成】吴茱萸（炒，为末）
【用法】用鸡子清调搽。
【功用】疏散。
【主治】气滞痈肿。

南星膏

【来源】《疡科选粹》卷一。
【组成】五倍子一两（炒）　南星　草乌　黄柏　白及各二两
【用法】上为末，醋调如糊。随肿处渐渐围，逐至不险处。
【主治】疮疽毒发险处。

益府紫金锭

【来源】《疡科选粹》卷一。
【组成】文蛤三两　茨菇二两　大戟一两　雄黄八钱　真射八钱　续随子三两

【用法】上为末，糯米糊和匀，即成锭。
【主治】痈疽。

一粒丹

【来源】《疡科选粹》卷二。
【组成】牛蒡子
【用法】生吞。
【主治】痈疽无头。

千金化毒丸

【来源】《疡科选粹》卷二。
【组成】白矾（明亮者佳）
【用法】上药生为末，薄糊为丸。每服三钱，以葱汤送下。连进二服，其功最大。
【主治】痈疽因服金石所致。

内消散

【来源】《疡科选粹》卷二。
【组成】皂角刺七个　桃仁四十九粒　金银花　天花粉　厚朴各一钱　穿山甲（炒）　羚羊角（炒）　乳香　大黄各一钱（俱为末）
【用法】水一钟，煎前五味至六分，调后四味服。
【主治】痈疽已成脓或未成脓者。

半表半里中和汤

【来源】《疡科选粹》卷二。
【组成】人参　陈皮各二钱　黄耆　当归　白术　白芷各一钱五分　川芎　茯苓　皂角刺　乳香　没药　金银花　甘草节
　　方中川芎、茯苓、皂角刺、乳香、没药、金银花、甘草节用量原缺。
【用法】水、酒各半煎服。
【主治】痈疡半阴半阳，似溃非溃，似肿非肿，此皆元气虚弱，失于补托所致。

忍冬花酒

【来源】《疡科选粹》卷二。

【组成】金银花
【用法】连茎叶捣烂取汁半钟，和酒半钟，热服。甚者不过三五服即愈。如无鲜者，用干的一二两，水一钟，煎半钟，冲上热酒半钟和服。
【主治】一切痈疽，发背疔疮，乳阴便毒，喉闭乳蛾等症，不问已溃未溃，阳症尤宜。

独脚虎

【来源】《疡科选粹》卷二。
【组成】蜀葵花子
【用法】新汲水生吞一粒。须臾即破，如要头多，服三四粒。
【主治】痈疽无头。

追毒万应针头丸

【来源】《疡科选粹》卷三。
【组成】麝香二钱　血竭　蟾酥　轻粉　硇砂各三钱　全蝎　蜈蚣各一对（全用）　片脑一钱
【用法】上为末，炼蜜为丸，如黍米大。疮头用针挑破，微有血出，以药一粒，放进眼上，用绵纸盖之，周围以津唾粘定。不一时愈。
【主治】
　1.《疡科选粹》：一切脑背恶疮欲死。
　2.《杂病源流犀烛》：左右太阳穴痈疽。

加味六君子汤

【来源】《疡科选粹》卷五。
【组成】人参　白术　茯苓　半夏　陈皮　甘草　川芎　当归　黄耆
【主治】臀疽因脾虚不能消散，不溃不敛。

玄玄膏

【来源】《疡科选粹》卷八。
【组成】番木鳖　两头尖　石菖蒲　五灵脂　骨碎补　穿山甲　淮生地　金钗草　白芷梢　赤芍药　金银花　真五加皮　吴茱萸　牡丹皮　威灵仙　刘寄奴　猪牙皂角　甘松　山奈　紫苏　蛇床子　良姜　艾叶　厚朴　三棱　降香　苍术　羌活

红花　苏木　桃仁　当归尾　防风　麻黄　草乌
乌药　甘草　牛膝　藁本　汉防己　枳壳　白蔹
荆芥　续断　巴豆　猪苓　泽泻　川椒　大椒
干姜　南星　半夏　槟榔　姜黄　干漆　香附
藿香　前胡　蓬术　茵陈　巴戟　石斛　常山
独活　风藤　黄连　山栀　连翘　黄柏（各选道
地精制，洗去沙土、芦头）各一两（上锉碎，用
真正麻油十五斤浸，春五、秋七、夏三、冬十日，
槐柳枝文武火熬成药枯黑色，油滴水成珠为度，
住火滤去滓听用）蒜头五斤　葱五斤　千里光草
十斤（打碎取汁，滓加水煎汁，慢火熬膏听用）
生姜五斤　广木香　大川乌　北细辛　大茴香
小茴香　自然铜　面蒲黄　小茨菇　明天麻　官
桂　僵蚕　玄胡　大黄　乳香　没药　全蝎　牙
皂　雄黄各三两（上为极细末、听用）　嫩白上好
松香六十斤（用醋煮过，为末筛过）　好窑煤三斗
（听用）

【用法】先用松香下净锅内溶化后，下蒜头葱头
汁，次下药油候冷定，下细药末，入水缸中，令
人抽扯色如黑漆为度，收贮大缸内，以井水浸一
月可用。每药片五两，用生油一斤，熬热滤过净
油十两。每熟油一斤，下松香十七两，细药五两，
煤一两为则。俱用姜擦，贴患处。痈疽、发背、
痔漏、疔疮、瘰疬、便毒、杖丹、诸般无名肿毒、
顽癣、湿毒臁疮、杨梅结毒，初起未破者，俱贴
患处；如破久者，用花椒、葱白、甘草煎汤，洗
去恶肉贴之，日洗三四次，换膏一次。凡贴膏先
用生姜煨热，切开擦患处，将膏火边离远烘揉贴
之，贴后以火烘手熨三百度为止。觉皮肤发痒，
即揭去膏药，久则要起红垒。

【主治】男妇诸般风气寒热，手足拘挛，骨节酸
痛，麻木不仁，走气刺痛，腰痛胁痛，结核转筋，
痰核血痕痞积，肚腹疼痛，九种心痛，小肠气，
跌打挫闪损伤，痈疽、发背、痔漏、疔疮、瘰疬、
便毒、杖丹、诸般无名肿毒、顽癣、湿毒臁疮、
杨梅结毒；毒蛇、风犬所伤，恶虫及风中牙痛。

【宜忌】忌食鸡、鹅、羊肉、鱼鲜、椒、蒜辛辣发
毒之物。

围　药

【来源】《疡科选粹》卷八。

【组成】五倍子（炒焦黑）　陈小粉（炒黄黑色）
各五斤　龟版（烧灰）　白及　白蔹　朴消　榆树
皮各十二两　大黄　白芷梢　南星　黄柏　半夏
各八两　黄连　牙皂　草薢各四两

【用法】上为末，陈米醋糊匀，入瓦瓮内，慢火熬
成膏。每用入白蜜、猪胆、醋三味和匀，围红肿
处，中留一孔，绵纸盖之，如纸干，用醋以刷子
刷上。

【功用】定痛散毒。初起围之即消；已成者围之即
生头出脓。

【主治】一切痈疽、发背、便毒、横痃、吹乳及风
湿疼痛，小儿热毒火丹，无名肿毒。

呼脓长肉比天膏

【来源】《疡科选粹》卷八。

【组成】金银花　合欢皮　荆芥穗　白芷梢　赤芍
药　当归尾　怀生地　皂角刺　番木鳖　蓖麻子
山慈姑　金线重楼　乌梅肉　土木鳖　紫苏叶
骨碎补　金钗草　刘寄奴　玄胡索　穿山甲　麻
黄　玄参　桃仁　防风　羌活　独活　连翘　黄
耆　白及　苏木　红花　川芎　乌药　甘草　苍
耳　南星　蝉蜕　蜈蚣　五倍　蒲黄　降香　大
黄　石斛　草乌　蓬术　半夏　肉桂　川乌　姜
黄　漏芦　象皮　黄连　黄柏　山栀　败龟版
牙皂　川椒　白蔹　苍术　苦参　僵蚕　杏仁
蜂房　血余　蛇蜕　鸡肫皮（以上拣选道地精制
者，洗去土，去芦头）各一两　葱汁　千里光汁
姜汁　金灯光汁（以上熬膏听用）　象牙末　血竭
樟脑　木香各一两　麝香二钱（共九味，另研极
细末无声者，听用）　上好山东飞丹二斤（水飞
过，炒过，筛净，二十两）　上好面粉二斤（炒
过，筛净，二十八两）　龙骨（醋煅）　无名异
海螵蛸（去壳，煅）　赤石脂（煅）各四两（共为
极细末无声者，听用）　上好黄蜡一斤　白蜡四两
菜油十三斤（麻油更妙）　嫩松香半斤

　　方中葱汁、千里光汁、姜汁、金灯光汁用量
原缺。又：麝香二钱下云共九味，但象牙末至麝
香只有五味，疑脱。

【用法】将药片入油浸，春五、夏三、秋七、冬十
日，取出，入锅内，文、武桑柴火熬至药焦油黑
为度，用铁线细眼杓取出滓，冷定，竹箩滤过，

用槐枝一尺比大筋者频频搅之；次下四味草膏；次下黄占、白蜡；次下龙骨等四味，搅；次下黄丹，频频搅之；面粉用绢筛筛下，滴水成珠，候冷定，方下乳香等九味，细筛下，频频搅之，候成膏入缸内，埋土一日，水浸一日，方可用。火色太早则药嫩，太迟则老，嫩则油散不成膏，老则药耗而难化。切忌火发，仔细；如遇泛起，用锅盖盖之，切不可浇水，浇水反使火气上冲，最宜慎。每生药片五两，用生油一斤；每生油一斤，熬熟药油十两；每药油一斤，点丹六两；每飞丹一斤，水飞九两；每粉一斤，可炒至十四两。已破者，先用花椒、葱白、甘草煎猪蹄浓汁洗净，去恶肉，贴之，日洗三四次，换膏一次。

【主治】诸般痈疽，肿毒，痔漏，恶疮，便毒，臁疮，湿毒，下疳，瘰疬，脓窠，血癣，肥疮，结毒。

神 膏

【来源】《疡科选粹》卷八。

【组成】唐魏六钱　麝香九分　甘草三两　川乌三两　草乌三两　甘松　山柰各三两　雄黄三钱　朱砂三钱　桐油三斤　胡椒一两　密陀僧一斤三两（研极细末，取净末）

【用法】先将桐油熬至三四滚，下甘草、川草乌、甘松、山柰，再煎一二滚，漉出滓，次下细药末，一滚即止。贴患处。

【主治】诸般肿痛毒，跌打损伤，痈疽发背。

造化争雄膏

【来源】《疡科选粹》卷八。

【别名】五养保真膏。

【组成】炼松香（用小竹甑一个，用粗麻布一层，用明肥松香放其上，安水锅上蒸之，俟松香溶化，淋下清净者，初倾入冷水中，又以别水煮二三滚，又倾入水中，如此数次后，复用酒如前煮之，俟其不苦不涩为度；二次炼，不用铁锅尤妙）　飞黄丹（用好酒，入水中淘去底下砂石，取净，候干，炒之）　真麻油三斤　粉甘草四两（先熬数沸，后下药）　官桂（去粗皮）　远志（油浸一宿，去心，焙干，为末）六钱　菟丝子（淘去沙，酒煮极烂，捣成饼，为末）六钱　川牛膝（去芦，酒浸一宿，

晒干，为末）　鹿茸（去毛，酥炙黄）　虎骨（酥炙黄）　蛇床子（拣净，酒浸一宿，焙干）　锁阳（酥炙）　厚朴（去皮）　淮生地（酒浸一宿，焙干）　淮熟地（酒浸一宿，焙干）　玄参（去芦头）　天门冬（去心）　麦门冬（去心）　防风（去芦）　茅香（拣净）　赤芍药（酒浸洗）　白赤芍（酒浸洗）　当归（酒洗）　白芷　北五味子　谷精草　杜仲（去皮，锉，盐酒炒去丝）　荜茇　南木香　车前子　紫梢花　川续断　良姜各六钱　黄蜂　穿山甲（锉，以灶灰炒，为末）各二钱　地龙（去土，炙）四钱　骨碎补二钱　蓖麻子　杏仁（去皮尖）各四钱　大附子二个（重二两，面裹火煨，去皮脐）　木鳖子（去壳）四十个（研，纸裹压去油）　肉苁蓉（红色者，酒浸，去甲，焙）七钱　桑枝　槐枝　桃枝　李嫩枝各七寸（一方有红蜻蜓十只）

【用法】上药各依法制度完备，锉，入油内，用铜锅桑柴火慢煎候枯黑，取起，滤以生绢，去滓，锅亦拭净，其药油亦须滴水成珠为度，每药油一斤，用飞过黄丹八两，徐徐加入，慢火煎熬，用桑、槐、柳枝不住手搅，勿使沉底，候青烟起，膏已成，看老嫩得中住火，入炼过松香半斤，黄蜡六两，此亦以一斤油为率，搅匀放冷，膏凝结后，连锅覆泥土三日，取起，用别锅烧滚水，顿药锅在上，隔汤泡融，以桑、槐、柳枝不住手搅三五百遍，去火毒，入后药：麝香、蟾酥、霞片（疑鸦片）、阳起石（云头者）、白占各六钱，丁香、乳香、广木香、雄黄、龙骨、沉香、晚蚕蛾、倭硫黄、赤石脂、桑螵蛸、血竭、没药各四钱，黄耆（去皮头，蜜炙；为末）三钱。上件须选真正道地者，各制度过，为极细末，起手先熬药油，以上药渐投入药面中搅极匀和，即投膏入冷水中，捏成五钱一饼。如遇用时，入热水泡软，以手掌大纸系一方，摊药在上，不用火烘。贴之。

【功用】养精神，益气血，存真固精，龟健不困，肾海常盈，返老还童。

【主治】咳嗽吐痰，色欲过度，腰胯疼痛，两腿酸辛，行步艰难，下元不固，胞冷精寒，小便频数，遗精白浊，吐血鼻衄；妇人下寒，赤白带下，子宫冷痛，久不胎孕；恶毒痈疽顽疮，一切无名疔肿。

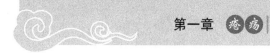

淮安狗皮膏

【来源】《疡科选粹》卷八。

【组成】川芎　白芷　生地　熟地　当归　白术　陈皮　香附　枳壳　乌药　半夏　青皮　细辛　知母　杏仁　桑白皮　黄连　黄芩　黄柏　栀子　苍术　大黄　柴胡　薄荷　赤芍药　木通　桃仁　玄参　猪苓　泽泻　桔梗　前胡　升麻　麻黄　牛膝　杜仲　山药　远志　续断　良姜　何首乌　甘草　连翘　藁本　茵陈　地榆　防风　荆芥　羌活　独活　金银花　白蒺藜　苦参　僵蚕　天麻　南星　川乌　威灵仙　白鲜皮　五加皮　青风藤　益母草　两头尖　五倍子　大枫子　巴豆　穿山甲　芫花各五钱　蜈蚣二十条　苍耳头七个　桃枝　柳枝　槐枝　桑枝　楝枝　楮枝各三十根

【用法】上药各为粗片，用真麻油十二斤浸药在内，夏浸三日，冬浸半月，煎至黑枯色为度，麻布滤去滓，将油再秤，如十二斤，加飞过黄丹五斤，如八斤加四斤，依数秤起，将油再下锅熬，黄丹徐徐投下，用槐柳棍不住手搅，火先文后武，熬至滴水成珠为度，春夏硬些，秋冬软些，外加乳香、没药、龙骨、轻粉各三两，研极细末，贮磁器内，临用时加入。

【主治】诸般肿痛，跌打损伤，痈疽发背。

遇仙膏

【来源】《疡科选粹》卷八。

【组成】当归四两　白芷四两　两头尖四两　穿山甲二十五个　巴豆（研）　蓖麻子各一百二十粒（研）　土鳖二十一个（去壳）　麻油一斤　黄丹十两（水飞，炒）　乳香　没药　轻粉　血竭　麝香各四钱

【用法】上两头尖等俱锉，入香油一斤内浸，春五、夏三、秋七、冬十日，入锅内熬白芷焦色，将锅取下温冷，用生绢滤去滓，再文武火熬，下黄丹，用桃、柳枝不住手搅，滴水不散，不老不嫩，入松香五两，搅匀，取下锅冷，乃下轻粉、麝香、血竭、乳香、没药搅匀用。贴用火烘手，熨膏药上一百余手，出汗妙。若痢疾及二便秘结，贴脐中；咳喘，贴肺俞穴。

【主治】无名肿毒，痈疽，发背，痞块，疮疡，痢疾及二便秘结、咳喘。

消毒散

【来源】《杂证要法》。

【组成】薄荷一钱　白芷一钱　桔梗二钱　生甘草一钱　天花粉三钱　连翘二钱　僵蚕二钱　贝母三钱（捣碎）　金银花三钱

【用法】上加竹叶十五片，水煎服。

【主治】温疫斑疹出后，余毒未尽，两腮脖项作肿而痛。

无敌大将军

【来源】《先醒斋医学广笔记》卷三。

【别名】无敌丹（《外科方外奇方》卷二）。

【组成】桑柴灰（将柴另烧，取其炭火，置一大缸内，待其自化成白灰，取一斗，绵纸衬入淘箩内，清滚水淋下汁，瓷缸盛贮，淋至汁味不苦涩咸则止，将汁入瓷碗中，重汤寻浓如稀糊为度）　茄杆灰（淋制如前法）一斗　矿灰（即石灰，须柴烧者佳，淋汁如前法）一斗（三味熬调和匀，名三仙膏，亦可点痈疽之稍轻者，再和碱水熬膏一两，加入后开细药，则成全方。每三仙膏五两，配入）蟾酥三钱五分（酒化令匀）　梅花冰片二钱　真正牛黄一钱　珍珠二钱（三味俱研如飞面）　透明雄黄二钱　明矾三钱　朱砂一钱五分　白硼砂二钱（四味另研如飞面方妙）　真麝香（须用当门子，即麝香最上乘者，碾匀）一钱　铜青一钱五分　硇砂二分五厘　火消三钱　轻粉二钱　乳香二钱（打碎，人乳浸烂，研匀）　制没药一钱五分

【用法】上各为细末，和匀，再碾数千下，将前膏加入，搅得极匀，入瓷罐内，罐须小口者妙，以乌金纸塞口，封以好黄蜡，勿令一毫气走。每遇毒，取少许涂其顶，干则以米醋和蜜少许润之，其毒黑血或毒水暴出，即时松解。或用荞麦面调。若系疔疮，加铁锈黄一分，研如面和入。多涂其顶，信宿其根烂出。内服紫金锭一锭，须内府者方效。若系痈疽等症，别服蜡矾丸及托里解毒之剂。

【主治】痈疽、对口、疔疮、发背，一切无名恶肿毒。

【宜忌】忌着好肉上。

护心托里散

【来源】《先醒斋医学广笔记》卷三。
【组成】绿豆粉上　朱砂中　乳香下
【用法】上为极细末，和匀。每服三钱，白滚汤送下。
【主治】痈疽毒气攻心，神昏，作呕，不食。

护膜矾蜡丸

【来源】《先醒斋医学广笔记》卷三。
【组成】白矾（明亮者，研）二两　黄蜡一两
【用法】将黄蜡熔化提起，待稍冷，入矾末，不住手搅匀，和蜜五六钱和匀，众手为丸，如梧桐子大，蜡冷不能丸，以滚汤焐之便软，朱砂为衣。每服二十丸，渐加至三四十丸，白汤或酒送下。一日之中，服百粒方有功。始终服过半斤，必万全。病愈后，服之尤佳。
【功用】护膜，防毒气内攻，未破即内消，已破即便合。
【主治】肿毒，痈疽。

紫菊汤

【来源】方出《先醒斋医学广笔记》卷三，名见《洞天奥旨》卷十五。
【组成】生甘菊（连根，打碎）一两五钱　紫花地丁五钱　甘草（水炙）三钱　鼠粘子（炒，研）一两五钱　栝楼根二钱　贝母（去心）三钱　金银花五钱　白芷一钱五分　怀生地三钱　白及三钱　连翘二钱五分　五爪龙五钱（即茜草）
【用法】先用夏枯草六两，河水六碗，煎三大碗，去滓，入前药煎一碗。不拘时候服。
【主治】疔疽，一切肿毒。
【加减】溃后，加黄耆（盐水炒）五钱，麦门冬五钱，五味子一钱。

托里复煎散

【来源】《明医指掌》卷八。

【组成】防风三两（去芦）　地骨皮二两　白茯苓二两　黄芩二两　白芍药二两　人参二两（去芦）　白术二两（炒）　黄耆二两（蜜炙）　肉桂二两　甘草二两　防己二两　当归二两　苍术一斤
【用法】先以苍术加水五升，煎至三升，去术，入前药，煎至四盏，分四次饮之。术滓还可再煎。
【功用】除湿散郁，和平胃气。
【主治】痈疽肿焮于外，根盘不深，形证在表，其脉多浮者。

拔毒散

【来源】《明医指掌》卷八。
【组成】陈皮一两　甘遂一两　当归尾一两五钱　川芎一两　红花（酒洗）一两　桃仁（去皮尖）一百个
【用法】水、酒煎服。
【主治】痈疽。

油蜡膏

【来源】《本草汇言》卷十九引瓦氏祖传方。
【组成】真珠一钱　头生儿胞衣一具
【用法】以豆腐裹煮真珠一时许，拌灯草同研极细末；头生儿胞衣一具，以银簪穿孔数十，清水涤洗恶血净，火烘干燥，不可焦，研极细末，如不细，再烘再研，务要细如飞面者佳，如内有筋皮坚韧，研不细者，去之；白蜡一两，猪脂油一两，火上共熔化，和入胞衣末并真珠末，调匀，瓷器收贮。遇时患，以猪蹄汤淋洗毒疮净，将蜡油药以软挺子脚挑取，轻轻敷上，再以铝粉油膏贴之。
【主治】一切诸毒疽疮，穿筋溃络，烂肌损骨，破关通节，脓血淋漓，溃久不收之证。

百草煎

【来源】《景岳全书》卷五十一。
【组成】百草（凡田野山间者，无论诸品皆可取用；然尤以山草为胜，辛香者佳；冬月可用干者，须预为收采之）
【用法】上不论多寡，取以多，煎浓汤乘热熏洗患处。仍用布帛蘸熨良久，务令药气蒸透，然后敷

贴他药。每日二三次不拘，频数更好。若洗水臌肿胀，每次须用草二三十斤，煎浓汤二三锅，用大盆盛贮，以席簟遮风，熏洗良久，每日一次或二次。

【主治】百般痈毒，诸疮损伤疼痛，腐肉肿胀，或风寒湿气留聚，走注疼痛，水臌肿胀等症。

【方论】盖其性之寒者，可以除热，热者可以散寒，香者可以行气，毒者可以解毒。无所不用，亦无所不利，汤得药性，则汤气无害，药得汤气，则药力愈行。凡用百草以煎膏者，皆此义也，此诚外科中最要、最佳之法，亦传之方外人者。

当归蒺藜煎

【来源】《景岳全书》卷五十一。

【组成】当归 熟地 芍药（酒炒） 何首乌各二钱 炙甘草 防风 川芎 荆芥穗 白芷各一钱 白蒺藜（炒，捣碎）三钱或五钱

【用法】上或水或酒，用二钟煎服，然水不如酒。或以水煎服，后饮酒数杯，以行药力亦可。

【主治】痈疽疮疹，血气不足，邪毒不化，内无实热而肿痛淋漓者。

【加减】阳虚不能化毒者，加桂枝，甚者，再加干姜、附子；气虚不化者，加黄耆、人参；毒陷不能外达者，加穿山甲或皂刺。

连翘归尾煎

【来源】《景岳全书》卷五十一。

【组成】连翘七八钱 归尾三钱 甘草一钱 金银花 红藤各四五钱

【用法】用好酒二碗，煎一碗服。服后暖卧片时。

【主治】一切无名痈毒、丹毒、流注等毒有火者。

【加减】如邪热火盛者，加槐蕊二三钱。

连翘金贝煎

【来源】《景岳全书》卷五十一。

【组成】金银花 贝母（土者更佳） 蒲公英 夏枯草各三钱 红藤七八钱 连翘一两或五七钱

【用法】用好酒二碗，煎一碗服。服后暖卧片时。若阳毒内热或在头顶之间者，用水煎亦可。甚者

连用数服。

【功用】《中医方剂临床手册》：清热解毒，消肿排脓。

【主治】阳分痈毒，或在脏腑肺膈胸乳之间者。

【加减】火盛烦渴乳肿者，加天花粉。

降痈散

【来源】《景岳全书》卷五十一。

【组成】薄荷（辛佳者，用叶） 野菊花（连根叶）各一握 土贝母半握 茅根一握

【用法】上干者可为末，鲜者可捣烂，同贝母研匀，外将茅根煎浓汤，去滓，用调前末乘热敷患处，仍留前剩汤顿暖，不时润于药上，但不可用冷汤，冷则不散不行，反能为痛。约敷半日，即宜换之。

【功用】消肿，止痛，散毒，未成者即消，已成者敛毒速溃。

【主治】痈疽诸毒，阳毒炽甚而疼痛势凶者。

秘传白犀丹

【来源】《景岳全书》卷五十一。

【组成】白犀角 麻黄（去节） 山慈菇 玄明粉 血竭 甘草各一钱 雄黄八分

【用法】上为末，用老姜汁为丸，如枣核大；外以红枣去核，将药填入枣内，用薄纸裹十五层，入砂锅内炒令烟尽为度，取出，去枣肉，每药一钱，入冰片一分，麝香半分研极细，瓷罐收贮。用时以角簪蘸麻油粘药点眼大角，轻者，只点眼角，重者仍用些须吹鼻，男先左女先右，吹点皆同；如病甚者，先吹鼻，后点眼，点后蜷脚坐起，用被齐项暖盖半炷香时，自当汗出邪解，如汗不得出，或汗不下达至腰者不治。

又一制法：将药用姜汁拌作二丸，以乌金纸两层包定，外捣红枣肉如泥，包药外，约半指厚，晒干，入砂锅内，再覆以砂盆，用盐泥固缝，但留一小孔以候烟色，乃上下加炭火，先文后武，待五色烟尽，取出，去枣肉，每煅过药一钱，只加冰片二分，不用麝香。

【功用】发散外感瘟疫痈毒。

【主治】伤寒瘟疫，及小儿痘毒壅闭，痈毒吼喘，

及阴毒冷气攻心，或妇人吹乳，或眼目肿痛，鼻壅闭塞。

【宜忌】忌生冷、面食、鱼腥、七情。

解毒内托散

【来源】《景岳全书》卷六十三。

【别名】解毒内托汤（《医宗金鉴》卷五十九）。

【组成】金银花　黄耆　当归　赤芍药　防风　甘草节　荆芥　连翘　木通

【用法】水煎，入酒少许服。

【主治】

1. 《景岳全书》：痘痈。

2. 《医宗金鉴》：痘后余毒。因痘灌浆之时，毒气太盛，未得尽化，留藏于经络，聚而不散，轻则发为疮疖，重即成痈，或在肌肉之虚处，或发于关节摇动之际，不论已溃未溃者。

五香连翘汤

【来源】《景岳全书》卷六十四。

【组成】乳香　木香　沉香　丁香　香附　黄耆　射干　连翘　升麻　木通　独活　桑寄生　甘草各一钱

【用法】水煎服。

【主治】脑疽、痈疽，时毒邪气郁滞不行者。

朱砂膏

【来源】《景岳全书》卷六十四。

【组成】麻油一斤　飞丹六两　水银五钱　朱砂（佳者）一两半（飞）　好黄蜡四两

【用法】先下油熬数沸，下鸡子二枚，敲开连壳投之，熬焦，捞去子，退火俟油定，下水银五钱，再加微火搅，熬饭顷，即入丹渐收成膏，后下黄占，再搅，候大温，下极细好朱砂一两五钱，搅匀，瓷罐收贮。

【主治】一切顽疮、破疮、杖疮、痈疽、发背、破伤者。

明胶饮子

【来源】《景岳全书》卷六十四。

【组成】明广胶（蛤粉炒珠）　粉甘草各一两　橘红五钱

【用法】上作三剂。水煎服。

【主治】一切痈疽疔毒。

草乌揭毒散

【来源】《景岳全书》卷六十四。

【组成】草乌　贝母　天花粉　南星　芙蓉叶各等分

【用法】上为末。用醋调搽四围，中留头出毒，如干用醋润之。

【主治】痈疽肿毒。

乌龙膏

【来源】《简明医彀》卷八。

【组成】当归　赤芍药　官桂　大黄　生地黄　白芷　玄参各一两

【用法】上锉细，脂麻油二斤，浸药三日，入锅煎至药焦，以苎布滤去渣，净油再熬热滚，桃、柳、槐三枝扎紧，不住手搅转，看青烟起，入水飞丹十二两，夏增冬减，陆续倾入油，不住搅转，滴水中成珠，不沾手为度，掇起，安定缸上，搅，喷水三口，扇令烟尽，薄绵滤入钵内待冷，搅入乳香、没药末各五钱，数年不坏。用时贴之，妇人经闭血块，贴脐腹；虎犬伤、金疮、瘰疬、梅毒，盐汤洗净贴上。内脏诸痈，并宜为丸，蛤粉为衣，酒下；热毒，水下；赤白带，当归汤下；咳嗽、喉疾，绵裹含咽；一切头风赤眼，栀子汤下，仍贴太阳穴；跌打伤，陈皮汤下；膝痛，盐汤下。

【功用】抽脓拔毒，去腐生肌。

【主治】痈疽发背，疔毒疮疡，一切无名肿毒，蟮拱头，疖毒，跌扑损伤，流注，诸毒恶疮之已破溃不能生肌收口者；及臁疮、冻疮、烫伤、灸疮，杖伤，脚裂，杨梅毒久烂不收者；虎、犬伤，金疮，瘰疬。

圣功丸

【来源】《简明医彀》卷八。

【组成】血竭二钱 蟾酥（真者）一钱 雄黄 朱砂 冰片 乳香 没药各五分 轻粉三分 真麝香二分

【用法】上为末，用人乳研化蟾酥为丸，如黄豆大。每服一丸，嚼化，好酒咽下。

【主治】一切痈疽、疔毒、发背初起，小儿痘疮黑陷、喉闭、蛊毒、破伤风等。

乳没生肌散

【来源】《简明医彀》卷八。

【组成】软石膏（红色者尤佳，炭火煅红，待冷去灰土，取研细）一两 龙骨三钱 乳香 没药（俱出汗，研末） 血竭 赤石脂各一钱 轻粉五分

【用法】上药各为极细末，和匀重研，入瓷罐，塞紧勿出气。疮毒洗净，挹干掺上，外贴膏药或护纸。

【功用】生肌收口。

【主治】诸般疮疡痈疽毒。

神效散

【来源】《简明医彀》卷八。

【组成】川乌（炮，去皮脐） 川黄柏（炙，去粗皮）

【用法】上为末。唾调，唾少，漱口水调，敷患处。四围留头，药干用米泔不住润湿。已成溃烂，先以槐枝、艾叶煎汤洗净，以香油润之，日换一次。脓出无挤，痛减生肌，腐肉自落，不落剪去，不宜用针。

【主治】痈疽、发背，一切疔毒并瘰疬已成未成者。

【宜忌】发背不宜贴膏药。忌怒气、房室、孝服、体气、饮酒人。忌一切发气热毒物。脑疽、对口不必洗，逐次添药，恐进风。

麻油酒

【来源】《简明医彀》卷八。

【别名】麻油截法（《外科证治全书》）、麻油饮（《验方新编》卷十一）。

【组成】真芝麻油一斤

【用法】熬滚，取起，陆续和好酒饮之。

【主治】
1. 《简明医彀》：疔疮，发背诸毒。
2. 《验方新编》：痈疽疔疖一切大毒。

【宜忌】《外科证治全书》：凡大便秘结而毒蓄于内者最宜用之，如阴疽及大便不实者都非所宜。

散毒膏

【来源】《简明医彀》卷八。

【组成】木鳖（去壳）二十个 蓖麻（去壳）一百粒 威灵仙 当归 川芎 赤芍 防风 荆芥 羌活 独活 生地黄 白芷 黄芩 黄连 黄柏 姜黄各二钱 蛇蜕一条 金银花 皂角刺 川山甲（切碎）

方中金银花、皂角刺、川山甲用量原缺。

【用法】上以麻油（冬七两、夏五两、秋六两）浸药一日，煎药焦，滤去滓，油入锅煎滚，下黄蜡二两，次入嫩松香二斤（老松添油），桃、柳枝搅化，滴水成珠，略不粘手，即取起扯黄，每斤用真铜青二两（米醋少许研化），真蟾酥二钱（酒少许研），二味拌扯入膏内。用随大小捏薄，捺布上贴；如小者，油纸摊。初起贴之即消，有脓者咬头出脓，脓尽亦能收口。

【功用】去腐消肿，抽脓拔毒。

【主治】一切痈疽发背，诸般肿毒热疖，蟮拱头毒，周身诸毒。

五味子汤

【来源】《外科活人定本》卷一。

【组成】川牛膝 防己 槟榔 赤芍药 五味子 牛蒡子各等分

【用法】水煎，空腹服。

【主治】足跟发，初起发痒。

定痛消毒饮

【来源】《外科活人定本》卷二。

【组成】苏叶 芍药 川芎 桔梗 枳壳 乌药 白芷 羌活 独活 连翘 防风 白术 桂枝

甘草

【用法】加生姜三片，大枣三个，水煎，食后服。

【主治】手心毒。因心火炽盛，血热妄行，肝风鼓舞，毒散四肢，加以酒色交并，忧思过度，遂使毒流手心，浸于劳宫，痛楚彻心者。

生肌药

【来源】《虺后方》。

【组成】黄蜂巢一两　鱼胶四两

【用法】上锉碎，炒黑为度，研细末，放地上一宿，退去火毒，次日取出，加冰片五厘和匀。疮口每用猪蹄汤洗净，拭干，方上药，以填满为佳。

【主治】发背痈疽，黑败之肉已去，遂生新肉者。

立溃拔毒膏

【来源】《丹台玉案》卷六。

【组成】糯米一两（南星、当归、赤芍各三钱同炒）　硇砂　斑蝥各三钱　好石灰一两（皂角烧烟熏，共为末）　桑柴灰　真炭灰　皂角灰　毛竹（去青，煅灰）　脂麻楷灰各三两

【用法】上以五样灰淋汁，锅内慢火熬之，面上起白霜为度，调前四味。点于患处。

【主治】诸般恶毒，痈疽疮疖。

保安汤

【来源】《丹台玉案》卷六。

【组成】黄耆　麦门冬　藿香各一钱二分　当归　白茯苓　川芎各一钱五分　桔梗　半夏　陈皮白术　甘草　人参各一钱

【用法】加黑枣五枚，食后煎服。

【主治】脑痈已溃，流脓内痛，饮食减少。

流气饮

【来源】《丹台玉案》卷六。

【组成】当归　川芎　赤芍　黄耆　人参各五分甘草节　广木香　紫苏　乌药各四分　桔梗　厚朴　枳壳各三分

【用法】水煎服。

【主治】虚而结痈。

琥珀蜡矾丸

【来源】《丹台玉案》卷六。

【组成】明矾一两五钱　黄蜡一两二钱　琥珀　朱砂　雄黄各二钱　乳香一钱　蜂蜜三钱（临用）

【用法】上为细末，将蜡熔化，再将末药并蜜搅匀，为丸如绿豆大，朱砂为衣。每服三十丸，白滚汤送下，病重，早晚日进二次。

【功用】护心膜，散毒止痛。

【主治】悬痈并一切痈疽、发背已成未成之际，恐毒不能出，必致内攻者。

加味解毒散

【来源】《痘疹仁端录》卷十五。

【组成】金银花　黄连　连翘　漏芦　栀子　白芷当归　防风　甘草

【主治】痈疽诸毒。

调中托里散

【来源】《诚书》卷十五。

【组成】人参（气虚倍用）　黄耆（炙）　当归（血虚倍用）　白术（炒，倍用）　茯苓　芍药（酒炒）各五分　熟地二钱

【用法】上分二剂，水煎服。

【主治】痈疽疔肿恶毒，气血两虚，毒陷难起，难溃难敛。

兑金丸

【来源】《治痧要略》。

【组成】锦纹大黄（切片，晒干）六两　明天麻（切片，焙干）三两六钱　茅山苍术（色黑而小有朱砂点者，米泔水浸软，切片，晒干）三两　麻黄（去节，细锉，晒干）三两六钱　雄黄（透明者，水飞）三两六钱　甘草（去皮，微炒）二两四钱　真蟾酥（舌舐即麻者真）九钱（好烧酒化为丸）　丁香（不拘公母）六钱　麝香（须真上好）三钱　朱砂（研细，水飞）三两六钱

【用法】上为细末，如蟾酥酒不能胶粘，酌和糯米粥浆，如萝卜子大，用朱砂为衣，将两碗对合，以手摇掷，使药丸在碗内磨转，自能坚实而光亮，晒干收贮瓷瓶内听用。凡痧胀痰厥并卒中寒暑，不省人事，及惊风险症，牙关紧闭者，先以二三丸研细，吹入鼻内，或用阴阳水或凉水灌六七丸；若山岚瘴气，夏月途行，空心触秽，口含三丸，邪热不侵；痈疽疔疮，及蛇蝎毒虫所伤，捣末好酒调涂；小儿发痘不出，闷闷而死，及痰涎壅盛，用葱白三寸煎汤，加倍调服；小儿急慢惊风，脚直眼倒，牙关紧闭者，将四五丸研末，吹入鼻内，更汤调灌五六丸；遇有自缢胸口尚温者，轻轻解下，速研数丸吹鼻；凡跌死、打死、惊死、喝死、魇魅死、气闭死、溺死、闭死、痰厥、冷厥者，只要略有微气，研末，吹鼻灌口。

【主治】痧胀痰厥并卒中寒暑，不省人事，惊风险症，牙关紧闭；山岚瘴气，夏月途行，空心触秽；痈疽疔疮，蛇蝎毒虫所伤；小儿发痘不出，闷闷而死，痰涎壅盛；小儿急慢惊风，脚直眼倒，牙关紧闭；自缢胸口尚温者；跌死、打死、惊死、喝死、魇魅死、气闭死、溺死、闭死、痰厥、冷厥，尚略有微气者。

【宜忌】孕妇、产后忌服。

卫生汤

【来源】《医宗说约》卷六。

【组成】羌活八分　防风　白芷　山甲（土炒，碾）　石决明（煅）　沉香　红花　连翘各六分　金银花　皂角刺　归尾　甘草节　花粉各一钱　乳香五分　大黄（酒拌炒）二钱（脉虚便利者不用）

【用法】水二碗，煎八分，病在上部，先服药，随后饮酒一杯；病在下部，先饮酒一杯，随后服药。

【主治】痈疽发背，脑疽对口，丹瘤瘰疬，恶毒疔疮，湿痰流注，一切疡证。

贝叶膏

【来源】《外科大成》卷一。

【组成】麻油一斤　血余鸡子大一团

【用法】文火煤化，去滓离火，入白蜡二两熔化，候温，用绵纸剪块三张，张张于油、蜡内蘸之，贴瓷器帮上。用时揭单张贴患处，每日八九次。

【功用】定痛，去腐生肌。

【主治】痈疽发背，一切溃烂诸疮。

立应绀珠丹

【来源】《外科大成》卷一。

【组成】茅术八两　全蝎　石斛　明天麻　当归　甘草（炙）　川芎　羌活　荆芥　防风　麻黄　北细辛　川乌（汤泡，去皮）　草乌（汤泡，去皮尖）　何首乌各一两　明雄黄六钱

【用法】上为细末，炼蜜为丸，如弹子大，每药一两分作四丸、一两作六丸、一两作九丸三等，做下以备年岁老壮、病势缓急取用，预用朱砂六钱，研细为衣，瓷罐收贮。诸疾有表证相兼者，用连须大葱白九支煎汤一茶钟，将药一丸乘热化开，通口服尽。盖被出汗为效。如服后汗迟，再用葱白汤催之，后必汗如淋洗，渐渐退下覆盖衣物，其汗自收自敛，病人自然爽快，其病如失。但病未成者，随即消去；已成者，随即高肿溃脓。如诸疾无表证相兼，不必发散者，只用热酒化服。

【功用】发散疮毒，截解风寒，顺气搜风，通行经络。

【主治】恶疮初起二三日之间，或痈疽已成至十朝前后，但未出脓者，状若伤寒头痛，烦渴拘急，恶寒，肢体疼痛，恶心呕吐，四肢沉重，恍惚闷乱，坐卧不宁，皮肤壮热；寒伤四时感冒，传变疫症，但恶寒身热，表证未尽者；痈疽疔毒，对口发颐，风湿风温，湿痰流注，附骨阴疽，鹤膝风症；左瘫右痪，口眼㖞斜，半身不遂，气血凝滞，遍身走痛，步履艰辛，偏坠疝气，偏正头痛，破伤风牙关紧闭。

【宜忌】服后避风，当食稀粥。忌冷物、房事。孕妇勿服。

【方论】详观此方，治肿疡甚效者何也？凡疮皆起于营卫不调，气血凝滞，乃生痈肿，观此药性专发散，又能顺气搜风，通行经络，所谓结者开之，况疮毒乃又日积月累，结聚所发，苟非甘温辛热发泄以疏通，安能得效。所谓发散不远热，正合此方之意。

阳燧锭子

【来源】《外科大成》卷一。

【别名】阳燧锭（《医宗金鉴》卷六十一）。

【组成】蟾酥 朱砂 川乌 草乌各五分 直僵蚕一条

【用法】上药各为末，和匀，用石硫黄一两五钱，置碗内微火炖化，入前蟾酥等末搅匀，离火，再入当门子麝香二分，冰片一分搅匀，即倾入湿瓷盘内，速盪转成片，俟冷，取收瓷罐内。用时取甜瓜子大一块，要上尖下平，先用红枣肉擦灸处，粘药于上，用油灯草火点之，灸五壮或七壮、九壮毕，即饮米醋半酒钟，随用小膏药贴之，出黄水些须，其毒即消。如风气痛者，用箸子于骨缝□中撤之酸痛处，于墨记灸之；如腿痛膝痛，放鬼眼穴灸之；再肩担成疮，于肿处各灸一壮。

【主治】痈疽发背，一切诸毒，瘰疬，便毒，蛇引疔，痞块，及风寒湿气疼痛。

神授卫生散

【来源】《外科大成》卷一。

【组成】羌活 白芷 穿山甲（炒） 石决明（煅） 乳香 没药 大黄（生）各一两 沉香五钱 防风 蝉退 僵蚕各五钱

【用法】上为末。每服五钱，用归尾一两，黄酒二碗，煎八分，调服。预用金银花一两，煎汤一小碗，随用漱口咽下，盖卧汗下，任其自然。

【主治】痈疽发背，脑疽，丹瘤，瘰疬，恶毒疔疮，湿痰流注；及外科一切疮症，不论阴阳表里虚实，未成已成者。

川山甲散

【来源】《外科大成》卷二。

【组成】露蜂房一两 蛇蜕二钱五分 头发二钱五分（烧存性） 川山甲二钱五分

【用法】上为末。每服二三钱，加乳香末五分，温酒调下。

【功用】托里排脓，内消止痛。

【主治】痈疽漫肿，不变色者；附骨疽。

瓜蒌内托散

【来源】《外科大成》卷二。

【组成】瓜蒌一个（半生半炒） 人参 归尾 没药各五钱 甘草一钱

【用法】黄酒二碗，煎一碗，食前服。

【功用】活血消毒。

【主治】痈发于腿外侧者。

除湿二陈汤

【来源】《外科大成》卷二。

【组成】陈皮 半夏 茯苓 秦艽 薏苡仁 麦冬 甘草各等分

【用法】加生姜一片，灯心二十根，水煎，食远服。

【主治】臀痈，上马下马。

丹皮汤

【来源】《外科大成》卷四。

【组成】丹皮一钱 瓜蒌仁一钱 桃仁泥二钱 朴消二钱 大黄五钱

【用法】水二钟，煎一钟，去滓，入消再煎数滚，不拘时候服。

【主治】

1. 《外科大成》：胃痈，肠痈，腹肿痞坚，按之即痛，脉迟而紧者，脓未成也。

2. 《医宗金鉴》：肠痈，腹濡而痛，少腹急胀，时时下脓，毒未解者。

【方论】《血证论》：内痈，乃热毒结血而成，毒去其血热亦随去，瓜蒌以解气结，桃仁、丹皮以破血结，消、黄兼下气血之结，结除而痈自去矣。

六真膏

【来源】《外科大成》卷四。

【组成】乳香 没药 血竭 三七 儿茶各三钱 樟冰三两

【用法】猪脂十二两，碗盛，水煮化，入药和匀。摊敷。

【主治】一切刑伤，各样痈疽。

军门立效散

【来源】《外科大成》卷四。

【组成】皂角刺三钱（炒热入） 乳香五七分（炒香化再入） 天花粉三钱 甘草节（一寸长）九个 川椒三十粒

【用法】黄酒二钟，煎一钟，温服。

【主治】

1.《外科大成》：痈疽诸毒，对口附骨疽。

2.《疡医大全》：乳痞。

【宜忌】已溃者不宜服。

赤豆薏苡仁汤

【来源】《外科大成》卷四。

【别名】赤豆苡仁汤（《疡医大全》卷二十一）、赤豆薏苡汤（《血证论》卷八）。

【组成】赤小豆 薏苡仁（炒） 防己 甘草各等分

【用法】水二钟，煎八分，食远服。

【功用】排脓。

【主治】

1.《外科大成》：胃痈，脉洪数者，脓已成也。

2.《疡科捷径》：大小肠痈，湿热气滞瘀凝所致者。

【方论】《血证论》：脓者，血化为水也，故排脓之法，不外乎破血利水。赤豆芽入血分，以疏利之，助其腐化，苡仁、防己即从水分排逐其脓，甘草调和诸药，使得各奏其效。

补漏丹

【来源】《外科大成》卷四。

【别名】鹿茸补漏丸（《外科证治全书》卷三）。

【组成】鹿茸（去毛，酥炙） 大附子（炮，去皮脐） 食盐各等分

【用法】上为末，煮枣肉为丸，如梧桐子大。每服三十丸，空心黄酒送下。

【主治】心胸有孔久不愈，及胃痈、并疽、肝痈、心瘘。

瑞龙膏

【来源】《外科大成》卷四。

【组成】鲜鲫鱼（大者）一尾 鲜山药如鱼长一条（去皮）

【用法】先将鱼入石臼内杵烂，次入山药，再杵如泥，量加冰片，和匀。摊敷肿处，绵纸盖之，黄酒润之。

【主治】一切肿毒，对口、乳痈、便毒红肿焮痛者，不问未成已成。

漏芦汤

【来源】《外科大成》卷四。

【组成】漏芦一钱五分 紫花地丁 荆芥 当归 连翘 薄荷 白芷 升麻各一钱 麻黄三钱 大黄二钱 生甘草四分

【用法】水二钟，煎八分，食远温服，盖衣取微汗，渣再煎服。次日，麻黄用二钱，大黄用一钱半，甘草用六分，温服；第三日则麻黄、大黄、甘草各用一钱，温服；如肿尚未消尽，照第三日方再三二服，无不愈者。如不欲汗，则麻黄少用，温服之；如大便不实及不欲下者，则少用大黄，不用亦可；随病上下，在食前、食后服。如便毒，服利药，正气伤，皮厚未穿者服此一汗，不砭而穿。

【主治】痈疽疔肿，不问阴阳初起者，及初溃红肿尚未消尽者，及湿烂疥疮等毒。

红玉膏

【来源】《何氏济生论》卷八。

【组成】芸香（白者）一斤四两 没药二两（研） 当归四两 血余五钱 蓖麻仁四百个 乳香二两（研） 木鳖子（去壳）二两四钱 真麻油八两

【用法】上药以真麻油调匀，油纸摊成隔纸，不可钻孔，用浓茶水洗净患处脓液。每膏一张，两边各贴一日，第三日须另换新者。半月可愈。

【主治】痈疽，瘰疬，乳痈。

去腐白玉膏

【来源】《医林绳墨大全》卷九。

【组成】猪板油（腊月取，切碎，锅熬勿焦，去渣，凝后始白时用）四两　黄蜡（净者，化开，倾瓷盘内，露二三夜自白）一两　白蜡（净者）一两　真铅粉二两　龙骨　螵蛸　象牙末　凤凰退（焙黄）　鸡内金（不见水，阴干，焙）　乳香　没药（各去油）　真轻粉　蜗牛（焙）　水银各一钱　白粉霜　冰片二分

【用法】上药各为细末，另以樟脑研末，放铜盆内，以大碗盖定，湿绵纸封口，上用生面调糊，厚涂纸上，以微火离盆底拳高，少顷冷定，取升上碗者用四钱。先将猪油入铜锅内重汤煮化，投黄白蜡，次下铅粉，搅匀，离火方下龙骨等味，待将凝，下水银，急搅，缓则沉底，末下樟片，再搅极匀，瓷罐收固。每用少许，摊于黑膏药中心。腐肉自化，条条片片，粘连而下。

【主治】结毒，粉毒，疳蚀，烂臁，一切痈疽、顽疮。

瓜蒌散

【来源】《傅青主女科·产后编》卷下。

【别名】瓜蒌乳没散（《胎产新书·女科秘要》卷七）、瓜蒌乳香散（《胎产秘书》）。

【组成】瓜蒌一个（连皮捣烂）　生甘草五分　当归三钱　乳香五分（灯芯炒）　没药五分（灯芯炒）　金银花三钱　白芷一钱　青皮五分

【用法】水煎，温服。

【主治】一切痈疽，乳痈。

掺药方丹

【来源】《胎产指南》卷八。

【组成】血竭二钱　阿魏三钱　乳香三钱　没药三钱　龙骨三钱　赤石脂三钱

【用法】上为极细末，掺膏药内。

【主治】一切痈疽恶毒诸疮。

煎膏药方丹

【来源】《胎产指南》卷八。

【组成】元参五钱　苦参五钱　黄芩五钱　杏仁五钱　白芷五钱　大黄五钱　金银花五钱　天花粉五钱　连翘五钱　归尾一两　赤芍五钱　丹皮五

钱　黄耆五钱

【用法】每一料，用真麻油一斤，真粉心半斤，将各药锉片，入油浸二宿，文武火煎，以药纯黑为度，去渣净，然后研细粉心入药，用桃枝不住手搅，滴水成珠不散为度，再加阿魏末一钱，名阿魏膏。

【主治】一切痈疽，恶毒诸疮。

加味活命饮

【来源】《痧书》卷下。

【别名】加味活命散（《杂病源流犀烛》卷二十一）。

【组成】穿山甲（土炒）　银花　大黄各三钱　归尾　陈皮各一钱半　花粉　赤芍　生地　薄荷　防风　白芷　贝母　甘草节　乳香各一钱　没药（净）　角刺各五分（以上三味后下）（一方无大黄、生地、薄荷）

【用法】加水入大瓦瓶封口煎，温服，侧睡。一方好酒煎。

【主治】痧后留滞热毒，发为痈肿、发背、疔疽。

【宜忌】忌铁器、酸味、诸毒物。

【加减】毒在背，加角刺一钱半；在腹，加白芷；在胸，加蒌仁二钱；在头面手足，加银花五钱。

消痈万全汤

【来源】《石室秘录》卷二。

【组成】金银花七钱　当归五钱　生甘草三钱　蒲公英三钱　牛蒡子二钱　芙蓉叶七个（无芙蓉叶时，用桔梗三钱，天花粉五钱）

【用法】水煎服。

【主治】身上、手足之疮疽。

阴阳至圣丹

【来源】《石室秘录》卷四。

【别名】阴阳至圣膏（《洞天奥旨》卷十五）、阴阳起死膏（《外科十三方考》）。

【组成】金银花一斤　生地八两　当归三两　川芎二两　牛膝一两　丹皮一两　麦冬三两　生甘草一两　荆芥一两　防风五钱　黄耆三两　茜草根

五钱 玄参五两（用麻油五斤煎数沸，将药滓滤出，再熬至滴水成珠，入下药） 广木香一两 黄丹二斤（炒飞过，去砂） 没药一两 乳香一两 血竭一两 象皮（为末）五钱 麝香一钱

【用法】上各为细末，入油中，少煎好，藏瓷罐内。发背疮必须用一两，其余疮口，量大小用之。

【主治】膏粱之客，失志之人，心肾不交，阴阳俱耗，又加忧愁抑郁，拂怒呼号，其气不散，结成阴症痈疽。

阴阳至圣丹

【来源】《石室秘录》卷四。

【组成】人参一两 冰片一钱 乳香（去油）三钱 透明血竭五钱 三七末一两 儿茶一两（水飞过，去砂） 川倍子一两 藤黄三钱 贝母二钱 轻粉一钱

【用法】上药各为极细末，以无声为度。

《疡医大全》：阳疮每用二钱，阴疮每用五钱，掺于疮上。其余疮毒不消用二次，阴疽不消用三次。

【功用】温散。

【主治】膏粱之客，失志之人，心肾不交，阴阳俱耗，又加忧愁抑郁，拂怒呼号，其气不散，结成阴症痈疽。

败毒圣神丹

【来源】《石室秘录》卷四。

【组成】金银花 蒲公英 生甘草 当归 天花粉（其量均须大于常用之量）

【用法】水煎服。一剂消，二剂愈，不必三剂。

【功用】内散痈疽。

【主治】痈疽，或生于背，或生于胸腹之间，或生于头面之上，或生于手足之际，皆是五日之内者。

【方论】金银花专能内消疮毒，然非多用则力轻难以成功；生甘草一味，已足解毒，况又用之于金银花内，益足以散邪而卫正；蒲公英阳明经药也，且能散结逐邪；天花粉消痰圣药；当归活血，是其专功，血不活所以生痈，今血活而痈自愈。

三星汤

【来源】《辨证录》卷十三。

【组成】金银花二两 蒲公英一两 生甘草三钱

【用法】水煎服。

【主治】

　　1.《辨证录》：对口痈。患对口之后，忽生小疮，先痒后痛，随至溃烂。

　　2.《外科真诠》：妇人乳疳。乳头腐烂，延及周围。

五圣汤

【来源】《辨证录》卷十三。

【组成】金银花半斤 玄参三两 黄耆四两 麦冬三两 人参二两

【用法】水煎服。连服四剂，其痈疽渐愈。

【主治】脑疽。

两治散

【来源】《辨证录》卷十三。

【别名】两治汤（《洞天奥旨》卷七）。

【组成】白术一两 杜仲一两 当归一两 金银花三两 防己一钱 豨莶草三钱

【用法】水煎服。一剂而痛轻，二剂而痛止，三剂全愈。

【主治】腰眼之间，忽长疽毒，疼痛呼号。

【方论】此方用白术、杜仲以利其腰脐，气通而毒自难结也，又得金银花、当归之类补中有散，而防己、豨莶直入肾宫，以祛其湿热之毒。阴阳无偏胜之虞，邪正有解分之妙，自然一二剂成功，非漫然侥幸也。

消痈还阳丹

【来源】《辨证录》卷十三。

【组成】人参三钱 白术一两 生甘草三钱 天花粉三钱 生黄耆一两 金银花二两 肉桂一钱 当归五钱 乳香末一钱

【用法】水煎服。

【功用】大补气血，消痰化毒。

【主治】阴痈，两臂之间忽然生疮而变成痈疽者。

理鬓汤

【来源】《辨证录》卷十三。

【组成】金银花三两　白芷二钱　川芎一两　当归一两　夏枯草三钱

【用法】水煎服。未溃者二剂即消，已溃者四剂全愈。

【主治】鬓疽未溃已溃，未烂已烂。

【方论】此方用金银花、夏枯草以解火毒；用白芷、川芎以引入两鬓太阳之间，则金银花、夏枯草更得施其祛逐之功；又妙在当归之补气血，阴阳双益，正足而邪自难变，安得不速愈哉！

释擎汤

【来源】《辨证录》卷十三。

【组成】玄参二两　生地一两　金银花二两　当归一两　紫花地丁五钱　贝母五钱

【用法】水煎服。一剂而痛轻，二剂而痛止，已溃者再服四剂。

【功用】滋水治火，补正解毒。

【主治】擎疽。生于手心，疼痛非常。

十补托里散

【来源】《郑氏家传女科万金方》卷三。

【组成】人参　黄耆　当归　川芎　厚朴　桔梗　防风　甘草　白芷　肉桂（一方无桔梗，有忍冬藤）

【用法】酒煎服。

【主治】孕妇腹近下处肿胀，浮薄而光，此为腹内生痈，名曰孕痈。

风气跌扑膏药神方

【来源】《冯氏锦囊·外科》卷十九。

【组成】男发一大团　蓖麻子（去壳）二百粒　猪脂（熬油）二斤八两　麻油八两（以上先熬，熬至发化，蓖麻子焦枯，再入后药）　威灵仙三两　熟地二两　独活一两五钱　金银花二两　当归身

一两五钱　白芷一两　川乌六钱　草乌六钱　肉桂（去皮）一两（以上熬至药色焦枯，去滓，细绢滤过，慢火再熬，不住手搅，入后药收之）　乳香一两（箬上炙去油，研细）　没药一两（箬上炙去油，研细）　真黄丹（炒燥，罗细）八两　明松香（水煮三次，去水熔化，夏布滤过，净）六两　麝香二分

【用法】以上先将松香、黄丹下后，炼至软硬得所，滴水成珠，离火再下乳、没、麝三味，打匀，藏瓷器中。旋用旋摊。

【主治】跌扑伤损，痈疽诸毒。

生肌散

【来源】方出《冯氏锦囊·外科》卷十九，名见《疡医大全》卷九。

【组成】珍珠二分（生研极细）　乳香（箬上炙燥）五分　没药五分　铅粉五分　瓜儿血竭五分　直扫盆轻粉四分　儿茶三分　上白蜡一钱　大冰片二分　象皮一钱（切小方块，瓦条细灰拌炒成珠）

【用法】上为极细末。先用浓茶或猪蹄汤洗净，以少许掺之。

【功用】生肌长肉。

【主治】痈疽。

奇验金箍散

【来源】《冯氏锦囊·外科》卷十九。

【组成】白芙蓉叶二两（阴干，不经霜者佳）　五倍子　白及　白蔹各四钱　生大黄六钱

【用法】上为末。用蛋白些小同醋调敷；如干，以生葱头酒润之；已有头者，露出头，敷四围为妙。

【主治】痈疽诸毒。

二甘散

【来源】《洞天奥旨》卷五。

【组成】黄连二钱　胆草三钱　葳蕤二钱　白芍五钱　天麻二钱　荆芥二钱　甘菊花三钱　甘草三钱　忍冬一两

【用法】水煎，食后服。服二剂。

【主治】瞳子髎穴生阳疽。

加味三花汤

【来源】《洞天奥旨》卷五。
【组成】当归二两 川芎一两 天花粉三钱 紫花丁一两 甘菊花五钱
【用法】水煎服。
【主治】对口初起。

加味三星汤

【来源】《洞天奥旨》卷五。
【组成】金银花二两 蒲公英一两生 甘草三钱 玄参一两
【用法】水数碗，煎八分服。
【主治】阳疽。

护颜汤

【来源】《洞天奥旨》卷五。
【组成】玄参一两 当归一两 金银花二两 瓜蒌半个 生地一两 石膏三钱 白芷二钱 半夏二钱 黄芩二钱
【用法】水六碗，煎至一碗服。五日内即散。
【主治】脸旁鼻外生疽。

护耳解毒汤

【来源】《洞天奥旨》卷五。
【组成】金银花二两 当归一两 麦冬一两 蒲公英三钱 甘草三钱 桔梗二钱 半夏二钱 川芎五钱
【用法】水煎服。二剂轻，六剂全愈。未溃者，三剂全散；已溃者，十剂全愈。
【主治】左右耳后阴阳疽痈。
【加减】阴虚疽痈色紫黑者，加人参五钱、生黄耆二两。一剂即散。

补肾祛毒散

【来源】《洞天奥旨》卷五引巫真君方。

【组成】忍冬藤四两 熟地三两 豨莶草三钱 天花粉二钱 草乌头二钱 肉桂二钱
【用法】水煎汁一碗，空腹服。未破者二服即消，已溃者即去黑烂，十服乃愈。
【主治】肾俞生痈。

神散阳痈汤

【来源】《洞天奥旨》卷五。
【组成】天花粉五钱 生甘草五钱 茯苓五钱 车前子五钱 贯仲五钱 羌活二钱 黄芩三钱 紫菀三钱 生地一两 柴胡一钱
【用法】水煎服。一剂即消大半，二剂全消。
【功用】消散阳痈。
【主治】背疽、阳痈初起。
【宜忌】溃后不可用。

起陷神丹

【来源】《洞天奥旨》卷五。
【组成】人参一两 白芍五钱 当归一两 麦冬一两 白术一两 肉桂二钱 附子一钱 熟地二两 北五味三钱 山药五钱
【用法】水煎服。十剂可安。
【主治】夏生背痈，疮口不起，脉大无力，发热作渴，自汗盗汗，用参耆补剂，益加手足逆冷，大便不实，喘促呕吐，阴症似阳者。

散毒汤

【来源】《洞天奥旨》卷五。
【组成】生黄耆一两 当归一两 熟地二两 金银花三两 生甘草二钱 附子一钱
【用法】水煎服，连用数剂。倘口健思食，夜卧能安即生，否则死也。
【主治】肩臑生痈已溃之阴证。

九灵汤

【来源】《洞天奥旨》卷六。
【组成】熟地二两 山茱萸一两 白术二两 防己一钱 紫花地丁一两 荆芥（炒黑）三钱 生地

五钱　丹皮五钱　生甘草三钱

【用法】水数碗，煎一碗服。

【主治】腰眼生疽疼痛。

木连散痈汤

【来源】《洞天奥旨》卷六。

【组成】生黄耆五钱　当归五钱　木连三个　豨莶一钱　苍耳子一钱　紫花地丁五钱　生地三钱　玄参三钱　牵牛一钱　柴胡一钱　赤芍二钱

【用法】水煎服。

【主治】臀痈。

【宜忌】痈已溃者，此方不可服。

青紫饮

【来源】《洞天奥旨》卷六引彭真君方。

【组成】牛膝三钱　青蒿三钱　紫花地丁一两　玄参五钱　蔷薇根五钱　当归五钱　炙甘草二钱　茯苓二钱

【用法】水三碗，煎一碗。空腹连服数剂必消。此方初起已溃俱效。

【主治】足背生痈疽，疼痛高突。

金银平怒散

【来源】《洞天奥旨》卷六。

【组成】金银花二两　白芍五钱　当归一两　柴胡一钱　白芥子三钱　生甘草三钱　炒栀子三钱　丹皮三钱

【用法】水煎服。一剂即消，二剂痊愈。

【主治】胁痛生痈。

救心败邪汤

【来源】《洞天奥旨》卷六。

【组成】人参一两　茯苓五钱　麦冬五钱　熟地一两　山药一两　芡实一两　甘菊花五钱　芍药五钱　忍冬藤二两　远志三钱　天花粉三钱　王不留行三钱

【用法】上用水数碗，煎一碗，一气饮下。

【主治】正胸生疽。

援命救绝汤

【来源】《洞天奥旨》卷六。

【组成】人参三两　白术四两　肉桂三钱　附子一钱　山茱萸一两　北五味三钱　金银花三两　茯神三钱

【用法】上用水十碗，煎汁一碗。温服。

【主治】命门溃痈。

释项饮

【来源】《洞天奥旨》卷六。

【组成】白芷一钱　葛根一钱　柴胡一钱　川芎三钱　桔梗三钱　生甘草二钱　山豆根一钱　麦冬三钱　天冬三钱　紫苏一钱五分　紫花地丁五钱　天花粉三钱　蒲公英五钱

【用法】水数碗，煎一碗服。初发者用数剂即散，必须此方早治为妙。

【主治】环项痈疮。

二金泻热汤

【来源】《洞天奥旨》卷七。

【组成】金钗石斛二钱　茯苓五钱　泽泻二钱　白术二钱　贝母二钱　车前子二钱　牛膝一钱　金银花二两　黄柏二钱　防己五分　生甘草一钱

【用法】水数碗，煎一碗，空腹服。

【主治】腨上生疽。

二紫蒲公汤

【来源】《洞天奥旨》卷七。

【组成】茯苓三钱　薏仁一两　紫花地丁五钱　牛膝三钱　薄公英五钱　贝母二钱　紫背天葵三钱　当归五钱　生甘草二钱

【用法】水煎服。初起者，三剂即愈。

【主治】筋疽、瘰疽、足疽之阳症。

六丁饮

【来源】《洞天奥旨》卷七。

【组成】紫花丁一两　甘菊花一两　生甘草五钱

牛膝一两　天花粉三钱

【用法】水煎服。若已破烂，多服为妙。

【主治】脚趾生疽。

转功汤

【来源】《洞天奥旨》卷七。

【组成】黄耆二两　当归二两　生甘草三钱　肉桂二钱　白术一两　远志五钱　紫花地丁五钱　贝母三钱

【用法】水煎服。一剂而疮口反痛，二剂而痛轻，三剂长肉，又用一剂全愈。

【主治】臂痈。

金钱鼠粘汤

【来源】《洞天奥旨》卷七。

【组成】鼠粘子一钱　黄连二钱　当归一两　生甘草三钱　天花粉三钱　柴胡一钱五分　连翘二钱　红花一钱　玄参三钱　白芍三钱　金银花一两

【用法】水煎服。初起之时二剂全消，无令其日久溃败也。

【主治】腋痈。发于腋下天池之穴，令人寒热大痛，掌热臂急而赤，俗名夹痈。

【宜忌】若已溃败，此方不可服。当看阴阳治之。

消温散火汤

【来源】《洞天奥旨》卷七。

【组成】生甘草二钱　地榆二钱　茯苓三钱　兰汁二钱（如无，以青黛二钱代之）　马齿苋三钱　红花二钱　蒲公英五钱　白术三钱　天花粉三钱　车前子三钱　薏仁五钱

【用法】加水煎汁一碗服。

【主治】敦疽、鼠伏疽属阳症者。

蒲柴饮

【来源】《洞天奥旨》卷七。

【组成】柴胡二钱　丹皮三钱　苍术二钱　茯苓三钱　白术五钱　白芍药五钱　蒲公英五钱　天花粉二钱　远志一钱　黄芩一钱

【用法】水煎服。三剂即消。

【主治】箕门痈，勇疽。

【加减】已溃者，去黄芩，加黄耆五钱、当归五钱。

宗足汤

【来源】《洞天奥旨》卷八。

【组成】白术一两　当归一两　金银花二两　牛膝五钱　贝母二钱

【用法】水数碗，煎一碗，连服数剂。

【主治】骨毒滞疮。

黄耆散阴汤

【来源】《洞天奥旨》卷九。

【组成】生黄耆五钱　柴胡一钱五分　白芍五钱　炒栀子一钱半　大力子一钱　甘草二钱　连翘一钱　金银花一两　肉桂三分　苡仁五钱　半夏一钱

【用法】水煎服。

【主治】腿内外股疮毒疽疖。

内消神丹

【来源】《洞天奥旨》卷十四。

【组成】僵蚕二钱　乳香三钱（去油）　没药三钱　枯矾三钱　炙山甲三钱　铜绿三钱　黄丹三钱　全蝎（去尾足）四钱　轻粉一钱　蟾酥一钱　麝香二分

【用法】上为末，蜗牛研为丸。每用一丸，葱白捣裹，热酒送下。汗透为佳。

【主治】痈、恶疮。

内造蟾酥丸

【来源】《洞天奥旨》卷十四。

【组成】蟾酥三钱（酒化）　轻粉五分　枯矾一钱　寒水石一钱　铜绿一钱　乳香一钱　胆矾一钱　麝香一钱　雄黄一钱　蜗牛二十一个　朱砂三钱（为衣）

【用法】上各为细末，先将蜗牛研烂，再用蟾酥和研调匀，方入各药，共捣极匀为丸，如绿豆大，

朱砂为衣。每服三丸，引用葱白五寸，病人自嚼烂，吐入手心，男左女右，包药在内，用无灰热酒一钟送下，盖被出汗，如人行五六里，出汗为度，甚者再进一服。

【主治】一切恶毒、发背、痈疽、鱼口、对口、喉闭、喉痛、喉瘾疹、三十六种疔、任节疔、红丝疔，及蛇伤虎咬、疯犬所伤。

立消汤

【来源】《洞天奥旨》卷十四。

【组成】蒲公英一两　金银花四两　当归二两　玄参一两

【用法】水煎，饥服。

【功用】攻散诸毒。

【主治】痈疽发背，或生头项，或生手足臂腿腰脐之间、前阴粪门之际，以及肺痈、肠痈。

英花汤

【来源】《洞天奥旨》卷十四。

【组成】金银花一斤　蒲公英八两　绵黄耆六两　生甘草一两　川贝母三钱

【用法】水煎，作三次服完。

【主治】痈疽未溃。

金银五香汤

【来源】《洞天奥旨》卷十四。

【组成】金银花一两　乳香二钱　木通二钱　大黄二钱　连翘一钱　沉香一钱　木香一钱　丁香一钱　茴香一钱　羌活一钱　射干一钱　升麻一钱　甘草一钱　桑寄生一钱

【用法】上锉。水二钟，加生姜三片，煎服，不拘时候。

【主治】痈疮二三日，发寒热，厥逆，咽喉闭。

神散汤

【来源】《洞天奥旨》卷十四。

【组成】金银花八两　当归二两

【用法】上以水十碗，煎金银花至二碗，再入当归同煎，一气服之。

【功用】散毒。

【主治】痈疽初起。

救命丹

【来源】《洞天奥旨》卷十四。

【别名】仙传救命丹（《集验良方三百种》）。

【组成】川山甲三大片（用蛤粉炒熟，不用粉）甘草节二钱　乳香一钱　天花粉二钱　赤芍三钱　皂角刺五分（去针）　贝母二钱　没药五分　当归一两　陈皮一钱　金银花一两　防风七分　白芷一钱　白矾一钱　生地三钱

【用法】上用酒、水各数碗，煎八分，疮在上，食后服；疮在下，食前服。能饮酒者，再多饮数杯。

【主治】痈疽。

【宜忌】忌酸醋、铁器。服毕宜侧卧，少暖有汗。

【加减】痈疽发背在头及脑后背脊，加羌活一钱，角刺倍之；在胸胁少阳经部位者，加柴胡一钱，瓜蒌仁二钱；在腹脐太阴者，加陈皮五分，赤芍三钱，白芷一钱；生在手臂膊，加桂枝三分；生在腿膝，加牛膝二钱，防己五分，黄柏一钱，归尾三钱；如肿硬，加连翘二钱，木鳖仁五分；倘是疔疮，方中加紫河车三钱，苍耳子二钱；如人虚弱，不溃不起，加人参三钱，甘草一钱；如人壮实，加大黄二钱，麻黄一钱（连根节用）。

吸毒仙膏

【来源】《洞天奥旨》卷十五。

【组成】吸铁石五钱　忍冬藤八两　当归三两　天花粉一两　夏枯草八两　香油五斤

【用法】熬成膏，加黄丹二斤收之。疮口一破，即用此膏贴之。

【功用】呼毒吸脓兼生肌。

【主治】诸般痈疽已破。

全生散

【来源】《洞天奥旨》卷十五。

【组成】生黄耆四钱　当归一两　金银花一两　茯苓三钱　薏仁五钱　牛膝三钱　地榆一钱　白术

三钱　草薢三钱　天南星一钱　生地黄五钱

【用法】水数碗，煎一碗，空腹服之。不论已溃未溃俱效。

【主治】内外膝痈。

【加减】倘是阴症，加肉桂一钱，去地榆，多加熟地。

定痛净脓生肌膏

【来源】《洞天奥旨》卷十五。

【组成】当归一两　黄耆一两　生甘草五钱　熟地一两　玄参一两　银花四两　锦地罗二两　麦冬一两　人参一两　蒲公英三两　白芷三钱　白芍五钱　花粉五钱　黄柏五钱　白蔹二钱　生地三钱　牛膝二钱　连翘三钱　丹皮三钱　沙参三钱　柴胡三钱　防己一钱　苍耳子四钱　黄连一钱　葛根三钱　苍术五钱　大黄三钱　红花五钱　桃仁二钱　地榆三钱　夏枯草五钱　白术五钱　麻油六斤

【用法】熬数沸，去滓再熬，滴水成珠，入黄丹二斤收之。另加细末药：麝香一钱，冰片二钱，人参五钱，雄黄三钱，轻粉二钱，儿茶三钱，象皮三钱，海螵蛸三钱，乳香三钱，没药三钱，血竭三钱，三七根五钱，龙骨三钱，赤石脂五钱，各为极细末，掺膏内贴之。

【主治】疮疽痈毒。

碧落神膏

【来源】《洞天奥旨》卷十五。

【组成】吸铁石一两　金银花一斤　生甘草三两　蒲公英八两　当归四两　炙黄耆八两　香油五斤

【用法】用香油熬至滴水成珠，去滓，入黄丹二斤，再熬软硬得所，即成膏矣；再加轻粉三钱，麝香一钱，冰片三钱，赤石脂一两，儿茶五钱，黄柏五钱，乳香三钱，没药三钱，各研细末，掺于膏上。临时酌疮之轻重用之。大约初起不必用细药，出毒后必须加之。

【主治】疮疡、痈疽、疔疮、肿毒。

归耆饮

【来源】《张氏医通》卷十五。

【别名】四神汤（《疡医大全》卷二十三）、回毒金银花汤（《医林纂要探源》卷十）、四仙饮（《成方切用》卷十一）。

【组成】当归八钱　绵黄耆（生）　金银花（净）各五钱　甘草（生）三钱

【用法】水、酒各一碗半，煎至二碗，分三次热服，一日令尽。

《成方切用》无酒。

【主治】

1. 《张氏医通》：脑疽背痈，毒盛焮肿；及虚人肛门发毒。

2. 《医林纂要探源》：疮疡作痛隐隐，气虚不能焮发，而色变紫黑者。

【加减】在上者，加升麻三分；在下者，加牛膝三钱。

托里消毒散

【来源】《张氏医通》卷十六。

【组成】保元汤加当归　芍药　茯苓　白术　忍冬　白芷　连翘

【主治】痈疽，痘疹，毒盛不能起发。

八珍锭

【来源】《良朋汇集》卷五。

【组成】朱砂　雄黄　没药　乳香各五钱　真番卤八分（煅令烟尽）　人言一钱（煅过）　枯矾二钱　巴豆三十枚（去油）

【用法】上为细末，粳米饭为丸，如荞麦大小，成锭，作线条亦可。放入孔内，上用膏贴之。

【主治】发背，痈疽，恶疮，粉瘤，鼠漏，无名疔毒等疮，疮头孔多，脓血不通，瘀肉不腐，腐肉不脱，漏管不落。

清凉渗湿膏

【来源】《重订通俗伤寒论》引何秀山方。

【组成】矿石灰

【用法】将矿石灰化于缸内，次日水之面上结一层如薄冰者取起，以桐油对调腻厚，每日搽上二三次，数日痊愈。

【主治】敦痈。由湿热下注，初起色赤肿痛，如汤泼火烧者。

【宜忌】忌食猪肉。

得命丹

【来源】《良朋汇集》卷五。

【组成】沉香 木香 乳香 丁香各五分 苦葶苈五分 牙皂（微焙） 皂矾各三分（生用） 川芎五钱 巴豆（去油，少带油性）四钱

【用法】上为细末，枣肉为丸，如豌豆大。每服一丸，生水送下。如药不受，呕出药来，再服一丸。大人壮者用大些丸，弱人小儿用小丸。

【主治】无名肿毒，发背，痈疽，疔毒，恶疮，噎食转食，水蛊气蛊，心腹疼痛，大小便不通，胸胀胁满，水泻痢疾，天疮杨梅，风癣疥癞，肠风下血，男子五淋白浊，妇人赤白带下，风湿流注，并皆治之。

【宜忌】服药后不可吃一切热物；孕妇忌服。

神　灯

【来源】《痘疹一贯》卷六。

【别名】火照散（《医学心悟》卷三）、神灯照（《疡科捷径》卷上）。

【组成】雄黄 没药 朱砂 血竭各一钱 麝香二分

【用法】上为细末。用绵纸作捻，每捻药三分，蘸香油于灯上点着，离患处寸许，自外而内，周围徐徐照之，毒大者可用捻三根，日照二次；毒小者用捻一根，日照一次。重者不过五六日，已成者即消，已溃者即敛，阴疮不起发者，一照即起红晕，毒随火出，保无后患。

【主治】一切痈疽恶疮毒疖，不拘未成已成，未溃已溃。

大归汤

【来源】《奇方类编》卷下。

【组成】大全当归（重一两三、四钱者）八钱二分生黄耆五钱 金银花五钱 生甘草一钱八分

【用法】用酒二碗，煎八分，温服。

【主治】
1.《奇方类编》：一切火毒初起及已溃者。
2.《梅氏验方新编》：发背、对口，痈疽疮毒，蛇毒、虫毒、犬毒。

【加减】上部，加川芎一钱；下部，加牛膝一钱；中部，加桔梗一钱。

至宝丹

【来源】《奇方类编》卷下。

【组成】川乌二钱 草乌二钱（同川乌酒浸，剥去皮，面包煨热，取净肉用） 穿山甲二钱（炒）胆矾二钱 乳香（去油）三钱 没药（去油）三钱 蝉退（去头足）三钱 全蝎（石灰水洗，去头足尾，瓦上焙干）三钱 熊胆三钱 铜绿（水飞）三钱 荆芥穗（去肉）三钱 僵蚕三钱 血竭三钱 雄黄三钱 牙皂（去皮，酥炙）二钱信二钱（用豆腐一块，厚二寸，中挖一孔，纳信于孔中，以豆腐盖信，酒煮三个时辰） 蜈蚣五条（大者，酒蒸去头足，瓦焙小者用） 麝香七分朱砂七钱（水飞，一半入药，一半为衣）。

【用法】上为细末，面糊为丸，重四分一粒，以黄蜡为壳。临用时，葱头三寸，生姜三片，用黄酒煎一小钟，将药化开送下，随量饮醉。盖被出汗，二三服即愈。

【主治】一切痈疽，肿毒，对口背疽，乳痈。

千金活命丹

【来源】《胎产秘书》卷下。

【组成】生耆四钱 人参一钱 制附子二钱 鳖虱胡麻各四钱 归身三钱 白术二钱 肉桂一钱白蒺藜二钱（炒） 茯苓二钱 制首乌四钱 白芷（角刺代亦可）一钱 荆芥一钱五分 炙甘草二钱毛慈菇二钱 文蛤一个 乳香（去油）二钱没药（去油）二钱

【用法】水煎服。

【主治】产后痈疽，并内外肠痈。

败毒良方

【来源】《幼科直言》卷六。

【组成】黄芩二钱　当归二钱　广胶二钱　怀生地黄三钱　枳壳二钱　连翘二钱　怀牛膝二钱　穿山甲二钱（酒炒）

【用法】水三碗，煎一碗服之，吃药后随量饮酒，轻者二三服，重者五七服。未成形者，服之即消；已成形者，服之易脓易愈。

【主治】一切大毒，痈疽，发背，疔毒，鱼口，对嘴，无名肿毒。

【宜忌】孕妇忌服。

加味当归膏

【来源】《医学心悟》卷三。

【组成】当归　生地各一两　紫草　木鳖子肉（去壳）　麻黄　大风子肉（去壳，研）　防风　黄柏元参各五钱　麻油八两　黄蜡二两

【用法】先将前九味入油熬枯，滤去滓，再将油复入锅内，熬至滴水成珠，再下黄蜡，试水中不散为度，倾盖碗内，坐水中出火三日，听搽。

【主治】一切疮疹，并痈肿及疬风。

忍冬汤

【来源】《医学心悟》卷四。

【别名】银花甘草汤（原书卷六）。

【组成】金银花四两　甘草三钱

【用法】水煎，顿服。能饮者，用酒煎服。宜早服。

【主治】

1. 《医学心悟》：一切内外痈肿。

2. 《外科证治全书》：胃脘痈。胃脘胀痛，心下渐高，坚硬拒按，寒热如疟，身皮甲错，饮食不进，或咳嗽，或呕脓唾血者，皆胃中生毒之证。

卫生汤

【来源】《医学心悟》卷六。

【组成】白芷　连翘　花粉各八分　荆芥　甘草节牛蒡子各一钱　防风　乳香　没药各五分　金银花二钱　贝母　当归尾各一钱五分

【用法】水煎服。

【功用】清热解毒消痈，活血止痛。

【主治】痈疡初起。

【加减】大便秘结，热势极盛者，加酒炒大黄二三钱。

太乙膏

【来源】《医学心悟》卷六。

【组成】肉桂一钱五分　白芷　当归　玄参　赤芍生地　大黄　土木鳖各五钱　乳香（末）二钱没药（末）二钱　阿魏一钱　轻粉一钱五分　血余一团　黄丹六两五钱

【用法】以上各药，用真麻油一斤浸入，春五、夏三、秋七、冬十日，倾入锅内，文武火熬至药枯浮起为度，住火片时，用布袋滤净药滓，将锅展净，入油，下血余再熬，以柳枝挑看，俟血余熬枯浮起，方算熬熟。每净油一斤，将炒过黄丹六两五钱，徐徐投入，不住手搅，候锅内先发青烟，后至白烟迭迭旋起，其膏已成，将膏滴入水中，试软硬得中，端下锅来，方下阿魏撒膏面上，候化尽，次下乳香、没药、轻粉，搅匀，倾入水内，以柳木搅成一块。

【功用】提脓。

【主治】一切痈疽肿毒。

防风汤

【来源】《医学心悟》卷六。

【组成】防风　白芷　甘草　赤芍　川芎　当归尾各二钱　雄猪蹄一节

【用法】加连须葱白五根，用水三大碗煎。以绢片蘸水洗之，拭干，然后上药。其深曲处，以羊毛笔洗之。

【主治】痈疽已溃未收口者。

远志膏

【来源】《医学心悟》卷六。

【组成】远志肉二三两（去心）

【用法】清酒煮烂，捣为泥。敷患处，用油纸隔布扎定。越一宿，其毒立消，屡试屡验。

【主治】一切痈疽肿毒，初起之时。

护心散

【来源】《医学心悟》卷六。

【组成】远志肉（去心，甘草水泡，炒）一两五钱 绿豆粉二两 甘草（炒）五钱 明乳香（箬上炒）二两 辰砂（研细，水飞）二钱

【用法】上为细末。每服三钱，开水送下。

【主治】井口疽、胁痈、肚痈、穿骨疽、鱼口、臀痈。

参苓白术散

【来源】《医学心悟》卷六。

【组成】人参一两 茯苓（蒸）二两 山药（炒）苡仁（炒）扁豆（炒）莲肉（去心，炒）各二钱 砂仁一两 神曲（炒黑）甘草（炒）各五钱 白术四两（陈土炒）陈皮一两（微炒）

【用法】上为细末。每用三钱，开水送下。

【功用】健脾养胃。

【主治】痈疽脾虚者。

参耆内托散

【来源】《医学心悟》卷六。

【组成】人参一钱（虚甚者倍用）黄耆（酒炒）三钱 当归二钱 川芎（酒炒）五分 炙草一钱五分 陈皮五分 金银花五钱 丹皮一钱 远志（去心甘草水泡，炒）一钱五分

【用法】加大枣五枚，水煎服。

【主治】痈疽未溃或已溃。

透脓散

【来源】《医学心悟》卷六。

【组成】黄耆四钱 皂刺 白芷 川芎 牛蒡子 穿山甲（炒，研）各一钱 金银花 当归各五分

【用法】酒、水各半煎服。

【主治】痈毒内已成脓，不穿破者。

【方论】《成方便读》：方中黄耆大补元气；芎、归润养阴血；而以白芷、牛蒡宣之于皮毛肌肉之间，使之补而不滞；甲片、角皂为精锐之品，能直达病所，以成速溃之功；金银花以化其余毒；酒则行其药势耳。

八宝丹

【来源】《惠直堂方》。

【组成】琥珀一钱（新瓦炒）珠子四分 象牙一钱（火煅外黑，内带白色）冰片二分 乳香（炙）一钱 没药（炙）二钱 儿茶一钱 血竭一钱

【用法】上为细末。掺膏上，贴之。

【功用】生肌收口。

【主治】痈疽。

花草汤

【来源】《惠直堂方》。

【组成】生甘五钱 金银花三两 当归一两 玄参五钱 花粉二钱 白矾一钱 附子一片

【用法】水煎服。初起一服即消，肿起者二服即消。

【主治】痈疽初起。

制火润尻散

【来源】《惠直堂方》卷三。

【组成】金银花 玄参各二两 苦参五钱 生甘草三钱 熟地八钱 山萸 白芥子 茯苓各三钱 乳香一钱 没药一钱

【用法】水煎服。

【主治】尻上锐疽。

内消散

【来源】《惠直堂方》卷三。

【组成】贝母 知母 金银花 白及 半夏（姜制）穿山甲（炒）皂刺 乳香（去油）赤芍 生甘草 万年青 花粉各一钱

【用法】酒、水各一碗，煎八分，随病上下饥饱服。滓不再煎，捣烂，加芙蓉叶末一两，蜜五匙，同敷患处。

【主治】一切肿毒。

对口仙方

【来源】《惠直堂方》卷三。

【别名】对口背痈仙方（《疡医大全》卷二十二）。

【组成】鲫鱼一个（去鳞、肠）

【用法】捣烂，入头垢五六钱，再捣极匀，加蜂蜜半盏搅匀，从外围入里面，留一孔出气。涂二次全消，即时止痛。如已成形有头将出脓，及已出脓者，内服三香定痛饮，或于金内托散，则能起死回生矣。

【主治】对口。

吕祖发背方

【来源】《惠直堂方》卷三。

【组成】栝楼五个（取子） 乳香五块如枣大

【用法】上为末，以白蜜一斤同熬膏。

【主治】痈疽发背。

肿香汤

【来源】《惠直堂方》卷三。

【组成】当归一两 芍药 甘草 牛膝 川芎 黄耆各三钱 木通五分 乳香（炙） 没药（炙）各一钱 金银花六钱

【用法】水二大碗煎服。

【主治】下焦痈疽、毒骨疽，及一切无名肿毒，淡红不赤，坚硬不起，属阴证者。

一见消

【来源】《惠直堂方》卷四。

【组成】川乌三两 草乌三两 川倍子四两 闹羊花三两 大黄六两 血余四两 生南星三两 生半夏三两 白及五两 白蔹五两 当归六两 土贝母四两 金银花三两 白芷四两

【用法】上药用麻油五斤，浸三日，煎枯去滓滤净，入红丹四十两收成膏，水浸去火毒。任意摊贴。初起疔毒，须留头摊贴。

【主治】风气，折伤并痈毒。

一见消

【来源】《惠直堂方》卷四。

【组成】金银花一斤 蒲公英四两 赤芍四两 黄耆八两 紫花地丁六两 红花八两 鬼馒头四两（以上七味） 地榆二两 黄柏二两 羌活一两 半夏一两 紫草一两 麻黄二两 瓜蒌一两 白芷一两 当归二两 栀子二两 独活一两 黑参三两 花粉一两 苍术一两 钩藤一两 木通一两 大黄一两 柴胡八钱 甘草五钱 皂角五钱 连翘三钱 防风五钱 牛蒡子五钱（以上二十三味） 全蝎二钱 僵蚕二钱 广木香三两 蝉蜕三钱 没药三钱（炙） 麝香二钱（以上六味，共为末）

【用法】先将前七味，用麻油十斤煎枯捞起，再下地榆等二十三味，煎枯捞出，再煎至滴水不散，入黄丹五斤成膏，离火，入全蝎等六味末，搅匀收贮。摊贴。

【主治】痈疽。

五神膏

【来源】《惠直堂方》卷四。

【组成】血余 蛇蜕 蜂房各四两 玄参 杏仁各二两

【用法】上药用麻油二斤浸一日，熬枯去滓，入黄丹一斤，收成膏。贴患处。如遇肠痈、肺痈，即以此膏为丸，如梧桐子大，每服三五钱，米汤送下。能使毒从大便出。

【主治】一切无名肿毒，痈疽，肠痈，肺痈。

内庭秘制白玉膏

【来源】《惠直堂方》卷四。

【组成】大鲫鱼二尾（十两重者佳，不去鳞肠） 大虾蟆一只（重半斤以上者佳） 巴豆仁三两 草麻仁二两 真麻油一斤四两

【用法】铜锅熬，油滚入巴豆、草麻，待枯捞出，后入鲫鱼、虾蟆，仍候枯捞出，滤净再熬，至滴水不散，去火，待油冷入铅粉二十两，再熬至滴水成珠，离火，入乳香末五钱，番木鳖雄雌二个，面裹煨熟。为末，搅匀，倾入水盆内，去火毒，

用时重汤燉摊。

【功用】消痈，呼脓生肌。

【主治】痈疽、疮疡、疔肿未成或已成者。

金锁比天膏

【来源】《惠直堂方》卷四。

【组成】紫花地丁 刘寄奴（去泥根） 野麻根 苍耳草（连根叶子） 豨莶草各一斤 山甲一具（或净甲一斤） 蛤蚆皮一百张（或干蟾一百只更妙）

【用法】真麻油十二斤，内将四斤先煎穿山甲枯焦，余药入八斤油内，加老酒、葱汁各二碗，文武火煎药枯，去滓，复煎至滴水成珠；每药油一斤，加飞丹八两，看嫩老得所，离火，不住手搅，下牙皂、五灵脂（去砂）、大黄各四两（皆为末）；待温，下白胶香（即芸香末）四两成膏，水浸三四日用。诸疮不论已破未破，并用葱椒汤洗净贴之；如初发势凶，将膏剪去中心留头出气，不必揭起。一膏可愈一毒。

【主治】发背痈疽，无名肿毒，疔疮鼠串，马刀瘰疬，紫疥红丝，鸦焰漏睛等疮，两腿血风，内外臁疮，鱼口便毒，杨梅结核，金疮杖疮，蛇蝎虫咬，虎犬人伤，顽疮顽癣，久流脓血，万般烂疮，风寒痰湿，四肢疼痛，乳癖乳岩等。

【宜忌】摊膏时不可见火，须用重汤化开。

赵府神应比天膏

【来源】《惠直堂方》卷四。

【别名】比天膏（《膏药方集》）。

【组成】当归 红花 生地 川芎 芍药 苏木各二两 羌活 独活 蓬术（煨） 防风 荆芥 野菊花 骨碎补（去皮毛） 牙皂 苦参 牛膝 三棱（煨） 白蔹 山甲（炙） 续断 蝉蜕 全蝎（汤泡三次） 山豆根 地龙（去泥） 甘松 三奈 槐枝 柳枝 桃枝 榆枝 夏枯草 露蜂房各一两 白果三个（去壳） 南星 半夏各一两五钱 男血余（皂角水洗）三两 胎发二十丸 白花蛇一条（去头尾） 桑白皮 连翘 金银花 川贝 山茨菇 木别仁 甘草 大黄 桃仁 杏仁 川连（去须） 首乌 五味 黄耆 合欢花 象皮

昆布（洗去盐味） 凤凰退各二两 川附子一个 黄芩 射干（洗） 黄柏 乌药 玄参 五加皮 天麻 人参 大力子 肉桂 豨莶草各四两（以上为粗药） 雄黄二两 银朱六钱 朱砂二两 花蕊石二两（为粗末，用硫黄末二两搅匀，入阳城罐内封固，炼一日取出） 石膏（煅）二两 赤石脂二两 自然铜二两（二味各入倾银罐内煅红，醋淬七次，埋土中一宿，去火气） 云母石一两 乳香三两（同龙骨研） 龙骨二两（照自然铜制） 阿魏一两（同自然铜研） 没药三两（炙，同赤石脂研） 血竭二两五钱（同石膏研） 儿茶二两（同云母石研） 安息香五钱 珍珠五钱（同安息香研） 丹珠一两（即人血，或用山羊血代） 牛黄三两（同雄黄研） 麝香四钱（同银朱六钱研） 冰片二钱（同朱砂研） 蛳蛇胆五钱（同雄黄研） 沉香一两五钱 檀香一两五钱 丁香五钱 木香一两五钱 降香五钱（以上不用火） 三七一两 苏合香二两五钱（以上为细末） 黄蜡三两 白蜡三两 苏合油四两 淘鹅油四两

【用法】真麻油十五斤，将粗药浸，春五、夏三、秋七、冬十日，入锅，文武火煎枯，绢滤去滓，又煎油至滴水成珠，下淘鹅油、黄白蜡、苏合油，再下炒过黄丹七斤，柳枝搅匀，试其软硬得所，离火，下细药，冷定，沉水中三日，取起摊用。五劳七伤，遍身筋骨疼痛，腰脚软弱，贴两膏肓穴，两肾俞穴，两三里穴；腰痛，贴命门穴；痰喘气急，咳嗽，贴两肺俞穴，华盖穴，膻中穴；小肠气、疝气，贴膀胱穴；左瘫右痪，手足麻木，贴两肩井穴，两曲池穴；疟疾，男贴左臂，女贴右臂即止；男子遗精白浊，女人赤白带下，月经不调，血山崩漏，贴阴交穴，关元穴；心气痛，贴中脘穴；偏正头痛，贴风门穴；走气，贴章门穴；寒湿脚气，贴两三里穴；一切无名肿毒，痈疽发背，对口及瘰疬臁疮，杨梅风毒，跌打损伤，指断臂折，痞块癥瘕，皆贴本病患处。

【功用】接骨，化大毒。

【主治】五劳七伤，遍身筋骨疼痛，腰脚软弱，腰痛，痰喘气急，咳嗽，小肠气，疝气，左瘫右痪，手足麻木、疟疾，男子遗精白浊，女人赤白带下，月经不调，血山崩漏，心气痛，偏正头痛，走气，寒湿脚气，无名肿毒，痈疽发背，对口及瘰疬臁疮，杨梅风毒，跌打损伤，指断臂折，痞块癥瘕。

一笔消

【来源】《外科全生集》卷四。

【组成】大黄二两　藤黄一两　明矾　蟾酥各五钱　麝香　乳香　没药各二钱

【用法】用蜗牛捣烂作锭。小疖空出疖顶，取锭醋磨，新笔蘸药圈围，干再圈，圈至疖消方止。

【功用】《全国中药成药处方集》（吉林方）：消瘀散肿，活血去毒，镇痛止痒。

【主治】

1.《外科全生集》：疖毒。

2.《全国中药成药处方集》（吉林方）：痈疽发背，各种疔毒恶疮，及一切无名肿毒。

【宜忌】《全国中药成药处方集》（武汉方）：白疽忌用。

飞龙丹

【来源】《外科全生集》卷四。

【别名】蟾酥丸。

【组成】寒水石　蟾酥（酒化）　蜈蚣（去足）各三钱　血竭　乳香　没药　雄黄　胆矾　铜青　僵蚕　全蝎（酒炒）　穿山甲各一钱　红砒　枯矾　朱砂　冰片　角刺　轻粉各三分　蜗牛二十一个

【用法】上药各为细末，以酒化蟾酥为丸，金箔为衣，如绿豆大。每服一丸，葱白包裹，酒送下。覆盖取汗。

【主治】痈疖疔疮。

【宜忌】白疽忌用。

五宝散

【来源】《外科全生集》卷四。

【组成】人指甲五钱

【用法】用红枣去核，逐枚包入指甲。以长发五钱细扎，同橡皮薄片五钱，瓦上炙成圆脆，存性。取出研粉。加麝香一钱，冰片三分，研细和匀，瓷器固贮。临用以少许掺膏上。

【功用】

1.《外科全生集》：生肌长肉。

2.《外科证治全书》：定痛化腐。

【主治】《外科证治全书》：痈疽溃烂余腐未尽，肌肉不生。

五通丸

【来源】《外科全生集》卷四。

【组成】广木香　五灵脂　麻黄　没药　乳香（各为净末）各等分

【用法】用饭捣烂，入末再捣为丸，如梧桐子大。每服五钱，另以芎、归、赤芍、连翘、甘草等药煎汤送下。如与三黄丸间服更妙。

【主治】大痈生于要紧穴道，将在发威之际。

代刀散

【来源】《外科全生集》卷四。

【组成】皂角刺　炒黄耆各一两（炒）　生甘草　乳香各五钱

【用法】上各为细末。每服三钱，陈酒送下。

【功用】立穿一切外症。

拔毒散

【来源】《外科全生集》卷四。

【组成】巴霜　雄黄　麝香各一钱　冰片五分

【用法】上为细末。掺膏上贴之，则毒气尽拔，便无后患。

【功用】拔一切毒。

【宜忌】胎前产后之妇忌用。

败毒汤

【来源】《外科全生集》卷四。

【组成】花粉　黄芩　连翘　赤芍　银花　归身各二钱　生甘草节一钱

【用法】水、酒各半煎，送下醒消丸。

【主治】痈初起红肿者。

【宜忌】疔毒忌用酒煎。

醒消丸

【来源】《外科全生集》卷四。

【组成】乳香　没药（各去油）各一两　麝香一钱

半　雄精五钱（各研极细）　黄米饭一两

【用法】上捣烂为丸，如莱菔子大，晒干忌火烘。每服三钱，陈酒送下。醉，盖取汗，立愈。

【功用】消肿止痛。

【主治】痈肿及翻花起肛，久烂不堪者。

麝苏膏

【来源】《外科全生集》卷四。

【组成】麝香（当门子更佳）　五灵脂　雄黄　乳香　没药各一两　苏合香油二两　蟾酥五钱　洞天嫩膏八两

【用法】上药各为细末。与苏合香油嫩膏搅匀极和。空头涂围患处。如干，以鸡毛润酒拂之。内服醒消丸。

【主治】一切大痈。

人参败毒散

【来源】《种痘新书》卷十二。

【组成】人参　赤苓　羌活　独活　前胡　柴胡　薄荷　枳壳　川芎　桔梗　连翘　金银花　白芷各等分　甘草　牛蒡　防风　荆芥　乳香　没药减半

【用法】水煎服。

【主治】余毒痈肿。

【加减】余毒在头，加升麻；在上身，倍加桔梗；在手上，加桂枝；在腰，加杜仲、续断；在腿脚，加牛膝、木瓜。

加味生化汤

【来源】《医宗金鉴》卷四十八。

【组成】生化汤加连翘　金银花　甘草节　乳香　没药

【主治】产后气血两虚，荣气不从，逆于肉理，或败血留内结成痈疽者。

红玉膏

【来源】《医宗金鉴》卷五十九。

【组成】紫草一两　红花一两　当归二两　黄蜡三两

【用法】用香油半斤，先将药炸焦去滓，后下黄蜡令匀，以冷为度。摊贴患处。

【主治】痘后痈毒。

万应膏

【来源】《医宗金鉴》卷六十二。

【组成】川乌　草乌　生地　白蔹　白及　象皮　官桂　白芷　当归　赤芍　羌活　苦参　土木鳖　穿山甲　乌药　甘草　独活　玄参　定粉　大黄各五钱

【用法】上十九味，定粉在外，用净香油五斤，将药浸入油内，春五、夏三、秋七、冬十，候日数已足，入洁净大锅内，慢火熬至药枯浮起为度；住火片时，用布袋滤去渣，将油称准，每油一斤，对定粉半斤，用桃柳枝不时搅之，以黑如漆、亮如镜为度，滴入水内成珠。薄纸摊贴。

【主治】痈疽，发背，对口，诸疮，痰核，流注。

五龙膏

【来源】《医宗金鉴》卷六十二。

【组成】五龙草（即乌蔹莓）　金银花　豨莶草　车前草（连根叶）　陈小粉各等分

【用法】上四味，俱用鲜草叶，一处捣烂，再加三年陈小粉并飞盐末二三分，共捣为稠糊。遍敷疮上，中留一顶，用膏贴盖。若冬月草无鲜者，预采蓄下，阴干为末，用陈米醋调敷，一如前法。如此方内五龙草或缺少不便，倍加豨莶草。

【功用】拔出脓毒。

【主治】痈疽阴阳等毒，肿毒未溃者。

【宜忌】避风。

五色灵药

【来源】《医宗金鉴》卷六十二。

【组成】食盐五钱　黑铅六钱　枯白矾　枯皂矾　水银　火消各二两

【用法】先将盐、铅熔化，入水银结成砂子，再入二矾、火消同炒干，研细，入铅、汞再研，以不见星为度，入罐内，泥固济，封口打三炷香，不可太过不及。一宿取出视之，其白如雪，约有二两，为火候得中之灵药。如要色紫者，加硫黄五钱；要黄色者，加明雄黄五钱；要色红者，用黑铅九钱，水银一两，枯白矾二两，火消三两，辰砂四钱，明雄黄三钱，升炼火候，俱如前法。凡升打灵药，消要炒燥，矾要煅枯。一方用烧酒煮干，炒燥方研入罐。一法凡打出灵药，倍加石膏和匀，复入新罐内，打一枝香，用之不痛。

【主治】痈疽诸疮已溃，余腐不尽，新肉不生者。

巴 膏

【来源】《医宗金鉴》卷六十二

【别名】回生至宝膏（《千金珍秘方选》）。

【组成】象皮六钱 穿山甲六钱 山栀子八十个 儿茶（另研极细末）二钱 人头发一两二钱 血竭（另研极细末）一钱 硇砂（另研极细末）三钱 黄丹（飞） 香油四斤 桑枝 槐枝 桃枝 柳枝 杏枝各五十寸

【用法】上将桑、槐、桃、柳、杏五枝入香油中煤枯，捞出；次入象皮、穿山甲、人头发煤化；再入山栀子煤枯，用绢将药滓滤去，将油复入锅内煎滚，离火少倾。每油一斤，入黄丹六两，搅匀，用慢火熬至滴水中成珠，将锅取起；再入血竭、儿茶、硇砂等末搅融，用凉水一盆，将膏药倾入水内，用手扯药千余遍，换水数次，拔去火气，瓷罐收贮。用时须以银杓盛之，重汤炖化，薄纸摊贴。

【功用】化腐生肌

【主治】一切痈疽发背，恶疮。

【宜忌】用时不宜见火。

白降丹

【来源】《医宗金鉴》卷六十二。

【别名】白灵药、夺命丹。

【组成】朱砂 雄黄各二钱 水银一两 硼砂五钱 火消 食盐 白矾 皂矾各一两五钱

【用法】先将朱、雄、硼三味研细，入盐、矾、消、皂、水银共研匀，以水银不见星为度。用阳城罐一个，放微炭火上徐徐起药入罐化尽，微火逼令干，取起。如火大，太干则汞走，如不干则药倒下无用，其难处在此。再用一阳城罐合上，

用棉纸截半寸宽，将罐子泥、草鞋灰、光粉三样研细，以盐滴卤汁调极湿，一层泥一层纸糊合口四五重，及糊有药罐上二三重，地下挖一小潭，用饭碗盛水放潭底，将无药罐放于碗内，以瓦挨潭口四边齐地，恐炭灰落碗内也。有药罐上以生炭火盖之，不可有空处，约三炷香去火，冷定开看约一两外药矣。炼时罐上如有绿烟起，急用笔蘸罐子盐泥固之。此丹疮大者用五六厘，疮小者用一二厘，水调敷疮头上。初起者立刻起疱消散，成脓者即溃，腐者即脱，消肿。

【功用】《全国中药成药处方集》（沈阳方）：拔毒消肿，化腐生肌。

【主治】痈疽发背，一切疔毒。

白锭子

【来源】《医宗金鉴》卷六十二。

【组成】白降丹（即白灵药）四钱 银黝二钱 寒水石二钱 人中白二钱

【用法】上为细末，以白及面打糊为锭，大小由人，不可入口。每用以陈醋研敷患处，如干再上，自能消毒。

【功用】消毒。

【主治】初起诸毒，痈疽，疔肿，流注，痰包，恶毒，耳痔，耳挺。

麦灵丹

【来源】《医宗金鉴》卷六十二。

【组成】鲜蟾酥二钱 活蜘蛛二十一个（黑色大者佳） 定心草一钱（即两头尖，鼠粪） 飞罗面六两

【用法】上为末，用菊花熬成稀膏，和好捻为麦子形，如麦子大。每服七丸；重、大者九丸；小儿轻证五丸。在上，俱用滚白水送下；在下，用淡黄酒送下。每一料加麦子一合，收瓷罐内。

【主治】痈疽恶毒，无名诸疡及疔疮回里，令人烦闷神昏；或妇人初发乳证；小儿痘疹余毒，或腰腿暴痛。

绀珠膏

【来源】《医宗金鉴》卷六十二。

【组成】制麻油四两　制松香一斤

【用法】上将麻油煎滚，入松香文火熔化，柳枝搅候化尽，离火下细药末二两三钱，搅匀，即倾于水内，拔扯数十次，易水浸之听用。瘀血、肿毒、瘰疬等证，但未破者，再加魏香散，随膏之大小，患之轻重，每加半分至三二分为率。毒深脓不尽，及顽疮对口等证，虽溃必用此膏获效。未破者贴之勿揭，揭则作痒，痛也勿揭，能速于成脓。患在平处者，用纸摊贴；患在弯曲转动处者，用绢帛摊贴。臁疮及臀、腿寒湿等疮，先用茶清入白矾少许，洗净贴之见效。头痛，贴太阳穴；牙痛，塞牙缝内。内痈等证，作丸，用蛤粉为衣，服下。便毒痰核，多加魏香散；如脓疮，再加铜青；如蟮拱头、癣毒，贴之亦效。

　　制油法：每用麻油一斤，用当归、木鳖子肉、知母、细辛、白芷、巴豆肉、文蛤（打碎）、山茨菇（打碎）、红芽大戟、续断各一两，槐、柳枝各二十八寸，入油锅内浸二十一日，煎枯去滓，取油听用。制松香法：择片子净嫩松香（为末）十斤，取槐、柳、桃、桑、芙蓉等五样枝，各五斤，锉碎，用大锅水煎浓汁，滤净，再煮一次，各收之，各分五份。每用初次汁一分煎滚，入松香末二斤，以柳、槐枝搅之，煎至松香沉下水底为度，即倾入二次汁内，乘热拨扯数十次，以不断为佳，候温作饼收之。余香如法。

【主治】一切痈疽肿毒，流注顽臁，风寒湿痹，瘰疬乳痈，痰核、血风等疮，及头痛牙疼，腰腿痛。

葱归溻肿汤

【来源】《医宗金鉴》卷六十二。

【别名】葱归汤（《仙拈集》卷四）。

【组成】独活三钱　白芷三钱　葱头七个　当归三钱　甘草三钱

【用法】上以水三大碗，煎至汤醇，滤去滓，以绢帛蘸汤热洗，如温再易之，以疮内热痒为度。

【主治】痈疽疮疡，初肿将溃之时。

温胃饮

【来源】《医宗金鉴》卷六十二。

【组成】人参一钱　白术二钱（土炒）　干姜一钱（炮）　甘草一钱　丁香五分　沉香一钱　柿蒂十四个　吴萸（酒洗）七分　附子一钱（制）

【用法】上加生姜三片，大枣二枚，用水三钟，煎八分，不拘时候服。

【主治】痈疽。脾胃虚弱，或内伤生冷，外感寒邪，致生呃逆，中脘疼痛，呕吐清水。

腐尽生肌散

【来源】《医宗金鉴》卷六十二。

【组成】儿茶　乳香　没药各三钱　血竭三钱　旱三七三钱　冰片一钱　麝香二分

【用法】上为末。撒之。

【主治】一切痈疽等诸毒，破烂不敛者。

【加减】有水，加龙骨（煅）一钱；欲速收口，加珍珠一两，蟹黄（用蟹蒸熟取黄，晒干听用）二钱，或用猪脂油（去渣）半斤，加黄蜡一两，溶化倾碗内，稍温，加前七味调成膏，摊贴之；若杖伤，则旱三七倍用。

托里透脓汤

【来源】《医宗金鉴》卷六十三。

【组成】人参　白术（土炒）　穿山甲（炒，研）　白芷各一钱　升麻　甘草节各五分　当归二钱　生黄耆三钱　皂角刺一钱五分　青皮（炒）五分

【用法】水三钟，煎至一钟，病在上部，先饮煮酒一钟，后热服此药；病在下部，先服药，后饮酒；疮在中部，药内兑酒半钟热服。

【主治】侵脑疽，红肿高起，焮热疼痛，脓色如苍蜡，而将溃时。

内托黄耆散

【来源】《医宗金鉴》卷六十四。

【别名】内托黄耆饮（《疡科遗编》卷上）。

【组成】当归　白芍（炒）　川芎　白术（土炒）　陈皮　穿山甲（炒，研）　皂刺　黄耆各一钱　槟榔三分　紫肉桂五分

【用法】水二钟，煎八分，食前服。

【主治】

　　1.《医宗金鉴》：中搭手，气血虚，疮不能发

长者。

2.《疡科遗编》：悬痈已溃。

升麻葛根汤

【来源】《医宗金鉴》卷六十六。

【组成】山栀 升麻 葛根 白芍 柴胡 黄芩各一钱 黄连 木通 甘草各五分

【用法】水二钟，煎八分服，不拘时候。

【主治】酒毒为病而致心痈，巨阙穴隐痛微肿，令人寒热身痛，头面色赤，口渴，随饮随干者。

归芍异功汤

【来源】《医宗金鉴》卷六十六。

【别名】归芍异功散（《类证治裁》卷七）。

【组成】人参 白术（土炒） 广陈皮 白芍（酒炒） 当归身各一钱 白茯苓二钱 甘草（炙）五分

【用法】加灯心五十寸，水煎，空心服。

【功用】扶脾，健胃，止泻。

【主治】

1.《医宗金鉴》：舌疳便溏者。

2.《类证治裁》：脾虚便血。

3.《疡科心得集》：痈疡脾胃虚弱，饮食少，血虚作痛。

护膜散

【来源】《医宗金鉴》卷六十七。

【组成】白蜡 白及各等分

【用法】上为细末。轻剂一钱，中剂二钱，大剂三钱，黄酒调服；米汤亦可。

【功用】防止痈疽透内膜。

【主治】渊疽，及凡肋、胸、胁、腰、腹空软之处发痈疽，当在将溃未溃之际者。

清胃射干汤

【来源】《医宗金鉴》卷六十七。

【组成】射干 升麻 犀角 麦冬（去心） 元参 大黄 黄芩各一钱 芒消 栀子 竹叶各五钱

【用法】水煎服。

【主治】胃痈。因饮食之毒、七情之火，热聚胃口成痈，中脘穴隐痛微肿，寒热如疟，身皮甲错，无咳嗽，咯吐脓血，脉沉数。

菊花清燥汤

【来源】《医宗金鉴》卷六十八。

【组成】甘菊花二钱 当归 生地 白芍（酒炒） 川芎 知母 贝母（去心，研） 地骨皮 麦冬（去心）各一钱 柴胡 黄芩 升麻 犀角（镑） 甘草（生）各五分

【用法】加竹叶二十片，灯心二十寸，水二钟，煎八分，食后温服。

【主治】石榴疽，焮肿。

五味消毒饮

【来源】《医宗金鉴》卷七十二。

【别名】五味消毒汤（《家庭治病新书》引《外科探源》）、消毒饮（《吉人集验方》下集）。

【组成】金银花三钱 野菊花 蒲公英 紫花地丁 紫背天葵子各一钱二分

【用法】水二钟，煎八分，加无灰酒半钟，再滚二三沸时热服。滓如法再煎服。被盖出汗为度。

【功用】《方剂学》：清热解毒，消散疔疮。

【主治】

1.《医宗金鉴》：红丝疔、暗疔、内疔、羊毛疔，初起服蟾酥丸汗之，毒势不尽，憎寒壮热仍作者。

2.《家庭治病新书》引《外科探源》：疔疮发无定处，未化或已化，或走黄者。

3.《方剂学》：火毒结聚的痈疮疖肿。初起局部红肿热痛，或发热恶寒；疮形如粟，坚硬根深，状如钉丁，舌红，苔黄，脉数。

【方论】

1.《方剂学》：痈疮疔毒，多由脏腑蕴热，火毒结聚。故治用清热解毒为主，以便积热火毒清解消散。方以银花两清气血热毒为主；紫花地丁、紫背天葵、蒲公英、野菊花均各有清热解毒之功，配合使用，其清解之力尤强，并能凉血散结以消肿痛。加酒少量是行血脉以助药效。

2.《医方发挥》：疔毒乃因感受火毒，内生积

热而致。治宜清热解毒，消散疔疮。方以金银花消散痈肿疔疮，外清气分之毒，内清血分之毒，为治疮痈之圣药；紫花地丁、紫背天葵、蒲公英、野菊花四药作用相似，清热解毒之力颇峻，且又凉血消肿散结，均为治痈之要药。少加酒以通血脉，"行药势，杀有邪恶毒气"（《别录》），有利于疗毒痈肿之消散。又本方煎后热服，药借酒势，通行周身。服后盖被，取其微微出汗，以开皮毛，逐邪外出，微汗出则毒邪自患处随汗而解，此即《内经》所说"汗出则疮已"之意。如此一清一透，故能透邪于外，解毒于内，药仅五味，药力专一，服法得宜，共奏清热解毒，消散疔疮之功。

3. 《岳美中医案集》：本方取金银花寒能解毒，甘不伤胃，为主药，以宣通气血，疏散毒热；蒲公英、地丁消痈毒，散结热为佐；野小菊、天葵根凉血散淤为使。

4. 《新编中医方剂学》：此方系治疗疔毒之主方。疔毒，乃热毒蕴结于头面手足等骨质坚硬之处者，因其扎根于骨质坚硬之地，硬肿如钉着骨而得名。热重毒深，凝聚而呈斯证，治则必以大剂清热解毒之品才能获效。方中金银花清热解毒之力甚大，堪当主要；野菊花、紫花地丁、紫背天葵为治疗毒之要药，助金银花以清热解毒，故为辅；蒲公英清热解毒，可谓佐药，因其消肿散热之力甚大，亦寓兼治之功；烧酒辛散，使顽凝胶结之疗毒，就其势而散之，故为引和。

5. 《中医杂志》（1984，4：52）：方中金银花、野菊花功擅清热解毒散结，金银花入肺胃，可解中上焦之热毒，野菊花入肝经，专清肝胆之火，二药相配，善清气分热结；蒲公英、紫花地丁均具清热解毒之功，为痈疮疔毒之要药；蒲公英兼能利水通淋，泻下焦之湿热，与紫花地丁相配，善清血分之热结；紫背天葵能入三焦，善除三焦之火。五药合用，气血同清，三焦同治，兼能开三焦热结，利湿消肿。

【验案】

1. 疔疮 《广东中医》（1958，6：24）：丁某某，男，28岁，3天前喉部发生疔疮，疼痛异常，颈项不能转动，曾经注射青霉素90万U，并内服磺胺类药物，但病情无好转，渐趋严重。处方：银花15g，杭菊9g，蒲公英9g，天葵子9g，紫花地丁9g，金石斛9g。服2剂即愈。

2. 面部痤疮 《新中医》（1994，4：46）：以五味消毒饮加减，药用银花、紫花地丁、天花粉、野菊花、青天葵各15g，蒲公英30g，白芍10g，赤芍12g，每日1剂，10天为1疗程。共治疗面部痤疮37例，结果1疗程治愈26例，2疗程治愈5例，其余6例服药1~2疗程好转。

3. 急性化脓性扁桃体炎 《上海中医药杂志》（1994，4：24）：以本方（蒲公英30g，银花10g，野菊花10g，紫花地丁30g，天葵子10g）为主，有风热表证者，加入连翘、牛蒡子、淡竹叶、射干；见风寒表证者，加荆芥、防风；腺窝口分泌物多者，加马勃、冬瓜仁；高热、口苦者，加黄芩、黄连、桑叶；治疗急性化脓性扁桃体炎38例，全部病例发病至就诊时间最短1天，最长4天。症见发热，吞咽时疼痛明显，甚时呼吸气粗，口臭，舌苔薄黄，脉数；检查见两腭扁桃体充血肿胀，腺窝口可见白色或黄白色分泌物附着，颌下淋巴结肿大触痛；实验室检查：白细胞总数升高，常可达 15×10^9/L 以上。结果：38例病人治疗最短时间为2天，最长时间为5天，平均治疗时间3.8天；均经用本方治疗痊愈。

4. 疔病 《江苏中医》（1995，1：25）：用本方加减：金银花、野菊花、蒲公英、紫花地丁、红藤、粉甘草为基本方；热毒侵入营血者，加赤芍、丹皮，每日1剂，水煎服，治疗疔病20例。结果：均于服药后5~7日全部治愈。

5. 小儿急性尿路感染 《四川中医》（1995，8：47）：以本方为基本方，热重加柴胡；血尿加白茅根、大小蓟；尿频、尿急明显加车前子、细木通；气虚加生黄芪；每日1剂，每剂2煎，约取药汁100~200ml，多次分服。7天为1疗程，一般治疗不少于2个疗程；治疗小儿急性尿路感染37例。结果：痊愈26例（70.3%），好转9例（24.3%），无效2例（5.4%），总有效率94.6%。

6. 多发性疖肿 《天津中医》（1996，4：29）：用本方合犀角地黄汤，治疗多发性疖肿15例及颜面疔20例。结果：疖治愈15例，治愈率100%；疔治愈10例，显效8例，有效率90%。疗程长者10~14天，短者5~10天。

7. 热淋 《福建中医药》（1996，2：16）：以本方加减，治疗热淋128例。结果：痊愈106例，好转20例，无效2例，总有效率98.4%。

8. 静脉炎 《江西中医药》（1996，2：26）：以本方加减，治疗乳房术后胸腹壁静脉炎126例，并设对照组41例用消炎痛或去痛片、头孢氨苄治疗。结果：治疗组痊愈109例，有效8例，好转5例，无效4例，总有效率96.82%；对照组痊愈21例，有效5例，好转6例，总有效率78.05%，两组治疗结果有显著差异，$P < 0.05$。

9. 急性智齿冠周炎 《湖南中医学院学报》（1998，2：39）：用本方加黄芩，并发热者再加生石膏、芦根；疼痛剧烈再加生地、砂仁；每日1剂，口服加含漱，治疗急性智齿冠周炎150例，并与螺旋霉素组148例对照，两组均用药3天。结果：中药组痊愈120例，好转22例，总有效率为94.7%；对照组分别为痊愈80例，好转36例，总有效率78.4%，两组疗效比较有显著性差异。

10. 耳鼻部疖肿 《陕西中医学院学报》（1999，6：22）：用本方加减：二花、公英、地丁、菊花、白芷、皂刺、丹参、甘草为基本方，并随证加减，每日1剂，水煎服，另用10%鱼石脂甘油棉球敷患处，每日1次，治疗耳鼻部疖肿63例。结果：痊愈58例，好转4例，无效1效。

一粒珠

【来源】《绛囊撮要》。

【别名】一粒丹（《内外科百病验方大全》）、一粒珠丸（《中国医学大辞典》）。

【组成】全穿山甲（一足用好醋制，一足用松萝茶制，一足用麻油制，一足用苏合油制，俱连一边身子，如鳞甲有不全处，须再取一具，视取原缺处者补全，同炙淡黄色为度，焦黑不可用）一具 犀牛黄三钱 真珠三钱 大劈砂四钱 明雄黄四钱 原麝香四钱 梅花冰片四钱

【用法】上为极末，加入蟾酥一钱二分，人乳化，饭锅上蒸，再量入苏合油，打和为丸，每丸干重三分。服时用人乳化开，真陈酒煮，冲服一丸，量佳不妨多饮，盖暖患处，重症倍服。小儿惊风，用陈胆星一分，钩藤三分，橘红三分，煎汤化服一丸；闷痘初起，用白芦根汤化服一丸。

【功用】《中药成方配本》：消肿解毒。

【主治】

1.《绛囊撮要》：一切无名肿毒，对口搭手，痈疽发背。小儿惊风，闷痘初起。

2.《饲鹤亭集方》：流注流痰，附骨阴疽。

3.《全国中药成药处方集》（天津方）：乳痈，乳癌。

【宜忌】

1.《绛囊撮要》：怯弱、吐血、疗症、孕妇忌服。

2.《饲鹤亭集方》：此丹药味贵重，峻利非凡，凡外科小症，幸勿轻用。

凤仙膏

【来源】《绛囊撮要》。

【组成】凤仙花连根茎叶

【用法】捣烂敷患处，一日一换。

《不知医必要》本方用法：洗净风干，捶自然汁，入铜锅内不可加水，将原汁熬稠敷患处，一日一换。

【主治】

1.《绛囊撮要》：痈疽发背，杖疮蛇伤。

2.《不知医必要》：对口发背，鱼口便毒，及瘰疬初起，一切肿毒之症。

【宜忌】已破者禁用。

紫玉散

【来源】《绛囊撮要》。

【组成】白及八钱 黄柏四钱 大黄四钱 姜黄三钱 南星四钱 东丹五钱 矾红二钱 土贝四钱 血竭一钱

【用法】上为细末。用井水调敷，留头，以纸摘碎盖上，干则连纸自落，再敷不必水洗，并不可用天落水调。

【主治】痈疽肿痛。

璇玑神化散

【来源】《吴氏医方类编》卷四。

【组成】南星 文蛤 草乌 黄柏 白及各等分

【用法】上为末。水调涂三面。

【功用】消毒移位。

【主治】痈疽发于险处，尚未溃时。

百发神针

【来源】《种福堂公选良方》卷二。

【组成】乳香　没药　生川　附子　血竭　川乌　草乌　檀香末　降香末　大贝母　麝香各三钱　母丁香四十九粒　净蕲艾绵一两（或二两）

【用法】作针。各按穴针之。

【主治】偏正头风，漏肩，鹤膝，寒湿气，半身不遂，手足瘫痪，痞块，腰痛，小肠疝气；痈疽发背，对口痰核，初起不破烂者。

燕鼠膏

【来源】《种福堂公选良方》卷二。

【组成】全蝎（热水浸透，洗三次，晒干，净）二两　白芷　黄连　黄柏　黄芩　当归　山甲各一两　生地　赤芍各五钱　官桂二两　海藻二两五钱（洗三次，晒干）　番木鳖五钱（研碎）

【用法】用麻油一斤四两，浸药五日，熬焦黑色，去滓，将净油称准，每油二两，用飞净黄丹一两，收滴水不散，先入白占一钱五分，黄占三钱，即下黄丹，再下杭粉一两，用桑枝不住手搅成膏，候冷入水浸三四日，再用文火熔化，再入没药三钱（去油），阿魏三钱，麝香一钱，血竭二钱，朝南燕窝泥五钱，雄黄一钱，朱砂一钱，两头尖七钱，白升丹四钱，上为极细末，入膏内搅极匀。用时隔汤溶化摊贴，勿见火。

【主治】瘰疬痰核，痈疽发背肿毒。

甘草归地汤

【来源】《四圣悬枢》卷三。

【组成】甘草（生）一钱　当归一钱　生地一钱　芍药二钱　桔梗二钱　玄参二钱　丹皮二钱　黄芩一钱

【用法】流水煎半杯，温服。

【主治】痈脓者。

治痈疽神应膏

【来源】《种福堂公选良方》卷三。

【组成】真阿魏三钱　麝香二钱　朱砂四钱　雄黄　五灵脂　甘草各一两　川乌　草乌各四两　鲜闹羊花十斤

【用法】将鲜闹羊花拣去梗叶，打自然汁，入瓦器中煎成膏，如稠糖为度；将药为细末，入羊花膏内搅匀，勿令凝底，用大瓷盆几个，每盆将药摊一薄层，置烈日中晒干，取入瓷瓶封固。如遇肿毒，用酒调匀如半干糊，将笔蘸药，先从红肿上面画一圈，待药将干，再画第二层于圈内，与前圈相连，即将酒润旧干圈上；待第二圈将干，再画第三层于圈内，与第二层相连，又将酒润外边干处。每干一层，再画进一层，止空当头，如豆大一孔，使毒气从此而出。圈完用酒常润药上，不可间断，至半日乃止。待药自干落，不必洗去，其毒自消。

【主治】痈疽肿毒。

神应膏

【来源】《种福堂公选良方》卷三。

【组成】真阿魏三钱　麝香二钱　朱砂四钱　雄黄　五灵脂　甘草各一两　川乌　草乌各四两

【用法】上将新鲜闹羊花十斤，拣去梗叶，打自然汁入瓦器中煎成膏，如稠糖为度。将药为细末，入闹羊花膏内搅匀，勿令凝底，用大瓷盆几个，每盆将药摊一薄层，置烈日中晒干，取下瓷瓶封固。如遇肿毒，用酒调匀如半干糊，将笔蘸药，先从红肿上面画一圈；待药将干，再画第二层于圈内，与前圈相连，即将酒润旧干圈上；待第二圈将干，再画第三层于圈内，与第二层相连，又将酒润外边干处，每干一层再画进一层，只空当头，如豆大一孔，使毒气从此而出。圈内用酒常润药上，不可间断，至半日乃止。待药自干落，不必洗去，其毒自消。

【主治】痈疽。

移毒方

【来源】《种福堂公选良方》卷三。

【别名】移毒丹（《青囊秘传》）。

【组成】地龙（装在经霜丝瓜内，煅枯焦，连瓜为末）三钱　麝香二分　乳香　没药各五分　雄黄一钱　蟾酥一分　黄蜡一两

【用法】上为末，蜡为丸。每服三分，上部要处，甘草、桂枝、麻黄煎酒送下，即移在手上而散；如在背上，羌活、防风、生姜煎汤送下，移在背上；如下部，木瓜、牛膝、灵仙、陈皮、独活、生姜煎汤送下，移在足上。

【功用】凡毒在紧要处，移在闲处，庶不伤命。

蟾蜜膏

【来源】《种福堂公选良方》卷三。

【组成】飞盐五分 葱白三茎 活虾蟆三个 蜜三两

【用法】共捣一处，敷之。

【主治】对口疮。

一笔消

【来源】《种福堂公选良方》卷四。

【组成】雄黄 胆矾 硼砂 藤黄 铜绿 皮消 草乌各一两 麝香二钱

【用法】上为细末，和蟾酥为条，如笔管大，金箔为衣。用时以醋磨浓，将新笔蘸药涂毒四围。连涂数次即愈。

【主治】一切痈肿。

生肌散

【来源】《种福堂公选良方》卷四。

【别名】海龙粉。

【组成】龙骨 血竭 红粉霜 乳香 没药 海螵蛸 赤石脂各一分 煅石膏二分

【用法】上为细末。敷上。

【功用】《串雅内编选注》：去腐生肌，防腐止痛。

【主治】

1.《种福堂公选良方》：下疳。

2.《串雅内编选注》：一切痈疽肿毒，疮疡溃久不易收口之症。

【加减】若要去腐肉，每生肌散一两，配入（白）粉霜三分或五分；如治下疳等，每两配入一二分。

【方论】《串雅内编选注》：本方以龙骨、石膏、海螵蛸、赤石脂收湿敛疮，生肌长肉为主。但"腐不尽，不可以言生肌"，所以在生肌群药之中，加

入红粉霜去腐，佐以血竭、乳香、没药散瘀止痛。共成去腐生肌、防腐止痛之方。

白降丹

【来源】《种福堂公选良方》卷四。

【组成】水银 净火消 白矾 皂矾 炒白盐各五钱

【用法】将上药共研至不见水银星，盛于新大倾银罐内，以微火熔化，火急则水银上升走炉，须用烰炭为妙；熬至罐内无白烟起，再以竹木枝拨之，无药屑拨起为度，则药吸于罐底，谓之结胎；胎成用大木盆一个盛水，水盆内置净铁火盆一个，以木盆内水及铁盆之半腰为度。然后将前就之胎连罐覆于铁盆内之居中，以盐水和黄土封固罐口，勿令出气，出气即走炉；再用净灰铺于铁盆内，灰及罐腰，将火按平，不可摇动药罐，恐伤封口，即要走炉；铺灰毕，取烧红栗炭，攒固罐底，用扇微扇，炼一柱香，谓之文火，再略重扇，炼一柱香，谓之武火；炭随少随添，勿令间断而见罐底；再炼一柱香，即退火；待次日盆灰冷定，用帚扫去盆灰，并将封口土去净开看，铁盆内所有白霜，即谓之丹。将瓷瓶收贮待用，愈陈愈妙。其罐内胎，研掺癣疮神效。若恐胎结不老，罐覆盆内，一遇火炼，胎落铁盆，便无丹降，亦为走炉。法用铁丝作一三脚小架，顶炉内撑住丹胎再为稳要。此丹如遇痈疽、发背、疔毒，一切恶毒，用一厘许，以津唾调点毒顶上，以膏盖之，次日毒根尽拔于毒顶上，顶上结成黑肉一块，三四日即脱落，再用升药数次即收功。此丹用蒸粉糕，以水少润，共和极匀为细条，晒干收竹筒内，名为锭子。凡毒成管，即药量管之深浅，插入锭子，上盖膏药，次日挤脓，如此一二次，其管即化为脓，管尽再上升药数次，即收功矣。此丹比升丹功速十倍，但性最烈，点毒甚痛，法用生半夏对掺，再加冰片少许，名夏冰对配丹，能令肉麻不痛。

【主治】痈疽，发背，疔毒，一切恶毒。

【宜忌】《串雅内编》：降丹乃治顽疮恶毒死肌之物，万万不可多用、乱用，务宜慎之。

拔毒散

【来源】《种福堂公选良方》卷四。

【组成】韶粉一两　大黄五钱（炒）　雄黄三钱（另研）　五倍子一两（炒）　乳香五钱（另研）　没药五钱（另研）　黄丹五钱　白及一两（炙）　白蔹一两（炙）　黄柏七钱（炒）　白芷一两（焙）

【用法】上为细末。蜜水调搽。

【主治】痘后手足肩背痘毒痈肿。

仙丹膏

【来源】《四圣心源》卷九。

【组成】地黄八两　当归二两　甘草二两　黄耆二两　丹皮一两　桂枝一两　麻油一斤　黄丹八两

【用法】熬膏，入黄蜡、白蜡、乳香、没药各一两，罐收。疮口洗净贴，一日一换。

【主治】痈疽，脓后溃烂，久不收口。

仙灵丹

【来源】《四圣心源》卷九。

【组成】班毛八钱（去头翅，糯米炒黄，去米）　前胡四分（炒）　乳香一钱（去油）　没药一钱（去油）　血竭一钱　元参四分　冰片五分　麝香五分

【用法】上为细末，瓶收。针破疮顶，点药如芥粒，外用膏药贴之。顷刻流滴黄水，半日即消，重者一日一换。

【主治】阳证痈疽初起。

仙灵膏

【来源】《四圣心源》卷九。

【组成】地黄八两　当归二两　甘草二两　黄耆二两　丹皮一两　桂枝一两　麻油一斤　黄丹八两

【用法】熬膏，入黄蜡、白蜡、乳香、没药各一两，罐收，疮口洗净贴，一日一换。

【主治】痈疽，脓后溃烂，久不收口。

参耆苓桂干姜汤

【来源】《四圣心源》卷九。

【组成】人参三钱　黄耆三钱　甘草二钱　茯苓三钱　桂枝三钱　干姜三钱　丹皮二钱

【用法】煎大半杯，温服。

【主治】痈疽。阴盛内寒及脓清热微者。

【加减】寒甚，加附子。

桂枝人参黄耆汤

【来源】《四圣心源》卷九。

【组成】人参三钱　黄耆三钱（炙）　桂枝三钱　甘草二钱（炙）　当归三钱　茯苓三钱　丹皮三钱

【用法】水煎大半杯，温服。

【主治】痈疽脓泄热退，营卫双虚者。

桂枝丹皮紫苏汤

【来源】《四圣心源》卷九。

【组成】桂枝三钱　芍药三钱　甘草二钱　丹皮三钱　苏叶三钱　生姜三钱

【用法】水煎大半杯，热服。覆取微汗。

【主治】痈疽初起。

黄耆人参牡蛎汤

【来源】《四圣心源》卷九。

【组成】黄耆三钱　人参三钱　甘草二钱　五味一钱　生姜三钱　茯苓三钱　牡蛎三钱

【用法】水煎大半杯，温服。另洗净败血腐肉，用龙骨、象皮细末少许收之，贴仙灵膏。

【主治】痈疽。脓泄后溃烂，不能收口者。

内府玉红膏

【来源】《仙拈集》卷四。

【别名】经验玉红膏（《经验广集》卷四）。

【组成】硇砂　血竭各四分　阿魏　雄黄　乳香　没药　儿茶各五分　珍珠（豆腐煮）　象牙（炙黄）　轻粉各三分　黄丹二钱

【用法】上为末。香油三两，黄蜡、猪油各一两，

铁锅熬溶，候温，入前药末搅，视油红色为度，搅匀成膏。或敷患处，或摊贴任用。

【主治】痈疽发背，对口疔疮，瘰疬结核。

【加减】疮痛，倍乳香、没药；紫血坚硬，倍血竭；生肌，倍珍珠，如无珍珠，火煅石决明代之；疮热，加冰片；疮不收口，加象皮；发背大疮，加男发灰。

内府蟾酥丸

【来源】《仙拈集》卷四。

【别名】回生丹（原书同卷）、经验蟾酥丸（《经验广集》卷四）。

【组成】蟾酥　血竭　乳香　没药　胡连各一钱　轻粉六分　冰片　麝香　朱砂各四分

方中冰片、麝香、朱砂原书用"各四两"，据《青囊秘传》改。

【用法】上为末，生蟾酥为丸，如绿豆大。每服一丸，葱白汤送下，发汗即愈。如疔疮走黄，遍身发肿，昏迷不省，用三丸研末，葱白汤灌下。

【功用】解毒消肿。

【主治】痈疽发背，疔毒恶疮。

牛粪散

【来源】《仙拈集》卷四引《碎金》。

【别名】太乙散（《经验广集》卷四）。

【组成】牛粪（用山上陈者）

【用法】上为末。搽三五次愈。

《济众新编》：多取牛粪，瓦器炒热作片，涂油乘热敷疮，冷则换热，不计其数，无间断，直至疮根自消，疮口突起为度。

【功用】收口生肌。

【主治】

1. 《济众新编》：一切痈疽毒肿。

2. 《验方新编》：湿热诸疮，毒水淋漓，久不收口；并小儿痘疮破烂，百药不效者。

内托散

【来源】《仙拈集》卷四。

【组成】黄耆　人参　当归　白术　茯苓　银花

生甘草　官桂　瓜蒌仁　白芷各等分

【用法】上为末。每服一两，水煎，入好酒半盏，温服。痈疽未成者可消，已成者即溃。如疮口有黑血水出，此药力之功。

【功用】去腐肉，生新肉。

【主治】痈疽已成，不得内消者。

【加减】痛甚者加乳香、没药，倍当归、川芎。

化硬散

【来源】《仙拈集》卷四。

【组成】南星　草乌　半夏　狼毒各等分

【用法】上为末，用猪脑同捣。遍敷疮上，留顶出毒。

【主治】痈疽肿硬，厚如牛领之皮，不作脓腐。

手背饮

【来源】《仙拈集》卷四。

【组成】炙甘草　土贝各五钱　半夏一钱半　皂刺　山甲（炒黑）　知母各一钱半

【用法】加生姜、葱，水、酒各半煎服。

【主治】手发背。

加减八味丸

【来源】《仙拈集》卷四。

【组成】茯苓　山药各四两　山萸　丹皮　泽泻　五味　麦冬各三两　肉桂六钱　熟地八两

【用法】上为末，炼蜜为丸，如梧桐子大。每服二钱，空心淡盐汤送下。

【主治】痈疽已溃未溃，口干作渴者。

如意散

【来源】《仙拈集》卷四。

【组成】如意草（又名箭头草，阴干。若急用，瓦上焙干，微炒）

【用法】上为末。鸡子清调，涂患处。

【主治】痈疽发背，瘰疬，疔疮，黄白火泡，痒痂皮烂。

胁痈煎

【来源】《仙拈集》卷四。

【组成】金银花　地榆各五钱　贝母　角刺　连翘　白芷　川山甲　赤芍各钱半　夏枯草　紫花地丁各一两　菊花根一两（捣汁和服）

【用法】水三大碗，煎一碗，入菊汁。食后分二次服。至重者二剂，不可多服。

【主治】胁痈。

神效蟾酥丸

【来源】《仙拈集》卷四。

【组成】蟾酥一两（切片，用乳二两，卯时瓷器放水内煮，午时合）　雄黄一两　朱砂　硼砂各五钱　麝香一钱

【用法】上为末，酒糊为丸，如梧桐子大。轻用一丸，重用二丸，热酒送下。盖暖取汗即愈。端午日合更效。

【主治】痈疽、发背、疔毒、恶疮。

铁笔圈

【来源】《仙拈集》卷四。

【组成】芙蓉叶一两（霜后取）　文蛤（炒焦）小粉各八钱　生南星　生半夏　生甘草
　　方中生南星、生半夏、生甘草用量原缺。

【用法】上为末。醋调敷，留头出毒。

【功用】圈毒免走。

消疽膏

【来源】《仙拈集》卷四。

【组成】松香　宫粉　细六安茶各三钱　蓖麻仁（去皮）二十九粒

【用法】上为末，先将蓖麻捣烂，然后入药末，捣成膏。如干，少加麻油捣匀。摊青布上，贴患处，再以棉纸（大些）盖好，扎住。七日痊愈。

【主治】一切疽。

雄黄散

【来源】《仙拈集》卷四。

【组成】雄黄一钱　吴茱萸一两

【用法】上为末，香油熬熟调搽。

【主治】对口疼痛，诸药不效者。

蜗牛膏

【来源】《仙拈集》卷四。

【组成】蜗牛七个（入盐少许）　荔枝肉三个

【用法】上共捣烂。外敷疮上。

【功用】消肿止痛。

【主治】对口初起六七日内。

鲫鱼膏

【来源】《仙拈集》卷四。

【组成】活鲫鱼一尾（重三四两，去鳞、肠、骨）鲜山药寸半　发垢一两

【用法】共捣烂。初起者满敷即消，已成形者留头出毒，换一二次即愈。

【主治】对口，发背。

万应灵膏

【来源】《经验广集》卷四。

【组成】连翘　山栀　防风　羌活　独活　黄连　赤芍　生地　当归　川芎　大黄　玄参　苦参　白芷　五倍　桔梗　白及　白蔹　官桂　两头尖　山慈姑　花粉　蓖麻子　木鳖子　红芽大戟各一两　杏仁　巴豆各四十粒

【用法】麻油一斤半熬药枯黑，滤去滓，再入锅内熬，滴水成珠，倾出瓷器，称准熟油二斤，入松香、黄蜡、桐油各二两，如嫩少加杭粉，熬至嫩硬得中，待温下后药：乳香、没药、儿茶、血竭、阿魏、麝香、轻粉，为细末，徐徐下油，以不粘手为度。土埋三日出火毒，瓷器收贮任用。咽喉喘嗽，或负重伤力，贴前胸，用火烤手磨百次；男子遗精，女人白带，月经不调，膨胀，俱贴气海穴；左瘫右痪及心胃肚腹疼痛，俱贴患处；男妇痞块，贴患处，再用面作圈放痞上，皮消一两，鸽粪五钱，共和匀捣烂入圈内，以熨斗频熨即愈；痈疽瘰疬初起，火烤手摩出汗即愈，其疥癣有脓血者不用摩；一切肿毒并跌打损伤，俱贴患处；

四时伤寒贴背，火烤出汗为度；呕吐贴心口，或肺俞穴。

【主治】咽喉喘嗽，负重伤力，男子遗精，女人白带，月经不调，膨胀，左瘫右痪，心胃肚腹疼痛，痞块，痛疽瘰疬，疥癣，一切肿毒，跌打损伤，四时伤寒，呕吐。

解毒紫金膏

【来源】《经验广集》卷四。

【组成】防风　荆芥　连翘　赤芍　归尾　红花　黄芩　黄柏　僵蚕　蝉蜕　白芷　甘草　大黄　银花　川乌　草乌　独活　苍术　细辛　秦艽　川椒　骨碎补　首乌　蛇床子　木鳖子　大枫蜈蚣各五钱

【用法】麻、猪、桐油各半斤，将前药浸油内，用文武火煎至药枯黑去滓，再煎加黄丹十两，滴水成珠为度，待温下乳香、没药末各五钱，瓷器收贮听用。外贴。

【主治】诸般恶疮，瘰疬，痰核，痛疽，发背，杨梅，疔毒，肿毒破烂，并跌打损伤，筋骨疼痛。

铁箍散

【来源】《医林纂要探源》卷十。

【组成】木芙蓉（花叶根皮皆可用）　生赤小豆（研末）

【用法】上为末。蜜或醋调，围之，中间留头，干则易之。初起可消，已成可溃，已溃可敛。

【主治】一切痛疽肿毒。

【宜忌】阳毒宜之，阴毒则必内托出阳分后方可用。

【方论】方中木芙蓉性辛咸平，质涎滑，清肺凉血，散热消肿，止痛排脓；赤小豆解毒行水。

绿松膏

【来源】《医林纂要探源》卷十。

【组成】松脂一斤（拣净砂石木屑）　铜绿半斤（研末）　麻油一斤

【用法】文火先熬油沸，旋入松脂熔化，武火熬之，旋入铜绿，文火熬成膏，绵纸摊贴。溃后不

足用。

【功用】吸毒，解毒。

【主治】痈疖。

释担汤

【来源】《医林纂要探源》卷十。

【组成】金银花一两　土茯苓一两　漏芦五钱　当归五钱　大枣八两

【用法】酒煎服。

【主治】肩疽搭背，多生于劳力担负之人，使肩背气血不得舒，又感寒暑风湿，故血郁热而成毒。

释绊汤

【来源】《医林纂要探源》卷十。

【组成】金银花一两　生黄耆五钱　人参八分　白术一钱　生甘草五分　桔梗五分　天花粉一钱　当归一钱　桂枝五分　生姜三片

【用法】水煎服。

【主治】臂腕生毒，俗曰菜篮绊。

释擎汤

【来源】《医林纂要探源》卷十。

【组成】金银花一两　当归三钱　玄参五钱　生地黄三钱　紫花地丁一钱　贝母五分　天花粉五分　桂枝五分

【用法】水煎服。

【主治】擎疽，又曰穿掌。

一笔消

【来源】《串雅内编》卷二。

【别名】一笔勾（《梅氏验方新编》卷七）。

【组成】雄黄二两　麝香三钱　藤黄一两　人中白五钱　朱砂二钱　蟾酥一两　白及二钱　生白蔹二钱

【用法】上为末，用广胶三钱烊化，和药末为锭。用时磨药以醋水涂之。

【主治】

1.《串雅内编》：痛疽疮疡。

2.《梅氏验方新编》：一切无名肿毒初起。已溃未溃。

五毒丹

【来源】《串雅内编》卷二引公孙知方。

【组成】丹砂　雄黄　矾石　磁石　石胆各等分

【用法】上药入阳城罐，盐泥固济，升炼，取飞霜用。

【主治】一切痈疽。

【方论】丹砂养血益心，雄黄长肉补脾，矾石理脂膏助肺，磁石通骨液壮肾，石胆治筋滋肝。

五虎下西川

【来源】《串雅内编》卷二。

【组成】穿山甲（炙，研）　黄耆　白芷　当归生地各三钱

【用法】黄酒三碗，或酒、水各半，煎一碗服之。

【主治】无名肿毒，痈疽发背。

【加减】在头面者，加川芎五钱；在身上者，加杜仲五钱；在两腿者，加牛膝五钱；在肢臂手足者，加桂枝五钱。

消痈酒

【来源】《串雅内编》卷四。

【组成】万州黄药子半斤（紧重者为上；如轻虚，是他州所产，力薄，用须加倍）

【用法】取无灰酒一斗，投药入中，固济瓶口，以煻火烧一周时，待酒冷乃开。时时饮一盏，不令绝酒气，经三五日后自消矣。

【主治】痈疽。

消毒灯照

【来源】《串雅外编》卷二。

【组成】一二十年旧船底上石灰

【用法】生青桐油调，将光青布照疮大小摊贴；又用青布作捻，蘸桐油点火，在疮上打碎，觉痒受打，不论条数，灰干换贴，再打。知痛为度，红退毒消。

【主治】一切痈疽发背，无名肿毒，及对口诸疮，

桑木灸

【来源】《串雅外编》卷二。

【组成】干桑木

【用法】将桑木劈成细片，扎作小把，燃火吹息，患处每吹灸片时，以瘀肉腐动为度，内服补托药。

【功用】未溃者则拔毒止痛，已溃则补接阳气。火性畅达，通关节，去风寒。

【主治】痈疽发背不起发，或瘀肉不腐溃；及阴疮瘰疬，流臁注，臁疮，顽疮，恶疮，久不愈者。

黄蜡灸

【来源】《串雅外编》卷二。

【组成】黄蜡

【用法】白面水和成块，照毒根盘大小作圈，厚一指，高寸余，粘肉上，外以绢帛加湿布围住，将黄蜡掐薄片入面圈内，以熨斗火运逼蜡化，即痛则毒浅；若不觉，至蜡滚沸，逐渐添蜡，俟不可忍，沃冷水候凝，疮勿痛者毒盛，灸未到也，不妨再灸，轻三次，重三、四次。

【主治】痈疽等毒。

【宜忌】忌房事、气恼、发物。

万应膏

【来源】《疡医大全》卷七。

【组成】好松香十斤　葱汁　生姜汁各二斤　黄柏生大黄　甘草　苦参各二两　苍术一两

【用法】同入锅内，熬至水气升尽，再入真麻油三斤，熬至滴少许入水中，约看凝片不散，即是火候已到。但须不时以竹片搅之，免其巴底。随用麻布一方，过入水中，又用大缸一只，贮水大半缸，临倾膏时，将缸周围泼湿，免得膏滋粘缸。膏既入缸，再取起，捏去水头，复入净锅内熬化，加乳香（去油，研）、没药（去油，研）各六两，黄蜡八两熬化，撤去水，再入百草霜（筛细）四五两，均匀筛入搅匀，另用麻布一方，滤入水内，扯捏成团。平日浸水内，临用时取起摊贴。如火候老，量加麻油少许。

【主治】痈疽内外诸证；痛风。

千捶膏

【来源】《疡医大全》卷七。

【组成】嫩松香四两 巴豆仁五粒 蓖麻仁七钱 杏仁（去皮） 乳香（去油） 没药（去油） 铜绿各一钱

【用法】共入石臼内，捣二千余下，即成膏矣。取起，浸清水中。用时，随疮大小，用手捻成薄片，贴疮上，以绢盖之。痈疽疔疮，初起即消，如治瘰疬，连根拔出。

【主治】痈疽疔毒初起，瘰疬，小儿鳝拱头，臁疮久不收口。

五枝膏

【来源】《疡医大全》卷七。

【组成】桃枝 柳枝 槐枝 桑枝 枣枝各十寸 银朱四两

【用法】用麻油二十四两，将上药熬枯滤清，再熬至滴水成珠为度，以黄丹收之。摊贴患处，如作痒起泡，即可揭去。

【主治】疮毒，疯气痛。

【宜忌】凡疮疡已溃者，切不可贴。

内消方

【来源】《疡医大全》卷七。

【组成】金银花四两 甘草二两 蒲公英一两 元参五钱 当归一两

【用法】水煎服。

【主治】痈疽肿疡。

化痈汤

【来源】《疡医大全》卷七。

【组成】金银花五两 元参三两 当归二两 荆芥 白芥子各三钱 肉桂三分

【用法】水煎服。

【主治】痈疽肿疡。

玉液膏

【来源】《疡医大全》卷七。

【组成】香油二两，黄蜡一两

【用法】将香油熬滚，入黄蜡化开，再以黄丹、寒水石（煅）各一两研细投入，熔化为膏。摊贴。

【功用】生肌止痛。

【主治】发背痈疽溃烂。

立马消

【来源】《疡医大全》卷七。

【组成】川斑蝥（大者，川产者佳，去翅足，糯米拌炒） 全蝎尾各一百五十个 蜈蚣三十条 乳香（去油） 没药（去油）各四钱 真蟾酥三钱（酒浸，研膏） 冰片 麝香各二钱

【用法】上为细末，用麻黄四两熬膏为丸，如梧桐子大，朱砂为衣，略晒干，瓷瓶密贮。凡遇发背、痈疽、肿毒，每用一丸，如势大者用二三丸，乳细掺于太乙膏。如疮未破，贴上以热手摸百余下，次日即消；如疮已破，先以薄棉纸盖疮上，再贴奏功。

【主治】发背，痈疽，肿毒。

立消散

【来源】《疡医大全》卷七。

【组成】生地龙 胆草 柴胡 防风 荆芥穗 槐花 青木香各等分 升麻（上部加） 牛膝（下部加）

【用法】酒、水同煎，热服取汗。轻可立消，重者二剂。

【主治】痈疽肿疡。

【宜忌】如已成将溃，禁服。

吕祖奇灵膏

【来源】《疡医大全》卷七。

【组成】巴豆肉 血余 蓖麻仁 葱白 苍耳子 穿山甲（炒）各四两 天南星 半夏 大川乌 当归 肥草乌 生地 番木鳖 金银花各二两 老生姜十六片 蜈蚣二十条 全蝎四十九个 干蟾一个 大鲫鱼一斤（去肠，切碎） 肉桂一两

【用法】用真麻油五斤，浸七日，熬至滴水成珠，去滓，入炒铅粉，收成膏。摊贴。

【功用】生肌收口。

【主治】一切痈疽肿毒，诸般疼痛，臁疮顽癣，血疯外证；瘤。

军门一笑膏

【来源】《疡医大全》卷七引《邵氏秘书》。

【组成】白芷　川草薢　防风　罂粟壳　甘松　川羌活　三奈　川独活　藁本　高良姜　官桂　大茴香　秦艽　小茴香　麻黄　威灵仙　川椒各二两　真附子　草乌　天南星　干姜　穿山甲　大黄　闹杨花（火酒拌炒）　半夏各四两　老葱　老姜各二觔　制松香四斤　土硫黄　密陀僧各一斤　广木香五钱　乳香（去油）　没药（去油）各三钱　潮脑一两　麝香三钱

【用法】老姜以上各药用麻油三斤，桐油半斤浸，熬枯去滓，复入净锅内，熬至滴水成珠；入制松香、土硫黄、密陀僧，为细末，收成膏冷定；再下广木香、乳香、没药，为细末，搅匀；再下潮脑、麝香，和匀，收贮。任摊用。

【主治】寒湿诸疯疼痛，贴骨痈疽。

如意酒

【来源】《疡医大全》卷七。

【组成】新鲜大如意草一两

【用法】捣烂，滚酒冲入，少倾挤汁，温服，滓敷肿上，缚住。三服愈。如无新鲜者，取叶阴干为末，作丸服亦可。

【功用】解毒，消肿，止痛。

【主治】一切痈疽疮毒。

红玉膏

【来源】《疡医大全》卷七。

【组成】蛇蜕　蜈蚣各一条　头发（洗去油垢）　黄蜡各二两　香油四两

【用法】上药同熬，滤清，用黄丹收膏，再下黄蜡融化。摊贴。

【功用】拔毒去脓。

极效膏

【来源】《疡医大全》卷七。

【组成】川乌　草乌　玄参　大黄　生地　杏仁　当归　赤芍　金银花　白芷各一两一钱

【用法】麻油一斤四两浸药，慢火熬，加桃枝、柳枝、槐枝、桑枝、榆枝各十寸，熬枯去滓，复熬至滴水成珠为度。再加银朱一两，铜绿八钱，水粉四两，入油搅匀熬黑，再加黄蜡、白蜡各一两，化匀，再加松香收膏，老嫩得宜，入水扯，拔出火毒，摊贴患处。

【主治】痈疽。

灵宝如意丹

【来源】《疡医大全》卷七。

【组成】人参　乳香（去油）　没药（去油）　辰砂　甘草　儿茶各一钱　琥珀　珍珠各二分　阿胶　白芷　冰片各一分　犀牛黄　当门子各五分

【用法】上为细末，瓷瓶密贮，勿泄药味。如用先将疮面用金银花、甘草煎汤洗净，每日掺药四五次，用膏盖之，脓水自然拔尽。

【主治】发背疔疽大毒。

【宜忌】忌口味，戒烦恼，慎劳碌。

肿毒疮疖膏

【来源】《疡医大全》卷七。

【组成】当归　金银花　防风　木鳖子　玄参　生甘草　白及　石菖蒲　连翘　生大黄　白芷　生地黄各四钱

【用法】麻油一斤四两，同入净锅内熬枯，滤去滓；复入净锅，熬至滴水成珠为度，入飞过黄丹八两收成膏；离火，入白蜡、黄蜡各二钱，化尽；再入乳香（去油）、没药（去油）、轻粉各二钱（研细末）和入，任摊贴。

【主治】痈疽。

追毒丸

【来源】《疡医大全》卷七。

【组成】青竹蛇　防风　穿山甲（炮）　羌活　猪

牙皂各三钱　全蝎二对　当门子　蟾酥各三分
瓜儿竭　乳香（去油）　孩儿茶　没药（去油）
明雄黄　白砒（肉制）　大朱砂　茜草　雷公藤各
五分　甘草　当归尾各八分　蜈蚣三条　金银花
五钱

【用法】上为极细末。大人每服三分至五分，小儿
一分至二、三分，无灰酒调服。令醉自消。

　　本方方名，据剂型，当作"追毒散"。

【主治】一切痈疽。

活血调气汤

【来源】《疡医大全》卷七。

【组成】荆芥　天花粉　防风　赤芍　陈皮各一钱
二分　甘草节八分　川贝母（去心）　金银花　白
芷　当归尾各二钱

【用法】水煎服。

【功用】消毒散瘀，活血调气。

【主治】痈疽，肿疡。

【加减】疮背上及冬月，加羌活；内热及夏热，加
连翘、山栀；消肿，加牛蒡子、穿山甲；痛甚，
加乳香、没药；小便涩，加木通；泄泻，加苍术。

神化丹

【来源】《疡医大全》卷七。

【别名】醉消散。

【组成】黑丑（头末）　母丁香　槟榔　何首乌
荆芥　荆三棱（醋炒）　熟地　蓬莪术（醋炒）
巴豆　五灵脂　大黄　白豆蔻（去壳）　桂枝　穿
山甲　当归　赤芍药　川乌　小茴香　草乌　杏
仁（炒）　全蝎（去足）　连翘　麻黄　甘草　桔
梗　斑蝥　雄黄　朱砂各三钱　乳香（去油）　没
药（去油）各二钱　麝香五分　大蜈蚣一条

【用法】上为细末，水泛为丸，如萝卜子大，朱砂
为衣。每服三分，以热酒吞下，尽醉为度。被盖
出汗。

【功用】双解表里，疏通经络，以毒攻毒，削坚
导滞。

【主治】痈疽疔毒，一切无名肿毒初起。

【宜忌】孕妇、体虚禁用。

神功紫霞丹

【来源】《疡医大全》卷七引太医院方。

【组成】大蜈蚣一条（去头足，放瓦上焙脆）　麝
香二分

【用法】上为细末，瓷瓶收贮。每用少许，掺疮顶
上，以膏盖之。其头即溃，并不疼痛。

【主治】痈疽。

神仙一醉忍冬汤

【来源】《疡医大全》卷七。

【组成】银花藤　蒲公英各一两　没药（去油）
乳香（去油）　雄黄各二钱

【用法】上加酒一瓶，封固，煮千余沸；再加白蜜
四两，生葱七根，再煮数沸，去葱。尽量饮醉，
以大蒜压之。取汗即愈。

【主治】痈疽肿疡。

秘传太乙万灵膏

【来源】《疡医大全》卷七。

【组成】羌活　蓖麻仁　蝉蜕　大蜂房　蜈蚣　败
龟版　苦参　猪皂角　玄参　槐角子　青蒿　过
山龙　甘草　半枝莲　荆芥　蕲艾叶　黄芩　仙
人掌　川椒　蒲公英　白蔹　龙胆草　防风　忍
冬藤　白及　生附子　大黄　石菖蒲　栀子　赤
芍药　独活　何首乌　黄耆　蛇床子　桔梗　黑
牵牛　漏芦　木鳖子（去壳）　肉桂　大风子　巴
豆（去壳）　地骨皮　昆布　苍耳子　黄柏　青木
香　连翘　鼠粘子　桃仁　白僵蚕　血余　穿山
甲　黄连　当归　牛膝　苍术　升麻　蛇蜕　槟
榔　槐枝　柳枝　桃枝各一两（上锉）。用真麻油
十斤浸，春五、夏三、秋四、冬十日，入大铁锅
内，熬至烟尽为度，先去粗渣冷定，用大皮纸以
针戳眼，滤去细渣，复入净锅内，熬至黑色，滴
水成珠不散。每油一斤，入淘过黄丹炒紫色者八
两（如无黄丹，用水飞细密陀僧末八两代之），下
丹之时，以柳棍不住手搅匀，离火再下）　白芷
天南星　草乌　北细辛　半夏　高良姜　川乌各
一两上（七味俱生，为细末，入膏内搅匀，冷定。
再下后开乳极细末）　海螵蛸一两　乳香（去油）

百草霜　没药（去油）　鸡肫皮　血竭　象牙末　雄黄　寒水石　儿茶　白石脂　朱砂　赤石脂　轻粉各五钱　青鱼胆　熊胆各三钱　甘松　三奈　潮脑　冰片　麝香　琥珀　珍珠　龙骨　水银各二钱。

【用法】上为细末，搅匀，倾入冷水内扯拔，换水浸二日，拔去火毒，然后装瓷钵内。临用摊贴。

【主治】一切痈疽发背，七十二般疮疖，三十六种疔毒，无名肿毒，痰核瘰疬，内损骨节，外伤皮肉，手足麻木不仁，流注疼痛，膈前背后吊起刺痛。

黄金膏

【来源】《疡医大全》卷七。

【别名】黄柏膏（《膏药方集》）。

【组成】猪板油四两　乳香（去油）　没药（去油）各二钱

【用法】熬枯去滓，加黄蜡、白蜡各一两，熔比再加黄柏末五钱，搅匀候冷，加冰片一钱，成膏。摊贴。

【功用】拔毒生肌。

【主治】痈疽。

救苦膏

【来源】《疡医大全》卷七。

【组成】生姜　大蒜头　槐枝（向阳者）各一斤　葱白半斤　花椒（去目）二两　黄丹（水飞净）二斤

【用法】上用麻油四斤，文武火熬枯，滤去滓，再热，以桃、柳枝不住手搅，至滴水成珠，再下飞丹搅匀，候冷取起，摊贴。

【功用】消肿定痛。痈疽初起即消，已成即溃，已溃即敛。

紫阳丹

【来源】《疡医大全》卷七。

【组成】水银　银朱　生铅　百草霜　轻粉　杭粉　雄黄各等分　麝香少许

【用法】上为极细末。每用少许搽之，以膏贴之。

【功用】提脓排毒。

【主治】痈疽。

【加减】治下疽，加儿茶。

紫霞膏

【来源】《疡医大全》卷七引张乘六方。

【组成】真小磨麻油一斤　象皮　当归　赤芍各二两（象皮、当归、赤芍入油内，春、夏浸三日，秋、冬浸七日，将油熬至药枯，滤去滓，复入净锅内，熬至滴水成珠为度，务须勤看老嫩）　松香（老嫩各半）一百斤　葱一百斤　生姜一百斤（二味捣烂取汁，又将滓入水煮汁，去滓滤净，将汁入锅内，用蒸笼铺松毛于笼内，再将松香老嫩配搭，铺松毛上蒸化，松香汁滴在锅里葱姜汁内，捞起扯拔数百遍，放洁净地上数日听用。凡取用熬过松香一斤，加熬过药油四两，夏月只用三两五钱入锅内熬化，看老嫩火候得法，取起倾钵内，再入后药）　乳香（去净）　没药（去油净）　血竭　龙骨（煅）各五钱

【用法】上药各为极细末，入膏内，用槐柳条搅匀，再入漂朱、角朱（俱研至无声为度）各二两，又搅均匀，连钵头放在潮湿地上，顿多日出火毒，任摊贴。

【主治】痈疽发背，对口疔毒。

碧玉膏

【来源】《疡医大全》卷七。

【组成】蓖麻仁（去皮尖，捣烂）　杏仁（去皮，捣烂）各四十九粒　铜绿二两七钱（用水一碗，将铜绿研细，投入水中，搅匀）　片松香五斤（研细）

【用法】用真麻油十二两，入锅内熬滚，次下蓖麻、杏仁，熬至滴水成珠为度，夏布滤去滓，将油复入净锅内，用文武火熬滚，徐徐投下松香末，用桃槐枝不住手搅匀，倾入瓷盆内，候膏将凝，然后加水浸之，用手揉扯以去火毒，另用瓷罐或桐杓盛贮数月。用时以热汤炖化，摊贴。

【功用】活血止痛，拔毒消肿，敛毒透脓，去腐生新。

【主治】痈疽发背，瘰疬马刀，乳痈乳岩，流火流

注，肿块风毒，横痃痔漏，囊痈，冬瓜痈,贴骨疽，一切腰背臀腿毒疖，多骨疽,蟮拱头,脚隐漏蹄。

鲫鱼膏

【来源】《疡医大全》卷七。

【组成】大鲫鱼一尾　巴豆四两　蓖麻仁六两　甘草五钱

【用法】用菜油、麻油各一斤，先将鲫鱼炸枯成渣，再入巴豆、蓖麻、甘草熬枯，滤净，熬滚离火，将铅粉徐徐投下，搅匀成膏。摊贴。

【主治】痈疽，疮疖。

一笔勾

【来源】《疡医大全》卷八。

【组成】蚰蜒虫三四十条　冰片四分

【用法】同入罐内，即化为水，入麻油半斤，封口收藏，勿令泄气。初起，用笔圈涂毒外，四围频频圈之，即消；已成，敷满留顶透气。

【主治】痈疽。

寸金散

【来源】《疡医大全》卷八。

【组成】天花粉三两　赤芍　白芷　姜黄　白及芙蓉叶各一两

【用法】上为细末。每用姜汁三分，凉茶七分，未破敷头，已破敷四傍，留顶。

【主治】痈疽肿毒。

乌龙膏

【来源】《疡医大全》卷八。

【组成】臭小粉　五倍子各等分

【用法】上同炒黑,研细。醋调敷,干则以醋调润之。

【功用】消毒。

【主治】痈疽。

立消散

【来源】《疡医大全》卷八。

【别名】立消膏（《中医皮肤病学简编》）。

【组成】雄黄二钱二分　川山甲三钱　生大黄（锦纹者良）　芙蓉叶　倍子（炒）各五钱

【用法】上为极细末。滴醋调敷，中留一孔透气，如干又搽。

【主治】

1. 《疡医大全》：痈疽。
2. 《中医皮肤病学简编》：带状疱疹。

回生丹

【来源】《疡医大全》卷八。

【组成】五倍子（整个大者，去一角，入上好银朱，不拘多少，再用银箔糊住角口，放铜勺内，微火慢慢焙之，烟绝为度，研细末，放地下出火气）

【用法】用雄雏鸡蛋尖头者取蛋清调末，务要多搂匀浓，其药稍干，即以鸡翎或硬笔醮药敷疮，自肿处，由外往里周围敷之，留疮口，一连三四次。破后敷之亦效。

【功用】住痛消肿。

【主治】痈疽发背诸毒，恶疮。

金箍散

【来源】《疡医大全》卷八引吴近宸方。

【组成】生大黄　三奈　生南星　姜黄　生半夏各四两　白及　人中白　白芷　天花粉各三两　草河车一两

【用法】上为细末。用黄蜜调敷；如红白色者，用米醋调敷。

【主治】一切火毒，无名肿毒，痈疽，初起者即消，已成者即轻。

神验熏药方

【来源】《疡医大全》卷八引吴羹相方。

【组成】如意草（即犁头草）　金银花各五钱　桑叶三钱　三角峰（又名爬壁蜈蚣，系枫树上藤，其藤系三个叶儿）一两

【用法】上药入大砂锅内，入水煎滚，纸封罐口，以棉花将病人好肉包盖，再取门板，量毒大小，

上下开一洞，令病人仰卧，毒露在外，将罐口纸亦开一洞，对毒熏之。药气直透毒内，自有恶水流出必多，如此三熏，毒散自愈。如未愈，再熏一次；如已溃烂，亦宜此法熏之，若攻出数头，以葱头煎洗；有腐肉或疮口燥，用猪蹄汤洗之，以膏盖之。

【主治】痈疽。

神仙驱毒一扫丹

【来源】《疡医大全》卷八。

【组成】雄黄　朱砂各二钱　牛黄　麝香各二分

【用法】上为极细末。用猪胆汁调敷患处。外用桐油纸捻点，著近毒处照之，须冷气透出毒外自愈。

【功用】散毒止痛，初起扫之即消，已溃扫之即愈。

【主治】一切痈疽发背，无名肿毒，赤紫丹瘤，缠喉风证。

神仙敷毒失笑饼

【来源】《疡医大全》卷八。

【组成】黄泥一大块（煨熟）　连须葱一大把　蜂蜜一钟　雄黄三分

【用法】上杵烂，作一饼。乘热敷毒上。如干了则再敷，一二次自愈。

【主治】初起一切痈疽大毒。

铁箍散

【来源】《疡医大全》卷八引《青囊》。

【组成】芙蓉叶　生大黄　牛蒡子　白及　雄黄各等分

【用法】上为细末。看疮势大小，用三钱或五钱，以鸡翎搅入鸡蛋清内，调敷四围。

【功用】束毒。

【主治】痈疽。

铁箍散

【来源】《疡医大全》卷八。

【组成】雄黄　熊胆　朱砂各二钱　京墨五钱　麝香三分

【用法】上为细末。醋调敷；已成，只用京墨磨汁调敷四围。

【主治】痈疽发背，疔毒初起或已成。

消肿止痛散

【来源】《疡医大全》卷八。

【组成】芙蓉叶一两　陈小粉一两五钱　五倍子　生南星　生半夏　生草乌各三钱

【用法】上为末。醋调敷。

【主治】痈疽。

清凉膏

【来源】《疡医大全》卷八。

【组成】白面　葱根　猪胆汁一枚　黄蜜二两

【用法】先用白面调成，围圈患外，葱根捣泥，平铺疮上；用猪胆汁一枚，黄蜜二两，倾瓷器内和匀，茶匙挑胆汁于内，外敷。

【主治】痈疽发背肿毒。

敷药神功散

【来源】《疡医大全》卷八。

【组成】川乌（炮）　黄柏（炙）各等分

【用法】上研细。滴醋调敷，无头漫敷；有头敷四围留顶。

【主治】痈疽。

七味活命饮

【来源】《疡医大全》卷九引《梅秘》。

【组成】生黄耆　川芎各三钱　金银花　蒲公英各一两　当归八钱　穿山甲（炙）　皂角针各一钱五分

【用法】上作一剂。水三斤，砂锅内煎一半，热服。避风取汗，静卧。

【功用】溃痈。

【主治】一切痈疽，气血虚惫，白塌下陷者。

生肌散

【来源】《疡医大全》卷九。

【组成】鲜鹿腿骨（纸包，灰火内煨至黄脆为度，如焦黑则无用矣）

【用法】上为极细末。掺疮上。

【功用】生肌。

【主治】痈疽。

白玉膏

【来源】《疡医大全》卷九。

【组成】乳香 没药（去油）各一钱 铅粉三钱 轻粉 儿茶各一钱五分

【用法】雄猪油半斤，入锅内熬，去滓，复入锅内熬滚，投白蜡、黄蜡各二钱化尽，再入上数药，搅匀。摊贴。

【主治】痈疽。

珍珠十宝膏

【来源】《疡医大全》卷九。

【组成】珍珠一钱（豆腐包煮） 轻粉 杭粉各五钱 潮脑四钱 乳香（去油） 没药（去油）各二钱 白蜡八钱 琥珀八分 冰片三分

【用法】先将猪板油四两，入锅熬化去渣，再入白蜡化净，离火，入研细珠、轻、杭、乳、没五末，将凝始下冰片、琥珀、潮脑和匀，冷定收贮。用时以净手心抿脚，挑放掌心，溶化涂之。

【功用】生肌定痛。

【主治】痈疽火毒及一切刀伤斧砍，咬伤、杖疮。

猪脑膏

【来源】《疡医大全》卷九。

【组成】公猪脑子一个

【用法】上放锅内，用好陈醋泡透，文武火煮成膏药样取出，细布摊。随疮大小贴之。先用小米泔水洗净疮上，贴膏二三日，揭看内生肉芽，再用小米泔煎洗，又贴三五日，肌肉长平。

【功用】生肌长肉。

【主治】痈疽。

【宜忌】忌房劳、怒气、发物。

二生散

【来源】《疡医大全》卷十七。

【组成】生明矾 生雄黄各等分

【用法】上为极细末。喉闭吹入，吐出毒水，日三次；疮毒醋调，或凉水调服。

【主治】喉闭，并吹乳、痈疽、恶疮。

三黄散

【来源】《疡医大全》卷十七。

【组成】生地 蒲黄 牛黄 冰片

【用法】上为极细末。用芭蕉根汁或扁柏叶汁和蜜调敷。如肿硬不消，因气凝血滞，或痰块结而不散，则兼阴证矣，宜用姜汁、葱汁调敷。

【主治】头痈，面痈，小儿丹毒。

甘桔汤

【来源】《疡医大全》卷二十一。

【组成】甘草 桔梗 麦门冬各一两

【用法】水煎服。

【主治】胃痈，小便赤涩，腹满不食。

凉血饮

【来源】《疡医大全》卷二十一。

【组成】生地 麦门冬 连翘 天花粉 木通 赤芍 荆芥 车前子 瞿麦 白芷 甘草 薄荷 山栀各等分

【用法】灯心为引。

【主治】心痈。

【加减】潮热，加淡竹叶为引。

一气丹

【来源】《疡医大全》卷二十二引胡学海方。

【组成】斑蝥（去头足翅，糯米拌炒）五钱 乳香（去油） 没药（去油）各三钱 雄黄二钱 血竭一钱 麝香一钱五分 冰片七分五厘 玄胡索 玄参各五分

【用法】上为极细末。量疮大小施用，以膏贴上。

【功用】初起立消，已成易溃，已溃易敛。
【主治】一切痈疽，对口发背，无名肿毒。

升麻膏

【来源】《疡医大全》卷二十二。
【组成】升麻二十两
【用法】上用真麻油五斤浸一宿，煎枯去滓，慢火熬至滴水不散，入飞净黄丹二十四两，收成膏。贴之。未成自消，已溃自敛。
【主治】疔疮，顽疮，痈疽，瘰疬，痰核。

老君丹

【来源】《疡医大全》卷三十四引张元履方。
【组成】白粉霜一两　蜈蚣（去足）　全蝎（酒洗）　直僵蚕（炒去丝）　穿山甲（土炒）　朱砂（水飞）　雄黄（水飞）　广三七　蟾酥各五钱　乳香（去油）　没药（去油）　防风　荆芥各三钱　牛黄三分（或加青蛇末、苍龙末各五钱更妙）
【用法】上为细末，老米糊为丸，如绿豆大，阴干。每服一分或二三分，黄酒送下。
【主治】杨梅结毒，一切无名肿毒，痈疽，疔毒，对口，痰核瘰疬，湿痰流注。

琥珀牛黄丸

【来源】《疡医大全》卷三十四。
【组成】琥珀　猪牙皂　木香各一钱　人中白(煅)　轻粉　雄黄　朱砂　乳香（去油）　没药（去油）　白芷各三钱　当归二钱　西牛黄三分　槐花（炒）一两　丁香(春、夏)一钱五分(秋、冬)三钱
【用法】上为极细末，酒糊为丸，如萝卜子大。初服五丸，五日后服七丸，又五日后服九丸，又五日后仍服七丸，又五日后只服五丸，周而复始，俱用土茯苓、甘草煎汤送下。
【主治】杨梅破烂，并一切疽痈久溃,脓水不干者。

内消丸

【来源】《同寿录》卷四。
【组成】雄黄（研细）一两　滴乳香（炙，去汗，研细）一两　蟾酥二分
【用法】酒煎化，和饭研如泥，入前药为丸，如梧桐子大。每服八丸，葱白煎汤送下。
【功用】止痛。
【主治】一切肿毒。

乌金膏

【来源】《同寿录》卷四。
【组成】净清油二十两　马钱子二两　地木鳖仁二两　蓖麻肉二两（净）　密陀僧六两（细末）　赤金四十九张
【用法】上药先入清油内炼至枯色，去滓再熬，滴水成珠，再下陀僧末，搅匀熬成，取起，飞入赤金，和匀为度。
【主治】痈疽，发背，肿毒，疔疮。

水膏药

【来源】《同寿录》卷四。
【组成】好松香一斤（研末）　蓖麻肉四两　百草霜四两
【用法】先将蓖麻肉捣烂，后取百草霜、松香末渐渐和入捣匀，捶千余杵成膏。不可放在火上，须用汤炖化摊贴。
【主治】诸毒痈疽。

拔毒膏

【来源】《同寿录》卷四。
【组成】蓖麻子仁一两（产山东，如蚕豆，无刺者佳）　杏仁（去皮尖，敲扁）　乳香　没药各一钱　川三七五钱
【用法】用真菜油半斤，将药熬至枯黑色，去滓，再熬半枝香，入净嫩松香一两、黄占三钱，白占三钱搅匀，老嫩得法，瓷瓶收贮。遇毒摊涂为妙；诸般大毒初起须留头贴上，次日即消，再复贴。
【主治】一切痈疽，发背，疔肿恶毒，诸般大毒。

内托追毒饮

【来源】《医部全录》卷二〇八。

【组成】人参　黄耆　厚朴　甘草　桔梗　枳壳　黄连　金银花　乌药　当归　芍药　白芷　川芎　防风

【用法】水、酒各一钟，煎，去滓服。

【主治】坐马痈。

驱毒散

【来源】《痘疹专门》卷下。

【组成】白及一两　红药子五钱　乌骨鸡骨（煅）一钱　朱砂　雄黄　轻粉　牙皂末各一钱　五味子（炒黑）二钱　大黄二钱

【用法】上为末。用醋或蜜涂上半截，即可移下。

【功用】移痈上下，使无残疾之患。

【主治】痈生骨节。

太乙紫金锭

【来源】《文堂集验方》卷一。

【组成】山慈姑（洗去毛皮，切片，焙，研细末）三两　五倍子（捶破，拣净，研细）二两　麝香（拣净毛皮）三钱　千金子（去壳取仁，色白者，研碎，用纸数十层，夹去油，数易，成霜）一两　红芽大戟（去芦根，洗净，晒干，研细末）一两　朱砂（水飞净）一两二钱　雄黄（水飞净）三钱　山豆根（晒干，研）六钱

【用法】各药先期制就，宜端午、七夕或上吉日，净室修合。将各药秤准，入大乳钵中，再研数百转，方入石臼中，加糯米粉糊如汤团厚者，调和燥湿得中，用木杵捣一千二三百下，至光润为度。每锭三五分至一钱不拘。一切饮食药毒蛊毒，及吃死牛马六畜等肉，恶菌河豚之类，人误食之，胀闷昏倒，急用温汤磨服，得吐利即解；山岚瘴气，途行触秽，即时呕吐，憎寒壮热者，用凉水磨服一钱，轻者五分；途行少许噙嚼，则邪不侵；中风卒倒，用生姜汤磨服；痈疽发背，一切无名肿毒，用无灰酒磨服，外用米醋磨涂患处，中留一孔，日夜数次，已溃只涂勿服；一切咽喉风闭，双蛾单蛾，汤水不进，无药可救者，用冷薄荷汤磨服，或口中噙化，立时即通；风火牙痛，用少许含化痛处；中热中暑，温井水磨服，或吐或泻，生姜汤磨服；一切水泻急痛，霍乱绞肠痧，赤白暑痢，用姜汤磨服；男妇急中癫邪，唱叫奔走，用石菖蒲煎汤磨服；一切毒虫恶蛇，疯犬咬伤，随即发肿，昏闷喊叫，命在须臾，用酒磨灌下，并涂患处，再吃葱汤一碗，盖被出汗，立苏；小儿急慢惊风，一切寒暑疾病，用薄荷汤磨服；膨胀噎膈，用麦芽汤磨服；妇女经水不通，红花汤磨服；暑疟邪疟，临发时，取东流水煎桃柳枝汤磨服；遇天行疫症传染者，用桃根煎汤，磨浓，抹入鼻孔，次服少许，任入病家，再不沾染，时常佩带，能祛诸邪。大人每服一钱，虚弱者减半。小儿未及周岁者，半分一分，一二岁者，每服二三分。或吐或利即效。势重者，连进二服。

【主治】山岚瘴气，呕吐霍乱，中风卒倒，中暑中热，乳蛾喉闭，痈疽发背，妇人经闭，小儿惊风。

【宜忌】孕妇忌服；忌甜物、甘草一二日。

托里护心丸

【来源】《文堂集验方》卷四。

【组成】白矾一两二钱　黄蜡一两　雄黄一两二钱　朱砂六钱（水飞）　琥珀一钱

【用法】上为细末，先将黄蜡化开，入药末和匀，须众手为丸，如梧桐子大。每服三十丸，白滚水送下，一日三次。

【功用】消肿，止痛。可免口舌生疮，黑烂。

【主治】痈疽毒症，不问阴阳。

紫云膏

【来源】《文堂集验方》卷四。

【组成】白及　白蔹　马钱子　商陆根　黄柏　蓖麻仁　独活　羌活　生大黄各一两　生地　当归　血余各四两

【用法】用麻油四斤，春夏浸三日，入桃、柳、桑、榆、槐枝（三寸许）各三十段，每净油一斤，加炒黄丹五两收之。浸入尿缸内，愈久愈妙。

【主治】一切肿毒初起，未破者即消，已破者即愈。

马前散

【来源】《本草纲目拾遗》卷三引《救生苦海》。

【组成】番木鳖（忌见铁器，入砂锅内，黄土拌炒焦黄为度。石臼中捣磨，用细筛筛去皮毛，拣净末）　山芝麻（去壳，酒炒）各五钱　乳香末　箬叶（烘出汗）五钱　穿山甲（黄土炒脆）一两

　　方中番木鳖、乳香用量原缺。

【用法】每服一钱，酒下。不可多服。如人虚弱，每服五分。

【主治】痈疽初起，跌扑内伤，风痹疼痛。

【宜忌】服后避风。

半枝莲饮

【来源】《本草纲目拾遗》卷五引《百草镜》。

【组成】鼠牙半枝莲一两

【用法】捣汁，陈酒和服。渣敷留头，取汗而愈。

【主治】大毒，发背，对口、冬瓜、骑马等痈。初起者消，已成者溃，出脓亦少。

败毒散

【来源】《本草纲目拾遗》卷九引《家宝方》。

【组成】琉璃（陈年破损者）一个　楝树子四两　旧发网巾一顶　凤凰衣四十九个　三七一钱　败龟版（炙）五个

【用法】上为细末。每服五分，楝树子汤送下。

【主治】新久肿毒，痈疽，发背，疔疮。

一捻金

【来源】《本草纲目拾遗》卷十引《集听方》。

【组成】乳香一钱　雄黄三钱　血竭一钱半（此三味，不必制）　没药一钱　明矾一钱　朱砂三钱　红信六钱　麝香六分　蟾酥一钱　蛤蜊肉二钱　蜈蚣三钱　甲片（炒）三钱　僵蚕一钱　川乌一钱　牙皂四钱

【用法】上为末，以瓷罐贮之。大人一分五厘，小人七厘，强者二分亦可，将葱白三寸捣烂，和药为丸，好酒送下。取汗，再服不必汗。

【主治】一切痈疽肿毒初起；兼治疔疮、喉风、蛇伤犬咬及小儿痘毒。

铁箍散

【来源】《杂病源流犀烛》卷二引《石氏治疹经验良方》。

【组成】白及　白蔹各一两　黄柏二两　山豆根连翘　黄芩　乳香　没药各五钱　川乌六钱　地骨皮七钱　射干三钱

【用法】上为末。茶酒调敷。

【主治】疹后余毒，流注肌肉之间，结成痈疽，肿痛。

三黄散

【来源】《杂病源流犀烛》卷二十四。

【组成】生大黄　姜黄各二钱　生蒲黄五分　冰片五厘　麝香二厘

【用法】上为细末。用白蜜调，加葱、姜汁二三匙敷患处；或芭蕉根汁、扁柏叶汁和蜜调俱可。

【主治】颈痈、面痈、打腮痈、小儿丹毒。兼阴症疮疡。

止痛神功散

【来源】《杂病源流犀烛》卷二十八。

【组成】大黄三钱　没药五钱　甘草四钱　绿豆粉苏木　乳香各二钱

【用法】每服一钱，白汤调下。

【主治】臀痈溃破后，毒热未退，大疼不止，日夜坐卧不安者。

犀角膏

【来源】《杂病源流犀烛》卷二十八。

【别名】除疮落菌膏（《囊秘喉书》卷下）。

【组成】犀角　琥珀各一钱　人参　茯神　辰砂枣仁各二钱　冰片二分半（另研）

【用法】上为末，炼蜜调成膏，瓷瓶收贮。每服一弹子大，麦门冬汤化下，一日五次。

【主治】臀痈。热毒上攻，咽喉口舌生疮者。

【宜忌】溃后不宜用。

黄耆汤

【来源】《外科选要》。

【组成】黄耆（盐水拌，炒） 当归 柴胡 木瓜 连翘各一钱 羌活 肉桂 生地黄 黄柏各五分

【用法】水、酒各一钟，煎一半，空心热服。

【主治】腿内近膝股患痛，或附骨痛初起，肿痛，脉细而弦，按之洪缓有力。

天浆散

【来源】《外科选要·补遗方》。

【组成】石决明（生研） 僵蚕 川山甲（土炒） 防风 连翘 羌活 乳香 金银花 黄连 归尾各一钱 大黄三钱 天花粉（新鲜未晒者）四两（石臼内捣烂，投水一碗，搅匀，绞去渣用）

【用法】上花粉净汁一碗半，同药煎至八分，入酒一杯，空心热服。行过三次，方用饮食。

【主治】脑疽积毒日深，坚肿木痛，口燥舌干，恶心烦渴，六脉沉实有力，大便闭结不通者。

【宜忌】忌食煎炒发物。

银杏瓜蒌散

【来源】《医级》卷七。

【组成】蒌仁 银杏 甘草 银花 连翘 贝母 黄芩 石斛 花粉 蒂丁

【主治】胃脘成痈，胸下拒按，呕脓。

白英散

【来源】《名家方选》。

【组成】白英一钱（根茎叶并烧为霜） 胡椒（烧为霜） 丁子各三分（烧为霜）

【用法】每服六分，温酒饮下。

【主治】痈疔及诸热毒肿。

樱茹汤

【来源】《名家方选》。

【组成】樱茹 槲木皮各四钱 杨梅皮一钱 忍冬二钱 甘草少许

【用法】水煎服。

【主治】一切血毒热肿。

解毒退痈汤

【来源】《痘疹会通》卷四。

【组成】归尾 北柴胡 防风 大力子 赤芍 栀仁 甘草 乌药 薄荷 木通 楂肉 枳壳 桔梗 川连 连翘

【主治】痘疮收完之际，手足遍身成痈毒。

煦育膏

【来源】《霉疮新书》。

【组成】沥青（五十目细研） 黄蜡二十钱 牛脂十钱 麻油五十钱（即准一合二勺五撮）

【用法】上先煮麻油片时许，更下黄蜡、牛脂令溶化，乃入沥青末搅转，离火用细旧绢滤净，纳瓷器。外贴患处。

【功用】祛腐生新。

【主治】痈疽发背，诸般恶疮溃烂。

三黄二香散

【来源】《温病条辨》卷一。

【组成】黄连一两 黄柏一两 生大黄一两 乳香五钱 没药五钱

【用法】上为极细末。初用细茶汁调敷，干则易之；继则用香油调敷。

【主治】温毒敷水仙膏后，皮间有小黄疮如黍米者。

【方论】三黄峻泻诸火而不烂皮肤，二香透络中余热而定痛。

水仙膏

【来源】《温病条辨》卷一。

【组成】水仙花根不拘多少

【用法】剥去老赤皮与根须，入石臼捣如膏。敷肿处，中留一孔出热气，干则易之，以肌肤上生黍米大小黄疮为度。

【主治】温毒外肿，一切痈疮。

【方论】水仙花得金水之精，隆冬开花，味苦微

辛，寒滑无毒。苦能升火败毒，辛能散邪热之结，寒能胜热，滑能利痰，其妙用全在汁之胶粘，能拔毒外出，使毒邪不致深入脏腑伤人也。

三仁膏

【来源】《济众新编》卷五。

【组成】蓖麻子（去壳取仁）麻子（去壳取仁）杏仁（留皮尖）

【用法】上各为细末，鸡蛋清搅匀调敷。

【主治】痈疽初发。

六味汤

【来源】《古方汇精》。

【组成】生地黄　生黄耆　生甘草　白芷（炒）当归（炒）穿山甲（炒）各三钱

【用法】患在头面，加川芎五钱；手足，加桂枝五钱；中部，加杜仲五钱；下部，加牛膝五钱。上连引七味，依方称准，分量不可增减。善饮者，用黄酒二碗，煎一碗；不善饮者，酒、水各一碗煎服。

【主治】痈疽，发背，疔疮，并治一切无名肿毒。未成者消，已成者溃。

一味升阳散

【来源】《古方汇精》卷二。

【组成】远志肉四两

【用法】将二两用陈酒二碗，煎至一碗，又投好酒半碗，临睡时温服。将滓同下存远志肉二两，入火酒腊糟少许，共捣如泥，患处周围敷上，裹好。轻者一服痊愈，重者二服，穿烂者五七服全好。

【主治】痈疽，发背，一切疮毒，白色漫肿属阴者。

一味济阴散

【来源】《古方汇精》卷二。

【组成】槐花（净米）一升（炒焦，为末）

【用法】分作二服。将一服每日好酒服四五钱；一服老酒煎，调敷患处。

【主治】痈疽，发背，一切疮毒，红色高肿属阳者。

六味汤

【来源】《古方汇精》卷二。

【组成】生地黄　生黄耆　生甘草　白芷（炒）当归（炒）穿山甲（炒）各三钱

【用法】患在头面，加川芎五钱；手足，加桂枝五钱；中部，加杜仲五钱；下部，加牛膝五钱。上连引七味，依方称准，分量不可增减。善饮者，用黄酒二碗，煎一碗；不善饮者，酒、水各一碗煎服。

【主治】痈疽，发背，疔疮，并治一切无名肿毒。未成者消，已成者溃。

冲和膏

【来源】《古方汇精》卷二。

【组成】赤芍二两　白芷　防风各一两　独活三两　龙脑三钱　石菖蒲一两五钱

【用法】各取净末，以瓷瓶收贮，不可泄气。临用时姜汁、醋调敷，一日一换。

【主治】外症初起，坚肿色淡。

赤小豆散

【来源】《古方汇精》卷二。

【组成】远志八钱　首乌皮一两　赤小豆一两五钱　红花八分　荆芥三钱

【用法】上为细末。每药末一两，加真麝香四分，葱酒汁调敷。

【主治】痈疽初起。

金银花酒

【来源】《古方汇精》卷二。

【组成】鲜忍冬花叶

【用法】入砂盆研烂，和葱汁加酒少许，稀稠得宜，涂于患处四周，中留一口泻气。

【主治】痈疽发背、疔疮。

清里散

【来源】《古方汇精》卷二。

【组成】熟石膏五钱　松罗茶一两

【用法】上为末。大人服三五钱，小儿服二钱，生蜜调和，空心热酒送下，每日二次。

【主治】痈疽疔毒，内攻患处，麻木，呕吐，昏愦，牙关紧闭。

蓉豆散

【来源】《古方汇精》卷二。

【组成】芙蓉叶（或根，或花。鲜者捣烂，干者研末） 赤小豆（研末）各等分

【用法】上用蜜调。涂疮四围，中间留顶，干则频换。

【主治】一切外症初起，已成未成者。

锦蓉散

【来源】《古方汇精》卷二。

【组成】锦纹大黄十六两 白芷四两 芙蓉叶三两 元参二两

【用法】各取净末，研至无声为度。用葱汁黄蜜调敷。

【主治】一切外症初起，红热火症。

解凝散

【来源】《古方汇精》卷二。

【组成】远志 真菊叶各三钱 荆芥 全当归 丹参各五分

【用法】上药各取净末，和匀研细。蜜酒、葱汁调敷；治痰凝结核，每药末一钱，加入真川贝二分，芒消四厘，外敷。

【功用】散坚硬。

【主治】痈疽气凝血滞，初起坚硬；痰凝结核。

吸烟散

【来源】《续名家方选》。

【组成】辰砂 硫黄 甘松 木香各一钱 石膏沉香 赤石脂 生地黄 当归各二钱 明矾 樟脑 杉梢叶灰各三钱 茶一钱

【用法】上为末，盛纸袋，为七帖。渍麻油，点火吸油烟。日尽一袋。

【主治】霉疮结毒，淋疾痔疾，脱肛疥疮，风毒痛疔。

【宜忌】勿含口中，恐损齿舌。

清热拔毒饮

【来源】《续名家方选》。

【组成】黄芩 黄连 藿香 升麻 木通 连翘各一钱 沉香一钱二分 樱皮二钱

【用法】水煎服。

【主治】痈疔，热毒剧，脓血不出者。

银花解毒汤

【来源】《疡科心得集》卷上。

【组成】金银花 地丁 犀角 赤苓 连翘 丹皮 川连 夏枯草

【主治】风火湿热，痈疽疔毒。

黄耆柴胡汤

【来源】《疡科心得集·补遗》卷下。

【组成】黄耆 柴胡 丹皮 牛膝 丹参 黄芩 荆芥 防风 山栀

【主治】阴包毒。

八将丹

【来源】《疡科心得集·家用膏丹丸散方》。

【别名】八将散（《伤科方书》）。

【组成】西黄三分 冰片三分 蝉蜕（烘）七枚 大蜈蚣（炙）七条 麝香三分 山甲（炙）七片 全虫（炙）七个 五倍子（焙）三钱

【用法】上为细末。用少许掺于疮顶上，以膏盖之。

【功用】提毒化毒。

【主治】一切疽毒不起，疔毒不透，腐肉不脱。

五龙丸

【来源】《疡科心得集·家用膏丹丸散方》。

【别名】散流注丸（《外科传薪集》）。

【组成】山甲（土拌炒） 全虫（酒拌炒） 槐米（炒） 僵蚕（炙） 土贝母（研）各等分。

【用法】上为末，面糊为丸。每服三钱，陈酒送下。

【主治】

1.《疡科心得集·家用膏丹丸散方》：流注、腿痈之半阴半阳者，及鱼口、便毒。

2.《外科传薪集》：鹤膝风。

阴铁箍散

【来源】《疡科心得集·家用膏丹丸散方》

【组成】降香末半升 大黄三斤 乳香四两 赤小豆三升 没药四两 黄芩八两 方八一斤 生南星四两 山慈菇四两 陈小粉（炒黑，研）十斤

【用法】用窨醋调敷四围。

【主治】痈疽阳证。

应用膏

【来源】《疡科心得集·家用膏丹丸散方》。

【别名】化脓生肌膏（《疡科心得集·方汇》卷下）。

【组成】当归 连翘 白及 白蔹 大黄 山栀各八钱 官桂二钱 苍术 羌活 天麻 防风 黄芪 荆芥 川甲 甘草 芫花各六钱 方八 蓖麻子 小生地各一两

【用法】用真麻油十斤，入药，文武火熬枯，滤去滓，再熬至滴水成珠；每斤净油，春、秋下淘净东丹五两，冬四两，夏六两，收成膏后，下乳香、没药末各一两搅匀。摊用。

【主治】疔、疽、流注、腿痈穿溃。

疡余化毒丹

【来源】《疡科心得集·家用膏丹丸散方》。

【组成】滴乳石一钱 西黄一分五厘 真珠四分 天竺黄六分 陈胆星一钱 血竭一钱 川连五分 朱砂一分

【用法】上为末，加灯心灰四分。每服三分，金银花汤下。

【主治】疔疽，余火未清，艰于收口难敛者。

紫金锭

【来源】《疡科心得集·家用膏丹丸散方》。

【组成】大黄一两 降香屑五钱 山慈菇三钱 红芽大戟（去芦根）五钱 南星五钱 生半夏五钱 雄黄三钱 麝香三分 乳香（去油）三钱 没药（去油）三钱

【用法】上为极细末，以面糊为丸，捻锭子。鲜菊叶汁磨敷。

【主治】一切风火肿毒。

清营解毒汤

【来源】《疡科心得集·方汇》。

【组成】鲜生地 银花 丹皮 赤芍 山栀 地丁 甘草节 连翘

【主治】血热肿痛，痈疽之未成脓者。

人参内托散

【来源】《古今医彻》卷三。

【组成】人参一钱半 黄芪三钱 当归 川芎 穿山甲 白芷 广皮各一钱 甘草五分

【用法】加生姜一片，水煎服。

【主治】腿痈。

【加减】血虚，加熟地、白芍药；脾弱，加白术、茯苓；虚寒，加炮姜、附子；化毒，加金银花。

化毒饮子

【来源】《古今医彻》卷三。

【组成】远志肉（甘草制） 当归 甘草节五分 连翘 川贝母（去心，研） 金银花二钱 白茯神 钩藤二钱 牡丹皮一钱

方中远志、当归、连翘、川贝母、茯神用量原缺。

【用法】加生姜一片，水煎服。

【主治】腿痈，七情拂郁而发。

行经活血汤

【来源】《古今医彻》卷三。

【组成】羌活 独活 当归 牛膝 茯苓 秦艽各一钱 熟地二钱 杜仲一钱半（盐水炒） 红花五分

【用法】加生姜一片，水煎服。

【主治】臀痈。

【加减】用二剂后，减羌活，入酒炒续断一钱。

一笔消

【来源】《外科集腋》卷一。

【组成】胆矾 月石 月黄 铜绿 血竭 草乌 京墨各一两 麝香二钱 蟾酥五钱

【用法】上为末，用醋化蟾酥，和捣如锭。遇症磨敷。

【主治】痈疽肿疡阴阳二症。

内消散

【来源】《外科集腋》卷一。

【组成】金银花 知母 大贝 白及 半夏 穿山甲 乳香 皂角刺

【用法】水、酒同煎服。

【主治】一切肿毒。

立马消

【来源】《外科集腋》卷一。

【组成】大斑蝥（去翅足，元米炒） 全蝎尾各一百五十个 蜈蚣三十条（炙） 土狗三十条（炙） 磁石（煅） 僵蚕（炙） 丁香（另研）各四钱 蟾酥三钱 冰片 麝香各二钱

【用法】上为末。掺于膏上贴之，以手摸百余下。即消。

【功用】提毒败脓。

【主治】痈疡。

定痛丹

【来源】《外科集腋》卷一。

【组成】真鸦片 胡桃膈 乳香（去油） 没药（去油） 全蝎（炙） 穿山甲（炙） 僵蚕（炙）各一钱

【用法】上为末，枣肉为丸。分三十服，陈酒送下。

【主治】一切痈疽疼痛，及诸痛皆效。

【宜忌】忌食茶、醋。

消痈益志丹

【来源】《外科集腋》卷一。

【组成】远志肉（米泔浸洗、晒、炒）

【用法】上为末。每服三钱，热酒送下。

【主治】痈疽，未溃即散，已溃即敛。

化疬丸

【来源】《外科集腋》卷三。

【组成】归尾 蛇蜕（焙）各五钱 乳香（去油） 全蝎（去头足，炙） 大黄 没药（去油） 荆芥 桔梗 连翘 黄芩各二钱 蝉蜕二十个 僵蚕（炒）二十五条 羌活 朱砂（为衣） 防风各二钱半 雄黄七分 广胶（土炒）一两 穿山甲（足上者佳）四两（分四制，紫草、红花、猪牙皂、苏木各五钱，每味制山甲一两） 大蜈蚣十六条（分四炙，姜汁、香油、酥油、米醋，每味炙蜈蚣四条，急研末，与山甲各一钱加入前药）

【用法】上为末，醋糊为丸，朱砂为衣，每重一钱二分，晒干收贮罐内。遇症酒下一丸。

【主治】瘰疬，痈疽。

核桃散

【来源】《外科集腋》卷五。

【组成】炙全蝎 核桃肉各二枚

【用法】上为末。热酒冲服。

【主治】上搭。生柱傍肩后骨上，肿大而硬，红活者生，黑陷者死，乃脾经蕴热及郁忽所致。

玉红膏

【来源】《伤科汇纂》卷七。

【组成】当归二两 白芷五钱 甘草一两二钱 紫草二钱 血竭 轻粉各四钱 白占二两 麻油一斤

【用法】前四味入油内浸三日，慢火熬至药枯，去滓滤净，次下白占、血竭、轻粉，即成膏矣。

【功用】

1.《伤科汇纂》：收敛。

2.《经验方》：生肌长肉。

【主治】

1.《伤科汇纂》：金疮棒毒溃烂，肌肉不生。

2.《中药成方配本》：痈疽溃疡，腐肉已脱。并润肌肤枯燥。

木 五

【来源】《痧症全书》卷下。

【组成】赤芍二钱 大黄（炒）一钱 花粉 黄连 乳香（净） 川贝（去心，炒） 雄黄 牛蒡（炒）各一钱 穿山甲（土炒）八分 生甘草七分

【用法】上为末。每服五分，蜜汤调下。

【主治】痧后热毒痈疔，疼痛不已。

一箭金风

【来源】《串雅补》卷一。

【组成】番木鳖四两（水煮透，去皮，麻油四两浮，取起为末） 乳香 没药（去油）各一两 蟾酥二两

【用法】上为细末，将蟾酥火酒浸化为丸，如绿豆大，朱砂为衣。每服一丸，陈酒送下。

【主治】一切疮毒，痈疽，疔肿，内痈，痔漏。

十三太保

【来源】《串雅补》卷一。

【组成】川乌 草乌 附子（姜汁炒） 当归 甲片 龟版（酒炙）各一两 乳香 没药 腰黄各五钱 灵仙（酒炒）二两 羌活（酒炒） 独活（酒炒）各二两（羌活、独活、灵仙三味另炒，另为细末） 番木鳖四两（水煮透，去毛皮，用麻油四两黄色）

【用法】上药各为细末，和匀收贮。每服一钱，用酒送下，隔五日一服。

【主治】疯瘫、痈疽、发背、瘰疬、肿毒。

【宜忌】忌见风。

【加减】上部加荆芥、防风、藁本、玄参；下部加川膝、木瓜、胡椒。

八厘金

【来源】《串雅补》卷一。

【组成】番木鳖（水浸去皮，麻油炸枯）五钱 蟾酥三钱 僵蚕一钱 乳香二钱 胆矾一钱 川蜈蚣三钱 甲片一钱 没药二钱 血竭一钱 朱砂三钱 蝉蜕一钱 全蝎三钱 原麝五分 牙皂五钱（去弦，炙） 川乌一钱 雄黄一钱

【用法】上为细末，端阳修合，水泛为丸，如莱菔子大。每服八厘，陈酒送下；小儿减半。

【主治】一切痈疽、发背、疔肿未成者。

内消散

【来源】《串雅补》卷一。

【别名】五虎顶。

【组成】木鳖五枚（油煤） 蟾酥三厘 麝香五厘 雄精一钱 僵蚕一钱 川蜈蚣三条 甲片一钱五分 全蝎一钱

【用法】上为细末。每服三分，酒送下。

【功用】内消诸毒。

千金托里散

【来源】《疡科遗编》卷上。

【组成】人参 厚朴 白芷 川芎各一钱 生黄耆二钱 防风一钱半 肉桂四分 桔梗五分 当归身二钱 甘草五分

【用法】水煎服。

【主治】脐腹胸胁痈疽，平塌漫肿，不红不热，皮色不泽者。

八将擒王散

【来源】《疡科遗编》卷下。

【组成】天龙四条 全蝎七个 甲片二钱 儿茶一钱 蝉蜕一钱（去砂） 雄精一钱五分 冰片三分 麝香二分

【用法】上为末，用麻黄煎浓汁收药阴干，再研贮瓶，勿泄气。未溃者，用少许掺膏上贴之；如已溃者，以此掺之。

【功用】未溃者可退消，已溃者能生肌拔毒。

【主治】痈疽未溃、已溃者。

九一丹

【来源】《疡科遗编》卷下。

【组成】煨石膏四两　漂净冬丹五钱　上好黄升丹二钱

【用法】上为细末，和匀。掺患处。

【功用】生肌长肉。

【主治】一切痈疽并发背、烂脚、恶疮。

内消方

【来源】《疡科遗编》卷下。

【组成】附子　半夏　乌头　肉桂　甘遂　当归　乳香　没药　甘草各一两　阿魏　琥珀各三钱

【用法】用麻油二斤，浸药三日，慢火熬枯，滤去滓，入炒东丹一斤，搅匀，倾钵内，次日隔汤炖烊，方下乳、没、桂、珀、阿魏等末，匀和，收贮听用。将药摊贴患处。

【主治】发背、乳疽、脑疽。

化腐锭子

【来源】《疡科遗篇》卷下。

【组成】雄黄　雌黄各一钱　轻粉　白砒各五分

【用法】上为细末，至不见星为度。用薄浆捏成细条插入孔内；或干掺亦可。

【主治】一切痈疽初溃，腐肉不脱。

生肌散

【来源】《疡科遗编》卷下。

【组成】炉甘石三钱　白占　轻粉各一钱　冰片三分　坑腻三钱（炙，或人中白亦可）

【用法】上为末。麻油调搽，外用油纸盖，扎紧。

【主治】一切痈疽，腐肉不尽，不肯收口。

生肌散

【来源】《疡科遗编》卷下。

【组成】龙骨　炉甘石　儿茶各钱半　白占　血竭

乳香　没药各一钱　冰片三分　煨石膏五钱

【用法】上为细末。掺患处，外用膏贴。

【主治】一切痈疽，腐肉去尽，不肯收口。

金花散

【来源】《疡科遗编》卷下。

【别名】珍珠散（《良方合璧》卷下）。

【组成】漂冬丹五钱　煨石膏四两

【用法】上为细末，和匀，如桃花色。

《梅氏验方新编》：如治烂腿臁疮，用真香油调搽，上盖油纸，一日一换；不可用茶水洗，恐见湿气，收功最慢。如妇女一遇月信虽发，发后再搽。

【功用】去腐生肌，止血。

【主治】

1. 《疡科遗编》：一切痈疽。

2. 《良方合璧》：男妇新久臁疮烂腿，臭腐不堪，连年不愈，及一切流火，湿毒、疮疖。

金素丹

【来源】《疡科遗编》卷下。

【别名】黄灵丹（《验方新编》卷十一）、金素膏（《内外科百病验方大全》）。

【组成】生明矾六钱　枯白矾三钱　雄黄二钱

【用法】上为细末，贮瓶内勿令染尘。掺之。自能周围裂缝，腐脱肌生；略有微痛，片时即安。

【主治】一切痈疽，死肉不去，新肉不生。

祛风散

【来源】《疡科遗编》卷下。

【组成】天南星（姜汁炒）　僵蚕（炒）　防风　白芷各三钱

【用法】上为末。每服三钱，童便和好酒送下。

【主治】一切痈疽溃后透风，并诸般跌扑破伤风。

消管祛脓火升丹

【来源】《疡科遗编》卷下。

【组成】水银　火消　白矾各一两　皂矾五钱　雄

精三钱　乌梅肉二钱　月石二钱五分

【用法】上药如法升三炷香，冷定刮下研细，每药五钱，加冰片一分，朱砂一钱再研和，用面浆糊作条如线香式，阴干，临用插眼内。

【主治】一切痈疽初溃，脓出不透，或久溃生管不敛。

提毒丹

【来源】《疡科遗编》卷下。

【组成】漂东丹一两　巴豆肉二十粒　蓖麻仁二十粒　白丁香十粒

【用法】上药先将巴豆去净油，再同诸药打和，阴干，研细。临用掺疮上。

【主治】痈疽溃后，腐肉不去，新肉不生。

黑灵丹

【来源】《疡科遗编》卷下。

【组成】巴豆肉三斤　蓖麻子五两

【用法】用大锅一只置露天，再用长柄抢刀一把，入药于锅内，慢火炒枯黑，冷定，研细，收贮。临用掺患上。

【主治】一切痈疽，死肉不脱，新肉不生。

猿猴入洞

【来源】《疡科遗编》卷下。

【组成】推车虫二十个　大花蜘蛛五个（如五个有五色者最妙）

【用法】上药共打和为丸，如芥菜子大，阴干。临用纳一丸入管内，外用膏盖。

【主治】一切痔管并痈疽虚管。

十四味大补汤

【来源】《医钞类编》卷二十一。

【组成】人参　白术　茯苓　甘草　熟地　白芍　当归　川芎　黄耆　丹皮　肉桂　附子（炮）　枸杞　泽泻

【用法】加生姜、大枣，水煎服。

【主治】悬痈已溃不敛。

白玉霜

【来源】《医钞类编》卷二十一。

【组成】白玉霜（镑末，炭火煅红）一两　真蟾酥八两

【用法】上冰片二钱，于大田螺内，俟其水自出，和调白玉霜、蟾酥，用面糊作饼；或四五月间，童便浸汁久，玉自出霜者佳。敷之；或作丸服亦可。

【功用】排脓，长肌肉。

【主治】妇人乳痈，及一切菌毒、痈疽。

加味解醒汤

【来源】《外科证治全书》卷四。

【组成】葛根三钱　茯苓二钱　木香五分　砂仁一钱　人参一钱　白术（生）　陈皮　神曲（炒）　猪苓　泽泻各一钱五分（一方有枳椇子）

【用法】水煎，分二次服。

【功用】疏利湿热。

【主治】平素好饮，毒壅经络，而为瘤发。其症多生于手足掌心，或腰腿臂下伸缩动处，疼如痛风，漫肿无头，其色淡红，憎寒发热，四肢沉重，烦渴，经治表症已解者。

【加减】治上症，少加乳香、没药消之，溃后亦然。

千金内托散

【来源】《外科证治全书》卷五。

【组成】人参　黄耆（生）　防风　厚朴　当归　官白芷　川芎　桔梗　白芍　甘草（一方有金银花）

【用法】酒、水各半煎服。阴疽酌用。

【主治】痈毒内虚，毒不起化，或腐溃不能收敛，及恶寒发热。

托邪饮

【来源】《外科证治全书》卷五。

【组成】西党参（去梢，生用）五钱　归身三四钱　白芷一钱五分　防风二钱　荆芥穗　桔梗各二钱　橘皮二钱　甘草　川芎各一钱

【用法】水煎去滓，对陈酒一杯温服。取微汗。

【主治】阳痈溃后见恶寒发热表证者。

【加减】如头痛项强，加羌活。

集芳散

【来源】《外科证治全书》卷五。

【组成】官白芷 川芎 藿香 木香 防风各三钱 甘草三钱五分 葱一大把

【用法】水煎洗。

【主治】一切溃烂痈疽。

解毒散

【来源】《外科证治全书》卷五。

【组成】白矾四两 雄黄一两 贯仲二两

【用法】上为细末。和滚水，待温洗之。后用集芳散。

【主治】一切痈疽溃久恶腐甚者。

铁箍散

【来源】《疡科捷径》卷上。

【组成】花粉一两 川柏八钱 大黄六钱 半夏三钱 杜酥三分 官桂三钱 木鳖三钱 南星三钱 文蛤三钱五分

【用法】上为细末。葱蜜调敷。

【主治】痈疡阴阳症，根脚不收散漫。

升麻葛根汤

【来源】《疡科捷径》卷中。

【组成】升麻 干葛 白芍 柴胡 黄芩 山栀 木通 甘草 连翘

【主治】心痈酒毒。

九转大降丹

【来源】《外科图说》卷一。

【组成】白马（即火消）一两 黑铅二钱 青盐三钱 胆矾四钱 雄精五钱 明矾一两 大红硇七分 汞（即水银）一两 辰砂（即朱砂，如豆色紫佳）九分

【用法】先将上药九味，除水银外，都研细，放于阳城罐内，然后放下水银，上则放一小砂盆，缝处先用桑皮纸搓软，嵌于缝道内；又将光粉打潮湿，用以封口，极要留心，不可走气，外又将桑皮满湖。放于八卦炉中，然后举火，合五九四根半香为度，结胎时炷香三根六寸，合四九之数，用文火，谓之结胎。只须三小块，中匀炭火，不可旺也。炭火当设一总炉，以便换炭，四九之香数毕，炉中取出冷定，其胎自成。切忌开看，恐伤封口出气，即走炉也。后乃另取一小脚缸，注入水，只须齐小砂盆口下，再将预备铁丝做就的载火器套在阳城罐底，约露底一寸八分，然后取总火炉内旺炭，攒围罐底，随少随添，用扇搧拂；又炷九寸香，降乃毕矣。取出，择一净室中冷定，次日开看，砂盆内所有之霜，即大降也。另将瓷瓶收贮待用，愈陈愈妙。每用药厘许，以津唾调点毒上，以膏药盖之，毒气收聚顶上，自然结成黑肉一块，三四日即脱落矣。

【主治】痈疽、发背、疔毒、恶疮、蛇伤、犬咬。

养心汤

【来源】《外科图说》卷一。

【组成】人参 神曲 白茯苓 赤苓 半夏 黄耆 肉桂 远志 五味 川芎 甘草 当归 枣仁 柏子仁 熟地

【用法】水煎，内服。

【主治】痈疽疔肿。

黄耆鸡首煎

【来源】《外科图说》卷一。

【组成】人参二分 绵耆三钱 草节一钱 川芎八分 归身一钱半 化橘红一钱半 赤芍一钱半 雄鸡头一枚（酒洗，去毛）

【主治】痈疽。

白芷散

【来源】《外科真诠》卷上。

【组成】白芷三钱 夏枯草三钱 蒲公英二钱 银花三钱 紫花地丁二钱 甘草一钱

【用法】水煎，内服。

【主治】青蛇头。

红花散

【来源】《外科真诠》卷下。

【组成】红花一钱　归尾一两　没药二钱　苏木五分　甲珠一片　银花四钱　甘草五分

【主治】腿痈。

红灵丹

【来源】《齐氏医案》卷六。

【别名】八宝红灵丹（《痧证汇要》卷一）、绛雪（《霍乱论》）、八宝红灵散（《慈禧光绪医方选议》）、红灵散（《中国药典》一部）。

【组成】明雄　朱砂　礞石　火消　月石各六钱　麝香　洋片各二分　佛金四十张

【用法】各制合研极细末，瓷瓶收贮，勿令泄气，轻重量用；或烧酒、冷水为丸，如梧桐子大。治感冒伤风，伤寒伤暑，用温茶送五丸；慢紧痧胀，稍冷茶下；中恶中毒，暴病五绝，将此丹水擦牙，下咽即活，重者三五丸，勿过，过服冷水解；九种心疼、腹痛、哮喘、痰嗽，温茶送下；牙痛，碎一丸放痛处；小儿急惊，五痫诸积，食伤饱胀，霍乱吐泻，用三丸或二丸，放舌尖上，和津嚼之，见麻，冷水吞，寒症用温茶；时症瘟疫，沿门传染，用银簪点大眼角中，男左女右；治一切痈疽疔毒，阴阳疮疖，痰核痰疱，以及蜂螫虫咬，初起未陷，用葱头酒煎加蜜开擦，阳疮加猪胆汁擦，吞下三五丸即消；妇女月经，或前或后，俱用黄酒送下五丸、七丸，取汗立效；佩之在身，不染瘟疫。

【主治】感冒伤风，伤寒伤暑，痧胀，中恶中毒，心疼腹痛，哮喘痰嗽，牙痛，小儿急惊，五痫诸积，食伤饱胀，霍乱吐泻，时症瘟疫，痈疽疔毒疮疖，痰核痰疱，蜂螫虫咬，妇女月经不调。

【宜忌】孕妇忌用。

制火润尻汤

【来源】《外科真铨》卷上。

【组成】熟地五钱　玄参三钱　银花一两　苦参二钱　丹皮一钱　川贝一钱　茯苓三钱　乳香七分　没药七分　甘草一钱

【主治】鹳口疽初起，尻尾骨尖处肿形如鱼肫，色赤坚痛。

泽兰饮

【来源】《外科真铨》卷上。

【组成】泽兰一钱　党参三钱　当归三钱　白芍二钱　云茯苓三钱　山甲二片　银花二钱　米仁三钱　甘草一钱　嫩桂枝一钱

【主治】腕痈。

加味三星汤

【来源】《外科真诠》卷上。

【组成】公英五钱　银花三钱　茯苓三钱　米仁一两　牛膝二钱　当归三钱　贝母一钱　山甲二片　甘草一钱　紫花地丁三钱

【用法】水煎服。

【主治】三里发，生膝眼下三寸，外侧前廉两筋间，初肿形如牛眼，拘急冷痛，由劳力伤筋，胃热凝结而成，渐增肿痛，其色青黑，溃出紫血，次出稀脓。

红花散

【来源】《外科真诠》卷上。

【组成】生耆三钱　当归三钱　红花三钱　生地三钱　荆芥叶一钱五分　贝母一钱　茯苓二钱　黄柏二钱　菊花根三钱

【用法】内服。外用酒蜜捣菊花叶、芙蓉叶敷之。

【主治】足丫发及手丫发。

柴胡清肝汤

【来源】《外科真铨》卷上。

【组成】北柴胡七分　小生地一钱五分　炒白芍一钱五分　西当归一钱五分　川贝母一钱　牡蛎粉三钱　北连翘一钱　玄参一钱　炒山甲一片　金银花一钱五分　甘草七分

【主治】谋虑不决，郁火凝结少阳胆经而成夭疽、锐毒，生于耳后一寸三分高骨之后，左名夭疽，右为锐毒。

黄连泻心汤

【来源】《外科真诠》卷上。

【组成】人参一钱　黄连五分　熟地一两　白芍二钱　远志一钱　麦冬二钱　茯神二钱　银花五钱　公英二钱　甘草一钱

【功用】大补其水，内疏心火。

【主治】井疽。生于心窝中庭穴，属任脉经，由心经火毒而成，初如豆粒肿痛，渐增心躁如焚，肌热如火，乃心热不能下交于肾，肾水不能济心火也。

黄耆内消汤

【来源】《外科真诠》卷上。

【组成】黄耆五钱　当归三钱　豨莶一钱　苍耳一钱　公英三钱　玄参一钱五分　赤芍二钱　丹皮一钱　甲珠一钱　甘草五分

【主治】臀痈初起。

黄金碧玉膏

【来源】《发背对口治诀论》。

【组成】白占一两　黄占五钱　头发五钱　归身五钱

【用法】上药用麻油六两，以头发先熬枯，去滓，再下归身熬枯去滓，后下黄白占，待化开再下乳香、没药二味，化开和匀成膏。凡毒久不收不长肉以此膏敷之，外以好膏药盖之，或油纸亦可。至一昼夜以猪蹄汤洗去，三换三次而愈。

【功用】长肉生肌止痛。

【主治】发背、对口，腐肉已净，久不收口者。

【加减】如痛，加乳香、没药各一钱五分，肉桂三钱（研），大附子三钱（研）；肉桂、附子二味阳毒不用，若阴毒久不收口，塌陷者加入如神。

紫云膏

【来源】年氏《集验良方》卷六。

【组成】白及一两　白蔹一两　马钱子一两　商陆根一两　当归一两　蓖麻仁一两　独活一两　羌活一两　生大黄一两　赤芍一两　男子头发一团

【用法】用生麻油二斤，春、夏浸三日，依法熬膏，每净油一斤，加炒黄丹八两收之。

【主治】

1. 年氏《集验良方》：一切肿毒初起，未破者即消，已破者即愈。

2. 《医学集成》：火伤、刀伤、跌打损伤。

一笔消

【来源】《良方合璧》卷下。

【组成】天南星　生半夏　白及各一两　生大黄四两　梅片脑一钱

【用法】上为末，雄猪胆汁丸成锭子。

【主治】痈疽。

七宝丹

【来源】《良方合璧》卷下。

【组成】牛黄一分　陶丹三钱　铜绿三钱　陈石灰一两

【用法】上为细末，用鸡子清、香油调匀，再用坏黑油伞上黑纸缝成口袋，纳药于中，用线缝遍。对患处一面用针戳成小眼，以线系挂患处。

【主治】搭手，发背。

三仙丹

【来源】《良方合璧》卷下。

【组成】水银一两　明矾一两（研）　消一两（研）

【用法】上三味，并放于小铁罐内用粗中碗合住，碗缝用面浆掺皮纸捻，同糊固上，将河沙堆满空碗底，炭火炼线香一炷时，碗底放新棉花一块，候棉花黄即妙，若至焦则太老矣。

【主治】痈疽。

乌龙膏

【来源】《良方合璧》卷下。

【组成】当归　白及　连翘　蝉蜕　大红扛各二两　独活　羌活　川乌　草乌各一两　细生地　血余　大黄　银花　番木鳖各四两　麻黄一两五钱　泽兰一两五钱（上各药切片熬膏）　全蝎二两　穿山甲二两　蛤蚆五十只（活，放油内）　瞎地鳖蛇两条（活，放油内）　蜈蚣百条（大者，须活者）

【用法】上用麻油五斤，桐油八两，入锅内，并桃、柳、桑枝各三十段，每段长三寸许，生姜八两，葱八两，将枝煎枯取出，乃将瞎地鳖蛇放入锅内，急将锅盖揿住，蛇在油内跳跃不止，至不动时，又入活蛤蚆，然后，将山甲、全蝎、蜈蚣，并前药十六味，熬至药俱枯黑，乃滤去渣，将锅拭净，再以密绢仍滤油入锅，用文武火熬至滴水成珠，将锅离火，再入上好洋丹三斤，以一手下丹，一手持硬木棍，不住手搅匀成膏，再入后药：乳香、没药各三两，去油，麝香、冰片各五钱，四味另研，徐徐添入，搅匀成膏，收贮听用。恶疮未成者，贴之即消；已成者，贴之即溃。

【功用】去腐止痛，拔毒收敛。

【主治】痈疽发背，对口搭手，一切无名肿毒。

活命饮

【来源】《良方合璧》卷下。

【组成】当归尾一钱五分　红花一钱　皂角刺一钱　沉香一钱　石决明一钱　羌活一钱　穿山甲一钱　连翘一钱（去心）　威灵仙一钱　花粉一钱五分　滴乳香一钱（去油）　没药一钱（去油）　金银花二钱　白芷一钱　甘草节一钱　防风一钱　苏木一钱

【用法】陈酒一杯，水煎服。

【功用】散风行瘀，活血解毒，消肿定痛，消痈溃脓。

【主治】痈疽发背，对口脑疽，瘰疬痰核，疔疮恶毒，湿痰流注，无名肿毒，大小疮疖，内痈。

仙传三妙膏

【来源】《良方集腋》卷下。

【别名】三妙膏（《膏药方集》）。

【组成】千金子　荆芥穗　金银花　明天麻　川大黄　上肉桂　牛蒡子　白附子　海风藤　川黄连

穿山甲　天花粉　刺猬皮　高良姜　片黄芩　黄柏　红花　细辛　贝母各五钱　苦参　草乌　甘草　防风　牙皂　连翘　鳖甲　巴豆　牛膝　麻黄　苏木　乌药　僵蚕　草麻　白及　桃仁　羌活　黄耆　全蝎　防己　血余　当归　半夏　柴胡　大戟　白蔹各五钱　蜈蚣三条　蛇蜕一条　紫荆皮　石菖蒲　独活　赤芍　白芷各二两

【用法】上药切片，用香油二百两，入大铜锅内浸七日夜，再入桃、柳、桑、槐枝各二十一段，每段长寸许，慢火熬至药黑枯色，滤去滓，将锅拭净，再以密绢，仍滤入锅内，务要清洁为美，再用文武火熬至油滴水成珠，大约得净油一百六十两为准，离火，入上好飞丹八十两，以一手持槐木棍，一手下丹，不住手搅匀成膏，再入后药：乳香、没药各八钱（去油）、血竭、雄黄各五钱，此四味另研。先入搅匀，再入后药：木香、沉香、檀香、降香、枫香各五钱，丁香、麝香、藿香、珍珠、冰片各一钱，此十味，徐徐添入，搅匀，再入樟脑五钱，成膏，收贮听用。贴患处。

《良方集腋》：此膏贴上未成即消，已成即溃，溃后即敛，故名三妙。《经验奇方》：疮痈内生腐骨，此膏逐日贴之，其骨自然渐渐出露，以手轻轻拨去，骨尽收功。

【主治】

1. 《良方集腋》：无名肿毒，痈疽发背，对口疔疮，湿痰流注，杨梅结毒，瘰疬马刀，妇人乳痈，小儿丹毒，汤火烧灼，蝎螫蜂叮，金刃所伤，出血不止，或跌扑打损，瘀痛难禁，或风寒湿气，袭入经络，以致骨痛筋挛，或湿热横入脉络，闪腰锉气，动举难伸，并大人小儿之五积六聚，男妇之痞块，癥瘕。

2. 《经验奇方》：疮痈日久，内生腐骨，口极细小，时流黄水，诸法不效者；或被狗咬，腐痛不堪。

八将擒王散

【来源】《集验良方》卷一。

【组成】川五倍一两六钱（焙，研）　明雄黄三钱（水飞）　蜈蚣（七条，去钳脚，炙，净）一钱二分　全蝎十个（漂净，去尾，炙，末）七分　麝香五分　冰片五分　川山甲（七片，炙，净）二

钱　蝉蜕二十个（去头足焙脆，研）七分
【用法】上药各为细末，和匀，再研极细末，收贮瓷瓶备用。
【功用】拔脓，去腐，生肌。
【主治】痈疽大毒。

大红朱砂膏

【来源】《集验良方》卷一。
【组成】松香四两（葱兜制）　麝香三分　冰片三分　樟脑一两　蓖麻霜一两　漂朱砂八钱　制乳香一钱　制没药一钱（一方加巴豆霜二钱）
【用法】上为细末，放入瓷器大盖碗内，用桑皮纸封糊其中，隔水燉，炼三炷香为度，调匀，不可见火。用时隔水，燉化，摊贴患处。
【主治】疔疮、痈毒，对口，发背，一切无名恶毒。

上上龙虎如意丹

【来源】《集验良方》卷一。
【组成】红硇砂三钱（拣高者）　漂朱砂四钱　当门麝一钱　明雄精四钱　大梅片二钱　杜蟾酥五钱（晒，研）　白降丹二钱（陈者佳）　五倍子四钱　玄参三钱　乳香四钱（去油净）　雌黄四钱　没药四钱（去油净）　前胡三钱　明矾三钱　轻粉五钱　寒水石三钱（漂净）　明矾三钱　紫草五钱
【用法】上药各为细末，和匀，再研极细末，瓷瓶收贮，勿泄气。外敷患处。
【功用】拔毒除腐。
【主治】痈疽、发背、对口、脑疽，无名肿毒，湿痰流注，附骨阴疽，一切疡科恶症。

桃花散

【来源】《集验良方》卷一。
【组成】炉甘石六钱（制）　熟石膏八钱　漂东丹二钱　龙骨三钱（煅，研，漂净）　轻粉二钱　铅粉二钱　白蜡六钱　寒水石六钱（漂净）　冰片一钱　红升丹二钱（陈而顶好者）
【用法】上各为极细末，收贮瓷瓶备用。
【功用】拔毒，生肌。

【主治】痈疽诸疮已溃，大毒烂肉，拔出未尽，新肉将生之际。

回生膏

【来源】《集验良方》卷六。
【组成】川贝母八两　猫儿眼睛草一斤　夏枯草一斤　芝麻油二十斤
【用法】将药入油内浸，冬五日，夏三日，春、秋四日，放铜锅内用桑柴火先文后武，以药熬枯为度，去滓再将黄丹一斤八两炒紫色，水飞入油内，总以二油一丹用桃、柳、槐、杏、桑五枝手不住搅匀，以滴水成珠为度。熬此膏，最要洁净。治发背、痈疽、瘰疬、乳岩、痰核，一切疮毒，贴上，毒水即出，每日换三贴，未破者即消，已破者即收口痊愈。
【主治】一切疮毒，疔毒，发背，痈疽，瘰疬，乳岩，痰核。

八宝丹

【来源】《集验良方·续补》。
【组成】真珍珠一钱（豆腐内煮，研）　全蝎二个（漂净，炙）　龙骨一钱五分（煅）　蜈蚣二条（去头足，炙）　玛瑙一钱（煅）　白蜡一钱　雄精一钱　海螵蛸一钱（漂淡）　麝香一分　金毛狗脊二分（炙）　梅片一分　制甘石一钱　纹银末二分（锉，研极细）　制乳香一钱　象皮一钱五分（瓦上炙）　制没药一钱　轻粉二分
【用法】上为极细末，瓷瓶收贮备用。
【功用】拔脓除腐，生肌长肉。
【主治】痈疽，发背，搭手，无名肿毒。

吕祖仙膏

【来源】《卫生鸿宝》卷二。
【组成】生山药一段（洗净，去皮）　碎火石数钱
【用法】和匀捣烂。涂患处，中留一孔出气，易二三次。
【主治】一切无名肿毒，痈、疽、疮疖阴阳等症。

救苦拔毒丹

【来源】《卫生鸿宝》卷二。

【组成】雄蜒蚰（背有白纹者是）二条　葱白三寸

【用法】上药捣烂，加雄黄、白及研匀，少加冰片、麝香，敷患处。

【主治】顶门疽，脑发，对口，发鬓，发眉。

化毒胶

【来源】《卫生鸿宝》卷四。

【组成】紫草一两　大黄　归身各五钱　红花（一作银花）　甘草各三钱　麻油四两（浸上药一宿，熬十沸，去渣，入黄、白蜡各五钱收胶，候稍冷入下药）　血竭二钱　乳香　没药（二味去油）珍珠　硼砂各一钱（研细。上五味入胶搅和）（一方有牛黄一钱）

【用法】外搽。

【功用】活血化毒，止痛生肌。

【主治】痘疮外溢或抓破，及带火收靥，火毒内溃，靥厚而高耸者。

【方论】朱松坪曰：浆裂而有秽气者为外溢，靥后必溃腐，用此胶活血化毒，止痛生肌，回靥不落；高厚而硬者，亦须以此膏搽之，速落，不致久固耗津。

红霞鹤顶方

【来源】《良方汇录》。

【别名】红霞鹤顶丹（《青囊秘传》）。

【组成】血竭　儿茶　乳香（去油）　没药（去油）　银朱　铅粉各二两

【用法】上为细末。用时将麻油调，摊油纸上，油纸以针刺孔，贴于患处，外加膏药盖之。

【主治】痈疽发背，搭手，对口，肿毒。

武八将丹

【来源】《良方汇录》。

【组成】大穿山甲七个（炙）　五倍子一两六钱（炙）　蝉衣六个　镜面雄黄四钱（水飞）　当门子一钱　全蝎六个　白益母草一两（炙灰存性）　大

蜈蚣七条（炙）冰片八分

【用法】上为极细末。装入瓷瓶听用。

【功用】拔毒去腐。

【主治】痈疽，腐肉不化。

解毒膏

【来源】《良方汇录》。

【组成】马齿苋（捣汁）一钟　猪油一钟　白蜜一钟

【用法】上药熬膏。涂之。

【主治】小儿痘疹后，余毒结成痈疽，连珠不已；及年久恶疮，头上秃疮。

红玉膏

【来源】《良方汇录·外科统治门》。

【组成】阿魏　藤黄各五钱　乳香　没药各一两（用烧红热砖两块，上下夹之，踏净油，取净末各五钱）　蓖麻子肉一两五钱　松香三两五钱（用桑、槐、桃、柳、梅五样树头，扎好入水中，先煎数滚捞去，下松香煎半日，去火，下冷水，团结捞起，晒，研）　血标银朱　血竭各一两

【用法】将蓖麻肉先打烂，渐加松香各药，打千捶成膏，隔水煮烊，摊油银皮纸上，外托绵纸一层，听用。用时将膏药在热器上分开，贴之，忌火熏。贴前仰卧，贴后俯卧，贴左向右卧，贴右向左卧。

【功用】消坚，呼脓，拔毒。

【主治】一切痈疽、发背、对口、附骨、无名肿毒，无论阴阳，已成未成。

【宜忌】孕妇忌贴。

【加减】症重者，每料加真麝香二钱，苏合油四钱，其效更速。

连翘散

【来源】《验方新编》卷九。

【组成】炙耆　连翘　花粉　防风　栀子各一钱甘草三分

【用法】水煎服。

【主治】产后癥疽突出。

四物保元汤

【来源】《验方新编》卷十一。

【组成】白芍（酒炒） 川芎各钱半 生地 台党 生耆各五钱 当归二钱 炙草一钱

【用法】水煎服。

【主治】
1. 《验方新编》：痛毒。
2. 《中国医学大辞典》：营卫气血虚热不足。

托里解毒汤

【来源】《验方新编》卷十一。

【组成】银花三钱 当归五钱 生耆二钱 花粉 连翘 黄芩 赤芍各一钱半 大黄 牡蛎 生甘 草各一钱 枳壳八分 皂刺五分（已破者不用）

【用法】水煎服。

【主治】一切红肿疮毒。

黄明膏

【来源】《验方新编》卷十一。

【组成】牛皮胶一两

【用法】入铜器内，好醋和煮，用筷子时时搅动，煮好加铅粉、黄丹各二钱，搅匀，收入罐内，放水中拔去火毒，用布摊贴。

方中铅粉，《青囊全集》作"轻粉"。

【主治】对口发背，鱼口便毒，及一切痈疽肿毒。未成即消，已成拔脓生肌。

黄耆汤

【来源】《验方新编》卷十一。

【组成】生黄耆 归身 甘草 白芍 穿山甲各五钱

【用法】用淡陈酒一茶碗，水一碗，煎至一碗热服。避风盖被暖睡汗出即愈。小儿减半。未成者散，已成者溃，已溃者易收口。

【主治】搭手、发背、对口，痈疽及一切大小无名肿毒。

【宜忌】孕妇忌服。未出汗时忌一切冷热汤水，汗出一时后不忌。

【加减】上部，加川芎五钱；中部，加杜仲五钱；下部，加牛膝五钱。

银花饮

【来源】《验方新编》卷十一。

【组成】忍冬藤（即金银花藤，生采，忌铁器，捣烂）五两

【用法】上药加甘草一两，同入砂锅内，水二碗，慢火煎至一碗，入无灰酒一碗，再煎十数沸，去滓，分为三服，一日夜服尽，重者一日二剂。以大小便通利为度。再将藤上花叶摘取一把捣烂，少入白酒调涂四围，中留一孔泄气。

【主治】对口、发背、鱼口、便毒及一切无名肿毒。

移毒散

【来源】《验方新编》卷十一。

【组成】白及一两六钱 紫花地丁八钱 乌骨鸡（煅） 朱砂 雄黄 轻粉各一钱 五倍子二钱 大黄二钱 猪牙皂角八分

【用法】上为末。用好醋调敷毒之上截，即移至下半截。

【功用】毒发于骨节间，移之免残疾。

一笔勾

【来源】《医方易简》卷十。

【组成】芙蓉叶（阴阳瓦焙干，为末） 土茯苓（焙，研为末）

【用法】麻油少许，好浙醋调匀。一切无名肿毒，未灌脓者，照其肿处，用笔点药圈之，愈小愈圈，俱照其肿之大小，不用涂在肿上。

【主治】痈疽发背，无名肿毒。

巴鲫膏

【来源】《鸡鸣录》。

【组成】巴豆仁 白及（切） 番木鳖（切） 川乌（切） 草乌（切）各五钱 商陆（切片）十两 漏芦 闹羊花 全归（切） 穿山甲（切）

元参（切）　虾蟆皮干（须新取收干）各二两　蓖麻仁　白芨（切）　川大黄（切）　雄鼠矢各三两　苍耳子四两　黄牛蹄甲（敲研）　猪蹄甲（敲研）各一两　乌羊角一对（敲研）　鲫鱼二尾（重十二两以上者）

【用法】上药入大广锅内，真麻油三斤八两，浸三日，熬至各药焦黑，滤滓再熬沸，入飞净血丹二十四两，以槐、柳条不住手搅，熬至滴水成珠，息火待冷，再入上肉桂心五钱，乳香、没药、上芸香（各去油）、上轻粉各四钱（此五味并研细徐徐掺入），以铜箸搅匀，待凝冷，覆地上十余日，拔尽火毒。用纸摊贴。

【主治】一切痈疽疔毒，未成即消，已成即溃。

西域黄灵膏

【来源】《鸡鸣录》。

【组成】麻油五两　白蜡六钱　黄蜡五钱

【用法】同化烊，离火，入藤黄末三钱，搅匀冷定，下冰片一钱，再搅匀任用。

【主治】金刃伤，及痈疽疔毒、臁疮、血风疮。

【加减】如治杖夹伤，加银朱末一钱五分，青鱼胆五分。

阳毒内消膏

【来源】《鸡鸣录》卷上。

【别名】阳毒内消散（《徐评外科正宗》卷二）、阳消药（《经验方》卷上）。

【组成】白及　姜黄　铜绿　南星　甲片（土炒）樟脑各四钱　轻粉　胆矾各三钱　青黛（漂）梅片　当门子各二钱

【用法】上药各为细末，再研匀，瓷瓶密收，勿使泄气。照所患脚地大小，掺膏药贴之，数日即消。

【主治】阳分痈疡，及肿毒初起。

灵宝香红丸

【来源】《鸡鸣录》。

【别名】狗宝丸。

【组成】牛黄　狗宝　血竭　乳香（炙）　没药（炙）飞辰砂　硼砂　葶苈　飞雄黄各二钱　真珠　沉香　冰片各一钱　琥珀六分

【用法】上为细末，以熊胆六分、人乳化为丸。每重一分，金箔为衣。每服一丸，重者二三丸，陈酒调下。

【功用】护心止痛，消毒化脓，在外者可使表散，在内者可使便泄。

【主治】内外一切痈疽疔毒。

珠黄紫香丸

【来源】《鸡鸣录》。

【组成】真珠　牛黄　乳香（炙）　没药（炙）飞辰砂　蓬砂　葶苈（炒）　雄黄各一钱　血竭沉香　冰片各五分　熊胆　麝香各三分

【用法】上为极细末，人乳为丸，每重一分，银箔为衣服。

【功用】护心止痛，消毒化脓。

【主治】内外一切痈疽疔毒。

涤肠丸

【来源】《鸡鸣录》。

【组成】冬瓜子　土贝母各二两　甘草一两五钱黄耆　栝楼　枳壳　僵蚕（制）　肥皂（炒）各一两　炙甲片五钱　牛黄三钱　乳香（炙）七钱

【用法】上为末，水法为丸，如绿豆大。每服二钱，开水送下。

【主治】大小肠痈，二便下脓；兼治肺、肝、胃诸内痈。

一点丹

【来源】《疡医雅言丹药集方》。

【组成】汞一两　朱砂三钱　消石二两　硼砂三钱白矾三两　信三分　戎盐二两

【用法】大痈用丹一分，小痈用丹半分，置于贴之中心，以纸刺孔，覆丹着肿上，勿令着肉，以免作痛起泡。

【功用】消结溃坚。

【主治】痈。

疮痈消毒饮

【来源】《治疹全书》卷下。

【组成】防风 荆芥 独活 连翘 花粉 红花 银花 黄芩 牛蒡子 甘草 何首乌

【主治】痘疹后余毒不散，身热不除，或生痈疽者。

【加减】胸腹，加瓜蒌；手臂，加桑枝；足腿，加牛膝；在上部，加桔梗；头面，加川芎；巅顶，加藁本；背脊，加羌活。

神消散

【来源】《治疹全书》卷下。

【组成】大黄 倍子各一两 乳香五钱 没药五钱 牛皮胶四两

【用法】上将胶用好醋溶化，拌药末，凝结收贮。凡遇肿毒，取胶药一两，以好醋一钟化开，用新笔乘热蘸围，从大围小，一个时辰，自然痛止毒散。

【主治】疹后痈疽脓未成者。

十宝膏

【来源】《理瀹骈文》。

【组成】生姜 蒜头 槐枝各一斤 葱白八两 花椒二两 柳枝 桑枝各一斤 桃枝半斤

【用法】麻油熬，黄丹收膏。贴患处。

【功用】消肿定痛，溃脓生肌。

【主治】痈疽发背。

七宝膏

【来源】《理瀹骈文》。

【组成】生姜 蒜头 槐枝各一斤 葱白八两 花椒二两 一方加韭白八两 白凤仙一株（花茎子叶全用）

【用法】麻油熬，黄丹收。

【功用】消肿定痛，溃脓生肌。

【主治】痈疽，发背。

云台膏

【来源】《理瀹骈文》。

【别名】爰膏。

【组成】生大黄五两 木鳖仁三两 玄参 生地 忍冬藤 生甘草节 南薄荷 土贝母 朴消各二两 生黄耆 当归各一两六钱 茅苍术 羌活 独活 防风 连翘 香附 乌药 陈皮 青皮 天花粉 川芎 白芷 山栀 赤芍 苦杏仁 桃仁 生草乌 生川乌 生南星 生半夏 生黄柏 黄连 细辛 五倍子 僵蚕 生山甲 蜈蚣 全蝎 露蜂房（有子者佳） 黄芩 蝉蜕 蛇蜕 干地龙 蟾皮 生牡蛎 皂角 红花 蓖麻仁各一两（或用三两） 发团二两四钱 甘遂 大戟 延胡 灵脂 远志 郁金 荆芥 蒲黄各一两 蜘蛛七个 生姜 葱白 大蒜头各四两 槐枝 柳枝 桑枝各八两 苍耳草全株 凤仙草全株 野紫苏（背青面红者是） 紫地丁 益母草（鲜者）一斤（干者）二两 石菖蒲二两 川椒一两

【用法】共用油三十斤，分熬丹收，再入铅粉（炒）一斤，净松香八两，金陀僧、陈石灰（炒）、黄蜡各四两，漂铜绿、枯矾、生矾、银朱、扫盆粉、明雄、制乳香、制没药、官桂、丁香、樟脑、苏合香油各一两，白芥子五钱，广木香一两，牛胶四两（酒蒸化，如清阳膏下法），麝香酌加成膏。摊贴。

【主治】发背、搭手、对口、发疔、颈核、乳痈、肚痈、腰痈，一切无名肿毒，附骨流注与恶毒顽疮，蛇犬伤。

【加减】疔毒，加拔疔药贴；重症，外加掺药，敷药助之。

【方论】此膏寒热攻补并用，初起能消，已成能溃，已溃能提，毒尽自敛，不必服解毒托里之药，亦不假刀针升降丹药捻等物，且能定痛，可以眠食，故元气不伤，虚人无补亦能收功。凡属阳者并治，即半阴半阳之证亦治。

内府绀珠膏

【来源】《理瀹骈文》。

【组成】麻油一斤 当归 木鳖仁 知母 细辛 白芷 巴仁 五倍子 山慈菇 红芽大戟 续断 续随子各一两 槐枝 柳枝各二十八寸

【用法】煎熬去滓，另用松香十斤，以槐、柳、桃、桑枝、芙蓉叶各五斤煎浓汁，入松香，文火溶化，下乳香、没药、血竭各五钱，雄黄四钱，轻粉一钱，麝香、阿魏酌用，和入膏内。

【主治】痈疽、肿毒、流注、顽臁、风寒湿痹、瘰疬、乳痈、痰核、血风等疮，及头痛、牙疼、腰腿痛。

当归膏

【来源】《理瀹骈文》。

【组成】新发　当归二两　生地一两　生甘草五钱　方中新发用量原缺。

【用法】用麻油熬，黄丹收，入黄蜡、白蜡，和匀摊贴。或加乳香、没药、明矾。

【功用】生肌止痛，补血续筋。

【主治】痈毒，汤火伤，一切疖臁，诸般烂疮。

血结膏

【来源】《理瀹骈文》。

【组成】槐枝　柳枝各二十七寸　香油十两　当归　白芷　细辛　知母　木鳖仁　五倍子各五钱　松香十两　乳香　没药各五钱　明雄四钱　真血竭三钱　轻粉二钱　麝一钱

【用法】搅匀，摊贴。臂痛贴臂，腿痛贴腿。如贴腿痛，贴后用热汤露脚指在外，从痛处淋洗至下，自用布蘸热汤罨于膏上蒸之令热，则其痛渐移下骨节间，然后如法贴之，逐节赶下至脚腕，再贴足心，发一泡，出黄水愈。

【主治】痛痹血结及痈疽等。

会通灵应膏

【来源】《理瀹骈文》。

【组成】杏仁一两　玄参五钱　蛇蜕　蜂房各二钱半　木鳖仁一两　蓖麻仁　五倍子各二钱半

【用法】铅粉收膏。

【主治】痈毒，疔疮。

铁箍散

【来源】《理瀹骈文》。

【别名】金箍散、铁井阑。

【组成】苍耳草灰　芙蓉叶　赤小豆末

【用法】醋围。

【主治】痈毒，疔。

海犀膏

【来源】《理瀹骈文》。

【组成】水胶一两　乳香一两

【用法】五月午日以上药煎水摊纸上阴干，剪贴患处；或入明雄、飞矾各等分，朱砂三分，刷纸剪贴。

【主治】痈毒诸痛。

清阳膏

【来源】《理瀹骈文》

【组成】老生姜　葱白（连须）　韭白　大蒜头各四两　槐枝　柳枝　桑枝各二斤（连叶）　桃枝（连叶）半斤　马齿苋（全用）一斤　白凤仙花（茎、子、叶、根全用）半斤　苍耳草　芙蓉叶各半斤　小麻油五斤（先熬上药，加炒黄丹，炒铅粉，收，听用）元参　苦参　生地　当归　川芎　赤芍　羌活　独活　天麻　防风　荆穗　葛根　连翘　白芷　紫苏　柴胡　黄芩　黑栀子　黄柏　知母　桔梗　丹皮　地骨皮　黄连　花粉　郁金　赤苓　枳实　麦冬　银花　甘草　龙胆草　牛子　杏仁　桃仁　木通　车前子　五倍子　山慈姑（或用山豆根代）　红大戟　芫花　甘遂　生半夏　大贝母　橘红　陈胆星　升麻　白菊花　石菖蒲　赤小豆　皂角　木鳖仁　蓖麻仁　山甲　鳖甲　蝉蜕　僵蚕　全蝎　石决明　细辛　羚羊　大青　蟾皮　香附　白及　白蔹各一两　草乌　官桂　红花　苍术　厚朴　木香各五钱　薄荷四两　大黄　芒消各二两　犀角片三钱　发团一两二钱

【用法】小磨麻油十斤熬上药，炒黄丹六十两收，加生石膏八两，飞滑石四两，广胶二两，乳香、没药、雄黄、青黛各一两，轻粉五钱，冰片或薄荷油二三钱搅，两膏合并，捏如鸡蛋大者数十丸，浸水出火毒。每服一丸，隔水化开，量大小摊贴。

【主治】风热，凡头面、腮颊、咽喉、耳、目、鼻、舌、齿、牙诸火，及三焦实火，口渴、便秘者，又时行感冒、伤寒、瘟疫、热毒、结胸症、中风、热症、鹤膝风等，及一切内痈、外痈、丹

毒、肿毒、冻疮、发热、湿热、流注、肠痔，并蓄血症胸腹胀痛者，妇人热结血闭，小儿惊风、痰热，痘后余毒为病人。

【宜忌】孕妇忌用，如不碍胎处亦可贴。

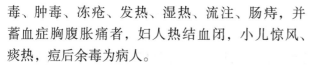

蟾灵膏

【来源】《理瀹骈文》。

【组成】草乌　木鳖仁　灵仙　凤仙子　蟾酥

【用法】上药用石灰水，碱水熬膏。点之，可代刀针。

【主治】痈毒，不破头者。

芙蓉散

【来源】《普济良方》卷二。

【别名】芙蓉膏（《医门八法》卷三）。

【组成】秋芙蓉叶

【用法】或生研，或干研，加蜂蜜调涂（无蜜则粘紧难揭），周围留疮头不涂，干则频换，更取汁和酒随量饮。

《医门八法》：上为细末，炼蜜、醋各少许，调药末，摊纸上，敷患处，如脓已将成，摊膏时须中留一孔，以出毒气。

【功用】初起者即消，已成者易溃，已穿者易敛。

【主治】一切痈疽疔疖。

【宜忌】《医门八法》：阴疮不宜用。

【加减】加赤小豆末一钱，效更速。

八宝红灵丹

【来源】《应验简便良方》卷下。

【组成】真豆砂（要明亮好）五钱　明雄黄（老色）三钱　西月石五钱　青礞石（煅红，用米醋淬七次）一钱　真神金（顶好）三十张　西血珀四块　当门子三钱　大梅片二钱

【用法】入乳钵内乳碎，不见金星，再乳好，再将前各研细末如灰，合入金箔内，再乳数次，可无响声如水，下大梅片二钱，再乳数百下，可点眼内，无砂不痛，用瓶贮收，不可泄气。年久加好冰片更好。初起痈疽、对口疔疮，真米醋调搽患处数次；指头生疗，用鸡蛋一个，敲一小孔，纳

药五厘入蛋内，搅匀套指头上；大小男女生白蛇串（即腹边一路红点是也），用药三五厘，米醋调搽；小儿急惊风，用此二三厘吹入鼻内；一切痧症，手足厥冷，上呕下泻，用些微点入眼角内（男左女右），用药五厘，手足厥冷，姜汁调服，手足热忌姜，开水调送下，盖被出汗立愈；风火烂眼弦，用药点大小眼角内；妇女月水不调，小肠作气，用药三分，童便、米醋各半调服一二次，盖被出汗；汤火伤人及跌打损伤，用药一二分，米醋、童便调服。汤火伤，外用麻油调搽；跌打损伤，用米醋调搽伤处；咽喉肿痛，用药吹患处数次，须徐徐咽下咽喉；阴证用药三分，姜汁一茶匙，开水送下。

【主治】痈疽对口，疔疮初起，指头生疗，白蛇串，小儿急惊风，痧症手足厥冷，上吐下泻，风火烂眼弦，妇女月水不调，小肠作气，汤火伤，跌打损伤，咽喉肿痛。

【宜忌】忌发物。

无名散

【来源】《应验简便良方》卷下。

【组成】真麝八钱　金陀僧八两　冰片八钱　三仙丹三两　朱砂（水飞，净）六两　广丹六两　黑砂六两　枯矾三两

【用法】上为极细末，盛瓷瓶内盖好，勿令泄气。溃烂日久，不能收口者，用此药撒之，一日数次，连撒二、三日。腐肉消去，即见生肌合口

【主治】痈疽、发背、疔疮、对口、瘰疬、疖核、肚痈腰疽、乳毒、顽疮，疥癣、臁疮、鱼口、便毒、肛门痔漏、骑马痈、附骨疽，一切无名肿毒。

白降丹

【来源】《王氏医存》卷十四。

【组成】水银一两　火消二两　明白矾三两　绿皂矾一两　青盐一两　白砒一两或五钱（不可无此）官硼砂五钱　朱砂三钱　明雄黄三钱　黑铅一两

【用法】先将铅入铁勺，火上化熔，离火，入水银，冷定取下，即可粉矣，研为细末。朱砂、雄黄、白砒、硼砂亦共研为细末。再合诸药，共研细末。将公罐放炭火上，续续下药，以竹箸搅之，

药尽化溶，渐搅渐稠渐干，以白烟飞尽为度。又以箸将药摊抹于罐中，务使罐底以至周围贴实粘匀。药既干不再化，起罐离火，则覆罐受火，药乃不坠，此名坐胎。若白烟未尽，或粘药不匀，则覆罐加火，药即坠矣。炼此丹，以善坐胎为工。又以空母罐在下，实公罐在上，套合，铁丝绊耳，加盐水和赤石脂为泥，封固其口，阴干，再夹红炭烤其口泥，使无潮湿及罅缝。干净地挖坑，内置净水一盂，将母罐半坐于水内，勿使水浸封口之泥，又用净砖瓦，由罐之周围盖密此坑，以平下罐之口为止，上罐四面立放薄砖四片，空间又放碎砖四块，以便架炭也，砖勿挨罐。水碗、净箸、线香、香炉、红炭炉俱备。先用红透炭两节，加于上罐之顶，俟香烬二寸，又加红炭一层于罐顶周围，俟香又烬二寸，又加红炭，须轻手不响为妙。见炭有化尽露罐之处，速即轻轻补红炭一节，炭有黑者，速换红炭。见罐口有走气之处，速即轻手以泥补固。俟三炷香烬，轻手渐渐去炭。俟冷定，轻手扫净炭灰，轻手取起双罐，正放几上，轻手刮吹口泥，开去上罐，丹在下罐，如雪如银矣。此固罐中无潮降，得干丹；若罐中有潮，则丹下皆水。故取罐时仍正放，不可平放也。此丹用之最疼勿论，丹有水，且勿取出，须加生石膏为末一两，拌入丹中，另以盏盖罐口，置炉上以小火煅一炷香时，取过冷定，刮丹收固，名回生法，用之可减其痛。

【主治】痈毒火疖。

托里排脓汤

【来源】《梅氏验方新编》七集。

【组成】生耆二钱 人参 炙术 当归 炒芍 银花 连翘 茯苓 陈皮 贝母各一钱 白芷 桔梗各一钱半 桂心 甘草各五分

【用法】《性病》：加生姜一片，水三钟，煎至一钟，食远温服。

【主治】痈疽初溃。

拔疔膏

【来源】《梅氏验方新编》七集。

【组成】去油乳香 去油没药 血竭 人言 儿茶

飞净青黛 蟾酥 象皮（焙燥）各二钱 麝香六分 冰片四分

【用法】上为极细末，用枣肉以石锤打极匀为丸，如芡实大，飞净朱砂为衣。用一丸，加蜜少许调匀，涂于疔顶，以膏盖之，一宿即消；如毒甚，明日再涂一次。

【主治】一切红丝、蛇头疔，及诸疽毒。

酒煎汤

【来源】《梅氏验方新编》卷七。

【组成】当归 生耆各二钱 柴胡一钱半 大力子 连翘 桂心各一钱 升麻 川柏 甘草各五分

【用法】酒为引，水煎服。

【主治】腿外侧生疽属胆经者。

卫臂散

【来源】《外科医镜》。

【组成】黄耆一两（生） 当归五钱 防风一钱 白芥子三钱 白芍五钱 茯苓五钱 熟地五钱 枸杞三钱 薏苡仁三钱

【用法】水煎服。

【主治】两臂生痈已溃。

化毒漏芦饮

【来源】《外科医镜》。

【组成】漏芦二钱 连翘二钱 元参二钱 牛蒡子二钱 大黄（随证酌用） 生甘草八分 犀角一钱（此味不可用升麻代之） 黄芩一钱 蓝叶（或青黛亦可）

　　方中蓝叶用量原缺。

【用法】水煎服。

【主治】喉外生痈。

【加减】肿热甚，加芒消。

百顺膏

【来源】《外科医镜》。

【组成】大虾蟆二只（即老蟾酥，多者佳） 木芙蓉叶三两（重阳采用，或根皮，或花，俱妙）

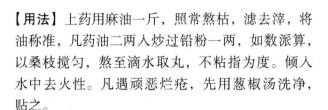

【用法】上药用麻油一斤，照常熬枯，滤去滓，将油称准，凡药油二两入炒过铅粉一两，如数派算，以桑枝搅匀，熬至滴水取丸，不粘指为度。倾入水中去火性。凡遇顽恶烂疮，先用葱椒汤洗净，贴之。

【功用】拔脓、止痛、生肌。

【主治】痈疽发背，及一切无名肿毒初起及已溃者；并治顽恶疔疮。

托里散

【来源】《外科医镜》。

【组成】人参三钱　生黄耆五钱　当归三钱　甘草二钱（生）　制乳香一钱　制没药一钱　山甲三片（炒）　牛皮胶五钱（黄明者佳，用牡蛎粉炒成珠）

【用法】加酒、水煎服。

【功用】已成未溃者服之不传恶证。

【主治】一切痈毒。

托里化毒散

【来源】《外科医镜》。

【组成】鲜何首乌一两　当归三钱　甘草三钱（生）　没药一钱　乳香一钱　茄蒂七个（干者，焙用）　人参三钱　黄耆五钱（生）

【用法】水煎服。

【主治】对口、痈毒。

完臂汤

【来源】《外科医镜》。

【组成】当归五钱　白芍五钱　柴胡二钱　羌活二钱　半夏二钱（制）　白芥子二钱　陈皮一钱　秦艽二钱　附子三分

【用法】水煎服。

【主治】两臂生痈。

灵应膏

【来源】《外科医镜》。

【组成】象皮六钱（切片）　穿山甲六钱　男子发一两二钱　牛蒡草三两　血竭二钱　儿茶二钱

白胶香四钱（即芸香，去油，研末）

【用法】上药用麻油二斤，将象皮、山甲、男发、牛蒡草煎枯，滤去滓，将油称准，凡药、油一斤，入炒飞黄丹八两搅匀，熬至滴水取丸不粘指为度，离火，再入血竭、儿茶、芸香等末搅匀，倾水中去火性。临用重汤燉摊。

【功用】长肉、生肌、收口。

【主治】痈疽发背，及一切溃烂等疮。

转阳化毒汤

【来源】《外科医镜》。

【组成】人参五钱　黄耆五钱（生）　远志三钱　金银花一两　生甘草三钱　肉桂一钱（寒甚倍用）　黄明胶五钱（炒成珠）

【用法】水煎服。

【主治】一切痈毒已溃，误服凉剂，转变阴症者。

【验案】痈溃变为阴症　孔连茹妻，年及四旬，背患一毒，脓出反痛，医者不解，凉剂罔效，再加大黄下之，变证蜂起。延予诊视，疮色灰陷，泄泻不止。予曰溃后脏腑已亏，复为误下所伤耳。遂以上方倍用肉桂与服一剂而痛止，十剂诸证悉愈。

降痈活命饮

【来源】《外科医镜》。

【组成】金银花一两　当归五钱　生黄耆三钱　甘草二钱（生）　乳香一钱（去油）　没药一钱（去油）　白芷一钱　防风七分　山甲三片（炒）　黄明胶五钱（即牛皮胶，用蛤粉拌炒成珠）

【用法】酒、水各半煎服。

【主治】一切痈毒。

消痈护产汤

【来源】《外科医镜》。

【组成】当归一两　川芎五钱　金银花五钱　蒲公英三钱　荆芥一钱　生甘草二钱

【用法】水煎服。

【主治】产后痈毒。

清和膏

【来源】《外科医镜》。

【组成】木芙蓉五两（重阳日采叶，或根皮或花俱妙）　紫荆皮三两　独活二两　南星一两半　赤芍一两半　白芷一两

【用法】上用麻油二斤熬枯，滤去渣，将油再熬沸，徐徐投入炒飞黄丹一斤，或铅粉亦可，以桑枝搅匀，至滴水取丸不粘指为度，倾入水中去火性，摊用。

【功用】活血定痛，散瘀消肿，拔脓去腐，生肌长肉。

【主治】痈疽发背及阴阳不和等毒。

如意散

【来源】《青囊立效秘方》卷一。

【组成】生军八两　陈皮二两　南星二两　芙蓉叶四两　白芷二两　花粉四两　白及二两　姜黄四两　五倍八两　毛菇二两　甘草一两　血竭二两　小朴四两　枯小粉一斤

【用法】晒脆为末。鸡蛋清、醋皆可调敷。

【主治】一切痈疽红白相兼之症。

青露散

【来源】《青囊立效秘方》卷一。

【组成】生军一斤　芙蓉叶八两　川柏一斤　白薇八两　花粉一斤　青黛四两　陈皮四两　白及四两　生石膏一斤

【用法】晒脆，为末。野菊花叶汁、丝瓜叶汁、蜜、菜油皆可调敷。

【主治】一切红肿之症。

黑生肌散

【来源】《青囊立效秘方》卷一。

【组成】川文蛤炭一两　乌梅炭一两　生石膏三两

【用法】乳至无声。

【功用】收口。

【主治】对口、搭背，脓毒已尽，四边毫无红肿。

【宜忌】若毒未尽，误用过早，反致护毒，焮疼复作。

蟾酥散

【来源】《青囊立效秘方》卷一。

【组成】蟾酥二钱　蚤休一钱五分　全蝎二钱　银消一钱　炙乳没各一钱　毛菇一钱　藤黄一钱　明雄一钱　大蜈蚣一条　西月石一钱　朱砂一钱　鸡内金一钱　扫盆八分　原寸三分　冰片三分

【用法】上为细末，乳至无声。

【主治】一切痈疽初起外症。

白芷防风膏

【来源】《青囊全集》卷上。

【组成】炼油（香油十斤，桃、柳、槐枝各二十一寸，浸二十一日，熬枯去渣，入当归、木鳖、知母、细辛、白芷、文合、红吉、山慈菇、续断、巴豆肉合熬，去滓，枯）一斤半　白芷　防风各五两

【用法】熬时入鸡蛋一个熟时取起，去壳，同熬枯去滓，入蛋再熬，照见人影，出蛋收锅，加白蜡五两，黄蜡二两，熔化和匀，收锅。用时开水熏软，贡川纸乘热用竹片括匀，俟冷剪贴，日换数次。

【主治】追脓生肌。

羌活散

【来源】《专治麻痧初编》卷三。

【组成】羌活　防风　白芷　荆芥穗　川芎　地骨皮　甘草　连翘　柴胡　牛蒡　大腹皮

【功用】微汗微下。

【主治】痘后热毒未尽，发疔发痈，肢节疼痛者。

十宝丹

【来源】《外科传薪集》。

【组成】花龙骨一两　童便浸石膏二两　血竭五钱　制炉甘石一两　龙眼核（煅）五钱　水龙骨（煅）五钱　炙乳香　炙没药各三钱　鸡内金（炙）三钱　人中白（煅）三钱　大梅片一钱

【用法】上为细末，瓷瓶盛之。

【主治】痈疽疮疡，久不收口。

九转丹

【来源】《外科传薪集》。

【别名】九一丹（《全国中药成药处方集》上海方）、九一散（《中国药典》）。

【组成】红升一两　熟石膏四两

【用法】上为细末。出脓后用。

【主治】痈疡。

五龙散

【来源】《外科传薪集》。

【组成】生南星一两　生半夏五钱　全当归五钱　生大黄五钱　陈小粉一斤四两（炒黑）

【用法】上为细末，调涂。火盛以芙蓉汁调；寒重用姜汁调。

【主治】痈疽、疔毒、瘰疬初起。

金黄散

【来源】《外科传薪集》。

【组成】天花粉一两　黄柏五两　姜黄　大黄各五钱　白芷五钱　紫川朴　陈皮　甘草　苍术各二两　天南星二两

【用法】上为末，以瓷器收贮。凡遇红肿，及夏月火令时，用茶汤同蜜水调敷；如微热欲作脓者，以葱汤同蜜水调敷；如漫肿无头，皮色不变，附骨痈疽、鹤膝等，俱以葱酒并调；如天泡、火赤游丹、黄水疮，俱以板兰根叶捣汁调和；烫伤，麻油调；其次诸引，又在临用之际，顺合天时调，窥病势也。

【主治】痈疽发背，诸般疔疮，跌仆，湿痰流注，大头时肿，漆疮火丹，风热天泡，肌肤赤肿，干湿脚气，妇女乳痈，小儿丹毒等。

清凉散

【来源】《外科传薪集》。

【组成】熟石膏一两　黄柏二钱

【用法】上为末，外用。

【主治】外科火症。

一笔勾

【来源】《青囊秘传》。

【组成】麝香一钱　藤黄一两　五倍子二两　赤豆五钱　南星五钱　白及（半炒半生）二两

【用法】上为末，生白及末为糊，炖熟成锭，阴干。醋磨，笔圈四周，中空其头。

【主治】一切痈肿。

一粒珠

【来源】《青囊秘传》。

【组成】全川山甲（炙）一只　原寸香五分

【用法】上为末，面糊为丸服。

【主治】一切痈肿流注，及小儿惊风。

八珍丸

【来源】《青囊秘传》。

【组成】斑蝥三钱（炒黄）　当门子一分　雄黄五钱　辰砂（水飞）二钱

【用法】上为细末，用熟面为丸，辰砂为衣，如豌豆大。每服三五丸。

【主治】流注痈疽，发背疔疮。

八将散

【来源】《青囊秘传》。

【组成】五倍子四钱　雄黄二钱　乳香三钱　角针二钱　全蝎二钱　蜈蚣二条　麝香一分　梅片一分

【用法】上为末。掺疮顶上，小膏药盖之；或摊贴之。

【功用】提毒化毒。

【主治】一切疽毒。

八宝消毒散

【来源】《青囊秘传》。

【组成】蟾酥八分　蝎尾　雄黄　僵蚕　炙乳没　银朱各四钱　黄连二钱　冰片四分

【用法】上为末。掺膏药上贴。

【主治】痈疽初起，肿痛微红，面赤者。

化坚丸

【来源】《青囊秘传》。

【组成】方八（刮去皮，麻油熬至浮，取出净，晒干，研）二两　芫花（炒炭）五钱　甲片（炒黄）二两　川乌（姜汁制，炒）五钱　草乌（姜汁炒，制）五钱　乳香（去油）三钱　没药（去油）三钱　当归二两　延胡二两　全蝎（酒洗，炒）五钱

【用法】面糊为丸，如梧桐子大。每服十四丸，陈酒送下。

【主治】痈疽肿毒。

【宜忌】孕妇忌服。

文八将丹

【来源】《青囊秘传》。

【组成】冰片五分　麝香三分　腰黄五钱　僵蚕（炒，研）三钱　蜈蚣（沙炒）三钱　甲片（沙炒）三钱　辰砂二钱　蝉衣（沙炒）一钱

【用法】上为细末，贮瓶内听用，大、小膏药均可用之。

【功用】拔毒。

【主治】无名肿毒，痈疽，疔症。

六神丸

【来源】《青囊秘传》。

【组成】乳香一钱　没药一钱　熊胆一钱　鲤鱼胆三个　硇砂一钱　狗宝一钱　元寸五分　白丁香四十九粒　蜈蚣　黄占各三钱　头胎男乳一合　腰黄一钱　扫盆一钱　真西黄一钱　白粉霜三钱　杜酥二钱　乌金石一钱

【用法】上药各取净末，以鲤鱼胆、黄占溶化为丸。每服十丸，开水化下。重者再进一服。

【主治】时邪温毒，烂喉丹痧，喉风，喉痹，双单乳蛾；疔疮，对口，痈疽，发背，肠痈，腹疽，乳痈，乳岩，一切无名肿毒；小儿急慢惊风，危在顷刻。

平安散

【来源】《青囊秘传》。

【组成】牛黄二分　火消三钱　月石三钱　雄黄三钱　朱砂三钱　麝香二分　冰片二分

【用法】上为细末，摊膏用。臀疽，外贴患处；毒蛇、疯狗咬伤，点目内眦。

【功用】攻坚消块。

【主治】臀疽初起，红肿顶破，及毒蛇、疯狗咬伤。

【加减】加硇砂，名硇砂散。

去解丹

【来源】《青囊秘传》。

【组成】熟石膏一两　黄升一钱五分　青黛二钱

【用法】研掺，小膏药贴之，一日一次。

【功用】拔毒去脓。

龙虎如意丹

【来源】《青囊秘传》。

【组成】硇砂三钱　朱砂四钱　麝香一钱　雄精一钱　冰片二钱　蟾酥四钱　白降丹二钱　五倍子四钱　玄参三钱　乳香（去油）　没药（去油）雌黄各四钱　前胡三钱　胆矾三钱　轻粉五钱　寒水石三钱　明矾三钱　紫草五钱

【用法】上为末。外用。

【功用】拔毒除腐。

【主治】痈疽发背，对口脑疽，无名肿毒，湿痰流注，附骨疽。

代刀散

【来源】《青囊秘传》。

【组成】斑蝥一钱　巴豆一钱　白信石一分

【用法】上为末。取大米少许，放疡头上，膏药盖之。以代开刀。

【主治】一切流注，痈毒，有脓水。

加减十全大补汤

【来源】《青囊秘传》卷上。

【组成】人参一两　白术一两　当归一两　熟地一两　麦冬一两　甘草三钱　五味子三钱　锦地罗三钱　茯苓五钱　黄耆二两

【用法】水煎服。

【主治】背生痈疽，溃烂之后，或发热，或恶寒，或作痛，或脓多，或流清水，自汗盗汗，脓成而不溃，口烂而不收，因五脏亏损，气血太虚所致。

阳铁箍散

【来源】《青囊秘传》。

【组成】降香末（炒）半斤　大黄三斤　炙乳香四两　炙没药四两　赤小豆三升　黄芩八两　方八一斤　生南星四两　山慈姑四两　陈小粉十斤

【用法】上为细末。用醋调敷。

【主治】痈疽阳症。

如意铁箍散

【来源】《青囊秘传》。

【组成】大黄四两　陈皮二两　南星二两　白及二两　姜黄四两　白芷三两　毛菇二两　厚朴四两　花粉四两　甘草一两　血竭二两　芙蓉叶四两　五倍子（炒）半斤　陈小粉（炒黑）一斤

【用法】上为细末。鸡子清或醋调敷。

【主治】一切痈疽，红白相兼之症。

红阳膏

【来源】《青囊秘传》。

【组成】麻油四两　黄占二两

【用法】上药烊化，候冷，加银朱三钱搅匀。摊贴。

【功用】呼脓去腐，润肌生肌。

束毒丹

【来源】《青囊秘传》。

【组成】芙蓉梗　地丁草　花粉各一斤　苍耳草十二两　陈皮八两

【用法】上炒，为细末。敷之。

【主治】一切痈疽溃后，毒将尽，肿未全消。

青宝丹

【来源】《青囊秘传》。

【别名】青敷药。

【组成】大黄一斤　姜黄八两　黄柏八两　白芷六两　青黛四两　白及四两　花粉二两　陈皮四两　甘草二两

【用法】上为细末。如毒红肿者，野菊花捣汁，或淡茶叶泡汤候冷，或加蜜水或甜菜汁，或丝瓜叶汁，或甘露根汁，或鲜芙蓉叶汁，或夏枯草泡汤，皆可调敷，随症选用。

【功用】箍毒托脓。

【主治】一切热毒红肿者。

转攻汤

【来源】《青囊秘诀》卷上。

【组成】黄耆二两　甘草三钱　贝母三钱　当归一两　白术一两　肉桂一钱　远志五钱　紫花地丁五钱

【用法】水煎服。

【主治】臂痈。两臂之间，忽然生疮而变成痈疽者，亦阴痈也。

金龙丸

【来源】《青囊秘传》。

【组成】番木鳖（以米泔浸三日，刮去皮毛，切片晒干，麻油熬浮，换土炒去油，水洗，干待用）四两　炙甲片一两五钱

【用法】上药共为细末，以黄米饭为丸，如梧桐子大。每服五分，量人虚实酌减，按部位用引经药，煎汤送下。宜暖睡，勿冒风。周身麻木抽掣，甚则发抖，不必惊慌，过片刻即安。

【主治】一切疔疮肿毒，跌仆闪伤，胸胁气痛，贴骨痈疽；兼治男妇大小颈项瘰疬，及乳岩、结核、痰气凝滞，硬块成毒，小儿痘后发痈。

洪宝丹

【来源】《青囊秘传》。

【组成】大黄十两　黄柏　姜黄　白芷　陈皮各五两　甘草五两　花粉二两　白蔹　石膏各十五两

【用法】晒，磨为末。白蜜或醋随症选用调敷。
【主治】一切痈疽，红肿热痛。

神效汤

【来源】《青囊秘传》。
【组成】当归一两　黄耆一两　人参一两　金银花二两　白芍一两　肉桂一钱　荆芥三钱
【用法】水煎服。一剂而血止，二剂而肉生，三剂而口小，四剂而皮合，再服二剂而痊愈。
【主治】对口疮，阴症溃烂者。并治各处痈毒，凡低陷不作脓而不能收口者。

海马散

【来源】《青囊秘传》。
【组成】海马（炙黄）一对　辰砂一钱　雄精三钱　麝香五厘　梅片一分　甲片（黄土炒）一钱
【用法】上为细末，另加水银少许，研至不见星为度。外用。
【主治】痈疽发背，不腐溃者。

家传秘捶红膏药

【来源】《青囊秘传》。
【组成】千金子肉一两　蓖麻子肉四两　桃仁一两杏仁一两　老木鳖子肉一两
【用法】上共捣烂，入藤黄一钱，蟾酥一钱，乳香末三钱、没药三钱，研匀，再捶入松香，看老嫩得宜，再入樟冰一两，血竭、银朱为颜色，隔水炖烊，摊贴患处。
【功用】消散痈疽。
【主治】阳症痈疽。

梅花丹

【来源】《青囊秘传》。
【组成】麝香三分　冰片三分　乳香（炙去油）七钱　蜈蚣五条　寒水石三钱
【用法】上为末，用烧酒浸烂，打腻如浆为丸，如黄豆大，用轻粉一钱，腰黄一两，炙没药七钱，血竭三钱，杜蟾酥三钱，金箔十张为衣。每服一

分半，多至三分。研末，又能敷对口疮。
【主治】一切痈肿，对口疮。

移毒消肿散

【来源】《青囊秘传》。
【组成】紫槿皮（炒）五两　赤芍（炒）一两香白芷（晒燥，不可炒）一两　独活（炒）一两五钱　石菖蒲（晒，不可炒）一两
【用法】上为细末，以好酒和葱白五茎，煎滚。调搽，不必留顶，一日一换。以消为度。
【功用】痈毒生于骨际及膝上，不急治难以收功，以此药移之。

雄麝散

【来源】《青囊秘传》。
【组成】麝香三钱　真雄精五钱　净巴豆霜三钱
【用法】研细末，将瓷器收贮，勿令出气。
【功用】化腐定痛。
【主治】一切痈疽发背，初溃时用之；杨梅疮亦可用。

揭毒散

【来源】《青囊秘传》。
【组成】大黄一两　朴消一两五钱　白及七钱
【用法】上为末。井水调，外敷。
【主治】热性肿毒。

蟾酥散

【来源】《青囊秘传》。
【组成】蟾酥一钱　没药（炙）四钱　甲片（炙）二钱　蜈蚣二钱　雄黄二钱　麝香五分　川乌二钱　草乌二钱　藤黄二钱（一本有蝎尾四钱，没药二钱）
【用法】大膏药内调贴。
【主治】痈疽。阴阳两症，不红不肿者。

蟾酥墨

【来源】《青囊秘传》。

【组成】雄黄 胆矾 韶粉 藤黄 铜绿 硼砂各一两 寸香一钱

【用法】上为末,蟾酥为条,如笔管大,阴干。用水磨涂之。

【主治】一切痈疽。

九香膏

【来源】《饲鹤亭集方》。

【组成】麝香五分 冰片一钱 白及 白芷 乳香（去油） 没药（去油）各一两 丁香五钱 辰砂三钱

【用法】上为极细末,用清凉膏（原书太乙清凉膏）一斤四两,滚化和匀。用时摊贴。

【功用】疏气和血,通腠开窍。

【主治】痈疽发背,乳中结核;一切无名肿毒,贴之未成易消,已成易溃,已溃易敛。

灵宝如意丹

【来源】《饲鹤亭集方》。

【组成】人参 犀黄 熊胆 麻黄各五钱 杜酥 雄黄 血竭 天麻 葶苈 玉石 白粉霜 朱砂 银朱各一两 冰片 真珠各二钱

【用法】上为末,将杜酥酒化为丸,辰砂为衣。每服七丸,用凉茶送下;痈疽疔毒,蛇蝎虫毒,用黄酒化敷患处。

【主治】中暑眩晕,绞肠腹痛,脘闷饱胀,阴阳反错,不省人事,手足厥冷,恶心吐泻,山岚瘴气,中寒头痛,一切痧气;痈疽疔毒,蛇蝎虫毒。

【宜忌】孕妇忌之。

梅花点舌丹

【来源】《饲鹤亭集方》。

【组成】熊胆 珍珠 麝香 冰片各一钱 血竭 没药 雄黄 月石各三钱 西黄 蟾酥 黄连 沉香 葶苈 梅花瓣各二钱

【用法】加入乳烊化为丸,金箔为衣。每服一丸,好酒化下。外治外敷。

【主治】外疡肿毒,痈疽发背,疔疮恶症,红肿疼痛初起,山岚障气,时疫痧胀。

硇砂膏

【来源】《饲鹤亭集方》。

【别名】外科硇砂膏（《全国中药成药处方集》杭州方）。

【组成】鲜桃枝 柳枝 桑枝 槐枝各五尺 大山栀八十个 头发一两二钱 象皮 炒甲片各六钱

【用法】上用麻油四斤,煠枯去滓,再熬至滴水成珠,后下飞黄丹一斤半,成膏,加入真硇砂三钱,血竭一钱,儿茶二钱,三味预研细,共搅极匀,出火气听用。贴患处。

【功用】化腐消坚,生肌收口。

【主治】痈疽发背,对口疔疮,痰核瘰块,破烂恶疮,一切无名肿毒。

一笔勾

【来源】《外科方外奇方》卷一。

【组成】天南星一两 生半夏一两 白及一两 生大黄四两 冰片一钱

【用法】上为末,用雄猪胆汁和成锭子。

【主治】一切无名大毒。

五香追毒丸

【来源】《外科方外奇方》卷一。

【组成】老君须 母丁香（不见火） 苦丁香（即香瓜蒂） 去油乳香 去油没药 巴豆霜 广木香 炒黑牛蒡子 上沉香 血竭 辰砂 蟾酥（火酒另化）各等分

【用法】上为细末,将所化蟾酥加陈蜜为丸,如芡实大,辰砂为衣。每服一丸或二丸,空心、食前绍酒化下。泻二三次后,用冷粥补之,毒即消。

【功用】去疔疮毒,定痛。

【主治】痈疽,一切无名肿毒,初起壮实者。

如意金黄散

【来源】《外科方外奇方》卷一。

【组成】天花粉十两 川黄柏五两 姜黄五两 白芷五两 广陈皮二两 甘草二两 苍术二两 南星二两 厚朴二两 石菖蒲二两 川郁金二两

生半夏二两
【用法】上为细末。醋、或蜜、或水、或葱汁水调敷。
【主治】痈疽发背，诸般疔肿，跌打损伤，湿痰流注，大头时肿，漆疮火丹，湿热天泡，肌肤赤肿，干湿脚气，妇女乳痈，小儿丹毒，外科一切顽恶肿毒。

驱毒散

【来源】《外科方外奇方》卷一。
【组成】白及一两六钱　紫花地丁八钱　乌骨鸡骨一两（煅）　朱砂一钱　雄黄末一钱　轻粉一钱　五倍子二钱（炒黄）　大黄二钱　牙皂八分
【用法】上为末。以醋调敷。
【功用】能移毒上下，无残症之患。
【主治】毒生骨疖之间。

金箍散

【来源】《外科方外奇方》卷一。
【组成】赤小豆一两　番木鳖二两　白及五钱　芙蓉叶二两　白蔹五钱　生大黄五钱　黄柏五钱
【用法】上为末。葱蜜调涂。
【主治】痈疽阳症。

银箍散

【来源】《外科方外奇方》卷一。
【组成】草乌　生南星　乳香　生半夏　五倍子　没药　陈绿豆粉
【用法】上为末。酒调搽。
【主治】痈疡阴证。

紫霞丹

【来源】《外科方外奇方》卷一。
【组成】犀黄四分　雄黄二钱　大黄四钱　天竺黄四钱　藤黄二钱（九晒，去酸味）　冰片四分　儿茶二钱　参三七四钱　血竭二钱　乳香四钱（去油）　没药四钱（去油）　麝香四分　阿魏一钱（用密化夏布收，去渣）
【用法】上为极细末，以阿魏蒸好，炼蜜为丸。每

服四分，用绍酒调下。上药除乳香、没药、藤黄、阿魏外，余皆忌火。
【主治】痈疽发背，破伤风，疔疮，无名肿毒，跌打损伤，小儿惊风。
【宜忌】忌生冷；孕妇忌服。

十面埋伏散

【来源】《外科方外奇方》卷二。
【组成】麝香一钱　蜈蚣十条　炙甲片五钱　乳香没药各六钱（去油）　蝉衣六钱　银朱四钱　僵蚕八钱（炒断丝）　全蝎五钱（漂淡）　带子蜂房六钱（焙燥）
【功用】拔毒。
【主治】一切痈毒。

八将丹

【来源】《外科方外奇方》卷二。
【组成】川文蛤一两六钱（去毛）　乳香　没药各三钱（去油）　雄黄三钱　蜈蚣七条（酒洗，瓦上焙）　全蝎七个（漂，勿焙）　炙蝉衣七只　炙甲片七钱
【用法】上为末。掺患处。
【主治】一切痈疽。
【宜忌】疔毒不宜用。

八将擒王丸

【来源】《外科方外奇方》卷二。
【组成】带子蜂房三钱　象牙屑五钱　僵蚕三钱蝉蜕三钱　全蝎一对　木香三钱　乳香三钱　没药二钱
【用法】上为细末，以黄占八两滚化熬过，入药末搅匀，倾水中取出为丸，如枣仁大。每服一丸，空心滚酒送下，连服三日。待其药从满口透出，隔一日再服一丸，至第五日再服一丸。
【主治】一切痈疽发背，疮痔成漏。

八将擒王散

【来源】《外科方外奇方》卷二。

【组成】蜈蚣(去头足) 炒甲片 漂全蝎 蝉衣(去头足)各四钱 炒僵蚕 炒蛇蜕各二钱 生五倍子一两(另研极细末) 麝香一钱 雄黄五钱(水飞)

【用法】上为细末。

【功用】拔毒。

【主治】一切痈毒。

【宜忌】疔毒忌用。

九龙丹

【来源】《外科方外奇方》卷二。

【组成】斑蝥五分（去头足，糯米炒黄） 乳香 没药各三分（去油） 雄黄二分 血竭一分 麝香一分五厘 冰片七厘 元胡五厘 元参五厘

【用法】上为极细末。掺患处。

【功用】拔毒，生肌，化腐。

万应清凉膏

【来源】《外科方外奇方》卷二。

【组成】木鳖 蓖麻子 当归 生地 苦参 苍耳子各二两 生大黄 黄芩 黄柏 赤芍 玄参 天花粉 桃仁 白芷 角刺各一两 川山甲 直僵蚕 全蝎 黄蜂房各五钱 甘草八钱 槐枝二两 虾蟆十四只

【用法】用麻油七斤，入前药浸，春五、夏三、秋七、冬十日，入锅熬至药枯，去渣滤净，复入锅内，武火熬至滴水成珠为度。称净油一斤，入炒黄铅粉八两研细，徐徐搅入，俟白烟起，倾井水内七日，出火气。摊贴。

【功用】提毒生肌生肉。

【主治】外科一切大小疽毒。

太白九转还元丹

【来源】《外科方外奇方》卷二。

【组成】南星 白芷 半夏 花粉 川乌（酒浸，去皮） 川贝母各三钱 草乌三钱（去皮尖） 麝香一钱 山慈姑五钱（去毛） 真磁石五钱

【用法】生晒为末，掺患处。勿令出气。

【主治】

1.《外科方外奇方》：一切痈毒。未成即消，已成即溃，已溃即收功。

2.《经验秘方类抄》：痈疽发背，烂腿臁疮、瘰疬。

巴豆油膏

【来源】《外科方外奇方》卷二。

【组成】巴豆三两

【用法】用麻油煎片时，勿令枯，再用棉料纸滚尽外面油，以擂盆打自然油，用夏布绞出，加入轻粉三分，搅匀，瓷瓶收贮，勿令出气。用时看患大小以油照样涂抹膏药上贴之，日换三次。

【主治】发背、痈疽、疔疮。

京都硇砂膏

【来源】《外科方外奇方》卷二。

【组成】鲜桃枝 鲜柳枝 鲜桑枝 鲜槐枝各五尺 红山栀八十个 头发一两二钱 炙甲片六钱 象皮六钱（以麻油四斤，炸枯去滓，再熬至滴水成珠，加入飞黄丹一斤半，搅成膏。再入） 真硇砂三钱 血竭一钱 儿茶二钱（三味另研末）

【用法】共搅极匀，出火气。摊贴。

【功用】去腐消坚。

【主治】除疔疮外，一切恶疮痈疽发背；并诸般疮疖痰核硬块；其势成者，亦能大化为小。

漏管内消丸

【来源】《外科方外奇方》卷二。

【组成】刺猬皮（炙） 真象皮各五钱 甘草节（鳖血拌，炒燥）一两 小赤豆（晒）二两 赤芍（炒）一两 松花（焙）一两 炙甲片二钱 象牙屑（晒）二两 黄明胶（蛤粉炒）二两 银花（炒）七钱

【用法】上为细末，以米仁磨粉，水煎浆糊为丸，如梧桐子大。每服一钱半，滚水送下。

【主治】痈疽发背，疮痔成漏。

加味三星汤

【来源】《增订治疗汇要》卷下。

【组成】金银花三两　蒲公英一两　赤首乌二两（鲜）　甘草三钱（生）　茄蒂十四个（白者更佳）　夏枯草四钱（鲜者佳）

【主治】对口、痈疽、疔毒等证初起或已破合。

【加减】初起加穿山甲，口渴加元参；寒热头痛，加防风、前胡。

八宝丹

【来源】《内外验方秘传》。

【组成】生濂珠一钱　牛黄五分　净扫盆五分　青黛五分　琥珀二钱　朱砂一钱　熊胆四分　冰片五分

【用法】研至无声。

【功用】收口生肌。

【主治】痈疡。

胜湿丹

【来源】《内外验方秘传》。

【组成】煅甘石二两　川连（末）六钱　生石膏四两

【用法】研至无声。

【主治】臁疮久不收口，并手搭背、足搭背及鸦疮。

黑虎丹

【来源】《内外验方秘传》。

【组成】全蝎　蜈蚣　蜂房炭　干蜘蛛　僵蚕　乳香　没药　磁石　斑蝥　炙甲片

【用法】上为末。掺患处，外贴膏药。

【主治】搭背对口。

消疔毒膏

【来源】《治疔汇要》卷下。

【组成】松香二十两（用桑柴炭煎汁，澄清入松香煮烂，取出纳冷水中少时，再纳灰水中煮，以色白为度）　乳香三两（每两用灯心二钱五分同炒去油，研细末）　没药三两（研制同上）　铜绿五两（研细；过绢筛，再研至无声为度）　百草霜五两（研细，过绢筛，再研至无声为度）　黄蜡十两（刮取粗片）　白蜡二两（切粗末）　麻油六两

【用法】用桑柴火先将麻油入锅熬滚；次下松香，候稍滚；三下白蜡，候稍滚；四下黄蜡，候稍滚；五下乳香，候稍滚；六下没药，候稍滚；七下铜绿，候稍滚；八下白草霜，再滚数次。于锅内太老则不适用，并少功效。冷透搓成如桂圆核大，藏瓷瓶内。临用以一丸捻扁，勿见火，或呵软，或热水炖软，贴患处。顷刻止痛，次日肿消，已破烂者亦效。

【主治】疔毒，痈疽。

化毒丸

【来源】《经验奇方》卷上。

【组成】绿豆粉　刺蝟皮各二两　生大黄　槐角　细茶叶各一两　瓜子仁一两（另研）　全蝎二十一只（微炒）　制乳香　甘草粉　炒薏苡各五钱

【用法】上药各为细末，和匀，炼糊为丸，如绿豆大。每早服三钱，患在上部，白开水送下；中部，杜仲汤送下；下部，如下疳、痔疮，淡盐汤送下。均服至全愈为度。

【主治】一切痈肿，阳症大毒，杨梅结毒，日久不能全愈者。

乌金锭

【来源】《经验奇方》卷上。

【组成】川五倍（剖，洗，焙燥）　生肥皂（去子弦筋，焙燥）各二两　乳香（去油）　没药（去油）各六钱

【用法】上药各为细末，和匀。用真米醋捣烂作锭，每重二钱。晒极燥，储洋铁筒。用时真米醋磨浓，鸡毛扫敷患处，随干随敷。日近者可散。或已作脓觉痛者，宜留出患头，敷四围，亦能收小速愈。

【主治】痈疮初起，火盛红肿者。

如意丹

【来源】《经验奇方》卷上。

【组成】川五倍（焙燥）二两　明雄精　炙山甲各

四钱 蜈蚣（焙） 全蝎（焙）各七只 蝉蜕（焙）十四只 真云麝 上梅冰各三分

【用法】上为极细末，和匀再研，以瓷瓶收贮，勿令出气。临用时先将腐脓用柔纸拭净，以破散羊毫笔蘸丹掺患处，金花散盖面，云台膏贴之，每日早、晚各换一次。

【功用】解毒排脓，去腐生肌。

【主治】痈疽大毒恶疮，并刀石破伤溃烂。

【宜忌】忌食发气、煎炒、酒糟等物。

金花散

【来源】《经验奇方》卷上。

【组成】生石膏一斤（煅熟） 黄丹一两

【用法】上药各为末，和匀再研，贮瓶候用；生猪板油不拘几两，扯去皮，捣烂，将散缓缓加入，随捣随加，以韧为度；量患之大小，宽摊川油纸，约厚半分。将患上腐脓弱纸拭净，以此散掺满患口，猪油膏药盖之，一日两换。

【功用】祛腐生新。

【主治】发背对口，肚痈腰痛，搭手臁疮，一切红肿痈毒。

【宜忌】忌食酒糟、猪、羊、冬笋、香菇、油煤、面食、发气各物。

降痈活命饮

【来源】《经验奇方》卷上。

【组成】大当归八钱 生黄耆 金银花各五钱 生甘草三钱

【用法】上药用陈绍酒、清水各一碗，煎脓汁热服。服后宜暖睡出汗。

【主治】一切有名肿毒，无论阴阳证。

【加减】患在上部，加川芎二钱，在中部，加桔梗二钱，在下部，加牛膝二钱；如泄泻，加苍白术各二钱；呕吐恶心，加陈皮、半夏各一钱；不思食饮，加白术三钱，陈皮一钱；气虚，加党参五钱；阴疽肉白色淡，无论冬夏，加陈皮、麻黄各六分、瑶桂心、炮姜各一钱五分，切不可妄行加减；如排脓，加白芷二钱；欲破，加皂刺一钱五分，已破者不用；火气盛，加天花粉、黄芩各二钱；大便闭结，加熟大黄三钱，已通者不用。

十全散

【来源】《经验各种秘方辑要》。

【组成】全蝎十个（约七分，漂净，去尾，炙） 五倍子一两六钱（焙，研） 腰黄三钱（水飞） 当门子一钱 川山甲七片（约二钱，炙） 蜈蚣七条（约一钱二分，去钳脚净，炙） 蝉衣二十个（约七分，去头足，焙脆） 蟾酥一钱 冰片一钱 炒僵蚕二钱

【用法】上为细末，瓷瓶收藏，勿令泄气。掺于万应膏上贴之。

【主治】痈毒色红者。

五虎膏

【来源】《经验各种秘方辑要》。

【组成】瞎地鞭蛇两条（活入油） 大天龙五十条 大蜈蚣一百条 全蝎一两五钱 当归四两 穿山甲二两 象贝母二两 川乌二两 草乌二两 羌活二两 独活二两 番木鳖四两 连翘二两 大黄四两 麻黄一两五钱 血余四两 白及二两 佩兰叶五钱 银花四两 蝉衣二两 乳香二两（去油） 没药三两（去油） 小生地五两 新绛屑二两 生葱六十四两 生姜八两

【用法】另用柏青油十六两，蓖麻油八两，脂麻油一百二十八两，菜油六十四两，将以上诸药入油，煎至药枯，歇火片时，然后去滓，用铁罩加丝棉沥尽，熬至滴水成珠，加陶丹五十二两，研细入油再熬，察其老嫩得宜，离火候至微温时，加入当门子研细五钱，冰片研细五钱，搅匀为度。油纸摊贴患处。

【主治】无名肿毒，痈疽发背初起者，即可消退，已溃者拔毒收功。及下足部臁疮烂腿。

【宜忌】疔疮忌用。

百消散

【来源】《经验各种秘方辑要》。

【组成】血龟版一大个（须用下半段，断不可用汤版为要） 白蜡一两（为细末）

【用法】先将龟版烘热，取蜡末渐渐掺上，掺完，版自炙枯，放泥土上，出火气，研碎。用黄酒冲

服，至醉为度，服后即仰卧，出大汗而愈。如稍有未平，再服半服，断无不愈。惟炙版须用桑柴火，如桑柴难觅，青炭亦可，切不可用煤火。

【主治】一切无名肿毒，对口发背，流注，痈疽，疔疮。

阳和膏

【来源】《经验各种秘方辑要》。

【组成】官桂一两　甘松一两　山柰一两　丁香五钱　乳香五钱　没药五钱　上玉桂五钱　牛蒡子五钱

【用法】上药内乳香须熬烊去油，余皆晒干生研，各为极细末，用沪上姜衍泽堂太乙膏药肉烘烊，将药末拌匀摊膏，其摊膏纸用棉料油纸并白纸裱褙双层，大者用红布摊之。凡疮初起未成时贴之皆可消散，但须连四围根脚贴进，不可但贴头上，反致不效；即已溃之疽贴此膏亦可收束，不致蔓延；方内玉桂、官桂并用者，因玉桂价昂，故兼用之，非重味也。

【主治】痈疽、发背、流痰，一切无名肿毒，及风热肿胀。

观音露

【来源】《经验各种秘方辑要》引杨季明方。

【组成】蝌蚪七十个　滴乳香　净没药各二钱（研细末）　蟾酥末二分　寸香一分　芒消七钱

【用法】上药共装入瓶罐内，以黄蜡封口，埋土内七天，其药自化为清水，连瓶收藏。临用时将笔蘸药水涂患处。

【主治】痈疽，发背，对口毒疮。

灵宝救苦丹

【来源】《经验各种秘方辑要》。

【组成】麝香五分　番蟾酥（酒化）五分　真狗宝五分　西牛黄五分　珍珠三分　梅冰片二分　明硼砂五分　草河车一钱　真熊胆三分　真山上百草霜一钱（如无，用陈京墨代）　真血竭五分　去油乳香五分　去油没药五分　生大黄一钱（勿见火）　明雄黄（制）五分　飞净朱砂五分　生玳瑁

五分　真琥珀五分　乌沉香二分　青木香三分

【用法】上为极细末，用头生男孩人乳和化为丸，每丸一分，真金箔五分为衣。每服一丸，重者二三丸，陈绍酒送下，以醉取汗为度。并可外敷。

【功用】止痛护心，解毒化脓。

【主治】痈疽发背，疔疮、内痈，恶疬、蛊毒，烂喉丹痧、霉疮结毒，一切无名肿毒，已溃未溃，毒邪毒火。

【宜忌】孕妇忌服。

拔毒九珠丹

【来源】《经验各种秘方辑要》。

【组成】川贝母四钱　冰片一钱　穿山甲七钱（炙）　寸香一钱　全蝎七个（炙）　丁香一钱　蜈蚣七条（炙）　辰砂一钱　腰黄三钱（水飞）

【用法】上为细末，瓷瓶密贮。

【功用】拔毒去腐。

【主治】痈疽未成或已成。

铁箍散

【来源】《经验各种秘方辑要》。

【组成】鲜鸭蛋十个（用黄，煎油）　虾蟆头三个（炭火烧存性）　银珠三钱

【用法】同蛋油搅匀，入瓷瓶内封口，勿令泄气。用鹅毛将油扫疮边周围，留顶以出毒气。

【功用】束疮根。

【主治】痈疽发背，诸般肿毒，对口诸毒痛不可忍。

加诚散肿溃坚汤

【来源】《医学探骊集》卷六。

【组成】知母四钱　黄柏三钱　皂角刺三钱　金银花四钱　天花粉五钱　马齿苋四钱　黄芩三钱　黄连二钱　升麻三钱　山甲二钱　连翘三钱　桔梗二钱

【用法】元酒煎服。

【主治】项疮（即对口）初起，紫红板硬，结成一片，并无头可寻，脉洪数者。

【方论】此方用知、柏、芩、连散其诸经之火；连翘、升麻解毒升阳；花粉、桔梗排脓利膈；双花、

马齿苋散肿消毒；山甲、皂刺引药软坚。痈疡初起服之最宜。

二丢方

【来源】《千金珍秘方选》。

【组成】出山矿石三钱　朱砂三钱

【用法】上药各为极细末，称准和匀，盛瓶内，黄蜡封固，用此掺患处。

【功用】生肌。

【主治】一切痈疽、发背、肿毒，溃烂不能收口；牙疳上攻，舌肿，茧唇，疯犬咬伤。

【方论】此药带身边温养更灵。如用纸包，走散无效。

化毒膏

【来源】《千金珍秘方选》。

【别名】神效奇方

【组成】黄柏三两　蝉衣一两八钱　全蝎九十只　乳香三两　没药三两　当归二两四钱　白芷二两四钱　红花三两　蛇蜕四条　生地二两四钱　男发（如蛋大）六个　蜈蚣六十二条　蓖麻子一两二钱　马前子四十粒　赤芍三两

【用法】上药用真麻油九斤浸七日，熬，去滓，入炒黄色铅粉四斤收膏。其膏用雨水浸，始则数日一换，后则月余一换，随用随取，以免干枯。

【功用】生肌收口。

【主治】湿热无名肿毒、痈疽发背及久年瘰疬、梅毒。

千捶膏

【来源】《疡科纲要》。

【组成】蓖麻子（去壳，取净白肉）一斤　大天南星一两（研）　乳香　没药（制好，去油，研细）各二两　急性子二两（研）　银朱二两　血竭二两（研）　上元寸三钱

【用法】上先以蓖麻子石臼中捶极细，不见白星，如酱，乃入后七味细末，缓缓杵匀，瓷器收听用。痈疡内挟肝胆相火，不能用五瘟丹及温煦薄贴者，宜以此膏合清凉薄贴用之。未成可消；已成即提脓消肿，易于针溃，捷验异常。

【主治】痈疡高肿，将欲成脓，又阳发初起，来势迅速，乳痈乳发，胸臂诸痈。

【方论】此方以蓖麻为君，银朱、急性子为佐，消肿清解，捷于影响。阳发疡患初起，贴之消者八九。恒有一贴此膏，而肿块即退，移于膏药之旁者，以此知是膏并可作移毒用。古书称蓖麻能堕胎云云，亦以其流动，而过甚言之。然此膏恒贴孕妇痈疡，未用因此堕胎者，以此知古说之未可尽信也。

铁井阑

【来源】《疡科纲要》引朱阆仙方。

【组成】大五倍子（去蛀屑，微炒成团，候冷研细）三两　杜蟾酥（干，研细）五钱　藤黄三两（先以好醋入铜杓上微火化烊，绢漉去滓听用）　明矾一两（研）　胆矾八钱（研）　大黄　皂角　白及　山慈菇各二两　天南星一两

【用法】先以后五物用陈米好醋二大碗文火熬浓，绞去滓，乃和入醋煮之，藤黄同熬成膏，候极浓，乃和入五倍、蟾酥、二矾细末调匀，离火，再入麝香细末三钱杵匀，制成锭子，阴干收藏。临用时以醋磨浓，涂疮根四围，干则润之以醋，一日洗去，再涂；欲移毒使偏，则如上法涂其一偏，而涂药处自能退肿，其毒聚于未涂药之一偏，可保骨节不致损害。

【功用】退肿移毒，收束疮根。

【主治】痈疽大毒漫肿无垠，根脚四散，其毒不聚；疮发于骨节转侧之间，酿脓化毒。

天仙丹

【来源】《疡科纲要》。

【组成】三仙大红升丹（须自炼者为佳）二两　天仙子六两（研极细）　五虎拔毒丹一两　梅片三钱

【用法】上药各为极细末，和匀密贮。临用挹尽脓水，须以一百倍石炭酸淋洗净，棉纸挹干，以此末子细细掺遍疮口，以膏盖之，一日两换，吸尽脓腐，不伤好肉，不觉痛苦，最为稳妥。

【功用】提脓拔毒，去恶腐。

【主治】疔毒及脑疽、背疽、腹皮大痈，溃后脓多，或腐肉不脱。

【方论】广东药肆，有所谓天仙子者，其形小圆而扁，其色深黄，光泽滑润，一得水湿，则自有粘质，稠如胶浆，以治溃疡，吸取脓水，其力颇峻，寻常疮疖，嫌其吸力太富，反觉痛苦，惟疮脓多，及脑疽、背疽、腹皮痈等大证，腐化已巨，脓水甚多者，以此提脓吸毒，去腐极易，并不痛苦。考《本草纲目》有莨菪子，一名天仙子，而所载形色性情，实非此药，或粤省所独有，未入本草之物，颐用之有年，恃为利器，爰合以三仙丹数味，配为一种末子，专治大毒大腐。是新方之适宜于实用者，即以粤东之名是方，以旌其功，允足当佳名而无愧色。

四温丹

【来源】《疡科纲要》。

【组成】上瑶桂（去粗皮）二两　北细辛（去净泥垢）一两　干姜八钱　公丁香五钱

【用法】上为粗末。小证各用二三分，上用温热薄贴盖之；大证别用三五钱，调入温煦薄贴料中摊贴，再加麝一分许。

【主治】痈疽初起，不论深浅、大小。

【宜忌】阳发风火热毒禁用。

太乙吸毒膏

【来源】《喉科家训》卷一。

【组成】炮山甲九钱　金银花一两　生大黄九钱　全当归四钱五分　上广皮四钱五分　天花粉三钱　赤芍三钱　大生地四钱五分　薄荷叶三钱　青防风三钱　香白芷三钱　大贝母三钱　制乳香三钱　制没药一钱五分　甘草节三钱　皂角刺六钱

【用法】麻油熬，黄丹收。随症摊贴。

【主治】痧后留滞热毒，咽喉发炎肿胀，痈疽发背。

神　膏

【来源】《华佗神医秘传》卷三。

【组成】乳香　没药　血竭　儿茶　三七各二钱　冰片一钱　麝香二分

【用法】上为末。掺用。或上药加豚脂半斤，蜂蜡一两，稍温用棉纸摊膏，贴痈疽破烂处。

【功用】去腐生新。

【主治】痈疽皮肤溃烂，及施割后。

【加减】杖伤，倍三七；有热，加黄连一钱；腐，加轻粉一钱；有火，加煅龙骨一钱；欲速收口，加珍珠一两，或加蟹黄（取团脐螃蟹，蒸熟取黄，晒干收用）二钱。

秘制朱砂膏

【来源】《膏药方集》引《伤科方书》。

【组成】松香一斤　葱水煮麝香五分（如嫌麝香贵，可另改加入八将散）　冰片五分　制乳香五钱　制没药五钱　樟脑三两五钱　银朱一两　漂朱砂二钱　研漂蓖麻子肉五两　杏仁一百五十粒（去皮尖）　明雄黄二钱　全蝎二钱五分（葱水洗）

【用法】上各为细末，打数千捶为膏，瓷罐收贮。临用时隔水炖软，摊平常油纸上贴之，当看疮形大小，酌量用之。

【主治】疔疮，痈疽，发背，颈项一切无名恶毒。

大红膏

【来源】《丁甘仁家传珍方选》。

【组成】蓖麻肉五两（打烂）　嫩松香十两　杏仁霜二两　银朱二两　广丹二两　打盆二两　茶油（夏用一两五钱，冬用二两）

【用法】捣透，千捶成膏，不可太老。外贴之。

【主治】一切痈疽疮疖，未成能消，已成能溃，已溃能拔毒排脓。

五虎神效膏

【来源】《丁甘仁家传珍方选》。

【组成】蜈蚣六钱　生军　川乌　全蝎　苦杏仁各六钱　白芍　羌活　苏合香　黄耆　玄参　甘草节　皂角各五钱　白及　赤芍　连翘各八钱　独活五钱　生地　乌药　白蔹　乳香　官桂　当归　木鳖子肉　苦参　炙没药各八钱　蛇蜕三钱　血酥一两　蜂房（带子最好）四两　活大蟾二只（小者三只）

　　方中血酥，疑是"血竭"。

【用法】外加桃、柳、槐、枣、桑五种树枝各八钱，用真麻油十一斤熬，去滓，红丹适量收膏。外贴患处。

【功用】未成即消，已成即敛。

【主治】一切无名肿毒及搭背、对口、大小痈疖；并治头风痛。

咬头提毒膏

【来源】《丁甘仁家传珍方选》。

【组成】蓖麻子肉三钱　巴豆肉（去油）五粒

【用法】先将蓖麻肉打烂如鱼冻水，后入诸药打膏，瓷罐收贮，勿令泄气。

【功用】咬头提毒。

高粘除秘授消散败毒万应灵膏

【来源】《丁甘仁家传珍方选》。

【组成】当归　生地　白芷　银花　川乌　草乌各二两　防风　荆芥　赤芍　羌活　独活　僵蚕　蝉蜕　刺蒺藜　灵仙　首乌　川牛膝　山甲　蛇蜕　鲜皮　甘草　黄柏　官桂各一两　乳香　没药各四钱　密陀僧（研，后入）八两　广丹（后入）一斤八两

【用法】上研细。用麻油六斤浸药，春五、夏三、秋七、冬十日数足，入锅内慢火熬枯，去滓，净油入锅，熬至滴水成珠，下密陀僧末熬沸，离火置冷炉上片时，再投东丹，其丹不烘不炒，下为冷丹；或烘炒为熟丹。但下冷丹，极要仔细，热丹好收，此丹投入，不住手搅，候冷，收成膏时，再下乳香、没药搅匀，即成膏矣。

【功用】消散败毒。

千捶膏

【来源】《吉人集验方》下集。

【组成】贝母子二两　制松香一两　阿魏六钱　儿茶四钱　银朱六钱　没药六钱　炙文蛤八钱　扫盆三钱　川乌三钱　草乌三钱　生南星四钱　生半夏四钱　炙甲片五钱　桂心二钱　腰黄六钱　公丁香六钱　母丁香六钱　土狗六钱

【用法】上药除贝母子、松香外，余药共为细末，另将贝母子、松香打烂，再入药末拌和，打千捶

成膏。以滚水隔汤溶化，摊贴之。

【主治】痈疽发背，疔疮流注。

万灵黑虎丹

【来源】《中国医学大辞典》引马氏方。

【组成】蜈蚣（烘）　全蝎（烘）　僵蚕（炙）各七条　穿山甲（炙）七片　磁石（飞）　公丁香（炒）　母丁香（炒）　元寸香　冰片各一钱

【用法】上为极细末，收入小口瓶，勿令泄气。每用少许，掺膏药上贴之。初起即消，已成即溃，已溃即敛。

【功用】提毒拔脓，消肿止痛。

【主治】痈疽，发背，对口。

牛牙散

【来源】《中国医学大辞典》。

【组成】已死黄牛门牙三钱

【用法】将牙烧红，浸醋内，烧三次，浸三次，研末候冷。如病人有一斤酒量者，用酒二斤，将牙灰冲入饮之，盖被睡一夜，即出大汗，次日全消，或腹泻，再用败毒散服之。初起三日内，俱可治，若癞痢、秃头疮并脚丫烂多年者，用麻油或鸡蛋油调敷。

【主治】一切痈毒，大疮初起，癞痢头疮，脚丫破烂。

一笔消

【来源】《药奁启秘》。

【组成】生川军一两　蟾酥　明矾各三钱　乳没各二钱　藤雄黄各五钱　冰片四分　麝香二分

【用法】上为末，用蜗牛四十九条，打烂成锭，重二分五厘。水磨涂。

【主治】痈疽，疔毒，恶疮，发背。

二宝丹

【来源】《药奁启秘》。

【组成】升药　熟石膏各等分

【用法】上为极细末。卷于纸捻上，插入疮口。

【功用】提脓生肌。

十将丹

【来源】《药奁启秘》。

【组成】腰黄（飞）四钱　蝎尾（炙）十支　蜈蚣（炙）十条　蝉衣二钱（去翅足）　冰片四分　麝香三分　五倍子（瓦上炙）八钱　炙甲片三钱　半夏　南星各四钱

【用法】上为极细末。掺膏药内贴。

【主治】一切痈疽大毒，未溃者即消。

九黄丹

【来源】《药奁启秘》。

【组成】没药　乳香各二钱　川贝　雄黄各二钱　升丹三钱　辰砂一钱　月石二钱　梅片三分　石膏（煅）六钱

【用法】上为极细末。掺疮口，上盖薄贴。

【功用】

1. 《药奁启秘》：提毒拔脓，去瘀化腐。

2. 《外伤科学》：止痛平胬。

【主治】

1. 《外伤科学》：痈疽已溃，脓流不畅，肿胀疼痛。

2. 《中医皮肤病学简编》：淋巴腺结核；疖、疔、痈、疽、溃疡。

太乙膏

【来源】《药奁启秘》。

【组成】麻油　桐油各一斤　血余一两

【用法】先将麻油入锅煎数沸，再入桐油、血余烊化，下净飞黄丹十二两以柳木棍不住手搅之，文火收膏，须老嫩得中，置冷水内，以减其热度，储置瓷器备用。用时隔水炖烊摊贴。

【主治】一切痈疽，不论已溃未溃。

六神丸

【来源】《药奁启秘》。

【组成】犀黄钱半　濂珠钱半　麝香钱半　杜蟾酥钱半（酒化）

【用法】上为末，米浆为丸，如芥子大，百草霜为衣。每服五分。

【主治】一切痈疽痰毒。

阳消散

【来源】《药奁启秘》。

【组成】乳没各五分　白芷五分　僵蚕五分　方八一钱　青黛五分　冰片二分　银朱二分　大黄一钱

【用法】上为极细末。掺膏药内贴。

【主治】一切痈疽，红肿焮痛。

呼脓散

【来源】《药奁启秘》。

【组成】乳香　没药各五钱　姜蚕四钱　雄黄一钱半　大黄一两

【用法】上为极细末。掺疮口，上盖薄贴。

【功用】祛腐定痛，提毒呼脓。

金箍散

【来源】《药奁启秘》。

【组成】五倍子（焙）四两　川草乌各二两　天南星　生半夏　川柏各二两　白芷四两　甘草二两　狼毒二两　陈小粉（炒黄）一斤

【用法】上为细末，和匀。未成者，茶露同蜜调；将溃者，醋膏调；已溃者，麻油调敷。

【主治】痈疽，根脚散漫不收束者。

蟾酥散

【来源】《药奁启秘》。

【组成】酥片一钱　蝎尾四钱　甲片二钱　蜈蚣二钱　藤黄二钱　雄黄二钱　乳没各二钱　川乌二钱　草乌一钱　银朱二钱　麝香三分

【用法】上为极细末，掺膏药内贴。

【主治】痈疽初起，木肿作痛，皮色不红者。

一提丹

【来源】《家庭治病新书》引《外科探原》。

【组成】飞霞（即黄升）一分　煅石膏九分

【用法】上为细末。掺之。

【主治】痈疽溃后脓未尽者。

排脓散

【来源】《家庭治病新书》。

【组成】黄升丹　腰黄（即雄黄）各等分

【用法】研细收贮。

【主治】痈疽初溃。

十全散

【来源】《顾氏医径》卷六。

【组成】白蔹三两　白及三两　白芷三两　川乌三两　火消三两　生半夏三两　生南星三两　土贝母三两　白芥子三两　白附子三两

【主治】痈疡痰凝虚证，已溃不化，未溃不消。

青金锭

【来源】《丸散膏丹集成》引郭氏方。

【组成】铜绿三钱　青矾　胆矾　轻粉　砒霜　白丁香　苦葶苈各一钱　脑子　麝香各少许

【用法】将葶苈研细，次下各药，同为极细末，打稠糊为锭，或炼蜜加白及末一钱为锭，如麻黄粗细，约二三寸长。视伤口深浅纤入，疼者可治，不痛难治。

【主治】痈疽疮疡。

清凉膏

【来源】《丸丹膏散集成》。

【组成】大黄六钱　防风六钱　玄参六钱　黄芩六钱　羌活六钱　生地六钱　白芷六钱　当归六钱　木鳖子三钱　乌药六钱　荆芥六钱　麻黄（去节）六钱　丹皮三钱　官桂四钱　黄柏六钱　赤芍六钱　棉子油十一斤　东丹（炒）三斤八两　独活六钱　申姜（去毛）六钱

【用法】上除东丹后下外，将余药入油内煎熬至枯，滤去渣滓，再入东丹充分搅匀成膏。摊于纸上，贴患处。东丹可依天气冷热适当调整分量。

【主治】痈疽疮疖。

千金坠降丹

【来源】《集成良方三百种》卷下。

【组成】水银五钱　铅二钱半（用水银化）　皂矾一两　消一两三钱五分　青盐五钱　硼砂一钱半　白砒一钱半　雄黄一钱半

【用法】上为末，降打三炷香，糯米糊为条。量毒大小，旁刺一孔，捏出恶血，用米粒许入孔内，以膏盖之，四口开视，毒气尽出。

【功用】消肿止疼，拔毒提脓，生肌长肉。

【主治】痈疽疔毒溃后，脚气溃烂，阴湿诸疮。

熏洗汤

【来源】《集成良方三百种》卷下。

【组成】银花三钱　川羌　独活　荆芥　防风　苍术　薄荷　川乌　苏叶　桑叶各二钱　桃叶　槐叶各一大握

【用法】水煎，熏洗。避风。

【主治】痈疽。

八仙膏

【来源】《外科十三方考》。

【组成】杏仁（去皮尖，切片）一两　蜂房（剪碎，洗净）一两　元参五钱　蛇蜕（盐水洗，焙干）一钱　黄耆三钱　黄丹（研细）五两　血余（洗净）鸡子大一团　麻油一斤

【用法】先将油入砂锅，缓缓加入血余熬开，俟发焦熔尽时加入杏仁，候色焦时去滓，再将所熬清油入银铫内，加入玄参、黄耆，慢火熬四小时，放于冷处，候冷时再将蜂房、蛇蜕加入，慢火再熬，用柳枝不住手搅之，俟呈黄紫色时去渣，再加投黄丹，急搅片时，移于火上，以文武火缓缓熬之，并同时以柳枝不住手搅之，至滴水成珠，油变黑色时，膏即成。

【主治】一切阴疮，痈疽，发背等疮。

大滚脓丹

【来源】《外科十三方考》。

【组成】水银五钱　火消五钱　白矾五钱　青矾二

钱五分　明矾二钱五分　淮盐二钱五分　铜绿五分

【用法】如红升丹法，升九支香后，取出作捻用之。

【主治】痈疽。

无上仙丹

【来源】《外科十三方考》。

【组成】轻粉一两　水银三钱　朴消一两　樟脑五钱　石膏一两

【用法】上为极细末备用，用时用井水调和，涂于碗内，复于阴处，候干透用竹片刮下，再研细备用。另用大碗一只，以皮纸糊于碗口上，将药粉摊撒纸上，再用艾绒盖于药上约半纸厚，四面点火，同时将艾燃着，药面见热即行降下，候冷吹去艾灰，将纸撕去，药在碗底，刮下收入瓷瓶，严密紧塞。凡遇阴阳十恶大症久不愈者，将此丹少许撕于疮口，不日即可痊愈；若疮口久久不收者，加猫头骨灰少许于丹内和匀，撒于疮口。

【主治】阴阳痈疽，久不收口，出脓水者。

中久丸

【来源】《外科十三方考》。

【组成】麝香一分　乳香一钱（制）　没药一钱（制）　轻粉　乌金石　雄黄　狗宝各一钱　蟾酥二钱　粉霜　黄蜡各三钱　硇砂五钱　鲤鱼胆一个　狗胆一个　金头蜈蚣七条（全者，酥黄色）头胎男乳一两

【用法】先将黄腊、乳汁二味熬成膏子，其余十三味则共研细末，然后同黄蜡、乳汁膏调和为丸，如绿豆大（小儿服者如菜子大）。每服一丸，重者三丸，用白丁香七粒（小儿减半），研末，调冷开水送下，盖被出汗为度。如头上无疮肿者，一二服即效。

【主治】恶疮，身未烂者，及发背、脑疽、痈肿，遍身附骨肿痛。初发时大渴发热，四肢沉重，不论阴阳，俱可服之。

代针散

【来源】《外科十三方考》。

【组成】巴豆　信石　明雄各一钱

【用法】上为细末，收瓶备用。若遇皮薄疮疖，不得穿头而畏刀针者，以陈醋调敷患处。约一日间，疮头即自行穿溃。或用黄蜡捻作麦粒大，令其两头有光，每服三粒，黄酒冲服，见汗之后，疮头即穿。如遇皮厚之疮，须用铍针刺开少许，再敷此药。

【主治】痈毒脓成。

【宜忌】如未成脓，则此药不可用。

观音救苦丹

【来源】《外科十三方考》。

【组成】麝香五分　白矾五分　雄黄（水飞）一钱半　辰砂（水飞）一钱半　乳香（去净油）一钱半　没药（去净油）一钱半　全蝎（炮，炙）三钱　真血竭一钱半　山甲（炙）三钱　蟾酥一钱　僵蚕（炙，去丝）五钱

【用法】上为极细末，收贮备用。每服三分，以红糖、葱白煎汤送下。汗出即愈。

【主治】一切痈疽，发背，疔毒，肿痛初起，红肿高大者。

药线

【来源】《外科十三方考》。

【组成】白砒三钱　明矾七钱

【用法】上为细末，先于锅中滴麻油几滴，次将砒末放入，再将明矾末盖于上面，将锅在武火上烧之，俟砒、矾干结成饼，烟将尽未尽时，取出研末，以面糊做成细条（如粗线丝）备用。

【主治】瘰疬成茧，及痈疽已久不干脓。

咬药锭

【来源】《外科十三方考》引李仲美方。

【组成】白砒末　斑蝥末（去翅足）　巴豆仁各一钱（研细腻）　老山明雄三钱（研末）　硫苦五分（不研）　小麦面（量等诸药之半）

【用法】将前四味研末，合和再研，然后与不研之硫苦搅匀，称其轻重若干，用小麦面约半量，以水合和匀称，搓为锭子，长短、大小不拘，随用

洋铁片一块，置炭火上焙干即成。折视中多细孔是不研硫苦之故。破口小且浅者用少；如深者则用略长，亦不必深及疮底；破口大，尽填满，或为末均可。外贴膏药须较疮形略宽大。如疔类，则用小钱一枚，按疔头上，以香火向钱孔一点，即置药粒，贴上膏药。一、二三日不可揭视，须六七日效力方著，大多数腐肉随膏离掉，不用旧法纸捻，不填新法纱布，往往一次即毒尽。

【主治】一切痈疽，无论阴阳新久。

【宜忌】必是全身症状不甚者，乃可专恃，否则须用内服药先调理，不得先施腐蚀。

【验案】

1. 环跳疽　一妇人三十余岁，患环跳疽已二年，疮口如茶碗大，无脓水，边起硬棱，底参差深浅不等，色灰黑，用外科腐蚀力最著之白降丹毫无知觉，即将此药锭碎为粗末，满填疮口，外以一厚大膏药膏之，三四日后淌流毒水，六七日揭视，腐肉完全脱离，渐渐痊愈，且不觉疼痛。

2. 足趾脱疽　一男子三十余岁，足趾脱疽，肿至胫，色紫黑，骨外露，亦黑，疮口深约寸余，用此药锭排比填入，覆盖大膏药，六七日毒水淌尽，肿随全消，腐肉脱离，骨转白，渐愈。

3. 发背　一男子五十余岁，患发背，形势甚剧，填入此药锭粗末，六七日揭视，疮坑内足容一鸭卵而不满，因是贫民，后竟未用他药，但贴膏药，亦渐愈。

4. 疮　一男子二十余岁，尾脊骨上患疮约年余，延大如碟状，平塌灰黑，脓水稀秽不可近，已波及肛门，疮正中一小口，用药锭从疮口纳入，四面排比多锭，膏药之大约七八寸，如此屡屡洗涤敷药，脓乃渐稠，渐不臭，疮口渐大，外围渐收小，厚皮渐薄，终于从下沿开口，乃速愈。此案经过时间约两月以外，依例用药约近十次之多，后念如能早从疮之下沿割开，更当速愈。

熏洗汤

【来源】《外科十三方考》。

【组成】银花三钱　羌活　独活　川乌　草乌　防风　苍术　薄荷　苏叶各二钱　桑叶　桃叶　槐叶　樟叶各一握

【用法】各药共同煎水，乘热先熏后洗。洗后避风。未成者，熏洗后，将药滓捣涂患处，已成者，再加猪蹄汤淋洗。

【功用】祛风解毒，散结消肿，化腐生肌。

【主治】痈疽肿毒。

【加减】加黄柏、川军、生地更妙。

六神丸

【来源】《中药成方配本》。

【组成】西牛黄一钱五分　珠粉一钱五分　麝香一钱五分　蟾酥二钱　飞腰黄二钱　飞朱砂一钱五分

【用法】各取净末，用高粱酒一两化蟾酥为丸，如芥子大，百草霜三分为衣，每一百丸约干重一分。每服七丸至十丸，食后开水吞服，一日二次。小儿酌减。

【功用】消肿解毒。

【主治】咽喉肿痛，痈疽疮疖。

【宜忌】孕妇忌服。

黄升丹

【来源】《中药成方配本》。

【组成】水银一两　火消一两　明矾一两

【用法】将火消、明矾研细末，和水银倒在小铁锅内搅匀，将小铁锅炖在炭火上，用细铁筋搅之，徐徐熔化取下（这一操作叫做结胎子）；将大瓷碗合在小铁锅内，用桑皮纸摊成粗条，洒水打潮，塞紧碗边，再用无名异（砂子）盖在上面，只留碗底露外，放上一角通草，以小铜钱压住，将锅放在炭炉上，用适当均匀火力烧之，见碗底上之通草发黄为度，将锅取下，俟冷取去无名异，将大碗揭开，用小刀铲下黄升丹，装入瓶中，研细用之。每次少许，掺患处，以膏药盖贴。

【主治】痈疽溃后脓不出者。

【宜忌】不可入口。

大败毒膏

【来源】《北京市中药成方选集》。

【组成】大黄十两　公英二十两　橘皮八两　木鳖子二两　银花二两　黄柏十两　乳香（炙）二两　白芷六两　花粉六两　赤芍十两　当归二两　甘

草二两　蛇蜕五钱　干蟾（烧）十个　蜈蚣二十条　全蝎三钱

【用法】上切，水煎三次，分次过滤去滓，滤液合并，用文火煎熬，浓缩至膏状，以不渗纸为度，兑芒消十两；每十六两汁，兑炼蜜二十四两成膏；装瓶，每瓶重二两。每服五钱，一日二次，开水调服。

【功用】消肿败毒止痛。

【主治】

1.《北京市中药成方选集》：痈疽疮疡，坚硬不消，鱼口便毒，杨梅疥疮。

2.《赵炳南临床经验集》：皮肤结节性痒疹等。

【宜忌】孕妇勿服。

云台膏

【来源】《北京市中药成方选集》。

【组成】大黄五两　木鳖子五两　玄参（去芦）二两　生地二两　金银藤二两　甘草二两　土贝母二两　黄耆一两五钱　当归一两五钱　薄荷梗二两　赤芍一两　川芎一两　白芷一两　杏仁一两　生草乌一两　黄柏一两　僵蚕一两　生山甲一两　全蝎一两　生南星一两　蜂房一两　蛇退一两　蝉退一两　牡蛎一两　生半夏一两　羌活一两　防风一两　连翘一两　苍术一两　香附一两　橘皮一两　花粉一两　干蟾一两　五倍子一两　蓖麻子一两　川连五钱　细辛五钱　红花五钱　官桂五钱　丁香五钱　头发二两　桑枝四两　槐条四两　柳条四两　苍耳子四两　老蒜四两　葱白四两　生姜四两　芒消一两五钱

【用法】上药酌予切碎熬膏，每锅用料子四十二两，香油二百四十两炸枯，过滤去渣，熬炼至滴水成珠，入章丹九十两搅匀成膏，取出放入冷水中，浸出火毒后，加热溶化，再入下列细料粉一两五钱、苏合油一两，搅匀摊贴即成，大张油重一钱四分，小张七分，纸光。（云台膏细料：铜绿五钱、白矾五钱、银朱五钱、雄黄五钱、乳香一两、樟脑一两、伫僧一两、没药一两，共为细末）。贴患处。

【功用】祛毒消肿止痛。

【主治】无名肿毒，疔毒恶疮，痈疽发背、搭手对口，疥癣成疮。

白鱼膏

【来源】《北京市中药成方选集》。

【别名】鸡眼膏。

【组成】鲫鱼八两　巴豆三钱

【用法】用香油六十四两将药炸枯，过滤去滓，炼至滴水成珠后温再入官粉六十四两搅匀，收膏，每张油重三分。贴患处。

【功用】解毒消肿。

【主治】诸毒恶疮，痈疽对口，肿毒坚硬不溃，脚生鸡眼。

拔毒膏

【来源】《北京市中药成方选集》。

【组成】白蔹三两二钱　苍术三两二钱　连翘三两二钱　黄芩三两二钱　白芷三两二钱　木鳖子三两二钱　穿山甲（生）三两二钱　蜈蚣六钱　蓖麻子三两二钱　赤芍三两二钱　生栀子三两二钱　大黄三两二钱　金银花三两二钱　生地三两二钱　当归三两二钱　黄柏三两二钱　黄连三两二钱（上药酌予切碎，用香油二百四十两炸枯，过滤去滓，炼至滴水成珠，入黄丹一百两，搅匀成膏，取出，入水中，出火毒后，加热熔化，另入后药）乳香六钱　没药六钱　血竭六钱　儿茶六钱　轻粉六钱　樟脑六钱　红粉六钱

【用法】后七味为细末，过罗，每二百四十两膏油兑以上药粉，搅匀摊贴，大张油重六分，小张三分。微火化开，贴疮上。

【功用】拔毒消肿，化腐生肌。

【主治】痈毒疮疖，红肿疼痛，已溃未溃，久不生肌。

【宜忌】忌食发物。

急救丹

【来源】《北京市中药成方选集》。

【组成】苍术（炒）十两　橘皮八两　五加皮八两　厚朴（炙）八两　闹羊花八两　茯苓十六两　槟榔十两　细辛四两　百草霜四两　猪牙皂十二两

藿香十二两　灯心草炭十六两（共研为细粉，过罗）　雄黄粉四两　朱砂粉四两　冰片四两　麝香四两　牛黄三两二钱

【用法】上为细末，都拌匀，瓶装重二分。每服二分，温开水送下。外用闻入鼻内少许。

【功用】

1.《北京市中药成方选集》：祛暑解毒，通关开窍。

2.《全国中药成药处方集》：避瘴气，解浊秽。

【主治】

1.《北京市中药成方选集》：中寒中暑，感冒秽浊，昏迷气闭，四肢厥冷，呕吐恶心，腹痛作泄。

2.《中药制剂手册》：痈疽疮疖。

【宜忌】孕妇忌服。

活血膏

【来源】《北京市中药成方选集》。

【组成】轻粉四钱　红粉一钱　乳香面四钱　没药面四钱　儿茶面二钱　血竭面四钱　黄丹二两　蜂蜡二两　头发二钱　蛇蜕二钱　香油八两　麝香二分　冰片一钱

【用法】先将轻粉、红粉、乳香、没药、儿茶、血竭等六味共研为细粉过罗；麝香、冰片研为极细粉，和匀，将香油放入勺内，加热熬开，入蛇蜕、头发二味，炸枯去滓过滤后，徐徐撒入黄丹及蜂蜡，不停搅拌，候呈黑色，再兑入轻粉等六味细粉，搅拌均匀，离火片刻，另将麝香、冰片细粉兑入和匀，倾入冷水盆中去火毒，收成软膏，每盒重五钱。敷于患处。

【功用】活血化瘀，消肿止痛。

【主治】跌打损伤，痈疽疮疖，已破未破，红肿高大，日久溃烂，久不收口。

梅花点舌丹

【来源】《北京市中药成方选集》。

【组成】乳香（炙）三十两　雄黄三十两　沉香十五两　蟾酥（酒化）六十两　没药（炙）三十两　血竭三十两　白梅花一百五十两　朱砂三十两　硼砂三十两　葶苈子三十两　生石决明十八两

【用法】上为细末，每四百五十三两细末兑入牛黄十五两，珍珠粉（豆腐炙）九两，冰片十五两，麝香九两，熊胆九两，研极细末，混合均匀，用冷开水泛为小丸，每两分为四百丸，用金箔为衣。每两用金箔五张。每服二至三丸，每日二次，黄酒送下，温开水亦可。外敷用醋化开，敷患处。

【功用】清热解毒，消肿止痛。

【主治】疔毒恶疮，痈疽发背，疮疖红肿。

【宜忌】孕妇忌服。

一粒金丹

【来源】《全国中药成药处方集》（吉林方）。

【组成】广木香　沉香　乳香各五分　巴豆霜一钱五分　雄黄三钱四分　郁金三钱四分　没药　陈皮　皂角　公丁香各一钱

【用法】上为极细末，临用时以枣肉为丸，如芡实大。每服一丸，细嚼，白开水送下。毒气泄尽，即以米汤补之。

【功用】清血解毒，开瘀散滞。

【主治】痈疽、疔毒、恶疮、无名肿毒、手搭、腰搭等疮毒初起，大便燥结者。

【宜忌】病久身体虚弱者勿用。

万应膏

【来源】《全国中药成药处方集》（抚顺方）。

【组成】羌活　透骨草　当归　赤芍　甲片　生地　防风　灵脂　连翘　官桂　白及　白蔹　白芷各二两　草乌　乌药　川军　川乌　苦参各五钱　牙皂一两二钱　木鳖肉二两

【用法】香油十斤，漳丹五斤，后兑乳香、没药各二两熬膏。贴敷患处。

【功用】消肿化毒镇痛。

【主治】痈疽，发背，对口，痰核，流注，一切外科疡毒恶疮，未溃者敷之可消，已溃者敷之可敛。

千捶膏

【来源】《全国中药成药处方集》（南京方）。

【组成】蓖麻子肉五两　松香十两　银朱二两　杏仁二两（研细末）　广丹二两　轻粉一两（乳细）

茶油二两

【用法】先将蓖麻子肉捶融如泥，再将余药缓缓加入，须捶之极透后，放入茶油，再打成膏，捶数以愈多愈佳，隔水炖化，用油纸摊成膏。贴患处。

【主治】痈疡热疖，初起未溃。

千捶膏

【来源】《全国中药成药处方集》（杭州方）。

【别名】秘传千捶膏。

【组成】白胶香十六两　蓖麻子二十两　乳香　没药各一两二钱

【用法】上药各为细末，和匀，打一千捶后，再加银朱二两五钱，麝香八分，拌匀，摊油纸上。贴于患处。

【功用】解毒消肿止痛。

【主治】痈疽，疮疡，疔毒，瘰疬，癫癣，臁疮，小儿热疖，一切无名肿毒。

五行散

【来源】《全国中药成药处方集》（福州方）

【组成】荆皮　川蒲　独活　赤芍　白芷各一两

【用法】上为散。

【功用】化毒散结。

【主治】痈疽。

太平散

【来源】《全国中药成药处方集》（沈阳方）。

【组成】川乌二钱半　生草乌二钱半　生半夏一钱半　荜茇一钱半　生南星二钱半　细辛五钱　胡椒五钱　蟾酥二钱

【用法】上为极细末。用时以酒精调合，敷于患处之周围，每次一至二钱。一二十分钟内即生效力。

【功用】麻醉神经，止痛。

【主治】痈肿已溃未溃，疼痛不止，或疮疡痛极时。

【宜忌】不可内服。

外科蟾酥锭

【来源】《全国中药成药处方集》（南京方）。

【组成】蟾酥二钱　樟脑一钱　制没药二钱　飞朱

砂一钱　制乳香二钱　轻粉五分　明雄黄二钱　麝香三分　巴豆霜二钱

【用法】上为细末，将蟾酥用酒化开，加米糊做锭，每锭重三分。每周一锭，用醋磨敷患处。

【主治】初起之疔疮、痈疡、脑疽。

【宜忌】不可内服。

生肌散

【来源】《全国中药成药处方集》（南昌方）。

【组成】青花龙骨（煅）三钱　血竭（另研）三钱　红粉三钱　制乳香三钱　制没药三钱　冰片一钱　煅赤石脂三钱　煅石膏三钱　海螵蛸三钱

【用法】上为极细末，通过密筛筛过，再入乳钵内擂至极细无声为度，瓷瓶收贮，封固。用时先将疮口洗净，再将药纳入疮口内，外用膏药盖护。

【功用】生肌收口。

【主治】痈疽肿毒溃后，脓腐已净。

【宜忌】脓腐未净忌用。

生肌散

【来源】《全国中药成药处方集》（沈阳方）。

【组成】珍珠五分　冰片五分　象皮一钱　乳香五分　没药五分　炉甘石五分　轻粉四分　孩儿茶三分　血竭五分

【用法】上为极细末。先用净水拭患处，再上药面即可。

【功用】化腐生肌，收敛疮口。

【主治】痈疽疮疡，溃后不敛。

白提毒散

【来源】《全国中药成药处方集》（沈阳方）。

【组成】轻粉　乳香　梅片　台麝各一钱　煅石膏五分　白降丹三分

【用法】上为极细末。先净拭患处，上疮口即可。

【功用】拔毒祛腐，生肌。

【主治】诸般恶疮，痈疽发背，溃烂流水。

回阳散

【来源】《全国中药成药处方集》（吉林方）。

【组成】朱砂三分五厘　血竭二钱　乳香二钱　没药二钱　雄黄二钱　红粉二钱七分　梅片三分五厘　银砂三分五厘　轻粉一钱四分　麝香七厘

【用法】上为细末。将此药涂于患处,每日二三次。

【功用】回阳生肌,消毒止毒。

【主治】痈疽发背,溃后余毒不净,身发黑紫,诸疮内郁火毒。

冲和散

【来源】《全国中药成药处方集》(南京方)。

【组成】紫荆皮五两(炒)　独活三两(炒)　赤豆二两(炒)　白芷一两(生研)　石菖蒲一两(生研)

【用法】上为细末。以葱头煎浓汤,或用温酒,调敷患处。

【功用】活血消肿。

【主治】痈疽初起,红肿疼痛。

连翘解毒丸

【来源】《全国中药成药处方集》。

【组成】金银花　粉甘草　木通各一两　防风　荆芥　连翘　牛蒡子各三钱

【用法】上药进行干燥、混合碾细,用净水迭成小丸,每钱不得少于三十粒。每服三钱,开水送下。

【主治】痈肿初起,憎寒壮热。

拔毒生肌散

【来源】《全国中药成药处方集》(武汉方)。

【组成】冰片一两　净红升二两四钱　净黄丹二两四钱　净轻粉二两四钱　煅龙骨二两四钱　制甘石二两四钱　煅石膏二两四钱　白蜡末五钱

【用法】上药混合碾细,成净粉90%～95%即得。洗净患处,视患处大小,酌药量薄撒贴膏。

【主治】痈疽已溃,久不生肌,疮口下陷,常流败水。

拔毒生肌膏

【来源】《全国中药成药处方集》(武汉方)。

【组成】当归　生地　黄柏　槐枝各八钱　人发三钱　紫草皮二钱　红升五钱　冰片五分　黄连粉五钱　黄蜡四两

【用法】用前六味加麻油一斤,用火熬枯,去滓,再加红升、冰片、黄连粉、黄蜡搅匀,待冷,成膏十七两八钱,共装八十九盒,每盒重二钱。摊于纱布上,贴患处。

【主治】痈疽疮疖,溃烂久不收口者。

治毒紫霞丹

【来源】《全国中药成药处方集》(杭州方)。

【组成】西牛黄一钱二分　藤黄(制净)　大黄参山漆各一两二钱　天竺黄　明腰黄　粉儿茶各六钱　梅冰片一钱二分　阿魏三钱　没药(去油)一两二钱　血竭六钱　麝香一钱二分　乳香(去油)一两二钱

【用法】上各取净末,炼蜜为丸,每丸潮重五分,金箔为衣,蜡壳封固。每服一丸,重则加倍,用温酒化服。外用浓茶汁抹敷患处。

【功用】化脓解毒,祛瘀生新。

【主治】痈疽发背,无名肿毒,横痃结核,或已成无肿,或漫肿不溃,以及跌打损伤。

【宜忌】孕妇忌服。

神效嶙峒丸

【来源】《全国中药成药处方集》(杭州方)。

【组成】西牛黄　梅冰片　麝香各二钱五分　真阿魏　明腰黄各一两　大黄粉　儿茶　天竺黄　参三七　上血竭　乳香(去油)　没药(去油)各二钱　山羊血五钱　藤黄(隔汤煮十余次,去红色浮沫,沉底杂物,用净者)二两

【用法】以上各取净粉,将藤黄烊化,加炼白蜜为丸,每重六分,蜡壳封固。每服一丸,重则二丸,温酒化服。盖被取汗。外症用浓茶抹敷患处。

【主治】痈疽发背,恶疮瘰疬,跌仆损伤,瘀血内攻,昏晕不省,以及蛇蝎蜂毒,一切无名肿毒。

【宜忌】忌一切生冷、发物。

硇砂膏

【来源】《全国中药成药处方集》(上海方)。

【组成】血余（盐水洗）四两　山栀子八两　穿山甲（炙）六两　棉子油十斤　东丹（炒）一百两　槐枝　杏枝　桑枝　柳枝各六两　沉香　方儿茶各二两　血竭三两　琥珀　象皮（微炒）各一两　冰片　麝香各五钱　硇砂四两

【用法】先将血余、山栀子、穿山甲、槐枝、杏枝、桑枝、柳枝浸入棉子油内一夜，随后文火熬至药枯，去滓滤清，加入东丹，再熬至滴水成珠收膏，摊时再加沉香、方儿茶、血竭、琥珀、象皮、冰片、麝香、硇砂药粉和匀，摊布上，大号每张用药肉四钱，中号每张用药肉二钱半，小号每张用药肉一钱半。贴患处。

【主治】痈疽，瘰疬、乳疖。

【宜忌】疔疮不可贴，不可入口。

救苦膏

【来源】《全国中药成药处方集》（沈阳方）。

【组成】大黄二两　花粉七钱　牙皂八钱　蓖麻子二两　全蝎七钱　枳壳八钱　生地黄一两　桃仁七钱　白芷八钱　草乌一两　五倍子七钱　莪术一两　羌活　麻黄　肉桂　红大戟各八钱　香附厚朴　穿山甲各七钱　蛇蜕五钱　当归一两五钱　甘遂　木鳖子各二两　川乌一两　三棱一两　巴豆　黄柏各八钱　芫花　杏仁　防风　独活　槟榔　细辛　玄参各七钱　黄连五钱　蜈蚣十条

【用法】上用麻油五十两，入群药浸数日，用慢火熬之，待滴水成珠后将药除去，兑入黄丹二十四两，密陀僧四两，成膏待用。贴患处。

【功用】解毒，散风，活血。

【主治】风寒湿痹，腰腿作痛，筋骨麻木，四肢不仁，半身不遂，口眼㖞斜，癥瘕积聚，肚腹疼痛；女子经血不调，赤白带下；膨闷胀饱，水臌，痈疽，对口，无名肿毒。

救急膏

【来源】《全国中药成药处方集》（沈阳方）。

【组成】大黄二两　花粉七钱　牙皂八钱　蓖麻子二两　全蝎七钱　枳壳八钱　生地黄一两　桃仁七钱　白芷八钱　草乌一两　五倍子七钱　莪术一两　羌活　麻黄　肉桂　红大戟各八钱　香附

厚朴　穿山甲各七钱　蛇蜕五钱　当归一两五钱　甘遂　木鳖子各二两　川乌一两　三棱一两　巴豆　黄柏各八钱　芫花　杏仁　防风　独活　槟榔　细辛　玄参各七钱　黄连五钱　蜈蚣十条

【用法】上用麻油五十两，入上药浸数日，用慢火熬之，待滴水成珠后，将药除去，兑入黄丹二十四两，密陀僧四两，成膏待用，贴患处。

【功用】解毒，散风，活血。

【主治】风寒湿痹，腰腿作痛，筋骨麻木，四肢不仁，半身不遂，口眼㖞斜，癥瘕积聚，肚腹疼痛；女子经血不调，赤白带下，膨闷胀闷；水臌，痈疽，发背，对口，无名肿毒。

散毒万灵丹

【来源】《全国中药成药处方集》（杭州方）。

【组成】茅苍术八两（米泔水浸）　金钗石斛　麻黄　西当归　川羌活　炙甘草　荆芥　何首乌　防风　明天麻　北细辛　制草乌　全蝎　川芎　制川乌各一两　雄黄　朱砂各六钱

【用法】上为细末，炼蜜为丸，每潮重一钱五分，将朱砂为衣。每服二至三丸，用葱头煎汤或热酒化服。服后避风，盖被取汗，或吃稀粥助令作汗。

【功用】发散。

【主治】痈疽发背，疔毒对口，湿痰流注，附骨阴疽，鹤膝风痛初起各症；及风寒湿痹，半身不遂，气血阻滞，遍身走痛，偏正头痛。

【宜忌】孕妇忌之。

韩氏驱毒散

【来源】《全国中药成药处方集》（沈阳方）。

【组成】龙骨　甘石各一两　轻粉二钱五分　冰片三钱　儿茶七钱　元连五钱　红粉五钱五分

【用法】上研极细末。酌量用之，敷患处，以万应膏贴之。

【功用】杀菌化毒，止痛消肿，生肌长肉。

【主治】痈疽恶疮，下疳阴蚀，杨梅疮，痔疥疮，疔毒红伤，烫伤破伤，以及小儿胎毒风火毒，其它皮肤糜烂。

提脓丹

【来源】《全国中药成药处方集》(武汉方)。

【别名】三仙丹。

【组成】冰片一钱 轻粉一两 红粉三两

【用法】上药混合碾细,成净粉 90% ~95% 即得。洗净患处,将上药二至三厘薄掺,加盖寻常膏药。

【主治】痈毒溃烂,脓多不出,疮口扩大。

【宜忌】痈脓已净者忌用。

提脓八将散

【来源】《全国中药成药处方集》(武汉方)。

【组成】西牛黄三分 冰片三分 蝉蜕(烘)一钱 炙蜈蚣一钱 麝香三分 穿山甲(炙)一钱 全蝎(炙)一钱 五倍子(焙)三钱

【用法】上药混合碾细,成净粉 85% ~90% 即得。每以少许掺于疮顶上,以膏药盖之。

【主治】痈疽不起,疔毒不透,腐肉不脱。

麝香拔毒膏

【来源】《全国中药成药处方集》(济南方)。

【组成】天南星 当归 白芷 赤芍 粉甘草 肉桂各五钱 母丁香二钱五分 血竭一钱五分 没药 乳香 冰片各三钱 麝香五分

【用法】上为极细末,另用香油二斤熬开,加章丹一斤,熬至滴水成珠,放入凉水内泡之,拔去毒火,再捞出温化,并将药粉掺入搅匀为度。贴患处。

【主治】无名肿毒,痈疽红肿。

牛黄消炎丸

【来源】《中药制剂手册》。

【组成】牛黄五两 蟾酥三两 雄黄十两 珍珠母十两 青黛四两 天花粉十两 大黄十两

【用法】上药各为细末,和匀,用大曲酒(60°)或白酒泛为小丸,每两约五千粒,凉干或低温干燥,用百草霜细末二两七钱为衣,再加入麻油一两打光。每服十丸,一日三次,温开水送下。小儿酌减。

【功用】清热、消肿、解毒。

【主治】热毒引起的咽喉肿痛、痈疮、疔疮、热疖及一切无名肿毒。

【宜忌】孕妇忌服。

小败毒散

【来源】《赵炳南临床经验集》。

【组成】大黄五两 蒲公英十两 陈皮四两 木鳖子(打碎)一两 黄柏五两 金银花一两 乳香(醋炙)一两 白芷三两 甘草一两 天花粉三两 赤芍五两 当归一两

【用法】每服五钱,热开水冲服,一日二次。

【功用】散瘟清热,消肿止痛。

甲字提毒药捻

【来源】《赵炳南临床经验集》。

【组成】白血竭花四钱 京红粉一两 麝香五钱 朱砂 冰片各一钱五分 琥珀一钱 轻粉一两

【用法】制成药捻。按需要长度剪成小段,用镊子夹持插入疮口内,于疮口外留约 0.5~1 厘米长度为宜。

【功用】化腐提毒生肌。

【主治】瘘管,窦道,痈疽溃后脓未净者。

加味清热消痈汤

【来源】方出《赵炳南临床经验集》,名见《千家妙方》卷下。

【组成】金银花一两 连翘四钱 野菊花三钱 赤芍药三钱 黄芩三钱 公英一两 白芷三钱 天花粉三钱 木通二钱 陈皮二钱 生甘草一钱 炒山甲二钱 炒皂刺二钱

【功用】清热解毒,活血消痈。

【主治】热毒壅遏,气血阻隔致患颈部痈。

【验案】后颈部脓肿吴某,女,37岁。于1963年1月21日初诊。9天前颈部生一疙瘩,肿痛日渐加重,夜不成眠,头不能抬起或转动,发热怕冷,周身无力,口干欲饮,食欲不振,大便两日未解,小便色黄,体温 38.7℃,后颈部正中偏左有疮口数个,脓栓堵塞,状如蜂窝,凸起红肿,四周漫肿而硬,周围灼热,明显压痛,脉弦数,苔白厚腻根微黄。证系毒热壅遏,气血阻隔。治以清热解毒，活血消痈。投以加味清热消痈汤，外用化毒药膏和提毒药捻。3日后，恶寒发热均减，体温降至37.5℃，疮口渐大，排出黄白色稠脓，漫肿渐消，舌苔白厚略腻，脉弦稍数。用上方加减治疗年余，创面愈合，瘢痕柔软，未留下后遗症。

加味解毒内托饮

【来源】方出《赵炳南临床经验集》，名见《千家妙方》卷下。

【组成】金银花五钱　公英五钱　连翘四钱　赤芍三钱　白芷三钱　青陈皮四钱　炒山甲三钱　炒皂刺三钱

【功用】清热解毒，活血内托。

【主治】毒热壅滞，发为臀痈。

抗毒丸

【来源】《赵炳南临床经验集》。

【组成】金银花六两　青连翘六两　地丁草六两　天花粉六两　干生地五两　苦桔梗五两　大青叶三两　龙胆草二两　板蓝根三两　公英二两　没药一两　黄连五钱　梅片一钱五分　牛黄一钱五分　朱砂一两　寒水石一两五钱　青黛一两

【用法】上为细末，水泛为丸，如绿豆大（或制片）。每服二钱，温开水送下，一日二次。

【主治】痈、疔、疖等体表化脓性感染。

活血消炎丸

【来源】《赵炳南临床经验集》。

【组成】乳香（醋炙）六两　没药（醋炙）六两　菖蒲膏（干）七钱五分　黄米（蒸熟）三两

【用法】上为细末，兑研牛黄一钱五分，捣烂为丸，如绿豆大。每服一钱，温黄酒或温开水送下，一日二次。

【功用】解毒散痈，消坚化结。

【主治】痈疽，疖肿，疮毒。

消痈汤

【来源】《赵炳南临床经验集》。

【组成】金银花五钱至一两　连翘三钱至五钱　公英五钱至一两　赤芍三钱至五钱　花粉三钱至五钱　白芷二钱至三钱　川贝母三钱至五钱　陈皮三钱至五钱　蚤休三钱至五钱　龙葵三钱至五钱　鲜生地五钱至一两

【功用】清热解毒，散瘀消肿，活血止痛。

【主治】蜂窝组织炎，痈症初起，深部脓肿等化脓感染。

五虎丹

【来源】《中医皮肤病学简编》。

【组成】水银62克　白矾62克　青矾62克　牙消62克　食盐31克

【用法】先将水银与矾磨研，以不见水银为度，再将余药加入共研细末。将上药末置入小铁锅内，盖大碗一只，用泥土密糊封闭，文火炼二三小时，待冷却，轻轻除去泥土，将碗取出，碗底附着如霜之白色结晶，即为五虎丹。糊剂：五虎丹结晶体18克，蟾酥0.5克，红娘0.5克，斑蝥0.5克，羊金花粉1克，用浆糊调成糊状，粘涂肿块上面，以普通膏药贴之；钉剂：药物份量同上，用米饭赋形，搓成两头尖的梭状条，每支长2~3厘米，重0.65克，阴干，用时插入癌组织。肿块脱落坏死后，改用红升丹细粉末撒布，贴膏药至疮面愈合。

【功用】《古今名方》：祛腐拔毒，生新。

【主治】

1.《中医皮肤病学简编》：皮肤癌。

2.《古今名方》：痈疽疔疮，慢性瘘管，淋巴结核等需要腐蚀脱落者。

【宜忌】不可口服。

玉肌丹

【来源】《朱仁康临床经验集》。

【组成】红升丹（红粉）15克　生石膏150克

【用法】先将红升入乳钵内研细，再加生石膏研成极细末，装褐色玻璃瓶内，不宜见光。用棉花蘸药少许轻撒疮面上，或用药捻（药条）蘸药插入疮口。玉肌丹、五五丹、重升丹三方，量疮毒轻重选用。

【功用】拔毒提脓，去腐生新。

【主治】痈疽溃后。

和营消肿汤

【来源】《朱仁康临床经验集》引《章氏经验方》。

【组成】当归尾9克　赤芍9克　桃仁9克　红花9克　黑山栀9克　大贝母9克　花粉9克　丝瓜络9克　木通6克　炙甲片9克　炙乳没各9克

【功用】活血和营，消肿解毒。

【主治】一切痈肿（脓疡），见舌质紫暗，或有瘀斑，脉细涩。

【方论】归尾、赤芍、桃仁、红花活血化瘀，山栀清热，贝母、花粉、甲片、木通通络消肿，乳香、没药活血止痛。

治痈丹

【来源】《中医皮肤病学简编》。

【组成】白芷10克　生半夏10克　槟榔10克　枳壳10克　黄升丹10克　粉霜6克　冰片4克

【用法】上为细末，作搽药；或配为油膏外用。

【主治】痈疖。

独角莲膏

【来源】《朱仁康临床经验集》。

【组成】独角莲　皂角刺　白芷　防己　银花　连翘　生南星　刺猬皮　山甲片　当归　海桐皮　苏木　海带　大麻仁　豨莶草各45克　干蟾3个　乳香　没药各35克　血余45克

【用法】用麻油6升，入大铁锅内，投入干蟾以上各药，熬枯去滓，再用强火熬至滴水成珠，离火，投入章丹（冬天约2.5千克，夏天约3千克），用铁棒急调，油渐变成黑色，最后将冷凝时，加入后药末，调和成膏。用厚纸摊成大、中、小三号厚薄不同的膏药，用时烘烊，贴患处。

【功用】提脓拔毒，消肿软坚。

【主治】痈肿，毛囊炎，瘢痕疙瘩，神经性皮炎。

虚痰丸

【来源】《朱仁康临床经验集》引《章氏经验方》。

【别名】内消丸。

【组成】炙山甲片末250克　炙全虫末125克　炙蜈蚣60克（研末）　斑蝥末30克

【用法】上为末。另用糯米粽三只石臼内捣烂，逐渐加入上药，捣至适能捻成丸子为度，丸如梧桐子大，晒干备用。每日服三丸，开水送下。

【功用】消肿软坚。

【主治】痈疽，无名肿毒，肿瘤。

雄麝散

【来源】《朱仁康临床经验集》。

【组成】麝香3克　雄黄90克瓶内，勿泄气。

【用法】用药少许，撒在膏药上，烘烊外贴。

【功用】消散肿毒。

【主治】痈肿，流注。

嶙峒丹

【来源】《朱仁康临床经验集》。

【组成】牛黄3克　麝香3克　梅花冰片3克　炙乳没　大黄　参三七　儿茶　天竹黄　血竭各9克　山羊血15克　月黄3克（用豆腐制过）

【用法】前三味药另研为末，次七味药研细，再同研和，总合以上各药再加面粉，调浆适量，捣和为丸，每粒潮重2克，藏石灰箱内燥干，每个装蜡壳内封固。每日服半丸，开水送下。

【功用】活血祛瘀，消散肿毒。

【主治】痈疽，流注，疔疮走黄（脓毒症、败血症）。

疔痈方

【来源】《临证录》。

【别名】疔痈汤（《古今名方》）。

【组成】山甲（蛤粉炒）12克　全蜈蚣2.2克　皂刺12克　乳香9克　没药9克　天花粉18克　知母18克

【用法】水煎服。

【功用】

1.《临证录》：清热解毒，理气化瘀，以通络而消肿。

2.《古今名方》：活血化瘀，拔毒祛腐。

【主治】

1.《临证录》：多发性疔病初起未成脓，或已有脓而红肿者。

2.《古今名方》：脑疽，乳痈，多发性疔肿。

【宜忌】妊娠禁用。

【加减】恶寒甚，加荆芥9克，防风9克；发热甚，加连翘15克。

【验案】多发性疔病　某男，35岁。患多发性疔病，数月不愈，项部此发彼起，3～4天即有新者兴，而原发者仍未稍艾，以至项部包括将愈及新出者不下七八处，干痂、脓血、肿块挤满全项，头部仰俯不便，旋转更难，灼热疼痛，夜不成寐。曾用多种疗法，效果不著。脉弦数，舌苔微黄，全身不适。因思久病入络，应以疏通经络，清热解毒为主。此方（皂刺用6克）治疗。服药一剂，全夜熟睡，几无痛感，头部活动自如。原方稍事加减，连服十余剂而愈。

东方一号膏

【来源】《中医外伤科学》。

【组成】川茅术　黄柏　汉防己　宣木瓜　元胡索　郁金　生地榆各30克　白及60克（切片）　冰片（冷后加）　生石膏　炉甘石各240克（另配，以后煅过，研粉，用100目筛子筛过）　麻油2斤

【用法】

1.浸渍：将茅术，黄柏、防己、木瓜、元胡、郁金、生地榆、白及浸于麻油内24小时。

2.煎熬：将上述油及药物置盛器内（一般用铜锅，钢精锅亦可），置文火上煎约2～2.5小时（200毫升），至药材枯黄状，去药滓过滤（可用丝棉或铜筛滤）至除尽药滓为度。

3.炼油：滤净油用火加热约2～2.5小时，至油滴入水中能聚集成珠状。

4.成膏：炼好之油，趁热加入煅石膏，炉甘石细粉（勿使结成块或沉于锅底），边加边搅拌，加完后继续加热保持微沸，此时上面应无浮油或仅极少量浮油，加热约2～2.5小时，可取出少量放冷，如已成半固体膏状，即可停火。待膏冷却后，再加入冰片搅匀即成。

5.将东方一号均匀涂布在半透明膏药纸上，剪成小块，贴于创面，外用纱布覆盖，隔日换药一次，以后可2、3天换一次。

【功用】清热消炎，润肤生肌，止痛。

【主治】疔疮、痈疽、无名肿毒。

消散片

【来源】《上海市药品标准》。

【组成】当归300克　麻黄（去根）100克　川芎100克　细辛100克　雄黄60克　羌活100克　防风100克　苍术800克　甘草100克　天南星（制）100克　蚯蚓（炙）300克　生川乌200克　荆芥油1克

【用法】上药先将当归、麻黄、川芎、细辛、雄黄、羌活共研细粉，过100目筛，和匀。再将剩余的六味水煎2次，每次2小时，药汁滤过，澄清，混合后浓缩成清膏。然后与上述混合粉760克，碳酸钙100克搅和，制成颗粒，干燥。干燥颗粒拌加荆芥油及润滑剂，压制2253片即得。每服4片，1日3次。

【功用】温散寒凝，活血通络，解毒消肿。

【主治】痈疽初起，发背流注，以及风湿疼痛。

拔毒锭

【来源】《慈禧光绪医方选议》引《良方集成》。

【组成】白及一两　白蔹一两　南星二两　牙皂一两五钱　花粉一两五钱　射干一两　白芷二两　全蝎三两　雄黄五钱　山甲二两五钱（炙）　蟾酥一两　血竭二两　冰片五分　麝香三分　细辛一两　生军二两　木通一两　川连二两　山栀二两（炒）　二宝花二两　防风一两　泽泻一两　草梢五分　白梅花三两　乳香二两　没药二两　江米四两（另研打糊）

【用法】上为细末，用木瓜酒粘为锭。

【功用】攻毒化脓止痛，清热解毒，提脓生肌。

【主治】一切痈疽肿毒之火郁实证。

【宜忌】若正气已虚，用之当慎。

消肿定痛散

【来源】《慈禧光绪医方选议》。

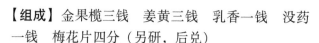

【组成】金果榄三钱　姜黄三钱　乳香一钱　没药一钱　梅花片四分（另研，后兑）

【用法】上为细末，过重罗后兑梅花片，用青茶卤调匀，温上患处，如干时，即用稀药水温温担之。

【功用】活血化瘀，温通营血。

【主治】痈肿热痛。

蓖麻子膏

【来源】《慈禧光绪医方选议》。

【组成】蓖麻子一两

【用法】去皮捣泥。摊布光上，贴面跳动处，或掺于大肥皂内贴之亦可。

【功用】祛风活络，消肿拔毒。

【主治】手臂风疾及痈疽肿毒。

拔毒散

【来源】《古今名方》引《湖州潘氏外科临证经验》。

【组成】斑蝥18克　巴豆炭　乳香　没药各6克　前胡　玄参各15克　犀黄　麝香各1.5克　冰片0.3克

【用法】先将前六味炒制，各为细末，配时将麝香、冰片、犀黄混合，再入斑蝥、巴豆炭、前胡、玄参研匀，最后加入乳香、没药，研匀即得。用时均匀地掺入疮口上，每日2次，至脓水增多，新腐渐消时停用。

【功用】托里提脓，拔毒去腐，消肿止痛。

【主治】胞疽、发背、搭手疽等局部肿硬难溃者。

红灵丹

【来源】《中医外科学讲义》。

【组成】雄黄六钱　乳香六钱　煅月石一两　青礞石三钱　没药六钱　三梅三钱　火消六钱　朱砂二两　麝香一钱

【用法】除三梅、麝香外，共研细末，最后加三梅及麝香，瓶装封固不出气，备用。将药粉撒于一切膏药或药膏上，再敷贴于患处。

【功用】活血止痛，消坚化痰。

【主治】一切痈疽未溃者。

败毒汤

【来源】《临证医案医方》。

【组成】金银花30克　连翘30克　蒲公英30克　板蓝根30克　犀牛角6～9克　丹皮9克　生地15克　赤芍9克　川黄连9克　菊花9克　甘草6克

【功用】清热，解毒，凉血。

【主治】局部化脓性感染有全身反应者。寒战，高烧，汗出，头痛，舌质红，苔黄，脉洪数。

【加减】若热毒入脑，加服安宫牛黄丸或紫雪丹，以清热解毒，醒脑开窍。

【方论】方中以金银花、连翘、蒲公英、板蓝根、川黄连、菊花、甘草解毒清热；犀牛角、丹皮、生地、赤芍解毒凉血。

当归流浸膏

【来源】《中药单味制剂操作工艺》。

【组成】当归100克

【用法】上为粗末，按渗滤法，用70%醇湿润4小时，再以70%醇浸渍48小时后，以每分钟35毫升/50公斤之速度渗滤，收集初滤液850毫升，另器保存，继续渗滤使可溶性成分完全滤出，收集滤液，用60℃以下之温蒸发至软膏状，加入初滤滤液850毫升混合，用70%醇稀释，使每毫升含总提取物300毫克时，静置2～3天后，取上层清液过滤即得。每次口服2～8毫升，日服2次。

【功用】补血活血，行气止痛，滑肠润燥。

【主治】妇女胎前产后诸病；痈疽疮疡；瘀血作痛；血虚肠燥的便秘。

五味洗方

【来源】《陕西中医》（1987，8：364）。

【组成】黄柏　柯子　五倍子　青果各30g　明矾20g

【用法】上药每次加水1500ml，煎沸至1000ml，连煎3次，将3次药液混合外洗，每日洗患处3次，每次15～30分钟，5～7剂为1疗程。

【主治】化脓性皮肤病。

【验案】化脓性皮肤病　《陕西中医》（1987，8：364）：治疗化脓性皮肤病60例。结果：皮损和症状全部消退为治愈，共 28 例；症状基本消失，炎症消退，留有色素及斑痕为显效，共 16 例；症状减轻，炎症部分消退为好转，共 12 例；症状及皮损无变化为无效，共 4 例。

消痈汤

【来源】《首批国家级名老中医效验秘方精选·续集》。

【组成】金银花 15～30 克　连翘 9～15 克　公英 15～30 克　赤芍 9～15 克　花粉 9～15 克　白芷 6～9 克　川贝母 9～15 克　陈皮 9～15 克　蚤休 9～15 克　龙葵 9～15 克　鲜生地 15～30 克

【用法】每日 1 剂，水煎，日服 2 次。

【功用】清热解毒，散瘀消肿，活血止痛。

【主治】蜂窝织炎，痈症初起，深部脓肿化脓感染。

【加减】伴有高烧毒热炽盛者，可加局方至宝丹、紫雪散或加生玳瑁 9 克；合并消渴症者，加生白芍、生甘草。

【验案】尹某，男，32 岁。臀部肿痛发热已 8 天。初时臀部初起一小红疙瘩，轻微痒痛，逐渐加重，伴有发冷发热，注射"青霉素"数日不效。同仍发烧，口干，不思饮食，大便干，小便黄赤。因局部肿痛影响走路。脉弦数。舌苔黄厚，舌质红。西医诊断：左臀部蜂窝织炎。中医辨证：毒热壅滞，发为臀痈。立法：清热解毒，活血内托。予消痈汤 3 剂，服药后，体温 38.6℃，臀部红肿渐退，疼痛仍剧烈，尤以夜间为甚。局部脓液明显，局麻下切开一小口，流出脓汁约 100 毫升，用红粉沙条填塞，继以清痈汤治疗。体温恢复正常，疮口日渐变浅，疮面清洁，6 天后疮口愈合。

二丁冲剂

【来源】《部颁标准》。

【组成】紫花地丁 500g　蒲公英 500g　板蓝根 500g　半边莲 500g

【用法】制成冲剂，每袋 20g，密封。开水冲服，每次 20g，1 日 3 次。

【功用】清热解毒，利湿退黄。

【主治】热疖痈毒，湿热黄疸，外感风热，咽喉肿痛，风热火眼等症。

万灵片

【来源】《部颁标准》。

【组成】茅苍术（炒）800g　制川乌 100g　当归 100g　何首乌 100g　麻黄 100g　制草乌 100g　甘草（蜜炙）100g　全蝎 100g　羌活 100g　川芎 100g　天麻 100g　石斛 100g　防风 100g　荆芥 100g　细辛 100g　雄黄 60g　朱砂 60g

【用法】制成片剂，密封。口服，每次 4 片，1 日 3 次。

【功用】温散寒凝，活血通络，解毒消肿。

【主治】痈疽初起，发背流注以及风湿疼痛。

【宜忌】忌食生冷食物。孕妇慎用。

牛黄醒消丸

【来源】《部颁标准》。

【组成】牛黄 6g　麝香 30g　乳香（制）200g　没药（制）200g　雄黄 100g

【用法】水泛为丸，密闭，防潮。用温黄酒或温开水送服，每次 3g，1 日 1～2 次；患在上部，临睡前服；患在下部，空腹时服。

【功用】清热解毒，消肿止痛。

【主治】痈疽发背，瘰疬流注，乳痈乳岩，无名肿毒。

【宜忌】孕妇忌服。

外用紫金锭

【来源】《部颁标准》。

【组成】山慈菇 750g　朱砂（水飞）1875g　五倍子 750g　雄黄（水飞）375g　红大戟（醋制）750g　穿心莲 75g　千金子 750g　三七 28g　冰片 225g　丁香罗勒油 50g

【用法】制成锭剂，每锭重 0.25g（含生药 0.16g），密闭，置阴凉干燥处。外用，洗净患处，将药锭研碎，用温水或白醋调敷。

【功用】解毒，消炎。

【主治】痈疽疮毒，虫咬损伤，无名肿毒。

加味西黄丸

【来源】《部颁标准》。

【组成】牛黄 15g　没药（制）500g　麝香 75g　蟾酥（制）2.4g　乳香（制）500g

【用法】水泛为丸，每袋装 3g，密封。口服，每次 3~6g，1 日 1 次。

【功用】解毒散结，消肿止痛。

【主治】痈疽疮疡，多发性脓肿，淋巴结炎，寒性脓疡。

【宜忌】孕妇忌服。

柳条膏

【来源】《部颁标准》。

【组成】生马钱子 500g　蜈蚣 32 条　木鳖子（去壳）160g　生川乌 100g　生草乌 100g　乳香 40g　没药 20g　蛇蜕 5g　鲜柳条 24g　鲜国槐条 12g　鲜桑条 24g

【用法】制成膏药块，每块净重 4.5g，密闭，置阴凉干燥处。将膏药加温软化，摊于布上，贴患处。

【功用】拔毒生肌。

【主治】痈疽，疔毒，疮肿，冻疮。

复方蟾酥丸

【来源】《部颁标准》。

【组成】蟾酥（制）100g　活蜗牛 250g　麝香 50g　乳香（制）50g　没药（制）50g　铜绿 50g　胆矾 50g　白矾（煅）50g　寒水石 50g　朱砂 150g　雄黄 100g　轻粉 25g

【用法】水泛为丸，每 33 丸重 1g，密闭，防潮。口服，用葱白汤或温开水送服，每次 5~15 丸，1 日 1~2 次。外用，研细，醋调，敷患处。

【功用】消解疮毒。

【主治】痈疽、疔疮。

【宜忌】本品含毒剧药，不可过量服用；孕妇忌服。患处已溃烂者不宜外搽敷。

保安万灵丹

【来源】《部颁标准》。

【组成】荆芥 100g　防风 100g　羌活 100g　麻黄 100g　细辛 100g　川芎 100g　制川乌 100g　制草乌 100g　天麻 100g　当归 100g　苍术 800g　甘草 100g　石斛 100g　制何首乌 100g　全蝎 100g　雄黄 60g　朱砂 60g

【用法】制成大蜜丸，每丸重 7.5g，密封。温黄酒送服，每次 1 丸，1 日 1 次，如有恶寒身热者，用莲须、葱白 9 个煎汤送服。

【功用】解毒消痈，舒筋活血，祛风止痛。

【主治】痈疽发背，深部脓疡，风寒湿痹，肢体瘫痪，偏正头痛，疝气坠痛。

【宜忌】孕妇忌服。体力过虚者慎用，服后避风。

活血消炎丸

【来源】《部颁标准》。

【组成】乳香（醋炙）240g　没药（醋炙）240g　石菖蒲浸膏 30g　黄米（蒸熟）96g　牛黄 30g

【用法】制成小糊丸，每 100 丸重 5g，密封。温黄酒或温开水送服，每次 3g，1 日 2 次。

【功用】活血解毒，消肿止痛。

【主治】毒热结于脏腑经络引起的痈疽初起，乳痈结核，红肿作痛。

【宜忌】孕妇慎服。

活血解毒丸

【来源】《部颁标准》。

【组成】乳香（醋炙）480g　没药（醋炙）480g　蜈蚣 96g　黄米（蒸熟）408g　石菖蒲清膏 72g　雄黄粉 240g

　　石菖蒲清膏制法：取石菖蒲，加水煎煮 2 次，第 1 次 2.5 小时，第 2 次 1.5 小时，合并煎液，滤过，静置 4 小时，取上清液，减压浓缩至相对密度为 1.20（50℃）的清膏。

【用法】制成糊丸，每 100 丸重 5g，密闭，防潮。温黄酒或温开水送服，每次 3g，1 日 2 次。

【功用】解毒消肿，活血止痛。

【主治】肺腑毒热，气血凝结引起的痈毒初起，乳痈乳炎，红肿高大，坚硬疼痛，结核，疔毒恶疮，无名肿毒。

【宜忌】孕妇忌服，忌食辛辣厚味。

珠黄八宝散

【来源】《部颁标准》。

【组成】珍珠 25g　牛黄 25g　炉甘石（制）500g　琥珀 62.5g　石膏（煅）500g　龙骨（煅）375g　冰片 37.5g　朱砂 25g

【用法】制成散剂，每瓶装 1.6g，密封，避光。外用，视患处大小，适量渗敷，用清凉膏或纱布盖贴。

【功用】清热解毒，生肌收口。

【主治】痈疽、疔毒及疮疡溃后久不收口。

【宜忌】外用药，不可入口。对汞过敏和肾功能不全者禁用。

消疯散

【来源】《部颁标准》。

【组成】生天南星 100g　羌活 100g　独活 100g　陈皮 100g　五加皮 100g　甘草 70g　白芷 150g　大黄 60g　防风 60g　赤芍 60g　天花粉 60g　黄柏 60g　桂枝 60g

【用法】制成散剂，密闭，防潮。外用，以茶水或蜜水、麻油、葱头（捣烂）等调敷患处，每日数次。

【功用】消肿，止痛，解毒。

【主治】痈疽未溃，红肿疼痛。

【宜忌】本品有毒，不可内服。

勒马回注射液

【来源】《部颁标准》。

【组成】水蔓菁（勒马回）

【用法】制成注射液，每支装 2ml，密封，避光。肌内注射，每次 2~4ml，1 日 2 次。

　　本方制成片剂，名"勒马回片"。

【功用】清热解毒，止咳化痰，利尿。

【主治】痈肿疮毒，肺痈，咳嗽气喘，久咳不止，热淋涩痛，小便不利。

清凉膏药

【来源】《部颁标准》。

【组成】当归 10g　玄参 40g　赤芍 40g　马钱子 120g　大黄 40g　蜂房 40g　地黄 120g　甘草 40g　黄柏 40g　白芷 120g　白蔹 120g

【用法】制成膏药，每张净重 250g，密闭，置阴凉干燥处。外用，加温软化，贴于患处。

【功用】清凉解毒。

【主治】疮毒、肿痛。

湛江蟾蜍膏

【来源】《部颁标准》。

【组成】蟾蜍 500g　大黄（胆汁制）417g　冰片 83g　蓖麻子 375g　樟脑 83g　大枫子 375g　白芷 20g　木鳖子 250g　血余炭 138g　巴豆 500g

【用法】制成黑膏药，每张净重 1.3g 或 10g，密闭，置阴凉处。加温软化，贴于患处。

【功用】拔毒消肿。

【主治】痈疽，肿毒，疔疮，瘰疬及一般小疮疖。

麝香回阳膏

【来源】《部颁标准》。

【组成】白附子 125g　三棱 150g　蒲公英 100g　桃仁 100g　大黄 150g　巴豆 25g　肉桂 75g　蜈蚣 50g　甘遂 100g　苦地丁 75g　草乌 100g　密陀僧 200g　枳实 100g　全蝎 50g　穿山甲（制）50g　莪术 100g　川乌 75g　苦杏仁 75g　五倍子 175g　人工麝香 75g　冰片 1250g　红花 625g　儿茶 300g　乳香 300g　没药 300g　黄柏 125g　当归 200g　白芷 450g　黄芩 300g　血竭 100g　自然铜 75g

【用法】制成膏剂，每张净重 4g，密闭，置室内阴凉干燥处。外用，温热软化，贴于患处。

【功用】散瘀通窍，排脓消肿，去腐生肌。

【主治】腰痛，搭背，偏口，对口，伤手，痈疮，烫伤，黄水疮，一切疔毒，恶疮等症。

【宜忌】膏药切忌火烤。

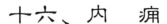

十六、内痈

内痈，系脏腑之生痈疽者。《诸病源候论》："内痈者，由饮食不节，冷热不调，寒气客于内，或在胸膈，或在肠胃，寒折于血，血气留止，与寒相搏，壅结不散，热气乘之，则化为脓，故曰内痈也。"

内消沃雪汤

【来源】《古今医鉴》卷十五。

【组成】当归身　白芍药　黄耆　甘草节　金银花　天花粉　连翘　香白芷　穿山甲　皂角刺　贝母　乳香（研）　没药（研）　木香　青皮　广陈皮

《东医宝鉴》本方组成：当归身、白芍药、甘草节、黄耆、射干、连翘、白芷、贝母、陈皮、皂角刺、天花粉、穿山甲、金银花、木香、青皮、乳香、没药各五分，大黄（酒制）一钱半。

【用法】水、酒煎服。

《东医宝鉴》：锉作一贴，酒、水相半煎服。

【主治】

1.《古今医鉴》：肚内生痈及痈疽。

2.《外科正宗》：发背并五脏内痈，尻臀诸肿，大小肠痈，肛门脏毒，初起但未出脓，坚硬疼痛不可忍者。

【加减】甚者加大黄。

会脓散

【来源】《外科大成》卷四。

【组成】黄耆　归尾　川山甲（炒）　大黄各一两　白芷六钱　蜂房一个（重六七钱者，酒浸、瓦焙六次）　连翘二钱　蜈蚣（大者）七条（酒浸、瓦焙二次）

【用法】上为末。每服三五钱，无灰酒调服；再多饮，以助药力。

【主治】肚痈，内痈。

【加减】如背疽，加羌活；胁痈，加柴胡；乳症，加升麻。各随经络加引经药五七分，酒煎服药尤佳。

内消神效丸

【来源】《鸡鸣录》卷十五。

【组成】甘草　土贝各二两　乳香（炙）　没药（炙）　槐米各一两　炙山甲八钱　沉香　血蝎　葶苈　血余各六钱　雄黄（飞）五钱

【用法】上为末，水为丸，如绿豆大，牛黄为衣。每服一丸，开水送下。

【主治】一切内痈初起，未溃脓者。

五神膏

【来源】《理瀹骈文》。

【组成】杏仁一两　玄参五钱　蛇蜕　蜂房　乱发各二钱半

【用法】油丹熬。或加大黄、皂刺。贴脐取泻。

【主治】内痈。

十七、腹皮痈

腹皮痈，又称腹痈，肚痈，是发生于腹部皮里膜外的痈疮。《疮疡经验全书·肚痈》："此毒生于脾经，因食煎炸油腻，酒醉太过，及行房事，以致毒不流通，聚成此痈，或生在外，或生在内，若不速治，溃透脾膜即死。"

本病初起腹皮高肿，或满肿无头，按之板硬，灼热疼痛，根部很快散大。恶寒发热，心烦纳少。若身热不衰，焮痛不减，则半月成脓外溃，毒泄后，约20天收功。

初起火毒壅盛，虽权用清热之药，以夺其实，但勿过于寒凉。若克伐太甚，脾气欲败，则肿者不消难溃，溃者又不能敛，故中病即止。及至脓成，宜及时切开，因腹壁厚，有时难于透溃。溃后，则应调补脾胃。

利膈汤

【来源】《普济本事方》卷四引都君予方。

【别名】利膈散（《古今医统大全》卷二十一）。

【组成】鸡苏叶　荆芥穗　桔梗（炒）　防风（去权股）　牛蒡子（隔纸炒）　甘草各一两（炙）　人参半两（去芦）

【用法】上为细末。每服一钱，沸汤点服。

【功用】轻清解散。

【主治】

1. 《普济本事方》：虚烦上盛，脾肺有热，咽喉生疮。

2. 《郑氏家传女科万金方》：腹痛脐中出脓，失护进风，角弓反张。

【加减】如咽痛口疮甚者，加僵蚕一两。

【方论】《医方集解》：此手太阴、少阴药也。咽痛咽疮，由于火郁，桔梗、甘草，甘桔汤也，辛苦散寒，甘平除热，为清膈利咽之要药；加薄荷、荆芥、防风以散火除风；加牛蒡子以润肠解毒，火者元气之贼，正气虚则邪火炽，故又加人参以补虚退热。

黄黑散

【来源】方出《袖珍方》卷三，名见《东医宝鉴·杂病篇》卷八。

【组成】大黄一两（取末四钱半）　破故纸一两（取末二钱）　牛蒡子一两（取末二钱）　牵牛一两（取末二钱半）

【用法】上和作二服，蜜水调，空心服。以利为度。

【主治】腹内肚痛肿。

化毒饮

【来源】《丹台玉案》卷六。

【组成】木通四钱　黄连　青皮　乳香　没药　大黄（九蒸九晒）各三钱

【用法】加生姜三片，水二碗，煎服。

【主治】肠痈、腹痛，初起小腹肿痛，急胀。

会脓散

【来源】《外科大成》卷四。

【组成】黄耆　归尾　川山甲（炒）　大黄各一两　白芷六钱　蜂房一个（重六七钱者，酒浸、瓦焙六次）　连翘二钱　蜈蚣（大者）七条（酒浸、瓦焙二次）

【用法】上为末。每服三五钱，无灰酒调服；再多饮，以助药力。

【主治】肚痈，内痈。

【加减】如背疽，加羌活；胁痛，加柴胡；乳症，加升麻。各随经络加引经药五七分，酒煎服药尤佳。

辟寒救腹丹

【来源】《辨证录》卷十二。

【组成】白术三两　茯苓三钱　肉桂三钱　金银花三两　附子一钱　当归二两　蛇床子五钱

【用法】水煎服。

【主治】肚痛，生于小腹间。

【方论】此方用白术为君者，以白术专利腰脐之气也；而后以金银花、蛇床子祛其毒气，则毒气易消；然恐寒极不能直入，故又加附、桂斩关突围而进也；惟是桂、附、术、床俱是一派干燥之物，邪虽祛除，未免耗血，故用当归阳中之阴，少制其横，则阴寒渐散，而又无阳旺之虞。

当归连翘散

【来源】《郑氏家传女科万金方》卷五。

【组成】当归　连翘　黄芩　山栀　荆芥　防风　款冬花　忍冬藤　大黄　升麻　生姜

【用法】加酒煎服。

【主治】腹痛，脐中出脓，失护进风，角弓反张。

肚痈煎

【来源】《仙拈集》卷四。

【组成】大黄二两半　黑丑　杏仁各三钱　乳香一钱　血竭七分　白芷二钱

【用法】上为末。每服三钱，以酒送下。

【主治】肚痈。

内痈煎

【来源】《经验广集》卷四。

【组成】白芷　大黄　绿豆各二钱　归尾一钱半　乳香　没药各一钱　番木鳖二个（去壳）

【用法】上为末。每服二钱，酒调下。

【主治】肚痈，大、小肠痈，冬瓜痈。

黄狗下颏方

【来源】《证治准绳·疡医》卷四。

【别名】黄狗下颏散（《疡医大全》卷二十二）。

【组成】黄狗下颏（连舌、连皮毛劈下，入罐，盐泥封固，铁盏盖口，煅一炷香，觉烟清即止，务宜存性，不可过，过则无用矣，视其骨灰正黑色者为妙，若带白色，其性已过，勿用。用时研极细）　白蔹末　豌豆粉（俗名水寒豆，又名小寒豆，生用）各等分

【用法】上三味以各五钱为率，酒调，空腹服。外又以三味等分，为敷药，香油调敷患处。其验以服药后出臭汗及熟睡为准。

【主治】

1. 《证治准绳·疡医》：肚痈、少腹痈及腿上贴骨痈、发背等下部痈疽。

2. 《疡医大全》：环跳疽。

大青散

【来源】《卫生鸿宝》卷二。

【组成】大青叶（烘燥，研细）

【用法】每服一钱半，好酒调下。黑退即愈。

【主治】气血失养，风寒乘之，大人小儿肚痈败症，肚皮骤然青黑色者。

鸣宝丹

【来源】《青囊秘诀》卷上。

【组成】黄耆二两　甘草三钱　白术二两　金银花二两　车前子五钱　蛇床子五钱　柴胡一钱　肉桂一钱　贝母一钱　山茱萸一钱

【用法】水煎服。一剂消，二剂愈。

【主治】虚寒肚痈。

【加减】加人参用之更妙。

铁埽丸

【来源】《疡科纲要》引朱阆仙方。

【组成】莎根香附子　生玄胡索（勿炒）各一两五钱　草乌　广木香　桃仁各一两　川厚朴　陈皮　青皮各八钱　乳香　没药（去油净）各六钱　原麝香三钱

【用法】上药各为细末，煎糯米浓浆为丸，每丸重一钱许，每料作一百大丸，辰砂为衣。每服一二丸，临服打碎为小块，温陈酒吞服，勿嚼细；不能饮者，砂仁汤送下。

【功用】

1. 《疡科纲要》引朱阆仙方：消肿止痛。

2. 《古今名方》：活血行气散结。

【主治】脘痛腹痛，痞结坚块，将为肚痈、肠痈。

【宜忌】妊者忌服。

十八、骑马痈

骑马痈，又名悬痈，指生于会阴部位的痈疮。《仁术便览》："骑马痈在肾囊下从道上。"《验方新编·悬痈》："又名骑马痈，生在海阃，初起细粒，渐大如桃李，俗呼偷粪老鼠。"多因情志郁结，三阴亏损，湿热壅滞而发。此处组织疏松，又容易污染，所以不易愈合而形成痈漏。治疗上以清热解毒利湿，益气养血为主。

甘草膏

【来源】方出《是斋百一选方》卷十六，名见《普济方》卷二八六。

【别名】甘草酒（《杏苑生春》卷八）。

【组成】好粉甘草一两

【用法】四寸截断，以溪涧长流水一碗（井河水不可用），文武火慢慢蘸水炙，约自早炙至午后，炙水令尽，不可急性，擘甘草心觉水润然后为透，细锉；却用无灰酒二小青碗入上件甘草，煎至一碗，温服之。服此药虽不能急消，过二十余日必消尽。投两服亦无害。

【主治】悬痈。谷道前后生痈，初发如松子大，渐如莲子，数十日后始觉赤肿，如桃李，即破。

【验案】悬痈　林判院康朝尝患此痈，已破，服此药两服，疮即合。

宣毒汤

【来源】《疮疡经验全书》卷三。

【组成】白芷　赤芍　甘草各五分　大黄三钱（酒蒸）　连翘　枳壳各一钱　当归尾二钱

【用法】水、酒各一钟，煎一滚，去滓，早晨空心服。

【主治】坐马痈。

加减龙胆泻肝汤

【来源】《外科发挥》卷七。

【别名】加味龙胆汤（《外科枢要》卷四）、龙胆泻肝汤（《校注妇人良方》卷二十四）、加味龙胆泻肝汤（《景岳全书》卷五十七）。

【组成】龙胆草（酒拌炒黄）　泽泻各一钱　车前子（炒）　木通　生地黄（酒拌）　当归尾（酒拌）　山栀（炒）　黄芩　甘草各五分

【用法】上作一剂。水二钟，煎八分，食前服。

【主治】

1.《外科发挥》：肝经湿热，玉茎患疮，或便毒悬痈肿痛，小便赤涩，或溃烂不愈；又治阴囊肿痛，或溃烂作痛，小便涩滞，或睾丸悬挂。

2.《校注妇人良方》：肝经湿热，两拗肿痛，或小便涩滞。

3.《女科撮要》：肝经湿热，下部肿掀作痛，小便涩滞，阴挺如菌，或出物如虫。

4.《古今医统大全》：气郁热腋气，及腋下多汗。

【方论】《济阴纲目》泻肝而兼导赤，泻其子也；泻肝而用利水，肝主疏泄也。龙胆、山栀，假以降火；当归、生地，以滋肝阴；生甘草缓肝之急；炒黄芩助肝之气。

国老汤

【来源】《古今医鉴》卷八。

【别名】国老煎（《外科证治全书》卷三）。

【组成】横纹大甘草一两

【用法】上药截长三寸许，取山涧东流水一碗（不用井水、河水），以甘草蘸水，文武火慢炙，须用三时久，水尽为度；劈视草中润透，再以无灰酒二碗，煎煮至一碗，温服，一日一次。半月消尽。

本方改为散剂，名"国老散"（《医学心悟》卷四）。用甘草七段，急流水一碗，浸之，炙干；又浸，又炙，以水尽为度，研细末。每服一钱，空心开水调下。

【主治】

1.《古今医鉴》：悬痈。

2.《医学心悟》：脏毒。

【宜忌】《医学心悟》：忌煎炒、烟、酒、炙煿、辛辣、发气等物。

追毒散

【来源】《仁术便览》卷四。

【组成】人参　黄耆　厚朴　甘草　防风　柴胡　川芎　羌活　桔梗　枳壳　乌药　归身　芍药　白芷

【用法】水煎，空心服。

【主治】骑马痈。

神妙松金散

【来源】《杏苑生春》卷七。

【组成】松香（上等明净者）

【用法】上为极细末。先以凤尾草煎汤洗净患处，再以此散干敷患处，一日三次，须守至一月。

【主治】坐马痈成漏者。

生熟地黄丸

【来源】《医学心悟》卷六。

【组成】大熟地（九蒸晒） 大生地（酒洗）各三两 山药（乳拌蒸） 茯苓（乳拌蒸） 丹皮（酒蒸）各一两半 泽泻（盐水蒸）一两 当归（酒蒸） 白芍（酒炒） 柏子仁（去壳，隔纸炒） 丹参（酒蒸）各二两 远志（去心，甘草水泡蒸）各四两 自败龟版（浸净，童便炙炒，研为极细末）

【用法】上为末，用金石斛四两，金银花十二两熬膏，和炼蜜为丸，每早淡盐汤送下四钱。

【主治】悬痈，生于肾囊之后，肛门之前，又名海底漏；脏毒，生于肛门之两旁，初时肿痛。总由湿热相火，内灼庚金而然；内外痔，臁疮。

加减六味丸

【来源】《医学心悟》卷四。

【组成】大熟地（九蒸、晒） 大生地（酒洗）各三两 山药（乳蒸） 茯苓（乳蒸） 丹皮（酒蒸）各一两五钱 泽泻（盐水蒸）一两 当归（酒蒸） 白芍（酒炒） 柏子仁（去壳，隔纸炒） 丹参（酒蒸）各二两 自败龟版（浸去墙，童便炙酥，研为极细末） 远志（去心，甘草水泡，蒸）各四两

【用法】上为末，用金钗石斛四两、金银花十二两熬膏，和炼蜜为丸。每早服四钱，淡盐汤下。

【主治】痔疮，悬痈，脏毒。

三黄丸

【来源】《外科全生集》卷四。

【组成】熟大黄三两 乳香 没药末各一两 雄精五钱 麝香一钱五分 西牛黄三分

【用法】先将熟大黄酒浸透，隔水蒸软，捣烂；然后以乳、没、雄、麝、西五末和入，再捣千捶为丸，如梧桐子大。每服五钱，连服十次。

【主治】悬痈，红肿疼痛，热毒大痈，杨梅广疮结毒。

【宜忌】《验方新编》：孕妇忌服。

内托黄耆散

【来源】《医宗金鉴》卷六十四。

【别名】内托黄耆饮（《疡科遗编》卷上）。

【组成】当归 白芍（炒） 川芎 白术（土炒） 陈皮 穿山甲（炒，研） 皂刺 黄耆各一钱 槟榔三分 紫肉桂五分

【用法】水二钟，煎八分，食前服。

【主治】

1.《医宗金鉴》：中搭手，气血虚，疮不能发长者。

2.《疡科遗编》：悬痈已溃。

甘黄饮

【来源】《仙拈集》卷四。

【组成】生甘草 熟大黄

【用法】酒煎。空心服。

【主治】悬痈未成脓者。

悬痈饮

【来源】《仙拈集》卷四。

【组成】大粉草四两（水浸，火炙三次） 甘草 当归各三两

【用法】水三碗，煎一碗，去滓，再煎稠膏。每用三钱，好酒化膏空心下。未成即消，已成即溃，溃即敛。

【主治】悬痈。在肛门、前阴根后两相交界处，初起如松子大，渐如莲子粗，数十日后如桃李样。

跨痈煎

【来源】《仙拈集》卷四。

【组成】黄耆三钱 人参二钱 川芎 当归各一钱 白芷 官桂 甘草 防风各五分

【用法】水、酒煎，空心服。一服痛止，再服内消，十服肉生。

【主治】跨马痈。

七味圣神汤

【来源】《疡医大全》卷二十三。

【组成】金银花四两 蒲公英二两 人参 当归 甘草各一两 大黄五钱 天花粉二钱

【用法】水煎服。

【主治】骑马痈。

内托散

【来源】《霉疮证治》卷下。

【组成】当归　芎藭　芍药　白术　茯苓　黄耆　桂枝　忍冬花各等分　甘草减半

【用法】水煎服。

【主治】悬痈，生于谷道之前，阴器之后，已溃脓者。

清火九味汤

【来源】《医抄类编》卷二十一。

【组成】白芍　川芎　当归　生地　黄连　花粉　知母（炒）　大黄（炒）　黄柏

【用法】水煎服。

【主治】悬痈。初起肿痛，二便秘结，口渴。

七厘丹

【来源】《疡科捷径》卷中。

【组成】姜黄一两　川乌二钱五分　乳香二钱五分（去油）　雄黄三钱　没药二钱五分（去油）　辰砂二钱五分　巴豆霜一两

【用法】上为末，米浆作丸，如梧桐子大。每服七丸，陈元酒送下。

【功用】通幽解毒，散瘀排气。

【主治】悬痈，初起里实者。

宣毒散

【来源】《外科医镜》。

【组成】大黄五钱（生）　白芷二钱　山甲三片（炒）　黄明胶五钱

【用法】酒、水各半，煎服。

【主治】便毒、骑马痈等症初起，脓未成者。

祛毒至神汤

【来源】《外科医镜》。

【组成】金银花三两　人参五钱　当归五钱　甘草三钱（生）　牛皮胶五钱　山甲三片（炒）　大黄五钱（溃后忌用，恐泄真气也）

【用法】水煎服。

【主治】骑马悬痈。

三黄丸

【来源】《青囊秘传》。

【组成】制军三两　乳香（去油）　没药（去油）各一两　雄精五钱　麝香一钱五分　犀黄二分　淡芩（酒拌，晒干）一两　雅连三钱

【用法】先将制军酒浸透，入碗隔汤蒸软，打烂，然后将乳香、没药、雄精、麝香、犀黄、芩、连等和入，再打千捶为丸，如梧桐子大。每服五钱。

【主治】悬痈红肿疼痛，热毒大痈，杨梅广疮结毒，火毒。

十九、肾　痈

　　肾痈，是指痈肿发于肾经募穴京门穴处者。《圣济总录》："京门隐隐而痛者，肾疽也；上肉微起者，肾痈也。"本病多因肾虚房劳过度，挟外感风寒所致。初起者面白不渴，少腹及胁下胀满，继则令人寒热往来。治宜温肾阳，散风寒。

大垂云膏

【来源】《太平圣惠方》卷六十三。

【组成】当归　附子（去皮脐，生用）　川芎　防风　川升麻　槐子　细辛（去苗）　侧柏叶各一两　桃仁（汤浸，去皮尖双仁）　杏仁（汤浸，去皮尖双仁）　甘草　桑根白皮　白及　黄耆　白僵蚕各一分　垂柳一握（煎了不在吊）　黄丹七两　雄黄半两　朱砂一分（细研）　硫黄二分（细研）　麝香一钱（细研）　白芷一分　没药一分　麒麟竭一分（细研）　龙脑一分（细研）　黄蜡四两（细研）　油一斤半

【用法】上药除研了药并丹外,细研,先熬油令沸,下锉药,煎候白芷黄赤色,以绵滤过,拭铛令净,再煎,下丹,以柳木篦搅,候变黑,即下蜡熔了,滴于水中为珠子不散,即次下诸药末,搅令匀,以瓷盒盛。发背疮,热酒调一钱服,外贴之。余症外贴,虎豹咬着,用甘草水洗后贴之。

【主治】一切恶疮焮肿,发背,疽疮,风肿,肠痈,乳痈,瘰疬,疥癣,发鬓,牙痛,发脑,肾痈,马坠磕破骨损,及一切虫蛇毒物咬伤。

消毒散

【来源】方出《是斋百一选方》卷十六引周才传,名见《普济方》卷二八六。

【组成】赤土一皂子大 木鳖子七个(炮,去皮)

【用法】上为末,分三服。食后热酒或米饮调下。不动脏腑,不过一剂即效。

【主治】男子肾痈,妇人乳痈,一切赤肿焮毒。

通神丸

【来源】《普济方》卷二五○。

【组成】大桃仁二百个(去皮尖,研,以童子小便一盏半,石器内文武火熬成膏,刮出) 真阿魏三分 干蝎十个(全者,去毒) 真麝香半钱

【用法】上为末,桃仁膏为丸,如梧桐子大。每服二丸,空心酒送下,每日二次。

【功用】去败脓,消膜外肿胀。

【主治】肾气偏坠,疝气肿痛,水流不止,兼肾痈。

紫芷散

【来源】《疮疡经验全书》卷九。

【组成】紫苏叶 白芷 官桂 草乌 白及 黄柏 各三钱

【用法】上为末,暗醋、姜汁、葱汁、蜜少许和匀,火上熬滚,调药,待温调匀。搽日向空中出毒,干则润之,冬天加好酒,夏天宜用好苦茶洗之。

【主治】肾痈。

消痈顺气散

【来源】《陈素庵妇科补解》卷三。

【组成】乌药 当归 川芎 白术 黄芩 羌活 防风 陈皮 桔梗 甘草 独活 白芍 连翘 人参 香附 米仁 紫菀

【主治】妊娠生痈,或暴怒伤肝,忧郁伤脾;或恣食膏粱炙煿伤胃;或形寒饮冷独伤肺,经久变为热,发为咳嗽,甚则肺叶焦萎,咯吐臭痰,或红或黄,或脓或血,胸中疼痛,胀满喘急,不能安卧,名曰肺痈。更有举重伤筋,或闷挫伤腰,气血停滞日久,则成腰疽肾痈,胎气受损。又有贪淫之辈,服金石亢热之药,助行房事,积毒流注胎中,则成孕痈,腹皮甲错,腹上热如火灼,按之沉而痛,脉沉数而滑者。

【方论】是方芎、归、芍以养血,参、术、草以补气,乌、陈、附、梗以利上、中、下三焦滞气、逆气,羌、防、独活以理周身百节之游风、伏风;芩、翘清热清火;米、菀止嗽排脓。气血足则胎自安,气不滞,血不瘀,则痈毒自散,且火泻热清毒势解而嗽止矣。

龙宫汤

【来源】《疡科捷径》卷中。

【组成】熟地黄 肉桂 白芥子 麻黄 鹿角霜 干姜

【主治】肾痈。

二十、石 痈

石痈,是指痈疽之至牢有根而硬如石者。《诸病源候论》:"石痈者,亦是寒气客于肌肉,折于血气,结聚所成。其肿结确实,至牢有根,核皮相亲,不甚热,微痛,热时自歇,此寒多热少,坚如石,故谓之。久久热气乘之,乃有脓也。"该证疑似肿瘤,当辨证确诊以施治。

赤小豆贴方

【来源】《外台秘要》卷二十四（注文）引《范汪方》。

【组成】赤小豆五合

【用法】入苦酒中熬之毕，为散，以苦酒和之，涂拭纸上。贴肿，从发肿两头以下。

【主治】石痈之和平体质者。

练石散

【来源】方出《附广肘后备急方》卷五引《小品方》，名见《备急千金要方》卷二十二。

【别名】鹿角散（《太平圣惠方》卷六十四）。

【组成】鹿角八两（烧作灰） 白蔹二两 粗理黄色磨石一斤（烧令赤）

【用法】上为末，以苦酒和泥，厚涂痈上，燥更涂，取消止，内服连翘汤下之。

【主治】

1. 《附广肘后备急方》引《小品方》：痈结肿坚如石，或如大核，色不变，或作石痈不消。

2. 《太平圣惠方》：毒肿，痛不可忍。

商陆根贴方

【来源】方出《外台秘要》卷二十四引《古今录验》，名见《圣济总录》卷一二九。

【组成】生商陆根

【用法】烂捣，敷之，燥则易。

【主治】石痈，坚如石，不作脓。又治脑漏及诸痈疖。

蛇蜕散

【来源】方出《备急千金要方》卷二十二，名见《普济方》卷二八六。

【别名】独圣散（《普济方》卷三九〇）。

【组成】蛇蜕皮

【主治】石痈。坚如石，不作脓者。

大黄散

【来源】《太平圣惠方》卷六十一。

【组成】川大黄一两（锉碎，微炒） 当归一分川芒消半两 黑豆皮半两 枳壳半两（麸炒微黄，去瓤） 牛蒡子一分（微炒） 川芎一分 甘草半两（生，锉）

【用法】上为末，分为三服。每服以水一大盏，煎至五分，去滓温服，不拘时候。以利为度。

【主治】石痈，肿硬疼痛，心腹烦闷，不得宣畅。

沉香散

【来源】《太平圣惠方》卷六十一。

【别名】沉香汤（《圣济总录》卷一二八）。

【组成】沉香三分 地骨皮一两 麦门冬一两（去心） 当归一两 川大黄一两（锉碎，微炒） 川升麻一两 木香三分 玄参一两 枳壳一两（麸炒微黄，去瓤） 羚羊角屑一两 独活一两 甘草一两（生锉） 赤芍药一两 防风三两（去芦头）

【用法】上为散。每服四钱匕，以水一中盏，煎至六分，去滓，不拘时候温服。

【主治】石痈。肿毒结硬疼痛，口干烦热，四肢拘急，不得卧。

雄黄散

【来源】《太平圣惠方》卷六十一。

【组成】雄黄半两（细锉） 川大黄半两（生用）磁石半两（捣碎细研） 白矾半两（烧令汁尽）细辛半两

【用法】上为细散。用鸡子白和生蜜，调涂之，干易之。

【主治】石痈。风毒初结，掀核坚硬。

犀角散

【来源】《太平圣惠方》卷六十一。

【别名】犀角汤（《圣济总录》卷一二八）。

【组成】犀角屑三分 连翘一两 射干一两 栀子仁一两 川升麻一两 当归一两 川大黄二两（锉碎，微炒） 木香三分 枳壳一两（麸炒微黄，去瓤） 赤芍药一两 甘草一两（生锉） 玄参一两

【用法】上为散。每服四钱，以水一中盏，煎至六

分，去滓温服，不拘时候。

【主治】石痈。热毒气盛，肿硬疼痛，口干烦闷。

木香丸

【来源】《圣济总录》卷一二八。

【组成】木香一两 槟榔（锉）三分 芎䓖 羌活（去芦头）各半两 大黄（锉，炒）一两 附子（炮裂，去皮脐）人参各半两 枳壳（去瓤，麸炒）三分 牵牛子（炒令香）一两半 陈橘皮（汤浸，去白，焙）半两

【用法】上为末，炼蜜为丸，如梧桐子大，贮以瓷盒。每服三十丸，空心粥饮送下。通利为度。如未利，加至四十丸。

【功用】通泄，调气，解毒。

【主治】石痈结聚，肿硬热痛，脏腑秘涩；发背，一切恶疮及乳痈。

木香散

【来源】《圣济总录》卷一二八。

【组成】木香 大黄（锉，炒）升麻 白蔹 芒消 赤小豆各半两

【用法】上为散。以榆白皮汁，入水少许，调和如糊，涂故帛上贴，一日二次。已服升麻汤后用此。

【主治】石痈。

黄耆当归散

【来源】《圣济总录》卷一二八。

【组成】黄耆（锉）十两 当归（切，焙）八两

【用法】上为散。每服三钱匕，以温酒调下，不拘时候。

【主治】石痈久不愈。

蜀漆方

【来源】《圣济总录》卷一二八。

【组成】蜀漆（干者）半两 桑根白皮二两

【用法】上为末。每用适量，以熔牛皮胶及酒调和，外敷肿处，每日三五次。

【主治】石痈。痈疽结硬未成脓。

升麻汤

【来源】《圣济总录》卷一二九。

【组成】升麻 连翘 玄参 大青 大黄（锉，微炒）各一两 败酱 络石 白蔹各半两 生地黄二两

【用法】上锉，如麻豆大。每服五钱匕，水一盏半，煎至七分，加芒消一钱，去滓，空心温服。微利三二行，未利再服。

【主治】石疽坚硬，皮色深赤，恶寒壮热，一二日未脓者。

回阳玉龙膏

【来源】《仙传外科集验方》。

【别名】回阳玉龙丹（《疡科选粹》卷二）、玉龙膏（《理瀹骈文》）。

【组成】草乌三两（炒）南星一两（煨）军姜二两（煨）白芷一两（不见火）赤芍药一两（煨）肉桂半两（不见火）

【用法】上为末，用热酒调敷。发背发于阴，又为冷药所误，又或发于阳而误于药冷，阳变为阴，满背黑烂，四周好肉上用洪宝丹，把住中间，以此药敷之。流注冷证多附骨，内硬不消，骨寒而痛，筋缩不伸，若轻用刀针，并无脓血，若只有乳汁清流，或有瘀血，宜用此药敷之。鼓椎风起于中湿，或伤寒余毒，又或起于流注之坏证，或起于风湿虚痹。未破则肌肉尚未死，急以此药，热酒调敷膝胻骨上腿处，以住骨痛，回阳气。又以冲和涂下肢冷处，引其血气，使流动而下通贯血脉。又以此方敷胻骨交处，以接所引之血脉，以散所积之阴气。内则用追风丸，倍加乳香以伸筋，如法服之，无不愈者。男子妇人久患冷痹血风，手足顽麻，或不能举动，可用绵子夹袋此药在中心，却以长布缠在痛处，用绢袋系定，此药能除骨痛附在肉上，觉皮肤如蚁缘，即其功也；如痹，可加丁皮、吴茱萸、没药、大草乌等分，然后全在追风丸，表里交攻，去病如神。风脚痛不可忍，内用追风丸，外用此方加生面，姜汁调热敷，欲得立止，可依法加乳香、没药化开，酒调为妙。久损入骨者，以致死血在所患之处，遇风寒雨湿，其病即发，宜此方热酒调敷；内则用搜损寻痛丸，

表里交攻为妙。虽然血气虚弱之人，病在胸胁腰背之间者，谓之脱垢，不除变为血结劳，不论老少，年远近岁，大而遍身，小而一拳半肘，医之则一，此等乃根蒂之病，此非一剂可愈，磨以岁月，亦可安。治石痈，用此方热酒调敷，外却用洪宝箍住四周，待成脓后破。妇人乳痈，或经候不调，逆行失道；又有邪气内郁，而后结成痈肿，如初发之时，宜于此方中用南星、姜汁、酒二停调匀热敷，即可内消。欲急则又佐以草乌，此药味性烈，能破恶块，逐寒热，遇冷即消，遇热即溃。宿痰失道，痈肿无脓者，可用此药点头，病必旁出，再作为佳，不然，则元阳虚耗，此为败症，元阳虚耗败证者，急用全体玉龙敷之，拔出成脓。服药则通顺散加桔梗、半夏、当归、肉桂等药。肚痈证，初觉腰痛，且以手按之痛苦，走闪移动，则为气块。若根不动，外面微有红肿，则为内痈，急以此方拔出毒气，作成外痈，然后收功冲和，内则用通顺散加忍藤，治法如前。

【主治】发背，流注，鼓椎风，久损痛，冷痹，血风，风脚痛，石痈，妇人乳痈，痈肿无脓，肚痈。

破坚丹

【来源】《疡科选粹》卷二。

【组成】商陆根

【用法】杵烂，频擦。

【主治】耳后石痈。

黄耆丸

【来源】《外科大成》卷四。

【组成】黄耆（炙）二两　大附子（去皮脐，姜汁浸透，切片，火煨，炙，以姜汁一钟尽为度）七钱　菟丝子（酒浸，蒸）　大茴香（炒）各一两

【用法】上为末，酒糊为丸。每服一钱，每日二服，空心食前以黄酒送下。

【主治】石痈、石疽。因寒气客于经络，肿坚如石，痈则微红，疽则皮色不变，久不作脓。

没药丸

【来源】《医宗金鉴》卷六十四。

【组成】桃仁（炒）一两　乳香　没药　川芎　川椒（去目及合口者）　当归　赤芍各五钱　自然铜（火烧醋淬七次）二钱五分

【用法】上为细末，用黄蜡二两，火化开入药末，不住手搅匀，丸如弹子大。每服一丸，以好酒一钟，将药化开，煎至五分，乘热服下。

【主治】石疽初起，寒气瘀血凝结，生于腰胯之间，其疽时觉木痛，难消难溃，坚硬如石，皮色不变。

香贝养荣汤

【来源】《医宗金鉴》卷六十四。

【组成】白术（土炒）二钱　人参　茯苓　陈皮　熟地黄　川芎　当归　贝母（去心）　香附（酒炒）　白芍（酒炒）各一钱　桔梗　甘草各五分

【用法】上加生姜三片，大枣二枚，以水二钟，煎八分，食远服。

【主治】

1. 《医宗金鉴》：肝郁凝结于经络，石疽生于颈项两旁，形如桃李，皮色如常，坚硬如石，痛而不热，初小渐大，难消难溃，既溃难敛，而属气虚者。

2. 《医钞类编》：筋瘰，由肝伤恚怒，血虚不能荣筋，核坚筋缩，推之不移。

3. 《疡科捷径》：石痰。

【加减】胸膈痞闷，加枳壳、木香；饮食不甘，加厚朴、苍术；寒热往来，加柴胡、地骨皮；脓溃作渴，倍人参、当归、白术，加黄耆；脓多或清，倍当归、川芎；胁下痛或痞，加青皮、木香；肌肉生迟，加白蔹、肉桂；痰多，加半夏、橘红；口干，加麦冬、五味子；发热，加柴胡、黄芩；渴不止，加知母、赤小豆；溃后反痛，加熟附子、沉香；脓不止，倍人参、当归，加黄耆；虚烦不眠，倍人参、熟地，加远志、枣仁。

本方去人参，加黄耆、柴胡，名"抑气养荣汤"（《医钞类编》卷二十一）。

舒肝溃坚汤

【来源】《医宗金鉴》卷六十四。

【组成】夏枯草　僵蚕（炒）各二钱　香附子（酒

炒）石决明（煅）各一钱五分 当归 白芍（醋炒） 陈皮 柴胡 抚芎 穿山甲各一钱 红花 片子姜黄 甘草（生）各五分

【用法】灯心五十寸为引，水三钟，煎一钟，食远温服。

【主治】筋瘃，石疽。

【加减】便燥者，加乳香一钱；便溏者，加煅牡蛎一钱。

二十一、委中毒

委中毒，又名膝弯痈、腘窝毒、曲鳅，是指发生在腘窝委中穴的痈疽。《证治准绳》："往来寒热，膝后腘内约纹中，坚硬如石，微红微肿，何如？曰：此名委中毒，此穴在膝后横纹中，属太阳、胆经，由脏腑积热流入膀胱而发。"《医宗金鉴·委中毒》云："木硬肿痛，微红，屈伸艰难……缓则筋缩而成废疾。"明其特点是初起木硬疼痛，皮色不红，小腿屈伸不利，愈后可有短期屈伸难伸。

本病多因湿热下注，流于脉络所致；或因患肢溃破、足跟皲裂、冻疮溃烂、足癣、湿疹等感染毒邪，以致湿热蕴阻，经络阻隔，气血凝滞而成。治以清热利湿，和营祛瘀为主。初起重在消散，脓成宜透脓托毒，溃后气血已亏者宜益气养血，生肌收口。

败毒流气饮

【来源】《疮疡经验全书》卷三。

【组成】紫苏 厚朴 枳壳 桔梗 陈皮 乌药 白芍 白芷 香附 槟榔 木香 木瓜 牛膝 杜仲 防风 甘草

【用法】加生姜三片，大枣一个，水煎服。

【主治】肾经寒气阻滞而成委中毒。

紫苏流气饮

【来源】《疮疡经验全书》卷三。

【组成】紫苏 厚朴 甘草 香附 乌药 槟榔 杜仲 木瓜 枳壳 桔梗 川芎 防风 当归

【用法】加生姜三片，大枣一枚，水煎，空心服。

【主治】委中毒，由肾经寒气阻滞而成者。

【加减】排脓，加人参、黄耆。

五神汤

【来源】《辨证录》卷十三。

【组成】茯苓一两 车前子一两 金银花三两 牛膝五钱 紫花地丁一两

【用法】水煎服。

【功用】利湿清热

【主治】

1.《辨证录》：多骨痈，大腿旁长强穴间，忽然疼痛高肿，久则内中生骨似骨而非骨者。

2.《外科真诠》：委中毒，湿热凝结，焮痛色赤，溃速者。

3.《中医皮肤病学简编》：足癣。

【方论】此方由茯苓、车前以利水，紫花地丁以清热，又用金银花、牛膝补中散毒。

二十二、发 背

发背，背部生痈疽之较重者，痈疽五发之一。依其所发部位之不同，又有上发背、中发背、下发背之分；或以上搭手、中搭手、下搭手而命名；或以其形态之不同，又有命名为莲子发、蜂窝发等之别。《刘涓子鬼遗方》便有"凡发背，外皮薄为痈，皮坚为疽。如此者，多现先兆，宜急治之。

皮坚、甚大者，多致祸矣"。

本病多由于外感风热、火邪，或湿热蕴郁于中，以及肝郁气滞等原因所致。初期局部起一肿块，其形不著，有粟形脓头，痛痒并作，焮红、坚硬，逐渐向四周扩大，脓头相继增多，成蜂窝状，疼痛加剧。伴有寒热、头痛、厌食。而后约经二候左右，局部开始化脓，疮头逐渐腐烂，脓头外泄不畅，焮肿逐渐向四周扩大，大小不一。如果病情继续发展，全身症状加重，状热、口渴、便秘。到三候左右，脓液逐渐减少，并有腐肉脱落。肿势渐消，新肉渐生。约到了四候左右，脓液渐尽，腐肉脱落，肉芽红活，生长迅速，逐渐收口愈合。

本病初起，以清热解毒，化滞泻火为主；中期以苦寒清热，化瘀解毒为主；后期一般不需内服药。但对于气血不足者，宜补益气血。

王不留行散

【来源】《金匮要略》卷中。

【组成】王不留行十分（八月八日采）　蒴藋细叶七分（七月七日采）　桑东南根白皮十分（三月三日采）　甘草十八分　川椒三分（除目及闭口者，汗）　黄芩二分　干姜二分　芍药　厚朴各二分

【用法】上九味，桑根皮以上三味烧灰存性，勿令灰过，各别杵筛，合治之为散。每服方寸匕，小疮即粉之，大疮但服之。产后亦可服。如风寒，桑东根勿取之，前三物皆阴干百日。

【功用】《普济方》：出脓血，暖肌生肉。

【主治】

1.《金匮要略》：金疮。

2.《普济方》：痈疽发背，一切疮肿。

大黄汤

【来源】《肘后备急方》卷五。

【别名】大黄散（《太平圣惠方》卷六十一）、升麻汤（《圣济总录》卷一三一）。

【组成】大黄　甘草　炙黄芩各二两　升麻二两　栀子一百枚

【用法】以水九升，煮取三升半服。得快下数行便止，不下则更服。

【主治】

1.《肘后备急方》：发背上初欲肿。

2.《太平圣惠方》：热毒生疖，五脏壅滞。

内补黄耆汤

【来源】《刘涓子鬼遗方》卷三。

【组成】黄耆三两　干地黄　人参　茯苓各二两　当归　芍药　芎藭　桂心　远志（去心）各一两　甘草一两半　麦门冬（去心）三两　生姜五两　大枣十四枚

【用法】以水一斗，煮取三升二合，去滓。分温四服，日三夜一。

【主治】

1.《刘涓子鬼遗方》：发背已溃，大脓汁，虚惙少气力。

2.《外科发挥》：溃疡作痛，倦怠少食，无睡自汗，口干或发热，久不愈。

【方论】《医宗金鉴》：内补黄耆汤于十全大补汤内去白术，加远志、麦门冬，水煎服，治溃疡口干。去白术者，避其燥能亡津也；加远志、麦冬者，以生血生津也。

丹参膏

【来源】方出《刘涓子鬼遗方》卷五，名见《外台秘要》卷二十四。

【别名】生肉膏。

【组成】丹参　防风　白芷　细辛　芎藭　黄芩　芍药　甘草（炙）　黄耆　牛膝　槐子　独活　当归

《外台秘要》无甘草、黄耆，有大黄。诸药各一两。

【用法】上切，以腊月猪脂五升，微火煎三上三下，白芷黄，膏成。病上摩，向火，一日三四次。

【功用】生肉。

【主治】

1.《刘涓子鬼遗方》：发背发乳，口已合，皮上急痛。

2.《外台秘要》：踠折。

生地黄汤

【来源】《刘涓子鬼遗方》卷三。

【组成】生地黄十两　竹叶四升　黄芩　黄耆　甘草（炙）　茯苓　麦门冬（去心）各三两　升麻　前胡　知母　芍药各二两　瓜蒌四两　大枣二十枚（去核）　当归一两半　人参一两

【用法】先以水一斗五升，煮竹叶，取一斗，去

叶，纳诸药，煮取三升六合，分为四服，日三夜一。

【主治】发背，发乳，痈疽，虚热大渴。

白石脂汤

【来源】《刘涓子鬼遗方》卷三。

【组成】白石脂四两　龙骨三两　当归二两　桔梗二两　女萎　白头翁各四两　黄连二两　干姜三两

【用法】以水九升，煮取三升二合，去滓，服八合，日三次，夜一次。

【主治】发背已溃，而下不住。

黄耆汤

【来源】《刘涓子鬼遗方》卷三。

【组成】黄耆　黄芩　远志　麦门冬（去心）各二两　干地黄　人参　芎藭　甘草（炙）　芍药　当归各一两　大枣二十枚　生姜五两　鸡膍胵二具（勿去皮）　桑螵蛸十四枚（炙）

【用法】上锉。以水一斗，先煮取四升五合，一服九合，日三服，夜一服。

【主治】发背。

淡竹叶汤

【来源】《刘涓子鬼遗方》卷三。

【组成】淡竹叶四升　麦门冬（去心）　黄耆　芍药　干地黄　生姜各三两　前胡　黄芩　升麻　远志（去心）　栝楼各二两　大枣十四枚　当归一两

【用法】先以水一斗八升，煮竹叶及麦冬一斗，去滓，纳诸药，再煮取三升，分三次温服。

【主治】发背乳痈，已服生地黄汤取利后。

乳香膏

【来源】《刘涓子鬼遗方·附录》。

【组成】乳香一两　青薄荷叶四两

【用法】上为末。厚罨患处，上以青生绢剪靥盖之，觉干再以新水润之，常令湿润，三五度其热毒自然消散。

【功用】令内毒散，减疼免引。

【主治】《刘涓子鬼遗方·附录》：发背，初觉小，后五七日赤热肿高。

竹叶黄耆汤

【来源】《外台秘要》卷三十七引《古今录验》。

【组成】竹叶（切）三升　黄耆四两　小麦一升　芍药三两　甘草二两（炙）　石膏二两（研）　人参三两　升麻一两　茯苓二两（一法七分）　桂心六分（一法二分）　当归三两　干枣十四枚　五味子三两　生姜三两　干地黄一两　麦门冬三两（去心）　知母一两

【用法】上切。以水一斗二升，煮竹叶、小麦，取九升，去滓，纳药，煮取三升，分四次温服。

【主治】动散背肿，已自利，虚热不除。

托里散

【来源】《医学正传》卷六引《备急千金要方》。

【组成】羌活一钱五分　防风（酒洗）五分　防风梢五分　藁本一钱五分　当归身三钱　当归梢五分　连翘三钱　黄芩（酒洗）三钱　黄耆一钱五分（生用）　人参一钱五分　炙甘草一钱五分　生甘草五分　陈皮五分　苏木　五味子　酒黄柏　酒防己各五分　桔梗　栀子　生地黄（酒洗）各一钱　酒大黄三钱　酒黄连一钱　木猪苓一钱五分　麦门冬二钱

【用法】上切细，分作二服。每服用水三大盏，浸半日，煎至一盏，稍热服，后一服如前，并滓再煎服。

【主治】背疽并诸恶疮。

内补汤

【来源】《千金翼方》卷二十二。

【组成】干地黄四两　升麻　当归　人参各一两　生姜五两（切）　麦门冬（去心）　芍药各三两　大枣二十枚（擘）　远志（去心）　茯苓　大黄　黄芩　黄耆各二两

【用法】上锉。以水一斗三升，煮取五升，去滓，分为五服。

【主治】发背，虚热大盛，肿热侵进不住。

内补黄耆汤

【来源】《千金翼方》卷二十二。

【组成】黄耆 当归各二两 干地黄 麦门冬各三两 生姜五两（切） 大枣十四枚（擘） 芍药 芎藭 人参 甘草（炙）各一两

【用法】上锉。以水一斗，煮取三升五合，分服七合，每日三次。

【主治】男子背上发肿，时觉牵痛。

升麻汤

【来源】《千金翼方》卷二十二。

【组成】升麻三两

【用法】上锉。以水三升，煮取一升，分三次服。

【主治】痈发背。

【验案】发背 何道静母在建安，夜得发背，至晓半臂黑，上热如火，嘘吸烦闷，时无三两升麻，惟一两，以水三升，煮得一升，如上法，一服觉如小宽，再服热瘥，乃得眼，至暮服尽转佳，明日视背色还复，遂愈也。

芍药甘草汤

【来源】《千金翼方》卷二十二。

【组成】芍药 干地黄 黄耆各三两 甘草（炙）一两半 人参一两 茯苓 麦门冬（去心） 生姜（切）各二两

【用法】上锉。以水八升，煮取二升五合，分三次服。

【主治】肿疮发背。

竹叶汤

【来源】《千金翼方》卷二十二。

【组成】淡竹叶 小麦各三升 生姜六两（切）大枣十四个（擘） 茯苓 麦门冬（去心） 枳实（炙） 芍药 人参各二两 黄耆 前胡 干地黄 升麻 射干 黄芩 芎藭 甘草（炙）各三两

【用法】上锉。以水一斗七升，先煮竹叶、小麦，取一斗二升，去滓，纳诸药，煮取四升，分五服。

【主治】痈、发背、诸客热肿始作。

【加减】若热盛秘涩不通者，加大黄二两，已下勿加。

竹叶汤

【来源】《千金翼方》卷二十二。

【组成】竹叶（切）五升 小麦 生姜五两（切）桂心一两半 大枣二十个（擘） 芍药 干地黄各三两 茯苓 升麻 当归 甘草（炙）各二两
　　方中小麦用量原缺。

【用法】上锉。以水一斗七升，煮小麦、竹叶，取一斗一升，去竹叶，纳诸药，煮取三升五合，分四服，如人行七八里再服。

【主治】痈肿，发背。

竹叶黄耆汤

【来源】《千金翼方》卷二十二。

【组成】淡竹叶 黄芩 前胡 生姜各四两（切）芍药三两 小麦三升 黄耆 茯苓 枳实（炙）麦门冬（去心） 栀子各三两（擘） 大枣十四个（擘） 芎藭 知母 干地黄 人参 石膏（碎）升麻 甘草（炙）各二两

【用法】上锉。以水一斗六升，先煮竹叶、小麦，取一斗二升，去竹叶、麦，纳诸药，煮取四升，每服一升，日三次，夜一次。

【主治】发背。

竹叶黄耆汤

【来源】《千金翼方》卷二十二。

【组成】淡竹叶 小麦各三升 黄耆 升麻 干地黄 芍药 当归 通草 知母各三两 大枣十八个（擘） 黄芩一两半 生姜五两（切） 茯苓 芎藭 前胡 枳实（炙） 麦门冬（去心） 甘草（炙）各二两

【用法】上锉。以水一斗七升，先煮竹叶、小麦，取一斗二升，去滓，纳诸药，煮取四升，分五次温服，日三次，夜二次。

【主治】男子痈，始欲发背不甚，往来寒热。

竹叶黄耆汤

【来源】《千金翼方》卷二十二。

【组成】竹叶（切）四升　黄耆　芍药各三两　当归一两　大黄一两半　升麻　黄芩　前胡　知母　麦门冬（去心）　甘草（炙）各二两

【用法】上锉。以水一斗七升，煮竹叶取九升，去滓，下诸药，煮取二升八合，分三服。利两三行佳。

【主治】痈发背及在诸处。

麦门冬汤

【来源】《千金翼方》卷二十二。

【组成】麦门冬（去心）二两　升麻　葛根各三两　丁香一两半　零陵香　藿香各一两

【用法】上锉。以水七升，煮取二升五合，分三服，一日令尽。

【主治】痈肿始觉，其肿五色，并为发背，痛欲死，肿上加灸不愈，腹内虚闷。

青木香汤

【来源】《千金翼方》卷二十二。

【组成】青木香　麻黄（去节）各二两　升麻三两

【用法】上锉。以水六升，煮取二升，去滓，分三服，一日令尽。暖卧取微汗，避风，以粉粉身。

【主治】发背，肿如杏核、鸡子。

枳实汤

【来源】《千金翼方》卷二十二。

【别名】枳实散（《太平圣惠方》卷六十二）。

【组成】枳实（炙）　芍药　干地黄　前胡　黄芩　通草各三两　知母　芎藭　细辛　茯苓　黄耆　人参　甘草（炙）各二两

【用法】上锉。以水一斗一升，煮取三升五合，去滓，分四次服。

【主治】男子发背，肋结块气，或经一月不已，苦寒热者。

前胡建中汤

【来源】《千金翼方》卷二十二。

【组成】前胡三两　生姜（切）　茯苓　黄芩各五两　桂心一两　人参一两半　当归　芍药　半夏（汤洗十遍）　甘草（炙）各二两

【用法】上锉。以水一斗，煮取四升，分四服。

【主治】发背。

黄耆汤

【来源】《千金翼方》卷二十二。

【组成】黄耆　麦门冬（去心）　芍药　黄芩　人参　甘草（炙）各三两　石膏（碎）　当归各二两　半夏四两（洗）　生姜五两（切）　生地黄半斤　大枣三十枚（擘）　淡竹叶（切）二升

【用法】上锉。以水一斗，先煮竹叶，取九升，去竹叶，纳诸药，更煮取三升，分四服，如人行二十里又服，良久进粥，消，又进，消息。

【主治】发背。

黄耆汤

【来源】《千金翼方》卷二十二。

【组成】黄耆　白蔹　玄参　黄芩　大黄　甘草（炙）各二两　竹叶（切）一升

【用法】上锉。以水九升，煮取三升，分三服，一日令尽。

【主治】毒肿发背。

【宜忌】忌猪肉。

黄耆汤

【来源】《千金翼方》卷二十二。

【组成】黄耆　干姜　当归　桂心各二两　大枣二十枚（擘）　麦门冬（去心）　芍药各三两　半夏四两（洗）　生姜五两（切）　人参　芎藭　甘草（炙）各一两

【用法】上锉。以水一斗二升，煮取四升，去滓，分五服，日三夜二。

【主治】大虚客热，发背，上苦牵痛，微有肿，肿气来去。

黄耆散

【来源】《千金翼方》卷二十三。

【组成】黄耆五分（脓多倍之） 小豆一分（热，口干倍之） 芎藭半两（肉不生倍之） 芍药二分（痛不止倍之） 栝楼二分（渴，小便利倍之） 白蔹三分（有脓不合倍之）

【用法】上为散。每服方寸匕，以酒送下，日三次。

【功用】撮脓。

【主治】

1.《千金翼方》：痈疽。

2.《太平圣惠方》：发背赤肿，发热疼痛，脓不出。

百一膏

【来源】《医方类聚》卷一七二引《千金月令》。

【组成】莨菪子一合 乌麻油一大升 乱发一拳许（灰汁净洗） 黄丹四两 蜡一两 绯帛子一方寸 松脂桃许大 丁香二七枚 曲头棘针二七枚（破之） 印成盐七枚（破） 柴胡一斤（末） 紫菀一斤 驴耳塞一钱匕

【用法】上药先以炭火煎油一二沸，即下乱发，煎令尽，仍以篦搅至药成，不得住手，次下黄丹，看沸，即下火，沸定，上火，次下莨菪子，次下松脂，次下盐、丁香、绯帛，次下柴胡等，从旦至暮，杖上看色黑，先以指捻之，堪即熟，后下驴耳塞，仍待经宿，冷后却上火暖，然后置器中。以故帛摊附肿上。

【主治】发背、下疮、孔痈，一切毒疮肿。

鹿角膏

【来源】《医方类聚》卷一七二引《千金月令》。

【别名】麦饭石膏（《太平圣惠方》卷六十二）、鹿角散（《太平圣惠方》卷六十四）、三神膏（《圣济总录》卷一三一）、灵应膏（《外科精义》卷下）、麦饭石围散（《遵生八笺》卷十八）。

【组成】鹿角一只（烧作炭，候冷，捣筛为末） 麦饭石约半斤（净洗干，碎如棋子大，有作末者，去之，于净熨斗中熬令色赤，投于米醋中，良久滤出；又熬如此九遍讫，筛为末。麦饭石者，即磨刀石及砒石是） 白蔹一大两（捣罗为末）

【用法】上为细末，各取一大匙，以米酢五合，文武火煎之，酢少，又旋添，约煎五十沸已来，即止，令稀稠如糊，以新净瓷器盛之。用故帛涂药贴疮上，一日一易，脓出为度，疮退，即膏敷之。

【主治】

1.《医方类聚》引《千金月令》：发背。

2.《太平圣惠方》：毒肿，痛不可忍。

犀角丸

【来源】《外台秘要》卷二十四引《近效方》。

【别名】小犀角丸（《太平惠民和济局方》卷八）。

【组成】犀角十二分 蜀升麻 黄芩各四分 大黄五分 防风四分 巴豆二十二枚（去心皮，熬令黄） 人参四分 当归四分 黄耆四分 干蓼蓝 黄连 甘草（炙） 栀子仁各四分

【用法】上为末，别捣巴豆成膏，入末和匀，炼蜜为丸，如梧桐子大。每服三丸，暖汤送下。得利两三行，吃冷粥止即愈；不利，加至四五丸。初服取快利，后渐减丸数，取鸭溏微泄为度，肿消及和润乃止。利却黄水即觉轻，皮皱色变，一切肿皆内消。

【主治】肠痈、乳痈、发背，一切毒肿。

【宜忌】忌热面、蒜、猪肉、芦笋、鱼、海藻、菘菜、生冷、粘食。

陵鲤甲散

【来源】《外台秘要》卷二十四引《删繁方》。

【组成】陵鲤一头（取甲爪，炙） 桂心三分 当归二分

【用法】上为散。每服方寸匕，一日三次，酒进。

【主治】发背及乳房痈肿。

猬皮散

【来源】《外台秘要》卷二十四引《删繁方》。

【组成】猬皮一具（烧） 杜仲八分（炙） 续断五分 附子（炮） 地榆各五分 厚朴八分 藁本五分 当归 桂心各五分 小露蜂房一具（烧）

【用法】上为散。每服方寸匕，以酒送下，一日三次，取愈止。

【主治】诸瘘及浮核坏败，并主男子发背，女子发

乳等痈疽，或脓血肉瘤。

【宜忌】忌猪肉、生葱、冷水。

发背神验方

【来源】《外台秘要》卷三十六。

【组成】狗白粪半两

【用法】上一味，以暖水一升，绞取汁，分二次服。以滓敷肿上，每日二次。以愈为止。

【主治】发背初起，觉欲作肿者。

排脓止痛利小便散

【来源】《外台秘要》卷三十七。

【组成】瞿麦二两　芍药三两　赤小豆（微熬）桂心　芎䓖　麦门冬（去心）　白蔹各二分　黄耆当归各二两

【用法】上为末。先食温酒，服一方寸匕，一日三次。

【功用】排脓，止痛，利小便。

【主治】痈疽发背。

露蜂房散

【来源】《太平圣惠方》卷六十。

【组成】露蜂房一（二）两半（烧灰）　乱发灰一两　蛇蜕皮三分　赤小豆（炒熟）二两　川大黄二两半（锉，微炒）　玄参二两半　子芩二两半川朴硝三两半

【用法】上为细散。每服二钱，以黄耆汤调下。不拘时候。

【主治】发背已溃后，毒气未散，脓水不绝。

大黄散

【来源】《太平圣惠方》卷六十一。

【组成】川大黄一两（生用）　黄芩一两　白芷三分　寒水石一两　白蔹一两　黄柏三分（锉）　石膏一两　赤石脂一两　黄连一两（去须）

【用法】上为细散。以浆水调为膏，厚涂于疮上，干即易之。

【主治】痈肿发背。

大麻仁丸

【来源】《太平圣惠方》卷六十一。

【组成】大麻仁三两　木香一两　枳壳一两（炒微黄，去瓤）　牛蒡子二两　甘草一两（炙）

【用法】上为末，炼蜜为丸，如梧桐子大。每服三十丸，食前以暖水送下。以利为度。

【主治】发背及一切痈肿，脏腑涩滞，大小便不通。

淋浇黄连汤

【来源】《太平圣惠方》卷六十一。

【别名】黄连汤（《普济方》卷二八九）。

【组成】黄连一两　地骨皮一两　羌活一两　防风一两（去芦头）　木通一两　甘草一两　白芷一两川大黄一两　狼牙一两　川升麻一两　莽草一两藁本一两　黄耆一两（锉）　赤芍药一两　细辛一两　桑根白皮一两　黄芩一两　白矾一两　葱白一两　麻黄一两

【用法】上锉细，分为七贴。每贴用水三升，煎取二升，去滓，温暖淋洗疮上。后以热巾拭干，以生肌膏贴之。

【主治】发背痈疽，穿穴时久，坏烂，恶气不可近，出骨露筋，余毒未解，攻刺疼痛不可忍。

槟榔丸

【来源】《太平圣惠方》卷六十一。

【组成】槟榔一两　芎䓖半两　羌活半两　川大黄二两（锉碎，微炒）　羚羊角屑三分　人参半两（去芦头）　枳壳三分（麸炒微黄，去瓤）　牵牛子二两（一半生，一半微炒）　陈橘皮半两（汤浸，去白瓤，焙）　木香半两

【用法】上为末，炼蜜为丸，如梧桐子大。每服二十丸，食前以粥饮送下，以利为度。

【主治】痈肿发背，一切恶疮及乳痈，结聚肿硬热痛，大小便秘涩。

人参散

【来源】《太平圣惠方》卷六十二。

【组成】人参一两（去芦头）　芎藭一两　生干地黄二黄　石膏二两　甘草一两（生，锉）　知母一两（去芦头）　麦门冬一两半（去心）　赤芍药一两　枳实一两半（炒微黄）　川升麻一两半　柏子仁一两半

【用法】上为散。每服四钱，以水一中盏，加竹叶二十七片，小麦百粒，煎至六分，去滓，不拘时候温服。

【主治】发背肿毒，寒热疼痛，口干心躁。

大黄散

【来源】方出《太平圣惠方》卷六十二，名见《圣济总录》卷一三一。

【组成】川大黄一两（锉碎，微炒）　栀子仁一两　川升麻一两　黄芩一两　甘草一两（生，锉）　玄参一两

【用法】上为散。每服四钱，以水一中盏，煎至六分，去滓温服，不拘时候。

【主治】发背初欲作肿。

大黄散

【来源】《太平圣惠方》卷六十二。

【组成】川大黄　木香　玄参　黄芩　赤芍药　白蔹　紫葛　赤小豆各一两

【用法】上为细散。用鸡子白调如面糊，于绢上涂贴，干即再贴。以散为度。

【主治】发背初发，如麻子粒大，渐以结硬疼痛。

大木香散

【来源】《太平圣惠方》卷六十二。

【别名】木香散（《普济方》卷二八九）。

【组成】木香一两　地骨皮二两　玄参二两　甘草一两（生锉）　川升麻二两　川大黄一两（锉碎，微炒）

【用法】上为散。每服四钱，以水一中盏，煎至六分，去滓温服，不拘时候。

【主治】发背毒肿如杏，烦热疼痛。

贝齿散

【来源】《太平圣惠方》卷六十二。

【组成】贝齿三分　黄耆三分（锉）　当归三分　赤芍药三分　生干地黄三分　黄连三分（去须）　川升麻三分　桂心三分　犀角屑一分半　甘草半两（生锉）

【用法】上为细散。每服二钱，以温水调下，不拘时候。

【功用】排脓止痛。

【主治】发背溃后，脓水不尽。

升麻散

【来源】《太平圣惠方》卷六十二。

【组成】川升麻一两半　沉香三分　藿香半两　木香半两　甘草一两（生锉）　葛根一两半（锉）　麦门冬二两（去心）　黄芩一两　赤芍药一两

【用法】上为散。每服四钱，以水一中盏，煎至六分，去滓，不拘时候温服。

【主治】发背疼痛，身体壮热，心腹烦闷。

升麻散

【来源】《太平圣惠方》卷六十二。

【组成】川升麻三分　犀角屑半两　木通三分（锉）　黄芩三分　麦门冬三分（去心）　生干地黄一两　玄参三分　赤芍药半两　甘草半两（生锉）　葛根半两（锉）　芦根三分（锉）

【用法】上为散。每服四钱，以水一中盏，加黑豆一百粒，淡竹叶二七片，煎至六分，去滓，不拘时候温服。

【主治】发背，及乳痈痈毒，热渴疼痛。

石灰散

【来源】《太平圣惠方》卷六十二。

【组成】风化石灰一合　小麦面二合　皂荚灰一合　白蔹一合

【用法】上为细散。以酽浆水和如面糊，涂贴，一日换三四次。

【主治】一切肿及发背、乳痈等。

生干地黄散

【来源】《太平圣惠方》卷六十二。

【别名】竹叶黄耆汤（《普济方》卷二八八）。

【组成】生干地黄二两　黄耆一两（锉）　甘草半两（生，锉）　麦门冬一两（去心）　赤芍药一两　黄芩一两　人参一两（去芦头）　石膏一两　当归三分　半夏半两（汤浸七遍去滑）

【用法】上为散。每服四钱，以水一中盏，加淡竹叶二七片，生姜半分，煎至六分，去滓温服，不拘时候。

【主治】发背壅热，烦渴不思饮食。

玄参丸

【来源】《太平圣惠方》卷六十二。

【组成】玄参一两　川升麻三分　栀子仁半两　黄芩一两　黄耆三分（锉）　川大黄二两（锉碎，微炒）　沉香三分　甘草半两（生，锉）　蓝叶半两　犀角屑三分　木通三分（锉）　连翘三分　川芒消二两

【用法】上为末，炼蜜为丸，如梧桐子大。每服三十丸，煎竹叶汤送下，不拘时候。以通利为度。

【主治】发背，及诸痈肿，大小便不通，心腹壅闷烦躁。

玄参散

【来源】《太平圣惠方》卷六十二。

【组成】玄参一两　黄芩一两　当归一两　赤芍药一两　麦门冬一两（去心）　犀角屑一两　甘草一两半（锉）　远志一两（去心）　生干地黄一两　赤茯苓一两半　川升麻一两半　人参一两半（去芦头）

【用法】上为散。每服四钱，以水一中盏，入竹叶二七片、小麦五十粒，煎至六分，去滓温服，不拘时候。

【主治】热毒气攻冲背上，初觉疼痛，烦闷，经月不瘥。

玄参散

【来源】《太平圣惠方》卷六十二。

【组成】玄参一两　黄耆二两（锉）　露蜂房一两（微炒）　地榆三两（锉）　白蔹一两　赤芍药二两　黄芩三两　川升麻一两　漏芦一两　桑根白皮二两（锉）　栀子仁一两　川大黄二两（锉碎，微炒）　川朴消三两

【用法】上为散。每服四钱，以水一中盏，煎至六分，去滓温服，不拘时候。

【主治】发背溃后，脓血不止，渐渐疮大，疼痛，身体壮热。

地黄汤

【来源】《太平圣惠方》卷六十二。

【组成】生地黄汁一升　川升麻二两　白蔹二两　栀子仁二两　黄连二两　黄柏一两　当归二两　赤芍药二两　射干二两　川大黄二两　甘草二两半（锉）

【用法】上锉细。以水一斗，煮至六升，去滓，下地黄汁，搅令微温，以故帛纳汤中，蘸揭于肿上。

【主治】发背成疮烂坏。

芒消散

【来源】《太平圣惠方》卷六十二。

【组成】川芒消二两　川大黄一两（锉碎，微炒）　栀子仁一两　甘草一两（生，锉）　黄芩一两

【用法】上为散。每服四钱，以水一中盏，煎至六分，去滓温服，不拘时候。

【主治】发背。大小便不通，心神烦躁，脐腹妨闷。

托里生肌散

【来源】《太平圣惠方》卷六十二。

【别名】芎藭散（《圣济总录》卷一三〇）、生肌散（《普济方》卷二八九）。

【组成】芎藭二两　黄耆一两（锉）　白芷半两　赤芍药一两　桂心三分　人参半两（去芦头）　丁香半两　当归一两

【用法】上为散。每服二钱，食前以粥饮调下。

【功用】《圣济总录》：托里生肌。

【主治】

1. 《太平圣惠方》：发背溃后，脓水不绝。
2. 《圣济总录》：痈疽，久冷不愈。

竹沥汤

【来源】《太平圣惠方》卷六十二。

【组成】竹沥三升川　大黄一两　黄连一两　苦参一两　黄芩一两　栀子仁一两　石灰一两　木兰皮一两　黄柏一两

【用法】上锉细。以水五升，入竹沥，煮药至三升，去滓，以绵揾汤揭疮上，一日十余次。

【主治】发背肿痛。

麦门冬散

【来源】《太平圣惠方》卷六十二。

【组成】麦门冬一两（去心）　前胡一两（去芦头）　黄芩一两　川升麻一两　远志一两（去心）　黄耆一两（锉）　赤芍药一两　生干地黄一两　栝楼根一两　当归半两

【用法】上为散。每服四钱，以水一中盏，加竹叶二十片，小麦一百粒，煎至六分，去滓温服，不拘时候。

【主治】发背壅盛，作寒热，疼痛不止。

麦门冬散

【来源】《太平圣惠方》卷六十二。

【组成】麦门冬一两半（去心）　黄耆一两半（锉）　黄芩一两半（锉）　川升麻一两　知母二两　甘草一两（生，锉）　玄参一两　栝楼根三两　赤芍药一两　当归一两　赤茯苓一两

【用法】上为散。每服四钱，以水一中盏，加生地黄半两，淡竹叶二七片，煎至五分，去滓温服，不拘时候。

【主治】发背及乳痈，赤肿疼痛，体热大渴。

连翘散

【来源】《太平圣惠方》卷六十二。

【组成】连翘一两　沉香一两　玄参一两　川大黄二两（锉碎，微炒）　川升麻一两　桑根白皮一两

（研）　蓝子一两　犀角屑二两　寒水石三两　露蜂房一两（微炙，研）　川朴消二两

【用法】上为散。每服四钱，以水一中盏，煎至六分，去滓，不拘时候温服。以长利为度。

【主治】积热毒气攻腑脏，出于皮肤，为发背壅肿。

连翘散

【来源】《太平圣惠方》卷六十二。

【组成】连翘一两　前胡一两（去芦头）　人参一两（去芦头）　赤芍药一两　茵苨一两　桔梗一两（去芦头）　玄参一两　桑根白皮一两半　黄芩一两　甘草一两（生锉）　防风一两（去芦头）　赤茯苓一两　黄耆二两半

【用法】上为散。每服四钱，以水一中盏，煎至六分，去滓，不拘时候温服。

【功用】排脓解毒消肿，退热止痛。

【主治】发背溃后。

沉香散

【来源】《太平圣惠方》卷六十二。

【组成】沉香一两　麦门冬一两（去心）　木香一两　川升麻一两　麻黄三两（去根节）　川大黄一两

【用法】上为散。每服四钱，以水一中盏，煎至六分，去滓，不拘时候温服。

【主治】发背，肿如杏，或如鸡子者。

拔毒散

【来源】《太平圣惠方》卷六十二。

【组成】阳起石　寒水石　矾石　白石脂　石膏麦饭石各一两

【用法】上为末，重研如面。用新汲水调涂疮上。

【主治】发背。

抵圣熊胆丸

【来源】《太平圣惠方》卷六十二。

【组成】熊胆　麝香各等分

【用法】上为末，为丸如黍米大。凡用药，先以温水洗疮令净，安一丸于疮口内，上掺解毒生肌散，后用醋面糊，摊于故帛上盖之。

【主治】发背疮，焮热疼痛，手按不可忍者。

柳木耳饼

【来源】《太平圣惠方》卷六十二。

【组成】老柳树上木耳二两　黄连一两（去须）龙葵根一握（净洗去土，切）　乳香一两　人粪半两　杏仁一两（汤浸，去皮尖）

【用法】上药相和，捣三五百杵，捏作饼子，厚五钱以来。一依疮大小贴之，恐药不住，以单帛勒之，病者觉痒及冷应心，则不得以手搔之，如人行三十里，一换，须臾痒不可忍，四畔便皱，脓即已也，急去其药，以甘草温汤洗之，用膏药贴之，每日一换。皆须甘草汤洗之，以愈为度。

【主治】乳石气发背，疮赤黑色。

前胡散

【来源】《太平圣惠方》卷六十二。

【组成】前胡一两（去芦头）　麦门冬一两（去心）　川升麻一两　黄芩一两　知母一两　甘草一两（锉，生用）　川大黄一两（锉碎，微炒）　黄耆一两（生，锉）　赤芍药一两　当归一两

【用法】上为粗散。每服四钱，以水一中盏，入竹叶二七片，煎至六分，去滓温服，不拘时候。

【主治】发背及诸疮肿，疼痛。

栝楼根散

【来源】《太平圣惠方》卷六十二。

【组成】栝楼根三两　榆白皮三两（锉）　胡燕巢土五两　馢壤土三两

【用法】上为细散。取芭蕉根汁和作稀膏。用涂肿上，干即更涂；如溃脓有头者，即四面涂之。

【主治】发背及诸毒肿。

黄芩汤

【来源】《太平圣惠方》卷六十二。

【组成】黄芩一两　白芷一两　川大黄三两　栝楼根一两　甘草一两　当归一两

【用法】上锉细。以水七升，煮至三升，去滓，以故帛搵汤，更番揭患处。

【主治】发背不消。

黄芩散

【来源】《太平圣惠方》卷六十二。

【组成】黄芩一两半（锉）　黄耆一两半（锉）木通一两半（锉）　前胡一两半（去芦头）　川升麻一两半　栝楼根二两　赤芍药一两　赤茯苓一两　甘草一两（生，锉）　川大黄二两（锉碎，微炒）　人参半两（去芦头）　当归半两

【用法】上为散。每服四钱，以水一中盏，入竹叶二七片，小麦一百粒，生地黄一分，煎至六分，去滓温服，不拘时候。

【主治】大热发痈在背，或于阴股间。

黄连汤

【来源】《太平圣惠方》卷六十二。

【组成】黄连一两　麻黄根一两　甘草一两　狼牙一两　羌活一两　桑枝一两　白矾一两

【用法】上为细末。每用二两，加葱白五茎，以水五升，煎至二升，去滓，用软帛趁热搵药水更番淋揭患处，水冷即止。

【主治】背疮毒肿，焮烂疼痛。

黄连饼

【来源】《太平圣惠方》卷六十二。

【组成】黄连一两（去须）　蛇床子一两　乳香一两　杏仁半两　蔓菁根一握　盐一分　大粪灰半两　柳树上木耳一两

【用法】上为细散，入酥和，捏作饼子，厚如五钱。以贴脐上，用粗布紧抹之，每日三四度易之，夜亦如然；每易时，先以甘草汤洗之，如未作头，贴药便撮作头，如已穴有脓水亦贴之，即生肌肉；如出脓水已尽，即贴乌膏；若有胬肉，即取柳树白木耳细研，微微掺于膏上，贴之。

【主治】发背、发鬓、乳痈及诸毒肿。

黄耆散

【来源】《太平圣惠方》卷六十二。

【组成】黄耆一两（锉）　黄芩一两　远志一两（去心）　麦门冬一两（去心）　生干地黄半两　人参半两（去芦头）　芎䓖半两　赤芍药半两　当归半两　犀角屑半两　甘草半两（生锉）

【用法】上为散。每服四钱，以水一中盏，煎至六分，去滓温服，不拘时候。

【主治】发背。热毒肿痛，四肢烦疼。

黄耆散

【来源】《太平圣惠方》卷六十二。

【组成】黄耆一两（锉）　川升麻一两　犀角屑一两　赤茯苓三分　麦门冬三分（去心）　人参三分（去芦头）　赤芍药三分　生干地黄三分　石膏二两　蓝叶半两

【用法】上为散。每服四钱，以水一中盏，入竹叶二七片，煎至六分，去滓温服，不拘时候。

【主治】发背。热毒气盛，作寒热往来，疼痛不止。

黄耆散

【来源】《太平圣惠方》卷六十二。

【别名】当归汤（《圣济总录》卷一三○）、止痛当归汤（《外科精义》卷下）、止痛当归散（《袖珍方》卷三）。

【组成】黄耆一两（锉）　人参一两（去芦头）　桂心三分　当归半两　赤芍药一两　甘草三分（生锉）　生干地黄三分

【用法】上为散。每服四钱，以水一中盏，煎至六分，去滓温服，不拘时候。

【功用】《圣济总录》：托里止痛。

【主治】
　　1.《太平圣惠方》：发背。脓血穿溃后，痛楚不可忍。
　　2.《外科精义》：脑疽、发背，穿溃疼痛。

黄耆饮子

【来源】《太平圣惠方》卷六十二。

【组成】黄耆一两（锉）　栝楼根一两　赤芍药半两　麦门冬半两（去心）　玄参半两　甘草半两（生，锉）　赤茯苓半两　川升麻半两　当归半两

【用法】上细锉，和匀。每服半两，以水一中盏，入淡竹叶七片，煎至五分，去滓，不拘时候温服。

【主治】发背，热渴疼痛。

蛇蜕皮散

【来源】《太平圣惠方》卷六十二。

【组成】蛇蜕皮一尺　芸苔子五合　不中水砖末一升

【用法】上为细散。以酽醋调，涂肿处，如干即易之。若脓出，更涂四边。

【主治】发背。毒肿紫黑，坚硬疼痛。

清凉膏

【来源】《太平圣惠方》卷六十二。

【组成】糯米二升　龙脑一分

【用法】糯米水淘令净，入龙脑相和，研成膏，摊于疏布上贴患处，干易之。

【功用】消肿毒。

【主治】发背焮热疼痛。

淋拓枳壳汤

【来源】《太平圣惠方》卷六十二。

【组成】枳壳二两　苦参二两　莽草二两　甘草二两　水䓬二两　细辛二两　藁本二两　白芷二两　黄耆二两　白矾一两

【用法】上锉细，拌令匀，分作三贴。每贴以水五升，加葱白五茎，煎至三升，滤去滓，于避风处用软帛乘热醮药水淋拓患处，以水冷为度。

【功用】抽风毒。

【主治】发背及恶毒疮肿。

葵子散

【来源】《太平圣惠方》卷六十二。

【组成】葵子一两　川芒消二两　当归一两　黄芩一两　木通一两（锉）　甘草半两（生，锉）　麦

门冬一两（去心） 羚羊角屑三分

【用法】上为散。每服四钱，以水一中盏，煎至六分，去滓温服，不拘时候。

【主治】发背。肿硬疼痛，大小便不通，心神烦闷。

雄黄散

【来源】《太平圣惠方》卷六十二。

【组成】雄黄一两（细研） 黄连一两（去须） 黄柏半两（锉） 赤小豆三分 川朴硝一两 黄芩半两 白及三分

【用法】上为细散。用猪胆调如面糊，敷肿上，每日三四次。

【主治】发背肿毒，焮赤疼痛。

寒水石膏

【来源】《太平圣惠方》卷六十二。

【组成】寒水石二两 羊蹄根一两（锉） 消石一两 川大黄一两 白蔹三分 木香三分 附子三分（去皮脐） 黄连一两（去须） 丁香三分 榆白皮三分（锉） 莽草三分 赤小豆一分 汉防己一两 半夏三分 玄参一两 甘草一两（生锉）

【用法】上为细散。每用时以生蜜一合，地黄汁一合，旋成浓膏。摊于生绢上贴之，干即再换。以肿消为度。

【主治】发背痈疽，热毒猛异攻肌肉，赤色肿痛不可忍，欲成脓及已成脓，并风热毒在关节，欲结成痈。

犀角散

【来源】《太平圣惠方》卷六十二。

【组成】犀角屑一两 玄参一两 川升麻一两 黄耆一两 赤芍药一两 麦门冬一两（去心） 川大黄二两（锉碎，微炒） 当归三分 甘草一两（生锉）

【用法】上为散。每服四钱，以水一中盏，煎至六分，去滓温服，不拘时候。

【主治】发背初觉，毒气攻背上，苦牵痛，微有赤肿。

犀角散

【来源】《太平圣惠方》卷六十二。

【组成】犀角屑一两 人参三两（去芦头） 知母三分 赤茯苓一分 麦门冬一两（去心） 地骨皮一两 黄耆一两（锉） 甘草一两（生锉） 葛根三分（锉） 栝楼根三分 川大黄三分（锉碎，微炒） 芦根一两（锉）

【用法】上为散。每服四钱，以水一中盏，煎至六分，去滓温服，不拘时候。

【主治】发背及一切疮肿，未穴，攻刺疼痛，或烦热，渴燥不食。

解毒散

【来源】《太平圣惠方》卷六十二。

【组成】犀角屑三分（麸炒） 川升麻半两 栀子仁二分 木通一两（锉） 麦门冬三分（去心） 枳壳三分（麸炒微黄，去瓤） 甘草三分（生锉） 葛根三分（锉） 地骨皮一两

【用法】上为散。每服四钱，以水一中盏，入生地黄一分，豉半合，煎至六分，去滓，不拘时候温服。

【主治】热毒发背，焮肿疼痛，烦热，渴。

解毒生肌散

【来源】《太平圣惠方》卷六十二。

【组成】石灰一分（多年故船上者佳，以净器中烧令赤） 黄丹一分（炒令紫色） 龙骨一分 麝香一分 棋子一分 密陀僧一分

【用法】上为细散。每用敷之。

【主治】发背。

漏芦散

【来源】《太平圣惠方》卷六十二。

【组成】漏芦 白蔹 黄芩 白薇 赤芍药 甘草（生锉） 枳实（麸炒微黄） 麻黄（去根节）各一两 川大黄一两半（锉碎，微炒）

【用法】上为散。每服四钱，水一中盏，煎至六分，去滓温服，不拘时候。

【主治】发背肿痛烦闷。

漏芦散

【来源】《太平圣惠方》卷六十二。

【组成】漏芦一两　白蔹一两　黄芩一两　麻黄一两（去根节）　知母一两　枳实二两（麸炒微黄）川升麻一两　犀角屑一两　赤芍药一两　川大黄二两（锉碎，微炒）　甘草三分（生，锉）

【用法】上为散。每服四钱，以水一中盏，煎至六分，去滓温服，不拘时候。

【功用】除烦热，解毒。

【主治】发背及一切疮毒，攻冲寒热，大肠秘涩。

漏芦散

【来源】《太平圣惠方》卷六十二。

【组成】漏芦一两　连翘一两　栀子仁一两　黄芩一两　黄耆一两（锉）　防风一两（去芦头）　石韦一两（去毛）　苦参一两（锉）　甘草一两（生，锉）　犀角屑一两

　　　方中苦参，《普济方》作"人参"。

【用法】上为粗散。每服四钱，以水一中盏，煎至六分，去滓温服，不拘时候。

【主治】发背疮溃后，脓水不止。

瞿麦散

【来源】《太平圣惠方》卷六十二。

【组成】瞿麦一两　滑石一两半　栀子仁一两　石韦一两（去毛）　玄参三分　络石一两　川大黄一两（锉碎，微炒）　黄耆一两（锉）　红雪三两

【用法】上为散。每服四钱，以水一中盏，加葱白二茎，煎至六分，去滓温服，不拘时候。

【主治】发背疮肿，大小便不通，心腹壅闷。

木通膏

【来源】《太平圣惠方》卷六十三。

【组成】木通二两（锉）　露蜂房二两　连翘二两（锉）　黄芩二两（锉）　商陆二两（锉）　黄耆二两（锉）　牛蒡根二两（锉）　乳头香二两（细研）　松脂二两　蜡一两　黄丹七两　羊肾脂三两　绯帛一尺（烧灰，细研）　消石一两（细研）　曲头棘针一百枚

【用法】上药以生麻油二斤于铛中，文火煎令香，下铛药，急火煎，候药色赤黑，下松脂、蜡消，以绵滤过滓，下黄丹及羊脂，搅勿住手，候色黑，时时点于铁上试看，凝如饧，去火，适火热下乳香、帛灰、消石等，搅匀，用不津器盛。每用涂于帛上贴之。如肿未成脓，即肉消；已成脓，即日二贴之。

【主治】发背及诸痈疽疮。

乌蛇膏

【来源】《太平圣惠方》卷六十三。

【组成】乌蛇四两　当归二两　黄耆一两半　生干地黄一两半　乱发三分（烧灰）　防风一两（去芦头）　甘草二两　黄丹六两　胡粉四两　蜡二两　松脂二两

【用法】上锉细。以清油二斤半，于铛内入蜡、松脂及药，煎令黑色，绵滤去滓，都纳铛中，下黄丹，便以武火上不住手搅，候色黑，滴于水中如珠子，硬软得所，即膏成也。用故帛上摊，视疮大小贴，日二易之。以愈为度。

【主治】一切远年恶毒疮，发背，冷漏疔疮，刀箭所伤。

乌犀膏

【来源】《太平圣惠方》卷六十三。

【组成】乌犀屑一两　玄参一两　黄芩一两　紫葛一两　木通一两　川升麻一两　白芷二两　当归一两　白蔹一两　白及一两　防风一两（去芦头）芎藭一两　甘草二两　赤芍药一两　桂心一两槐枝二两　垂柳枝三两　桑枝二两　松脂二两黄丹十二两　蜡二两　油二斤　青盐二两

【用法】上锉细，于净铛内，以油浸药三宿，后以文火煎，令白芷色赤黑，滤去滓，次下松脂、蜡令消，绵滤去滓，拭铛令净，都倾铛内，下黄丹，文火上煎，不住手以柳篦搅，候色变黑，滴于水内，捻看软硬得所，倾于瓷盒内。用帛上摊贴，一日二次。

【主治】发背痈疽，结硬肿痛。

垂云膏

【来源】《太平圣惠方》卷六十三。

【组成】乱发一两　黄丹六两　绯绢方一尺二寸（烧灰）　松脂二两　丁香末半两　蜡一两　盐一两　柴胡一两（去苗）　黄耆一两　乳香半两（细研）　茛菪子二两　清麻油一斤　驴耳塞半两　曲头棘针五十枚

【用法】上药炼油令烟绝，即下绯帛、发、松脂、蜡等，煎令发尽，取前柴胡等碎锉，下油铛中，以文火煎一炊久，绵滤去滓，油都安铛内，下黄丹，搅勿住手，候药色黑，入丁香、乳香末令匀，时时点于铁上，试拈成丸，即药成，用不津器盛。每用于帛上摊贴，每日二遍换之。

【主治】发背，乳痈，及诸疮肿。

神圣膏

【来源】《太平圣惠方》卷六十三。

【组成】木香一两　雄黄一两（细研）　桂心一两　赤芍药一两　当归一两　人参一两（去芦头）　附子一两（生，去皮脐）　丁香一两　白芷一两　黄耆一两　没药一两　芎䓖一两　防风一两（去芦头）　甘草一两　沉香一两　细辛一两　乳香一两　白檀香一两　甘松香一两　蜡二两　松脂一两　垂柳枝二两　柏枝三两　黄丹一斤　清麻油三斤

【用法】上锉细，先煎油沸，下甘松、檀香、柳、柏枝，以慢火煎半日，俟色赤黑，即滤去滓；下诸药，文火煎，候白芷色黑，滤出滓；下蜡、松脂令消，以绵滤过；净拭铛，却下药油，入黄丹，再着火煎，不住手搅，候变色黑，滴安水中如珠子即膏成，以瓷盒盛。用时于帛上摊贴，每日早、晚换之。取愈为度。

【主治】发背痈疽，疮肿结硬，痛不可忍。

雄黄膏

【来源】《太平圣惠方》卷六十三。

【组成】雄黄三分（细研）　当归三分　桂心三分　白芷半两　赤芍药半两　甘草三分　附子三分

（生去皮脐）　黄耆三分　枳壳三分　吴茱萸半两　白术半两　独活半两　槟榔三分　麝香半两（细研）　乳香半两　突厥白三分　木鳖子半两（去壳）　云母粉三分　松脂三分　白蜡二两　垂柳枝一两　槐枝一两　白檀香半两　零陵香半两　甘松香半两　黄丹十两　麻油

【用法】先将油于铛中，以炭火炼熟，下甘松、零陵、檀香、槐、柳枝等，以慢火煎令槐、柳黑色，即去之。细锉诸药，以酒半升，拌药一宿，后入油中煎，白芷色赤，以绵滤过，拭铛令净，都倾入铛内，下黄丹，于火上煎，变色黑，不住手搅三二十遍，有油泡子飞，即膏成，入雄黄、麝香搅令匀，安瓷盒内盛。以蜡纸上摊贴，每日早晚换之。

【功用】收毒止痛生肌。

【主治】一切发背，乳痈恶疮，骨疽穿漏。

紫金膏

【来源】《太平圣惠方》卷六十三。

【组成】紫袄一两　石菖蒲半两　独活半两　白术三分　防风半两（去芦头）　附子三分（去皮脐）　白芷一两　木鳖子一两半（去壳）　汉椒半两　杏仁一两（汤浸，去皮尖双仁）　半夏三分　桂心三分　麒麟竭一两（细研）　没药三分　木香半两　甘草三分　赤芍药半两　白及三分　沉香半两　麝香一分（细研）　朱砂二两（细研）　龙脑半两（细研）　黄蜡三分　乳香一两　甘松香半两　零陵香半两　白檀香半两　甲香半两　猪脂一斤半　羊脂二斤半

【用法】上锉，以酒二大盏，拌一宿，取猪羊脂安铛内，煎沸，下诸药，以文火熬，候白芷黄黑色，下蜡候熔，以绵滤过，入瓷盒中，下麒麟竭、麝香、朱砂、龙脑等，搅令匀，用故帛上涂贴，日二易之。

【主治】发背痈疽，乳痈穿瘘，及一切恶疮，结肿疼痛。

杏酪粥

【来源】《太平圣惠方》卷九十六。

【组成】煎成浓杏酪一升　黄牛乳一升　大麦仁三

合（折令细滑）

【用法】上药依常法煮粥食之。入白锡沙糖和之，更大美。

《圣济总录》：先用水煮麦仁并杏酪，候熟即下牛乳搅令匀，空心食之，每日一次。

【主治】

1. 《太平圣惠方》：三消，心热气逆，不下食。
2. 《圣济总录》：发背，心肺积风热。

拔疔丹

【来源】《经验方》卷上。

【组成】乳香五钱（去净油） 蟾酥五钱 白信五钱 没药五钱（去净油） 丁香五钱 血竭五钱 麝香一分 斑蝥五钱 胆矾二分 雄黄三分 灵磁石五钱 蓖麻仁三十粒

【用法】上各为细末，和匀，再与蓖麻仁同捣如泥，瓷瓶收贮，不可干燥。

【主治】疔疮，发背，一切肿毒。

云母膏

【来源】《苏沈良方》卷九引《博济方》。

【组成】云母（光明者，薄揭先煮） 消石（研） 甘草各四两 槐枝 柏叶（近道者不堪） 柳枝 桑白皮各二两 陈橘皮一两 桔梗 防风 桂心 苍术 菖蒲 黄芩 高良姜 柴胡 厚朴 人参 芍药 胡椒子 龙胆草 白芷 白及 白蔹 黄耆 荜茇 茯苓 夜合花 附子（炮）各半两（锉，次煎） 盐花 松脂 当归 木香 麒麟竭 没药 麝香 乳香各半两（为末） 黄丹十四两（罗） 水银二两 大麻油六斤

【用法】上先炼油令香，下云母良久，投附子以上药，候药焦黄，住火令冷，以绵滤去滓，始下末，皆须缓火，常以柳木篦搅，勿停手，滤毕，再入铛中，进火，下盐花至黄丹，急搅，须臾色变，稍益火煎之，膏色凝黑，少取滴水上，凝积不粘手，即下火，先炙一瓷器令热，倾药在内，候如人体温，以绢袋子盛水银，手弹在膏上如针头大，以蜡纸封合，勿令风干，可三二十年不损。发背，先以败蒲二斤，水三升，煮三五沸，如人体温，将洗疮帛拭干，贴药，又以药一两，分三服，用

温酒下，未成脓者即愈，更不作疮瘰疬；骨疽毒穿至骨者，用药一两，分三服，温酒下，甚者即下恶物，兼外贴；肠痈，以药半两，分五服，甘草汤下，未成脓者当时消，已有脓者随药下脓，脓出后，每日酒送下五丸，如梧桐子大，脓止即住服；风眼，贴两太阳；肾痛并伤折痛不可忍者，酒下半两，老少更以意加减，五日一服取尽，外贴包裹，当时止痛；箭头在肉者，外贴，每日食少烂绿豆，箭头自出；虎豹所伤，先以甘草汤洗，后贴，每日一换，不过三贴；蛇狗伤，生油送下十丸，如梧桐子大，仍外贴；难产三日不生者，温酒下一分，便下；血晕欲死，以姜汁和小便半升，温酒送下十丸，如梧桐子大，死者复生；胎死在腹，以榆白汤下半两，便生；小肠气，茴香汤下一分，每日一服，血气，当归酒下一分，每日一服；中毒，温酒洗汗袜汁，每日一服，吐泻出恶物为度；一切痈疽疮疖虫虺所伤，并外贴。

【主治】发背，瘰疬，骨疽，肠痈，风眼，肾痛，伤折痛不可忍，难产，血晕欲死，死胎，小肠气，中毒，一切痈疽疮疖，虫虺伤。

【宜忌】忌羊肉。

黄耆散

【来源】《养老奉亲书》。

【组成】黄耆二两 防风一两半 甘草一两（炙）

【用法】上为末。每服一钱，如茶点眼。

【主治】上焦风热毒疮肿及发背热毒。

柞木汤

【来源】《普济方》卷二八三引《王蘧得效方》。

【组成】竹叶四两 柞叶四两 地榆根 萱草根 干荷叶各一两 甘草节一两

【用法】上为散。每药半两，加水二碗，煎至一碗，分二服，早、晚各一服，并渣再煎。

【主治】发背，及诸般痈肿。

【宜忌】忌一切饮食毒。

木香丸

【来源】《圣济总录》卷一二八。

【组成】木香一两　槟榔（锉）三分　芎藭　羌活（去芦头）各半两　大黄（锉，炒）一两　附子（炮裂，去皮脐）　人参各半两　枳壳（去瓤，麸炒）三分　牵牛子（炒令香）一两半　陈橘皮（汤浸，去白，焙）半两

【用法】上为末，炼蜜为丸，如梧桐子大，贮以瓷盒。每服三十丸，空心粥饮送下。通利为度。如未利，加至四十丸。

【功用】通泄，调气，解毒。

【主治】石痈结聚，肿硬热痛，脏腑秘涩；发背，一切恶疮及乳痈。

大圣膏

【来源】《圣济总录》卷一三〇。

【组成】当归（切）　柳根白皮（切）各二两　桂（锉）一分　槐实　白蔹（锉）　白及（锉）　没药　柏皮（去粗皮，锉）各一两用腊月猪脂半斤，黄蜡四两，清油半斤，用药熬焦色，去滓，再下后药；铅丹（研）　乳香（研）各半两　麝香（研）一分　芦荟半两

【用法】熬成膏，以瓷瓶盛，入地内七七日取出。将熟绢片留眼，贴膏在疮口上，去尽恶物，疮口自合。

【主治】发背，疮口未合。

山栀子汤

【来源】《圣济总录》卷一三〇。

【组成】山栀子仁十五枚　大黄（锉，微炒）二两　黄芩（去黑心）一两半　知母（焙）　甘草（炙，锉）各一两

【用法】上为粗末。每服五钱匕，用水一盏半，煎至一盏，去滓，下芒消一钱匕，空心温服，一日二次。

【主治】表里俱热，三焦不通，发背疽疮及痈疖，大小便不利。

内消散

【来源】《圣济总录》卷一三〇。

【别名】小车螯散（《普济方》卷二八五）。

【组成】车螯一枚（背上紫色、光厚者是，用黄泥裹定，火煅通赤，放冷，去泥，捣为末）

【用法】上一味，以栝楼一枚，打碎，用酒一碗于银石锅内，慢火熬及一盏，滤去滓，入腻粉一钱匕，同以酒调，晚后服之。取下如鱼涎为验。

【主治】发背、痈疽、肿毒，痛苦不可忍者。

乌金膏

【来源】《圣济总录》卷一三〇。

【组成】油半斤　盐花一两　黄蜡三两　柳枝二两（锉）

【用法】上四味，先熬油令沸，下柳枝煎，候焦黄漉出，绵布绞去滓，再煎，下蜡、盐花，以柳篦搅令稀稠得所，以瓷盒盛。用故帛上摊贴。若三日内，未成脓便消；已成脓，头未破者即溃，不须针灸。其疮变痛成痒，是药力也。若是恶疮发背，用药贴后出脓血及黄水、赤汁，贴膏令出尽，以愈为度。

【主治】一切恶疮、发背、毒肿。

生地黄膏

【来源】《圣济总录》卷一三〇。

【组成】生地黄四两　辛夷　独活（去芦头）　当归（切，焙）　大黄　芎藭　黄耆　白芷　芍药　黄芩（去黑心）各半两　续断一两　猪脂二斤　薤白二七茎

【用法】上药除猪脂外，并锉碎，先熬脂令沸，下诸药，煎候白芷赤黑色，以绵绞去滓，瓷盒盛。涂疮，日三二次。

【主治】

1. 《圣济总录》：痈疽败坏生肉。
2. 《普济方》：发背。

白矾散

【来源】《圣济总录》卷一三〇。

【组成】白矾（研）半两　菌茹（末）一两　腻粉（研）一分　雄黄（研）　当归（末）各一两

【用法】上为末。取少许敷疮，一日三次。

【功用】蚀恶肉。

【主治】发背痈疽及恶疮不生肌,肉败坏,其色黑。

保安膏

【来源】《圣济总录》卷一三〇。

【组成】当归（切,焙） 附子（去皮脐） 芎䓖 防风（去叉） 白蔹 升麻 细辛（去苗叶） 侧柏 草薢各一两 桃仁（去皮） 甘草 桑根白皮 垂柳枝 白芨 黄耆 白芷 白僵蚕各半两 铅丹（研）五两 雄黄（研） 麝香（研） 硫黄（研）各半两 杏仁（去皮）三分 丹砂（研）一分

【用法】上锉,以麻油二斤,于新瓷器内浸药一宿,次日纳铛中,文武火炼,候稀稠得所,以绵滤去滓,入雄黄、铅丹、丹砂、麝香、硫黄等物再煎,须臾息火,别入黄蜡四两,候药凝稍过,倾入热瓷器内盛之,勿令尘污。发背,酒调两匙,每日两服,外贴,二日一换;瘰疬瘘疮、疽疮、风肿、干癣、奶癣、肾癣、发鬓、发脑、发牙、蛇虫咬,皆贴之;折伤筋骨,酒服半匙;箭入骨,贴之自出;喉闭,含之即通;难产并胎死腹中,并酒化下半两;血气冲心,生姜自然汁加小便同煎,温酒化下一匙;但诸恶疮,数年不瘥者,以盐汤先洗,然后贴之。

【主治】一切疮肿。发背,瘰疬,瘘疮,疽疮,风肿,干癣,奶癣,肾癣,发鬓,发脑,发牙,蛇虫咬,折伤筋骨,箭入骨,喉闭,难产并胎死腹中,血气冲心,及诸恶疮,数年不瘥者。

楸叶膏

【来源】《圣济总录》卷一三〇。

【组成】楸叶（锉）十斤 马齿苋（锉）一斤 乌犀角末二两 沉香末一两

【用法】先取马齿苋、楸叶,以水五斗,煎至一斗,滤去滓,更煎至一升半,下二味药末,以柳篦搅,候稀稠得所。以故帛上涂贴,一日二次。

【主治】发背痈肿恶疮。

麝香膏

【来源】《圣济总录》卷一三〇。

【组成】麝香（研） 雄黄（研） 真珠（研）各一两 猪脂（量用）

【用法】上为末,猪脂调如糊。涂敷恶肉上,每日二次。

【主治】发背痈疽,及诸恶疮生恶肉。

一醉膏

【来源】《圣济总录》卷一三一。

【别名】万金汤（《三因极一病证方论》卷十四）、万金散（《卫生家宝产科备要》卷七）、万金一醉膏（《仁斋直指方论》卷二十二）、栝楼酒（《普济方》卷二八四）、瓜蒌酒（《备急灸法》）。

【组成】没药（研）一分 瓜蒌（去皮,大者）一枚 甘草（生,为粗末）半两

【用法】上药用无灰酒三升,熬至一升,去滓放温,作一服饮之。如一饮不尽,分二三盏,连续饮尽。次用紫雪膏敷之。以收其晕。

【功用】《三因极一病证方论》:定痛去毒。

【主治】

1.《圣济总录》:诸发背脑疽,及一切恶疮。

2.《三因极一病证方论》:痈疽、发背、发眉、了髭须、发脑、妇人乳痈等。

人参当归散

【来源】《圣济总录》卷一三一。

【别名】人参散。

【组成】人参 当归 密陀僧 没药 雄黄各半两 丹砂一钱 栝楼二个（去瓤,取子生用）

【用法】上为散。每服二钱匕,用甘草煎汤,放温调下,一日三次。

【主治】发背,身体寒热。

大黄汤

【来源】《圣济总录》卷一三一。

【组成】大黄 朴消各三钱

【用法】上为粗末。水一盏,浓煎热服。

【功用】泻毒气。

【主治】发背溃后。

大黄膏

【来源】《圣济总录》卷一三一。

【组成】大黄（锉） 雄黄（研） 芎藭 黄连（去须） 白芷 槟榔（锉） 当归（切，焙） 木香 桂（去粗皮） 黄柏（去粗皮） 芍药 附子（去皮脐） 乳香（研） 麒麟竭各半两 鸡舌香 麝香各一分 猪脂一斤

【用法】上一十七味。捣研十六味为末，拌匀；先于银器内熬猪脂令沸，去筋膜，下诸药末，调成膏。涂患处，一日三次。以愈为度。

【主治】发背疼痛，日夜不可忍。

五灵脂散

【来源】《圣济总录》卷一三一。

【组成】五灵脂半两 乌贼鱼骨（去甲）一两

【用法】上为散。凡病人初觉时，以水调扫肿处；如已大作者，入醋面同调敷之。

【主治】发背。

五倍子散

【来源】《圣济总录》卷一三一。

【组成】五倍子 地龙（去土） 黄连（去须） 乳香（研）各一分 木香半钱 密陀僧 槟榔（锉）各一钱

【用法】上为散。每用少许，干贴疮上。

【功用】止痛，生肌肉。

【主治】发背。

化毒散

【来源】《圣济总录》卷一三一。

【组成】白矾灰（研） 铅丹（研） 密陀僧（研） 木鳖子仁各一两

【用法】上药同入瓷盒，煅赤，放冷地上，纸衬盆盖一时辰，细研。以菜子油调贴，其冷如水。

【主治】发背痈疮。

牛齿膏

【来源】《圣济总录》卷一三一。

【组成】水牛牙齿（煅赤） 太阴玄精石各一分 乳香一钱（研）

【用法】上为末。每用绯绢量疮大小剪，以津唾调药，摊绢上贴之。

【主治】发背疮肿痛。

升麻散

【来源】《圣济总录》卷一三一。

【组成】升麻（锉） 大黄（锉，炒） 黄芩（去黑心） 甘草（炙，锉）各一两 山栀子（去皮）一百枚

【用法】上为粗末。每服五钱匕，以水一盏半，煎取八分，去滓温服。取快利便止。

【主治】发背，初欲发肿。

去毒散

【来源】《圣济总录》卷一三一。

【别名】车螯酒（原书同卷）、小车螯散（《卫济宝书》卷下）、转毒散（《三因极一病证方论》卷十四）、车螯转毒散（《本草纲目》卷四十六）、车螯散（《医学纲目》卷十八）、车螯串（《串雅内编》卷三）。

【组成】车螯（紫唇光厚者，以盐泥固济，煅赤，去泥）一个

【用法】上为细末。每服三钱匕，入腻粉一钱匕，甘草末二钱匕，和匀，别用栝楼一枚细锉，以酒二盏，慢火煎至一盏，去滓，于五更初温前酒调下。

【主治】发背痈疽，一切恶毒疮肿。

龙骨散

【来源】《圣济总录》卷一三一。

【组成】龙骨（煅赤，地上去火毒，研） 赤芍药（为末）各半两 铅丹一分 胡粉半钱

【用法】上为细末。先以葱汤洗疮，洗后拭干，以药掺之。

【功用】敛疮口。

【主治】发背，疮已破者。

龙葵根散

【来源】《圣济总录》卷一三一。

【组成】龙葵根（锉）一两　麝香（研）一分

【用法】先将龙葵根捣罗为末，入麝香同研令匀，水调涂于疮上。

【主治】发背成疮。

百草霜膏

【来源】《圣济总录》卷一三一。

【组成】百草霜　生蛴螬各等分

【用法】上同研如膏。贴之。如冰，痛即止。

【主治】发背痈疽，一切疮，热痛不可忍。

麦饼

【来源】《圣济总录》卷一三一。

【组成】大麦（炒熟）九两　甘草（生用）三两

【用法】上为末，加酥少许和匀，微有酥气，仍以百沸汤拌和作饼剂。方圆大小，如疮肿大，热敷之，以油单并故纸密裹，勿令通风，冷即换之。

【主治】发背。

【宜忌】常须吃黄耆米粥甚妙。

麦门冬汤

【来源】《圣济总录》卷一三一。

【组成】麦门冬（去心，焙）　黄耆（锉）　芍药　生干地黄各一两　前胡（去芦头）　黄芩（去黑心）　升麻　远志（去心）　栝楼（去皮）各三分　当归半两　小麦一合

【用法】上为粗末。每服五钱匕，水一盏半，加大枣二枚（擘破），生姜一枣大（拍碎），竹叶二七片，同煎至八分，去滓，空心温服，日晚再服。

【主治】发背，乳痈，已服利汤者。

苁蓉膏

【来源】《圣济总录》卷一三一。

【组成】肉苁蓉（去皱皮）　半夏（生，锉）　熟干地黄各一两　当归　蜀椒（去目并闭口者，炒

出汗）　细辛（去苗叶）　乌喙（去皮）　蛇衔草　白芷　甘草　桂（去粗皮）各半两　薤白七茎　猪脂二斤

【用法】上药除猪脂外，锉碎，以醋半升，拌药一宿，先熬脂令沸，次下诸药，煎候白芷赤黑色，漉出绵滤，瓷合盛。取涂疮上，一日三次。

【功用】暖肌干疮。

【主治】发背痈疽已溃，不生肌。

还魂丸

【来源】《圣济总录》卷一三一。

【组成】腻粉　水银　硫黄各一分（同研）　巴豆仁四十粒

【用法】上将巴豆单复排铫底，以三物按上巴豆令平，以瓷盏盖之，四面湿纸搭合，勿令气泄，炭火四向缓烧之，时于水中蘸铫底，少顷又烧又蘸，其盏上底内，滴水一点如大豆，干则复滴，以三滴干为度，候冷研，陈米饭为丸，作二十三丸。每服一丸，熟水送下。疏下恶物，以白粥补之。此药一丸治一人，曾无失者，才取下即时不痛，其疮亦干。

【主治】发背痈疽，一切脓肿。

连翘散

【来源】《圣济总录》卷一三一。

【组成】连翘子　独活（去芦头）　木香　射干各三分　甘草（炙，锉）　桑寄生（锉）　升麻　鸡舌香　沉香　乳香（研）　大黄（锉，炒）各一两一分　麝香（研）一分

【用法】上为粗末。每服五钱匕，水一盏半，煎至八分，入淡竹沥半合，去滓，空心温服。快利三五行为度，未利再服。

【主治】发背肿、痈疽，恶风结脓血。

皂荚膏

【来源】《圣济总录》卷一三一。

【组成】皂荚一挺（拣肥长者，刮去黑皮及子者）　栗子十个（大独颗者，去壳，晒干）　桑根白皮一两

【用法】上为细末，用生油调成膏。涂疮上。

【功用】内消。

【主治】发背似觉，但是热肿。

苦茄散

【来源】《圣济总录》卷一三一。

【组成】苦茄种 甘草（炙）各一两

【用法】上为细散。每服二钱匕，甘草汤调下。

【主治】发背未溃，身体寒热。

乳香膏

【来源】《圣济总录》卷一三一。

【组成】油二斤 桑枝 槐枝各四两（慢火煎令黄熟，去桑、槐枝，后下诸药） 蜥蜴三条 当归 芎䓖 白芷 细辛（去苗叶） 乌蛇肉各三分 郁金香 木香 沉香各半两 桂（去粗皮）一两半 藁本（去苗土）一两（以上十一味锉碎，入前油内煎令焦黄，漉出澄滤，取清油二十两，入锅中徐徐火煎，次下后药末） 铅丹八两 蜡六两 雄黄（别研）二两 乳香（研末） 没药（研末） 麒麟竭（研末）各一两 麝香（研）一分 水银粉半两

【用法】上药次第煎熬，用文武火再煎前项膏，先下铅丹、蜡，不住手搅，次下诸药末，候成膏，入盒内盛，封闭，于井底出火毒七日。用时摊帛上贴，三日一换。次服连翘汤。

【主治】发背，痈疽，疮瘘。

乳香贴方

【来源】《圣济总录》卷一三一。

【组成】乳香（研） 黄蜡（好者）各等分

【用法】同入铫子熔化，泻入水内，斟酌疮大小取剂。再于火上熔化，摊于帛上或纸上贴之，不住以手按令着肉，为此药易干故也，一日换三次。肿消痛止。如已有头欲破者，亦渐缩减。

【主治】发背。

金线膏

【来源】《圣济总录》卷一三一。

【组成】楸叶五斤（如无，即用楸白皮，锉） 马齿苋二斤（去根，切）

【用法】上以水五升，熬至一升，去滓，入铛内，以柳枝搅，熬如饧，盛在瓷器内。先以荆芥汤洗疮，次用鸡翎扫药于疮上令匀，以薄纸贴之，更用酒调二钱匕服之。

【主治】发背。

金星酒

【来源】《圣济总录》卷一三一。

【组成】金星草（和根净洗，慢火焙干）四两 甘草一钱

【用法】上为末，分作四帖。每帖用酒一升，煎三两沸后，更以冷酒二升相和，入瓶器中封却，时取饮之。

【主治】五毒发背。

金粉膏

【来源】《圣济总录》卷一三一。

【组成】锡四两（用板瓦盛炭火，安锡在上，扇之，候锡成灰，研末） 密陀僧四两（入罐子内，以盏子盖口，盐泥固济，勿令透气，用炭火煅，不闻药气为度，取出放冷）

【用法】上为极细末。量疮大小，临时入腻粉少许，以鸡子黄调如膏，摊在疮上，以绯帛盖。

【主治】发背，痈疽，疮。

神金膏

【来源】《圣济总录》卷一三一。

【组成】白及 密陀僧（研） 甘草 黄柏（去粗皮） 黄连（去须） 腻粉各半两 麝香（研）一字

【用法】上为末，用津唾调成膏。以无灰白薄纸，看疮大小，涂纸上贴之，无力即换。

【主治】发背疮。

栝楼涂方

【来源】《圣济总录》卷一三一。

【组成】生栝楼根

【用法】上锉细，捣研如糊。涂之，每日三五次。即愈。

【主治】发背已结成脓。

桃花汁

【来源】《圣济总录》卷一三一。

【组成】桃花不拘多少

【用法】上药于平旦承露采取，以酽醋研绞，去滓取汁，涂敷疮上。有虫即出。无花但桃叶亦得。以腊月猪脂和涂亦佳。

【主治】发背疮，痈疽。

铅 酒

【来源】《圣济总录》卷一三一。

【组成】黑铅一斤 甘草（炙，锉）三两

【用法】用酒一斗，置一空瓶在旁，先以甘草入酒中，然后熔铅投之，却滤出酒在空瓶内，取铅依前熔投；如此九度，并甘草去之，留酒。恣饮。醉寝。

【主治】发背。

狼毒膏

【来源】《圣济总录》卷一三一。

【组成】狼毒 蓝根 龙胆各半两 定风草一两 乳香一钱 水银粉一钱匕

【用法】上为末，蜜调成膏，摊帛上。贴疮。

【主治】发背。疮如葡萄，破后疮孔无数。

消毒散

【来源】《圣济总录》卷一三一。

【组成】车螯一个（可盛二两消者） 朴消二两

【用法】上以消入车螯内，湿纸裹，黄泥固济，麻皮缠之，煅赤候冷去泥，同研如面。将绢铺地，薄摊药末于上，盆盖一食久。加乳香、地龙末各一分，白僵蚕、甘草末各半分和匀。每服半两，酒调去滓服，能饮酒者多与之。其滓涂患处一食久，即转下恶物。只两服或消，或破。别服补药。

【主治】发背欲结不结，四肢寒热。

消脓桔梗散

【来源】《圣济总录》卷一三一。

【组成】桔梗（去芦头，炒） 木占斯 防风（去叉） 甘草（炙，锉） 败酱 厚朴（去粗皮，姜汁炙） 桂（去粗皮） 人参 细辛（去苗叶） 干姜（炮）各一两

【用法】上为散。每服二钱匕，空心温酒调下，一日三次。以愈为度。

【主治】发背痈肿。

豉饼灸方

【来源】《圣济总录》卷一三一。

【别名】豆豉饼（《外科发挥》卷三）、豉灸法（《伤科汇纂》卷七）。

【组成】豉

【用法】上为细末，入水和熟如泥，量肿大小捻饼子，厚三分，盖于肿上，当顶已有孔穴，勿复之，安艾炷于上，灸令温热，不可破肉；痛，急易之；未溃者内消，已溃者汁出愈。如不痛，一日二日灸之。

【主治】发背、痈疽已溃未溃。

黄石散

【来源】《圣济总录》卷一三一。

【组成】粗黄石如鹅卵大

【用法】上药猛火煅赤，投醋中，因有屑落醋中，再煅再投，石尽为度，取屑晒干，为散。以醋调，敷背上。

【主治】发背疮。

黄柏散

【来源】《圣济总录》卷一三一。

【组成】黄柏 烟熏壁土（多年者）各二两

【用法】上为细散。每服二钱匕，茅根煎汤调下，仍用生姜汁调药敷之。

【主治】发背未溃，身体寒热。

救生膏

【来源】《圣济总录》卷一三一。

【组成】密陀僧（碎，炒）　黄柏傍根（金州厚者，用黄蜡一弹子大，火炙涂尽为度）各二两　腻粉半钱　乌贼鱼骨（白者，去甲）半两

【用法】上为极细末。每用新汲水调，摊纸上，先令患人口温酸浆水洗疮，然后贴，每日一换。

【主治】一切发背。

葛根汤

【来源】《圣济总录》卷一三一。

【组成】葛根（锉）　麦门冬（去心，焙）各一两　犀角（镑）半两　萎蕤　茅苠　芍药　甘草（炙，锉）　芦根（锉）各三分　石膏一两半

【用法】上为粗末。每服五钱匕，以水一盏半，煎至八分，下竹沥半合，红雪一分，更煎三两沸，去滓，空心、日晚温服。

【主治】发背痈疽，一切疮肿乳痈，口干脚冷，发作寒热，头痛，呕哕不下食。

紫雪膏

【来源】《圣济总录》卷一三一。

【组成】蜀椒四十九粒（去目并闭口，炒出汗，为末）　杏仁二十一粒（去皮尖双仁，研）　清麻油一两　酒蜡（白者）半两

【用法】上四味，先将清麻油并酒蜡于铫子内煎令匀沸，次下蜀椒、杏仁，用柳篦搅令黄赤色成膏，滴在水碗中不散，盛瓷器中。每用以故帛上涂贴，日再易。

【主治】诸发背，脑疽，一切恶疮。

黑锡煎

【来源】《圣济总录》卷一三一。

【组成】黑锡一斤

【用法】先熔令浮，乘热研成泥，以无灰酒一斗，煎锡至三升，瓷瓶中盛。每服一盏，调生甘草末二钱匕，日三服。甚者五七遍愈。

【主治】发背、发脑疼痛侵溃。

温脾平胃陈粟汤

【来源】《圣济总录》卷一三一。

【组成】陈粟米（微炒）一合　干姜（炮裂）半两　甘草（炙）四两

【用法】上锉，如麻豆大。每服五钱匕，用水一盏半，煎至八分，去滓，空心温服，晚再服，以愈为度。

【主治】发背。热渴饮冷太过，致胃寒呕吐。

犀角汤

【来源】《圣济总录》卷一三一。

【组成】犀角（镑）　人参　黄芩（去黑心）　山栀子仁　木通（锉）　连翘　升麻　芍药各三分　甘草（炙，锉）　大黄（锉，炒）各半两

【用法】上为粗末。每服五钱匕，水一盏半，煎至八分，去滓，空心温服，日晚再服。

【主治】发背初期，上似琴弦抽痛，有头。

犀角散

【来源】《圣济总录》卷一三一。

【组成】犀角（镑）一分　人参　大黄（锉，炒）　栝楼实（焙）　甘草（炙，锉）各半两　葛根（锉）　赤茯苓（去黑皮）　槟榔（锉）　木香各三分　芎藭一两

【用法】上为散。每服二钱匕，空心、晚间粥饮调下。以愈为度。

【功用】解毒匀气。

【主治】发背、痈疽、一切疮肿未穴时，攻刺疼痛，或发寒热，渴躁不食。

蓝根膏

【来源】《圣济总录》卷一三一。

【组成】板蓝根　黄芩（去黑心）　黄连（去须）　大黄各一两　白及一分　乳香半两

【用法】上为末。新汲水调成膏，量大小贴之，日四夜二。

【主治】背痈如捞底，又如蒲扇，疼痛不止。

解毒地黄丸

【来源】《圣济总录》卷一三一。

【组成】生干地黄（焙）二两　黄耆（锉）栝楼根　黄芩（去黑心）麦门冬（去心，焙）各一两半　桑螵蛸十五枚（锉、炒）大黄（锉、炒）人参　栀子仁　肉苁蓉（焙）前胡（去芦头）升麻　芍药　知母（焙）王不留行各一两　远志（去心）败酱　地脉草各半两　干枣十五枚（汤浸，去皮、核，以蜜一升和蒸成膏）

【用法】上为末，入枣膏为丸，如梧桐子大。每服三十丸，加至五十丸，空心米饮送下，日晚再服。

【主治】痈疽发背，时作寒热，疼痛不食。

薜荔散

【来源】《圣济总录》卷一三一。

【组成】薜荔叶不拘多少（阴干）

【用法】上为散。每服三钱匕，水一盏，煎五七沸，温服。更用叶煎汤洗疮，甚妙。

【主治】发背。

凝水石煎

【来源】《圣济总录》卷一三一。

【组成】凝水石　石膏　蜜各半斤

【用法】上为末，以水五升煎令稠，即下蜜，更煎成煎。用瓷盒盛，每日空心取一枣大，含化咽津，日五七服。

【主治】发背痈疽，发大渴，口干不可止。

麝香散

【来源】《圣济总录》卷一三一。

【组成】麝香（研）半钱　蒺藜子　紫背荷叶各半两

【用法】上为散。每量疮大小，临时干贴疮上。

【主治】发背疮。冲破，疼痛不可忍。

芎䓖散

【来源】《圣济总录》卷一三五。

【别名】内托散、生肉芎䓖散（《外科精义》卷下）。

【组成】芎䓖一两　当归（切，焙）人参　防风（去叉）桂（去粗皮）各三分　厚朴（去粗皮，生姜汁炙）白芷　芍药　甘草（炙，锉）黄耆（锉）桔梗（锉、炒）各半两

【用法】上为散。每服二钱匕，温酒调下，一日三次。

【功用】暖肌生肉。

【主治】发背、痈疽已溃。

楸叶膏

【来源】《圣济总录》卷一三五。

【组成】楸叶一秤（立秋日采，切）马齿苋（新者，切）半秤

【用法】上净洗控干，沙盆内烂研，取自然汁，重绢滤过，慢火熬成膏，瓷器收之。凡有热肿，先以浆水洗肿处，次以甘草水洗，然后摊药于薄纸或绢上，随肿大小贴之，一日二次。

【主治】

1. 《圣济总录》：热毒气肿。
2. 《普济方》：发背、痈肿、恶疮。

薤白膏

【来源】《圣济总录》卷一三五。

【组成】薤白（锉细）四两　当归（切，焙）附子（炮，去皮脐）白芷　芎䓖　续断各一两　细辛（去苗叶）半两　黄耆（锉）一两半　猪脂三斤

【用法】上药除猪脂外，锉碎，以酒半升，拌一宿，先熬脂令沸，次下诸药煎，候白芷赤黑色，以绵滤过，瓷盒盛。取涂疮上，一日三两次。

【功用】排脓血，生肌肉。

【主治】发背痈疽，一切肿疮。

金针散

【来源】《圣济总录》卷一四三。

【组成】皂角刺（赤红者，炙）不拘多少

【用法】上为散。每服三钱匕，水一盏，煎至七分，去滓温服。

一方用破故纸打碎，纸上炒，与皂荚刺等分为散。每服三钱匕，温酒调下。

【主治】

1.《圣济总录》：久痔及肠风下血疼痛，诸药不愈者。

2.《证治准绳·疡医》：发背诸疮肿。

鲮鲤甲散

【来源】《圣济总录》卷一五三。

【组成】鲮鲤甲（炙令焦黑） 桂（去粗皮） 当归（切，焙）各半两

【用法】上为散。每服二钱匕，日晚、空心温酒调下。加至三钱匕。

【主治】发背、痈疽等疮，疼痛，肌肉不生。

无名异膏

【来源】《圣济总录》卷一八三。

【组成】无名异（研） 没药（研） 麝香（研）檀香（锉） 丹砂（研） 沉香（锉） 麒麟竭（研） 乳香（研） 突厥白（锉） 白蔹（锉）白及（锉） 白芷（锉） 鸡舌香（研） 鸡骨香（研） 当归（切，焙） 芎藭（锉） 大黄（锉，炒） 牛膝（锉，酒浸，焙） 防风（去叉，锉）槐枝（锉） 柳枝（锉） 桑枝（锉）各半两 蜡四两 铅丹十二两 青油二斤

【用法】上药除油、蜡、丹及前八味研末外，并锉碎。先熬油令沸，下檀香等十四味锉药，煎候白芷赤黑色，绞，去滓再煎，入蜡、铅丹，以柳篦搅，候变黑色，滴于水中成珠子，软硬得所后，下无名异八味研末，搅令匀，以瓷合盛。用故帛涂贴疮上，每日换一次，以愈为度。

【主治】乳石、痈毒、发背。

必效膏

【来源】《圣济总录》卷一八三。

【组成】油一斤 铅丹（研）六两 麝香（研）一钱 腻粉（研） 蜡各三分 枫香脂一两半 丹砂（细研）半两 盐半两 白芷（锉） 乳香（研） 当归（炙、锉） 桂（去粗皮，锉） 芎藭（锉） 藁本（去苗土，锉） 细辛（去苗叶，锉）密陀僧（研）各一两

【用法】先将油煎令沸，次下白芷等六味锉药，候煎白芷赤黑色漉出，下蜡枫香脂，候熔尽，以绵滤去滓，下铅丹、密陀僧、乳香，以柳篦搅煎，候变黑色，滴水中成珠子，即下盐、丹砂、麝香粉等搅匀，倾于瓷盆内，安净地上一宿，除火毒。用故帛上摊贴，一日一次，以愈为度。

【主治】乳石痈疽，发背疮毒，止痛呫脓。

栀子仁粥

【来源】《圣济总录》卷一九〇。

【组成】栀子仁五个 白米五合

【用法】先以水三升，煎栀子至二升，滤去滓，即下米煮粥，候熟，空心食之。

【主治】发背痈疽，热极上攻，目涩，小便赤。

豉 粥

【来源】《圣济总录》卷一九〇。

【组成】豉二合 葱白（切）三茎 薄荷半两 生姜（拍碎）三钱 盐花半两 羊髓二两 白米三合

【用法】以水三升，先煎薄荷、葱、姜至二升，却下豉再煎十沸，去滓下米煮，候粥熟，次下髓并盐，搅匀食之，每日一次。

【功用】解毒退风热。

【主治】发背痈疽。

凝水石粥

【来源】《圣济总录》卷一九〇。

【组成】凝水石一两（捣碎，绢袋盛） 牛蒡茎长五六寸（别煮令熟，研） 白米三合

【用法】上药以水三升，先煮凝水石至一升半，次下牛蒡，并汁再煎令沸，下米煮粥，候熟，空心食，一日一次。

【主治】发背痈疽，毒攻寒热。

藕实羹

【来源】《圣济总录》卷一九〇。

【组成】藕实（去皮，切）五枚　甜瓜（去瓤，切。冬用冬瓜）二枚　葱白（切）五茎　豉一合（煎汁一升半）

【用法】上先以豉汁煮藕实，次下瓜并葱，取熟，以五味调和，作羹食之，一日一次。

【功用】补中，养神益气。

【主治】发背痈疽，心烦热。

大圣通神乳香膏

【来源】《中藏经》卷下。

【组成】乳香一两　没药一两　血竭一两　黄蜡一两　黄丹二两　木鳖二两（去壳）　乌贼骨二两　海桐皮二两　不灰木四两　沥青四两　五灵脂二两　麝香二钱　腻粉三钱

【用法】上为末，用好油四两，熬令热，下药末熬，不住手搅之，令黑色，滴水中成珠即止。临用摊贴疮上。

【主治】诸毒疮肿，发背痈疽。

万全金花散

【来源】《中藏经》卷下。

【组成】车螯（紫色者，出海际。用火煅赤，地上出火毒气了，研细）　生黄柏（为末）　干芦皮（取皮，为末）　生甘草（为末）

【用法】上各为末，旋抄车螯末、黄柏末各一钱，甘草末半钱以上，芦皮末一钱半以上，拌匀，用津唾调，以竹篦子敷肿上，须盖遍疮根。未穴者自穴，已穴者恶物自出，凡十上取效。每敷疮时，须先用赤根葱三两茎，薄荷少许，盐少许，一处煎汤放冷，淋洗，旋用帛拭干，方可上药。应系恶疮疖并敷之，无头者即消，有头者即脓出。

【主治】发背疽疮，疼痛不可忍者。

水澄膏

【来源】《中藏经》卷下。

【组成】井泉石　白及各一两　龙骨　黄柏　郁金各半两　黄蜀葵花一分

【用法】上为末；每服二钱，新汲水一盏调药，打令匀，伺清澄，去浮水，摊在纸花上。贴之。

【主治】诸毒疮肿，发背痈疽。

清凉膏

【来源】《中藏经》卷下。

【组成】川当归二两　香白芷　木鳖子肉　白及　芍药　黄柏　白敛各一两（炒）　乳香（另研）　腻粉各少许　白胶少许　黄丹五两

【用法】上用清麻油十两，煎前六味，候紫色，去之；入槐、柳枝各七寸，再煎少顷，又去之；入黄丹五两，熬成，入乳香等。重绵滤入罐子内贮之。贴使如常。先用白散子取之，次用此药贴之。

【主治】

1. 《中藏经》：发背。
2. 《古方汇精》：一切疮疡溃后。

白散子

【来源】《中藏经·附录》。

【组成】白附子　大香　附子各半两（炒）　半夏一分（姜制）　黑牵牛二两（半生，半炒令熟）　大甘遂一分（以大麦炒，候麦黄赤色，去麦不用，须极慢火炒之）

【用法】上为末。每服二钱，量患人虚实加减，以蜜酒调下，续饮温酒一两盏。候所苦处刺痛为度，微利三五行，泻出恶物即愈。次用青凉膏贴之。气盛者一服二钱，余更裁度。

【主治】发背。

白膏药

【来源】《鸡峰普济方》卷二十二。

【组成】乳香一两　沥青　寒水石各二两（并研为末）　轻粉四五钱（同前三味合研令匀）

【用法】上同入垍石器内，慢火熔，不住用篦子搅匀如泥，先手上涂油，圆得成膏子，以熟水浸三日，瓷盒子收之。熬时入油少许，如浸三日尚硬，再入少油更熬，亦勿令过，当得所可也。不得犯铜、铁器。临用先以温盐齑汁洗疮拭干，摊作纸花子贴之，五日一换。

【主治】发背，诸痈肿恶疮。

【宜忌】忌食辛酸热毒物。

决明甘草汤

【来源】方出《普济本事方》卷六，名见《本事方释义》卷六。

【组成】草决明（生用）一升（捣碎） 生甘草一两（锉碎）

【用法】水三升，煮取一升，温分二服。

【主治】发背。

【方论】

1.《普济本事方》：大抵血滞则生疮，肝为宿血之脏，而决肝气不损元气也。

2.《本事方释义》：草决明气味咸，苦平，入足厥阴。生甘草气味甘平，生用则凉，入手足太阴。背疮之发，由乎热毒壅滞，致气血不能流行。今治以和肝凉血之品，则正气不致受伤，而壅遏之毒亦自稍衰其势耳。

黄耆散

【来源】《普济本事方》卷六。

【组成】绵黄耆（细者，洗，焙）一两 甘草（炙）半两 皂角刺（择红紫者，锉，麸炒黄）一两

【用法】上为细末。每服一大钱，酒一盏，乳香一块，煎七分，去滓温服。加当归、赤芍药各半两尤效速。

【功用】令发背自溃。

【主治】发背。

【方论】《本事方释义》：黄耆气味甘平，入手足太阴；甘草气味甘平，入足太阴；皂角刺气味辛咸温，入手太阴、阳明、足厥阴。此方欲令发背自溃，故方中加酒，使其升至患处也；再佐乳香者，欲其引入经络也。

敛疮内消方

【来源】《普济本事方》卷六。

【组成】黄明胶一两（水半升消了）

【用法】入黄丹一两，再煮三五沸，又放温冷。以鸡毛扫在疮口上，如未成，即涂肿处自消。

【主治】诸般痈肿发背。

【方论】《本事方释义》：黄明胶气味甘平微咸，入足太阴；黄丹气味辛微寒，入足厥阴。诸疮俱因壅遏不宣，致气血凝滞，以辛凉微咸之药，使壅痹流行，则有脓者自干，肿者自消。

圣柳散

【来源】《洪氏集验方》卷二。

【组成】苍术四两（米时水浸一宿，焙） 连翘一两（焙） 甘草一两（炙） 大黄半两（切）人参半两（切） 赤茯苓半两（切） 黄芩二钱半（煅，存性） 桔梗半两 白术一分 枳壳一两（麸炒，去白） 南木香一两（切） 益智一两（大皮，切）白芷半两（焙） 苦参一两（切）

【用法】上为细末。每服二钱，水一盏，柳枝七寸，同煎至八分，去滓温服，不拘时候。

【主治】肿毒发背，一切痈疽，烦渴不已，疾势转增者。

【宜忌】忌鸡肉、湿面，疾愈半年方可食。

【加减】如渴时，加牙消半两，别研入。

夺命膏

【来源】《洪氏集验方》卷二。

【组成】麻油四两（熬一二沸） 石蟹一枚（烧，米醋淬，才黑又烧，碎为末） 防风一两（切，焙） 蛤蚧一对（煅存性） 灯心灰一分 蜈蚣一条（烧存性） 全蝎七个（烧存性） 血竭一分（别研） 黄连半两（去芦，切，焙） 当归半两（切，焙）

【用法】上为末，用文武火熬麻油，滴水中不散，次入众药一处，急用柳枝不住手搅，候滴入水中成珠为度。候极冷，贴疮如常法。

【主治】肿毒发背，一切痈疽。

应痛内托丸

【来源】《洪氏集验方》卷二。

【组成】赤芍药一两（焙） 当归一两（焙） 血竭一分（研） 麝香一分（研） 瓜蒌根二两（火煅存性） 人参半两（焙） 沉香半两（锉） 茵陈半两（焙） 全蝎七枚（煅存性） 大黄一分（焙）

【用法】上为末，炼蜜为丸，如弹子大。每服一丸，不拘时候，乳香汤化破服之；或嚼吃亦得。

【主治】肿毒发背，一切痈疽。

背疽掺药

【来源】《洪氏集验方》卷二引童县尉方。

【别名】收口掺药（《景岳全书》卷六十四）。

【组成】鲫鱼一尾（剖去肠脏）

【用法】以羯羊粪实其中，烘焙焦黑，极干燥，为细末。干掺之。

【主治】背疽。

【验案】背疽　龙游有患背疽，已溃，如碗面大，视五脏仅隔薄膜耳，自谓必死。用此方干掺之，疮口遂收，至今无恙。

如圣散

【来源】《普济方》卷三〇六引《宣明论方》。

【组成】川乌　防风（去芦）　白芷各二两　川芎一两二钱半　草乌头半两　苍术二两（去皮）　细辛（去苗土净）七钱半

【用法】上药俱不见火，生用晒干，研为细末。外敷。又蛇蝎螫狗咬，用口含浆水洗净，用药末贴上，三二次勤敷即愈。诸小虫血伤无口者，唾津调药搽上，勤易，三五次即愈。

【主治】

1.《普济方》引《宣明论方》：蛇蝎诸虫毒伤，狗咬。

2.《普济方》：雷头风，癞干风，遍身麻木；金疮破伤风；肿疖、丹瘤、诸疔、发背、搭手、脑疽、臁疮、汤火、牙疼、杖疮；一切小血伤无口。

麝香丸

【来源】《杨氏家藏方》卷五。

【组成】麝香一钱（别研）　胡椒一两　木香一两　巴豆四钱（去皮心，研）　全蝎四钱（去毒；微炒）

方中木香用量原缺，据《仁斋直指方论》补。《仁斋直指方论》又用朱砂为衣。

【用法】上为细末，汤浸蒸饼为丸，如绿豆大。每服三丸，心腹痛，煨姜汤下；妇人血气痛，炒生姜醋汤下；小肠气，腹胁攻痛，茴香汤下；常服消酒化食，温熟水送下，不拘时候。

【功用】温中快气，消酒化食。

【主治】

1.《杨氏家藏方》：宿食，心腹冷疼，男子小肠气，妇人血气攻注疼痛。

2.《普济方》：疔疮，诸气发背。

七圣散

【来源】《杨氏家藏方》卷十二。

【组成】黄芩一两　大黄一分　白滑石四两（别研）

【用法】上为细末。用冷水调扫肿处，如干更扫。疼痛定即止。

【主治】发背痈疽，热毒赤肿，疼痛不可忍。

却痛散

【来源】《杨氏家藏方》卷十二。

【组成】雌雄蜈蚣一对（酥炙）　乌贼鱼骨（大者）二斤（去皮生用）　甘草三寸（生用）　脑子一钱（别研）　麝香一钱（别研）

【用法】上药前三味为细末，入脑、麝研匀，先煎甘草汤，放温洗疮了，后用药干掺；或用油调敷亦得。

【主治】发背及一切恶疮。

独圣膏

【来源】《杨氏家藏方》卷十二。

【组成】牛皮胶不拘多少（锉碎）

【用法】加少水，熬令稀稠得所如膏，摊在纸上，贴患处。次用软白布二条，于酽米醋内煮令热，更互滤出于胶纸上，乘热蒸熨。若疮痒时，乃是药攻其病，须是忍痒，不住蒸熨，直候脓出将尽，即浓煎贯众汤，放温，洗去胶纸。次日若疮中尚有脓出，再如前法追令脓出尽。连数日蒸熨不妨，疮干为度，次用红玉散。

【主治】发背。

绿云一醉散

【来源】《杨氏家藏方》卷十二。

【别名】绿云散（《外科精要》卷下）。

【组成】金星凤尾草四两（如新采者，即瓦上炒，叶背有细点，如金星相对者） 甘草四两（生锉，焙干）

【用法】上为细末，分作四服。先以好酒二升煎三二沸，倾在一器中，更用冷酒一升相和，调药末二两令温，只作一服。食令尽，便以物枕着痛处睡，良久遂下毒气恶物，次日减药末并酒一半，再进一服。

【主治】

1. 《杨氏家藏方》：五毒发背，及一切恶疮。

2. 《赤水玄珠全集》：五发毒疮于背脑或手足。金石发疽。

麝香丸

【来源】《杨氏家藏方》卷十二。

【组成】麝香（别研） 轻粉 定粉各半钱 粉霜一字半 巴豆三枚（大者，去皮） 白丁香四十二枚（拣直者）

【用法】上药先研巴豆细，却入诸药为极细末。如疳疮有眼者，用水和药作铤子，按在疮口内，后用万金膏贴，每日一上，如脓多两上。如恶疮、发背、丁疮有紫恶肉，只做散子干掺在恶肉上，后用万金膏贴，每日一上或再上，且少掺药。如不痛，更加药少许。

【主治】发背、痈疽、肿毒、疳漏等疮。

车螯散

【来源】《传信适用方》卷下。

【组成】紫背大车螯（一名车蛾，每个用草先扎定，上用盐泥固济，日干，簇火煅之，候通红，半时辰许离火，候通手取，敲去泥，以器皿合在净地上，出火毒半日许，令碾，罗为细末，沙合收） 甘草（炙，碾为末） 轻粉

【用法】每服抄车螯末二钱，甘草末一钱，轻粉末半钱，温麦门冬熟水调下，五更初服。至日出时候，大便不痛，下青绿苔，或如黑煤，恶物下也。

【主治】五发（发脑、发鬓、发眉、发颐，发背）、痈疽、瘰、瘤、癌、才觉发热，疮已现，发渴。

六一汤

【来源】《传信适用方》卷三。

【组成】真绵黄耆六两（箭簳者是也，木耆不堪，误人，以刀劈开揭薄，用白沙蜜不酸者一两，微入水少许调解，则易涂蘸，候搓匀，炙之微紫色，候冷锉碎，不碾罗） 横纹甘草（炙，细锉）一两

【用法】上拌匀。每服抄五钱，水一盏，煎至七分服之，日三服，夜二服。

【主治】五发：发脑，发鬓，发眉，发颐，发背。

四味散

【来源】《传信适用方》卷三。

【组成】石上薜荔二两 地榆一两 甘草节一两 当归一两

【用法】上为末。每服三钱，温酒调下。

【主治】发背。

瓜蒌汤

【来源】《传信适用方》卷三引周子明方。

【别名】栝楼汤（《普济方》卷二八八）。

【组成】瓜蒌一个（去皮，将瓤与子锉碎） 没药一钱（研） 甘草半两（生，锉）

【用法】上药用无灰酒三升，煎至一升。分三服，温饵。

【主治】五发：发脑、发须、发眉、发颐、发背；痈疽；瘰、瘤、癌。

没药丸

【来源】《传信适用方》卷三。

【组成】大川乌（生） 当归 赤芍药 苏木（锉，炒） 木鳖仁 五灵脂（炒） 羌活 独活 穿山甲（蛤粉炒脆）各二两 没药 乳香（别研）各一两

【用法】上为细末，酒糊为丸，如梧桐子大。每服三十丸，以温酒送下。

675

【功用】活经络，生肌肉。

【主治】发背。

凉血护肌膏

【来源】《传信适用方》卷三。

【组成】南星（生，末）八两　雄黄一两（别研）　白矾（生，末）四两

【用法】上为细末，用生地黄捣汁调涂四围。

【功用】《普济方》：活经络，生肌肉。

【主治】

1.《传信适用方》：痈疽疮疖。

2.《普济方》：发背。

羚羊角散

【来源】《传信适用方》卷三。

【别名】大全内消散（《仁斋直指方论》卷二十二）。

【组成】穿山甲四两（蛤粉炒脆）　甘草（炙）　当归各二两

　　本方名"羚羊角散"，但方中无羚羊角，疑脱。

【用法】上为细末。每服二钱，炮甘草根浸酒调下。

【功用】

1.《传信适用方》：内消发背。

2.《仁斋直指方论》：内消痈疽恶毒。

柞木汤

【来源】《普济方》卷二八三引《卫生家宝》。

【别名】柞木饮子。

【组成】柞木叶（焙干）　地榆根（刷洗去土，切片，煨）　萱草根（洗去土，切片，焙干）　干荷叶各等分

【用法】共为粗末。将大斗瓶一只，入药半瓶，却灌新水令瓶满，煎折二分存八分，温服无时，不拘多少，饮多为妙。如赤肿未结，即自大便中下，其状如碎猪肉，勿以为怪；如疮黑赤，恶候坏证，定结成头，服之两日，黑定变赤，其赤处变成红，候穿，用贴敛药。

【主治】发背，及诸般痈肿。

归命膏

【来源】《是斋百一选方》卷十六。

【组成】野生茄子（熟黑者，取子）不拘多少

【用法】烂研取汁，以绢滤滓，入大银盂内，慢火熬成稀膏，以细青竹枝子（去叶）五七茎扎聚，不住手搅，候成稀面糊，收之。如无头无异色，或热不热，一发从外敷，渐渐敷入；如有赤脉有头，先从赤脉敷之，渐渐敷出，一日上三四度，不可轻易。

【主治】发背，或赤不赤，有头无头，或痒或痛。

神仙灵宝膏

【来源】《是斋百一选方》卷十六。

【别名】灵宝膏（《回生集》卷下）、灵宝丹（《疑难急症简方》卷四引《玉历》）。

【组成】瓜蒌五个（取子，细研）　乳香五块（如枣子大，细研）

【用法】上以白沙密一斤同熬成膏。每服二三钱，温酒化下，每日二次。

【主治】发背，诸恶疮。

水晶膏药

【来源】《是斋百一选方》卷二十。

【组成】好白油单纸十张（每张剪作八片）　鹰爪黄连一两（去须，细锉）

【用法】水两碗许，入砂锅内，同黄连煎至一碗半，先下油单五张，又续下五张，同煎至七百沸，汤耗旋添，不得犯铁器，漉起，擦去黄连滓屑，焙干。如疮破有脓，将药花旋松贴；如杖疮，约度大小恰好剪贴，不可太大，先将周围剪下油单烧灰，热酒调，嚼生姜送下，次贴药。

【主治】疔疮、背痈、瘤痈、奶疽、丹毒、黑痈。

【宜忌】贴药后，忌荤腥一二时辰。

加减五苓散

【来源】《普济方》卷二七五引《是斋百一选方》。

【组成】沉香 檀香 生熟地黄 升麻 干葛 芍药 黄耆 黄芩 羚羊角 犀角 连翘 甘草 防风各等分

【用法】上锉。每服三钱，白水煎服；仍煎服何首乌散。

【主治】

1. 《普济方》引《是斋百一选方》：恶疮项上有瘘，及漏疮。

2. 《类编朱氏集验方》：一切脓疱、热疮及发背。

大川乌丸

【来源】《集验背疽方》。

【组成】大川乌（生，去皮尖） 当归 赤芍 苏木（锉，炒） 没药（生用，别研）各一两 乳香一两（别研） 穿山甲（用蚌粉炒脆，去粉）二两 独活二两

【用法】上为细末，酒煮面糊为丸，如梧桐子大。每服三十丸，空心温酒送下。

【功用】活经络，生肌肉。

【主治】发背。

五香连翘汤

【来源】《集验背疽方》。

【别名】李氏五香连翘散（《医方类聚》卷一七五引《澹寮方》）。

【组成】木香三分（不见火） 沉香三分（不见火） 连翘（全者，去蒂）三分 射干三分 升麻三分 黄耆三分（拣无叉附者，生用） 木通三分（去节） 甘草半两（生用） 丁香半两（拣去枝杖，不见火） 乳香半两（别碾） 大黄（微炒，锉）半两 麝（真者，别碾）一钱半 桑寄生三分（难得真者，缺之亦可） 独活三分

【用法】上为粗末，和匀。每服三大钱，水一盏，煎至七分，去滓服。留滓二服，用水二盏再煎作一服。积四散滓，用水二盏，又再煎作一服，然后不用其滓。一方用银器煎药，如无银器入银一片同煎。

【主治】

1. 《集验背疽方》：痈疽。

2. 《普济方》：一切积热恶核、瘰疬、痈疽、恶疮、发脑、发背。

【加减】若无真桑寄生，则升麻分量当倍用。

立效散

【来源】《集验背疽方》。

【组成】皂角刺半两（拣去枯者，细锉，炒赤色为度，须耐久炒） 甘草二两（合生用） 瓜蒌五个（去皮取肉并仁，捣研，炒黄，干者不必炒） 乳香半两（别研和入） 没药一两（别研和入）

【用法】上为末。每服二钱，酒调下。乳痈与沉麝汤间服。

【主治】发背，诸痈疽，瘰疬，乳痈。

沉麝汤

【来源】《集验背疽方》。

【组成】木香 麝香 藿香叶 连翘 乳香各等分

【用法】上为细末。每服二钱，水一盏，煎至七分，不拘时候温服。

【主治】发背疽之人，时为庸医用毒药掩盒，或刀割伤血肉之重者。

栀子黄芩汤

【来源】《集验背疽方》。

【别名】排脓内补散（《普济方》卷二八二）。

【组成】漏芦 连翘 山栀子仁 黄芩（去心）各二两半 黄耆（生用）一两 防风 石韦（如无，以桑白皮代之） 生甘草 犀角 人参 苦参 白茯苓各二钱半

【用法】上为粗末。每服四钱，水一中盏，煎至六分，去滓温服。

【功用】退热。

【主治】发背疮溃后，因饮食有伤，调摄不当，发热不住。

大托里散

【来源】《魏氏家藏方》卷九。

【组成】绿豆 甘草各半两（炙） 大栝楼一个（取

子,炒）　乳香二钱（别研）　没药三钱（别研）

【用法】上为细末。用无灰酒三升，熬一升，顿服；霉未消再服。

【主治】发背，痈疽。

白蔹散

【来源】《魏氏家藏方》卷九。

【组成】白蔹　白矾（枯，别研）　远志　雄黄各半两（别研）　藜芦一分　麝香一钱（别研）　白芷一两

【用法】上为细末。以腊月猪脂调敷之。

【功用】长肉生肌。

【主治】发背痈疽。

立效木香散

【来源】《魏氏家藏方》卷九。

【组成】生干地黄（洗）　木香（不见火）　麦门冬（去心）　升麻　羌活　芍药　白芷　川芎　肉桂（不见火，去粗皮）　木通（去皮）　当归（去芦）　黄耆（蜜炙）　桔梗　甘草（炙）　连翘各等分

【用法】上为细末。温酒调服。初用而患人大便未曾泄，即多加大黄服之。如以水合酒煎之尤佳。

【主治】诸般恶毒，发背痈疽，已破未溃者。

清凉膏

【来源】《魏氏家藏方》卷九。

【组成】木鳖子（去壳）　黄柏　败荷叶　黄芩　芙蓉叶　黄连　草乌头　朴消（别研）　蒺藜　玄参各等分

【用法】上为细末，用生姜汁调成膏，敷肿上。如热甚，即以水并蜜调敷，外以纱片掩其上，干即再换，多敷尤佳。如有丝瓜，取自然汁调敷亦妙。

【主治】发背痈疽,初肿发未成脓者,或脓已破者。

【加减】痛甚，加乳香、没药。

阳起石散

【来源】《儒门事亲》卷十二。

【组成】阳起石（烧）

【用法】上为末。新水调，涂肿处。背疮初发，便可用藏用丸、玉烛散大作剂料，下脏腑一二十行，以铧针于肿焮处乱刺出血，如此者三，后以阳起石散敷之。

【主治】

1. 《儒门事亲》：背疮初发。
2. 《普济方》：刀箭所伤。

千金托里散

【来源】《儒门事亲》卷十五。

【组成】连翘一两二钱　黄耆一两半　厚朴二两　川芎一两　防风一两　桔梗一两　白芷一两　芍药一两　官桂一两　木香三钱　乳香三钱半　当归半两　没药三钱　甘草一两　人参半两

【用法】上为细末。每服三钱，用酒一碗，盛煎三沸，和滓温服。膏子贴之。

【主治】发背疔疮。

悬蒌散

【来源】《儒门事亲》卷十五。

【组成】悬蒌一个　大黄一两　金银花一两　当归半两　皂角刺一两

【用法】上锉碎。用酒一碗，煎七分，去滓温服。

【主治】发背，恶疮。

【加减】如有头者，加鼠粘子。

仙方万金丸

【来源】《医方类聚》卷一七九引《经验秘方》。

【别名】神仙金丸（《普济方》卷二七三引《经验良方》）。

【组成】海浮石半两（用木柴炭火烧通红，却于好醋内蘸过，如此七烧七蘸）　川乌头一两（于文武火内炮制）　乳香一钱（细末）　没药一钱（细末）　巴豆四十九粒（去皮，炒黄色为末）

【用法】上件海浮石与川乌于臼内捣为末，与诸药和匀，醋糊为丸，如梧桐子大。若疮二三日，每服十丸；若疮五六日，每服十三丸。如疮在上，食后；在下，食前。如觉呕吐勿虑，若吐出药时

别服。小儿大小加减，病人如觉不动，再服三丸，每服药，先饮冷酒一盏，如泻不止，冷粥押之。

【主治】疔黄，脑背疽等一应恶疮。

【宜忌】服药后，忌冷热物。

夺命丹

【来源】《经验良方》引曾守壹方（见《医方类聚》卷一七九）。

【别名】万灵夺命丹（《奇方类编》卷下）。

【组成】朱砂 胆矾各一钱半 真血竭 铜绿各一钱 枯白矾二钱 雄黄三钱 蟾酥 轻粉各半钱

【用法】上为细末，面糊为丸，如梧桐子大。每服一丸，先用葱白三寸，令病人自嚼碎，吐出碎葱裹药在内，热酒送下，睡卧，如重车行五里之久，汗出或发热一阵即愈，或利为度，如病人不能嚼葱，擂碎葱白裹药，如前吞服，如不省人事，斡开口灌之。病在上，食后服；病在下，食前服。

【主治】疔疮毒气向里，邪气入内，淫闷不已，水食不下，兼治痈疽发背，恶疮。

治发背膏

【来源】《医方类聚》卷一七七引《经验良方》。

【组成】明乳香 没药 麒麟竭各二钱半（同研细匀） 木鳖子（去壳，细切） 当归（去芦头，细切） 杏仁各半两（汤浸，去皮，研） 妇人梳下油头发二两（皂角洗净） 黄丹六两（水飞过）

【用法】上药先用清油十两于砂铫内，将木鳖子、当归、杏仁、头发，慢火煎熬炒黑色，用绵帛滤去滓，复将油入铫内，却下黄丹于油内，便用桃、柳枝各十条，不住手搅，慢火熬，稍久将油滴在水面上，凝结成珠不散，用手指点起油珠成膏，即提起砂铫，不用火，却将乳香、没药、麒麟竭三味入铫内，不住手搅匀，别以瓦器张盛油膏，坐于新汲水内出火毒，临用时，用黄柏煮过油单纸摊膏药，贴患处，一日或二日一换。

【主治】发背。

寒水膏

【来源】《医方类聚》卷一七七引《经验良方》。

【别名】寒水石膏（《普济方》卷三一三）。

【组成】寒水石二两（为末，谓之软石膏，明者，择明月盈夜，埋地中露天三日夜，薄土盖，挹其月华，取出不见火，研） 清麻油一两 黄蜡 黄丹各一两 枫香二两

【用法】上依前法，熬成稀膏，提起药铫，候无烟，下寒水石末，急调匀，又露月下三夜，日间收起。若阳症变热背疮，用之立效，不问破与不破，贴如冰。

【主治】发背。

犀角消毒散

【来源】《医方类聚》卷一七七引《经验良方》。

【组成】荆芥穗 防风 甘草 鼠粘子 羌活 白芷 独活 桔梗各等分

本方名"犀角消毒散"，但方中无犀角，疑脱。

【用法】上为末。每服三钱，水一盏，煎至七分，不拘时候服。

【主治】发背，发脚，发手，发胁，一切恶疮。

膏 药

【来源】《医方类聚》卷一七七引《经验良方》。

【组成】当归 官桂 川乌 香白芷 草乌 玄参 大黄 干地黄 赤芍药各半两 桃柳枝各二十一寸 红丹 白胶香各半斤 蜡二两半 密陀僧一两半

【用法】上用清油十两，先将当归、桃柳枝等十味入油内煎，以黑为度，去滓，滤净油，慢火再煎，徐徐却入红丹，用长柳枝频频搅匀，药将成，入白胶香，次入蜡，又次入密陀僧，将药滴入水中成珠为度，出药，坐水中一日夜，出火毒可用。

【主治】发背疮。

夏枯草汤

【来源】《增补内经拾遗》卷四引《经验良方》。

【别名】夏枯草散（《医学入门》卷八）、夏枯草膏（《医学入门》卷八）、夏枯膏（《良朋汇集》卷五）。

【组成】夏枯草六两

【用法】上作一服。水二钟，煎七分，食远温服；虚甚当浓煎膏服，并涂患处。

《良朋汇集》本方用法：茎叶捣烂，取汁熬膏，贴之；破者，白滚水调服二三茶匙。

【功用】《全国中药成药处方集》（天津方）：化瘀止痛，解热散结。

【主治】

1.《增补内经拾遗》引《经验良方》：瘰疬马刀、不问已溃未溃，或日久成漏。

2.《良朋汇集》：痈疽发背，无名肿毒。

狗宝丸

【来源】《济生方》卷八。

【别名】寸金丸、返魂丹、再生丸、追命丹、延寿丸、来苏丸、知命丸、得道丸（《御药院方》卷十）、寸金丹（《外科精义》卷下）、来苏丹、知命丹（《赤水玄珠全集》卷二十九）、黍米寸金丹、延寿丹（《外科正宗》卷一）、百生丸（《疡科选粹》卷二）。

【组成】狗宝一两（生用） 蟾酥二钱 乳香（别研） 没药（别研） 雄黄 硇砂 轻粉 麝香 铅白霜 粉霜（别研）各一钱 金头蜈蚣七个（头尾脚足炙黄色，研如泥） 乌金石二钱 鲤鱼胆七个（干者用之，去皮，腊月者佳） 狗胆一个（干者用之，去皮，黑狗者，腊月者好） 头胎孩儿乳一合 黄蜡三钱

【用法】上先将头胎孩儿乳、黄蜡放在铫内，文、武火化开，用前药末和成剂，放在瓷器内。要用，旋丸如麻子大两丸；如病大，三丸；用白丁香七个（直者为妙），以新汲水化开，送下狗宝丸。腰以下病，食前服；腰以上病，食后服。如人行三里，用热葱白粥投之，即以衣被盖定，汗出为度。以后只吃瓜齑白粥，常服十奇散，留头四边，以乌龙膏贴之。

【主治】

1.《济生方》：痈疽发背，附骨疽，诸般恶疮。

2.《御药院方》：发背、脑疽、气疽、痈肿、遍身附骨肿痛，先觉时饮水，口中烦渴，发寒发热，四肢沉重，身体壮热。

3.《外科正宗》：暴中急症，忽然卒倒者。

秘方白梅散

【来源】《医方类聚》卷一七四引《简易》。

【组成】盐白梅（火烧存性，研为细末） 轻粉少许（不可多，无亦得）

【用法】上为细末。用真香油浓调，翎毛蘸抹；如成脓未溃，中心留些休抹通气，抹至脓尽不妨，频抹为妙。

【功用】排脓止痛，去旧生新。

【主治】一切无名已成未成、已溃未溃痈疖，脑痈乳痈，背痈腿痈，小儿软疖。

川乌丸

【来源】《外科精要》卷下。

【组成】大川乌（去皮尖） 木鳖子（去壳） 当归 赤芍药 苏木 独活 羌活各一两 没药（另研） 五灵脂（去沙，微炒） 穿山甲（蛤粉炒）各一两

【用法】上药各为末，酒糊为丸，如梧桐子大。每服三十丸，温酒送下。

【功用】活经络。

【主治】发背。

当归连翘散

【来源】《女科万金方》

【组成】当归 连翘 大黄 山栀 芍药 金银花
方中金银花，《普济方》作"鹭鸶藤"。

【用法】《普济方》本方用法：上为粗末。每服二钱，酒一盏半，煎至六分，去滓，食后温服，一日三次。一方加生姜五片，水煎服。

【主治】

1.《女科万金方》：一切风热痈疮，大小便结滞喉舌之症。

2.《普济方》：脑疽、发背、诸恶疮，咽颊不利，舌肿喉闭，鼻衄出血，咳嗽痰实。

甘草膏

【来源】《类编朱氏集验方》卷十二引《崔元亮海上秘方》。

【组成】甘草三大两（生，为末） 大麦面九两

【用法】上用一大盘中搅和令匀，取上等好醋少许，别捻入药令匀，百沸水搜和如饼剂。方圆大于疮一分，热敷肿上。以由片及故纸隔令通风，冷则换之。已成脓自出，未成脓便内消。

【主治】发背。

生肉方

【来源】《类编朱氏集验方》卷十二。

【组成】腊月猪脂 松脂（煮过，收水上白者） 黄蜡（煮过，收净洁者）各二两 清麻油五六两

【用法】慢火熬成膏。先将温水洗去旧药，拭干，用纸剪一大围子，涂药于上，盖疮上。如痒，不得动，此生肉故也。一日一次换药。

【主治】痈疽发背溃后不敛。

【宜忌】切戒毒物。

豆粉膏

【来源】《类编朱氏集验方》卷十二。

【组成】绿豆粉（炒赤，放下出火毒）

【用法】上用井水调敷四围。

《济阳纲目》：将绿豆粉于新铁锅内炒令紫色，用新汲井水调稀，厚敷损处，以纸将杉木片缚定。

【主治】

1.《类编朱氏集验方》：发背。

2.《济阳纲目》：打仆伤折手足。

鹿角丸

【来源】《类编朱氏集验方》卷十二。

【组成】鹿角（锉） 黄耆（炙）各等分 羚羊角减半

【用法】上为末，炼蜜为丸。地黄温酒送下。

【主治】一切疮疖脓泡，热疮及发背。

羚羊角散

【来源】《类编朱氏集验方》卷十二。

【组成】羚羊角 黄耆 生熟地黄 川芎 当归 芍药各等分

【用法】上锉。每服三钱，以水一盏半，煎至八分，空心服。

【主治】一切脓泡、热疮及发背。

竹叶黄耆汤

【来源】《卫生宝鉴》卷十三。

【组成】淡竹叶二两 生地黄八两 黄耆 麦门冬（去心） 当归 川芎 人参 甘草 黄芩 芍药 石膏各三两

【用法】上为粗末。每服五钱，水一盏半，加竹叶五七片，煎至一盏，去滓温服，不拘时候。

【主治】

1.《卫生宝鉴》：发背发渴，诸疮大渴。

2.《内科摘要》：胃虚火盛而作渴。

金银花散

【来源】《卫生宝鉴》卷十三。

【别名】金银花酒（《外科理例》卷一）。

【组成】金银花四两 甘草一两（炒）

【用法】上为粗末。每服四钱，水、酒各一盏，煎至一盏，去滓，稍热服之。

【功用】托里止痛，排脓。

【主治】发背恶疮。

【方论】

1.《医方集解》：此足太阴阳明药也。金银花寒能清热解毒，甘能养血补虚，为痈疽圣药；甘草亦扶胃解毒之上剂也。

2.《医林纂要探源》：金银花生用则力速，无生者乃用干者，茎叶皆可，而花尤良，芳馥之气味固在花也；甘苦微寒，清热解毒，其甘能养血补虚，其香能破郁行气，为痈疡家主药。生甘草补中平肝，厚脾扶胃，且解百毒。加酒一碗，藉酒之辛散以行于卫间。

万应针头丸

【来源】《杂类名方》。

【别名】万应铁针丸（《普济方》卷二八三）。

【组成】麝香三钱 血竭三钱 蟾酥三钱 轻粉三钱 硇砂三钱 片脑一钱 蜈蚣一对（全用）

【用法】上为极细末，炼蜜和为剂。如疮有头者，用针头挑破，微有血出，将药一黍米大，放挑开疮口内，上用纸花周围唾津湿沾疮上，其药不过时刻即愈。如两腋见无头疮者，即是暗疔，俗云耍胡是也，即将两手虎口内白土纹用针挑破如前，用药封盖。

【主治】一切脑背疽，恶毒大疮，欲死者。

【宜忌】忌鸡、鹅、酒、湿面一切发热之物。

如圣散

【来源】《杂类名方》。

【别名】皂针散（《普济方》卷二八四）。

【组成】甘草一两（半生熟） 皂角三钱（烧存性，去皮弦）

【用法】上为细末。每服三钱，热酒调下，不拘时候。

【主治】恶疮，背脑疽，寒痈，吹奶，打扑损伤。

玉蕊托里散

【来源】《医方类聚》卷一七九引《经验秘方》。

【组成】黄耆四两 人参 白芍药 当归 熟地黄 莲花蕊 乳香 没药 甘草各三钱

【用法】上为粗末。每服四钱，酒水各一盏，煎至七分，去滓温服，滓再煎，不拘时候。

【主治】疔疮，痈疽，发背，不问阴阳二证，已成未成。

【加减】如有热，加连翘三钱。

追魂丹

【来源】《医方类聚》卷一七九引《经验秘方》。

【组成】蟾酥 轻粉各半钱 枯白矾 铜绿 寒水石（烧） 血竭各一钱 麝香一字 朱砂四钱（水飞） 蜗牛二十个（别研如泥）

【用法】上为细末，用蜗牛泥为丸，如不就，加酒少许为丸，如小绿豆大。每服一丸，先嚼生葱白三寸至烂，吐出置手心，裹药，用热酒一大盏送下，须臾连饮二盏，汗出为度，不拘时候。

【主治】疔疮，发背，脑疽，一切恶疮。

神应膏

【来源】《医方类聚》卷一九四引《经验秘方》。

【别名】碧霞膏。

【组成】香油一两半 巴豆四十五粒（白净者） 蓖麻四十五粒 黄蜡一两 沥青四两 乳香一两（为末） 没药一两（为末） 轻粉三钱 铜青六钱（为末，又名铜绿，滴香油一处研，用柳条调药）

【用法】上用乳香、没药，先研极细末，方用油煎巴豆、蓖麻，候焦黄色，去豆、麻，油再入砂铫，溶蜡、沥青待化，下乳香、没药，用黄草布滤过，再入铫内，方入轻粉、铜青搅匀，倾入水中，捻成锭子。如用时，冬月热水浸冷，令软捻开，如患处大小，于帛上贴；夏月略于口中，待软用。

【主治】发背痈疽。

神应膏

【来源】《医方类聚》卷一九四引《经验秘方》。

【组成】沥青三斤 松香三斤 黄蜡四两 没药三两 乳香四两 黄丹四两 五灵脂二两 降真末四两 无名异四两 麝香二钱 蜂窝一钱 巴豆六钱 马勃三钱 大黄一钱 黄柏一钱 黄芩一钱 白及一钱 贝母一钱 知母一钱 威灵仙一钱 赤敛一钱 独行草一钱（乃青木香根） 草乌一钱 地骨皮一钱 黄连一钱 寒水石一钱 天花粉一钱 香白芷一钱 香油一斤 葱汁四两 姜汁六两 米醋半碗

【用法】先下锅，香油、巴豆、黄蜡、松香、沥青；续下锅，大黄、黄连、白芷、黄柏、草乌、黄芩、赤敛、贝母、知母、独行草、地骨皮、白及、天花粉、姜汁、葱汁、醋、寒水石、威灵仙；另为末，没药、蜂窝、五灵脂、无名异、降真末、乳香、马勃，另将黄草布搽为末；又下锅，黄丹、麝香。上药先用香油熬巴豆良久，下黄蜡化，下沥青化，下松香化尽，倾入水中，结成块，再下锅，入醋、葱汁、姜汁，并其余药一处搅匀，尽入乳香、黄丹并无名异等末，并马勃、麝香、滴下水中成膏子为度。待用时，摊在好纸上，贴在疮肿处。

【主治】发背痈疽。

二乌膏

【来源】《瑞竹堂经验方》卷五。

【组成】川乌头一个 草乌头一个

【用法】上将新瓦一块，新汲水一桶，将二乌并瓦浸于水桶内。如无新瓦。于屋上取净瓦亦可。候瓦湿透，即将川乌、草乌于瓦上磨成膏。用磨药手挑药贴于疮口四周；如未有疮口，一漫涂药如三四重纸厚，上用纸条透孔贴盖。如药干，用鸡翎蘸水扫湿，如此不过三度。

　本方原名二乌散，与剂型不符，据《永类钤方》改。

【功用】《永类钤方》：消恶毒诸疮。

【主治】发背、蜂窝、疔疮、便毒。

青露散

【来源】《瑞竹堂经验方》卷五。

【组成】白及 白蔹 白薇 白芷 白鲜皮 朴消 青黛 黄柏 大黄 天花粉 青露叶（即芙蓉叶）老龙皮（即老松树皮）各等分

【用法】上为细末。用生姜自然汁调，围敷。如干时，再用姜汁调润。

【主治】发背疽，一切恶疮。

护壁都尉

【来源】《世医得效方》卷十九。

【组成】防风（去芦） 厚朴（去粗皮，姜汁炒）苦梗 白芷 黄耆（炙）各半两 川芎 甘草柳桂 当归各三钱 人参二钱

【用法】上为末。每服二钱，空心温盐酒调下；不饮酒者，用木香汤调下。兼服降气汤尤妙。疮口溃后，服至愈而止，更服为佳。

【功用】去旧生新，补气血。

【主治】诸发已溃，老人气血虚弱者。

乳香丸

【来源】《世医得效方》卷十九。

【别名】乳香定痛丸（《外科理例·附方》）。

【组成】当归 川芎 交趾桂 川香芷 真绿豆粉

各五钱 羌活 独活 五灵脂 乳香（别研） 没药各三钱 白胶香五钱

【用法】上为末，炼蜜为丸，如弹子大。每服一丸，用薄荷汤嚼下。

【主治】发背及一切疽疮溃烂，痛不可忍者。

【加减】手足诸般损痛不能起者，加大草乌一味，用木瓜盐汤细嚼下。

善应膏

【来源】《世医得效方》卷十九。

【组成】上等黄丹八两（研极细） 白胶香 明没药 滴乳香（并别研） 大当归 川白芷 杏仁（去皮尖） 大黄 草乌 川乌 赤芍药 槟榔生干地黄 土苄 沥青（另研入） 乱发（净洗）各一两

【用法】上除乳香、没药外，将瓷石铫盛香油一斤浸药一宿，慢火煎熬诸药黑色，再入葱白、乱发煎少时，用生绢滤去滓，留下一两药油，复将所滤油于慢火上熬，却将黄丹入油内，用长柳条槐条不住手搅，候有微烟起，提起药铫，将柳条点滴在水面上，凝结成珠不散方成膏，如不成珠再熬，直待成膏，提起药铫搅，无烟出，却入乳香、没药、白胶末搅匀，倾出瓷器内，将原留下浸药铫油一并收拾器内，用新汲水一日一换，将药器坐放水内三日，出火毒，方可用之，如膏药硬，约量加黄蜡清油，入膏内搅匀得所。贴之即愈；又治妇人吹乳，以药丸如梧桐子大。新汲水送下二十丸；肺痈肠痈，亦可为丸服，温酒米饮或北梗、甘草煎汤皆可。

【主治】诸般恶疮肿毒，发背脑疽，瘰子牙肿，打扑接骨，闪肭，刀斧伤，杖疮，蛇虫毒，狗马咬，汤火、漆疮、疥癣，又治妇人吹乳，肺痈肠痈。

【宜忌】不可犯荤辛及火焙。

解毒丹

【来源】《脉因证治》卷下。

【组成】紫背车螯（大者）

【用法】上以盐泥固济，煅红，出火毒，甘草膏为丸。甘草汤下。恶物，用寒水石（煅红入瓮，沉井中）、腊猪油调敷。

【主治】一切发背、痈疽、金石毒。

托里散

【来源】《玉机微义》卷十五。

【别名】托里护心散（《明医指掌》卷八）。

【组成】大黄 牡蛎 瓜蒌根 皂角针 朴消 连翘各三钱 当归 金银花各一两 赤芍 黄芩各二钱

【用法】上为粗末。每服半两，水、酒各半煎服。三服消尽。

【主治】一切恶疮发背，疔疽，便毒始发，脉洪弦实数，肿甚欲作脓者。

【方论】《医方集解》：此足阳明、厥阴药也。金银花清热解毒，疮痈主药；当归、赤芍调营血；大黄、芒消荡胃热；黄芩清肺火；牡蛎软坚痰；连翘、花粉散结排脓；角刺锋锐，直达病所而溃散之也。

翠青锭子

【来源】《玉机微义》卷十五。

【别名】善效锭子。

【组成】铜青四钱 明矾（枯） 韶粉 乳香（另研） 青黛各一钱半 白蔹 轻粉各一钱 麝香半钱 杏仁三七粒（另研，去皮尖）

【用法】上为细末，稠糊为锭子，或糯米饭和亦得。看浅深按之，直至疮平复，尤可用之。

【功用】追脓，长肌。

【主治】脑疽、发背、恶疮并溃烂。

【加减】如有死肉，加白丁香一钱半。

万应膏

【来源】《医方类聚》卷一七七引《烟霞圣效方》。

【组成】小油三斤 黄丹一斤 槐条八斤 桃、柳条各四斤 龙骨 虎骨 乌鱼骨 骨碎补 龟骨 血余（发是童子发妙） 金花 自然铜 当归 没药 乳香各半两

【用法】上先将前三枝锉四指长，旋旋下在油内，焦去，而后用尽了枝，取出油；冷定再下丹，文武火熬，柳篦子频搅，不管溢了，丹死无沫，绵滤过，入没药，乳香，候滴药在铁器上成珠子，不粘手，倾在瓷品内盛定，纸封盖，合地出火毒为用。

【主治】发背痈背，一切恶疮。

祈老丹

【来源】《医方类聚》卷一七七引《烟霞圣效方》。

【组成】白浮石（醋浸一宿，炭火烧蘸七次）一两 没药二钱半 川乌头（温水洗三次，铫内灰火炮裂，去皮脐）一两 巴豆四十九个（不去皮油，只去心膜，另研） 拣乳香五钱

【用法】上为细末，用烧浸浮石，醋打面糊冷定为丸，如梧桐子大。每服六丸，临卧冷酒送下。若疮在上食后，在下食前。但见是恶疮，服祈老丹托过脏腑，次服夺命丹。如疮痛不禁者，可服乳香定痛散。

【主治】发背、脑疽、调丁一切恶毒疮。

铁柱杖丸

【来源】《烟霞圣效方》引临清张先生方（见《医方类聚》卷二三八）。

【别名】铁柱杖（《丹溪心法附余》卷十六）。

【组成】草乌头一两（生，为细末）

【用法】用葱白二根烧熟，去粗皮，将药末同溲得所，于臼内捣极烂为丸，如梧桐子大。每服七丸，食前以温酒送下；妇人产后，用温醋汤送下，每日二次。

《丹溪心法附余》本方用法：用葱白去须叶捣烂为丸，如豌豆大，以雄黄为衣。每服一丸，先将葱细嚼热酒送下，或有恶心吐三四口，用冷水一口止之，即卧以被厚盖，汗出为度。

【主治】

1.《烟霞圣效方》引临清张先生方（见《医方类聚》）：妇人产后血风，腰腿疼痛。

2.《丹溪心法附余》：疔疮发背，头风。

海马拔毒散

【来源】《急救仙方》卷一。

【组成】海马一双（炙） 穿山甲（黄土炒） 水

银　朱砂各二钱　雄黄三钱　轻粉一钱　脑子少
许　麝香少许

【用法】上除水银外，各研为末，和合水银，再研
至无星。针破疮口，点药入内，一日一点。神效。

【主治】发背，诸恶疮，兼治疔疮。

飞龙夺命丹

【来源】《急救仙方》卷二。

【别名】渊然真人夺命丹（《丹溪心法附余》卷十
六引《仙传济阴方》）、再生丹（《增补内经拾遗》
卷四）。

【组成】蟾酥二钱（干者，老酒化）　血竭一钱
乳香二钱　没药二钱　雄黄三钱　轻粉半钱　胆
矾一钱　麝香半钱　铜绿二钱　寒水石一钱　朱
砂二钱　海羊二十一个（即是蜗牛，连壳用）　天
龙一条（即蜈蚣，酒浸，炙黄，去头足）　脑子半
钱（如无亦可）

【用法】上为细末，将海羊研作泥，和前药为丸，
如绿豆大。若丸不就，酒煮面糊为丸。每服只二
丸，先用葱白三寸，令病人嚼烂，吐于手心，男
左女右，将丸子裹在葱白内，用无灰热酒三四盏
送下。于避风处以衣被盖覆，约人行五六里之久，
再用热酒数杯，以助药力，发热大汗出为度。如
病重汗不出，再服二丸，汗出即效。若初服二丸，
但消三五病，重者再进二丸。如疔疮走黄过心者，
难治。汗出冷者亦死。如病人不能嚼葱，擂碎裹
药，用酒送下。疮在上，食后服；在下，食前服。

【功用】消肿败毒。

【主治】疔疮、发背、脑疽、乳痈、附骨疽、一切
无头肿毒恶疮、狐臭。

【宜忌】服药后忌冷水、黄瓜、茄子、油面、猪、
羊、鱼肉。

回阳玉龙膏

【来源】《仙传外科集验方》。

【别名】回阳玉龙丹（《疡科选粹》卷二）、玉龙
膏（《理瀹骈文》）。

【组成】草乌三两（炒）　南星一两（煨）　军姜
二两（煨）　白芷一两（不见火）　赤芍药一两
（煨）　肉桂半两（不见火）

【用法】上为末，用热酒调敷。发背发于阴，又为
冷药所误，又或发于阳而误于药冷，阳变为阴，
满背黑烂，四周好肉上用洪宝丹，把住中间，以
此药敷之。流注冷证多附骨，内硬不消，骨寒而
痛，筋缩不伸，若轻用刀针，并无脓血，若只有
乳汁清流，或有瘀血，宜用此药敷之。鼓椎风起
于中湿，或伤寒余毒，又或起于流注之坏证，或
起于风湿虚痹。未破则肌肉尚未死，急以此药，
热酒调敷膝胫骨上腿处，以住骨痛，回阳气。又以
冲和涂下肢冷处，引其血气，使流动而下通贯血
脉。又以此方敷胫骨交处，以接所引之血脉，以
散所积之阴气。内则用追风丸，倍加乳香以伸筋，
如法服之，无不愈者。男子妇人久患冷痹血风，
手足顽麻，或不能举动，可用绵子夹袋此药在中
心，却以长布缠在痛处，用绢袋系定，此药能除
骨痛附在肉上，觉皮肤如蚁缘，即其功也；如痹，
可加丁皮、吴茱萸、没药、大草乌等分，然后全
在追风丸，表里交攻，去病如神。风脚痛不可忍，
内用追风丸，外用此方加生面，姜汁调热敷，欲
得立止，可依法加乳香、没药化开，酒调为妙。
久损人骨者，以致死血在所患之处，遇风寒雨湿，
其病即发，宜此方热酒调敷；内则用搜损寻痛丸，
表里交攻为妙。虽然血气虚弱之人，病在胸胁腰
背之间者，谓之脱垢，不除变为血结劳，不论老
少，年远近岁，大而遍身，小而一拳半肘，医之
则一，此等乃根蒂之病，此非一剂可愈，磨以岁
月，亦可安。治石痈，用此方热酒调敷，外却用
洪宝箍住四周，待成脓后破。妇人乳痈，或经候
不调，逆行失道；又有邪气内郁，而后结成痈肿，
如初发之时，宜于此方中用南星、姜汁、酒二停
调匀热敷，即可内消。欲急则又佐以草乌，此药
味性烈，能破恶块，逐寒热，遇冷即消，遇热即
溃。宿痰失道，痈肿无脓者，可用此药点头，病
必旁出，再作为佳，不然，则元阳虚耗，此为败
症，元阳虚耗败证者，急用全体玉龙敷之，拔出
成脓。服药则通顺散加桔梗、半夏、当归、肉桂
等药。肚痈证，初觉腰痛，且以手按之痛苦，走
闪移动，则为气块。若根不动，外面微有红肿，
则为内痈，急以此方拔出毒气，作成外痈，然后
收功冲和，内则用通顺散加忍藤，治法如前。

【主治】发背，流注，鼓椎风，久损痛，冷痹，血
风，风脚痛，石痈，妇人乳痈，痈肿无脓，肚痈。

【方论】此方有军姜、肉桂足以为热血生血，然既生既热而不能散，又反为害，故有草乌、南星足以破恶气，驱风毒，活死肌，除骨痛，消结块，唤阳气。又有赤芍、白芷足以散滞血，住痛苦，生肌肉。加以酒行药性，散气血，虽十分冷证，未有不愈。端如发寒灰之焰，回枯木之春。大抵病冷则肌肉阴烂，不知痛痒。其有痛者又多，附骨之痛不除，则寒根透髓，非寻常之药所能及。惟此药大能逐去阴毒，迎回阳气，住骨中痛，且止肌肉皮肤之病，从可知矣。但当斟酌用之，不可太过，则为全美。

冲和仙膏

【来源】《仙传外科集验方》。

【别名】黄云膏、仙膏（原书）、冲和膏（《外科理例》）、阴阳散（《外科枢要》卷四）、冲和赶毒散（《大生要旨》）、冲和散（《古方汇精》卷二）、赶毒散（《验方新编》卷十一）。

【组成】川紫荆皮五两（炒）　独活三两（炒，不用节）　赤芍药二两（炒）　白芷一两（不见火）　木蜡（又名望见消、阳春雪，即石菖蒲）随证加减

【用法】上为细末。热酒或葱汤调敷。凡敷药皆须热敷，干则又以元汤湿透之。

【功用】

1.《医宗金鉴》：行气疏风，活血定痛，散瘀消肿，祛冷软坚。

2.《古方汇精》：祛寒逐湿。

【主治】

1.《仙传外科集验方》：流注属半阴半阳者。

2.《外科理例》：一切疮肿不甚热，积日不消。

3.《本草纲目》：一切痈疽、发背、流注、诸肿毒，冷热不明者。

4.《赤水玄珠全集》：偏正头风肿痛，眼痛。

5.《青囊秘传》：一切外症之凝滞皮肤间者。

【宜忌】

1.《仙传外科集验方》：如病热势大盛，切不可用酒调，但可用葱泡汤调此药热敷上，如病稍减，又须用酒调。疮面有血泡成小疮，不可用木蜡，恐性粘，起药时生受，宜用四味先敷，后用木蜡盖在上面，覆过四周。

2.《北京市中药成方选集》：不可内服。

【加减】如病极热，倍加紫荆皮、木蜡，少用三品；如病极冷，微加赤芍药、独活；如用本方四面黑晕不退，疮口皆无血色者，加肉桂、当归；如用本方痛不住，可取酒化乳香、没药于火上使溶，然后将此酒调药热涂；流注筋不伸者，加乳香；如疮口有赤肉突出者，少加南星，用姜汁酒调；若病势热盛者，加对停洪宝丹，用葱汤调涂贴之；小儿软疖，加军姜酒调服。

和气散

【来源】《医学纲目》卷十八引刘涓子方。

【别名】和气饮（《疡科选粹》卷二）。

【组成】苍术四两（米泔浸三日，洗净晒干，再以米醋炒令香黄色）　甘草（炙）　青橘（去瓤）各一两　良姜（炒）　肉桂　干姜（炮）各半两　陈粟半升

【用法】上为末。每服一钱，用炒茴香末半钱相和，温酒调下，不拘时候。

【主治】发背痈疽脓溃后气虚，脾脏滑泄，四肢逆冷。

黄柏当归汤

【来源】《医学纲目》卷十八。

【组成】黄柏（炒）七钱　黄芩（炒）　当归身（炒）　甘草（炙）各一两　黄连（炒）　防风各五钱　泽泻　山栀　知母　地骨皮各三钱　连翘五分

【用法】上锉，分作四服。每服加水一小碗，浸一时许，入酒一匙，煎至八分，去滓，调下槟榔散，大温服。

【主治】背疽。

广圣散

【来源】《普济方》卷二七八。

【组成】苍术一斤（米泔水浸四时）　川乌半斤（炮）　草乌四两（炮）　蝎梢二两　地龙二两（去土）　天麻三两　细辛三两（去叶）　川芎五两

白芷五两

【用法】上为细末。治风毒肿、疯犬咬伤，每服一钱，温酒调下，外以水调搽患处；半身不遂，风寒暑湿，每服一钱，温酒调下；脑疽发背，以井花水调涂四畔，另用温酒调服；一切头风，用生葱搽，酒调下；伤寒，用温茶调下出汗；疔疮，用温酒调服，外醋调搽；膁疮，用井花水调搽；小儿风证，用薄荷汤调下。

【主治】一切肿毒，风毒肿，半身不遂，脑疽发背，疯犬咬伤，一切头风，伤寒，疔疮，膁疮，小儿风证。

【宜忌】忌一切猪荤。

犀角膏

【来源】《普济方》卷二七八。

【组成】犀角 羚羊角 玄参 续断 大黄 白蔹 射干 白芷 黄芩 麻黄（去节）各六分 升麻十分 栀子仁二十枚 薤白五升 具蓝八分（大蓝亦可） 蛇衔（切）一升 寒水石十二分 慎火草（切）一升

【用法】上切，以竹沥三升，生地黄汁五合，渍药一宿，纳猪脂三升，微火上煎十上十下，候白芷黄，膏成去滓。涂病上。

【主治】热毒风并发背。

消肿膏

【来源】《普济方》卷二八三。

【组成】生乌麻油 铅丹（研） 黄蜡各四两 熊脂 松脂各一两 水银 硫黄（研） 芒消（研）各半两

【用法】上取五月四日早，于净室中用银石器炭火上微煎至初五日早，勿令息火，膏成，看疮肿大小，以故帛摊贴之。未作脓便消。腊月腊日合亦良，其水银、熊脂于掌中研，入诸药。

【主治】发背痈疽，一切恶疮。

黑铅酒

【来源】《普济方》卷二八四。

【组成】黑铅一斤 甘草三两（微炙）

【用法】上用酒一斗，着空瓶之傍，先以甘草置在酒瓶内，然后熔铅投在酒瓶中，却出酒在空瓶内取出铅，依前熔后投，如此者九度，并甘草去之，只使酒，令病者饮醉寝。

【主治】发背及诸痈毒疮并发脑，疼痛侵溃。

截毒散

【来源】《普济方》卷二八四。

【组成】穿山甲（用蛤粉炒焦，取甲）一两 木香半两 白丁香一分

【用法】上为细末。每服二字，栝萎酒调下，不拘时候。

【主治】发背痈疽，未有赤肿大痛。

托里散

【来源】《普济方》卷二八五。

【组成】甘草一两 黄耆半两 桔梗半两 青橘皮半两

【用法】上为细末。每服一钱，水一盏，煎三沸，去滓，食后、临卧温服。

【主治】疮毒，疽，疹，发背，肿毒。

干葛饮

【来源】《普济方》卷二八八。

【组成】黄芩 朴消各五钱 干葛一两

【用法】上锉散。每服三钱，用枇杷叶去背上白毛，净洗同煎，不拘时服。

【主治】发背作渴。

陈粟汤

【来源】《普济方》卷二八八。

【组成】陈粟米（微炒）一合 干姜（炮制）半两 甘草（炙）四两

【用法】上锉，如麻豆大。每服五钱，用水一盏半，煎至八分，去滓，空心温服，日晚再服，以愈为度。

【功用】温脾平胃。

【主治】发背干呕吐。此因先患热渴，饮冷太过，

胃寒所致。

车螯酒

【来源】《普济方》卷二八九。

【组成】车螯壳一、二个（泥固济，火煅过，为细末） 灯心三十茎 蜜一大匙 栝楼一个

【用法】上为末，剥栝楼，用酒一升，以下煎三味微熟，调车螯末二大钱。不过两服，痛止。

【主治】发背痈疽。

沉香散

【来源】《普济方》卷二八九。

【组成】赤小豆一合 人参一两 甘草 瞿麦 黄芩 黄耆各一两（锉） 白敛半两 当归一两（细锉，炒） 沉香一两

【用法】上为细末。每服二钱，以温水调下，一日二三次，不拘时候。

【功用】内消毒气。

【主治】发背，燥渴疼痛。

灵中散

【来源】《普济方》卷二八九。

【组成】陈大蜂巢一个 白矾 脂麻

【用法】上装入蜂巢内，火烧之，小油调，扫之。

【主治】背疽等疮。

抵圣散

【来源】《普济方》卷二八九。

【组成】栝楼四两（去皮） 何首乌四两 大山茨菰二两 甘草节二两 地榆二两 没药一两 乳香半两 麝香一钱（别研）

【用法】上为细末。每服三钱，温酒调下，一日三次。连进二服便住痛。

【主治】发背痈疽，及一切疮疖肿毒。

金绵膏

【来源】《普济方》卷二八九。

【组成】楸叶五斤（如无即用楸白皮，锉） 马齿苋二斤（去根，切）

【用法】上以水五升，熬至一升，去滓，入锅内，以柳枝搅，熬如饧，盛在瓷器内。先以荆芥汤洗疮，次用鸡翎扫药于疮上，令匀，以薄纸贴之，更用酒调二钱服之。

【主治】发背。

活调敷散

【来源】《普济方》卷二八九。

【组成】乳香 没药 白芷 白敛 南星 赤小豆 天花粉 芙蓉叶 黄连 贝母 寒水石 地榆 黄蜀葵叶（或花或子） 白及 百合

【用法】上为末。调敷，疮上留口。

【主治】疮疽，发背。

【加减】如疮肿硬而厚，按之方痛，加草乌尖、狼毒、蜜、醋调敷。

【备考】先用箍药。

黄耆汤

【来源】《普济方》卷二八九。

【别名】神效黄耆汤（《疡科心得集》卷上）。

【组成】黄耆（细锉） 麦门冬（去心，焙）各一两 熟干地黄（焙） 人参 甘草（炙，锉）各三分 白茯苓（去黑皮） 当归（锉，焙） 芍药 芎䓖 桂（去粗皮） 远志（去心）各半两（一方有五味子）

【用法】上为粗末。每服三钱，水一盏，加生姜半分（拍碎），大枣二枚（擘破），同煎至五分，去滓，空心温服，日晚再服。

【功用】去脓汁，理虚劳，内补。

【主治】

1.《普济方》：发背已溃者。

2.《疡科心得集》：痈毒内虚，毒不起化，及溃后诸虚，不能收口。

糯米膏

【来源】《普济方》卷二八九。

【组成】糯米（先洗七次，绢袋挂当风二七日，

炒）一斗　紫河车（去皮毛，生用根赤者，不用白者）五两　五倍子（瓦燥之）五两　白敛二两（真者，如白萝卜干，色白，味苦甘）　黄柏皮（炒焦）五两　黄芩（炒干）五两　白及（生）二两　当归（酒浸、焙干）二两

【用法】上为末，酸醋调入瓶，时取敷患处。若已成欲破，加白丁香，为末，和上药点头上，却用不加之药敷四畔；内服用白术、黄耆三两（蜜炙）、木香、当归各一两为末，酒下二钱，病在四肢食后服；膈上眠时，膈下空心服之。

【主治】发背疽毒，一切恶证。

麝香散

【来源】《普济方》卷二八九。

【组成】麝香（别研）　轻粉　定粉各半钱　粉霜一字半　巴豆三个（大者，去皮）　白丁香四十二枚（拣直者）

【用法】上药先研巴豆细，却入诸药，同研极细末。如疖疮有眼者，用水和药作锭子，按在疮口内，后用万金膏贴，每日一次，如脓多两次。如恶疮发背，鱼眼疔疮，有紫恶肉，只做散子干掺在恶肉上，后用万金膏贴，每日一次或二次，但少掺药。如不痛，更加药少许。

【主治】发背、痈疽、肿毒、疖、漏等疮。

威灵仙散

【来源】《普济方》卷二九〇。

【组成】威灵仙　贝母　白芷　甘草各等分

【用法】上锉。每服半两，酒、水煎服。

【主治】发背便毒。

赤芍药膏

【来源】《普济方》卷三一三。

【组成】赤芍药五钱　蓖麻子六十枚　猪麻子　巴豆六十枚　当归五钱　垂柳枝七条（长三寸）　黄丹四两　香油八两（冬月增油，夏月用油六两）

　　方中猪麻子用量原缺。

【用法】以香油煎各药，文武火三上三下，滤去滓，方入黄丹，用柳枝不住手搅，滴水中试之不

散为度。摊贴患处。

【主治】发背，诸般恶疮，臁疮。

乳香膏

【来源】《普济方》卷三一三。

【组成】黄蜡一两半　定粉三两半　乳香一两　小油四两

【用法】上用瓷碗盛油、蜡，放汤锅熬，消尽蜡，入乳香、定粉，用柳枝搅沫散，放冷水内去火毒。量疮摊帛纸随用。

【主治】发背，痈疽，肿毒，一切疮疖。

【宜忌】忌铁器。

生发膏

【来源】《普济方》卷三一四。

【组成】妇人梳下油头发一两半　油二两　丹一两　轻粉三钱

【用法】取头发与油，熬发稀烂，去滓，滴水中成珠不散，下丹，冷定，下轻粉，瓷器内放之。外涂。

【主治】发背，脑疽，臁疮。

白　膏

【来源】《普济方》卷三一四。

【组成】蓖麻四十九粒（去壳）　嫩松脂一钱　滴乳半钱

【用法】上用铁斧于石砧上捶为膏，干湿得所，随意加减松、乳。摊于纸上，贴之。

【主治】一切无名肿毒、发背等疾。

无比神应膏

【来源】《普济方》卷三一五。

【组成】白敛　白及　木鳖子仁　香白芷　官桂　杏仁　当归　乳香　没药各一两　桂花半两　苏合香一丸　黄丹二斤半　真香油五斤　槐柳条各半斤

【用法】上锉碎，除乳香、没药、黄丹、苏合香丸另研外，其余药于油内浸，春秋五日、夏三日、冬七日。过冬减黄丹三两，新铁锅内浸至日期用

文武火熬，一顺搅，槐、柳条各黑色，尽去其滓，放温，入乳香、没药、苏合香丸，将药再熬，不住手搅，微滚两三沸，放温，下黄丹毕，令文武火熬滚起，出火再滚，如此五六次，不住手搅至数千次，烟尽黑色为度，滴水不散方可，切不可过火。贴之；多年咳嗽，口内吐血，贴背；心疼腹痛，小肠疝气，赤白痢泄不止，贴脐下；牙疼，贴腮上。

【主治】诸般恶毒疮肿、发背瘤疽、瘰疬、臁疮、脚气、打仆伤损、刀斧伤、汤浇火烧、马、犬、蛇、虫、蜈蚣、蜂、蝎咬伤；多年咳嗽、口内吐血；心疼腹痛、小肠疝气，赤白痢泄不止；牙疼，肉溃流脓，顽癣、腰痛、奶痈、痈痪、杖伤。

神效夺命丹

【来源】《袖珍方》卷三。

【组成】朱砂三钱（为衣） 枯矾一钱 蜗牛二十个（焙干） 血竭二钱 轻粉二钱（上二味全研） 蟾酥一钱（同研） 铜绿一字

【用法】上用小儿母乳汁和丸，如梧桐子大，朱砂为衣。遇此病令患人自嚼生葱一二根，烂吐出，裹药一丸在内，吞下前药，却以热酒三二杯送。如重车行十里路，遍身汗出，视天气，斟酌衣被盖易汗出，毒气肿自消。如病人昏沉，人代嚼葱白如前服。

【主治】一切发背、疔疽，及破伤风、阴证伤寒。

仙方隔纸膏

【来源】《秘传外科方》。

【别名】神应膏。

【组成】黄连 何首乌（去皮） 草乌（去皮） 当归尾 白芷各半两 川乌（去皮）二分半 黄丹（夏用）二两 乳香 没药各半两 血竭半两

【用法】前六味，总为锉，用清油五两，同药一处入于铫子内，以文武火熬，待药黑色，用布滤去滓，仍将药油入铫内，下黄丹，用桃柳枝一把，不住手搅之，又黑色，即将血竭、乳、没细末入内，搅匀略煎，滴在水中，成珠不散，却用瓦碗盛之，沉在冷水中，浸一昼夜出火毒。贴患处。

【主治】发背，痈疽，外臁，下蛀，诸般恶毒疮疖。

吸毒竹筒

【来源】《秘传外科方》。

【组成】苍术 白蔹 乌桕皮 厚朴 艾叶 好茶芽 白及 白蒺藜各等分

【用法】用苦竹筒三五七个，长一寸，一头留节，削去其青，令如纸薄，随大小用之，却用前药煮竹筒十余沸，待药干为度，乘竹筒热，以手按上，紧吸于疮口上，脓血水满自然脱落，不然用手拔脱，更换别个竹筒，如此三五次，毒尽消之，即敷生肌药，内满后，用膏药贴之。

【主治】发背，痈疽，疔疮，肿毒。

玄灵散

【来源】《瞿仙活人方》卷下。

【组成】豨莶草一两 虻七个（烧灰） 乳香一钱

【用法】上为细末。每服二钱，用无灰酒调热服。如毒重，连进三服得汗为效。

【主治】诸般恶疮、发背发脑、发鬓发髭疔疮、鱼脐疮，一切肿毒。

十奇散

【来源】《疮疡经验全书》卷二。

【组成】桔梗 人参 归身 天花粉 五味子 芍药 乌药 香附 枳壳 木香

【主治】发背伤于肾者。

【加减】囊肿，加川楝子、槟榔；百节疼痛，加木瓜、牛膝、赤芍；寒热，加柴胡、黄芩。

六合回生丹

【来源】《疮疡经验全书》卷二。

【别名】六合夺命散（《证治准绳·疡医》卷二）。

【组成】真铅粉一两 轻粉 银珠 雄黄 乳香（裹上炙黄） 没药（裹上炙黄）各二分五厘

【用法】上药各择真正好者研为极细末。先用好苦茶洗净疮口，软绢拭干后，剖猪腰子片，用药一二分掺腰子上，却敷患上，待腰子发热如蒸，良久取去；若疮口出脓，不可手挤，第二日依前法再敷之，第三日亦敷之。恶甚可敷七八九次，疮小只敷一次可愈。猪腰子不发热勿治矣。

《证治准绳·疡医》：若臁疮日久不愈，用黄蜡少加黄丹，化摊纸上，量疮大小，裁其蜡纸，炙热，掺药一二分，粘在蜡纸上面，贴疮，绵帛缚住，任疮出尽恶水即愈。若患下疳，用猪腰子切作宽片，掺药，缚裹疳上，或以尖刀穿开猪腰子，纳药于内，笼套其疳亦良。

【功用】拔毒定痛。

【主治】

1.《疮疡经验全书》：溃心冷瘘。生于心窝，初起则心头如火热，其毒先内溃心包，方出皮肤，令人心神恍惚，盗汗多出，二目皆红，舌如鸡金背，里外俱热。

2.《证治准绳·疡医》：发背、痈疽溃烂，对口疮，臁疮，下疳。

【宜忌】《证治准绳·疡医》：羊、鱼、鹅、鸡、犬、鸭及发毒菜物俱忌之。

败毒流气饮

【来源】《疮疡经验全书》卷二。

【别名】败毒和气散。

【组成】紫苏 桔梗 枳壳 防风 柴胡 甘草 川芎 白芷 芍药 当归 羌活 茯苓 乌药 陈皮

【用法】加生姜三片，大枣一个，水煎服。

【主治】

1.《疮疡经验全书》：心肝二经热毒，流滞于膀胱不行，壅在皮肤，而为火腰带毒。

2.《医部全录》：发背。

参耆内托十宣散

【来源】《疮疡经验全书》卷二。

【组成】人参一钱五分 黄耆二钱 陈皮八分 甘草三分 升麻一钱 茯苓一钱 白术 泽泻二钱 当归二钱 川芎 生地 白芍 黄芩 乌药 前胡 黄柏 知母 天花粉

方中白术及当归以下九味用量原缺。

【主治】流注发背。

【加减】冬天加桂，倘有余内症，因症加减。

开胃散

【来源】《疮疡经验全书》卷三。

【组成】砂仁 枳壳 陈皮 茯苓 肉桂 甘草 藿香 厚朴

【用法】上水煎服。仍用神异膏贴之。

【主治】发背，寒气入胃，不欲饮食。

加味流气饮

【来源】《疮疡经验全书》卷三。

【组成】川芎 麻黄 甘草 肉桂 干姜 半夏 茯苓 枳壳 白芷 厚朴 芍药 陈皮 苍术

【用法】加生姜三片，水煎服。

【主治】足发背。

一艾二黄散

【来源】《疮疡经验全书》卷四。

【组成】艾叶一斤 硫黄末 雄黄末各五钱

【用法】以水同煮半日，捣极烂，候温敷上。再煮再易十余遍。能知痛者可生，全无痛者，出紫血而死。

【主治】发背黑不痛。

乌获追脓散

【来源】《疮疡经验全书》卷四。

【组成】黄耆 芍药 白芷 天花粉 蛤粉 白及

【用法】上为末。蜜水调匀，搽四面。

【主治】发背已成脓者。

平肌追脓散

【来源】《疮疡经验全书》卷四。

【组成】干姜。

【用法】上为末，鸡子清调搽四面。如溃烂，用猪蹄汤洗净疮口，拭干，掺之觉热如烘，平肌易愈。

【主治】发背，疮头冷者。

酒煎散

【来源】《疮疡经验全书》卷四。

【组成】当归　穿山甲（炮）　白芷　升麻　肉桂　木香　川芎　赤芍　甘草

【用法】酒煎服。或患处好肉四边红肿，其色如火，用瓷锋砭去恶血，即用鸡子清调乳香末敷之，时时用芭蕉根汁润之，以助药功。

【主治】发背因毒内攻，其毒与好肉一般平者，用手按之如牛颈之皮，上有黄泡出腥水。

黄连清凉饮子

【来源】《疮疡经验全书》卷四。

【组成】黄连　当归　炙草　大黄（酒煎）　赤芍药各等分

【用法】每服一两五钱，水煎服之。利下，其痛减七八，明日再进，前症悉除。

【主治】发背疽五七日，觉疮重如负石，热如火，痛倍常，六脉沉数，按之有力。

【宜忌】邪气酷热脉实有力者宜用。

夺命散

【来源】《疮疡经验全书》卷九。

【组成】乌梅　老茄子（经霜者）　芙蓉叶　青地松　威灵仙　过山龙　马鞭草　苍耳草　益母草各等分（煅）　生甘草　草乌　赤小豆

方中生甘草、草乌、赤小豆用量原缺。

【用法】除甘草等三味，余锉细入瓶内，盐泥固济，火煅存性为末。疔疮，飞盐醋调；脑疽，背疮，加田螺壳灰、皂角灰，加黑背蜓蚰捣烂调；锁口疔疮，搽药在疮口内；阳症红肿，猪胆汁蜜调；小儿丹毒，加青靛花、胆汁调；便毒，猪脑调。

【主治】疔疮，脑疽，背疮，阳症红肿，及小儿丹毒、便毒。

【加减】脑疽、背疮，加田螺壳灰、皂角灰、黑背蜓蚰；小儿丹毒，加青靛花。

刻效散

【来源】《疮疡经验全书》卷九。

【组成】黄瓜蒌一枚（连皮子煅过）　白矾一钱

【用法】上为末。醋调敷，乳汁尤妙。

【主治】发背。

骊龙散

【来源】《疮疡经验全书》卷九。

【组成】珍珠八分　牛粪一两（十二月生用，余月烧灰存性）　铁锈一两

【用法】上为细末。以猪脑加醋调敷疮口三五次，干再易之。

【主治】发背痈疽，破与不破二者之间。

【宜忌】《证治准绳·疡医》：凡发毒品味忌食。

秘传败毒散

【来源】《松崖医径》卷下。

【组成】穿山甲（火煅存性，或炒）一两　白芷五钱（一半生，一半炒）　川大黄五钱（一半生，一半煨）（一方有酒炙败龟版一两）

【用法】上为细末。每服三钱，酒调下；重者，煎真人活命汤调下。觉腹中作疼，则脓毒从大便出矣。

【主治】发背，痈疽，疔肿，瘰疬，便毒。

秘传羌活保生汤

【来源】《松崖医径》卷下。

【组成】羌活　独活　防风　荆芥　连翘　黄连　白芷　柴胡　木通　陈皮　桔梗　甘草

【用法】上细切。用水酒各一盏，煎至一盏，去滓，察病上下服。

【主治】发背、痈疽、疔肿、瘰疬、便毒等疮初起十日内，焮赤肿痛。

秘传阿魏万灵膏

【来源】《松崖医径》卷下。

【组成】防风　荆芥　白芷　当归　黄连　黄柏　连翘　蛇蜕　蜂房　白蔹　苍耳草　接骨草　羌活　山栀　大风子　金银花　甘草　细辛　紫河车　何首乌　黑丑　桔梗　牡丹皮　车前子　苦参　白及　蓖麻子　大黄各二两　川山甲四十片　江子肉八钱　望见消二钱　木鳖子四十个　虾蟆

柴胡 全蝎 半夏 升麻 南星 玄参 天花粉 川乌 牛膝 黄耆头尖 独活 斑蝥 地榆 五灵脂 槐角 苍术 藁本 赤茯苓 桃仁 三棱 莪术 小茴香 青木香 嫩松节各一两 威灵仙 天麻 藕节 薄荷 贝母 丹参 生地黄 乌药各一两半 血余三钱（后入） 八角风 叶下红各四两 槐枝六两 柳枝六两 黄丹八两（水飞过，炒紫色）

【用法】上细切，用水八碗，浸一日，煎稍干，下真麻油十六斤，同煎至川山甲等药如炭黑，滤去滓；入血余煎无形影，滴水中不散，再入黄丹，徐徐顺搅，煎至滴水成珠，再入后项药：蜈蚣二条，乌蛇肉四两，川乌、草乌、附子、白附子各一两，五加皮，紫荆皮各二两。上为细末，入膏药内，频频顺搅匀，退火入后项药：沉香、雄黄各一两，南木香、血竭、轻粉、赤石脂、龙骨各二两，乳香、没药各四两，麝香五钱阿魏一两（用水另溶化，再入膏药内）。上为细末，入膏药内，顺搅匀，出火毒。瓷器收贮。每用油纸摊贴，留顶以出其毒。

【主治】发背，瘰疬，疔肿，一切恶疮，瘫痪，痛风，脚气。

秘传真人活命汤

【来源】《松崖医径》卷下。

【组成】当归尾二钱 穿山甲（炒） 金银花 皂角刺 陈皮各二钱五分 防风 贝母 白芷各一钱五分 乳香五分（另研） 没药一钱（另研） 甘草五分

【用法】上细切。用水、酒各一盏，煎去滓，入乳香、没药和服。得微汗良。

【主治】发背、痈疽、疔肿、瘰疬，便毒等疮日久将脓者。

十味铁箍散

【来源】《万氏家抄方》卷四。

【组成】黄柏 黄连 白蔹 半夏 何首乌 白芷 陈小粉 百草霜各一两半 大黄二两 芙蓉叶三两半

【用法】上为末。用猪胆汁或米醋调涂患处，留头。

【主治】发背，诸肿毒疮。

五疔五发奇效丸

【来源】《万氏家抄方》卷四。

【组成】乳香 没药 血竭 木香 巴豆（不去油）各一两

【用法】上为末，炼蜜为丸，如龙眼核大。每服一丸，用酒嚼葱烂送下。

【主治】疔疮发背。

败毒流气饮

【来源】《万氏家抄方》卷四。

【组成】木香 独活 紫苏 白芷 芍药 黄耆各一钱 羌活 当归各二钱 枳壳一钱半 防风 厚朴 茯苓 陈皮各八分 官桂 甘草各五分

【用法】水二钟，煎八分，食后服。

【主治】发背。

神功散

【来源】《外科经验方》。

【组成】黄柏（炒，为末）一两 草乌（炒，为末）一两

【用法】上以漱口水调，入香油少许。搽患处。如干，仍用前水润之。

《证治准绳·疡医》：发背痈疽等疮才起者，将药敷于患处留头，候药干用淘米水常湿润，每日换药敷一次；如疮已成重患将溃烂者，先将槐枝、艾叶煎汤，顿温将疮洗净，用绢帛展去脓血，以香油润患处，用绵纸仍照患处剪成圆钱留头，贴上后用药涂于纸，如干依前用淘米水润，日换一次，听其自然流脓，不可手挤，如敷药后病人觉疮住疼减热即愈，如生肌则腐肉自落，腐而不落者剪割亦可。如治对口并脑疽，不必洗去旧药，逐次添药，恐动疮口惹风也。

【主治】发背痈疽及诸疮，不问肿溃。

【宜忌】《证治准绳·疡医》：忌气怒、房室劳役；饮酒之人忌饮酒并羊、鸡、鱼、肉、瓜茄、姜辣之物。

托里散

【来源】《外科发挥》卷一。

【组成】人参　黄耆（盐水拌炒）　当归（酒拌）　川芎　白术（炒）　茯苓　芍药各一钱　厚朴（姜制）　白芷　甘草各五分

【用法】作一剂。水二钟，煎八分服。

【主治】疮疡饮食少思，或不腐，不收敛；溃疡作痛，发背、脑疽、鬓疽、时毒、臂疽、伤损。

槐花酒

【来源】《外科发挥》卷二。

【组成】槐花四五两

【用法】上微炒黄，乘热入酒二钟，煎十余沸，去滓，热服。未成者二三服，已成者一二服。

【主治】发背及一切疮毒，不问已成未成，但焮痛者；及湿热疮疥，肠风痔漏。

【验案】

1. 肿毒　《外科理例》：一人髀岔患毒痛甚，服消毒药不减。饮槐花酒一服，势随大退，再服托里消毒药而愈。

2. 发背　《外科理例》：一人发背十余日，势危脉大，先饮槐花酒二服杀其势退，再服败毒散二剂，托里药数剂，渐溃，又用桑柴烧灸患处，每日灸良久，仍以膏药贴之，灸至数次，脓溃腐脱，以托里药白术、陈皮，月余而愈。

3. 肩疽　《外科理例》：一人肩疽，脉数，用槐花酒一服，势顿退，更与金银花、黄耆、甘草十余服而平。

箍 药

【来源】《外科发挥》卷二。

【组成】芙蓉叶　白芷　大黄　白及　山茨菇　寒水石（煅）　苍耳草　黄柏（炒）各等分

【用法】上各另为末。用水调，搽四围，中如干，以水润之。

【主治】发背毒甚，胤走不住。

铁箍散

【来源】《丹溪心法附余》卷十六。

【组成】芙蓉花、叶（晒干）

【用法】上为细末。以好醋调，敷贴患处；如杖疮赤肿，用鸡蛋清调贴；冷水亦可。加皂角少许尤妙。

【主治】诸疮发背，疮疖肿毒，杖疮赤肿。

当归膏

【来源】《外科枢要》卷四。

【别名】神效当归膏（《校注妇人良方》卷二十四）、百花膏（《治痘全书》卷十四）。

【组成】川当归一两　麻油（真正者）四两　淮庆生地一两　黄蜡一两

【用法】上先将当归、地黄入油煎黑，去滓，入蜡溶化，候温搅匀，即成膏矣。用涂患处，将纸盖之。肉未坏者，用之自愈；肉已死，而用之自溃，新肉易生，亦不结痂，又免皱揭之痛。

【功用】去腐肉，生新肉。

【主治】发背痈疽汤火诸症，不论肉未坏或已死者。

神效桑枝灸

【来源】《外科枢要》卷四。

【组成】桑枝

【用法】桑枝燃火，着吹熄焰，用火灸患处片刻，日三五灸；若腐肉已去，新肉生迟，宜灸四畔。阳症肿痛甚，或重如负石，初起用此法，出毒水，即内消；其日久者用之，虽溃亦浅，且无苦楚。

【功用】未溃则解热毒，止疼痛，消瘀肿；已溃则补阳气、散余毒、生肌肉。

【主治】阳气虚弱，发背不起，或瘀肉不溃；阴疮、瘰疬、流注、臁疮、恶疮久不愈者。

神机万应秘传膏

【来源】《摄生众妙方》卷八。

【组成】香白芷　两头尖　赤芍药　白芍药　生地黄　熟地黄各五钱　当归一两（一个）　蓖麻子五十粒　木鳖子五十个　巴豆五十个　乳香　没药　五灵脂　阿魏各五钱　穿山甲（大者）五个（炙

黄，为末）　黄丹一斤（飞过，炒至黑色）　槐枝（用木许筋大）四十八根　柳枝（与槐同）四十八根　香油二斤（真者）

【用法】先将巴豆以上诸药切为细片，乳香以下诸药研为细末，将香油二斤放瓷罐中，入巴豆以上药浸之，春五日、夏三日、秋七日、冬十日，浸毕取出，入铜锅内，并入槐、柳枝，文武火熬至槐、柳枝黑色为度，用细绢滤去药滓，再入黄丹在油内同熬，外以槐枝一尺（比筋大者）频频搅之，看火色将好，油已成膏，滴水如钱，方入乳香以下诸药末，愈加频频搅良久，至药提起有细丝三五七根、尺长不断，然后盛入二三小瓷罐内，放土地内以受五行之气月余方可用。用时以绢绫摊之为上，纸次之，凡用贴疗疮，以火焙手熨三百度，发背等疮二百度，无名肿毒一百五十度，臁疮、对口一百三十度，风气一百七十度，癣疥一百度，余不拘。

【主治】一切疗疮，发背，无名肿毒，臁疮，对口，风气，癣疥。

蟾酥丸

【来源】《摄生众妙方》卷八。

【组成】蟾酥　雄黄

【用法】将活虾蟆以手指甲挤白浆如乳汁者，逼板上取下，为蟾酥，于五月五日午时取者为佳，每一两用透明雄黄一两五钱，为细末，捣拌匀，为丸如小绿豆大，用辰砂为衣。每服三丸，用好酒三四盏吞下。毒在上，饱服；在下，空心服；年幼者只可一二丸。服后用绵被盖毒上，少睡一二时即散，三五日毛管黄水出即愈。

【主治】诸恶毒发背。

二黄散

【来源】《医便》卷三。

【别名】阴阳黄。

【组成】锦纹川大黄二两（一半炭火煨，不可过性了，一半生）　大甘草节二两

【用法】上为细末。每服一匙，空心温酒调下，一二服，以利为度。如无甘草节终效不速。

【主治】发背，痈疽，疗疮，恶疖，一切无名肿毒，恶疮异症，热疼痛，初起赤溃者。

【方论】《串邪内编选注》：用大黄治疗痈疽历代相习沿用。如晋·葛洪《肘后备急方》用大黄面和苦酒贴肿处，治疗痈肿焮热；《妇人经验方》用大黄、粉草（即甘草佳品）为面，好酒熬成膏，用绢摊贴疮上，治疗乳痈肿毒；《外科精要》方用大黄、粉草熬成膏，内服治疗一切痈疽，能消肿逐毒，使毒不内攻。大黄苦寒，以活血祛瘀解毒见长，再佐以甘草之甘平，不但能缓和大黄苦寒伤胃之弊，且可补脾益气，从而增强清热解毒的功效。药只二味，配伍得当，故可用于痈疽、发背等症。

保生锭子

【来源】《医学入门》卷八。

【组成】蟾酥三钱　雄黄二钱

【用法】上为末，用青桑皮二两同捣为丸，每丸六分重，捻作锭子，朱砂为衣，阴干。如疗疮，用冷葱汤磨服八分，仍用冷葱汤漱口咽下；外用针刺开疗头，将锭子一分，填入疗内，被盖出汗，二日烂出即愈。如发背，亦用冷葱汤磨服，再磨二分敷患处，被盖出汗，病人即愈。

【主治】疗疮发背体虚，及妇人胎前产后毒浅者。

通用青金锭子

【来源】《医学入门》卷八。

【组成】铜绿三钱　青矾　胆矾　轻粉　砒霜（开疮口用生砒，去死肉用煅砒）　白丁香　苦葶苈各一钱　片脑　麝香各少许

【用法】上为末，面糊或炼蜜加白及末为锭子，如麻黄大，二三寸长。看疮口深浅插入。疼者可治，不痛者不治。

【主治】发背疗疮。

【加减】如用本方生好肉，去砒，加枯矾。

葱矾酒

【来源】《医学入门》卷八。

【别名】葱矾散（《验方新编》卷十一）、葱矾饮（《寿世良方》）。

【组成】明矾（于端午午时为末，晒干，瓷器盛

之）三钱　葱白七茎

方中葱白用量原缺，据《绛囊撮要》补。

【用法】上药捣匀，酒调服。尽量一醉。或吐，以茶压之；或饭与葱捣丸服亦可。外用矾末五钱、麝香一分，取虾膜肠肚和药捣膏，敷疮四周。一日夜即愈。

本方原名"葱矾丸"，与剂型不符，据《绛囊撮要》改。《绛囊撮要》本方用法：同捣烂，分作七块，用热白酒送下，吃完盖暖，再饮葱白汤催之，汗出淋漓，待停一二时，从容去被。

【主治】

1. 《医学入门》：诸肿发背，一切恶疮初起。

2. 《绛囊撮要》：一切疔毒、恶疮，初起走黄。

3. 《揣摩有得集》：一切疔毒，不论出于何处，浑身发烧发冷，大渴饮水，或不发渴。

【宜忌】《绛囊撮要》：大忌风寒。

二仙散

【来源】《古今医鉴》卷十五引黄宾江方。

【组成】白芷（未溃者用一两，已溃者用五钱）　贝母（未溃者用五钱，已溃者用一两）

【用法】上锉。好酒煎服。

【主治】发背痈疽，已成未成，已溃未溃，痛不可忍者。

内消沃雪汤

【来源】《古今医鉴》卷十五。

【组成】当归身　白芍药　黄耆　甘草节　金银花　天花粉　连翘　香白芷　穿山甲　皂角刺　贝母　乳香（研）　没药（研）　木香　青皮　广陈皮

【用法】水、酒煎服。

《东医宝鉴》引本方用当归身、白芍药、甘草节、黄耆、射干、连翘、白芷、贝母、陈皮、皂角刺、天花粉、穿山甲、金银花、木香、青皮、乳香、没药各五分，大黄（酒制）一钱半。锉作一贴，酒、水相半煎服。

【主治】

1. 《古今医鉴》：肚内生痈及痈疽。

2. 《外科正宗》：发背并五脏内痈，尻臀诸肿，大小肠痈，肛门脏毒，初起但未出脓，坚硬疼痛不可忍者。

【加减】甚者加大黄。

化生丸

【来源】《古今医鉴》卷十五引戴近山方。

【组成】蟾酥二钱　血竭二钱　蜗牛二十个（瓦上焙干，肉壳俱用）　铜绿二分半（与上三味同研）　枯白矾一钱　轻粉二钱（二味同研）　朱砂三钱（研细，留一钱为衣）

【用法】上为细末，用人乳汁为丸，如绿豆大，朱砂为衣。令病人嚼葱二根，令烂吐出，裹药三丸在内吞下，热酒送之。

【主治】一切发背痈疽，无名肿毒，诸般恶毒疔疮，及破伤风，阴证伤寒，并杨梅疮毒，筋骨疼痛。

水云膏

【来源】《古今医鉴》卷十五。

【组成】干姜（炒）　皂角（炙，去皮弦）　五倍子（炒）　川芎各一两　孩儿茶　乳香　没药各三钱　枯矾　槐花各一钱

【用法】上为末。苦胆汁调涂。

【主治】发背。

老军散

【来源】《古今医鉴》卷十五。

【组成】大黄（半生半煨）　甘草各等分

【用法】上为细末。每用一匙，空心温酒调服一二服。疏利为度。

【主治】发背痈疽，疔疮恶毒，一切无名肿毒，焮热初起未溃者。

神仙汤

【来源】《古今医鉴》卷十五。

【组成】白芷　防风　牛膝　五加皮　当归　连翘　威灵仙　白鲜皮各一两　牙皂　木香　皂角刺　明天麻各三钱　白豆蔻六十个　土茯苓二斤

【用法】上锉为二十剂。水煎，早晚各服一次。服尽除根。

【主治】天疱、杨梅疮；兼治发背、毒疮。

【宜忌】忌食茶、醋、绿豆、豆腐、鸡、羊肉。

羽泽散

【来源】《古今医鉴》卷十六。

【组成】白矾（端午日取者）三钱

【用法】上为末，加葱头（切），拌匀，好酒调服。

【主治】诸肿毒发背，恶疮，疮毒初起者。

白龙膏

【来源】《万病回春》卷八。

【组成】香油四两　官粉一两（研细）　黄蜡一两

【用法】先将香油煎数沸，再入官粉，次入黄蜡溶化，搅匀退火，待药将皱面，用厚连四纸剪大小不一，拖药在上收候。若贴时，先将葱须煎汤洗净贴之。

【主治】背疽及㿗疮。

神效丹

【来源】《万病回春》卷八。

【别名】黑舌丹。

【组成】朱砂　雄黄　片脑各五分　乳香　没药　轻粉各三分　血竭三钱　真蟾酥一钱　麝香（当门子者）二分

【用法】上为末，用酥油或乳汁为丸，如扁豆大。每服一丸，嚼化，用好酒漱咽下。

【主治】伤寒初起，诸般恶毒，疔疮发背，一切肿毒，遍身痒痛；及伤寒咳嗽，鼻涕，劳嗽久咳，小儿痘疮黑陷不起，喉痹肿痛；及蛊毒，破伤风。

神仙解毒丸

【来源】《万病回春》卷八。

【组成】白矾不拘多少

【用法】上溶化作丸，如绿豆大，朱砂为衣。每服十丸，用连须葱七八根，水煎至二碗送下。汗出立愈。已成者不伤，未成者即消。

【主治】一切疔疮，发背，鱼口，诸般恶疮，无名肿毒初发。

牙消散

【来源】《遵生八笺》卷十八。

【组成】狗大牙（炒焦黑，研为末）
方中狗大牙，《青囊秘传》作"猪大牙"

【用法】先将葱煎汤洗疮，用炒牙末掺上。

【主治】发背。

夹纸膏

【来源】《鲁府禁方》卷四。

【组成】百草霜　壮人血余炭各等分

【用法】上为细末。腊月油烛泪化开，调为膏，摊旧柿油伞纸上，夹住，周围线缝，凉水浸之。先以温淘米泔洗疮净，贴药勒住。次日再洗疮、洗药，翻过贴之。三次照前洗换新药贴。

【主治】发背溃烂。

追毒五香丸

【来源】《鲁府禁方》卷四。

【组成】丁香　木香　沉香　乳香　没药　血竭各二钱　巴豆（去皮，净仁）三钱

【用法】上为末，然后入巴豆，同研极细，重罗过，以瓷器盛之，黄蜡塞口。临用时以生蜜调一丸，如小黄豆大，新汲井水送下。行三次，疮即愈。又看疮势大小，药之多寡，若疮日久势大，药丸不过黄豆大；若疮势渐起，则丸药但如小豆大即可；若病势已急，口禁不能开，但得药下无不愈，乃用一大丸，作二三五小丸灌之。此药旋用旋丸，不可预丸，积久而无用矣。

【主治】发背疔疮。

内消散

【来源】《慈幼新书》卷十一。

【组成】飞罗面（炒存性）　牙皂（煅）　没药　朱砂　雄黄　百草霜　巴豆（去油）　儿茶各一钱　巴豆壳（煅）七分

【用法】上为末。置舌上，冷水服之，泻二三次。五岁后用三分，幼者止一分。

【主治】诸般肿毒，发背，对口，恶疮。

697

火龙膏

【来源】《外科启玄》卷十一。

【组成】新火姜八两（六月六日晒干，为末，瓷罐收贮听用）

【用法】取鲜猪胆汁调入姜末如糊。敷在患处周围，用纸盖之，干用热水润之。知痛时黑水自出为妙，如不知疼，出黑水难治。

【主治】阴发背，黑凹而不知痛者。

至效独乌膏

【来源】《外科启玄》卷十一。

【组成】独活　草乌　南星　肉桂各等分

【用法】上为细末，用好米醋调敷患处，留头，纸盖，干则醋润之。

【主治】背痈疽发毒肿硬痛。

至验金针散

【来源】《外科启玄》卷十一。

【组成】皂角针不拘多少（春月取，半青半黑，灰火内炮）

【用法】上为末。每服二三钱，好酒调服。取汗为验。亦分食前后疮上下用之。如疮在头顶角针用树梢上的；背痈取树身上向阳处的；如便毒悬痈取树丫内的刺，乃取象之意也。

【主治】背痈疽疮肿已破未破。

收毒散

【来源】《外科启玄》卷十一。

【组成】盐霜梅十个　山皂角一挺（不蛀的）

【用法】上烧灰，研细末。如发热者，米醋调涂四围及开处，厚些即不走开。或姜汁同醋调，或蜜同醋调，或茶卤调涂枯之。

【主治】发背一两头，开发不住，势在危急。

抵金散

【来源】《外科启玄》卷十一。

【组成】屎蜣螂（五月五日装入竹筒内阴干，取出

为末）不拘多少

【用法】用瓷罐收贮。凡遇患，将末掺疮上。

【主治】发背痈疽，溃后开烂作痛。

金蟾膏

【来源】《外科启玄》卷十一。

【组成】活虾蟆一个（去骨）

【用法】上捣如膏。敷在患上，留头；无头都敷上。一二日揭去，或有再一个全好。

【主治】发背疔毒。

神效解毒散

【来源】《外科启玄》卷十一。

【组成】老人齿　紫河车　穿山甲（炙）　蜈蚣（炙，去头足）　真玄明粉各等分

【用法】上为细末，用好酒调服取汗。如疔疮，每服三钱，用苍耳子二钟酒煎送下；如发背痈疽，每服三钱，葱煎酒送下；如肿毒疖子，每服一二钱，酒送下；如痘疔毒，看人大小，加减一钱、一钱半，芫荽酒送下。

【主治】诸毒恶疮，疔疮发背，痈疽肿毒，疖子，痘疔毒。

蓼草膏

【来源】《外科启玄》卷十一。

【组成】鲜蓼草十斤（晒干，烧灰存性，淋灰汁，熬膏至半碗听用）　风化窑脑（即石灰）一两

【用法】上二味调匀，入瓷罐收贮封固。如遇阴毒，将笔蘸点在患处。不二次退透知痛，出黑水血尽，将膏药贴之自愈。

【主治】阴发背，黑凹不知痛者。

膏　药

【来源】《外科启玄》卷十一。

【组成】真麻油　清桐油各半斤　猪毛三两

【用法】二油煎滚，下猪毛熬化后，下黄丹八两，滴水成珠，去火毒。摊贴。

【主治】发背诸疮。

六灰膏

【来源】《证治准绳·疡医》卷一。

【组成】灰苋 桑木 枣木 荞麦秆 茄秆（各烧为灰） 石矿灰（研细）

【用法】上药多少不妨，和匀，汤泡水淋，淋下之水煎成膏如糊，装瓷器中。一应毒物以膏点之。若点疬疮、痔疮，待烂去少许，再点之，再烂去，如是渐渐点去。

【主治】发背，疔疮，疖子，肿毒，疬疮，痔疮，痣子，疣子。

龙虎交加散

【来源】《证治准绳·疡医》卷一。

【组成】南木香（锉碎，用纸垫锅，焙干，研为细末） 罂粟壳（去顶瓤筋，锉，焙干，为细末） 甘草（用湿纸裹煨，焙干，为细末） 吴白芷（面裹煨，去面，焙干，为细末） 川芎（湿纸裹煨，焙干，为细末）

【用法】上为末，各另包收。看疮加减用之：若疮势红肿热大，先服如神托里散一帖，卧盖取微汗；如红晕大，肿高，疮头有似碎米大白脓点者，可进交加散一帖，用木香四分、罂粟壳二钱二分、甘草六分、白芷一钱四分、川芎一钱半，共为一帖，用水七分，生白酒三分，共一碗，用银器煎八分，如无银器，新瓷器亦好，不用铜铁旧器，于炭火边先滚五七滚，用细绢将水湿扭干，滤去滓，食后服，以干盐菜压之，滓敷疮，四围用襁绢帕包之；如恶心呕吐，即服护心散一帖止呕，次服前药；若胸腹膨满，或大小便闭涩，可服当归连翘散一帖，行五七次，用温米粥汤补止；如疮已成，溃脓不寒不热，止是烂开疼痛，木香三分、甘草六钱、川芎一钱半、白芷一钱四分、粟壳二钱，水五分，酒五分，合煎八分服；如红晕不退，每日于晚进药一帖，吃交加散四五帖，可服当归连翘散一帖，要行，加大黄，只有热，腹不胀，不用大黄；如疮患要将好，腐肉不脱，可用针刺破皮，令随脓出，将水红花根煎汤洗之，用生肌散掺上，每日洗一次。

【主治】发背，痈疽，发脑，发鬓，发髭；又治脑虚头晕，风湿之症。

【宜忌】忌酸辣、酱面、发气并生冷之物。

四虎散

【来源】《证治准绳·疡医》卷一。

【组成】附子（生，去皮）一两 天南星 半夏 狼毒各半两

【用法】上为末，热酒调成膏。摊上肿处，以熟绢压定。觉患处如火烧，不妨。

【主治】发背初生，筋脉紧急不舒。

豨莶散

【来源】《证治准绳·疡医》卷一。

【组成】豨莶草（其叶长如牛舌，其气如猪臭者） 小蓟根 五爪龙 生大蒜各等分

【用法】上药细研，用酒和匀，滤去滓，服一碗。得大汗通身而愈。

本方方名，据剂型当作"豨莶酒"。

【主治】痈疽发背及一切疔毒。

加减追疔夺命汤

【来源】《证治准绳·疡医》卷二。

【组成】防风 赤芍药 连翘 羌活 独活 细辛 青皮 僵蚕 蝉蜕 青木香 甘草节 金银花 紫河车 独脚莲

【用法】上加生姜、泽兰、生地黄，水煎服。

【主治】疔疮，及痈疽、发背、恶疮，焮赤肿痛，或紫游风，赤游风。

【加减】病势退减，加大黄，取利下三五行，去大黄。

当归连翘散

【来源】《证治准绳·疡医》卷一。

【组成】当归 连翘 栀子仁 芍药 金银藤各一两 黄芩五钱

【用法】上锉。每服五钱，用水二盏，煎至七分，空心温服。

【主治】发背，痈疽，发脑，发鬓，发髭；又治脑虚头晕，风湿之症。

【加减】要行者，加大黄二钱，待药熟，入大黄煎一二沸，去滓服。

如神托里散

【来源】《证治准绳·疡医》卷一。

【组成】苍耳根　兔耳草根（又名枝箭）　金银藤（用花亦可）　五味子根各等分

【用法】上锉。每服五钱，用生白酒二盏，煎至七分，去滓服。卧盖取微汗，滓再煎。

【功用】发散伤寒。

【主治】发背等疮初起，又治疔疮并一切肿毒及伤寒。

青散子

【来源】《证治准绳·疡医》卷二。

【别名】青散（《中国医学大辞典》）。

【组成】槿花叶四两（盛时收，阴干，为末）　青赤小豆　白及各二两

【用法】上为末。临时用槿花末三钱匕，白及、小豆末各一钱匕，相和，新汲水调，摊纸上贴四畔，中心疮口不用贴。

【功用】紧疮口，生肌。

【主治】发背痈疽。

逼毒散

【来源】《证治准绳·疡医》卷二引刘氏方。

【组成】黄药子　白药子各一两　赤小豆二两　雄黄一钱

【用法】上为末。水调敷。

【主治】发背痈疽，脓尽四面皮粘，恐有脓毒攻起者。

巴豆膏

【来源】《东医宝鉴·杂病篇》卷七。

【组成】巴豆（去壳，炒焦）

【用法】研如膏。外涂。

【功用】肉死涂之即腐，未死涂之生肌。

【主治】发背中央肉死，及恶疮、臁疮内有毒根，久不收敛者。

犀角玄参散

【来源】《杏苑生春》卷七。

【组成】犀角　玄参　升麻　黄耆　赤芍药　麦门冬　当归各八分　甘草　大黄（微炒）各五分

【用法】上锉。水煎熟，食后温服。

【主治】发背后，咽喉口舌生疮，甚至黑烂者。

加味蜡矾丸

【来源】《寿世保元》卷九。

【组成】黄蜡一两　枯白矾一两　乳香一钱　没药一钱　雄黄二钱

【用法】上为细末，用蜡熔化为丸，如梧桐子大，朱砂为衣，每服五十丸，视疮上下，蜜水送下。

【功用】卫护内膜，驱解诸毒。

【主治】诸疮恶毒，发背痈疽，痛不可忍者。

化腐紫霞膏

【来源】《外科正宗》卷一。

【别名】化腐紫霜膏（《外科十法》）。

【组成】轻粉　草麻仁（研）各三钱　血竭二钱　巴豆（研，白仁）五钱　朝脑一钱　金顶砒五分　螺蛳肉（用肉晒干为末）二个

【用法】上药各为末，共碾一处，瓷罐收贮。临用时旋用麻油调搽顽硬肉上，以绵纸盖上；或膏贴俱可。至顽者不过二次即软，腐烂为脓，点诸疮顶亦破。

【主治】发背已成，瘀肉不腐，及不作脓者；又诸疮内有脓而外不穿溃者。

加味太一膏

【来源】《外科正宗》卷一。

【组成】肉桂　白芷　当归　玄参　赤芍　生地　大黄　土木鳖各二两　真阿魏三钱　轻粉四钱　槐枝　柳枝各一百段　血余一两　东丹四十两　乳香末五钱　没药末三钱

【用法】上药前十味并槐柳枝，用真麻油足称五

斤，将药浸入油内，春五、夏三、秋七、冬十，候日数已毕，入洁净大锅内，慢火熬至药枯浮起为度，住火片时，用布袋滤净药渣，将油称准足数，将锅展净，复用细旧绢，将油又滤入锅内，要清净为美，将血余投下，慢火熬至血余浮起，以柳棒挑看似膏溶化之象，方算熬熟。净油一斤，将飞过黄丹六两五钱徐徐投入，火加大些，夏、秋亢热，每油一斤，加丹五钱，不住手搅，候锅内先发青烟，后至白烟，叠叠旋起，气味香馥者，其膏已成，即便住火，将膏滴入水中，试软硬得中，如老，加熟油，若稀，亦加炒丹，每各少许，渐渐加火，务要冬、夏老嫩得所为佳，候烟尽，端下锅来，方下阿魏，切成薄片，散于膏面上化尽，次下乳、没、轻粉搅均，倾入水内，以柳棍搂成一块，再换冷水浸片时，乘温每膏半斤，扯拔百转成块，又换冷水投浸。随用时每取一块，铜杓内复化，随便摊贴至妙。

【主治】发背痈疽及一切恶疮，跌扑伤损，湿痰流毒，风湿风温，遍身筋骨走注作痛，内伤风郁，心腹胸背攻刺作疼，腿脚酸软，腰膝无力，汤泼火烧，刀伤棒毒，五损内痈，七伤外症（俱贴患处）；男子遗精，妇人白带（俱贴脐下）；脏毒肠痈（亦可丸服）；诸般疮疖血气癫痒，诸药不止痛痒者。

回阳三建汤

【来源】《外科正宗》卷一。

【组成】附子　人参　黄耆　当归　川芎　茯苓　枸杞　陈皮　萸肉各一钱　木香　甘草　紫草　厚朴　苍术　红花　独活各五分

【用法】加煨姜三片，皂角树根上白皮二钱，水二碗，煎八分，入酒一杯，随病上下，食前后服之。用绵帛盖暖疮上，预不得大开疮孔走泄元气为要。

【主治】阴疽发背，初起不疼不肿，不热不红，硬若牛皮，坚如顽石，十日外脉细身凉，肢体倦怠，皮如鳖甲，色似土朱，粟顶多生孔，孔流血，根脚平散，软陷无脓，又皮不作腐，手足身凉者，俱急服之。

【方论】凡背疽属阴者，皆由脏腑先坏而内毒不得发越于外也。旧有用鸡冠剪血滴于疽上者，有醋煮雄艾敷用者，猪脑热药敷围者，神灯火气灼照者。此数法皆阴疽之用，予虽常用，未见其实，但阴疽不起者，如树木之根坏，强力培植枝叶，而终无发生之理。予常据理用药，固有得其生者，十中三四。譬如先要疏其嫁土，通其地脉，助其根本，回其阳气，此四者缺一不可。用苍术、厚朴、茯苓、陈皮疏其土；川芎、当归、紫草、红花通其脉；人参、黄耆、枸杞、山萸助其本；附子、木香、甘草、独活回其阳。如此用之，但根本内有一脉未绝之气，服之俱可得其生。又验其手足温暖，疮便发热，渐作焮肿，复生疼痛，色暗得活，坚硬得腐，胃气得回，此是药之效验。必在三服中应之为吉，外兼照法，接助回阳，此通治阴疽之大法也。

铁桶膏

【来源】《外科正宗》卷一。

【别名】铁箍散（《外科传薪集》）。

【组成】铜绿五钱　明矾四钱　胆矾三钱　五倍子（微炒）一两　白及五钱　轻粉　郁金各二钱　麝香三分

【用法】上为极细末，用陈米醋一碗，杓内慢火熬至一小杯，候起金色黄泡为度，待温，用上药一钱搅入膏内。每用炖温，用新笔将膏涂疮根上，以绵纸盖其疮根。自生皱纹，渐收渐紧，再不开大为效。

【功用】《青囊秘传》：拔毒消肿。

【主治】发背将溃已溃时，根脚走散不收束。

神妙拔根方

【来源】《外科正宗》卷二。

【组成】蟾酥条

【用法】用披针当顶插入知痛处方止，随用蟾酥条插至孔底，每日二条膏盖。三日后，加添插药，其根高肿作疼，外用神灯照法，助阴为阳。插、照七日，其疮裂缝流脓，至十三日其根自脱。如日多根深蒂固不能脱者，披针取之，内用玉红膏。不脱者自脱，不敛者自敛。

【主治】脑疽、发背阴症，初起不肿高、不焮热，灸不痛者。

逍遥散

【来源】《外科正宗》卷二。

【组成】当归　白芍　茯苓　白术　柴胡各一钱　香附八分　丹皮七分　甘草六分　薄荷　黄芩（有热加）各五分

　　　方中丹皮，《医宗金鉴》作"陈皮"。

【用法】水二钟，煎八分，食远服。

【功用】

　　1.《医宗金鉴》：和气血，开郁行滞，散结。

　　2.《许订外科正宗》：疏肝。

【主治】

　　1.《外科正宗》：妇人血虚，五心烦热，肢体疼痛，头目昏重，心忡颊赤，口燥咽干，发热盗汗，食少嗜卧；血热相搏，月水不调，脐腹作痛，寒热如疟；及室女血弱，荣卫不调，痰嗽潮热，肌体羸瘦，渐成骨蒸。

　　2.《医宗金鉴》：气郁痰热凝结而成上搭手。

【加减】有寒，加生姜三片、大枣二枚。

梅花五气丹

【来源】《外科正宗》卷二。

【别名】梅花五炁丹（《疡科捷径》卷上）。

【组成】梅花片五分　当门麝五分　轻粉　辰砂各六分　乳香　没药　瓜儿血竭　明雄黄各一钱　真酥散（预于端午前寻之，至午日，取酥二钱，用头男乳调膏）

【用法】上各为极细末，对准分数，于端午日辰时制度，候至午时，将上药九味和入蟾酥膏内，向日为丸，如芥子大，一时内晒干。用川椒二十七粒，灯心二十七段同药收于瓷罐内养之，以蜡封口，不泄药气为妙。凡遇恶疮大毒，开器取出一枚，先用美馔食饱，次用无根水漱净口内，再含水一口，少顷待温，用葱白五寸同水嚼烂咽下，随将药丸安放舌下，睡于暖处，以被覆盖，药化苦水，徐徐咽之，疮势大者，二三丸亦可；药尽其汗即到如淋，诸病若失。如冬月天寒难汗，嚼后将葱白汤催之亦妙，凡治无有不效。如暗疔人所不知觉，及知觉而失治者，毒气入里，人便昏沉，一中便倒，不能依法服药，急用连须葱白七个，煎酒一杯，研药五丸灌下，药气到心，其功

如汤泼雪，病人即便苏醒。

【主治】脑疽、发背、诸般疔肿，初起寒热交作，筋骨疼痛，有似伤风，恶心呕吐，但未成脓者。

清神散

【来源】《外科正宗》卷二。

【组成】甘草节五钱　真绿豆粉一两　大朱砂三钱　梅花片五分　牛黄三分

【用法】上为细末。每服一钱，淡竹叶、灯心汤调服。

【主治】脱疽、疔疮，发背，毒积甚者，腠理发越不尽，烦躁闷乱，睡则谵言，呕吐不食。

君臣洗药方

【来源】《外科百效》卷一。

【组成】防风　白芷　赤芍　苦参　甘草　荆芥　艾叶　银花　羌活　独活　归尾　牙皂　葱白　茶脚　苍耳子　荷叶蒂　柏子仁　土蜂房

【用法】水煎熏洗后，温冷洗至干净，绢衣抹干，用清油硬调拦风膏之类敷之。如无脓，不要留口，一日一换。如有脓，可留口出毒去脓水，用药完，便以黑纸盖。绢袋缚紧。如外臁疮，三日一换，不要行动。

【主治】发背乳痈，人面臁疮，及诸恶疮疔肿痛。

拦风膏

【来源】《外科百效》卷一。

【组成】大黄　黄柏　草乌　南星　五倍子　酒曲各一两　黄芩　郁金　白芷各五钱　芙蓉叶花二两

【用法】上为细末，用鸭蛋白调敷。

【主治】背发及各样损风恶毒。

秘传万金内托散

【来源】《外科百效》卷一。

【组成】白茯苓　银花　赤葛根　天冬　桑白皮　赤小豆　熟地　白芷梢　桔梗　半夏　杏仁　乳香　没药　羌活　连翘　黄芩　麻黄　白术　川芎　厚朴　陈皮　防风　柴胡　苍术　黄耆　苍

耳子　荆芥　当归　枳实　芍药　甘草　连根葱
姜　枣

【用法】水煎，倾出，加好酒一杯调服。

【主治】诸般背发恶疮。

消毒散

【来源】《外科百效》卷一。

【组成】黑丑　当归　银花　贝母　连翘　白芷
乳香　没药　大黄　甘草　防风　山甲　僵蚕
肉桂

【用法】上为细末。每服八钱，入酒少许，不通
再服。

【主治】背发恶疮，不问阴阳毒。

【加减】手毒，加木通；脚毒，加木瓜、牛膝；乳
痈，加漏芦；已成者，加黄耆。

拔毒仙丹

【来源】《疡科选粹》卷二。

【组成】冬瓜一个

【用法】切去一头，合疮上，瓜烂切去，仍复
合之。

【主治】真实火毒，背发欲死。

荆芥散

【来源】《疡科选粹》卷二。

【组成】木鳖仁　当归头　甘草节　大黄各一钱
荆芥穗二钱

【用法】上为细末。酒、水各半煎成，空心饮之。
即下积，以粥汤补止。

【功用】攻里。

【主治】背疮毒深者。

拔毒膏

【来源】《疡科选粹》卷三。

【组成】银朱　雄黄　朱砂　钉锈各一钱　血竭
胆矾各七分　麝香一分（共研细末）　荔枝肉（去
筋）二钱　蜗牛三个　白梅肉三钱五分　鸡溏屎
二钱　嫩松香一两（为细末）

【用法】上药不见火，陈醋搅成膏，瓷器收贮，勿
令泄气。用红绫绢贴之。

【功用】拔疔收敛。

【主治】恶毒、疔疮、发背、无名肿毒，外痔初
起，脓成已溃者。

追毒溃脓散

【来源】《外科百效》卷三。

【组成】白芷二钱　川山甲二钱（土炒成珠）　石
乳香一钱（焙，炙）　没药一钱（焙，炙）　白僵
蚕一钱五分（炒，去皮）　甘草一钱半　大黄四钱
皂角刺一钱（炒）

【用法】上为极细末。用当归四钱（锉碎），将半
酒、半水三盏同煎，调前药末，空心通口尽服。
如当归酒不足，加好酒调服。以利脓血三五次为
度，利后用粥补即止服。

【主治】发背已成或未成者。

【宜忌】药后忌用油腻、生冷、煎炒及诸发物。且
慎勿行动劳碌，须静坐六七日。

鲫鱼散

【来源】《疡科选粹》卷八。

【别名】菠口生肌散（《惠直堂方》卷三）、生肌
散（《会约医镜》卷十九）。

【组成】鲫鱼一尾（不用水洗，去肠，羯羊粪填满
鱼腹为度）

【用法】上用炭火烘焦，为极细末。干掺。

【主治】背疽大溃，脏腑仅隔一膜，脓少，欲收
菠者。

朱砂膏

【来源】《景岳全书》卷六十四。

【组成】麻油一斤　飞丹六两　水银五钱　朱砂
（佳者）一两半（飞）　好黄蜡四两

【用法】先下油熬数沸，下鸡子二枚，敲开连壳投
之，熬焦，捞去子，退火俟油定，下水银五钱，
再加微火搅，熬饭顷，即入丹渐收成膏，后下黄
占，再搅，候大温，下极细好朱砂一两五钱，搅
匀，瓷罐收贮。

【主治】一切顽疮、破疮、杖疮、痈疽、发背、破伤者。

神效散

【来源】《简明医彀》卷八。

【组成】川乌（炮，去皮脐） 川黄柏（炙，去粗皮）

【用法】上为末。唾调，唾少，漱口水调，敷患处。四围留头，药干用米泔不住润湿。已成溃烂，先以槐枝、艾叶煎汤洗净，以香油润之，日换一次。脓出无挤，痛减生肌，腐肉自落，不落剪去，不宜用针。

【主治】痈疽、发背，一切疔毒并瘰疬已成未成者。

【宜忌】发背不宜贴膏药。忌怒气、房室、孝服、体气、饮酒人。忌一切发气热毒物。脑疽、对口不必洗，逐次添药，恐进风。

生肌药

【来源】《尪后方》。

【组成】黄蜂巢一两 鱼胶四两

【用法】上锉碎，炒黑为度，研细末，放地上一宿，退去火毒，次日取出，加冰片五厘和匀。疮口每用猪蹄汤洗净，拭干，方上药，以填满为佳。

【主治】发背痈疽，黑败之肉已去，遂生新肉者。

蟾酥丸

【来源】《尪后方》。

【组成】蟾酥一分（乳化开） 麻黄末三分

【用法】同酥调为丸，雄黄为衣，如黄豆大。每服三丸，酒送下。出汗即止痛散毒。其丸剩者，晒干可留。

【功用】止痛散毒。

【主治】发背，乳痈，疔疮。

五宝饮

【来源】《丹台玉案》卷六。

【组成】金银 黄耆 甘草 归身 人参各二钱

【用法】水二钟，煎八分，食后服。

【主治】发背不肯收口，作疼作痒。

生肌丸

【来源】《丹台玉案》卷六。

【组成】黄蜡一斤 乳香（研细） 没药（研细） 血竭各二两（研细） 象牙末四两

【用法】先用蜡熔化，再入乳、没等药和匀，投入水中，众手为丸，如绿豆大。每服百丸，一日二服。

【功用】长肉收功。

【主治】一切发背疽毒；悬痈不能收口。

生肌神秘散

【来源】《丹台玉案》卷六。

【组成】白升药一两 轻粉 铅粉各一两二钱 银朱 珍珠（豆腐内煮过）各四钱

【用法】上为极细末。掺于疮口。

【功用】去腐肉，生新肉。

【主治】发背。

散毒饮

【来源】《丹台玉案》卷六。

【组成】乳香 没药 天花粉 黄耆 防风各一钱 当归 白芷 桔梗 穿山甲各一钱二分 皂角刺 连翘 陈皮 金银花 牡丹皮 川芎各八分

【用法】水煎，食后服。

【功用】调气血，和脾胃，使毒不攻心，令未成脓即消，已成者即溃。

【主治】发背三五日间，身上洒淅恶寒，疼痛急胀。

蜡矾丸

【来源】《丹台玉案》卷六。

【组成】黄蜡一斤 明矾八两（研末） 朱砂八钱（研细）

【用法】上先以蜡熔开，入明矾末，搅和投水中，众手丸如绿豆大，朱砂为衣。每服一百丸，白滚汤送下。

【功用】护心膜，防毒气攻心。

【主治】发背痈疽，并一切肿毒。

双解贵金丸

【来源】《外科大成》卷一。

【别名】双解金桂丸（《疡医大全》卷七）。

【组成】大黄一斤　白芷十两

【用法】上为末，水为丸。每服三五钱，五更时用连须葱大者十余根，黄酒一碗，煮葱烂，取酒送下。盖卧出汗，过三二时，行一二次见效。老人虚人，每服一钱，用人参加生姜煎汤送下，过一时，再一服，得睡，上半身得汗则已。

【功用】宣通攻利。

【主治】背疽诸毒，大闷坚硬，便秘，脉沉实者。

【方论】此宣通攻利之剂也，济之以葱、酒，力能发汗，故云双解。

去腐灵药

【来源】《外科大成》卷一。

【组成】水银一两　火消二两　食盐三钱　枯矾三钱（三味炒燥）　朱砂八钱　雄黄三钱　白砒三钱　硼砂三钱（一加硇砂三钱）

【用法】上为末，入泥固罐内，盖盏封口，架三钉上，砌百眼炉，先底火二寸，点香一支，中火一枝，顶火一枝，随以水擦盏勿住，香毕去火，次日取升上者用。

【功用】去腐。

【加减】发背未破，加花粉；已破、加乳香、没药；疔疮初起，加蟾酥；肿毒，加鹅管石，醋调敷；烂疮，加黑附子；囊痈烂，加贝母；瘰疬破，加发灰、皂角、白及，水调敷；痔疮，加滑石；鱼口，加皂角；结毒，加光粉、滑石；臁疮，加轻粉、黄丹；跌打，加文蛤、百草霜；乳蛾、走马疳、耳腮等，俱用茶调；蛇咬，加南星、川椒；虫咬，加雄黄。

助阳消毒汤

【来源】《辨证录》卷十三。

【组成】人参半斤　黄耆一两　当归四两　白术四两　陈皮一两　附子五钱

【用法】水煎膏，作二次服。诸症退，连服数剂，疮起而溃，乃减半，又用数剂而愈。

【主治】元气大虚，夏月生背痈，疮口不起，脉大而无力，发热作渴，自汗盗汗，用参、耆大补之剂，益加手足逆冷，大便不实，喘促呕吐。

【方论】用参、耆阳药以助阳，而微阳之品，力不能胜耳。非加附子辛热之品，又何能斩关入阵，以荡其阴邪哉！

转败汤

【来源】《辨证录》卷十三。

【组成】人参二两　生黄耆一两　熟地二两　肉桂二钱　白术四两　当归一两　金银花四两　麦冬二两　山茱萸一两　远志三钱　北五味子一钱　茯苓三钱

【用法】水煎服。

【主治】背痈溃烂，洞见肺腑，疮口黑陷，身不能卧，口渴思饮，属阴虚而不能变阳者。

【方论】此方补其气血，而更补其肺肾之阴。盖阴生则阳长，阴阳生长，则有根易于接续，而后以金银花解其余毒，则毒散而血生，血生而肉长，肉长而皮合，必至之势也。倘日以解毒为事，绝不去补气血之阴阳，则阴毒不能变阳，有死而已，可胜悲悼哉！

变阳汤

【来源】《辨证录》卷十三。

【组成】人参　黄耆二两　金银花半斤（煎汤代之）　附子一钱　荆芥（炒黑）三钱　柴胡二钱　白芍一两　天花粉五钱　生甘草五钱

【用法】井花水煎汁二碗服，滓再煎。服后阴必变阳作痛。再一剂，而痛亦消；再一剂，全愈。

【主治】背痈。背心发瘴，痒甚，已而背如山重，悠悠发红晕，如盘之大。此阴痈初起之形象。

【方论】阳毒可用攻毒之剂，而阴毒须用补正之味。用人参、黄耆以补气，气旺则幽阴之毒不敢入心肺之间；而金银花性补，善解阴毒，得参、耆而其功益大；然非得附子则不能直入阴毒之中，而又出于阴毒之外，毒深者害深，又益之生甘草以解其毒；然毒结于背者，气血之壅也，壅极者，郁之极也，故加柴胡、荆芥、白芍、天花粉之类消痰通滞，开郁引经，自然气宣而血活，痰散而毒消矣。

急消汤

【来源】《辨证录》卷十三。

【组成】忍冬藤二两　茜草三钱　紫花地丁三钱　甘菊花三钱　贝母二钱　黄柏一钱　天花粉三钱　桔梗三钱　生甘草三钱

【用法】水煎服。

【主治】发背。

收肌饮

【来源】《洞天奥旨》卷五。

【组成】熟地二两　白术二两　山茱萸一两　人参五钱　当归一两　生甘草三钱　甘菊花三钱　肉桂三钱　天花粉二钱

【用法】水煎服。

【主治】背痈溃烂，洞见肺腑，疮口不收。

【宜忌】节守房事一月。

转败汤

【来源】《洞天奥旨》卷五。

【组成】麦冬一两　熟地二两　山茱萸一两　人参五钱　肉桂一钱　当归一两　忍冬藤一两　白术五钱

【用法】水煎服。

【主治】背痈溃烂，洞见肺腑，疮口不收者。

定变回生汤

【来源】《洞天奥旨》卷五。

【组成】人参四两　黄耆三两　当归二两　北五味子二钱　麦冬二两　肉桂三钱　白术二两　山茱萸五钱　忍冬藤二两　茯苓一两

【用法】水煎服。四剂平复。

【主治】背疽长肉，疮口已平，偶犯色欲恼怒，开裂流水，色变紫黑，肉变败坏。

【宜忌】倘愈后再犯色欲，万无生机。

神散阳痈汤

【来源】《洞天奥旨》卷五。

【组成】天花粉五钱　生甘草五钱　茯苓五钱　车前子五钱　贯仲五钱　羌活二钱　黄芩三钱　紫菀三钱　生地一两　柴胡一钱

【用法】水煎服。一剂即消大半，二剂全消。

【功用】消散阳痈。

【主治】背疽、阳痈初起。

【宜忌】溃后不可用。

内造蟾酥丸

【来源】《洞天奥旨》卷十四。

【组成】蟾酥三钱(酒化)　轻粉五分　枯矾一钱　寒水石一钱　铜绿一钱　乳香一钱　胆矾一钱　麝香一钱　雄黄一钱　蜗牛二十一个　朱砂三钱(为衣)

【用法】上各为细末，先将蜗牛研烂，再用蟾酥和研调匀，方入各药，共捣极匀为丸，如绿豆大，朱砂为衣。每服三丸，引用葱白五寸，病人自嚼烂，吐入手心，男左女右，包药在内，用无灰热酒一钟送下，盖被出汗，如人行五六里，出汗为度，甚者再进一服。

【主治】一切恶毒、发背、痈疽、鱼口、对口、喉闭、喉痈、喉癣疹、三十六种疔、任节疔、红丝疔，及蛇伤虎咬、疯犬所伤。

乌龙膏

【来源】《洞天奥旨》卷十四。

【组成】老生姜半斤（切片，炒黑）

【用法】上为末，略摊土地上出火毒，少顷，即用猪胆汁、明矾末，调入姜末如糊。敷在患处周围，用纸盖之，干用热水润之。知痛时，黑水自出为妙，如不知痛，出黑水难治。

【主治】阴发背，凹不知痛者。

花藤薜荔汤

【来源】《洞天奥旨》卷十四。

【组成】薜荔二两　金银花三两　生黄耆一两　生甘草二钱

【用法】水数碗，煎一碗服，滓再煎服。一剂即消。

【主治】发背，诸疮痈初起。

消毒神圣丹

【来源】《洞天奥旨》卷十四。

【别名】消毒圣神汤（《疡医大全》卷七）。

【组成】金银花四两　蒲公英二两　生甘草二两　当归二两　天花粉五钱

【用法】水煎服。

【主治】背痈，或胸腹头面手足之疽。

【方论】《疡医大全》：方中金银花专能内消疮毒，然非多用，则力轻难以成功。生甘草一味已足解毒，况又用之于金银花内，益足以散邪而卫正。蒲公英阳明经药也，且能散结逐邪；天花粉消痰圣药。当归活血，血不活所以生痈，今血活而痈自愈。

神膏

【来源】《洞天奥旨》卷十五。

【组成】金银花八两　蒲公英八两　木连藤八两　真麻油八两　黄丹十二两　乳香三钱　没药三钱　松香三两

【用法】上以麻油先煎金银花、蒲公英、木连藤至黑，滤去滓，入黄丹、乳香、没药、松香，煎成膏，去火毒。摊贴。

【主治】发背，诸疮疡，不论阴阳痈毒，皆可贴之。

【加减】阳疽，用冰片一钱，麝香二分，黄柏三钱，白芷三钱，五灵脂二钱，三七根五钱，洋参三钱，各为末，掺入膏药贴之；阴疽，用肉桂三钱，冰片三分，人参一钱，丹砂三钱，紫石英三钱，儿茶三钱，五灵脂二钱，各为末，掺入膏内贴之。

发背熏药

【来源】《冯氏锦囊·外科》卷十九。

【组成】雄黄　朱砂　血竭　没药各一钱　麝香二分

【用法】上为细末。用锦纸为燃，每燃药三分，麻油润灼，离疮半寸许，四围徐徐照之。初用三条，加至六七条，疮热渐消，又渐减之，熏罢随用敷药。

【主治】发背。

八珍锭

【来源】《良朋汇集》卷五。

【组成】朱砂　雄黄　没药　乳香各五钱　真番卤八分（煅令烟尽）　人言一钱（煅过）　枯矾二钱　巴豆三十枚（去油）

【用法】上为细末，粳米饭为丸，如荞麦大小，成锭，作线条亦可。放入孔内，上用膏贴之。

【主治】发背，痈疽，恶疮，粉瘤，鼠漏，无名疔毒等疮，疮头孔多，脓血不通，瘀肉不腐，腐肉不脱，漏管不落。

得命丹

【来源】《良朋汇集》卷五。

【组成】沉香　木香　乳香　丁香各五分　苦葶苈五分　牙皂（微焙）　皂矾各三分（生用）　川芎五钱　巴豆（去油，少带油性）四钱

【用法】上为细末，枣肉为丸，如豌豆大。每服一丸，生水送下。如药不受，呕出药来，再服一丸。大人壮者用大些丸，弱人小儿用小丸。

【主治】无名肿毒，发背，痈疽，疔毒，恶疮，噎食转食，水蛊气蛊，心腹疼痛，大小便不通，胸胀胁满，水泻痢疾，天疮杨梅，风癣疥癞，肠风下血，男子五淋白浊，妇人赤白带下，风湿流注，并皆治之。

【宜忌】服药后不可吃一切热物；孕妇忌服。

箍药奇方

【来源】《良朋汇集》卷五。

【组成】鲜鸭蛋三个（煮熟去皮，入锅内煎出油）　虾蟆头二个（炭火内烧存性，为末）　银朱三钱（共搅蛋油内）

【用法】瓷罐收贮，封口，勿令泄气。遇对口发背

诸毒，疼痛不可忍者，用鹅翎绷疮周围，留顶以出毒气。

【主治】发背痈疽，诸般肿毒。

大归汤

【来源】《奇方类编》卷下。

【组成】大全当归（重一两三、四钱者）八钱二分 生黄耆五钱 金银花五钱 生甘草一钱八分

【用法】用酒二碗，煎八分，温服。

【主治】

1.《奇方类编》：一切火毒初起及已溃者。

2.《梅氏验方新编》：发背、对口，痈疽疮毒，蛇毒、虫毒、犬毒。

【加减】上部，加川芎一钱；下部，加牛膝一钱；中部，加桔梗一钱。

至宝丹

【来源】《奇方类编》卷下。

【组成】川乌二钱 草乌二钱（同川乌酒浸，剥去皮，面包煨热，取净肉用） 穿山甲二钱（炒） 胆矾二钱 乳香（去油）三钱 没药（去油）三钱 蝉退（去头足）三钱 全蝎（石灰水洗，去头足尾，瓦上焙干）三钱 熊胆三钱 铜绿（水飞）三钱 荆芥穗（去肉）三钱 僵蚕三钱 血竭三钱 雄黄三钱 牙皂（去皮，酥炙）二钱 信二钱（用豆腐一块，厚二寸，中挖一孔，纳信于孔中，以豆腐盖信，酒煮三个时辰） 蜈蚣五条（大者，酒蒸去头足，瓦焙小者用） 麝香七分 朱砂七钱（水飞，一半入药，一半为衣）。

【用法】上为细末，面糊为丸，重四分一粒，以黄蜡为壳。临用时，葱头三寸，生姜三片，用黄酒煎一小钟，将药化开送下，随量饮醉。盖被出汗，二三服即愈。

【主治】一切痈疽，肿毒，对口背疽，乳痈。

败毒良方

【来源】《幼科直言》卷六。

【组成】黄芩二钱 当归二钱 广胶二钱 怀生地黄三钱 枳壳二钱 连翘二钱 怀牛膝二钱 穿

山甲二钱（酒炒）

【用法】水三碗，煎一碗服之，吃药后随量饮酒，轻者二三服，重者五七服。未成形者，服之即消；已成形者，服之易脓易愈。

【主治】一切大毒，痈疽，发背，疔毒，鱼口，对嘴，无名肿毒。

【宜忌】孕妇忌服。

芙蓉膏

【来源】《医学心悟》卷六。

【别名】芙蓉菊花膏（《疡医大全》卷八）。

【组成】赤小豆四两 芙蓉叶四两 香附四两 菊花叶四两 白及四两

【用法】上为细末，每末一两，加麝香一分，米醋调。涂住根脚。鸡子清调亦可。

【主治】发背，肿势蔓延。

陈艾丸

【来源】《医学心悟》卷六。

【组成】蕲艾一二斤（每岁端午日采，愈久愈良）

【用法】取叶为炷。或加麝香末，木香末、雄黄、搓成丸。安蒜上灸之，名"药艾丸"。

【主治】

1.《医学心悟》：发背，初觉肿痛，用药消散不去者。

2.《疡医大全》：疮毒纯阴，平塌顽麻。

芎芷香苏散

【来源】《外科十法》。

【别名】芎芷香苏灵散（《医钞类编》卷二十一）。

【组成】川芎 白芷 紫苏叶 赤芍 陈皮 甘草各一钱 荆芥 香附 秦艽各一钱五分 连须葱白二寸

【用法】水煎服。如毒不消，随服银花、甘草等药。

【主治】发背。毒多挟风寒而发者。

【加减】若兼伤食，加山楂、麦芽、葡子；若内热极盛，加连翘、牛蒡子。

吕祖发背方

【来源】《惠直堂方》卷三。
【组成】栝楼五个（取子） 乳香五块如枣大
【用法】上为末，以白蜜一斤同熬膏。
【主治】痈疽发背。

神 烟

【来源】《惠直堂方》卷三。
【组成】桑树嫩枝
【用法】上以铜刀切碎，香炉贮之。微火烧熏患处，再用桑枝煎浓汁，绢帕蘸之，屡拭患处。熏至一二时后，或脓丁跃出，或流紫血而愈。
【主治】一切无名肿毒，背疽，疔疮。

塌肿汤

【来源】《惠直堂方》卷三。
【组成】黄耆 白芍 川芎 当归 陈皮 甘草 麻黄（去节）各二两 人参 乳香（炙） 没药（炙）各五钱 罂粟壳（去顶蒂及筋，蜜炙）二两
【用法】上锉为片。每服一两五钱或二两，水煎温服。凡疮科能专守此方，未有不获全功者。能使恶疮未成即消，已成即溃，不假砭蚀，恶毒自下。
【主治】一切恶疮、发背、痈疽、疔疮痛不可忍者；或疮毒入内，神思昏倦呕吐者；又治跌打损伤，筋骨疼痛，妇人产后肚痛，恶露不快，赤白带下。

金锁比天膏

【来源】《惠直堂方》卷四。
【组成】紫花地丁 刘寄奴（去泥根） 野麻根 苍耳草（连根叶子） 稀莶草各一斤 山甲一具（或净甲一斤） 蛤灿皮一百张（或干蟾一百只更妙）
【用法】真麻油十二斤，内将四斤先煎穿山甲枯焦，余药入八斤油内，加老酒、葱汁各二碗，文武火煎药枯，去滓，复煎至滴水成珠；每药油一斤，加飞丹八两，看嫩老得所，离火，不住手搅，下牙皂、五灵脂（去砂）、大黄各四两（皆为末）；

待温下白胶香（即芸香末）四两成膏，水浸三四日用。诸疮不论已破未破，并用葱椒汤洗净贴之；如初发势凶，将膏剪去中心留头出气，不必揭起。一膏可愈一毒。
【主治】发背痈疽，无名肿毒，疔疮鼠串，马刀瘰疬，紫疥红丝，鸦焰漏睛等疮，两腿血风，内外臁疮，鱼口便毒，杨梅结核，金疮杖疮，蛇蝎虫咬，虎犬人伤，顽疮顽癣，久流脓血，万般烂疮，风寒痰湿，四肢疼痛，乳癖乳岩等。
【宜忌】摊膏时不可见火，须用重汤化开。

红玉膏

【来源】《医宗金鉴》卷五十九。
【组成】紫草一两 红花一两 当归二两 黄蜡三两
【用法】用香油半斤，先将药炸焦去滓，后下黄蜡令匀，以冷为度。摊贴患处。
【主治】痘后痈毒。

金凤化痰膏

【来源】《医宗金鉴》卷六十四。
【组成】凤仙花一捧（去青蒂，研末） 大葱自然汁一茶钟 好米醋一茶钟 广胶三钱（切如米粒大，入葱汁内泡之） 人中白八钱（火微煅，存性，研末）
【用法】上药先将葱汁、米醋、广胶投入锅内熬化，次下凤仙花末，熬成膏，再入人中白末，将锅离火，不时搅匀。用时以重汤炖化，量痰包之大小，薄纸摊贴，候膏自落，再换新膏。
【主治】痰注发。生于背脊，按之木硬，微觉疼，不热不红，皮色如常者。

四虫丹

【来源】《种福堂公选良方》卷四。
【组成】芙蓉叶 紫地丁各一斤 千金子十两（去油壳） 桑虫二两（炙干） 活桑一两（晒干或炙干） 姜汁 蒜汁各半斤 葱汁五两
【用法】上用阴阳水四斤，煎至半斤，去滓，再用红蚣三两，麝香三钱，雄黄一两（研），蜈蚣一两

（研），烧酒三两，盛倾银罐内，将铁油盏盖定，炭火升过，候酒尽即起；再用烧酒一斤，并后五味入药内，熬成膏子，用瓷器收贮。临用时将井水化开，围患处，如火之热，其毒即时消退，可收下再治后人。如不煎膏，将前药晒干，洒烧酒，再晒再洒，酒尽为度，作末收藏。临用时筛细，以井水调围亦妙。

【主治】诸般疔疮发背，一应恶疮。

甘蚕豆

【来源】《仙拈集》卷四引《要览》。

【组成】甘草三钱　大蚕豆三十粒

【用法】水二碗，煮一碗，取蚕豆去皮食。

【主治】阴发背。

玄灵散

【来源】《仙拈集》卷四。

【组成】败龟版一个（去筋、黄蜡炙透）

【用法】上为末。每服二钱，黄油冲下。

【主治】发背。

定痛散

【来源】《仙拈集》卷四。

【组成】山药一两　白糖霜　大黄各四两

【用法】捣烂。敷疮上，初时日换三次，三日后一日一换，换时以甘草汤洗；口烂者填入，待肉长满方止。

【功用】止痛，去腐，生肌。

【主治】

　　1.《仙拈集》：肿毒初起。

　　2.《疡医大全》：肿毒及指上痈肿，或手搭发背破烂者。

神黄散

【来源】《仙拈集》卷四。

【组成】神黄一斤（搓热）　雄黄　净硫黄各五钱

【用法】上用河水六升，煮干。温敷疮上，冷即易。敷十余次红润者可治，干枯不红、不知痛，

出黑血者死。

【主治】发背，阴毒紫黑，平陷不起。

槐肤酒

【来源】《仙拈集》卷四。

【组成】槐子　地肤子　地丁各一钱

【用法】水煎，冲黄酒半钟，热服。出汗愈。

【主治】发背，疔疮。

鲫鱼膏

【来源】《仙拈集》卷四。

【组成】活鲫鱼一尾（重三四两，去鳞、肠、骨）　鲜山药寸半　发垢一两

【用法】共捣烂。初起者满敷即消，已成形者留头出毒，换一二次即愈。

【主治】对口，发背。

丁壬汤

【来源】《医林纂要探源》卷十。

【组成】金银花三钱　蒲公英一钱　紫花地丁一钱　羌活一钱　独活一钱　防风五分　当归一钱　生黄耆一钱　生甘草一钱

【用法】水煎，温服。

【主治】对口，背疽。

【方论】蒲公英一名黄花地丁。方中有紫花、黄花二丁，又用二活行太阳经，属壬水，故有丁壬之名。

发背膏药

【来源】《串雅内编》卷二。

【别名】发背膏（《青囊秘传》）。

【组成】滴乳香四两（箬包烧红，用砖压出油）　净没药四两（照前式去油）　鲜油血竭四两　白色儿茶四两　上好银朱四两　杭州定粉四两　上好黄丹四两　上铜绿三钱

【用法】上药各另碾至无声为度，筛极细末，拌匀。临时照所患人小，用夹连泗油纸一块，以针多刺小孔，每张用药末五钱，用真麻油调摊纸上，

再用油纸盖上，周围用线缝好，贴患处，用软绢扎紧。过三日将膏揭开，浓煎葱汤将患处洗净，软绢拭干，再将膏药翻过，照前法贴之。

【功用】止痛，化腐生新。

【主治】发背。

【宜忌】此方破溃后用之最效，未溃未出大脓非所宜也。

黄狗下颏方

【来源】《证治准绳·疡医》卷四。

【别名】黄狗下颏散（《疡医大全》卷二十二）。

【组成】黄狗下颏（连舌、连皮毛劈下，入罐，盐泥封固，铁盏盖口，煅一炷香，觉烟清即止，务宜存性，不可过，过则无用矣，视其骨灰正黑色者为妙，若带白色，其性已过，勿用。用时研极细）　白蔹末　豌豆粉（俗名水寒豆，又名小寒豆，生用）各等分

【用法】上三味以各五钱为率，酒调，空腹服。外又以三味等分，为敷药，香油调敷患处。其验以服药后出臭汗及熟睡为准。

【主治】

1. 《证治准绳·疡医》：肚痈、少腹痈及腿上贴骨痈、发背等下部痈疽。

2. 《疡医大全》：环跳疽。

二仙丹

【来源】《疡医大全》卷七。

【组成】穿山甲七片　牛皮胶四两

【用法】同放新瓦上烧存性，为细末。好酒调下。任量饮醉，出汗为度。

【主治】初起发背。

天下第一消发背方

【来源】《疡医大全》卷七。

【组成】紫花地丁　金银花　川连（酒制）　黄花地丁　槐花各一两

【用法】分四剂，水煎服。随用温水洗四肢，取微汗后，毒气下行，四肢生小疮而发背自消。

【主治】发背。

五虎粉

【来源】《疡医大全》卷七。

【组成】白矾（飞过）　焰消（用雄猪胆三个，取汁拌，晒干，同矾研合）各二两　雄黄八钱五分　朱砂一两（同雄黄研细合一处）　水银一两五钱

【用法】用小铁锅安定，先将消矾末堆锅底中心，用手指捺一窝，再将朱、雄末倾放消、矾窝中，又以手指捺一窝，再将水银倾放朱、雄窝中，上用瓷器平口碗一只盖定，外以盐泥周围封固，放炭火上，先文后武，升三炷香火，则药上升矣，离火冷定，去泥开看如沉香色为佳，研细，瓷瓶密贮。每用时，先将疮顶上以乳汁或米汤点湿，掺药于上，过一二时辰再掺一次。即散。

【主治】发背、疔疮、恶疮、喉疮，起钉拔箭。

玉液膏

【来源】《疡医大全》卷七。

【组成】香油二两，黄蜡一两

【用法】将香油熬滚，入黄蜡化开，再以黄丹、寒水石（煅）各一两研细投入，熔化为膏。摊贴。

【功用】生肌止痛。

【主治】发背痈疽溃烂。

仙传夺命膏

【来源】《疡医大全》卷七引《邵氏秘书》。

【组成】驴蹄一个　大鲫鱼　商陆各一斤　山羊角三个　芫花　土木鳖　白及　番木鳖　大戟　露蜂房　白蔹　红花　元参　苏木　桃仁　蛇蜕各一两　当归尾　黄牛腮　巴豆肉　干蟾皮　猪悬蹄甲　南星　半夏　穿山甲各二两　大黄三两　草麻仁　苍耳　嫩头各四两　金线吊虾蟆一个

【用法】用麻油四斤，同药熬枯去滓，熬至滴水成珠为度，每熟油一斤，入炒官粉八两收成膏，再下乳香（去油）、没药（去油）、麝香、芸香、轻粉各三钱，研细搅匀收贮。如贴肿毒未破者，用敷肿毒，末药掺上贴；凡贴痞块，用针刺患上三针，如品字样，外用阿魏、蜈蚣、穿山甲、麝香各等分，研为细末，只秤一分，掺于针眼内，余者掺膏上贴；凡贴风气，用闹阳花五钱，烧酒拌，

晒干三次，炒脆为末，麝香三分，乳匀，掺膏上贴。

【主治】发背对口，一切肿毒，痞块，风气。

立马消

【来源】《疡医大全》卷七。

【组成】川斑蝥（大者，川产者佳，去翅足，糯米拌炒） 全蝎尾各一百五十个 蜈蚣三十条 乳香（去油） 没药（去油）各四钱 真蟾酥三钱（酒浸，研膏） 冰片 麝香各二钱

【用法】上为细末，用麻黄四两熬膏为丸，如梧桐子大，朱砂为衣，略晒干，瓷瓶密贮。凡遇发背、痈疽、肿毒，每用一丸，如势大者用二三丸，乳细掺于太乙膏。如疮未破，贴上以热手摸百余下，次日即消；如疮已破，先以薄棉纸盖疮上，再贴奏功。

【主治】发背，痈疽，肿毒。

发背对口膏

【来源】《疡医大全》卷七引杨廷隆方。

【别名】五全膏。

【组成】番木鳖（水浸，刮去毛） 土木鳖（去壳） 箆麻仁（去壳）各一两四钱

【用法】用清油一斤浸，春二日，夏五日，秋七日，冬十日。文武火熬焦色滤清，复入锅内，熬至滴水成珠，用蜜佗僧，龙牙有金星起者六两，研细，取膏，再加金箔四十九张，剔入膏内，用柳枝搅匀，稍待用瓷器置水，将膏倾入水内。如用时，盛杓内化开摊贴。愈陈愈妙。

【主治】发背对口，初起自消，已成即溃。

灵宝如意丹

【来源】《疡医大全》卷七。

【组成】人参 乳香（去油） 没药（去油） 辰砂 甘草 儿茶各一钱 琥珀 珍珠各二分 阿胶 白芷 冰片各一分 犀牛黄 当门子各五分

【用法】上为细末，瓷瓶密贮，勿泄药味。如用先将疮面用金银花、甘草煎汤洗净，每日掺药四五次，用膏盖之，脓水自然拔尽。

【主治】发背疔疽大毒。

【宜忌】忌口味，戒烦恼，慎劳碌。

千金神草熏药方

【来源】《疡医大全》卷八引袁圣伯方。

【组成】千金草一握

【用法】捣烂，入小口砂锅内熬滚，将病人仰卧于有洞板门上，毒露洞中，以砂锅对洞熏之，少倾疮口毒水如涎流出，病人快意为度。即将搽敷患处缚住，次日另熬，又熏，三次毒水流尽自愈。

【主治】发背、对口已成，肿痛势甚，或已溃未溃。

神草膏

【来源】《疡医大全》卷八。

【组成】蜈蚣节草一大把 盐少许

【用法】捣烂如膏。敷患处。

【主治】发背、对口、一切无名肿毒。

紫桐散

【来源】《疡医大全》卷十九引李常山方。

【组成】梧桐叶（鲜的，捣烂，或初秋采取阴干）紫花地丁各等分

【用法】上为细末。沙糖调敷。

【功用】止痛消肿。

【主治】手足发背。

神效回疔丸

【来源】《大生要旨》。

【组成】百草霜一两 没药五钱 白蜡五钱 松香（去尽节）一两 真乳香五钱 黄蜡五钱 云绿五钱 麻油一两

【用法】先将松香熬存性，揭起冷透，研末，另将麻油文火煎一滚，入乳香、没药在麻油内熬一滚，再入黄白蜡熬开搅和，再将云绿、松香同熬一滚，后入百草霜并熬不住手搅，将药揭起，以滴水成珠为度，每丸约重四分。凡有生疔即将此丸呵软贴患处，是疔即粘住，当即回散。

【主治】疗疮，发背腿痛，未成可散，已成可以提脓生肌。

【宜忌】忌荤腥、生冷、辛辣等味。

半枝莲饮

【来源】《本草纲目拾遗》卷五引《百草镜》。

【组成】鼠牙半枝莲一两

【用法】捣汁，陈酒和服。渣敷留头，取汗而愈。

【主治】大毒，发背，对口、冬瓜、骑马等痈。初起者消，已成者溃，出脓亦少。

大提药方

【来源】《本草纲目拾遗》卷七引《良方汇选》。

【组成】雄黄 藤黄 麝香各一钱 朱砂三分 蓖麻肉三钱 红升丹一钱五分

【用法】先将蓖麻研如泥，后和各药研烂，用瓶封贮，勿令泄气。同时围敷患处，四五日即消。

【主治】对口、发背、恶疽初起。

加味活命饮

【来源】《疬书》卷下。

【别名】加味活命散（《杂病源流犀烛》卷二十一）。

【组成】穿山甲（土炒） 银花 大黄各三钱 归尾 陈皮各一钱半 花粉 赤芍 生地 薄荷 防风 白芷 贝母 甘草节 乳香各一钱 没药（净） 角刺各五分（以上三味后下）（一方无大黄、生地、薄荷）

【用法】加水入大瓦瓶封口煎，温服，侧睡。一方好酒煎。

【主治】疬后留滞热毒，发为痈肿、发背、疔疽。

【宜忌】忌铁器、酸味、诸毒物。

【加减】毒在背，加角刺一钱半；在腹，加白芷；在胸，加蒌仁二钱；在头面手足，加银花五钱。

背疽照火方

【来源】《杂病源流犀烛》卷二十七。

【组成】麝香二分 雄黄 朱砂 血竭 没药各一钱

【用法】上为细末，棉纸拈长尺许。每用药三分，真麻油润灼，离疮半寸许，自外而内周围徐徐照之。火头上出，药气熏入，毒疮随气解散，自不内侵脏腑。初用三条，渐加至五六七条，疮势渐消，又渐减之，熏罢，随用敷药。

【主治】背疽阴症。

煦育膏

【来源】《霉疬新书》。

【组成】沥青（五十目细研） 黄蜡二十钱 牛脂十钱 麻油五十钱（即准一合二勺五撮）

【用法】上先煮麻油片时许，更下黄蜡、牛脂令溶化，乃入沥青末搅转，离火用细旧绢滤净，纳瓷器。外贴患处。

【功用】祛腐生新。

【主治】痈疽发背，诸般恶疮溃烂。

沃雪散

【来源】《济急丹方》卷上引杨杏桥方。

【组成】真牛黄 麝香 冰片 玄参各三分 乳香（去油） 没药（去油） 血竭 黄芩各五分

【用法】上药各为细末。和匀敷于患处，膏药盖之。

【主治】发背，及一切无名肿毒，色红焮痛者。

消毒神效散

【来源】《古方汇精》卷二。

【别名】消毒神效丹（《医方易简》卷十）。

【组成】鲜山药五两（不见水） 土朱 松香 白洋糖各一两 全蝎十个

【用法】上共捣烂，围之留顶，药上盖纸，周时一换。初起即散，已成者，搽三次，收小出毒随愈。

【主治】发背，痈疽，乳痈，一切外患。

回阳救阴汤

【来源】《外科集腋》卷五。

【组成】麦冬 黄肉 金银花 归身各一两 熟地

二两　人参　白术各五钱　肉桂一钱

【主治】背疽将愈，疮口不敛，阴虚似阳症。

面消散

【来源】《外科集腋》卷五。

【组成】面

【用法】上调匀，围住疮根，将黄蜡薄片铺平圈内，勿使渗漏，以炭火熏变青黑色，乃毒气出也。如法行三五次，俟蜡不变青色，内即消失。

【主治】上、中、下发。

十宝丹

【来源】《串雅补》卷一。

【组成】甲片七片　蜈蚣三条　乳香　没药各二钱　全蝎九只　僵蚕三钱　角刺五分　雄黄一钱　麝香一分　木鳖（油）一两

【用法】上为细末。每服三分，陈酒送下。

【主治】无名肿毒，发背痈疽。

内消方

【来源】《疡科遗编》卷下。

【组成】附子　半夏　乌头　肉桂　甘遂　当归　乳香　没药　甘草各一两　阿魏　琥珀各三钱

【用法】用麻油二斤，浸药三日，慢火熬枯，滤去滓，入炒东丹一斤，搅匀，倾钵内，次日隔汤炖烊，方下乳、没、桂、珀、阿魏等末，匀和，收贮听用。将药摊贴患处。

【主治】发背、乳疽、脑疽。

去腐万金丹

【来源】《发背对口治诀论》。

【组成】巴豆不拘多少

【用法】先洗去白膜，再以好酒煮一枝香，取出去油，炙干，为细末。凡毒有坏肉处，以此药将药罗筛筛上，再贴黄金碧玉膏一昼夜，其腐肉尽去矣。

【主治】发背对口有坏肉者。

黄金碧玉膏

【来源】《发背对口治诀论》。

【组成】白占一两　黄占五钱　头发五钱　归身五钱

【用法】上药用麻油六两，以头发先熬枯，去滓，再下归身熬枯去滓，后下黄白占，待化开再下乳香、没药二味，化开和匀成膏。凡毒久不收不长肉以此膏敷之，外以好膏药盖之，或油纸亦可。至一昼夜以猪蹄汤洗去，三换三次而愈。

【功用】长肉生肌止痛。

【主治】发背、对口，腐肉已净，久不收口者。

【加减】如痛，加乳香、没药各一钱五分，肉桂三钱（研），大附子三钱（研）；肉桂、附子二味阳毒不用，若阴毒久不收口，塌陷者加入如神。

红粉

【来源】年氏《集验良方》卷六。

【组成】红粉四钱　乳香二钱（去油）　没药二钱（去油）　儿茶二钱　珍珠一钱（豆腐内煮）

【用法】上为细末。先用酒洗疮，棉花拭净，将药掺上，温水蘸竹纸贴上，一日一洗。

【主治】发背、对口疮不收口。

七宝丹

【来源】《良方合璧》卷下。

【组成】牛黄一分　陶丹三钱　铜绿三钱　陈石灰一两

【用法】上为细末，用鸡子清、香油调匀，再用坏黑油伞上黑纸缝成口袋，纳药于中，用线缝遍。对患处一面用针戳成小眼，以线系挂患处。

【主治】搭手，发背。

五色膏

【来源】《良方合璧》卷下。

【组成】陈石灰　东丹　铜绿各等分

【用法】上加西黄一分，再入鸡子清调和，用旧黑伞纸将药摊夹，用银针伞纸上刺数眼，扎敷患处。如干，仍将药末拌鸡子清再扎上，如此三四次，可愈矣。

【主治】发背。

吕祖发背灵宝膏

【来源】《良方集腋》卷下。

【组成】瓜蒌五枚（取子去壳） 乳香五块如枣大者

【用法】上为细末，以白蜜一斤同熬成膏。每服三钱，温黄酒化下。

【主治】痈疽发背。

【验案】发背 桐庐一人，因母患发背百治不全，用此方得痊，以传于世。

回生膏

【来源】《集验良方》卷六。

【组成】川贝母八两 猫儿眼睛草一斤 夏枯草一斤 芝麻油二十斤

【用法】将药入油内浸，冬五日，夏三日，春、秋四日，放铜锅内用桑柴火先文后武，以药熬枯为度，去滓再将黄丹一斤八两炒紫色，水飞入油内，总以二油一丹用桃、柳、槐、杏、桑五枝手不住搅匀，以滴水成珠为度。熬此膏，最要洁净。治发背、痈疽、瘰疬、乳岩、痰核，一切疮毒，贴上，毒水即出，每日换三贴，未破者即消，已破者即收口痊愈。

【主治】一切疮毒，疔毒，发背，痈疽，瘰疬，乳岩，痰核。

白及膏

【来源】《卫生鸿宝》卷二。

【组成】白及五钱（炙，为末） 广胶一两（烊化）

【用法】和匀。敷患处，空一头出气，以白海蜇皮贴之。数次即消。

【主治】发背，搭手。

六藏丹

【来源】《良方汇录》。

【组成】自死龟一个 蜂房二两

【用法】上药共入麻油内煮黄，不可焦，候冷为末。以麻油调涂患处，以腐皮盖贴。

【主治】发背搭手。

红霞鹤顶方

【来源】《良方汇录》。

【别名】红霞鹤顶丹（《青囊秘传》）。

【组成】血竭 儿茶 乳香（去油） 没药（去油） 银朱 铅粉各二两

【用法】上为细末。用时将麻油调，摊油纸上，油纸以针刺孔，贴于患处，外加膏药盖之。

【主治】痈疽发背，搭手，对口，肿毒。

水仙膏

【来源】《验方新编》卷十一。

【组成】水仙花蔸

【用法】用黄糖或红沙糖和捣如泥。敷之。

此物鲜者平时难得，干则力缓，须存放阴湿处，不可入土，以备急用。

【功用】止痛，生肌，收口。

【主治】对口、发背、乳痈、鱼口、便毒、一切恶毒，无论已破未破，及悬痈诸疮久不收口者。

鸡蛋饮

【来源】《验方新编》卷十一。

【组成】鸡蛋一个 芒消二钱

【用法】将鸡蛋倾入碗内搅匀，入芒消蒸服，用好酒送下。初起三天之内照服一方，即行消散。如毒势旺者，接连三服，无不尽消。

【主治】肠痈、发背、脏毒、鱼口等证。

【宜忌】皮色不变者勿服。

黄耆汤

【来源】《验方新编》卷十一。

【组成】生黄耆 归身 甘草 白芍 穿山甲各五钱

【用法】用淡陈酒一茶碗、水一碗，煎至一碗热服。避风盖被暖睡汗出即愈。小儿减半。未成者散，已成者溃，已溃者易收口。

【主治】搭手、发背、对口，痈疽及一切大小无名肿毒。

【宜忌】孕妇忌服。未出汗时忌一切冷热汤水，汗出一时后不忌。

【加减】上部，加川芎五钱；中部，加杜仲五钱；下部，加牛膝五钱。

银花饮

【来源】《验方新编》卷十一。

【组成】忍冬藤（即金银花藤，生采，忌铁器，捣烂）五两

【用法】上药加甘草一两，同入砂锅内，水二碗，慢火煎至一碗，入无灰酒一碗，再煎十数沸，去滓，分为三服，一日夜服尽，重者一日二剂。以大小便通利为度。再将藤上花叶摘取一把捣烂，少入白酒调涂四围，中留一孔泄气。

【主治】对口、发背、鱼口、便毒及一切无名肿毒。

阴毒内消膏

【来源】《鸡鸣录》。

【别名】阴毒内消散（《徐评外科正宗》卷二）。

【组成】樟脑四钱　轻粉　川乌　甲片（土炒）阿魏（瓦上炙去油）　腰黄各三钱　乳香　没药（皆去油）　牙皂　当门子各二钱　良姜　丁香　白胡椒　肉桂各一钱

【用法】上药各为细末，再研匀，瓷瓶密收，勿使泄气。照脚地之大小，掺膏贴之。

【主治】

1.《鸡鸣录》：一切阴分疽毒初起，如对口、发背、瘰疬、乳癣、便毒之不红肿焮热者。

2.《药奁启秘》：背疽、脑疽、寒湿流注、鹤膝风等不高肿、不焮痛、不发热、不作脓，一切皮色不变，漫肿无头。

云台膏

【来源】《理瀹骈文》。

【别名】爨膏。

【组成】生大黄五两　木鳖仁三两　玄参　生地　忍冬藤　生甘草节　南薄荷　土贝母　朴消各二两　生黄耆　当归各一两六钱　茅苍术　羌活　独活　防风　连翘　香附　乌药　陈皮　青皮　天花粉　川芎　白芷　山栀　赤芍　苦杏仁　桃仁　生草乌　生川乌　生南星　生半夏　生黄柏　黄连　细辛　五倍子　僵蚕　生山甲　蜈蚣　全蝎　露蜂房（有子者佳）　黄芩　蝉蜕　蛇蜕　干地龙　蟾皮　生牡蛎　皂角　红花　蓖麻仁各一两（或用三两）　发团二两四钱　甘遂　大戟　延胡　灵脂　远志　郁金　荆芥　蒲黄各一两　蜘蛛七个　生姜　葱白　大蒜头各四两　槐枝　柳枝　桑枝各八两　苍耳草全株　凤仙草全株　野紫苏（背青面红者是）　紫地丁　益母草（鲜者）一斤（干者）二两　石菖蒲二两　川椒一两

【用法】共用油三十斤，分熬丹收，再入铅粉（炒）一斤、净松香八两，金陀僧、陈石灰（炒）、黄蜡各四两，漂铜绿、枯矾、生矾、银朱、扫盆粉、明雄、制乳香、制没药、官桂、丁香、樟脑、苏合香油各一两，白芥子五钱、广木香一两、牛胶四两（酒蒸化，如清阳膏下法）、麝香酌加成膏。摊贴。

【主治】发背、搭手、对口、发疽、颈核、乳痈、肚痈、腰痈，一切无名肿毒，附骨流注与恶毒顽疮，蛇犬伤。

【加减】疔毒，加拔疔药贴；重症，外加掺药，敷药助之。

【方论】此膏寒热攻补并用，初起能消，已成能溃，已溃能提，毒尽自敛，不必服解毒托里之药，亦不假刀针升降丹药捻等物，且能定痛，可以眠食，故元气不伤，虚人无补亦能收功。凡属阳者并治，即半阴半阳之证亦治。

内府铁桶膏

【来源】《理瀹骈文》。

【组成】五倍一两　炒白及五钱　胆矾三钱　铜绿五钱　明矾四钱　郁金　轻粉各二钱

【用法】陈醋熬如膏。调药涂纸盖上。疮根自生皱纹收紧矣。

【主治】发背将溃、已溃者。

一粒金丹

【来源】《梅氏验方新编》卷七。

【组成】巴豆肉（研烂，纸压去油，取霜）一钱半 沉香 乳香各五分

【用法】上为极细末，拌巴豆霜再研匀，剥枣肉三四个，捣膏糊为丸，如芡实大。每用一丸，口嚼细，以滚水一口送下。若饮滚水二口，即泻二次，胃壮毒盛，可连饮滚水三四口，令泻三四次，待毒滞泻尽，即吃米粥补住。

【主治】背疽，诸发气寒而实者。

龟蜡丹

【来源】《梅氏验方新编》卷七。

【组成】血龟版一大个 白蜡一两

【用法】将龟版安置炉上烘热，将白蜡渐渐掺上，掺完，版自炙枯，即移下退火气，为细末。每服三钱，黄酒调下，一日三次，以醉为度。服后必卧得大汗一身，其病必愈。

【主治】一切无名肿毒，对口疔疮，发背流注，无论初起将溃已溃者。

阳和救急汤

【来源】《外科医镜》。

【组成】大熟地一两 鹿角胶三钱 白芥子二钱 上猺桂二钱 附子一二钱 炮姜一二钱 人参三五钱 当归三钱

【用法】水煎服。

【主治】阴疽发背已溃，赋禀虚弱，或误服凉剂，传变倒陷，不化脓腐，垂危等证。

【加减】便溏，去当归，加冬术；便溏泄，加北五味二十粒。

黑生肌散

【来源】《青囊立效秘方》卷一。

【组成】川文蛤炭一两 乌梅炭一两 生石膏三两

【用法】乳至无声。

【功用】收口。

【主治】对口、搭背，脓毒已尽，四边毫无红肿。

【宜忌】若毒未尽，误用过早，反致护毒，焮疼复作。

变阳汤

【来源】《青囊秘诀》卷上。

【组成】黄耆三两 当归二两 山药二两 肉桂五钱 半夏三钱 人参一两 茯苓一两 锦地罗五钱

【用法】水煎服。

【主治】阴毒不起，背痈溃烂，洞见肺腑，疮口黑陷，身不能卧，口渴思饮者。

去腐丹

【来源】《青囊秘传》。

【组成】熟石膏一两 黄升一两

【用法】上为细末。掺患处。

【功用】蚀发背等腐肉。

发背膏

【来源】《青囊秘传》。

【组成】白蜜

【用法】上用乌金纸摊贴。

【主治】发背。

透骨丹

【来源】《青囊秘传》。

【组成】胡椒（炒黄）（一方有胆矾煅红，分量为胡椒的二分之一）

【用法】上为末。小膏药贴之。胃寒腹痛，研贴中脘。

【主治】发背溃脓，及胃寒腹痛。

巴豆油膏

【来源】《外科方外奇方》卷二。

【组成】巴豆三两

【用法】用麻油煎片时，勿令枯，再用棉料纸滚尽外面油，以擂盆打自然油，用夏布绞出，加入轻粉三分，搅匀，瓷瓶收贮，勿令出气。用时看患

大小以油照样涂抹膏药上贴之，日换三次。

【主治】发背、痈疽、疔疮。

煮拔筒方

【来源】《徐评外科正宗》卷二。

【组成】羌活　独活　紫苏　蕲艾　鲜菖蒲　甘草　白芷各五钱　连须葱三两

【用法】预用口径一寸二三分新鲜嫩竹一段，长七寸，一头留节，用刀刮去外青，留内白一半，约厚一分许，靠节钻一小孔，以杉木条塞紧，将上药放入筒内，筒口用葱塞之，将筒横放锅内，以物压，勿得浮起，用清水十大碗淹筒，煮数滚，以内药浓熟为度，候用。再用披针于疮顶上一寸内，品字放开三孔，将药筒连汤用大瓷钵盛贮，至病者榻前，将筒药倒出，急用筒口对疮乘热合上，以手捺紧，其筒自然吸住，约待片时，药筒已温，拔去塞孔木条，其筒自落。倒出筒中物，看如有脓一二杯许，脓血相粘，鲜明红黄之色，乃是活疮，治必终愈；如拔出物色纯是败血，气秽紫黑，稀水而无脓意相粘者，此气血内败，肌肉不活，必是死疮，强治亦无功矣。

【主治】阴疮发背，坚硬将溃不溃，脓毒不得外出，乃生烦躁，重如负石。

【宜忌】此法阴疮十五日前后，坚硬不溃不脓者宜之，如阳疮易溃易脓者不用。

百消散

【来源】《经验各种秘方辑要》。

【组成】血龟版一大个（须用下半段，断不可用汤版为要）　白蜡一两（为细末）

【用法】先将龟版烘热，取蜡末渐渐掺上，掺完，版自炙枯，放泥土上，出火气，研碎。用黄酒冲服，至醉为度，服后即仰卧，出大汗而愈。如稍有未平，再服半服，断无不愈。惟炙版须用桑柴火，如桑柴难觅，青炭亦可，切不可用煤火。

【主治】一切无名肿毒，对口发背，流注，痈疽，疔疮。

金花散

【来源】《经验奇方》卷上。

【组成】生石膏一斤（煅熟）　黄丹一两

【用法】上药各为末，和匀再研，贮瓶候用；生猪板油不拘几两，扯去皮，捣烂，将散缓缓加入，随捣随加，以韧为度；量患之大小，宽摊川油纸，约厚半分。将患上腐脓弱纸拭净，以此散掺满患口，猪油膏药盖之，一日两换。

【功用】祛腐生新。

【主治】发背对口，肚痈腰痈，搭手臁疮，一切红肿痈毒。

【宜忌】忌食酒糟、猪、羊、冬笋、香菇、油煤、面食、发气各物。

中久丸

【来源】《外科十三方考》。

【组成】麝香一分　乳香一钱（制）　没药一钱（制）　轻粉　乌金石　雄黄　狗宝各一钱　蟾酥二钱　粉霜　黄蜡各三钱　硇砂五钱　鲤鱼胆一个　狗胆一个　金头蜈蚣七条（全者，酥黄色）头胎男乳一两

【用法】先将黄腊、乳汁二味熬成膏子，其余十三味则共研细末，然后同黄蜡、乳汁膏调和为丸，如绿豆大（小儿服者如菜子大）。每服一丸，重者三丸，用白丁香七粒（小儿减半），研末，调冷开水送下，盖被出汗为度。如头上无疮肿者，一二服即效。

【主治】恶疮，身未烂者，及发背、脑疽、痈肿，遍身附骨肿痛。初发时大渴发热，四肢沉重，不论阴阳，俱可服之。

金蚣丸

【来源】《外科十三方考》。

【组成】金头蜈蚣十五条（去头足，微炒）　全蝎二十个（去头足，米泔水洗）　山甲二十片（土炒成珠）　僵蚕二十条（炒去丝）　朱砂二钱　明雄二钱　川军三钱

【用法】上为细末，黄酒面糊为丸，如绿豆大。朱砂、雄黄为衣，每服三十至五十丸，空心温黄酒送服，老弱量服，汗出即愈。未成者消，已成脓者次日即溃。

【功用】祛风破瘀，消肿镇痛。

【主治】阳症之红肿热痛高起者，如发背、疔疮、横痃、及小儿上部疙瘩等疮。

【宜忌】已溃者忌服，下部疮疡不适用。

【方论】此方以毒性动物为主药。疮非气血凝滞不生，此方以蜈蚣、山甲、僵蚕、全蝎等药之上升，以祛风活络，雄黄、朱砂、大黄解毒下趋，使毒从下泄，一升一降，毒散结去，气血得以流通，疮亦也因此而痊愈。他如小儿上部疮疖等见效尤速。近人张觉人、程天灵两氏谓本方重用蜈蚣、山甲、全蝎对瘰疬有效，如加入麝香，更可以治疗小儿惊风抽搐。此外，还可以治疗惊痫抽搐，麻痹拘挛，诸风掉眩，手足震颤，口眼㖞斜，角弓反张，半身不遂等，并且对破伤风也有很好疗效，据张氏经验，疗效超出于"玉真散"之上。

霜叶红

【来源】《外科十三方考》。

【组成】川文蛤（捣碎） 香油半斤

【用法】将文蛤入油内炸之，现色时取出，贴于疮口。七日去之，疮口自愈。

【主治】发背久不愈者。

拔毒膏

【来源】《全国中药成药处方集》（沈阳方）。

【组成】山栀八十个 木鳖子二十五个 象皮二两 穿山甲五十片 血竭五钱 巴豆仁二十五个 儿茶 乳香 没药 硼砂各五钱 香油四斤

【用法】将香油煠枯，入木鳖子、象皮、穿山甲、巴豆仁、栀子煠化，滤滓，入适量樟丹收膏，将血竭、儿茶、乳香、没药、硼砂共研细末，熔化入内，搅匀即成。将患处使温沸水洗净，量大小摊膏贴之。

【功用】活血散瘀，消肿止痛排脓。

【主治】发背、对口、搭手，焮赤高肿，疼痛发热，溃后久不收口。

拔毒散

【来源】《古今名方》引《湖州潘氏外科临证经验》。

【组成】斑蝥18克 巴豆炭 乳香 没药各6克 前胡 玄参各15克 犀黄 麝香各1.5克 冰片0.3克

【用法】先将前六味炒制，各为细末，配时将麝香、冰片、犀黄混合，再入斑蝥、巴豆炭、前胡、玄参研匀，最后加入乳香、没药，研匀即得。用时均匀地掺入疮口上，每日2次，至脓水增多，新腐渐消时停用。

【功用】托里提脓，拔毒去腐，消肿止痛。

【主治】胞疽、发背、搭手疽等局部肿硬难溃者。

二十三、发　颐

发颐，又名颐发，是发于颌面颐部的痈疮，痈疽五发之一。《外科启玄·颐发》："足阳明胃经，多气多血，在颊车大迎二穴上下，左右相同，双发最凶。如肿痛不可忍者，八日可刺，脓汁出四畔软者生。如反硬，牙关紧，不能食，似蜂窝，涓涓流黄水。"《疮疡经验全书·发颐毒》则认为本病得于"伤寒后余毒不散，汗发不透，故发此疽"。其临床特点是发病急剧，颐颌之间，焮红肿痛，发热恶寒，四肢酸楚，脓成不易溃出，或可自外耳道溃出，脓溃稠黄。

发颐之为病，由火毒所作。火有虚实，实火者，得之于外感风寒化热，或受之于风温之遗毒，或病之于胃火上壅；虚火者，结之于阴虚火旺，情志郁结；或由于伤寒、温病治疗不彻底，以致余邪热毒壅结少阳、阳明之络，经络阻塞，气血凝滞于局部，热胜肉腐化脓而成。或因术后脾胃亏损，阴津不足，毒邪上蕴阻络。

本病大凡初起宜消，在表在经者，治以辛凉，佐以苦寒，使邪透毒清；在里在腑，予以寒凉通利之剂，使邪有出路，热毒得泄；虚火者，标本兼顾，清补并用，望火归肿消于无形。及至脓溃，宜切开排脓；溃后，则应分别阴阳以调之，视其气血而滋益之。

车螯散

【来源】《传信适用方》卷下。

【组成】紫背大车螯（一名车蛾，每个用草先扎定，上用盐泥固济，日干，簇火煅之，候通红，半时辰许离火，候通手取，敲去泥，以器皿合在净地上，出火毒半日许，令碾，罗为细末，沙合收）甘草（炙，碾为末）轻粉

【用法】每服抄车螯末二钱，甘草末一钱，轻粉末半钱，温麦门冬熟水调下，五更初服。至日出时候，大便不痛，下青绿苔，或如黑煤，恶物下也。

【主治】五发（发脑、发鬓、发眉、发颐，发背）、痈疽、瘰、瘤、癌、才觉发热，疮已现，发渴。

六一汤

【来源】《传信适用方》卷三。

【组成】真绵黄耆六两（箭簳者是也，木耆不堪，误人，以刀劈开揭薄，用白沙蜜不酸者一两，微入水少许调解，则易涂蘸，候搓匀，炙之微紫色，候冷锉碎，不碾罗）横纹甘草（炙，细锉）一两

【用法】上拌匀。每服抄五钱，水一盏，煎至七分服之，日三服，夜二服。

【主治】五发：发脑，发鬓，发眉，发颐，发背。

瓜蒌汤

【来源】《传信适用方》卷三引周子明方。

【别名】栝楼汤（《普济方》卷二八八）。

【组成】瓜蒌一个（去皮，将瓤与子锉碎）没药一钱（研）甘草半两（生，锉）

【用法】上药用无灰酒三升，煎至一升。分三服，温饵。

【主治】五发：发脑、发须、发眉、发颐、发背；痈疽；瘰、瘤、癌。

不换金散

【来源】《疮疡经验全书》卷一。

【组成】半夏 厚朴 苍术 陈皮 人参 藿香 茯苓 木香

【用法】《医部全录》：锉，水煎温服。后再服乳香护心散，仍贴金丝膏。

【主治】发颐毒。

托里消毒散

【来源】《伤寒全生集》卷四。

【组成】黄耆 白芷 连翘 羌活 川芎 当归尾 赤芍药 防风 桔梗 柴胡 皂角 金银花 甘草

【用法】水煎服。

【主治】伤寒发颐，有脓不消，已破或未破。

连翘败毒散

【来源】《伤寒全生集》卷四。

【组成】连翘 山栀 羌活 元参 薄荷 防风 柴胡 桔梗 升麻 川芎 当归 黄芩 芍药 牛蒡子

【用法】加红花，水煎服。

【主治】发颐。因伤寒汗下不彻，余热之毒不除，致邪结在耳后一寸二三分，或两耳下俱硬肿者。

【加减】渴，加天花粉；面肿，加白芷；项肿，加威灵仙；大便实，加大黄，穿山甲；虚，加人参。

内托消毒散

【来源】《证治准绳·伤寒》卷七。

【组成】人参 黄耆 防风 白芷 川芎 当归 桔梗 连翘 升麻 柴胡 金银花 甘草节

【用法】上药用水一钟，好酒一钟，同煎一钟，去滓，徐徐温服。疮破者以玄武膏贴之。四周赤肿不退者，仍以见肿消草、生白及、白蔹、土大黄、生大蓟根，野苎麻根，共捣成饼，入朴消一钱，和匀，贴肿上，留头勿贴。兼服蜡矾丸最妙。

【主治】发颐，已破或未破有脓不可消者。

连翘败毒散

【来源】《证治准绳·伤寒》卷七。

【组成】羌活 独活 连翘 荆芥 防风 柴胡 升麻 桔梗 甘草 川芎 牛蒡子（新瓦上炒，研碎用）当归尾（酒洗）红花（酒洗）苏木 天花粉

【用法】用水一钟，好酒一钟，同煎至一钟，去滓，徐徐温服。

【主治】发颐初肿。

【加减】如未消，加穿山甲（蛤粉炒）一钱；肿至面者，加香白芷一钱，漏芦五分；如大便燥实者，加酒浸大黄一钱半，壮者，倍用之；凡内有热或寒热交作者，倍用柴胡，加酒洗黄芩一钱，酒炒黄连一钱。

芩连消毒饮

【来源】《证治准绳·疡医》卷五。

【组成】防风 荆芥 连翘 柴胡 黄芩 川芎 羌活 桔梗 蓝叶 射干 白芷 牛蒡子 黄连 甘草 青木香 金银花

【用法】加薄荷，水煎服。

【主治】时毒，发热恶寒，头项肿痛，脉洪数。

牛蒡子汤

【来源】《外科正宗》卷二。

【组成】葛根 贯众 甘草 江西豆豉 牛蒡子（半生半熟，研）各二钱

【用法】水二钟，煎八分，食后服。

【主治】时毒热甚，肿痛，脉浮数而无力者。

黄连救苦汤

【来源】《外科正宗》卷三。

【组成】黄连 升麻 葛根 柴胡 赤芍 川芎 归尾 连翘 桔梗 黄芩 羌活 防风 金银花 甘草节各一钱

【用法】水二碗，煎八分，临服入酒一杯，食后服。

【主治】

1.《外科正宗》：脑疽、发鬓、发颐及天行时毒，初起憎寒壮热，头面耳项俱肿。

2.《嵩崖尊生全书》：对口疽，初起寒热发肿。

牛蒡甘桔汤

【来源】《外科正宗》卷四。

【组成】牛蒡子 桔梗 陈皮 天花粉 黄连 川芎 赤芍 甘草 苏木各一钱

【用法】水二钟，煎八分，食后服。

【主治】颐毒，表邪已尽，耳项结肿，微热不红疼痛者。

连翘野菊散

【来源】《洞天奥旨》卷五。

【组成】连翘五钱 野菊三钱 栝楼二钱 石膏三钱 地榆三钱 当归五钱 甘草二钱 玄参一两 金银花二两

【用法】水煎服。

【主治】发颐生痈初起。

黄耆内托散

【来源】《杂病源流犀烛》卷二十二。

【组成】黄耆 当归 川芎 厚朴 桔梗 防风 甘草 人参 白芍各五分 肉桂三分

【用法】上为末，温酒服。

【主治】老弱人患发颐，不可全用攻泻者。

三清救苦丹

【来源】《杂病源流犀烛》卷二十三。

【组成】大黄二两 僵蚕一两

【用法】上为末，加枯矾一钱，炼蜜为丸，如弹子大。嚼化。

【主治】耳后腮边忽然肿痛，属阳明蕴热者；兼治发颐。

青黛汤

【来源】《治疫全书》卷五。

【别名】青黛饮（《松峰说疫》卷二）。

【组成】青黛五分 生甘草二钱 金银（净）五分 瓜蒌半个

【用法】酒一钟，和水煎服，自愈。

【主治】

1.《治疫全书》：流注，瘟疫余邪未尽，头项身体生发疙瘩。

2.《松峰说疫》：两腮肿，发颐。

连翘败毒散

【来源】《伤寒指掌》卷二。

【组成】羌活　独活　荆芥　防风　连翘　赤芍　牛蒡　桔梗　土贝　蒺藜　薄荷　银花　甘草

【主治】伤寒瘥后颐毒，因汗下清解未尽，其邪结于少阳阳明二经，发于阳明部位两颐者，或发于少阳部位耳之左右者。

【加减】发于少阳，加柴胡；元气虚者，加当归、黄耆补托。

连翘败毒散

【来源】《医效秘传》卷三。

【组成】人参　羌活　独活　柴胡　前胡　川芎　枳壳　桔梗　茯苓　甘草　连翘　金银花

【用法】加生姜、薄荷，水煎服。

【主治】伤寒汗下不彻，余邪热毒不清，邪结在耳后一寸二分，或两耳下俱肿硬者，名曰发颐。

升降败毒丸

【来源】《全国中药成药处方集》（沈阳方）。

【组成】野大黄八两　姜黄　蝉退　僵蚕各四两

【用法】上为极细末，炼蜜为丸，二钱重。每服一丸，元酒二钟，调蜜一匙，冷服。病重者，三小时后如法续服。

【功用】清瘟毒，祛邪热。

【主治】瘟疫斑疹，时毒发颐，毒火上升，口疮牙痛，咽肿，眼胞赤烂，翳障，花柳毒，腹满胀痛，男淋浊，女带下，小儿胎毒，二便不通等症。

【宜忌】忌发火物。孕妇忌服。

羚翘解毒丸

【来源】《全国中药成药处方集》（天津方）。

【组成】银花　花粉　葛根　大青叶各二两　黄柏六钱　生石膏四两　生栀子一两　赤芍八钱　马勃　浙贝母　桑叶　枳壳（麸炒）　黄芩　炒僵蚕　知母各六钱　薄荷叶一两六钱　连翘（去心）二两　元参（去芦）一两六钱（共为细粉）　羚羊角粉一钱　冰片二钱

【用法】上为细末，炼蜜为丸，每丸三钱重，蜡皮或蜡纸筒封固。每次服一丸，白开水送下。

【功用】散风清热，解表退烧。

【主治】热盛感冒初起，憎寒壮热，四肢酸懒，头眩咳嗽，咽喉疼痛，瘟毒发颐，两腮赤肿。

羚翘解毒膏

【来源】《全国中药成药处方集》（天津方）。

【组成】银花　连翘（去心）　葛根　大青叶　花粉各二两　元参（去芦）　薄荷叶各一两六钱　生栀子一两　赤芍八钱　马勃　浙贝母　桑叶　枳壳（麸炒）　黄芩　炒僵蚕　知母　黄柏各六钱　生石膏四两

【用法】上药熬汁，去滓过滤，将汁炼至滴毛头纸上背面不阴为标准，收清膏，每清膏八两兑蜜一斤收膏，每膏一斤八两兑羚羊粉一分，冰片八分，搅匀装瓶。每次服一两，白开水冲服。

【功用】散风清热，解表退烧。

【主治】热盛感冒初起，憎寒壮热，四肢酸懒，头眩咳嗽，咽喉疼痛，瘟毒发颐，两腮赤肿。

二十四、发　脑

发脑，是发于脑部的痈疽，痈疽五发之一。《圣济总录》："论曰发脑者，六腑不和，经络否涩，气血不行，壅结所成也。此皆脏腑蕴积热毒，或乳石发动，毒气上攻于脑，发于皮肤，头如黍米，四畔赤肿硬，遍于耳项，寒热疼痛。"

大黄丸

【来源】《太平圣惠方》卷六十二。

【组成】川大黄二两（锉碎，用醋浸一炊久，沥干，慢火熬令熟）　槟榔一两　枳壳一两（麸炒微黄，去瓤） 牵牛子二两（半微炒，半生用） 木香半两 甘草半两（生，锉） 皂荚五挺（不蛀者，捶碎，用酒一升浸，接取汁，遍滤过） 青橘皮半两（汤浸，去白瓤，焙）

【用法】上为末，取皂荚汁于银锅内，以慢火熬成膏，入药末为丸，如梧桐子大。每服三十丸，食前以葱、茶送下。以快利为度。

【功用】通利脏腑壅滞。

【主治】发脑及一切热毒气，结硬肿痛。

止痛散

【来源】《太平圣惠方》卷六十二。

【组成】木香二两 紫葛一两半（锉） 檀香三分 川朴消二两

【用法】上为细散，用醋浆水调如糊，涂在绢上，贴于肿处。候干再上，以愈为度。

【主治】发脑结肿。

朱砂膏

【来源】《太平圣惠方》卷六十二。

【组成】朱砂一两 乳香半两

【用法】上为末，以葱白四两细切，合研成膏。每用生绢上涂贴。候干再上，以愈为度。

【主治】发脑及乳痈初结疼痛。

羊桃根散

【来源】《太平圣惠方》卷六十二。

【组成】羊桃根一两（锉） 消石一两 天灵盖半两（以慢火烧令烟绝） 寒水石一两 木香半两 白敛半两

【用法】上为末，以清水调如糊，摊于疏布上贴之，干即易之。不过五七度，候痒即愈。

【功用】拔去疮肿中毒。

【主治】发脑。

沉香散

【来源】《太平圣惠方》卷六十二。

【别名】沉香汤（《圣济总录》卷一三一）。

【组成】沉香三分 麦门冬一两（去心） 赤芍药一

两 玄参一两 甘草一两（生，锉） 枳实一两（麸炒微黄） 川升麻一两 前胡一两（去芦头） 葳蕤半两 黄耆半两（锉） 生干地黄一两 犀角屑三分 川大黄二两（锉碎，微炒） 麝香一分（细研）

【用法】上为粗散。每服四钱，以水一中盏，煎至六分，去滓，不拘时候温服。

【主治】发脑，疮肿焮赤疼痛，烦躁。

犀角散

【来源】《太平圣惠方》卷六十二。

【组成】犀角屑一两 石膏二两 木通一两（锉） 川升麻一两 玄参一两 甘草半两（生锉） 赤芍药一两 黄耆三分（锉） 川朴消二两

【用法】上为散。每服四钱，以水一中盏，煎至六分，去滓温服，不拘时候，如疮未穴，服之大佳。

【主治】发脑。疮未或已穴，脓出后，痛闷转甚，热乱脑中，若车马走动，痛楚不可忍。

黑锡煎

【来源】《圣济总录》卷一三一。

【组成】黑锡一斤

【用法】先熔令浮，乘热研成泥，以无灰酒一斗，煎锡至三升，瓷瓶中盛。每服一盏，调生甘草末二钱匕，日三服。甚者五七遍愈。

【主治】发背、发脑疼痛侵溃。

六一汤

【来源】《传信适用方》卷三。

【组成】真绵黄耆六两（箭簳者是也，木耆不堪，误人，以刀劈开揭薄，用白沙蜜不酸者一两，微入水少许调解，则易涂蘸，候搓匀，炙之微紫色，候冷锉碎，不碾罗） 横纹甘草（炙，细锉）一两

【用法】上拌匀。每服抄五钱，水一盏，煎至七分服之，日三服，夜二服。

【主治】五发：发脑，发鬓，发眉，发颐，发背。

瓜蒌汤

【来源】《传信适用方》卷三引周子明方。

【别名】栝楼汤（《普济方》卷二八八）。

【组成】瓜蒌一个（去皮，将瓤与子锉碎）　没药一钱（研）　甘草半两（生，锉）

【用法】上药用无灰酒三升，煎至一升。分三服，温饵。

【主治】五发：发脑、发须、发眉、发颐、发背；痈疽；瘰、瘤、癌。

五香连翘汤

【来源】《集验背疽方》。

【别名】李氏五香连翘散（《医方类聚》卷一七五引《澹寮方》）。

【组成】木香三分（不见火）　沉香三分（不见火）　连翘（全者，去蒂）三分　射干三分　升麻三分　黄耆三分（拣无叉附者，生用）　木通三分（去节）　甘草半两（生用）　丁香半两（拣去枝杖，不见火）　乳香半两（别碾）　大黄（微炒，锉）半两　麝（真者，别碾）一钱半　桑寄生三分（难得真者，缺之亦可）　独活三分

【用法】上为粗末，和匀。每服三大钱，水一盏，煎至七分，去滓服。留滓二服，用水二盏再煎作一服。积四散滓，用水二盏，又再煎作一服，然后不用其滓。一方用银器煎药，如无银器入银一片同煎。

【主治】

1.《集验背疽方》：痈疽。

2.《普济方》：一切积热恶核、瘰疬、痈疽、恶疮、发脑、发背。

【加减】若无真桑寄生，则升麻分量当倍用。

黑铅酒

【来源】《普济方》卷二八四。

【组成】黑铅一斤　甘草三两（微炙）

【用法】上用酒一斗，着空瓶之傍，先以甘草置在酒瓶内，然后熔铅投在酒瓶中，却出酒在空瓶内取出铅，依前熔后投，如此者九度，并甘草去之，只使酒，令病者饮醉寝。

【主治】发背及诸痈毒疮并发脑，疼痛侵溃。

内消散

【来源】《普济方》卷二八八。

【组成】消石（研）二两　木通（锉）　紫檀香　甜葶苈（隔纸炒）　白蔹　莽草各一两　大黄三两

【用法】上为末。每用浆水旋调得所，涂于肿上，干即易。

【主治】发脑始结，疼痛妨闷，欲成痈疽。

玄灵散

【来源】《瞿仙活人方》卷下。

【组成】豨莶草一两　茧七个（烧灰）　乳香一钱

【用法】上为细末。每服二钱，用无灰酒调热服。如毒重，连进三服得汗为效。

【主治】诸般恶疮、发背发脑，发鬓发髭疔疮、鱼脐疮，一切肿毒。

龙虎交加散

【来源】《证治准绳・疡医》卷一。

【组成】南木香（锉碎，用纸垫锅，焙干，研为细末）　罂粟壳（去顶瓤筋，锉，焙干，为细末）　甘草（用湿纸裹煨，焙干，为细末）　吴白芷（面裹煨，去面，焙干，为细末）　川芎（湿纸裹煨，焙干，为细末）

【用法】上为末，各另包收。看疮加减用之：若疮势红肿热大，先服如神托里散一帖，卧盖取微汗；如红晕大，肿高，疮头有似碎米大白脓点者，可进交加散一帖，用木香四分、罂粟壳二钱二分、甘草六分、白芷一钱四分、川芎一钱半，共为一帖，用水七分，生白酒三分，共一碗，用银器煎八分，如无银器，新瓷器亦好，不用铜铁旧器，于炭火边先滚五七滚，用细绢将水湿扭干，滤去滓，食后服，以干盐菜压之，滓敷疮，四围用襄绢帕包之；如恶心呕吐，即服护心散一帖止呕，次服前药；若胸腹膨满，或大小便闭涩，可服当归连翘散一帖，行五七次，用温米粥汤补止；如疮已成，溃脓不寒不热，止是烂开疼痛，木香三分、甘草六钱、川芎一钱半、白芷一钱四分、粟壳二钱，水五分，酒五分，合煎八分服；如红晕不退，每日于晚进药一帖，吃交加散四五帖，可服当归连翘散一帖，要行，加大黄，只有热，腹不胀，不用大黄；如疮患要将好，腐肉不脱，可用针刺破皮，令随脓出，将水红花根煎汤洗之，

用生肌散掺上，每日洗一次。

【主治】发背，痈疽，发脑，发鬓，发髭；又治脑虚头晕，风湿之症。

【宜忌】忌酸辣、酱面、发气并生冷之物。

当归连翘散

【来源】《证治准绳·疡医》卷一。

【组成】当归 连翘 栀子仁 芍药 金银藤各一两 黄芩五钱

【用法】上锉。每服五钱，用水二盏，煎至七分，空心温服。

【主治】发背，痈疽，发脑，发鬓，发髭；又治脑虚头晕，风湿之症。

【加减】要行者，加大黄二钱，待药熟，入大黄煎一二沸，去滓服。

二十五、蜂窝发

蜂窝发，又名蜂窝疽、莲蓬发、莲子发，是指有头疽发若蜂窝状者。好生于胸胁或肩后，或脊旁。多因该痈疽初起表面便有多个脓头，形似莲蓬头。若失治，至中期因损害加深，部分溃脓，疮面状似蜂窝，《类证治裁》："生肩后及脊傍，形似蜂房，名蜂窝发，由脾经蕴热。"治宜清热解毒为主。

黄柏散

【来源】《儒门事亲》卷十五。

【组成】黄柏 白及 白敛各等分 黄丹少许

【用法】上为细末。凉水调涂。

【主治】蜂巢、缠腰等疮。

内托十宣散

【来源】《疮疡经验全书》卷四。

【组成】人参 黄耆 白术 当归 白芍 厚朴 川芎 连翘 官桂 桔梗 防风 甘草 荆芥 金银花 白芷

【用法】水二钟，煎八分，食前服。连进十贴。

【主治】蜂窠发，肉黑色、青色，中大陷，四周硬，肉亦紫色者。

【加减】虚甚，加附子；心神恍惚，夜梦不安，加远志、辰砂、酸枣仁；大便溏泄，加黄连、木香、白术（土炒）、苍术；内陷不发，加川山甲、乳羊角（烧灰）；小便频数，加薏苡仁、益智；脓不透，加归须、地蜈蚣（炙）、赤芍药。

二十六、燕窝疮

燕窝疮，是指生于枕骨下发际处的疮疡。《外科启玄》："脑后项窝有疮，名曰燕窝疮。"本病多由脾胃湿热郁于皮毛，复感风邪所致。治宜祛风胜湿，凉血清热。

胫黄散

【来源】《普济方》卷三六五。

【组成】鸡胫黄皮（烧灰）

【用法】上为末。每服半钱，以乳汁调下，一日三次。

【主治】小儿燕口疮及鹅口。

胶粉散

【来源】《外科启玄》卷十二。

【组成】烟胶一两 燕窝土三钱 轻粉一钱 枯矾五分

【用法】上为末。熟油调，搽患处。

【主治】燕窝疮。

烟胶散

【来源】《良朋汇集》卷五。

【组成】烟胶 小槟榔各等分

【用法】上为细末。用柏油调搽。

【主治】燕窝疮生于项上；牛皮癣，四湾疮痛，痒久不愈。

芩连平胃汤

【来源】《医宗金鉴》卷六十三。

【组成】黄芩一钱五分　黄连一钱　厚朴（姜炒）一钱　苍术（炒）二钱　甘草（生）五分　陈皮一钱

【用法】水二钟，加生姜一片，煎八分，食后服。外搽碧玉散。

【主治】燕窝疮。在下颏生，如攒粟豆，痒热疼，形类黄水疮破烂。

碧玉散

【来源】《医宗金鉴》卷六十三。

【组成】黄柏末　红枣肉（烧炭存性）各五钱

【用法】共研极细末。香油调搽患处。

【主治】燕窝疮，俗名羊胡子疮。生于下颏，初生小者如粟，大者如豆，色红热痒微痛，破津黄水，形类黄水疮，浸淫成片，但疙瘩如攒，由脾胃湿热而成；及黄水疮，初如粟米，痒而兼痛，破流黄水，浸淫成片，随处可生。

芩栀平胃汤

【来源】《外科证治全书》卷一。

【组成】苍术二钱（炒）　甘草五分　厚朴一钱二分　陈皮一钱二分　黄芩一钱五分　山栀仁一钱五分

【用法】水二钟，煎八分，食远服。外搽碧玉散。

【主治】燕窝疮生于下颏，初如粟如豆，色红，热微痒痛，破津黄水，颇类黄水疮，但疙瘩如攒耳，系脾胃湿热。

碧玉散

【来源】《外科证治全书》卷一。

【组成】黄柏末　红枣肉（焙干存性，为末）各等分　枯矾减半

【用法】上为细末。香油调敷。

【主治】燕窝疮。生于下颏，初如粟如豆，色红热微痒痛，破津黄水，颇类黄水疮，但疙瘩如攒，属脾胃湿热者。

金乌散

【来源】《外科传薪集》。

【组成】皂荚炭一两　枯白矾一钱

【用法】上为细末。香油调敷。

【主治】头耳眉癣，燕窝疮。

二十七、羊胡疮

　　羊胡疮，又名羊须疮，是指生于下颏的疮疡，位于羊生胡子部位，故俗称羊胡子疮。本病多见于男性，粟疮如簇如攒，顶见少白脓头，时而浸淫成片，反复发作，缠绵难愈。《外科启玄》："下唇下吧骨有疮。名曰羊胡疮。是任脉经湿热所生也。"总的治疗原则是清热解毒，偏于湿热的须兼淡渗利湿，并配合外敷、熏洗等外治法。

金粉饼

【来源】《圣济总录》卷一三二。

【组成】郁金　绿豆粉各半两　白蔹一分。

【用法】上为末。用朴消水和作饼贴之。

【主治】髭须疮，有脓窠。

胶胡散

【来源】《外科启玄》卷十二。

【别名】本方方名，《疡医大全》引作"羊胡散"。

【组成】烟胶五钱　羊胡子一撮（烧灰）　轻粉一钱

【用法】上为末。湿则干搽，干则油调。

【主治】羊胡子疮。

羊须散

【来源】《疡科选粹》卷三。

【组成】羖羊须 荆芥 干枣（去核）各二钱

【用法】上烧炒存性，入腻粉五分，为末。先以温水洗净，香油调搽。

【主治】
1. 《疡科选粹》：面上、耳边黄水疮。
2. 《杂病源流犀烛》：羊须疮。

一黄散

【来源】《外科大成》卷三。

【组成】黄连一两

【用法】上为末，水调，摊碗内；艾内加川山甲一分，烧熏，以纯黑为度；加轻粉五钱、冰片二分。槐枝煎油调敷，或猪胆汁调敷。

【主治】黄水疮，头炼、眉炼、耳蚀、羊胡子、燕窠、脓窠等疮。

神异丹

【来源】《洞天奥旨》卷九。

【别名】神异散（《青囊秘传》）。

【组成】轻粉一钱 儿茶三钱 黄丹二钱 炒黄柏三钱 枯矾五分 冰片三分

【用法】上为末。湿则干掺，干则用麻油调敷。数日即愈。

【主治】燕窝、羊胡疮。

除湿清热散

【来源】《洞天奥旨》卷九。

【组成】茯苓二钱 炙甘草一钱 白术一钱 白芷五分 蒲公英二钱 泽泻一钱 猪苓一钱 苍术一钱 羌活五分 天花粉一钱五分

【用法】水煎服。

【主治】燕窝疮，羊胡疮。

一味红油散

【来源】《千金珍秘方选》。

【组成】红枣不拘多少

【用法】瓦上煅存性，为细末。麻油调敷。

【主治】唇上生羊须疳疮。

二十八、恶　疮

恶疮，亦名久恶疮，恶毒疮，顽疮，是指脓液多且严重而顽固的外疡，实质是对临床病程长，病位深，范围大，难敛难愈的痈疽疮疡之统称。《诸病源候论》："诸疮生身体，皆是体虚受风热，风热与血气相搏，故发疮。若风热挟湿毒之气者，则疮痒痛焮肿，而疮多汁，身体壮热，谓之恶疮也。"其治疗总以清热解毒为根本。

水银膏

【来源】方出《肘后备急方》卷五，名见《刘涓子鬼遗方》卷五。

【组成】水银 矾石 蛇床子 黄连各二两

【用法】上药治下筛，以腊月猪膏七合，下水银搅万度，不见水银，膏成。敷疮。

【功用】《刘涓子鬼遗方》：散热。

【主治】疥癣恶疮，并小儿头疮。

白癞方

【来源】方出《肘后备急方》卷五，名见《外台秘要》卷三十引《范汪方》。

【别名】苦参酿酒（《太平圣惠方》卷二十四）、苦参酒（《圣济总录》卷十八）。

【组成】苦参二斤 露蜂房二两 曲二斤（一方加猬皮）

【用法】水三斗，渍药二宿，去滓，黍米二升，酿熟。稍饮，一日三次。

【主治】
1. 《肘后备急方》：鼠瘘，诸恶疮。

2.《外台秘要》引《范汪方》:遍身白屑瘙痒。

食肉雄黄散

【来源】《肘后备急方》卷五。
【别名】食恶肉散（《刘涓子鬼遗方》卷四）。
【组成】雄黄六分　蔄茹　矾石各二分
【用法】上为末。撒疮中，一日二次。
【主治】恶疮。

笋粉散

【来源】方出《肘后备急方》卷五，名见《普济方》卷二九九。
【组成】笋壳
【用法】取笋汁自澡洗，以笋壳作散。敷之。
【主治】
　　1.《肘后备急方》：小儿身中恶疮。
　　2.《普济方》：头上疮。

雄黄膏

【来源】《肘后备急方》卷五。
【组成】雄黄　雌黄（并末）　水银各一两　松脂二两　猪脂半斤　乱发（如鸡子大）
【用法】以上合煎，去滓，纳水银。敷疮，日再。
【主治】恶疮。

神黄膏

【来源】《肘后备急方》卷八。
【组成】黄连　黄柏　附子　雄黄　水银　藜芦各一两　胡粉二两
【用法】上为细末，以腊月猪脂一斤，和药调器中，急密塞口，蒸五斗米，下熟出，纳水银，又研令调，密藏之。有诸疮，先以盐汤洗，乃敷上。无不愈者。
【主治】诸恶疮，头疮，百杂疮。

白　膏

【来源】《外台秘要》卷一引《范汪方》。

【组成】天雄　乌头（炮）　莽草　羊踯躅各三两
【用法】上药各切，以苦酒三升，渍一宿，作东向露灶，又作十二聚湿土各一升许成，煎猪脂三斤，着铜器中，加灶上炊，以苇薪为火，令膏释内所渍药，炊令沸，下着土聚上，沸定顷，上火煎，如此十二过，令土聚尽遍，药成，绞去滓。伤寒头痛，每服如杏核大一枚，酒下，温覆取汗；咽痛，含如枣核大一枚，咽之，一日三次。疗伤寒，以膏摩体中，手当千遍，药力方行；并疗恶疮、小儿头疮、牛领马鞍皆疗之，先以盐汤洗恶疮，布拭之，着膏疮肿上摩，向火千遍，日再摩，自消。
【主治】伤寒头痛，咽痛；并疗恶疮、小儿头疮、牛领马鞍。
【宜忌】不可近目。

朱粉散

【来源】《施圆端效方》引《范师方》（见《医方类聚》卷一九二）。
【组成】诃子核一两　枯白矾半两　黄丹二钱（炒）
【用法】上为极细末。先用温浆水渫了，上之。效。
【主治】诸痔恶疮，多时不效。

牛屎熏方

【来源】《刘涓子鬼遗方》卷五。
【组成】苦瓠　牛屎
【用法】将苦瓠截除底，断其鼻；用牛屎着地上烧，以无底瓠笼屎上，引烟从瓠空中出，以疮着烟上薰之，自然止，过三度即除。
【主治】头疮、恶疮，骨疽。

丹砂膏

【来源】《刘涓子鬼遗方》卷五。
【组成】丹砂末　雄黄末　附子　天雄　干地黄　大黄　当归　秦胶各二两　乌头　桂心　黄连　松脂　茵芋各四两　蜀椒一斤（去目，汗）　干姜二两　巴豆一百枚（去皮心）　蜈蚣四枚（去头足，赤者）　石南草二两
【用法】上锉十六味，以苦酒一斗，渍一夜，以猪

脂六升，微火煎三上下，药色膏成，绞去滓，纳二石末，搅令调。敷，疮有口，亦可兑，此脂多治合，即随多少，苦酒不必尽一斗，以意量用之。敷当火，须以意度之。

【主治】瘑疽、诸恶疮，经年不瘥。

丹砂膏

【来源】《刘涓子鬼遗方》卷五。

【组成】蜀椒三升（去目，汗）丹砂 细辛 桂心各二两 附子三十枚 前胡 白芷各（切）一升 芎䓖（切）白术 吴茱萸各一升 当归一两

【用法】上锉，诸药唯椒、茱萸不捣，以苦酒渍一夜，令淹，以猪脂不中水者十斤，切细，令诸药于铜器内，煎三上下，白芷黄成膏，以绵布绞去滓。如患风温肿不消，服如弹丸大一枚；若鼻塞不通，以膏著鼻中；若青盲风目烂眦痒痛，茫茫不见细物，以绵絮裹箸头，注膏中，以敷两眦，至卧时再敷之；齿痛亦如耳聋，亦准之；金疮、牛领、马鞍疮，亦可敷之。治下赤，腹中有痈，并瘘疾在外，即摩之，在内即服之，如弹丸大一枚，一日三次。

【主治】瘑疥癣，诸恶疮，风温肿不消，鼻塞不通，青盲风目烂眦痒痛，茫茫不见细物，齿痛，耳聋，金疮，牛领、马鞍疮，腹中有痈，瘘疾。

猪蹄汤

【来源】《刘涓子鬼遗方》卷四。

【组成】猪蹄一具（治如食法）白蔹二两 白芷二两 狼牙二两 芍药三两 黄连一两 黄芩 大黄 独活各一两

【用法】上切。以水三斗，煮猪蹄，取一斗五升，去蹄取药，煮取五升，洗疮，每日四次。

【主治】

1. 《刘涓子鬼遗方》：痈疮及恶疮有恶肉。
2. 《圣济总录》：甲疽。

雄黄膏

【来源】《刘涓子鬼遗方》卷五。

【组成】雄黄 矾石（末）藜芦 当归 黄连

附子各二两 茵草 芎䓖 白及各一两 巴豆六十枚（去皮心）

【用法】上锉，以猪脂二升，微火煎，膏成，绞去滓，纳石末，搅调。敷疮，日四五次。

【主治】恶疮皆烂。

紫草膏

【来源】《刘涓子鬼遗方》卷五。

【组成】紫草三两 黄连 女青 白芷各一两 矾石三两（烧令汗出）苦酒五合 生地榆根一两

【用法】上七味，纳三味矾石、紫草、黄连为末，入诸药煎，白芷黄膏成。敷疮上。

【主治】小儿头疮并恶疮。

麝香膏

【来源】《刘涓子鬼遗方》卷五。

【组成】麝香 冷石 雄黄 丹砂各五分

【用法】上为细末。以腊月猪脂量其多少调和。如涂敷疮时，先用大黄汤放温洗了，淹干，然后涂膏。

【主治】诸恶疮。

五黄膏

【来源】《刘涓子鬼遗方》卷五。

【组成】雌黄 雄黄 黄连 黄柏 黄芩 青木香 白芷各二两 乱发一团如鸡子大 鸡舌香一两 狼跋子四十枚

【用法】上锉，以苦酒半升，渍诸药一夜，以腊月脂三升，先煎发一沸，纳诸药，三五沸止，绞去滓成膏。敷疮上，日五易之。

【主治】久病疥癣，诸恶毒疮。

夺命丹

【来源】《医方类聚》卷一九一引《经验秘方》。

【别名】救生夺命丹（《医方类聚》卷一七九引《新效方》）。

【组成】巴豆 半夏 天南星 乳香各半钱 硇砂 信实 黄丹各一字（一半为衣）麝香少许 花斑

蝥八个（去翅）

【用法】上为细末，以蟾酥为丸，如米大。每服五丸，冷酒送下。疮在上，食后服；疮在下，食前服。如疮觉，一日服一丸，二日服三丸，三日者，服三丸，四日者，服五丸，五日者，亦服五丸，五日后，反服如初，专记不服双丸。

【主治】一切诸般恶疮。

【宜忌】忌热饭一二时辰，温饭可食。

铁箍散

【来源】《医方类聚》卷一九二引《新效方》。

【组成】大黄　南星各一两　雄黄　草乌各三钱　川乌　白及　防风　赤芍各半两　霜梅肉　苍耳根各一两

【用法】前八味为末，留霜梅肉、苍耳根杵烂和诸药末，再杵得所，干则入醋，成膏。敷疮四畔，过赤晕尽处，留肿高处泄毒，干则醋润之，每日易一两次。

【主治】诸恶疮红肿突起，势欲走注滋蔓。

白膏

【来源】《备急千金要方》卷六。

【组成】附子十五枚　野葛一尺五寸　蜀椒一升

【用法】上锉，以醋渍一宿，猪膏一斤，煎令附子黄，去滓。涂之，一日三次。

【主治】面䵟疱，疥，痛，恶疮。

太傅白膏

【来源】《备急千金要方》卷七。

【别名】太一神膏。

【组成】蜀椒一升　附子三两　升麻（切）一升　巴豆　芎䓖各三十铢　杏仁五合　狸骨　细辛各一两半　白芷半两　甘草二两　白术六两（一方用当归三两）

【用法】上锉，苦酒淹渍一宿，以猪脂四斤，微火煎。先削附子一枚，以绳系著膏中，候色黄膏成，去滓。伤寒心腹积聚，诸风肿疾，颈项腰脊强，偏枯不仁，皆摩之，每日一次；痈肿恶疮，鼠瘘瘰疬，炙手摩之；耳聋，取如大豆，灌之；目痛炙，缈缥白臀如珠当瞳子，视无所见，取如穄米，敷白上，令其人自以手掩之，须臾即愈，便以水洗，视如平复，且勿当风，三十日后乃可行；鼻中痛，取如大豆纳鼻中，并以摩之；龋齿痛，以绵裹如大豆，着痛齿上，咋之；中风，面目鼻口㖞僻，以摩之；若晨夜行，辟霜雾，眉睫落，数数以铁浆洗，用膏摩之。

【主治】伤寒咽喉不利，头项强痛，腰脊两脚疼，有风痹湿肿难屈伸，不能行步，若风头眩，鼻塞，有附息肉生疮，身体隐疹风搔，鼠漏瘰疬，诸疽恶疮，马鞍牛领肿疮；及久寒结坚在心，腹痛胸痹，烦满不得眠，饮食咳逆上气，往来寒热；妇人产后余疾，耳目鼻口诸疾。

野葛膏

【来源】《备急千金要方》卷七。

【组成】野葛　犀角　蛇衔　莽草　乌头　桔梗　升麻　防风　蜀椒　干姜　鳖甲　雄黄　巴豆各一两　丹参三两　踯躅花一升

【用法】上锉，以苦酒四升，渍之一宿，以成煎猪膏五斤，微火煎，三上三下，药色小黄去滓。以摩病上。

【主治】恶风毒肿，疼痹不仁，瘰疬恶疮，痛疽肿胫，脚弱偏枯。

【宜忌】此方不可施之猥人，慎之。

五香汤

【来源】《备急千金要方》卷二十二。

【别名】五香散（《太平惠民和济局方》卷三新添诸局经验秘方）、木香散（《普济方》卷一八一）。

【组成】青木香　藿香　沉香　丁香　熏陆香各一两

【用法】上锉。以水五升，煮取二升，分三服。不愈更服之，并以滓薄肿上。

【功用】《太平惠民和济局方》（新添诸局经验秘方）：升降诸气，宣利三焦，疏导壅滞，发散邪热。

【主治】

1. 《备急千金要方》：热毒气，卒肿痛结作核，或似痈疖而非，使人头痛、寒热、气急者，数日不除。

2.《医心方》：恶疮疔肿。

3.《普济方》：恶脉病。

乌 膏

【来源】《备急千金要方》卷二十二。

【组成】雄黄 雌黄 芎䓖 升麻 乌头 及己 竹灰 黄连 黄柏 水银各二分 杏仁三十枚 胡粉一分 巴豆二十枚 松脂 乱发各一鸡子大 蜡三两

方中及己，《普济方》作"防己"。

【用法】上锉，以猪膏三升急煎，令发消，去滓，停小冷，以真珠二钱匕，投搅令相得，以敷之。凡用膏先净疮，拭干，乃敷之。敷讫，以赤石脂、黄连散粉之。

【主治】恶疮。

扫癞丹

【来源】方出《备急千金要方》卷二十二，名见《洞天奥旨》卷十六。

【组成】莨菪子（烧末）

【用法】敷之。

【主治】恶疮，十年不愈似癞者。

食恶肉膏

【来源】《备急千金要方》卷二十二。

【组成】大黄 芎䓖 莽草 真珠 雌黄 附子（生用）各一两 白蔹 矾石 黄芩 茴茹各二两 雄黄半两

【用法】上锉。以猪脂一升半，煎六沸，去滓，纳茴茹、矾石末，搅调敷疮中，恶肉尽乃止。

【功用】《普济方》：去恶肉。

【主治】《普济方》：痈疽及发背、诸恶疮。

麝香膏

【来源】《备急千金要方》卷二十二。

【组成】麝香 雄黄 矾石 茴茹各一两（一作真珠）

【用法】上治下筛，以猪膏调如泥。涂之，恶肉尽止，却敷生肉膏。

【功用】去恶肉。

【主治】痈疽及发背诸恶疮。

茴茹膏

【来源】《备急千金要方》卷二十三。

【组成】茴茹 狼牙 青葙 地榆 藜芦 当归 羊蹄根 萹蓄各二两 蛇床子 白蔹各六分 漏芦二分（上为末，以苦酒渍一宿，明旦以煎成猪膏四升煎之三上三下，膏成，绞去滓，纳后药）雄黄 雌黄 硫黄 矾石 胡粉 松脂各二两 水银二两

【用法】上为末，看水银散尽，即倾前件膏中，搅匀，用瓷器贮之，勿令泄气。煎膏法必微火，急则不中用。先研雄黄等令细，候膏小冷，即和搅敷之。

【主治】一切恶疮、疥、癣、疽、漏、痔。

【宜忌】不可近目及阴。

托里散

【来源】《医学正传》卷六引《备急千金要方》。

【组成】羌活一钱五分 防风（酒洗）五分 防风梢五分 藁本一钱五分 当归身三钱 当归梢五分 连翘三钱 黄芩（酒洗）三钱 黄耆一钱五分（生用）人参一钱五分 炙甘草一钱五分 生甘草五分 陈皮五分 苏木 五味子 酒黄柏 酒防己各五分 桔梗 栀子 生地黄（酒洗）各一钱 酒大黄三钱 酒黄连一钱 木猪苓一钱五分 麦门冬二钱

【用法】上切细，分作二服。每服用水三大盏，浸半日，煎至一盏，稍热服，后一服如前，并滓再煎服。

【主治】背疽并诸恶疮。

赤小豆散

【来源】《普济方》卷三〇八引《备急千金要方》。

【组成】槐白皮半斤（切）苦酒二升 赤小豆

方中赤小豆用量原缺。

【用法】槐白皮以苦酒渍半日，刮去疮处以洗，一日五六次，末赤小豆以苦酒和，敷之，燥复易，

小儿以水和。

【主治】诸恶疮。

野葛贴

【来源】《千金翼方》卷二十三。

【别名】野葛膏（《普济方》卷三一三）。

【组成】野葛 芍药 薤白 通草各半两 当归三分 附子一分

【用法】上切。醋浸半日，先煎猪脂八合，令烟出，纳乱发半两，令消尽，下，令热定，乃纳松脂二两，蜡半两，更着火上令和，乃纳诸药令沸，三上三下，去滓，冷之。浣故帛去垢，涂贴肿上，干即易之。其乱发净洗去垢，不尔令疮痛。

【主治】痈疽，痔瘘，恶疮，妇人妬乳疮。

【加减】春，去附子。

乌头膏

【来源】《千金翼方》卷二十四。

【别名】乌膏（《太平圣惠方》卷六十三）。

【组成】乌头 雄黄 雌黄 芎藭 升麻各半两 杏仁二七枚 胡粉一分 巴豆仁七枚（去皮） 黄柏半两 乱发如鸡子大一枚 松脂如鸡子大一枚 防己三分 黄连半两

【用法】上切，以猪膏三升急煎，令乱发消尽，去滓，停小冷，以真珠二钱匕投中，搅令相得。先用温酢泔清洗疮，拭干，乃敷之；讫，以赤石脂黄连散粉之。

【主治】

1. 《千金翼方》：诸恶疮。

2. 《太平圣惠方》：一切痈疽发背，疼痛不可忍，口干大渴，不欲食。

矾石沥

【来源】《千金翼方》卷二十四。

【组成】矾石 硫黄 芒消 大盐各三分 松脂六合 白糖八两

【用法】上切诸药令如指大，先取甋蔽仰铜器上，纳甋中以药安蔽上，以松脂、白糖布药上都讫，重以大蔽覆之，炊五升米，药汁流入器中，其汁

密覆之。临用小温涂疮上，每日二次。

【主治】干湿痒及恶疮白秃。

香沥

【来源】《千金翼方》卷二十四。

【组成】沉香 松节各一斤

【用法】上破如指大，以布袋盛之，令置麻油中半食久，滤出；取一口瓷坩，穿底，令孔大如鸡子，以松叶一小把藉孔上，以坩安着白碗上，以黄土泥坩固济，令厚五分，以药纳坩中；以生炭着药上使燃，其沥当流入碗中，燃尽，乃开出坩取汁。以敷疮上，每日二次，兼服小秦艽散。

【主治】燥湿癣、瘑疥百疮及白秃、疽、恶疮。

五香连翘汤

【来源】《外台秘要》卷二十四引《崔氏方》。

【组成】连翘三两 蜀升麻二两 熏陆香二两 淡竹沥一升 麝香一分（研） 青木香二两 丁香一两 独活二两 寄生三两 射干二两 甘草二两 沉香一两 大黄四两（水一升别渍） 朴消二两（熬干别纳）

【用法】上切。以水一斗，煮取二升半，绞去滓，然后纳大黄、朴消、竹沥，更煮一二沸，去滓，纳麝香，分三次温服。服毕相去如人行十里久，得利一二行为度。

【功用】取利以泄毒气。

【主治】恶疮、热毒肿，恐恶毒气入腹。

【宜忌】慎鸡、猪、鱼、蒜、生冷、酢滑、油腻、面食、小豆、五辛、葵菜等。

飞黄散

【来源】《外台秘要》卷三十引《广济方》。

【组成】曾青 雌黄 白矾石 磁石 雄黄 丹砂各一两

【用法】上药各为细末，依四方色以药置色处，曾青东方，丹砂南方，白矾石西方，磁石北方，雄黄中央，瓦甕二枚，以黄泥下再三过，使厚五六分，以雌黄屑著下，合筛诸药着上，后以半雌黄屑覆上，以泥密涂际，勿令气泄。土须厚，一宿

如常点火，点火用二年陈芦作樵中调火，以新布沉水中，覆釜上，干复易，九十沸止，若日暮，七十七沸亦足止；太熟一斛米饭顷发出药，恶肉青黑干，不复出汗，愈。无甕，以土釜二枚，如上法也。

【主治】诸恶疮肿。

青布熏

【来源】方出《证类本草》卷七引《本草拾遗》，名见《串雅外编》卷二。

【组成】青布　蜡

【用法】于器中烧令烟出，以器口熏之。

【主治】恶疮。

神明膏

【来源】《外台秘要》卷十九引苏恭方。

【组成】附子十四枚（小者三十个，炮）　吴茱萸一升（生用）　蜀椒一升半　白芷一升　前胡（切）一升　芎藭（切）一升　白术（切）一升　桂心三两　当归三两　汉防己（切）一升　细辛二两

【用法】上切，酢淹渍一宿以成，煎猪脂（有牛酥代，尤佳）五升，煎五上五下，去滓。摩肿及不仁处。

【主治】脚气，风痹，手足疼弱，肿胀不仁，鼠漏、恶疮毒，所有腹内绞痛。

【宜忌】忌猪肉、冷水、生葱、生菜、桃、李等。

【加减】风多，去汉防己；肿者，去细辛。

香　沥

【来源】《外台秘要》卷三十引《深师方》。

【别名】沉香沥（《圣济总录》卷一三七）。

【组成】柏节　杉节　沉香节　松节各一斤

【用法】上碎如指大，以布囊盛之，令囊注麻油中半食顷，出滤；先取一枚白坩，穿去底，令孔如鸡、鸭卵大，以松叶一小把藉孔上，以坩安着白盐上，以黄土泥阑坩合际，令厚数分毕，以药纳坩中；以生炭着药上使燃，其沥当流入阑中，须燃尽乃开出。取阑中汁以敷疮上，每日二次。

【主治】燥湿癣、瘑疥百疮及白秃、疽、疥、恶疮。

祛毒散

【来源】《普济方》卷二七八引《应验方》。

【组成】贝母　白芷各半两　赤小豆四十粒　苍耳叶四十九叶

【用法】上为细末，用蜜水调敷肿处；无蜜，新井水调，如干，再调湿，频换，一日三五次，即愈。

【主治】肿毒便毒，一切恶疮。

清凉膏

【来源】《本草纲目》卷三十六引《鸿飞集》

【别名】清露散（《本草纲目》卷三十六）、芙蓉外敷法（《医方集解》）、芙蓉膏（《仙拈集》卷四）、青露散、玉露散（《青囊秘传》）、清凉散（《中医皮肤病学简编》）

【组成】芙蓉叶（末）

【用法】水和，贴太阳穴。

《本草纲目》：生研或干研末，以蜜调涂于肿处四围，中间留头，干则频换。

【主治】

1. 《本草纲目》引《鸿飞集》：赤眼肿痛。
2. 《本草纲目》：一切痈疽发背，乳痈恶疮。

丹粉散

【来源】方出《太平圣惠方》卷六十一，名见《普济方》卷二八六。

【组成】黄丹二两　定粉二两　白矾二两

【用法】上为末，入瓷瓶子内，用盐泥固济，慢火熁令干后，即用大火煅通赤，候冷，将出细研。敷疮。

【主治】痈肿恶疮中脓水，及新疮口未干。

降真香散

【来源】《太平圣惠方》卷六十一。

【组成】降真香　木香　麒麟竭　白芷　白蔹　黄连（去须）　黄柏各等分

【用法】上为细散。敷疮口，不拘时候。

【功用】封闭疮口。

【主治】恶疮。

麒麟竭散

【来源】《太平圣惠方》卷六十一。

【别名】不止麒麟散（《仙传外科集验方》）。

【组成】麒麟竭半两　黄连三分　槟榔半两　黄柏半两（锉）　白及半两　诃黎勒皮一分

【用法】上为细散。用鸡子白调涂疮口上，以白薄纸贴定，药干落即换。

【主治】痈肿恶疮生肌后，用力劳动努伤，出血不止。

【宜忌】勿用力，忌着水。

牛黄散

【来源】方出《太平圣惠方》卷六十二，名见《普济方》卷二八七。

【组成】牛黄一分（细研）　麝香一分（细研）木香一分　丁香一分　茴香子一分　乳香一分（细研）　朱砂一分（细研）　雄黄一分（细研）黄丹一分　黄柏一分（锉）　苦参一分（锉）　腻粉一分

【用法】上为细散，入研了药，同研令匀。剪单纸条子，看疮眼子大小，每一条子纸，用药末一字以下，撚药末在纸条子内，纴于疮中，不计近远。如药无力，纸纴子自退，即依前更用药末，为纸纴子更纴，候纸纴渐短，直至好痊为度。若患恶疮，不计任甚处，看疮眼大小，皆用纴子，不计个数，以愈为度。

【主治】附骨疽，及一切恶疮。

淋拓枳壳汤

【来源】《太平圣惠方》卷六十二。

【组成】枳壳二两　苦参二两　莽草二两　甘草二两　水苷二两　细辛二两　藁本二两　白芷二两黄耆二两　白矾一两

【用法】上锉细，拌令匀，分作三贴。每贴以水五升，加葱白五茎，煎至三升，滤去滓，于避风处用软帛乘热蘸药水淋拓患处，以水冷为度。

【功用】抽风毒。

【主治】发背及恶毒疮肿。

乌蛇膏

【来源】《太平圣惠方》卷六十三。

【组成】乌蛇四两　当归二两　黄耆一两半　生干地黄一两半　乱发三分（烧灰）　防风一两（去芦头）　甘草二两　黄丹六两　胡粉四两　蜡二两松脂二两

【用法】上锉细。以清油二斤半，于铛内入蜡、松脂及药，煎令黑色，绵滤去滓，都纳铛中，下黄丹，便以武火上不住手搅，候色黑，滴于水中如珠子，硬软得所，即膏成也。用故帛上摊，视疮大小贴，日二易之。以愈为度。

【主治】一切远年恶毒疮，发背，冷漏疔疮，刀箭所伤。

抵圣膏

【来源】《太平圣惠方》卷六十三。

【组成】木香一两　细辛一两　续断一两　莽草一两　槐枝一两　木鳖子一两（去壳）　柳枝一两陈油二斤半（上细锉，入油煎，令烟尽，用绵滤去滓，入后诸药）　黄丹四两　密陀僧一分　蜡一两　松脂一分　野狐胆一分　乳香一分　麒麟竭一分　温肭脐一分　阿魏一分　没药一分　麝香一钱

【用法】上药除丹、蜡、脂外，为细末，先于银锅内熬油令沸，下丹，以柳木篦搅，候变黑色，即下诸药末搅令匀，于地坑内出火毒一宿，煎时切忌水药中。如有发背，每日服如梧桐子大七粒，只可服三次止。更于故帛上摊贴，一日换二次。

【主治】一切恶毒疮肿。

抵圣雄黄膏

【来源】《太平圣惠方》卷六十三。

【组成】雄黄一两（细研）　黄丹二两　乳香一分（细研）　没药一分（细研）　麒麟竭一分（细研）密陀僧半两（细研）　麝香半分（细研）　丁香半分（末）　红芍药一分（锉）　白及一分（锉）白蔹一分（锉）　白芷一分（锉）　不灰木一分

（锉） 槐条 柳条各二十一寸（冬用根，夏用条，并乱发都一处，水浸一日，涌出） 乱发如球子大（净洗） 油半斤 蜡四两

【用法】上药从芍药以下以油煎，令白芷焦赤，滤去滓，入蜡并雄黄以下八味，不住手以柳木篦搅，候色变黑，即倾入瓷盒中。看疮大小，涂于故帛上贴之。

【主治】一切恶毒疮肿。

挺子膏

【来源】《太平圣惠方》卷六十三。

【组成】麒麟竭半两 定粉一两 没药半两 自然铜半两 黄丹一两 无名异半两 蜡四两

【用法】上为末，先用蜡于铫子内令熔，次下药末，以柳枝子搅，勿令住手，至冷剂为挺子。有病人，着漆碟子底上点生油，摩令浓，每日两上贴之。

【主治】一切恶毒疮。

琥珀膏

【来源】《太平圣惠方》卷六十三。

【组成】琥珀一分（细研） 雄黄一分（细研） 朱砂一分（细研） 丁香一分 木香一分 当归一分 白蔹一分 芎䓖一分 木鳖子一两（去壳） 乱发一两（烧灰） 生地黄二两（切） 垂柳枝三合（锉） 槐枝三合（锉） 松脂一两 黄丹五两 清麻油十五两

【用法】上丁香、木香、当归、白蔹、芎䓖为细散，以琥珀、雄黄、朱砂相和，细研，候膏成，乃下余药，并以油浸一宿，净铛内煎炼，以地黄色黑为度，绵滤去滓澄清，却于铛内慢火熬药油，相次入黄丹，以柳木篦不住手搅令色黑，取少许滴于水内，看硬软得所，入琥珀等搅令匀，倾于不津器内盛。每用时，看疮肿大小，以故帛上涂贴，一日二度换之。

【主治】一切恶毒疮肿，坚硬疼痛。

麒麟竭膏

【来源】《太平圣惠方》卷六十三。

【别名】麒麟膏（《医方类聚》卷一七八引《御医撮要》）。

【组成】麒麟竭半两 雄黄半两（细研） 密陀僧半两（细研） 雌黄一分（细研） 乱发半两 朱砂半两（细研） 乳香一两（细研） 黄耆一两 白芍药一两 牡丹一两 连翘一两 丁香一两 木香一两 桂心一两 当归一两 牛膝一两（去苗） 细辛一两 白芷一两 松脂二两 腊三两 黄丹十二两 麻黄二两 油二斤半

【用法】上药黄耆等十二味细锉，入油内浸一宿，后用文火煎诸药色黑，滤出；次下松脂、乳香、蜡消熔尽，以绵滤去滓；拭铛令净，却下药油，以慢火熬，相次入黄丹，不住手以柳木篦搅，候色变，滴于水碗内，捻看软硬得所，歇良久，入麒麟竭、雄黄、雌黄、密陀僧、朱砂等末，搅令匀，倾于瓷盒内，以纸上摊令匀。每日两次贴之。

【功用】收毒，止痛，暖肌。

【主治】一切痈疽发背，恶疮毒肿溃后，日久脓水不住，肌肉不生，毒气未定。

狼牙汤

【来源】《太平圣惠方》卷六十四。

【组成】狼牙五两 赤芍药五两 白芷五两 黄柏五两 丹参五两 川大黄三两（生用）

【用法】上锉细，分为六贴。每次一贴，以水四升，煎取二升半，去滓，看冷暖淋洗，一日三次。

【主治】热毒恶疮。

密陀僧散

【来源】《太平圣惠方》卷六十四。

【组成】密陀僧 雄黄 雌黄 定粉各半两 腻粉三钱

【用法】上为细末，先用柳枝一握，加生甘草一两捶碎，以浆水二升，煎六七沸，去滓，稍热，淋洗疮后，以药敷之。

【主治】热毒恶疮臭烂，久不生肌。

马齿苋膏

【来源】《太平圣惠方》卷六十五。

【组成】马齿苋一两（末）　白矾一两（末）　皂夹一两（末）

【用法】用好酥一升，慢火煎为膏。贴之。

【主治】久恶疮。

乌金散

【来源】《太平圣惠方》卷六十五。

【组成】附子　蛇蜕皮　干姜　故纸（多年者）黄丹　川大黄　重台　藜芦　槟榔　旧棉絮　乱发　胡粉　蓼叶　榆皮　揪皮各一两

【用法】上锉细，入瓷瓶中固济，烧令熟。取出捣罗为末，加麝香、龙脑各一分，更于乳钵中细研。先以甘草一两，捶葱白七茎，白矾半两以水二升，煎取一升，看冷暖，净洗疮后，干贴，日再贴之。

【主治】一切恶疮。

白　膏

【来源】《太平圣惠方》卷六十五。

【组成】油二两　白蜡一两　腻粉一分　南粉一分（细研）　密陀僧一分（细研）　乳香一分（细研）　杏仁三七枚（汤浸，去皮尖双仁，细研）

【用法】于铫子内先炼油熟，下蜡令消，入诸药末，和匀成膏。涂患处，一日二三次。

【主治】久恶疮。

白龙膏

【来源】《太平圣惠方》卷六十五。

【组成】腻粉一分　乳香半两（细研）　湿百合根一两（烂研）

【用法】上药相和研令匀熟。每用先以盐浆水净洗疮，以厚纸涂药于上，一日二次。

【主治】诸恶疮肿，人不识者。

地丁散

【来源】《太平圣惠方》卷六十五。

【组成】地丁　蟅虫　倒钩棘针　露蜂窠　蛇蜕皮　粟米　黍米　大麻仁　黑豆　赤小豆　乱发　折牛蒡　射生箭　熟红帛　蚕纸各半两　朝生花（秋夏滞雨后，粪堆或烂木上生如小茵子者，及时收之）半两

【用法】上锉细，以蚕纸裹缠，水浸良久，滤出候干，于净地上以炭火烧令烟绝，入新盆中，以盆子合之，候冷，细研为散。如患已成头有脓水者，以散敷之；如未成头，以酒调一钱服之。

【主治】一切恶疮，疔肿毒疮。

赤小豆散

【来源】《太平圣惠方》卷六十五。

【组成】赤小豆（炒熟）　糯米（微炒）　吴茱萸（炒熟）　黄连（去须）　黄柏（锉）　干姜　蛇床子各半两

【用法】上为细散。以生油和如面脂，每用时，先煎槐枝汤洗疮令净，然后涂药，一日二次。

【主治】恶疮人不识，多年不愈者。

附子膏

【来源】《太平圣惠方》卷六十五。

【组成】附子一枚（别捣为末）　鲫鱼一枚（长五寸）　乱发如鸡子大　猪脂四两

【用法】先以猪脂煎鱼、乱发令消，滤去滓，入附子末，熟搅成膏，旋取涂之。

【主治】一切疥癣、恶疮不愈。

松脂膏

【来源】《太平圣惠方》卷六十五。

【组成】松脂一两半　熏陆香一两半　白羊脂三分　乱发灰半两（细研）　生地黄汁五合　石盐半两（细研）

【用法】上药先煎羊脂、松脂、熏陆香等烊，次下地黄汁煎令稠，即入发灰并盐，和令匀，成膏。每日涂二次。

【主治】久恶疮，黄水出流。

降真散

【来源】《太平圣惠方》卷六十五。

【组成】降真香半两　芜荑半两（微炒）　白蔹半

两 白芷半两 白及半两

【用法】上为细散。先煎浆水放温，淋洗疮上，拭干，以散敷之。

【主治】久患恶疮，常出脓水。

柏叶散

【来源】《太平圣惠方》卷六十五。

【组成】寒食收柏叶（烧灰）一斤 露蜂窠半两（微炙） 蜣螂五个（烧灰） 密陀僧半两 腻粉一钱 石灰一钱

方中石灰用量原缺，据《普济方》补。

【用法】上为细散，浓煎浆水，淋洗疮后，用鸡子清调贴之。

【主治】一切久恶疮不愈。

砒霜膏

【来源】《太平圣惠方》卷六十五。

【组成】砒霜一分（细研） 附子一分（末） 苦参一分（末） 硫黄一分（细研） 黄蜡一分

【用法】用麻油二两煎，油熟下蜡，次下药末，和令匀成膏。每用先以荆芥、柳枝煎汤洗疮，拭干涂之，一日二次。

【主治】久恶疮。

桑螵蛸散

【来源】《太平圣惠方》卷六十五。

【组成】桑螵蛸半两 地龙半两 乳香半两 麝香一分（细研） 黄丹半两 黄柏半两（锉） 粳米粉一分 腻粉一分

【用法】上为散。每用少许，以不食井水和沙糖调涂。

【主治】一切恶疮。

黄连散

【来源】《太平圣惠方》卷六十五。

【组成】黄连一两（去须） 槟榔一两 母丁香半分 麝香半钱（细研）

【用法】上为散，入麝香研令匀。先用盐浆水洗，候干以药掺之。

【主治】恶疮疼痛不可忍。

黄柏散

【来源】《太平圣惠方》卷六十五。

【组成】黄柏一分（微炒） 黄丹一分（炒令紫色） 密陀僧一分 白狗粪半两（烧灰） 腻粉半两 麝香二钱（田研） 麒麟竭二钱

【用法】上为细散，都研令匀。先用甘草汤洗疮口，后用津唾调涂之。

【主治】久恶疮疼痛，诸药未效。

蛇床散

【来源】《太平圣惠方》卷六十五。

【组成】蛇床子半两（末） 硫黄半两（细研）水银半两（以少熟枣瓢研令星尽）

【用法】上为末。以腊月炼成猪脂调如面脂，先以楮根浓煎汤洗疮，挹干，涂之。

【主治】恶疮。

鹿角散

【来源】《太平圣惠方》卷六十五。

【组成】鹿角一两（烧灰） 腻粉半两 百合半两（生研） 木槿花一两

【用法】上为细散。入腻粉、百合，生油调涂，一日二次。

【主治】一切恶疮不愈者。

蔷薇膏

【来源】《太平圣惠方》卷六十五。

【组成】蔷薇一升（锉，春、夏用枝，秋、冬用根） 铅丹十五两（炒令紫色） 松脂十两（炼成者）

【用法】上用油三升，先煎蔷薇待黑，即去滓，下松脂候消，绵滤过，下铅丹，文火煎，搅勿停手，待色变凝成膏。帛上摊贴，一日二换。

【主治】恶疮不识名者。

五分帛膏

【来源】《太平圣惠方》卷六十六。

【别名】五方帛膏（《普济方》卷二九三）。

【组成】五分帛一寸　乱发二分（洗令净）　黄芩一两　紫菀一两（洗去苗土）　莨菪子一两　倒钩棘刺一两　乳香二两　石盐一两　黄蜡二两　麝香一两（细研）　黄丹七两　胡粉一两　生麻油一升　松脂二两（与乳香着油同捣如膏）　水银一两（并胡粉点少水研令星尽）

【用法】上药各捣研讫，先将酒入于铛中，炼烟少出，即下五分帛、乱发，用武火煎，发、帛消尽后下黄芩等四味；良久下松脂、乳香二味，又搅；良久下麝香、黄蜡，又熟搅；次下黄丹、胡粉、石盐、水银，又微用火急搅，勿住手，取一碗冷水点看，硬即收之。每用摊于故帛上贴，日二三换之。

【主治】积年瘘疮，及一切恶疮救急者。

甘草散

【来源】方出《太平圣惠方》卷九十，名见《圣济总录》卷一八二（文瑞楼本）。

【别名】芍药散（《普济方》卷四〇八）。

【组成】甘草三分（锉）　赤芍药三分　白蔹三分黄芩三分　黄连半两（去须）　黄柏半两（锉）

【用法】上为细散，用白蜜和如膏，涂于疮上，一日二次。亦可作汤洗之。

【主治】小儿恶疮，一身如麻豆带脓，乍痛乍痒，烦热。

走马膏

【来源】《太平圣惠方》卷九十。

【组成】坐拏一两　黄柏一两（锉）　甘草半两（炙，锉）　木鳖子仁半两　白狗粪半两　绿豆一两　石榴皮一两

【用法】上为末。取牛蒡根捣取自然汁，调药末，涂于疮疖上，一日换三次。如已破，即不用贴此药。

【主治】小儿诸般恶疮，及软疖未穴作脓，攻刺疼痛不可忍。

神水膏

【来源】《太平圣惠方》卷九十。

【组成】密佗僧半两（细研）　栝楼根半分　淀花半分　丁香半分　附子半分（去皮脐）　麝香半分（细研）　莨菪子半合（水淘去浮者）　皂荚一挺（去皮子）　防风半分（去芦头）　朱砂半分（细研）　土花消一分　沙参半分（去芦头）　人参半分（去芦头）　芎䓖半分　龙骨半分　槟榔半分桂心半分　清麻油一斤　黄蜡二两

【用法】上为末，先取油入铛中，而后下诸药末，以慢火煎三二沸，后下黄蜡令消，次下麝香搅令匀，膏成，贮瓷盒中。用时涂于故帛上，外贴患处。三五次即愈。

【主治】小儿恶疮。

淋洗大黄汤

【来源】《太平圣惠方》卷九十。

【别名】大黄汤（《圣济总录》卷一八二）。

【组成】川大黄　黄连（去须）　黄芩　泽兰　白矾（研）　石南各一两　戎盐一分（研）　蛇床子三分

【用法】上锉细和匀。每用二两，以水三大盏，煮至二盏，去滓，适寒温淋洗患处，每日三次。

【主治】小儿恶疮。

密陀僧散

【来源】《太平圣惠方》卷九十。

【组成】密陀僧一两　黄连三分（去须）　槟榔三分

【用法】上为细散。用掺疮上，一日三次。

【主治】小儿疳肿穴后及恶疮肿，脓水虽收，肌肉不生。

莔茹散

【来源】《太平圣惠方》卷九十。

【组成】莔茹一两　桑螵蛸一两　地龙一两　乳香一两　黄丹一两　黄柏一两（细研）　麝香（细研）　糯米粉　腻粉各一两

【用法】上为细散。每次用井水和砂糖调药,敷之。

【主治】小儿恶疮久不愈。

雄黄膏

【来源】《太平圣惠方》卷九十。

【组成】雄黄一两（细研）　藺茹一两　蛇床子一两　礜石一两（锉捣为灰）　水银半两（于手心内以津研如泥）　黄连一两（去须）

【用法】上为末,与水银相和,以腊月猪脂,同研如膏,于瓷盒中盛。每用先以泔清洗疮令净,拭干,后涂疮上,仍以黄柏末用绵搵扑之,令不污衣,日三两度用之。

【主治】小儿恶疮,久不愈,并瘘疮及疥癣等。

雌黄散

【来源】《太平圣惠方》卷九十。

【组成】雌黄半两（细研）　赤小豆半两　胡粉半两（研入）　吴茱萸半两（生用）　黄连半两（去须）　黄檗半两（锉）　干姜半两（生用）　蛇床子半两　腻粉半两（研入）

【用法】上为末。以生油旋调如面脂,涂于疮上。每用先以槐枝汤洗疮令净,拭干,然后敷药。

【主治】小儿恶疮,人不识者。

残霞膏

【来源】《博济方》卷四。

【组成】乌蛇四两　五倍子一两半　蛇皮半两（生,锉碎）　巴豆二十个（去壳）　雄黄　牙消各一两（研碎）　麝香一钱

【用法】于铫子内入油二斤半煎,闻油香,入前药熬,候药并巴豆黑焦色,滤出诸药不用,却入黄蜡一两半,慢火熬成膏,以瓷器内盛。但有风毒疮,以小纸摊贴。

【功用】生肌化毒。

【主治】风毒流注,恶疮热疼。

如圣散

【来源】《博济方》卷五。

【别名】如神散（《圣济总录》卷一三九）。

【组成】龙骨半两　虎骨半两　黄丹五文（放熨斗内,以火烧令通赤）　朱砂一钱　腻粉一钱　麝香二十文　乳香一块（好者,皂子大）

【用法】上为细末。一切疮,以黄连汤或盐汤拭干,掺在疮上。不得以衣物粘着疮口。

【主治】一切刀斧所伤,并久患恶疮。

荆黄汤

【来源】《医方大成》卷七引《太平惠民和济局方》。

【组成】荆芥四两　大黄一两。

【用法】上锉。每服三钱,水一盏,煎六分,空心服。

【主治】

1.《医方大成》引《太平惠民和济局方》:风热结滞,或生疮疖;风热上壅,脏腑实热,咽喉肿痛,大便秘结。

2.《世医得效方》:恶疮生背胁、头脑、四肢要害处。

【宜忌】非实热不可服。

白香散

【来源】《养老奉亲书》。

【别名】枫香散（《圣济总录》卷一三二）。

【组成】枫香一分（纸衬于地上,食顷令脆,细研）　腻粉一分

【用法】上为细末。每有病人,先用口内含浆水令暖,吐出洗疮令净后,以药末干敷之。疼痛立止。

【主治】一切恶疮,疼痛不可忍者。

犀角大丸

【来源】《传家秘宝》。

【组成】马鸣退二两　人参（去头）　干姜（炮）　附子（炮,去皮脐）　川芎　藁本　白芜荑　柏子仁　白薇　白术　苍耳各一两　白芷五分　当归一两　泽兰九分　桔梗三两　石膏二两　甘草一两　防风五两　芍药一两　川椒二两　食茱萸五分　厚朴（去皮,姜汁炙）五分　蝉蜕二两　生犀半两

【用法】上为末，炼蜜为丸，如弹子大。每服一丸，空心温酒化下。妊娠临月，日服一丸，产时不知痛。如汗出不止，只用酒下一丸便止。肠痛积聚，朝、暮进一丸。金疮败脓，恶疮生头不合，阴中痛，月经来往不止，多少前后不一，服三五丸。绝产无子，朝暮服之。

【主治】八风十二痹，寒气乳风，血瘀，子死腹中，兼胎不安及胞衣不下，腹中疠痛绕脐，呕逆气冲、心中烦满，及产后恶露不尽。中风伤寒汗不出，肠痛积聚、金疮，恶疮，阴中痛，月经往来不止，或前或后，绝产无子，泄痢赤白。

【加减】如中风兼伤寒，汗不出者，加麻黄三分（去芦，杵为末）酒煎，送下一丸。

如圣膏

【来源】《圣济总录》卷一三○。

【组成】蔷薇根（锉）乳香（研）阿魏（研）各一两 铅丹六两 柳枝三两（锉，长一寸）清油一斤

【用法】上药先熬油令沸，下柳枝、蔷薇根煎，候黄黑色，以绵滤过，下丹煎搅，候变黑色，次下乳香、阿魏，更搅令匀。一切疮肿，并用故帛上涂贴之；如患赤眼，头痛眼涩，贴太阳两穴；伤马坠，妇人血气，并当归酒下三丸，如梧桐子大；癣疮先抓破，取膏涂贴，以愈为度。

【主治】一切恶疮疖毒。赤眼，头痛眼涩。驴伤马坠，妇人血气。癣疮。

郁金散

【来源】《圣济总录》卷八十三。

【组成】郁金 大黄 白及 天南星 龙骨 白蔹 黄蜀葵花各一两（并生锉）

【用法】上为细散。水调，敷肿痛处。

【主治】风湿脚气，肿痛恶疮。

大金牙散

【来源】《圣济总录》卷九十三。

【组成】金牙 曾青（研，飞）雄黄（研）大黄（锉，炒）丹砂（研，飞）牛黄（研）凝

水石（煅，研）野葛皮 龙骨 朴消（研）犀角（镑）獭肝（切，片，炙干）狸骨（酢，炙）鹳骨（炙黄）各三分 升麻一两半 附子（去皮脐，生用）桂（去粗皮）鬼臼 鬼督邮 黄环 青木香 常山 牡蛎（煅，研）人参 知母（切，焙）徐长卿各半两 鬼箭羽 桔梗（炒）代赭石 莽草 蜀漆 当归（切，焙）白薇 巴豆（去皮心膜，炒，研）露蜂房各一分 蜀椒四十九粒（去目及闭口，炒出汗）蜈蚣二条（去足、炙）芫青（去翅足，炒）斑蝥（去翅足，炒）亭长（去翅足，炒）各二十一枚

【用法】上为散，再和研细，勿令秽污触犯。当于净室中，焚香密盖之，勿透气。如传尸骨蒸，殗殜注癖、冷气积聚，每服半钱匕，热汤调下，一日二次，病愈即止。仍以绛囊盛方寸匕带之，辟诸鬼气了如有诸邪痛，狂言妄见者，带二、三钱；若中恶心痛、注忤喘满、鼓胀闷乱诸疾，每服四钱匕，米饮调下，吐利为应；若蛇虫毒疮，以津唾调敷之；若温疫瘴疠，服如前法；若虫毒，吐出即愈；若卒死中恶，汤调一钱匕，灌下即愈；卒中邪毒，眼戴上视，狂言者，亦用汤化三钱匕，未愈更服。若忽有恶疮肿，以汤和敷之，日一易，愈即止。

【主治】传尸骨蒸、肺痿殗殜；及诸蛊注忤，虫蛇蜂蝎等毒；或恶疮肿瘤，中恶卒心痛，大小便不通，心腹膨胀、疫疠瘴毒，积癖邪气。

五香饮

【来源】《圣济总录》卷一二二。

【别名】五香汤（《宣明论方》卷十五）。

【组成】沉香 木香 鸡舌香 熏陆香各一两 麝香三分（研）连翘二两

【用法】上药除五香各捣研为末外，粗捣筛。每服三钱匕，水一盏半，煎至一盏，去滓，入五香末一钱半匕，再煎至八分，不拘时候温服。

【主治】

1.《圣济总录》：咽喉肿痛。

2.《宣明论方》：一切恶疮瘰疬结核，无首尾及诸疮肿。

神应膏

【来源】《圣济总录》卷一二六。

【组成】白及 白蔹 当归 桂（去粗皮）各一分 附子一枚（半两者，去皮脐） 乳香缠半两 东南槐枝 柳枝各二条（各长七寸，锉细） 铅丹三两 巴豆三分（去皮研） 清油六两

【用法】上锉细，于石器内先下油与白及等煎令焦黑，以绵滤去滓，入铅丹、巴豆，慢火熬成膏，先以水一碗，投药入水，其药直入水中，如珠为度，后刮下，入瓷器内收贮。每用少许，量核大小涂贴。

【功用】去恶肉。

【主治】瘰疬已破，疮口浸淫，脓水不绝，及一切恶疮。

木香丸

【来源】《圣济总录》卷一二八。

【组成】木香一两 槟榔（锉）三分 芎䓖 羌活（去芦头）各半两 大黄（锉，炒）一两 附子（炮裂，去皮脐） 人参各半两 枳壳（去瓤，麸炒）三分 牵牛子（炒令香）一两半 陈橘皮（汤浸，去白，焙）半两

【用法】上为末，炼蜜为丸，如梧桐子大，贮以瓷盒。每服三十丸，空心粥饮送下。通利为度。如未利，加至四十丸。

【功用】通泄，调气，解毒。

【主治】石痈结聚，肿硬热痛，脏腑秘涩；发背，一切恶疮及乳痈。

三仙膏

【来源】《圣济总录》卷一三〇。

【组成】麻油四两 铅丹 定粉（各研）一两

【用法】上三味，先炼油熟，将铅丹、定粉同罗过，同煎，用槐枝搅匀，候稀稠得所，滴水内如珠即止。每用随疮大小贴之。

【主治】一切恶疮。

乌金膏

【来源】《圣济总录》卷一三〇。

【组成】麻油一斤 铅丹四两（冬月六两） 蜡四两 头发鸡子大一团

【用法】上药先炒铅丹令黑，即下油及发，以柳木篦不住搅，滴水中，候可丸即止，便下蜡更煎，蜡消后即盛瓷器内。随疮大小贴之。

【主治】一切恶疮肿。

乌金膏

【来源】《圣济总录》卷一三〇。

【组成】油半斤 盐花一两 黄蜡三两 柳枝二两（锉）

【用法】上四味，先熬油令沸，下柳枝煎，候焦黄漉出，绵布绞去滓，再煎，下蜡、盐花，以柳篦搅令稀稠得所，以瓷盒盛。用故帛上摊贴。若三日内，未成脓便消；已成脓，头未破者即溃，不须针灸。其疮变痛成痒，是药力也。若是恶疮发背，用药贴后出脓血及黄水、赤汁，贴膏令出尽，以愈为度。

【主治】一切恶疮、发背、毒肿。

乌犀膏

【来源】《圣济总录》卷一三〇。

【组成】白芷 板兰根 苦参 芎䓖（细锉）各一两半 铅丹六两 清麻油十五两

【用法】先将油并前四味药用慢火同煎，令药焦黑，用绵滤去滓，再入锅内，亦用文武火煎沸，下铅丹在内，用柳木篦子搅匀，滴水内成珠为度，即倾在瓷器内密收。如用，以无灰纸摊贴所患处。

【主治】一切恶疮，瘰疬，痈疽发背，阴疮，灸疮，烫火疮，闪扑损。

生肌长肉膏

【来源】《圣济总录》卷一三〇。

【组成】清油十两 龙骨（研）一两 木香 槟榔 黄连（去须）各三分（三味同为末，取细）

【用法】先将油入锅内慢火熬，滴水成珠子，下龙骨末，更熬如稀膏则止，去火候稍温，即下三味药末，不住手搅，候冷，以瓷盒内收。随疮大小贴之。

【主治】一切痈疽恶疮。

白矾散

【来源】《圣济总录》卷一三〇。

【组成】白矾（研）半两　茴茹（末）一两　腻粉（研）一分　雄黄（研）　当归（末）各一两

【用法】上为末。取少许敷疮，一日三次。

【功用】蚀恶肉。

【主治】发背痈疽及恶疮不生肌，肉败坏，其色黑。

芍药膏

【来源】《圣济总录》卷一三〇。

【组成】芍药　大黄　黄耆　独活（去芦头）　白芷　当归各一两　薤白三两　生地黄一两半（捶碎）　猪脂一斤半

【用法】上锉细，先熬脂令沸，下诸药，煎候白芷赤黑色，绵滤去滓。每取少许，涂敷疮上，一日三五次。

【功用】痈疽恶肉疮，蚀尽后生肌。

雄黄膏

【来源】《圣济总录》卷一三〇。

【组成】雄黄（细研）半两　巨胜油七两　丹砂（细研）　蜜陀僧（煅研）各半两　铅丹三两　蜡一两　蛇黄半两（煅，醋淬七遍捣末）　牡蛎（煅研）三分

【用法】上研和令匀，先熬油令沸，下蜡熔尽，次下丹，以柳篦搅，候变黑色，即下诸药末，搅令匀，滴水中成珠子，以瓷合盛。故帛上涂贴，一日二次。以愈为度。

【功用】生肌引脓，排毒气，蚀恶肉，除死肌。

【主治】痈疽恶疮。

楸叶膏

【来源】《圣济总录》卷一三〇。

【组成】楸叶（锉）十斤　马齿苋（锉）一斤　乌犀角末二两　沉香末一两

【用法】先取马齿苋、楸叶，以水五斗，煎至一斗，滤去滓，更煎至一升半，下二味药末，以柳篦搅，侯稀稠得所。以故帛上涂贴，一日二次。

【主治】发背痈肿恶疮。

麝香膏

【来源】《圣济总录》卷一三〇。

【组成】麝香（研）　雄黄（研）　真珠（研）各一两　猪脂（量用）

【用法】上为末，猪脂调如糊。涂敷恶肉上，每日二次。

【主治】发背痈疽，及诸恶疮生恶肉。

竹叶黄耆汤

【来源】《圣济总录》卷一三一。

【组成】淡竹叶一握　黄耆（锉，炒）　甘草（炙，锉）　黄芩（去黑心）　麦门冬（去心，焙）　芍药各三两　当归（切，焙）　人参　石膏（椎碎）　芎䓖　半夏（汤洗七遍去滑，焙）各二两　生地黄（切，焙）八两

【用法】上为粗末。每服五钱匕，以水一盏半，加生姜一分（拍碎），大枣五个（擘破），竹叶七片，煎取八分，去滓温服，日三夜一。

【主治】

1.《圣济总录》：痈疽、发背兼渴。

2.《外科精义》：一切恶疮发大渴者。

【方论】

1.《古今名医方论》：柯韵伯曰，气血皆虚，胃火独盛，善治者补泻兼施，寒之而不致亡阳，温之而不至于助火，扶正而邪却矣。四君子气药也，加黄耆而去苓、术，恐火就燥也。四物汤血药也，地黄止用生者，正取其寒也。人参、黄耆、甘草治烦热之圣药，是补中有泻矣。且地黄之甘寒，泻心肾之火，竹叶助芍药清肝胆之火，石膏佐芍药清脾胃之火，麦冬同黄芩清肺肠之火，则胃火不得独盛，而气血之得补可知。惟半夏一味，温中辛散，用之大寒剂中，欲其能阴阳之路也。岐伯治阴虚而目不瞑者，饮以半夏汤，覆杯则卧。今人以为燥而渴者禁用，是不明阴阳之理耳！

2.《绛雪园古方选注》：四方互复，独以竹

叶、黄耆标而出之者，明其方专治肺经热消，非概治二阳结之消渴者也。竹叶石膏汤为轻清之剂，复以生地、黄芩浊阴之品，清肺与大肠之火；四物汤为浊阴之剂，复以竹叶、石膏清燥之品，清肝胆之火；补中益气汤人参、黄耆、甘草除烦热之圣药，复以石膏、白芍清脾胃之火；黄芩汤治后天太阴之剂，复以生地、麦冬壮水之品，清肾中之火。竹叶石膏汤不去半夏，藉以通气分之窍；四物汤不去川芎，藉以通血分之窍。统论全方，补泻兼施，寒之不致亡阳，补之不致助火，养正却邪，诚为良剂。

二黄散

【来源】《圣济总录》卷一三二。

【组成】大黄（锉） 黄连（去须） 山栀子仁 连翘 白及 青黛各一两

【用法】上为散。有脓干贴，无脓水调敷。

【主治】一切恶疮。

寸金散

【来源】《圣济总录》卷一三二。

【组成】鸡子壳十个（生却子者） 槟榔一枚 麝香（研） 腻粉各半钱 黄柏（去粗皮） 密陀僧各一钱

【用法】上为散。用温盐浆水洗疮，干贴。

【主治】恶疮久不效。

木香散

【来源】《圣济总录》卷一三二。

【别名】生肌散（《传信适用方》卷三）。

【组成】木香 槟榔（锉） 黄连（去须）各等分

【用法】上为散。干掺疮上；如疮口干，即用生油调敷之。

【功用】《传信适用方》：敛疮口。

【主治】诸恶疮。

牛齿散

【来源】《圣济总录》卷一三二。

【组成】牛齿三两 鸡卵壳二两

【用法】上烧研为散。入腻粉少许，生油调涂之。

【主治】诸恶疮口不合。

乌头散

【来源】《圣济总录》卷一三二。

【组成】乌头一枚（炮裂，去皮尖，为末） 腻粉二钱匕

【用法】上为末，研匀。先用白汤洗疮数遍，次用盐汤洗数遍，后以唾调药成膏，敷疮口。

【主治】恶疮。

乌头膏

【来源】《圣济总录》卷一三二。

【组成】乌头二十枚 巴豆三十枚 藜芦二两 大黄三两

【用法】上药同烧，为细末，加石灰一升，以染青汁和成膏。看病大小敷之，日二三易。

【主治】二十种恶疮，及风疮、痔瘘、疣子、黑痣、疮肿、鹊面、皯黯、痤疖。

乌蛇膏

【来源】《圣济总录》卷一三二。

【别名】乌蛇散（《普济方》卷二七五）。

【组成】乌蛇（去皮骨，炙，捣末）二两 麻油一斤 铅丹二两 鼠一个（腊月者尤佳） 蜡四两

【用法】上五味，先用油煎鼠令消，去滓，次入铅丹并乌蛇末，微火煎沸后，下蜡更煎十沸，膏成以瓷器收。每用封疮，一日一换。

【功用】生好肉，去脓水。

【主治】恶疮，风毒气肿。

六枝乌金膏

【来源】《圣济总录》卷一三二。

【别名】乌金膏（《普济方》卷二七五）、六枝膏（《医方类聚》卷一八八引《烟霞圣效方》）。

【组成】桑枝 槐枝 榆枝 柳枝 桃枝 枸杞枝各一尺（粗如小指，俱一寸截，劈四破）

【用法】用油四两炒令焦黑，滤去滓，加铅丹半两蜡一两，复熬令黑色，倾在瓷盒内候冷，以新汲水浸出火毒，涂疮上。先用熏法熏出虫，乃用此膏涂疮。熏药方：猫儿粪、猪粪、乱发、粳米糠各等分，都置在一地坑内，用火烧，上以方砖复之，其砖心钻一窍，令烟出，疮就烟熏之。有虫及恶物出尽，以温浆水净洗，然后涂六枝乌金膏，用帛覆之。

【主治】
1.《圣济总录》：一切恶疮。
2.《医方类聚》引《烟霞圣效方》：打扑损伤，坠车落马，一切肿痛恶疮。

龙葵散

【来源】《圣济总录》卷一三二

【组成】龙葵（俗名天茄子）景天（俗名慎火草）黄连（去须）天灵盖各一两 龙骨 乳香木鳖子 黄蜀葵花各半两

【用法】上为散。看疮大小，入腻粉少许，蜜调，摊纸上贴之。

【主治】诸恶疮，多出脓水不干者。

白香散

【来源】《圣济总录》卷一三二。

【组成】枫香脂（研）腻粉 防风各一分

【用法】上细研令匀。先以含浆水令暖，吐出洗疮令净，后以药末干敷之。疼痛立止；贴至令瘥即易。

【主治】一切恶疮疼痛，久不瘥者。

瓜蒂散

【来源】《圣济总录》卷一三二。

【组成】瓜蒂四十九枚 黄连（去须）三两 杏仁（去皮尖双仁，炒）二两半 腻粉一分 麝香一钱（研）

【用法】上为细末。用腻粉、麝香同调和令匀，以津唾调涂在疮上，更用纸面糊覆在药上贴，三五日一度，含盐水洗过，更贴。

【主治】恶疮。

地骨皮散

【来源】《圣济总录》卷一三二。

【别名】地骨散（《鸡峰普济方》卷二十二）。

【组成】地骨皮

【用法】先刮取浮皮别收之，次取皮下腻白粉为细散，其白粉下坚赤皮锉细，与浮皮一处为粗散。每用粗末一合许，煎浓汁，乘热洗疮，直候药汤冷，以软帛掺干，乃用细散敷之，每日洗帖一次。以愈为期，用之未愈，慎不可住。

【功用】《鸡峰普济方》：止痛生肌。

【主治】恶疮。

血竭散

【来源】《圣济总录》卷一三二。

【组成】血竭一两 铅丹半两（炒紫色）

【用法】上为散。先以盐汤洗疮后，贴之。

【主治】一切不测恶疮，年深不愈。

皂荚刺散

【来源】《圣济总录》卷一三二。

【组成】皂荚刺一两 乳香一分

【用法】上为散。每服二钱匕，以酒一盏，煎一两沸服；热酒调下亦得。

【主治】恶疮。

怀干散

【来源】《圣济总录》卷一三二。

【组成】密陀僧一分 黄柏（蜜炙）半两

【用法】上于怀中怀干，为散。先用葱汤洗疮，候干敷之。

【主治】毒恶疮。

乳香散

【来源】《圣济总录》卷一三二。

【组成】乳香 腻粉各半钱 麝香一字 龙骨 大黄（锉）黄柏（去粗皮）各三钱

【用法】上为散。先用苦竹沥洗疮，次掺药贴之。

【主治】远年恶疮。

金柏散

【来源】《圣济总录》卷一三二。

【组成】黄柏（去粗皮） 黄连（去须） 白及 五倍子各一分 腻粉二钱匕 麝香半字

【用法】上为散。冷水调敷疮上，纸花子贴之。

【主治】一切恶疮。

金黄散

【来源】《圣济总录》卷一三二。

【组成】黄柏一两 蜜二两（将蜜涂黄柏，炙，蜜尽为度）

【用法】上为散。入麝香半字，同研匀细，干掺疮上。

【主治】恶疮。

金黄散

【来源】《圣济总录》卷一三二。

【组成】大黄（锉，炒） 郁金（锉，炒） 鲮鲤甲（炙） 谷精草 龙骨 山栀子仁 木鳖子（去壳） 独角仙（皂荚株上黑虫） 乌贼鱼骨（去甲） 黄柏（去粗皮） 甘草（锉） 铅丹 白蔹 不灰木 麒麟竭（研） 黄芩各半两 腻粉 藜芦（去苗）各一分

【用法】上为散。每看疮大小掺之，有脓水即用温盐浆水洗净敷之，透掌漏疮，以津调纳于疮内，不过三五上。

【主治】积年恶疮，及透掌漏疮，外臁疮。

柏皮散

【来源】《圣济总录》卷一三二。

【组成】黄柏（蜜炙） 榆蛀虫（炙干）各一钱 麝香少许（研）

【用法】上为细末。以盐浆水洗疮后，唾调药，纸花子贴之。

【主治】无名恶疮，年深不愈。

粉香散

【来源】《圣济总录》卷一三二。

【组成】腻粉二钱匕 乳香一钱 葱一根（煨熟，去焦皮）

【用法】前二味为末。与葱同研如膏，摊在帛上贴疮，三日一换。

【主治】恶疮。

通圣散

【来源】《圣济总录》卷一三二。

【组成】谷精草（炒） 天南星（炮） 贯众（炒） 黄柏（炙）各一分 麝香半钱

【用法】上为散。每用少许，干掺疮上。

【主治】诸般恶疮。

黄连散

【来源】《圣济总录》卷一三二。

【组成】黄连（去须） 胡粉 黄蜀葵花各等分

【用法】上为散。用龙脑、麝香、腻粉各少许，研细拌匀，先以盐浆水帛子温干，掺之。

【主治】恶疮。

密陀僧散

【来源】《圣济总录》卷一三二。

【组成】密陀僧 谷精草各一分 雄黄半两

【用法】上为散。每用少许，干掺疮上。

【主治】恶疮。

硫黄膏

【来源】《圣济总录》卷一三二。

【组成】硫黄 腻粉 吴茱萸（汤洗，焙干，炒）各一分 矾石（熬令汁枯） 牡蛎（煅赤，研）各半两

【用法】上细研，入小油半两，黄蜡一两，同熬成膏，依疮大小，摊于纸上，以火炙熔贴之。

【主治】无名恶疮。

黑龙丸

【来源】《圣济总录》卷一三二。

【组成】芎藭三钱　大黄一分　甘草（炙）一两　益智（去皮）　藿香叶各四钱　栀子六钱　防风（去叉）半钱　雄黄　雌黄各二钱　麝香半钱匕　腻粉五钱匕　水银一分（为沙子）　乳香半分

【用法】上药除研外，为末，先将水银、腻粉、乳香同研，入诸药研细匀，水浸炊饼为丸，如小豆大。每服五丸，嚼破，茶酒送下。此药一半作丸子，一半作散子，每服酒调散子一字，送下丸子。若妇人吹乳，用散子半钱，蜗牛七枚，热瓦上猜煞，令去壳黄色，入龙脑、麝香各少许同研，酒调下，合面卧；若治头面腋下赤瘤子，以二药相间服之，半月软烂自破，出尽恶毒后，以膏药贴之。

【主治】诸恶疮肿。

碧云膏

【来源】《圣济总录》卷一三二。

【组成】石绿（研）不以多少　乳香（研）　麒麟竭（研）　没药（研）各半钱　腻粉二钱匕　黄蜡三两　松脂一两

【用法】先将石绿细研，次下乳香、麒麟竭、没药、腻粉同研细，用瓷碗火上化黄蜡如油，次入松脂，亦化为油，入少熟油，用柳枝搅，滴在水上，硬软得所，次入前药末，以柳篦子搅，看颜色深浅得所为度，绵虑过，瓷器中收，于软帛上摊。贴患处，日二换。

【主治】一切恶疮，痛不可忍者。

槟榔黄葵散

【来源】《圣济总录》卷一三二。

【组成】槟榔一个（生者）　木香　黄蜀葵花　黄连（去须）

【用法】将槟榔称见分两，余药与槟榔等分，为细散。先以温浆水洗疮净，看大小，入腻粉少许，蜜调涂于故帛上敷之，二三日易之。

【主治】恶疮久不愈者。

熊胆膏

【来源】《圣济总录》卷一三二。

【组成】熊胆（研）一钱　腻粉半分　雄黄（研）　麝香（研）各半钱　槟榔（末）一字

【用法】上药研匀。于腊月用獖猪胆一个，取汁和药，却入药在胆内，用绵绳系定揉匀，以松明黑烟熏令遍黑力于阴处。如恶疮有指面大者，用黍米许贴之；如钱大者，用绿豆许贴之。恐药干难贴，薄以津唾调如稀糊涂之，仍用薄桦皮盖贴，以帛子系之。药不宜多用。

【主治】一切恶疮。

獭骨散

【来源】《圣济总录》卷一三二。

【组成】獭骨（生，为末）一两　麝香一字

【用法】上为细末。用津唾调贴之。

【主治】无名恶毒疮似鱼眼者。

麝香散

【来源】《圣济总录》卷一三二。

【组成】麝香（当门子）二个　丁香　木香　紫檀香各一分　乳香　没药各半两

【用法】上为散。用鸡子清和入壳内，饭上蒸熟，晒干再研，分作六服。每用蜡茶清调下。

【主治】一切恶疮，久不愈者。

兰香散

【来源】《圣济总录》卷一三三。

【组成】白兰香叶（阴干）　百合　黄柏（蜜炙，锉）　胡粉（研）　黄蜀　葵花（焙）各一两

【用法】上为末。以醋调涂疮上，如有汁，即干敷。

【主治】一切风毒恶疮，及下注疮，或痛或痒。

胜金散

【来源】《圣济总录》卷一三三。

【组成】黄连一两半（半炒，半生用）　郁金（生

用）半两 天南星一枚 紫钩藤 白蔹 白及各一分 腻粉少许

【用法】上为散。每用时先浓煎葱椒汤淋洗，去疮皮，拭干，次以津唾调药散敷，或用纸花子盖之亦得；如疮湿，即干掺。

【主治】下注并恶疮，多年不效者。

蒜灰散

【来源】《圣济总录》卷一三三。

【组成】蒜一百颗

【用法】上去根苗，切，晒干，铁锅内露地，烧令通热，扇去灰，入蒜在内，用一净盆盖之，周围以净土护缝，不令透风，经一宿取出，扇去灰土，捣研令极细。不拘多少，干敷疮上。

【主治】诸恶疮下注，气血冷，新肉不生。

【宜忌】热毒恶疮不可敷。

水银膏

【来源】《圣济总录》卷一三四。

【组成】水银（唾研入药） 黄连（去须，为末） 胡粉（研）各一两

【用法】上为末，以乳汁调如糊。涂敷疮上，一日三五次，即愈。

【主治】

　　1.《圣济总录》：瘑疮。

　　2.《普济方》：身体生风毒疮：瘑疮及恶疮；癣湿，痒不可忍。

自然铜散

【来源】《圣济总录》卷一三四。

【组成】自然铜 密陀僧各一两（并煅，研） 甘草 黄柏各二两（并为末）

【用法】上为细末，收密器中。水调涂或干敷。

【主治】一切恶疮，及火烧、汤烫。

生肌散

【来源】《圣济总录》卷一三五。

【组成】墙上多年白蚬壳（火煅通赤，去火候冷，用）研） 无名异（为末） 密陀僧（火煅过）各一钱

【用法】上三味，更入麝香少许，同研令匀细。每用少许，掺疮口上。

【主治】诸恶疮，疮口生肉颇迟者。

柏皮散

【来源】《圣济总录》卷一三五。

【组成】黄柏末三分 细瓷末一分 甘草末一钱

【用法】上为细末，和匀。干敷疮上。

【主治】恶疮，久不收口。

楸叶膏

【来源】《圣济总录》卷一三五。

【组成】楸叶一秤（立秋日采，切） 马齿苋（新者，切）半秤

【用法】上净洗控干，沙盆内烂研，取自然汁，重绢滤过，慢火熬成膏，瓷器收之。凡有热肿，先以浆水洗肿处，次以甘草水洗，然后摊药于薄纸或绢上，随肿大小贴之，一日二次。

【主治】

　　1.《圣济总录》：热毒气肿。

　　2.《普济方》：发背、痈肿、恶疮。

苦瓠浸方

【来源】《圣济总录》卷一四〇。

【组成】苦瓠一枚

【用法】上开口，纳童便煮二三沸，浸患处。

【主治】恶刺。

茵芋汤

【来源】《圣济总录》卷一八二。

【组成】茵芋一两 甘草（锉） 苦参各三两 细辛（去苗叶） 黄连（去须）各二两 蕤仁二十枚（去皮）

【用法】上为粗末，每以三两，用水五升，煮取三升，去滓浴儿，逐日用。

【主治】小儿恶疮。

铅丹膏

【来源】《圣济总录》卷一八二。

【组成】铅丹十两　风化石灰　猪脂各一斤

【用法】上三味，二味为细末，以猪脂搜作饼，火烧通赤，如此五度，药成为末。湿疮干贴；如干疮，即作膏，用猪脂调纸上贴。

【主治】小儿恶疮。

千金膏

【来源】《中藏经》卷下。

【组成】定粉　南粉　腻粉　黄丹各一分

【用法】上为末，加麝香一钱，研匀，油调得所成膏，贴。

【主治】一切恶疮痈疖。

更苏膏

【来源】《中藏经》卷下。

【组成】南星一个　半夏七个　巴豆五个（去壳）麝香半钱

【用法】上为细末，取腊月猪脂为膏。令如不痛疮，先以针刺破，候忍痛处，使以儿乳汁同调贴之。

【主治】一切不测恶疮欲垂。

花红散

【来源】《中藏经·附录》。

【别名】红花散（《普济方》卷二十五）。

【组成】龙骨（雪白，真者）一两　乳香半皂子大　粉霜半钱　光粉二钱　轻粉（用小平钱抄）半钱　麝香少许　脑子少许　黄丹（逐旋入，看颜色粉红即止）

【用法】上药合和。如患疮，先用温浆水洗净，次用好油涂疮口子上，方可将药掺在疮上。用膏药贴，一日三四次易之。

【主治】恶疮。

【验案】漏疮　赵允蹈患一漏疮，以药用纸拈填疮中，上以膏药贴之，日生肉。旧不痛，遂渐觉痛，有血，是好肉生也。

净水膏

【来源】《幼幼新书》卷三十六引《吉氏家传》。

【组成】密陀僧　瓜蒌根　麝香　皂角各二分　附子　防风　莨菪子　朱砂　土消　紫参　芎藭　槟榔　桂心　龙脑　黄腊　芜花各半两　丁香少许　油五两

【用法】上以油煎诸药，取出滤过，入蜡使熔，器中收。涂之立愈。

【主治】大人、小儿一切人不识恶疮。

八神膏

【来源】《鸡峰普济方》卷二十二。

【组成】黄丹　南粉各一两　乳香少许

【用法】上前二味，同入乳钵内细研令匀，分作八分；用油四两，于铫子内煎令热，将铫子于地上放少时，入一分丹粉于油内，用青活柳枝如指粗者，右转搅令极匀（柳枝若煎得焦头，即旋去黑者），却将铫子于火上烧煎，依前放铫子于地上，再入一分丹粉，如此八次；都入尽丹粉后，更用乳香末一分入油内同煎，频将药滴水上，若散即再煎，若不散是药就用也。

【主治】一切恶疮。

万安散

【来源】《鸡峰普济方》卷二十二。

【组成】五倍子　密陀僧（研）　白丁香各等分

【用法】上为末。先以甘草二两，捶碎，以酢/汁一升，煎五七沸，去泽口含，洗疮上令净，拭干，将药末旋入麝香少许，以唾调作花子贴之。

【主治】一切恶疮。

千金夺命鳖牙膏

【来源】《鸡峰普济方》卷二十二。

【组成】香白芷　红皮　白术　青皮　细辛　红芍药　白附子　败龟　通草　虎骨　骨碎补　苍术　海蛤　当归　蜜陀僧　干姜各三分　鳖牙　没药各一钱半　桂二钱　木鳖子五个　胭膪枝（膈模枝也）　补胭膪（根也）各二钱　黑附子二个　血竭

一钱半

【用法】上为细末，每料使药末半两，先用清油三两，铫子内煮沸，入黄丹一两，不住以柳枝搅，候黑色，取离火。

【主治】远年恶疮，疳疮，漏疮，无名恶毒疮。

白膏药

【来源】《鸡峰普济方》卷二十二。

【组成】乳香一两 沥青 寒水石各二两（并研为末） 轻粉四五钱（同前三味合研令匀）

【用法】上同入坩石器内，慢火熔，不住用篦子搅匀如泥，先手上涂油，圆得成膏子，以熟水浸三日，瓷盒子收之。熬时入油少许，如浸三日尚硬，再入少油更熬，亦勿令过，当得所可也。不得犯铜、铁器。临用先以温盐齑汁洗疮拭干，摊作纸花子贴之，五日一换。

【主治】发背，诸痈肿恶疮。

【宜忌】忌食辛酸热毒物。

补肌散

【来源】《鸡峰普济方》卷二十二。

【组成】五叶草 木鳖子 雄黄 黄丹各半两 狗头灰一两 蜘蛛（大者）两只

【用法】上为末。用荞面一两 裹药末烧烟尽为度。细研为末，掺在疮口。

【主治】一切恶疮，脓水不止，疼痛不可忍者。

乳香散

【来源】《鸡峰普济方》卷二十二。

【组成】花蕊石四两（烧令赤） 试剑草 乳香各二分 新瓦末少许

【用法】上为细末，再入乳钵内研细，坩器盛之，密封。打损、刀伤、斧斫出血，掺药患处，用帛子系之，勿令着水，三日内肌肉便生。如有肿脓、水疮并阴毒、走马疳疮之类，用齑汁净洗，用麻油润过后，用药掺之。

【主治】诸般恶疮及打扑着。

柏根散

【来源】《鸡峰普济方》卷二十二。

【组成】乌蛇三寸（浸，去皮，于瓦上烘干） 黄柏根皮四寸（焙干） 杏仁三七个（烧存性）

【用法】上为末。食盐浆水洗了，入腻粉，津调，涂帛子上贴之，甚时再上。

【主治】无名恶疮。

神圣膏

【来源】《鸡峰普济方》卷二十二。

【组成】蛇蜕皮一分 乌蛇 五倍子各半两 巴豆二十个 雄黄 牙消各一钱

【用法】用生油四两先煎，闻油香即入前四味，候巴豆焦黑色，漉出诸药不用，入雄黄、牙消二味搅匀，别入黄蜡一两同熬，以蜡熔为度。用时贴患处。

【主治】风毒恶疮。

碧金散

【来源】《鸡峰普济方》卷二十二。

【组成】蜈蚣一对（全者，一雌一雄，其雌者小，雄者大） 麝香半钱 铜绿二钱 绿矾一钱

【用法】上为末，先将铜绿、蜈蚣同研七分细，续入麝香、绿矾研极细。每用时先以大针拨去疮口死肉，至有血出，急捻一纸条抄药少许在上，觉药微行，急点少油在疮上揩匀，次以沉水膏花子贴盖疮口，量疮势大小用之。

【主治】丁疮及发背，脑疽，脚气下注，一切恶疮。

黄蜀葵散

【来源】《鸡峰普济方》卷七十二。

【组成】黄蜀葵花 赤小豆各等分

【用法】上为末。冷水调，用鸡羽扫在疮上，频频用。

【功用】止痛。

太白膏

【来源】《普济本事方》卷六。

【组成】寒水石（水飞过）

【用法】用腊月猪脂调成膏，随疮大小，用薄纸摊贴之。

【主治】

1.《普济本事方》：痈疽。

2.《医方类聚》引《烟霞圣效方》：恶疮。

【方论】《本事方释义》：寒水石气味甘寒，入手足阳明，能清暑热，消肿解毒；腊月猪脂油气味甘寒，入足少阴厥阴。此拔毒后敷贴之方也，毒虽拔出，气血犹未流畅，以甘寒利湿热之品，佐以滋润之味，则毒去而肌生矣。

内托散

【来源】《普济本事方》卷六。

【别名】护心散（《外科精要》卷上）、粉乳托里散（《仁斋直指方论》卷二十二）、内托香粉散（《普济方》卷二七三）、乳香万全散、托里散、乳香散（《医方类聚》卷一七四）、托里护心散（《奇效良方》卷五十四）、内托护心散（《医学正传》卷六）、护心托里散（《古今医统大全》卷八十一）、乳粉托里散（《疮疡经验全书》卷四）。

【组成】绿豆粉一两（细研） 通明乳香一分（漫火于银石器中炒，手指搅使干可撮，急倾出在纸上，用扇扇冷，便研令极细用）

【用法】上为末。凡一切恶疮，难名痈肿，每服二钱至三钱，食后、临卧浓煎甘草汤调下；如打扑及诸般内损，用温酒调下，食后、空心服。些少即内消，大损则败血从大便出矣。

【功用】

1.《普济方》：托里止痛，解烦渴，退虚热。

2.《景岳全书》：解金石砒硫发疽之毒。

【主治】一切疮毒、恶疮，难名痈肿，打扑及诸般内损。

【宜忌】《外科精要》：若发热燉肿作渴，饮汤而呕者，不宜用。

青金膏

【来源】《宣明论方》卷七引《信香十方》。

【组成】信砒 乳香 轻粉 粉霜 巴豆各一两（同研） 龙脑半字 麝香半字 青黛二钱（同研）

黄蜡三钱

【用法】上为细末，熔蜡入蜜半钱为丸，如绿豆至小豆大。先服小丸一丸，净器盛水送下。病在上，食后服；病在下，食前服；病在中，不拘时候。

本方方名，据剂型，当作"青金丸"。

【功用】行荣卫，调饮食。

【主治】周身中外阴阳不调，气血壅滞，变生百病，乃至虚羸困倦，酒食内伤，心腹满塞急痛，或酒积，食积，癥瘕积聚，痃癖坚积，中满膈气，食臭酸醋，呕吐翻胃；或膈瘅消中，善食而瘦，或消渴多饮而数小便；或肠风下血，痔瘘痒痛；或胃痛疾，或遍身痈疽恶疮，或疮毒已入于里，腹满呕吐，或成泻痢，或出恶疮息肉，或下痢腹痛；或一切风气，肢体疼痛；及中风偏枯，或痰逆生风痰涎嗽；兼产后腹疼及小儿疳疾，诸风潮搐。

远志酒

【来源】《三因极一病证方论》卷十四。

【组成】远志不以多少（汤洗去泥，捶，去心）

【用法】上为末，酒一盏，调末三钱，迟顷澄清饮之。以滓敷病处。有死血阴毒在中则不痛，敷之即痛；有忧怒等气积而内攻则痛不可忍，敷之即不痛；或蕴热在内，热逼人，手不可近，敷之即清凉；或气虚血冷，溃而不敛，敷之即敛。

【主治】一切痈疽发背、疖毒，恶疾浸大。

百草膏

【来源】《三因极一病证方论》卷十五。

【别名】百草霜（《外科大成》卷二）。

【组成】羊屎不拘多少

【用法】上一味，上下以瓦盛盖，柴木烧令烟尽，末之，麻油调膏。外敷。

【主治】

1.《三因极一病证方论》：一切恶疮，不问干湿痛痒，日近年深者。

2.《证治准绳・疡医》：脚面恶疮如桐油浸淫延漫。

【加减】痒者，加轻粉少许；痛者，加麝香少许。

百花散

【来源】《杨氏家藏方》（北大本）卷十二。

【别名】白花散（原书人卫本）、葵花散（《世医得效方》卷十九）、五金膏（《医方类聚》卷一九〇引《修月鲁班经后录》）。

【组成】黄蜀葵花七枚（干者） 黄柏半两（厚者，去粗皮） 黄连（去须）二钱 山栀子三枚（去壳） 郁金一枚

【用法】上为细末。每用药末五钱许，即入白及末一钱和匀，井花水调。如肿未成头，即用篦子敷药于肿处，以薄纸盖之，肿消纸落，或未消，即再用药；如已有头，以纸条子敷药，放宽围之，渐次围近，使毒气不外侵；生肉如欲溃，别用药蚀头，亦周回用药条围之，撮脓尽以真麻油调，不入白及，以鸡毛扫疮口；如大，即入白及，更别抄桃奴一钱（正名桃枭，乃是桃实，着枝不落，经冬不凋者，正月采），用麻油调，量疮口大小，煎成新熟青绢，早晚蘸药贴疮上，候疮平即止，治小儿软疖尤妙，如患臁疮，只用五味药，新汲水调，摊连纸上，临卧时贴，二、三次见效。

【主治】一切痈疽及诸恶疮。

白金散

【来源】《杨氏家藏方》卷十二。

【别名】比金散（《普济方》卷二九七）。

【组成】乌贼鱼骨不拘多少（削去硬皮）

【用法】上为细末。用麻油调敷。

【主治】

　1.《杨氏家藏方》：恶疮。

　2.《传信适用方》：久新痔痛。

却痛散

【来源】《杨氏家藏方》卷十二。

【组成】雌雄蜈蚣一对（酥炙） 乌贼鱼骨（大者）二斤（去皮生用） 甘草三寸（生用） 脑子一钱（别研） 麝香一钱（别研）

【用法】上药前三味为细末，入脑、麝研匀，先煎甘草汤，放温洗疮了，后用药干掺；或用油调敷亦得。

【主治】发背及一切恶疮。

没药膏

【来源】《杨氏家藏方》卷十二。

【组成】乳香（别研） 没药（别研） 血竭（别研）各一钱 木鳖子（洗，焙，细锉） 当归（洗，焙，细锉） 杏仁（去皮尖，锉）各半两 乳油头发二两 黄丹六两 麻油一斤

【用法】上先将麻油于石器中炼令熟，除乳香、没药、血竭、黄丹外，其余药一时入油内，慢火煎熬令黄焦，发碎，油可耗去三四分，绵滤去滓，再熬热，下黄丹，以柳木篦子十数条，更互不住手搅，候黑色，滴于水中成珠子，硬软得所，下研者药三味搅匀，瓷盒内盛，置阴地上以盆覆，出火毒。临时摊于纸上，贴疮，一日一换。

【功用】活血拔毒，生肌止痛。

【主治】

　1.《杨氏家藏方》：痈疽恶疮，久治不愈，及灸疮。

　2.《外科精义》：一切痈疽发背，疮疖，折伤蹊跌坏脓。

轻黄散

【来源】《杨氏家藏方》卷十二。

【组成】龙骨二钱 黄丹一钱 轻粉五个子 白矾一分 生田螺二枚

【用法】上先将白矾为末，入在田螺壳内，炭火煅过，白色为度，取出，同龙骨、黄丹等研为细末，次入轻粉和之。如患臁疮、恶疮，皆先用口温蓄汁洗净，以软帛拭干，次用药末干贴疮上。两三次必愈。

【主治】风热恶疮。

追毒散

【来源】《杨氏家藏方》卷十二。

【组成】甘草 干沙糖 糯米粉各等分

【用法】上为细末。净洗疮口，干掺。恶水出尽为度。上药数遍，有死肉即追出。后用前红玉散干掺疮口，次用万金膏贴之。

【功用】追死肉恶水。

【主治】一切恶疮。

神效血竭膏

【来源】《杨氏家藏方》卷十二。

【组成】香白芷　白蔹　川芎　黄蜡（熔去滓，净者）　甘草（炙）各四两　当归（洗，焙）　丁香　干蟾各半两　木鳖子二十八枚（去壳）　鼠头二枚（腊月者佳）　绯绢一尺（烧灰）　黄丹十两　室女发一两　杏仁九十八枚（研，不去皮尖）　没药一两半（研）　乳香二两半（别研）　血竭一两半（别研）

【用法】上除黄蜡、黄丹、乳香、没药、血竭外，其余药并细锉，用好酒拌湿，淹一宿，倾在铛内，入清油二斤，慢火煎，候药黑色滤去滓，别入净铛内，慢火煎少时即入黄蜡，候熔，次以黄丹作两次下，以柳枝不住手搅，滴入水中成珠子为度，方下乳香、没药、血竭，搅匀候冷，以净瓷器收之。如患发背未结脓者，取旧艾一小把，水三斗，煮十沸，放温洗疮，后用膏子一钱，分作三服，温酒化下，仍外贴之，脓即随药出；如患肠、肺痈疽恶疖，用半两分五服，甘草汤化下；妇人血劳，用膏子丸如梧桐子大，每服十丸，用生姜、地黄汁和童子小便送下；破伤风并伤折内损，每服十丸，并用温酒送下。丸时以蛤粉衬手。

【主治】痈疽、发背、一切恶疮，不问年月深浅；及软疖成脓，蛇、虎、犬、蝎、汤火、刀斧损伤，破伤风并伤折内损，及妇人血劳。

绿云一醉散

【来源】《杨氏家藏方》卷十二。

【别名】绿云散（《外科精要》卷下）。

【组成】金星凤尾草四两（如新采者，即瓦上炒，叶背有细点，如金星相对者）　甘草四两（生锉，焙干）

【用法】上为细末，分作四服。先以好酒二升煎三二沸，倾在一器中，更用冷酒一升相和，调药末二两令温，只作一服。食令尽，便以物枕着痛处睡，良久遂下毒气恶物，次日减药末并酒一半，再进一服。

【主治】

1.《杨氏家藏方》：五毒发背，及一切恶疮。

2.《赤水玄珠全集》：五发毒疮于背脑或手足。金石发疽。

善应白膏

【来源】《杨氏家藏方》卷十二。

【组成】光粉一斤（别研）　商陆粉二两（生）　续断二两　当归（洗焙）　赤芍药　白芍药各一两　柳枝二两　香白芷　川芎各半两

【用法】上锉，如麻豆大，用清麻油一斤，以铁铫或瓷器内入上药，以文武火煎药黑色为度，然后去药滓，留清油再上火煎，次入光粉，以柳枝子搅匀，与油相和得所，滴入水内试之，以不散为度，倾入新水内澄凝，然后取出，以绵子拭干，再入钵内，以文武火再煎，熔入蜡半两，乳香末三钱，再以柳枝搅匀，倾入新水内，方取出拭干，入瓷器收之。若一切疮肿伤折，并于所患处贴之。

【主治】痈疽发背，一切肿毒恶疮，骨节疼痛，筋脉拘挛，及诸打扑伤损。

乳香膏

【来源】《传信适用方》卷三。

【组成】没药一分（细研）　通明乳香一分（水浸，乳钵细研）　真麝香半钱（别研）　腻粉一分　黄蜡二钱　蓖麻子一两

【用法】上为极细末，为膏。用无灰薄纸摊药贴上，留眼子出脓，每日换药三四次。

【功用】收疮根，聚脓止痛。

【主治】

1.《传信适用方》：诸恶疮，丹肿。

2.《仁斋直指方论》：痈疽。

花蕊石散

【来源】《普济方》卷二七五引《卫生家宝》。

【组成】花蕊石一两半（煅过）　黄柏皮半两　黄连一两

【用法】上为末。入轻粉和匀。先用温盐水洗疮令净，以帛拭干，即以津调药涂疮上。

【主治】无名恶疮穿溃，经久不愈，及痈疽溃烂，脓不干。

香矾散

【来源】《普济方》卷二七五引《卫生家宝》。
【组成】白矾半两　乳香二钱半（先飞矾，令溶后，下乳香，飞住）　麝香　轻粉各半钱
【用法】上为细末。先用盐汤或浆水洗过，干贴或掺患处。
【主治】恶疮及嵌甲。

凉肌散

【来源】《普济方》卷二七五引《卫生家宝》。
【组成】蜜陀僧
【用法】上为末，入轻粉和匀。干掺。
【主治】一切恶疮，脓水不干。

黄连散

【来源】《普济方》卷二七五引《卫生家宝》。
【组成】黄连　黄柏　黄丹各一两　白及　龙骨　轻粉各半两
【用法】上为末。以冷熟水调敷疮口，疮湿即干掺。
【功用】断脓生肉。
【主治】一切新旧恶疮。

蜣螂丸

【来源】《普济方》卷二九三引《卫生家宝》。
【组成】蜣螂虫（自死者）一分（烧为灰）　巴豆一枚（去壳，烧为灰，微存性）
【用法】上为细末，以津为丸，如麻子大。每用一丸，纳入漏疮孔内。
【主治】恶漏疮经久不愈，恶肉内溃。

神效接骨丹

【来源】《普济方》卷三〇九引《卫生家宝》。
【组成】南乳香　没药　南白胶　密陀僧四两

（研）　香白芷　红豆　大豆　赤芍药　当归（水洗三遍）　水蛭　瓜子仁各等分　自然铜（火烧通红，醋淬红，烧如银为度）
【用法】上为细末，黄蜡为丸，如弹子大。每服一丸，用黄米酒一盏，煎开和淬温服；年少者又一服，老者加减服，病在上食后，病在下食前服。
【主治】筋折骨损，及寒温脚腿疼，或一切恶疮，疼痛不止。

雄黄膏

【来源】《普济方》卷二七五引《十便良方》。
【组成】雄黄一两　硫黄一两（并细研）
【用法】上以猪脂四两，入铫内煎化成油，入鲫鱼两个，煎令肉烂了，又乱发两卷，煎焦烂去滓，用和上件雄黄、硫黄末。搽之。愈。
【主治】身上诸恶疮。

龙骨散

【来源】方出《是斋百一选方》卷十二，名见《普济方》卷三〇〇。
【组成】獾猪粪（不以多少，新瓦上焙干，入火中烧令通红取出，于瓶罐内窨成炭，存性，碾为细末）五钱　白龙骨（细研末）二钱半　轻粉二钱半　槟榔末一钱
【用法】和令极匀。先以口含　水或温盐汤洗，令疮净见肉，然后以真麻油调药，随疮大小敷之。未愈再敷，不过三五日定安。
【主治】脚疽并久远恶疮，它药不效者。

十全方

【来源】《是斋百一选方》卷十六。
【组成】白蔹　白及　黄柏　苦葫芦蒂　赤小豆　黄蜀葵花各等分
【用法】上为细末，以津于手心内调如膏药。涂患处。
【主治】恶疮。

加味平胃散

【来源】方出《是斋百一选方》卷十六引魏监务

方，名见《普济方》卷二九九。

【组成】平胃散加腻粉

【用法】清油调敷。

【主治】一切恶疮，头上疮。

妙用膏

【来源】《是斋百一选方》卷十六。

【组成】真清麻油　古文钱三二十文

【用法】将古文钱入油中，久浸年深。每用以鹅毛扫患处。

【主治】恶疮。项上有瘿及漏疮。

神效方

【来源】《是斋百一选方》卷十六引赵百中方。

【别名】松脂散（《世医得效方》卷十九）、松脂贴散（《东医宝鉴·杂病篇》卷八）、神效散（《仁术便览》卷四）。

【组成】水银　甘草　黄柏　黄连　松脂　腻粉　土蜂窠（著壁上者，南方多有之）

【用法】上取水银放掌中，以唾擦为泥，入瓷器中，以生麻油和研，生绢滤如稀饧，和药末再研如稠饧。先以温水洗疮，帛拭干，涂之。一切无名疮，涂一次即愈；有黄水者，涂之随手即干；痒不堪忍者，涂之立止痛；甚者涂之立定。治疥，抓破敷药。

《仁术便览》本方用法：诸药同研，油调敷。

【主治】一切恶疮，医所不识者；亦治疥疮。

神仙灵宝膏

【来源】《是斋百一选方》卷十六。

【别名】灵宝膏（《回生集》卷下）、灵宝丹（《疑难急症简方》卷四引《玉历》）。

【组成】瓜蒌五个（取子，细研）　乳香五块（如枣子大，细研）

【用法】上以白沙密一斤同熬成膏。每服二三钱，温酒化下，每日二次。

【主治】发背，诸恶疮。

万金膏

【来源】《是斋百一选方》卷二十。

【组成】五倍子一钱　赤芍药　白芷　大黄　官桂　当归　玄参　干地黄各二钱半（以上第一次煎）虢丹四两（第一次入）　当归二钱半　羌活　云母（别研）各一钱　巴豆三十五粒（以上第二次煎）乳香（别研）　滑石（别研）　白胶香（别研）各一钱　没药（别研）二钱半　虢丹四两（以上第二次入）

【用法】上锉细，用真清麻油一斤，先将半斤入铫煎沸，下五倍子、芍药、白芷、大黄、官桂、当归、玄参、地黄八件，以柳枝一条搅油，候药带焦色，用绵一绚滤去滓，再将药油入铫，候略沸，下虢丹四两，打转看候紫色，将油一二点滴在水面上，成珠子，即使倾出，安稳处。再将清油半斤，如前煎沸，下当归、羌活、云母、巴豆及青杨柳枝皮指面大一二十片，同煎，候药带焦，用绵子滤去滓，再煎药油，下乳香、滑石、胶香、没药、虢丹同煎，候如前带紫色，滴入水中，才成珠子，却将前煎药油倾作一铫同煎，打匀为度。煎药时不要火太紧，恐煎过药味。

【主治】诸般恶疮。

【验案】漏疮　唐仲举云：渠令嗣颏颊间苦一漏疮年余，用此膏两枚而愈，后以治他人，亦多验。

太一膏

【来源】《是斋百一选方》卷二十。

【别名】神仙太一膏（《太平惠民和剂局方》卷八吴直阁增诸家名方）、太乙膏（《证治要诀类方》卷四）、神效太乙膏（《保婴撮要》卷十六）、太乙灵应膏（《外科经验方》）、太乙清凉膏（《饲鹤亭集方》）、太乙膏丸（《杂病源流犀烛》卷三）。

【组成】赤芍药　大黄　香白芷　官桂　玄参　当归　生干地黄各一两

【用法】上锉。先煎清油二斤令香，候沫尽，即入药煎至黑色，取出不用，将油滤过，然后入黄丹一斤，用青柳枝不住手搅，滴于水中成珠不粘手为度，倾入瓷器中，以砖盖口，掘窖子埋树荫下，以土覆三日出火毒，丸如鸡头子大。发背，先以温水洗疮，拭干，用帛子摊膏药贴之，温水送下一丸；久远瘰疬，摊贴，温水送下一丸；诸瘘疮，盐汤洗，贴，酒送下一丸；打扑伤损，摊贴，橘皮汤送下一丸；腰膝疼痛，盐汤送下一丸；妇人血气，木通、甘草汤送下一丸；赤白带下，酒送下一丸；唾血，桑白皮汤送下一丸；风赤眼，摊贴，栀子汤送下一丸；咳嗽，咽喉肿，绵裹一丸含化；一切风劳病，柴胡汤送下一丸；一切疮疖并肿痛，及诸般疥癣，别炼入油少许，打膏令匀，涂之。其它诸疾亦度情而用。

【主治】

1. 《是斋百一选方》：一切恶疮。

2. 《太平惠民和济局方》（吴直阁增诸家名方）：八发痈疽，一切恶疮软疖，不问年月深远，已成脓未成脓者；并治蛇、虎、蝎、犬、汤火、刀斧所伤。

如圣膏

【来源】《是斋百一选方》卷二十。

【组成】当归 熟地黄 玄参 大黄 香白芷 续断 赤芍药 官桂各二两 蓬术一两 黄丹秋夏用三斤半，春冬用三斤

【用法】上用麻油六斤，将前六味锉碎，留香白芷一块，入锅内以炭火熬白芷焦黄色，滤去诸药不用，候油冷下黄丹，用柳枝不住手搅，再上火熬，色转为度，放冷自成膏。

【主治】诸般恶疮。

神验金丝膏

【来源】《是斋百一选方》卷二十。

【别名】金丝膏（《普济方》卷三一四）。

【组成】清油半斤 白胶香（赤、白）各七钱半 韶粉半两 腻粉（冬季用）七个（夏季用）八个（临安所卖者）

【用法】上为细末，入在油内，用银器文武火熬，以向南柳枝系作小把子搅成膏，如琥珀色，于白碗底上试，以不散为度。如汤烫火烧并金疮，以鸡翎扫之；如久患恶疮，用口含浆水洗净，或以面圈疮口，倾药在内，痛立止；如刀斧所伤，倾药在患处。

【功用】定疼止血。

【主治】烫烧伤，金疮，恶疮，刀斧所伤。

加减五苓散

【来源】《普济方》卷二七五引《是斋百一选方》。

【组成】沉香 檀香 生熟地黄 升麻 干葛 芍药 黄耆 黄芩 羚羊角 犀角 连翘 甘草 防风各等分

【用法】上锉。每服三钱，白水煎服；仍煎服何首乌散。

【主治】

1. 《普济方》引《是斋百一选方》：恶疮，项上有瘿，及漏疮。

2. 《类编朱氏集验方》：一切脓疱、热疮及发背。

五香连翘汤

【来源】《集验背疽方》。

【别名】李氏五香连翘散（《医方类聚》卷一七五引《澹寮方》）。

【组成】木香三分（不见火） 沉香三分（不见火） 连翘（全者，去蒂）三分 射干三分 升麻三分 黄耆三分（拣无叉附者，生用） 木通三分（去节） 甘草半两（生用） 丁香半两（拣去枝杖，不见火） 乳香半两（别碾） 大黄（微炒，锉）半两 麝（真者，别碾）一钱半 桑寄生三分（难得真者，缺之亦可） 独活三分

【用法】上为粗末，和匀。每服三大钱，水一盏，煎至七分，去滓服。留滓二服，用水二盏再煎作一服。积四散滓，用水二盏，又再煎作一服，然后不用其滓。一方用银器煎药，如无银器入银一片同煎。

【主治】

1. 《集验背疽方》：痈疽。

2. 《普济方》：一切积热恶核、瘰疬、痈疽、恶疮、发脑、发背。

【加减】若无真桑寄生，则升麻分量当倍用。

木香槟榔散

【来源】《儒门事亲》卷十二。

【组成】 木香　槟榔　黄连　乳香　轻粉　密陀僧各等分

【用法】 上为细末。干掺之，先以口噙浆水洗之。

【主治】 一切恶疮，久不愈者；冻疮。

水沉金丝膏

【来源】《儒门事亲》卷十五。

【别名】 水溶金丝膏（《普济方》卷三一四）。

【组成】 沥青　白胶各一两

【用法】 春、秋宜用油，夏宜油蜡二钱半，冬宜用油蜡四钱，熔开，下沥青、白胶，用槐枝搅匀，绵纸滤过，入冷水中，扯一千余遍。如疮透了，吃数丸；或填于疮口，或摊纸上贴之，勿令火炙。

【主治】 一切恶疮。

玉饼子

【来源】《儒门事亲》卷十五。

【组成】 白胶一两　蓖麻子六十四个

【用法】 上用白胶瓷器内溶开，去滓，再于溶开后，以蓖麻子作泥，入胶内搅匀，入小油半匙头，柱点水中，试硬软添减胶油。量疮大小，以绯帛摊膏药贴之。一膏药可治三五疖。

【主治】 瘰疬，一切恶疮软疖。

神圣膏

【来源】《儒门事亲》卷十五。

【组成】 当归半两　没药三钱　白及二钱半　乳香三钱　藁本半两　琥珀二钱半　黄丹四两　木鳖子五个（去皮）　胆矾一钱　粉霜一钱　黄蜡二两白胶三两　巴豆二十五个（去皮）　槐柳枝一百二十条（各长一把）　清油一斤

【用法】 上先将槐柳枝下油内煮焦取出，次下其余药物，煮得极焦亦捞出，却将油澄清再熬成膏子。用绯绢摊贴。

【主治】 一切恶疮。

恶疮死肉锭子

【来源】《儒门事亲》卷十五。

【组成】 巴豆一钱（去皮油）　五灵脂半两　黄丹二钱（飞）　枯白矾一钱

【用法】 上为细末，以糊和丸为锭子。入疮内用之。

【主治】 恶疮死肉。

破棺丹

【来源】《儒门事亲》卷十五。

【组成】 大黄一两半　甘草二两　荆三棱一两半山栀子三两半　牵牛末二两

【用法】 上为细末，炼蜜为丸，如弹子大。每服半丸，食后酒半盏研化。

【主治】 一切恶疮。

【宜忌】 忌冷水。

接骨散

【来源】《儒门事亲》卷十五。

【组成】 金头蜈蚣一个　金色自然铜半两（烧红，醋淬，研为细末用之）　乳香二钱（研为细末用之）　铜钱（重半两者）三文或五文（烧红，醋淬细研）　金丝水蛭一钱半（每个作三截，瓦上焙去气道为度）　没药三钱（研细）

【用法】 上为细末。如疮肿处，津调半钱涂，立止痛；如见得出脓，先用粗药末少许，小油少半匙，同打匀，再入少半匙，再打匀，又入前药接骨散半钱，再都用银钗子打成膏子，用鸡翎扫在疮肿处，立止痛，天明一宿自破便效。如骨折损，立接定不疼。如不折了，吃了药，立便止住疼痛。服药觑可以食前服，食后服。又外用接骨药。

【主治】 打折损伤，恶疮

【加减】 如打折骨头并损伤，可用前项接骨散半钱，加马兜铃末一钱，用好酒一大盏，热调，连滓温服。

悬蒌散

【来源】《儒门事亲》卷十五。

【组成】 悬蒌一个　大黄一两　金银花一两　当归半两　皂角刺一两

【用法】 上锉碎。用酒一碗，煎七分，去滓温服。

【主治】发背，恶疮。

【加减】如有头者，加黍粘子。

替针丸

【来源】《儒门事亲》卷十五。

【组成】川乌二钱　草乌二钱　五灵脂二钱　轻粉一分　粉霜一分（一方加斑蝥二十个去足翅、巴豆二十个去皮）

【用法】上为末，研匀，次入轻粉、粉霜研匀，又入斑蝥、巴豆，以水调糊为锭子。如作散，名"针头散"。

【主治】一切恶疮。

善应膏

【来源】《卫生宝鉴》卷十三。

【别名】神效善应膏（《医方类聚》卷一九四引《经验良方》）。

【组成】黄丹二斤（细，上等者）　没药（研）　白蔹（生）　官桂　乳香（研）　木鳖子（生）　白芨（生）　当归　白芷　杏仁（生）各一两　柳枝一两（如箸条长）

【用法】上除黄丹、乳香、没药外，余药用麻油五斤，浸一宿，于炭火上铁锅内，熬至变黑色，滤去药不用，将黄丹入油内上火，用柳条如小钱粗四指长，搅令微变褐色，出火，再用柳枝搅令出烟尽，入乳香、没药，再用柳条搅令匀，候冷倾入瓷盆内，切成块，油纸裹之。用如常法。

【主治】

1. 《卫生宝鉴》：疮肿。

2. 《普济方》：五发，恶疮毒。

加料神异透骨膏

【来源】《医方类聚》卷一九四引《经验良方》。

【组成】露蜂房（细剪，事治极净）　杏仁（去皮尖）各五钱　清油十两　川山甲四钱　当归一两　木鳖子八个（去皮）　白胶香（明者）四钱　虢丹四两（净）　蛇蜕皮五钱（盐少许，入水洗净）　葱（连须叶）十茎　乳香　没药各二钱　男子乱发（洗净，挪却鸡子大，用童男童女者佳）　加玄

参半两　黄耆四钱

【用法】用瓷器或铜铁器盛油，浸药一宿，慢火煎熬诸药黑色，用生绢帛滤出滓，留下一两重药油，复将所滤油于慢火上再熬，却将黄丹入油内，用长槐柳条不住手搅，候有微烟起，即提起药挑，就柳条点药油，滴在水面上，凝结成珠不散，方成膏也。如油散不成珠，再熬直待成膏，提起药挑，搅无烟出，却入乳香，没药搅匀，倾出瓷器内，将原留下油洗药挑，一并收拾器内，用新汲水一日一换，将药器坐放水内三日出毒，方可用。如药膏硬，约量加黄蜡、清油入膏内，搅匀得所。

【功用】消肿定痛，生肌。

【主治】远年近日，一切恶毒注疮。

乳香定痛膏

【来源】《普济方》卷二八六引《经验良方》。

【组成】南星　半夏　僵蚕各半两　柏霜叶一两（即芙蓉叶）　没药　乳香各一两

【用法】上为末，姜汁调涂。治便痈，先服复元通气散、黑神散打和，酒调服。

【功用】定痛消肿。

【主治】便痈，肿毒，无名恶疮。

雄黄散

【来源】《普济方》卷二七五引《余居士选奇方》。

【组成】雄黄（飞）　白矾（飞）　黄丹（飞）　白蔹（细研）各等分

【用法】水调，鹅毛扫，纸花贴，中留小窍，出毒气。

【主治】恶疮。

圣愈汤

【来源】《兰室秘藏》卷下。

【组成】生地黄　熟地黄　川芎　人参各三分　当归身　黄耆各五分

【用法】上锉，如麻豆大。都作一服，水二大盏，煎至一盏，去滓，稍热服，不拘时候。

【功用】《东医宝鉴·杂病篇》：托里，补气血。

【主治】

1. 《兰室秘藏》：诸恶疮，血出多而心烦不

安，不得睡眠。

2.《证治准绳·类方》：一切失血；或血虚烦渴、躁热，睡卧不宁；或疮证脓水出多，五心烦热，作渴等。

碧霞挺子

【来源】《活法机要》。

【组成】铜绿一两　硇砂二钱　蟾酥一钱

【用法】上为细末，烧饭和作挺子。每用刺不觉痛者，须刺血出，方按药在内，以膏贴之。

【主治】恶疮透了不觉疼痛者。

生肌散

【来源】《济生方》卷八。

【组成】寒水石二钱　黄丹半钱　龙骨七钱　轻粉一钱

【用法】上为细末。干敷，上贴以乳香膏。

【主治】凡痈疽、疔漏、恶疮，脓水欲尽者。

红膏药

【来源】《济生方》卷八。

【别名】红膏（《普济方》卷三一四）。

【组成】沥青　白胶香各二两　黄蜡三钱

方中黄蜡用量原缺，据《医方类聚》补。

【用法】上药于锅内煎化，量用麻油三钱许煎，滤于水盆中，揉成剂收之。每用于水内捻作饼子，随疮大小贴之，上敷以纸。

【主治】软痈及恶疮，风湿所搏，浑身疼痛。

【加减】加当归一两于内，煎令黄色，滤去滓，于水盆内取出药揉成剂，再加乳香末二钱，和为乳香膏尤佳；其加青黛者，即名青金膏；其加黄丹者，即名紫金膏。

清心内固金粉散

【来源】《外科精要》卷中。

【别名】金花散。

【组成】辰砂（别研）　白茯苓　人参　甘草各三钱　绿豆四两　雄黄一钱　朴消（另研）　白蔻仁

各五钱　脑子　麝香（另研）各一钱

《疮疡经验全书》有皂角一分。

【用法】上为末。每服一钱半，蜜汤调下。

【功用】《景岳全书》：解毒清心，流行气血，散滞清火。

【主治】

1.《外科精要》：痈疽焮肿热痛，饮食如常者。

2.《证治准绳·外科》：恶疮热盛焮痛，作渴烦躁。

五香连翘汤

【来源】《医方类聚》卷一七四引《外科精要》。

【组成】青木香三分　鸡舌香（去顶）一分　桑寄生二分　沉香　木通　生黄耆　大黄各一两（酒浸，煨，老人虚人加减）　麝香二钱　乳香　藿香　川升麻　连翘各半两

【用法】上为细末。每服四钱，水一大盏，煎至七分，任性服。略疏通，或即取下恶物，然后服内托散之类，则毒势易散，不为深害。亦有随便消散者。此药早服为佳。

【主治】一切恶核瘰疬，痈疽恶疮。

乳香散

【来源】《普济方》卷二七五引《外科精要》。

【组成】白干姜　苦丁香　草乌头各半两　钓藤钩　狼毒　乳香各一两

【用法】上为细末。每用干掺之，或唾调作锭子，纴入疮内。

【主治】年深恶疮。

妙胜散

【来源】《仁斋直指方论》卷二十二。

【组成】落地茄花（去心）　黄蜀葵花（去心并萼，晒干，瓷器收）

【用法】上为末，井水稀调。鸡羽扫放患处，干则再敷。如疮口开，用末掺。

【功用】收肿敛毒排脓。

【主治】

1.《仁斋直指方论》：痈疽。

2.《普济方》：痈疽发背，及脑疽不论年远日久新近，诸般恶疮冷漏股疮。

【宜忌】忌猪肉、鱼鲊、湿面、鸡羊鹅油、炙煿煎炒、毒物五十日。

神异膏

【来源】《仁斋直指方论》卷二十二。

【组成】黑参　白芷实　露蜂房　杏仁（不去皮）　木鳖仁　男生发（洗，焙）各二钱　蛇退（盐水洗，焙）一钱　肥白巴豆十五粒

【用法】上锉细，用麻油五两，同药入瓷铫浸一宿，慢火煎，更换柳枝搅，候药色焦黑，顿冷炉，生绢滤，再入铫暖，入净黄丹二两，柳枝急搅，候黑，滴入水成珠，入乳香末二钱，拌和，倾入瓷器候凝，覆泥地三日。贴用。

【主治】痈疽发背，恶毒疮疖。

神应膏

【来源】《仁斋直指方论》卷二十二。

【组成】龙泉好光粉二两　真麻油三两

【用法】上慢火同熬，更换柳枝频搅，滴入水成珠，方入白胶末少许，徐徐倾入瓷器，以水浸二日。用纸摊贴。

【主治】痈疽，发背，恶疮。

蜀葵膏

【来源】《仁斋直指方论》卷二十二。

【组成】黄蜀葵花

【用法】上用盐掺，收入瓷器密封，可经年不坏。同时外敷患处，则自平自溃。

《普济方》：若无黄蜀葵花，根叶亦可。《仙拈集》：上连茎叶捣烂，敷患处；干者为末，蜜调涂之。

【主治】痈疽肿毒恶疮。

贝母膏

【来源】《仁斋直指方论》卷二十四。

【组成】贝母三钱半　半夏（生）　南星　五倍子　白芷　厚黄柏　苦参各二钱半　黄丹（煅）一钱半　雄黄一钱

【用法】上为细末。初用蜜水调敷，两三次后，只干掺。先以蜂房、白芷、苦参、大腹皮、荆芥煎汤熏洗，拭干即用药，或间有留滞不愈，以好膏药贴之。

【主治】

1.《仁斋直指方论》：诸恶疮，顽痒烘热，及妇人血风，遍身红斑圆点，斑肿渐发疹痛，开烂成疱痒痛。

2.《奇效良方》：头秃疮。

乌羊膏

【来源】《仁斋直指方论》卷二十四。

【组成】猯猪粪（腊月收，烧灰）半两　槟榔二钱　雄黄一钱

【用法】上为末，先以麻油调和鸭子清，约头大小，作厚饼。温覆头上引虫，待十分痒，忍不得，令人急手揭起；次用苦楝根煎汤淋洗，拭净。湿则掺，干则麻油、轻粉调抹。

【主治】白秃疮及恶疮、臁疮。

【宜忌】不可热覆，不得动头。

桑螵蛸散

【来源】《仁斋直指方论》卷二十四。

【组成】桑螵蛸　地龙　贝母　厚黄柏各半两　黄丹（煅）　乳香各一分　粳米粉二钱　雄黄　轻粉各一钱　麝香半钱

【用法】上为细末。以不食井水和沙糖调敷。

【主治】诸恶疮。

疏风解毒散

【来源】《仁斋直指方论》卷二十四。

【组成】白芷　细辛　蒺藜（炒去刺）　麻黄（去节）　鸡心槟榔　当归须　生干地黄　川芎　赤芍药　川独活　牵牛（微炒，取仁）　苍术（炒）　桑白皮（炒）　枳壳（制）　甘草（微炙）各等分

【用法】上为散。每服三钱，加黑豆七十粒，紫苏

五叶，生姜五片，水煎服。

【主治】诸恶疮顽痒烘热，及妇人血风，遍身红斑圆点，斑中渐发疹痱，开烂成疮痒痛。

【加减】如大便秘，加些生大黄，次用贝母膏敷疮。

神仙活命饮

【来源】《女科万金方》。

【别名】秘方夺命散（《袖珍方》卷三）、真人活命散（《痈疽神秘验方》）、仙方活命饮（《校注妇人良方》卷二十四）、真人活命饮（《摄生众妙方》卷八）、神功活命汤（《疮疡经验全书》卷四）、十三味败毒散（《医方考》卷六）、真人夺命饮（《惠直堂方》卷三）、当归消毒饮（《医林纂要探源》卷十）。

【组成】穿山甲 甘草 防风 没药 赤芍药各一钱 白芷六分 归梢 乳香 贝母 天花粉 角刺各一钱 金银花 陈皮各三钱

【用法】用好酒三碗，煎至一碗半。若上身，食后服；若下身，食前服，再加饮酒三四杯，以助药势，不可更改。

【功用】

1. 《袖珍方》：消肿，化脓，生肌。

2. 《寿世新编》：消肿止痛，化脓解毒，散瘀消痰。

【主治】一切痈疽，无名恶疮。

神效饼子

【来源】《类编朱氏集验方》卷十二。

【组成】山慈姑 五倍子 草乌（烧存性） 木鳖子（焙干）各半两 虢丹二钱

【用法】上为细末。先用鸡子作饼，热敷疮上，候冷取出，敷药其上。数日间，疮干连皮脱去。疮干，即用麻油调敷。

【主治】一切毒疮。

紫金散

【来源】方出《类编朱氏集验方》卷十三，名见《普济方》卷三○二。

【别名】紫金藤散（《惠直堂方》卷三）。

【组成】好降真香

【用法】上为末。贴之，入水无妨。

【主治】恶疮、金疮、刀斧伤见血。

白龙膏

【来源】《御药院方》卷十。

【组成】沉香二钱半 白檀 白茯苓（去皮） 木香各一钱半 白附子一钱 桔梗一钱 白及二钱 白蔹半两 白芷一钱半 白薇一钱 白术一钱半 黄耆二钱半 川芎一钱半 甘草二钱 防风二钱半 白芍药二钱半 当归（洗，焙）半两 生干地黄一钱 瓜蒌根一钱半 杏仁（汤浸，去皮尖） 桑白皮 桃仁（汤浸，去皮尖）各二钱 木鳖子（去壳） 人参（去芦头）各二钱半 木通 独活 川升麻 槐白皮 零陵香叶各二钱半 苦参一钱 腊日澄清脂麻油一斤二两 上好瓦粉十四两

【用法】上为粗末，用上项油浸七日七宿，于净石锅或银器中以慢火煎，候白芷焦黄色，放温，以新绵滤去滓，于瓷罐子内密封，澄三日三宿，候取出倾于锅内，以慢火轻温，再滤去滓，倾在上好瓷碗中，用慢火再熬动，次下黄蜡十四两，用竹篦子不住手搅令匀，放温，次入瓦粉再搅令匀，以慢火再轻熬动，抬下搅令匀，续次再上火，三日方欲成膏，于瓷盒内盛密封。每用药时，用软白绢子上摊药，贴患处。

【主治】一切恶疮，焮赤肿痛。

无价散

【来源】《御药院方》卷十一。

【别名】化毒散（《普济方》卷四○三引《经验方》）、四粪散（《医学纲目》卷三十七）、四味万两金丹（《疮疡经验全书》卷四）、万金散（《古今医鉴》卷十四）、四灵无价散（《治痘全书》卷十四）、万两黄金散、四圣散（《救偏琐言·备用良方》）。

【组成】人粪（烧） 猫粪（烧） 猪粪（烧） 犬粪（烧）各等分少许

【用法】将上四物于腊日早晨日未出盛贮于销一铤银锅子内，用木炭火大笼煅令烟尽白色为度。小儿每用一字，用蜜调服。

【主治】斑疮发出不快，倒靥黑陷，一切恶疮。

【加减】本方入麝少许，名"健效化毒散"（《普济方》卷四〇三）。

复元通气散

【来源】《医方类聚》卷八十八引《管见良方》。

【组成】木香 大黄（煨） 粉草（炙） 皂角刺（锉，炒）各三钱 瓜蒌子（炒） 青木香 天花粉 黄荆子 穿山甲（地灰炒焦） 白芷各半两

【用法】上为细末。每服二钱，温酒调下。

【主治】痈疽，发背，恶疮，遍身生疮，气不顺，胸膈刺痛，挫气腰疼，肾气发动。

倍黄散

【来源】《医方类聚》卷一八五引《吴氏集验方》。

【组成】五倍子一两 白芷半两 石灰三两 堇泥一分

【用法】上为末。滴水为丸，作饼，晾干，刮下，掺。

【功用】止血，生肉，排脓。

【主治】刀斧伤，恶疮。

清肤散

【来源】《医方类聚》卷一九二引《吴氏集验方》。

【组成】汗螺壳十个（即田中白螺壳） 炉甘石二两 黄丹一钱

【用法】上为细末，于新瓦上略煅过，以好纸一幅辅在地上，将药去火性，再罗过，用轻粉五百省合和用。先煎葱椒盐熟汤，冷了洗疮，十分净，掺药。

【功用】生肌。

【主治】恶疮脓出，痒不止。

大圣散

【来源】《医方类聚》卷一七九引《施圆端效方》。

【组成】川大黄一两 寒水石一两

【用法】上为细末。每服二钱，新水沸汤，随病人意调下；恶疮，热酒调下。

【主治】疙瘩病，及恶疮肿毒闷痛。

【加减】恶疮，加当归一两。

太一膏

【来源】《医方类聚》卷一九二引《施圆端效方》。

【别名】太乙膏（《普济方》卷三一四）。

【组成】桂枝 玄参 白芷 大黄 广茂 生地黄 芍药 当归各二两

【用法】上锉，清油一斤，同熬黄焦色，滤去滓净，入丹半斤，慢火熬成滴在水中如珠子，盛瓷器内收。旋摊。

【主治】恶疮。

水调膏

【来源】《医方类聚》卷一九二引《施圆端效方》。

【组成】黄连 黄柏 黄芩 郁金 大黄 栀子 白芥子 乌鱼骨 地龙 白僵蚕 密陀僧 白及各一两 寒食面二两 木鳖仁 盆消各半两

【用法】上为细末，新甜水调如膏。摊江箔纸上，贴疮上，痛疼立止。发背恶疮大者，一日一换，五日大效。黄水尽自愈。

【主治】一切恶疮肿毒痛疼。

圣应膏

【来源】《医方类聚》卷一九二引《施圆端效方》。

【组成】槐枝一茎 巴豆仁二个 木鳖子仁二个 当归一钱

【用法】上药用好油三两半，下铫内煮十沸，去滓不用，却下黄丹一两半，慢火上炼，以铁冷试之，硬软合宜，盛磁器内，旋摊。

【主治】诸肿、恶疮、疽、肿毒，疼闷。

夺命散

【来源】《医方类聚》卷一九二引《施圆端效方》。

【组成】川大黄一两 牡蛎（烧）半两 龙脑（服时用）一字

【用法】上为细末。每服三钱，用好酒三盏，煎至二盏，放冷入片白脑子半字，分三次服。以利

为度。

【主治】诸恶疮疽，毒气传内，呕逆溃乱，神昏不省。

乳香散

【来源】《施圆端效方》引朝城李道祥方（见《医方类聚》卷一九二）。

【组成】乳香　石膏　半夏各半两　腻粉少许

【用法】上为细末，干贴疮口上。次用太一膏覆之。

【主治】一切恶疮，毒气痛闷。

追毒信效丸

【来源】《施圆端效方》引武安杜巨川方（见《医方类聚》卷一九二）。

【组成】明信砒　铅丹各半钱　绿豆粉一钱

【用法】上为末，化蜡一钱一字，油五点，为丸如大麦大。紅疮内，先用温浆水洗了紅药，后上白玉膏（寒水石焙作粉便是也）。

【功用】活血回疮。

【主治】诸恶疮疽，肿毒闷痛。

胜金膏

【来源】《施圆端效方》引臻和尚方（见《医方类聚》卷一九二）。

【组成】川山甲一两　白胶香　当归（切）　没药　乳香　血竭各半两（研）　南星　黄柏各一两半（炒）　黄丹一斤　清油二斤半　木鳖二两（捶碎）　赤芍药三两半　青柳枝（四指长）十

【用法】上将前七味与油以文武火熬，候柳枝黑色住火，绵滤去滓，滴水中不散，入后五味搅令匀，候冷为丸，如弹子大，油纸裹盛，瓷器内收。

【主治】恶疮疼肿，恶疖。

活血散

【来源】《医方类聚》卷一九二引《施圆端效方》。

【组成】苦葶苈

【用法】上为细末。用好油调匀，扫死肉上。

【功用】活血软坚。

【主治】恶疮死肉肿硬。

桃红散

【来源】《医方类聚》卷一九二引《施圆端效方》。

【组成】粟米粉一两（炒黄）　铅丹三钱（炒）

【用法】上为末。干贴之。

【功用】敛疮。

【主治】恶疮、杖疮迟愈。

雄黄散

【来源】《医方类聚》卷一九二引《施圆端效方》。

【组成】明雄黄　明信砒各半两

【用法】上研细令匀。量疮上药少许。

【功用】追死肉，活血排毒。

【主治】恶疮。

木香散

【来源】《卫生宝鉴》（人卫本）卷十三。

【别名】槟连散（原书拔粹本）、槟榔散（《疡科选粹》卷八）。

【组成】木香　南黄连　槟榔各半两　白芷三钱

【用法】上为末，每日一遍干贴。又方，加地骨皮为末，先用温浆水洗疮口上，揾干贴药。

《疡科选粹》：上为细末，蜡油调搽。

【功用】生肌肉，止痛。

【主治】

1. 《卫生宝鉴》：多时不敛一切恶疮，及下疳疮。

2. 《疡科选粹》：膏粱热疮溃后，恶肉已去。

【宜忌】《疡科选粹》：寒疮不宜用。

龙麝追毒丹

【来源】《卫生宝鉴》卷十三。

【别名】龙麝追毒散（《普济方》卷二七五）。

【组成】龙脑三分　麝香一分　轻粉　粉霜　雄黄各五分　乳香　砒黄各一字　巴豆十四个（去皮心膜）

【用法】上为极细末，面糊为丸，如麦粒大。每用之，先以针捻疮口，入药，量轻重上药。后一两时辰，肿痛尽是应。如患下疳疮，蚀茎或半或尽者，用浆磨一两粒搽之。

【功用】《普济方》：去死肉，生肌。

【主治】一切恶疮内毒气未出尽者；箭头、针刺、痈疖、恶疮，内有毒气不着骨者；破伤风，恶疮不痛者。

乳香丸

【来源】《卫生宝鉴》卷十三。

【组成】乳香（另研） 川山甲 当归各五钱 猪牙皂角 木鳖子各七钱

【用法】上用松枝火烧存性，为细末，入乳香研匀，炼蜜为丸，如弹子大。食前每服一丸，温酒化下。

【主治】诸般恶疮疖。

乳香消毒散

【来源】《卫生宝鉴》卷十三。

【组成】锦纹大黄（煨） 黄耆（择箭者） 牛蒡子（炒） 牡蛎（盐泥裹，烧） 金银花各五两甘草二两（炙） 没药 乳香 悬蒌各半两

【用法】上为粗末。每服五钱，水一盏半，煎至七分，去滓温服，疮在上食后，在下食前。

【主治】恶疮。

金银花散

【来源】《卫生宝鉴》卷十三。

【别名】金银花酒（《外科理例》卷一）。

【组成】金银花四两 甘草一两（炒）

【用法】上为粗末。每服四钱，水、酒各一盏，煎至一盏，去滓，稍热服之。

【功用】托里止痛，排脓。

【主治】发背恶疮。

【方论】

1.《医方集解》：此足太阴阳明药也。金银花寒能清热解毒，甘能养血补虚，为痈疮圣药；甘草亦扶胃解毒之上剂也。

2.《医林纂要探源》：金银花生用则力速，无

生者乃用干者，茎叶皆可，而花尤良，芳馥之气味固在花也；甘苦微寒，清热解毒，其甘能养血补虚，其香能破郁行气，为痈疡家主药。生甘草补中平肝，厚脾扶胃，且解百毒。加酒一碗，藉酒之辛散以行于卫间。

真君妙神散

【来源】《本草纲目》卷十一引《坦仙皆效方》。

【别名】真君妙贴散（《仙传外科集验方》）、妙贴散（《中国医学大辞典》）。

【组成】好硫黄三两 荞麦粉二两

【用法】上为末，井水和，捏小饼，晒干收之。临用细研，新汲水调敷之。

【主治】

1.《本草纲目》引《坦仙皆效方》：一切恶疮。

2.《医宗金鉴》：痈疽诸毒顽硬恶疮，散漫不作脓，及皮破血流，湿烂痛苦，天泡，火丹、肺风酒刺、赤白游风、鱼脊疮。

乌金散

【来源】《杂类名方》卷十。

【组成】橡子二个

【用法】其中一个实黄丹，一个实白矾末，相合定，用黑俏麻皮缠了，火内烧，研细，加麝香少许。洗净疮，贴之。

【主治】恶疮疳瘘。

如圣散

【来源】《杂类名方》卷十。

【别名】皂针散（《普济方》卷二八四）。

【组成】甘草一两（半生熟） 皂角三钱（烧存性，去皮弦）

【用法】上为细末。每服三钱，热酒调下，不拘时候。

【主治】恶疮，背脑疽，寒痈，吹奶，打扑损伤。

救苦黄耆散

【来源】《杂类名方》卷十。

【组成】黄耆 甘草 当归 瓜蒌根 芍药各一两五钱 悬蒌一对 熟地黄不拘多少 金银花二两 皂角棘针（为引）

【用法】上锉。每服五钱，无灰好酒一升，同引子装于瓷瓶内，将瓶用笋叶封，坐于锅内，上以大盆覆锅口，盆外用黄土封之，无令出气，煮之，外闻药香为度。取出瓶，澄定饮清，将药滓再添酒一升，依前煮服，若不饮酒者，以水煮服，若酒少者，酒、水各半煮服。疮在上，食后临卧服；在下，空心服之。

【主治】诸恶疮痈疖。

化毒为水内托散

【来源】《观聚方要补》卷八引《皆效方》。

【别名】还魂散（《古今医鉴》卷十五）、内消散（《外科正宗》卷一）、活命饮、还魂汤（《观聚方要补》卷八引《外科纂要》）。

【组成】乳香 穿山甲 白及 知母 贝母 半夏 金银花 皂角 天花粉各一钱

【用法】上用无灰酒煎服。

【功用】内消去毒。

【主治】痈疽发背，对口恶疔疮，乳花，百种无名无头歹疮。

万灵丹

【来源】《医方类聚》卷一九一引《经验秘方》。

【组成】轻粉一两 血竭一钱 麝香一钱 蜈蚣一对 龙脑半钱 蟾酥一钱 硇砂一钱

【用法】上为细末，生蜜为剂。于疮顶用针刺破，入药一豆大。以纸花贴之。背疮走胤，于正顶上贴药，及于走胤头上黑紫处亦贴药，一日一易。

【主治】一切恶疮。

万金丸

【来源】《医方类聚》卷一九一引《经验秘方》。

【组成】海浮石一两（酽醋淬七次，余醋另放） 草乌头一两（醋浸，炮裂） 巴豆四十九粒（去皮，生用，另研） 乳香 没药各半两（另研）

【用法】上为细末，用前余醋打糊为丸，如豌豆大。每服七丸至九丸，食前冷酒送下。取快利二三行或吐出恶物为效。

【主治】
1. 《医方类聚》引《经验秘方》：恶疮。
2. 《医方类聚》引《居家必用》：疔黄，脑背痈疽。

【宜忌】忌食热物半日。

千金散

【来源】《医方类聚》卷一九一引《经验秘方》。

【组成】药蛆草 干姜各少许等分 黄丹少许

【用法】上药干姜炮赤色，同为细末。清油调敷，先用盐少许贴疮头上，次敷药，后用水调生面糊，纸花封之，时以水湿润纸花，勿使药干。

【主治】一切恶疮。

拔毒膏

【来源】《医方类聚》卷一九一引《经验秘方》。

【组成】后阴槐条（作短截，炒胡） 紫花地丁（炒胡） 白矾（飞过） 消（飞过） 粟米粉（炒胡） 盐（飞过）各等分

【用法】上为细末，新水调之。用鸡翎敷于疮上，却用碎纸贴儿封于药上。

【主治】恶疮。

神仙太乙至宝万全膏

【来源】《医方类聚》卷一九四引《经验秘方》。

【组成】当归 大黄 玄参 赤芍药 没药 肉桂 白芷 生干地黄 乳香各半两

【用法】上切如松子大，用香油一斤浸药，春五日、夏三日、秋七日、冬十日，然后以文武火于砂锅内熬白芷赤黄色为度，绢绵滤去滓，将油再熬得所，下黄丹半斤，以柳枝搅，至滴油在水中不散成珠，看硬软不粘手，即用瓷器盛之。如摊时，用小器内分药，于文武火上化开摊之；如作丸，令如鸡头大，蛤粉为衣，煎汤使酒送下；蛇虎蝎犬、汤火刀斧所伤，并可内服外贴；发背，先以温水洗疮，拭干，用绵子摊膏药贴之，以温水下一丸；久远瘰疬，摊贴，温水下一丸；诸瘘

疮，盐汤洗贴，酒下一丸；打扑损伤，外贴，橘皮汤下一丸；腰膝疼痛，外贴，盐汤下一丸；妇人血气，木通甘草汤下一丸；赤白带下，酒下一丸；吐血，桑白皮汤下一丸；风赤眼，贴太阳穴，栀子汤下一丸；咳嗽咽喉肿，绵裹一粒，含化；一切风劳病，柴胡汤下一丸；一切疮疖并肿痛疮，及诸般疥疮，别炼入油少许，打膏令匀涂之；诸疾度其情而用之。

【主治】八发痈疽，一切恶疮，不问远年近日，已未成脓，蛇虎蝎犬、汤火刀斧所伤，发背，久远瘰疬，诸瘘疮，诸般疥疮，腰膝疼痛，妇人血气，赤白带下，吐血，风赤眼，咳嗽咽喉肿，一切风劳病。

黄龙膏

【来源】《医方类聚》卷一九一引《经验秘方》。

【组成】大黄 川郁金 川黄连 当归 黄柏 玄参各等分

【用法】上为细末。新水调敷。

【主治】诸般恶疮。

【加减】紧时，加白及、干胭脂。

翠霞膏

【来源】《医方类聚》卷一九一引《经验秘方》。

【别名】翠霞散（《外科精义》卷下）。

【组成】滑石一两 铜绿各五钱 轻粉二钱 片脑麝香各五分 粉霜一字

【用法】上为细末。每蘸药按于疮口上，以膏药贴之。

【功用】去毒生肌。

【主治】百杂恶疮。

【加减】再加滑石二两，名"二圣散"（《外科精义》卷下）。

万应膏

【来源】《瑞竹堂经验方》卷五。

【组成】当归 芍药 白蔹 白及 白芷 木鳖子杏仁 轻粉 乳香 黄耆各一两 巴豆六钱（去皮） 雄黄（研）一两 好油三斤 蓖麻子二百余

个 白矾少许 没药一两（研） 黄丹二斤 血余三两（净）

【用法】上先将乳香、没药、黄丹、雄黄、白矾另研极细外，将余药锉碎，同槐、柳条各二两锉碎。蓖麻子二百五十个，去皮研碎，先入油内浸一二日，于铁锅内熬，用槐、柳条各二根二尺长，不住手搅，微黑色，滴水中不散，捞去粗滓，再用绵滤净，再入锅内熬滚。先下黄丹，次下血余，次下白矾、雄黄，又下乳香、没药，不住手搅至烟尽。微热，下轻粉搅匀，倾于水盆内浸一宿，出尽火毒，于瓷器内盛之。外用贴之。若心痛，丸如梧桐子大，每服三十丸，酒醋汤送下；肚痛，每服三十丸，温酒送下。

【主治】一切恶疮，及刀斧所伤，蛇咬狗咬，虫伤，牙痛，心痛，眼痛，腹痛，脚气，骨节疼痛，大小、小儿痹癣。

内托千金散

【来源】《瑞竹堂经验方》卷五。

【组成】人参 当归 黄耆 芍药 川芎 防风甘草 瓜蒌 白芷 官桂 桔梗各三钱 金银花二钱

方中金银花用量原缺，据《普济方》补。

【用法】上锉。每服七八钱，水二大盏，煎至七分，入酒半盏，去滓温服，一日三次。两服之后，疮口内有黑血出者，或遍身汗出，皆药之功效也。如病势猛恶，每服一两，水一大碗煎服。

【主治】脑背痈疽，乳、便等恶疮。

【加减】痛甚者，倍加当归、芍药，或加乳香二钱。

白芷散

【来源】《瑞竹堂经验方》卷五。

【组成】斑蝥五个 蝉壳五个 轻粉一钱 槟榔三个 香白芷二钱 蛇床子 硫黄 樟脑各二钱

【用法】上为细末，罗过，却入轻粉，再碾极细。用香油调搽。

【主治】

1.《瑞竹堂经验方》：身上诸般恶疮，及小儿耳项头疮。

2.《普济方》：疥癣。

青露散

【来源】《瑞竹堂经验方》卷五。

【组成】白及　白蔹　白薇　白芷　白鲜皮　朴消　青黛　黄柏　大黄　天花粉　青露叶（即芙蓉叶）　老龙皮（即老松树皮）各等分

【用法】上为细末。用生姜自然汁调，围敷。如干时，再用姜汁调润。

【主治】发背疽，一切恶疮。

拔毒散

【来源】《瑞竹堂经验方》卷五。

【组成】大黄　东墙上土

【用法】上为极细末。用无根井花水调搽，如干再搽。经宿即愈。

【主治】诸恶疮。

砂草油

【来源】《瑞竹堂经验方》卷五。

【组成】硇砂四两　甘草四两

【用法】用真香油一斤，于瓷瓶内浸药。遇患，急令患人服油一小盏。浸久尤佳。

【主治】人食毒物，及患一切恶疮。

遇仙如意丸

【来源】《普济方》卷一一五引《瑞竹堂经验方》

【别名】遇仙如意丹（《古今医统大全》卷三十）。

【组成】白茯苓（去皮）　陈皮（去白）　青皮（去瓤）各一钱　丁香　木香　人参各二钱　白术（煨）　白豆蔻仁　缩砂仁　官桂（去皮）　京三棱（炮）　石菖蒲（炒去毛）　远志（去心）　广茂（炮）各三钱　干山药半两　甘草（去皮）少许　香附子三两　牵牛头末八两

【用法】上为细末，好醋为丸，如梧桐子大。每服一百二十丸，看老幼虚实加减丸数，临卧温水送下。气蛊水蛊，每服三百丸，一服立消。此药微利三五行，欲止脏腑，但吃凉水一口便住。利后服甘露散补之。

【主治】

1.《普济方》引《瑞竹堂经验方》：治诸风疾病，及患恶疮；妇人月事不见，产后腹中恶物，气蛊，水蛊。

2.《奇效良方》：气积，气胀，痃癣，水蛊。

【宜忌】凡食不可太饱，可食粥五七日。忌生冷、硬物、酒、肉、鱼、面。

【加减】若风疾，加地骨皮一两。

神效杖疮恶疮膏

【来源】《普济方》卷三〇五引《永类钤方》。

【组成】黄芩二两（水飞）　清油六两　白胶香四两　净黄连半两　槟榔六个　杏仁十个（生用）（一方加桃仁、乳香、没药）

【用法】作膏用。

【主治】杖疮、恶疮。

【加减】有损，加白胶香。

天丁散

【来源】《外科精义》卷下。

【别名】天疔散（《普济方》卷二七三）。

【组成】山丹花蕊　香白芷各二钱　牛蒡子根（春采，去皮）　天丁（乃皂角刺）　苍耳芽　大力子各五钱　雄黄一两

【用法】上为细末。每用好醋涂纸，封之疔疮上；有黑甲者，必须胡桃油浸，次涂之自可。急服托里内消。

【主治】一切疔疮及诸恶疮初生。

化毒丹

【来源】《外科精义》卷下。

【别名】化毒丸、耆老丹（《经验秘方》引《疮科经义方》，见《医方类聚》卷一九一）。

【组成】没药　乳香各五钱（另研）　草乌头（醋浸泡制）　浮石各一两（烧赤，醋淬七次，研，余醋另放）　巴豆四十九个（去皮，生用，另研）

【用法】上为细末，用乳石、乌头、余醋打面糊为丸，如豌豆大。每服五七丸，食后冷酒送下。取

快利三二行，或吐出恶为效。

【主治】百种恶疮毒肿，初觉一二日，咳逆烦闷，或咽喉闭塞，发热恶寒。

【宜忌】忌热饮。

乌金散

【来源】《外科精义》卷下。

【组成】麝香 蟾酥各一字 粉霜 硇砂 轻粉各一钱 铜绿 砒霜 白干姜 草乌头 天南星 舶上硫黄各五钱

【用法】上为细末，纸捻纴之；或汤浸蒸饼，和为锭子，纴疮口内，上以膏贴之。

【主治】瘰疬恶疮。

引脓散

【来源】《外科精义》卷下。

【组成】狼毒 钓苓根 无心草根 白丁香各五钱 麝香一字

【用法】上为细末。干掺疮口上，疮口深者纴之。

【主治】年深不效恶疮。

水银膏

【来源】《外科精义》卷下。

【组成】菌茹（锉） 黄蜡各一两 黄连（锉） 蛇床（微炒） 白矾（枯） 水银各二两

【用法】上药用腊猪脂七两熬开，下三味锉药，煮至焦紫色，去滓，再入黄蜡溶开出火，稍凝，下水银，矾石搅至匀。每用涂摩。

【主治】瘑疮疥癣，无名恶疮，手足疮疥，浸淫多汁，久而虫生。

白龙膏

【来源】《外科精义》卷下。

【组成】轻粉五钱（另研） 白薇 白芷 白蔹 黄耆 商陆根 柳白皮 桑白皮各一两 乳香二两（另研） 定粉（另研） 黄蜡各八两 杏子油一斤（如无，用脂麻油）

【用法】上七味锉，油内揉浸三日，于木炭火上煎，令白芷黄色，滤去滓，于油中下黄蜡、乳香后，溶开出火，再滤，候微冷，下轻粉、定粉急搅，至冷，瓷盒内收贮。每用绯绢上摊用之。

【功用】清血脉，通气脉，消毒败肿，止痛生肌。

【主治】头面五发恶疮及烧汤冻破溃烂。

地黄煎丸

【来源】《外科精义》卷下。

【组成】生地黄（新者）十两（洗，水浸研如泥） 黄连五两 黄芩（去腐）三两 枳壳（炒，去瓤）大黄各二两五钱 人参二两

【用法】上除地黄煎外，共为细末，再和地黄煎，炼蜜为丸，如豌豆大。每服五七十丸，食后温水送下。

【功用】清利胸膈，明目。

【主治】脏腑有热，胸膈痰实，气血不和，经络秘涩，多生疮肿；或已患恶疮毒肿，大小便结涩。

青金锭子

【来源】《外科精义》卷下。

【组成】白丁香 铜青 硇砂 粉霜 轻粉各五分 麝香 龙脑各一字

《普济方》有白矾。

【用法】上为细末，面糊为丸，捻作锭子。每用纴入疮口中，脓水出快。

【主治】诸恶疮脓出不快，及多年瘰疬，愈而复发。

钓苓散

【来源】《外科精义》卷下引陈宫宝方。

【别名】钓苓散（《普济方》卷二七五）。

【组成】井盐一两 无心草 干姜各二两 钓苓根三两

【用法】上为细末。干撒于疮口；或以唾调少许，涂在膏药上，贴患处。

【主治】恶疮，久治不愈。

乳香膏

【来源】《外科精义》卷下。

【组成】乳香（研）　珠子沥青　黄蜡各五钱　白胶香二两　杏仁油一斤

【用法】上将沥青于木炭火上先溶开，下白胶香、黄蜡化开，入油搅匀，以绵滤去滓，于井花水中持拔白色如银，再溶，入乳香在内拔白色，收瓷盒内。依常法摊用之。

【主治】一切恶疮打扑，走注疼痛。

追毒散

【来源】《外科精义》卷下引成子玉方。

【组成】五灵脂　川乌头（炮）　白干姜（炮）各一两　全蝎五钱

【用法】上为细末。用少许掺疮口中；深者纸捻蘸药纳入疮口内，以膏贴之。或水浸蒸饼令浸透，搦去水，和药令匀，捻作锭子，每用纳入疮口中。

本方制成锭剂，名"追毒锭子"。

【主治】一切恶疮，脓水不快者。

消毒膏

【来源】《外科精义》卷下。

【组成】当归　黄耆　川芎　杏仁　白芷　白蔹零陵香　槐白皮　柳枝（嫩者）　木鳖子（用仁）甘松各五钱（锉）　乳香　没药各三钱　轻粉一钱朱砂　朱红各五分　麝香一分　黄丹（炒紫色）黄蜡各八两　芝麻油一斤

【用法】上将锉药油浸七日，木炭火上煎杏仁焦色，滤去渣，下黄蜡，候溶开出火，下丹，急搅百十转，下乳香、麝香、朱砂等六味，不住手搅至凝，瓷盒内收贮，白光绢上摊之。

【功用】止痛生肌，清血脉，消毒败肿，通气脉。

【主治】头面五发恶疮，及烧汤冻破溃烂。

犀角膏

【来源】《外科精义》卷下。

【组成】当归　川芎　黄耆　白芷　白蔹　杏仁木鳖子　官桂　乳香　没药各一两　乱发灰五钱黄丹　清油五斤

【用法】上细锉，于油内先浸一宿，于木炭火上熬至白芷、杏仁焦，滤去滓，澄清再煎，油沸下丹，

以湿柳木篦子不住搅旋，滴药在水中，如珠不散，出火，候一时辰，下乳香、没药、发灰搅匀，于瓷盒内收。依常法摊用之。

【主治】五发、恶疮，结核、瘰疬、疳瘘、疽痔。

【备考】本方名犀角膏，但方中无犀角，疑脱。

漏芦汤

【来源】《外科精义》卷下。

【组成】漏芦　白蔹　黄芩（去黑心）　麻黄（去节）　枳实（麸炒，去瓤）　升麻　芍药　甘草（炙）　朴消各一两　大黄二两

【用法】上除消外，余锉，与消同和匀。每服三钱，气实人五钱，水一盏半，文武火煎七沸，去滓，空心热服。

【主治】一切恶疮，毒肿丹瘤，瘰疬疔肿，鱼睛五发，瘭疽。初觉一二日，便如伤寒，头痛烦渴，拘急恶寒，肢体疼痛，四肢沉重，恍惚闷乱，坐卧不宁，皮肤状热，大便秘涩，小便赤黄。

【宜忌】妊身莫服。

柏连散

【来源】《世医得效方》卷十。

【组成】胡粉（炒）　黄柏（炙）　黄连各等分

【用法】上为末。以面脂或猪脂调敷，一日三次。

【主治】面上有热毒恶疮。

白灰散

【来源】《世医得效方》卷十八。

【组成】白石灰不拘多少

【用法】韭菜汁调，阴干，为末。少许敷上，擦少时，血止便安。如肠溃出，桑白皮线缝合罨之，帛系，定效。

【主治】恶疮，刀斧伤见血。

连翘饮

【来源】《世医得效方》卷十九。

【组成】连翘　赤芍药　当归　荆芥　防风　牛蒡子（炒）　川芎　栀子　黄芩　瞿麦　木通　生干

地黄　瓜根　麦门冬　粉草各等分

【用法】上锉散。每服四钱，水一盏半，加灯心二十茎，水煎，不拘时候服。

【主治】诸恶疮红赤，痛痒不定，心烦口干；及妇人血风，红斑圆点，开烂成疮，痒痛流黄水汁。

净肌散

【来源】《世医得效方》卷十九。

【组成】雄黄　海螵蛸　大柏皮　宣连　水粉　轻粉　蚌粉　杏仁

【用法】上为末。用真清油调敷。

【主治】一切恶疮。

追毒饼

【来源】《世医得效方》卷十九。

【组成】极好信石半钱　雄黄　雌黄　大朱砂各一钱　轻粉少许

【用法】上为细末，糯米糊为丸，如麦粒大。若疮口闭合生脓，将药入内，仍以膏药贴之。

【主治】诸般恶疮，因针开了口后又闭合生脓，胀痛不可忍。

善应膏

【来源】《世医得效方》卷十九。

【组成】上等黄丹八两（研极细）　白胶香　明没药　滴乳香（并别研）　大当归　川白芷　杏仁（去皮尖）　大黄　草乌　川乌　赤芍药　槟榔　生干地黄　土芎　沥青（另研入）　乱发（净洗）各一两

【用法】上除乳香、没药外，将瓷石铫盛香油一斤浸药一宿，慢火煎熬诸药黑色，再入葱白、乱发煎少时，用生绢滤去滓，留下一两药油，复将所滤油于慢火上熬，却将黄丹入油内，用长柳条槐条不住手搅，候有微烟起，提起药铫，将柳条点滴在水面上，凝结成珠不散方成膏，如不成珠再熬，直待成膏，提起药铫搅，无烟出，却入乳香、没药、白胶末搅匀，倾出瓷器内，将原留下浸药铫油一并收拾器内，用新汲水一日一换，将药器坐放水内三日，出火毒，方可用之，如膏药硬，

约量加黄蜡清油，入膏内搅匀得所。贴之即愈；又治妇人吹乳，以药丸如梧桐子大。新汲水送下二十丸；肺痈肠痈，亦可为丸服，温酒米饮或北梗、甘草煎汤皆可。

【主治】诸般恶疮肿毒，发背脑疽，疬子牙肿，打扑接骨，闪肭，刀斧伤，杖疮，蛇虫毒，狗马咬，汤火、漆疮，疥癣，又治妇人吹乳，肺痈肠痈。

【宜忌】不可犯荤辛及火焙。

托里散

【来源】《玉机微义》卷十五。

【别名】托里护心散（《明医指掌》卷八）。

【组成】大黄　牡蛎　瓜蒌根　皂角针　朴消　连翘各三钱　当归　金银花各一两　赤芍　黄芩各二钱

【用法】上为粗末。每服半两，水、酒各半煎服。三服消尽。

【主治】一切恶疮发背，疔疽，便毒始发，脉洪弦实数，肿甚欲作脓者。

【方论】《医方集解》：此足阳明、厥阴药也。金银花清热解毒，疮痈主药；当归、赤芍调营血；大黄、芒消荡胃热；黄芩清肺火；牡蛎软坚痰；连翘、花粉散结排脓；角刺锋锐，直达病所而溃散之也。

走马散

【来源】《玉机微义》卷十五。

【组成】大黄三两　黄柏　当归　白及　赤小豆　黄芩各二两　荆芥穗　半夏各一两半　白芷　白蔹　南星各一两　檀香　雄黄各三钱　乳香七钱　没药五钱　红花一两

【用法】上为细末，以水调敷。如疮色黯，姜汁调；疮未成脓者，好米醋调敷。

【主治】一切恶疮诸肿。

乳香善应膏

【来源】《玉机微义》卷十五。

【组成】大黄　黄耆　赤芍　杏仁各一两　当归七钱半　川山甲　猪牙皂角各二钱半　木鳖子三钱

乳香　没药各半两　血竭　轻粉各二钱半　黄丹七两　香油一斤

【用法】上除黄丹、乳、没、血、轻五味外，其余锉，于油内浸十余日，砂锅内熬，药色微黑，用槐柳条搅之，滤去粗物，净，用油入丹，熬成膏，滴水中不散，然后入乳香等四味，搅匀为度。摊纸上，贴疮。

【主治】一切肿毒，恶疮。

信效锭子

【来源】《玉机微义》卷十五。

【组成】红娘子　黄丹　砒霜　鹰屎　土消　白及各一钱半　铜绿二钱半　脑子　麝香各少许

【用法】上为细末，乳汁和为锭子用。中病即止。

【主治】一切恶疮。

神效乌金散

【来源】《玉机微义》卷十五引郭氏方。

【别名】首功玄黑散。

【组成】苍耳头（五月五日午时收）　小草乌头　火麻头　木贼（去节）　虾蟆头　桦皮节（酥炙）　麻黄（去根、节）各等分

【用法】上晒干，同入瓷器内，盐泥固济，炭火内从早煅至申分，如黑煤色为度，碾为末。每服二钱，病重者三钱，用热酒调下；未汗，再一服。如汗干，却服解毒疏利之药。

【主治】痈疽疔肿，时毒，附骨疽，诸恶疮；或疮黑陷如石坚，四肢冷，脉细，或时昏冒谵语，循衣烦渴，危笃者。

翠青锭子

【来源】《玉机微义》卷十五。

【别名】善效锭子。

【组成】铜青四钱　明矾（枯）　韶粉　乳香（另研）　青黛各一钱半　白蔹　轻粉各一钱　麝香半钱　杏仁三七粒（另研，去皮尖）

【用法】上为细末，稠糊为锭子，或糯米饭和亦得。看浅深按之，直至疮平复，尤可用之。

【功用】追脓，长肌。

【主治】脑疽、发背、恶疮并溃烂。

【加减】如有死肉，加白丁香一钱半。

翠霞锭子

【来源】《玉机微义》卷十五。

【组成】铜绿　寒水石（煅）　滑石各三钱　明矾　腻粉　砒霜　云母石（研如粉）各一钱二分半

【用法】上为细末，糊为锭子，如麻黄粗细，长短不拘。量疮口深浅按之。如修合此，候天色晴明则可。

【主治】瘘疮年深冷痛，日久恶疮，有岁肉者。

蟾酥丸

【来源】《玉机微义》卷十五。

【组成】川乌　莲花蕊　朱砂各二钱半　乳香　没药各二钱　轻粉　蟾酥各一钱　麝香半钱

【用法】上为细末，糊丸如豌豆大。每服一丸，病重者二丸，生葱三五茎，嚼极烂，吐于手心，包药在内，热酒和葱送下。如重车行五七里，汗出为效。

【主治】

1. 《玉机微义》：疔黄，一切恶疮。
2. 《杂病源流犀烛》：眉疽。

藿香托里散

【来源】《医方类聚》卷一九一引《必用全书》。

【组成】藿香　连翘　升麻　葛根　甘草　栀子　木通　当归　牛蒡子　白僵蚕各二钱半　黄耆　茵陈　大黄（煨）各五钱

【用法】上为粗末，分作四服。每服水一大碗，煎至七分，入酒一盏，去滓，临卧温服。

【主治】诸恶疮肿痛，已发未发皆可服。

雄黄膏

【来源】《医方类聚》卷一六九引《居家必用》。

【组成】槟榔　雄黄（别研，如无，舶上硫黄代之）　轻粉（别入）　枯矾　黄蜡各半两　蛇床子　黄柏　吴茱萸　苦参　黄连各一两　五倍子　海

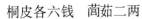

桐皮各六钱　蔺茹二两

【用法】上为细末，先将腊月猪肪脂一斤，入皂角五条，带须葱五茎，全蝎十个，巴豆三十粒去壳，蓖麻仁四十粒去壳，川椒三钱，同煎黑色，去滓，入前药末，再熬成膏子，方入轻粉，腊月内合者，瓷盒内收贮，可留十年余。若治疥疮，加入舶上硫黄与雄黄同分两。

【主治】顽恶疮疥癣，小儿奶癣，头疮，无时痛痒；大人脚气下疰。

万灵膏

【来源】《医方类聚》卷一九一引《居家必用》。

【组成】南青木香　连翘　木鳖仁　桃仁　蓖麻仁　巴豆仁　地黄（生用）　白芷　防风　川芎　黄耆　羌活　当归　黄连　蓬术　露蜂房　槐枝　柳枝　桃枝（已上皆为锉碎）　乳香（另研）　没药（另研）　轻粉各半两　黄丹十五两（水飞，煮去水，再换新水煮，如此三次，炒至紫黑色佳）

【用法】上药锉者入真香油三十两浸，春、秋七日，夏五日，冬十日慢火煎至巴豆、蓖麻仁抹开如黑泥，滤去滓，逐旋入丹，以槐、柳枝不住手搅，候丹尽，然后下乳香、没药，挑药滴入水中成珠为度，提起离火，不住手搅至微温，入轻粉搅匀至冷，以碗覆地上出火毒，收藏时，先用真蛤粉扑裹，却入净瓷品内收贮。

【主治】一切恶疮肿毒。

小灵丹

【来源】《医方类聚》卷一九一引《居家必用》。

【别名】针头丸。

【组成】蟾酥不拘多少（阴干）　片脑　麝香各少许

【用法】上为细末，和匀，用头首男子乳汁为丸，如黄米粒大，朱砂为衣。每服一丸、二丸、三丸至五丸，无根倒流水送下。后用米饮汤催出汗，立效；疔疮，将一丸安疮内，乳香膏药封之，觑病上下服。

【主治】一切恶疮。

龙脑散

【来源】《医方类聚》卷一九一引《烟霞圣效方》。

【组成】寒水石半两　胆矾一钱　朱砂一钱　乌鱼骨二钱　龙骨二钱　密陀僧三钱　麝香少许　乳香一钱　脑子少许　黄丹一钱（飞）

【用法】上为细末。淡浆水洗过，淹干上药。

【主治】一切痔漏恶疮。

如圣救苦散

【来源】《医方类聚》卷一九一引《烟霞圣效方》。

【组成】金银花二两　香附子二两（去须）　御米壳二两（去蒂隔）　甘草二两　黑豆黄一两

【用法】上药并生，为细末。每服五七钱，水半碗，煎三五沸，微温服之。

【功用】托里，解诸痛。

【主治】一切恶疮，及赤白泻痢，咳嗽脓血。

【加减】恶疮，量虚实老幼加减，入大黄少许。

针头丸

【来源】《医方类聚》卷一七九引《烟霞圣效方》。

【组成】轻粉一钱　乳香一钱　麝香少许　硇砂二钱　蜈蚣一对（全者好）　胆矾三钱（青者好）　铜绿二钱

【用法】上将胆矾用重纸裹定，水内蘸过，用文武火烧腥为度，与前药五味为细末，后入轻粉、麝香研匀，用绵杖子蘸药纳疮口内。出血为度，不见血难效。

【主治】疔疮，一切恶疮。

乳香善应托里散

【来源】《医方类聚》卷一九一引《烟霞圣效方》。

【组成】麻黄（去根节）　当归（去芦头）　川芎　甘草（炮）　陈皮（水浸，去白）各一两　乳香　没药　红芍药　黄耆各半两　御米壳二两（去蒂，微炮）

【用法】上为粗末。每服五钱，水一大盏，煎至五分，去滓温服，病上食后，病下食前。

【主治】一切恶疮，疼痛不可忍者。

救苦散

【来源】《医方类聚》卷九十四引《烟霞圣效方》。

【组成】五灵脂不以多少（捶碎，无石者好）

【用法】上为细末。心气痛，每服三钱，热醋调下；恶疮不出脓血及烧烫破并杖疮，新汲水调扫。

【主治】心气痛及恶疮、烧、烫、破、杖疮等。

内塞散

【来源】《急救仙方》卷一。

【组成】人参（去芦）　当归（去芦，酒浸）　黄耆（盐汤浸）　芎藭（洗去土）　茯苓（去皮）　防风（去芦）　桂心各二钱半　桔梗　远志　甘草　白芷各一两　缩砂　香附子　厚朴各二两　赤小豆五合（酒浸）　附子二枚（去皮，煨）

【用法】上锉。水一盏半，加生姜三片，煎至七分，入酒热服。

【功用】排脓定痛生肌，内补托里。

【主治】诸恶疮疖，热退，脓血不止，疮内虚证疼痛。

【加减】烦渴，加五味子、茯苓、陈皮、白芍药、熟地黄。

化毒消肿托里散

【来源】《急救仙方》卷一。

【组成】人参（无亦可）　赤茯苓　白术各六钱　滑石　桔梗　金银花各二两　荆芥穗　山栀子各五钱　当归一两　川芎　黄耆　赤芍　苍术　麻黄　大黄　黄芩　防风　甘草　薄荷　连翘　石膏　芒消（加缩砂仁不用此）

　　川芎及以下十二味用量原缺。

【用法】上锉。每服五钱，水一碗，葱白一根，煎热服。汗出为度。服后若利三五行为妙；大病不过三五服，毒即内消尽矣。

【主治】痈疽发背，乳骨痛，疔疮肿毒，及一切恶疮疖，咽喉肿痛。

【加减】或加栝楼、牡蛎、贝母、木香。疔疮，加脚莲、河车；瘈疭，加车前子、木通、竹叶；疼痛，加乳香、没药；咽喉肿痛，加大黄、栀子、竹叶；脚气，加宣木瓜、槟榔；嗽，加半夏（姜

汁制），用生姜同煎。

海马拔毒散

【来源】《急救仙方》卷一。

【组成】海马一双（炙）　穿山甲（黄土炒）　水银　朱砂各二钱　雄黄三钱　轻粉一钱　脑子少许　麝香少许

【用法】上除水银外，各研为末，和合水银，再研至无星。针破疮口，点药入内，一日一点。神效。

【主治】发背，诸恶疮，兼治疔疮。

芜荑散

【来源】《普济方》卷二十五引《仁存方》。

【组成】芜荑　剪草　蛇床　黄连　硫黄　雄黄　五倍子　海桐皮　轻粉各等分

【用法】上为末。麻油调敷。

【主治】三十六种恶疮。

圣箸皮

【来源】《普济方》卷二七五引《仁存方》。

【组成】新箸皮二十四片（剪如梨柿大）　乳香二钱　当归三钱　白盐五钱　好醋一盏

【用法】上用小瓷瓶，入好醋同煎，慢火熬干尽，取箸皮贴疮，随大小剪贴之，用绢帛缚之。

【主治】诸般恶疮、臁疮。

将军铁箍膏

【来源】《普济方》卷二七二引《德生堂方》。

【别名】将军铁箍散（《种福堂公选良方》卷四）。

【组成】南星一两　草乌三钱　川乌五钱　雄黄三钱　大黄一两　盐霜　白梅一两　苍耳根一两　白及　防风　白蔹各五钱

【用法】上为细末。先用苍耳根、盐梅捣烂，和余药调成膏；如干，入醋调得所。于疮四围用药作铁箍涂上，只留疮高突处。药干，以鸡翎蘸水扫之，一日换二三次。

【主治】诸疮，恶毒疮，红肿突起。

万宝代针膏

【来源】《普济方》卷二七五引《德生堂方》。

【别名】万应代针膏（《外科方外奇方》卷二）。

【组成】硼砂 血竭 轻粉各一钱 蟾酥半钱 麝香一字 蜈蚣（金头者）一个 脑子少许 雄黄一钱

【用法】上为细末，入蜜调和为膏。看疮有头处，用小针挑破，以药些少，在纸花上封贴，次日其脓自出。如腋有核儿，名暗疔疮，或有走核，可于肿处，亦如前用针挑破之。

【主治】一切诸肿恶疮，肿核赤晕，已自成脓，不肯用针刺脓者。

【宜忌】忌鸡、羊、鱼、酒、面等物。吃白粥三日为妙。

复煎散

【来源】《普济方》卷二七五引《德生堂方》。

【组成】羌活 独活 防风 藁本各一钱半 黄芩 黄连（汤洗） 黄柏（酒洗） 知母 生地黄 当归一钱半 连翘三钱 黄耆一钱半 人参 甘草（炙） 甘草梢（生） 陈皮 麦门冬（去心） 苏木 当归梢 猪苓 山栀子 五味子 防己（酒浸） 泽泻 桔梗 枳壳各一钱

方中黄芩、黄连、黄柏、知母、生地黄、用量原缺。

【用法】上锉。每服一两，水二盏，浸一时，入酒类点，煎至三五沸，滤去滓，随病上下服之。有神效。

【主治】痈疽发背，一切无名诸肿恶疮，赤㿎肿痒，或如小豆白色，或如黍粟大，但痒而不疼，或疼而不肿，毒气内攻，渴闷不已，呕哕恶心，憎寒壮热。预宜服之，已成者溃，未成者散。

紫花地丁散

【来源】《普济方》卷二七五引《德生堂方》。

【别名】消毒汤（《袖珍方》卷三）。

【组成】紫花地丁 当归 赤芍药 大黄 黄耆 金银花各半两 甘草节二钱

【用法】上锉。每服一两，水一盏，酒一盏，煎一

大盏，去滓，随上下服之。凡有疮气先觉者，服雄朱夺命丹后一日，可服此药，甚有妙处。

【主治】诸毒恶疮肿痛。

【加减】气实，加大黄（后下）。

五香连翘散

【来源】《仙传外科集验方》卷六。

【组成】沉香 连翘（去蒂） 桑寄生 丁香（去枝梗） 射干 独活 乳香 升麻 大黄（蒸。要利，生用） 木通 羌活 甘草 麝香（破者用） 青木香各等分（一方加生黄耆）

【用法】上锉。每服四钱，水二盏，煮取八分，食后热服。以利下恶毒为度。再作此滓煎汤洗之，其疮即愈。

【主治】一切积热，结核，瘰疬，痈疽，恶疮，肿疖。

【加减】本方有竹沥、芒消、随证热轻重，当自加减为妙。

神异四七膏

【来源】《仙传外科集验方》卷六。

【组成】乳香 没药 防风 羌活 白芷 赤芍 当归 宣连 肉桂 皂角 五倍子 巴豆（去壳） 木鳖子 国丹 蓖麻子 无名异 槟榔 水粉 轻粉 枫香 荜茇（一方用乌药） 松香 黄蜡各等分 桃柳 槐枝 蜡膏 清油

据用法，方中当有麝香，疑脱。

【用法】上除乳、没、麝、轻、粉、丹另研外，先用清油煎诸药令焦，方下枫香、松香、黄蜡、蜡膏，又熬令溶，用绢滤去前药，却下国丹、水粉再熬令紫色，然后下乳、没、麝、轻末，用桃柳槐枝不停手搅匀，滴水不散为度，将瓦器收贮，出火毒方用。

【功用】止血生肉合口。

【主治】一切痪疮、恶疮、毒疮，久不愈者。

神效复元通气散

【来源】《仙传外科集验方》卷六。

【组成】当归三两 甘草一两 生地黄半两 黄耆

一两　白芍一两　天花粉一两　熟地黄半两　金银花二两

【用法】上锉。每服五钱，水一盏半，煎至一盏，去滓，随证上下，食前后温服，初觉发时，连进三服。

【主治】一切恶疮痈疽，疔疮肿痛。

夺命丹

【来源】《医学纲目》卷十八引海藏方。

【组成】大黄（为末，置砂器中以水搅八十一遍，飞过）一两　牡蛎一两　生姜一两　没药　乳香各一钱

【用法】上为粗末，转作丸子一钱，用好酒一升，木炭火熬一沸，分二碗盛之，夜露一宿，早晨去滓，空心服。

【主治】恶疮痈疽发背。

琥珀膏

【来源】《医学纲目》卷十九引朱丹溪方。

【组成】归须　川芎　黄耆梢　蜂房　细辛　皂角　升麻　甘草梢　蓖麻子　大鳖子　芍药　白蔹　独活　川椒　藁本　防风梢　枸杞子　菖蒲　降真香　官桂　瓜蒌　苏木　白芷　杏仁　黄连　槐枝各一两　琥珀　沉香　木香　丁香　藿香　零陵香　云母石　乳香　雄黄　朱砂　安息香　甘松各二钱半　轻粉　麝香各一钱　发灰五钱　白矾（枯）一两（以上十六味为极细末）　羊肾脂四两　蟾酥二两　香油四斤　黄丹

【用法】上先以前二十六味锉，捶碎，用水五升，文武火熬至二升半，去滓；再用水五升，又熬至二升半，去滓，与前汁一处慢火煎，用槐枝不住手搅成膏，用瓷器盛，顿起；将后琥珀等十六味研为极细末，用纸包起，于前膏内下净羊脂四两，真酥二两，同膏入香油内搅令匀，以文武火熬膏内水尽，用纸捻点油烧不爆为度；渐入黄丹，以二两五钱重为一次，仍用槐枝不住手搅，滴水中不散，软硬得所，如软添黄丹，如硬添油，再上火熬，却入前药细末五两，微煎数沸，用瓷器盛贮。如用，于纸上摊之，量疮口大小。

【主治】五发恶疮，疔肿，瘰疬，远年冷疮、痔漏，一切无名恶疮，蛇伤、蝎啮、犬咬。

针头散

【来源】《医方类聚》卷一九一引《疮科通玄论》。

【别名】针毒散（《普济方》卷二七五）。

【组成】人言半钱　雄黄半钱　乳香二分（《简奇方》二钱）　麝香少许

【用法】上为细末。每用少许，贴在疮上，膏药封之。

【功用】追毒去死肉。

【主治】恶疮。

马齿膏

【来源】《普济方》卷一一六。

【组成】马齿苋一石（水二石，以一釜煮之，澄清候用）　蜡三两

【用法】上煎成膏；烧灰敷之亦良；又可细研切煮粥。

【功用】延年长寿，明目，止痢。

【主治】

1.《普济方》：三十六种风。及患湿癣白秃。痢痢。

2.《医学入门》：三十六种风疮，多年恶疮及臁疮、杖疮，疔肿。

麝香轻粉散

【来源】《普济方》卷二七二。

【组成】轻粉　麝香各半钱　乳香　没药　白矾（飞过）各一两

【用法】右为细末，量疮干贴。

【主治】血痔疮，阴蚀痔疮，耳痔疮，一切恶疮。

白膏药

【来源】《普济方》卷二七三。

【组成】官粉四两　脂麻油九两

【用法】上药沙铫内文武火慢煎，不宜大火，火大色黄，火小透油。

【主治】疔疮，及一切恶疮。

神效回疗膏

【来源】《普济方》卷二七三。

【组成】桑柴 枣 柳柴 谷秆草 施风草 荞麦秸各一斤 鸡粪 石灰各四两五钱

【用法】上除石灰外，俱烧灰，用滚水淋汁一二碗，熬至半盏，用锅底煤相调成膏。如疮不破，将疮拨破搽之，不过三度全可。

【主治】诸般疔疮、恶疮、瘤痔。

万灵夺命丹

【来源】《普济方》卷二七五。

【组成】朱砂一钱 巴豆仁一两（去皮，不去油） 血竭一钱 麝香少许

【用法】上各为细末，用无根水，清晨用面糊为丸，如梧桐子大。若有患恶疮方死者，即每服一丸，用无根水送下。如走的紧，又用白温粥补之。

【主治】一切恶疮。

内托散

【来源】《普济方》卷二七五。

【组成】金银花三两 牡蛎三钱 甘草二钱 川山甲三片（炙黄） 朴消半钱

【用法】上为细末。每服五钱，酒一升，煎至半升，温服。

【主治】一切恶疮。

内托散

【来源】《普济方》卷二七五。

【组成】御米壳（去叶顶）一两（蜜炒） 甘草一两（炙） 雄黑豆六十四个（炒） 生姜一两（切片）

【用法】上为粗末。每服半两，水二盏，煎至七分，去滓温服。

【主治】一切恶疮。

【加减】如血利，加乳香半钱同煎，空心服。

内托红散子

【来源】《普济方》卷二七五。

【组成】乌鱼骨半两 蜈蚣一对 雄黄三钱 朱砂一钱 胆矾 枯矾各三钱

【用法】上为细末。每服一钱，温酒调下。汗出为效。

【主治】诸般恶疮。

龙麝追毒散

【来源】《普济方》卷二七五。

【组成】龙脑三钱 轻粉 粉霜 雄黄各半钱 乳香 没药各一字 血竭半钱 硫黄半字 麝香半字 巴豆十四个（去皮心，出油）

【用法】上为细末，调生面糊为丸，锭子如麦粒大小。如用时，先用针破疮，入药，量轻重者，一二丸可得也，上药后一两时辰，疮肿尽是应也。如患下痔疮，蚀茎或半或尽者，用温浆水磨药二丸，搽之。

【主治】恶疮，毒气未出尽者；箭头、针刺、痈疖、恶疮，内有毒气，在内不着骨者；破伤攧恶不痛者。

朱砂消丸

【来源】《普济方》卷二七五。

【组成】新蟾蜍不拘多少 朱砂（为细末） 寒食面少许 巴豆（去皮，不出油）不拘多少

【用法】上为丸，如黄米大，朱砂为衣。每服一丸，温酒送下。

【主治】一切恶疮。

没药散

【来源】《普济方》卷二七五。

【组成】没药二钱 黄丹一钱 赤敛一钱 麝香二钱 白敛一钱

【用法】上为末。口噙浆水洗净，揾干，贴。

【主治】一切恶疮，疼痛不止。

拔毒散

【来源】《普济方》卷二七五。

【组成】天花粉 无名异 黄柏 黄芩 大黄 木

鳖子（去壳）　牡蛎各等分

【用法】上为细末。好醋调，敷贴。

【功用】消肿去毒。

【主治】诸恶疮。

金宝赴筵膏

【来源】《普济方》卷二七五。

【组成】大黄　黄耆　地龙（去土）　当归　龙骨　乳香　没药　粉霜　硇砂　川山甲　轻粉各三钱　脑子一钱　江子二十一粒（去皮壳）　麝香少许

【用法】上荞麦灰一斗煎，淋灰三复之，汁煎三分之一，下用雪里之雀粪五钱，重煎十来沸，提取放冷，澄清再熬；入大黄末煎三沸，次入朴消，花碱者各三两重。每药一两，加石灰三两，黄丹半两，逐绞之，待煎滴水中直到底不散者方好。提取用饼封，要用者入麝香、脑子。

【主治】诸恶毒疮，盘蛇疮，疔疮。

追毒散

【来源】《普济方》卷二七五。

【组成】巴豆半两（去皮）　雄黄三钱　豆粉三钱

【用法】上为细末。量疮贴之。

【功用】追毒，去死肉。

【主治】一切恶疮。

洗毒散

【来源】《普济方》卷二七五。

【组成】麻黄　地骨皮　蛇床子　地丁各等分

【用法】上为粗末。每用五钱，水三大盏，煎至七分，去滓温服。

【主治】一切恶疮，多时不效，风寒久冷。

神方夺命丹

【来源】《普济方》卷二七五。

【组成】透明雄黄一两　肥巴豆一百二十粒（不去油心）　金鼎砒一两半　黄蜡四两（熔开）

【用法】上药各为极细末，入蜡中搅匀，取出火，重汤泡匀为丸，如小麻子大。量老幼加减服之。

每服五十丸，多至二百丸，临睡温熟水送下。不动，其丸经过脏腑，只下清黄黑水则病去；如药未下，再服则药病俱下矣。

煅金鼎砒法：将透明砒四两，敲作米粒块，用黑铅一斤熔化，水中扑作珠子；先铺珠一层，次铺砒一层，层层相间，入角罐中，铅珠盖面，黄泥饼子又盖面上，其饼用箸杵十数窍，饼四缘略用泥固定，罐口须空一二寸；水鼎颠倒覆口，铁线扎定，须做把手提挈，略固口缝，安平地上，城砖围煅，下开四窍通风，一层熟火，一层生炭，层层相铺，平药处即止；又发火自上而下煅之通红，或提出或寒炉取出，其铅熔坠在下，其砒将在上，可得四两半。

【主治】疔肿，痈疽，发背，诸恶疮，及食牛马肉发黄者。

桃花散

【来源】《普济方》卷二七五。

【别名】桃花活血散（《疡科选粹》卷八）。

【组成】寒水石半斤（煅）　龙骨　虎骨　乌鱼骨各一两　白蔹　白石脂　赤石脂各半两　黄丹少许　白及半两

《医方类聚》引《疮科通玄论》有地骨皮半两。

【用法】上为细末。量疮外用。

【功用】生肌活血去风。

【主治】一切恶疮、金疮。

桃花散

【来源】《普济方》卷二七五。

【组成】信一分　千年石灰二分

【用法】上为细末。先利动，津调，贴之。

【主治】远年恶疮，枯瘤。

消毒散

【来源】《普济方》卷二七五。

【组成】大黄　黄连各半钱　地骨皮一两　朴消三钱

《医方类聚》引《疮科通玄论》有巴豆一两。

【用法】上为粗末。每用三钱，水一大盏，煎至七分，去滓，冷用，鸡翎扫于疮肿处。

【主治】恶疮，赤肿瘤。

黄耆丸

【来源】《普济方》卷二七五。

【组成】黄耆一两（锉，炒）　附子四钱（炮，去皮脐）　菟丝子（酒煮，浸）　茴香（微炒）　熟干地黄各一两

【用法】上为细末，酒糊为丸，如梧桐子大。每服三十丸，空心以酒送下。

【主治】内虚，精寒髓冷，恶疮多时不效者。

救苦散

【来源】《普济方》卷二七五。

【组成】朱砂一钱　红娘子二个　斑蝥六个　雄黄一钱　没药一钱　金脚信一钱（细研）　南乳香半钱　海马一对　轻粉一钱　脑子一钱　密陀僧二钱（另研）　蜈蚣一对　麝香五分　水蛭四个　黄连一钱

【用法】上为细末，与密伦僧、蒸饼、乳汁为丸；如疔疮，作小尖锭子；若疮口大，捏作饼子，絍于疮内。

【主治】一切恶疮。

紫金散

【来源】《普济方》卷二七五。

【组成】白矾一两　黄丹一两　硇砂三钱

【用法】上为末，于铫子内一处同炒，去尽水为度，量疮贴之。

【功用】追毒，去死肉。

【主治】恶疮。

溃脓散

【来源】《普济方》卷二七五。

【组成】白矾　盐各等分

【用法】上于铫子内慢火炒，去尽水，干研为末。量疮贴之。

【功用】活血，去恶肉。

【主治】恶疮溃脓。

蟾酥托里丸

【来源】《普济方》卷二七五。

【组成】蟾酥　干胭脂　轻粉　朱砂　穿山甲各二钱　百草霜不问多少

【用法】上为细末，丸如黄米大。每服五七丸，加至八九丸。用葱一根，将葱刀剥开，将药包裹在里，用生丝线缚，文武火烧葱伺热，将葱带药，口内嚼碎，温服。用衣服盖之，汗出为效。

【主治】一切恶疮。

万灵针头丸

【来源】《普济方》卷二七六。

【组成】乳香一钱　麝香一字　米脑一字　犀角三钱　砒霜一字　夜游将军一个　白及半两　蟾汁（一个，玄黄色）半两　寒食面三钱

【用法】上为末，就湿研匀，用孩儿乳汁为丸，如黄米大。每服二三丸，就温酒送下；小儿黑疱子，煎苏木汤送下。

【主治】七十二证走彻恶疮。

【宜忌】忌白米粥、小豆、荤腥。

夺命丹

【来源】《普济方》卷二七六。

【组成】金头蜈蚣一对　麝香一钱　轻粉一钱　朱砂少许

【用法】上为细末，用蟾汁和剂，不得用手和，用竹刀子切成黄米大，瓷碗内摇之成丸，放干用羽子筒盛之，经年不变色。吐逆恶心，每服三二丸，温酒送下，不拘时候。

【主治】七十二证走彻恶疮。

夺命追魂散

【来源】《普济方》卷二七六。

【组成】麝香一钱　金头蜈蚣一对（炒干黄色）雄黄三钱　湿生虫四十五个（新瓦焙干焦）

【用法】上为细末。大人每服半钱，小儿半字，热酒调下。

【主治】七十二证恶疮入肠，寒热往来，吐逆。

乳香散

【来源】《普济方》卷二七六。

【组成】乳香二钱　甘草一钱　皂角针二钱（为末）

【用法】上为末。每服二钱，用无灰酒一钱，煎至三五沸，和滓温服。

【主治】七十二证恶疮，疼痛不可忍。

犀角消毒散

【来源】《普济方》卷二七八。

【组成】犀角　防风　人参　大力子　甘草（生）各一两

【用法】上为末。每服五钱，水半碗，煎取一盏，冷服。

【主治】疮肿。

四圣膏

【来源】《普济方》卷二七九。

【组成】清油半斤　巴豆（去皮）三钱　当归半两轻粉一钱

【用法】将油慢火熬，次下巴豆、当归，熬至黑焦，去滓，又下黄蜡、轻粉，镕开，冷定，盆子盛。每用量疮搽之。

【主治】风痦疥癣，或痛经年不效者，及一切恶疮。

乳香黄耆散

【来源】《普济方》卷二八三。

【组成】黄耆　当归（去芦）　川芎　陈皮　麻黄（去根节）　甘草　芍药各一两　人参五钱　米壳二两（去根蒂，蜜炒）　乳香　没药各五钱（另研）

【用法】上为末。每服三钱，水一盏，煎至七分，去滓温服，如疮在上食后，如疮在下食前服。

【功用】未成者速散，已成者溃败，脓不出则以刀砭，其恶肉自下。

【主治】一切恶疮，痈疽，发背，疔疮，疼痛不可忍者；或疮气入腹，神昏不醒呕吐者；打扑伤损，筋骨疼痛；或妇人产后腹痛，恶物不下。

消肿膏

【来源】《普济方》卷二八三。

【组成】生乌麻油　铅丹（研）　黄蜡各四两　熊脂　松脂各一两　水银　硫黄（研）　芒消（研）各半两

【用法】上取五月四日早，于净室中用银石器炭火上微煎至初五日早，勿令息火，膏成，看疮肿大小，以故帛摊贴之。未作脓便消。腊月腊日合亦良，其水银、熊脂于掌中研，入诸药。

【主治】发背痈疽，一切恶疮。

化毒散

【来源】《普济方》卷二八四。

【组成】背阴草（生于深崖大泽及山谷小涧中背阴之地，叶似香薷）　金银藤（即忍冬花藤）各一大握

【用法】上为末。入酒一升，水一升，同煎至一升，去滓，再投热酒一升，搅匀，放温，分二服；以所煎滓涂疮上。药到即便痛止，未成者即消，已成者即收敛穿溃。

【主治】痈疽、恶疮毒、发背、脑疽，及妇人乳痈。

白膏药

【来源】《普济方》卷二八四。

【组成】蓖麻子（去皮，研为泥）

【用法】旋摊膏药贴之。

【功用】消肿散毒。

【主治】痈疽，恶疮，发背，附骨痈。

神仙万灵散

【来源】《普济方》卷二八九。

【组成】银花一两半　皂角针　穿山甲　白芷　天花粉　甘草节　当归尾　防风　藿香　赤芍药各

半两 乳香（别研） 没药各三钱（另研）

【用法】上锉。每服一两，与水一盏、无灰好酒一盏同入于砂石器内，瓷碟盖口，纸条糊缝，文武火煎至重车行十里远，药香为度。热服。药后饮好酒数杯，厚衣被，汗出为效。滓再煎服。病重者，不过三服。

【主治】发背疔疮，一切恶疮。

【加减】久病气衰者，加黄耆半两。

千金托里散

【来源】《普济方》卷二九〇。

【组成】蛇床子（炒） 牡蛎（煅） 甘草（切，生用） 大黄各二两

【用法】上锉。每服五钱，水一盏，酒半盏，隔宿煎，露一宿，次早五更服。

【主治】便毒，恶疮。

【加减】如大便实，加大黄后另入下药。

金针散

【来源】《普济方》卷二九〇。

【组成】金蜈蚣一对 胆矾一钱 铜绿半钱 麝香腻粉各半字

【用法】上为细末。每用三针、开口疮内，一日二三次。

【功用】去毒生肌。

【主治】一切恶疮。

桃红散

【来源】《普济方》卷二九〇。

【组成】朱砂 乳香 干胭脂各一两 水银 麝香各半两

【用法】上先研朱砂细后，入水银再研，无银星为度，后入次药，同研极细。宜用帛子先揾净耳内脓，吹药在耳。

【功用】敛疮生肌。

【主治】耳中脓疮，及一切恶疮，口不合者。

鹿粉散

【来源】《普济方》卷三〇〇。

【组成】鹿角（烧灰）

【用法】上为细末，入轻粉，油调。涂疮上。

【主治】脚上生恶疮。

夹盐散

【来源】《普济方》卷三〇一。

【组成】鼓子草根一把 大麦三十粒 盐少许

【用法】上捣令烂。敷疮上，一日一易，三日后三日一易。

【主治】阴疮及恶疮。

万应膏

【来源】《普济方》卷三一三。

【组成】乳香一钱 木鳖子四个（去皮） 当归半两 黄丹四两 桃枝 槐枝各四寸 清脂麻油半斤

【用法】上入油内慢火熬，不住手搅匀，变色为度，入黄丹熬，滴水中不散，入乳香搅匀收用。

【主治】一切恶疮疼痛。

无比膏

【来源】《普济方》卷三一三。

【组成】香油一斤二两 黄连 黄柏 当归 木鳖子 白及 白蔹 何首乌 赤芍药 桃仁 川芎 生地黄 熟地黄 南星 半夏各三钱 巴豆十四枚 防风 草乌 白芷 白芍药各三钱

【用法】上将香油煎至黑色，去滓，次入黄丹半钱，又入黄腊一块，乳、没、韶粉各半两，煎至熟。

【主治】诸般痈疽、瘰疬、发背恶疮。

太乙灵应膏

【来源】《普济方》卷三一三。

【组成】玄参半两 生地黄半两 大黄二钱 黄柏三钱 黄芩二钱 槐花二钱 红花二钱 白芷半两 官桂半两 血竭半两 当归须一两 地榆二钱 川羌活四钱 乳香半两 没药三钱 赤芍药半两 杏仁二十一枚（去尖） 防风三钱 猪牙皂三枚 白胶香四两 刘寄奴四两

【用法】上锉散，以香油一斤浸，春五、夏三、秋

七、冬十日。浸毕，就文武火熬，待药枯黑如炭，然后退火，令其自冷。将粗布一幅滤过，枯药不用。将药油再入锅内熬，先以黄丹十两新瓦炒丹紫色为度，每熬油一沸，入丹二两，熬至五沸，入丹了毕，前后俱用柳枝条捶碎，去其末，搅之，去火毒，然后摊贴患处。并可内服一丸，每丸如樱桃大，蛤粉为衣。

【主治】诸般恶疮、恶毒及杖疮。

乌龙德生膏

【来源】《普济方》卷三一三。

【组成】黄耆 青木香 连翘 玄参 木鳖子（去油壳） 生地黄 桃仁（去皮尖） 防风 川芎 白芷 羌活 白及 白蔹 金银花各一两 蓖麻子三百枚（去壳） 乱发一两（烧灰） 桂花头五钱 五香连翘汤 人参拔毒散 复元通气散 十奇内补排脓散各五钱（一贴）

【用法】上将黄耆等十七味、五香连翘汤四药锉，用小油三斤半，入铁锅内先浸五日，用慢火煎至药味黄黑为度，以槐、柳条一握，不住手搅，再用重绢滤去滓，秤净油三斤，先将黄丹一斤半炒黑色，下小油一处，于慢火同熬得所，滴入水中不散成珠；后下雄黄、血竭、乳香（另研）、没药、陀僧、轻粉、龙骨、枫香各五钱、麝香一钱（加苏合油半两火炒），研末，下前膏内化开，搅千余遍和匀，又试水中得所，成膏药可摊为度。如坚，少加小油；如软，加些黄丹，须要搅匀成膏。如小儿脾疳诸癣等证，量病坚硬大小，用纸或绯帛摊药贴之，候药力尽，自脱下再换；小儿疳泻痢证，贴肚皮上；咳嗽，贴脊梁中心，其病即愈。

【主治】一切恶疮肿毒，及小儿肿毒、脾癣坚硬。

白蔹膏

【来源】《普济方》卷三一三。

【组成】白蔹 白及 白僵蚕 当归 大黄 乳香 桃枝 柳枝 槐枝 桑枝 皂荚枝各等分

【用法】上为末，每用香油一斤，入前药浸三宿，缓火熬，以焦黄色为度，滤去滓，加黄丹半斤，候油欲再滚，即掇锅于地上，用槐枝频搅匀，滴水中不散为度。

【主治】一切恶疮肿毒。

全宝赴筵膏

【来源】《普济方》卷三一三。

【组成】大黄 黄耆 地龙（去土） 当归 龙骨 海藻各半两 乳香 没药各二钱 脑子一钱 江子十一枚（去皮） 麝香少许 粉霜 硇砂 川山甲 轻粉各三钱

【用法】上用荞麦灰一斗，煎淋灰，三复淋之，汁煎三分之下，用云里雁粪五钱煎十来沸，提起放冷澄清，再熬入大黄末煎三沸，次入朴消、花碱各三两，每药一两加入石灰三两，黄丹半两，逐旋搅之，待煎滴水中直到底不散，方可提起，用瓶盛。如用，入麝香、脑子。

【主治】诸恶毒疮并一切疔疮。

【验案】喉痹 《陕西中医》（1990，10：455）：应用本方加减：桃仁、红花各12g，生地、赤芍、当归、玄参、枳壳、蝉衣、柴胡各10g，桔梗、甘草各6g，木蝴蝶5g。水煎服，每日1剂，6剂为1疗程。治疗喉痹60例，男28例，女32例；年龄3～75岁。结果：除5例只服药1疗程未来复诊外，余55例声嘶消失，检查见声带色泽，活动正常为痊愈，共36例；声嘶显著减轻，检查见声带小结缩小，充血减轻为显效，共11例；嘶哑减轻，由持续哑变为间歇哑，声带充血减轻不明显为好转，共5例；声哑无改进，检查亦无变化为无效，共3例。

红药子

【来源】《普济方》卷三一三。

【组成】辰砂 乳香各四钱半（研） 硼砂一钱 明雄黄三钱 砒霜五钱 白矾六钱（火飞枯，研） 麝香三分 虢丹六钱

【用法】上为细末，入净锅内与黄蜡和匀。随疮孔窍大小深浅，临时作条子插入疮孔中，一日一换。约用三五次，令其毒肉净，却以膏药贴之。

【主治】痈疽，发背，毒肿，恶疮。

金丝膏

【来源】《普济方》卷三一三。

【组成】白胶香五钱　沥青三钱　黄蜡三钱　小油三钱　没药二钱（另研）　乳香二钱半（另研）

【用法】上将油、蜡、白胶、沥青用柳枝搅化尽，后用乳、没入药内，再搅匀，绵滤过，倾水内，持拔三二十遍后，任意摊用。

【主治】诸般恶疮疼痛。

神异膏

【来源】《普济方》卷三一三。

【组成】鬼面乌头（不去皮尖）　木鳖子（去壳，不去油）　当归（去芦）　贝母　南星　半夏各一两　白芷　白术各半两

【用法】上为粗末，用真香油六两浸之愈久，煎药赤黑色，绵子滤去滓，再煎油三五沸，入黄丹二两，桃柳枝搅，逐旋下以黑为度，春夏秋宜以罐瓶收之，皮纸摊贴留白。

【主治】痈疽诸肿恶疮，已成未成者。

神异透骨膏

【来源】《普济方》卷三一三。

【组成】露蜂房（细剪至极碎）　杏仁（去皮尖）各五钱　清油十两　穿山甲四钱　当归一两　木鳖子八枚（去壳）　白胶香四钱（明者）　蛇蜕五钱（淡盐水洗浸）　铅丹四两　连须葱十茎　乳香没药各二钱　男子乱发（洗净）如鸡子大（用童男童女者）

【用法】上用清油浸药一宿，慢火熬诸药黑色，生绢帛滤去滓，复将所滤油慢火上再熬，却将黄丹入油，长柳枝、槐枝不住手搅，候有微烟起，即提起药铫，滴水面上，凝结成珠，膏成矣，搅无烟，却入乳、没、丹搅匀，倾瓷器内，新汲水一日一换，将药器放水内三日，出火毒，此膏可加玄参半两，黄耆四钱。

【功用】消肿定痛生肌。

【主治】远年近日，一切恶疮、毒注疮等。

神效鬼哭膏

【来源】《普济方》卷三一三。

【组成】香油五斤　柳槐桑杞枝四两半　苏木　降真节各四钱　甘草三钱　防风二钱　川乌二钱　草乌二钱　半夏二钱　黄柏一钱半　槐花二钱　红花四钱　厚朴二钱　黄连五钱　蓖麻三钱　江子二钱　牙草四钱　天花粉二钱　川楝二钱　当归须三钱　川椒二钱　南星四钱　五加皮二钱　杜当归四钱　穿山甲二钱　苍术二钱　白及二钱　木鳖子二钱　槟榔二钱　川芎二钱　贝母二钱　白芷二钱　妇人油头发

方中"妇人油头发"用量原缺。又用法中所言"五枝"，而组成中只有柳、槐、桑、杞四枝，疑脱。

【用法】上将前药同五枝一处入油，熬至药成炭黑色，用铁笊篱捞去滓，离火候稍温，下黄丹三十五两，用槐条搅匀，再入火略滚一二沸，药锅离火，再下乳香、没药、血竭末各一两，搅匀，用生麻布滤入别器内，将麝香一两研，轻粉七钱半在锅内和匀，候经一宿用。

【主治】杖疮不疼不发无痕，及痈疽，远年恶疮肿毒、风寒暑湿、疼不可忍者。

紫金膏

【来源】《普济方》卷三一三。

【组成】乳香　没药　当归　人参　羌活　独活　苍术　白及　黄柏　蓖麻子　木鳖子　桔梗　乌头　五倍子　知母　贝母　白芷　防风　藁本　蛇蜕　陈艾　苦参　赤芍药　良姜　乱发　葱白　桃枝　柳枝　槐枝　米醋　云母石　甘草　巴豆　丁香　白蔹各等分

【用法】上研碎，内除葱白、桃槐枝、大蒜、米醋一大碗，锅内煮三四遍，下香油一斤，至八沸去滓，每用黄丹半斤，下前已碾药味入油熬，用桃槐枝一顺搅至千余遍，待匀住火，滴水中不散为度，倾入水中出火气，如稀即再熬，坚则加油匀之。

【主治】诸般恶毒。

黑金膏

【来源】《普济方》卷三一三。

【组成】黄耆　黄连　黄柏　黄芩　大黄　防风　白蔹　白芷　南星　花粉　荆芥　猪牙皂荚　露

蜂房　木鳖二枚　乌头小者一枚（碎）　蓖麻子十枚　桃仁杏仁　柳枝　槐枝　柏枝梢各五钱

方中黄耆以下十三味药用量原缺。

【用法】用香油一斤同煎，药焦滤去滓，候温，入黄丹半斤，五灵脂末、乳香、没药末各三钱再煎，滴水碗内为膏，油烟起便住。欲用以帛摊之。

【主治】疖毒，恶疮，臁疮，发背，风毒疮。

如圣膏

【来源】《普济方》卷三一四。

【组成】乳香（好者，研）　没药（研）各一两　当归三两　血竭一两　川芎三两　黄丹一两半（别研）　清麻油二斤半　槐枝白皮　水杨树白皮各十四条（每长一寸）　葱半斤（连根洗，令干）　苦参一分　川楝子肉一分

【用法】上药除没药、乳香别研，余药为末。先将油、葱、槐、杨树皮同煎令黄色，绵滤过，去葱、树皮。再将油入锅内烧沸，入黄丹煎令紫色，入水不散，倾入钵内令温，将前别研药末搅油内，以水杨树枝打令匀和，新汲水顿冷为度，却覆地上三日出火气。如用膏药，临摊贴时不可厚，但频易。

【主治】一切恶疮，痈疽。

拔毒膏

【来源】《普济方》卷三一四。

【组成】黄丹不拘多少（以苦竹园中地龙泥裹包，火煅令红，取出放冷，去泥）

【用法】上为细末，和以轻粉、麻油，调如膏药厚薄。摊在油单上，贴之。

【主治】臁疮，漏疮，一切恶疮。

乳香膏

【来源】《普济方》卷三一四。

【组成】川乌（生，去皮脐，切）　乳香（研粗）　没药（研粗）　太平州白芷　赤芍药（切）　当归（洗，切）　绵黄耆（切）各半两　白及（切）一分　桑白皮（切）半两　白蔹（切）　桂（切）　血竭（研）　防风（切）各一分　巴豆二十一枚

（去壳皮）　连须葱七条　桃柳枝各十条长四寸（切）

【用法】上用麻油一斤，浸药三宿，慢火熬，直令白芷焦赤色为度，以绵滤过，入黄蜡二两，渐渐再熬片时，下黄丹三两，搅令匀，再熬候滴入水中成珠子为度，收入净瓷罐中密封。用如常法。

【功用】拔脓生肌止痛，未溃贴令内消，已溃贴收敛脓血。

【主治】一切痈疽恶疮，结毒赤肿，疼痛呻吟不忍闻；或恶疮久而未愈者。

乳香膏

【来源】《普济方》卷三一四。

【组成】当归　香白芷　赤芍药　木鳖各半两　江子二十粒　蓖麻二十粒　草乌一两　黄耆一两

【用法】上用桃、柳枝各七段，长二寸，麻油一百文，重煎众药焦黑色，滴水为珠，去众药，旋下黄丹，春用丹三两半，夏用丹四两，秋用丹三两半，冬用丹三两，随时加减，下丹时不住手搅，却于铁器上试软硬了，入乳香少许。

【主治】诸般疖毒，恶疮。

金丝万应膏

【来源】《普济方》卷三一四。

【组成】松香一斤　香油四两　五积散二两

【用法】上用油煎药黄去滓，入松香、槐、柳枝搅数沸，候冷滤过。水中持拔百遍，就水养之，日换凉水。

【主治】痈疽、发背、恶疮。

神效膏

【来源】《普济方》卷三一四。

【组成】虢丹二两　杏仁一两（捶碎）　黄连半两（为末）　清麻油半斤

【用法】上用东南柳枝二十七条，各长五寸，先用油熬焦黑，用绵滤过，次下黄丹，再熬至滴水中成珠子，不散为度，倾入瓷器中，以盆覆阴地上，出火毒再宿。贴患处。

【主治】一切恶疮。

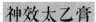

神效太乙膏

【来源】《普济方》卷三一四。

【组成】熟地黄 大黄 白芷 黄耆 甘草 当归 防风 白芍药 桂 玄参各一两

【用法】上为末。用麻油二斤，浸药数日，用慢火同熬煎，滤去药末，然后入好黄丹一斤，煎三两沸，试滴水内成珠为度。每用摊纸上贴患处。

【主治】一切痈疽恶疮。

铁罐膏

【来源】《普济方》卷三一四。

【组成】桑柴炭 荞麦罨灰 石灰各一碗 芦灰少许

方中芦灰，《证治准绳·疡医》作"炭灰"。

【用法】用瓦罐一个，旁钻一孔塞住，前口倾灰填罐内，用水注满，著厚纸封固一复时，用芦筒插在旁孔内，细淋之，尽其水，去灰，将水于小锅内慢火熬，用铁片续搅不休，看稀稠滴水内不散为度，用铁罐子盛，封定口。量疮大小贴用。

【功用】止痛追毒，去死肉。

【主治】一切恶疮内毒，肠风痔瘘。

雄黄膏

【来源】《普济方》卷三一四。

【组成】雄黄三分（细研） 麒麟竭（细研） 乳香（细研）各三分 麝香一分（细研） 杏仁一两（汤浸去皮尖双仁） 柳枝一握（锉） 沥油八两

【用法】先将油入铫子内，与杏仁、柳枝同煎至黑色，用绵滤过，净拭铫子，入丹二两，于油内熬，常以柳枝子搅令黑色，候滴水中不散，入前四味药末，又熬稠，倾瓷器中，软帛上摊贴。

【主治】一切恶毒疮，日夜疼痛，脓血不止。

麒麟竭膏

【来源】《普济方》卷三一四。

【别名】麒麟膏（《奇效良方》卷五十四）。

【组成】白芷 白蔹 川芎 甘草各四两 当归 丁香各半两 木鳖子三十八个 没药一两半（另

研） 乳香一两半（另研） 脑四两 干蟾半两 杏仁九十八个 鼠头（腊月者）两个 清麻油二斤 麒麟竭一两 真绯绢一尺（烧灰） 黄丹十两 室女油头发一拳大团

【用法】上锉细，用好酒拌浸一宿，入铛内用油煎，候药深赤色，滤去滓；另入净铛，慢火煎，可少顷即入研者麒麟竭、乳香、黄丹、腊等，用柳枝子不住搅打，时时滴入水，试看软硬得所，即是成膏；发背未脓者，半入银石器，慢火熬及半盏许，去滓，次下乳香（研碎），又熬之，候如一茶脚许，先将蜜熬去滓，放冷，却入前熬者膏子及众末，搅匀，再熬，候金漆状乃成，入不犯水磁器内收之。每用少许贴患处。

【主治】入发痈疽，一切恶疮软疖，无问年月深远，已成脓未成脓；汤火刀斧所伤。

神应膏

【来源】《普济方》卷三一五。

【组成】清油三斤 桃枝 柳枝 槐枝各半斤 木鳖子仁半两 当归一两 黄丹一斤 乳香 没药各半两（另研细末）

【用法】上将油慢火熬，续下三枝焦，去滓不用；下木鳖子、当归焦，去不用；冷定，下丹、乳、没药，枝搅丹性绝，再用慢火熬，不住手搅，休溢出，滴水内成珠不散为度，瓷器盛之。旋摊贴之。

【功用】消毒止痛，活血溃脓，去风生肌。

【主治】一切恶疮，亦治杖疮疼痛。

膏 药

【来源】《普济方》卷三一五。

【组成】真香油一斤 黄丹半斤 巴豆七十粒 木鳖子五枚 川山甲五片

【用法】香油用铁锅熬滚，下川山甲，煎黄色取出，却下木鳖子，亦煎黄色取出，然后下巴豆熬黄色取出，用生绢滤去滓，将油入砂锅内浸；火再熬，下丹，用柳枝三条不住手搅一时久，候沫高三寸可住手，将油滴水中不散成珠为度。

【主治】一切恶疮，打扑走注疮痛。

雄黄散

【来源】《普济方》卷四〇七。

【组成】雄黄半两（细研） 赤小豆半两 胡粉半两（研入） 吴茱萸半两（生用） 黄连半两（去须） 黄柏半两（锉） 干姜半两（生用） 蛇床子半两 腻粉半两（研入）

【用法】上为末，以生油旋调如面脂，涂于疮上。先以槐枝汤洗疮令净，拭干，然后敷药。

【主治】小儿恶疮人不识者。

五宝霜

【来源】《医部全录》卷三六六引《普济方》。

【组成】水银一两 朱砂 雄黄各二钱半 白矾 绿矾各二两半

【用法】上为末，罐盛，灯盏盖定，盐泥固济，文武火炼，在罐口扫收。每以三钱，加乳香、没药各五分，洒太乙膏上贴之。

【主治】痈疽，杨梅诸恶疮。

忍冬膏

【来源】《本草纲目》卷十八引《乾坤秘蕴》。

【组成】金银藤四两 吸铁石三钱 香油一斤

【用法】上药熬枯，去滓，入黄丹八两，待熬至滴水不散，如常摊用。

【主治】诸般肿痛，金刃伤疮，恶疮。

内托散

【来源】《袖珍方》卷三。

【组成】乳香 没药各二钱 甘草半两 御米壳半两（去顶蒂，蜜炙）

【用法】上为粗末。用雌雄黑豆十粒，生姜半两，大枣五枚，水一大盏半，同煎五七沸，随上下服。

【主治】一切恶疮，疼不可忍。

内固清心散

【来源】《秘传外科方》。

【组成】辰砂 茯苓 人参 白豆蔻 雄黄 绿豆 朴消 甘草 脑子 麝香 皂角各等分

【用法】上为细末。每服一钱，蜜汤调下。

【功用】解毒。

【主治】

1.《秘传外科方》：恶疮热盛焮痛，作渴烦躁。

2.《明医指掌》：胸发，名井疽，状如豆，三四日起。

化毒散血拔毒散

【来源】《秘传外科方》。

【组成】赤芍 防风 白芷 内消 脚莲 河车 北细辛各三两 归尾 僵蚕 蝉退 五加皮各二两

【用法】上为细末。用生姜连滓及醋敷之；如要即散，急加大蒜同敷之，毒气即出。

【功用】温和化毒，散血托里。

【主治】一应诸恶疮并脚疾。

【加减】如敷不退，加下药敷之：南星、何首乌、紫花地丁、五叶根、贝母、草乌、姜活、独活、芙蓉叶（秋过者可用）、赤葛根、野椒根（去骨用皮）、倍加五加皮。脏腑秘，加吃药：大黄、枳壳（去白，炒）、火麻子；小腑秘，加木通、车前子、灯草、赤芍、赤茯苓；凉冷，加荜茇、良姜。

仙方隔纸膏

【来源】《秘传外科方》。

【别名】神应膏。

【组成】黄连 何首乌（去皮） 草乌（去皮） 当归尾 白芷各半两 川乌（去皮）二分半 黄丹（夏用）二两 乳香 没药各半两 血竭半两

【用法】前六味锉，用清油五两，同药一处入于铫子内，以文武火熬，待药黑色，用布滤去滓，仍将药油入铫内，下黄丹，用桃柳枝一把，不住手搅之，又黑色，即将血竭、乳、没细末入内，搅匀略煎，滴在水中，成珠不散，却用瓦碗盛之，沉在冷水中，浸一昼夜出火毒。贴患处。

【主治】发背，痈疽，外臁，下蚛，诸般恶毒疮疖。

仙方解毒生肌定痛散

【来源】《秘传外科方》。

【组成】黄连一两　黄柏四两　木贼一两　防风一两　苦参四两　羌活　独活

方中羌活、独活用量原缺。

【用法】上锉，大瓦盆盛水，入前药煎汤，以炉甘石十斤，用炭火煅通红，钳出在药汤内，不问石片大小者，皆要以酥、内青色方好，如石不酥，再将前药滓煎汤，再以石淬酥方了。却将瓦盆盖在地上一昼夜，收火毒，将起候干，研为极细末，此石十斤，用石膏二十斤，别研极细，伴匀，和后药：赤石脂（煅）、谷丹（炒，此二味同前打和）、南木香、血竭、降真节、乳香、没药、白芷、黄连、黄柏、白蔹各等分，龙骨（煅）、朱砂、何首乌，上各为细末。与前药拌和用之，敷中间。

【主治】痈疽，发背，乳痈，人面、外臁、金刀诸般恶疮疖肿毒。

【加减】有虫，加轻粉、苦参、百药煎、雄黄；水不干，加螵蛸（去皮）、无名异（煅）、蓼叶（烧灰）。

灵宝丹

【来源】《臞仙活人方》卷下。

【组成】木香　沉香　乳香各半钱

【用法】上为末，将巴豆皮退去净，去油用二钱，加大枣二个，去皮捣成膏，和药收之。每服一丸，如绿豆大，凉水送下。如欲过三行，先吃凉水三口，然后用凉水送下。如欲五行、六行，依数吃水。

【功用】推积滞，除腹痛。

【主治】一切无名肿毒、恶疮。

神授东华益算膏

【来源】《臞仙活人方》。

【组成】五枝膏二两　净沥青一斤　净黄香半斤　乳香末一两　没药一两　轻粉二钱　黄蜡一两　血竭末二钱　麝香末一钱　安息香末　黄丹各一两　瓜绿末二两（极细）

【用法】先熬五枝膏（以桃枝、柳枝、槐枝、榆枝、桑枝、枸杞皮各五升，锉碎，用长流水一担，同熬至五分，去滓，加当归末四两，慢火熬成膏，滴水中不散为度），将川芎、白芷入油同煎（春夏用油四两，秋冬用油六两），油熟去药，下沥青、黄香、黄蜡溶开，次下五枝膏，用槐枝搅二百余次，下乳香、没药、血竭、轻粉、安息香、黄丹，再搅二百余次，下麝香、瓜绿，再搅三百遍，滴水盆内浮者为度，将药倾于水盆内，浮者似青荷叶为度，沉香色者再熬，拔扯二百余遍，沥成鸡子大块，水盆内浸一宿，捞出控干，用纸托盘内放之，冬温处，夏凉处。用时以绯红绵帛可疮大小津唾摊贴，勿留口，不见火；如贴脑疽、发背溃烂之处，先用槐枝、葱白煎汤洗净患处，而后摊贴，三五日一换。

【主治】一切无名恶疮，诸药不效者。

【宜忌】煎熬此药，勿犯铁器。

玄灵散

【来源】《臞仙活人方》卷下。

【组成】豨莶草一两　茧七个（烧灰）　乳香一钱

【用法】上为细末。每服二钱，用无灰酒调热服。如毒重，连进三服得汗为效。

【主治】诸般恶疮、发背发脑，发鬓发髭疔疮、鱼脐疮，一切肿毒。

仙人粮

【来源】《本草纲目》卷十八引《瞿仙神隐》。

【组成】干天门冬十斤　杏仁一斤

【用法】上为末，蜜渍。每服方寸匕。

【功用】久服补中益气。

【主治】虚劳绝伤，年老衰损，偏枯不随，风湿不仁，冷痹恶疮，痈疽。

漏芦汤

【来源】《伤寒全生集》卷四。

【组成】漏芦　升麻　大黄　黄芩　甘草　蓝叶　牛蒡子　玄参　桔梗　连翘　青木香　苦参　薄荷

【用法】水煎服。

【主治】时毒，头面红肿，咽喉闭塞，水药不下；素有脏腑积热，发为肿毒疙瘩，一切肿疡恶疮便实者。

如圣膏

【来源】《医方类聚》卷一九三引《疮科通玄论》。

【组成】清油半斤　巴豆三钱（去皮）　当归半两　轻粉一钱　黄蜡三两

【用法】上先将清油文武火熬，次下巴豆，当归熬黑焦，又下轻粉、黄蜡熔开，冷定，盒子内盛顿。每用量疮大小搽之。

【主治】风痦，疥癣，或痒或疼，经年不效者，及一切恶疮。

走马膏

【来源】《医方类聚》卷一九三引《御医撮要》。

【组成】黄丹四两　巴豆半两　杏仁半两（捶碎）　乳香一分（炒）　桃枝　柳枝各四十九枚（如箸大长一握）　当归半两　麻油十两

【用法】上药先入油于铫内，次下巴豆、当归、杏仁、桃柳枝，慢火煎，以柳木篦搅，至滴水中成珠不散则止，去滓，入黄丹，慢火煎至紫黑色，出冷处入乳香，不住手搅至软硬。每于绢上摊之，敷患处。

【功用】生肌肉，理一切伤折筋骨疼痛。

【主治】诸般恶疮、灸疮上疼痛。

软玉膏

【来源】《医方类聚》卷一九三引《御医撮要》。

【组成】芎藭　白芷　苦参　黄丹　松脂　大黄各二两　麝香二目　附子一个　椒一百粒　当归半两　白蜡三两　巴豆三十粒　槟榔一个

【用法】上为末，每用好酒浸药一宿取出，后用猪脂于铫内煎，然后入小油一两，同煎五七沸；次入松脂，溶尽；次下药末煎二十沸，滤去滓，方下蜡消尽，入淀粉一两，熬为膏，候温，入麝香于湿地上着油单子衬，倾药在上，用盆合一宿，取盛于瓷盒内收。

【功用】理恶疮、风疮。

【主治】恶疮，干湿癣，虫咬，瘰疬，脚疮，痈，发背，头疮，乳痈，一切恶疮。

宣毒散

【来源】《疮疡神秘验方》。

【组成】大黄（煨）五钱　白芷五钱

【用法】作一剂。水二钟，煎一钟，食前服。

【主治】
1. 《疮疡神秘验方》：一切毒疮。
2. 《会约医镜》：疮毒在脏，脉实便秘者。

【宜忌】《会约医镜》：脉虚便调者不可用。

援生膏

【来源】《疮疡神秘验方》。

【组成】轻粉三钱　乳香　没药　血竭各一钱　蟾酥三钱　麝香五分　雄黄五钱

【用法】上研极细末，用荞麦秸灰，或真炭灰一斗三升，淋汤八九碗，以桑柴文武火煎作三碗，取二碗入药末，用柳枝顺搅，再入好石灰一升，再搅匀，过一宿，入小瓷罐收贮。遇恶疮，点当头一二点，一日二次。以出血水为度。药干，以所存一碗灰汤调之。

【主治】一切恶疮及瘰疬初起。

五枝膏

【来源】《奇效良方》卷五十四。

【组成】香油一斤　黄丹五两　槐枝　梧桐枝　柳枝　桑枝　桃枝各一两（长一寸者，锉）

【用法】先将油同枝入锅内，文武火煎众药黑色，滤去滓，次下黄丹，不住手搅，候黑色，收瓷器内，绢帛摊贴。

【主治】一切恶疮肿毒。

夺命丹

【来源】《奇效良方》卷五十四。

【别名】蟾蜍丸（《外科理例》）、飞龙夺命丹（《保婴撮要》卷十八）。

【组成】蟾酥（干者，酒化）　轻粉各半钱　白矾（枯）　寒水石　铜绿　乳香　没药　麝香各一钱　朱砂三钱　蜗牛二十个（另研）

【用法】上为细末，将蜗牛别碾烂，入药末同捣匀为丸，如绿豆大，如丸不就，入酒糊些少。每服一丸，生葱白三五寸，病者自嚼烂，吐于手心，男左女右，包丸药在内，热酒和葱送下，如重车行五七里，汗出为效，重者再服一二丸。

【主治】

1.《奇效良方》：诸般肿毒，疔癣恶疮。

2.《口齿类要》：喉闭。

托里金银地丁散

【来源】《奇效良方》卷五十四。

【组成】金银花　黄连　当归　紫花地丁　赤芍药　黄耆　人参　甘草节　桔梗　大黄各半两　乳香　白檀香　没药　连翘各三钱　子芩　栀子仁　玄参各二钱　麦门冬（去心）　前胡　甘草（蜜炙）各一两

【用法】上锉。每服五钱，水一盏，酒一盏，煎至八分，去滓，随病上下温服。

【主治】诸恶疮，肿毒疼痛。

洗疮药

【来源】《奇效良方》卷五十四。

【组成】贯众　川芎　茵陈　地骨皮　荆芥　独活　防风　地萹蓄　甘草各二钱　当归三钱

【用法】上锉。水三碗，煎三沸，去滓，通手洗之。

【主治】诸般恶疮。

活魂丹

【来源】《医学正传》卷六引丹溪方。

【组成】血竭　乳香　没药　铜绿　枯白矾　黄丹　穿山甲（煨胖）一钱　轻粉　蟾酥各五分　麝香少许

【用法】上为细末。用蜗牛捣膏为丸，如绿豆大。每服一丸，重者二丸，用葱白一寸嚼烂裹药，热酒送下，食前服。

【主治】

1.《医学正传》引丹溪：一切恶疮。

2.《东医宝鉴·杂病篇》：杨梅、天泡疮溃烂，喉穿鼻崩，脓血淋漓。

神仙紫花丸

【来源】《医学正传》卷六。

【组成】白花蛇（一具，出蕲黄州，黑质白纹，龙头虎口，背上二十四个方胜花，尾尖有一佛指甲，新鲜者佳，蛀腐者不堪用，去头尾各四五寸，并一两为率，连皮骨用）一两五钱　何首乌　荆芥穗　威灵仙各四钱　麻黄（连根节）二钱　胡麻子一钱　蛇床子二钱（上细切，同蛇用无灰酒一大碗，浸一宿，去蛇皮骨，通晒干，仍还原酒内，再浸再晒，酒尽为度，待晒极干，共为细末，另包）木香　沉香各二钱五分　人参一两　当归七钱五分　明天麻　猪牙皂角各五钱　麝香一钱五分　乳香　没药各一钱　明雄黄　辰砂各五分（大块者佳）　肉豆蔻一枚（煨）　定风草（即天麻）二钱半　还瞳子（即草决明）一两（上麝至辰砂五味，各另研极细，不见火，其余草木味亦另研，细罗过，连前五味和匀另包）防风（去芦）　羌活　甘草　细辛　川芎　独活　苍术（米泔浸一宿）　枇杷叶（去毛筋，焙干）　白芍药　白蒺藜　金银花　五加皮　香白芷　苦参各五钱　胡麻子　白附子（米泔浸，炒）　麻黄　川牛膝　草乌头（米泔浸，炮）　川乌（米泔浸，炮）　石菖蒲各二钱五分（上为细末，另包）

《疡医大全》有赤芍、牛蒡子、石决明、无白芍药、川牛膝、草决明。

【用法】用新鲜大枫子三斤，去油黄色者及壳，以瓷罐一个盛之，少入无灰酒，以皮纸竹箬重重包口，勿令泄气，顿滚汤中，勿令没罐口，外以物盖锅口，密封固，文武火蒸，候黑烂为度，杵无渣滓成油，分作三份；每一份入第二号药八钱重，第一号药六钱重，第三号药一两五钱重，和匀，加糯米饭捣极胶粘为丸，如梧桐子大，晒干，勿见火。每服二十丸，渐加至五六十丸，鸡鸣时、午时、临卧时各一服，茶清送下。轻者，一料可愈；重者，二三料除根。

【主治】

1.《医学正传》：疠风及诸般恶疮，风疮。

2.《中国麻风病学》：麻风，麻木不仁，筋脉枯萎。

【宜忌】忌房劳，咸酸，酒醋，糟腌，猪羊鸡马驴肉，鱼腥煎煿，水果，五辛，姜椒大料，辛辣热物，荞麦绿豆之类，其余肉味，病愈后一年可食，但猪羊鸡肉，终身用忌。

【加减】鼻塞声重者，麝香倍用。

东华解毒膏

【来源】《万氏家抄方》卷四。

【组成】五枝膏（桃枝、柳枝、槐枝、桑枝，俱用嫩枝，榆皮、地骨皮各五升，以长流水一担，熬至五分，去滓，加当归末四两，慢火熬成膏，滴水成珠，听用）　沥青（净）一斤　松香（净）半斤　乳香一两（另研）　没药一两（另研）　轻粉二钱（另研）　铜青二两（另研）　黄蜡二两　血竭二钱（另研）　麝香一钱（另研）　安息香五钱　黄丹一两（水飞研细）

【用法】用川芎、大黄、红花、白芷各二两，入麻油熬黑色，去滓，春、夏用油四两，秋、冬用油六两，如法煎至滴水不散；次下沥青、松香、黄蜡化开；下五枝膏二两，以槐枝搅百余遍；下乳香、没药、血竭、轻粉、安息香、黄丹，再搅百余遍；下麝香、铜青，再搅百余遍，滴水面浮似青荷叶为度，拨扯二百余遍，浸一日取起，收贮。如贴疮毒，用槐枝、葱白煎汤，洗过，用绢唾津摊贴，三五日一换。

【主治】无名肿毒，诸般恶毒疮疖，痈疽发背，痘毒风毒。

白花蛇煮酒

【来源】《扶寿精方》。

【组成】全蝎（炒）一钱　当归一钱　防风（去芦）一钱　羌活一钱　芍药　升麻　白芷　天麻　独活　甘草各五钱

【用法】上锉片。用白花蛇温水洗净，去头尾各三寸及骨，刺取净肉一两，先用糯米二斗，如法造白酒，将前药囊贮置酒缸中，俟酒来，春五、夏三、秋七、冬十日，取酒同药囊一并煮熟，空心热饮，初饮一杯，至三日加半杯，三日后二杯，渐至三杯为常，不可多服，多则反生变。

【主治】诸风，无问新久，手足腰腿缓弱，行步不正，精神昏运，口眼㖞斜，语言謇涩，痰涎盛；或筋脉挛急，肌肉顽麻，皮肤燥痒，骨节烦疼；或生恶疮，疼痛无常；或风气上攻，面浮耳鸣，腰痛体重；一切风湿疮疥。

千捶膏

【来源】《丹溪心法附余》卷十六。

【组成】蓖麻四十九粒　杏仁　山豆仁　胡桃仁各四十九个　枫香脂四两　乳香　没药各二钱半

【用法】上为一处，捶一千下成丝者，新水拔之为度。

【主治】一切无名恶疮。

生肌散

【来源】《丹溪心法附余》卷十六。

【组成】赤石脂　海螵蛸　龙骨各一钱　乳香　没药　血竭各二钱　轻粉一钱　朱砂　郁金　黄丹（飞过）　黄连　白芷各五钱

【用法】上为细末。掺疮口上，用灯心数茎，却用膏药贴之。

【功用】敛口生肉。

【主治】

1. 《丹溪心法附余》：痈疽疮毒。
2. 《仁术便览》：一切痈疽恶疮溃后。

血竭散

【来源】《丹溪心法附余》卷十二。

【别名】五味血竭散（《仁术便览》卷一）。

【组成】寒水石（烧熟，细研）四两　龙骨一两　蒲黄二两　血竭五钱　枯矾一两

【用法】上为末。每用少许，贴在疮口上，纸封。

【主治】

1. 《丹溪心法附余》：牙疳并恶疮。
2. 《仁术便览》：满口生疮，牙肿，两夹腮内肿，及臁疳疮。

拔毒膏

【来源】《丹溪心法附余》卷十六。

【组成】南皂角　五倍子各五钱　乳香　没药　雄黄各一钱

【用法】上药生用，各为细末，用好醋熬。贴疮上，留顶。

【主治】肿毒，诸恶疮。

洗毒散

【来源】《丹溪心法附余》卷十六。

【组成】蛇床子 地骨皮 麻黄 荆芥 防风 枯矾各三钱

《东医宝鉴》有大蓟，《医学入门》有紫花地丁。

【用法】用水三碗，加葱白三根，煎至二碗，无风处洗。

【主治】诸般恶疮，风湿阴蚀疮。

神仙活命饮

【来源】《丹溪心法附余》卷十六。

【组成】金银花一两五钱 皂角刺一两 贝母（去心） 天花粉各四钱 当归尾 滴乳香 大黄各五钱 没药 木鳖子（去壳） 甘草 穿山甲（用蛤粉炒黄，去粉，净） 赤芍药各三钱 防风（去芦） 香白芷各二钱半 橘皮（去白）一钱半

【用法】每服五钱，水煎服，量病上下服之。

【主治】痈疽，发背、发脑、发髭、发胁，疖毒，骑毒肿，肚痈，腿痈，附骨痈疽，恶疮，恶漏疮，血块气块，面目手足浮肿。

【加减】老人及体虚者，加生黄耆半两；脏腑闭涩者，服九宝饮。

绿膏药

【来源】《丹溪心法附余》卷十六。

【组成】铜青 蓖麻子 松香 木鳖子 杏仁 乳香 巴豆 没药

【用法】上为末，捣令匀，于净石上，用斧捶千余下成膏，收贮。水浸施用。

【主治】诸般恶疮，肿毒软疖。

雷楔

【来源】《丹溪心法附余》卷十六。

【别名】紫金锭子。

【组成】续随子五两 川乌头 甘草各二两 蟾酥 雄黄 白矾各一两 麝香七钱半 辰砂一两五钱 片脑二钱 人言 轻粉各五钱 桔梗一两五钱 黄连一两三钱 白丁香三钱 巴豆四十九粒（去壳油心膜）

【用法】上各为细末，再入乳钵内投蟾酥、巴豆同研匀，面糊为丸，成锭子，如指弹大，阴干。如遇诸疮，以井花水磨涂疮上，如干再涂。

【主治】疔疮诸恶疮肿毒。

蟾酥丸

【来源】《丹溪心法附余》卷十六。

【别名】蟾酥解毒丸（《惠直堂方》卷三）。

【组成】雄黄 乳香各一钱 蟾酥一厘

【用法】上药用黄酒、熟面糊丸，如绿豆大。每服三丸，葱白汤送下。服之微汗即愈，不退再一服。

《惠直堂方》：舌下噙之即黄出。

【主治】

1.《丹溪心法附余》：一切诸恶疮，已发未发。

2.《惠直堂方》：疔疮恶毒，走黄疔，耳疔。

神龙抱珠灵膏

【来源】《膏药方集》引《外科枢要》。

【组成】乳香五钱（箬上烘去油） 没药五钱（箬上烘去油，研细） 大黄二两 肉桂二两（去皮，研极细末） 土木鳖二两（去壳，净） 真阿魏三钱（切薄片） 白芷梢二两 血余二两 麻黄绒（用麻黄四五两，入白内捣成绒，筛去粗皮滓渣，再捣再筛，务令极细）二两 归身二两 羌活二两 元参二两（去芦） 赤芍二两 生地三两 轻粉四两 黄丹四十两（水飞过，盐矾炒干成紫色，研极细） 桃 柳 槐 桑 枣枝各七枝（每枝长一寸）

【用法】将前十六味药中的十味粗药用麻油六斤半浸三日，先将血余熬溶后，再投各药熬至黄枯浮起，滤去药滓；次下黄丹熬至滴水成珠，将锅提起，停片刻，将细药（肉桂、乳香、没药、轻粉、阿魏）趁热放下，不住手搅匀，使黑如漆、明如

镜，入水试不老不嫩为度；趁热投入大水缸内浸七日，捞起切块，油纸包裹，收贮。临用摊贴。

【主治】风寒暑湿，恶疮大毒，跌扑闪挫，五劳七伤，背心肩臂腰膝酸疼。

拔生膏

【来源】《摄生众妙方》卷八。

【组成】血竭一钱　蟾酥三钱　麝香五分　雄黄五钱　轻粉三钱　乳香　没药各二钱

【用法】上用荞麦秸灰或真炭灰一斗二升，淋灰汤八九碗，用栗柴或桑柴文武火煎作三碗，取一碗收留，将二碗盛于好瓷器内候温，将前七味药碾为极细末，入灰汤内用铁瓢或桑柳枝搅，又用好细石灰一升，入药灰汤搅匀，取出候冷过宿，盛入小白瓷罐内。凡诸疮点在当头，一日二次，次日又一次，疮头蚀破约五分，血水出为妙。恐日久药干，将前次留灰汤和用。

【主治】诸般恶疮，及瘰疬、鼠疮才起。

神仙败毒散

【来源】《摄生众妙方》卷八。

【别名】神仙排脓散（《万病回春》卷八）。

【组成】大黄一两二钱（酒浸一宿，晒干，为末）白芷六钱　沉香　木香　乳香　没药　川山甲各五钱

【用法】上各为细末。每用实者不过三钱，虚者二钱半，临睡时好酒送下。服后禁饮食汤水，五更觉腹中疼痛三五度，稀温粥补之，次早大便，不动元阳，只去毒。

【主治】诸恶毒，风毒，疔疮，花疮，小儿恶疮，气滞腹胀，妇人月经不通。

【宜忌】《万病回春》：服此药内有穿山甲，恐令人作呕，须慎之，即嚼生葱可止。

金枣儿

【来源】《古今医统大全》卷九。

【组成】白术一两半　苍术六两　麻黄二两　两头尖　全蝎（去毒）　川乌各二两　川芎　细辛　防风　白芷　天麻各二两五钱　雄黄五钱　辰砂二钱

【用法】上为细末，糯米糊丸，如小枣儿大，金箔为衣。每服一枚或半枚，量病人轻重用酒磨用，或茶汤、姜汤任服之；诸风皆用新汲水磨汁一盏涂疮上，一半服之。牙痛先用浆水漱口，次用豌豆大一粒，咬定痛处。

【主治】一切恶疮，无名肿毒，风癣疥癞，及妇人吹乳，疯狗咬伤。

漏芦汤

【来源】《古今医统大全》卷二十五。

【别名】漏芦升麻汤（《景岳全书》卷六十四）。

【组成】漏芦二钱　升麻一钱半　大黄（酒浸，量轻重用之）　黄芩（酒洗）五分　生甘草一钱　蓝叶（如无，用青黛）　黑云参　牛蒡子（炒，研）苦梗　连翘各一钱

【用法】水煎服。

【主治】时毒，头面红肿，咽嗌堵塞，水药不下；及脏腑素有积热，发为肿毒疙瘩，一切红肿恶毒。

【加减】便结者，加芒消。

黄连散

【来源】《古今医统大全》卷六十六。

【组成】黄连　黄柏（炙）　胡粉（炒）

【用法】上为末。香油调敷；猪油亦可。

【主治】面部热毒恶疮。

地扁竹散

【来源】《古今医统大全》卷九十三。

【组成】射干

【用法】上为末。每用小钱抄末三字许，温酒调下。病在上即微吐，在下即微泻。仍用麒麟竭膏收敛疮口。

【主治】恶疮。

寿星散

【来源】《古今医统大全》卷九十三。

【组成】大南星

【用法】上为末。如背疮大痛者遍掺于上。即得安

卧。不知痛者掺之,至于知痛即可治也。

【主治】恶疮。

隔纸膏

【来源】《古今医鉴》卷十五。

【组成】鸡屎(炒)一两 松香(生)一两 百草霜八钱 雄黄五分 枯矾四分

【用法】上为末,香油调。用伞纸贴患处。摊药于纸上,再将原纸返展盖住。

【主治】一切恶疮、肿毒、顽疮。

羽泽散

【来源】《古今医鉴》卷十六。

【组成】白矾(端午日取者)三钱

【用法】上为末,加葱头(切),拌匀,好酒调服。

【主治】诸肿毒发背,恶疮,疮毒初起者。

白花蛇酒

【来源】《本草纲目》卷四十三引《濒湖集简方》。

【组成】白花蛇(一条,温水洗净,头尾各去三寸,酒浸,去骨刺,取净肉)一两 全蝎(炒)当归 防风 羌活各一钱 独活 白芷 天麻 赤芍药 甘草 升麻各五钱

【用法】上锉,以绢袋盛贮。用糯米二斗蒸熟,如常造酒,以袋置缸中,待成,取酒同袋密封,煮熟,置阴地七日出毒。每温饮数杯,常令相续。

【主治】诸风无新久,手足缓弱,口眼㖞斜,语言謇涩;或筋脉挛急,肌肉顽痹,皮肤燥痒,骨节疼痛;或生恶疮、疥、癞。

蚺蛇酒

【来源】《本草纲目》卷二十五。

【组成】蚺蛇肉一片 羌活一两

【用法】上药用袋盛,同曲置于缸底,糯饭盖之,酿成酒饮;亦可浸酒。

【功用】杀虫辟瘴。

【主治】诸风痛痹,癞风,疥癣,恶疮。

【宜忌】忌风及欲事。

蝮蛇酒

【来源】《本草纲目》卷二十五。

【组成】活蝮蛇一条(一方有人参)

【用法】上以醇酒一斗,封埋马溺处,周年取出,蛇已消化。每服数杯。

【功用】《中医外科学》:祛风化湿,解毒定惊。

【主治】

1.《本草纲目》:恶疮,诸瘘,恶风顽痹,癞疾。

2.《中医外科学》:麻风,肌肉麻痹不仁,筋脉拘急,皮肤燥痒或破烂者。

白花蛇酒

【来源】《本草纲目》卷四十三。

【组成】白花蛇(一条,取龙头虎口,黑质白花,尾有佛指甲,目光不陷者为真。以酒洗润透,去骨刺,取肉)四两 真羌活二两 当归身二两 真天麻二两 真秦艽二两 五加皮二两 防风一两

【用法】上锉,以生绢袋盛之,入金华酒坛内,悬胎安置,入糯米生酒醅五壶浸袋,箬叶密封。安坛于大锅内,水煮一日,取起埋阴地七日取出。每饮一二杯。仍以滓晒干研末,酒糊为丸,如梧桐子大。每服五十丸,用煮酒送下。

【主治】中风伤酒,半身不遂,口目㖞斜,肤肉瘡痹,骨节疼痛,及年久疥癣、恶疮、风癞诸症。

【宜忌】切忌见风犯欲,及鱼、羊、鹅、面、发风之物。

生熟解毒丸

【来源】《幼科发挥》卷一。

【组成】芩 连 柏(均半生用,半酒炒) 甘草(半生、半炙)各等分

【用法】上为末,雪水为丸,如麻子大,朱砂、雄黄各二分之一(水飞)为衣。淡豆豉汤送下。初生一腊内服之良。天行痘疹之岁,尤宜服之。

【功用】解小儿胎毒。

【主治】小儿胎毒,发为痈疽、丹疹、疥癣,一切恶疮。

托里内补散

【来源】《赤水玄珠全集》卷二十九。

【组成】人参　川归　川芎　白芍　甘草　白芷　防风　白术　茯苓　官桂　黄耆　金银花各等分

【用法】水煎服。

【主治】一切恶疮，溃烂出脓以后。

消毒散

【来源】《赤水玄珠全集》卷二十九。

【组成】黄连五钱　地骨皮一两　朴消三两

【用法】上为末。每用三五分，水一盏，煎至七分，去渣停冷，用鸡翎扫之。

【主治】一切恶疮赤肿，疼痛。

千金消毒散

【来源】《万病回春》卷八。

【组成】连翘　黄连　赤芍各一钱　金银花　归尾各一两　皂角刺　牡蛎　天花粉　大黄　芒消各三钱

【用法】上锉。酒、水各半煎服。

【主治】一切恶疮，无名肿毒，发背疔疮，便毒初发，脉洪数弦实，肿甚欲作脓者。

千金漏芦汤

【来源】《万病回春》卷八。

【组成】漏芦　白蔹　黄芩　麻黄　枳实（麸炒）升麻　芍药　甘草（炙）大黄　芒消　连翘

【用法】上锉作剂。水煎服。

【主治】一切恶疮肿毒，丹毒瘰疬，疔肿鱼睛、五发痈疽，初觉一二日，便如伤寒，头痛烦渴，拘急恶寒，肢体疼痛，四肢沉重，恍惚闷乱，坐卧不安，皮肤壮热，大便闭结，小便赤黄。

【宜忌】妊妇勿用。

追毒膏

【来源】《万病回春》卷八。

【组成】乳香五分　没药一钱　儿茶二钱　血竭一分　青木香一钱　广木香五分　芙蓉叶四两　白及四两

【用法】上为细末，匀在一处。临用时看疮大小，以生蜜调涂患处，以绵纸附之。不过三五次即消。

【主治】诸般恶疮及无名肿毒。

洗毒汤

【来源】《万病回春》卷八。

【组成】地肤子（即扫帚子）半升

【用法】煎汤频浴。数次渐愈。

【主治】一切恶疮疥癞。

神仙解毒丸

【来源】《万病回春》卷八。

【组成】白矾不拘多少

【用法】上溶化作丸，如绿豆大，朱砂为衣。每服十丸，用连须葱七八根，水煎至二碗送下。汗出立愈。已成者不伤，未成者即消。

【主治】一切疔疮，发背，鱼口，诸般恶疮，无名肿毒初发。

龙虎卫生膏

【来源】《遵生八笺》卷十八。

【组成】当归一两　黄连二两　黄耆　黄芩　枳壳　乌药　大风子各一两　防风二两　草乌二两　血余二两　青藤　木通　木鳖子　苦参　香附子　桑皮各一两五钱（上为粗片，入麻油二斤，炒焦枯，滤去药片，入后药）　松香四两　虎骨（酥炙为末）二两　龙骨一两五钱　朱砂二钱　赤石脂一两五钱　蜜陀僧二两五钱

【用法】上为细末，入油内，再加黄蜡三两，入油内搅匀，又加乳香、没药、轻粉末各五钱，孩儿茶末一两，再搅，慢火熬至滴水成珠为度，取起摊膏。贴之。

【主治】一切恶疮，顽癣，痔漏多年，病久不能料理者。

神效赤金锭

【来源】《遵生八笺》卷十八。

【组成】焰消八两 黄丹一两 白矾一两 雄黄五分 朱砂三分

【用法】上为细末，陆续投于铁锅内熬成膏，用茶匙挑在板上，成条用之。一切无名肿毒，恶疮初起，水磨涂之；眼目昏花，赤肿火眼，点眼两角即效；乳蛾喉闭，口中含化五分；蛇蝎伤涂之，立止疼痛；黄水疮、漆疮、绞肠痧、急心痛，点眼角即愈。

【主治】一切无名肿毒、恶疮初起，眼目昏花，赤肿火眼，乳蛾喉闭，蛇蝎伤，黄水疮，漆疮，绞肠痧，急心痛。

龙凤膏

【来源】《鲁府禁方》卷四。

【组成】凤凰壳（即出鸡蛋壳，不拘多少，微火炒黄色，为细末） 蚯蚓粪末各等分

【用法】用腊月猪脂油调膏。敷疮。

【主治】一切恶疮。

朱砂解毒丸

【来源】《鲁府禁方》卷四。

【组成】朱砂一两 龙骨五钱 雄黄少许

【用法】蟾酥为丸，如绿豆大。轻者五七丸，重者九丸或十一丸，冷水送下。若人不能服药，心中霍乱，不省人事，拨开牙关，舌尖贴一丸，汗出为度。

【主治】一切恶疮，走胤无形。

内消散

【来源】《慈幼新书》卷十一。

【组成】飞罗面（炒存性） 牙皂（煅） 没药 朱砂 雄黄 百草霜 巴豆（去油） 儿茶各一钱 巴豆壳（煅）七分

【用法】上为末。置舌上，冷水服之，泻二三次。五岁后用三分，幼者止一分。

【主治】诸般肿毒，发背，对口，恶疮。

五灰膏

【来源】《外科启玄》卷十一。

【组成】桑柴 秫秸 茄根 荞麦秸各（烧灰）一斗 石灰五升（风化的）

【用法】淋水熬膏，瓷瓶收贮。外洗。

【主治】诸疮痔、恶疮。

治魂丹

【来源】《外科启玄》卷十一。

【组成】乳香 没药 铜绿 枯矾 黄丹 川山甲（炙）各一钱 轻粉 蟾酥各五分 麝香少许

【用法】上为细末，用蜗牛研为丸，如绿豆大。每服一丸，至重者用二丸，葱白捣，裹药，以热酒送下。取汗透为妙。

【主治】痈疽、恶疮、疔毒。

神效解毒散

【来源】《外科启玄》卷十一。

【组成】老人齿 紫河车 穿山甲（炙） 蜈蚣（炙，去头足） 真玄明粉各等分

【用法】上为细末，用好酒调服取汗。如疔疮，每服三钱，用苍耳子二钟酒煎送下；如发背痈疽，每服三钱，葱煎酒送下；如肿毒疖子，每服一二钱，酒送下；如痘疔毒，看人大小，加减一钱、一钱半，芫荽酒送下。

【主治】诸毒恶疮，疔疮发背，痈疽肿毒，疖子，痘疔毒。

夺命丹

【来源】《证治准绳·疡医》卷一。

【组成】轻粉 麝香 白砒（制）各五分 白矾（煅） 辰砂（为衣） 血竭各一钱 蟾酥（干者，酒化入药）二钱 铜绿 寒水石（煅） 乳香 没药 雄黄各二钱 蜗牛（连壳）二十一个

【用法】上为末，先将蜗牛研烂如泥，匀和前药为丸，如绿豆大。如丸不就，加好酒打三五百下。每服二三丸，先用葱白三寸与病者嚼烂，吐于男左女右手心，将药丸裹入葱白，用无灰酒三四盏温热送下。被盖取汗为度，重者不过三服。

【功用】《医宗金鉴》：退寒热。

【主治】

1.《证治准绳·疡医》：疔毒肿痛。

2.《医宗金鉴》：七情内乖，营卫不和所致的阴阳二气疽，生于脊背之旁，乍肿乍消，时软时硬。

3.《丸散膏丹集成》：诸恶疮肿痛。

【宜忌】《丸散膏丹集成》：忌冷水。

返魂丹

【来源】《证治准绳·疡医》卷五。

【组成】朱砂 雄黄 血竭 黄丹 穿山甲（炮）白矾（枯） 铜青 乳香 没药 轻粉 蟾酥各一钱 麝香二分半

【用法】上为末，酒煮面糊为丸，如胡椒大。每服二丸，葱白一根，嚼烂裹丸，温酒吞下。

【主治】时毒瘴气，疔疮恶疮。

巴豆膏

【来源】《东医宝鉴·杂病篇》卷七。

【组成】巴豆（去壳，炒焦）

【用法】研如膏。外涂。

【功用】肉死涂之即腐，未死涂之生肌。

【主治】发背中央肉死，及恶疮、臁疮内有毒根，久不收敛者。

黄连汤

【来源】《杏苑生春》卷八。

【组成】黄连 当归 芍药 木香 槟榔 黄芩 薄荷 桔梗 甘草 连翘 大黄各等分

【用法】上锉。水煎熟，论患之上下，食之先后服之。

【主治】恶疮。发热烦躁，外无焮赤，痛深在内，邪气沉于里。

千金消毒散

【来源】《寿世保元》卷九。

【组成】连翘二钱 黄芩一钱 当归尾一钱 金银花一钱五分 皂角刺一钱 赤芍一钱 天花粉一钱 牡蛎一钱 防风一钱 大黄一钱 芒消一钱 麻黄一钱

【用法】上锉一剂。酒、水各半煎服。

【主治】初起一切恶疮毒肿疼痛，丹瘤瘰疬，疔肿鱼口，五发痈疽，初觉一二日，便如伤寒，疼痛，烦渴拘急，恶寒，四肢沉重，恍惚闷乱，坐卧不安，皮肤壮热，大便闭结，小便赤涩。

【宜忌】妊娠勿服。

替针丸

【来源】《寿世保元》卷九。

【组成】人言（为末，入锅内，上盖明矾烧，不响为度）一钱 硇砂五分 巴豆十粒 乳香三分 没药三分 白雄丁香七分

【用法】上为细末，面糊为丸，如豆大。用时以温水磨化，频点疮头上。

【功用】退肿毒，去死肉，破皮出脓。

【主治】一切恶疮、痈疽发背等有脓无头者。

替针散

【来源】《寿世保元》卷九。

【组成】木鳖子 川乌

《良朋汇集》本方用：木鳖子、川乌各五钱。

【用法】上磨水，以鸡翎醮扫疮上，留口大一处出脓，如药水干，再刷上，不一时即穿。

【功用】退肿毒，去死肉，破皮出脓。

【主治】一切恶疮、痈疽、发背等有脓无头者。

住痛散

【来源】《外科百效全书》卷一。

【组成】乳香 没药各三钱 寒水石（煅过）五钱 滑石五钱 冰片一分

【用法】上为极细末。报之。

【主治】恶毒，恶疮，作热作痛者。

化毒丹

【来源】《外科百效》卷一。

【组成】煅石膏一两 轻粉五分

【用法】上为极细末服。

【主治】恶疮作痒。

百灵膏

【来源】《外科百效》卷一。

【组成】生地黄 熟地黄 赤芍 白芍 白芷 两头尖各五钱 木鳖 蓖麻各一百粒 巴豆五十 穿山甲五片 真桐油一斤

【用法】将前药浸一宿，煎成炭浮起，用棕滤过，入炒过黄丹六两、水粉二两、百草霜二两，文武火熬成膏，滴水成珠，撚得硬时，便入血竭末五分，乳香、没药、五灵脂各二钱，搅匀。贴恶疮及疔毒未破者用药引子，以五倍煅过为灰五分，笋箬灰四分，白丁香三分，饭为丸，如黄豆大，附于膏药中，一贴即破。

【主治】恶疮及疔毒。

金华散

【来源】《外科百效》卷一。

【组成】绵纹大黄（炒断烟）

【用法】上为极细末。或添入它药内亦妙。

【主治】恶毒恶疮，作热作痛。

疯损膏

【来源】《外科百效》卷一。

【组成】三角枫 珍珠藤 墨斗草各三斤 水胡椒草十斤

【用法】上药共洗净，捣烂，取自然汁同姜汁半斤，好醋二碗，鲜米泔二碗，黄丹末、陀僧末一两同煎成膏。任用。

【功用】拔毒追脓。

【主治】痈毒恶疮，软疖瘰疬，肩背诸损，腹中痞块及疟疾。

秘传万金内托散

【来源】《外科百效》卷一。

【组成】白茯苓 银花 赤葛根 天冬 桑白皮 赤小豆 熟地 白芷梢 桔梗 半夏 杏仁 乳

香 没药 羌活 连翘 黄芩 麻黄 白术 川芎 厚朴 陈皮 防风 柴胡 苍术 黄耆 苍耳子 荆芥 当归 枳实 芍药 甘草 连根葱 姜 枣

【用法】水煎，倾出，加好酒一杯调服。

【主治】诸般背发恶疮。

化毒内托散

【来源】《疡科选粹》卷二。

【组成】乳香 知母 白及 贝母 半夏 穿山甲 金银花 皂角刺 天花粉

【用法】上用无灰酒一碗，煎半碗，去滓温服；将滓捣烂，用秋老芙蓉叶细末一两，以蜜水润涂患处。一宿即消。

【功用】化毒。

【主治】恶疮疔肿。

玉红膏

【来源】《疡科选粹》卷三。

【组成】松香（同好醋、加葱头打碎，或取汁同煮）一片 飞丹六两 枯矾六两 川椒二两（另研末） 轻粉一两五钱

【用法】上为末，先以猪肉汤洗净，菜油调涂。

【主治】小儿头上恶疮，及肥水疮。

追毒万应针头丸

【来源】《疡科选粹》卷三。

【组成】麝香二钱 血竭 蟾酥 轻粉 硇砂各三钱 全蝎 蜈蚣各一对（全用） 片脑一钱

【用法】上为末，炼蜜为丸，如黍米大。疮头用针挑破，微有血出，以药一粒，放进眼上，用绵纸盖之，周围以津唾粘定。不一时愈。

【主治】

1. 《疡科选粹》：一切脑背恶疮欲死。

2. 《杂病源流犀烛》：左右太阳穴痈疽。

茼茹膏

【来源】《疡科选粹》卷六。

【组成】蔺茹一两 黄连 蛇床子 枯矾 水银各二两 黄蜡一两

【用法】上用腊猪脂七两熬化，入蔺茹等三味，煮至焦紫色，去滓，入黄蜡溶开，出火稍凝，后下水银、枯矾，搅至匀，手指涂摩。

【主治】手足疮疥，久而虫生，及无名恶疮、风癣之类。

白玉膏

【来源】《疡科选粹》卷八。

【组成】樟脑四两

【用法】腊月腊日，用鲜猪肥肉板油不下水、不入盐，入锅内熬，去滓，用瓷器收贮，每油一斤化开，入白蜡半斤化匀，又下樟脑四两，搅匀，瓷器收藏，勿令出气。先用花椒、葱白、甘草煎烧猪蹄浓汤，洗去恶肉，用无灰棉纸作膏，贴之。

【主治】诸般肿毒、恶疮、臁疮、湿毒不收敛者，及烫火伤。

金银地丁散

【来源】《疡科选粹》卷八。

【组成】金银花 当归 赤芍药 人参 桔梗 黄连 紫花地丁 黄耆 甘草节 大黄各五钱 白檀香 没药 子芩 玄参各二钱 前胡 连翘各三钱 栀子仁 麦黑冬（去心）甘草（微炙）各一两

【用法】上锉。每服五钱，水一盏，酒一盏，煎至八分，去滓，随病上下温服。

【主治】诸恶疮肿毒痛。

恶疮锭子

【来源】《疡科选粹》卷八。

【组成】信一钱 麝香五分 归尾五分 恶味五分 蟾酥一钱 草乌一钱 轻粉二钱 川乌一钱 硼砂五分 血竭一钱 全蝎二个 硇砂一钱 铜绿五分 银朱五分 雄黄

方中雄黄用量原缺。

【用法】上为细末，用人乳化蟾酥拌成锭子，如大麦样一锭，分作两段，治二人。将疮用针刺破，见血纳入药粒，用纸贴在疮上，内成脓为度，去药洗净。

【主治】恶疮。

蜜膏

【来源】《疡科选粹》卷八。

【组成】松香（一斤四两，醋、葱汁煮过，为末，筛净）一斤 黄蜡 白蜡各一两 轻粉一两 乳香 没药 樟脑 象牙末（炒）竹蛀末 龙骨（火煅）赤石脂（醋煅）面粉（炒）海螵蛸（去壳）人中白（煅）各五钱 孩儿茶三钱 血竭六钱 白蜜一两 桐油十三两

【用法】先将松香溶化，次下桐油，次下黄白二蜡，次下龙骨等味，次下轻粉、象牙末、乳没药、樟脑、白蜜。

【主治】诸般疮肿恶毒，臁疮湿毒，瘰疬，杨梅结毒，下疳久不收敛者。

会脓散

【来源】《景岳全书》卷六十四。

【组成】白芷 僵蚕（炒）川山甲（煨）各二钱 大黄四钱 乳香 没药各一钱

【用法】上为末。量人强弱，或全用，或一半，以当归四钱，用酒、水各一钟，煎一钟，去滓调服之。此药若嫌太多，则锉为饮，加生大黄煎服之，尤妙。

【主治】恶毒便毒初起。

地丁散

【来源】《简明医彀》卷八。

【组成】地丁 当归 大黄 赤芍 金银花 甘草减半

【用法】水煎服。

【主治】恶疮肿痛。

立应绀珠丹

【来源】《外科大成》卷一。

【组成】茅术八两 全蝎 石斛 明天麻 当归

甘草（炙）　川芎　羌活　荆芥　防风　麻黄　北细辛　川乌（汤泡，去皮）　草乌（汤泡，去皮尖）　何首乌各一两　明雄黄六钱

【用法】上为细末，炼蜜为丸，如弹子大，每药一两分作四丸、一两作六丸、一两作九丸三等，做下以备年岁老壮、病势缓急取用，预用朱砂六钱，研细为衣，瓷罐收贮。诸疾有表证相兼者，用连须大葱白九支煎汤一茶钟，将药一丸乘热化开，通口服尽。盖被出汗为效。如服后汗迟，再用葱白汤催之，后必汗如淋洗，渐渐退下覆盖衣物，其汗自收自敛，病人自然爽快，其病如失。但病未成者，随即消去；已成者，随即高肿溃脓。如诸疾无表证相兼，不必发散者，只用热酒化服。

【功用】发散疮毒，截解风寒，顺气搜风，通行经络。

【主治】恶疮初起二三日之间，或痈疽已成至十朝前后，但未出脓者，状若伤寒头痛，烦渴拘急，恶寒，肢体疼痛，恶心呕吐，四肢沉重，恍惚闷乱，坐卧不宁，皮肤壮热；寒伤四时感冒，传变疫症，但恶寒身热，表证未尽者；痈疽疔毒，对口发颐，风湿风温，湿痰流注，附骨阴疽，鹤膝风症；左瘫右痪，口眼㖞斜，半身不遂，气血凝滞，遍身走痛，步履艰辛，偏坠疝气，偏正头痛，破伤风牙关紧闭。

【宜忌】服后避风，当食稀粥。忌冷物、房事。孕妇勿服。

【方论】详观此方，治肿疡甚效者何也？凡疮皆起于营卫不调，气血凝滞，乃生痈肿，观此药性专发散，又能顺气搜风，通行经络，所谓结者开之，况疮毒乃又日积月累，结聚所发，苟非甘温辛热发泄以汗疏通，安能得效。所谓发散不远热，正合此方之意。

观音露

【来源】《医林绳墨大全》卷九。

【组成】小蛤蟆骨　皮消四两
　　　　方中小蛤蟆骨用量原缺。

【用法】小蛤蟆骨独装酒瓶内，入皮消，埋阴处四十九日取出，其药化为水。遇肿毒，着笔蘸水，从外肿密圈至中，即结一红疱，针刺出血立愈。

【主治】诸般恶毒疮疽。

消疽散

【来源】《辨证录》卷十三。

【组成】生地三钱　连翘三钱　忍冬藤一两　白芷三钱　夏枯草一两　地榆三钱　天花粉三钱　生甘草二钱　当归一两

【用法】水煎服。未溃，二剂则消；已溃，四剂痊愈。

【功用】补血散毒，凉血清火。

【主治】恶疽，四肢之间，或头面之上，忽然生疽，头黑皮紫，疼痛异常。

救顽汤

【来源】《辨证录》卷十三。

【组成】当归一两　黄耆一两　白术一两　生甘草三钱　熟地一两　山茱萸五钱　麦冬一两　柴胡一两　茯苓五钱　半夏二钱　防风一钱　连翘一钱　附子一片

【用法】水煎服。

【主治】久生恶疮，或在手足，或在头面，经年不愈，臭腐不堪。

顾耳汤

【来源】《洞天奥旨》卷五。

【组成】柴胡二钱　白芍二两　金银花二两　熟地二两　当归一两　天花粉五钱　生甘草三钱

【用法】水数碗，煎一碗半，饥服，一连二剂。若十日之后此方救之亦可生，然脾胃一坏恐难救。

【主治】耳前初发恶疽。

八仙解毒汤

【来源】《洞天奥旨》卷十四。

【组成】当归五钱　熟地五钱　甘草二钱　黄耆一两　白芍二钱　天花粉三钱　金银花一两　生地二钱

【用法】水二碗，煎八分，半饥服。

【主治】一切恶疮初起者。

内消神丹

【来源】《洞天奥旨》卷十四。

【组成】僵蚕二钱　乳香三钱（去油）　没药三钱　枯矾三钱　炙山甲三钱　铜绿三钱　黄丹三钱　全蝎（去尾足）四钱　轻粉一钱　蟾酥一钱　麝香二分

【用法】上为末，蜗牛研为丸。每用一丸，葱白捣裹，热酒送下。汗透为佳。

【主治】痈、恶疮。

红玉膏

【来源】《良朋汇集》卷三。

【组成】鸡蛋十个　头发五钱　黄蜡五两　黄丹五两

【用法】香油二十两，熬滚入鸡蛋，炸黑枯捞去；入头发，炸令尽；再入黄蜡，化开住火，看锅内四边油定，下飞过黄丹。搅匀成膏，任用摊贴。

【主治】恶疮疔毒，乳花无名，痛不可忍。

疔毒膏

【来源】《良朋汇集》卷五。

【组成】川山甲　象皮　山栀子八十个　槐桑柳榆桃枝（如指粗，五寸长）各五根　女发一两　血竭二两　硇砂一钱五分　儿茶二钱　黄丹八两

【用法】用真香油二十两将桃枝前诸药泡油内三日，熬焦黑色，再入女发熬化滤净，将山甲、象皮拣出，为细末，同血竭、硇砂、儿茶各一处听用。将油称准十六两，飞过黄丹八两入油内熬滴水成珠，待温时再下象皮细药搅匀，入凉水内抽拉几十次听用。贴患处。

【主治】疔毒恶疮。

白玉膏

【来源】《痘疹一贯》卷六。

【组成】土贝母一两　大麻子肉五钱　江子仁五钱

【用法】槐、柳、桃、桑一寸长，每样七根，先将脂麻油一斤，入铁锅内熬；活鲫鱼一尾，重一斤，或二尾亦可，鱼去肠，入油内煎枯，取出；随入前药与各枝，熬枯去滓，复熬，入炒过铅粉一斤，搅匀，滴水不散，离火，加去油乳香、没药各五钱，研细末，入锅内搅匀，收用。

【主治】一切肿毒恶疮，初起或破烂者。

神灯

【来源】《痘疹一贯》卷六。

【别名】火照散（《医学心悟》卷三）、神灯照（《疡科捷径》卷上）。

【组成】雄黄　没药　朱砂　血竭各一钱　麝香二分

【用法】上为细末。用绵纸作捻，每捻药三分，蘸香油于灯上点着，离患处寸许，自外而内，周围徐徐照之，毒大者可用捻三根，日照二次；毒小者用捻一根，日照一次。重者不过五六日，已成者即消，已溃者即敛，阴疮不起发者，一照即起红晕，毒随火出，保无后患。

【主治】一切痈疽恶疮毒疖，不拘未成已成，未溃已溃。

梅花点舌丹

【来源】《奇方类编》卷下。

【组成】乳香（去油）三钱　珍珠八分　没药（去油）二钱　京牛黄二钱　朱砂二钱　熊胆六分　硼砂二钱　苦葶苈二钱　片脑一钱　血竭二钱　沉香一两　麝香六分　雄黄二钱　蟾酥二钱（人乳拌）

【用法】上为细末，用人参汁为丸，如黍米大，金箔为衣。每服轻者二丸，重者四丸，先用无根水送下，次以一粒噙于舌下化之。

【主治】疔毒及恶疮初起，天行瘟毒，咽喉等肿痛。

金银散

【来源】《外科全生集》卷四。

【组成】硫黄二两

【用法】上入铜器溶化，加银朱五钱搅和，离火倒油纸上，冷取研细，醋调敷；如破烂，烂孔痒极者，白蜜调敷。

【主治】恶疮极痒。

金霜散

【来源】《外科全生集》卷四。

【别名】杏仁散

【组成】杏仁（去皮尖）三钱　雄黄一钱半　轻粉
一钱（末）

【用法】上为末。猪苦胆调敷。

【主治】不痒恶疮。

紫金散

【来源】《种痘新书》卷十二。

【组成】紫草　蛇蜕（炒焦）　牛蒡（炒）各五钱
连翘四钱

【用法】上为细末。痘出不快，用升麻、虫蜕、笋
尖煎汤调服；倒靥，用虫蜕煎水调服。

【主治】痘出不快及痘倒靥；远年恶疮。

巴膏

【来源】《医宗金鉴》卷六十二

【别名】回生至宝膏（《千金珍秘方选》）。

【组成】象皮六钱　穿山甲六钱　山栀子八十个
儿茶（另研极细末）二钱　人头发一两二钱　血
竭（另研极细末）一钱　硇砂（另研极细末）三
钱　黄丹（飞）　香油四斤　桑枝　槐枝　桃枝
柳枝　杏枝各五十寸

【用法】上将桑、槐、桃、柳、杏五枝入香油中煤
枯，捞出；次入象皮、穿山甲、人头发煤化；再
入山栀子煤枯，用绢将药滓滤去，将油复入锅内
煎滚，离火少倾。每油一斤，入黄丹六两，搅匀，
用慢火熬至滴水中成珠，将锅取起；再入血竭、
儿茶、硇砂等末搅融，用凉水一盆，将膏药倾入
水内，用手扯药千余遍，换水数次，拔去火气，
瓷罐收贮。用时须以银杓盛之，重汤炖化，薄纸
摊贴。

【功用】化腐生肌

【主治】一切痈疽发背，恶疮。

【宜忌】用时不宜见火。

陀僧膏

【来源】《医宗金鉴》卷六十二。

【组成】南陀僧（研末）二十两　赤芍二两　全当
归二两　乳香（去油，研）五钱　没药（去油，
研）五钱　赤石脂（研）二两　苦参四两　百草
霜（筛，研）二两　银黝一两　桐油二斤　香油
一斤　血竭（研）五钱　孩儿茶（研）五钱　川
大黄半斤

【用法】先将赤芍、当归、苦参、大黄入油内枯
煤，熬至滴水不散，再下陀僧末，用槐、柳枝搅
至滴水将欲成珠，将百草霜细细筛入搅匀，再将
群药及银黝筛入，搅极匀，倾入水盆内，再收入
瓷盆内，常以水渍之。贴患处。

【功用】《全国中药成药处方集》：拔脓生肌长肉，
止痛散血消肿。

【主治】

　　1.《医宗金鉴》：诸般恶疮，流注瘰疬，跌打
损伤，金刃误伤。

　　2.《全国中药成药处方集》：鼠疮，溃破流脓。
一切外科肿疡，已溃未溃，创破流血，疼痛异常。

【宜忌】《全国中药成药处方集》：不可入口。

轻乳生肌散

【来源】《医宗金鉴》卷六十二。

【组成】石膏（煅）一两　血竭五钱　乳香五钱
轻粉五钱　冰片一钱

【用法】上为末。撒之。

【功用】定痛生肌。

【主治】大毒溃烂红热，肿痛腐脱者。

【加减】有水，加龙骨、白芷各一钱；不收口，加
鸡内金（炙）一钱。

托里排脓汤

【来源】《医宗金鉴》卷六十四。

【组成】当归　白芍（酒炒）　人参　白术（土
炒）　茯苓　连翘（去心）　金银花　浙贝母（去
心）各一钱　生黄耆二钱　陈皮八分　肉桂六分
桔梗（胸之上加）一钱　牛膝（下部加）八分
白芷（顶之上加）五分　甘草四分　生姜一片

【用法】水三钟，煎至一钟，食远温服。

【功用】排脓消肿。

【主治】鱼尾毒脓将成。

渴龙奔江丹

【来源】《吴氏医方类编》卷四。

【组成】白矾一两半　火消一两三钱五分　黑矾一两　黑铅二钱半　水银（铅制）五钱　青盐五钱　明雄一钱五分　硼砂一钱五分　白砒一钱五分

【用法】各为细末，用甘子土作罐，如元宝罐样，先以文火，次下白矾，再次下青盐，次下火消、硼砂，黑矾，以物搅之，俟结于罐底，先以大接白罐盛水令满，埋与地平，口内坐大白碗一个，将药覆碗内，靠罐边以毛头纸拈筋护住，炭火三分，碱土七分，盐水和泥填满碗，用瓦围好罐，沿上排炭火六斤，发火烧之，以炭尽为度，俟冷取起，将白碗底霜用鸡翎扫下，研细，江米糊和成条，朱砂为衣。点疮口上。

【主治】一切恶疮疔毒。

四虫丹

【来源】《种福堂公选良方》卷四。

【组成】芙蓉叶　紫地丁各一斤　千金子十两（去油壳）　桑虫二两（炙干）　活桑一两（晒干或炙干）　姜汁　蒜汁各半斤　葱汁五两

【用法】上用阴阳水四斤，煎至半斤，去滓，再用红娘三两，麝香三钱，雄黄一两（研），蜈蚣一两（研），烧酒三两，盛倾银罐内，将铁油盏盖定，炭火升过，候酒尽即起；再用烧酒一斤，并后五味入药内，熬成膏子，用瓷器收贮。临用时将井水化开，围患处，如火之热，其毒即时消退，可收下再治后人。如不煎膏，将前药晒干，洒烧酒，再晒再洒，酒尽为度，作末收藏。临用时筛细，以井水调围亦妙。

【主治】诸般疔疮发背，一应恶疮。

内府蟾酥丸

【来源】《仙拈集》卷四。

【别名】回生丹（原书同卷）、经验蟾酥丸（《经验广集》卷四）。

【组成】蟾酥　血蝎　乳香　没药　胡连各一钱　轻粉六分　冰片　麝香　朱砂各四分

方中冰片、麝香、朱砂原用"各四两"，据《青囊秘传》改。

【用法】上为末，生蟾酥为丸，如绿豆大。每服一丸，葱白汤送下，发汗即愈。如疔疮走黄，遍身发肿，昏迷不省，用三丸研末，葱白汤灌下。

【功用】解毒消肿。

【主治】痈疽发背，疔毒恶疮。

五圣散

【来源】《仙拈集》卷三。

【组成】松香（研末，葱汁、陈酒煮过）一两　轻粉　川椒各二钱　黄丹（飞）　枯矾各六钱

【用法】上为极细末。香油调搽。

【主治】头面肥疮、秃疮、黄水疮、一切恶疮，久不愈者。

乌桕膏

【来源】《仙拈集》卷四。

【组成】乌桕叶

【用法】捣如泥。敷患处。

【主治】肿毒恶疮。

【宜忌】患处如破者，不可贴。

赤金

【来源】《仙拈集》卷四。

【组成】五倍（炒黑）二两　陈小粉（炒黑）四两　人中白一两五钱

【用法】上为末。鸡清调搽四周；如干，以水湿之。肿甚者，围二次即消。

【主治】肿毒恶疮。

拔毒散

【来源】《仙拈集》卷四。

【组成】生半夏一两　文蛤　贝母各二钱半　朴消一钱

【用法】上为末。醋调敷。
【主治】一切恶疮，初起坚硬如石，焮热如火。

菊花酒

【来源】《仙拈集》卷四。
【别名】菊花饮（《寿世良方》）。
【组成】白菊花（连根茎叶）
【用法】捣烂，入微水绞汁，热酒温服，滓敷患处。
【功用】止疼消肿。
【主治】疔毒恶疮，小水不利。

雄轻散

【来源】《仙拈集》卷四。
【组成】雄黄一钱半　轻粉一钱　杏仁（去皮）十三粒
【用法】上为末。用雄猪胆汁调敷。二三日愈。
【主治】杨梅、天泡并一切恶疮。

紫金锭

【来源】《仙拈集》卷四。
【组成】五倍子（煮烂）　肥皂肉各二两　乳香没药（去油）各一两
【用法】上为末，捶搓成锭，晒干。用时用醋在瓦钵底磨汁，笔涂患处，干再涂。
【功用】止痛消肿。
【主治】一切肿毒恶疮。

紫金箍

【来源】《仙拈集》卷四。
【组成】鲜鸭蛋三个（煮熟，去皮，入锅内煎出油）　蛤蟆头三个（炭内烧存性）　银朱三钱
【用法】上为末，搅蛋油内，收贮。遇毒痛不可忍者，用鹅翎扫疮周围，留顶出毒，能束紧疮根。
【主治】肿毒恶疮。

蜗牛膏

【来源】《仙拈集》卷四。

【组成】蜗牛
【用法】上捣烂。外敷患处。
【功用】止痛消肿。
【主治】肿毒恶疮。
【加减】加雄黄少许尤妙。

千捶膏

【来源】《经验广集》卷四。
【组成】松香半斤　蓖麻仁一碗　杏仁四十九粒　铜青　乳香　没药各一两
【用法】用锅化开松香，倒石板上，冷定，先将二仁捶为泥，方入乳、没等药，共捣三千余下，如干，入麻油少许，捣匀成膏，入瓷器。用时隔汤化开，摊贴。
【主治】鼠疮年久不愈者，及一切恶疮肿毒。
【宜忌】妇人下部忌用，有蓖麻恐堕胎也。

解毒紫金膏

【来源】《经验广集》卷四。
【组成】防风　荆芥　连翘　赤芍　归尾　红花　黄芩　黄柏　僵蚕　蝉蜕　白芷　甘草　大黄　银花　川乌　草乌　独活　苍术　细辛　秦艽　川椒　骨碎补　首乌　蛇床子　木鳖子　大枫　蜈蚣各五钱
【用法】麻、猪、桐油各半斤，将前药浸油内，用文武火煎至药枯黑去滓，再煎加黄丹十两，滴水成珠为度，待温下乳香、没药末各五钱，瓷器收贮听用。外贴。
【主治】诸般恶疮，瘰疬，痰核，痈疽，发背，杨梅，疔毒，肿毒破烂，并跌打损伤，筋骨疼痛。

五虎粉

【来源】《疡医大全》卷七。
【组成】白矾（飞过）　焰消（用雄猪胆三个，取汁拌，晒干，同矾研合）各二两　雄黄八钱五分　朱砂一两（同雄黄研细合一处）　水银一两五钱
【用法】用小铁锅安定，先将消矾末堆锅底中心，用手指捺一窝，再将朱、雄末倾放消、矾窝中，又以手指捺一窝，再将水银倾放朱、雄窝中，上

用瓷器平口碗一只盖定，外以盐泥周围封固，放炭火上，先文后武，升三炷香火，则药上升矣，离火冷定，去泥开看如沉香色为佳，研细，瓷瓶密贮。每用时，先将疮顶上以乳汁或米汤点湿，掺药于上，过一二时辰再掺一次。即散。

【主治】发背、疔疮、恶疮、喉痹，起钉拔箭。

百效丸

【来源】《疡医大全》卷七。

【组成】草乌头（酒浸半日，刮去皮，切片，炒） 马钱子（切薄片，炒黄色，筛去毛，净） 全当归（切片，酒拌，晒干，炒） 麻黄（去节，不见火，晒脆） 真僵蚕（酒洗，炒去丝） 穿山甲（炒，去沙）各一两 大甘草（不见火，晒干，研）五钱

【用法】上为细末，葱汁熬汤，水为丸，如芥子大，晒干，瓷瓶密贮。高年者五六分，中年者七八分，少年者三分，凡服俱用葱汁白汤送下。务须避风取汗，如汗出后，必须次日辰巳时方可起床见风，如不遵戒守，汗出见风，则手足坚硬。凡犯此者，即用甘草末，调服即解。

【主治】一切大毒恶疮，无论已溃未溃。

【宜忌】孕妇忌服。

吕祖紫金夺命膏

【来源】《疡医大全》卷七。

【组成】川黄连 全蝎 穿山甲 黄芩 川黄柏 当归 香白芷各二两 赤芍 番木鳖（切片） 生地各一两 官桂 海藻各四两

【用法】用水煎汁去滓，用麻油二十二两，将药汁入内熬尽水气，滴水成珠，方下炒过飞净血丹十一两，搅匀成膏，再下黄蜡七钱，又下阿魏六钱（切片），掺膏药上，令其自化，候微冷，又下乳香（去油）、没药（去油）、轻粉各六钱，麝香、血竭、朱砂、雄黄各二钱，雄鼠粪一两五钱，燕窝当底泥一两，俱乳细末，入膏搅匀，收贮摊贴。

【主治】一切多年久不收口恶疮结毒，瘰疬，冷瘤，痞块，跌打骨断两截者。

冷水金丹

【来源】《疡医大全》卷七。

【组成】海浮石 飞罗面各三两 乳香（去油） 没药（去油） 牛蒡子各一两 冰片 麝香各一钱

【用法】用蟾酥三钱七分五厘，酒浸化为丸，如绿豆大，以飞过辰砂五钱为衣。轻者，每服一丸，以冷水送下；重者，每服三丸；牙痛，只用一丸。

【功用】发汗。

【主治】肿毒恶疮，痰癖老痰，翻胃噎食，及伤寒。

【宜忌】忌鸡、鱼、小米一日，戒怒郁忧闷，气恼，费心力。

神应万验膏

【来源】《疡医大全》卷七。

【组成】桃枝 柳枝 杏枝 桑枝 槐枝（截作寸许长）各二两

【用法】用真麻油二十四两，小炭火熬滚，将枝次第入油熬枯成炭，滤去滓；再入人头发（男女各半，洗净油腻）一两五钱，入油炸化；再入穿山甲（剪碎）一两五钱，入油炸枯；再入象皮（剪碎）五钱，入油炸化；再入大栀子一百个，逐个捻破，入油内离火浸一炷香，再用微火炖一炷香，再用大火炸成炭，取起冷定，用夏布滤去滓，再入净锅内，称准每油二两，入炒过黄丹一两，熬至滴水成珠不散，离火一刻，再入后药：真硇砂（透明白亮者）、血竭、儿茶各二钱，乳细，拌入膏内，坐冷水中，稍凉取起，用水湿手扯捻百下，使各药和匀，埋土内五日，去火毒。用时以井华凉水浸半日，捻成片，放布上，热汤熨化贴。

【主治】一切无名肿毒，大疮恶疽，无论已破未破者。

葳灵仙散

【来源】《疡医大全》卷七。

【组成】贝母 葳灵仙 知母（炒）各一两 蟾酥五厘

【用法】上为细末。每服三钱，空心酒调下。每日二次。以消为度。

【功用】消疮。

【主治】初起肿毒恶疮。

紫金膏

【来源】《疡医大全》卷七。

【组成】明松香四两（夏用红者，冬用白者，秋冬红白各半，以火熬滚，入水内扯拔百十下，研末，若贴痘毒，松香用黄豆浸水入锅内煮化，待温照上扯拔，研细末）蓖麻仁二两（研细，放细筛罗底上，用穿山甲往来刮之，取罗下者用之，上面粗者去之）轻粉五钱 银朱 铜绿各二钱五分

【用法】宜端午、七夕、重阳、天医、天德、月德日配合制毕，用猪油去衣膜，拌药放青石上，用铁槌捣数千下，盛瓷瓶内，用时摊油纸上贴。凡贴毒，将膏中剪一孔，露顶透气，能贴多年痘毒，若贴流火，竟贴顶上，不必剪孔。

【主治】一切无名肿毒，恶疮；兼风湿流火，小儿痘毒。

代针散

【来源】《疡医大全》卷八。

【组成】木鳖子 川乌

【用法】水磨。以鹅翎扫刷疮上，留豆大一处出脓。如药水干，再刷上。不过一时即穿。

【主治】恶疮肿毒，日久不出头。

玉容膏

【来源】《疡医大全》卷九。

【组成】败龟版一两 胎发 猪毛 羊毛 鹅毛鸡毛各四两 牛油 猪板油 桐油各二两 飞黄丹八两（炒）麻油一斤

【用法】同熬枯，滤清，以丹收之。摊贴。

【主治】诸恶疮久不收口，以及臁疮。

珠窝散

【来源】《医级》卷八。

【组成】大蚌一二个（用文武火一盆，上架铁楞，置蚌煅之）冰片（每散一两，加片三分）

【用法】上为末，研匀。湿烂者，用筛筛上，自然收燥。如湿再加，不可剥去，燥则用麻油调涂，痂落自愈。如治恶疮，亦用麻油调搽。

【主治】汤泡火烧溃烂，并下部恶疮。

梅肉散

【来源】《名家方选》。

【组成】梅肉 山栀各七分半（霜）巴豆二分半轻粉

　　方中轻粉用量原缺。

【用法】上为细末。每服方寸匕。

【主治】诸恶疮。

梅肉霜

【来源】《家塾方》

【组成】梅诸（盐藏者，烧为霜）栀子霜各七分五厘 巴豆 轻粉各二分五厘

【用法】别研巴豆作泥，纳三味为散。每服二分或三分，病重者服一钱，热汤送下。

【主治】恶疮结毒，及下疳毒。

梅肉丸

【来源】《霉疠新书》。

【组成】梅肉（烧存性）一钱半 栀子一钱半 巴豆七分 轻粉七分

【用法】上为细末，炼蜜为丸，收瓷罐。先服三分，三日后又服五分，又三日后服七分，取下恶物，诸疮乃愈。

【主治】诸恶疮毒，疳疮，及其他无名顽疮。

观音救苦丹

【来源】《松峰说疫》卷三。

【组成】火消一两 白矾四两 黄丹二两 朱砂明雄各五分

【用法】上为细末，勺化开候稍冷，搓成小锭，瓷器收贮听用，毋出气。磨点眼角二三次；治咽喉诸症，含麦大一块化咽；一切肿毒恶疮，蛇蝎伤，津研擦患处。

【主治】阴阳二痧，咽喉诸症，一切肿毒恶疮，蛇蝎伤。

青云生肌膏

【来源】《济众新编》卷五。
【组成】水银 桂皮（烧存性）各一钱 朱砂三分 黄蜡 松香各一两 真油一合半
【用法】上同煎成膏。
【功用】去恶疮。

神圣散

【来源】《济众新编》卷五。
【组成】枯白矾 石硫黄各一钱五分 黄丹一钱三分 朱砂一钱 胡桐泪三分 轻粉 麝香各一分五厘
【用法】上为末，以白及糊作锭。纳于疮孔。
【功用】生肌合疮。
【主治】诸般恶疮，无名肿毒，及天疱疮。

黄云出毒膏

【来源】《济众新编》卷五。
【组成】蟾酥 砒霜 龙脑 黄丹 轻粉 巴豆各等分 乳香倍入
【用法】上为末。真油调用。
【主治】恶疮。

夺命神效膏

【来源】《外科集腋》卷一。
【组成】大黄 土鳖子 当归 川芎 赤芍 生地 麻黄 细辛 白芷 荆芥 防风 苍术 羌活 川乌 草乌 甘草 五灵脂 白芍 虎骨 防己 甘遂 海藻 大戟 芫花 白凤仙根 白蔹 附子 乌药 南星 半夏 香附 肉桂 苍耳子 申姜 艾叶 角刺 枳壳 三棱 蓬术 卜子 巴豆 五倍子 独活 桃仁 红花 苏木 川断 连翘 栀子 苦参 干姜 蓖麻 甲片 全蝎 僵蚕 蜂房 山奈 甘松 皂荚 半支莲 过山龙 水红花子 玄参 紫金皮各一两 蛇衣一条 蜈蚣十四条 蛤蟆三只 血余一团 大蒜 葱头 生姜 桃头 柳头 槐头 桑头各三两 阿魏六两 木香 丁香 乳香 没药 血竭各二两 潮脑四两 麝香六钱（后八味共研末，收入膏内）
【用法】前七十五味，用麻油十八斤，浸春五、夏三、秋七、冬十日，煎枯去滓，再熬至滴水成珠，每净油一斤下炒血丹七两搅匀，入阿魏化尽，次入细药，稍温再下麝香搅匀，乘热收贮。临用炖化摊贴。
【主治】内外一切恶症。

五虎散

【来源】《串雅补》卷一。
【别名】一醉散。
【组成】番木鳖八两 川蜈蚣三十条 花粉 北细辛各三钱 蒲黄 白芷各一钱 紫草 甲片各五分 雄黄五分
【用法】将木鳖水煮去皮毛，麻油十两，入前各药煎至枯黑去滓，次下木鳖，炸松黄色，不令焦黑，捞起为细末。每服一二三四五分，老酒送下。用药轻重，量人大小壮老。
【主治】一切无名肿毒，痈疡，湿毒流注，恶疮。
【宜忌】孕妇忌服。

万灵九转还丹

【来源】《疡科遗编》卷下。
【组成】真鸦片（夏炖冬研）三两 当门子 百草霜 西黄各一钱二分
【用法】上各为末，白米饭四钱，打和为丸，如芥子大，用脚炉一个，垫纸一张，将药放上，扯移九转，收贮。每服三厘，小儿减半，倘误服，饮浓茶即解，或甘草汤亦可。
【主治】一切危急险恶怪异之证。

红玉膏

【来源】年氏《集验良方》卷六。
【组成】麻油二两五钱 柏油二两五钱 管仲三钱 象皮（切片）五分 血余一大团 朱砂五分 儿茶五分 轻粉 没药（去油） 川椒 樟脑各五分

乳香（去油）三钱五分　血竭一钱五分（朱砂以下共为末）

【用法】前五味药同煎至发枯，去发，再煎至滴水成珠，下炒飞黄丹五钱，再下朱砂以下药末，搅匀，离火候半冷，下黄蜡二钱五分、杭粉一两五钱，如法熬成膏。摊贴患处，一日一换。

【主治】湿烂臁疮，足上恶疮，诸般疮毒风湿，臭气难闻，杨梅结毒，及一切顽疮不收口者。

黑龙丹

【来源】《集验良方》卷一。

【别名】收胬散（原书同卷）、收胬黑龙丹（《外科方外奇方》卷二）。

【组成】大熟地（切片，烘干，炒枯）一两　乌梅肉（炒炭）三钱

【用法】上为极细末。掺膏药上贴之。不过三五日，其胬肉收进，用生肌散收口即愈。

【主治】一切恶疮怪毒，或生于横肉筋窠之间，因挤脓用力太过，损伤气脉，以致胬肉突出，如梅如栗，翻花红赤，久不缩入。

香砂养胃丸

【来源】《集验良方》卷三。

【组成】人参一两　木香一两　砂仁一两六钱　香附（醋制，炒）一两六钱　白术（土炒）二两　甘草（炙）一两六钱　白茯苓一两六钱　白蔻仁一两四钱　陈皮一两六钱　干姜一两　官桂一两　厚朴一两六钱　苍术

　　方中苍术用量原缺。

【用法】夹肉蒸烂为丸，如梧桐子大。每服五六十丸。

【主治】胃气虚寒，胸膈饱闷寒痛。

解毒膏

【来源】《良方汇录》卷上。

【组成】马齿苋（捣汁）一钟　猪油一钟　白蜜一钟

【用法】上药熬膏。涂之。

【主治】小儿痘疹后，余毒结成痈疽，连珠不已；及年久恶疮，头上秃疮。

虾蟆散

【来源】《验方新编》卷十一。

【组成】硫黄三钱　胡椒二钱

【用法】上为细末，取癞虾蟆一个，眼红腹无八字纹者勿用，将药纳入口内，用线将口捆紧，外用黄泥包裹，入炭火中烧之，俟泥团红透取出，用碗盖住候冷去泥。取虾蟆磨为细末，忌铁器，调真小磨麻油，用净鸭翎蘸敷，候疮出毒水，数日毒尽而愈。

【主治】一切无名肿毒，恶疮久不收口，阴疽，鼠疬，杨梅结毒。

铁箍散

【来源】《易简方便医书》卷四。

【组成】白及　白芷　白蔹　青黛　五倍子各等分

【用法】用醋一碗，熬至半碗，调药末，以笔蘸药，从未肿处圈起，至患处之当中，空一小孔，俟干再圈，连圈数次。肿即消。亦或肉腐已成，亦只出脓一点，就此即不致溃烂难收。

【主治】一切恶疮初起，暴胀不知重轻何名。

瓜皮散

【来源】《不知医必要》卷四。

【组成】冬瓜皮（焙）

【用法】上为末，掺之；又治伤损腰痛，每服一钱，温酒调下。

【主治】多年恶疮，伤损腰痛。

追毒散

【来源】《青囊秘传》。

【组成】五灵脂　川乌头（炮）　僵蚕各一两　全蝎五钱

【用法】上为末。掺之。

【主治】一切恶疮，脓水不收。

如意丹

【来源】《经验奇方》卷上。

【组成】川五倍（焙燥）二两　明雄精　炙山甲各

四钱　蜈蚣（焙）　全蝎（焙）各七只　蝉蜕（焙）十四只　真云麝　上梅冰各三分

【用法】上为极细末，和匀再研，以瓷瓶收贮，勿令出气。临用时先将腐脓用柔纸拭净，以破散羊毫笔蘸丹掺患处，金花散盖面，云台膏贴之，每日早、晚各换一次。

【功用】解毒排脓，去腐生肌。

【主治】痈疽，大毒恶疮，并刀石破伤溃烂。

【宜忌】忌食发气、煎炒、酒糟等物。

枯痔散

【来源】《疡科纲要》。

【组成】砒霜一两　生白矾二两　轻粉四钱　蟾酥二钱

【用法】先将砒、矾入铁锅中，以碗盖密，煅二炷香时，冷定取药细研，另研轻粉，蟾酥和匀用之。

【功用】蚀恶肉。

【主治】痔漏，恶疮，顽肉死肌，腐不脱者。

乌金膏

【来源】《疡科纲要》卷下。

【组成】巴豆白肉（烧灰，压去油）　元寸

【用法】上为末。掺患处。

【功用】化腐止痛。

【主治】恶疮顽肉。

血余膏

【来源】《疡科纲要》卷下。

【组成】壮人头发　猪毛　羊毛　鸡毛　鹅毛（各洗净，晒干，鸡毛、鹅毛须去中心硬梗）各净四两　猪板油（去膜，净）二两　桐油二两　麻油二十两　白川占二两　龙脑香　麝香各一钱

【用法】先以三种油，入龟版五两，煠二十分钟，再入诸毛灼焦枯，离火片刻，细绢漉净滓，文火再煮，入川占、脑、麝，以飞净黄丹六两调成膏，油纸摊贴。可再加三灵丹掺药。此油炼成，亦可少加锌养粉同调，用西法棉花棉纱摊贴。

【主治】恶疮久不收口，及臁疮多年不收，瘰疬久溃，疮口多水无脓者。

大蒜膏

【来源】《中国医学大辞典》。

【组成】独头蒜数颗

【用法】捣烂，麻油拌和。厚敷疮上，干又换敷。

【功用】消毒止痛。

【主治】恶疮肿痛不眠。

紫金夺命膏

【来源】《中国医学大辞典》。

【组成】川黄连　全蝎　穿山甲　黄芩　川黄柏　当归　白芷各二两　赤芍药　番木鳖（切片）　生地黄各一两　官桂　海藻各四两

【用法】用水煎汁，去滓，用麻油二十二两，将药汁入内，熬尽水气，滴水成珠，方下血丹（炒过，飞）十一两，搅匀成膏，再下黄蜡七钱，又下阿魏六钱（切片），掺膏药上，令其自化，候微冷，又下乳香、没药（均去油）、轻粉各六钱，麝香、血竭、朱砂、雄黄各二钱，雄鼠粪一两五钱，燕窝当底泥一两，俱研细末，入膏搅匀，收贮。熬成不得加减药味分两。每用少许，摊贴患处。

【主治】恶疮，结毒，瘰疬，冷瘤，痞块，跌打骨断，久不收口。

太极光

【来源】《经目屡验良方》。

【组成】孔雀尾四钱（甘草水洗，撮土搓之，复用水洗净晒干，为末纯用，尾端圆处更胜）　乳香　没药（各去油，净）　蜈蚣　全蝎　磁石（火煅）　麝香各二钱　蝼蛄（晒干）　雄黄（醋浸透，换白萝卜汁煮用）　朱砂各二钱　水银五钱　牙硝一两二钱五分　硫黄二两五钱

【用法】上为末，用瓷碗一只，将药末每钱许，匙挑入碗内，以灯刀炒如米粒大小不等，勿令焦枯，收入瓷瓶听用。每症各取药置患处，以火焠着灸之。灸时要避风，如遍身风气痛，则置药于各处骨节间遍灸之，重症灸后须避风七日。

【主治】男女大小百病，恶疮肿毒，筋骨疼痛，左瘫右痪。

大戟膏

【来源】《内外科百病验方大全》。

【组成】真红芽大戟（用整枝）

【用法】温茶洗净，去心，嚼融敷之。立刻止痛而愈，再发再敷收功；不痛者敷之亦愈。

【主治】一切恶疮及疔毒，痛不可忍者，阴疽尤属相宜。

【宜忌】嚼药时药汁勿咽下。

中久丸

【来源】《外科十三方考》。

【组成】麝香一分　乳香一钱（制）　没药一钱（制）　轻粉　乌金石　雄黄　狗宝各一钱　蟾酥二钱　粉霜　黄蜡各三钱　硇砂五钱　鲤鱼胆一个　狗胆一个　金头蜈蚣七条（全者，酥黄色）头胎男乳一两

【用法】先将黄蜡、乳汁二味熬成膏子，其余十三味则共研细末，然后同黄蜡、乳汁膏调和为丸，如绿豆大（小儿服者如菜子大）。每服一丸，重者三丸，用白丁香七粒（小儿减半），研末，调冷开水送下，盖被出汗为度。如头上无疮肿者，一二服即效。

【主治】恶疮，身未烂者，及发背、脑疽、痈肿，遍身附骨肿痛。初发时大渴发热，四肢沉重，不论阴阳，俱可服之。

化肉膏

【来源】《外科十三方考》。

【组成】桑枝灰五升　蓖梗灰五升　石灰五升（未发者）

【用法】共合一处备用，另以威灵仙一两，川乌四两，草乌一两，野芋头一两，生半夏一两，巴豆五钱，共为咀片，煎成浓汁，将前灰放在竹箕内（先用稻草垫底），继将药汁淋于灰上，滤下之水用器接收（滤得之水，以沾于舌上如针刺者为佳），约一大碗，入锅慢火煎之，俟浓缩到相当程度时，再加白矾一两，收膏贮瓶，黄蜡封口备用。用时将药取出，研细如泥，挑置少许，涂于疮之中央，其药力自能散布四周，以奏化腐消毒之功，如觉疼痛，可揭开检视，如患部四边有红线样物时，即喷以冷水一口，其痛可立止。倘腐烂已去，欲生新肌时，可将此膏少许，用水调如淡茶色，用新笔蘸水，于疮上洗之，即可逐渐生肌敛口。

【功用】化腐消毒，生肌敛口。

【主治】恶疮腐肉。

【方论】天灵按：化肉膏中之桑枝灰、蓖梗灰所含成分为炭酸钾，加入石灰后即一变而为氢氧化钾，具有强腐蚀作用，伍以巴豆，其化腐之力愈益强大，他如灵仙、胆星、半夏、二乌等物，则取其能麻痹神经以减轻痛苦，配方制法，颇为巧妙。

倍子散

【来源】《外科十三方考》。

【组成】川倍子一两　人参一钱　冰片一钱　乳香三钱（制）　川贝二钱　真血竭五钱　三七一两　儿茶一两　藤黄三钱　轻粉一钱

【用法】上为极细末，收贮备用。用刀去疮边腐肉，先上此药，再贴阴阳起死膏。

【主治】十大恶疮。

云台膏

【来源】《北京市中药成方选集》。

【组成】大黄五两　木鳖子五两　玄参（去芦）二两　生地二两　金银藤二两　甘草二两　土贝母二两　黄耆一两五钱　当归一两五钱　薄荷梗二两　赤芍一两　川芎一两　白芷一两　杏仁一两　生草乌一两　黄柏一两　僵蚕一两　生山甲一两　全蝎一两　生南星一两　蜂房一两　蛇退一两　蝉退一两　牡蛎一两　生半夏一两　羌活一两　防风一两　连翘一两　苍术一两　香附一两　橘皮一两　花粉一两　干蟾一两　五倍子一两　蓖麻子一两　川连五钱　细辛五钱　红花五钱　官桂五钱　丁香五钱　头发二两　桑枝四两　槐条四两　柳条四两　苍耳子四两　老蒜四两　葱白四两　生姜四两　芒消一两五钱

【用法】上药酌予切碎熬膏，每锅用料子四十二两，香油二百四十两炸枯，过滤去渣，熬炼至滴水成珠，入章丹九十两搅匀成膏，取出放入冷水中，浸出火毒后，加热溶化，再入下列细料粉一两五钱、苏合油一两，搅匀摊贴即成，大张油重

一钱四分，小张七分，纸光。（云台膏细料：铜绿五钱，白矾五钱，银朱五钱，雄黄五钱，乳香一两，樟脑一两，佗僧一两，没药一两，共为细末）。贴患处。

【功用】祛毒消肿止痛。

【主治】无名肿毒，疔毒恶疮，痈疽发背、搭手对口，疥癣成疮。

白鱼膏

【来源】《北京市中药成方选集》。

【别名】鸡眼膏。

【组成】鲫鱼八两　巴豆三钱

【用法】用香油六十四两将药炸枯，过滤去滓，炼至滴水成珠后温再入官粉六十四两搅匀，收膏，每张油重三分。贴患处。

【功用】解毒消肿。

【主治】诸毒恶疮，痈疽对口，肿毒坚硬不溃，脚生鸡眼。

万应膏

【来源】《全国中药成药处方集》（福州方）。

【组成】生地一两　黄柏　归尾　山甲各八钱　蜈蚣五条　蛇退　甘草各三钱　巴豆　蓖麻　红花　桃仁各五钱　大黄二钱

【用法】上药用茶油二斤，春浸夏熬，数沸后，再熬至滴水成珠，入炒黄丹十二两。

【主治】各种恶疮成脓。

白提毒散

【来源】《全国中药成药处方集》（沈阳方）。

【组成】轻粉　乳香　梅片　台麝各一钱　煅石膏五分　白降丹三分

【用法】上为极细末。先净拭患处，上疮口即可。

【功用】拔毒祛腐，生肌。

【主治】诸般恶疮，痈疽发背，溃烂流水。

托毒丸

【来源】《全国中药成药处方集》（沈阳方）。

【组成】羌活　前胡　薄荷　金银花　黄芩各一两　桔梗　乌药　粉草各五钱　独活　川芎　枳壳各一两四钱　连翘　柴胡　天麻　茯神各五钱

【用法】上为极细末，炼蜜为丸，七分重，朱砂为衣。每服一丸，白开水送下。

【功用】散风解热，托毒清血。

【主治】四时感冒，头痛身痒，鼻流清涕，咳嗽作喘；痘疹将出，乍寒乍热，惊风抽搐，睡卧不宁，呕吐恶心；疔疮，恶疮。

吃疔虎

【来源】《全国中药成药处方集》（兰州方）。

【组成】上牙消六钱　明雄黄一两　大青盐三钱　麝香五分　冰片五分

【用法】上为细末。每用少许，香油调敷患处。

【功用】消炎解毒。

【主治】无名肿毒，诸般恶疮。

陀僧膏

【来源】《全国中药成药处方集》（抚顺方）。

【组成】官粉十两　陀僧四斤　香油五斤

【用法】将油熬成珠，下丹、陀僧、官粉，成膏即妥。

【主治】诸般恶疮，瘰疬鼠疮，跌扑金刃创伤，溃破流脓。

神效嵝峒丸

【来源】《全国中药成药处方集》（杭州方）。

【组成】西牛黄　梅冰片　麝香各二钱五分　真阿魏　明腰黄各一两　大黄粉　儿茶　天竺黄　参三七　上血竭　乳香（去油）　没药（去油）各二钱　山羊血五钱　藤黄（隔汤煮十余次，去红色浮沫，沉底杂物，用净者）二两

【用法】以上各取净粉，将藤黄烊化，加炼白蜜为丸，每重六分，蜡壳封固。每服一丸，重则二丸，温酒化服。盖被取汗。外症用浓茶抹敷患处。

【主治】痈疽发背，恶疮瘰疬，跌仆损伤，瘀血内攻，昏晕不省，以及蛇蝎蜂毒，一切无名肿毒。

【宜忌】忌一切生冷、发物。

韩氏驱毒散

【来源】《全国中药成药处方集》（沈阳方）。

【组成】龙骨 甘石各一两 轻粉二钱五分 冰片三钱 儿茶七钱 元连五钱 红粉五钱五分

【用法】上研极细末。酌量用之，敷患处，以万应膏贴之。

【功用】杀菌化毒，止痛消肿，生肌长肉。

【主治】痈疽恶疮，下疳阴蚀，杨梅疮，痔疥疮，疔毒红伤，烫伤破伤，以及小儿胎毒风火毒，其他皮肤糜烂。

去腐散

【来源】《外伤科学》。

二十九、反花疮

反花疮，又名翻花疮，是指生于体表的疮疡溃后，胬肉突出，疮口外翻，好似花蕊一般，故名。《诸病源候论》："反花疮者，由风毒相搏所为，初生如饭粒，其头破则血出，便生恶肉，渐大有根，脓汁出，肉反散如花状，因名反花疮。凡诸恶疮，久不瘥者，亦恶肉反出，如反花形"。明代薛立斋详细描述为，"翻花疮者，由疮疡溃后，肝火血燥，生风所致；或疮口胬肉突出如菌，大小不同，或出如蛇头，长短不一。"治宜清肝解郁，熄风化毒；病久元气虚弱者，治宜补中益气，滋肾养肝。

胭脂散

【来源】《太平圣惠方》卷六十五。

【组成】胭脂一两 胡粉一两

【用法】上为细末。先以温浆水洗疮，候干，然后以药敷之。

【主治】反花疮。

甘草涂敷方

【来源】《圣济总录》卷一三二。

【别名】千金散。

【组成】制乳香五钱 制没药五钱 飞朱砂五钱 醋制蛇含石五钱 轻粉五钱

【用法】上为细末。用时将粉掺疮面，或粘附在纱纸条上，插入疮中。

【功用】化腐。

【主治】一切恶疮，腐肉不脱者。

麝香回阳膏

【来源】《赵炳南临床经验集》。

【组成】麝香 梅片 红花 儿茶 乳香 没药 黄连 黄柏 白芷 血竭 独角莲 自然铜 黄芩

【用法】温热后贴于患处。

【功用】解毒止痛，化腐生肌。

【组成】甘草（半生半熟） 矾石灰 人中白 密陀僧各半两

【用法】上为末。入童子小便半盏，以微灰火熬，用竹篦搅成膏。取涂疮上，一日三五次。

【主治】反花疮。

藜芦敷方

【来源】《圣济总录》卷一三二。

【别名】藜芦膏（《证治准绳·幼科》卷三）。

【组成】藜芦（末） 猪脂各二两

【用法】上相和调如糊。涂疮上，每日三五次。

【主治】

1.《圣济总录》：反花疮。

2.《东医宝鉴·杂病》：阴挺下脱。

恶实根涂敷方

【来源】《圣济总录》卷一三三。

【组成】恶实根末四两 猪脂三两

【用法】上调和如糊，涂疮上，一日三四次。

【主治】反花疮并积年诸疮不愈者。

胭脂散

【来源】《仁斋直指方论》卷二十四。

【组成】胭脂　贝母　胡粉各一分　硼砂　没药各半分

【用法】上为细末。先以温浆水洗，拭后敷药。

【主治】反花疮。

中品锭子

本方为原书三品锭子之第二方。

【来源】《外科发挥》卷五。

【组成】白明矾二两　白砒一两五钱　乳香　没药各三钱　牛黄二钱

【用法】先将砒末入紫泥罐内，次用矾末盖之，以炭火煅令烟尽，取出研极细末，用糯米糊和为挺子，状如线香，阴干，纳疮内三四次，年深者五六次，其根自腐溃。如疮露在外，更用蜜水调搽，干上亦可。

【主治】五漏及翻花瘤，气核。

消风散

【来源】《外科启玄》卷十二。

【组成】人参　僵蚕（炒）　甘草　荆芥穗　陈皮　厚朴（制）　茯苓　蝉退　防风　川芎　羌活　藿香各五钱

【用法】上为末。每服三钱，加土茯苓四两。水三碗，煎至二碗，分上下体，食前后服。

【主治】杨梅癣疥及翻花疮。

乌梅散

【来源】《疡科捷径》卷下。

【组成】乌梅一两　轻粉四钱

【用法】上为末。掺之。

【主治】翻花疮。

三十、恶　肉

恶肉，指体表赘生物或疮疡胬肉。《肘后备急方》："恶肉病者，身中忽有肉，如赤小豆粒突出，便长如牛马乳，亦如鸡冠状。"《诸病源候论》卷三十五："诸疮之痈疽，久不瘥者，多生恶肉，四边突起。而好肉不生，此由毒热未尽，经络尚壅，血气不到故也。"《外科理例》："恶肉者，腐肉也。"治疗应以熏洗、针刺、艾灸、药物外敷等外治方法为主，同时配合中药内治。

五香连翘汤

【来源】《肘后备急方》卷五。

【别名】五香散（《太平圣惠方》卷六十四）。

【组成】木香　沉香　鸡舌香各二两　麝香半两　熏陆一两　射干　紫葛　升麻　独活　寄生　甘草（炙）　连翘各二两　大黄三两　淡竹沥三升

【用法】以水九升，煮减半，纳沥，取三升，分三次服。

【主治】恶肉、恶脉、恶核瘰疬，风结肿气痛。

丹参膏

【来源】《肘后备急方》卷五。

【组成】丹参　蒴藋各二两　秦艽　独活　乌头　白及　牛膝　菊花　防风各一两　莽草叶　踯躅花　蜀椒各半两

方中防风，《备急千金要方》作"防己"。《太平圣惠方》有白术。

【用法】上切，以苦酒二升，渍之一宿，猪膏四斤，俱煎之，令酒竭，勿过焦，去滓。以涂诸疾上，日五度，涂故布上贴之。此膏亦可服，得大行，即须少少服。

【主治】

1.《肘后备急方》：恶肉，恶核，瘰疬，风结，诸脉肿。

2.《备急千金要方》：疔肿、痈疽。

【方论】《千金方衍义》：丹参膏虽云散血消肿，而实外敷毒风之峻药。

丹参膏

【来源】《外台秘要》卷二十三引《延年秘录》。

【组成】丹参八分 白蔹 独活 连翘 白及各四分 升麻 蒴藋各六分 防己 玄参 杏仁各五分（去皮尖）

【用法】上切细，以生地黄汁淹渍一宿，以炼成猪膏四升，微火煎五上五下，药成，绞去滓。以摩病处，一日三四次。

【主治】恶肉、结核、瘰疬，脉肿、气痛。

大黄膏

【来源】《太平圣惠方》卷六十四。

【组成】川大黄一两（生用） 附子一两（生，去皮脐） 芎藭一两 黄芩二两 白蔹二两 雄黄一两（细研） 真珠末一两 蔺茹二两（别捣为末） 白矾二两（烧令汁尽，细研）

【用法】上件药，大黄等五味并锉，先以猪脂一斤半，煎十余沸，滤去滓，纳雄黄、真珠、蔺茹、白矾等为末，搅令匀，涂于恶肉上。

【主治】恶肉久不愈。

三十一、阴 疽

阴疽，不是一个独立的疾病，而是具有外科阴证特征的多种外科病的总称。《外科证治全书》："阴疽之形，皆阔大平，根盘坚硬，皮色不异，或痛或不痛，为外科最险之症。"阴疽多属寒邪为病，其病情进展变化缓慢，多发于肌肉之里，附筋著骨，推之或不移；早期平塌，根盘散大，纵有溃脓，为时已晚，且清稀脓为多，或夹有败絮状物；溃后肉芽生长缓慢，色紫黯或苍白，甚或形成漏道；就整体病情观之，多见于气血两虚或脾肾阳虚者等。对于其治疗，除活血化瘀，清热解毒等原则外，《外科证治全书》沿用了《外科全生集》所创用的温气血、开腠理的大法，除阳和剂外，尚载有犀黄丸、醒消丸、小金丹之类。

黑鲫膏

【来源】方出《备急千金要方》卷二十二，名见《三因极一病证方论》卷十五。

【组成】鲫鱼（破腹，勿损，纳白盐于腹中，以针缝之，于铜器中火上煎之令干）

【用法】上为末。敷疽疮中；无脓者，以猪脂和敷之。小疼痛，无怪也，十日愈。

【主治】

1. 《备急千金要方》：久疽。

2. 《三因极一病证方论》：附骨疽，肿热，未破已破，或脓出不愈。

五积散

【来源】《理伤续断方》。

【组成】苍术 桔梗各二十两 枳壳 陈皮各六两 芍药 白芷 川芎 川归 甘草 肉桂 茯苓 半夏（汤泡）各三两 厚朴 干姜各四两 麻黄（去根节）六两

【用法】上除枳壳、桂两件外，余锉细，用慢火炒，令色变摊冷，入枳壳、桂令匀。每服三钱，水一盏，加生姜三片，煎至半盏热服。凡被伤头痛，伤风发寒，姜煎二钱，仍入葱白，食后热服。

【功用】

1. 《太平惠民和济局方》：调中顺气，除风冷，化痰饮。

2. 《卫生家宝产科备要》：临产时助气催产。

3. 《医方集解》引王海藏：解表温中，消痞调经。

【主治】

1. 《理伤续断方》：五痨七伤，被伤疼痛，伤风发寒。

2. 《疡科遗编》：附骨、咬骨二疽，初起不红不热，如同伤寒，渐次漫肿无头，筋骨疼痛，腿不能伸者。

【验案】寒性深部脓肿 《陕西新医药》（1977，4：53）：张某，女，26岁，因右腿疼痛2天。查右大腿内侧上1/3处疼痛，局部肿块，按之痛剧，皮色不红，微恶寒，体温 37℃，白细胞 $13.4 \times 10^9/L$，嗜中性粒细胞 79%。诊断：寒性深部脓肿。拟予五积散煎剂：麻黄五分，白芷、当归、白芍、法半夏、陈皮各三钱，苍术、川朴、枳壳、桔梗、甘草、川芎、桂枝各钱半，生姜三片，连须葱头五个。煎服两剂而愈。

木香散

【来源】《太平圣惠方》卷六十二。

【组成】木香一两半 桂心一两 白蔹一两半（生用） 赤小豆一合 莽草一两半 附子一两（去皮脐） 半夏一两半 羊桃根二两（锉）

【用法】上为细散。以酽浆水旋调稀稠得所，涂故软布及生薄绢上，贴之。干即易之，以肿消为度。

【主治】风毒气留滞，营卫不通，欲结为缓疽。

生干地黄散

【来源】《太平圣惠方》卷六十二。

【组成】生干地黄二两 川大黄一两（锉碎，微炒） 人参一两（去芦头） 黄芩一两 当归半两 远志一两（去心） 麦门冬一两半（去心） 川升麻半两 赤芍药一两半 黄耆一两（锉） 赤茯苓一两 羚羊角屑一两

【用法】上为粗散。每服四钱，以水一中盏，加生姜半分，煎至六分，去滓温服，不拘时候。

【主治】缓疽，风热侵肿不住，肉欲成脓，四肢烦热。

莽草散

【来源】《太平圣惠方》卷六十二。

【组成】莽草一两 皂荚两挺（去黑皮及子） 鹿角屑一两 白及一两 白蔹一两 半夏一两 天南星一两 附子一两（生用，去皮脐） 蛇蜕皮一条

【用法】上为细散，用醋面糊调为膏。涂贴于肿处，干即再上，以肿散为度。

【主治】缓疽初结，微肿痛。

黄柏膏

【来源】《太平圣惠方》卷六十二。

【组成】黄柏一两半（锉） 桐叶一两半（切） 龙骨一两 黄连一两半（去须） 败龟三两（烧灰细研） 白矾半两（烧令汁尽，细研） 天灵盖三两（烧灰细研） 乱发拳许大（烧灰细研） 麝香一分（细研）

【用法】以猪脂三斤。煎前四味十余沸，布滤去滓，拭铛令净，却入铛中再煎，入后五味搅令匀，收于不津器中。每用，故帛上匀摊贴之。

【主治】缓疽。

黄耆散

【来源】《太平圣惠方》卷六十二。

【别名】黄耆汤（《圣济总录》卷一二九）。

【组成】黄耆三分（锉） 沉香三分 薰陆香三分 鸡舌香半两 羚羊角屑一两 漏芦半两 黄芩半两 栀子仁半两 甘草半两（生锉） 栝楼根半两 汉防己三分 防风半两（去芦头） 连翘三分

【用法】上为散。每服四钱，以水一中盏，煎至六分，去滓温服，不拘时候。

【主治】缓疽及诸痈肿，脓血结聚，皮肉坚厚，日久不溃，疼痛。

排脓散

【来源】《太平圣惠方》卷六十二。

【组成】贝齿一两 黄耆三分（锉） 当归三分（锉，微炒） 赤芍药三分 生干地黄三分 黄连三分（去须） 川升麻三分 桂心三分 白蔹三分 犀角屑三分 甘草半两（生锉） 麝香一分（细研）

【用法】上为细散。不拘时候，以温酒调下二钱。

【主治】缓疽，日久穿溃，出脓水不尽。

蔄茹散

【来源】《太平圣惠方》卷六十二。

【组成】蔄茹三分 藜芦半两（去芦头） 真珠末半两 硫黄半两（细锉，研） 雄黄半两（细研） 白矾半两（烧令汁尽） 干姜半两（生用） 麝香一分（细研）

【用法】上为细散。疮上如恶肉较深，可以绵裹纳

疮中。候恶肉出尽，即贴生肌膏，取愈为度。

【功用】蚀去疮中恶肉。

【主治】缓疽。肿痛，肉坚厚如牛领皮。

雄黄散

【来源】方出《太平圣惠方》卷六十二，名见《圣济总录》卷一二九。

【组成】雄黄一两（细研） 鸡屎白一两 藜芦一两 丹砂一两（细研） 鳗鲡鱼一两

【用法】上为细散，每日以青布裹烧熏之，经三日乃止。经以飞黄散蚀恶肉尽，再用本方熏之。

【主治】缓疽。

犀角散

【来源】《太平圣惠方》卷六十二。

【组成】犀角屑一两 漏芦一两 川大黄一两半（锉碎，微炒） 川升麻半两 栀子仁一两 甘草三分（生锉） 木通一两 麦门冬一两（去心） 枳壳一两（麸炒微黄，去瓤） 知母一两 玄参一两

【用法】上为粗散。每服四钱，以水一中盏，煎至六分，去滓，入地黄汁半合，更煎三二沸，不拘时候温服。

【主治】缓疽。风热毒气，结聚肿痛，寒热不止。

黑金膏

【来源】《太平圣惠方》卷六十三。

【组成】桂心一分 芎䓖一分 当归一两 木鳖子一分（去壳） 乌贼鱼骨一分 漏芦一分 白及一分 川乌头一分（生，去皮脐） 鸡舌香一分 木香一分 白檀香一分 丁香一分 松脂二两 乱发一两 黄丹六两 清麻油一升

【用法】上为细散。入松脂、乱发麻油内，煎令发尽，绵滤去滓澄清，拭铛令净，以慢火熬药，入黄丹，用柳木篦不住手搅，令黑色，一时下诸药末，入搅令匀，看软硬得所，于不津器内收。每用看肿处大小，于火畔煨，摊故帛上，厚贴，一日换二次。

【主治】风毒气结，坚硬疼痛，及附骨疽。

柞叶汤

【来源】《苏沈良方》卷九。

【别名】柞木散（《普济本事方》卷六）、柞木饮子（《外科精要》卷上）。

【组成】柞木叶（干）四两 干荷叶四两 萱草根（干）二两 甘草节一两 地榆一两

【用法】上细锉。每服半两，水二碗，煎去半，分二服，早、晚各服二服，滓并煎作一服。有脓血者自安，脓血在内者自大肠下，未成者自消。有疮者贴下药：通明牛皮胶一两（水半升，熬令化）黄丹一两，入胶中煮三五沸。上放温冷，以鸡羽敷疮口，有疮即敛，未成疮者涂肿处即内消。

【主治】发疽。

【方论】《本事方释义》：柞木叶气味苦平，入足厥阴；干荷叶气味苦辛平，入足少阳、厥阴；金樱根（萱草根）气味甘凉，入足厥阴，能利湿解毒；甘草节气味甘平，入足太阴，最能解毒，通行十二经络；地榆气味咸苦微寒，入手足阳明，此治痈疽发背之方也。大凡诸毒之发，皆由湿热壅痹，致气血凝滞而成，凉血之药，必兼分利湿热，则源头既清，病自消散矣。

香脂膏

【来源】《圣济总录》卷一一五。

【组成】郁金 地骨皮各一分 矾石一钱（研）龙脑半钱（研）

【用法】上为细末，用腊月猪脂油调。涂之。若用鼠脑调更佳。

【主治】米疽。生耳中，连头肿疼不可忍。

芍药汤

【来源】《圣济总录》卷一二九。

【组成】芍药 当归各一两 黄耆（锉） 生干地黄（焙） 赤茯苓（去黑心）各一两半 人参 甘草（炙）各三分

【用法】上为粗末。每服五钱匕，水一盏半，加生姜半分（拍碎），大枣二枚（擘破），同煎至八分，去滓，空心温服，晚再服。

【主治】缓疽。

秦艽丸

【来源】《圣济总录》卷一二九。

【组成】秦艽（去土） 苦参 升麻 黄芩（去黑心） 枳壳（去瓤，麸炒） 防风（去叉） 恶实（炒）各四分 乌蛇（酒浸，去皮骨，炙） 蒺藜子（炒）各五分

【用法】上为末，炼蜜为丸，如梧桐子大。每服二十丸，早晚、食后以蒺藜子煎汤送下。

【主治】风毒气客经络，成风疽。

海桐皮浸酒

【来源】《圣济总录》卷一二九。

【组成】海桐皮（锉） 五加皮（锉） 独活（去芦头） 防风（去叉） 干蝎（炒） 杜仲（去粗皮，切） 牛膝（去苗，酒浸，切，焙） 薏苡仁（炒）各一两 生干地黄（焙）三两

【用法】上为粗末，生绢囊贮，以好酒一斗五升，浸于瓷瓶中密封，秋、夏三日，春、冬七日开取，每服三合，加至四五合，食前温酒送下，不拘时候。甚者常令酒气相续。

【主治】热毒风结成疽，肿痛行履不得。

黄耆散

【来源】《圣济总录》卷一二九。

【组成】黄耆二两

【用法】上为散。敷疮上，日一度。

【主治】缓疽；恶脉毒肿。

蛇床散

【来源】《圣济总录》卷一二九。

【组成】蛇床子（末） 杏仁（汤浸，去皮尖双仁，研细入） 黄连（去须，捣末） 乳香（细研）各半两 盐一分（研） 蔓菁根三两（切烂，研）

【用法】上为细末。涂敷肿上，干即易之。

【主治】缓疽。

内消升麻汤

【来源】《圣济总录》卷一三〇。

【组成】升麻 大黄（炒） 黄芩（去黑心） 当归（切，焙） 枳壳（去瓤，麸炒）各一两 甘草（炙）半两 芍药一两半

【用法】上为粗末。每服五钱匕，水二盏，煎一盏，去滓，空心温服，日晚再服。

【主治】

1. 《圣济总录》：痈肿。
2. 《外科精义》：疮疽，大小便秘。
3. 《杏苑生春》：附骨疽。

乳石散

【来源】《圣济总录》卷一三一。

【组成】花乳石（研） 赤石脂（研） 滑石（研） 炉甘石（研） 密陀僧（研）各半两 乳香（研）一分

【用法】上为细散。未破者，醋调敷之；已破者，即干贴。

【主治】脑疽初生，如黄枳实，破后如盏底，深半寸许。

木通汤

【来源】《圣济总录》卷一八二。

【组成】木通（锉） 升麻 赤芍药 黄芩（去黑心） 山栀子仁 麦门冬（去心，焙）各二分 犀角（镑） 大黄（锉，炒）各一两 枳壳（去瓤，炒）半两

【用法】上为粗末。每服二钱匕，水一盏，加生地黄汁半合，同煎至七分，去滓，分二次温服，食后、临卧服。

【主治】小儿疽疮。

五参丸

【来源】《卫济宝书》卷下。

【组成】丹参 人参 苦参 玄参 沙参 蔓荆子 何首乌 紫菀 威灵仙 木香各三分 乳香一分

【用法】上为末，炼蜜为丸，如梧桐子大。每服三十丸或四十丸，空心用麝香酒送下。

【主治】疽疮经延日月，传成冷疽毒。

芎黄散

【来源】《卫济宝书》卷下。

【组成】川芎 大黄 黄芩 何首乌各五钱 当归 黄连 香白芷各三钱半

【用法】上为细末。每用猪蹄汤煎药数沸，去滓，以绵惹洗之，药冷止。

【功用】化毒气，散脓汁，生肌肉，止疼痛。

【主治】疽疮。

金花散

【来源】《卫济宝书》卷下。

【组成】蒲黄一两 赤芍药二分 地骨皮 蔓荆子各半两 石菖蒲一分 甘草三分

【用法】上为末。每服二钱，温酒调下；薄荷汤亦可。

【功用】顺气补肉，去邪毒，快脓止疼。

【主治】疽，皮燥痛。

当归酒

【来源】《仁斋直指方论》卷二十二。

【组成】辣桂（去粗皮）半两 当归四钱 木香 白芷各二钱

【用法】上锉细。每服三钱半，醇酒一碗，慢火煎七分，加乳香末半钱，不饥饱温服，以排脓内补散、加味不换金正气散为佐，以熟䏲、猪蹄、脊肉为养，荞麦面能起发，可煮食之。如更不发起，用《太平惠民和济局方》姜附汤加当归、木香、炙甘草煎服。又更不发起，用穿山甲（头截片，蘸醋，炒焦）、生人牙（煅留性）各一分，为末，分作两服，用辣桂、当归、去节麻黄煎酒，食前调下。患处用生姜汁和面厚涂，或用川乌、硫黄、人牙（煅），并细末，酒调敷之。

【主治】痈疽阴证，头平向内，沉黯不疼，浑身患处不热。

阳和解凝膏

【来源】《外科全生集》卷四。

【别名】阳和膏（《经验方》卷上）。

【组成】鲜大力子（根叶梗）三斤 活白凤仙（梗）四两（上二味，入香油十斤煎枯去滓，次日入下药） 川附 桂枝 大黄 当归 肉桂 官桂 草乌 川乌 地龙 僵蚕 赤芍 白芷 白蔹 白及各二两 川芎四两 续断 防风 荆芥 五灵脂 木香 香橼 陈皮各一两（再煎，药枯沥滓，隔宿油冷，见过斤两。每油一斤，加炒透黄丹七两搅和，文火漫熬，熬至滴水成珠，不粘指为度，即以湿粗纸煤火，以油锅移放冷灶上） 乳香 没药（末）各二两 苏合油四两 麝香一两

【用法】上为细末，入膏搅和，半月后摊贴。疟疾贴背心。

【功用】

1.《北京市中药成方选集》：散凝化结。

2.《中国药典》：温阳化湿，消肿散结。

【主治】

1.《外科全生集》：一应烂溃阴疽，冻疮，疟疾。

2.《北京市中药成方选集》：一切阴疽乳疮，瘰疬结核，及溃后流水，久不收敛。

3.《中国药典》：寒湿痹痛。

【方论】《中医方剂通释》：本方治证，为寒湿凝滞，气血不通所致。治宜温散寒湿，活血行气。方中草乌、川乌、官桂、肉桂、桂枝、防风、荆芥、白芷等大队温热之品，驱风散寒，温经和阳，使阳气冲和，阴凝得散，则肿痛可消；以木香、陈皮、香橼调气行滞；川芎、赤芍、地龙、续断、大黄、五灵脂等活血祛瘀，俾气行血亦行，不但肿痛得止，且使血活肌生，不致溃烂；以苏合香油、僵蚕、麝香祛痰通络，拔毒防腐，兼能截疟疾寒热；乳香、没药、白及、白蔹既可行血散结，又可定痛生肌，肌生而肉不腐，从而疮面愈合。又以牛蒡、凤仙梗、黄丹拔毒止痛以为从治。且方中草乌、川乌与白蔹、白及属十八反之配伍，同用于本方中，取其相反相成，与群药相合，不仅寒湿得散，痰去络通，气血调畅，又能拔毒防腐，生肌定痛。故可达温经和阳，驱风散寒，调气活血，化痰通络之功。

回阳汤

【来源】《外科枢要》卷四。

【别名】托里回阳汤（《保婴撮要》卷十五）、回阳酒（《疡科选粹》卷二）。

【组成】干姜（炮）附子（炮）各二钱 人参 白术 黄耆各三钱 当归 陈皮 甘草（炙）各二钱 柴胡 升麻各五分

【用法】酒、水煎服。不应，姜、附倍之。

【主治】脾肾虚寒，疮属纯阴，或药损元气，不肿痛，不腐溃；或腹痛泄泻，呕吐厥逆，或阳脱陷。

丁附五香汤

【来源】《疮疡经验全书》卷四。

【组成】五香汤再加丁香 附子各五钱

【用法】上作一服。加生姜五片，煎至一盏，温服，不拘时候。

【主治】脑疽。

【验案】一人年七十，冬至后生脑疽，肿痛而大，医士候疮熟，针出脓，因怒疮辄内陷，面色青黄不泽，四肢逆冷，汗出身凉，呕吐，脉极沉细而迟。盖衰老严寒时病苦楚，饮食淡薄，疲瘁加怒，精神损耗，故有此寒变也。病与时同，乃制五香汤一剂，再加丁香、附子各五钱。疮后大发，随症调治而安。

内托散

【来源】《疮疡经验全书》卷四。

【组成】桔梗 厚朴 白芷 防风 人参 黄耆 香附 陈皮 川芎 甘草 官桂 当归 赤芍 金银花或加木香

【用法】水煎服。

【主治】腕疽，毒生于左肋下三指，初起如痞，日渐长大如碗。即时就成水，绕皮周围攻结成脓，形如蛊胀，肚无青筋而脐不凸，只是肿胀。

酒制大黄散

【来源】《疮疡经验全书》卷四。

【组成】大黄

【用法】酒浸纸裹煨，切细拌炒，为末，再以酒拌炒熟。用人参加煎调服一钱。两时刻再进一服，睡少顷，有汗觉来，病已去矣。

【主治】妇人七十，形实性急好酒，生脑疽五日，脉紧急而涩。

加味托里散

【来源】《疮疡经验全书》卷五。

【组成】桔梗 厚朴 白芷 人参 黄耆 当归 官桂 川芎 荆芥 黄芩 乌药 防风 连翘 香附 枳壳 天花粉

【用法】水煎服。

【主治】因怒气上攻于心，酒后房事下伤于肾，致生上肩疽、下鼠疽。

【加减】胸膈满闷，加陈皮、砂仁；热盛，加小柴胡、黄芩、玄参；咳嗽，加麦冬、兜铃、五味、杏仁、桑皮；口干烦躁，加麦冬、前胡、干葛、乌梅；寒多，加厚朴、防风、藿香，再服黄矾丸、通气散，仍贴玄武膏、金丝膏。

万金散

【来源】《中国医学大辞典》引《医林集要》。

【组成】大黄一斤 白芷六两

【用法】上为末。每服三钱，热酒调下；亦可水泛为丸服，更以清茶调涂患处。

【主治】背疽，木硬坚闷，脉沉实者；及一切毒疮。

灵异膏

【来源】《万氏家抄方》卷四。

【组成】防风 栀子 黄芩 当归 生地（忌铁器）甘草 苦参 金银花 大黄 海风藤 赤芍 黄柏 连翘 荆芥 白蒺藜 槐枝各二两 何首乌（忌铁器）牛蒡子 白芷 杏仁 地榆各一两 木通 川芎 山豆根 苍术 独活 羌活 蜂房 蝉蜕 僵蚕 白及 白蔹 麻黄 丹皮各五钱 乳香二两 没药 血竭 海螵蛸 孩儿茶 龙骨各一两 赤石脂二两 麝香二钱 樟脑 轻粉 黄蜡 白蜡各五钱 黄丹（水飞过，净）三斤

【用法】麻油六斤浸药，入乱发三两熬焦黑色，发化尽去滓再熬，滴水成珠下丹，收膏停火，下乳香等细药。再候少温下轻粉、麝香、黄白蜡溶化，入水中出火毒，瓷瓶收用。

【主治】毒疽。

【宜忌】勿用铁锅煎。

【验案】毒疽 一县尹腿患毒疽，屡治不愈，后得此膏，一贴即愈。

硫鲤丸

【来源】《医学入门》卷八。

【组成】大鲤鱼一个（去头皮） 硫黄一两

【用法】将鱼劈开，入硫黄在内，黄泥固济，火煅烟尽，研为末，米糊为丸，如梧桐子大。每服二十丸，温酒送下。

【主治】下疳生虫，所下如柿汁臭秽，心中绞痛闷绝，虚烦。

内托复煎散

【来源】《云岐子保命集》卷下。

【别名】内托复煎汤（《疮科选粹》卷二）、内外复煎散（《洞天奥旨》卷十四）。

【组成】地骨皮 黄耆 芍药 黄芩 白术 茯苓 人参 柳桂（味淡者） 甘草 防己 当归各一两 防风二两

【用法】上锉。先煎苍术一斤，用水五升，煎至三升，去术滓，入前药十二味，再煎至三四盏，绞取清汁，作三四服，终日服之；又煎苍术滓为汤，去滓，再依前煎服十二味滓。如或未已，再作半料服之。若大便秘及烦热，少服黄连汤；如微利及烦热已过，服半料即行。

【功用】除湿散郁热，使胃气和平。

【主治】

1. 《云岐子保命集》：疮疡，肿焮于外，根盘不深，形证在表，其脉多浮，痛在皮肉。

2. 《医学入门》：阴疽痈毒，蕴结于中。

回阳三建汤

【来源】《外科正宗》卷一。

【组成】附子 人参 黄耆 当归 川芎 茯苓 枸杞 陈皮 萸肉各一钱 木香 甘草 紫草 厚朴 苍术 红花 独活各五分

【用法】加煨姜三片，皂角树根上白皮二钱，水二碗，煎八分，入酒一杯，随病上下，食前后服之。用绵帛盖暖疮上，预不得大开疮孔走泄元气为要。

【主治】阴疽发背，初起不疼不肿，不热不红，硬若牛皮，坚如顽石，十日外脉细身凉，肢体倦怠，皮如鳖甲，色似土朱，粟顶多生孔，孔流血，根脚平散，软陷无脓，又皮不作腐，手足身凉者，俱急服之。

【方论】凡背疽属阴者，皆由脏腑先坏而内毒不得发越于外也。旧有用鸡冠剪血滴于疽上者，有醋煮雄艾敷用者，猪脑热药敷围者，神灯火气灼照者。此数法皆阴疽之用，予虽常用，未见其实，但阴疽不起者，如树木之根坏，强力培植枝叶，而终无发生之理。予常据理用药，固有得其生者，十中三四。譬如先要疏其嫁土，通其地脉，助其根本，回其阳气，此四者缺一不可。用苍术、厚朴、茯苓、陈皮疏其土；川芎、当归、紫草、红花通其脉；人参、黄耆、枸杞、山萸助其本；附子、木香、甘草、独活回其阳。如此用之，但根本内有一脉未绝之气，服之俱可得其生。又验其手足温暖，疮便发热，渐作焮肿，复生疼痛，色暗得活，坚硬得腐，胃气得回，此是药之效验。必在三服中应之为吉，外兼照法，接助回阳，此通治阴疽之大法也。

神妙拔根方

【来源】《外科正宗》卷二。

【组成】蟾酥条

【用法】用披针当顶插入知痛处方止，随用蟾酥条插至孔底，每日二条膏盖。三日后，加添插药，其根高肿作疼，外用神灯照法，助阴为阳。插、照七日，其疮裂缝流脓，至十三日其根自脱。如日多根深蒂固不能脱者，披针取之，内用玉红膏。不脱者自脱，不敛者自敛。

【主治】脑疽、发背阴症，初起不肿高、不焮热，灸不痛者。

和气养荣汤

【来源】《外科正宗》卷四。

【组成】人参 陈皮 白术 黄耆 茯苓 丹皮 当归 熟地各一钱 沉香 甘草各五分

【用法】水二钟，煎八分，食前服。

【主治】鹳口疽已成未溃，不得内消者。

滋阴除湿汤

【来源】《外科正宗》卷四。

【组成】川芎 当归 白芍 熟地各一钱 柴胡 黄芩 陈皮 知母 贝母各八分 泽泻 地骨皮 甘草各五分

【用法】水二钟，加生姜三片，煎八分，食前服。

【主治】鹳口疽初起，朝寒暮热，日轻夜重，如疟。

滋肾保元汤

【来源】《外科正宗》卷四。

【组成】人参 黄耆 白术 茯苓 归身 杜仲 山萸肉 丹皮 熟地各一钱 附子 肉桂 甘草各五分

【用法】上以水二钟，加生姜三片，大枣二枚，莲肉七枚，水煎，食前服。

【主治】鹳口疽。元气虚弱，脓水淋漓，久而不敛。

散寒救阴至圣丹

【来源】《石室秘录》卷四。

【别名】散寒救阴至宝丹（《中国医学大辞典》）。

【组成】附子三钱 人参 生黄耆各一两 当归七钱 金银花一两 白芥子二钱

【用法】使用本方，宜同时外用膏药，加生肌末药五钱贴之，一日两换。

【主治】阴证痈疽破溃，色呈黑点，痛亦不甚，疮口不突起，或现无数小疮口，沉沉身重。

加减圣功汤

【来源】《洞天奥旨》卷五。

【组成】人参一两 生黄耆一两 当归五钱 金银花二两 白芥子三钱 附子一钱

【主治】阴疽。

圣神汤

【来源】《洞天奥旨》卷五。

【组成】人参一两 生黄耆一两 当归一两 金银花二两 白芥子三钱 肉桂一钱 白术（炒）一两

【用法】水煎服。

【主治】阴疽对口，或生于偏旁，无数小疮，先痒后痛，随至溃烂，肿不甚高突，色必黑暗，身体沉重，困倦欲卧，呻吟无力。

治阴散毒汤

【来源】《洞天奥旨》卷五。

【组成】生黄耆一两 当归一两 熟地二两 金银花三两 生甘草三钱 附子一钱

【用法】水煎服。连用数剂，倘口健思食，夜卧能安，即生。否则，死也。

【主治】肩臑生痈，已溃阴症。

葳蕤金银散

【来源】《洞天奥旨》卷五。

【组成】葳蕤二两 芍药二两 当归一两 金银花二两 人参五钱 肉桂一钱 玄参五钱 麦冬五钱 车前子三钱 熟地三两

【用法】水数碗，煎一碗，急服。早治则危可变为生。

【主治】目锐眦下生阴疽。

锦庇汤

【来源】《洞天奥旨》卷五。

【组成】黄耆三两 肉桂三钱 生甘草一两 荆芥（炒）三钱 天花粉三钱 贝母二钱 锦地罗五钱 茯苓一两

【用法】水煎服。一剂即散大半，二剂全削。

【主治】阴痈初起。

散火援命汤

【来源】《洞天奥旨》卷六。

【组成】金银花五两 豨莶五钱 熟地一两 白术一两 黄柏三钱 车前子三钱

【用法】以水十碗煎金银花，取水四碗；先将其中二碗汁煎前药至一碗，空腹服之；少顷再将前汁二碗又煎药滓，煎至一碗再服，一连二服。初发之疽，服之即毒散而愈。

【主治】命门生疽。

【宜忌】疽已溃败流清水，忌服此方。

蕊珠汤

【来源】《洞天奥旨》卷六。

【组成】熟地一两 生地一两 麦冬一两 甘菊花一两 金银花一两

【用法】上用水四碗，煎至一碗。温服，连服四剂。

【主治】手背生疽。

萆薢金银散

【来源】《洞天奥旨》卷七。

【组成】黄耆五钱 当归五钱 金银花一两豨莶草三钱 草薢五钱 茯苓三钱 肉桂一钱

【用法】水煎，急服之。

【主治】筋疽、瘰疽、足疽之阴症黑烂者。

加味参耆汤

【来源】《洞天奥旨》卷八。

【组成】黄耆一两 人参五钱 荆芥三钱 当归五钱 天花粉三钱 附子三分 牛膝二钱 金银花一两 白芍药五钱 白术五钱

【用法】水煎服。

【主治】陈肝疮（即蚤疽），生于左右臂上，三五处如疖毒肿痛，痛不可忍，擦挨难忍。

三建膏

【来源】《张氏医通》卷十三。

【组成】天雄 附子 川乌各一枚 桂心 观桂 细辛 干姜 蜀椒各二两

【用法】上切为片。麻油二斤浸，春五、夏三、秋

七、冬十日，煎熬去滓，滤净再熬，徐下黄丹，不住手搅，滴水不散为度。阴疽，以葱汤洗净，摊成加银粉少许，贴患处；腹痛、少食、泄泻，摊成加丁香末少许，贴脐中及中脘；阳衰精冷，摊成加阿芙蓉少许，贴脐中及丹田；冷哮喘嗽，摊成加麝少许，贴肺俞及华盖、膻中；癥瘕冷积，摊成加麝香、阿魏少许贴患处。

【主治】阴疽，歹肉不化，腹痛泄泻，阳衰精冷，冷哮喘嗽，癥瘕冷积。

回阳汤

【来源】《嵩崖尊生全书》卷十二。

【组成】炮附 人参 黄耆 当归 川芎 茯苓 枸杞 陈皮 萸肉各一钱 木香五分 甘草 紫草 厚朴 苍术 红花 独活各五分 皂角树上白皮二钱 煨姜三片

【用法】水、酒各半煎服。三服取效。

【主治】阴毒不肿不疼，不热不红，但坚硬者。

阳和丸

【来源】《外科全生集》。

【组成】肉桂一两 麻黄五钱 炮姜炭五钱

【用法】上为细末，酒、水为丸服。

【功用】温散。

【主治】

1. 《外科全生集》：恶核。

2. 《青囊秘传》：风寒入络头痛。

3. 《全国中药成药处方集》（南京方）：阴疽漫肿平塌，皮色如常，久不溃散。

小金丹

【来源】《外科全生集》卷四。

【别名】小金丸（《中国药典》一部）。

【组成】白胶香 草乌 五灵脂 地龙 木鳖各（制末）一两五钱 没药 归身 乳香各（净末）七钱五分 麝香三钱 墨炭一钱二分（陈年锭子墨，略烧存性，研用）

【用法】以糯米粉一两二钱为厚糊，和入诸末，捣末锤为丸，如芡实大，此一料约为二百五十丸，

晒干忌烘，固藏。临用取一丸，布包放平石上，隔布敲细，入杯内，取好酒几匙浸药，用小杯合盖，约浸一二时，以银物加研，热陈酒送下，醉，盖取汗。幼孩不能服煎剂及丸子者，服之甚妙。如流注等症，成功将溃，溃久者，当以十丸作五日早晚服，服则以杜流走，患不增出。

【功用】

1.《中药成方配本》：消痰化坚。

2.《北京市中药成方选集》：活血止痛，消结散毒。

【主治】

1.《外科全生集》：流注初起，及一应痰核、瘰疬、乳岩、横痃初起。

2.《中国药典》：阴疽初起，皮色不变，肿硬作痛，多发性脓肿。

【宜忌】

1.《外科全生集》：内有五灵脂，与人参相反，不可与有参之药同日而服。

2.《全国中药成药处方集》（北京方）：忌饮烧酒及食生冷，孕妇勿服。

【方论】《历代名医良方注释》：方中用草乌逐寒湿，通经络，开顽痰；当归、麝香、地龙温经养血，开通经络；五灵脂、乳香、没药活血祛瘀，消肿定痛；白胶香调气血，消痈疽；木鳖子祛皮里膜外凝结之痰毒，消结肿，恶疮；墨炭消肿化瘀；糯米以养胃气，酒服以助药势，使诸药速达病所。全方共奏化痰祛湿，祛痰通络之功。

【验案】

1. 流注 《外科全生集》：一儿岁儿，太阳一毒，背上心脐对处二毒，颈后口对此一毒，腰腹二毒，两腿五毒，共十一毒，皆皮色无异，其大腿二毒，已经医者开刀，闻余至，请治，以小金丹令日服二次，至五日消其九毒，消后，又以小金丹日服一次，十日后，二孔皆红润，以保元汤（耆、草皆用生者），加肉桂三分，煎杯许，另水煎参六分和服，半月后，以耆、草易炙者，一月收功。

2. 慢性肝炎 《新中医》（1997，6：43）：以本方为基本方，气虚加党参，阴虚加沙参、玉竹、山茱萸，胁痛甚加延胡索，肝区痛加青皮。治疗慢性肝炎血瘀证239例，结果：显效46例，占据19.3%；有效94例，占39.3%；无效99例，占

41.4%；总有效率58.6%。

阳和汤

【来源】《外科全生集》卷四。

【组成】熟地一两 肉桂一钱（去皮，研粉） 麻黄五分 鹿角胶三钱 白芥子二钱 姜炭五分 生甘草一钱

【用法】水煎服。

本方改为丸剂，名"阳和丸"（《中药制剂手册》）。

【功用】《方剂学》：温阳补血，散寒通滞。

【主治】

1.《外科全生集》：鹤膝风、贴骨疽，及一切阴疽。

2.《方剂学》：阴疽属于阳虚寒凝证。贴骨疽、脱疽、流注、痰核、鹤膝风等。患处漫肿无头，酸痛无热，皮色不变，口中不渴，舌苔淡白，脉沉细等。

【宜忌】

1.《马评外科全生集》：乳岩万不可用，阴虚有热及破溃日久者，不可沾唇。

2.《中国医学大辞典》：半阴半阳之证忌用。

【方论】

1.《成方便读》：以熟地大补阴血之药为君；恐草木无情，力难充足，又以鹿角胶有形精血之属以赞助之；但既虚且寒，又非平补之性可收速效，再以炮姜之温中散寒，能入血分者引领熟地、鹿胶直入其地，以成其功；白芥子能去皮里膜外之痰；桂枝入营，麻黄达卫，共成解散之勋，以宣熟地、鹿角胶之滞；甘草不特协和诸药，且赖其为九土之精英，百毒遇土则化耳。

2.《中国医学大辞典》：此方用熟地、姜、桂、鹿角以为温补之品，用麻黄以开腠理，用白芥子以消皮里膜外之痰；且熟地得麻黄则补血不腻膈，麻黄得熟地则通络而不发表，用治诸疽白陷，如日光一照，使寒凝悉解，故有"阳和"之名。

3.《方剂学》：方中重用熟地温补营血为主；鹿角胶性温，为血肉有情之品，生精补髓，养血助阳，强壮筋骨为辅；姜炭、肉桂破阴和阳，温经通脉；麻黄、白芥子通阳散滞而消痰结，合用

能使血气宣通，且又使熟地、鹿角胶补而不腻，于是补养之用，寓有温通之火，均为佐药；甘草生用者，解脓毒而调诸药。

4. 《医方发挥》：局部受寒邪侵袭，故皮色不变呈白灰色，寒性属阴，易伤阳气，故可见全身虚寒证候。治疗上应考虑虚是本而寒是标，首先应大补阴血，故方中重用熟地温补营血，针对血虚之本。又恐草木之品补力不足，根据"形不足者，温之以气，精不足者，补之以味"的治则，用血肉有形之品鹿角胶生精补髓，养血助阳，强壮筋骨为辅，二药相伍，于大补阴血之中寓阴中求阳之意，使阳气生化有充足的物质基础。肾藏精，肝藏血，血充精足则肝肾旺，肾主骨，肝主筋，肝肾旺则筋骨得养而强壮，故附着于筋骨之寒邪自驱。寒者热之，因寒不在脏，故本方用姜炭、肉桂、麻黄、白芥子等温热之品为佐，姜炭、肉桂散寒温经，二药均入血分，可引熟地、鹿角胶直达病所，姜又入脾，脾主肌肉，故二药温经通脉，使经络、血脉、肌肉得温，而寒邪驱除。麻黄辛温宣散，可发越阳气，以驱散在皮表之寒邪。白芥子去痰除湿，《本草求真》曰：书载能治胁下及皮里膜外之痰，非此不达，盖辛能入肺，温能散表，痰在胁下及皮里膜外，得此辛温以为搜剔，则内外宣通，而无阻隔窠囊留滞之患矣。筋骨痹毒肿痛，因于痰气阻塞，法当用温用散者，无不借此以为宣通。故本品祛寒痰湿滞，可达皮里膜外，内外宣通。麻黄、白芥子合用能使气血宣通，使熟地、鹿角胶滋腻之品补而不滞，这样从筋骨、血脉、肌肉、经络、皮里膜外到皮表均有药物作用，使寒邪无稽留之所。以甘草为使，解脓毒而调诸药，使药力持续发挥作用。本方用药特点是补阴药与温阳药合用，辛散与滋腻之品相伍，使寒湿宣发而不伤正，精血得充而不恋邪，诸药合用于阴疽等证，犹如离照当空，阴霾四散，化阴凝，布阳和，而阴疽诸证自除矣。

【加减】 如治乳癖、乳岩、加土贝五钱。

【实验】 对结核菌的抑制作用 《中成药研究》（1981，11：41）；据对5例顽固性结核病例的痰培养进行抑菌试验，证实本方确有抑制结核菌作用。但方中七种药物单用则无作用或作用不明显。

【验案】

1. 脑疽 《经方实验录》：友人周慕莲君患脑疽初起，察其属阴性，法当与阳和汤，顾大便五日未行，疑其有热结，为之踌躇者再，谁知服汤后，次早项背转动便易，大便畅下，乃悟其大便之闭，亦属寒性故也。

2. 骨与关节结核 《中医杂志》（1958，11：731）；用本方汤剂或丸剂配合外治法治疗74例骨与关节结核，结果有效率达81%。作者认为，该疗法有良好的止痛、消肿作用，能促进溃疡及瘘管愈合，改善全身症状，且该法不用石膏固定，患肢可较早活动，避免关节强直，防止部分并发症的发生。

3. 乳腺小叶增生症 《新医药学杂志》（1973，11：23）；用本方加香附、青陈皮、郁金，治疗属虚寒型者10例。结果：服药6~8剂后，肿块及症状逐渐消失，随访1年以上未见复发。

4. 坐骨神经炎 《湖南医药杂志》（1974，4：47）；以本方加味，治疗30例。结果：临床治愈（疼痛消失，行走自如）25例，好转（尚有轻微疼痛）4例，无效1例，有效病例疗程一般为10~20天，一般服药1~2剂后自觉发热汗出，疼痛即有缓解，服药5~8剂后，疼痛明显减轻。对于病程短而疼痛剧烈者，疗效好，疗程也短；反之则疗程较长而疗效亦差。服药期间未见不良反应。

5. 乳腺炎 《浙江中医学院学报》（1982，1：32）；用本方加减：熟地15g，鹿角胶、白芥子、姜炭、甘草各9g，肉桂、麻黄各1.5g为基本方；初期可加郁金、枳壳；将要成脓加橘红、姜半夏；脓已成加瓦楞子、土贝母；炎症僵块加牡蛎、皂角刺；另配合外治（炎症初期和炎症僵块可外贴九香膏，脓已成者外敷清凉膏）；治疗乳痈初期、成脓期及溃后50例。结果：消散45例，经切开排脓治愈2例，经切开排脓或多次扩创不愈者3例。

6. 血栓闭塞性脉管炎 《浙江中医杂志》（1982，2：82）；用本方加当归、丹参为基本方；有热者酌加银花、玄参；个别晚期病人可加党参、黄芪、巴戟天、仙灵脾等；治疗血栓闭塞性脉管炎20例。结果：12例治愈（疼痛，跛行消失，皮温及颜色正常，创面愈合），8例好转（症状减轻，创面经手术治愈）。

7. 坐骨神经痛 《辽宁中医杂志》（1982，11：36）；用本方加乌梢蛇、防己、淡附子、细辛、红花，重用熟地、鹿角胶、淡附子，先将附子用

1000ml 水浸泡 3 小时，然后煮沸 50 分钟，再纳入它药，早、晚各服 1 次；煎剩药渣在临睡前用布包裹趁热外敷痛处，每 10 剂为 1 疗程，治疗坐骨神经痛 168 例。结果：治愈 130 例，好转 28 例，无效 10 例。

8. 骨瘤 《贵阳中医学院学报》（1983，4：32）：肖某某，男，17 岁，未婚，石阡县龙硐公社人。数月前左颈部长包块 1 个，约鸡蛋大，不痛，推之不移，压之不痛，面色无华，精神萎顿，形寒肢冷，舌质胖嫩，脉象沉细无力，诊为骨瘤，证属正气虚衰，阴寒凝滞，宜用温阳散寒、扶正通瘀法治疗。以阳和汤加附片 10g，每日 1 剂，水煎，服 3 次。连服 50 余剂后，包块全消，诸症皆愈，仅患处皮肤留有较深色素。

9. 慢性支气管炎 《四川中医》（1985，3：40）：用本方加减：熟地 30g，牛皮胶 10g，肉桂、甘草、川贝（研粉冲服）各 3g，麻黄、炮姜各 2g 为基本方；食欲不振加鸡矢藤、白术；贫血者加鸡血藤，当归，黄芪；气虚甚者加潞党参；不眠者加柏子仁、酸枣仁；合并肺结核者，加鱼腥草、白及、百部；高血压者去桂枝，加玉米须、丹参、灵磁石（醋粹先煎 1 小时）；痰有臭味者加鱼腥草、白花蛇舌草、浙贝；治疗阳虚型顽痰咳嗽 30 例。结果疗效满意。

10. 病态窦房结综合征 《湖南中医杂志》（1986，3：10）：用本方加减：熟地 30g，鹿角霜 10g，麻黄 10g，白芥子 10g，桂枝 10g，炮姜 10g，甘草 10g 为基本方；气虚者加党参 15g；血虚者加阿胶 10g，白芍 30g；舌有紫斑者加赤芍 10g，红花 10g；形寒肢冷者加附子 10g；水煎服，每日 1 剂，30 剂为 1 个疗程；治疗病态窦房结综合征 40 例。结果：显效 4 例；有效 30 例；好转 4 例；无效 2 例；总有效率为 95%。

11. 腰椎间盘突出症 《山东中医杂志》（2005，2：92）：用本方加减：麻黄、熟地黄、鹿角胶（烊化）、肉桂、炮姜、白芥子、甘草，随证加减，水煎服，必要时配合牵引，治疗腰椎间盘突出症病人 150 例。结果：治愈 98 例，显效 30 例，好转 15 例，无效 7 例，总有效率 95.3%。

12. 早期强直性脊柱炎 《陕西中医》（2005，8：799）：以阳和汤加减：熟地、黄芪各 30g，麻黄、炮姜各 2g，鹿角胶、白芍各 9g，肉桂、甘草各 3g，当归、木瓜各 12g，地龙、白芥子各 6g，水煎服，治疗早期强直性脊柱炎 31 例。结果：显著好转 6 例，好转 23 例，无效 2 例，总有效率 94%。

加味肾着汤

【来源】《医林纂要探源》卷十。

【组成】炮姜一两二钱 茯苓一两二钱 炙甘草七钱 炒白术七钱 炮附子二钱 肉桂二钱五分 泽泻二钱 杜仲二钱 牛膝二钱

【主治】腰疽，感于寒湿，平漫而不焮赤。

【加减】兼有风痒，加防风；瘀痛不消，加当归、金银花。

祛寒去湿丹

【来源】《医林纂要探源》卷十。

【组成】白术四两 茯苓三两 金银花三两 蛇床子五钱 附子二钱 肉桂三钱 当归一两

【用法】上为末，炼蜜为丸。每服一两，盐姜汤送下。

【主治】腹疽生于脐之上下左右者。

【方论】术、苓以健脾土，附、桂以补命火，而后加以行血解毒之品以治腹疽，固有道也。

铁箍散

【来源】《疡医大全》卷八引吴丹垣方。

【组成】五倍子一两（微炒） 生大黄四钱 秋芙蓉叶六钱 （一方有寒食面五钱）

《疡科遗编》有陈小粉。

【用法】醋一钟，入杓内熬滚，投药末搅匀，敷患上，留顶，以纸盖之；干则以醋扫之。

【主治】阳疮肿疡，根脚散漫。

【宜忌】阴疽以及皮色不变、漫肿无头者不可敷。

茯苓内托散

【来源】《医部全录》卷一二七。

【组成】归身 黄芪（制） 川芎 白芍药 陈皮 白术 山药 熟地 白茯苓 人参各一钱 熟附子 甘草 肉桂 牡丹皮 地骨皮各五分

【用法】 加生姜三片，大枣二个，水二钟，煎八分，食远服。

【主治】 鬓疽已成，坚而不溃，溃而不敛，气血俱虚，身凉脉细，饮食少思，口淡无味，及形体消瘦者。

千金内托散

【来源】《医部全录》卷一七一。

【组成】 人参 当归身 香白芷 厚朴 防风 黄耆 川芎 生甘草 官桂 黄芩 白术

【用法】 水煎服。

【主治】 腋疽。

除湿木瓜汤

【来源】《医部全录》卷一九五。

【组成】 苍术 白茯苓 白术 甘草 木瓜 薄桂 泽泻 薏苡仁 柴胡 青皮 蝉蜕 当归 白芍 生地黄 乌药 牛膝 黄柏 知母 防风

【主治】 跟疽。

【加减】 如痛，加乳香；虚，加人参、黄耆；冬加附子。

坎宫锭

【来源】《古方汇精》卷二。

【组成】 胡黄连（焙） 芙蓉叶（晒脆或烘） 儿茶 真熊胆（文蛤焙黑） 真西黄各三钱 辰砂（水飞） 川贝母各二钱 梅花冰片 真麝香各五分 真陈京墨一两（夹碎，研）

【用法】 上为细末，和匀再乳，用生大黄五钱，醋一茶杯，健猪胆二枚滴汁，三味熬稠膏作锭，阴干。用芙蓉汁和蜜磨敷患处四周。

【主治】 一切痈疽漫肿无头，根脚不聚。

益气养营煎

【来源】《古方汇精》卷二。

【组成】 川芎 生甘草节各一钱 当归 银花 茯苓 生黄耆各二钱 炙山甲一钱五分 荆芥八分

【用法】 加葱一支，酒半杯，早、晚每投一剂。外

治须急聚根脚，中敷玉枢丹，四围以坎宫锭敷之。更加用生葱一两，黄蜜三钱，大远志肉八钱，捣烂成饼，重汤蒸热，贴于患处。

【主治】 疽患漫肿多日，脚散顶平。

远志葱蜜饼

【来源】《古方汇精》卷三。

【组成】 生葱一两 黄蜜三钱 大远志肉八钱

【用法】 捣烂成饼。重汤蒸热，贴于患处。

【功用】 急聚根脚。

【主治】 疽患漫肿多日，脚散顶平；乳硬如石。

桂枝和营汤

【来源】《疡科心得集·方汇》卷中。

【组成】 桂枝 当归 秦艽 茯苓 川断 广皮 牛膝

【主治】 寒凝湿滞，气血虚者。

内消方

【来源】《疡科遗编》卷下。

【组成】 生铁二两（或用旧锅边亦可） 南星六钱（生研）

【用法】 先将生铁煨红，醋煅数十次，研极细，再同南星研匀，掺患处。用此药少许，掺上外用膏盖。

【主治】 一切红、白痈疽漫肿无头，坚硬不散。

伏疽散

【来源】《疡科遗编》卷下。

【组成】 生南星五钱 土贝二钱 朴消一两 块石灰一两 冰片五钱

【用法】 上药各为末。用盐卤调杵，涂患处。

【主治】 一切皮色不易，坚硬漫肿，白疽。

消坚溃脓膏

【来源】《疡科遗编》卷下。

【组成】 酒药一大丸 糯米一合

【用法】将糯米炊饭，加黄酒少许同打烂，涂患处，不时用温酒湿之。一昼夜后揭去，未成即消，已成即溃。

【主治】一切阴疽，漫肿坚硬，不消不溃。

雄及散

【来源】《疡科遗编》卷下。

【组成】雄精二两　白及四钱　血竭二钱　大雄蜒蚰四十条

【用法】将三味研细，同蜒蚰打烂，捏成条锭，晒干收贮。用水磨药，敷四围。

【主治】对口疮疽，根脚散漫，肿硬不退。

抑阴散

【来源】《外科证治全书》卷五。

【组成】草乌二两　南星　独活（去节）　香白芷　狼毒各一两

【用法】上为细末。葱汁调涂。

【主治】

1.《外科证治全书》：阴疽漫肿不红，坚硬木痛或不痛，及筋挛骨痛，一切阴寒凝滞冷证。

2.《重订通俗伤寒论》：瘰疬，因于阳虚痰凝者。

紫元丹

【来源】《外科证治全书》卷五。

【组成】当归　独活　红花　羌活　秦艽　穿山甲（焙）　川断　僵蚕（生）　牛膝　延胡索　川郁金　香附　苍术　杜仲　川乌（姜汁制）　草乌（姜汁制）　麻黄（去根节，炒）　制乳香　制没药　全蝎各一两　骨碎补四两（去毛，炒）　蜈蚣十条（炙）　蟾酥五钱（酒化拌药，共为细末）　番木鳖一斤半（麻黄、绿豆煎水浸透，去皮心，入麻油内煎老黄色取起，拌土炒筛，去油，另为末）

【用法】上将制过木鳖末同前药末各半对和，水为丸，每服八分，身弱者五六分，临卧热陈酒送下。出汗避风。如冒风发麻，姜汤、热酒可解。每间一两日再服。

【主治】一切阴疽，阴发背，失荣、乳癌、恶核、石疽、贴骨、流注、龟背、痰核等症。初起皮色无异，或微痛，或不痛坚硬漫肿。

【宜忌】凡红肿痛毒及孕妇忌此。

立消散

【来源】《疡医大全》卷十。

【组成】龙胆草　藁本　西牛黄　白芷　地骨皮　雄黄　金银花藤各等分

【用法】上为极细末。生酒调敷，中留一孔透气。自消。

【主治】百会疽。

加味参归鹿茸汤

【来源】《外科真诠》卷上。

【组成】上党参三钱　西当归二钱　鹿茸顶二钱　云茯苓二钱　金银花一钱五分　黑元参一钱　藁本五分　生甘草五分

【用法】水煎服。未溃外用乌龙膏敷，溃后用丹线提清脓毒，线宜横上，不可直插。若溃后腐烂流水者，用鸡蛋白调酒药末加枯矾少许敷数日，自溃脓稠，再用浮海散盖膏。

【主治】百会疽，发于巅顶正中督脉百会穴，多高大如道士冠，自侧面观之，正对耳尖者。由肾水枯涸，阳火上逆所致。

【加减】溃后脓水清稀，气血大虚，宜加黄耆三钱。

阴毒内消膏

【来源】《鸡鸣录》。

【别名】阴毒内消散（《徐评外科正宗》卷二）。

【组成】樟脑四钱　轻粉　川乌　甲片（土炒）　阿魏（瓦上炙去油）　腰黄各三钱　乳香　没药（皆去油）　牙皂　当门子各二钱　良姜　丁香　白胡椒　肉桂各一钱

【用法】上药各为细末，再研匀，瓷瓶密收，勿使泄气。照脚地之大小，掺膏贴之。

【主治】

1.《鸡鸣录》：一切阴分疽毒初起，如对口、发背、瘰疬、乳癖、便毒之不红肿焮热者。

2.《药奁启秘》：背疽、脑疽、寒湿流注、鹤膝风等不高肿、不焮痛、不发热、不作脓，一切皮色不变，漫肿无头。

保元汤

【来源】《易简方便》卷四。

【组成】肉桂二钱　生耆四钱　生甘草一钱

【用法】水煎服。

【主治】阴疽。

回阳救产汤

【来源】《外科医镜》。

【组成】人参三钱　当归一两　川芎五钱　荆芥一钱　上猺桂一钱　益母草三钱

【用法】水煎服。

【主治】产后阴疽。

阳和二陈汤

【来源】《外科医镜》。

【组成】半夏三钱（九制）　广橘红三分　白芥子二钱　茯苓二钱　甘草一钱（生）　上猺桂一钱　炮姜五分　净麻黄三分

【用法】水煎服。

【主治】湿痰流注，耳后阴疽，骨槽风，乳疽，及少腹缓疽。

【加减】骨槽风，去白芥子，加僵蚕。

阳和救急汤

【来源】《外科医镜》。

【组成】大熟地一两　鹿角胶三钱　白芥子二钱　上猺桂二钱　附子一二钱　炮姜一二钱　人参三五钱　当归三钱

【用法】水煎服。

【主治】阴疽发背已溃，赋禀虚弱，或误服凉剂，传变倒陷，不化脓腐，垂危等证。

【加减】便溏，去当归，加冬术；便溏泄，加北五味二十粒。

固本异功煎

【来源】《外科医镜》。

【组成】大熟地五钱　白术三钱　山药三钱　人参

三钱　生黄耆三钱　枸杞三钱　萸肉三钱　补骨脂二钱　枣仁二钱（炒）　甘草二钱（生）　上猺桂二钱　淡附子一钱

【用法】水煎服。或加炮姜一钱。

【主治】一切阴疽。溃烂不堪，气血亏损，或因凉药克伐，呕吐泄泻，形状狼狈危极。

桂附散

【来源】《青囊立效秘方》卷一。

【组成】川草乌各一钱五分　丁香一钱　肉桂二钱　生南星一钱五分　干姜二钱　牙皂一钱五分　白芥子一钱五分　唐阿魏二钱　吴萸一钱　细辛一钱　火消一钱五分　附子二钱　银朱一钱五分　毛菇一钱五分　原寸三分

【用法】上为细末，乳至无声。

【主治】阴疽，流注痰块，及一切风寒湿痹，周身串痛。

鲫鱼膏

【来源】《增补验方新编》卷十一。

【组成】净巴豆肉六两　蓖麻子肉六两（去壳）　香油一斤半　蛤蟆两个（每个含人发一团）　活大鲫鱼五条

【用法】先将巴豆肉、蓖麻子入油内浸三日，再将蛤蟆浸一宿，临熬时入活鲫鱼，共熬枯去净渣，慢火熬油滴水成珠，离火，倾于净锅内，再加铅粉二斤半，乳香末五钱，不时搅动，冷定为度。用时重汤炖化，薄纸摊贴。

【主治】诸疮肿毒，溃破流脓，并治脚生鸡眼。

【宜忌】乳岩及一切色白阴疽忌用；永戒食蛤蟆。

回阳散

【来源】《外科传薪集》。

【组成】煨姜三两　肉桂五钱　赤芍（炒）三两　南星一两　草乌（炒）三两　白芷一两

【用法】上为细末。以热酒调敷。

【主治】痈疽阴疮，皮色不变，漫肿无头，坚硬疼痛，风痹脚气，手足麻木，筋骨不舒，寒热流注，鹤膝风。

万应膏

【来源】《青囊秘传》。

【组成】制南星四钱　大黄三钱　川乌四钱　桃仁三钱　红花三钱　羌活一钱五分　当归五钱　独活三钱　半夏四钱　草乌三钱　生姜二两　松香末三斤　密陀僧（研末）三两　硫黄（研末）八两　葱白不拘

【用法】麻油一斤，浸上药五天，熬枯去滓，麻布二层沥净，熬至滴水成珠，入松香、陀僧、硫黄、搅匀，换微火。摊膏用。

【主治】阴症。

广灵丹

【来源】《青囊秘传》。

【组成】银朱　生羽　炙乳没　青黛　藿香　薄荷明雄　僵蚕　洋樟　半夏　细辛　白芷　大黄木鳖子　牙皂　茅术　木香各五钱　冰片五分

【用法】上为细末。膏药上贴之。

【主治】阴分疽毒。

乌龙膏

【来源】《青囊秘传》。

【组成】川乌一斤　草乌一斤　天南星八两　白及四两　大黄一斤　牙皂四两　五倍子一斤　陈小粉四斤　半夏半斤

【用法】上为末。醋或姜汁调敷，随症用之。

【主治】外症皮白及阴症。

银箍散

【来源】《外科方外奇方》卷一。

【组成】草乌　生南星　乳香　生半夏　五倍子没药　陈绿豆粉

【用法】上为末。酒调搽。

【主治】痈疡阴证。

先天大造丸

【来源】《徐评外科正宗》卷七。

【组成】紫河车一具（酒煮，捣膏）　熟地黄四两（酒煮，捣膏）　归身　茯苓　人参　枸杞　菟丝子　肉苁蓉（酒洗，捣膏）　黄精　白术　何首乌（去皮，用黑豆同煮，捣膏）　川牛膝　骨碎补（去毛，微炒）　仙茅（浸去赤汁，蒸熟，去皮，捣膏）各二两　川巴戟（去骨）　破故纸（炒）远志（去心，炒）各一两　木香　青盐各五钱丁香三钱　黑枣肉二两

【用法】上为细末，炼蜜为丸，如梧桐子大。每服七十丸，空心温酒送下。

【主治】风寒湿毒袭于经络，初起皮色不变，漫肿无头；或阴虚外寒侵入，初起筋骨疼痛，日久遂肿，溃后脓水清稀，久而不愈，渐成漏症；一切气血虚羸，劳伤内损，及男妇久无嗣息。

青灵散

【来源】《经验各种秘方辑要》。

【组成】硫黄一钱　白火一钱　青黛三分　上玉桂五分　当门子五分

【用法】上为细末。掺于万应膏上贴之。

【主治】阴疽不红之症。

猪胆膏

【来源】《经验奇方》卷上。

【组成】猪胆不拘多寡

【用法】每年夏至后用粗钵一个，逐日赴市讨取猪胆携回，破胆皮，放汁于钵，随放随搅匀随晒，夜间及遇雨则用盖盖之，放晒至三伏后为止，封口收藏，随时用油纸摊贴。

【主治】大小无名肿毒，肉白色淡。

【宜忌】阴疽忌用。

独圣散

【来源】《疡科纲要》卷下。

【组成】急性子

【用法】上为末。和入五温丹中，热陈酒调敷患处，外用温煦薄贴盖之，或调入温煦薄贴，作厚膏药贴。

【功用】消坚肿，定酸痛阴寒之症。

温煦薄贴

【来源】《疡科纲要》。

【组成】鲜凤仙茎（连枝叶花蕊根部，洗净，日晒半干）一斤许　大生地六两　当归须四两　急性子五两　大南星三两　川乌　草乌　干姜　羌活　独活各二两

【用法】上各切片，用真麻油十五斤，煎沸，先入凤仙茎熬二十分钟，俟不爆，再入生地，又熬十余分钟，乃入诸药，煎枯滤净，另入净锅，文火熬沸，入筛净广丹、细淀粉各一斤半，柳木棍不住手搅极匀，滴入水中试老嫩得宜，膏成离火，入细麝香五钱，细乳香、没药（去油）各一两，上安桂末、丁香末各二两，调匀，入水成团，入瓮中，清水养之，密封候用。油纸摊贴。

【主治】阴发大证，形巨肿坚，痠痛彻骨，皮肉如故者；或但骨节痠楚，尚无形块者；及肚痈肠痈，坚块深邃；内伤跌扑；风寒湿邪三气痹着，肢节痠痛、举动不利。

桂麝散

【来源】《药奁启秘》。

【组成】麻黄五钱　细辛五钱　肉桂一两　牙皂三钱　生半夏八钱　丁香一两　南星八钱　麝香六分　冰片四分

【用法】上为极细末。掺膏药内贴。

【主治】一切阴疽流注。

养血透脓汤

【来源】《顾氏医径》卷六。

【组成】首乌　紫草　羌活　泽泻　生耆　川乌　陈皮　笋尖　茄蒂

【用法】水煎服。

【主治】脑疽，根坚平塌者。

【加减】脉不扬，阴毒内结，加附子以通阳化脓。

中九丸

【来源】《外科十三方考》。

【组成】锅烈一钱　金丹一钱　银翠三钱

【用法】上为细末，用面糊趁热合药为丸，如凤仙子大，备用。每服一分，病重者可由二分加至三分，用温酒或温开水送服，服至毒消尽时为止。小儿量减。服丸之后间有发现头晕者，不必畏惧，过一时即消失矣。

【主治】阴疽恶毒，及阴阳夹杂症偏于阴者。

【宜忌】忌食萝卜；疗疮忌服。

【加减】如阴症，可加石青一钱；畏寒者，可加百草霜五钱。

中九丸

【来源】《外科十三方考》。

【组成】锅烈六钱　金丹三钱　石青四钱　银翠四钱　蟾酥二钱　熊胆三钱　珍珠二钱　麝香一钱

【用法】以枣泥为丸，如小黑豆大，朱砂为衣。每服二三丸，用龙眼肉包好，白糖开水送服，每日二次。病重者，可服三四丸。

【功用】清血解毒，性热而猛，窜经走络，逐毒下趋。

【主治】阴疽恶毒，及阴阳夹杂症偏于阴者。凡漫肿无头，昼轻夜重，皮色不变，顽麻木硬等症，未成者能消，已成者速溃。

【加减】血燥之人可加牛黄。

解毒犀黄丸

【来源】《全国中药成药处方集》（广州方）。

【组成】川香三分　没药　乳香各一两　牛黄三分

【用法】各药和匀，研为细末，糯米糊为小丸，每丸三钱。热陈酒送服或清茶送服，大人每次服一丸，小儿每次服半丸。

【主治】瘰疬，阴疽。

散结灵片

【来源】《北京市中成药规范》。

【组成】菖蒲 62 斤　当归 46.8 斤　木鳖子（去皮）93 斤　草乌（甘草、银花水制）93 斤　地龙肉 93 斤　白胶香 93 斤　五灵脂（醋制）93 斤　乳香（醋制）46.8 斤　没药（醋制）46.8 斤　香墨 7.7 斤

【用法】 上将前五药用 80% 乙醇回流 2 次（第 1 次 4 倍，第 2 次 3 倍），时间分别为 3.2 小时；将后五药粉碎为细粉，过 100 目筛，混合均匀。合并上药液及乙醇回收后药液，过滤沉淀，减压浓缩成稀膏，加入 80 斤淀粉，制成软材，干燥，加入以上细粉，粉碎为细粉，用稀乙醇制成颗粒，干燥，整粒，加 5% 硬脂酸镁，混匀压片，颗粒总重 431.5 斤，出片数 1 078 000 片。上淡绿色衣（每 100 斤片芯用滑石粉 33 ～ 35 斤，白砂糖 38 ～ 40 斤，食品用色素柠檬黄 2g，靛蓝 2g），置室内阴凉干燥处，密闭保存。每次 4 片，温开水送服，每日 2 次。

【功用】 活血止痛，消结解毒。

【主治】 经络不和，气血凝结引起的瘰疬鼠疮，疮节红肿，一切阴疽初起。

【宜忌】 孕妇勿服。

回阳软坚汤

【来源】 《赵炳南临床经验集》。

【组成】 上肉桂一至三钱　白芥子三至五钱　炮姜二至四钱　熟地五钱至一两　白僵蚕二至四钱　橘红三至五钱　三棱三至五钱　麻黄一至二钱　莪术三至五钱　全丝瓜二至五钱

【功用】 回阳软坚，温化痰湿。

【主治】 胸前疽、腋疽及一切表面皮肤不变，肿硬聚结的阴疽症。

【方论】 方中麻黄、肉桂、白芥子、炮姜回阳软坚，通络散结；三棱、莪术化瘀软坚散结；熟地养血和阴；桔红、白僵蚕理气化痰散结；全丝瓜通经活络，健脾祛湿化痰。

消化膏

【来源】 《赵炳南临床经验集》。

【组成】 炮姜一两　红花八钱　白芥子　南星各六钱　生半夏　麻黄　黑附子各七钱　肉桂五钱　红芽大戟二钱　红娘虫八分　芝麻油五斤

【用法】 以上诸药，用芝麻油炸枯后，每斤油加入樟丹（夏季兑樟丹八两五钱，冬季兑七两五钱）熬成膏，每斤内兑入麝香一钱六分，藤黄面一两。将膏药熔化后摊于布或纸上，外贴患处。

【功用】 回阳散寒，活血消肿。

头号虚痰丸

【来源】 《朱仁康临床经验集》引《章氏经验方》。

【组成】 斑蝥末 30 克　炮山甲 250 克（研末）

【用法】 用糯米粽，捣烂成糯米浆，用糯米浆加药末捣和为丸，如绿豆大。每服一至二丸，开水送下。不可多服，不要嚼碎。

【功用】 内消肿核。

【主治】 痰核、瘰瘤、阴疽、无名肿毒。

【宜忌】 有泌尿系统病者禁服，服丸后如发生小便刺痛、尿闭或尿血等情况，应立即停服，并服生鸡蛋清可解。

八味丹

【来源】 《古今名方》引《湖洲潘氏外科临证经验》。

【组成】 蜈蚣　全蝎各 3 克　雄黄　炙穿　山甲各 9 克　朱砂 6 克　乳香 4.5 克　冰片 0.3 克　文蛤 18 克

【用法】 先将需炮制的各药加工，然后各研细末，搅拌均匀。用时均匀地掺在伤口上，每日 2 次。新腐欲脱时停用。

【功用】 拔毒祛腐，攻坚散结，消肿止痛。

【主治】 有头疽及烂皮疔、卸肉疔腐烂已止，新腐未分，根盘坚硬，毒化缓慢者。

活血养骨汤

【来源】 《首批国家级名老中医效验秘方精选》。

【组成】 当归 10 克　延胡索 10 克　陈皮 10 克　郁金 10 克　独活 15 克　白芷 10 克　肉桂 10 克　骨碎补 15 克　续断 10 克　狗脊 15 克　怀牛膝 6 克　透骨草 10 克。

【用法】 上药可煎汤内服，每日 1 剂，早晚服。亦可共碾为药末炼蜜为丸，每丸重 10 克，日服 3 丸。可再加乳香 6 克，没药 6 克，共研细末，用白酒调外敷於痛处

【功用】 活血理气、散寒除湿、温通筋脉、强筋壮骨。

【主治】股骨头骨髓无菌性坏死症。

【加减】使用本方时，若气血凝滞，可酌加土鳖、血竭；寒湿较重者，可加苍术、威灵仙；病程日久，体质虚弱者，可加黄芪、白术、紫河车，以健脾祛湿，补益气血。

【验案】霍某，男，15 岁。患儿 1972 年中左髋部时痛时愈，1973 年 3 月疼痛增加，外展、外旋功能受限，先后在某骨科医院及某医院按扭伤及化脓髋关节炎治疗，未效。1973 年 4 月 18 日在某医院照 X 线片示"右髋臼边缘毛糙光滑，同时伴有骨质增生及破坏，半脱位，右侧化脓性髋关节炎"。1973 年 4 月 15 日来诊。根据临床症状，按右股骨头骨骺软骨症治疗。一月后有好转。由于家属对"化脓髋"的诊断有顾虑，1973 年 5 月 16 日在某医科大学附属医院照 X 线片示：右髋关节间隙稍增宽，内有多个大小不等的骨片，髋臼象有轻度变深，股骨头变扁平，股骨颈变短，股骨头稍向上半脱位。按上法治疗，并手法整复半脱位，先后治疗 4 个月，疼痛消失，肌力恢复，双腿等长，外展、外旋功能恢复，拍片示：已愈合。

肖金丹

【来源】《部颁标准》。

【组成】麝香 3g　蟾酥 27g　制草乌 150g　枫香脂 150g　乳香（制）75g　没药（制）75g　地龙 150g　五灵脂（酒炒）150g　当归（酒炒）75g　香墨 12g　木鳖子（去壳去油）150g

【用法】以上十一味，除麝香外，其余木鳖子等十味粉碎成细粉，将麝香研细，与上述粉末配研，过筛，每 100g 粉末加炒糯米粉 30g 混合均匀，用水泛丸，干燥，每丸重 1.25g，密闭，防潮贮藏。打碎后口服，一次 1～2 丸，一日 2 次；小儿酌咸减。

【功用】散结消肿，化瘀止痛。

【主治】阴疽初起，皮色不变，肿硬作痛，多发性脓肿，甲状腺瘤，淋巴结炎，淋巴结结核，慢性囊性乳腺病。

散结灵胶囊

【来源】《部颁标准》。

【组成】乳香（醋炙）46.5g　没药（醋炙）46.5g　五灵脂（醋炙）93g　地龙 93g　木鳖子 93g　当归 46.5g　石菖蒲 62g　草乌（甘草银花炙）93g　枫香脂 93g　香墨 7.4g

【用法】制成胶囊。口服，1 次 3 粒，1 日 3 次。

【功用】散结消肿，活血止痛。

【主治】阴疽初起，皮色不变，肿硬作痛，瘰疬鼠疮。

【宜忌】孕妇忌服。

三十二、顶门疽

顶门疽，又名佛头疽，是指发于上星穴处的有头疽。明《外科启玄》："前脑疽，即脑痈。有生于囟门，有生于脑前、脑后、脑侧者；皆由当风睡卧，风寒入脑内，气血凝滞，遂生此证。"病多由膏粱厚味，辛辣炙搏，醇酒药石之品太过，脏腑蕴热，内生火毒，气血凝滞，结聚巅顶而成或由于当风睡卧，寒邪外袭，气血失调，逆于肉里所致。

对于本病的治疗，实证以清泄火毒为主，辅以解表散邪，通腑泄热；虚证以托补为主，辅以温补气血。

败毒流气饮

【来源】《疮疡经验全书》卷一。

【组成】人参　干葛　枳壳　桔梗　甘草　柴胡　防风　细辛　薄荷　川芎　羌活　芍药　独活　白芷　紫苏　天花粉

【用法】加生姜三片，大枣一个，水煎，食后服。

【主治】六腑与阴阳不调，气上热壅，而成瘰毒，伤于脑经，发为顶门痛。

内托流气饮

【来源】《疮疡经验全书》卷二。

【组成】人参　木香　黄耆　厚朴　甘草　紫苏　桔梗　官桂（冬加夏减）　槟榔　乌药　枳壳　当归　川芎　芍药　白芷

【用法】加生姜三片，大枣二枚，水煎服。

【主治】顶门痈。

【加减】或热，加柴胡、黄芩，去官桂。

救苦拔毒丹

【来源】《卫生鸿宝》卷二。

【组成】雄蜒蚰（背有白纹者是）二条　葱白三寸

【用法】上药捣烂，加雄黄、白及研匀，少加冰片、麝香，敷患处。

【主治】顶门疽，脑发，对口，发鬓，发眉。

三十三、对口疽

对口疽，又名对口、对口发、对口疮、对口疔、对口痈、落头疽、项疽、项中疽、脑疽、脑痈、脑后发、大疽等，是指生于脑后发际正中的有头疽。多由膀胱经湿热邪毒上壅或阴虚火炽、热邪上乘或七情所伤脏腑功能失调，致营卫不和而发病。《外科正宗》云："项强、头面焮热，口燥，恶心，呕吐者，邪在上也，宜清之；焮热肿痛，红色光亮，疼若有时，内脓胀痛者，急开之；将溃不溃，微热微红，不作腐溃者，脾胃虚者，宜补之；溃后腐肉不脱，脓水清稀，肿痛仍肿者，宜大补气血。"

六合回生丹

【来源】《疮疡经验全书》卷二。

【别名】六合夺命散（《证治准绳·疡医》卷二）。

【组成】真铅粉一两　轻粉　银珠　雄黄　乳香（蒻上炙黄）　没药（蒻上炙黄）各二分五厘

【用法】上药各择真正好者研为极细末。先用好苦茶洗净疮口，软绢拭干后，剖猪腰子片，用药一二分掺腰子上，却敷患上，待腰子发热如蒸，良久取去；若疮口出脓，不可手挤，第二日依前法再敷之，第三日亦敷之。恶甚可敷七八九次，疮小只敷一次可愈。猪腰子不发热勿治矣。

《证治准绳·疡医》：若臁疮日久不愈，用黄蜡少加黄丹，化摊纸上，量疮大小，裁其蜡纸，炙热，掺药一二分，粘在蜡纸上面，贴疮，绵帛缚住，任疮出尽恶水即愈。若患下疳，用猪腰子切作宽片，掺药，缚裹疳上，或以尖刀穿开猪腰子，纳药于内，笼套其疳亦良。

【功用】拔毒定痛。

【主治】

1.《疮疡经验全书》：溃心冷瘘。生于心窝，初起则心头如火热，其毒先内溃心包，方出皮肤，令人心神恍惚，盗汗多出，二目皆红，舌如鸡金背，里外俱热。

2.《证治准绳·疡医》：发背、痈疽溃烂，对口疮，臁疮，下疳。

【宜忌】《证治准绳·疡医》：羊、鱼、鹅、鸡、犬、鸭及发毒菜物俱忌之。

内消散

【来源】《慈幼新书》卷十一。

【组成】飞罗面（炒存性）　牙皂（煅）　没药　朱砂　雄黄　百草霜　巴豆（去油）　儿茶各一钱　巴豆壳（煅）七分

【用法】上为末。置舌上，冷水服之，泻二三次。五岁后用三分，幼者止一分。

【主治】诸般肿毒，发背，对口，恶疮。

无敌大将军

【来源】《先醒斋医学广笔记》卷三。

【别名】无敌丹（《外科方外奇方》卷二）。

【组成】桑柴灰（将柴另烧，取其炭火，置一大缸内，待其自化成白灰，取一斗，绵纸衬入淘箩内，清滚水淋下汁，瓷缸盛贮，淋至汁味不苦涩咸则止，将汁入瓷碗中，重汤寻浓如稀糊为度）　茄杆灰（淋制如前法）一斗　矿灰（即石灰，须柴烧者佳，淋汁如前法）一斗（三味熬调和匀，名三仙膏，亦可点痈疽之稍轻者，再和碱水熬膏一两，加入后开细药，则成全方。每三仙膏五两，配入）蟾酥三钱五分（酒化令匀） 梅花冰片二钱 真正牛黄一钱 珍珠二钱（三味俱研如飞面） 透明雄黄二钱 明矾三钱 朱砂一钱五分 白硼砂二钱（四味另研如飞面方妙） 真麝香（须用当门子，即麝香最上乘者，碾匀）一钱 铜青一钱五分 硇砂二分五厘 火消三钱 轻粉二钱 乳香二钱（打碎，人乳浸烂，研匀） 制没药一钱五分

【用法】上各为细末，和匀，再碾数千下，将前膏加入，搅得极匀，入瓷罐内，罐须小口者妙，以乌金纸塞口，封以好黄蜡，勿令一毫气走。每遇毒，取少许涂其顶，干则以米醋和蜜少许润之，其毒黑血或毒水暴出，即时松解。或用荞麦面调。若系疔疮，加铁锈黄一分，研如面和入。多涂其顶，信宿其根烂出。内服紫金锭一锭，须内府者方效。若系痈疽等症，别服蜡矾丸及托里解毒之剂。

【主治】痈疽、对口、疔疮、发背，一切无名恶肿毒。

【宜忌】忌着好肉上。

七圣汤

【来源】《辨证录》卷十三。

【组成】人参一两 生黄耆一两 当归一两 金银花二两 白术一两 生甘草三钱 肉桂一钱

【用法】水煎服。

【主治】对口痈，阴症大溃者；各处痈毒凡低陷而不能收口者。

三花汤

【来源】《洞天奥旨》卷五。

【组成】当归二两 川芎一两 生甘草五分 天花粉三钱 紫地丁一两 甘菊花五钱

【用法】水煎服。

【主治】对口初起。

万应膏

【来源】《医宗金鉴》卷六十二。

【组成】川乌 草乌 生地 白蔹 白及 象皮 官桂 白芷 当归 赤芍 羌活 苦参 土木鳖 穿山甲 乌药 甘草 独活 玄参 定粉 大黄各五钱

【用法】上十九味，定粉在外，用净香油五斤，将药浸入油内，春五、夏三、秋七、冬十，候日数已足，入洁净大锅内，慢火熬至药枯浮起为度；住火片时，用布袋滤去渣，将油称准，每油一斤，对定粉半斤，用桃柳枝不时搅之，以黑如漆、亮如镜为度，滴入水内成珠。薄纸摊贴。

【主治】痈疽，发背，对口，诸疮，痰核，流注。

凤仙膏

【来源】《绛囊撮要》。

【组成】凤仙花连根茎叶

【用法】捣烂敷患处，一日一换。

《不知医必要》本方用法：洗净风干，捶自然汁，入铜锅内不可加水，将原汁熬稠敷患处，一日一换。

【主治】

1.《绛囊撮要》：痈疽发背，杖疮蛇伤。

2.《不知医必要》：对口发背，鱼口便毒，及瘰病初起，一切肿毒之症。

【宜忌】已破者禁用。

丁壬汤

【来源】《医林纂要探源》卷十。

【组成】金银花三钱 蒲公英一钱 紫花地丁一钱 羌活一钱 独活一钱 防风五分 当归一钱 生黄耆一钱 生甘草一钱

【用法】水煎，温服。

【主治】对口，背疽。

【方论】蒲公英一名黄花地丁。方中有紫花、黄花二丁，又用二活行太阳经，属壬水，故有丁壬之名。

千金神草熏药方

【来源】《疡医大全》卷八引袁圣伯方。

【组成】千金草一握

【用法】捣烂，入小口砂锅内熬滚，将病人仰卧于有洞板门上，毒露洞中，以砂锅对洞熏之，少倾

疮口毒水如涎流出，病人快意为度。即将搭敷患处缚住，次日另熬，又熏，三次毒水流尽自愈。

【主治】发背、对口已成，肿痛势甚，或已溃未溃。

一气丹

【来源】《疡医大全》卷二十二引胡学海方。

【组成】斑蝥（去头足翅，糯米拌炒）五钱　乳香（去油）　没药（去油）各三钱　雄黄二钱　血竭一钱　麝香一钱五分　冰片七分五厘　玄胡索　玄参各五分

【用法】上为极细末。量疮大小施用，以膏贴上。

【功用】初起立消，已成易溃，已溃易敛。

【主治】一切痈疽，对口发背，无名肿毒。

大提药方

【来源】《本草纲目拾遗》卷七引《良方汇选》。

【组成】雄黄　藤黄　麝香各一钱　朱砂三分　蓖麻肉三钱　红升丹一钱五分

【用法】先将蓖麻研如泥，后和各药研烂，用瓶封贮，勿令泄气。同时围敷患处，四五日即消。

【主治】对口、发背、恶疽初起。

乌龙膏

【来源】《良方合璧》卷下。

【组成】当归　白及　连翘　蝉蜕　大红扛各二两　独活　羌活　川乌　草乌各一两　细生地　血余　大黄　银花　番木鳖各四两　麻黄一两五钱　泽兰一两五钱（上各药切片熬膏）　全蝎二两　穿山甲二两　蛤蚆五十只（活，放油内）　瞎地鳖蛇两条（活，放油内）　蜈蚣百条（大者，须活者）

【用法】上用麻油五斤，桐油八两，入锅内，并桃、柳、桑枝各三十段，每段长三寸许，生姜八两，葱八两，将枝煎枯取出，乃将瞎地鳖蛇放入锅内，急将锅盖揿住，蛇在油内跳跃不止，至不动时，又入活蛤蚆，然后，将山甲、全蝎、蜈蚣，并前药十六味，熬至药俱枯黑，乃滤去渣，将锅拭净，再以密绢仍滤油入锅，用文武火熬至滴水成珠，将锅离火，再入上好洋丹三斤，以一手下丹，一手持硬木棍，不住手搅匀成膏，再入后药：

乳香、没药各三两，去油，麝香、冰片各五钱，四味另研，徐徐添入，搅匀成膏，收贮听用。恶疮未成者，贴之即消；已成者，贴之即溃。

【功用】去腐止痛，拔毒收敛。

【主治】痈疽发背，对口搭手，一切无名肿毒。

红粉

【来源】年氏《集验良方》卷六。

【组成】红粉四钱　乳香二钱（去油）　没药二钱（去油）　儿茶二钱　珍珠一钱（豆腐内煮）

【用法】上为细末。先用酒洗疮，棉花拭净，将药掺上，温水蘸竹纸贴上，一日一洗。

【主治】发背、对口疮不收口。

水仙膏

【来源】《验方新编》卷十一。

【组成】水仙花苞

【用法】用黄糖或红沙糖和捣如泥。敷之。

此物鲜者平时难得，干则力缓，须存放阴湿处，不可入土，以备急用。

【功用】止痛，生肌，收口。

【主治】对口、发背、乳痈、鱼口、便毒，一切恶毒，无论已破未破，及悬痈诸疮久不收口者。

云台膏

【来源】《理瀹骈文》。

【别名】夔膏。

【组成】生大黄五两　木鳖仁三两　玄参　生地　忍冬藤　生甘草节　南薄荷　土贝母　朴消各二两　生黄耆　当归各一两六钱　茅苍术　羌活　独活　防风　连翘　香附　乌药　陈皮　青皮　天花粉　川芎　白芷　山栀　赤芍　苦杏仁　桃仁　生草乌　生川乌　生南星　生半夏　生黄柏　黄连　细辛　五倍子　僵蚕　生山甲　蜈蚣　全蝎　露蜂房（有子者佳）　黄芩　蝉蜕　蛇蜕　干地龙　蟾皮　生牡蛎　皂角　红花　蓖麻仁各一两（或用三两）　发团二两四钱　甘遂　大戟　延胡　灵脂　远志　郁金　荆芥　蒲黄各一两　蜘蛛七个　生姜　葱白　大蒜头各四两　槐枝柳

枝 桑枝各八两 苍耳草全株 凤仙草全株 野紫苏（背青面红者是） 紫地丁 益母草（鲜者）一斤（干者）二两 石菖蒲二两 川椒一两

【用法】共用油三十斤，分熬丹收，再入铅粉（炒）一斤，净松香八两，金陀僧、陈石灰（炒）、黄蜡各四两，漂铜绿、枯矾、生矾、银朱、扫盆粉、明雄、制乳香、制没药、官桂、丁香、樟脑、苏合香油各一两，白芥子五钱，广木香一两，牛胶四两（酒蒸化，如清阳膏下法），麝香酌加成膏。摊贴。

【主治】发背、搭手、对口、发疽、颈核、乳痈、肚痈、腰痈、一切无名肿毒，附骨流注与恶毒顽疮，蛇犬伤。

【加减】疔毒，加拔疔药贴；重症，外加掺药，敷药助之。

【方论】此膏寒热攻补并用，初起能消，已成能溃，已溃能提，毒尽自敛，不必服解毒托里之药，亦不假刀针升降丹药捻等物，且能定痛，可以眠食，故元气不伤，虚人无补亦能收功。凡属阳者并治，即半阴半阳之证亦治。

八宝红灵丹

【来源】《应验简便良方》卷下。

【组成】真豆砂（要明亮好）五钱 明雄黄（老色）三钱 西月石五钱 青礞石（煅红，用米醋淬七次）一钱 真神金（顶好）三十张 西血珀四块 当门子三钱 大梅片二钱

【用法】入乳钵内乳碎，不见金星，再乳好，再将前各研细末如灰，合入金箔内，再乳数次，可无响声如水，下大梅片二钱，再乳数百下，可点眼内，无砂不痛，用瓶贮收，不可泄气。年久加好冰片更好。初起痈疽、对口疔疮，真米醋调搽患处数次；指头生疔，用鸡蛋一个，敲一小孔，纳药五厘入蛋内，搅匀套指头上；大小男女生白蛇串（即腹边一路红点是也），用药三五厘，米醋调搽；小儿急惊风，用此二三厘吹入鼻内；一切痧症，手足厥冷，上呕下泻，用些微点入眼角内（男左女右），用药五厘，手足厥冷，姜汁调服，手足热忌姜，开水调送下，盖被出汗立愈；风火烂眼弦，用药点大小眼角内；妇女月水不调，小肠作气，用药三分，童便、米醋各半调服一二次；

盖被出汗；汤火伤人及跌打损伤，用药一二分，米醋、童便调服。汤火伤，外用麻油调搽；跌打损伤，用米醋调搽伤处；咽喉肿痛，用药吹患处数次，须徐徐咽下咽喉；阴证用药三分，姜汁一茶匙，开水送下。

【主治】痈疽对口，疔疮初起，指头生疔，白蛇串，小儿急惊风，痧症手足厥冷，上吐下泻，风火烂眼弦，妇女月水不调，小肠作气，汤火伤，跌打损伤，咽喉肿痛。

【宜忌】忌发物。

硇砂膏

【来源】《饲鹤亭集方》。

【别名】外科硇砂膏（《全国中药成药处方集》杭州方）。

【组成】鲜桃枝 柳枝 桑枝 槐枝各五尺 大山栀八十个 头发一两二钱 象皮 炒甲片各六钱

【用法】上用麻油四斤，煠枯去滓，再熬至滴水成珠，后下飞黄丹一斤半，成膏，加入真硇砂三钱，血竭一钱，儿茶二钱，三味预研细，共搅极匀，出火气听用。贴患处。

【功用】化腐消坚，生肌收口。

【主治】痈疽发背，对口疔疮，痰核痞块，破烂恶疮，一切无名肿毒。

七圣汤

【来源】《治疗汇要》卷下。

【组成】人参（或用党参） 黄耆（生） 当归 白术各一两 金银花二两 白芥子三钱 肉桂一钱

【主治】对口，阴症大溃，或低陷不能收口者。

铁箍散

【来源】《经验各种秘方辑要》。

【组成】鲜鸭蛋十个（用黄，煎油） 虾蟆头三个（炭火烧存性） 银珠三钱

【用法】同蛋油搅匀，入瓷瓶内封口，勿令泄气。用鹅毛将油扫疮边周围，留顶以出毒气。

【功用】束疮根。

【主治】痈疽发背，诸般肿毒，对口诸毒痛不

可忍。

万应化毒膏

【来源】《医学探骊集》卷六。

【组成】漳丹七两五钱　宫粉八钱　铜绿四钱　大绿四钱　生山甲四片　香油一斤

【用法】将前四味药，细研各包，用大铁锅一个，将香油入内，再将生甲片入油内，微火熬之，俟甲片浮起捞出，将漳丹慢慢撒在油内，俟其变色，再将宫粉等三味，慢慢撒在其内，此三味最易发锅，不可撒聚，滴水成珠，取下放凝。外敷用。

【主治】对口。初起紫红板硬，结成一片，并无头可寻，直至十数日，其内已溃，外必出数头，与蜂房相似者。

五虎神效膏

【来源】《丁甘仁家传珍方选》。

【组成】蜈蚣六钱　生军　川乌　全蝎　苦杏仁各六钱　白芍　羌活　苏合香　黄耆　玄参　甘草节　皂角各五钱　白及　赤芍　连翘各八钱　独活五钱　生地　乌药　白蔹　乳香　官桂　当归　木鳖子肉　苦参　炙没药各八钱　蛇蜕三钱　血酥一两　蜂房（带子最好）四两　活大蟾二只（小者三只）

　　　　方中血酥，疑是"血竭"。

【用法】外加桃、柳、槐、枣、桑五种树枝各八钱，用真麻油十一斤熬，去滓，红丹适量收膏。外贴患处。

【功用】未成即消，已成即敛。

【主治】一切无名肿毒及搭背、对口、大小痈疖；并治头风痛。

万灵黑虎丹

【来源】《中国医学大辞典》引马氏方。

【组成】蜈蚣（烘）　全蝎（烘）　僵蚕（炙）各七条　穿山甲（炙）七片　磁石（飞）　公丁香（炒）　母丁香（炒）　元寸香　冰片各一钱

【用法】上为极细末，收入小口瓶，勿令泄气。每用少许，掺膏药上贴之。初起即消，已成即溃，已溃即敛。

【功用】提毒拔脓，消肿止痛。

【主治】痈疽，发背，对口。

拔毒膏

【来源】《全国中药成药处方集》（沈阳方）。

【组成】山栀八十个　木鳖子二十五个　象皮二两　穿山甲五十片　血竭五钱　巴豆仁二十五个　儿茶　乳香　没药　硼砂各五钱　香油四斤

【用法】将香油煠枯，入木鳖子、象皮、穿山甲、巴豆仁、栀子煠化，滤滓，入适量樟丹收膏，将血竭、儿茶、乳香、没药、硼砂共研细末，熔化入内，搅匀即成。将患处使温沸水洗净，量大小摊膏贴之。

【功用】活血散瘀，消肿止痛排脓。

【主治】发背、对口、搭手，焮赤高肿，疼痛发热，溃后久不收口。

救苦膏

【来源】《全国中药成药处方集》（沈阳方）。

【组成】大黄二两　花粉七钱　牙皂八钱　蓖麻子二两　全蝎七钱　枳壳八钱　生地黄一两　桃仁七钱　白芷八钱　草乌一两　五倍子七钱　莪术一两　羌活　麻黄　肉桂　红大戟各八钱　香附　厚朴　穿山甲各七钱　蛇蜕五钱　当归一两五钱　甘遂　木鳖子各二两　川乌一两　三棱一两　巴豆　黄柏各八钱　芫花　杏仁　防风　独活　槟榔　细辛　玄参各七钱　黄连五钱　蜈蚣十条

【用法】上用麻油五十两，入群药浸数日，用慢火熬之，待滴水成珠后将药除去，兑入黄丹二十四两，密陀僧四两，成膏待用。贴患处。

【功用】解毒，散风，活血。

【主治】风寒湿痹，腰腿作痛，筋骨麻木，四肢不仁，半身不遂，口眼㖞斜，癥瘕积聚，肚腹疼痛；女子经血不调，赤白带下；膨闷胀饱，水臌痃疟，对口，无名肿毒。

三十四、蠹疽

蠹疽，亦名缺盆疽、锁骨疽、发历疽、石疽、历疮，是指生于锁骨上窝处之痈。《洞天奥旨》："蠹疽者，疽生于缺盆之穴也。缺盆属足阳明胃经也，胃乃多血多气之腑。缺盆生疽，阳症居多，苟不慎疾，不戒恼怒，不断房劳，必变阴症，不可信为阳症，而妄用消火败毒之药也，俗名历发疽。十日可刺，刺之有脓者，阳疽也；刺之无脓者，阴疽也，俗称之曰石疽。言其如石之坚，刺之不应也。更有一头未已，再生四五头，子母大小不等，又名历疮，其势虽轻，其毒更重，生至心者死。倘有白脓赤肿，疮不黑陷，饮食知味者生。治法总不外补以化毒也。"治宜清热、解毒、利湿；内治与外治相配合。余治法同外痈。

消蠹汤

【来源】《洞天奥旨》卷七。
【组成】金银花一两 蒲公英五钱 人参一钱 生甘草三钱 玄参五钱 青蒿五钱 天花粉三钱 葛根一钱 生地三钱
【用法】水煎一碗服。初起者，二剂即消。
【主治】蠹疽。
【宜忌】宜断欲、戒怒。

三十五、肩疽

肩疽，又名疵痈、丁疽，是指疽之生于肩部者。生于肩中廉（肩峰中部），名肩中疽；生于肩前廉（肩峰前侧），名干疽；生于肩后廉（肩峰后侧），名过肩疽。多由风热郁结，或负重所伤，瘀血凝结而发。治宜清热解毒，活血祛风。

消毒饮

【来源】《疮疡经验全书》卷二。
【组成】人参 紫苏 前胡 川芎 黄芩 桔梗 羌活 独活 枳壳 茯苓 甘草 防风 赤芍
【用法】水煎服。
【主治】肩疽。

内托定痛散

【来源】《疮疡经验全书》卷三。

【组成】人参 黄耆 地黄 白芷 川芎 赤芍 防风 赤苓 甘草 乌药 桂心 枳壳 桔梗 木香
【用法】加生姜二片，大枣一枚，水煎，不拘时服。
【主治】肩疽。

释担汤

【来源】《医林纂要探源》卷十。
【组成】金银花一两 土茯苓一两 漏芦五钱 当归五钱 大枣八两
【用法】酒煎服。
【主治】肩疽搭背，多生于劳力担负之人，使肩背气血不得舒，又感寒暑风湿，故血郁热而成毒。

三十六、恶疽

恶疽，是指疽疮发病突然，疼痛异常，甚至可致人死亡者。《辨证录·恶疽门》："人有四肢之间，或头面之上，忽然生疽，头黑皮紫，疼痛异常，此阳症之毒也，治不得法，亦能杀人。盖阳症之毒，其势甚骤，不亟用散毒之药，则养成大横，蔓延难收，小毒变成大毒。"治宜清热、解毒、凉血。

消疽散

【来源】《辨证录》卷十三。

【组成】生地三钱　连翘三钱　忍冬藤一两　白芷三钱　夏枯草一两　地榆三钱　天花粉三钱　生甘草二钱　当归一两

【用法】水煎服。未溃，二剂则消；已溃，四剂痊愈。

【功用】补血散毒，凉血清火。

【主治】恶疽，四肢之间，或头面之上，忽然生疽，头黑皮紫，疼痛异常。

顾耳汤

【来源】《洞天奥旨》卷五。

【组成】柴胡二钱　白芍二两　金银花二两　熟地二两　当归一两　天花粉五钱　生甘草三钱

【用法】水数碗，煎一碗半，饥服，一连二剂。若十日之后此方救之亦可生，然脾胃一坏恐难救。

【主治】耳前初发恶疽。

三十七、附骨疽

附骨疽，又称贴骨疽、骨痈、贴骨痈，是指毒邪深沉、附着于骨的疽疮。其特点是多发于四肢长骨，局部胖肿，附筋着骨，推之不移，疼痛彻骨，溃后脓水淋漓，不易收口，可成窦道，损伤筋骨。《灵枢·痈疽》中就有："发于股胫，名曰股胫疽。其状不甚变，而痈脓博骨，不急治，三十日死"的记载。唐《备急千金要方》整理了唐以前各家的观点，指出："凡附骨疽者，以其无破附骨成脓，故名附骨疽。喜著大节解中，丈夫、产妇喜著髀中，小儿亦中脊背。大人急著者，先觉痛，不得动摇，按之应骨痛，经日便觉皮肉渐急，洪肿如肥状是也"，《刘涓子鬼遗方》记载了"脓出不止，壮热，碎骨"的临床症状，《医方类聚》引《备预百要方》又着重指出本病具有"乍寒乍热，小便黄赤，大便秘结"的症状，清《疡医大全》强调尽快地取出腐骨是治愈本病的关键所在。

本病好发于2~10岁的男孩，发病部位以胫骨为主，其次为股骨、肱骨、桡骨。发病急骤，先有全身不适，寒战，高热，口干，溲赤，便秘；初起患肢疼痛彻骨，1~2日内即不能活动。继之皮肤微红微热，胖肿骨胀。如发生在大腿部时，红肿则不易觉察，病变的骨端具有深压痛和叩击痛，可作为本病早期诊断的重要依据。大约在发病后3~4周化脓，此时身热持续不退，局部色红胖肿，骨胀明显。溃脓后，脓出初稠后薄，淋漓

不尽，不易收口则成窦道。患处可摸到骨骼粗大，高低不平，以药线或探针探之，常可触及粗糙死骨，此时即转为慢性附骨疽。此后常反复发作，流脓，瘘管经久不愈，或时发时愈，窦口周围常并发湿疮、脓疱以及色素沉着。窦口凹陷，死骨可能是一大块，也可能是数小块，小的常能自行排出，大的不能自出，必须待死骨排出，疮口方可愈合。

治疗以清热解毒、化湿和营为大法，分期辨证论治，湿热瘀阻者，治宜清热化湿，行瘀通络；热毒炽盛者，治宜清热化湿，和营托毒；后期脓毒蚀骨者，治宜调补气血。

牛屎熏方

【来源】《刘涓子鬼遗方》卷五。

【组成】苦瓠　牛屎

【用法】将苦瓠截除底，断其鼻；用牛屎着地上烧，以无底瓠笼屎上，引烟从瓠空中出，以疮着烟上薰之，自然止，过三度即除。

【主治】头疮、恶疮，骨疽。

连翘汤

【来源】《外台秘要》卷三十四引《集验方》。

【组成】连翘　升麻　杏仁（去皮尖）　射干　防

己　黄芩　大黄　芒消　柴胡各三两　芍药　甘草（炙）各四两

【用法】上切。以水九升，煮取三升，分服。

【主治】

1.《外台秘要》引《集验方》：妒乳乳痈。

2.《圣济总录》：附骨疽。

【宜忌】忌海藻，菘菜。

五香连翘汤

【来源】《备急千金要方》卷五。

【别名】五香散（《太平圣惠方》卷九十）。

【组成】青木香　熏陆香　鸡舌香　沉香　麻黄　黄芩各六铢　大黄二两　麝香三铢　连翘　海藻　射干　升麻　枳实各半两　竹沥三合（一方不用麻黄）

【用法】上锉。以水四升，煮药减半，纳竹沥，煮取一升二合，儿生百日至二百日，一服三合；二百日至期岁，一服五合。

【主治】小儿风热毒肿，肿色白，或有恶核瘰疬，附骨痈疽，节解不举，白丹走竟身中，白疹瘙痒不已。

黑鲫膏

【来源】方出《备急千金要方》卷二十二，名见《三因极一病证方论》卷十五。

【组成】鲫鱼（破腹，勿损，纳白盐于腹中，以针缝之，于铜器中火上煎之令干）

【用法】上为末。敷疽疮中；无脓者，以猪脂和敷之。小疼痛，无怪也，十日愈。

【主治】

1.《备急千金要方》：久疽。

2.《三因极一病证方论》：附骨疽，肿热，未破已破，或脓出不愈。

五香汤

【来源】《幼幼新书》卷三十五引《婴孺方》。

【组成】木香　熏陆香　海藻各一分　麝半两　沉香　枳实（麸炒）　升麻　射干各二分　大黄八分　竹沥三合

【用法】以水四升，下沥，煮一升二合，分温服之。

【主治】小儿风热毒肿色白，或恶核瘰疬，附骨痈疽，节解下丹白色，游走遍身，白隐疹。

天灵盖散

【来源】《太平圣惠方》卷六十二。

【组成】天灵盖一两（烧灰）　狗头骨半两（烧灰）　白矾半两（烧灰汁尽）　麝香一钱（细研）　黄连一分（去须）　黄柏一分

【用法】上为细散，研入麝香令匀。每使，先煎甘草汤洗，拭干，用生油调涂之。

【主治】附骨疽，肿痛有脓，久不瘥。

牛黄散

【来源】方出《太平圣惠方》卷六十二，名见《普济方》卷二八七。

【组成】牛黄一分（细研）　麝香一分（细研）　木香一分　丁香一分　茴香子一分　乳香一分（细研）　朱砂一分（细研）　雄黄一分（细研）　黄丹一分　黄柏一分（锉）　苦参一分（锉）　腻粉一分

【用法】上为细散，入研了药，同研令匀。剪单纸条子，看疮眼子大小，每一条子纸，用药末一字以下，撚药末在纸条子内，纴于疮中，不计近远。如药无力，纸纴子自退，即依前更用药末，为纸纴子更纴，候纸纴渐短，直至好瘥为度。若患恶疮，不计任甚处，看疮眼大小，皆用纴子，不计个数，以愈为度。

【主治】附骨疽，及一切恶疮。

皂荚膏

【来源】《太平圣惠方》卷六十二。

【组成】皂荚十挺（麞茢融者，细研）　吴茱萸二两（末）　杏仁一两（汤浸，去皮，炙，研如泥）　水银一两（以李枣瓤同研令星尽）

【用法】上以醋三升，煎皂荚取一升五合，滤去滓，下茱萸、杏仁，以文火熬成膏，次下水银和匀，置不津器中。于故帛上涂贴于患处。

【主治】附骨疽，肿痛。

鸡骨散

【来源】方出《太平圣惠方》卷六十二，名见《圣济总录》卷一二九。

【组成】一岁乌雌鸡骨一两（烧灰）　三家桐材（棺）屑一两（烧灰）　三家炊草一两（烧灰）

【用法】上为细末。每用少许，纳于疮中。碎骨当出，即愈。

【主治】附骨疽不愈，愈而复发，骨皆从疮孔中出者。

抵圣散

【来源】《博济方》卷五。

【组成】滴乳香　腻粉　白矾（烧存性）各等分

【用法】上为细末。每遇患时，先用盐酱水洗之，以津唾调之，贴疮上。

【主治】骨疽疮，及冷漏久不合者。

云母膏

【来源】《苏沈良方》卷九引《博济方》。

【组成】云母（光明者，薄揭先煮）　消石（研）甘草各四两　槐枝　柏叶（近道者不堪）　柳枝桑白皮各二两　陈橘皮一两　桔梗　防风　桂心苍术　菖蒲　黄芩　高良姜　柴胡　厚朴　人参芍药　胡椒子　龙胆草　白芷　白及　白蔹　黄耆　芎䓖　茯苓　夜合花　附子（炮）各半两（锉，次煎）　盐花　松脂　当归　木香　麒麟竭没药　麝香　乳香各半两（为末）　黄丹十四两（罗）　水银二两　大麻油六斤

【用法】上先炼油令香，下云母良久，投附子以上药，候药焦黄，住火令冷，以绵滤去滓，始下末，皆须缓火，常以柳木篦搅，勿停手，滤毕，再入铛中，进火，下盐花至黄丹，急搅，须臾色变，稍益火煎之，膏色凝黑，少取滴水上，凝积不粘手，即下火，先炙一瓷器令热，倾药在内，候如人体温，以绢袋子盛水银，手弹在膏上如针头大，以蜡纸封合，勿令风干，可三二十年不损。发背，先以败蒲二斤，水三升，煮三五沸，如人体温，

将洗疮帛拭干，贴药，又以药一两，分三服，用温酒下，未成脓者即愈，更不作疮瘰疬；骨疽毒穿至骨者，用药一两，分三服，温酒下，甚者即下恶物，兼外贴；肠痈，以药半两，分五服，甘草汤下，未成脓者当时消，已有脓者随药下脓，脓出后，每日酒送下五丸，如梧桐子大，脓止即住服；风眼，贴两太阳；肾痈并伤折痛不可忍者，酒下半两，老少更以意加减，五日一服取尽，外贴包裹，当时止痛；箭头在肉者，外贴，每日食少烂绿豆，箭头自出；虎豹所伤，先以甘草汤洗，后贴，每日一换，不过三贴；蛇狗伤，生油送下十丸，如梧桐子大，仍外贴；难产三日不生者，温酒下一分，便下；血晕欲死，以姜汁和小便半升，温酒送下十丸，如梧桐子大，死者复生；胎死在腹，以榆白汤下半两，便生；小肠气，茴香汤下一分，每日一服，血气，当归酒下一分，每日一服；中毒，温酒洗汗袜汁，每日一服，吐泻出恶物为度；一切痈疽疮疖虫虺所伤，并外贴。

【主治】发背，瘰疬，骨疽，肠痈，风眼，肾痈，伤折痛不可忍，难产，血晕欲死，死胎，小肠气，中毒，一切痈疽疮疖，虫虺伤。

【宜忌】忌羊肉。

五香连翘汤

【来源】《圣济总录》卷一二八。

【别名】连翘散（《普济方》卷二八九）。

【组成】木香　独活（去芦头）　射干　连翘各三分　甘草（炙，锉）　桑寄生（锉，炒）　升麻（锉）　沉香（锉）　鸡舌香　乳香（研）各半两大黄（锉，微炒）一两半　麝香（研）一分

【用法】上药除研者外，为粗末，再入麝香、乳香同研拌匀。每服五钱匕，水一盏半，煎至八分，下竹沥半合，滤去滓，空心温服。快利为度，未利再服。

【主治】附骨痈，结核脓水肿痛，心腹气满。

牛胶散

【来源】《圣济总录》卷一二八。

【组成】牛皮胶（黄明者，慢火炙令燥）　甘草（用水一盏蘸炙，水尽，锉）各半两

【用法】上为散。每服二钱匕，空心浓煎木贼汤调下。复取药末以井水调膏，看疮大小，摊纸贴之。

【主治】附骨疽。

甘草汤

【来源】《圣济总录》卷一二八。

【组成】甘草（炙）二两 露蜂房一两

【用法】上锉。以水五升，煎至三升，去滓，以故帛二片浸汤中，更互洗疮上，一日二三次。

【主治】附骨疽。

蛇皮散

【来源】《圣济总录》卷一二八。

【别名】三生散（《保命集》卷下）。

【组成】蛇皮 露蜂房 乱发各半两

【用法】上烧灰存性，研细。每服二钱匕，温酒调下，一日三次。

【主治】附骨疽肿，根在脏腑。

淋渫贯众汤

【来源】《圣济总录》卷一二八。

【组成】贯众 地骨皮（锉） 谷精草 枇杷叶（拭去毛，炙） 荆芥（去梗） 蜀椒（去目并合口者）各一两

【用法】上为粗末。以水三升，煮取二升，和滓淋渫，蘸布帛拓之。

【主治】附骨疽，生股上伏肉间。

密陀僧散

【来源】《圣济总录》卷一二八。

【组成】密陀僧 自然铜各半两 杏仁（去皮尖双仁）二十七枚

【用法】用苦竹筒一枚，入药在内，纸封筒口，慢火煨，候筒黄色取出，研细末。看疮肿大小用药，以新汲水调匀，用鸡翎扫药涂。甚者不过二七日效。

【主治】附骨疽。

槲皮散

【来源】《圣济总录》卷一二八。

【组成】槲皮三两（烧令烟尽）

【用法】上为细散。每服二钱匕，空腹米饮调下，日晚再服。

【主治】附骨疽。

天灵盖散

【来源】《圣济总录》卷一二九。

【组成】天灵盖（酥炙）一两 狗骨（烧灰）一两半 白矾（烧灰）一两半 麝香（研）一钱

【用法】上为散。干敷疮口，日三五上。以愈为度。

【主治】附骨疽疮及阴疮久不愈。

天南星散

【来源】《圣济总录》卷一二九。

【组成】天南星（炮） 附子（炮裂，去皮脐）黄柏（去粗皮）各半两 铅丹（研）一分 麝香（研）半分

【用法】上药除麝香、铅丹外，捣罗为散，入二味和匀。干敷疮上，一日三五次。

【主治】附骨疽。

内消小豆散

【来源】《圣济总录》卷一二九。

【别名】小豆散（《普济方》卷二八七）。

【组成】赤小豆一合 糯米（炒黑）五合

【用法】上为散，水调如糊。摊故帛上涂贴，干即易之。

【主治】附骨疽。

牛胶散

【来源】《圣济总录》卷一二九。

【组成】水牛皮胶（炙焦）

【用法】上为细散。涂敷疮上，用生鲤鱼破开，外面贴定。时看有小虫出，更以盐汤洗，敷上药，

再以鱼贴，虫出尽，更敷药。

【主治】附骨疽，积年发脓，骨出不愈。

乌鸡散

【来源】《圣济总录》卷一二九。

【组成】乌雌鸡骨（烧灰） 牛梧木（刮，烧灰，三家者） 炊单（烧灰，三家者）各一两

【用法】上为细末。涂敷疮上，一日三至五次。碎骨出即愈。

【主治】附骨疽久不愈，骨从疮口出者。

乱发汤

【来源】《圣济总录》卷一二九。

【组成】乱发灰半两 杏仁（捶碎）二十一个 甘草（锉）五寸 盐花半两

【用法】上以浆水五升，煎至三升，滤去滓，通手洗疽上，每日二三遍。若有脓血，洗取净后，以绢帛缚定。

【主治】附骨疽。

败酱汤

【来源】《圣济总录》卷一二九。

【组成】败酱二两 大黄（锉，炒）一两 桃仁二两

【用法】上为粗末。每服五钱匕，先取皂荚刺一两，锉碎，以水二盏，煎至一盏半，漉出，下药及朴消一钱，同煎至八分，去滓，空心温服。

【主治】附骨疽。

秦艽散

【来源】《圣济总录》卷一二九。

【组成】秦艽（去苗土）

【用法】上为散。涂敷疮上，以帛缚定口二三次。

【主治】附骨疽久不愈，或愈年岁再发。

楸叶涂敷方

【来源】《圣济总录》卷一二九。

【组成】楸叶（阴干）一两 猪胆半两

【用法】上相和，捣烂。涂于疮上，封之。

【主治】附骨疽。

漏芦汤

【来源】《圣济总录》卷一二九。

【组成】漏芦（去芦头） 升麻 连翘 麻黄（去根节）各一两 大黄 防己 木香 白蔹 沉香各三分

【用法】上为粗末。每服五钱匕，水一盏半，加竹叶七片，煎至一盏，搅匀，去滓，空心温服。取利三两行，未利再服。

【主治】附骨疽。

麒麟竭散

【来源】《圣济总录》卷一二九。

【组成】麒麟竭 槟榔（锉） 黄连（去须） 马肠根各一两

【用法】上为散。先以油炒葱豉，入腻粉半钱和捣，捻作饼子一片，用盐浆水洗疮后，用饼拓疮上，以生帛缚定。三日后，再用盐汤洗，即涂敷散子，每日三五次。

【主治】附骨疽。

麝香散

【来源】《圣济总录》卷一二九。

【组成】麝香（研）一分 麒麟竭 密陀僧（煅）各一两

【用法】上为细散。先用盐汤洗疮拭干，取活鳝鱼一条锉细研，拓疮上一宿，明旦揭看有虫，即去，再拭干，涂敷散子，每日三五次。

【主治】附骨疽，久不愈。

内消升麻汤

【来源】《圣济总录》卷一三〇。

【组成】升麻 大黄（炒） 黄芩（去黑心） 当归（切，焙） 枳壳（去瓤，麸炒）各一两 甘草（炙）半两 芍药一两半

【用法】上为粗末。每服五钱匕，水二盏，煎一盏，去滓，空心温服，日晚再服。

【主治】

1. 《圣济总录》：痈肿。

2. 《外科精义》：疮疽，大小便秘。

3. 《杏苑生春》：附骨疽。

麻黄左经汤

【来源】《三因极一病证方论》卷三。

【组成】麻黄（去节）　干葛　细辛　白术（切，米泔浸）　茯苓　防己　桂心（不见火）　羌活　防风　甘草（炙）各等分

【用法】上为粗末。每服四钱，以水二盏，加生姜三片，大枣一枚，煎至七分，去滓，空腹服。

【主治】

1. 《三因极一病证方论》：风寒暑湿流注足太阳经，手足挛痹，行步艰难，憎寒发热，无汗恶寒，或自汗恶风，头疼眩晕，腰重关节痛。

2. 《证治准绳·疡医》：附骨疽、咬骨疽发于腿之后面。

【加减】自汗，去麻黄，加桂、芍药；重者，加术、橘皮。无汗，减桂，加杏仁、泽泻，所加等分。

赤术丸

【来源】《三因极一病证方论》卷十五。

【组成】赤术一斤（米泔浸三宿，取出洗净，晒干，再以大麻腐汁浸术，上余二寸许，入川椒二十一粒，葱白七根煮黑油出，洗净，焙干，称）　破故纸（炒）　川楝（锉，炒）　茯苓　舶上茴香（炒）　杜茴香　白芷　桃仁（去皮尖，炒）各半斤

【用法】上为末。炼蜜为丸，如梧桐子大。每服五十丸，温酒、盐汤任下。

【主治】附骨疽，脓出淋漓，久久不愈，已破未破。

蟾蜍膏

【来源】《三因极一病证方论》卷十五。

【组成】大虾蟆一个　乱发一块（鸡子大）　猪脂油一斤

【用法】同煎二物略尽，滤去滓，凝如膏。贴之。凡欲贴疮，须先以桑白皮、乌豆煎汤，淋洗，拭干，以龙骨煅为粉，掺疮四边令易收，然后方用贴药。

【主治】附骨疽。久不愈，脓汁败坏，或骨从疮孔出。

麻药

【来源】《医事启源》引纪州华冈氏方。

【组成】曼陀罗花八分（陈旧者佳，新者发呕）　草乌头二分　白芷二分　当归二分　川芎二分

【用法】上为粗末。空心服之。须臾，心气昏晕，手足顽痹，或沉眠不觉，或闷乱发狂，乘时施治。既而饮之以浓茶，又与黄连解毒加石膏汤，二三时乃醒。如目眩咽干神气不复者，用黑豆汤即解。倘其不醉者，更饮温酒。或乘辇动摇必醉。

【功用】麻醉。

【主治】乳岩结毒，淋漏便毒，附骨疽及跌损脱臼。

内托羌活汤

【来源】《兰室秘藏》卷下。

【组成】肉桂三分　连翘　炙甘草　苍术　橘皮各五分　当归梢　防风　藁本各一钱　黄芪一钱五分　黄柏（酒制）　羌活各二钱

【用法】上锉，都作一服。水二盏，酒一盏，煎至一盏，去滓，稍热空心服，以夹衣盖痈上，使药力行罢，去盖之衣。

【主治】足太阳经中左右尺脉俱紧，按之无力，尻臀生痈，坚硬肿痛大作。

内托黄芪汤

【来源】《兰室秘藏》卷下。

【别名】内托黄芪柴胡汤（《东垣试效方》卷三）、内托芪柴汤（《医学入门》卷八）、内托芪柴酒煎汤（《疡科选粹》卷二）。

【组成】生地黄一分　黄柏二分　肉桂三分　羌活五分　当归梢七分半　土瓜根（酒制）　柴胡梢各一钱　连翘一钱三分　黄芪二钱

【用法】上锉，都作一服。酒一盏，水二盏，煎至

一盏，去滓，空心热服。

【主治】小儿附骨痈，不辨肉色，浸肿，皮泽木硬，疮势甚大，其脉左三部细而弦，按之洪缓微有力。

黄耆肉桂柴胡酒煎汤

【来源】《兰室秘藏》卷下。

【别名】内托黄耆酒煎汤（《东垣试效方》卷三）、内托酒煎汤（《医学入门》卷八）、黄耆柴胡汤（《杏苑生春》卷八）、内托酒煎散（《外科大成》卷二）、托里黄耆汤（《医学正传》卷六）、柴胡黍粘子汤（《疡科选粹》卷二）。

【组成】黄耆 当归梢各二钱 柴胡一钱五分 黍粘子（炒） 连翘 肉桂各一钱 升麻七分 炙甘草 黄柏各五分

【用法】上锉。好糯酒一大盏半，水一大盏半，同煎至一大盏，去滓，空心温服。少时便以早饭压之，不致大热上攻中上二焦也。

【主治】附骨痈，坚硬漫肿，不辨肉色，行步作痛，按之大痛。

狗宝丸

【来源】《济生方》卷八。

【别名】寸金丸、返魂丹、再生丸、追命丹、延寿丸、来苏丸、知命丸、得道丸（《御药院方》卷十）、寸金丹（《外科精义》卷下）、来苏丹、知命丹（《赤水玄珠全集》卷二十九）、黍米寸金丹、延寿丹（《外科正宗》卷一）、百生丸（《疡科选粹》卷二）。

【组成】狗宝一两（生用） 蟾酥二钱 乳香（别研） 没药（别研） 雄黄 硇砂 轻粉 麝香 铅白霜 粉霜（别研）各一钱 金头蜈蚣七个（头尾脚足炙黄色，研如泥） 乌金石二钱 鲤鱼胆七个（干者用之，去皮，腊月者佳） 狗胆一个（干者用之，去皮，黑狗者，腊月者好） 头胎孩儿乳一合 黄蜡三钱

【用法】上先将头胎孩儿乳、黄蜡放在铫内，文、武火化开，用前药末和成剂，放在瓷器内。要用，旋丸如麻子大两丸；如病大，三丸；用白丁香七个（直者为妙），以新汲水化开，送下狗宝丸。腰

以下病，食前服；腰以上病，食后服。如人行三里，用热葱白粥投之，即以衣被盖定，汗出为度。以后只吃瓜齑白粥，常服十奇散，留头四边，以乌龙膏贴之。

【主治】

1.《济生方》：痈疽发背，附骨疽，诸般恶疮。

2.《御药院方》：发背、脑疽、气疽、痈肿，遍身附骨肿痛，先觉时饮水，口中烦渴，发寒发热，四肢沉重，身体壮热。

3.《外科正宗》：暴中急症，忽然卒倒者。

平肌散

【来源】《仁斋直指方论》卷二十二。

【组成】老狗头骨 露蜂房 生发（各烧存性）各一分 新桑白皮半分

【用法】上为细末。加轻粉、麝香少许，津唾调敷，干则掺。

【主治】

1.《仁斋直指方论》：漏疮久不合。

2.《东医宝鉴·杂病篇》：附骨疽成漏，久不合。

黄连消毒散

【来源】《东垣试效方》卷三。

【别名】黄连独活散（《瑞竹堂经验方》卷五）、黄连消毒汤（《卫生宝鉴》卷十三）、复煎散（《医方类聚》卷一七五引《居家必用》）、黄连消毒饮、升阳益胃汤、升阳益胃散（《医学正传》卷六）、黄连消痈饮（《内外科百病验方大全》）。

【组成】黄连一钱 黄芩五分 黄柏五分 生地黄四分 知母四分 羌活一钱 独活四分 防风四分 藁本五分 当归尾四分 桔梗五分 黄耆二分 人参三分 甘草三分 连翘四分 苏木二分 防己五分 泽泻二分 橘皮二分

【用法】上锉，如麻豆大，都作一服。水三盏，煎至一盏半，去滓，食后温服。

【主治】

1.《东垣试效方》：疮疡。

2.《医学正传》：附骨疽。

【验案】附骨疽 《医学正传》：一老人年七十，因

寒湿地气，得附骨疽于左腿外侧少阳胆经之分，微浸足阳明经分，阔六七寸，长一小尺，坚硬漫肿，不辨肉色皮泽，但行步作痛，以指按至骨，大痛。与此药一服即止。次日坚软肿消而愈。

应痛丸

【来源】《外科精义》卷下。

【组成】苍术（去皮）　当归　草乌头（炮）　黑牵牛各一两

【用法】上为细末，醋糊为丸，如小豆大。每服二十丸，空心醋汤送下。

【主治】走注疼痛，疑是附骨疽。

抵圣散

【来源】《外科精义》卷下。

【组成】白矾灰一两　乌鱼骨三钱　乳香二钱　干胭脂　轻粉各一钱　麝香五分

【用法】上为细末。或掺或纴，以膏贴之，如有耳脓者，用一字纴耳中。

【主治】耳中脓，经年不愈，驴涎马汗攻娲，疮疡，骨疽，痔瘘等疮。

神效乌金散

【来源】《玉机微义》卷十五引郭氏方。

【别名】首功玄黑散。

【组成】苍耳头（五月五日午时收）　小草乌头　火麻头　木贼（去节）　虾蟆头　桦皮节（酥炙）　麻黄（去根、节）各等分

【用法】上晒干，同入瓷器内，盐泥固济，炭火内从早煅至申分，如黑煤色为度，碾为末。每服二钱，病重者三钱，用热酒调下；未汗，再一服。如汗干，却服解毒疏利之药。

【主治】痈疽疔肿，时毒，附骨疽，诸恶疮；或疮黑陷如石坚，四肢冷，脉细，或时昏冒谵语，循衣烦渴，危笃者。

蜣螂散

【来源】《普济方》卷三〇一引《德生堂方》。

【组成】屎蜣二三个（炙令干，为末）　轻粉一钱

【用法】上和匀。以乌龙德生膏药捏作锭子，蘸药入疮孔内，再用膏药外贴在疮上。频频换药，直至生肉。

【主治】冷痔透骨相穿，脓水常流不愈。

出虫膏

【来源】《普济方》卷二八四。

【组成】自死虾蟆一枚　头发一把

【用法】以猪膏一斤半，纳二物煎之，消尽下之，欲冷，纳盐一合搅和。以膏着疮中，日一易。

【主治】痈疽败证及骨疽。

黑虎膏

【来源】《普济方》卷三一五。

【组成】槐条　柳条各七十茎（每长七寸半）　巴豆八十枚（去皮）　当归二钱　木鳖子仁五枚　白芷三钱　自然铜少许（为末）　小油一斤一两　黄丹八两

【用法】先将小油锅内煎沸，下前药煎黄色，滤去滓，入丹熬成膏。治肠痈、乳痈、骨疽者，每服十五丸，如梧桐子大，甘草汤或漏芦汤送下，外贴患处；眼目赤疼痛肿者，以茶清或山栀子煎汤送下，仍贴两太阳穴；妇人胎衣不下，瘀血冲心，童便送下；月候不通，红花汤送下。

【主治】肠痈，乳痈，骨疽，眼目赤疼痛肿；妇人胎衣不下，瘀血冲心，月候不通。

五香汤

【来源】《疮疡经验全书》卷四。

【组成】丁香　沉香　益智　茴香　陈皮各一两　干姜　羌活各三钱　香附四钱　木香一钱五分　炙草三钱　附子一钱

【用法】上作一服。加生姜五片，煎至一盏，不拘时候温服。

【主治】附骨痈，从肩至手，色不变，皮肤凉，六脉沉细而微，溃后脓清而稀，呃逆自利，脐腹冷痛，腹满食减，时发昏愦，经用托里温中法，诸症悉退者宜用本方。

羌活防己汤

【来源】《医学正传》卷六引李杲方。

【组成】羌活　川芎　苍术　防己　木香　连翘　射干　甘草　白芍药　木通　当归尾　苏木各七分

【用法】上切细。水、酒各一大盏，煎至七分，食前服，美膳压之。

【主治】附骨疽初发于太阳、厥阴、太阴分者。

附子六物汤

【来源】《外科发挥》卷三。

【组成】附子　防己各四钱　甘草（炙）二钱　白术　茯苓各三钱　桂枝四钱

【用法】上作二剂。水一钟半，加生姜三片，煎一钟，食远服。

【主治】

1.《外科发挥》：四气流注于足太阴经，骨节烦痛，四肢拘急，自汗短气，小便不利，手足或时浮肿。

2.《医宗金鉴》：附骨疽、咬骨疽发于腿里侧，属足太阴脾经者。

内托黄耆汤

【来源】《外科理例》卷五。

【组成】柴胡钱半　连翘　肉桂各一钱　黄耆　归尾各二钱　鼠粘子（炒）一钱　黄柏　甘草（炒）各半钱　升麻七分

【用法】上锉，酒一盏半，水一盏半，同煎至二盏，去滓，空心宿食消尽，大温服。少时以早膳压之，不令大热上攻，犯中上二焦也。

【主治】附骨疽。

【验案】附骨疽　王老，年七十，季春因寒湿地气，得附骨疽于左腿足少阳分，微侵足阳明，阔六七寸，长一尺，坚硬漫肿，肉色不变，皮泽深，但行步作痛，以指按至骨大痛，服内托黄耆汤一服立止，再服肿消。

青草苍柏汤

【来源】《医学入门》卷八。

【组成】苍术　黄柏各三钱　青皮一钱半　甘草五分

【用法】水煎，入生姜汁少许，调服。

【主治】

1.《医学入门》：环跳穴痛不已。

2.《杂病源流犀烛》：附骨疽。

【加减】虚者，加牛膝一钱；夏，加黄芩八分；冬，加桂枝五分；痛甚无汗，加麻黄二分。

内托黄耆汤

【来源】《寿世保元》卷九。

【组成】柴胡　连翘　肉桂　大力子　黄耆　当归尾　黄柏　升麻　白芷　甘草各八分

【用法】上锉一剂。水、酒各一盏，煎至一盏。食前温服。

【主治】疮生腿外侧，或因寒湿，得附骨疽于足少阳经分，微侵足阳明经，坚硬漫肿，行步作痛，或不能行。

调元肾气丸

【来源】《外科正宗》卷二。

【组成】淮生地（酒煮捣膏）四两　山萸肉　山药　牡丹皮　白茯苓各二两　人参　当归身　泽泻　麦门冬（捣膏）　龙骨　地骨皮各一两　木香　砂仁各三钱　黄柏（盐水炒）　知母（童便炒）各五钱

【用法】上为末，鹿角胶四两，老酒化稠，加蜜四两，同煎滴水成珠，和药为丸，如梧桐子大。每服八十丸，空心温酒送下。

【主治】房欲劳伤，忧恐损肾，致肾气弱而骨失荣养，遂生骨瘤，其患坚硬如石，形色或紫或不紫，推之不移，坚贴于骨，形体日渐衰瘦，气血不荣，皮肤枯槁，甚者寒热交作，饮食无味，举动艰辛，脚膝无力者。

【宜忌】忌白萝卜，火酒、房事。

固本养荣汤

【来源】《外科正宗》卷三。

【别名】固本养荣丸（《中国医学大辞典》）。

【组成】川芎 当归 白芍 熟地 白术 山药 人参 牡丹皮 山萸肉 黄耆各一钱 甘草 肉桂 五味子各五分

【用法】水二钟，加生姜三片，大枣二个，煎八分，食前服。

【主治】骨疽已成，骨不吐出，或既出不能收敛，由气血之虚，脾胃弱也。

牛膝散

【来源】《证治准绳·疡医》卷五。

【组成】牛膝（酒浸）

【用法】上为末。每服二钱，食前温酒调下。

【主治】风痞瘰，兼骨疽风癞。

夺命散

【来源】《外科百效全书》卷三。

【组成】人参五钱 木香一钱 当归一两 雄黄七分 乳香 没药各七分 益母草一两 朱砂八分 槟榔三钱二分

【用法】水搅面糊做饼，中央穿眼，候干，香炉灰为衣，好热酒调服。久不治，用蜈蚣制过入药内，同前服攻之。或用黄鳅串一根韭菜，生姜捣烂敷患处，或将艾火灸，服煎药。

【主治】附骨疽。

黄耆柴胡汤

【来源】《疡科选粹》卷二。

【组成】黄耆二钱 柴胡梢一钱 羌活五分 连翘一钱二分 肉桂 土瓜根 黄柏（酒洗） 生地各三分 当归尾七钱五分

【用法】酒、水各半煎，热服。

【主治】大腿近膝股肉生附骨疽，不辨肉色，温肿木硬，痛势甚大，其脉弦细，按之洪缓略有力者。

汞升膏

【来源】《外科大成》卷二。

【组成】银朱

【用法】上为末，烧酒调敷；如肿毒，用生桐油调敷。

【主治】附骨疽痛。

军门立效散

【来源】《外科大成》卷四。

【组成】皂角刺三钱（炒热入） 乳香五七分（炒香化再入） 天花粉三钱 甘草节（一寸长）九个 川椒三十粒

【用法】黄酒二钟，煎一钟，温服。

【主治】
1.《外科大成》：痈疽诸毒，对口附骨疽。
2.《疡医大全》：乳痞。

【宜忌】已溃者不宜服。

黄金散

【来源】《洞天奥旨》卷十四。

【组成】柴胡一钱五分 金银花一两 大力子一钱 肉桂一钱 黄耆五两 归尾三分 黄柏七分 炙甘草五分

【用法】水、酒各半煎，食前服。

【主治】疮生腿外侧，或因寒湿得附骨痛，于足少阳经分，微侵足阳明经，坚硬漫肿，行步作痛，或不能行。

蟾蜍饼

【来源】《外科十法》。

【别名】蟾酥条（《全国中药成药处方集》吉林、哈尔滨方）、蟾酥锭（《全国中药成药处方集》北京方）。

【组成】蟾蜍（酒化）一钱 轻粉五分 乳香 没药 雄黄 巴豆各二钱 麝香三分 朱砂一钱 樟脑一钱

【用法】上各为细末，于五月五日午时，在净室中，用蟾蜍酒和药为丸，如绿豆大。每用一丸，口涎调涂，贴疔疮上，以膏盖之。

【主治】疔毒、脑疽、乳痈、附骨疽、臀痈，一切患症，或不痛或大痛，或麻木。

阳和汤

【来源】《外科全生集》卷四。

【组成】熟地一两 肉桂一钱（去皮，研粉） 麻黄五分 鹿角胶三钱 白芥子二钱 姜炭五分 生甘草一钱

【用法】水煎服。

【功用】《方剂学》：温阳补血，散寒通滞。

【主治】

1. 《外科全生集》：鹤膝风、贴骨疽，及一切阴疽。

2. 《方剂学》：阴疽属于阳虚寒凝证。贴骨疽、脱疽、流注、痰核、鹤膝风等。患处漫肿无头，痠痛无热，皮色不变，口中不渴，舌苔淡白，脉目沉细等。

【宜忌】

1. 《马评外科全生集》：乳岩万不可用，阴虚有热及破溃日久者，不可沾唇。

2. 《中国医学大辞典》：半阴半阳之证忌用。

【加减】如治乳癖、乳岩、加土贝五钱。

【验案】骨与关节结核 《中医杂志》（1958，11：731）：用本方汤剂或丸剂配合外治法治疗74例骨与关节结核，结果有效率达81%。作者认为，该疗法有良好的止痛，消肿作用，能促进溃疡及瘘管愈合，改善全身症状，且该法不用石膏固定，患肢可较早活动，避免关节强直，防止部分并发症的发生。

红玉膏

【来源】《医宗金鉴》卷五十九。

【组成】紫草一两 红花一两 当归二两 黄蜡三两

【用法】用香油半斤，先将药炸焦去滓，后下黄蜡令匀，以冷为度。摊贴患处。

【主治】痘后痈毒。

神效汤

【来源】《仙拈集》卷二。

【组成】人参一钱 防风 白术 黄耆 甘草 熟地 当归 白芍 羌活 附子 牛膝 杜仲各一钱

【用法】加生姜三片，水煎服。

【主治】鹤膝风、附骨疽、腿肿痛。

附骨汤

【来源】《仙拈集》卷四。

【组成】黄耆 当归 大力子 肉桂 白芷 甘草 麻黄 杜仲 牛膝 黄柏各等分

【用法】水煎，空心服。

【主治】附骨疽。环跳疼痛不止者。

利枢汤

【来源】《医林纂要探源》卷十。

【组成】羌活二钱 独活二钱 苍术二钱 防风一钱 防己一钱 木瓜一钱 牛膝一钱 肉桂一钱 甘草节八分 生黄耆一钱 虎胫骨（酥炙）一钱 松节一两

【用法】水煎熟，加酒冲服。

【功用】去寒湿，壮血气，舒筋活骨。

【主治】伏骨疽，生于两腿上，当髀枢。

军门一笑膏

【来源】《疡医大全》卷七引《邵氏秘书》。

【组成】白芷 川萆薢 防风 罂粟壳 甘松 川羌活 三奈 川独活 藁本 高良姜 官桂 大茴香 秦艽 小茴香 麻黄 威灵仙 川椒各二两 真附子 草乌 天南星 干姜 穿山甲 大黄 闹杨花（火酒拌炒） 半夏各四两 老葱 老姜各二斤 制松香四斤 土硫黄 密陀僧各一斤 广木香五钱 乳香（去油） 没药（去油）各三钱 潮脑一两 麝香三钱

【用法】老姜以上各药用麻油三斤，桐油半斤浸，熬枯去滓，复入净锅内，熬至滴水成珠；入制松香、土硫黄、密陀僧，为细末，收成膏冷定；再下广木香、乳香、没药，为细末，搅匀；再下潮脑、麝香，和匀，收贮。任摊用。

【主治】寒湿诸疯疼痛，贴骨痈疽。

黄耆汤

【来源】《外科选要》。

【组成】黄耆（盐水拌，炒） 当归 柴胡 木瓜 连翘各一钱 羌活 肉桂 生地黄 黄柏各五分

【用法】水、酒各一钟，煎一半，空心热服。

【主治】腿内近膝股患痛，或附骨痛初起，肿痛，脉细而弦，按之洪缓有力。

穿骨散

【来源】《古方汇精》卷二。

【组成】白芥子不拘分两

【用法】用白酒酿调敷患处。

【主治】贴骨疽，又名缩脚疽，皮色不异，肿硬作痛者。

二生丸

【来源】《外科集腋》卷五。

【组成】蚯蚓（去泥，瓦上焙）　熟附子各一两　全蝎四十九个（炙）　黑豆四十九粒　八角川乌一个

【用法】上为末，米糊为丸。每服一钱，开水送下。

【主治】附骨疽，鹤膝风，筋骨疼痛。

神惠小灵丹

【来源】《串雅补》卷一。

【组成】番木鳖二两（水煮胀，去皮毛，用麻油二两煤黄色）　甲片（麻油炒）一两　草乌（姜炒）六钱　乳香　没药　雄黄各五钱　蟾酥二钱　麝香二分

【用法】上为细末，酒为丸，如萝卜子大。每服七分，陈酒送下。勿令见风，出汗为妙。如见风发吐，以黄泥水煎饮即解。

【主治】附骨痈疽，诸毒疔肿。

龙虎如意丹

【来源】《青囊秘传》。

【组成】硇砂三钱　朱砂四钱　麝香一钱　雄精一钱　冰片二钱　蟾酥四钱　白降丹二钱　五倍子四钱　玄参三钱　乳香（去油）　没药（去油）雌黄各四钱　前胡三钱　胆矾三钱　轻粉五钱寒水石三钱　明矾三钱　紫草五钱

【用法】上为末。外用。

【功用】拔毒除腐。

【主治】痈疽发背，对口脑疽，无名肿毒，湿痰流注，附骨疽。

温煦丹

【来源】《疡科纲要》。

【组成】炒香附四两　西羌活　川独活　上安桂（去枯皮）　生南星　北细辛各三两　粉甘草四两川乌　草乌　高良姜各二两　公丁香一两　急性子五两

【用法】各取极细净末，和匀，用时以无灰酒，加连根葱三五茎，煎沸调药，热敷患处，绢包裹，一日再易。

【主治】附骨环跳等疽，初起隐隐痛楚，渐至成块木肿者；及跌扑损伤，筋骨掣痛。

【加减】寒甚者，合四温丹等分用。

五五丹

【来源】《外伤科学》。

【组成】熟石膏五钱　升丹五钱

【用法】上为细末，掺于疮面；或制成药线，插入疮中，外盖膏药或油膏，每日换药一至二次。

【功用】提脓祛腐。

【主治】流痰、附骨疽、瘰疬等溃后腐肉难脱，脓水不净者。

红肉药捻

【来源】《赵炳南临床经验集》。

【组成】京红粉五钱　上肉桂面五钱　雄精一钱假珍珠一钱

【功用】回阳生肌，活血提脓。

【主治】阴症窦道，痰管，脓疡，疾病，鼠疮，以及附骨阴疽，久溃不敛者。

【宜忌】阳症窦道及对汞剂过敏者禁用。

十三太保丹

【来源】《上海中医药杂志》（1957，1）引《九芝

集方》。

【别名】太保丹（《简明中医妇科学》）。

【组成】露蜂房四两　公丁香二两　荜茇二两　细辛二两　百草霜二两

【用法】上为末，瓷瓶贮存。附骨疽毒、湿痰流注，瘰疬，乳疽乳癖，包括一切阴性肿疡，以十三太保丹三钱，太乙药肉三两，加乳香、没药各五分，烊化拌匀，摊膏敷贴；寒性牙痛，以十三太保丹二份，樟脑一份研匀，少许掺膏药上外贴；风寒头痛，以十三太保丹二钱，太乙药肉二两，加薄荷一钱，烊化拌匀，摊膏贴太阳穴。

【功用】消肿散瘀止痛。

【主治】附骨疽毒、湿痰流注、瘰疬、乳疽乳癖、一切阴性肿疡；寒性牙痛；风寒头痛。

【方论】方中蜂房甘平，为治瘰疬的主药之一；公丁香辛温而性纯阳，荜茇辛温而热，温中而行气；细辛辛温而散风寒，能行血散结；百草霜性辛温具有收涩作用。全方的药物大部偏重辛热辛温一类，基于辛甘发散之义。

消疽散

【来源】《首批国家级名老中医效验秘方精选·续集》。

【组成】马铃薯　白矾　冰片

【用法】将药物按 10：3：5 比例制成粉末，混合备用。用时将消疽散与蜂蜜加开水调成糊状，外敷于病灶区皮肤上，其范围 2~3cm，厚 2cm，外用纱布包裹 3 层，24 小时更换 1 次，10 次为 1 疗程。

【主治】附骨疽（慢性化脓性骨髓炎）。

蜈蚣散

【来源】《首批国家级名老中医效验秘方精选·续集》。

【组成】蜈蚣数 10 条。

【用法】不去头足，研细末装瓶备用。空腹服。每日服按 2 条量分 3 次服。在附骨疽初期，毒邪壅盛时，同时投以金银花 50 克，连翘 25 克，防风 10 克，白芷 15 克，当归 20 克，陈皮 15 克，地丁 20 克，赤芍 10 克，贝母 15 克，花粉 15 克，乳香 15 克，没药 15 克，甘草 15 克，皂刺 10 克，黄连 15 克，黄芩 15 克，黄柏 15 克，栀子 15 克，蒲公英 50 克，炙山甲 10 克。每剂煎 3 次，共约取 600 毫升，分作 3 次服。溃后再补气养血，清除余毒。药用：黄芪 20 克，柴胡 10 克，肉桂 10 克，连翘 25 克，当归 25 克，黄柏 15 克，白芷 5 克，甘草 10 克，黄芩 15 克，金银花 50 克，蒲公英 50 克，地丁 25 克，栀子 10 克，牛蒡子 10 克。每剂煎 3 次，共约取 600 毫升，分作 3 次服。

【主治】附骨疽（慢性化脓性骨髓炎）。

【验案】以本方治疗附骨疽 47 例。连续服用蜈蚣散 1 个月后，治愈（临床症状消失，溃口闭合）13 例；2 个月以上治愈 19 例；3 个月以上治愈 15 例，有效率达 100%。

三十八、多骨疽

多骨疽，《外科大成》："多骨疽，一名剩骨，一名朽骨。由疮疡久溃，气血不能荣于患处，骨从疮口而出也。无论腮腭牙床腿膊手足等处，但肿痛日久不溃，诸药不应者，即此症也。"《杂病源流犀烛》："其原均属肾虚，肾主骨也。或由疮疽溃久，不能收敛。总因气血不足，肾水素亏，复为寒邪所触，致患处之骨，肿突而起，日渐长高。先宜用葱熨法，使寒邪祛散，接补荣气，其骨自脱。骨脱之后，仍服补剂（宜十全大补汤、肾气丸）。若误用克伐药，则元日虚，邪反甚，取危之道也。此则统治多骨疽之法。"

生肌散

【来源】《外科正宗》卷三。

【组成】石膏　轻粉　赤石脂各一两　黄丹（飞）二钱　龙骨　血竭　乳香　潮脑各三钱

【用法】上为细末。先用甘草、当归、白芷各一钱煎汤，洗净患上，用此干掺，软油纸盖扎，二日一洗一换。

【功用】《中成药研究》：解毒定痛，生肌敛疮。

【主治】

1. 《外科正宗》：腐骨脱出，肌肉生迟，不能收敛者。

2. 《中成药研究》：一般痈疽疮疡溃后，腐肉已脱，脓水将尽；乳房疾患：如内外吹乳痈、乳发、乳疽、乳痰溃后，脓水将尽，乳漏；肛门疾患：如肛周脓肿溃后脓尽，肛裂；冻疮脓腐将尽以及某些外科疾患术后，伤口愈合迟缓者。

【验案】一女人，左口上牙根突肿如栗，坚硬如石，不痛，此多骨疽也，药亦不效。后三年始痛，破流臭脓，后出多骨，形如小鳖，肿仍不退，此骨未尽，稍久又出小骨二块，枯色棱磳，其肿方退。以四君子汤加升麻、陈皮，外以甘草煎汤漱口，生肌散日搽三次而收敛。

化骨至神丹

【来源】《石室秘录》卷四。

【组成】当归九钱　金银花九钱　白芍五钱　茵陈三钱　龙胆草三钱　白术三钱　柴胡一钱　生甘草三钱

【用法】水煎服。

【主治】多骨疽。

【方论】此方妙在用白芍，盖白芍能平肝木，又能活筋；多骨疽者，非骨也，筋变为骨，似骨而非骨也。白芍不特平肝木之火，兼能散肝木之邪，邪去则筋舒，筋舒则似骨非骨者尽化；又加金银花，原能去毒，此二味之所以相济也。

消毒散

【来源】《石室秘录》卷四。

【组成】大黄一两　芙蓉叶（晒干为末）一两　麝香三分　冰片三分　五倍子一两　藤黄三钱　生矾三钱

【用法】上药各为末。米醋调成如厚糊一样，涂于多骨疽之左右四周。以药围其皮肉，中留一头如豆大，以醋用鹅翎不时扫之。

【主治】多骨疽，痈疽疖毒。

【宜忌】《串雅内编》：此方只宜于痈疖等阳毒，但不可施之阴症，似于多骨疽不甚相宜。

【方论】《串雅内编选注》：方中大黄、芙蓉叶清热解毒，麝香、冰片活血散瘀止痛，五倍子、藤黄、生矾有消肿止痛之功。凡痈疽疖毒初起，红肿痛热者，用醋调局部四周，有止痛消肿功效。

五神汤

【来源】《辨证录》卷十三。

【组成】茯苓一两　车前子一两　金银花三两　牛膝五钱　紫花地丁一两

【用法】水煎服。

【功用】利湿清热

【主治】

1. 《辨证录》：多骨疽，大腿旁长强穴间，忽然疼痛高肿，久则内中生骨似骨而非骨者。

2. 《外科真诠》：委中毒，湿热凝结，焮痛色赤，溃速者。

3. 《中医皮肤病学简编》：足癣。

九转神丹

【来源】《洞天奥旨》卷六。

【组成】白矾二钱　茯苓一两　车前子五钱　黄柏三钱　紫花地丁五钱　连翘三钱　牛蒡子三钱　穿山甲一片　草薢五钱

【用法】水煎服。四剂骨消，再用加味四君子汤调理。

【主治】多骨疽。

一甲散

【来源】《仙拈集》卷四。

【组成】蜈蚣（炙）一钱　鳖甲（炙）三钱

【用法】上为末。每服三分，酒下。四五服，骨自出矣。

【功用】生肌收口

【主治】多骨疽。诸疮出脓后，久不收口，内有多骨。

蜈甲散

【来源】《仙拈集》卷四。

【组成】蜈蚣（炙）七钱　鳖甲（炙）二钱

【用法】上为末。每服三分，酒送下。至四五服，骨自出，再用药生肌收口。

【主治】 多骨疽。诸疮出脓后，因内有死骨而久不收口。

蜣螂散

【来源】《仙拈集》卷四。

【组成】 蜣螂脑子五六个

【用法】 上捣烂。外敷患处，骨即出。

【主治】 顽疮久不收口，内有多骨者。

内消神方

【来源】《疡医大全》卷二十五。

【组成】 人参　天花粉各三钱　大黄五钱　蒲公英一两　金银花二两　薏苡仁三两

【用法】 先用水六碗煎薏苡仁，取汁三碗，投药再煎三碗，分作二次服，一日服两剂。即消。

【主治】 多骨疽。

离骨丹

【来源】《喉科心法》卷下。

【组成】 刺猬皮一全张（连刺，按新瓦上焙老黄色）

【用法】 上为细末。用白糖炒米粉拌食；或用米浆泛丸亦可，每服三钱，自然骨出管退。轻则一张全愈，重则两张必愈矣。

【主治】 骨槽风，各种多骨疽，顽骨不出，老脓成管。

金僧散

【来源】《青囊秘传》。

【别名】 金参散。

【组成】 密陀僧一两　冰片一分

【用法】 上为末。桐油调涂疮口；干掺亦可。

【主治】 结毒，多骨疽，烂久不敛，或多骨不出，毒不清。

三十九、瘭疽

瘭疽，亦名蛇瘤、沿爪疔、虾眼，南方称擒著毒，是指生于手足指端处之疽。《圣济总录》："论曰：字书凡字从票，皆有疾转之义，瘭疽为病，毒发疾转，不旋踵而害人，故其字从票，音同于飘风之飘。治之不可稍缓也。古人谓人受恶风，入于肌脉，变成斯病，盖厉气蕴伏，初未知觉，毒郁既发，则若火之炽烈，不可向迩，是以其状隐小而实深，黯黑而不明，其痛复应于心，毒气已深，故其证如此。"《仁斋直指方论》："瘭疽之发有数种，先作点而后露肉，小者如粟如豆，剧者如梅如李，赤黑青白，色变不常，或臂或臀，或口齿，或肚脐，发无定处，大概多见于手指之间，根深入肌，走臂游肿，毒血流注，贯穿筋脉，烂肉见骨，出血极多，令人串痛，狂言，痛入于心即死，突出于外肾者亦死。此疮最虑引风，治法宣毒行血。"

丹砂膏

【来源】《刘涓子鬼遗方》卷五。

【组成】 丹砂末　犀角　夜干　大黄　芎䓖　麝香末　黄芩各二两　生地黄十两（切）　升麻　前胡　沉香各三两　青木香一两

【用法】 上锉，以苦酒渍淹一宿，以猪脂五升，微火煎三上下，绞去滓，纳丹砂、麝香末搅调。稍稍服之。瘭疽始发未曾治者，温酒服如枣核大，一日三次。

【主治】 瘭疽。

枳实汤

【来源】《刘涓子鬼遗方》卷三。

【组成】 枳实（炙）　射干　升麻　干地黄　黄芩　前胡各三两　犀角一两半　大黄二两半　麝香半两（一方有甘草二两）

【用法】 上锉。以水九升，煮取三升，分三次温服。

【主治】 瘭疽。

麝香膏

【来源】《刘涓子鬼遗方》卷五。

【别名】麝香摩膏《太平圣惠方》卷六十二。

【组成】麝香(末) 凝水石 黄芩 丹砂(末) 川芎 鸡舌香 青木香各二两 茵草三两 升麻三升 羚羊角 夜干 大黄 羊脂各三两 地黄汁一升

【用法】上切。以苦酒渍一夜，用猪脂六升微火煎三上下，绞去滓，纳丹砂、麝香末，搅令调膏成。以摩病上。甚良。

【主治】瘰疽。

胡粉散

【来源】《外台秘要》卷二十四引《深师方》。

【别名】粉散（《刘涓子鬼遗方》卷四）、黄连散（《圣济总录》卷一二九）。

【组成】胡粉二分（熬） 黄连三分 甘草二分（炙） 蔺茹二分

【用法】上为末，以粉敷疮上，一日三次。

【主治】瘰疽，浸淫多汁。

拓 汤

【来源】《千金翼方》卷二十四。

【组成】黄芩 黄连 大黄 当归 芒消 甘草各一两

【用法】以水六升，煮取三升，去滓，还铛中，纳芒消一沸，贴布帛中，以拓肿上数百遍。

【主治】瘰疽浸淫，欲作未成，或如桃李核，或如鸡子赤燉。

甘草汤

【来源】《太平圣惠方》卷六十二。

【组成】甘草一两 黄芩一两 川大黄一两 黄连一两 当归一两 川芒消三两

【用法】上锉细。以水六升，煮至三升，去滓，还铛中，纳芒消令小沸，将帛于药汁中浸，以揭肿上。数用之效。

【主治】瘰疽浸淫，欲作未成，如桃核，或如鸡子，赤肿燉热。

枳实散

【来源】《太平圣惠方》卷六十二。

【组成】枳实一两（麸炒微黄） 射干一两 川升麻一两 生干地黄一两 犀角屑一两 川大黄一两（锉碎，微炒） 前胡一两半（去芦头） 麝香一分（细研）

【用法】上为粗散，入麝香令匀。每服三钱，以水一中盏，煎至六分，去滓温服，不拘时候。

【主治】瘰疽。毒气不散，皮肉暗黑，疼痛不可忍。

射干散

【来源】《太平圣惠方》卷六十二。

【组成】射干一两 川升麻一两 枳实一两（麸炒微黄） 川大黄一两（锉碎，微炒） 麝香一分（细研） 前胡一两半（去芦头） 犀角屑三分 羚羊角屑三分 甘草一两半（锉）

【用法】上为粗散，入麝香令匀。每服四钱，以水一中盏，煎至六分，去滓温服，不拘时候。

【主治】瘰疽。皮肉中忽生点子如麻豆，或大如桃李，肿痛不可忍。

水银膏

【来源】《太平圣惠方》卷九十。

【组成】水银一两 松脂一两 腻粉一分 土蜂窝一两半 黄柏一两半（锉） 川大黄一两半

【用法】上药除水银、腻粉外，捣罗为末，以炼成猪脂半斤，煎成膏，似稀面糊，放冷，取水银、腻粉于掌中，以唾调如青泥，后可入膏中相和，搅令匀。涂于疮上。不过三两上，愈。

【主治】

1.《太平圣惠方》：小儿赤疮，浑头面及胸上作片，人不识者。

2.《普济方》：小儿瘭疮。

朱砂膏

【来源】《太平圣惠方》卷九十一。

【组成】朱砂半两 胡粉二两 水银半两

【用法】上件药，点少水，都研令水银星尽，以腊月猪脂三两，入铫子内，慢火上熔化，去滓，入朱砂等搅成膏，以瓷盒盛，候冷。涂之愈。

【主治】小儿头上瘭浆起，如针盖，一二日后，面上及胸背生疮。

栀子膏

【来源】《太平圣惠方》卷九十一。

【组成】栀子仁半两　川升麻半两　犀角屑半两　蛇衔三分　蓝叶一两　生地黄一两　黄芩半两　川大黄一两

【用法】上为细末，以猪脂一斤，同于锅内，以微火煎令药色变，滤去滓，以瓷盒盛。候冷，涂之。

【主治】小儿癞疮。

皂荚散

【来源】《圣济总录》卷一二九。

【组成】皂荚二挺（去皮子，烧灰）

【用法】上为细散。用盐汤洗疮令净，干掺敷，每日三次。

【主治】癞疽溃后。

消毒散

【来源】《圣济总录》卷一二九。

【组成】藜芦　大黄（锉，炒）　黄柏（去粗皮）　黄连　当归　甘草各一两

　　《疮疡经验全书》无当归。

【用法】上锉，如麻豆大。以水一斗，煮至五升，去滓，浸淋疮处。即愈。

【主治】

　　1.《圣济总录》：癞疽炽甚。

　　2.《疮疡经验全书》：十指赤痛而痒。

款冬花散

【来源】《圣济总录》卷一二九。

【组成】款冬花半两　黄耆（锉）一两半　升麻一两　赤小豆　附子（炮裂，去皮脐）　苦参各一两一分

【用法】上为散。每服一钱匕，加至二钱匕，空心温酒调服，每日二次。

【主治】癞疽。手足累累如米起，色白刮之汁出，愈后复发。

生地黄膏

【来源】《小儿卫生总微论方》卷二十。

【别名】地黄膏（《痘疹传心录》卷十八）。

【组成】生地黄（去芦，洗净）　川升麻　蓝叶　栀子仁　大黄各一两

【用法】上为细末，以猪脂八两，同于铫内慢火煎色变，滤去滓，以瓷盒盛，放冷成膏。每用少许，涂疮上。

【主治】

　　1.《小儿卫生总微论方》：小儿癞浆疮，毒甚发引遍身。

　　2.《痘疹传心录》：天泡疮，始生如汤烫作泡，皮破浆出成疮。

车螯散

【来源】《传信适用方》卷下。

【组成】紫背大车螯（一名车蛾，每个用草先扎定，上用盐泥固济，日干，簇火煅之，候通红，半时辰许离火，候通手取，敲去泥，以器皿合在净地上，出火毒半日许，令碾，罗为细末，沙合收）　甘草（炙，碾为末）　轻粉

【用法】每服抄车螯末二钱，甘草末一钱，轻粉末半钱，温麦门冬熟水调下，五更初服。至日出时候，大便不痛，下青绿苔，或如黑煤，恶物下也。

【主治】五发（发脑、发鬓、发眉、发颐，发背）、痈疽、癞、瘤、癌、才觉发热，疮已现，发渴。

青木香散

【来源】《普济方》卷二八七。

【组成】青木香　滑石　龙骨各三两　胡粉一两　米粉一斤

【用法】上为末。以粉病上，每日三次。

【主治】癞疽着手中、肩背，累累如米起色白，刮之汁出，愈后复发。

枳壳汤

【来源】《疮疡经验全书》卷二。

【组成】枳壳　射干　升麻　生地　黄芩　前胡　金银花　连翘　大黄（炒）　甘草节　犀角汁（临

服加之)

【用法】用水二钟，煎一钟，一日三服。

【主治】训疽，一名瘰疽。因肺经受热，疽发于两手五指头上者。

莹肌散

【来源】《婴童百问》卷十。

【组成】赤芍药　防风　苦参　薄荷　甘草（身）刘寄奴　黄柏各等分

【用法】上煎汤，洗去患处宿脓后，以前三黄真珠散末掺疮上，三二次，即成痂而愈。

【主治】小儿瘰疮。

消瘴膏

【来源】《外科大成》卷四。

四十、鬓疽

鬓疽，是指疽生于鬓角者。《外科正宗》："夫鬓疽者，乃手少阳三焦相火妄动，又兼肾水不能生木，或外受风寒，但此经多气少血，肌肉相搏，最难腐溃。此皆性情急暴、房欲、血虚火动，肝气凝结而成疽也。"本病病因与火毒内蕴，肝气郁结，肾阴亏损，阴虚火旺等有关。初起皮色微红，旋即肿胀、疼痛，伴见微寒、壮热，头眩且痛，烦躁，便干，溲赤，而后肿掀尤甚，但根部收束，痛彻太阳，胸膈不爽，两胁胀闷。溃后，肿痛减轻，脓腐易脱，全身症状逐渐消失。若是虚证，则局部坚硬，微肿不痛，疮根不束，皮色紫暗。伴见寒多热少，口干作渴喜热饮，而后脓成不腐，疮多平塌，精神不振，饮食少进。疮口脓腐难脱，新肌不易生长，愈合迟缓。其治疗，实证宜疏散风热，疏肝解郁，清热凉血或清泄肝胃；虚证宜益气养血，温通血脉。

龙骨散

【来源】《圣济总录》卷一三二。

【组成】龙骨　乌贼鱼骨（去甲）　胡粉各半两

【组成】鲫鱼一尾　血余（鸡子大）一团　猪汁油一斤。

【用法】煎枯去滓，加黄蜡一两，熔化成膏。涂之。

【主治】瘰疽，瘴疽。

地黄黄芩汤

【来源】《外科集腋》卷四。

【组成】射干　甘草　枳实　升麻　干地黄　黄芩各二两　犀角六分　前胡三分

【用法】水五升，煎三升，加大黄一钱，煎一沸，去滓，入麝香二分，分三服。剂数以愈为度。

【主治】瘰疽。

铅丹一钱（炒紫色）

【用法】上为细末。先用盐汤洗了，贴之，一日三五次。

【主治】发际疮，初生如黄米大，或痒或痛。

六一汤

【来源】《传信适用方》卷三。

【组成】真绵黄耆六两（箭簳者是也，木耆不堪，误人，以刀劈开揭薄，用白沙蜜不酸者一两，微入水少许调解，则易涂蘸，候搓匀，炙之微紫色，候冷锉碎，不碾罗）　横纹甘草（炙，细锉）一两

【用法】上拌匀。每服抄五钱，水一盏，煎至七分服之，日三服，夜二服。

【主治】五发：发脑，发鬓，发眉，发颐，发背。

三物散

【来源】《世医得效方》卷十二。

【组成】猪颈上毛　猫颈上毛各一撮（烧灰）　鼠屎一粒

【用法】上为末。清油调敷。或加轻粉尤妙。

【主治】鬓边生软疖，名发鬓，有数年不愈者。

玄灵散

【来源】《臞仙活人方》卷下。

【组成】豨莶草一两　虻七个（烧灰）　乳香一钱

【用法】上为细末。每服二钱，用无灰酒调热服。如毒重，连进三服得汗为效。

【主治】诸般恶疮、发背发脑，发鬓发髭疔疮，鱼脐疮，一切肿毒。

败毒流气饮

【来源】《疮疡经验全书》卷一。

【组成】紫苏　桔梗　枳壳　甘草　白芷　川芎　薄荷　生地　干葛　麦冬　当归　芍药　柴胡　天花粉　鼠粘子

【用法】水煎，食后服。

【主治】脾胃心肺热气结聚成毒，发为鬓疽。

清心流气饮

【来源】《疮疡经验全书》卷一。

【组成】茯苓　防风　甘草　柴胡　羌活　川芎　独活　紫苏　连翘　赤芍　人参　白芷　前胡　山栀

【主治】发鬓毒。此毒多在手阳明经，气虚，风热上壅，风毒成疮。

内托流气饮

【来源】《疮疡经验全书》卷二。

【组成】人参　黄耆　厚朴　甘草　紫苏　桔梗　枳壳　乌药　细辛　当归　防风　川芎　白芷　鼠粘子　芍药

【用法】加生姜三片，水煎服。

【主治】发鬓毒。

托里散

【来源】《外科发挥》卷一。

【组成】人参　黄耆（盐水拌炒）　当归（酒拌）　川芎　白术（炒）　茯苓　芍药各一钱　厚朴（姜制）　白芷　甘草各五分

【用法】作一剂。水二钟，煎八分服。

【主治】疮疡饮食少思，或不腐，不收敛；溃疡作痛、发背、脑疽、鬓疽、时毒、臂疽、伤损。

柴胡清肝散

【来源】《校注妇人良方》卷二十四。

【别名】柴胡清肝汤（《医学入门》卷八）、柴胡清肝饮（《审视瑶函》卷四）。

【组成】柴胡　黄芩（炒）五分　人参　山栀（炒）　川芎各一钱　连翘　桔梗各八分　甘草五分

【用法】水煎服。

【功用】《医略六书》：清肝解郁。

【主治】

1.《校注妇人良方》：肝胆三焦风热怒火，以致项胸作痛，或头目不清，或耳前后肿痛，或寒热体疼。

2.《保婴金镜录》：鬓疽，及疮毒发热。

3.《保婴撮要》：肝胆三焦风热怒火，或午寒午热，往来寒热发热，或头发疮毒，或乳母怒火，患一切疮疡。

4.《医学入门》：晡热不食，寒热往来，呕吐泄泻。

5.《症因脉治》：内火喘逆，肝火上冲。

6.《医略六书》：肝热口酸，脉弦数者。

7.《性病》：内吹乳，色红多热者。

【方论】《医略六书》：柴胡疏肝郁以达热，桔梗清咽膈以达肝，黄芩清膈热凉肝，连翘清心热散结，川芎入血海以解郁，人参入气海以助化，山栀清利三焦，甘草调和中气。为散，竹叶汤下，俾木郁得伸，则肝火自散而胃气敷化有权，安有口酸之患乎？

龙虎交加散

【来源】《证治准绳·疡医》卷一。

【组成】南木香（锉碎，用纸垫锅，焙干，研为细末）　罂粟壳（去顶瓤筋，锉，焙干，为细末）

甘草（用湿纸裹煨，焙干，为细末） 吴白芷（面裹煨，去面，焙干，为细末） 川芎（湿纸裹煨，焙干，为细末）

【用法】上为末，各另包收。看疮加减用之：若疮势红肿热大，先服如神托里散一帖，卧盖取微汗；如红晕大，肿高，疮头有似碎米大白脓点者，可进交加散一帖，用木香四分，罂粟壳二钱二分，甘草六分，白芷一钱四分，川芎一钱半，共为一帖，用水七分，生白酒三分，共一碗，用银器煎八分，如无银器，新瓷器亦好，不用铜铁旧器，于炭火边先滚五七滚，用细绢将水湿扭干，滤去滓，食后服，以干盐菜压之，滓敷疮，四围用襄绢帕包之；如恶心呕吐，即服护心散一帖止呕，次服前药；若胸腹膨满，或大小便闭涩，可服当归连翘散一帖，行五七次，用温米粥汤补止；如疮已成，溃脓不寒不热，止是烂开疼痛，木香三分，甘草六钱，川芎一钱半，白芷一钱四分，粟壳二钱，水五分，酒五分，合煎八分服；如红晕不退，每日于晚进药一帖，吃交加散四五帖，可服当归连翘散一帖，要行，加大黄，只有热，腹不胀，不用大黄；如疮患要将好，腐肉不脱，可用针刺破皮，令随脓出，将水红花根煎汤洗之，用生肌散掺上，每日洗一次。

【主治】发背，痈疽，发脑，发鬓，发髭；又治脑虚头晕，风湿之症。

【宜忌】忌酸辣、酱面、发气并生冷之物。

当归连翘散

【来源】《证治准绳·疡医》卷一。

【组成】当归 连翘 栀子仁 芍药 金银藤各一两 黄芩五钱

【用法】上锉。每服五钱，用水二盏，煎至七分，空心温服。

【主治】发背，痈疽，发脑，发鬓，发髭；又治脑虚头晕，风湿之症。

【加减】要行者，加大黄二钱，待药熟，入大黄煎一二沸，去滓服。

加味逍遥散

【来源】《外科正宗》卷二。

【组成】白术 茯苓 牡丹皮 白芍 柴胡 陈皮 当归 山栀 贝母 天花粉各八分 甘草 红花 羚羊角各五分

【用法】水二钟，加淡竹叶二十片，煎八分。食后服。

【主治】鬓疽七日以上，根盘深硬，色紫焮痛。

参苓内托散

【来源】《外科正宗》卷二。

【组成】归身 黄耆 川芎 白芍 陈皮 白术 山药 熟地 茯苓 人参各一钱 甘草 肉桂 熟附子 牡丹皮 地骨皮各五分

【用法】上用水二钟，加生姜三片，大枣二个，煎八分，食远服。

【主治】鬓疽已成，坚而不溃，溃而不敛，气血俱虚，身凉脉细，饮食少思，口淡无味，及形体消瘦者。

柴胡清肝汤

【来源】《外科正宗》卷二。

【组成】川芎 当归 白芍 生地黄 柴胡 黄芩 山栀 天花粉 防风 牛蒡子 连翘 甘草节各一钱

【用法】水二钟，煎八分，食远服。

【主治】

1.《外科正宗》：鬓疽初起未成者，毋论阴阳表里。

2.《医部全录》：肝火壅盛，并胁生痈疽。

清肝解郁汤

【来源】《外科正宗》卷二。

【组成】当归 白芍 茯苓 白术 贝母 熟地 山栀各一钱 半夏 人参 柴胡 丹皮 陈皮 香附 川芎各六分 甘草四分

【用法】水二钟，加生姜三片，煎八分，食远服。

【主治】暴怒伤肝，忧思郁结，致肝火妄动，发为鬓疽，头眩，痛彻太阳，胸膈痞连两胁，呕酸水。

鼠粘子汤

【来源】《外科正宗》卷二。

【组成】鼠粘子 桔梗 当归 甘草梢 赤芍 连翘 玄参 地骨皮 防风 天花粉 木通各一钱 大黄（炒）二钱

【用法】水二钟，煎至八分，食前服，滓再煎服。

【主治】鬓疽初起，热多寒少，头眩作痛，口燥咽干，渴常饮冷，二便秘涩，六脉沉实有力，烦闷疼痛者。

黄连救苦汤

【来源】《外科正宗》卷三。

【组成】黄连 升麻 葛根 柴胡 赤芍 川芎 归尾 连翘 桔梗 黄芩 羌活 防风 金银花 甘草节各一钱

【用法】水二碗，煎八分，临服入酒一杯，食后服。

【主治】

1.《外科正宗》：脑疽、发鬓、发颐及天行时毒，初起憎寒壮热，头面耳项俱肿。

2.《嵩崖尊生全书》：对口疽，初起寒热发肿。

蒿草饮

【来源】《洞天奥旨》卷五。

【组成】青蒿一两 玄参一两 生地一两 川芎一两 夏枯草一两 细辛一钱 蔓荆子一钱

【用法】水煎服。一剂轻，二剂愈。

【主治】鬓疽。

琥珀膏

【来源】《医宗金鉴》卷六十三。

【组成】琥珀末五分 定粉一两 血余八钱 轻粉四钱 银朱七钱 花椒十四粒 黄蜡四两 麻油十二两

【用法】上将血余、花椒、麻油煤焦，捞去滓，下黄蜡溶化尽，用夏布滤净，倾入瓷碗内，预将定粉、银朱、轻粉、琥珀四味各研极细，共合一处，徐徐下入油内，用柳枝不时搅之，以冷为度。绵燕脂摊贴，红绵纸摊贴亦可。

【功用】《青囊全集》：活瘀去腐化毒。

【主治】

1.《医宗金鉴》：发际疮兼风寒凝结，形如卧瓜，破烂津水，时破时敛，俗名谓之肉龟，经年不愈者。

2.《性病》：肾囊痈，出腥水者。

少阳汤

【来源】《医林纂要探源》卷十。

【组成】金银花二两 当归一两 川芎三钱 龙胆草三钱 夏枯草三钱（行肝胆经，除内热，散结气） 栀子（炒）一钱（去三焦热） 白芷一钱（阳明经脉亦与少阳经脉交络，且诸药性不上行，则用此使上行头面而去风热） 薄荷一钱（行厥阴少阳，上行清头目风热）

【主治】鬓疽，由胆及三焦之热毒上行者。

【方论】方中金银花、当归、川芎、龙胆草、夏枯草行肝胆经，除内热，散结气；栀子去三焦热；白芷载药上行头面而去风热，薄荷行厥阴、少阳，上行清头目风热。

桑丹清毒饮

【来源】《疡科捷径》卷上。

【组成】桑叶 连翘 花粉 土贝 丹皮 赤芍 甘菊 生草 黄连 羚角 茅根

【主治】鬓疽初起，里热者。

化毒散软膏

【来源】《赵炳南临床经验集》。

【组成】化毒散（乳香 没药 川贝母 黄连 赤芍 天花粉 大黄 甘草 珍珠粉 牛黄 冰片 雄黄粉）二两 祛湿药膏（苦参 薄荷 白芷 防风 芥穗 连翘 苍术 大黄 鹤虱草 威灵仙 白鲜皮 五倍子 大风子 青黛面 白蜡 香油或凡士林）八两

【用法】上药混匀成膏。涂敷患处。

【功用】清热解毒，消肿止痛。

【主治】脓疱疮（黄水疮）、多发性毛囊炎（发际疮）、疖痈、丹毒，及体表感染初起。

四黄散

【来源】《朱仁康临床经验集》。

【组成】大黄末15克　黄柏末15克　雄黄末15克

硫黄末15克

【用法】上为细末。麻油调搽。

【功用】清热解毒消肿。

【主治】发际疮（毛囊炎）、疖肿、脓疱疮。

四十一、脱　疽

脱疽，又称"脱痈"、"脱骨疽"、"脱骨疔"，俗称"十指零落"，是以肢端缺血性坏死、趾（指）节脱落为特征的慢性疾病。《外科正宗》："脱疽之发，脱者，落也；疽者，黑腐也。多生手足，发在筋骨。"

本病病因病机较为复杂，多由肾阴亏损，相火旺盛；情志抑郁，忧思过度；饮食不节，脾胃失调；寒冷潮湿侵袭，邪毒蕴结等因素所致。

初起患趾（指）怕冷、麻木、步履不便，逐渐趾（指）色转为暗紫，疼痛剧烈，继则趾指色变褐，筋骨腐烂，五趾相传，趾节零落，坏疽范围向足胫部侵展，顽固难愈。在临床上常分为三期。一期局部缺血期，二期营养障碍期，三期坏死期或坏疽期。

本病治疗，虚寒证宜温经散寒，活血通络；瘀滞证宜活血化瘀，扶正解毒；湿热证宜清热利湿，活血通络；热毒证宜清热解毒，活血养阴；气血两虚证宜补益气血，调和营卫。

苦参丸

【来源】《疮疡经验全书》卷三。

【组成】苦参四两（酒拌炒）　羌活　独活　蔓荆子　茯苓　赤芍　川芎　何首乌　当归　荆芥　甘草　白芷　防风　白蒺藜　山药　黄耆　山栀　牙皂川乌（生，去皮，再火炮）各三钱

【用法】酒糊为丸。每服二钱，或酒、或盐汤送下，茶清亦可。

【主治】脚背脱疽。

阴阳二气丹

【来源】《外科正宗》卷二。

【组成】天门冬（捣膏）　麦门冬（捣膏）　五味子（炒，研）　黄柏　人中白（小儿溺者，生用，研）　玄参（汤泡，去粗皮，捣膏）各一两　青黛（色娇嫩者）　甘草　枯矾　辰砂（为衣）　泽泻各三钱　冰片一钱

【用法】上各为细末，同玄参、二冬膏子，加炼蜜少许为丸，如梧桐子大。每服六十丸，空心用童便、乳汁各一钟送下，安睡一时。

【主治】脱疽。久服丹石补药，致亏肾水，孤阳独旺，口燥咽干，饮冰雪不知其冷。

清神散

【来源】《外科正宗》卷二。

【组成】甘草节五钱　真绿豆粉一两　大朱砂三钱　梅花片五分　牛黄三分

【用法】上为细末。每服一钱，淡竹叶、灯心汤调服。

【主治】脱疽，疔疮，发背，毒积甚者，腠理发越不尽，烦躁闷乱，睡则谵言，呕吐不食。

解毒济生汤

【来源】《外科正宗》卷二。

【组成】川芎　当归　黄柏　知母　天花粉　金银花　麦门冬　远志　柴胡　黄芩　犀角　茯神各一钱　甘草　红花　升麻（手指加）　牛膝（足指加）各五分

【用法】水二钟，煎八分，临服入童便一杯，随病上下服。

【主治】脱疽初起，恶寒体倦，发热作渴，或肿或紫，或麻或痛，四肢倦怠，心志恍惚不宁者。

雌雄霹雳火

【来源】《外科正宗》卷二。

【组成】艾茸二钱　丁香　雌黄　雄黄各二分　麝香一钱

【用法】上共为极细末，搓入艾中，作安豆大丸，放于患上灸之。毋论痛痒，以肉焦为度；如毒已经走散，就红晕尽处排炷灸之，痛则至痒，痒则至痛为妙。灸后仍用提疔麦子贴上膏盖，次服蟾酥丸，及解毒济生汤兼治，转回活色，有脓为妙。

【主治】脱疽及一切发背初起不疼痛者。

金液戊土丹

【来源】《外科正宗》卷四。

【组成】人中黄　乌梅肉　茯神　胡黄连　五味子各一两　石菖蒲　辰砂　雄黄　远志　消石各三钱　牛黄　冰片各一钱　金箔二十张（为衣）

【用法】上药各为净末，配准前数，共入乳钵内，再研千转，于端午、七夕，或二至、二分吉辰，在净室中先将乌梅、地黄二膏捣极烂，和药；渐加炼蜜少许，徐徐添捣，软硬得中，每药一两，分作十丸，金箔为衣。每服一丸，用人乳、童便共一大杯化药，随病上下，食后服之。此药用蜡封固收藏，不泄药味，愈久愈效。

【功用】解膏粱金石药毒，杀三尸，除劳热，安神志，辟瘴辟瘟。

【主治】脱疽及疔毒发背，先因纵食膏粱厚味法酒，又或丹石补药，勉力入房，多致积毒脏腑，久则胃汁中干，肾水枯竭，不能上制心火，以致消渴、消中、消肾。饶食多干，能食多瘦，九窍不通，惊悸健忘。见此诸症，后必发疽，多难治疗。宜预服此，可转重就轻，移深居浅。

驱湿保脱汤

【来源】方出《石室秘录》卷四，名见《集验良方》卷一。

【组成】薏仁一两　茯苓九钱　肉桂一钱　白术九钱　车前子五钱

【用法】水煎服。连服十剂。

【功用】可防指节脚板之堕落。

【主治】

1.《石室秘录》：伤寒口渴，过饮凉水者愈后，倘手足指出水者。

2.《集验良方》：脚指渐上至膝色黑内陷，痛不可忍，逐节脱落，亦有发于手者。

顾步汤

【来源】《辨证录》卷十三。

【别名】顾步保脱汤（《中国医学大辞典》）。

【组成】牛膝一两　金钗石斛一两　人参三钱　黄耆一两　当归一两　金银花三两

【用法】水煎服。一剂而黑色解，二剂而疼痛止，三剂全愈。若已溃烂，多服数剂，无不愈也。

【功用】大补气血，泄毒。

【主治】脚疽。因气血大亏，不能遍行经络，火毒恶邪，固结于骨节之际，以致脚趾头忽先发痒，已而作痛，指甲现黑色，第二日脚指俱黑，第三日连足而俱黑，黑至脚上胫骨即死；及无名肿毒。

【方论】此方用金银花以解毒，非用牛膝、石斛不能直达于足趾，非用人参、归、耆亦不能流通气血而散毒也。故用此方治脚疽多效。

萆薢金银散

【来源】《洞天奥旨》卷七。

【组成】黄耆五钱　当归五钱　金银花一两　豨莶草三钱　萆薢五钱　茯苓三钱　肉桂一钱

【用法】水煎，急服之。

【主治】筋疽、痿疽、足疽之阴症黑烂者。

鹅掌油

【来源】方出《证治准绳·疡医》卷四，名见《洞天奥旨》卷十六。

【别名】鹅掌皮散（《疡科捷径》卷中）

【组成】鹅掌皮（烧灰存性）

【用法】上为末，敷之。以桐油涂亦妙。

《疡科捷径》本方用法：以麻油调敷。

【主治】

1.《证治准绳·疡医》：脚指缝烂疮。

2.《疡科捷径》：脱疽。

大防风汤

【来源】《重订通俗伤寒论》。

【组成】防风二钱 当归 熟地 生黄耆 川杜仲各三钱 党参 白术 羌活 川芎各一钱半 淮牛膝 生赤芍各一钱 淡附片 官桂 清炙草各五分

【主治】肢脱，有脱一足者，有脱二足者，有仅脱足趾者，由秋夏露卧，为寒所袭，燉热内作，搏于肢节，痛彻于骨，遇寒尤甚，以热熨之稍减者。

驱毒保脱汤

【来源】《重订通俗伤寒论》卷八。

【组成】当归一两 煅羊胫骨三钱 桂心 生甘草各一钱 黑炮姜 麻黄 明乳香 净没药各五分

【用法】外用活蟾蜍皮敷足趾；内服此方。

【功用】活血和阳，以散其阴毒。

【主治】脱疽，由沉寒痼冷，阴毒搏于趾节而成。屈不能伸者，病在筋，伸不能屈者，病在骨，或生于趾头，或生于趾缝，初虽色白，继则色黑，久则溃烂，节节脱落，延至足背脚跟，白腐黑烂，痛不可忍。

加味归脾汤

【来源】《医方一盘珠》卷五。

【组成】人参 黄耆 当归 白术 枣仁 志肉 茯神 甘草 川郁金 香附 木香 牛膝

【主治】脱疽脾虚、兼郁火下注，饮食减少。

顾步汤

【来源】《医林纂要探源》卷十。

【组成】黄耆五钱 当归（酒洗）四钱 黄柏（盐酒炒）二钱 知母（酒炒）二钱 熟地黄三钱 肉桂一钱 干姜一钱 牛膝三钱 虎胫骨（酥炙）三钱 金银花二钱

【用法】酒煎服。

【功用】大补气血，滋阴壮阳。

【主治】脾肾阴亏，湿热下流之足疽。起于足大趾，初痒疼痛，趾甲黑，渐而肉黑，上于足跗。

【方论】黄耆、当归以补气血为主，黄柏、知母以滋阴行湿热，熟地黄以壮肾水，肉桂以行血去毒，干姜以益阳去湿，牛膝、虎胫骨以峻劲达之下行，金银花解毒。阴阳兼滋，气血交补，而后毒壅可消。

四妙勇安汤

【来源】方出《验方新编》卷二，名见《中医杂志》（1956，8：409）。

【组成】金银花 元参各三两 当归二两 甘草一两

【用法】水煎服。一连十剂，永无后患。药味不可减少，减则不效。

【功用】《方剂学》：清热解毒，活血止痛。

【主治】脱骨疽。此症生手足各指，或云生手足第四指者是。或生指头，或生指节指缝，初生或白色痛极，或如粟米起一黄泡，其皮或如煮熟红枣，黑色不退，久则溃烂，节节脱落，延至手足背腐烂黑陷，痛不可忍。

【方论】

1.《方剂学》：银花甘寒入心，善于清热解毒，故重用为主药，当归活血散瘀，玄参泻火解毒，甘草清解百毒，配银花以加强清热解毒之力，用量亦不轻，共为辅佐。四药合用，既能清热解毒，又能活血散瘀，是治疗脱疽的良方。

2.《中医方剂临床手册》：本方重用银花清热解毒为主药；玄参滋阴清热为辅药；当归和血和营为佐药；甘草和中解毒为使药。本方特点，药味少，效用专，治疗脱疽溃烂，热毒正盛，而阴血耗伤者，甚为合适。

3.《医方发挥》：本方证因热毒内蕴、气血淤阻、阴血亏损所致。治宜清热解毒，活血养血，通络止痛。方中金银花清热解毒，能清气分之热，又能解血分之毒为主药，以治病因；辅以当归活血养血，为血中之气药，能行血气之凝滞，祛淤而生新。玄参清热滋阴，泻火解毒，软坚散结，助金银花以解热毒，合当归以和营血；甘草生用，取其泻火解毒之作用为佐使，配金银花以增强清热解毒之功。药仅四味，量大力专，共奏清热解毒，活血止痛之功。

【实验】

1. 对血栓闭塞性脉管炎血液流变学特性的观察 《山东中医学院学报》（1979，4：38）：用本方对血栓闭塞性脉管炎湿热型和血瘀型病人治疗前后的血液流变学特性进行观察，认为本病病人血浆黏度比正常人高，红细胞电泳时间延长，血沉快，血液处于黏度高、易聚的状态。用本法治疗后，湿热型病人血浆黏度降低，红细胞电泳时间变快；血瘀型病人治疗前血黏度比正常人高，治疗后则下降，红细胞和血小板电泳变快。此结果与本病病人不正常之血液流变学特征相对应，提示了活血化瘀治疗可使血液黏聚状态好转或消除，临床症状得以改善。

2. 抗炎作用 《南京中医药大学学报》（1994，6：27）：马氏等观察了本方的抗炎作用。发现本方对二甲苯所致的小鼠耳壳肿胀、醋酸引起的小鼠腹腔毛细血管通透性增高和由角叉菜胶、蛋清所致的大鼠足跖肿胀均有显著的抑制作用，并能明显降低炎性组织中前列腺素 2（PGE_2）的含量，摘除大鼠双侧肾上腺后，其抗炎作用仍然存在。

【验案】

1. 血栓闭塞性脉管炎 《天津医药杂志》（1960，1：1）：用四妙勇安汤治疗血栓闭塞性脉管炎 30 例，其中部分有明显皮冷、苍白的病人，加用附子 6g，赤芍 15g，桂枝 4.5g，牛膝 9g。结果除 2 例在服药半月及 1 个月仍未收效又行肾上腺切除及交感神经切除术外，其余均收到近期满意疗效，治疗后患肢疼痛及凉麻感觉均减轻或消失。短者服药 5 剂，长者服药 30 剂。

2. 下肢溃疡 《福建医大学报》（1973，2：45）：用本方加减，治疗 2 例下肢慢性溃疡，获得良好效果。如：病人某男，56 岁，小腿慢性溃疡已 30 年，经各种抗生素及换药等治疗均无效。右小腿外下方及左小腿中前方各有一鸡蛋大小的慢性溃疡，周围皮肤伴有色素沉着及轻度浮肿。入院后溃疡面用霉夫奴尔溶液清洁换药，内服本方，经治月余而愈。

3. 坐骨神经痛 《湖北中医杂志》（1982，3：19）：用本方加味：玄参、当归、银花各 30g，甘草 15g，灵仙、千年健各 10g，五加皮、川牛膝各 12g；每日 1 剂，湿热偏重者，加黄柏、地龙；寒湿偏重者，加附子、细辛；气虚者，加党参、黄芪；兼血瘀者，加桃仁、红花、土鳖；腰痛者加杜仲、寄生；筋脉拘挛者及肌肉萎缩者，加白芍、玉竹、伸筋草；剧痛者倍用玄参、当归、银花；治疗坐骨神经痛 30 例。结果：治愈 21 人，显效 8 人，无效 1 人。有 4 例复发后再经治疗，同样收到显效，治疗后疼痛消失，最短 1 天，最长 45 天。

4. 红斑性肢痛症 《中医杂志》（1979，12：34）：本方加紫花地丁、连翘治疗红斑性肢痛症 4 例，均获痊愈。典型病例：症见两足自踝关节以下均呈弥漫性肿胀，剧痛，痛时两足嫩红而热，遇热则甚，得凉则安，苔黄舌红，口干渴；用上方并配合乳香、没药、红花、当归泡洗患肢，共治 2 月余，病情稳定，痊愈出院。作者认为，红斑性肢痛与血栓闭塞性脉管炎蕴热期同属热痛范畴，本方加紫花地丁、连翘两味则效果更好。如增加中药泡洗患足，活血通络，通则不痛，能提高疗效。

5. 慢性肝炎 《江苏中医杂志》（1983，5：272）：用本方加忍冬藤（或金银花）、白茅根各 60g，玄参、生黄芪、土茯苓各 30g，升麻、当归各 15g，生甘草 10g 为基础方，有黄疸加茵陈蒿、苦参；脾肿大加鸡内金、炮山甲；寒湿困脾加干姜、苍术、白术；瘀血显著加丹参、川芎；出血倾向明显加仙鹤草、参三七；每日 1 剂，1 月为 1 疗程；治疗慢性肝炎 33 例。结果：显效 25 例，有效 6 例，无效 2 例，总有效率为 94%。14 例 HBsAg 阳性者 7 例转阴。

6. 视网膜静脉阻塞 《浙江中医杂志》（1995，10：454）：用本方加减：金银花、玄参、当归、甘草为基本方；气虚者加黄芪；血虚者加阿胶；阴虚者加生地、女贞子；阳虚者加补骨脂、仙灵脾；出血新鲜者加槐花、参三七；后期伤阴者，加熟地、山茱萸；每日 1 剂，水煎服，3 周为 1 疗程；治疗视网膜静脉阻塞 32 例。结果：治愈 15 例，有效 15 例，总有效率为 93.7%。

7. 痛风性关节炎 《湖南中医学院学报》（1996，1：18）：用本方合四妙散：金银花、当归、玄参、苍术、黄柏、薏苡仁、牛膝、金钱草、没药、乳香、甘草为基本方；局部关节红肿热痛甚者，加商陆 20g，甘遂 20g，泽兰 30g，水煎外洗，每日 1 次；治疗痛风性关节炎 16 例。结果：经 2～4 个疗程的治疗，临床治愈 9 例，好转 6 例，总有效率93.7%。

8. 髂股静脉血栓形成 《陕西中医》（1998，2：51）：用本方加味：药用金银花、元参、川芎、当归、大黄、枳壳、甘草为基本方，并随证加减，配合静滴低分子右旋糖酐、复方丹参液等，治疗髂股静脉血栓形成28例。结果：临床治愈19例，显效9例，总有效率100%。

9. 臁疮 《江苏中医》（1999，1：26）：用本方为基本方，湿热重者，加川朴、苍术、知母、泽泻；血瘀明显者，加桃仁、红花、虎杖；气血两虚者，加党参、炙黄芪、生地、白术、鸡血藤；治疗臁疮35例。结果：痊愈（炎症消失，疮面完全愈合）24例，占68.6%；显效（炎症消退，疮面缩小80%以上）7例，占20%；好转（炎症减轻，疮面缩小50%以上）3例，占8.6%；无效（治疗前后疮面无明显变化）1例，占2.8%；总有效率97.2%。

红灵酒

【来源】《中医外科学讲义》。
【组成】生当归二两　红花二两　花椒一两　肉桂二两　樟脑五钱　细辛五钱　干姜一两
【用法】上药用95%酒精2市斤浸7天。用时以棉花球蘸药频擦。脱疽则涂擦患处以上的皮肤，每日2~3次，每次擦20分钟。
【功用】活血，通络，止痛。
【主治】冻疮未溃，脱疽腐烂者。

脱疽温阳汤

【来源】《首批国家级名老中医效验秘方精选》。
【组成】肉桂10克　熟地15克　麻黄9克　炮附子15~30克（先煎半小时）　细辛4克　当归丹参各30克　白芥子10克　鹿角霜10克　川牛膝15克　络石藤30克　生黄芪30~60克
【用法】水煎3次，首煎1小时，2~3煎各煎半小时，每日上、下午、晚各服1次，同时取脱疽洗药：苏木、红花、官桂、川乌、细辛、乳香、没药各15克，透骨草、生艾叶、酒桑枝各30克，樟脑15克（后入）放瓷盆内，加水半盆煎半小时后，趁热先熏（熏时脚上先盖好棉布）后泡洗，每次半小时，每日2次。
【功用】温阳通经、散寒止痛、活血宣络。
【主治】脱疽（血栓闭塞性脉管炎）属虚寒型者。症见：面暗淡无华，喜暖怕冷，患肢沉重、酸痛、麻木，足趾刺痛，小腿肌肉有抽搐痛，局部皮肤苍白，触之冰凉、干燥，常伴有间歇性跛行，手足受冷后疼痛加剧者，趺阳脉搏动减弱或消失，舌淡、苔白腻、脉沉细而迟。
【宜忌】服药期间，忌烟、酒和鱼虾等海味以及生冷食物。必须卧床休息，抬高患肢。
【加减】如下肢阴寒较甚，少气，脉沉细无力者，加党参20克，干姜9克；如趾痛较剧，加炙蜈蚣3条，马钱子粉0.6克（冲服）以平肝定痉、解毒止痛；如痛如针刺，舌质淡紫，脉细涩者，加土鳖虫10克，水蛭6~9克，取吮血虫类深入痛所，搜络逐瘀以止痛。

通塞脉片

【来源】《中药成方保护品种》。
【组成】当归　金银花　党参　玄参　黄芪　牛膝　石斛　甘草
【用法】制成片剂，每素片重0.35g（含干浸膏0.35g）。口服，1次5~6片，每日3次。
【功用】培补气血，养阴清热，活血化瘀，通经活络。
【主治】血栓闭塞性脉管炎（脱疽）的毒热证。
【宜忌】属脉管炎阴寒证慎用。

四十二、风疽

风疽，指下肢血脉挛曲发疮难愈之溃疡。《圣济总录》："风疽，本由风湿之气，入于腠理，流注血脉，凝涩不利，挛曲肿起，发作疮疽，所以疼痛，经久不瘥者是也。盖风胜则动，故其疽留止无常，得之醉卧，汗出当风，风入肤腠，客于经络，与营卫相搏而成。"症见患部血脉挛曲痛痒，搔之多溃烂而流黄水，甚则赤热焮肿，缠绵难愈。继发感染则多并发全身寒热，或兼腹股沟淋巴结肿大。治宜消热解毒，祛风利湿，并配合外擦等外治法。

大豆汁涂方

【来源】《圣济总录》卷一二九。

【组成】大豆一升　马尿二升　白蜜半斤

【用法】上药拌匀，用青竹筒盛，筑实，架在炭火上当中慢烧，将瓷碗两头盛取汁，先用泔清入盐少许和。温洗疮上，拭干后，以药汁涂，一日三五次。

【主治】风疽，搔之黄水出。

防风汤

【来源】《圣济总录》卷一二九。

【组成】防风（去叉）　柴胡（去苗）　白芷　桔梗（炒）　木通（锉）　当归（切，焙）各一两半　羌活（去芦头）　麻黄（去根节，煎，掠去沫，焙）　附子（炮裂，去皮脐）　甘草（炙，锉）各一两

【用法】上锉。如麻豆大。每服五钱匕，水一盏半，煎至八分，去滓温服，食后、临卧各一次。如欲出汗，空心并两服，后投以热姜稀粥，盖复取汗，慎外风。

【主治】风毒中人，留血脉不散，与荣卫相搏，结成风疽。身体烦热，昏冒肿痛。

黄耆丸

【来源】《圣济总录》卷一二九。

【组成】黄耆（锉）　犀角（镑）各三两　黄连（去须）　茯神（去木）　当归（切，焙）　防风（去叉）　芍药　升麻　黄芩（去黑心）各五分　木通八分　甘草（生，锉）三分　麝香（别研）半分

【用法】上为末，拌匀，炼蜜为丸，如梧桐子大。每服二十丸，空腹以生姜汤送下；食后再服，即煎麦门冬汤下。

【主治】酒醉汗出，风入经络，久成风疽。

麻黄汤

【来源】《圣济总录》卷一二九。

【组成】麻黄（去根节）三两　五加皮一两半　防风（去叉）　独活（去芦头）　桂（去粗皮）　当归（切，焙）　芎藭　干姜（炮）各二两　附子（生，去皮脐）一枚　牛膝二两半　杏仁（去皮尖双仁）八十枚

【用法】上药各为细末，以水九升，先煎麻黄，掠去沫，纳诸药，煎取三升，绞去滓，每用一盏温服，并三服。温覆微汗，慎外风。

【主治】醉酒汗出，风入经络，成风疽。

青竹大豆油

【来源】《医宗金鉴》卷七十一。

【组成】青竹筒三尺长（径一寸半）　黑豆一升

【用法】黑豆装入竹筒内，以谷糠、马粪二物烧火，当竹筒中炙之，以瓷碗两头接取油汁，先以清米泔水和盐热洗患处，拭干即涂豆油。不过三度极效。

【主治】风疽瘙痒。

四十三、无名肿毒

无名肿毒，又名"肿疡"、"虚疡"，是指发无定处难以命名之痈疽疮疡。《证治准绳》："无名肿毒者，又名肿疡，又名虚疡也。但肿无头无面者俱是也。"《外科大成》："无名肿毒者，以其随处而生，不按穴位，不可以命名也。"《辨证录》："无名肿毒生于思想不到之处，而其势凶恶，有生死之关，皆可以无名肿毒名之。"

本病可因内有郁热或感受外邪风毒而发。若因风邪内作而引起者则无头无根；若因气血相搏者，则有头有根；因风寒而成者，则肿坚色白；因热毒而成者，则肿焮而色赤。或痛或痒，严重者焮赤肿硬，患部附近的淋巴结肿大。其治疗：

有表证者宜散之，有里证者宜下之，外治参之以敷贴之剂。

麝香散

【来源】方出《肘后备急方》卷五。名见《普济方》卷二七八。

【组成】麝香　熏陆香　青木香　鸡舌香各一两

【用法】上以水四升，煮取二升，分为再服。

【主治】

1.《肘后备急方》：卒毒肿起，急痛，已入腹者。

2.《备急》引《小品》（见《外台秘要》）：妒乳。

【宜忌】《备急》引《小品》（见《外台秘要》）：忌蒜、面、酒、牛、马、猪肉。

升麻汤

【来源】《外台秘要》卷三十引《小品》。

【别名】升麻揭汤（《备急千金要方》卷二十二）、漏芦汤（《太平圣惠方》卷六十四）、溻肿升麻汤（《外科精义》卷下）、漏芦溻肿汤（《疡科选粹》卷一）。

【组成】升麻一两　黄芩三两　栀子二十枚　漏芦二两　蒴藋根五两　芒消二两

【用法】上切。以水一斗，煮取七升，候冷，分用渍瀹肿。常令湿润即消。

【主治】

1.《外台秘要》引《小品》：肿毒。

2.《太平圣惠方》：丹疹，毒气不消，时发疼痛。

五毒膏

【来源】《刘涓子鬼遗方·附录》。

【组成】蜀椒二两　当归二两　朱砂二两　乌头一升　苦酒一升半　猪肪六斤　巴豆一升（去心）　雄黄二两

【用法】上锉。以苦酒淹一宿，纳猪肪，合煎，微火三上下，药成。向火摩肿上，一日三次。

【主治】恶气毒肿。

五香丸

【来源】《刘涓子鬼遗方·附录》。

【组成】熏陆香二分　藿香二分　青木香三分　鸡舌香二分半　鬼臼二分　大黄八分　当归五分　升麻三分　朱砂一分半　牡丹二分　雄黄一分

【用法】上药治下筛，蜜和为丸，如小豆大。每服四丸，清白饮送下，一日两次。

【主治】恶气肿毒。

升麻汤

【来源】《医心方》卷十六引《刘涓子鬼遗方》。

【组成】升麻一两　吴茱萸一两　薰陆香二两　鸡舌香一两　雄黄一两　鳖甲一两（炙）　甘草一两　乌扇三两　青木香一两

【用法】以水七升，煮取二升半，适寒温分三服，相去一里。

【主治】恶脉毒肿。

夜干膏

【来源】《医心方》卷十六引《集验方》。

【组成】夜干二两　常陆（切）一升　防己四两　升麻三两

【用法】上切，以猪膏三升，微火煎常陆稍焦黄，绞去滓。以摩病上。

【主治】风热毒肿结赤。

五香汤

【来源】《外台秘要》卷二十三引《古今录验》。

【别名】五香散（《太平圣惠方》卷三十五）。

【组成】沉香二两　熏陆香一两　麝香二分（研，汤成下）　青木香二两　鸡舌香二两

【用法】以水五升，煮取一升半，去滓，分三服。

【主治】

1.《外台秘要》引《古今录验》：诸恶气，喉肿结核。

2.《医心方》引《古今录验》：恶核肿毒入腹。

3.《太平圣惠方》：一切毒肿，疼痛不止。

4.《卫生宝鉴》：毒气入腹，烦闷气不通者。

【宜忌】《卫生宝鉴》：热渴昏冒，口燥咽干，大便硬，小便涩者，皆莫与服之。

商陆贴

【来源】《外台秘要》卷三十七引《古今录验》。

【别名】商陆膏（《普济方》卷二七八）。

【组成】商陆二两　黄芩　黄连　白芷　白蔹　大黄　莽草各二两　白及二两

【用法】上为末，消胶汁和为丸。涂纸贴肿，干即易之。

【主治】诸肿。

麻子小豆汤

【来源】《备急千金要方》卷二十二。

【组成】麻子　赤小豆各五升　生商陆二升　升麻四两　附子二两　射干三两

【用法】上锉。以水四斗先煮四味，取二斗半，去滓；麻子研碎，和汁煮一沸，滤去滓，取汁烂煮豆烂，取汁，每服五合，日二次，夜一次，并食豆。当利小便为度，肿退即愈。

【主治】毒肿无定处，毒气深重，或赤色恶寒，或心腹刺痛烦闷。

蔓菁子膏

【来源】方出《备急千金要方》卷二十四，名见《普济方》卷二六二。

【组成】蔓荆子（熬）　杏仁　黄连　胡粉各一两　水银二两

【用法】上捣蔓菁子、杏仁为膏，以猪脂合研令水银灭。以涂患处，日三夜一。

【主治】服散发，疮肿。

当归贴

【来源】《千金翼方》二十三。

【组成】当归（一作当陆）　黄芩　黄连　大黄　莽草　白芷　白蔹　白及各二两

【用法】上为末。消胶汁稍稍和如泥，涂纸贴肿上。干则易之。

【主治】疮痈诸肿。

大五香汤

【来源】《外台秘要》卷二十三引《崔氏方》。

【组成】青木香　鸡舌香　沉香　升麻各五分　藿香　犀角（屑）　吴茱萸　桂心　麻黄　甘草（炙）各三分　熏陆香四分　细辛二分

【用法】上锉。以水七升，煮取二分，分三服，不愈复合。急者，便当急速与汤，并以淬薄肿脉上。

【主治】毒气，苦肌肉中肿痛，结脉寒热，如瘰疬，痛不可近，急者数日杀人，苦心烦闷。

【加减】若啬啬恶寒，加附子中形者一枚（炮令坼，八破用）。

犀角汤

【来源】《外台秘要》卷三十引《崔氏方》。

【组成】熏陆香　青木香　鸡舌香　藿香　犀角屑各二分　沉香二分　升麻七分

【用法】上切。以水六升，煮取二升半，去滓，分三次服。

【主治】恶肿。

鹿角膏

【来源】《医方类聚》卷一七二引《千金月令》。

【别名】麦饭石膏（《太平圣惠方》卷六十二）、三神膏（《圣济总录》卷一三一）、灵应膏（《外科精义》卷下）、麦饭石围散（《遵生八笺》卷十八）。

【组成】鹿角一只（烧作炭，候冷，捣筛为末）　麦饭石约半斤（净洗干，碎如棋子大，有作末者，去之，于净熨斗中熬令色赤，投于米醋中，良久滤出；又熬如此九遍讫，筛为末。麦饭石者，即磨刀石及砥石是）　白蔹一大两（捣罗为末）

【用法】上为细末，各取一大匙，以米醋五合，文武火煎之，酢少，又旋添，约煎五十沸已来，即止，令稀稠如糊，以新净瓷器盛之。用故帛涂药贴疮上，一日一易，脓出为度，疮退，即膏敷之。

　　本方改为散剂，名"鹿角散"（《太平圣惠方》卷六十四）。

【主治】
1. 《医方类聚》引《千金月令》：发背。
2. 《太平圣惠方》：毒肿，痛不可忍。

蓼叶散

【来源】《太平圣惠方》卷六十五。

【组成】蓼叶　柏叶　黄丹　胡粉　附子　粟米　石胆　川大黄　白矾　蛇蜕皮　干蟾　晚蚕蛾　密陀僧各一两　槟榔

方中槟榔用量原缺。

【用法】上细锉，入瓷瓶中固济，烧令熟，取出捣罗为末，入龙脑、麝香各半分，更研令匀细。先以温汤淋洗，后敷贴，一日二次。

【主治】无名疮。

【主治】一切肿毒，及肿而疼痛者。

水调膏

【来源】方出《太平圣惠方》卷六十一，名见《普济方》卷二八七。

【组成】川大黄三分（生用）　杏仁三分（去皮，生，研如膏）　盐花三分

【用法】上为细散，入杏仁膏，都研令匀。以新汲水和令稀稠得所。旋取涂肿上，干即易之。

【主治】痈肿毒热，赤焮疼痛。

升麻膏

【来源】《太平圣惠方》卷六十三。

【组成】川升麻一两　犀角屑一两半　玄参一两　杏仁一两（汤浸，去皮尖双仁）　赤芍药一两　麻黄一两（去根节）　栀子仁一两　甘草一两　川芒消一两　芎藭一两　蛇衔草一两　白蔹一两　黄芩一两　莽草一两　桑寄生一两　白芷一两　射干一两　蓝叶一两　地黄汁五合　猪脂四斤　醋一升

【用法】上锉，以醋、地黄汁，渍药一宿，于铛内先消猪脂，入药，以慢火煎，候醋气歇，白芷黄赤色，膏成，绵滤去滓，盛瓷器中。每日四五次，涂摩肿处。

【主治】一切毒肿热疼。

乌蛇膏

【来源】《太平圣惠方》卷六十三。

【组成】乌蛇一两　木香半两　诃黎勒皮半两　芎藭半两　细辛半两　牛蒡子半两　防风半两（去芦头）　垂柳枝（锉）二合　黄丹六两　清油一升（斤）

【用法】上为末。于油内，先煎柳枝令黄黑色，绵滤去滓，澄清。拭铛令净，以慢火熬，入黄丹，搅如黑豆色，一时下药末，又搅令匀，倾于不津器内。每使时，看疮肿大小，火畔煨，以纸上摊贴，一日二换。

【主治】一切毒肿，筋急疼痛。

犀角膏

【来源】《太平圣惠方》卷六十三。

【组成】犀角屑二两　石长生一两　苦参三两　蓝实三两　芎藭一两　赤芍药一两　络石一两　白蔹一两　半夏一两　连翘一两　商陆一两　玄参一两　桑寄生二两　酥三两　川消石三两

【用法】上细锉，以腊月猪脂炼成者三斤入药，以文火同煎，候白蔹黄赤色，以布绞去滓，拭净铛，重煎，下酥、消石，添火炼之，不得绝急，候如稀饧，又以绵滤，纳瓷器中盛。于软帛上摊贴，一日换二次。

【主治】一切毒肿，不问大小，焮热疼痛不可忍。

解毒膏

【来源】《太平圣惠方》卷六十三。

【组成】川升麻一两　白蔹二两　漏芦一两　连翘一两　川芒消一两　蛇衔草二两半　黄芩一两半　栀子仁三十枚　蒴藋根二两

【用法】上锉碎，以酒拌半日，用猪脂一斤半，煎药令黑色，即膏成，绵滤去滓，以瓷器盛。于软帛上摊贴，日二换之。

【主治】一切毒肿疼痛。

大黄散

【来源】方出《太平圣惠方》卷六十四，名见《圣济总录》卷一三三。

【组成】川大黄（捣罗为末）　石灰末　赤小豆（捣罗为末）各一两

【用法】上药以酒调涂肿上，干即易之。

【主治】一切恶毒肿。

大黄散

【来源】《太平圣惠方》卷六十四。

【组成】川大黄二两（生用）　木香一两　丁香半两　独活一两　桑寄生一两　射干一两　甘草半两（生，锉）　麝香一分（细研）

【用法】上为粗散，入麝香研令匀。每服五钱，以水一大盏，煎至五分，去滓，食前温服。

【功用】疏利毒气，防恶气入腹。

【主治】毒肿。

内消膏

【来源】《太平圣惠方》卷六十四。

【组成】肥皂荚二挺（以好酒一中盏浸，挼取汁）青盐一分　消石一分

【用法】上药相和，熬成膏。涂于肿上，每日二次。

【主治】热毒肿。

内消毒散

【来源】方出《太平圣惠方》卷六十四，名见《普济方》卷二七九。

【组成】白蔹二两　白及二两　白芷二两

【用法】上为细散。研生姜汁调涂之，干即再涂。

【主治】毒肿。

内消肿毒方

【来源】《太平圣惠方》卷六十四。

【组成】白蔹二两　白及二两　白芷二两

【用法】上为细散。研生姜汁调涂之，干即再涂。

【主治】毒肿。

半夏散

【来源】《太平圣惠方》卷六十四。

【组成】半夏一两　莽草一两　川大黄一两　白蔹一两　川芒消一两

【用法】上为末。以水和如泥，涂之，干即再涂。

【主治】卒热毒风肿。

芸苔子散

【来源】《太平圣惠方》卷六十四。

【组成】芸苔子三两　桑叶一两　龙葵一两　牛李子半两

【用法】上为末。以浆水调，涂肿处，干即易之。

【主治】毒肿不消，时有疼痛。

连翘散

【来源】《太平圣惠方》卷六十四。

【组成】连翘一两半　射干一两　沉香一两　紫檀香一两　犀角屑一两　川升麻一两　川芒消五两　玄参二两　甘草一两（炙微赤，锉）

【用法】上为粗散。每服四钱，以水一中盏，煎至六分，去滓，每于食后良久温服。

【主治】风肿，欲结成脓。

沉香散

【来源】《太平圣惠方》卷六十四。

【组成】沉香一两　木香一两　丁香一两　熏陆香一两　麝香一分（细研）　川大黄二两（锉碎，微炒）

【用法】上为粗散。每服四钱，以水一中盏，煎至六分，去滓，不拘时候温服。

【主治】毒肿入腹，心闷腹胀，不欲饮食。

乳香饼子

【来源】《太平圣惠方》卷六十四。

【组成】蔓菁根一握　乳香一两　黄连一两（去须）　杏仁四十九枚（汤浸，去皮）。

【用法】上药捣作饼子，厚三四分。依肿处大小贴，干即易之。

【主治】一切恶毒肿。

重台草散

【来源】《太平圣惠方》卷六十四。

【组成】重台草　木鳖子（去壳）　半夏各一两

【用法】上为细散。以酽醋调涂之。

【主治】风毒暴肿。

射干散

【来源】《太平圣惠方》卷六十四。

【别名】射干饮（《圣济总录》卷一三五）。

【组成】射干二两　商陆一两　附子一两（炮裂，去皮脐。以上三味捣罗为末）　赤小豆三合　麻子二合（研）

【用法】上药以水五大盏，先煮小豆、麻子令熟，去滓，取汁一小盏，每服调下前药二钱，一日三次，小便当利，即肿气渐消。

【主治】毒肿，发无定处，或恶气入腹，刺痛，烦闷不已。

紫草膏

【来源】《太平圣惠方》卷六十四。

【组成】紫草一两　桂心一两　芎䓖一两　赤芍药一两　白敛一两　川大黄一两　防风一两（去芦头）　黄芩一两　莽草一两　当归一两　木香一两　甘草二两

【用法】上为细散，每用散二两，酒二升，于铛中煎令成膏。及热涂肿处，一日二次。

【主治】一切肿毒，肉色不异，时时牵痛，经年肿势不消。

黑豆浸酒

【来源】《太平圣惠方》卷六十四。

【组成】黑豆一升（炒熟）　白花蛇一条（重五两，酒浸，炙微黄）　大麻仁二升（蒸熟）　五加皮五两（锉）　苍耳子五两（酥炒微黄）　牛蒡子一升（酥炒微黄）

【用法】上捣碎，以生绢袋盛，用好酒三斗，纳入瓷瓶中，封头，浸经七日开瓶。每于食前暖一中盏服之。

【主治】风肿，无问冷热。

犀角散

【来源】《太平圣惠方》卷六十四。

【组成】犀角屑一两　熏陆香一两　木香一两　鸡舌香一两　霍香一两　沉香一两　川升麻一两

【用法】上为粗散。每服四钱，以水一中盏，煎至六分，去滓温服，不拘时候。

【主治】毒肿入腹，心神烦闷，不欲饮食。

黄膏

【来源】《太平圣惠方》卷七十五。

【组成】木鳖子十枚　土瓜根一两　黄连半两（去须）　黄耆一两（锉）　栝楼根二两　黄柏一两（锉）　消石一两　马牙消一两　芸苔子二两　川大黄二两（锉）　麝香一钱（细研）

【用法】上为细散，入麝香研令匀。以生油旋调，敷肿处；有菜油调更佳，即再敷。

【主治】咽喉颈外肿痛。

大黄散

【来源】《太平圣惠方》卷九十。

【组成】川大黄半两　槟榔半两　川芒消半两　黄连半两（去须）　黄柏半两　雄黄半两（细研）　赤小豆半两

【用法】上为末。用蜜水调涂患处，一日三次。

【功用】解风热，消毒肿。

【主治】小儿风热毒肿。

升麻膏

【来源】《太平圣惠方》卷九十。

【组成】川升麻二两　白蔹二两　漏芦二两　川大黄一两（锉碎，微炒）　川芒消二两　黄芩二两　蛇衔草三两　蒴藋四两　栀子仁一两

【用法】上锉细，用酒浸一宿后，以猪脂三斤，煎诸药，色焦黄，即膏成，以绵滤去滓，倾于不津器中。于毒肿处涂之，即消。

【主治】小儿诸毒肿。

犀角散

【来源】《太平圣惠方》卷九十。

【组成】犀角屑半两　川大黄一两（锉碎，微炒）露蜂房一分（微炒）　川升麻半两　麦门冬半两（去心，焙）　连翘一分　川朴消一分　牛蒡子一分（微炒）　甘草一分（炙微赤，锉）　枳壳三分（麸炒微黄，去瓤）　黄耆半两（锉）

【用法】上为粗散。每服一钱，以水一小盏，煎至五分，去滓温服，不拘时候。

【主治】小儿毒肿，壮热烦闷。

麝香散

【来源】《太平圣惠方》卷九十。

【组成】麝香半分（细研）　木香半两　沉香半两　独活半两　桑寄生一两　射干半两　犀角屑半两　川大黄一两（锉碎，微炒）　甘草半两（炙微赤，锉）

【用法】上为粗散。每服一钱，以水一小盏，煎至五分，去滓温服。不拘时候。

【功用】恐恶气入腹，取利，以泄毒气。

【主治】小儿热毒肿。

木香汤

【来源】《普济方》卷二七七引《太平圣惠方》。

【组成】木香　吴茱萸（洗，焙，微炒）　升麻　熏陆香　鸡舌香　雄黄　甘草（炙）　鳖甲（醋浸，炙，去裙襕）　射干各半两

【用法】上为粗末。每服五钱匕，水二盏，煎至一盏，去滓，空心温服，日晚再服。

【主治】恶脉肿毒。

消毒散

【来源】《普济方》卷二七八引《太平圣惠方》。

【组成】天南星　郁金　木鳖子（去壳）　草乌头　赤小豆　朴消（研细旋入）各等分（并生用）

【用法】上为细末。如肿赤色，用冷水调敷肿四畔，如不赤，温淡醋调敷。

铅丹膏

【来源】《圣济总录》卷三十。

【组成】铅丹半两　蜡　松脂　乳香各一两（研）麝香（研）一分

【用法】除松脂、蜡外，上药各为末，在瓷器内先炼松脂，次下蜡及铅丹、乳香等，慢火煎少时，候冷，摊于绢上。以贴肿处。

【主治】伤寒后毒气攻，手足虚肿，及一切肿毒。

乌金膏

【来源】《圣济总录》卷一三〇。

【组成】油半斤　盐花一两　黄蜡三两　柳枝二两（锉）

【用法】上四味，先熬油令沸，下柳枝煎，候焦黄漉出，绵布绞去滓，再煎，下蜡、盐花，以柳篦搅令稀稠得所，以瓷盒盛。用故帛上摊贴。若三日内，未成脓便消；已成脓，头未破者即溃，不须针灸。其疮变痛成痒，是药力也。若是恶疮发背，用药贴后出脓血及黄水、赤汁，贴膏令出尽，以愈为度。

【主治】一切恶疮、发背、毒肿。

乌蛇膏

【来源】《圣济总录》卷一三二。

【别名】乌蛇散（《普济方》卷二七五）。

【组成】乌蛇（去皮骨，炙，捣末）二两　麻油一斤　铅丹二两　鼠一个（腊月者尤佳）　蜡四两

【用法】上五味，先用油煎鼠令消，去滓，次入铅丹并乌蛇末，微火煎沸后，下蜡更煎十沸，膏成以瓷器收。每用封疮，一日一换。

【功用】生好肉，去脓水。

【主治】恶疮，风毒气肿。

六枝乌金膏

【来源】《圣济总录》卷一三二。

【别名】六枝膏（《医方类聚》卷一八八引《烟霞圣效方》）、乌金膏（《普济方》卷二七五）。

【组成】桑枝　槐枝　榆枝　柳枝　桃枝　枸杞枝

各一尺（粗如小指，俱一寸截，劈四破）

【用法】用油四两炒令焦黑，滤去滓，加铅丹半两蜡一两，复熬令黑色，倾在瓷盒内候冷，以新汲水浸出火毒，涂疮上。

《圣济总录》：先用熏法熏出虫，乃用此膏涂疮。熏药方：猫儿粪、猪粪、乱发、粳米糠各等分，都置在一地坑内，用火烧，上以方砖复之，其砖心钻一窍，令烟出，疮就烟熏之。有虫及恶物出尽，以温浆水净洗，然后涂六枝乌金膏，用帛覆之。

【主治】

1.《圣济总录》：一切恶疮。

2.《医方类聚》引《烟霞圣效方》：打扑损伤，坠车落马，一切肿痛恶疮。

大黄散

【来源】《圣济总录》卷一三五。

【组成】大黄（生，锉）五两 白蔹（生，锉）三两 寒水石（生，研） 紫葛（生用） 木香各一两 消石（研） 黄芩（去黑心） 大青 苦参（锉）各二两

【用法】上九味，捣罗七味为细末，入研药，和牛乳调如膏。涂于故帛，拓肿上。随拓即消，干复易之。

【主治】恶毒风肿及一切肿毒。

大黄散

【来源】《圣济总录》卷一三五。

【组成】大黄（生，锉） 木通（锉） 葶苈子各二两

【用法】上为细散。以水和调,涂肿上,干则易之。

【主治】恶毒风肿。

大黄敷方

【来源】《圣济总录》卷一三五。

【组成】大黄（锉，炒）一两 木通（锉） 葶苈（纸上炒） 莽草半两

【用法】上为末。以水和敷之，干即易。

【功用】消肿。

【主治】毒肿，初觉肿痛。

木香汤

【来源】《圣济总录》卷一三五。

【组成】木香 鸡舌香 鳖甲（去裙襕，醋炙） 升麻 熏陆香（研） 乌蔹根 雄黄（研） 吴茱萸（汤洗去涎，炒） 甘草（炙）各半两

【用法】上药研七味如麻豆大，入研药和匀。以水三升，煎至二升，去滓，用故帛三五重浸汤中，更互拓肿上，不计遍数，冷再暖用。

【主治】毒肿。

【加减】夏月，去茱萸。

升麻汤

【来源】《圣济总录》卷一三五。

【组成】升麻 大黄（锉如半粟大，醋炒紫色）各二两 前胡（去芦头） 栀子仁 射干（去毛，炙）各一两半 黄芩（去黑心） 犀角（镑屑）各一两 豉（炒）半升 羚羊角（镑屑）半两

【用法】上为粗末。每服三钱匕，水一盏半，煎至一盏，去滓，食后温服，一日三次。

【主治】热毒流于四肢，肿痛不消。

升麻犀角丸

【来源】《圣济总录》卷一三五。

【组成】升麻 黄芩（去黑心） 防风（去叉） 人参 当归（切，焙） 黄耆（锉） 干蓝 甘草（炙，锉） 栀子仁 黄连（去须）各一分 犀角（镑屑）一两 大黄半两 巴豆二十四枚（去皮膜心，炒焦，研细）

【用法】上为末，炼蜜为丸，如梧桐子大。每服三丸至五丸，不拘时候，温水送下。以利为度。

【主治】热肿热毒。

水银拓方

【来源】《圣济总录》卷一三五。

【组成】水银五十两

【用法】上药以纸分为两裹，密系头，更以熟绢帛

重裹，勿令走失。更互于肿上按拓，觉温即易。

【主治】恶毒风肿热痛。

白龙散

【来源】《圣济总录》卷一三五。

【组成】蛤粉 白矾各二两 青盐一两

【用法】上为末。用生油调涂肿处。

【主治】热肿赤痛。

防己丸

【来源】《圣济总录》卷一三五。

【组成】防己 大黄（锉，醋炒）各三两 芍药
槟榔（煨）各二两一分 牛膝（去苗，酒浸，切，
焙） 薏苡仁（炒） 生干地黄（焙） 枳壳（去
瓤，麸炒）各二两 麦门冬（去心，焙） 木香各
一两半 桂（去粗皮）一两一分 茯神（去木）
一两

【用法】上为末，炼蜜为丸，如梧桐子大。每服二
十丸，渐增至三十丸，食后良久温酒或生姜汤送
下，一日三次。

【主治】热毒肿，四肢肿热，气脉壅滞。

皂荚乳香酒

【来源】《圣济总录》卷一三五。

【组成】皂荚刺（大者）一枚

【用法】上锉作十余片，用乳香一块，鸡头实大，
银石器内炒令烟起，入皂荚刺同炒，候香缠在刺
上，便入醇酒一盏，同煎令沸，滤去滓，作一服。
肿未成者便消，已成者则脓毒自破。

【主治】肿毒。

灶土涂方

【来源】《圣济总录》卷一三五。

【组成】灶土

【用法】上取灶底黄土，以醋和研，涂肿上，每日
三五次。

【主治】毒肿。

金花散

【来源】《圣济总录》卷一三五。

【组成】黄柏二两 雄黑豆一两（紧小者是也）
大黄半两

【用法】上为散，浸甘草水调如膏。量肿处大小摊
贴，以纸盖之。

【主治】热毒肿。

茴香草饮

【来源】《圣济总录》卷一三五。

【组成】生茴香草不拘多少

【用法】捣绞取汁。每服一合，用酒三合，同煎令
沸，空心、晚食前温服。

【功用】解恶毒风肿。

【主治】风毒或着人阴，或偏着一边，疼痛挛急，
牵引小腹，闷乱难忍。

保救膏

【来源】《圣济总录》卷一三五。

【组成】楸叶五斤 马齿苋（连根）三斤（各净
洗，切，焙）

【用法】上用水五斗，慢火煮，时将柳木篦搅，至
一斗许，住火放冷，滤去滓，将汁再熬合浓，以
新瓷罐子盛。用时以鸡翎扫药。如疮肿痛，以软
帛贴之。

【主治】诸肿毒。

秦皮汤

【来源】《圣济总录》卷一三五。

【组成】秦皮（锉）一两半 防风（去叉）三两
车前子（微炒）二两 黄连（去须）三分

【用法】上为粗散。每服五钱匕，水一盏半，煎至
七分，去滓，食后、临卧温服。

【主治】热肿，惧向暖处，周身毒热蒸人者。

莽草散

【来源】《圣济总录》卷一三五。

【组成】莽草（锉）附子（去皮脐，生锉）木香 白蔹 桂（去粗皮）各一两

【用法】上为细末。别以榆根锉，捣绞取汁，调药于故熟帛上贴，开一小窍子出毒，干则易之。

【主治】猝得恶毒风肿不消，结成坚核。

恶实丸

【来源】《圣济总录》卷一三五。

【组成】恶实（炒）二两 山栀子（去皮）五两

【用法】上为末，炼蜜为丸，如梧桐子大。每服十五丸，食后良久以熟水送下，日再夜一。

【主治】热毒肿。

犀角膏

【来源】《圣济总录》卷一三五。

【组成】犀角（镑屑）升麻 山栀子（去皮生用）黄芩（去黑心）芍药 芒消 连翘 大黄（锉，生用）蛇衔草 白蔹（生用）各二两 玄参（黑坚者）三两 蒴藋（切）四两 干蓝叶（生用）一两半 生地黄十两（研绞取汁）漏芦（去芦头，生用）二两半 猪脂四斤（不入水者，别煎）

【用法】上锉如麻豆大，与地黄汁相和，经宿，别煎猪脂，滤去筋膜停温，入诸药，以微火煎半日，去滓膏成，用瓷盒盛。以故帛涂膏贴肿处，及疮上。

【主治】热肿。

楸叶贴方

【来源】《圣济总录》卷一三五。

【组成】楸叶（新摘者）

【用法】上取十重覆肿上，以故帛裹之，日三度易。如冬月叶干，以盐水浸良久用。或取根皮锉捣敷之，亦得。

【主治】一切肿毒，不问硬软。

漏芦汤

【来源】《圣济总录》卷一三五。

【别名】漏芦散（《证治准绳·疡医》卷五）。

【组成】漏芦（去芦头）升麻 大黄（锉，醋炒）黄芩（去黑心）各一两 蓝叶 玄参（黑坚者）各半两

【用法】上为粗末。每服十五钱匕，水六盏，加竹叶二十一片，同煮至三盏，去滓，下芒消末半钱匕，空心、日午、夜卧分温三服。利即减，未利，即加服数。

【主治】

1.《圣济总录》：脏腑久有积热，发为毒肿，向夜疼痛。

2.《卫生宝鉴》：时疫疙瘩，头面洪肿，咽嗌堵塞，水药不下，一切危恶疫疠。

檀香饮

【来源】《圣济总录》卷一三五。

【组成】白檀香 沉香各一块重一分 槟榔一枚

【用法】上三味，各于砂盆中以水三盏细磨，取尽，滤去滓，银石铫内煎沸，候温。分作三服。

【功用】解恶毒风肿。

繁柳散

【来源】《圣济总录》卷一三五。

【组成】繁柳（焙干，烧灰）二两 白敛一两 赤小豆一合 大黄（锉）一两

【用法】上为细散。以新汲水调和如糊，涂贴肿上，干即易，以愈为度。

【主治】毒肿。

麝粉散

【来源】《圣济总录》卷一三五。

【组成】麝香半钱匕（研）腻粉一钱匕 马兜铃根一分 黄柏半两

【用法】上为散。用油调涂。

【主治】热毒肿。

大五香汤

【来源】《圣济总录》卷一三六。

【组成】鸡舌香 沉香 藿香各五两 熏陆香 麝

香（研）一钱　甘草（炙）　吴茱萸（汤浸，焙，洗）各三分　细辛（去苗叶）　桂（去粗皮）各半两　升麻一两一分

【用法】上一十味，除麝香外，为粗末，入麝拌匀。每服五钱匕，水一盏半，煎至一盏，去滓温服，一日三次。若心腹闷，当急服。

【主治】毒气在肌肉之中，肿痛寒热，急者数日杀人。

大麻仁敷方

【来源】《圣济总录》卷一三六。

【组成】大麻仁（生用）　赤小豆（生用）各二合

【用法】上为极细末。冷水调敷之。

【主治】风肿。

马兰汤

【来源】《圣济总录》卷一三六。

【组成】马兰（切）五升

【用法】以水一斗五升，煮取八升，淋肿处。

【主治】风毒攻肌肉，皮肤浮肿。

木香散

【来源】《圣济总录》卷一三六。

【组成】木香　枫香脂各半两　生菖蒲一两

【用法】上为细散。醋调敷之。

【主治】风肿。

芎藭汤

【来源】《圣济总录》卷一三六。

【组成】芎藭二两　苦参三两

【用法】上锉细。以水一斗，煮取七升，去滓淋洗。

【主治】风毒攻肌肉，皮肤浮肿，或在脚，或在手。

当归汤

【来源】《圣济总录》卷一三六。

【组成】当归（切，焙）二两半　甘草（炙，锉）一两半

【用法】上为粗末。每服五钱匕，水一盏半，煎至八分，去滓温服，空心、午时、夜卧各一次。

【主治】风肿。

芸苔膏

【来源】《圣济总录》卷一三六。

【组成】芸苔子一升

【用法】上以米醋二升，略煎三五沸，漉出烂研，渐入醋调，绢绞取汁，又取桂二寸捣末，杏仁四十九个生用，汤退去皮尖双仁，亦烂研，生姜三两，捣汁相和，然后取天灵盖两片，各如掌大，洗去土，烧灰，捣罗如粉，与诸药和匀，以火养成膏。旋取贴于风肿上，不过三两次，其肿自消。

【主治】卒风肿。

杏仁膏

【来源】《圣济总录》卷一三六。

【组成】杏仁（生用）五合

【用法】烧令烟出，柏灭细研，取驼脂二两，熬滤去筋膜，和匀成膏。敷肿上，点烛遥炙。

【主治】风肿。

附子汤

【来源】《圣济总录》卷一三六。

【组成】附子（生，去皮脐，锉）四两

【用法】用水一斗，煮至七升，去滓热洗，余滓更煮洗。

【主治】风毒攻肌肉，皮肤浮肿，或在脚，或在手。

独头蒜涂方

【来源】《圣济总录》卷一三六。

【组成】独头蒜

【用法】去壳，入油少许，同研如泥，涂敷肿上，每日三次。

【主治】气攻肿痛，坐卧不得。

祛风散

【来源】《圣济总录》卷一三六。

【组成】天南星　白矾　草乌头（去皮脐）各等分。

【用法】上为细末。每看肿处，用酒调，鸡翎刷之。如风毒肿甚者，生姜自然汁调刷之。

【主治】风肿。

蚕沙熨方

【来源】《圣济总录》卷一三六。

【组成】晚蚕沙　食盐各等分

【用法】上相和，炒熟，布裹熨之。冷即再炒；或入少许醋尤佳。

【主治】风肿。

射干汤

【来源】《圣济总录》卷一三六。

【组成】射干（去须）　玄参（坚者）各二两　连翘　犀角（镑）　紫檀香　沉香（锉）　升麻各一两

【用法】上为粗末。每服五钱匕，水一盏半，煎至八分，去滓，入芒硝末半钱匕，更煎沸，食后、夜卧温服；若利即减。

【主治】诸风肿欲成脓。

黄耆丸

【来源】《圣济总录》卷一三六。

【组成】黄耆（锉）　枳壳（麸炒，去瓤）　威灵仙（米泔浸洗，焙干，木石臼中捣）各一两

【用法】上为细末，以软饭和丸，如梧桐子大。每服三十丸，温酒送下，不拘时候。

【主治】风毒肿满；肠风，行步艰难。

蛇床汤

【来源】《圣济总录》卷一三六。

【组成】蛇床子一升（生用）

【用法】以水一斗，煮至五升，去滓。通手淋洗。

【主治】风毒攻肌肉，皮肤浮肿。忽在脚，忽在手。

紫檀涂方

【来源】《圣济总录》卷一三六。

【组成】紫檀香二两（锉）　芒消半两

【用法】上药水磨。每用浓者三合，涂肿处，干即易。

【主治】风毒肿。

蒴藋煎

【来源】《圣济总录》卷一三六。

【组成】蒴藋根（洗，切）八斤

【用法】上烂研，以水三斗，浸绞取汁，熬如稠膏，取猪脂一斤，熔去滓，下火停冷，与前膏和匀，更煮三五十沸。每服一匙至二匙，空心、临卧热酒调下。又取涂摩患处。

【主治】风肿。

槟榔散

【来源】《圣济总录》卷一三六。

【组成】槟榔（锉）　凝水石（煅过）各一两　乌头（大者）一枚（去脐皮，生用）　吴茱萸一钱半（生用）　硫黄半两（研）

【用法】上为细末。用生油调敷之。

【主治】一切毒肿，或痒或痛。

磨桂涂方

【来源】《圣济总录》卷一三六。

【组成】桂不拘多少（去粗皮）

【用法】上一味，以醋于砂盆内磨，涂风肿上，火炙干，又涂之。

【主治】卒得风肿。

五香汤加茱萸犀角汤

【来源】《圣济总录》卷一三八。

【组成】木香　藿香叶　沉香　熏陆香　鸡舌香　吴茱萸（汤洗，微炒）　犀角（镑）各一两

【用法】上为粗末。每服五钱匕，水二盏，煎至一盏，去滓，空心温服，日晚再服。其滓热拓肿上，

冷即易之。

【主治】恶脉肿毒，毒气攻脉中，卒肿痛，结作核，或似痈疖，而非时使人头痛寒热、气急，数日不除。

升麻汤

【来源】《圣济总录》卷一三八。

【组成】升麻一两　乌梅肉二两　山栀子仁二十枚

【用法】上为粗末。每服五钱匕，水二盏，煎至一盏，去滓，空心温服，日晚再服；余滓热拓患上。

【主治】恶脉毒肿。

辨毒散

【来源】《圣济总录》卷一四六。

【组成】阿魏（研）　青盐（研）　甘草各一两

【用法】上为散。如遇有毒物处，每服一钱匕，空心沸汤送下。若食著毒物，立便吐出。

【主治】一切毒及药毒。

露蜂房散

【来源】《圣济总录》卷一八一。

【别名】蜂房散（《普济方》卷三六六）。

【组成】露蜂房（烧灰）　白僵蚕各一分

【用法】上为细末。每服半钱匕，用乳香汤调下。

【主治】小儿忽肿毒著咽喉。

神验黄柏散

【来源】《圣济总录》卷一八二。

【别名】黄柏散（《普济方》卷四〇五）。

【组成】黄柏（去粗皮，蜜炙）　郁金各一两　陈橘皮（汤浸，去白，炒）　人参　葛根（锉）各半两

【用法】上为散。每服半钱匕，用温水调下，量儿大小加减，每日三二次。

【主治】小儿一切痈肿毒，诸风热。

神效乳香膏

【来源】《中藏经·附录》

【别名】金露。

【组成】芝麻油四两　黄丹一两半　乳香二分　羊同骨髓四两　麝香少许　（一方用没药一分代乳香）

【用法】上药合一处，入瓷器内，用文武火熬之成膏，用绵滤过，入瓷盒收之，入黄蜡半两。

【功用】生肌止痛。

【主治】一切疮肿。

寄生散

【来源】《幼幼新书》卷三十六引张涣方。

【组成】桑寄生　独活　川大黄各一两　朴消　甘草（炙）　犀角各半两

【用法】上为细末。每服一钱，水一盏，煎至五分，去滓温服。

【主治】毒肿。

杏辛散

【来源】《普济方》卷六十九引《海上方》。

【组成】杏仁十个（去油）　细辛（焙干）　雄黄（别研）

方中细辛、雄黄用量原缺。

【用法】上为末。男左女右，搐鼻中。

【主治】风肿。

五白散

【来源】《杨氏家藏方》卷十四。

【组成】白及　白芷　白僵蚕（炒去丝嘴）　白蔹　白芍药　天南星各半两　赤小豆一分

【用法】上为细末。以生姜汁调敷肿上，干即再敷。

【主治】打扑闪朒，及风热攻注，一切肿毒。

水调膏

【来源】《普济方》卷二七八引《卫生家宝》。

【组成】寒粟米不拘多少

【用法】遇三伏日，用盆钵盛粟，汲井花水浸，顿露地，五七日一易水，直至尽腊，方取出；捣研如膏，晒令干，入锅炒令焦黑色，出火毒，为细

末。每量约用多少，水调成膏。摊纸花上贴之。

【主治】风热肿毒，结聚未成头者。

水调膏

【来源】《是斋百一选方》卷十六引叶道人方。

【组成】小粉不拘多少

【用法】炒令焦黑，上为细末，先以米醋一大盏，入捶碎皂角二挺，煎滚数沸，滤去皂角滓，蜜收之。逐旋调药，或摊纸花上敷之。

【主治】一切肿毒。

水调膏

【来源】《是斋百一选方》卷十六。

【组成】黄皮 白蔹 甘草各等分

【用法】上为细末，井水和少蜜调。贴之。

【功用】拔毒，止痛，消肿。

【主治】软疖及一切肿毒。

薏苡仁汤

【来源】《医方类聚》卷七十七引《济生方》。

【别名】苡仁汤（《杂病源流犀烛》卷二十三）。

【组成】薏苡仁（炒） 防己 赤小豆（炒） 甘草（炙）各等分

【用法】上锉。每服四钱，水一盏半，加生姜三片，煎至八分，去滓温服，不拘时候。

【主治】风肿在脾，唇口瞤动，或生结核，或为浮肿。

解毒汤

【来源】《小儿痘疹方论》。

【组成】黄连三分 金银花 连翘各五分

【用法】水煎服。

【主治】小儿一切热毒肿痛，或风热侵犯脾胃，肌肤瘙痒。

水澄膏

【来源】《普济方》卷二七八引《外科精要》。

【组成】大黄 黄柏 郁金 白及 大南星 朴消

黄蜀葵花各一两

【用法】上为细末，每用药末二钱，以新水一盏半，搅匀澄沉底者，去浮水，以纸花子摊。于肿上贴之；如极燥，津唾润之。

【主治】热毒肿痛。

【宜忌】皮肤白色者勿用。

观音丸

【来源】《仁斋直指方论》卷十二。

【组成】圆白半夏（生） 乌梅肉 母丁香 川巴豆（不去油）各十枚

　　《医碥》有常山，无母丁香。

【用法】上为末，姜、面糊为丸，如麻子大，上下以厚纸盖贴，有油再易纸。每服五丸，临卧冷水送下。

【主治】暑毒，瘴毒。

升麻汤

【来源】方出《类编朱氏集验方》卷十四，名见《世医得效方》卷十。

【组成】川升麻

【用法】上为细末。取冷熟水调二大钱，连服之。遂洞泻出如生葱数茎，根须皆具，肿即消缩。煎平胃散调补，且食白粥。

【主治】中挑生毒，肋下忽肿起，如生痈疖状，顷刻间其大如碗。

消肿木香散

【来源】《御药院方》卷八。

【组成】木香 当归 射干 莽草 黄柏（别为末） 大黄各等分。

【用法】上为细末。每用药一大匙，入白面一匙头，淡醋调稀，慢火上熬令稠，摊在纸花子上，贴患处，勿令大干，别换新药，一日四五次。

【主治】湿毒肿，皮肉色不变。

外用消毒药

【来源】《御药院方》卷十。

【组成】黍黏子　葛根　升麻　地骨皮　黄花地丁　甘草　金银花各等分

【用法】上为粗末。每用五钱，水一升，煎十沸，于肿四畔热用，冷则再换。

【主治】诸肿毒，坚硬不消。

佛手散

【来源】《御药院方》卷十。

【组成】黄柏　大黄各一两　甘草半两　朴消三两　粟米粉三两

【用法】上为末。每用水调如膏，涂于患处。

【主治】一切肿毒。

消毒膏

【来源】《御药院方》卷十。

【组成】玄参二钱半　藁本　牛膝　续断各一钱半　羌活二钱　葛根二钱半　柴胡（去苗）一钱　木鳖子（去皮）三钱　沉香三钱半　木香　当归（洗，焙）　升麻各二钱半　赤芍药半钱　丹参一钱半　何首乌二钱　牡丹皮一钱半　芝麻二钱　槐白皮　甘草　白蔹　川芎　桃仁（汤浸，去皮尖）　杏仁（汤浸，去皮尖）　白附子　木通　赤茯苓　乱发（用水濯洗净，令干）各二钱半　细辛一钱半　白芷三钱　防风　黄耆各半两　苍术（去皮）一钱半　白及四钱　上好黄丹十三两　腊日澄清芝麻油一斤四两

【用法】上为末，同乱发一处，用油浸七日七夜，于净石锅或银器中以慢火煎，候白芷焦黄色放温，以白棉滤去滓，于瓷罐子内密封三日三宿夜，候取出倾于锅内，慢火轻温，再滤去滓，倾在上好瓷碗中，用慢火再熬动，次下黄蜡十五两，用竹篦子不住手搅令匀，次下黄丹，再搅令匀，以慢火再熬动，抬下搅令匀，续次再上火，三日方欲膏成，于瓷盒子内密封。每用时，用软白绢摊药匀，贴于患处。

【主治】一切肿毒，结硬疼痛。

红内消散

【来源】《咽喉脉证通论》。

【组成】大蜈蚣（去头足，切断，同米炒，以米黑为度）　乳香（去油尽）　血竭（另研）　雄黄　象贝母　穿山甲（炒）　没药（去油尽）　辰砂（水飞净）各等分　麝香（拣去毛皮，干研）少许

【用法】上为细末。每服七分，小儿减半，和煎药同服；酒下亦可。

【主治】咽喉一切诸证，并无名肿毒，已溃未溃，均可使用。

益气养荣汤

【来源】《内经拾遗方论》卷一。

【组成】当归　川芎　白芍　熟地　人参　白术　白茯苓　甘草　桔梗　橘皮　贝母　香附　黄耆　柴胡

【用法】水二钟，加生姜三片，大枣二个，煎八分，温服。

【功用】止咳嗽，补气血。

【主治】《保婴撮要》：气血损伤，四肢颈项等处患肿，不问软硬赤白痛否，日晡发热，或溃而不敛者。

水调膏

【来源】《医方类聚》卷一九二引《施圆端效方》。

【组成】黄连　黄柏　黄芩　郁金　大黄　栀子　白芥子　乌鱼骨　地龙　白僵蚕　密陀僧　白及各一两　寒食面二两　木鳖仁　盆消各半两

【用法】上为细末，新甜水调如膏。摊江箔纸上，贴疮上，痛疼立止。发背恶疮大者，一日一换，五日大效。黄水尽自愈。

【主治】一切恶疮肿毒痛疼。

圣应膏

【来源】《医方类聚》卷一九二引《施圆端效方》。

【组成】槐枝一茎　巴豆仁二个　木鳖子仁二个　当归一钱

【用法】上药用好油三两半，下铫内煮十沸，去滓不用，却下黄丹一两半，慢火上炼，以铁冷试之，硬软合宜，盛磁器内，旋摊。

【主治】诸肿、恶疮、疽、肿毒，疼闷。

消毒散

【来源】《施圆端效方》引洛州张孔目方（见《医方类聚》卷一七九）。

【组成】大黄　牙消　青黛各等分

【用法】上为细末。水调，鸦翎扫。立消。

【主治】疙瘩肿毒。

五黄汤

【来源】《活幼心书》卷下。

【组成】黄耆一两（生用）　黄连　黄芩　黄柏　大黄各二钱半

【用法】上锉。每服二钱，水一盏，蜜一大匙，煎七分，不拘时候温服。

【主治】小儿遍身痈疖，恶核发热，及疔黄，肿毒、丹瘤。

不二膏

【来源】《经验秘方》卷下。

【组成】金石斛十六两（去根，洗，切片）　乳香四两八钱（去油）　真川贝十六两（去心，研）　没药四两八钱（去油）　明天麻六两八钱（洗，切片）　甘草六两四钱（洗，切片）　巴豆肉五两四钱（去油，研）

【用法】上用大麻油十二斤，浸药数日，煎时下活大雄鲫鱼（不去鳞甲）两条，每条重一斤半左右，煎枯去滓存油，另用铅粉二斤（研，炒黄色），筛下收膏。倘病串乳疖未溃者，少加樟脑于膏上，如已溃者不用。

【主治】痰症，病串，乳疖，一切无名肿毒。

金黄散

【来源】《外科精义》卷下引《管籥卫生方》。

【组成】黄连　大黄　黄耆　黄芩　黄柏　郁金各一两　甘草五钱　龙脑五分（另研）

【用法】上为细末，入龙脑研匀。若治湿毒丹肿，新水调扫赤上，或蜜水调如稀糊，用小纸花子贴之，或小油调扫；如久不愈，热疮毒赤，干掺，或水调涂亦佳。

【功用】消肿散毒，生肌止痛。

神应万效膏

【来源】《膏药方集》引《外科活人定本》。

【别名】神应万灵膏（《医学启蒙》卷三）。

【组成】香附子　石楠藤　草乌　乌药　苦参　五加皮　白蒺藜　枳壳　槟榔　独活　京三棱　白鲜皮　羌活　牛膝　川芎　凤尾草　海桐皮　桔梗　防风　莪术　青风藤　血见愁　归尾　大黄　玄参　蒲公英　雷公藤　黄芩　连翘　丹参　皂角刺　苍耳子　苍术　乌头　松节　黄药子　羊蹄根　茄根　荸荠　白及　土牛膝　忍冬藤　天花粉　桑白皮　白蔹　威灵仙　天南星　玄胡索　芫花　射干　紫背天葵　红芽大戟　金银花　穿山甲　官桂　杏仁　桃仁　蓖麻子　香白芷　藁本　郁金　蛇蜕　五灵脂　青木香　自然铜　蜈蚣　虾蟆　马蹄细辛

方中金银花后十六味用量原缺。

【用法】前药五十二味计五斤为片，入香油十二斤，浸一夜方熬煎，以槐柳桃枝搅动，煎至焦枯，捞出滓，再熬，滴水不散，方入后十六味药，慢火煎焦去滓滤净，再入锅煎油一炷香，入黄丹五斤，无名异一斤，蛇含石八两，俱为细末，徐徐添入搅之，滴水成珠，摊纸不渗为度，取放地上，半热入麝香五钱、樟脑八钱、乳香四两，搅匀，以器盛之，过三宿。摊贴患处，用时先以姜、盐擦热皮肤，贴上膏药，再以热瓦熨之。

【主治】一切风气肿毒诸病。

十六味流气饮

【来源】《玉机微义》卷十五。

【别名】疮科流气饮（《外科发挥》卷五）、流气饮（《痘疹心法》卷十二）、消毒流气饮（《杏苑生春》卷七）。

【组成】川芎　当归　芍药　防风　人参　木香　黄耆　官桂　桔梗　白芷　槟榔　厚朴　乌药　甘草　紫苏　枳壳各等分

【用法】上锉。水煎服。

【主治】

1.《玉机微义》：无名恶肿痈疽等证。

2.《医学正传》：奶岩。

3.《外科发挥》：流注及一切恚怒气结肿作痛，或胸膈痞闷，或风寒湿毒，搏于经络，致气血不和，结成肿块，肉色不变，或漫肿木闷无头。

4.《杏苑生春》：气毒湿毒，流注遍身攻肿。

【方论】《济阴纲目》：乳岩之病，大都生于郁气。盖肝主怒，其性条达，郁而不舒，则曲其挺然之质，乳头属厥阴经，其气与痰，时为积累，故成结核，兹以风药从其性，气药行其滞，参、耆、归、芍以补气血，官桂血药以和血脉。

【验案】

1. 结核 《医方口诀集》：余曾治一妇女，其人全身各处肿且痛，梅核状结核数十个。每年春夏之间，其中5~7个破溃流出脓血，继则排出腐绵状之物，疮根随之脱落。来年其他处破溃之旧根脱落，新根核渐次生出，如此之病状已持续20余年，其间历经内、外科诸方治疗无效。余诊之，此病因气血之郁而生，宜用十六味流气饮。服方200余贴，次年未生新核，旧核亦渐渐消散。

2. 乳腺肿瘤 《从症汉方治疗实际》：病人38岁，女。4~5年前因生气右乳房酸痛。诊察，右乳房有大梅干状之肿瘤，与周围组织不粘连，皮肤亦无凹陷、疼痛和压痛。其他无特殊变化。给予十六味流气饮15日量，分5次投药，肿瘤完全消退。

3. 乳癖 《内蒙古中医药》（1996，1：17）：以本方内服，外用鹿角、甘草研细末，加鸡蛋黄调匀敷，治疗乳癖38例。结果：治愈33例，显效1例，好转1例，总有效率92.1%。

水澄膏

【来源】《玉机微义》卷十五。

【组成】白及 白蔹各四钱 蔚金一对 大黄 黄柏 黄药子 榆皮各七钱半 乳香 没药 雄黄各半两

【用法】上为细末，用新汲水一碗，药末不拘多少，澄于水内，药定去水。敷于肿处，上用白纸封之，用鸡翎掠水湿润。

【主治】风热肿毒，赤红色，攻焮疼痛不止。

乳香善应膏

【来源】《玉机微义》卷十五。

【组成】大黄 黄耆 赤芍 杏仁各一两 当归七钱半 川山甲 猪牙皂角各二钱半 木鳖子三钱 乳香 没药各半两 血竭 轻粉各二钱半 黄丹七两 香油一斤

【用法】上除黄丹、乳、没、血、轻五味外，其余锉，于油内浸十余日，砂锅内熬，药色微黑，用槐柳条搅之，滤去粗物，净，用油入丹，熬成膏，滴水中不散，然后入乳香等四味，搅匀为度。摊纸上，贴疮。

【主治】一切肿毒，恶疮。

神护膏

【来源】《医方类聚》卷一九〇引《修月鲁般经》。

【组成】赤小豆 黄皮 白敛 白芷 天花粉 南星各等分

【用法】上为末，阴用米醋，微红用蜜水，肿用商陆根，阳极用巴豆焦油。围匝患处。

【主治】一切肿毒。

秘方水澄膏

【来源】《医方类聚》卷一九〇引《修月鲁般经》。

【别名】水澄膏（《证治准绳·疡医》卷一）。

【组成】郁金（无条子，用黄代） 白及 白蔹 五倍 乳香 雄黄各半两

【用法】上为细末。水调敷；如热极者，用蜡水尤妙，纳黄柏、南星。

【主治】肿毒。

散毒百用膏

【来源】《医方类聚》卷一九〇引《修月鲁班经》。

【组成】猪牙皂角（煨去性）一两 南星一两 糯米一合（炒黑） 臭小粉（干者）四两（炒焦，出火毒）

【用法】上为末。如肿毒，用蜜水调敷；如攧扑，用醋调围敷。

【主治】一切肿毒，兼治攧扑。

解毒排脓散

【来源】《医方类聚》卷一九〇引《修月鲁般经》。

【组成】连翘 川芎 柴胡 酒芩 青皮 忍冬 牛蒡子 黄耆 皂角刺 大黄 当归

【用法】上锉。每服五钱，水二钟，煎至七分，去滓温服。

【主治】肿毒。

洪宝丹

【来源】《外科集验方》。

【别名】金丹、寸金、四黄散、一黄散、破血丹、黄药（原书同卷），济阴丹（《正体类要》卷下），抑阳散（《保婴摄要》卷十五），截血膏（《证治准绳·疡医》卷六），洪宝膏（《寿世保元》卷九），少林截血丹（《理瀹骈文》），红宝丹（《外科证治全书》卷五）。

【组成】天花粉三两 姜黄一两 白芷一两 赤芍药二两

【用法】上为末，茶、酒、汤为使，随证热涂。若病势大热，可用热茶调敷；如证稍温，则用酒调；若用以撮胀，可用三分姜汁、七分茶调；凡疮口破处，肉硬不消者，疮口被风所袭也，此方中加独活以祛风，用热酒调；年少血壮之人，衰老血败之士，如有溅血，无药可止，血尽人亡，若在手足，可用茶调敷手足上下尺余远；若在胸背腰腹，则全体敷之；治金疮重者，筋断脉绝，血尽人亡。如要断血，须用绳及绢袋缚住人手臂，却以此方从手臂上，用茶调敷住血路，然后却用断血药掩口，却不可使内补及四物等药；凡金疮在头面上者，血不止，急用此方，茶调团围敷颈上截血，疮口边亦用此敷，军中方掺口，重十日，轻者三日效；凡金疮着水，肉翻花者，可用蘘汁调此方敷疮口两旁，以火微灸之；或用早稻杆烟熏之，疮口水出即愈，如无水出即是风袭，可用南星茶调敷之即愈；治妇人产后，或经绝血行逆上，心不能主，或吐血、鼻衄、舌衄，可以此方用井花水调敷颈上，生艾汁调亦妙，其血立止，然后服药以绝原；此方用药调涂热毒，恐随干随痛，赤肿不退，当用鸡子清调敷，诸热毒难干妙；汤火疮同；打破伤损在胸膈上者，药通血不下，

可用绿豆水调此药末吞之，即吐出而安。

【功用】化血为水，凉肌生肉，去死肌烂肉，破血退肿。

【主治】诸般热证痈肿之毒，金疮之证；妇人产后，或经绝血行逆上，心不能主，或吐血、舌衄。

【宜忌】此方药性无他，遇凉效少，遇热效多，故非十分阳证不可轻用，恐或凝寒，治疗费力。若夫金疮出血，非此不可，乃第一药，余外但可为前二药之佐使尔，当审之审之。

【加减】凡疮口破处，肉硬不消者，疮口被风所袭也，此方中加独活以去风，用热酒调；如又不消，则风毒已深，肌肉结实，又加紫荆皮，有必消之理矣。

杏仁膏

【来源】《普济方》卷九十一。

【组成】杏仁

【用法】研膏。敷之。

【主治】卒中风，头面皆肿。

白芷散

【来源】《普济方》卷二七二。

【组成】小乌豆 香白芷

【用法】上为末。水调，敷肿处。

【主治】肿毒、暑毒、水刺肿手背。

粉草汤

【来源】《普济方》卷二七五。

【组成】粉草节 当归尾 赤芍药 香白芷 大黄 木鳖子 荆芥 黄耆 南木香各等分

【用法】上锉。酒、水各一大盏，煎至八分，露一宿，五更服。

【主治】一切无名肿毒恶疮。

【加减】热多，加大黄；冷多，加当归，白芷；腰肿多，加青木香；便毒，加甘草。

七圣散

【来源】《普济方》卷二七八。

【组成】当归　黄耆(蜜炙,干)　贝母各五钱　甘草　枳壳四钱　白芷六钱　乳香三钱(不痛减用)

【用法】上用皂角刺七个（捶破），水二大盏同煎，取一盏服。

【主治】一切肿毒。

三圣散

【来源】《普济方》卷二七八。

【组成】好石灰一斤　大黄二两

【用法】以好石灰铁锅内炒红，倾入瓷器内，加大黄和匀。水调，搽肿晕处。

【主治】无名肿毒，恶物所伤；并破伤风。

千金散

【来源】《普济方》卷二七八。

【组成】金银花　大黄　山栀子　牡蛎（涂酥，煅）各半两　瓜蒌一个（锉）　川山甲（炮）二钱半　甘草少许

【用法】上为粗末。每用好酒半碗，煎至八分，去滓，随病上下服。

【主治】诸肿毒、便毒初觉。

【宜忌】忌鸡、虾、马肉等物。

水黄散

【来源】《普济方》卷二七八。

【别名】冰黄散（《奇效良方》卷五十四）。

【组成】犀角屑　草乌皮尖　大黄　白及　白蔹　麝香　朴消各等分

【用法】上为细末。蜜醋调。薄摊油纸上贴之；稍干揭下再添，润湿贴之。

【主治】肿毒。

金黄散

【来源】《普济方》卷二七八。

【组成】天花粉　黄柏　寒水石　黄芩　何首乌各等分

【用法】上为细末。用凉水调敷。

【主治】诸肿毒。

独胜散

【来源】《普济方》卷二七八。

【组成】川芎五钱

【用法】上为细末。捣萝卜汁调服。

【主治】腿上赤肿疼痛，渐次移下。

通气散

【来源】《普济方》卷二七八。

【组成】陈皮一斤（去蒂）　阿胶四两（炒）　甘草四两

【用法】上锉。每服半两，用水二盏，煎至八分，去滓温服。

【主治】诸肿毒初发。

黄芩汤

【来源】《普济方》卷二七八。

【组成】黄芩　瓜蒌　甘草

【用法】上锉。每服半两，水煎服。

【主治】汗后余毒，颊肿痛。

追风消毒散

【来源】《普济方》卷二七九。

【组成】附子（去尖皮脐，锉）　石硫黄（研）　天南星（生）各半两

【用法】上为细末。醋调，涂向肿处，干即易之。

【主治】毒肿。

逼毒散

【来源】《普济方》卷二八三。

【组成】白芷半斤　贝母十二两　香附子末六两　甘草三两

【用法】上为细末。每服二钱，用温酒调下。

【主治】诸般肿毒，痈疽。

神明膏

【来源】《普济方》卷二八四。

【组成】五灵脂不拘多少（微炒）

【用法】上为末，新水调匀，涂于故绯绢上。贴之。

【主治】痈疽、疮疖、毒肿，无头疼痛，或有数头，烦热。

神授香附汤

【来源】《普济方》卷二八四。

【组成】香附（杵去皮，生姜汁浸一宿，晒干）

【用法】上为末。每服一钱半，米饮调下；或紫苏、甘草煎汤调下。进数服肿硬自消，有脓即出。毒气证亢，便急用。

【主治】痈肿结硬，聚毒作痛。

姜黄散

【来源】《普济方》卷二八五。

【组成】干姜一两 大黄一两 生姜一两 皂角刺九个

【用法】用酒一碗，水一碗，同煎至一半，去滓温服。滓用酒、水各一碗，再煎温服。须用瓦器煎。

【主治】内毒。

虎骨酒

【来源】《普济方》卷三〇六。

【组成】虎骨（酥炙）半两 木香三钱

【用法】上为细末，分作二服，酒调服之。

【主治】驴马气伤疮毒。

乌龙德生膏

【来源】《普济方》卷三一三。

【组成】黄耆 青木香 连翘 玄参 木鳖子（去油壳） 生地黄 桃仁（去皮尖） 防风 川芎 白芷 羌活 白及 白蔹 金银花各一两 蓖麻子三百枚（去壳） 乱发一两（烧灰） 桂花头五钱 五香连翘汤 人参拔毒散 复元通气散 十奇内补排脓散各五钱（一贴）

【用法】上将黄耆等十七味、五香连翘汤四药锉，用小油三斤半，入铁锅内先浸五日，用慢火煎至药味黄黑为度，以槐、柳条一握，不住手搅，再用重绢滤去滓，秤净油三斤，先将黄丹一斤半炒黑色，下小油一处，于慢火同熬得所，滴入水中不散成珠；后下雄黄、血竭、乳香（另研）、没药、陀僧、轻粉、龙骨、枫香各五钱，麝香一钱（加苏合油半两火炒），研末，下前膏内化开，搅千余遍和匀，又试水中得所，成膏药可摊为度。如坚，少加小油；如软，加些黄丹，须要搅匀成膏。如小儿脾疳诸癖等证，量病坚硬大小，用纸或绯帛摊药贴之，候药力尽，自脱下再换；小儿疳泻痢证，贴肚皮上；咳嗽，贴脊梁中心，其病即愈。

【主治】一切恶疮肿毒，及小儿肿毒、脾癖坚硬。

膏 药

【来源】《普济方》卷三一三。

【组成】木鳖子仁 五灵脂 巴豆肉五粒 芫花（如无，炉甘石代亦得） 黄丹 白胶香 香油
　　　方中除巴豆肉外，余药用量原缺。

【用法】上为末，先将前五味同油煎赤色，滤去滓，入丹、胶香熬，无油珠不粘手为度。

【主治】一切毒疮肿毒。

膏 药

【来源】《普济方》卷三一三。

【组成】雄黄二钱半 黄丹一两 老松脂 轻粉各一钱 龙骨二钱 乳香一钱半 降真香二钱 巴豆二钱半

【用法】上用香油二两半煎熬末药，候巴豆黄黑色为度，再入松脂，又入丹收成膏。入雄黄等，摊贴。如疮未破，再将去壳巴豆一枚（捣烂）置膏中，贴患处。

【主治】诸般恶毒疮。

乌金膏

【来源】《普济方》卷三一四。

【组成】乳香 没药各半钱 麒麟竭半两 当归一钱 木鳖子半两 血余三两（妇人者） 黄丹（水淘去土）一两（一方有杏仁）

【用法】上将血余、黄丹入铫子内，用清油十两，

黄蜡二两，同煎熬令黑色，后入诸般药末，同煎去滓。更用慢火熬，候滴在水内成珠子不散即住火。乃入净瓷盒内收盛，掘坑可深三尺，埋之在内，经二宿取出。用之如常法。

【功用】生肌止痛，消肿毒。

【主治】疮疖，肿毒。

白 膏

【来源】《普济方》卷三一四。

【组成】蓖麻四十九粒（去壳）　嫩松脂一钱　滴乳半钱

【用法】上用铁斧于石砧上捶为膏，干湿得所，随意加减松、乳。摊于纸上，贴之。

【主治】一切无名肿毒、发背等疾。

八宝膏

【来源】《普济方》卷三一五。

【组成】杜牛膝　马鞭草　血见愁　剪刀草　稀莶草　灯笼草　醋浆草　螺面草　苍耳草各一把

【用法】上于端午日采，阴干。香油一斤，黄丹六两，后入乳、没、松香各五钱，依法熬贴。

【主治】诸般恶疮，肿毒，伤折疼痛。

救苦膏

【来源】《普济方》卷三一五。

【组成】川牛膝　白芷　黄丹　乳香各五钱　当归　没药各一两　白蔹　贝母　茯苓　槐角各二两　川乌　杏仁（去皮尖）各二两

【用法】上为细末，加沥青八两，松香三两，同入木匣内，用香油四两，随模搏杵一气千余下，方成膏。外贴。

【主治】一切风湿疼痛，无名肿毒，死胎不下。

韶粉膏

【来源】《普济方》卷三一五。

【组成】韶粉一两　银朱　樟脑各半两　青盐四钱　松香一两　龙骨　虎骨（油炙）各半两　白丁香　地龙（瓦焙，去土）各二钱　穿山甲二钱半　全

蝎五枚（瓦煅，去梢）　乳香　没药各一两　血竭六钱　脑子半钱　轻粉六钱　麝香半钱　蛤粉二钱

【用法】上诸药锉如豆大，入油内浸三宿，文武火熬药色焦黄，滤去滓，再上火煎沸，先下黄丹，次下银朱，用柳枝三两根不住手搅，候药色略变，抬下，不住手搅成膏，滴水中成珠不散，轻重得所，温冷，却次第下药末，第一松、乳、没、血竭，第二龙骨、虎骨、韶粉、蛤粉，第三白丁、蝎、山甲、地龙，第四轻粉、脑、麝、樟脑，加狗脑骨（烧灰，为末），搅匀，入瓷罐内，掘坑，埋三宿，去火毒。摊贴。

【主治】恶疽疮毒，疬漏，发背，脑疽，瘰疬，疔疮，牙床肿痛，打扑伤损，刀斧割伤，杖疮，汤火所伤；小儿头面疮疖，丹流热毒，蜈蚣、蜂、蝎、蛇、犬伤，毒痔，臁疮，诸般疮疖、无名肿毒；风湿脚气，小肠疝气，劳瘵咳嗽，风虚头痛，耳鸣，腰腹疼痛；妇人血气刺痛，吹奶肿痛。

黄芩散

【来源】《普济方》卷四〇四。

【组成】黄芩　大黄各半两　山栀子仁三钱　玄参六钱

【用法】上为粗末。每服一两，水二升，煎至八合，去滓服。

【功用】解余毒。

【主治】疮毒出尽后呕吐。

水银膏

【来源】《普济方》卷四〇八。

【组成】水银　甘草　黄柏　黄连　松脂　腻粉　土蜂窝各等分

【用法】上取水银放掌中，唾碎为青泥，入瓦碗中，以生油和饼，研，生绢滤如稀饧，和药末，再研如稠饧。先以温水洗疮，布拭干，涂之。

【主治】大人小儿一切无名疮毒。

东篱散

【来源】《本草纲目》卷十五引《孙天仁集效方》。

【组成】野菊花一把（连茎捣烂）

【用法】酒煎，热服。取汗。取滓以敷之。

【主治】痈疽疔肿、一切无名肿毒。

神异膏

【来源】《袖珍方》卷三。

【组成】桂花 苏合油各半两（如无，苏合香丸亦可） 木鳖子 乳香 没药 白及 白敛 当归 杏仁 官桂各一两 丹二斤半 香油五斤 槐柳条半斤

【用法】上除乳、没、苏外，余锉，油内浸，春、秋五，夏三，冬七，新锅内浸，以文武火熬，一顺搅，槐柳黑色，滤滓放温，一面不住手搅入乳、没、苏合香，再熬，微滚三两沸，放温不住手搅，搅掺丹，上火再熬，如此五七次，不住搅，熬令黑，滴水成珠不散，覆地上出火毒。以水净洗贴之。年远月深，喘嗽吐血者，背上贴；泄泻，脐上贴；妇人淋沥，赤白带下，并男子小肠气，丹田贴；奶痈，患上贴；虚极，颈骨贴；牙疼，牙上贴；肚疼，肚上贴；心疼，心上贴。

【主治】一切无名痈肿，打扑伤损，骨肉着毒，刀斧、犬、马、蛇、虫、蜈蚣、蜂毒所伤。

天 浆

【来源】《臞仙活人方》。

【组成】野红花（即小蓟） 豨莶草 五叶草（俗名五爪龙）

【用法】上为细末，用好酒一碗，锅内滚热，加大蒜一个，擂细入内。顿服。汗出速，效大。

【主治】疔肿，痈疽，发背并一切无名肿毒。

灵宝丹

【来源】《臞仙活人方》卷下。

【组成】木香 沉香 乳香各半钱

【用法】上为末，将巴豆皮退去净，去油用二钱，加大枣二个，去皮捣成膏，和药收之。每服一丸，如绿豆大，凉水送下。如欲过三行，先吃凉水三口，然后用凉水送下。如欲五行、六行，依数吃水。

【功用】推积滞，除腹痛。

【主治】一切无名肿毒、恶疮。

六皮四子汤

【来源】《疮疡经验全书》卷二。

【组成】陈皮 青皮 腹皮 加皮 姜皮 茯皮 天花粉 苏子 卜子 甘草 葶苈子 车前子

【用法】服蠲毒流气饮三四服，并服本方。

【主治】发肚毒。

妙贴止疼散

【来源】《疮疡经验全书》卷四。

【组成】白及一两 乳香五钱 桔梗五钱 紫花地丁三钱 白敛五钱

【用法】上为末。鸡子清调，敷肿毒四围，空中出毒。干再润之。

【主治】上部一切肿毒。

二黄膏

【来源】《痈疽验方》。

【别名】二黄散（《绛囊撮要》）。

【组成】黄柏 大黄各等分

【用法】上为末。用醋调搽。如干，用水润之。

《绛囊撮要》：为末，入猪油共捣匀，搽。

【主治】

1. 《痈疽验方》：一切肿毒，坐板疮。

2. 《景岳全书》：敷一切肿毒，热浮在外，或时气热壅者。

活络内灸膏

【来源】《奇效良方》卷五十四。

【组成】当归 黄耆 白芷 芍药 半夏 木鳖子 铜青各一两 白胶香一斤半 乳香 没药各一两 麻油一斤

【用法】将前六味锉碎，入油内熬至白芷焦色，滤去滓，下白胶香，煎至黑色，次下乳、没、铜青末，搅匀。用时随病大小，厚纸摊贴患处。

【主治】闪肭筋骨，一切无名肿毒疼痛。

秘传地黄膏

【来源】《松崖医径》卷下。

【组成】生地黄二斤　麦门冬半斤　败龟版半斤（酥炙，另研为末）

【用法】上切细，用水一斗，煎至五升，滤去滓，再煎如稠饴，下龟版末顺搅煎，滴水中不散为度，以瓷罐盛贮，埋地下三日，出火毒取出。以白汤或酒调服，不拘时候。

【主治】嘴腮肿毒，或疮疖，或好食煎煿之物生肿毒。

秘传围药解和散

【来源】《松崖医径》卷下。

【组成】芙蓉叶　野菊根　蒲黄　黄连　黄芩　黄柏　连翘　白及　白蔹　白芷　乳香　没药　雄黄　孩儿茶　甘草　蛇含石（煅，醋淬）　赤石脂　大黄

【用法】上为细末。用鸡子清调敷其疮四围肿处；如干，以鸡子清常润。

【主治】肿毒初起。

【加减】肿毒重大，加荜茇、木槿叶。

九味解毒汤

【来源】《明医杂著》卷六。

【组成】黄连三分　金银花　连翘　漏芦各五分　山栀四分　白芷六分　当归八分　防风三分　甘草二分

【用法】每服二钱，水煎服。

【主治】一切热毒肿痛，或风热瘙痒，脾胃无伤者。

蜡矾丸

【来源】《医学集成》卷三。

【组成】黄蜡一两　白矾六分

【用法】将蜡熬化稍冷，入矾末为丸，如豆大。疮在上，服一两；在下，服七钱，小儿减半；酒和开水送下。初起即消，已成即溃。

【主治】诸般疮毒，不拘生在何宫。

【宜忌】忌葱三日。

乌龙膏

【来源】《万氏家抄方》卷四。

【别名】一味消毒散（《古方汇精》卷二）。

【组成】陈年小粉不拘多少

【用法】上药入锅炒令呈黄黑色，取出待冷，碾极细，以陈米醋调，稀稠得所，如过稀，微火熬之，其色如漆，瓷瓶收贮。用时量肿毒大小，以榜纸摊成膏药，中剪一孔，露出毒头，贴上。疼痛即止，少顷作痒，久则肿毒自消。

【主治】一切痈疽发背，无名肿毒，初发焮热未破者。

东华解毒膏

【来源】《万氏家抄方》卷四。

【组成】五枝膏（桃枝、柳枝、槐枝、桑枝，俱用嫩枝、榆皮、地骨皮各五升，以长流水一担，熬至五分，去滓，加当归末四两，慢火熬成膏，滴水成珠，听用）　沥青（净）一斤　松香（净）半斤　乳香一两（另研）　没药一两（另研）　轻粉二钱（另研）　铜青二两（另研）　黄蜡二两　血竭二钱（另研）　麝香一钱（另研）　安息香五钱　黄丹一两（水飞研细）

【用法】用川芎、大黄、红花、白芷各二两，入麻油熬黑色，去滓，春、夏用油四两，秋、冬用油六两，如法煎至滴水不散；次下沥青、松香、黄蜡化开；下五枝膏二两，以槐枝搅百余遍；下乳香、没药、血竭、轻粉、安息香、黄丹，再搅百余遍；下麝香、铜青，再搅百余遍，滴水面浮似青荷叶为度，拨扯二百余遍，浸一日取起，收贮。如贴疮毒，用槐枝、葱白煎汤，洗过，用绢唾津摊贴，三五日一换。

【主治】无名肿毒，诸般恶毒疮疖，痈疽发背，痘毒风毒。

仙传万灵膏

【来源】《万氏家抄方》卷四。

【组成】羌活　独活　山栀　官桂　玄参　大黄　当归　白芷　皂角　白附子　五倍子　赤芍　生地　熟地　防风　天花粉　黄连　川芎　山茨菇

连翘 红牙大戟 桔梗 白及 白药 苦参各六钱 川山甲十片 木鳖子二十粒（去壳） 萆薢 麻子八十粒（去壳） 杏仁四十粒 巴豆三十粒（去壳） 血余四两 槐枝 柳枝 桑枝寸许长者各三十段

【用法】麻油二斤四两，春、秋浸三日，夏浸二日，冬浸五日，熬枯黑色，去滓，再熬至滴水成珠，每油二斤，下飞丹一斤，松香三两，黄蜡二两，桐油二两，熬不老不嫩，稍冷入乳香、没药各六钱，血竭、阿魏、孩儿茶、百草霜、轻粉、马苋膏各三钱，桑枝搅匀。摊贴。痈疽发背疬疮，用火烘手热，摩百余下贴，已出脓者，不必摩；疥癣疮，搔痒贴；风癞，用木鳖子火煨研烂，置肿上贴；无名肿毒，贴患处；跌扑刀斧伤，贴患处；风痰壅塞，贴心上，热手摩百下；痞块，木鳖子研烂，置膏药上贴之，以皮消一两，鸽粪五钱，蒜二个捣匀，用面作一圈围，定在膏药外，熨斗火运药上，令气透；蛊胀，加煨木鳖，贴心下脐上，热手磨百次；瘫痪，湿气痛，加煨木鳖贴患处，手摩百下；月经不调，贴血海穴，手摩百下。

【主治】痈疽发背疬疮，疥癣疮，风癞，无名肿毒，跌扑刀斧伤，风痰壅塞，痞块，蛊胀，瘫痪，湿气痛，月经不调。

【宜忌】忌用铁锅煎。

消肿托里散

【来源】《外科理例》卷二。
【组成】防风通圣散加人参 黄耆 苍术 赤茯苓 金银花
【用法】水煎服。
【主治】
　　1.《外科理例》：疮肿。
　　2.《丹台玉案》：发背，不拘上下左右，并一切痈疽肿毒。

水澄膏

【来源】《丹溪心法附余》卷十六。
【组成】黄连 黄柏 白及 白蔹各四钱 雄黄一钱 乳香 没药各五分

【用法】上为细末，水调。鸡翎扫在疮肿处。
【主治】热毒肿痛。

绿膏药

【来源】《丹溪心法附余》卷十六。
【组成】铜青 蓖麻子 松香 木鳖子 杏仁 乳香 巴豆 没药
【用法】上为末，捣令匀，于净石上，用斧捶千余下成膏，收贮。水浸施用。
【主治】诸般恶疮，肿毒软疖。

金花如圣散

【来源】《摄生众妙方》卷一。
【组成】苍术六两（米泔水浸一宿，去皮） 川乌四两（火煨） 草乌四两（生用） 川芎三两五钱 细辛二两五钱（净） 防风二两五钱（去芦，生用） 白芷二两五钱 白术二两五钱 蝎梢五钱 雄黄五钱（净，研）
【用法】上为细末。每服二钱或一钱半，好酒送下，汗出为度；金刃伤，用小便洗，贴上药；割伤，破伤风牙关紧，好酒调服一钱，着被盖蒙头约重车行五里地，汗出即愈，如无汗出，涎水亦好，若涎水汗俱无，再服一钱；伤寒，用药一钱，热酒服，汗出立效；蝎螫，用唾津调贴；蛇虫伤，用飞矾和药贴患处，酒服一钱；妇人产后淋血不止，红花煎酒服一钱；多年恶疮，去痂，水洗净，贴净药；脑风，口噙药吹入鼻或用生姜调贴两太阳穴；诸般疮，或茶或薄荷汤调服一钱出汗；大烧伤，用凉水调贴；咳嗽，用白桑皮汤服一钱，同酒送下；多年疮，用小便洗贴；恶疮疽疖，鱼眼、红丝、疔疮，调药用鹅翅扫上患处；偏正头风，用口噙药水吹入鼻内；遍身疥疮，瘰疬，杖疮有血者，将水贴药，继服二钱，温酒下，不拘时候；舌根疮，外臁疮及一切无名肿毒，新汲凉水调敷患处；诸风倒地，不省人事，好酒调服一钱，被盖出汗立效；骡马等畜揭鞍风，诸药不效，抽身抱膝者，药五钱，酒半碗灌下，将毡盖出汗立效。
【主治】金刃伤，破伤风牙关紧闭，伤寒，蝎螫伤，蛇虫伤，妇人产后淋血不止，多年恶疮，脑风，诸般疮，火烧伤，咳嗽，疳疔，鱼眼红丝疔疮，偏正头风，疥疮，瘰疬，杖疮有血者，舌根疮，外臁疮，无名肿毒，诸风倒地，不省人事，揭鞍风。

【宜忌】忌热物半日；得汗时切忌不可见风。

败毒散

【来源】《摄生众妙方》卷八。

【组成】当归尾五钱　白芷一两　防风一两（去芦）　大黄五钱　羌活　甘草　蜂房　连翘　金银花各一两　川山甲二两（生用）

【用法】上为细末。每服三钱，重甚用四钱，以好酒调下。

【主治】一切无名肿毒。

【加减】肿毒痛甚，加乳香、没药、血竭、皂角刺各一钱。

神机万应秘传膏

【来源】《摄生众妙方》卷八。

【组成】香白芷　两头尖　赤芍药　白芍药　生地黄　熟地黄各五钱　当归一两（一个）　蓖麻子五十粒　木鳖子五十个　巴豆五十个　乳香　没药　五灵脂　阿魏各五钱　穿山甲（大者）五个（炙黄，为末）　黄丹一斤（飞过，炒至黑色）　槐枝（用木许筋大）四十八根　柳枝（与槐同）四十八根　香油二斤（真者）

【用法】先将巴豆以上诸药切为细片，乳香以下诸药研为细末，将香油二斤放瓷罐中，入巴豆以上药浸之，春五日、夏三日、秋七日、冬十日，浸毕取出，入铜锅内，并入槐、柳枝，文武火熬至槐、柳枝黑色为度，用细绢滤去药滓，再入黄丹在油内同熬，外以槐枝一尺（比筋大者）频频搅之，看火色将好，油已成膏，滴水如钱，方入乳香以下诸药末，愈加频频搅良久，至药提起有细丝三五七根、尺长不断，然后盛入二三小瓷罐内，放土地内以受五行之气月余方可用。用时以绢绫摊之为上，纸次之，凡用贴疔疮，以火焙手熨三百度，发背等疮二百度，无名肿毒一百五十度，臁疮、对口一百三十度，风气一百七十度，癣疥一百度，余不拘。

【主治】一切疔疮，发背，无名肿毒，臁疮，对口，风气，癣疥。

炉灰膏

【来源】《医学入门》卷八。

【组成】响糖炉内灰一升半　风化石灰一升（炒红）　巴豆二钱　蟾酥二钱　白丁香末五分　炒石灰一钱

【用法】上前二味以竹箕子盛贮，用滚汤三碗慢慢淋自然汁一碗许，铜锅盛，慢火熬如稀糊，先下巴豆末，次下蟾酥、白丁香末、炒石灰，搅匀再熬如干面糊，取起候冷，以瓷罐盛贮，勿令泄气。每用时，以簪头挑少许放指甲上研，口呵气调匀如泥，将患处用针拨开，以药点之，有脓者溃，无脓者就散。

【功用】除瘤点痣。

【主治】一切无名肿毒，恶疮及外痔瘰疬，气粟。

【宜忌】好肉及眼上忌用。

【加减】如点瘰疬，去蟾酥，加轻粉一钱；畏痛，加乳香，没药各一钱；寻常消瘤点痣，只用灰膏，不必加药。

神应膏

【来源】《医学入门》卷八。

【组成】香油一斤

【用法】上入乱发一团，如鸡子大，于铫中文武火熬至发枯，入杏仁一两，再煎枯黑，滤去滓；入黄耆七钱半，玄参五钱，熬一二时久住火；候火力稍息，入带子蜂房一两，蛇退五钱，以柳木不住手搅，慢火熬至枯黑，滤去滓；入黄丹五两，不住手搅，滴水成珠，不软不硬，瓷器收贮。随意摊贴。

【主治】诸般痈肿疖毒。

化生丸

【来源】《古今医鉴》卷十五引戴近山方。

【组成】蟾酥二钱　血竭二钱　蜗牛二十个（瓦上焙干，肉壳俱用）　铜绿二分半（与上三味同研）　枯白矾一钱　轻粉二钱（二味同研）　朱砂三钱

（研细，留一钱为衣）

【用法】上为细末，用人乳汁为丸，如绿豆大，朱砂为衣。令病人嚼葱二根，令烂吐出，裹药三丸在内吞下，热酒送之。

【主治】一切发背痈疽，无名肿毒，诸般恶毒疔疮，及破伤风，阴证伤寒，并杨梅疮毒，筋骨疼痛。

泥金膏

【来源】《古今医鉴》卷十三。

【组成】阴地上蚯蚓粪　熟皮消（比蚯蚓粪三分之二）

【用法】上为细末。新汲水浓调，厚敷患处，干则再上。

【主治】大人、小儿一切无名肿硬焮赤，诸般丹瘤热瘰湿烂。

羽泽散

【来源】《古今医鉴》卷十六。

【组成】生矾

【用法】上药入水化开，用皮纸蘸矾水，频搭患处。立消。

【主治】一切肿毒疮疖。

济世散

【来源】《本草纲目》卷十八引张三丰仙方。

【别名】双牛串（《串雅内编》卷三）。

【组成】黑白牵牛各一合

【用法】布包捶碎，以好醋一碗，熬至八分，露一宿，次日五更温服。以大便出脓血为妙。

【主治】一切痈疽发背，无名肿毒，年少气壮者。

当归百解散

【来源】《片玉心书》卷五。

【组成】当归　赤芍　大黄　川芎　升麻　薄荷叶　干葛　麻黄　黄芩　甘草　枳壳　皂角刺

【用法】葱、姜为引。外用拂毒散敷之。

【主治】小儿惊风后，风从气行，血从气使，毒气蓄于皮肤，流为肿毒，多在腮颊、耳根间，成痈成疖，谓之毒风。

消毒饮

【来源】《片玉心书》卷五。

【组成】羌活　防风　黄芩　连翘（去心格）　桔梗　甘草　人参　川芎　当归　柴胡

【用法】水煎服。外用敷毒散。

【主治】耳旁热毒赤肿者。

金泥膏

【来源】《仁术便览》卷四。

【组成】阴地蚯蚓粪（少）　朴消（多）

【用法】上为末。新汲水浓调，厚敷患处，一日三四次。

【主治】小儿一切无名肿毒，焮热，诸般丹瘤，热瘰湿烂。亦治大人。

三白散

【来源】《万病回春》卷八。

【组成】白及一两　白蔹一两　白矾（煅）五钱

【用法】上为细末。用时入药于水碗中即沉底，外用桑皮纸托水搭于患处，热则再易，连搭连易，直待其肿处冰冷，将药敷上。立时即消。

【主治】一切肿毒、诸疮疼痛。

追毒膏

【来源】《万病回春》卷八。

【组成】乳香五分　没药一钱　儿茶二钱　血竭一分　青木香一钱　广木香五分　芙蓉叶四两　白及四两

【用法】上为细末，匀在一处。临用时看疮大小，以生蜜调涂患处，以绵纸附之。不过三五次即消。

【主治】诸般恶疮及无名肿毒。

洪宝丹

【来源】《万病回春》卷八。

【组成】天花粉三两　白芷二两　赤芍二两　郁金一两

【用法】上为末。热毒用茶调，冷用酒调，涂患处；衄血不止，冷水调涂颈项上，此药最绝血路。

【功用】败血消肿。

【主治】一切肿痛，及汤烫火烧，金疮打扑，血出不止。

祛毒汤

【来源】《万病回春》卷八。

【组成】贝母 穿山甲（土炒成珠） 僵蚕各一钱 大黄三钱（半生半熟）

【用法】上锉作剂。水煎，入好生酒一盏搅匀，空心热服。滓再煎服。以利为度。

【主治】一切无名肿毒，疼痛初起。

神效赤金锭

【来源】《遵生八笺》卷十八。

【组成】焰消八两 黄丹一两 白矾一两 雄黄五分 朱砂三分

【用法】上为细末，陆续投于铁锅内熬成膏，用茶匙挑在板上，成条用之。一切无名肿毒，恶疮初起，水磨涂之；眼目昏花，赤肿火眼，点眼两角即效；乳蛾喉闭，口中含化五分；蛇蝎伤涂之，立止疼痛；黄水疮、漆疮、绞肠痧、急心痛，点眼角即愈。

【主治】一切无名肿毒、恶疮初起，眼目昏花，赤肿火眼，乳蛾喉闭，蛇蝎伤，黄水疮，漆疮，绞肠痧，急心痛。

黄龙膏

【来源】《遵生八笺》卷十八。

【组成】藤黄

【用法】茶磨稀汁。露顶涂之一二层。即愈。

【主治】无名肿毒。

一枝箭

【来源】《鲁府禁方》卷四。

【组成】白及 天花粉 知母（去毛） 牙皂 乳香 半夏 金银花 川山甲（酥炙） 贝母（去心）各一钱五分

【用法】上锉散。每一剂，酒二钟，煎一种，温服。汗出即愈。

【主治】诸般肿毒，恶痛不可忍者。

千捶膏

【来源】《鲁府禁方》卷四。

【组成】赤杆蓖麻子四十九个 杏仁四十九个 黄丹一钱 软黄香二两 没药一钱 乳香一钱半 轻粉五分 麝香一分

【用法】上捣千捶，收瓷器。绢摊贴。

【主治】无名肿毒，及发背初起者。

夺命丹

【来源】《鲁府禁方》卷四。

【组成】朱砂五钱 雄黄五钱

【用法】上为末，以蟾酥为丸，如菜子大。每服三丸，葱酒送下。取汗为效。

【主治】无名肿毒，疔疮发背；小儿急慢惊风；及疽疮，伤寒阴症。

神黄散

【来源】《慈幼新书》卷七。

【组成】大黄一两二钱 姜黄 黄柏各八钱 白及一两 赤芍 花粉各七钱 红花 肉桂各五钱

【功用】定痛内消。

【主治】一切热毒红肿。

神效千捶膏

【来源】《慈幼新书》卷十一。

【组成】松香一斤（熔化，滤净，下水缸中，多使人抽拔至白色莹亮，待干研末） 木鳖子（去壳） 杏仁（泡，去皮尖） 蓖麻子（去壳） 大枫子（去壳）各半斤 铜绿（另研） 蛇床子 穿山甲（锉碎，炒） 樟脑（另研） 胆南星 白芷 面粉 半夏各二两 川乌 甘草节 草乌各一两 五倍子 闹羊花 红芽大戟 金线重楼 乳香 没药（二味另研） 孩儿茶 血竭 轻粉 雄黄各五钱

龙骨 青竹蛇 山慈菇 甘遂各四钱 白花蛇小半条 僵蚕 麝香（另研）各一钱二分 蜈蚣六条 癞虾蟆半个 全蝎 阿魏 莪术 三棱各二钱五分

【用法】葱汁、姜汁、柏油、桐油等分制净，将各药研细筛过，入油汁拌匀，放臼内杵三千下，令稠润成膏，如干渐加油汁，摊布贴之，不可见火。如日久放干，以温水烊开摊上，略烘柔软贴之。加麝香少许贴脐上，立止泄泻。

【功用】止痛内消。

【主治】小儿一切无名肿毒；泄泻。

乌龙扫毒膏

【来源】《外科启玄》卷十一。

【组成】文蛤八两（炒） 多年浮粉一斤（晒至干，入米醋浸一夜，再晒干听用） 蚰蜒虫三十条

【用法】上药同捣一处，再晒再捣成末，再炒至黑色，为细末，收入瓷罐内。用醋调敷患处，留头出毒气，绵纸盖之，干再醋扫润之。

【主治】一切痈疽、发背、肿毒未溃已溃者。

蜈蚣散

【来源】《证治准绳·疡医》卷三。

【组成】穿山蜈蚣 花心蜈蚣 背子蜈蚣 山苏木 飞天蜈蚣 金头蜈蚣 酒坛子根 赤牛膝 臭不待根 紫背草 紫金藤

【用法】上以酒煎服；不饮酒人则以水煎，入少酒和服。又用过路蜈蚣、溪女叶煎水浸洗。

【主治】病穿掌。手心结毒，焮赤肿痛。

天花青露散

【来源】《证治准绳·疡医》卷一。

【组成】白及 白蔹 白薇 白芷 白鲜皮 朴消 青黛 黄柏 老龙骨各一两 天花粉 青露各三两 大黄四两

【用法】上为细末，醋、蜜调匀。如疽毒未成，则当头罨退；若已成，四面围之，中留头，用替针膏贴之。

【主治】一切肿毒。

消肿散

【来源】《证治准绳·疡医》卷一。

【组成】大黄 水仙子 山药 苎根 青露 小赤豆 寒水石 水姜 香蛤粉 花蕊石

【用法】上为末。如干加醋蜜调匀。如疽毒未成，则当头罨之；若已成，四面围之，留一头，用替针膏贴之。

【主治】肿毒，一切疮疖。

消毒散

【来源】《证治准绳·疡医》卷一。

【组成】贝母（去心）

【用法】一半生晒，一半微炒，和匀为末。每服一二钱，酒调下，病在上，食后服，病在下，食前服。

【主治】一切无名肿毒、疮疖。

地萹蓄散

【来源】《证治准绳·疡医》卷三。

【组成】耳环尻（又名琉璃草，又名花管草，又名地萹蓄）

【用法】擂酒服。又以砍烂，酒炒，敷患处。

【主治】手中指头结毒，焮赤肿痛。

紫金牛膝散

【来源】《证治准绳·疡医》卷三。

【组成】紫金皮 赤葛根皮 赤毛桃根 山布瓜根 赤牛膝 鱼桐根皮 天布瓜根 落鸦枪根

【用法】上砍烂。糟炒热，敷患处。

【主治】手半押屈，及脚上一切肿毒，堆核焮痛者。

天花刮毒散

【来源】《证治准绳·疡医》卷五。

【组成】天花粉 黄柏各三两 南星 赤芍药 姜黄各一两

【用法】上为末。井水调，入醋和，暖刷患处，夏令冷刷亦可。

【主治】一切肿毒，焮赤疼痛。

芩连败毒散

【来源】《证治准绳·疡医》卷五。

【组成】防风　荆芥　黄连　黄芩　连翘　羌活　独活　柴胡　前胡　川芎　桔梗　蓝叶　玄参　牛蒡子　升麻　赤芍药　金银花　白芷　甘草　干葛　青木香

【用法】加生姜、薄荷，水煎服。

【主治】时毒肿痛，发热，左脉浮数者。

【加减】发热无汗，加麻黄。

退肿消核散

【来源】《证治准绳·疡医》卷五。

【组成】艮脚根四两　紫金皮　樟柳根各一两

【用法】上为末，用毛屎梯叶、生地黄、苦薄荷、金脑香、金凤尾、地薄荷、赤俩子、尻池叶，不拘二三味取汁擂，米泔水入醋少许调匀，暖刷。

【主治】一切无名肿毒及结核赤肿者。

退热消毒散

【来源】《证治准绳·疡医》卷五。

【组成】鸡屎子　鸡距根　水圹根　臭木待　白根子　山乌豆　苦花子　紫金藤　金脑香　吉面消　连义大青　落鸦爪藤　大叶小青　过山龙梗　大叶金凉伞

【用法】加薄荷，水煎服。

【主治】无名肿毒发热者。

消肿劫毒散

【来源】《证治准绳·疡医》卷五。

【组成】毛屎梯叶七分　鸡屎子叶三分

【用法】上为末。用米泔水调，温刷。

【主治】一切无名肿毒，虚疡。

内补宁神汤

【来源】《杏苑生春》卷七。

【组成】黄耆　麦门冬　川芎　当归　茯苓　人参　五味子　远志各一钱　甘草　桂心各五分

【用法】上锉。加生姜三片，枣子三枚，水煎，温服。

【主治】诸肿疮毒，心神恍惚，不得安卧。

【加减】如日夜不睡，加酸枣仁一钱。

类圣散

【来源】《寿世保元》卷九。

【组成】川乌　草乌　苍术　细辛　白芷　薄荷　防风　甘草各五钱

【用法】上为细末。蛋清调涂患处，留顶。

【主治】一切疔疮恶毒，肿痛。

神秘万金膏

【来源】《寿世保元》卷九。

【组成】草乌　川芎　大黄各六钱　当归　赤芍　白芷　连翘　白及　白蔹　乌药　官桂　木鳖子各八钱　杨　柳　桃　桑　枣各四钱（一方加苦参、皂角各五钱）

【用法】上为散，用真麻油二斤，浸药一宿，用火煎至药焦色，以生丝绢滤去滓不用，将油再入锅内，以文武火熬至滴水成珠不散，方下飞过黄丹十二两，要炒过，陆续下匀，滴水成珠不散为度。后入乳香、没药末各四钱，搅匀听用。风寒湿气所侵，跌扑闪挫损伤，一切疼痛，皆贴患处；心腹痛，俱贴痛处；哮吼咳嗽，贴背心；泻痢，贴脐上；头痛眼痛，可贴太阳穴；一切无名肿毒，疔疽发背，疮疖湿毒，肿疮臁疮，始觉时便贴患处即消，已成亦能排脓长肉止痛。

【功用】消肿排脓，长肉止痛。

【主治】风寒湿气所侵，跌扑闪挫损伤，一切疼痛，心腹痛，哮吼咳嗽，泻痢，头痛眼痛，及一切无名肿毒，疔疽发背，疮疖湿毒，肿疮臁疮。

【加减】本方加苏合香三钱，名"万应紫金膏"。

神效万灵膏

【来源】《寿世保元》卷九。

【组成】当归　川芎　赤芍　生地黄　熟地黄　防风　羌活　独活　连翘　山栀　黄连　大黄　玄

参 苦参 白芷 两头尖 皂角 桔梗 白及 白蔹 红牙大戟 五倍子 山茨菇 天花粉 官桂各六钱 蓖麻子六十个 木鳖子四十个 杏仁四十个 巴豆肉四十个 穿山甲十片

【用法】上为散，用真麻油二斤四两，发余四两，入药浸，春、秋三日，夏二日，冬五日，油药放铁锅内，文武火熬，用槐柳枝长寸许，各三十根，同熬焦色，用麻布滤去滓，再放油锅内熬，滴水成珠不散，倾出瓶内，秤准油二斤，下山东黄丹一斤，松香二两，姜汁煮过黄蜡二两，桐油三两，熬至不老不嫩，冷了下乳香、没药、血竭、孩儿茶、阿魏、百草霜各三钱，麝香五分或一钱，轻粉三钱，马齿苋膏三钱，俱为细末，药油将好投下，早了恐泄药气，再熬，不粘手为度；将膏药埋土内三四日，出火毒，瓷瓶内收贮，随意摊贴。倘膏嫩，加杭粉，不拘多少，不粘手为度。

【主治】诸疮肿毒。

铁箍散

【来源】《寿世保元》卷九。

【组成】南星 草乌 白及 白蔹 白薇 黄柏 天花粉 吴茱萸 白芷各一两 芙蓉叶二两

【用法】上为末。用鸡清调敷。

【主治】一切肿痛。

双解复生散

【来源】《外科正宗》卷一。

【组成】荆芥 防风 川芎 白芍 黄耆 麻黄 甘草各五分 薄荷 山栀 当归 连翘 滑石 金银花 羌活 人参 白术各八分 大黄 芒消各二钱

【用法】水二碗，表症甚者，加生姜三片，葱头二茎，里症甚者，临服加生蜜三匙和服。

【功用】发表攻里。

【主治】痈疽发背，诸般肿毒，初起憎寒发热，四肢拘急，内热口干，大小便秘。

紫霞膏

【来源】《外科正宗》卷二。

【别名】绿膏药（《验方新编》卷六）。

【组成】明净松香（净末）一斤 铜绿（净末）二两

【用法】用麻油四两，铜锅内先熬数滚，滴水不散，方下松香熬化，次下铜绿，熬至白烟将尽，其膏已成，候片时，倾入瓷罐。凡用时汤内炖化，旋摊旋贴。

【主治】

1.《外科正宗》：瘰疬初起，及诸色顽疮、臁疮、湿痰湿气、新久棒疮疼痛不已者。

2.《验方新编》：一切无名肿毒。

醒脾汤

【来源】《外科正宗》卷三。

【组成】白术 黄耆 人参 茯神各一钱 酸枣仁 地骨皮 远志各七分 柴胡 甘草 桔梗 黄连 木香 香附各五分 龙眼肉七个

【用法】以水二钟，加生姜三片，大枣二枚，煎八分，不拘时候服。

【主治】怀抱郁结，思虑伤脾，致脾气不行，逆于肉里，壅肿，疼痛不眠，心烦不安，神气不清。

竹黄汤

【来源】《外科百效全书》卷一。

【组成】黄耆 生黄芩 归 芎 草 芍 石膏 人参 麦门冬 半夏 笛竹 淡竹叶

【主治】诸般发毒烦渴者。

清毒散

【来源】《外科百效全书》卷一。

【组成】防风 荆芥 川芎 白芷 苦参 羌活 独活 黄芩 黄柏 柴胡 甘草 赤苓

【主治】纯阳毒症。

平血饮

【来源】《外科百效全书》卷一。

【组成】天麻 连翘 升麻 枳实 桔梗 防风 白芷 蝉蜕 柴胡 赤芍 黄耆 干葛 薄荷

人参　羌活　当归尾　赤苓　菖蒲　金银花一两

方中除银花外，用量原缺。

【用法】水煎服。

【主治】痛疽发背，无名肿毒初起。

【加减】潮退，去柴胡。

拔毒膏

【来源】《疡科选粹》卷三。

【组成】银朱　雄黄　朱砂　钉锈各一钱　血竭　胆矾各七分　麝香一分（共研细末）　荔枝肉（去筋）二钱　蜗牛三个　白梅肉三钱五分　鸡溏屎二钱　嫩松香一两（为细末）

【用法】上药不见火，陈醋搅成膏，瓷器收贮，勿令泄气。用红绫绢贴之。

【功用】拔疔收敛。

【主治】恶毒、疔疮、发背、无名肿毒，外痔初起，脓成已溃者。

万金水澄膏

【来源】《疡科选粹》卷八。

【组成】乳香　没药（用灯心捻去油）　广木香（不见火）各三钱　轻粉一钱　雄黄　辰砂各四钱（以上俱另为末）　白及八两　黄药子二两　乌骨鸡骨二钱六分（要白毛乌骨乌肉的一只，生刮去腿肉，用腿骨晒，换如前数，以火煅存性，另研和内，不许煮熟用之）

【用法】上为末，用冷井水半钟，以药少许调化，候药澄钟底，随以钟内余水滤去听用。将底药敷红肿处，空一顶，再用棉纸贴于顶，纸穿一孔，以败毒气；候纸干，将前药水浸润纸外，勿令干，病轻每日二次，病重日夜三四次。

【主治】一切无名肿毒，发背，痛疽已溃、未溃。

火线膏

【来源】《疡科选粹》卷八。

【组成】当归　赤芍药　三棱　蓬术各一两（俱烧存性）　蓖麻子肉十五粒（研烂）　乳香三钱　没药二钱　麝香三分　蟾酥五分　血竭二钱　巴豆十二粒（以针刺，灯上烧，烟尽为度）

【用法】上为末，先将黄蜡二两溶化，入归、芍、棱、术、巴、蓖，用柳枝搅匀，取出离火，下乳、没、麝、酥、竭，搅匀捻作长条，如筋大，长三寸，重一钱。临用灯火上烧，点焠毒上，周围四五十点，再用煎药消之。

【主治】肿毒初起。

去腐散

【来源】《疡科选粹》卷八。

【组成】麻虫　指甲　轻粉　灰面各五分　蟾酥

方中蟾酥用量原缺。

【用法】上为细末，津液调丸，如麻子大。每用三四丸，入毒内外，以膏药封好。

【功用】去败生新。

【主治】肿毒。

金箍膏

【来源】《疡科选粹》卷八。

【组成】凤仙花子　大黄　五倍子各十两（为细末）　人中白（如无，皮消一两五钱代之）　陈小粉十三两（三年者，共入铁锅内炒至黄焦色）

方中人中白用量原缺。

【用法】上为末，米醋为膏。肿毒初起围之。

【主治】肿毒。

遇仙膏

【来源】《疡科选粹》卷八。

【组成】当归四两　白芷四两　两头尖四两　穿山甲二十五个　巴豆（研）　蓖麻子各一百二十粒（研）　土鳖二十一个（去壳）　麻油一斤　黄丹十两（水飞，炒）　乳香　没药　轻粉　血竭　麝香各四钱

【用法】上两头尖等俱锉，入香油一斤内浸，春五、夏三、秋七、冬十日，入锅内熬白芷焦色，将锅取下温冷，用生绢滤去滓，再文武火熬，下黄丹，用桃、柳枝不住手搅，滴水不散，不老不嫩，入松香五两，搅匀，取下锅冷，乃下轻粉、麝香、血竭、乳香、没药搅匀用。贴用火烘手，熨膏药上一百余手，出汗妙。若痢疾及二便秘结，

贴脐中；咳喘，贴肺俞穴。

【主治】无名肿毒，痈疽，发背，痞块，疮疡，痢疾及二便秘结、咳喘。

太乙膏

【来源】《先醒斋医学广笔记》卷三。

【组成】玄参　白芷　生地　甘草　当归　血余（多）　大黄（多）

【主治】肿毒。

升药五灵散

【来源】《先醒斋医学广笔记》卷三。

【组成】胆矾　辰砂　雄黄　明矾　磁石

【用法】加水银一两，与前五味等分和匀，入阳城罐内，打火三香取出，加敷药中。

【主治】头面结毒。

【方论】胆矾治筋而滋肝，其色青，应东方木；辰砂养血而益心，其色赤，应南方火；雄黄长肉而补脾，其色黄，应中央土；明矾理脂膏而助肺，其色白，应西方金；磁石荣骨液而壮肾，其色黑，应北方水。

托里败毒散

【来源】《先醒斋医学广笔记》卷三。

【组成】绵黄耆（盐水炒）三钱（或五钱，或八钱，或一两）　甘草节（水炙）二钱（可加至四五钱）　赤芍药二钱　金银花三钱　茜草（江西出，细如灯芯者佳）三钱　何首乌（鲜者）五钱　真白僵蚕（炙，研）六分　白及二钱五分　皂角刺一钱　贝母（去心）二钱　栝楼根三钱　穿山甲（土炒，研）一钱　鼠粘子（炒，研）一钱　蝉蜕（去翅爪）一钱

【用法】先用夏枯草五两，河水五大碗，煎三碗，入前药同煎至一碗，不拘时候服。

【主治】肿毒。

【加减】阴症去后五味，加人参三钱、麦门冬五钱。

大黄揭毒散

【来源】《景岳全书》卷六十四。

【组成】大黄一两半　白及一两　朴消二两

【用法】上为末。井水调搽，干则润之。

【主治】热壅肿毒。

白虎丹

【来源】《景岳全书》卷六十四。

【组成】车前草　九里香　马蹄香　枸杞苗　雁稜菜

【用法】先将马桶洗净，用沸汤倾入，盖少顷，倾出盆内，浴之数次即退。再用上药同捣烂，和麻油遍身自上而下擦之。

【主治】头面四肢眼目俱肿，而惟额上指尖两耳不肿，及不见赤色者。

【宜忌】大忌鸡、鱼、生冷、炙煿、日色、火光、灯烟、汤气，极须谨慎。

赵府膏

【来源】《景岳全书》卷六十四。

【组成】干虾蟆三个　全蝎　僵蚕各一两　蜈蚣四条　斑蝥四十个　商陆根一两六钱　花椒一钱　童子发六分　鸡内金二个　槐枝（三寸长者）四十根。

【主治】疼痛肿毒。

膏　药

【来源】《㿗后方》。

【组成】金星凤尾草一两五钱（如无，鸭掌金星亦可）　水竹叶一两（凤尾竹叶尤佳）　葱根（连须）三十根　朝东侧柏叶一两二钱　白芷一两二钱

【用法】上锉，用真香油一斤二两浸药一日，用火熬，看白芷焦黄为度，用棉纸兜滤去滓，拭锅干净，方入锅，用火再熬，每油一斤，入上好铅粉一两，用竹杖搅匀，文武火熬沸，看起黑烟，再入铅粉一两，用竹杖不住手搅，看黑烟起，又投铅粉一两，如此四次为度，滴水中成珠不散，已成膏，取起连锅，坐土凹中，去火毒，任用。

【主治】无名肿毒。

大黄散

【来源】《诚书》卷十五。

【组成】大黄 槟榔 芒消 黄连 黄柏 雄黄 白及 赤小豆 草乌各等分

【用法】上为末。蜜水调涂，一日三次。

【主治】风热毒肿。

文蛤散

【来源】《外科大成》卷一。

【组成】文蛤三五两（打碎，去虫） 葱白十余根

【用法】水煎，淋洗。

【主治】肿疡焮痛，不问已溃未溃。

绛红膏

【来源】《外科大成》卷一。

【组成】真银朱（为末）

【用法】以真生桐油调，摊如膏，先用加味神灯捻照毕，次用此贴之。

【主治】一切肿毒已成。

加味二妙散

【来源】《外科大成》卷二。

【组成】黄柏七分 苍术 归尾 赤芍 桃仁 南星 牛膝 胆草各一钱 黄芩 连翘 羌活各五分 红花 木通 甘草各三分 金银花二钱

【用法】用水一钟，煎八分，加姜汁二匙，食前服。

【主治】膝肿初起者。

涤风散

【来源】《外科大成》卷四。

【组成】羌活 防风 白芷 吴萸 细辛 官桂 芫花 当归 芍药各五钱

【用法】上为粗末。赤皮葱（连须切碎）半斤，用酽醋拌匀炒热，帛包，于疮上熨之，稍冷易之。以痛止为率。

【主治】风肿疼痛。

移险散

【来源】《外科大成》卷四。

【别名】移险膏（《理瀹骈文》）。

【组成】南星 白及 草乌 黄柏各二两 文蛤（炒）一两

【用法】上为末，调如糊。随四围匝如墙壁。再用南星、白及、白蔹、白芷、贝母等分，为末，水调，此药敷前围药之内，提起内毒，制之有理。

【功用】可移险处肿毒就不险处。

渗雪膏

【来源】《外科大成》卷四。

【组成】朴消二升

【用法】于腊月中将上药入新瓦罐内，冲热水令满，搅匀，挂檐下，候消渗出罐外，陆续收之。用人乳调敷。

【主治】一切风热攻注头面、四肢肿痛。

棉子乳香汤

【来源】《外科大成》卷四。

【组成】棉花子（炒，研；取仁，焙用） 金银花 何首乌 白鲜皮 薏苡仁 防风 荆芥 当归 川芎 白芍 茯苓 槟榔 牛膝 木瓜 防己 乳香 没药俱减半 甘草少许 土茯苓量用

【用法】水煎服。三二日见效，十余剂霍然。

【主治】风毒疼痛，不可忍者。

蠲痛无忧散

【来源】《外科大成》卷四。

【组成】苍术（米泔水浸，焙） 半夏（姜汁浸，焙） 川山甲（陈土炒） 川乌（黑豆酒煮，去皮尖） 草乌（生姜汁煮） 苦实（麻油炸浮） 当归（酒洗） 甘草各二两 麻黄三两 威灵仙一两 闹羊花（醋浸，炒黄色）四两

【用法】上药各为末，和匀。每服五七分至一钱，无灰酒调服，再饮以醉为度。盖卧出汗，避风。

【主治】一切肿毒痛。筋骨痛，头风痛，风寒湿痹，遍身疼痛，脚气痛风，及大麻风。

千金内托散

【来源】《医林绳墨大全》卷九。
【组成】当归 芍药 白芷 川芎 羌活 桔梗
川山甲（焙） 皂角刺（烧存性）各一钱 连翘一
钱二分 人参 官桂各七分 黄连 甘草各五分
【用法】水煎，食远服。
【主治】肿毒。

回生至圣丹

【来源】《辨证录》卷十三。
【组成】生甘草五钱 金银花半斤 玄参三两 蒲
公英三两 天花粉三钱 川芎一两
【用法】水煎服。一剂而头轻，青紫之色淡矣。再
服二剂，青紫之色尽消而疮亦尽愈，不必三剂也。
此乃至危至急之病，苟不速救，数日之内，必一
身发青黑而死。若青不至心胸者，尚可救疗。
【主治】无名肿毒。人头面无端忽生小疖，痒甚，
第二日即头重如山，第三日面目青紫。
【方论】此方化毒而不耗其气，败毒而不损其精，
所以建功甚奇也。此毒原系水亏之极，而泻毒诸
药无不有损于阴阳，惟金银花攻初兼妙，故必须
此品为君，但少用则味单力薄，多用则味重而力
厚；又加玄参以去火，甘草以泻毒，蒲公英之清
热，天花粉之消痰，川芎之散结，自然相助而
奏效。

收黑虎汤

【来源】《辨证录》卷十三。
【组成】玄参一斤 柴胡三钱 生甘草一两
【用法】煎汤十碗为主，倘生于头面，加川芎二
两，附子二钱，再煎汁，取三碗，分作三日服完。
倘生于身中前后、左右，加当归二两，甘菊花一
两，附子三分，亦如前煎服。倘生于手足四肢，
加白术二两，附子五分，茯苓一两，亦如前煎服。
【功用】补阴散郁。
【主治】淫欲无度，又加之气恼忧郁，火乘其有隙
之处，蕴藏结毒之无名肿毒，未破者或已破者。
【方论】玄参最善退浮游之火，得甘草之助，能解
其迅速之威，得柴胡之辅，能舒其抑郁之气，且

又有各引经之味，引至结毒之处，大为祛除。妙
在用至一斤，则力量更大。又妙是补中去散，则
解阴毒而不伤阴气，所以奏功更神。

加味太乙膏

【来源】《冯氏锦囊·外科》卷十九。
【组成】真麻油二十四两 乱发一大团（黑润者
佳） 蓖麻子二百粒（去壳，捣碎） 大生地四两
（切片） 黑玄参 大黄（切片） 全当归各三两
赤芍 白芷 肉桂（去尽粗皮，切碎）各二两
明松香一斤（捣碎，入大葱管内，以线缚好，放
碗内，隔汤蒸化，取出候冷，去葱研细八两） 真
黄丹二十两（其色黄者为真，水飞晒干，炒黑色
十两） 滴乳香（箬上烘去油，研细）二两 真没
药二两（箬上焙去油，研细）
【用法】先将麻油煎滚，零入乱发，以桃柳枝不住
手搅，令发熔化，再入蓖麻子煎枯，再入生地、
大黄、当归、赤芍、白芷、肉桂，慢火煎熬，至
药色枯黑，滤去渣，慢火熬浓，方入松香、黄丹、
乳香、没药，收之成膏，欲软硬得所，滴水成珠
为度，夏天宜略老，冬天宜略嫩。膏藏瓷器中。
旋用旋摊，外贴。
【主治】一切肿毒，已溃未溃，跌打损伤，风湿
气痛。

梅花点舌丹

【来源】《洞天奥旨》卷十四。
【别名】梅花丸子〔《全国中药成药处方集》（抚
顺方）〕、梅花点舌丸（《中国药典》一部）。
【组成】朱砂二钱 雄黄二钱 白硼二钱 血竭二
钱 乳香（去油）一钱 没药（去油）二钱 蟾
酥（人乳浸）一钱 牛黄一钱 苦葶苈二钱 冰
片一钱 沉香一钱 麝香六分 珍珠六分（上白
者佳） 熊胆六分
【用法】上为细末，将人乳浸透蟾酥，研入诸药调
匀为丸，如梧桐子大，金箔为衣。凡遇疮毒，用
药一丸，压舌根底含化，随津咽下，药尽用酒葱
白随量饮之，盖被卧之，出汗为度。

《全国中药成药处方集》：外可用陈醋调敷
患处。

【功用】《全国中药成药处方集》（抚顺方）：解毒，消肿，镇痛。

【主治】

1. 《洞天奥旨》：诸般无名肿毒，十三种红丝等疗，喉痹。

2. 《全国中药成药处方集》（抚顺方）：无名肿毒，疗毒恶疮，外科热毒初起之时，发热恶冷，红肿疼痛，呕吐恶心，烦闷搅闹，起线走黄，喉蛾喉痹，肿闭不通，实火牙痛，口舌诸疮，龈腐起疳，小儿惊风，发热抽搐。

【宜忌】

1. 《洞天奥旨》：忌发物三七日更妙。

2. 《全国中药成药处方集》：阴性疮疽，慢惊风症，阴虚白喉等均忌用，孕妇勿服。

作腐提脓膏

【来源】《嵩崖尊生全书》卷十二。

【组成】蓖麻仁 轻粉各三钱 血竭二钱 巴豆五钱 朝脑一钱 砒五分 螺丝肉二个

【用法】晒干，共为末，麻油调搽，以绵纸盖之，或膏贴俱可。不过一次即烂。

【主治】肿毒已成，瘀肉不腐，及不作脓，或内有脓而外不溃。

柴葛二妙汤

【来源】《医学传灯》卷上。

【组成】柴胡 黄芩 半夏 甘草 干葛 赤芍 苍术 黄柏

【主治】湿从内中，如茶酒汤水，脾虚不能消散，积于上焦，而为上焦之湿，其人头面发肿，是为湿中生热，或生瘾疹，身热内烦，脉洪数或沉细缓。

【加减】在上者，去黄柏，加连翘。

消毒散

【来源】《良朋汇集》卷五引颜守乾方。

【组成】生大黄 白及各等分

【用法】上为末。凉水调搽患处。

【主治】无名肿毒，黄水白皮疮。

九龙针

【来源】《良朋汇集》卷三。

【组成】川乌尖 草乌尖 穿山甲各七厘 麝香一分 朱砂半分 蝎梢三个 蜈蚣一分 火消二分 硫黄一钱四分

【用法】上将硫黄、火消二味熔化，众药为末入内，成薄片令碎。遇不明大疮，不知阴阳疼痛，痰核，发背，恶毒，用药一片，认准病头，安顶上或痛处，用香火点着，二、三、五、七灸。

【主治】无名疮毒，痰核，发背。

三圣锭

【来源】《良朋汇集》卷五。

【组成】陈石灰（水飞，细末）一斤 蜗牛五十个 马齿苋（绞汁）多些

【用法】晒干作锭。用水醋研，涂疮上。初觉便涂，五日后留顶圈上，干则又换。

【主治】初起无名大疮，疗毒。

乌龙膏

【来源】《良朋汇集》卷五。

【组成】隔年陈粉子（炒黑）二斤 五倍子四两（炒） 归尾二两

【用法】上为细末，醋调成膏。围毒根上。

【主治】一切无名肿毒，疗疮初起，跌打损伤。

铁笔圈

【来源】《良朋汇集》卷五。

【组成】胆矾六钱（江米同炒黄，不用米） 雄黄二钱（为末） 硼砂四钱二分

【用法】先将矾、砂入铁锅内熔化，次入雄黄末，拿下冷定，为细末，入麝香一分，瓷罐秘收。用时烧酒调，笔蘸药圈疮四围肿处，一日一围，疮随药收；待疮熟时，用针刺开出脓而愈。

【主治】肿毒。

秘传神效活命饮

【来源】《良朋汇集》卷五。

【组成】金银花一两　皂刺八分　山甲八片（炙黄色）　陈皮　贝母　花粉各六分　归尾　乳香　大黄　没药　木鳖子（去壳）　甘草　赤芍　防风各五分　白芷八分

【用法】水、酒各一钟，煎八分服。

【主治】肿毒。

【加减】老人体虚，加生黄耆二钱。

圈毒散

【来源】《良朋汇集》卷五。

【组成】榆树面　飞罗面　乳香　没药各等分

【用法】上为细末，无根水调搽，自远远围上，其肿自归聚一处，轻者自行消散。

【主治】肿毒。

得命丹

【来源】《良朋汇集》卷五。

【组成】沉香　木香　乳香　丁香各五分　苦葶苈五分　牙皂（微焙）　皂矾各三分（生用）　川芎五钱　巴豆（去油，少带油性）四钱

【用法】上为细末，枣肉为丸，如豌豆大。每服一丸，生水送下。如药不受，呕出药来，再服一丸。大人壮者用大些丸，弱人小儿用小丸。

【主治】无名肿毒，发背，痈疽，疔毒，恶疮，噎食转食，水蛊气蛊，心腹疼痛，大小便不通，胸胀胁满，水泻痢疾，天疮杨梅，风癣疥癞，肠风下血，男子五淋白浊，妇人赤白带下，风湿流注，并皆治之。

【宜忌】服药后不可吃一切热物；孕妇忌服。

解毒散

【来源】《良朋汇集》卷五。

【组成】川乌　草乌　藤黄各等分

【用法】上为末。用醋调，搽患处。

【主治】无名肿毒疮。

白雪丹

【来源】《灵药秘方》卷上。

【组成】盐　矾　消　皂矾各二两五钱

【用法】上为末，入锅炒九分干，加汞二两，朱砂五钱，共研无星带青色，入包酒瓶内按紧，上用布（如瓶口大）盖住，再用黄泥靠瓶遍周围按紧，中留一孔，依瓶口大，俟泥干，再用夏布一块扎瓶口，用阳城罐一个，将药罐对口扎定，封固如法，再用大瓷盆一个盛水在内，将前药瓶倒立空罐底，立盆内，其盆上用砖如法隔之，先将罐内药圈记何处，止其火亦止到药边为度，或过药一指亦可，药出上罐入下罐，即过分火候，其功效同，猛火亦可，可先文后武，共三炷香，火足冷定，取起下罐，内有水不可横浸，入水湿了上罐口药，开罐取出，其药松白色为妙，然不松白亦可用。未出脓者，用之点起泡自破，出水再用药纸贴之，自干而愈。

【功用】拔毒，去脓血。

【主治】一切肿毒。

回生散

【来源】《灵药秘方》卷上。

【组成】番木鳖（净末）四两（用水泡透，去皮净，咀片，少用麻油，炒紫黄色，以透为度，研细）　川山甲一两（麻油炒透）　瓜儿血竭五钱（炙）　乳香三钱（去油净）　没药三钱（去油净）

【用法】上为细末，收固。每服三分至五分止。切不可多用，预嘱病者，倘晕麻发战，切勿惊疑，一时性过即安。若炼蜜为丸，可加六肾散，以乳、没、血竭为衣。服后麻战，饮热酒或生姜汤一钟即止。

【主治】肿毒初起。

【宜忌】服时忌风。

阳七贤散

【来源】《灵药秘方》卷上。

【组成】黑铅七钱　汞一两　土硫二钱

【用法】先将黑铅化开，入汞，冷定，研细，同土硫末入锅内慢炒作青筋头色，硫不必多加；外用

明矾一两，火消九钱，皂矾八分，食盐七钱，共研，入锅炒干，带红色，取起，同上药共研，带青色，入罐，如法封固，打火三文一武，武火擦盏，四炷香，冷定取出；靠盏药如鹤顶色。或入生药研末炒干，又合研，入罐，照前升打火候，更妙。内症可服，每服一二分；外毒腐肉可敷，每用一厘许。

【主治】阳毒不痛者。

阴六贤散

【来源】《灵药秘方》卷上。

【组成】黑铅七钱　汞一两

【用法】上先将黑铅化开，入汞，冷定，为细末，入锅内慢炒作青筋头色，外用明矾一两，火消九钱、皂矾八分、食盐七钱共研，入锅炒干，带红色，取起，同上药共研带青色，入罐，如法封固，打火三文一武，武火擦盛，四炷香，冷定取出，靠盛药如鹤顶色，或入生药研末炒干，又合研，入罐，照前升打火候，更妙。内症可服，每服一二分；外毒腐肉可敷，每用一厘许。

【主治】阴毒不痛者。

铁箍散

【来源】《奇方类编》卷下。

【组成】芙蓉叶（阴干）五钱　姜黄五钱　白及五钱　五倍子（炒，去虫）五钱　白蔹五钱　生大黄一两　蟹壳五个　陈小粉一两（炒）

【用法】上为末。米醋热调稀糊围之，只留中间一孔。

【主治】一切肿毒初起。

五香散

【来源】《胎产秘书》卷下。

【组成】丁香　木香　沉香　肉桂　麝香各等分

【用法】麝一半为末，再加白芷、苏叶、姜黄、血竭同和饼。再用大蒜糊薄，铺初起之处，以上五香饼放好，用艾灸在饼上，其痛者，灸至不痛发痒方止，痒者痛方止，如不痛不痒，灸至皮肉融和为度，多灸为贵，毒自散矣。

【主治】产后流注，乳疽，阴毒、肿毒、风毒。

败毒良方

【来源】《幼科直言》卷六。

【组成】黄芩二钱　当归二钱　广胶二钱　怀生地黄三钱　枳壳二钱　连翘二钱　怀牛膝二钱　穿山甲二钱（酒炒）

【用法】水三碗，煎一碗服之，吃药后随量饮酒，轻者二三服，重者五七服。未成形者，服之即消；已成形者，服之易脓易愈。

【主治】一切大毒，痈疽，发背，疔毒，鱼口，对嘴，无名肿毒。

【宜忌】孕妇忌服。

五龙针

【来源】《惠直堂方》卷二。

【组成】硫黄五钱　皂角一钱　朱砂一钱　雄黄一钱五分

【用法】上为末，惟将硫黄烊化，入药末在内，再加麝香三分，倾出，绵纸揿薄片。用钱一个，以药四五厘放钱孔内，香火点灸之。三五次愈。

【主治】鹤膝半肢风，并无名肿毒，初起跌闪。

肿香汤

【来源】《惠直堂方》卷三。

【组成】当归一两　芍药　甘草　牛膝　川芎　黄耆各三钱　木通五分　乳香（炙）　没药（炙）各一钱　金银花六钱

【用法】水二大碗煎服。

【主治】下焦痈疽、毒骨疽，及一切无名肿毒，淡红不赤，坚硬不起，属阴证者。

神烟

【来源】《惠直堂方》卷三。

【组成】桑树嫩枝

【用法】上以铜刀切碎，香炉贮之。微火烧熏患处，再用桑枝煎浓汁，绢帕蘸之，屡拭患处。熏至一二时后，或脓丁跃出，或流紫血而愈。

【主治】一切无名肿毒，背疽，疔疮。

壶公丹

【来源】《惠直堂方》卷三。

【组成】附子一个（半生半熟，以面包煨） 倍子五钱（炒微黑） 麻黄五钱 枯芩五钱 甘草节五钱

【用法】上为细末。用米醋调涂留头。

【功用】《全国中药成药处方集》（沈阳方）：回阳化毒。

【主治】诸般肿毒阴症。

五神膏

【来源】《惠直堂方》卷四。

【组成】血余 蛇蜕 蜂房各四两 玄参 杏仁各二两

【用法】上药用麻油二斤浸一日，熬枯去滓，入黄丹一斤，收成膏。贴患处。如遇肠痈、肺痈，即以此膏为丸，如梧桐子大，每服三五钱，米汤送下。能使毒从大便出。

【主治】一切无名肿毒，痈疽，肠痈，肺痈。

五音锭

【来源】《外科全生集》卷四。

【组成】雄黄 熊胆 京墨朱砂各一钱 麝香五分牛黄一分

【用法】上为细末，先将京墨用酒少许化之，再入熊胆研腻，后入诸末，共研作锭。临用以清水磨，以新笔蘸药，空头围患处。

【主治】红肿恶毒。

【宜忌】白疽忌此。

加味四物汤

【来源】《外科全生集》卷四。

【组成】川芎 白芍 归身 熟地 人参 肉桂炒白芷 五味子 云苓 生甘草

【用法】水煎服。与保元汤同服更妙。

【主治】毒根。

红玉膏

【来源】《医宗金鉴》卷五十九。

【组成】紫草一两 红花一两 当归二两 黄蜡三两

【用法】用香油半斤，先将药炸焦去滓，后下黄蜡令匀，以冷为度。摊贴患处。

【主治】痘后痈毒。

一粒珠

【来源】《绛囊撮要》。

【别名】一粒丹（《内外科百病验方大全》）、一粒珠丸（《中国医学大辞典》）。

【组成】全穿山甲（一足用好醋制，一足用松萝茶制，一足用麻油制，一足用苏合油制，俱连一边身子，如鳞甲有不全处，须再取一具，视取原缺处者补全，同炙淡黄色为度，焦黑不可用）一具犀牛黄三钱 真珠三钱 大劈砂四钱 明雄黄四钱 原麝香四钱 梅花冰片四钱

【用法】上为极末，加入蟾酥一钱二分，人乳化，饭锅上蒸，再量入苏合油，打和为丸，每丸干重三分。服时用人乳化开，真陈酒煮，冲服一丸，量佳不妨多饮，盖暖患处，重症倍服。小儿惊风，用陈胆星一分，钩藤三分，橘红三分，煎汤化服一丸；闷痘初起，用白芦根汤化服一丸。

【功用】《中药成方配本》：消肿解毒。

【主治】

1.《绛囊撮要》：一切无名肿毒，对口搭手，痈疽发背。小儿惊风，闷痘初起。

2.《饲鹤亭集方》：流注流痰，附骨阴疽。

3.《全国中药成药处方集》（天津方）：乳痈，乳癌。

【宜忌】

1.《绛囊撮要》：怯弱、吐血、疔症、孕妇忌服。

2.《饲鹤亭集方》：此丹药味贵重，峻利非凡，凡外科小症，幸勿轻用。

朱砂膏

【来源】《绛囊撮要》。

【组成】葱五六十斤（捣极烂，绞汁放锅内，投入嫩松香五斤，微火熬至葱汁滚，松香化，取下俟稍冷，即以手在汁中揉松香几百揉，然后再放火上再烊再揉，如此五六次，揉至松香色白无油为度，配入后药）当门子五钱（即顶高麝香）樟脑十二两　梅花冰片一两　蓖麻子一斤（去壳，研如泥，另贮）乳香　没药各三两五钱（俱用灯心草炒去油）朱砂六两（水飞）

【用法】上除蓖麻子，余皆为极细末，将制好松香放于瓷钵内，隔水烊化，取出，即以前药末并蓖麻子泥一并投入，搅和摊贴；如干，可酌加蓖麻子油，以好摊为度；摊用柿漆单张桑皮纸，不可着火。

【主治】一切无名肿毒，横痃，乳疬，恶疽疔毒。未成者即消，已成者即溃。

消毒饮

【来源】《医方一盘珠》卷五。

【组成】白芷（尾）赤芍（尾）归尾　苦参　川山甲　天丁　黄柏　丹皮　海桐皮　海石　黄芩　内红（消）大黄　甘草　金银花　乳香　没药

【用法】水煎，入酒一盏服。以消为度。

【主治】一切恶毒，或红，或紫，或坚硬不破。

二角消毒散

【来源】《种福堂公选良方》卷三。

【组成】雄羊角二斤　血余炭一斤　穿山甲半斤　角刺灰一斤

【用法】上药俱用文武火煅存性。每服二钱或三钱，酒送下。

【主治】一切无名肿毒，鱼口便毒，杨梅结毒。

千捶膏

【来源】《种福堂公选良方》卷三。

【组成】松香（锅内溶化，倾入清水内片时，揉白取用）约一斤　蓖麻子六两（净）柏油二两　白蜡二两　大黄　银朱各二两　左顾牡蛎二两（用粗草包好，入火内煨，存性）

【用法】捶膏之法：在光平青石下，先将松香一二两，与蓖麻一二两，铺于石上，用铁锤打碎，干则加蓖麻，湿则加松香，余药亦渐渐掺入，捶至极细腻为度。遇无名肿毒，摊贴，用麝香少许，初起者一张便效。若已溃者，用阿魏少许，即止痛，且易收口。

【主治】无名肿毒及已溃者。

【宜忌】忌见火，须隔汤炖软摊之。

四制鲮鲤丸

【来源】《种福堂公选良方》卷三。

【组成】归尾五钱　大黄　荆芥　桔梗　乳香（炙）没药（炙）各二钱　黄芩　连翘各三钱　防风　羌活各二钱半　全蝎一钱　蝉蜕二十个（去头）僵蚕二十五个　牛皮胶一两（土炒）雄黄七分　金头蜈蚣四条（去头足，分作四样法制：一条用姜汁搽，焙干；一条用香油搽，焙干；一条用醋搽，焙干；一条用酥搽，炙）穿山甲四两（亦作四制：一两用红花五钱煎汤煮，焙干；一两用牙皂五钱煎汤煮，焙干；一两用紫草节五钱煎汤煮，焙干；一两用苏木五钱煎汤煮，焙干）

【用法】上为细末，真米醋打糊为丸，每丸重一钱二分，朱砂一钱五分共为衣，瓷瓶收贮，瓶内放麝香五分以养之。每服一丸，滚酒送下。

【主治】一切无名肿毒，瘰疬。

五色蟾酥墨

【来源】《种福堂公选良方》卷四。

【组成】雄黄　银朱　胆矾　韶粉　藤黄　铜绿　硼砂各一两　麝香一钱

【用法】上为末。用蟾酥为条，如笔管大，阴干。水磨涂患处。

【功用】立消肿毒。

应手散

【来源】《种福堂公选良方》卷四。

【组成】金银花　白及　白蔹　川乌　草乌　芙蓉叶　南星　半夏　大黄　五倍子（炒黑）陈小粉（炒黑）陈石灰（用桃、桑、槐枝拌炒红色为度）

各四两　牙皂二两　乳香　没药　蟾酥各五钱
丁香四钱

【用法】上为细末。临用时加麝香一分，阳毒用醋
调敷，阴毒烧酒调敷。

【主治】肿毒。

【加减】毒坚硬，加鲜山药、葱白头、人头上垢、
糖霜，捣和前药，调敷患处，中留一孔出气。

甲胶煎

【来源】《仙拈集》卷四。

【别名】甲牛酒（《经验广集》卷四）。

【组成】川山甲四片　牛皮胶四两（各烧存性）

【用法】上为末。黄酒冲服。

【主治】肿毒初起。

乌桕膏

【来源】《仙拈集》卷四。

【组成】乌桕叶

【用法】捣如泥。敷患处。

【主治】肿毒恶疮。

【宜忌】患处如破者，不可贴。

石灰散

【来源】《仙拈集》卷四引内府方。

【组成】陈石灰二两（炒粉红色）　大黄　五倍各
一两

【用法】上为末。醋调涂。

【主治】一切肿痛。

瓜蒌酒

【来源】《仙拈集》卷四引《补遗》。

【组成】瓜蒌（大者）一个

【用法】切顶，装入妇人头发一团，明矾三钱，将
原顶盖口，黄泥包裹，火煅存性，去泥研末，黄
酒送下。未溃者内消，将溃即出脓，收口，重者
不过三服。

【主治】肿毒初起。

半夏散

【来源】《仙拈集》卷四。

【组成】生半夏　杏仁各等分

【用法】上捣烂，与白面等分，新汲水调膏涂之。

【功用】消肿止痛。

赤金丹

【来源】《仙拈集》卷四。

【组成】苍术二两　雄黄　木香各一两　炙草　朱
砂　血竭　乳香　没药　沉香各五钱　麝香　冰
片各一钱　大金箔三十张（为衣）

【用法】上为末，炼蜜为丸，如绿豆大，外用金箔
为衣，阴干，瓷器收贮，置高燥处，恐致霉湿。
大人空心服五丸，小儿三丸。服后盖暖睡一时。
伤寒感冒，葱白汤送下；胸膈膨胀，陈皮汤送下；
乳蛾，井花水送下；肿毒，升麻大黄汤送下；小
便不通，竹叶汤送下；大便不通，火麻仁、大黄
汤送下；疟疾，杏仁汤送下；赤痢，甘草汤送下；
白痢、泄泻，姜汤送下；赤白痢，乌梅汤送下；
头痛，川芎汤送下；霍乱，藿香汤送下；惊风，
薄荷汤送下；胃气痛，艾醋汤送下；经水不调，
丹参汤送下；小儿不能服药，研碎抹乳上食少
半丸。

【主治】伤寒感冒，胸膈膨胀，乳蛾，肿毒，大小
便不通，疟疾，泄泻，赤白痢，头痛，霍乱，小
儿惊风，胃气痛，妇女经水不调。

【宜忌】忌生冷荤腥。

皂刺散

【来源】《仙拈集》卷四。

【组成】皂角刺（烧存性）

【用法】上为末。每服二钱，黄酒冲下。

【主治】红肿有块不消，其块如针刺之痛者。

泽兰酒

【来源】《仙拈集》卷四引程氏方。

【别名】泽及汤（《疡医大全》卷二十）。

【组成】泽兰　白及各一两

【用法】捣碎，酒、水各一碗同煎，乘热服下。盖暖汗出，滓敷患处。

【主治】

    1.《仙拈集》：一切肿毒。

    2.《疡医大全》：乳痈。

定痛散

【来源】《仙拈集》卷四。

【组成】山药一两　白糖霜　大黄各四两

【用法】捣烂。敷疮上，初时日换三次，三日后一日一换，换时以甘草汤洗；口烂者填入，待肉长满方止。

【功用】止痛，去腐，生肌。

【主治】

    1.《仙拈集》：肿毒初起。

    2.《疡医大全》：肿毒及指上痈肿，或手搭发背破烂者。

菩提万应丸

【来源】《仙拈集》卷四。

【组成】苍术　何首乌各四两　全蝎七钱五分　川乌四钱　草乌　防风　荆芥　川芎　天麻　羌活　细辛　麻黄　石斛　当归　甘草各五钱　白附　郁金　雄黄各三钱

【用法】上为末，炼蜜为丸，每丸二钱重，朱砂为衣。葱汤热酒送下，暖盖出汗。

【功用】解风寒，消恶毒。

解毒乌龙膏

【来源】《仙拈集》卷四。

【组成】木鳖子（去壳）　半夏各二两　小粉四两　草乌五钱

【用法】上于铁勺内慢火焙至黑色为度，研细。以新汲水调搽，一日一换。

【主治】诸毒高肿焮痛，赤晕不消。

蜡矾丸

【来源】《仙拈集》卷四。

【组成】黄蜡　枯矾各一两　乳香　没药各一钱　雄黄二钱

【用法】上为末，熔蜡为丸，如梧桐子大，朱砂为衣。每服五十丸，视疮上下蜜水送下。

【功用】护卫心膜，消解诸毒。

蟾灵膏

【来源】《仙拈集》卷四。

【组成】蟾酥　石灰各等分

【用法】和匀，成小饼。贴疮头上，以膏盖之，即破。

【主治】肿毒。

金箍散

【来源】《喉科指掌》卷一。

【别名】青露散。

【组成】川大黄一两（粪缸内浸三日取出，晒干）　川文蛤三钱　蜂房二钱　芙蓉叶一两　白及五钱　羌活五钱　人中白五钱　贝母三钱

    《喉科紫珍集》有皮消五分，无人中白、贝母。

【用法】上为细末。蜜水调敷肿处周围，中留头，以出毒气。

【主治】一切腮颌焮肿，及无名肿毒。

百灵丹

【来源】《医林纂要探源》卷十。

【组成】赤石脂八钱　雄黄六钱　乳香四钱　没药四钱　蜈蚣二条　冰片四分　珍珠二钱　麝香四分

【用法】上为细末，入小口瓷罐收贮，蜡塞其口待用。用时只掺少许于膏药中。

【功用】溃毒。

【主治】百毒恶肿。

鲤鳞丸

【来源】《串雅内编》卷一。

【组成】归尾五钱　大黄　荆芥穗　桔梗　乳香（炙）　没药（炙）各二钱　黄芩　连翘各三钱　防风　羌活各二钱五分　全蝎一钱　蝉退（去头）二十个　僵蚕二十五条　雄黄七分　牛皮胶（土

炒）一两　金头蜈蚣（去头足）四条（分四法制，一条用姜汁涂上焙干；一条用香油涂上焙干；一条用醋涂上焙干；一条用酥炙）　穿山甲四两（亦作四制，一两用红花五钱，煎汤煮，焙干；一两用牙皂五钱，煎汤煮，焙干；一两用紫草节五钱，煎汤煮，焙干；一两用苏木五钱，煎汤煮焙干）

【用法】上为末，米醋打烂为丸，重一钱二分，朱砂一钱五分为衣，贮瓷瓶，麝香五分养之。每服一丸，滚酒送下。

【功用】未成内消，已成多脓，神效异常。

【主治】无名肿毒，瘰疬。

一笔消

【来源】《串雅内编》卷二。

【别名】一笔勾（《梅氏验方新编》卷七）。

【组成】雄黄二两　麝香三钱　藤黄一两　人中白五钱　朱砂二钱　蟾酥一两　白及二钱　生白蔹二钱

【用法】上为末，用广胶三钱烊化，和药末为锭。用时磨药以醋水涂之。

【主治】

1. 《串雅内编》：痈疽疮疡。
2. 《梅氏验方新编》：一切无名肿毒初起。

五虎下西川

【来源】《串雅内编》卷二。

【组成】穿山甲（炙，研）　黄耆　白芷　当归生地各三钱

【用法】黄酒三碗，或酒、水各半，煎一碗服之。

【主治】无名肿毒，痈疽发背。

【加减】在头面者，加川芎五钱；在身上者，加杜仲五钱；在两腿者，加牛膝五钱；在肢臂手足者，加桂枝五钱。

吹消散

【来源】《串雅内编》卷二。

【组成】乳香　麝香　蟾酥　辰砂　儿茶　没药各等分

【用法】上为细末。用一分于膏上贴之。

【主治】一切肿毒。

舌化丹

【来源】《疡医大全》卷七。

【组成】辰砂　血竭　硼砂　乳香（去油）　没药（去油）　雄黄　蟾酥（人乳浸化）　轻粉　冰片　麝香各等分

【用法】上为细末，用头生乳捣和为丸，如小麦大。每用三丸，含舌下嚼化，咽下；出汗自消；如无汗，以热酒催之。

【主治】疔疮，无名肿毒。

冷水金丹

【来源】《疡医大全》卷七。

【组成】海浮石　飞罗面各三两　乳香（去油）　没药（去油）　牛蒡子各一两　冰片　麝香各一钱

【用法】用蟾酥三钱七分五厘，酒浸化为丸，如绿豆大，以飞过辰砂五钱为衣。轻者，每服一丸，以冷水送下；重者，每服三丸；牙痛，只用一丸。

【功用】发汗。

【主治】肿毒恶疮，痰痞老痰，翻胃噎食，及伤寒。

【宜忌】忌鸡、鱼、小米一日，戒怒郁忧闷，气恼，费心力。

育红膏

【来源】《疡医大全》卷七。

【组成】老松香四钱　潮脑一钱　轻粉八分　银朱七分　铜绿　冰片各一分五厘　麝香一分　蓖麻仁二钱（夏月只用一钱六分）

【用法】上为细末，重汤炖化，任摊贴。

【主治】肿毒疮疖。

【宜忌】忌见火。

神化丹

【来源】《疡医大全》卷七。

【别名】醉消散。

【组成】黑丑（头末）　母丁香　槟榔　何首乌

荆芥　荆三棱（醋炒）　熟地　蓬莪术（醋炒）　巴豆　五灵脂　大黄　白豆蔻（去壳）　桂枝　穿山甲　当归　赤芍药　川乌　小茴香　草乌　杏仁（炒）　全蝎（去足）　连翘　麻黄　甘草　桔梗　斑蝥　雄黄　朱砂各三钱　乳香（去油）　没药（去油）各二钱　麝香五分　大蜈蚣一条

【用法】上为细末，水泛为丸，如萝卜子大，朱砂为衣。每服三分，以热酒吞下，尽醉为度。被盖出汗。

【功用】双解表里，疏通经络，以毒攻毒，削坚导滞。

【主治】痈疽疔毒，一切无名肿毒初起。

【宜忌】孕妇、体虚禁用。

神应万验膏

【来源】《疡医大全》卷七。

【组成】桃枝　柳枝　杏枝　桑枝　槐枝（截作寸许长）各二两

【用法】用真麻油二十四两，小炭火熬滚，将枝次第入油熬枯成炭，滤去滓；再入人头发（男女各半，洗净油腻）一两五钱，入油炸化；再入穿山甲（剪碎）一两五钱，入油炸枯；再入象皮（剪碎）五钱，入油炸化；再入大栀子一百个，逐个捻破，入油内离火浸一炷香，再用微火炖一炷香，再用大火炸成炭，取起冷定，用夏布滤去滓，再入净锅内，称准每油二两，入炒过黄丹一两，熬至滴水成珠不散，离火一刻，再入后药：真硇砂（透明白亮者）、血竭、儿茶各二钱，乳细，拌入膏内，坐冷水中，稍凉取起，用水湿手扯捻百下，使各药和匀，埋土内五日，去火毒。用时以井华凉水浸半日，捻成片，放布上，热汤熨化贴。

【主治】一切无名肿毒，大疮恶疽，无论已破未破者。

紫金膏

【来源】《疡医大全》卷七。

【组成】明松香四两（夏用红者，冬用白者，秋冬红白各半，以火熬滚，入水内扯拔百十下，研末，若贴痘毒，松香用黄豆浸水入锅内煮化，待温照上扯拔，研细末）　蓖麻仁二两（研细，放细筛罗

底上，用穿山甲往来刮之，取罗下者用之，上面粗者去之）　轻粉五钱　银朱　铜绿各二钱五分

【用法】宜端午、七夕、重阳、天医、天德、月德日配合制毕，用猪油去衣膜，拌药放青石上，用铁槌捣数千下，盛瓷瓶内，用时摊油纸上贴。凡贴毒，将膏中剪一孔，露顶透气，能贴多年痘毒，若贴流火，竟贴顶上，不必剪孔。

【主治】一切无名肿毒，恶疮；兼风湿流火，小儿痘毒。

鲫鱼膏

【来源】《疡医大全》卷七。

【组成】大蛤蟆　活乌背鲫鱼各七个　蓖麻仁十二两

【用法】麻油二斤，同蛤蟆、鲫鱼、蓖麻子文武火熬枯，滤去渣，熬至滴水成珠，离火，入真轻粉四两，铅粉十二两，收藏。临用取膏摊贴。

【功用】未成即散，已成拔毒提脓。

【主治】一切无名肿毒，并治脓窠疮疖。

一笔描

【来源】《疡医大全》卷八引周鹤仙方。

【组成】蝌蚪数升　冰片三四分

【用法】四月间于田中收取蝌蚪数升，滤干水，装入瓦罐内，加入冰片三四分，紧封罐口，再用泥糊，勿令泄气，埋于不见天日土内六十四天，取出尽成水矣。凡遇无名肿毒之人，以笔蘸水，在患处画一大圈围之，逐渐收小，中间留头，其毒即散。

【主治】一切肿毒。

龙虎膏

【来源】《疡医大全》卷八。

【组成】陈小粉一斤　土木鳖（连壳整炒）二两　川乌　草乌　干姜　白及　花椒各五钱

【用法】上为细末，凡疮未成者，漫头敷；已成者，中留一孔；已溃烂者，敷于四围，俱以醋调敦温敷上，外用绵纸贴，干则温醋鸡毛扫上。

【主治】一切无名痈疽大毒。

赤小豆散

【来源】《疡医大全》卷八。

【组成】赤小豆一斗（略焙）

【用法】上为细末。用黄蜜调敷，或葱汁、好醋、酒、菊花根叶捣汁、靛汁俱可调敷，中留一孔透气。

【功用】初起即消，已成立溃。

【主治】一切无名大毒。

金箍散

【来源】《疡医大全》卷八引丁振宇方。

【组成】胆矾　硼砂　水银　明雄　黑铅各二钱

【用法】上为细末。火酒调敷。如不粘，加飞面六钱。

【主治】一切大毒。

金箍散

【来源】《疡医大全》卷八引吴近宸方。

【组成】生大黄　三奈　生南星　姜黄　生半夏各四两　白及　人中白　白芷　天花粉各三两　草河车一两

【用法】上为细末。用黄蜜调敷；如红白色者，用米醋调敷。

【主治】一切火毒，无名肿毒，痈疽，初起者即消，已成者即轻。

神草膏

【来源】《疡医大全》卷八。

【组成】蜈蚣节草一大把　盐少许

【用法】捣烂如膏。敷患处。

【主治】发背、对口、一切无名肿毒。

神仙驱毒一扫丹

【来源】《疡医大全》卷八。

【组成】雄黄　朱砂各二钱　牛黄　麝香各二分

【用法】上为极细末。用猪胆汁调敷患处。外用桐油纸捻点，著近毒处照之，须冷气透出毒外自愈。

【功用】散毒止痛，初起扫之即消，已溃扫之即愈。

【主治】一切痈疽发背，无名肿毒，赤紫丹瘤，缠

喉风证。

铁箍丹

【来源】《疡医大全》卷八引何龙泉方。

【组成】五倍子（炒枯黑）四两　陈小粉（炒黄）赤小豆（炒）各二两　乳香五钱

【用法】上为细末。醋调，敷四围。

【主治】一切肿毒。

铁箍散

【来源】《疡医大全》卷八。

【组成】草乌　知母　天花粉　半夏　天南星　五倍子（炒）　芙蓉叶各等分

【用法】上为末。蜜醋顿热，调敷四围，中留一孔透气。

【主治】诸般肿毒。

黄蓉散

【来源】《疡医大全》卷八。

【组成】生大黄五钱　芙蓉叶一两

【用法】上为细末。苦茶调敷。

【主治】手足肿毒，已成未成。

清凉膏

【来源】《疡医大全》卷八。

【组成】白面　葱根　猪胆汁一枚　黄蜜二两

【用法】先用白面调成，围圈患外，葱根捣泥，平铺疮上；用猪胆汁一枚，黄蜜二两，倾瓷器内和匀，茶匙挑胆汁于内，外敷。

【主治】痈疽发背肿毒。

五香追毒丸

【来源】《疡医大全》卷十。

【组成】乳香（去油）　血竭　巴豆霜　老君须　母丁香　连翘　没药（去油）　沉香　广木香　苦丁香各一钱二分

【用法】上为末，炼蜜为丸，如芡实大，朱砂为

衣。每服一丸或二丸，空心、食前酒送下。行二三次后，冷粥补之。

【功用】去毒定痛。

【主治】一切无名肿毒，初起有余之证，及疔疮。

五虎丹

【来源】《疡医大全》卷二十二。

【组成】雄黄　菖蒲　艾叶尖　朱砂不拘多少　蜈蚣一条

【用法】五月五日午时配合，研细敷搽，即消。

【主治】无名肿毒。

太乙丹

【来源】《疡医大全》卷二十二引敬恕堂江方。

【组成】顶好藤黄五十两　赤小豆　天南星各二十两　川五倍子一百两（炒微黄）　当门子五两

【用法】上为极细末，用白及二十两打糊和捣成锭。用醋磨敷，自消。

【主治】一切无名肿毒。

黑虎汤

【来源】《疡医大全》卷二十二。

【组成】玄参一斤　柴胡三钱　生甘草一两

【用法】煎汤十碗，再煎汁取三碗，分二日服完。未破者即消，已破者生肌自愈。

【主治】无名肿毒。

【方论】玄参退浮游之火，得甘草之助，解其迅速之威；得柴胡之佐，能舒抑郁之气，又有引经之味，引至毒处，大为祛除。用至一斤，力量更大，又是补中兼散，则解阴毒，不伤阴气，所以建功。若些小之证与非阴证，不必用此重剂。

【加减】生头面者，加川芎二两，附子二钱；生身左右前后者，加当归二两，甘菊花一两，附子三分；生手足四肢者，加白术二两，茯苓一两，附子五分。

拔疔丹

【来源】《疡医大全》卷三十四。

【组成】巴豆霜　乳香（去油）　没药（去油）　真蟾酥（酒化开，乳成膏）　明雄各二钱　樟冰　露蜂房（阴阳瓦焙存性）　劈朱砂各一钱　真轻粉　当门子各五分

【用法】上药各为极细末，和匀，以蟾酥膏和杵为丸，如药珠大，晒干，瓷瓶密贮任用。疔疮肿毒初起磨研；已成已溃，用一粒放疮上，脓血即拔出；如遇阴疽、对口大症，可用十数粒铺疮上。

【主治】一切疔疮、无名肿毒初起，已成已溃，阴疽，对口。

二将丸

【来源】《回寿录》卷四。

【组成】黄蜡二两　白矾一两

【用法】熔化为丸，青黛为衣。

【功用】护心。

【主治】肿毒。

太乙保安膏

【来源】《同寿录》卷四。

【组成】羌活　僵蚕　草乌各一两五钱　独活　川乌　麻黄　桂枝　乌药　防风　当归　良姜　荆芥　小枫藤各三两　闹羊花四两

【用法】上各锉片，用麻油十斤，将药同煎，上药枯焦为度，取起候冷，滤去药滓，将油再熬滴水成珠，入飞净东丹六斤，搅匀收成膏，贮瓷瓶内，摊用。五劳七伤，遍身筋骨疼痛，腰脚软弱，贴两膏肓穴、两肾俞穴、两三里穴；痰喘气急，咳嗽，贴肺俞穴、华盖穴、膻中穴；左瘫右痪，手足麻木，贴两肩井穴、两曲池穴；男子遗精白浊，女子赤白带下，月经不调，崩漏，贴两阴交穴、关元穴；赤白痢疾，贴丹田穴；疟疾，男贴左臂，女贴右臂；腰疼，贴命门穴；小肠疝气，贴膀胱穴；偏正头风，贴风门穴；心气疼痛，贴中脘穴；走气，贴两章门穴；寒湿脚气，贴两三里穴；风气痛，贴痛处。凡一切无名肿毒，瘰疬臁疮，杨梅顽疮，跌打损伤，痞块等症，不必寻穴，贴本病患处即愈。

【主治】五劳七伤，筋骨疼痛，腰脚软弱；男子遗精白浊；女子赤白带下，月经不调，崩漏；痰喘

咳嗽，痢疾疟疾，寒湿脚气，偏正头风，小肠疝气；以及无名肿毒，瘰疬臁疮，跌打损伤等。

生肌膏

【来源】《同寿录》卷四。

【组成】当归 黄耆 山慈菇 白芷 甘草 血余 天麻 独活 穿山甲 露蜂房 五倍子 天花粉 荆芥 金银花 白蔹 肉桂 牛蒡子 白芍各一两

【用法】净麻油三升，如法熬，去滓，入飞过黄丹一斤半收之，再入白占、黄占、血竭、铜绿各二两，待冷，再入轻粉、乳香、没药（各去油）、龙骨、象皮（炒）、樟脑、儿茶、赤石脂各一两、麝香五钱、冰片二钱（各制为末），和入搅匀，瓷瓶收贮待用。

【功用】收功长肉。

【主治】诸毒。

围毒散

【来源】《同寿录》卷四。

【组成】大黄五钱 木鳖子三钱（土炒）

【用法】上为细末。真米醋调敷患处，留出头。

【主治】诸肿毒。

独将丸

【来源】《同寿录》卷四。

【组成】黄蜡不拘多少

【用法】溶化为丸。好酒吞服。

【主治】肿毒不破头。

神授卫生汤

【来源】《同寿录》卷四。

【组成】川羌活八分 象牙五钱

【用法】上为细末，黄蜡四两溶开，入鱼胶搅匀，再和入药末为丸，如梧桐子大。每服三十丸，空心酒送下。

【主治】一切肿毒，无论大小，已未成脓，及瘰疬。

铁箍散

【来源】《同寿录》卷四。

【组成】大黄三两 白芷二两 川乌 草乌 南星 半夏 黄柏 白及 白蔹各一两 五倍子一两五钱 小粉四两（酸臭者，醋炒）

【用法】上为细末。米醋调匀，周围箍转，留出头。

【主治】诸肿毒。

太极膏

【来源】《同寿录》卷尾。

【别名】鸡蛋膏。

【组成】柳枝十两 桑枝 槐枝 桃枝 李枝 梅枝 杏枝各等分，约共二斤 鸡蛋四十枚（黄白调匀） 葱三斤（切二三寸长，葱头同根杵扁） 真好铅粉一百二十两（研极细，用绢罗筛） 真麻油十斤

【用法】各样枝条，须择新壮有力者，另选粗柳枝一二条调油，各枝俱切断，先将麻油入锅熬滚，后将各枝缓缓放入熬透，再将葱、蛋逐渐放下，用柳枝顺调，俟葱、蛋熬至黑色，用麻布绞油去滓，再入锅熬至滴水成珠，然后将铅粉六斤放下，不住手调成膏，瓷瓶收贮听用。

【功用】提脓拔毒，敛疮收功。

【主治】大小肿毒、疮疖初起，热疖、鸡眼更效。

七厘散

【来源】《文堂集验方》卷四。

【组成】赤练蛇（煅存性）

【用法】上为细末，米糊为丸，如芥莱子大。每服七粒，症重者加至十四粒，好酒下。

【主治】无名恶毒，诸药不效者。

【宜忌】

1. 《文堂集验方》：孕妇忌服。
2. 《外科方外奇方》：煅灰时，勿犯铁器。

九仙夺命丹

【来源】《本草纲目拾遗》卷七引《集听》。

【别名】十圣丹。

【组成】朱砂三钱　雄黄　乳香　没药　冰片　血竭各二钱　石胆矾　铜青　麝香　枯矾　熊胆飞过黄丹各一钱五分　蜈蚣　蚯蚓　僵蚕各二条（微炒黄色、去嘴）　梅花一升　寒水石　牛黄　蟾酥　白官粉　硼砂各一钱　全蝎九个　蜗牛七条

【用法】上为极细末，以朱砂一钱五分为衣。其修合之法，先将蟾酥用乳汁化开，共为丸；如丸不起，略加面糊，如桐子大。每服一丸，命病人口嚼生葱一根咽下，又嚼一根极烂，吐在手心上，裹药，用滚热老酒吞下。量冷暖时候，盖被出汗。如病人不能嚼，人代嚼之亦可。如无汗，再服一丸自愈。凡诸毒医迟，毒走攻心，必不可救，若汗来迟，以热酒催之，不可以手摸摩，患处如痒，以旧木梳梳之自止。

【主治】无名肿毒，恶疮流注，火瘴。

风气膏

【来源】《本草纲目拾遗》卷七引《王站柱不药良方》。

【组成】藤黄四两　白蜡八两　小磨麻油十二两

【用法】先将油煎熟，将成珠，入水不散，再加黄、白搅匀，瓷瓶收，面上仍以麻油养之。临用时摊贴。

【主治】一切无名肿毒。

败毒散

【来源】《本草纲目拾遗》卷九引《家宝方》。

【组成】琉璃（陈年破损者）一个　楝树子四两旧发网巾一顶　凤凰衣四十九个　三七一钱　败龟版（炙）五个

【用法】上为细末。每服五分，楝树子汤送下。

【主治】新久肿毒，痈疽，发背，疔疮。

一粒金丹

【来源】《证治准绳·疡医》卷一。

【别名】玉枢丹、紫金锭（《杂病源流犀烛》卷二十三）。

【组成】沉香　木香　乳香各五分　巴豆霜一钱五分

【用法】上药各为细末，和匀，用黑肥枣一个半，去皮核，捣烂为丸，如芡实大。每服一丸，量人虚实，先呷水一口，行泻一次。胃气状实者，只可呷水三四口，不可太过，后用水一口送药，下行尽数次，以米饮补之。

【主治】

1.《证治准绳·疡医》：一切恶疮痈肿，无名肿毒。

2.《医宗金鉴》：中搭手（一名龙疽）。

3.《杂病源流犀烛》：耳痈，夹肢痈，对口疮，石疽，臀痈，腓腨疽。

石决明汤

【来源】《杂病源流犀烛》卷二十六。

【组成】生石决明　僵蚕　防风　穿山甲　连翘羌活各一钱　乳香　甘草　忍冬藤　黄连　归尾大黄　花粉各八分

【用法】酒、水煎，空心服。行过三次，方进饮食。

【主治】脑后肿。坚肿木硬，口燥舌干，恶心，烦渴便秘。

五香膏

【来源】《医级》卷八。

【组成】槐枝　柽枝　桃枝　桑枝　柳枝各二两

【用法】用麻油一斤，熬枝色枯黑，滤净，以水飞净黄丹八两收之，膏成复加入丁香三钱，乳香三钱，木香三钱，麝香三钱，没药三钱各研细末，搅匀，须软硬得中为度。

【主治】气聚块疼，并一切无名肿毒。

应钟散

【来源】《家塾方》。

【别名】芎黄散。

【组成】大黄二两　川芎六两

【用法】上为末。每服六分，酒或汤送下。不治，稍加一钱，以至下为度。若有结毒瘤疾者，每夕临卧服之。

【主治】诸上冲转变不治。结毒瘤疾。

矾石大黄丸

【来源】《家塾方》。
【组成】矾石　大黄各等分
【用法】上为末。每服一钱，以温汤下，一日一次。
【主治】无名毒肿及癜风、疥、癣。

观音救苦丹

【来源】《松峰说疫》卷三。
【组成】火消一两　白矾四两　黄丹二两　朱砂明雄各五分
【用法】上为细末，匀化开候稍冷，搓成小锭，瓷器收贮听用，毋出气。磨点眼角二三次；治咽喉诸症，含麦大一块化咽；一切肿毒恶疮，蛇蝎伤，津研擦患处。
【主治】阴阳二痧，咽喉诸症，一切肿毒恶疮，蛇蝎伤。

治毒膏

【来源】《回生集》卷下。
【组成】萆麻子四两（去油皮）　血竭三两　蟾酥一两（乳化）　乳香一两（出汗）　松香一两五钱（揉白）
【用法】加顶好麝香三钱为膏。外贴。
【主治】一切肿毒。

水仙膏

【来源】《温病条辨》卷一。
【组成】水仙花根不拘多少
【用法】剥去老赤皮与根须，入石臼捣如膏。敷肿处，中留一孔出热气，干则易之，以肌肤上生黍米大小黄疮为度。
【主治】温毒外肿，一切痈疮。
【方论】水仙花得金水之精，隆冬开花，味苦微辛，寒滑无毒。苦能升火败毒，辛能散邪热之结，寒能胜热，滑能利痰，其妙用全在汁之胶粘，能拔毒外出，使毒邪不致深入脏腑伤人也。

沃雪散

【来源】《济急丹方》卷上引杨杏桥方。
【组成】真牛黄　麝香　冰片　玄参各三分　乳香（去油）　没药（去油）　血竭　黄芩各五分
【用法】上药各为细末。和匀敷于患处，膏药盖之。
【主治】发背，及一切无名肿毒，色红焮痛者。

神圣散

【来源】《济众新编》卷五。
【组成】枯白矾　石硫黄各一钱五分　黄丹一钱三分　朱砂一钱　胡桐泪三分　轻粉　麝香各一分五厘
【用法】上为末，以白及糊作锭。纳于疮孔。
【功用】生肌合疮。
【主治】诸般恶疮，无名肿毒，及天疱疮。

六味汤

【来源】《古方汇精》。
【组成】生地黄　生黄耆　生甘草　白芷（炒）　当归（炒）　穿山甲（炒）各三钱
【用法】患在头面，加川芎五钱；手足，加桂枝五钱；中部，加杜仲五钱；下部，加牛膝五钱。上连引七味，依方称准，分量不可增减。善饮者，用黄酒二碗，煎一碗；不善饮者，酒、水各一碗煎服。
【主治】痈疽，发背，疔疮，并治一切无名肿毒。未成者消，已成者溃。

神授卫生汤

【来源】《疡科心得集》卷中。
【组成】白芷　天花粉　连翘　牛蒡子　荆芥　甘草节　防风　金银花　归尾　川贝母　乳香　没药
【功用】解毒、消毒，清热、活血、止痛。
【加减】大便秘结，热甚者，加酒炒大黄。

萆薢化毒汤

【来源】《疡科心得集·方汇》卷中。
【组成】萆薢　归尾　丹皮　牛膝　防己　木瓜

苡仁　秦艽

【主治】湿热气血实者。

万灵膏

【来源】《疡科心得集·实用膏丹丸散方》。

【别名】万应膏（《疡科心得集·方汇》）。

【组成】生地　归身　川芎　苍耳子　大戟　尖槟　甘菊　蒲公英　生大黄　土槿皮　羌活　独活　红花　川乌　草乌　赤芍　紫草　香附　川椒　番木鳖　桂枝　狗脊　泽兰　生姜　胡椒　附子　牙皂　白附子　荆芥　金银花　黄柏　山慈姑　生首乌　全虫　玄胡　僵蚕　百部　南星　白蒺藜　山甲　白芷　白芥子　花粉　益母草　蛇床子　川牛膝　黄耆　大风子肉　细辛　苦参　龟版　桑寄生　升麻　黄芩　胡麻　杜菖蒲根　冬瓜皮　天麻　杨树须　闹羊花　茜草各五钱　茯苓一两

【用法】用香油八斤，将前药入油，加嫩桑枝二三斤，熬药至枯，滤去滓，入后药；松香四两、朴消、雄黄、桂圆核灰、皂矾、牛皮灰、樟冰各五钱，麝香三钱，冰片三钱，龙骨五钱，再入东丹三斤，收成膏。

【主治】一切无名肿毒，未成即消，已成即溃，及一切寒湿之证。

千捶红玉膏

【来源】《疡科心得集·家用膏丹丸散方》。

【组成】蓖麻子（去壳）　松香（葱头汁煮）各四两　南星（研）五钱　半夏（研）五钱　乳香（去油）五钱　没药（去油）五钱　银朱七八钱

【用法】捣成膏，看老嫩，以蓖麻肉增减。用布摊贴。

【主治】湿毒流注，无名肿毒，未经穿溃者。

凤凰油

【来源】《银海指南》卷三。

【组成】鸡子黄不拘多少

【用法】陈菜油熬枯，去鸡黄，收贮听用。

【主治】一切火毒。

立消神效膏

【来源】《外科集腋》卷一。

【组成】大黄　五倍子　白蔹　半枝莲　黄柏　甘草　姜黄　紫金皮　南星　白芥子　官桂　白芷　草乌　苍术　巴豆肉　蓖麻肉各一两　蜈蚣（炙）土狗（炙）各三十枚　麻油三斤半　白凤仙梗汁　大蒜汁　葱汁　姜汁　韭菜汁各一饭碗　商陆六两　苍耳头二两　蛇蜕五钱　驴蹄甲一个　山羊角二只　虾蟆干一只　黄牛角腮　猪蹄甲　番木鳖　山甲　苏木　归尾　芫花　大戟各一两　大鲫鱼八两一个

【用法】上药煎枯去滓，再煎至滴水成珠，待冷，下银朱十二两，乳香、没药、轻粉、芸香末各五钱，麝香三钱，搅匀。摊贴。

【主治】阴阳肿毒。

铁箍散

【来源】《外科集腋》卷一。

【组成】五倍子（炒）二斤　陈小粉（炒）五斤　大黄一斤　花粉一斤

【用法】上为末。醋调敷。

【主治】一切无名肿毒。

千金内托散

【来源】《外科集腋》卷五。

【组成】人参　官桂　甘草　川芎　白芷　芍药各一钱　木香　没药　乳香各五钱　连翘　防风　厚朴各一钱半　当归八分

【用法】加生姜五片，水煎服，临服和酒一杯。

【主治】一切肿毒。

回生丹

【来源】《外科集腋》卷五。

【组成】金银花八两　玄参　蒲公英各三两　川芎一两　甘草五钱　花粉　柴胡各三钱

【用法】水煎服。

【主治】无名肿毒。

【方论】《青囊秘诀》：此毒原系水亏之极，而泻毒之药，无不有损于阴阳，惟金银花攻补兼妙，故用以为君，若少用，其味单而力薄，多用则味重而力厚。又加玄参以去火，甘草以泻毒，蒲公英以清热，天花粉以清痰，川芎以散结，自然相助而奏效也。

【加减】头面，加附子一钱；身之前后左右，加当归二两，甘菊一两，附子三分；四肢，加白术二两，茯苓一两，附子五分。

十宝丹

【来源】《串雅补》卷一。

【组成】甲片七片　蜈蚣三条　乳香　没药各二钱　全蝎九只　僵蚕三钱　角刺五分　雄黄一钱　麝香一分　木鳖（油）一两

【用法】上为细末。每服三分，陈酒送下。

【主治】无名肿毒，发背痈疽。

大风门顶

【来源】《串雅补》卷一。

【组成】川芎　草乌　川乌各五钱　乳香三钱　秦艽一钱五分　川牛膝各三钱　羌活　防风　地龙各三钱　桂枝　麻黄各一两　当归五钱　虎骨三钱　白芷五钱　红花　独活各五钱　川木鳖二两（水煮胀，去皮毛，麻油炸黄）　木瓜三钱　苍术　五加皮　蕲蛇肉各三钱　原麝香五分

【用法】上为细末。每服七八分至一钱，陈酒送下。另加山杨柳四两（即芫花根），朴消一两，作掺敷药。

【主治】无名肿毒，痈疽发背，筋骨疼，痛风流注。

大百风顶

【来源】《串雅补》卷一。

【组成】苍术　草乌头　葱头　老姜各八两　羌活　秦艽　川芎　白芷　麻黄　生草各一两

【用法】前四味共捣碎成饼，入瓦罐内封固，埋土中，冬七日，夏三日，取出晒干，入后六味，共研细末和匀，酒糊为丸，如绿豆大。每服八九分或一钱，酒送下。避风出汗为度。

【主治】无名肿毒，痈疽发背，筋骨疼，痛风，流注，不论阴症阳症。

小风门顶

【来源】《串雅补》卷一。

【组成】当归　麻黄　白芷　川芎　杏仁　生草　苍术　草乌（姜汁炒）　羌活各一两

【用法】上为末。每服七八分，或一钱为止，酒送下。盖被出汗为度。

【主治】无名肿毒，痈疽发背，筋骨疼痛，痛风，流注，不论阴证阳证。

五虎散

【来源】《串雅补》卷一。

【别名】一醉散。

【组成】番木鳖八两　川蜈蚣三十条　花粉　北细辛各三钱　蒲黄　白芷各一钱　紫草　甲片各五分　雄黄五分

【用法】将木鳖水煮去皮毛，麻油十两，入前各药煎至枯黑去滓，次下木鳖，炸松黄色，不令焦黑，捞起为细末。每服一二三四五分，老酒送下。用药轻重，量人大小壮老。

【主治】一切无名肿毒，痈疡，湿毒流注，恶疮。

【宜忌】孕妇忌服。

乌梅顶

【来源】《串雅补》卷一。

【组成】乌梅十枚　青黛三钱　牙皂（炙）三钱　朱砂三钱

【用法】上为细末，炼白蜜为丸，如芡实大。大人三丸，小儿一丸，清汤送下。

【主治】痰毒。

白灵药

【来源】《串雅补》卷三。

【组成】生石膏一两　墨二钱

【用法】上为细末。入水黑色，二味须各研和匀。

【主治】一切无名肿毒。

驱毒冲和膏

【来源】《疡科遗编》卷下。

【组成】紫荆皮五钱　赤芍二两　独活三两（炒）生半夏一两五钱　白芷三两　川贝一两五钱　菖蒲根一两五钱　土朱二两　松香一两五钱（必须浸尿坑内三年可用）

【用法】上为细末。用鲜山药一段，白蜜少许，用药打烂和匀，敷患处。二三日即消。

【主治】颈项痰毒，皮色不易，硬肿疼痛。

神应白玉膏

【来源】《外科真铨》卷上。

【组成】老蟾蜍二只　大鲫鱼一只　巴豆一两　蓖麻仁一两

【用法】用油一斤，煎枯去滓，熬至滴水成珠，离火少倾，入轻粉二两，水粉六两，搅匀成膏。

【功用】化腐生肌。

【主治】一切无名肿毒。

乌龙膏

【来源】《外科真诠》卷上。

【组成】木鳖仁二两　生半夏二两　生草乌一两　白芷梢一两　京赤芍一两　陈蕨粉四两

【用法】先将蕨粉入锅炒成粟色，候冷研末，再入锅炒成饼；二次另将木鳖仁切片，炒至黑色，再入半夏等药，炒至栗色为度，并合拌匀，研细末。用生蜜调敷。

【主治】半阴半阳之毒，并一切诸毒红肿赤晕。

加减活命饮

【来源】《外科真诠》卷上。

【组成】西当归一钱五分　炒白芍一钱五分　续断一钱五分　云苓二钱　元参一钱　金银花一钱五分　蒲公英三分　香附一钱　甲珠一片　皂刺七分　信前胡一钱　生甘草七分

【主治】半阴半阳毒初起。

加减消毒散

【来源】《外科真诠》卷上。

【组成】蒲公英三钱　金银花二钱　元参一钱　赤芍一钱五分　连翘一钱　炒山甲一片　皂刺尖七分　前胡一钱　防风一钱　香附一钱　生甘草七分《梅氏验方新编》有延胡索二钱。

【主治】阳毒初起。

【加减】开口，去皂刺；无头痛，恶寒，去前胡、防风。

乌龙锭子

【来源】《扬州存济堂药局膏方》

【组成】大黄八两　五倍子　花粉　香附子　木鳖仁　蓉叶　蓖麻仁　益母草　霜桑叶　苍耳草灰皮消　雄黄　陈石灰　白及各四两　苍术　黄柏川乌　草乌　羌活　独活　生南星　生半夏　川芎　细辛　赤芍　白芷　甘遂　大戟　山茨菇各二两

【用法】共晒干，为末，用醋二十斤，皂角净肉一斤，明矾四两，先熬去滓，下炒黑陈小粉八斤，再熬，俟干湿合用，倾在净桌上，即以前药末及榆面一斤，和入擦匀为锭。临用醋磨敷。

【功用】肿毒初起，敷之自散，已溃敷之不走，并拔脓收口。

【主治】肿毒，痰饮流注，跌打损伤。

【加减】热，加猪胆汁；寒，加葱、姜汁。

紫金锭

【来源】年氏《集验良方》卷六。

【组成】蟾酥八分　牛黄五分　轻粉四分　雄黄一钱　麝香三分　丁香一钱　广木香八分　京墨一钱　巴豆六分（去油）　冰片三分　珍珠（煅）五分（豆腐煮研）　朱砂五分

【用法】上为细末，以黄连一两，熬膏为锭。

【主治】无名肿毒。

黎洞膏

【来源】年氏《集验良方》卷六。

【组成】麻油二十两　番木鳖三十个（瓷片去毛，打破）　猪胆八个　三七五钱　老鸭胆一两　五灵脂一两　黄柏六钱　黄连五钱　黄芩　大黄各三钱

【用法】上药熬枯，滤去滓，再熬至油滴水成珠，下炒飞黄丹十两，黄占四两，白占二两，搅匀，下火后，入细药：儿茶二两，乳香（去油）、没药（去油）各七分，血竭五钱，雄黄三钱，藤黄二钱，冰片二钱，山羊血二钱（共为细末），入前膏内搅匀。

【主治】无名肿毒。

乌龙膏

【来源】《良方合璧》卷下。

【组成】当归　白及　连翘　蝉蜕　大红扛各二两　独活　羌活　川乌　草乌各一两　细生地　血余　大黄　银花　番木鳖各四两　麻黄一两五钱　泽兰一两五钱（上各药切片熬膏）　全蝎二两　穿山甲二两　蛤蚆五十只（活，放油内）　瞎地鳖蛇两条（活，放油内）　蜈蚣百条（大者，须活者）

【用法】上用麻油五斤，桐油八两，入锅内，并桃、柳、桑枝各三十段，每段长三寸许，生姜八两，葱八两，将枝煎枯取出，乃将瞎地鳖蛇放入锅内，急将锅盖揿住，蛇在油内跳跃不止，至不动时，又入活蛤蚆，然后，将山甲、全蝎、蜈蚣，并前药十六味，熬至药俱枯黑，乃滤去渣，将锅拭净，再以密绢仍滤油入锅，用文武火熬至滴水成珠，将锅离火，再入上好洋丹三斤，以一手下丹，一手持硬木棍，不住手搅匀成膏，再入后药：乳香、没药各三两，去油，麝香、冰片各五钱，四味另研，徐徐添入，搅匀成膏，收贮听用。恶疮未成者，贴之即消；已成者，贴之即溃。

【功用】去腐止痛，拔毒收敛。

【主治】痈疽发背，对口搭手，一切无名肿毒。

仙传三妙膏

【来源】《良方集腋》卷下。

【别名】三妙膏（《膏药方集》）。

【组成】千金子　荆芥穗　金银花　明天麻　川大黄　上肉桂　牛蒡子　白附子　海风藤　川黄连　穿山甲　天花粉　刺猬皮　高良姜　片黄芩　黄柏　红花　细辛　贝母各五钱　苦参　草乌　甘草　防风　牙皂　连翘　鳖甲　巴豆　牛膝　麻黄　苏木　乌药　僵蚕　蓖麻　白及　桃仁　羌活　黄耆　全蝎　防己　血余　当归　半夏　柴胡　大戟　白蔹各五钱　蜈蚣三条　蛇蜕一条　紫荆皮　石菖蒲　独活　赤芍　白芷各二两

【用法】上药切片，用香油二百两，入大铜锅内浸七日夜，再入桃、柳、桑、槐枝各二十一段，每段长寸许，慢火熬至药黑枯色，滤去滓，将锅拭净，再以密绢，仍滤入锅内，务要清洁为美，再用文武火熬至油滴水成珠，大约得净油一百六十两为准，离火，入上好飞丹八十两，以一手持槐木棍，一手下丹，不住手搅匀成膏，再入后药：乳香、没药各八钱（去油）、血竭、雄黄各五钱，此四味另研。先入搅匀，再入后药：木香、沉香、檀香、降香、枫香各五钱，丁香、麝香、藿香、珍珠、冰片各一钱，此十味，徐徐添入，搅匀，再入樟脑五钱，成膏，收贮听用。贴患处。

《良方集腋》：此膏贴上未成即消，已成即溃，溃后即敛，故名三妙。《经验奇方》：疮痈内生腐骨，此膏逐日贴之，其骨自然渐渐出露，以手轻轻拨去，骨尽收功。

【主治】

1.《良方集腋》：无名肿毒，痈疽发背，对口疔疮，湿痰流注，杨梅结毒，瘰疬马刀，妇人乳疽，小儿丹毒，汤火烧灼，蝎蝥蜂叮，金刃所伤，出血不止，或跌扑打损，瘀痛难禁，或风寒湿气，袭入经络，以致骨痛筋挛，或湿热横入脉络，闪腰挫气，动举难伸，并大人小儿之五积六聚，男妇之痞块，癥瘕。

2.《经验奇方》：疮痈日久，内生腐骨，口极细小，时流黄水，诸法不效者；或被狗咬，腐痛不堪。

灵应必消散

【来源】《集验良方》卷一。

【别名】灵应必效散（《青囊秘传》）。

【组成】草乌五钱　川乌五钱　白芷五钱　花椒一钱　山奈三钱　麝香四分　贝母三钱　大黄三钱　蟾酥一钱（晒研）

【用法】上为细末，和匀，再研极细，瓷瓶收贮。

未成者掺于膏上贴之。

【主治】一切痰核，无名肿毒。

三煎方

【来源】《卫生鸿宝》卷二。

【组成】银花 紫花地丁各一两 当归 白芷 陈皮各一钱 甘草八分 乳香 没药（二味去油）土贝各一钱 山甲（炒）三片

【用法】水煎服。

【主治】无名肿毒初起。

吕祖仙膏

【来源】《卫生鸿宝》卷二。

【组成】生山药一段（洗净，去皮） 碎火石数钱

【用法】和匀捣烂。涂患处，中留一孔出气，易二三次。

【主治】一切无名肿毒，痈、疽、疮疖阴阳等症。

五花散

【来源】《华氏医方汇编》卷二。

【组成】白棟花 白凤仙花(无花,梗代) 白菊花（盆菊尤妙） 白荷花 银花各三钱（鲜者更妙）

【用法】水煎服。

【主治】一切肿毒，已溃未溃者。

红膏药

【来源】《验方新编》卷十一。

【组成】银朱（水飞,晒干）一钱 蓖麻仁二钱 嫩松香五钱 黄丹(水飞,晒干)一钱 轻粉五分

【用法】共捣如泥。治疗疮，以银针将疗疮头挑破，用此药作一小丸，如黄豆大，安膏药上，当中贴之，疗即拔出；或畏疼者，不必挑破，即以此膏摊开，如钱大贴之亦可；凡无名肿毒已破未破，不必挑动，均照拔疗之法用之；铜铁等物入疮入肉，亦用此红药一小丸，加别膏药上贴之自出。瘰疬未破者，用此药一小丸，加别膏药贴在最大之瘰疬上，或贴初起之瘰疬上亦可，贴后痒而微疼，至第三日启去，另换此药丸与膏药贴上，

换至数次后，皮自微破，用瘦猪肉煮汤洗之（不用盐），或用金银花煎水洗亦可，再换此药，丸与膏药贴之，每二日一洗一换，贴至数日，瘰疬之根即粘在膏药上（根浅者易出，根深者功缓），出后仍用肉汤洗之，其余邻近未破之瘰疬仍用此药丸与别膏药贴在已破之瘰疬原口，照前治之，可以一一后此而出，如未破瘰疬相隔尚远，或有筋膜隔住，即在未破之处贴之，候各瘰疬拔尽，另用生肌膏药贴紧数日，收口而愈。此药初贴稍觉作痛，烦躁，亦属无妨。

【功用】拔毒收功。

【主治】疗疮瘰疬及一切无名肿毒，并铜铁竹木瓦石入疮入肉。

灵仙龙草汤

【来源】《验方选编》。

【组成】威灵仙 龙葵 夏枯草 土茯苓 栝楼各30克 黄药子 山慈姑各15克 了哥王12克

【功用】软坚散结。

【主治】无名肿毒，不痛不痒，痰核瘰疬，乳腺包块，喘咳痰鸣，呕吐痰涎，癥瘕积聚，坚硬难化，舌质晦暗，苔腻，脉滑。

【宜忌】忌服寒凉。

肥皂膏

【来源】《验方新编》卷十一。

【组成】生肥皂（去子弦与筋）

【用法】捣烂，好醋和敷，不愈再敷。

【主治】一切无名恶毒。

葱蜜膏

【来源】《验方新编》卷十一。

【组成】葱头 灰面 白蜜各等分

【用法】上捣融。烘热敷之。

【主治】无名肿毒初起，肿痛，尚未成脓者。

蜈蚣膏

【来源】《验方新编》卷十一。

【组成】大蜈蚣（长四五寸者）八条（小者用二十条）　土木鳖子二十四个　真小磨麻油一斤

【用法】将二药放麻油内泡三日，用文武火熬起青烟，将滓捞净（不净贴之作痛），加入黄丹四两，用柳枝不住手搅动，熬至滴水成珠，用罐收贮，浸冷水中数日，拔去火毒。用时以布摊贴。贴之数日即效。

【功用】拔毒生肌。

【主治】一切已破无名恶毒，无论久近轻重者；并治疯犬及百虫咬伤。

五蹄膏

【来源】《医方易简》卷十。

【组成】川黄连　黑丑　白丑　沙参　元参　柴胡　连翘　香附　莪术　三棱　木香　地骨皮各一钱五分　神曲　山楂各六分　麦芽六分　白芥子　天花粉各一钱　巴豆肉一两

【用法】上药并生用，煎熬。将马、牛、羊、猪、驴五样蹄壳先洗净晒干，各称五两，香麻油二斤四两，先将各蹄壳入油熬烂，次入前药一同熬化，用桑木棍同搅，捞去滓，将油滤起，刷净锅，再用飞净黄丹一斤二两（炒干），同此油一并于细火上熬至滴水成珠为度，取放水内浸七日。临用时，隔水炖化，摊贴患处，须将此滓研极细，过筛收存。治马、牛、驴、骡银鞍断梁破损，用花椒煎水洗破处，随将此末干敷填满，七日自愈。

【功用】肿毒未成即消，已成即拔毒收功。

【主治】外科疑难险证，一切无名肿毒，马、牛、驴、骡为鞍所破损。

【宜忌】耳、眉心忌贴。

拔毒膏药

【来源】《医方易简》卷十。

【组成】生金银（晒干）六两　苍耳子四两　九里明叶半斤　米碎茶叶四两　乌孔叶　大蛇泡叶各四两　葱头二两（共捣烂，晒干，为末）　生鲜芋仔五斤（去净泥，切片，略晒）　蜂房四大只　老姜二两　大蛇壳五条　头毛仔五斤（米泔水洗净，晒干）　大百足十条　大虾蟆五只（用真茶油半斤，桐油一斤半，下锅煮鲜芋仔、百足各物焦黑

色，隔滓，滴水成珠，抽锅离火，下后药）白松香二两　树蜡四两（熔透，再下后药末）　木鳖仁一两　连翘　赤芍　花粉　锦黄各一两五钱　归尾一两　大风子二两　蛇床子　牛蒡子各一两　江子油二两（净壳）　蓖麻子三两　防风一两五钱　荆芥一两五钱　白及二两（切薄片）　川乌一两　白芷一两五钱　山甲一两　轻粉四钱　赤石脂　乳香　没药各一两　冰片二钱　丁香　木香各五钱　白豆蔻三钱　半夏一两五钱　阿魏一两　樟脑一两二钱　儿茶一两　南星　草乌各一两（共为细末）

【用法】筛下飞丹，搅至合适为度。用时将此药膏开油纸贴之。

【主治】木石伤、刀铁伤成毒，或内受毒气，外起疮疔、疳漏、无名肿毒。

一窟全消散

【来源】《鸡鸣录》。

【组成】陈茶叶　炙甲片　当归　绵茵陈　儿茶各五钱

【用法】水、酒各半煎，温服。睡一窟即消。

【主治】一切肿毒。

【加减】上身，加川芎；下身，加生膝。

三黄八宝丹

【来源】《鸡鸣录》。

【组成】明矾一两　象牙屑　乳香（炙）各三钱　血竭　雄黄　辰砂　琥珀各二钱　没药（炙）一钱五分　牛黄　冰片各五分

【用法】上为极细末，每药末一两，配黄蜡五钱，加麻油少许烊化为丸，如黍米大。每服三五分，陈酒送下。

【主治】肿毒初起。

白膏药

【来源】《易简方便》卷四。

【组成】顶上炉甘石（以轻能浮水者佳，炭火内烧三五炷香久，研末，摊地上一日，冷透火气）

【用法】用猪油和匀捣溶。摊贴。

【功用】拔毒生肌。

【主治】无名肿毒，小儿胎毒，黄水湿疮无皮，红肉现露，日久不愈。

膏　药

【来源】《易简方便》卷四。

【组成】蜂房一个

【用法】拭尽孔内渣秽，不可损破，将松香研极细末，放入孔内八分满即止，再用香油灌入，以溢出为度，置于极大旧铁金锹上，以铁钳夹稳，下以文武火烧之，候蜂房溶化为膏，滴水成珠，便是火候，取出。以帛摊用。

【主治】一切恶毒。

十香膏

【来源】《理瀹骈文》。

【组成】沉香　丁香　白檀　甘松　郁金各五钱

【用法】麻油浸七日，慢火养五日后，以文武火煎三二十沸，去滓，入黄丹收，以乳香、木香、白胶香、龙齿、苏合油末五钱，麝一钱，搅匀，候凝作片。摊红绢上贴。

【功用】解毒，消肿，拔脓。

【主治】外科疑难险症，一切无名肿毒。

云台膏

【来源】《理瀹骈文》。

【别名】爨膏。

【组成】生大黄五两　木鳖仁三两　玄参　生地　忍冬藤　生甘草节　南薄荷土　贝母　朴消各二两　生黄耆　当归各一两六钱　茅苍术　羌活　独活　防风　连翘　香附　乌药　陈皮　青皮　天花粉　川芎　白芷　山栀　赤芍　苦杏仁　桃仁　生草乌　生川乌　生南星　生半夏　生黄柏　黄连　细辛　五倍子　僵蚕　生山甲　蜈蚣　全蝎　露蜂房（有子者佳）　黄芩　蝉蜕　蛇蜕　干地龙　蟾皮　生牡蛎　皂角　红花　蓖麻仁各一两（或用三两）　发团二两四钱　甘遂　大戟　延胡　灵脂　远志　郁金　荆芥　蒲黄各一两　蜘蛛七个　生姜　葱白　大蒜头各四两　槐枝柳枝　桑枝各八两　苍耳草全株　凤仙草全株　野紫苏（背青面红者是）　紫地丁　益母草各（鲜者）一斤（干者）二两　石菖蒲二两　川椒一两

【用法】共用油三十斤，分熬丹收，再入铅粉（炒）一斤，净松香八两，金陀僧、陈石灰（炒）、黄蜡各四两，漂铜绿、枯矾、生矾、银朱、扫盆粉、明雄、制乳香、制没药、官桂、丁香、樟脑、苏合香油各一两，白芥子五钱，广木香一两，牛胶四两（酒蒸化，如清阳膏下法），麝香酌加成膏。摊贴。

【主治】发背、搭手、对口、发疽、颈核、乳痈、肚痈、腰痈，一切无名肿毒，附骨流注与恶毒顽疮，蛇犬伤。

【方论】此膏寒热攻补并用，初起能消，已成能溃，已溃能提，毒尽自敛，不必服解毒托里之药，亦不假刀针升降丹药捻等物，且能定痛，可以眠食，故元气不伤，虚人无补亦能收功。凡属阳者并治，即半阴半阳之证亦治。

【加减】疔毒，加拔疔药贴；重症，外加掺药，敷药助之。

五毒锭

【来源】《理瀹骈文》。

【组成】雄黄　朱砂　胆矾　蟾酥　麝香

【用法】和捏为锭。

【主治】一切肿毒，虫蝎伤。

乌龙膏

【来源】《理瀹骈文》。

【组成】陈小粉（炒黑，醋熬）　大黄　黄连　黄柏　朴消　南星　半夏　白芷　白及　白蔹　牙皂　蓖麻仁　榆皮　五倍　龟版各等分（共为末）

【用法】临用，加猪胆汁、白蜜和匀。留顶敷。无胆，蜜亦效。

【功用】消肿拔脓，定痛解毒。

【主治】一切热毒。

龙虎散

【来源】《理瀹骈文》。

【组成】明雄黄五钱　土贝母　蓖麻仁（去油）木鳖仁各四钱　大蜈蚣十条　蟾酥三钱　大全蝎七个　大山甲七片　僵蚕七条　露蜂房（有子者佳）三钱　大蜘蛛（腿脚要全）三个　凤仙子二十四粒　朱砂　轻粉　制乳香　制没药　炒铅粉　炒黄丹　寒水石　磁石　硼砂　漂铜绿　牙皂　母丁香　樟脑　黄蜡　白蜡　延胡　白芷　决明各二钱　枯矾（五分，研）　草乌　南星各二钱　蝉蜕　蛇蜕各一钱

【用法】共为末。掺贴。

【功用】能消、能溃、能提、能敛。

【主治】肿毒。

【加减】症重，多加犀黄、麝、冰和掺；已长新肉，加桃花散、黄丹、石膏，共研末和掺，免痛。

神授膏

【来源】《理瀹骈文》。

【组成】黄柏　赤芍　红花　乳香　没药各五钱　生地　当归　白芷各四钱　蓖麻仁二钱　马钱子七个　蝉蜕三钱　蜈蚣十一条　蛇蜕一大条　全蝎十五个　男发一团

【用法】上用麻油熬，铅粉收膏。贴患处。

【主治】无名肿毒，痈疔疮疖。

消石粉散

【来源】《理瀹骈文》。

【组成】薄荷　连翘　牛子　荆芥　防风　羌活　独活　天麻　川芎　白芷　细辛　柴胡　升麻　元参　生地　当归　赤芍　蒲黄　郁金　黄芩　黄柏　黑山栀　胆南星　龙胆草　贝母　知母　桔梗　枳壳　丹皮　地骨皮　菊花　桑叶　蓉叶　柏叶　蓖麻仁　木鳖仁　五倍子　龟版　鳖甲　山甲　羚角　大黄　甘草　凤仙各三钱

【用法】煎去滓，入朴消一斤，芒消、生石膏、熟石膏各八两，寒水石、滑石、人中白（煅）各四两，元明粉二两，明矾、硼砂、礞石（煅）、磁石（煅）、雄黄、青黛（漂）、海石（煅）、轻粉、铅粉（炒）、黄丹（炒）各一两，黄连、朱砂各五钱，犀角二钱，花粉一斤，研细搅匀。治火毒，掺清阳膏贴，酌加冰片、麝香、西黄之类，并可用鸡清白蜜调敷。

【主治】火毒。

普济五蹄膏

【来源】《理瀹骈文》。

【组成】巴豆肉一两　胡黄连　川黄连　黑丑　白丑　沙参　元参　柴胡　连翘　香附　三棱　莪术　木香　地骨皮各一钱五分　天花粉　白芥子各一钱　神曲　山楂　麦芽各六分　麻油二斤四两

【用法】先将猪、羊、牛、马、驴蹄各五两熬烂，再入前药一同熬枯去渣，下黄丹一斤三两收膏。摊贴患处。

【功用】消肿拔毒。

【主治】外科疑难险症，一切无名肿毒，未成或已成者。

【宜忌】耳后、眉心忌贴。

菜油饮

【来源】《普济良方》卷二。

【组成】陈久菜油三大杯

【用法】一时饮尽。并以菜油煎葱白至黑色，趁热旋涂患处。

【主治】一切疮毒重症。

拔疔红膏

【来源】《梅氏验方新编》七集。

【组成】银朱三钱（水飞，晒干）　蓖麻仁二钱　嫩松香五钱　黄丹一钱（晒干）　轻粉五分

【用法】上捣为膏。以银针将疔头挑破，用红膏一小团安膏药当中贴之，疔即拔出；或畏痛者不挑破亦可。

【功用】拔疔。

【主治】疔疮，无名肿毒，已成脓或未成脓，已溃或未溃。

龟蜡丹

【来源】《梅氏验方新编》卷七。

【组成】血龟版一大个　白蜡一两

【用法】将龟版安置炉上烘热，将白蜡渐渐掺上，掺完，版自炙枯，即移下退火气，为细末。每服三钱，黄酒调下，一日三次，以醉为度。服后必卧得大汗一身，其病必愈。

【主治】一切无名肿毒，对口疔疮，发背流注，无论初起将溃已溃者。

烂泥丸

【来源】《梅氏验方新编》卷七。

【组成】生大蒜一枚（如有独蒜更妙）

【用法】选多人行走地土上，用口唾沫将蒜在地上磨烂，即以蒜泥涂敷在患处；如已见头，即留出头，涂敷四围。

【主治】一切无名肿毒或痛或痒。

神功沃雪汤

【来源】《梅氏验方新编》卷七。

【组成】当归最重者八两，轻者二两　白芷重者四两，轻者一两　夏枯草重者二两　姜蚕重者一两，轻者二钱五分

【用法】上与水、酒各半煎服。颈以上加川芎，膝以下加牛膝，余者不加。

【主治】一切无名肿毒。

百顺膏

【来源】《外科医镜》。

【组成】大虾蟆二只（即老蟾酥，多者佳）　木芙蓉叶三两（重阳采用，或根皮，或花，俱妙）

【用法】上药用麻油一斤，照常熬枯，滤去滓，将油称准，凡药油二两入炒过铅粉一两，如数派算，以桑枝搅匀，熬至滴水取丸，不粘指为度。倾入水中去火性。凡遇顽恶烂疮,先用葱椒汤洗净,贴之。

【功用】拔脓、止痛、生肌。

【主治】痈疽发背，及一切无名肿毒初起及已溃者；并治顽恶疔疮。

金刚散

【来源】《青囊立效秘方》卷二。

【组成】番八仁三钱　黄丹二钱　儿茶三钱　康青二钱　枯矾一钱　蟾酥二钱　轻粉二钱　元寸二分　冰片二分

【用法】乳至无声，掺膏药上。贴之。

【主治】肿毒，瘰疬，疔疮。

姜芷散

【来源】《外科传薪集》。

【组成】姜黄　白芷各一斤

【用法】上为末。敷患处。

【主治】火湿毒。

七贤丹

【来源】《青囊全集》卷上。

【组成】黑砂　红粉　轻粉　正雄　硇砂（月石可代）　生明矾　真血蝎（若无，用珍珠代）

【功用】拔毒去瘀，取铅码。

【主治】铅码伤，并治无名肿毒。

白吊药

【来源】《经验方》卷上。

【组成】水银一两　胆矾五钱　食盐五钱　火消一两　明矾一两

【用法】上为细末，用降药罐一只，将药逐一掺入，微火结胎，火旺则汞走矣，至不嫩不老为度，老者则裂缝汞漏下，嫩者其胎必堕，将罐合于大碗内，盐泥封口，四面灰拥留顶，先以文火，一块炭扇至一炷香完，再加炭一块后扇至第二炷香完，以多炭武火烘逼，烧至第四炷香完，待冷取出。如胎结太嫩，堕于碗内者，可取起研细，再加水银、白矾从新再炼，必得白如霜，形如冰片者为佳。若松绿及淡黄者，其力较薄，用宜多也。研极细末，须收藏石灰缸中，不可受潮，愈陈愈佳。不可入口，不可多用，用时洒于膏上，如有如无之间足矣。

【主治】一切痈疽，大小诸毒，无名肿毒；并治风火牙痛，头痛，喉风，乳蛾，一应实证。

【宜忌】溃者忌用。

铁箍散

【来源】《外科传薪集》引倪氏方。

【组成】三年陈小粉四两（炒黑至烟出）

【用法】上为细末。用好醋调如薄浆样敷之。无脓即散，有脓即溃。

【主治】一切红白肿毒。

一粒金丹

【来源】《青囊秘传》。

【组成】沉香二钱　木香二钱　檀香七钱五分　大黄七钱五分　巴豆霜七钱五分　乳香二钱　没药二钱　麝香少许

【用法】上为末，面糊为丸，如黄豆大，朱砂为衣，金箔贴匀。每服五七丸，酒送下。

【主治】无名肿毒。

五毒膏

【来源】《青囊秘传》。

【组成】赤炼蛇盘癞蟾一条　穿山甲三两　壁虎（须用全者）二三十条　蜈蚣二十条

【用法】用麻油三斤，黄丹三包，煎至滴水成珠，入丹再煎，看老嫩，倾入瓦缸盆内，水浸去火气。摊贴。

【主治】一切无名肿毒。

文八将丹

【来源】《青囊秘传》。

【组成】冰片五分　麝香三分　腰黄五钱　僵蚕（炒，研）三钱　蜈蚣（沙炒）三钱　甲片（沙炒）三钱　辰砂二钱　蝉衣（沙炒）一钱

【用法】上为细末，贮瓶内听用，大、小膏药均可用之。

【功用】拔毒。

【主治】无名肿毒，痈疽，疔症。

龙虎如意丹

【来源】《青囊秘传》。

【组成】硇砂三钱　朱砂四钱　麝香一钱　雄精一钱　冰片二钱　蟾酥四钱　白降丹二钱　五倍子四钱　玄参三钱　乳香（去油）　没药（去油）　雌黄各四钱　前胡三钱　胆矾三钱　轻粉五钱　寒水石三钱　明矾三钱　紫草五钱

【用法】上为末。外用。

【功用】拔毒除腐。

【主治】痈疽发背，对口脑疽，无名肿毒，湿痰流注，附骨疽。

冯氏秘传膏药

【来源】《青囊秘传》。

【组成】青槐嫩枝二百寸　香麻油一斤　鸡蛋四枚

【用法】先将麻油煎滚，入青槐枝熬至黄色，捞去；再入鸡蛋熬至枯，再捞去；再熬至滴水成珠，入铅粉一斤，收膏。

【主治】一切无名肿毒。

立消散

【来源】《青囊秘传》。

【组成】赤小豆不拘多少

【用法】晒磨为末。鸡子白调敷。

【主治】一切痰毒时毒，不论初起、将溃诸疮。

红玉膏

【来源】《青囊秘传》。

【别名】千捶膏。

【组成】蓖麻子（去壳）　松香（葱汁煮）各四两　南星（研）五钱　半夏（研）五钱　乳香（去油）五钱　银朱七八钱　没药（去油）五钱

【用法】上药捣成膏，看老嫩，以蓖麻肉增添。临用隔汤炖，摊贴。

【主治】一切无名肿毒。

花锦散

【来源】《青囊秘诀》。

【组成】锦地罗八两　金银花八钱　当归二钱　天花粉五钱　甘草五钱

【用法】水煎服。一剂效，再续服。
【主治】无名肿毒。

围 药

【来源】《青囊秘传》。
【组成】牛皮胶　五倍子
【用法】用醋煮化。摊贴。
【主治】一切肿毒。

青龙散

【来源】《青囊秘传》。
【组成】月石五钱　冰片三分　青黛五分
【用法】上为末。外敷。
【主治】无名肿毒。

金华散

【来源】《青囊秘传》。
【组成】大黄三两　熟虎（即熟石膏）三两　姜黄二两
【用法】上为末，马兰根汁调敷。
【主治】一切火症。

消毒一锭金

【来源】《青囊秘传》。
【组成】羊角（瓦焙）一两　血余炭一两　贝母一两五钱　黄耆（蜜炙）二两五钱　全蝎二十个　天龙四条　山甲五钱　生军五钱
【用法】上为末，面糊为丸，朱砂为衣。每服一钱，酒送下。
【功用】消毒。

诸毒一笔消

【来源】《青囊秘传》。
【组成】真碱一茶盅　矿灰（即陈石灰）一两　川山甲（去筋）七钱　藤黄一两　大黄（末）一两　血竭（研细）五钱　雄黄三钱　蟾酥一钱五分　麝香一钱

【用法】上先将石灰、山甲入碱中化七日，次下藤黄、大黄、血竭、雄黄（边研边下）、蟾酥（乳汁浸化和入）、麝香，共和匀如稀糊状。用井水调稀，以新笔圈点涂敷，不空头围。药现配现用，不可多日存量。
【功用】消毒止痛。
【主治】诸毒肿痛。
【宜忌】忌入口中，孕妇忌用。

梅花点舌丹

【来源】《青囊秘传》。
【组成】轻粉一钱　梅片四分　蜈蚣十条（土炙）当门子三分　寒水石三钱　制乳香（去油）七钱炙没药（去油）七钱　蟾酥（火酒浸，切片）二钱　雄黄五钱
【用法】上为末，用蟾酥（火酒浸烂）入药为丸，金箔二三十张为衣，宜阴干，作五百丸，蜡封。每服一丸，入葱白内打碎，陈酒送下，取汗。无名肿毒，未成即消，已成即溃。
【主治】无名肿毒。

膏 药

【来源】《青囊秘传》。
【组成】嫩松香二斤　姜汁　葱汁各一碗　醋一碗
【用法】先将姜、葱渣再煮一碗，将松香入内浸透，煮后再入前汁，等煮至白泡沫不起，再入阿魏二两，标朱三两，乳香（去油）一两，没药（去油）一两，麝香二钱，和透再炼。麻油夏用四两，冬用八两，熬好。摊大膏药用。
【功用】软坚止痛发散。
【主治】痰毒肿块。

鲫鱼围药

【来源】《青囊秘传》。
【组成】鲫鱼一条　山药三寸　白砂糖少许　火石（即打火石）一小块　（一方有苏木屑，生猪油）
【用法】上并打烂，围肿处。
【主治】一切无名肿毒。

圣灵解霉丸

【来源】《饲鹤亭集方》。

【组成】犀黄一钱　珍珠　滴乳石各五钱　琥珀　川连各一两　雄黄四两　银花　木通　胆草　滑石　杏仁各六两　甘草　僵蚕　甲片各三两

【用法】上为末，土茯苓二十斤煎胶，面粉六两为丸。

【主治】广疮、杨梅结毒，横痃，下疳，沿途坑毒，一切无名肿毒，日久内陷，以致遍身斑点，或如脓窠、癞、癣，头面破溃，不堪形状。

五香追毒丸

【来源】《外科方外奇方》卷一。

【组成】老君须　母丁香（不见火）　苦丁香（即香瓜蒂）　去油乳香　去油没药　巴豆霜　广木香　炒黑牛蒡子　上沉香　血竭　辰砂　蟾酥（火酒另化）各等分

【用法】上为细末，将所化蟾酥加陈蜜为丸，如芡实大，辰砂为衣。每服一丸或二丸，空心、食前绍酒化下。泻二三次后，用冷粥补之，毒即消。

【功用】去疔疮毒，定痛。

【主治】痈疽，一切无名肿毒，初起壮实者。

小白降

【来源】《外科方外奇方》卷一。

【组成】水银　火消　石矾各五分　食盐二分

【用法】上为末，入倾银罐内，放炭火上，文火煎滚，滚至边上起焦黄色，候至满面俱焦黄米色为度，将罐离火候冷，再用园正擂盆一个，里面须拣光细者，将银罐连药轻轻倒合在擂盆内，罐口与擂盆缝间，须用绵纸条墨水润湿，加盐泥封固，然后将擂盆坐于大水盆中，罐底先加文火，用扇搧之，先文后武，煅至五寸线香为度，退去炭火候冷，先扫去罐口外盐泥，然后开罐取降于擂盆底内之药，药色以洁白如霜者为上，若青黄黑色，不可用，或以银簪脚与磨膏刀头，略沾微唾，蘸药在上，即刻起锈者为佳。用时用新棉花蘸药，敲些许于膏药上，比升药更要少些，贴后两杯热茶时，即发痛，半日即止。毒重者，每日一换膏；毒轻者，贴两三日亦不妨；若贴大肿毒上膏，先放些麝香、阿魏，然后上此药少许贴之；若要做咬头膏药代针丸，将面糊以竹片拌和做成细条，切作芝麻粒大小，放膏心中对肿头贴之。此药不可沾在指头上，沾则要疼痛发疮退皮。此药陈久者，少痛，性和缓，却要多用些。如第一次降完，药色不白，可将罐内之药刮净，此药无所用处，只将降于擂盆底内之药刮出，另将水银、火消、生矾各五分，食盐二分，并将擂盆内降不透之药，与四味一并研和，从新再入银罐，照依前法降之。此药若一次降不如法，不妨再两次三次连降，即降至十数次方能降好，计算已有水银五钱在内矣。每次只将银罐刷净，或另换新罐，每次只要用水银、火消、生矾各五分，食盐二分，直降到好方止。初起煎时，须要火候得法，若火候不及，则罐中结胎尚嫩，水银尚活，倒合转来，非连胎坠入擂盆底内，即活水银先流入擂盆底中；若火候太过，结胎太老，非水银先已飞去，即有降不下之病，总以结胎不嫩不老为度，用烀炭火最得法。凡疮毒已穿破，用火炼降药法，新炼出白降丹研细，用元色缎五寸，将降药筛匀缎上，卷紧以麻钱捆扎极紧，放瓦铫内，清水煮约一伏时内，换水三次，将缎先取起挂风处阴干，然后打开以鸡瓴扫下，收贮瓷瓶用之，并不痛楚。

【主治】肿痛疮毒。

五虎下西川

【来源】《外科方外奇方》卷一。

【组成】炙鳖甲一两　蜈蚣二十条（瓦上焙）　全蝎一两　土炒天虫一两　生军二两

【用法】上为末。每服一钱，小儿递减，黄酒送下。

【主治】无名肿毒，痰症。

白围药

【来源】《外科方外奇方》卷一。

【组成】天花粉三两　生南星四两　生半夏四两

【用法】上为细末，用酸醋调涂。

【主治】一切痰毒。

如意散

【来源】《外科方外奇方》卷一。

【组成】生南星　生大黄　生半夏　朴消

【用法】上为末。姜汁调敷。

【主治】痰毒。

抑阴散

【来源】《外科方外奇方》卷一。

【组成】川五倍五钱　肉桂三钱　麝香三分　川郁金一钱五分　生南星一钱五分

【用法】上为末。姜葱捣汁调敷。

【主治】阳毒。

金不换

【来源】《外科方外奇方》卷一。

【组成】枳壳三钱六分　白丑　黑丑各一两　甘遂三钱　麝香一钱　甘草五分

【用法】上为极细末。掺少许于膏药上贴之。

【主治】百种无名肿毒，未成即消，已成即溃。

代刀丸

【来源】《外科方外奇方》卷二。

【组成】白丁香一钱　蓖麻仁一钱　生白砒三分

【用法】上为末，为丸如黍米大。用一粒放患顶，外以膏封之。次日即能破头。

【主治】一切肿毒，内脓已成，惧开刀者。

清凉膏

【来源】《内外验方秘传》

【组成】薄荷一钱　栀子二钱　大黄二钱　丹皮二钱　黄柏二钱　知母二钱　胡黄连一钱　青黛一钱　胆草一钱　苦参二钱　射干二钱　朴消一钱　商陆二钱　漏芦二钱　生石膏四钱

【用法】上晒干为末，入膏药和匀，摊贴。

【主治】红肿外症，不拘已溃未溃。

第一灵宝丹

【来源】《经验奇方》卷上。

【组成】辰砂二两　雄精五钱　真蟾酥　闹羊花各一钱　真云麝　上冰片　老姜粉各三分

【用法】上药将前四味各研极细末，和匀；后三味次第加入，研至匀细为度，装储瓷瓶，勿令泄气，随时分装小瓶，黄蜡封口。受暑肚痛，或感寒鼻塞，头疼腹痛，用丹少许，搐鼻一二次，取嚏十余声即愈；如病重，搐鼻无嚏，可抹两眼尖角，或温开水调服一分；感受暑气，或受热太过，关窍不通，或受寒气，手足厥冷，气闭血滞，默睡无语，须抹两眼尖角二次，用阴阳水调服二分；疫疠时行，取丹抹两眼尖角三次，盖被略睡，出汗自愈；指上生疮，用鸡蛋一枚，开一孔，搅匀黄白，入丹五厘，再搅匀，套指上一二枚即愈；初起无名肿毒，用真米醋调搽；火眼之症，取丹抹眼角。

【功用】通利关窍。

【主治】受暑肚痛，或感寒鼻塞，头疼腹痛；感受暑气，或受热太过，关窍不通，或受寒气，手足厥冷，气闭血滞，默睡无语；疫疠时行；指上生疮，初起无名肿毒，及火眼之症。

【宜忌】孕妇忌服，搐鼻抹眼角不忌。

五虎膏

【来源】《经验各种秘方辑要》。

【组成】瞎地鞭蛇两条（活入油）　大天龙五十条　大蜈蚣一百条　全蝎一两五钱　当归四两　穿山甲二两　象贝母二两　川乌二两　草乌二两　羌活二两　独活二两　番木鳖四两　连翘二两　大黄四两　麻黄一两五钱　血余四两　白及二两　佩兰叶五钱　银花四两　蝉衣二两　乳香二两（去油）　没药三两（去油）　小生地五两　新绛屑二两　生葱六十四两　生姜八两

【用法】另用柏青油十六两，蓖麻油八两，脂麻油一百二十八两，菜油六十四两，将以上诸药入油，煎至药枯，歇火片时，然后去滓，用铁罩加丝棉沥尽，熬至滴水成珠，加陶丹五十二两，研细入油再熬，察其老嫩得宜，离火候至微温时，加入当门子研细五钱，冰片研细五钱，搅匀为度。油纸摊贴患处。

【主治】无名肿毒，痈疽发背初起者，即可消退，已溃者拔毒收功。及下足部臁疮烂腿。

【宜忌】疔疮忌用。

追风败毒汤

【来源】《镐京直指医方》。

【组成】全蝎一钱五分（洗淡）　白僵蚕三钱　防风二钱　地龙三钱（炒）　穿山甲三钱（炒）　钩藤三钱（后下）　羌活二钱　川草乌二钱（制，各半）　川芎一钱　桑枝三尺

【用法】水煎服。

【功用】追风败毒。

【主治】风毒上乘，头颈膺腋俱肿，兼手抽搐。

化毒膏

【来源】《千金珍秘方选》。

【别名】神效奇方

【组成】黄柏三两　蝉衣一两八钱　全蝎九十只　乳香三两　没药三两　当归二两四钱　白芷二两四钱　红花三两　蛇蜕四条　生地二两四钱　男发（如蛋大）六个　蜈蚣六十二条　蓖麻子一两二钱　马前子四十粒　赤芍三两

【用法】上药用真麻油九斤浸七日，熬，去滓，入炒黄色铅粉四斤收膏。其膏用雨水浸，始则数日一换，后则月余一换，随用随取，以免干枯。

【功用】生肌收口。

【主治】湿热无名肿毒，痈疽发背及久年瘰疬、梅毒。

红消散

【来源】《千金珍秘方选》引徐徊溪方。

【组成】炙蜈蚣（去头、足、尾）　血竭　水飞雄黄　乳香（去油）　没药（去油）各等分

【用法】上为极细末，生蜜为丸，如梧桐子大（以糯米粥为丸更妙）。薄荷汤送下一丸，重则三丸。

【主治】喉风，兼治无名肿毒。

拔疔毒膏

【来源】《千金珍秘方选》引郑艺圃方。

【组成】紫地丁二两　当归（酒洗，以盐踏烂）四两　大五倍子十个

【用法】麻油十斤煎枯，滤清，以黄蜡收成膏。取少许涂疔毒上，以膏散盖之，半日即退。

【主治】疔毒初起，并治无名肿毒。

秘方硇砂膏

【来源】《千金珍秘方选》。

【组成】麻油十斤　槐　杏　桑　桃　柳嫩枝各三十寸（浸三日后再入后药）　沉香（入怀中，用身上热气温燥之，不宜见火）二两　孩儿茶二两　真血竭三两　冰片五钱　象皮二两（切片，砂炒，研末）　真硇砂四两　射干五钱　真琥珀一两

【用法】上为细末，候药微温，搅入极匀，临用时隔水炖化。

【主治】无名肿毒，有名火毒，不论已成未成，已溃未溃。

【宜忌】唯疔不可贴，恐散黄；忌火，因硇砂见火即走。

神蛇酒

【来源】《秘传大麻风方》。

【组成】白花蛇一条（去头尾）　黑蛇一条（去头）　僵蚕一两（炒）　川乌　白芷　生熟地　玄参　白术各一两　苦参五两　荆芥　防风　石菖蒲　细辛　天麻各一两　浮萍　当归　秦艽　海桐皮　麻黄　狗脊　牛膝　葶苈　草乌　苍耳子　木瓜　灵仙　胡麻　白芍　人参　马鞭草　枳壳　肉桂　蛇床　枳实　皂角　白鲜皮　五味子　肉苁蓉　木鳖子　五加皮各三两　土茯苓　青葙子　金银花各一两　薄荷三两　全蝎一两　蜈蚣三十条（去头）　桑寄生　白茯苓　蝉退（去头足）　甘草各二两　连翘三两（上为饮片，先用元米七升，酿成白酒浆，匀作四坛盛之，听用。又用水二斗，放入酒糟一升，另用大坛盛之，将前二蛇及药俱入坛封口，早煮至晚，取出待冷，开入四坛酒浆内。另将蛇取出，去皮骨，焙干，听用。又加下药）血竭　乳香各一两　没药五钱　沉香　檀香　雄黄　辰砂　穿山甲各一两　麝香二钱　牛黄二钱　阿魏二钱

【用法】与前二蛇共为细末，搅匀，四坛内封固，又煮一时。服一杯后泻六七次，方可吃饭。已后将稀粥补之，早、晚各一次。

【主治】三十六种麻风，肌肤麻木，遍身瘙痒，癞疹瘾疹，面上游风如虫行，紫白癜风，眉落鼻崩，脚底穿烂，肉死痒痛，一切瘿瘤痃串，无名肿毒，梅花烂疮，并痛风。

五虎神效膏

【来源】《丁甘仁家传珍方选》。

【组成】蜈蚣六钱　生军　川乌　全蝎　苦杏仁各六钱　白芍　羌活　苏合香　黄耆　玄参　甘草节　皂角各五钱　白及　赤芍　连翘各八钱　独活五钱　生地　乌药　白蔹　乳香　官桂　当归　木鳖子肉　苦参　炙没药各八钱　蛇蜕三钱　血酥一两　蜂房（带子最好）四两　活大蟾二只（小者三只）

　　方中血酥，疑是"血竭"。

【用法】外加桃、柳、槐、枣、桑五种树枝各八钱，用真麻油十一斤熬，去滓，红丹适量收膏。外贴患处。

【功用】未成即消，已成即敛。

【主治】一切无名肿毒及搭背、对口、大小痈疖；并治头风痛。

金蟾散

【来源】《药奁启秘》。

【组成】干蟾皮不拘多少

【用法】研为末。银花露同蜜调敷。

【功用】消肿退毒。

太乙五行膏

【来源】《经目屡验良方》。

【组成】牛蹄甲　马蹄甲　驴蹄甲　猪蹄甲　羊蹄甲各五两　连翘　三棱　莪术　黑丑　白丑　木香　胡连　沙参　地骨皮　玄参　柴胡各一钱五分　白芥子　天花粉各一钱　山楂　麦芽　神曲各六分

【用法】先将五蹄甲入麻油二斤四两，熬枯去滓，再入连翘等十六味，熬焦，滤清，俟油熬至滴水成珠，再入陶丹一斤二两，水飞收膏，摊贴患处。

【功用】散肿拔毒生肌。

【主治】一切无名肿毒。

【宜忌】眉心、耳后忌贴。

八宝黑虎散

【来源】《内外科百病验方大全》。

【组成】冰片一分　水银一钱　宫粉一钱　明雄五分　麝香一分　铅一钱　轻粉六分　百草霜一钱

【用法】先将水银、铅放铜勺内，火炼好，研末；次将百草霜用勺炒，候烟尽为度；再将各药合研极细，收瓷瓶内，勿令泄气。用时以少许置膏药上，贴患处。

【主治】一切无名肿毒、疔疮。

瓜蒂散

【来源】《内外科百病验方大全》第十九章。

【组成】陈年老南瓜蒂

【用法】烧成灰。酒冲服，再用麻油调灰敷之。立愈。如治乳岩，每服瓜蒂灰一个，重者四五服。

【主治】毒疽及一切无名恶症，并治乳岩。

银黝膏

【来源】《内外科百病验方大全》。

【组成】银黝四两　黄丹五两　真麻油一斤

【用法】上先将油慢火熬开，再下银黝，用桑枝不住手搅动，俟青烟初起时，然后入丹，熬至滴水成珠，放水中一二日，拔去火毒。用布摊贴。

【主治】瘰疬，及一切无名肿毒。

绿腊膏

【来源】《内外科百病验方大全》。

【组成】黄腊六钱　白腊四钱　铜绿五钱　真小磨麻油二两

【用法】先将麻油熬至滴水成珠，再将各药加入搅匀，热二三滚，用罐收贮浸水中，拔去火毒，用纸摊贴，少刻脓粘满纸，起去再换，日换数次。

【功用】生肌。

【主治】已破一切无名肿毒,日久不愈者。

麻凉膏

【来源】《外科十三方考》。

【组成】川乌 草乌各四两 生南星二两 野芋头 芙蓉叶各四两

【用法】上为细末,备用。阴毒用醋调敷;阳毒用酒调敷;如皮破者,以清油调敷;如无野芋头时,亦可以水仙花根瓣代之。

【功用】消肿止痛。

【主治】阴毒、阳毒。

云台膏

【来源】《北京市中药成方选集》。

【组成】大黄五两 木鳖子五两 玄参(去芦)二两 生地二两 金银藤二两 甘草二两 土贝母二两 黄耆一两五钱 当归一两五钱 薄荷梗二两 赤芍一两 川芎一两 白芷一两 杏仁一两 生草乌一两 黄柏一两 僵蚕一两 生山甲一两 全蝎一两 生南星一两 蜂房一两 蛇退一两 蝉退一两 牡蛎一两 生半夏一两 羌活一两 防风一两 连翘一两 苍术一两 香附一两 橘皮一两 花粉一两 干蟾一两 五倍子一两 蓖麻子一两 川连五钱 细辛五钱 红花五钱 官桂五钱 丁香五钱 头发二两 桑枝四两 槐条四两 柳条四两 苍耳子四两 老蒜四两 葱白四两 生姜四两 芒消一两五钱

【用法】上药酌予切碎熬膏,每锅用料子四十二两,香油二百四十两炸枯,过滤去渣,熬炼至滴水成珠,入章丹九十两搅匀成膏,取出放入冷水中,浸出火毒后,加热溶化,再入下列细料粉一两五钱、苏合油一两,搅匀摊贴即成,大张油重一钱四分,小张七分,纸光。(云台膏细料:铜绿五钱、白矾五钱、银朱五钱、雄黄五钱、乳香一两、樟脑一两、佗僧一两、没药一两,共为细末)。贴患处。

【功用】祛毒消肿止痛。

【主治】无名肿毒,疗毒恶疮,痈疽发背、搭手对口,疥癣成疮。

拔毒散

【来源】《北京市中药成方选集》。

【组成】芙蓉叶四两 大黄九两 黄柏九两 五倍子九两 赤芍九两 甘草九两 白芷九两 土贝母九两 赤小豆十五两

【用法】上为细末。用醋调敷患处。

【功用】去毒消肿,活血止痛。

【主治】诸毒疮疡,无名肿毒,坚硬无头,焮热疼痛。

铁箍散

【来源】《北京市中药成方选集》。

【组成】生川乌一两 生草乌一两 生半夏一两 白及一两 赤小豆一两 芙蓉叶一两 五倍子一两

【用法】上为细末。用醋调敷四围。

【功用】消肿解毒,化坚硬。

【主治】无名肿毒初起,坚硬无头,久不消溃。

梁会大津丹

【来源】《北京市中药成方选集》。

【组成】黄连六两 黄柏六两 黄芩六两 甘草六两 雄黄一两五钱 栀子(炒)六两 大黄九两

【用法】上为细末,炼蜜为丸,重三钱,朱砂为衣。每服一丸,温开水送下。

【功用】清热解毒,消肿止痛。

【主治】肺胃热盛,痈毒肿痛,口舌生疮,鼻干出血,大便燥结,小便赤涩。

【宜忌】孕妇忌服。

一笔勾

【来源】《全国中药成药处方集》(济南方)。

【组成】毛慈菇三两 蜗牛三两五钱 蟾酥(酒制)三两五钱 白芷一两 甘石 川芎各五钱 官粉二两五钱 生半夏四两 冰片 麝香(另兑)各二分

【用法】除麝香、冰片另兑外,共为细末,化蟾酥为锭,每锭五分或一钱。醋抹敷患处。

【主治】肿毒初起,疥癣顽疮。

【宜忌】忌刺激性等食物。

生肌散

【来源】《全国中药成药处方集》（沙市方）。

【组成】熟甘石一两　轻粉二钱　赤石脂五钱　龙骨五钱　正梅片　黄丹各一钱　熟石膏一两　乳没各五钱

【用法】上为极细末，以无声为度。每次用少许撒患处，外贴膏药。

【功用】生肌收口。

【主治】一切肿毒溃烂。

【宜忌】忌辛辣、鱼腥、葱、蒜等品。

吃疔虎

【来源】《全国中药成药处方集》（兰州方）。

【组成】上牙消六钱　明雄黄一两　大青盐三钱　麝香五分　冰片五分

【用法】上为细末。每用少许，香油调敷患处。

【功用】消炎解毒。

【主治】无名肿毒，诸般恶疮。

治毒紫霞丹

【来源】《全国中药成药处方集》（杭州方）。

【组成】西牛黄一钱二分　藤黄（制净）　大黄参山漆各一两二钱　天竺黄　明腰黄　粉儿茶各六钱　梅冰片一钱二分　阿魏三钱　没药（去油）一两二钱　血竭六钱　麝香一钱二分　乳香（去油）一两二钱

【用法】上各取净末，炼蜜为丸，每丸潮重五分，金箔为衣，蜡壳封固。每服一丸，重则加倍，用温酒化服。外用浓茶汁抹敷患处。

【功用】化脓解毒，祛瘀生新。

【主治】痈疽发背，无名肿毒，横痃结核，或已成无肿，或漫肿不溃，以及跌打损伤。

【宜忌】孕妇忌服。

消肿化毒丹

【来源】《全国中药成药处方集》（沈阳方）。

【组成】藤黄五两　天南星二两　麝香五分　赤小豆一两　川五倍五两

【用法】上为极细末。用白及二两打糊为丸。用醋磨敷患处。

【主治】无名肿毒及一切疮疡未溃者。

解毒蕲蛇丸

【来源】《全国中药成药处方集》（福州方）。

【组成】蕲蛇四两　蝉蜕一两　全蝎五钱　川连一两二钱　大枫二两　苦参二两　大黄二两　木通一两五钱　防风一两六钱　荆芥一两　羌活一两五钱　独活一两　稀莶草一两五钱　胡麻二两　苍术二两　银花二两　首乌二两　土茯苓三两　山栀二两　薄荷二两　枯芩一两　甘草一两　元参二两　黄柏二两　连翘一两五钱　川朴一两五钱　朴消一两　苦梗二两　苡米四两

【用法】上共研细末，水泛为丸服。

【功用】泻火解毒，祛风凉血，滑肠利便。

麝香拔毒膏

【来源】《全国中药成药处方集》（济南方）。

【组成】天南星　当归　白芷　赤芍　粉甘草　肉桂各五钱　母丁香二钱五分　血竭一钱五分　没药　乳香　冰片各三钱　麝香五分

【用法】上为极细末，另用香油二斤熬开，加章丹一斤，熬至滴水成珠，放入凉水内泡之，拔去毒火，再捞出温化，并将药粉掺入搅匀为度。贴患处。

【主治】无名肿毒，痈疽红肿。

牛黄消炎丸

【来源】《中药制剂手册》。

【组成】牛黄五两　蟾酥三两　雄黄十两　珍珠母十两　青黛四两　天花粉十两　大黄十两

【用法】上药各为细末，和匀，用大曲酒（60°）或白酒泛为小丸，每两约五千粒，凉干或低温干燥，用百草霜细末二两七钱为衣，再加入麻油一两打光。每服十丸，一日三次，温开水送下。小儿酌减。

【功用】清热、消肿、解毒。

【主治】热毒引起的咽喉肿痛、痈疮、疔疮、热疖及一切无名肿毒。

【宜忌】孕妇忌服。

玉树油

【来源】《赵柄南临床经验集》。

【组成】桉叶油等

【用法】涂油于患处，每日数次。

【功用】辟秽解毒，消肿止痛。

【宜忌】皮肤破损处忌用。

活血解毒丸

【来源】《赵炳南临床经验集》。

【组成】乳香（醋炙） 没药（醋炙）各一两 菖蒲膏（干）一钱五分 蜈蚣二钱 雄黄五钱 黄米（蒸熟）八钱五分

【用法】为丸。每服一钱，一日二次，温黄酒或温开水送下。

【功用】解毒消肿，活血止痛。

芦矾洗剂

【来源】《中医皮肤病学简编》。

【组成】芦荟9克 明矾9克 黄柏31克 苦参31克 蛇床子31克 荆芥15克 防风15克

【用法】水煎，熏洗。

【功用】杀虫止痒。

【主治】赤肿性皮肤病。

四黄膏

【来源】《朱仁康临床经验集》。

【组成】黄连 黄芩 土大黄 黄柏 芙蓉叶 泽兰叶各30克

【用法】上为细末。另用麻油500毫升入锅加温，加入黄蜡125克熔化，离火再加入上述药末，调和成膏。用纱布块涂药一层，贴肿块上，胶布固定。

【功用】清热解毒消肿。

【主治】一切肿毒。

头号虚痰丸

【来源】《朱仁康临床经验集》引《章氏经验方》。

【组成】斑蝥末30克 炮山甲250克（研末）

【用法】用糯米粽，捣烂成糯米浆，用糯米浆加药末捣和为丸，如绿豆大。每服一至二丸，开水送下。不可多服，不要嚼碎。

【功用】内消肿核。

【主治】痰核、瘰瘤、阴疽、无名肿毒。

【宜忌】有泌尿系统病者禁服，服丸后如发生小便刺痛、尿闭或尿血等情况，应立即停服，并服生鸡蛋清可解。

追龙丸

【来源】《朱仁康临床经验集》。

【组成】斑蝥（炒干，研极细末）60克

【用法】先用糯米粽捣烂成糯米浆。另将斑蝥末放石臼内，逐次加入糯米浆，捣至适可做丸为度，捻成荞麦子大小丸药（比芥菜子略大）晒干备用。每日服一丸，开水吞服（不可嚼碎），不可多服。服丸后如发小便刺痛、尿闭或尿血等情况，应立即停服，并服生鸡蛋清可解。

【功用】内消肿核。

【主治】痰核，瘰瘤，阴疽，无名肿毒。

【宜忌】有泌尿系统病者禁服。

虚痰丸

【来源】《朱仁康临床经验集》引《章氏经验方》。

【别名】内消丸。

【组成】炙山甲片末250克 炙全虫末125克 炙蜈蚣60克（研末） 斑蝥末30克

【用法】上为末。另用糯米粽3只石臼内捣烂，逐渐加入上药，捣至适能捻成丸子为度，丸如梧桐子大，晒干备用。每日服3丸，开水送下。

【功用】消肿软坚。

【主治】痈疽，无名肿毒，肿瘤。

东方一号膏

【来源】《中医外伤科学》。

【组成】川茅术 黄柏 汉防己 宣木瓜 元胡索 郁金 生地榆各30克 白及60克（切片） 冰片（冷后加） 生石膏 炉甘石各240克（另配，以后煅过，研粉，用100目筛子筛过） 麻油2斤

【用法】将茅术、黄柏、防己、木瓜、元胡、郁金、生地榆、白及浸于麻油内24小时。将上述油及药物置盛器内（一般用铜锅，钢精锅亦可），置文火上煎约2~2.5小时（200毫升），至药材枯黄状，去药滓过滤（可用丝棉或铜筛滤）至除尽药滓为度。滤净油用火加热约2~2.5小时，至油滴入水中能聚集成珠状。趁热加入煅石膏，炉甘石细粉（勿使结成块或沉于锅底），边加边搅拌，加完后继续加热保持微沸，此时上面应无浮油或仅极少量浮油，加热约2~2.5小时，可取出少量放冷，如已成半固体膏状，即可停火。待膏冷却后，再加入冰片搅匀即成。均匀涂布在半透明膏药纸上，剪成小块。贴于创面，外用纱布覆盖，隔日换药一次，以后可二、三天换一次。

【功用】清热消炎，润肤生肌，止痛。

【主治】疔疮，痈疽，无名肿毒。

加味解毒散结汤

【来源】《千家妙方》卷下引关幼波方。

【组成】板兰根30克　马勃4.5克　薄荷10克　蒲公英30克　瓜蒌15克　元参15克　苦桔梗10克　生地12克　赤芍12克　草河车12克　郁金10克　蜂房3克

【用法】水煎服，每日一剂。

【功用】清热解毒，活血消肿。

【主治】湿热隐于血分，痰阻血络，结聚成块，形成淋巴肉芽肿。

消核膏

【来源】《部颁标准》。

【组成】玄参75g　生马钱子150g　蓖麻子40g　五倍子40g　蛇蜕15g　苦杏仁150g　本鳖子40g　穿山甲100g　蜂房40g　人发（洗净）50g　巴豆7.5g　樟脑25g

【用法】制成膏药，每张净重3g、6g、9g等3种规格，密闭，置阴凉干燥处。加温软化，贴于患处。

【功用】解毒，消肿，散结。

【主治】无名肿毒，痈疽发背，痰核瘰疬。

四十四、流　注

流注，是以发生在肌肉深部的转移性、多发性脓肿为表现的疽疮。《外科真诠》："流注，发无定处，漫肿不红，连接三四处。"《诸病源候论》："人体虚受邪气，邪气随血而行，或淫突皮肤，去来击痛，游走无有常所。"其特点是漫肿疼痛，皮色正常，好发于四肢、躯干肌肉丰厚之深处，常此处未愈他处又起。本病因发病原因及病情不同，而有许多病名，如发于夏秋之间的称暑湿流注；由于疔、疖后引起的，称余毒流注；产后恶露停滞或跌扑损伤而引起的，称瘀血流注；仅发于髂窝部的，称髂窝流注。

本病的发生，多因正气不足，邪气壅滞，使经络阻隔，气血凝滞而成。暑湿流注多因夏秋季节感受暑湿，客于营卫，阻于肌肉而成；余毒流注多因患疔疮、疖、痈失治误治，或温热病失于诊治，火热之毒流注入于血分，稽留于肌肉之中而发；瘀血流注多因跌打损伤，瘀血停留，或产后恶露停滞，经络为气血壅滞而成；髂窝流注除由感受暑湿之邪外，还可由会阴、肛门、外阴、下肢皮肤破损或生疮疖，邪毒流窜，阻滞经络而成。

本病初始，多见肌肉疼痛，漫肿色白，按之微热，约2~3天后，肿胀焮热疼痛明显，可触及肿块，伴寒战高热、全身关节疼痛、头痛头胀、食欲不振等。以后肿块逐渐增大，疼痛加剧，约2周左右，肿块中央皮肤微红而热，按之中软而应指，伴壮热不退、时时汗出、口渴欲饮等症。溃后脓出黄稠或白黏脓水，或夹有瘀血块。脓出后肿消痛止，硬块渐消，身热也退，食欲渐增，约经2周左右，脓尽收口而愈。若溃后身热不退，应仔细检查身体其他部位，常有此处未愈他处又起的现象，伴壮热不退、身体消瘦、面色无华等正虚邪恋之证。若兼神昏谵语、胸胁疼痛、咳喘痰血等，是为毒传脏腑，导致内陷变证或引发内痈。

本病治疗宜清热解毒，和营通络。暑湿交阻者需兼清暑化湿；余毒攻窜者宜兼清热凉血；瘀血凝滞者宜佐以活血化瘀。溃后应清楚余邪，不要急于补虚，杜绝因余毒未尽而流窜他处。

槟榔散

【来源】《太平圣惠方》卷三。

【组成】槟榔一两　枳壳三分（麸炒微黄，去瓤）　防风三分（去芦头）　川大黄一两（锉碎，微炒）　羌活三分　当归三分（锉，微炒）　肉桂半两（去皱皮）　赤芍药三分　大麻仁一两　芎藭三分　木香三分　郁李仁一两（汤浸，去皮尖，微炒）　赤茯苓一两　木通三分（锉）　羚羊角屑三分

【用法】上为散。每服三钱，以水一中盏，入生姜半分，同煎至六分，去滓，食前温服。

【功用】疏风调气，利四肢。

【主治】肝脏风毒，流注脚膝，筋脉拘急疼痛，大便秘涩，心胸壅闷。

槟榔丸

【来源】《太平圣惠方》卷十四。

【组成】槟榔半两　陈橘皮半两（汤浸，去白瓤，焙）　桂心半两　赤芍药半两　附子半两（炮裂，去皮脐）　干姜一分（炮裂，锉）　牵牛子五两（微炮，别杵罗取末二两半）

【用法】上为末，炼蜜为丸，如梧桐子大。每服三十丸，食前以温姜汤送下，相次以生姜粥饮投之。良久当利，未利再服。

【主治】伤寒后虚冷，腰间有积滞，气流注腰脚，疼不可忍。

天麻膏

【来源】《太平圣惠方》卷六十三。

【组成】天麻　当归　防风　乌头（去皮脐，生用）　独活　细辛　乌蛇　半夏　干蝎　白僵蚕各一两

【用法】上锉细，以腊月猪脂一斤半，煎沸下药，文火熬令药末黑色，滤出，即下蜡四两，候熔，以绵滤过，安瓷合内。每日三五度，取少许摩令热；兼于空心及晚食前以温酒调下半匙。

【主治】一切风毒流注不定，焮赤疼痛。

川膝煎

【来源】《三因极一病证方论》卷三。

【组成】大乌头十个（端正者，捶破，以纸袋盛，用乌豆一斗，籍覆蒸一日，取出，去豆不用，去皮尖）　牛膝二两（去芦穰干）

【用法】上药并不得见铜铁器及火与日。木臼捣碎牛膝，同入石磨中磨为末，酒糊为丸，如梧桐子大。每服四十丸，用无灰酒一瓶，中样木瓜一个，切作片，入瓶中，煨木瓜烂为度，用此酒送下，不拘时候。

【主治】肝肾虚，为风寒湿毒所中，流注腿膝，历节疼痛，如锥刀锻刺，不可名状。

托里当归汤

【来源】《外科精义》卷下引何君五方。

【组成】当归　黄耆　人参　熟地　川芎　芍药　甘草（炙）　柴胡各等分

【用法】上为粗末。每服五钱，水一盏，煎至六分，去滓，食前温服。

【主治】

1. 《外科精义》：诸疮毒气入腹。

2. 《外科发挥》：溃疡气血俱虚发热，及瘰疬、流注、乳痈，不问肿溃。

3. 《外科枢要》：妇人诸疮，经候不调，小便频数，大便不实。

4. 《杏苑生春》：下疳注干，脓水交流，寒热头疼。

5. 《杂病源流犀烛》：腹痛。

回阳玉龙膏

【来源】《仙传外科集验方》。

【别名】回阳玉龙丹（《疡科选粹》卷二）、玉龙膏（《理瀹骈文》）。

【组成】草乌三两（炒）　南星一两（煨）　军姜二两（煨）　白芷一两（不见火）　赤芍药一两（煨）　肉桂半两（不见火）

【用法】上为末，用热酒调敷。发背发于阴，又为冷药所误，又或发于阳而误于药冷，阳变为阴，满背黑烂，四周好肉上用洪宝丹，把住中间，以

此药敷之。流注冷证多附骨，内硬不消，骨寒而痛，筋缩不伸，若轻用刀针，并无脓血，若只有乳汁清流，或有瘀血，宜用此药敷之。鼓椎风起于中湿，或伤寒余毒，又或起于流注之坏证，或起于风湿虚痹。未破则肌肉尚未死，急以此药，热酒调敷膝胻骨上腿处，以住骨痛，回阳气。又以冲和涂下肢冷处，引其血气，使流动而下通贯血脉。又以此方敷胫骨交处，以接所引之血脉，以散所积之阴气。内则用追风丸，倍加乳香以伸筋，如法服之，无不愈者。男子妇人久患冷痹血风，手足顽麻，或不能举动，可用绵子夹袋此药在中心，却以长布缠在痛处，用绢袋系定，此药能除骨痛附在肉上，觉皮肤如蚁缘，即其功也；如痹，可加丁皮、吴茱萸、没药、大草乌等分，然后全在追风丸，表里交攻，去病如神。风脚痛不可忍，内用追风丸，外用此方加生面，姜汁调热敷，欲得立止，可依法加乳香、没药化开，酒调为妙。久损入骨者，以致死血在所患之处，遇风寒雨湿，其病即发，宜此方热酒调敷；内则用搜损寻痛丸，表里交攻为妙。虽然血气虚弱之人，病在胸胁腰背之间者，谓之脱垢，不除变为血结劳，不论老少，年远近岁，大而遍身，小而一拳半肘，医之则一，此等乃根蒂之病，此非一剂可愈，磨以岁月，亦可安。治石痈，用此方热酒调敷，外却用洪宝箍住四周，待成脓后破。妇人乳痈，或经候不调，逆行失道；又有邪气内郁，而后结成痈肿，如初发之时，宜于此方中用南星、姜汁、酒二停调匀热敷，即可内消。欲急则又佐以草乌，此药味性烈，能破恶块，逐寒热，遇冷即消，遇热即溃。宿痰失道，痈肿无脓者，可用此药点头，病必旁出，再作为佳，不然，则元阳虚耗，此为败症，元阳虚耗败证者，急用全体玉龙敷之，拔出成脓。服药则通顺散加桔梗、半夏、当归、肉桂等药。肚痈证，初觉腰痛，且以手按之痛苦，走闪移动，则为气块。若根不动，外面微有红肿，则为内痈，急以此方拔出毒气，作成外痈，然后收功冲和，内则用通顺散加忍藤，治法如前。

【主治】发背，流注，鼓椎风，久损痛，冷痹，血风，风脚痛，石痈，妇人乳痈，痈肿无脓，肚痈。

【方论】此方有军姜、肉桂足以为热血生血，然既生既热而不能散，又反为害，故有草乌、南星足以破恶气，驱风毒，活死肌，除骨痛，消结块，

唤阳气。又有赤芍、白芷足以散滞血，住痛苦，生肌肉。加以酒行药性，散气血，虽十分冷证，未有不愈。端如发寒灰之焰，回枯木之春。大抵病冷则肌肉阴烂，不知痛痒。其有痛者又多，附骨之痛不除，则寒根透髓，非寻常之药所能及。惟此药大能逐去阴毒，迎回阳气，住骨中痛，且止肌肉皮肤之病，从可知矣。但当斟酌用之，不可太过，则为全美。

冲和仙膏

【来源】《仙传外科集验方》。

【别名】黄云膏、仙膏（原书）、冲和膏（《外科理例》），阴阳散（《外科枢要》卷四），冲和赶毒散（《大生要旨》），冲和散（《古方汇精》卷二），赶毒散（《验方新编》卷十一）。

【组成】川紫荆皮五两（炒）　独活三两（炒，不用节）　赤芍药二两（炒）　白芷一两（不见火）木蜡（又名望见消、阳春雪，即石菖蒲）随证加减

【用法】上为细末。热酒或葱汤调敷。凡敷药皆须热敷，干则又以元汤湿透之。

【功用】

1.《医宗金鉴》：行气疏风，活血定痛，散瘀消肿，祛冷软坚。

2.《古方汇精》：祛寒逐湿。

【主治】

1.《仙传外科集验方》：流注属半阴半阳者。

2.《外科理例》：一切疮肿不甚热，积日不消。

3.《本草纲目》：一切痈疽、发背、流注、诸肿毒，冷热不明者。

4.《赤水玄珠全集》：偏正头风肿痛，眼痛。

5.《青囊秘传》：一切外症之凝滞皮肤间者。

【宜忌】

1.《仙传外科集验方》：如病热势大盛，切不可用酒调，但可用葱泡汤调此药热敷上，如病稍减，又须用酒调。疮面有血泡成小疮，不可用木蜡，恐性粘，起药时生受，宜用四味先敷，后用木蜡盖在上面，覆过四周。

2.《北京市中药成方选集》：不可内服。

【加减】如病极热，倍加紫荆皮、木蜡，少用三

品；如病极冷，微加赤芍药、独活；如用本方四面黑晕不退，疮口皆无血色者，加肉桂、当归；如用本方痛不住，可取酒化乳香、没药于火上使溶，然后将此酒调药热涂；流注筋不伸者，加乳香；如疮口有赤肉突出者，少加南星，用姜汁酒调；若病势热盛者，加对停洪宝丹，用葱汤调涂贴之；小儿软疖，加军姜酒调服。

【方论】夫痈疽流注杂病，莫非气血凝滞所成，遇温即生，遇凉即死，生则散，死则凝。此药是温平，紫荆皮木之精，能破气逐血消肿；独活土之精，能止风动血引气，拔骨中毒，去痹湿气，更能与木蜡破石肿坚硬；赤芍药火之精，微能生血，住痛去风；木蜡水之精，能生血，住痛消肿，破风散血；白芷金之精，能去风生肌止痛。盖血生则不死，血动则流通，肌生则不烂，痛止则不作，风去则血自散，气破则硬可消，毒自散。五者交攻，病安有不愈者乎。

荣卫返魂汤

【来源】《仙传外科集验方》。

【别名】通顺散、何首乌散（原书），通气散（《外科启玄》卷十一）。

【组成】何首乌（不犯铁）　当归　木通（去皮节）　赤芍药（炒）　白芷　茴香（炒）　土乌药（炒）　陈枳壳（麸炒，若恶心，姜汁炒）　甘草各等分

【用法】上药，水、酒、汤使，随证用之，水、酒相拌亦可，唯流注加独活。每服四钱，病在上，食后服；病在下，食前服。

【功用】和气匀血，扶植胃本，荡涤邪秽。

【主治】流注、痈疽、发背、伤折。

葛根汤

【来源】《仙传外科集验方》卷六。

【组成】升麻一两　葛根二两　甘草二钱　半夏　苏叶　白芷　丁皮　川芎　香附子　陈皮各五钱

【用法】上为散。每服二钱，入姜、葱煎，空心服之。

【功用】发散。

【主治】刀刃伤后发寒热，男女流注初发，潮热，红肿赤痛者。

妙贴散

【来源】《疮疡经验全书》卷二。

【组成】白芷五钱　南星五钱　肉桂五钱　蛤粉五钱　五倍子一两　芍药七钱　多年小粉八两（炒焦）　白及四两

【用法】上为末。每用生姜自然汁、好醋、葱、蜜，捣汁和匀，火上熬热，调药如糊，敷四周，空中出毒。干再用前汁润之，以助药力。

【主治】流注。

取汗流气饮

【来源】《疮疡经验全书》卷二。

【组成】川芎　白芷　升麻　甘草　当归　羌活　独活　乌药　木香　苏梗　防风　荆芥　苍术　厚朴　肉桂　麻黄　黄芩　桔梗　大柴胡　白芍

【用法】水二钟，加生姜五片，葱白三根煎，热服。以衣覆身，出汗为妙。如无汗，再服次钟，有汗不必服。只要一剂，次服千金内托散。

【功用】发汗，解风湿。

【主治】由乘虚感风，湿热相结所致的气毒流注，初生一二，渐至于多，及有二十三五者，遍体皆生。

参耆内托十宣散

【来源】《疮疡经验全书》卷二。

【组成】人参一钱五分　黄耆二钱　陈皮八分　甘草三分　升麻一钱　茯苓一钱　白术　泽泻二钱　当归二钱　川芎　生地　白芍　黄芩　乌药　前胡　黄柏　知母　天花粉

方中白术及当归以下九味用量原缺。

【主治】流注发背。

【加减】冬天加桂，倘有余内症，因症加减。

败毒流气饮

【来源】《疮疡经验全书》卷三。

【组成】紫苏　桔梗　枳壳　甘草　香附　防风　川芎　羌活　独活　白芷　白芍　槟榔　茴香　泽泻　玄胡索

【用法】加生姜三片，大枣一个，水煎，空心服。

【主治】心经伏热，结聚成毒，而为小肠流注。

清心流气饮

【来源】《疮疡经验全书》卷三。

【组成】白术　茯苓　猪苓　泽泻　麦冬　青皮　防风　柴胡　羌活　赤芍　香附　生地　川芎　紫苏　甘草

【用法】加生姜三片，大枣一枚，水煎服。

【主治】心经伏热，结聚成毒，发为小肠流注。

【加减】小便不利，加车前子、滑石、木通，时服蜡凡丸。

加减二十四味流气饮

【来源】《疮疡经验全书》卷四。

【组成】陈皮　半夏　升麻　干葛　甘草　泽泻　茯苓　苍术　厚朴　木香　羌活　独活　防风　荆芥　薄荷　黄芩　川芎　当归　生地　白芍　黄耆　青皮　木通　白芷

【用法】水二钟，加生姜五片，葱白三根，煎热服。以衣覆患上，出汗为妙，止可一服。

【主治】散走流注发。

【加减】冬天加紫苏、柴胡。

癸字化毒丸

【来源】《疮疡经验全书》卷六。

【组成】牛黄五分　鹿角屑三钱　沉香　生生乳各一钱　朱砂　雄黄　月月红　白鲜皮　乳香　穿山甲各一钱半　神水一钱（用出山铅十斤打薄片二十块，块上贴银箔，取尖底缸二只一样的，上缸开一孔，底中绳穿铅片悬上缸，下缸盛米醋、火酒各十隅，缸口架瓷盆一个，将缸合好，用面条封固，以文火下烧，俟酒醋干，取出盆中者是）人中白二钱五分（择乡间诚实人家，不生疮毒疾病者，取制入药有效）　制何首乌三钱

【用法】上为末，用神曲末五钱，打稠糊，入药捣均为丸，如梧桐子大，另研朱砂为衣。每早空心服十五丸，晚空腹服九丸，人参汤送下；枸杞汤亦可。

【主治】毒结于膀胱并肾经，内作骨痛流注，上下抽掣，时痛发块，百会、委中、涌泉等穴，或阳物腐烂不已，或阴囊肿胀作溃，或生独脚杨霉疮，或传他经，致生别病。

【宜忌】病去药减，如余毒未尽，药不可撤，百日内勿使大劳大怒，顺时调理。

托里养荣汤

【来源】《痈疽神验秘方》。

【组成】人参　黄耆（炙）　当归（酒拌）　芍药（炒）　川芎　白术（炒）各一钱　五味子（研，炒）　麦门冬（去心）　甘草（炙）各五分　熟地黄（用生者，酒拌，铜锅内蒸半日）　生姜三片　大枣二个

方中熟地黄用量原缺。

【用法】上作一剂。用水二钟，煎至八分，食远服。

【主治】

1.《痈疽神验秘方》：痈疽气血俱虚，或脓血大泄，作渴，或兼发热者。

2.《外科发挥》：瘰疬、流注，及一切不足之证。不作脓，或不溃，或溃后发热，或恶寒，肌肉消瘦，饮食少思，睡眠不宁，盗汗不止。

火龙膏

【来源】《外科发挥》卷三。

【组成】生姜八两（取汁）　乳香（为末）　没药（为末）各五钱　麝香（为末）一钱　真牛皮胶二两（切碎）

【用法】先将姜汁并胶溶化，方下乳香、没药调匀，待稍温，下麝香，即成膏矣。摊贴患处。更服五积散。如鹤膝风，须服大防风汤。

【主治】风寒湿毒所袭，筋挛骨痛，或肢节疼痛；湿痰流注，经络作痛，或不能行步；鹤膝风、历节风疼痛。

【验案】鹤膝风　一妇人膝肿痛，遇寒痛益甚，月余不愈，诸药不应，脉弦紧，此寒邪深伏于内也。用大防风汤及火龙膏，治之而消。

方脉流气饮

【来源】《外科发挥》卷五。

【组成】紫苏 青皮（去白） 当归（酒拌） 芍药（炒） 乌药 茯苓 桔梗（炒） 半夏（姜制） 川芎 黄耆（炙） 枳实（麸炒） 防风 陈皮（去白） 甘草（炙）各一钱 木香 大腹皮 槟榔 枳壳（麸炒）各五分

【用法】水二钟，加生姜三片，大枣一个，煎八分，食远服。

【主治】瘰疬，流注，及郁结聚结肿块，或走注疼痛，或心胸痞闷，咽塞不利，胁腹膨胀，呕吐不食，上气喘急，咳嗽痰盛，面目或四肢浮肿，大小便秘。

【验案】

1. 瘰疬 一男子因暴怒，项下肿痛结核，滞闷兼发热，用方脉流气饮二剂，胸膈利；以荆防败毒散，一剂而热退；后服它药而瘳。

2. 流注 一妇人暴怒，腰肿一块，胸膈不利，时或气走作痛，与方脉流气饮，数剂而止。更以小柴胡汤对四物，加香附、贝母，月余而愈。

如圣饼

【来源】《保婴撮要》卷十二。

【组成】乳香 没药 木香 血竭 当归各等分 麝香减半

【用法】上为末，用酒糊和饼二个。乘热熨之。

【主治】流注及一切疮疡不能消散，或溃而不敛。

【加减】毒疮，加蟾酥。

麻黄赤芍汤

【来源】《医学入门》卷七。

【别名】灵仙除痛饮（《古今医鉴》卷十）。

【组成】麻黄 赤芍各一钱 防风 荆芥 羌活 独活 白芷 苍术 威灵仙 片芩 枳实 桔梗 葛根 川芎各五分 甘草 归尾 升麻各三分

【用法】水煎服。

【主治】湿热流注，肢节肿痛。

【加减】下焦，加酒柏；妇人，加酒炒红花；肿多，加槟榔、泽泻；痛，加乳、没；瘀血，加桃仁、大黄。

五味败毒散

【来源】《赤水玄珠全集》卷十一。

【组成】羌活 独活 前胡 柴胡 枳壳 桔梗 甘草 人参 茯苓 川芎 大黄 苍术各等分

【用法】每服四钱，加生姜三片，薄荷头一个，水一钟半，煎一钟，热服。

【主治】三阳经脚气流注，脚踝上热肿，寒热如疟，自汗或无汗。

【加减】皮肤瘙痒，加蝉蜕。

神仙外应膏

【来源】《万病回春》卷二。

【组成】川乌一斤

【用法】上为细末，用隔年陈醋入砂锅内慢火熬如酱色成膏。先用升麻、皮消、生姜煎水洗患处，然后敷药。如病有一年，敷后一日发痒；如病有二年，二日发痒，痒时令人将手拍痒处，以不痒为度。

【主治】

1. 《万病回春》：左瘫右痪，筋骨疼痛，手足拘挛。

2. 《疡医大全》：湿痰流注。

【宜忌】不可见风。

二马散

【来源】《证治准绳·疡医》卷五。

【组成】马蹄金 铁马鞭 拔雪根

【用法】水煎，入少酒和服。

【主治】马痕。

二妙散

【来源】《证治准绳·疡医》卷五。

【组成】马蹄香 香圆橘叶

【用法】上捣烂，糟炒缚之，或用秦椒酒煎敷。

【主治】马痕，满身起堆。

立效散

【来源】《证治准绳·疡医》卷五。

【组成】水滚子又名溪枫根、水杨柳（多） 淡茶枥根（中） 晚祥西根（少）

【用法】水煎，入酒和服。或合六马散亦效。

【主治】马痕。

败毒流气饮

【来源】《证治准绳·疡医》卷五。

【组成】羌活 独活 青木香 赤芍药 当归 紫苏 陈皮 香附 白芷 三棱 蓬莪术 枳壳 川芎 桔梗 柴胡 半夏（姜制） 赤茯苓 甘草

【用法】加生姜、生地黄、水煎服。

【功用】疏邪流气。

【主治】流注初发，堆核硬痛，不可忍者。

【加减】热，加大黄、黄芩；虚，加人参、黄耆。

钓钩藤散

【来源】《证治准绳·疡医》卷五。

【组成】钓钩藤 伸筋藤 石南藤 羊带归根 天灯心 狗骨子根 真珠帘根 豨莶草根

【用法】水煎，入酒和服。

【主治】马痕肿疡病后，筋脉拘急。

轻脚散

【来源】《证治准绳·疡医》卷五。

【组成】天灯心 紫背草 赤牛膝 钩藤根 山苏木 酒坛根 白马骨 马蹄金 铁马鞭 穿山蜈蚣

【用法】酒、水各半煎服。

【主治】锁脚马痕。

退创散

【来源】《证治准绳·疡医》卷五。

【组成】地马梢根 白马骨 铁马鞭 头形花根 鸡屎子 诈死子 马蹄金 山茄根 狗骨根 对节金惊根

【用法】上水煎，入酒和服。

【主治】马痕，满身疮，人转动不便。

浸酒

【来源】《证治准绳·疡医》卷五。

【组成】老公须根 毛里金钗根 狗骨子根 大叶毛吹曲

【用法】上浸酒。暖服，不可煎。

【主治】马痕。

续骨散

【来源】《证治准绳·疡医》卷五。

【组成】天灯心 紫背草 赤牛膝 山苏木 钓钩藤 马蹄香 马蹄金 紫金皮 天花粉 白马骨 铁马鞭 臭木待根 酒坛子根

【用法】上药酒水各半煎服。

【主治】接骨马痕。

散血消核汤

【来源】《证治准绳·疡医》卷五。

【组成】紫金皮 大蓟根 山苏木 溪枫根 山乌豆 鸡屎子 赤牛膝 马蹄金 马蹄藤 铁马鞭 白马骨 马蹄香 穿山蜈蚣

【用法】水煎，入酒和服。

【主治】马痕。

嘲骨散

【来源】《证治准绳·疡医》卷五。

【组成】马蹄金 马蹄藤 白马骨 紫金皮 钩藤钩 铁马鞭 酒坛根 马蹄香 天灯心 山苏木 赤牛膝 地茄根 紫金藤 李子根 臭木待根 乌苞子根 穿山蜈蚣

【用法】水、酒各半煎服。

【主治】嘲骨马痕。

�脊散

【来源】《证治准绳·疡医》卷五。

【组成】紫金皮 天灯心 酒坛根 马蹄香 马蹄

金 紫背草 狗骨根 地茄根 山苏木 白马骨 铁马鞭 臭木待根

【用法】上用生地黄酒、水各半煎服。

【主治】过脊马痕。

蠲骶散

【来源】《证治准绳·疡医》卷五。

【组成】溪枫根 白田柯 赤牛膝 白马骨 拔雪根 马蹄金 金脑香 马蹄藤 马蹄香 地马梢（根） 穿山蜈蚣

【用法】上药水、酒各半煎服。

【主治】杀着马痕。

神授卫生汤

【来源】《外科正宗》卷一。

【组成】羌活八分 防风 白芷 穿山甲（土炒，研） 沉香 红花 连翘 石决明（煅）各六分 金银花 皂角刺 归尾 甘草节 花粉各一钱 乳香五分 大黄（酒拌炒）二钱（脉虚便利者不用）

【用法】水二碗，煎八分，病在上部，先服药，随后饮酒一杯；病在下部，先饮酒一杯，随后服药，以行药势。

【功用】宣热散风，行瘀活血，解毒消肿，疏通脏腑。

【主治】痈疽发背，脑疽对口，丹瘤，瘰疬，恶毒疔疮，湿痰流注及一切疮症已成未成者。

【方论】药性平和，功效甚速，诚外科首用方也。

芎归养荣汤

【来源】《外科正宗》卷二。

【组成】当归身二钱 人参 黄耆 白术 川芎 白芍 熟地各一钱 五味子 麦门冬 远志 甘草 茯苓各五分 牡丹皮 砂仁各三分

【用法】水二钟，加生姜三片、大枣二个，煎八分，食远服。

【主治】瘰疬，流注，及一切不足之症，不作脓，或不溃，或已溃不敛，或身体发热恶寒，肌肉消瘦，饮食少思，睡卧不宁，盗汗自汗，惊悸恍惚。

木香流气饮

【来源】《外科正宗》卷三。

【组成】川芎 当归 紫苏 桔梗 青皮 陈皮 乌药 黄耆 枳实 茯苓 防风 半夏 白芍各一钱 甘草节 大腹皮 木香 槟榔 泽泻 枳壳各五分 牛膝下部加一钱

【用法】水三钟，加生姜三片，大枣一枚，煎八分，食远服。

【主治】流注瘰疬，及郁结为肿，或血气凝滞，遍身走注作痛，或心胸痞闷，咽嗌不利，胁腹膨胀，呕吐不食，上气喘急，咳嗽痰盛，或四肢面目浮肿者。

调中大成汤

【来源】《外科正宗》卷三。

【组成】白术 茯苓 归身 白芍 陈皮 山药 牡丹皮 黄耆各一钱 人参二钱 藿香 砂仁 远志 甘草各五分 附子 肉桂各八分

【用法】上用水二钟，加煨姜二片，大枣二个，煎八分，食远服。

【主治】流注溃后，脓水清稀，饮食减少，不能生肌收敛。

调和营卫汤

【来源】《外科正宗》卷三。

【组成】川芎 当归 陈皮 独活各一钱 赤芍 白芷 乌药 大茴香 黄耆各八分 炙甘草 红花各五分

【用法】水二钟，煎八分，入酒一杯，量病上下服。

【主治】流注初起，气血凝聚，结肿不散，已成未成者。

【加减】病在下部者，加牛膝。

黄耆六一汤

【来源】《外科正宗》卷三。

【组成】黄耆（半生，半蜜水炒）六钱 甘草（半生，半炙）一钱五分 人参一钱

【用法】水二钟，煎八分，食远服。

【主治】流注溃后，脓水出多，口干作渴，烦躁不宁。

琥珀膏

【来源】《外科正宗》卷三。

【组成】大黄二两　郁金　南星　白芷各一两
《疡科捷径》有琥珀。

【用法】上为细末，用大蒜头去壳捣烂，入上药再捣稠，入酒一二匙，调匀，遍敷肿上纸盖，随有热痛，又有不痛，俱待药干便效。次日又有起泡，又有不起泡者，如有泡起挑去泡中黄水，膏贴之自效。

【主治】

1.《外科正宗》：一切皮色不变，漫肿无头，气血凝滞，结成流毒，毋论身体上下、年月新久，但未成脓者。

2.《疡科捷径》：鱼口便毒。

槟苏散

【来源】《外科正宗》卷三。

【别名】苏槟散（《中国医学大辞典》）。

【组成】槟榔　紫苏　木瓜　香附　陈皮　大腹皮各一钱　木香三分　羌活五分

【用法】水二钟，生姜三片，葱白三茎，煎一钟，空心服。

【主治】风湿流注，脚胫酸痛，或麻痹不仁，呕吐不食。

附子八物汤

【来源】《外科正宗》卷七。

【组成】川芎　白芍　熟地　人参　白术　茯苓当归　附子各一钱　肉桂五分　木香　甘草各三分

【用法】以水二钟，加生姜三片，大枣一枚，煎八分，空腹服。

【主治】流注，房欲后阴虚受寒，致生肿块，又或遍身腿脚疼痛，不能步履。

连翘归尾煎

【来源】《景岳全书》卷五十一。

【组成】连翘七八钱　归尾三钱　甘草一钱　金银花　红藤各四五钱

【用法】用好酒二碗，煎一碗服。服后暖卧片时。

【主治】一切无名痈毒、丹毒、流注等毒有火者。

【加减】如邪热火盛者，加槐蕊二三钱。

金枣丹

【来源】《痘后方》。

【组成】雄黄一两　辰砂三钱　川乌（去皮尖）三钱　升麻三钱　蜈蚣三条　蟾酥三分　闹羊花三分　麝香六分

【用法】上为细末，醋打面糊为丸，如枣核大，晒干，入罐收，听用。每服一丸，葱包，火煨葱熟为度，葱酒送下，尽醉发汗，忌风。如至重者肿或一块，再服二丸，不取汗，全消；如久破烂者，每服半丸，不必取汗，数服自愈。

【主治】一切外科破烂，寒伤流注。

琥珀膏

【来源】《外科大成》卷四。

【组成】锦纹大黄

【用法】上为末，捣大蒜调敷。即痛一二时，无妨。至次日去药，发斑或起泡，挑破流水，用月白珍珠散掺之即干，或用西圣膏贴之，以消余肿。

【主治】流注及瘀血顽痰，结成肿块。

攻邪遏流汤

【来源】《洞天奥旨》卷六。

【组成】升麻一钱　当归五钱　黄芩二钱　瓜蒌二钱　金银花一两　炙甘草二钱　连翘三钱　秦艽二钱　苍耳一钱　马蔺根一钱　牛膝一钱　牵牛一钱

【用法】水三碗，煎八分半，空腹服。

【主治】子母流注疮毒。

五香散

【来源】《胎产秘书》卷下。

【组成】丁香　木香　沉香　肉桂　麝香各等分

【用法】麝一半为末，再加白芷、苏叶、姜黄、血竭同和饼。再用大蒜糊薄，铺初起之处，以上五香饼放好，用艾灸在饼上，其痛者，灸至不痛发痒方止，痒者痛方止，如不痛不痒，灸至皮肉融和为度，多灸为贵，毒自散矣。

【主治】产后流注，乳疽，阴毒、肿毒、风毒。

忍冬膏

【来源】《惠直堂方》卷二。

【组成】金银花并叶

【用法】和酒糟研烂，用净瓦摊火上，烘热敷患处。

【主治】湿气流注之处，痛不可忍。

二陈汤

【来源】《外科全生集》卷四。

【组成】橘红五钱 半夏二钱 白芥子（炒）二钱（研） 茯苓一钱 生甘草三分

【用法】加阳和丸，同煎服。

【主治】流注初起，皮色不异，唯肿唯疼，虽身体发热，内未作脓。

小金丹

【来源】《外科全生集》卷四。

【别名】小金丸（《中国药典》一部）。

【组成】白胶香 草乌 五灵脂 地龙 木鳖各（制末）一两五钱 没药 归身 乳香各（净末）七钱五分 麝香三钱 墨炭一钱二分（陈年锭子墨，略烧存性，研用）

【用法】以糯米粉一两二钱为厚糊，和入诸末，捣末锤为丸，如芡实大，此一料约为二百五十丸，晒干忌烘，固藏。临用取一丸，布包放平石上，膈布敲细，入杯内，取好酒几匙浸药，用小杯合盖，约浸一二时，以银物加研，热陈酒送下，醉，盖取汗。幼孩不能服煎剂及丸子者，服之甚妙。如流注等症，成功将溃，溃久者，当以十丸作五日早晚服，服则以杜流走，患不增出。

【功用】

1.《中药成方配本》：消痰化坚。

2.《北京市中药成方选集》：活血止痛，消结散毒。

【主治】

1.《外科全生集》：流注初起，及一应痰核、瘰疬、乳岩、横痃初起。

2.《中国药典》：阴疽初起，皮色不变，肿硬作痛，多发性脓肿。

【宜忌】

1.《外科全生集》：内有五灵脂，与人参相反，不可与有参之药同日而服。

2.《全国中药成药处方集》（北京方）：忌饮烧酒及食生冷，孕妇勿服。

【方论】《历代名医良方注释》：方中用草乌逐寒湿，通经络，开顽痰；当归、麝香、地龙温经养血，开通经络；五灵脂、乳香、没药活血祛瘀，消肿定痛；白胶香调气血，消痈疽；木鳖子祛皮里膜外凝结之痰毒，消结肿，恶疮；墨炭消肿化瘀；糯米以养胃气，酒服以助药势，使诸药速达病所。全方共奏化痰祛湿，祛痰通络之功。

【验案】

1. 流注 《外科全生集》：一岁儿，太阳一毒，背上心脐对处二毒，颈后口对此一毒，腰腹二毒，两腿五毒，共十一毒，皆皮色无异，其大腿二毒，已经医者开刀，闻余至请治，以小金丹令日服二次，至五日消其九毒，消后，又以小金丹日服一次，十日后，二孔皆红润，以保元汤（耆、草皆用生者），加肉桂三分，煎杯许，另水煎参六分和服，半月后，以耆、草易炙者，一月收功。

2. 慢性肝炎 《新中医》（1997，6：43）：以本方为基本方，气虚加党参，阴虚加沙参、玉竹、山茱萸，胁痛甚加延胡索，肝区痛加青皮。治疗慢性肝炎血瘀证239例，结果：显效46例，占19.3%；有效94例，占39.3%；无效99例，占41.4%；总有效率58.6%。

3. 带状疱疹 《吉林中医药》（1995，3：22）：以本方研成细粉外敷，治疗带状疱疹40例，重型病例中有6例伴有发热，其中4例加服龙胆泻肝汤，2例予以双黄连注射液，对照组20例用西药治疗，结果：治疗组平均治愈天数8.6天，止痛3.5天，对照组治愈平均值2.8天，止痛6天，两组比较有显著差异，$P<0.01$。

阳和汤

【来源】《外科全生集》卷四。

【组成】熟地一两　肉桂一钱（去皮，研粉）　麻黄五分　鹿角胶三钱　白芥子二钱　姜炭五分　生甘草一钱

【用法】水煎服。

本方改为丸剂，名"阳和丸"（见《中药制剂手册》）。

【功用】《方剂学》：温阳补血，散寒通滞。

【主治】

1.《外科全生集》：鹤膝风、贴骨疽，及一切阴疽。

2.《方剂学》：阴疽属于阳虚寒凝证。贴骨疽、脱疽、流注、痰核、鹤膝风等。患处漫肿无头，痠痛无热，皮色不变，口中不渴，舌苔淡白，脉目沉细等。

【宜忌】

1.《马评外科全生集》：乳岩万不可用，阴虚有热及破溃日久者，不可沾唇。

2.《中国医学大辞典》：半阴半阳之证忌用。

【加减】如治乳癖、乳岩、加土贝五钱。

犀黄丸

【来源】《外科全生集》卷四。

【别名】西黄丸（《治疗汇要》卷下）　西黄醒消丸（《中国医学大辞典》）。

【组成】犀黄三分　麝香一钱半　乳香　没药（各去油，研极细末）各一两　黄米饭一两

【用法】上捣烂为丸，忌火烘，晒干。每服三钱，陈酒送下，患生上部临卧服，下部空心服。

【主治】乳岩，横痃，瘰疬，痰核，流注，肺痈，小肠痈。

【宜忌】本丸久服必损胃气，有虚火者勿宜；肺痈万不可用。

白锭子

【来源】《医宗金鉴》卷六十二。

【组成】白降丹（即白灵药）四钱　银黝二钱　寒水石二钱　人中白二钱

【用法】上为细末，以白及面打糊为锭，大小由人，不可入口。每用以陈醋研敷患处，如干再上，自能消毒。

【功用】消毒。

【主治】初起诸毒，痈疽，疔肿，流注，痰包，恶毒，耳痔，耳挺。

绀珠膏

【来源】《医宗金鉴》卷六十二。

【组成】制麻油四两　制松香一斤

制油法：每用麻油一斤，用当归、木鳖子肉、知母、细辛、白芷、巴豆肉、文蛤（打碎）、山茨菇（打碎）、红芽大戟、续断各一两，槐、柳枝各二十八寸，入油锅内浸二十一日，煎枯去滓，取油听用。制松香法：择片子净嫩松香（为末）十斤，取槐、柳、桃、桑、芙蓉等五样枝，各五斤，锉碎，用大锅水煎浓汁，滤净，再煮一次，各收之，各分五份。每用初次汁一分煎滚，入松香末二斤，以柳、槐枝搅之，煎至松香沉下水底为度，即倾入二次汁内，乘热拔扯数十次，以不断为佳，候温作饼收之。余香如法。

【用法】上将麻油煎滚，入松香文火熔化，柳枝搅候化尽，离火下细药末二两三钱，搅匀，即倾于水内，拔扯数十次，易水浸之听用。瘀血、肿毒、瘰疬等证，但未破者，再加魏香散，随膏之大小，患之轻重，每加半分至三二分为率。毒深脓不尽，及顽疮对口等证，虽溃必用此膏获效。未破者贴之勿揭，揭则作痒，痛也勿揭，能速于成脓。患在平处者，用纸摊贴；患在弯曲转动处者，用绢帛摊贴。臁疮及臀、腿寒湿等疮，先用茶清入白矾少许，洗净贴之见效。头痛，贴太阳穴；牙痛，塞牙缝内。内痈等证，作丸，用蛤粉为衣，服下。便毒痰核，多加魏香散；如脓疮，再加铜青；如蟮拱头、癣毒、贴之亦效。

【主治】一切痈疽肿毒，流注顽臁，风寒湿痹，瘰疬乳痈、痰核、血风等疮，及头痛牙疼，腰腿痛。

湿痰流注汤

【来源】《脉症正宗》卷一。

【组成】黄耆二钱　白术一钱　香附二钱　川芎一钱　半夏一钱　厚朴一钱　干姜八分　苍术一钱

【用法】水煎服。

【主治】湿痰流注。

流注汤

【来源】《仙拈集》卷四引《顾体集》。

【组成】土茯苓(刮去皮,打碎)四两 龙胆草二钱 贝母 僵蚕 银花 槐花 五倍子各三钱 橘红 防己 防风 木通各一钱 甘遂七分 皂角子九个

【用法】水三碗,煎三大钟。每日早、中、晚各热服一钟,痰在上,食后服;在下,食前服。

【主治】湿痰流注,漫肿无头,皮色不变,久而不治,则发热作脓,未破者。

【宜忌】方内有甘遂,忌甘草。

【加减】虚弱,加石斛、苡仁;痰在头顶、胸,加夏枯草;在脊背,加羌活;胁肋,加柴胡;在肚腹,加赤芍、泽泻;在臂,加独活;在腿脚,加木瓜、牛膝;已破头者,只服四五剂,随服十全大补汤加川贝母、石斛、乳香十余剂方能全愈。

七味丸

【来源】《经验广集》卷一。

【组成】熟地八两 山茱萸 山药各四两 丹皮 泽泻各三两 肉桂 大附子各二两

【用法】上为细末,炼蜜为丸,如梧桐子大。每服八十丸,空心白汤送下。

【主治】命门火衰,不能生土,以致脾胃虚寒而患流注不溃,或饮食少思,或食而不化,或脐腹疼痛,夜多便溺;又治妇人脬转,小便不通。

【宜忌】忌铁器。

流注饮

【来源】《仙拈集》卷四。

【组成】地榆 苦参各二两 银花 红花各三两

【用法】酒、水煎服。

【主治】湿痰流注。

加味二陈汤

【来源】《经验广集》卷一。

【组成】陈皮五钱 半夏二钱 茯苓一钱半 生甘草七分 白芥子一钱

【用法】加生姜一片,水煎服。

《外科证治全书》:宜兼阳和丸用。

【主治】《外科证治全书》:流注、痰核、皮里膜外之凝痰。

拖纸膏

【来源】《疡医大全》卷二十五引吴丹垣方。

【组成】麻油半斤 广胶一条 黄蜡二两 血丹 玄明粉各二钱五分

【用法】麻油中入广胶熬化,再下黄蜡熔化,倾碗内,入血丹、玄明粉。皮纸摊贴,数次即干。

【主治】湿毒流注。

内消湿痰流注神方

【来源】《疡医大全》卷二十九。

【组成】吉祥草根

【用法】洗净,捣汁半酒杯。和酒冲服。取汗即消,且不生疮毒。

【主治】湿痰流注。

湿痰内消方

【来源】《疡医大全》卷二十九。

【组成】宣木瓜五钱 紫花地丁一两五钱

【用法】上用腊酒二斤煎好,露一宿。看证上下,分食前后服。

【主治】湿痰流注。

湿痰流注奇方

【来源】《疡医大全》卷二十九引赵若予方。

【组成】木瓜一个 当归五钱 甘草三钱

【用法】细酒一斤同煎减半,再加研细乳香、没药各一钱,夜露一宿。空心热服。

【主治】湿痰流注作痛。

疔疮丸

【来源】《疡医大全》卷三十四。

【别名】神验疗毒丸（《古方汇精》卷二）、疗疮走黄丸（《外科方外奇方》卷三）。

【组成】巴豆仁（去皮膜） 明雄 生大黄各三钱

【用法】上为细末，加飞面醋糊为丸，如金凤花子大。每服二十三丸，热汤送下，泻三四次无妨；弱人只服十九丸自消，得嚏即愈。

【主治】一切疗疮；湿痰流注，梅疮初起。

祛湿痰汤

【来源】《杂病源流犀烛》卷十六。

【组成】茯苓 胆星 半夏 羌活 独活 当归 黄芩 白术 苍术 陈皮 薄荷 甘草 香附 防己 威灵仙

【主治】痰涎流注肌肉间，时作痰痛。

流注散

【来源】《杂病源流犀烛》卷二十七。

【组成】木香一钱半 雄黄五分 朱砂六分 蝉退 全虫各七个 金银花子五钱

【用法】共为末，分三服。酒调下。

【主治】流注。

青黛汤

【来源】《治疫全书》卷五。

【别名】青黛饮（《松峰说疫》卷二）。

【组成】青黛五分 生甘草二钱 金银（净）五分 瓜蒌半个

【用法】酒一钟，和水煎服，自愈。

【主治】

1. 《治疫全书》：流注，瘟疫余邪未尽，头项身体生发疙瘩。

2. 《松峰说疫》：两腮肿，发颐。

增损双解散

【来源】《寒温条辨》卷四。

【别名】加减双解散（《羊毛瘟症论》卷下）、增损双解汤（《古今名方》）。

【组成】白僵蚕（酒炒）三钱 全蝉蜕十二枚 广

姜黄七分 防风一钱 薄荷叶一钱 荆芥穗 当归各一钱 白芍一钱 黄连一钱 连翘（去心）一钱 栀子一钱 黄芩二钱 桔梗二钱 石膏六钱 滑石三钱 甘草一钱 大黄（酒浸）二钱 芒消二钱

【用法】水煎去滓。冲芒消，入蜜三匙，黄酒半酒杯，和匀冷服。

【功用】

1. 《寒温条辨》：解散内外阴阳之毒。

2. 《古今名方》：解郁散结，清热导滞，表里双解。

【主治】温毒流注，无所不至，上忤则颈痛，目眩耳聋；下流则腰痛足肿；注于皮肤，则发斑疹疮疡；壅于肠胃，则毒利脓血；伤于阳明，则腮脸肿痛；结于太阴，则腹满呕吐；结于少阴，则喉痹咽痛；结于厥阴，则舌卷囊缩。

【验案】温病 戊寅四月，商邑贡生刘兆平年八旬患温病，表里大热，气喷如火，舌黄口燥，谵语发狂，脉洪长滑数。予用双解散治之，大汗不止，举家惊惶，急易大复苏饮，一服汗止。但本证未退，改制增损双解散，方两剂而病痊。

千捶红玉膏

【来源】《疡科心得集·家用膏丹丸散方》。

【组成】蓖麻子（去壳） 松香（葱头汁煮）四两 南星（研）五钱 半夏（研）五钱 乳香（去油）五钱 没药（去油）五钱 银朱七八钱

【用法】捣成膏，看老嫩，以蓖麻肉增减。用布摊贴。

【主治】湿毒流注，无名肿毒，未经穿溃者。

五龙丸

【来源】《疡科心得集·家用膏丹丸散方》。

【别名】散流注丸（《外科传薪集》）。

【组成】山甲（土拌炒） 全虫（酒拌炒） 槐米（炒） 僵蚕（炙） 土贝母（研）各等分

【用法】上为末，面糊为丸。每服三钱，陈酒送下。

【主治】

1. 《疡科心得集·家用膏丹丸散方》：流注、腿痈之半阴半阳者，及鱼口、便毒。

2.《外科传薪集》：鹤膝风。

应用膏

【来源】《疡科心得集·家用膏丹丸散方》。

【别名】化脓生肌膏（《疡科心得集·方汇》卷下）。

【组成】当归 连翘 白及 白蔹 大黄 山栀各八钱 官桂二钱 苍术 羌活 天麻 防风 黄耆 荆芥 川甲 甘草 芫花各六钱 方八 蓖麻子 小生地各一两

【用法】用真麻油十斤，入药，文武火熬枯，滤去滓，再熬至滴水成珠；每斤净油，春、秋下淘净东丹五两，冬四两，夏六两，收成膏后，下乳香、没药末各一两搅匀。摊用。

【主治】疔、疽、流注、腿痈穿溃。

活络流气饮

【来源】《观聚方要补》卷八引《会元方》。

【组成】白通草 白芷 桔梗 薄荷 川芎 猪牙皂各七分 红兰花 连翘 当归 羌活 柴胡 土木鳖肉各一钱 威灵仙八分 升麻五分 生甘草四分

【用法】水煎，加酒半盏，食远服。

【主治】流注块，或痛或不痛者；或发乍寒乍热之流注风。

【加减】素禀虚弱而脉微细者，加人参、黄耆；脉洪大者，加玄参、天花粉。

五虎散

【来源】《串雅补》卷一。

【别名】一醉散。

【组成】番木鳖八两 川蜈蚣三十条 花粉 北细辛各三钱 蒲黄 白芷各一钱 紫草 甲片各五分 雄黄五分

【用法】将木鳖水煮去皮毛，麻油十两，入前各药煎至枯黑去滓，次下木鳖，炸松黄色，不令焦黑，捞起为细末。每服一二三四五分，老酒送下。用药轻重，量人大小壮老。

【主治】一切无名肿毒，痈疡，湿毒流注，恶疮。

【宜忌】孕妇忌服。

姜胆膏

【来源】《疡科遗编》卷上。

【组成】生姜十斤 雄猪胆一百个 葱五斤 乳香十两 没药十两

【用法】先将葱、姜打烂，同猪胆搅和，再将乳香、没药研细，一并搅匀，置钵内，烈日中晒之，俟晒月余则稀稠得宜而成膏。用此外贴。

【主治】流注初起，漫肿无头，不红不痛者。

乌龙锭子

【来源】《扬州存济堂药局膏方》

【组成】大黄八两 五倍子 花粉 香附子 木鳖仁 蓉叶 草麻仁 益母草 霜桑叶 苍耳草灰 皮消 雄黄 陈石灰 白及各四两 苍术 黄柏 川乌 草乌 羌活 独活 生南星 生半夏 川芎 细辛 赤芍 白芷 甘遂 大戟 山茨菇各二两

【用法】共晒干，为末，用醋二十斤，皂角净肉一斤，明矾四两，先熬去滓，下炒黑陈小粉八斤，再熬，俟干湿合用，倾在净桌上，即以前药末及榆面一斤，和入擦匀为锭。临用醋磨敷。

【功用】肿毒初起，敷之自散，已溃敷之不走，并拔脓收口。

【主治】肿毒，痰饮流注，跌打损伤。

【加减】热，加猪胆汁；寒，加葱、姜汁。

内府绀珠膏

【来源】《理瀹骈文》。

【组成】麻油一斤 当归 木鳖仁 知母 细辛 白芷 巴仁 五倍子 山慈菇 红芽大戟 续断 续随子各一两 槐 柳枝各二十八寸

【用法】煎熬去滓，另用松香十斤，以槐、柳、桃、桑枝、芙蓉叶各五斤煎浓汁，入松香，文火溶化，下乳香、没药、血竭各五钱，雄黄四钱，轻粉一钱，麝香、阿魏酌用，和入膏内。

【主治】痈疽、肿毒、流注、顽臁、风寒湿痹、瘰疬、乳痈、痰核、血风等疮，及头痛、牙疼、腰腿痛。

控涎丸

【来源】《理瀹骈文》。

【组成】苍术　生南星　生半夏　甘遂各二两　白术　芫花　大戟　大黄　葶苈　黄柏　黄芩　黄连　栀子　枳实　陈皮　青皮　香附　灵脂各一两　连翘　桔梗　薄荷　白芷　赤苓　川芎　当归　前胡　郁金　瓜蒌　槟榔　灵仙　羌活　防风　苏子　皂角　明矾　白芥子　萝卜子　僵蚕　全蝎　木鳖仁　延胡　细辛　菖蒲　雄黄各七钱　白附子　草乌　木香　官桂　黑丑　吴萸　巴仁　红花　干姜　厚朴　轻粉　炮甲各四钱（研）　姜汁　竹沥各一碗　牛胶一两（或加党参　犀角）

【用法】上水煎为丸，朱砂为衣。临用姜汁化开，擦胸、背、手、足心，痰自下。此方用生姜半斤、槐柳桑枝各二斤，凤仙花茎子叶全一株，麻油先熬，入前药熬，黄丹收，加石膏、滑石各四两，搅贴，亦治百病。

【主治】风痰，热痰、湿痰、食积痰，及痰饮、流注、痰毒等。

【宜忌】阴虚之痰，与冷痰勿用。

阳和二陈汤

【来源】《外科医镜》。

【组成】半夏三钱（九制）　广橘红三分　白芥子二钱　茯苓二钱　甘草一钱（生）　上猺桂一钱　炮姜五分　净麻黄三分

【用法】水煎服。

【主治】湿痰流注，耳后阴疽，骨槽风，乳疽，及少腹缓疽。

【加减】骨槽风，去白芥子，加僵蚕。

桂附散

【来源】《青囊立效秘方》卷一。

【组成】川草乌各一钱五分　丁香一钱　肉桂二钱　生南星一钱五分　干姜二钱　牙皂一钱五分　白芥子一钱五分　唐阿魏二钱　吴萸一钱　细辛一钱　火消一钱五分　附子二钱　银朱一钱五分　毛菇一钱五分　原寸三分

【用法】上为细末，乳至无声。

【主治】阴疽，流注痰块，及一切风寒湿痹，周身串痛。

药 粉

【来源】《医门补要》卷中。

【组成】党参　山药　百合　茯苓　白术　生耆　玉竹　当归　莲子

【用法】将药晒脆，加炒熟粳米数斗，和药为末。每早加洋糖调食。

【主治】注痰，溃后不敛。

调元散瘀汤

【来源】《医方简义》卷六。

【组成】党参三钱　生炙黄耆各三钱　川芎二钱　当归四钱　乳香八分（制去油）　没药八分（制去油）　肉桂六分　生甘草八分　青木香五分

【用法】水煎，作四分而服。

【主治】产后流注。即恶露流入腰肾关节、肩背手足等处，或漫肿，或结块。

一粒珠

【来源】《青囊秘传》。

【组成】全川山甲（炙）一只　原寸香五分

【用法】上为末，面糊为丸服。

【主治】一切痈肿流注，及小儿惊风。

八珍丸

【来源】《青囊秘传》。

【组成】斑蝥三钱（炒黄）　当门子一分　雄黄五钱　辰砂（水飞）二钱

【用法】上为细末，用熟面为丸，辰砂为衣，如豌豆大。每服三五丸。

【主治】流注痈疽，发背疔疮。

代刀散

【来源】《青囊秘传》。

【组成】斑蝥一钱　巴豆一钱　白信石一分

【用法】上为末。取大米少许，放疡头上，膏药盖之。以代开刀。

【主治】一切流注，痈毒，有脓水。

玄武丹

【来源】《青囊秘传》。

【组成】龟版二个　白占一钱

【用法】在临煅龟版时，将白占末掺于龟版上，存性研末，白糖调服。

【主治】流注。

如意金黄散

【来源】《外科方外奇方》卷一。

【组成】天花粉十两　川黄柏五两　姜黄五两　白芷五两　广陈皮二两　甘草二两　苍术二两　南星二两　厚朴二两　石菖蒲二两　川郁金二两　生半夏二两

【用法】上为细末。醋、或蜜、或水、或葱汁水调敷。

【主治】痈疽发背，诸般疔肿，跌打损伤，湿痰流注，大头时肿，漆疮火丹，湿热天泡，肌肤赤肿，干湿脚气，妇女乳痈，小儿丹毒，外科一切顽恶肿毒。

百消散

【来源】《经验各种秘方辑要》。

【组成】血龟版一大个（须用下半段，断不可用汤版为要）　白蜡一两（为细末）

【用法】先将龟版烘热，取蜡末渐渐掺上，掺完，版自炙枯，放泥土上，出火气，研碎。用黄酒冲服，至醉为度，服后即仰卧，出大汗而愈。如稍有未平，再服半服，断无不愈。惟炙版须用桑柴火，如桑柴难觅，青炭亦可，切不可用煤火。

【主治】一切无名肿毒，对口发背，流注，痈疽，疔疮。

阳和至宝膏

【来源】《千金珍秘方选》。

【别名】痰块膏。

【组成】鲜紫苏八两　鲜牛蒡八两　鲜白凤仙四两　连根青葱八两　鲜草薢八两　鲜薄荷八两　鲜苍耳草八两（以上七味，取叶、梗、根全草，用麻油十斤浸十日，煎枯去滓待冷，四天后再加）　青防风　荆芥　水红花子　木香　川附子　当归　天麻　穿山甲　陈皮　白芷　川芎　连翘　白芥子　官桂　乌药　草乌　僵蚕　天南星　桂枝　大黄　白蔹　赤芍　生半夏　青皮　蒲公英　青木香各一两（熬枯去滓，熬至滴水成珠，入陶丹七两，文火收膏，渐温，入后药）　制肉桂三两　炙乳没各一两　琥珀二两　芸香二两　丁香油四两　苏合油四两　当门子三两

【用法】上为细末，入膏搅匀，瓷罐收贮。用时隔水炖化，摊用。修合时宜于夏末，膏必须熬老；如太老，加苏合油不拘多少。

【主治】痰毒痰核，瘰疬乳疖，阴毒流注，以及外证之色不红、皮肉所结之痰块。

阳和膏

【来源】《药奁启秘》。

【组成】鲜紫苏　鲜牛蒡　鲜草麻　鲜薄荷　鲜苍耳（俱连根叶）各八两　鲜白凤仙（连根叶）四两　青葱（连根。八两以上七味，洗净阴干，用麻油十斤浸七日，煎枯去滓，待冷，再入后药）　荆芥　防风　水红花子　川附子　广木香　当归　川乌　草乌　青皮　天麻　穿山甲　连翘　僵蚕　陈皮　芥子　蒲公英　天南星　官桂　桂枝　白芷　乌药　生半夏　青木香　大黄　白蔹　赤芍　川芎各一两（以上入前油浸三日，煎枯去滓，滤净，每净油一斤，入炒桃仁七两，文火收膏，于微温时加入下列细料）　上肉桂二两　乳没各一两　丁香油四两　苏合油四两　檀香　琥珀各二两　当门子三钱

【用法】上为极细末，缓缓搅入，和透，置磁器内。隔水炖烊，摊贴。

【主治】痰核、痰毒、瘰疬、乳疽、阴毒、流注，及一切疮疡之色不变者。

调中归耆汤

【来源】《顾氏医径》卷六。

【组成】人参　首乌　远志　茯苓　黄耆　当归　肉桂　地黄

【功用】滋厚脓血，峻补脾胃。

【主治】产后流注溃后，脓水不止，而形衰食少者。

紫色消肿膏

【来源】《赵炳南临床经验集》。

【组成】紫草五钱　升麻一两　贯众二钱　赤芍一两　紫荆皮五钱　当归二两　防风五钱　白芷二两　草红花五钱　羌活五钱　芥穗五钱　荆芥五钱　儿茶五钱　神曲五钱

【用法】共研细面，过重罗，每四两药面，加血竭面一钱，山柰面二钱，乳没各二钱，凡士林四两，调匀。外敷患处。

【功用】活血化瘀，软坚消肿，止痛。

【主治】慢性丹毒，流注，结节性红斑（瓜藤缠），新生儿头皮血肿（头宣）。

【宜忌】毒热性肿胀勿用。

嵫峒丹

【来源】《朱仁康临床经验集》。

【组成】牛黄3克　麝香3克　梅花冰片3克　炙乳没　大黄　参三七　儿茶　天竹黄　血竭各9克　山羊血15克　月黄3克（用豆腐制过）

【用法】前三味药另研为末，次七味药研细，再同研和，总合以上各药再加面粉，调浆适量，捣和为丸，每粒潮重2克，藏石灰箱内燥干，每个装蜡壳内封固。每日服半丸，开水送下。

【功用】活血祛瘀，消散肿毒。

【主治】痈疽，流注，疔疮走黄（脓毒症、败血症）。

五味活血汤

【来源】《千家妙方》。

【组成】公英30克　地丁30克　银花30克　紫背天葵30克　蚤休30克　归尾10克　赤芍12克　红丹参20克　鸡血藤20克　川牛膝20克　黄耆15克　防己15克

【用法】每日一剂，水煎服。

【功用】清热解毒，活血化瘀。

【主治】热毒流注。寒湿郁久化热成毒，经络阻塞，气血瘀滞，肉腐，筋烂，骨枯，骨脱者。常用于血栓闭塞性脉管炎。

四十五、丹　毒

丹毒，是以患部突然皮肤鲜红成片，色如涂丹的急性感染性疾病。其特点是：起病突然，恶寒发热，局部皮肤突然变赤，色如涂丹，焮热肿胀，迅速扩大，发无定处，数日内可逐渐痊愈。因发病部位不同，名称各异。生于胸腹腰胯部者，称内发丹毒；发于头面部者，称抱头火丹；发于小腿足部者，称流火；新生儿多生于臀部，称赤游丹。本病最早记载见于《黄帝内经》，《素问·至真要大论》云："少阳司天，客胜则丹疹外发，及为丹熛疮疡"，即指丹毒而言。《诸病源候论·丹毒病诸候》云："丹者，人身忽然焮赤，如丹涂之状，故谓之丹。或发于手足，或发腹上，如手掌大，皆风热恶毒。"唐《千金要方·丹毒》："丹毒一名'天火'，肉中忽有赤如丹涂之色。"所谓"天火"，似指天行火毒，易于传染而言。《圣济总录》论曰："热毒之气暴发于皮肤间，不得外泄，则蓄热为丹毒。以其色如涂丹之赤，又复阳气伏于皮中，故谓之丹也。热气剽悍，其发无常处，大则如掌，甚则周流四体，不急治，或至坏烂出脓血；若发于骨节之间，则支断如截；毒气入腹，则能杀人。治法用镰割，明不可缓故也。"对丹毒的发病原因及其危害性，有了较明确的认识。《外科启玄》则有内丹、飞灶丹、吉灶丹、鬼火丹、天火丹、天灶丹、水激丹、胡次丹、野火丹、烟火丹、胡漏丹诸称，大致以发病的部位不同而异名。《外科正宗》与《外科大成》火丹篇，均分干湿红白之异，显然与缠腰火丹及隐疹相混。《医宗金鉴·外科心法要诀·丹毒》与前相似，亦分干湿痒痛之殊，其中与"鸡冠丹"较为接近，形容其向外扩展，形如鸡冠状也。又云："若皮涩起如麻豆粒者，名茱萸丹。亦有水丹，遍身起泡，遇水湿搏之，透露黄色，恍如有水"，可能指起有水疱、大疱的丹毒。又云："诸丹总属心火、三焦风邪而成。如色赤而干，发热作痒，形如云片者，即名赤游丹，属血分有火而受风也。"对丹毒的病因、辨证，较为详尽。又指出："诸丹本于火邪，其势暴速。自胸腹走于四肢者顺，从四肢攻于胸腹者逆。"这又近乎火毒内攻之说。清末《疡科心得集》则以大头瘟、抱头火丹、赤游丹、流火之名，对丹毒的认识更为明确。

本病多因素体血分有热，外受火毒侵犯，以致热毒蕴结，郁阻肌肤而发；或由于皮肤黏膜破伤（如鼻腔黏膜、耳道皮肤或头皮破伤，皮肤擦伤，脚湿气糜烂，毒虫咬伤，臁疮等），毒邪乘隙侵入而成。凡发于头面部者，多挟风热；发于胸腹腰胯部者，多挟肝火；发于下肢者，多挟湿热；发于新生儿者，多由胎热火毒所致。

本病发病急骤，初起往往先有恶寒发热，头痛骨楚，胃纳不香，便秘溲赤等全身症状。继则局部见小片红斑，迅速蔓延成大片鲜红斑，略高出皮肤表面，边界清楚，压之皮肤红色稍退，放手后立即恢复，表面紧张光亮，摸之灼手，肿胀、触痛明显。一般预后良好，约经5~6天后消退，皮色由鲜红转暗红或棕黄色，最后脱屑而愈。病情严重者，红肿处可伴发瘀点、紫斑，或大小不等的水疱，偶有化脓或皮肤坏死。亦有一边消退，一边发展，连续不断，缠绵数周者。发于小腿者，愈后容易复发，常因反复发作，皮肤粗糙增厚，下肢肿胀而形成象皮腿。新生儿丹毒常游走不定，多有皮肤坏死，全身症状严重。由四肢或头面走向胸腹者，为逆证。新生儿及年老体弱者，火毒炽盛，易致毒邪内陷，见壮热烦躁、神昏谵语、恶心呕吐等全身症状，甚至危及生命。

本病治疗，以清热凉血，解毒化瘀为基本治则。发于头面者，须兼散风清火；发于胸腹腰胯者，须兼清肝泻脾；发于下肢者，须兼清热利湿。在内治同时结合外敷、熏洗、砭镰等外治法。

升麻膏

【来源】《肘后备急方》卷五。
【别名】升麻白蔹膏（《普济方》卷二八六）。

【组成】升麻 白蔹 漏芦 芒消各二两 黄芩 枳实 连翘 蛇衔各三两 栀子二十枚 蒴藋根四两

方中白蔹，《备急千金要方》作"白薇"。
【用法】上切，舂令细。纳器中，以水三升，渍半日，以猪脂五升，煎令水竭，去滓敷之，一日五次，若急合，即水煎。
【主治】
1.《肘后备急方》：丹毒肿，热疮。
2.《普济方》：肠痈，肺痈。
【宜忌】《备急千金要方》：内宜服漏芦汤。
【方论】《千金方衍义》：升麻引诸药外达皮肉，和以猪脂，滋其血气而毒自化矣。

金花散

【来源】《刘涓子鬼遗方·附录》。
【组成】郁金 黄芩 甘草 山栀 大黄 黄连 糯米各一两
【用法】上药生为末。用蜜和冷水调敷患处。
【主治】一切丹毒。

五香连翘汤

【来源】《备急千金要方》卷五。
【别名】五香散（《太平圣惠方》卷九十）。
【组成】青木香 熏陆香 鸡舌香 沉香 麻黄 黄芩各六铢 大黄二两 麝香三铢 连翘 海藻 射干 升麻 枳实各半两 竹沥三合（一方不用麻黄）
【用法】上锉。以水四升，煮药减半，纳竹沥，煮取一升二合，儿生百日至二百日，一服三合；二百日至期岁，一服五合。
【主治】小儿风热毒肿，肿色白，或有恶核瘰疬，附骨痈疽，节解不举，白丹走竟身中，白疹瘙痒不已。

拓 汤

【来源】《备急千金要方》卷五。
【别名】大黄拓汤（《圣济总录》卷一八二）。
【组成】大黄 甘草 当归 芎藭 白芷 独活

黄芩 芍药 升麻 沉香 青木香 木兰皮各一
两 芒消三两

【用法】上锉。以水一斗一升，煮取四升，去滓，
纳芒消，以绵揾汤中，适寒温拓之。干则易之，
取愈止。

【主治】小儿数十种丹。

【方论】《千金方衍义》：拓汤清解表里热毒，药皆
纯良无奇。木兰皮近世罕用，考诸《本经》，治大
热在皮肤中，去面热、赤疱、酒皶等证，使热从
皮腠而散也。

泽兰汤

【来源】《备急千金要方》卷五。

【组成】泽兰 芎䓖 附子 茵芋 藁本 莽草
细辛各十二铢

【用法】上锉。以水三升，煮取一升半，分四服。

【主治】丹毒及瘾疹入腹杀人。

【方论】《千金方衍义》：丹毒瘾疹毒陷入腹，非用
辛温透之达表，即用苦寒推之降泄。用此泽兰专
行散血，藁本、芎䓖、细辛并祛风热，附子、豉、
茵芋、莽草逐风透毒之力也。

麻黄汤

【来源】《备急千金要方》卷五。

【别名】麻黄散（《太平圣惠方》卷九十）。

【组成】麻黄 升麻 葛根各一两 射干 鸡舌香
甘草各半两 石膏半合

【用法】上锉。以水三升，煮取一升，三岁儿分为
三服，每日三次。

【主治】

1.《备急千金要方》：小儿恶毒丹及风疹。

2.《太平圣惠方》：小儿风瘙瘾疹。

【方论】《千金方衍义》：本方全从事于外解，升、
葛、射干即前方独活佐黄芩之意，鸡舌香即前方
桂心导伏热之意；石膏、甘草则与上二方无异也。

漏芦汤

【来源】《备急千金要方》卷五。

【别名】漏芦连翘汤（《备急千金要方》卷十）、

漏芦散（《太平圣惠方》卷九十）、千金漏芦汤
（《小儿卫生总微论方》卷二十）、漏芦煮散（《普
济方》卷二八五）。

【组成】漏芦 连翘 白蔹 芒消 甘草各六钱
大黄一两 升麻 枳实 麻黄 黄芩各九铢

【用法】上锉。以水一升半，煎取五合，儿生一日
至七日，取一合，分三服；八日至十五日，取一
合半，分三服；十六日至二十日，取二合，分三
服；二十日至三十日，取三合，分三服；三十日
至四十日，取五合，分三服。

【主治】小儿热毒痈疽，赤白诸丹毒疮疖，眼赤
痛，生翳障。

海藻酒

【来源】方出《备急千金要方》卷八，名见《普济
方》卷一八五。

【组成】海藻 茯苓 防风 独活 附子 白术各
三两 大黄五两 鬼箭 当归各二两

【用法】上锉，以酒二斗，浸五日。初服二合，渐
加，以知为度。

【主治】游风行走无定，肿或如盘大，或如瓯，或
着腹背，或着臂，或着脚。

五香连翘汤

【来源】《备急千金要方》卷二十二。

【别名】连翘五香汤（《千金翼方》卷二十三）、
五香汤（《普济方》卷四〇五）。

【组成】青木香 沉香 熏陆香 丁香 麝香 射
干 升麻 独活 寄生 连翘 通草各二两 大
黄三两

【用法】上锉。以水九升，煮取四升，纳竹沥二
升，更煮取三升，分三次服。取快利。

【主治】

1.《备急千金要方》：一切恶核瘰疬，痈疽
恶肿。

2.《普济方》：小儿一切痈疽肿毒疮，瘰疬瘾
疹，火瘴赤游。

【宜忌】《普济方》：忌猪肉、蒜、生菜。宜兔肉。

棘根汁

【来源】《备急千金要方》卷二十二。

【组成】棘根

【用法】浓煮棘根取汁，洗之。

【主治】小儿朱田火丹，病一日一夜即成疮，先从背起，渐至偏身如枣大，正赤色者。

蒴藋涂方

【来源】方出《备急千金要方》卷二十二，名见《圣济总录》卷一八二。

【组成】蒴藋叶

【用法】上烂捣,涂敷丹上。干即易之,以愈为度。

【主治】小儿五色丹。

漏芦汤

【来源】《备急千金要方》卷二十二。

【别名】千金漏芦汤（《太平惠民和济局方》卷八宝庆新增方）。

【组成】漏芦 白及 黄芩 麻黄 白薇 枳实 升麻 芍药 甘草各二两 大黄二两

方中白薇、枳实，《太平惠民和济局方》作白蔹、枳壳。

【用法】上锉。以水一斗，煮取三升，分三服。

【主治】

1. 《备急千金要方》：痈疽。

2. 《太平惠民和济局方》（宝庆新增）：痈疽发背，丹毒恶肿，时行热毒，发作赤色，瘰疬初发，头目赤痛，暴生障翳，吹奶肿痛，一切无名恶疮。

拓汤

【来源】《千金翼方》卷二十三。

【组成】升麻 黄连 大黄 芎藭 羚羊角 当归 甘草各二两 黄芩三两

【用法】以水一斗，煮取五升，去滓，又还铛中，纳芒消三两，上火令一沸，用帛拓肿上数过，肿热便随手消尽。

【主治】丹毒、痈疽始发焮热。

青蓝汁

【来源】方出《外台秘要》卷三十六引《广济方》，名见《圣济总录》卷一八二。

【组成】青蓝汁五合 竹沥七合

【用法】上二味相和。分为二三服，大小量之，每服一合至三合。

【主治】小儿丹毒。

五香汤

【来源】《幼幼新书》卷三十五引《婴孺方》。

【组成】木香 熏陆香 海藻各一分 麝半两 沉香 枳实（麸炒）升麻 射干各二分 大黄八分 竹沥三合

【用法】以水四升,下沥,煮一升二合,分温服之。

【主治】小儿风热毒肿色白，或恶核瘰疬，附骨痈疽，节解下丹白色，游走遍身，白隐疹。

粉散

【来源】《幼幼新书》卷三十五引《婴孺方》。

【组成】牡蛎（煅）乌头（烧）麻黄根各三分 石膏一分 真朱二分 麝半分

【用法】上为末。粢米粉二升，和散微炒，绢袋盛粉，遍身丹有疮汁，粉之愈；麻油涂后粉立愈。

【主治】尔朱丹，及一切丹。

漏芦汤

【来源】《幼幼新书》卷三十六引《婴孺方》。

【组成】漏芦 连翘 白蔹 芒消 甘草（炙）各一分 细辛 升麻 枳实（炙）麻黄（去节）黄芩各三分 大黄四分

【用法】水一升，煮五合，七日儿一合为三服，一岁服五合。

【主治】热毒痈疽，赤白丹毒，疮疖。

朱黄丹

【来源】《颅囟经》卷下。

【组成】慎火草（捣汁）

【用法】和酒调涂之。

【主治】小儿火丹。赤豆色，遍身上起。

消石散

【来源】《颅囟经》卷下。

【组成】消石　大黄　绿豆各等分

【用法】上为末，每用时，随肿大小，取君达根研汁调涂肿上，如有恶物，即看有点子，以膏贴之，四面以散子爀之。若无君达根，即用鸡子白或车前根叶亦得。

【主治】孩儿身上无故肿，但觉肉色赤热。

解热饮子

【来源】《颅囟经》卷下。

【组成】麦门冬　小芦根　竹叶　干葛　漏芦　犀角屑

【用法】上用水四合，药半两，煎一合，无问食前后，徐徐与之。

【主治】小儿赤游肿，或如丹，烦渴，浑身赤瘤，壮热。

金花散

【来源】《太平圣惠方》卷六十四。

【组成】叶子雌黄半两（细研）　黄连半两（去须）　槟榔一分　郁金半两　川大黄半两　麝香一分（细研）

【用法】上为细散，入雌并麝香，同研令匀，以麻油调如糊，涂于肿上，日二换之。

【功用】消肿解毒。

【主治】一切热毒结聚，焮赤疼痛。

金花散

【来源】《太平圣惠方》卷六十四。

【组成】郁金一两　黄连一两　黄芩一两　糯米三合

【用法】上为细散。用蜜水调令稀稠得所，用鸡翎薄扫丹上，干即更涂。

【主治】一切丹毒，热焮疼痛。

莽草膏

【来源】《太平圣惠方》卷六十四。

【组成】莽草半两　当归一两　芎藭一两　羊踯躅一两　大戟一两　细辛一两　赤芍药一两　芫花一两　附子一两（去皮脐，生用）

【用法】上细锉，用猪脂三斤煎之，候附子色黄，膏成，滤去滓，于瓷盒内贮之。取少许敷于疹上，一日四五次。

【主治】赤丹，瘾疹而痒，搔之随手肿起。

木香散

【来源】《太平圣惠方》卷九十。

【组成】木香一分　熏陆香一分　沉香一分　鸡骨香一分　黄芩一分　麻黄一分（去根节）　连翘半两　海藻半两（洗去咸味）　射干半两　川升麻半两　枳实半两（麸炒微黄）　牛蒡子半两（微炒）　川大黄二两（锉碎，微炒）

【用法】上为粗散。每服一钱，以水一小盏，煎至五分，去滓，入竹沥半合，更煎三两沸，不拘时候温服。

【主治】小儿热毒疮肿，及赤白诸丹毒肿，或生瘰疬疮疖，身中风疹瘙痒。

大黄散

【来源】《太平圣惠方》卷九十一。

【别名】芫黄散（《诚书》卷十五）。

【组成】川大黄半两（锉碎，微炒）　防风半两（去芦头）　川升麻二分　黄芩二分　麻黄一分（去根节）　秦艽一分（去苗）　川朴消三分

【用法】上为粗散。每服一钱，以水一小盏，煎至五分，去滓放温，不拘时候，量儿大小，分减服之。

【主治】小儿丹毒，遍身赤痛。

大黄散

【来源】《太平圣惠方》卷九十一。

【别名】截毒散（《永乐大典》卷一〇三七引《医方妙选》）。

【组成】川大黄半两（生用）　郁金半两　黄药半

两　腻粉半两　猪牙皂荚半两（去皮子用）

方中黄药，《永乐大典》引《医方妙选》作"黄芍药"，《小儿卫生总微论方》作"赤芍药"。

【用法】上为粗散。以生油调涂之。

【主治】小儿赤流，热如火。

升麻散

【来源】《太平圣惠方》卷九十一。

【别名】升麻饮（《永乐大典》卷一○三七引《经验良方》）、消毒散（《普济方》卷四○六）。

【组成】川升麻一分　黄芩一分　麦门冬三分（去心）　葛根三分（锉）　川大黄一分（锉碎，微炒）　川朴消一分

方中川朴消用量原缺，据《医方类聚》补。

【用法】上为粗散。每服一钱，以水一小盏，煎至五分，去滓放温，不拘时候，量儿大小，分减服之。

【主治】小儿一切丹，遍身壮热烦渴。

升麻散

【来源】《太平圣惠方》卷九十一。

【别名】升麻汤（《证治准绳·幼科》卷三）。

【组成】川升麻半两　川大黄半两（锉碎，微炒）　犀角屑一分　黄芩一分　川朴消半两　栀子仁一分　木通一分（锉）　玄参半两　甘草一分（炙微赤，锉）

【用法】上为粗散。每服一钱，以水一小盏，煎至五分，去滓放温，不拘时候，量儿大小，分减服之。

【主治】小儿心热，身上赤流，色如胭脂，皮肤壮热。

升麻膏

【来源】《太平圣惠方》卷九十一。

【组成】川升麻　川大黄　景天草　蛇衔　栀子仁　寒水石　川芒消　蓝叶　生地黄　芭蕉根　羚羊角屑　梧桐皮各半两

【用法】上锉细，以竹沥浸一宿，明日滤出，却入锅中，用腊月猪脂一斤，于慢火上熬一食久，承热以绵滤去滓，候冷成膏，以瓷盒盛。旋取摩之；兼以膏如枣核大，以竹沥调服之。

【主治】小儿一切丹，发无常处，体热如火烧。

升麻膏

【来源】《太平圣惠方》卷九十一。

【组成】川升麻一两　犀角屑半两　射干半两　赤芍药半两　黄芩半两　栀子仁半两　川大黄半两　大青十两　蓝子半两　玄参半两　羚羊角屑半两　生地黄二两

【用法】上锉细，以猪脂一斤半，入于铛中，于慢火上煎，不住手搅，候药色变，膏成，去滓，以瓷盒盛。频用摩肿处。

【主治】小儿头面及身体赤毒肿起作片。

丹参散

【来源】《太平圣惠方》卷九十一。

【组成】丹参一分　黄芩一分　麻黄半两（去根节）　枳壳一分（麸炒微黄，去瓤）　葛根一分（锉）　犀角屑一分

【用法】上为粗散。每服一钱，以水一小盏，加竹叶十片，竹茹半分，煎至五分，去滓放温，不拘时候，量儿大小分减服之。宜先以小刀子锋头镰破，令血出后服药。

【主治】小儿心热血凝，身上有赤，引于颊上或口，傍眼下，赤如胭脂，面上皮即皱剥，渐渐引多。

戎盐涂敷方

【来源】方出《太平圣惠方》卷九十一，名见《圣济总录》卷一八二。

【组成】戎盐一两　附子一枚（烧灰）

【用法】上为细散。以雄鸡血调涂之。

【主治】小儿鬼火丹。

枣根汤

【来源】《太平圣惠方》卷九十一。

【别名】枣根浴汤（《永乐大典》卷一○三七引《医方妙选》）。

【组成】枣树根四两　丹参三两　菊花一两半

【用法】上锉细和匀。每用二两，以水五升，煎至三升，去滓，看冷热，避风洗浴。极效。

【主治】

1.《太平圣惠方》：小儿五色丹遍身。
2.《永乐大典》引《医方妙选》：赤流，变改无常。

铅霜散

【来源】《太平圣惠方》卷九十一。

【组成】铅霜半两　绿豆粉半两

【用法】上为细散。以芸苔菜汁调，涂之。

【主治】小儿浑身赤，或瘀肿，或如火丹，烦渴，壮热。

消石散

【来源】《太平圣惠方》卷九十一。

【组成】消石一两　乳香一分

【用法】上为细散。以鸡子白调涂之。

【主治】小儿一切丹，遍身体热。

消石散

【来源】方出《太平圣惠方》卷九十一，名见《普济方》卷四〇六。

【组成】赤小豆一合　滑石半两　寒水石一分

【用法】上为细末。每用半钱，以冷水调涂患处。一方用猪脂。

【主治】小儿萤火丹。发如灼，初从额起，胁下正赤而多痛。

犀角散

【来源】《太平圣惠方》卷九十一。

【组成】犀角屑一分　黄芩一分　黄耆一分（锉）川升麻一分　栀子仁二分　牛黄半分（细研）汉防己一分　川朴消一分

【用法】上为细散。每服半钱，煎竹叶汤调下，不拘时服。

【主治】小儿赤游，皮肤作片赤肿，风热所致者。

蓝叶散

【来源】《太平圣惠方》卷九十一。

【别名】升麻黄芩汤（《圣济总录》卷一八二）。

【组成】蓝叶一两　黄芩　犀角屑　川大黄（锉碎，微炒）　柴胡（去苗）　栀子仁各一分　川升麻一分半　石膏一分半　甘草半分（炙微赤，锉）

【用法】上为粗散。每服一钱，以水一小盏，煎至五分，去滓，下竹沥半合，更煎三两沸，放温服之，不拘时候。

【主治】小儿月内发一切丹。

蓝青散

【来源】《太平圣惠方》卷九十一。

【别名】蓝青煎（《圣济总录》卷一八二）。

【组成】蓝青半两　寒水石一两　石膏一两　犀角屑一两　柴胡一两（去苗）　知母半两　杏仁半两（浸汤，去皮尖双仁，麸炒微黄）　黄芩一两　栀子仁半两　甘草半两（炙微赤，锉）　赤芍药三分　羚羊角屑三分

【用法】上为粗散。每服一钱，以水一小盏，煎至五分，去滓，入竹沥、蜜、生葛等汁共一合，更煎三两沸，放温服之，不拘时候。

【主治】小儿一切丹毒，大赤肿，身体壮热如火，已服诸药未损者。

慎火草散

【来源】《太平圣惠方》卷九十一。

【组成】慎火草半两　紫葛半两（锉）　消石半两

【用法】上为细散，用冷水调涂之，干即再涂，以愈为度。

【主治】小儿一切丹。

凉血地黄汤

【来源】《袖珍方》卷三引《经验方》。

【别名】凉血地黄散（《普济方》卷一八九）。

【组成】生地黄　赤芍药　当归　川芎各等分

【用法】上锉。水二盏，煎至一盏，去滓，食后温服。

【主治】荣中有热及肺壅鼻衄生疮，一切丹毒。

【加减】鼻衄，加蒲黄、黄芩；丹毒，加防风。

拔毒散

【来源】《太平惠民和济局方》卷八（吴直阁增诸家名方）。

【组成】石膏三两 甘草 黄柏各一两 寒水石七两

【用法】上为细末。每用水调，时复以鸡翎刷扫；以芭蕉自然汁调妙。

【功用】拔毒消肿，散热定疼。

【主治】小儿丹毒，肉色变异，或着四肢，或在胸背，游走不定，焮热疼痛。

牛黄散

【来源】《医方大成》引《太平惠民和济局方》（见《医方类聚》卷二四九）。

【组成】郁金 甘草（炙） 桔梗（去芦） 天花粉 葛粉各等分

本方名牛黄散，但方中无牛黄，疑脱。

【用法】上为末。每服一钱，薄荷汤入蜜调下。

【主治】五种丹毒。

恶实根酒

【来源】《圣济总录》卷十二。

【组成】恶实根（洗去土，控干） 生萹蓄根（洗去土，控干）各一斤

【用法】上锉细。以酒一斗，浸七日后，每温服一盏，一日三四次。

【主治】刺风，游风。

升麻汤

【来源】《圣济总录》卷一三八。

【组成】升麻二两 漏芦 黄芩（去黑心）各三两 栀子（去皮）一两

【用法】上挫细。每用半两，以水五盏，煎至二盏，去滓，加芒消二钱匕，搅匀，以故帛三两重浸汤中，温拓患处数十遍，一日两次。

【主治】丹毒。

生萝摩汁涂敷方

【来源】《圣济总录》卷一三八。

【组成】生萝摩

【用法】上捣，绞取汁。涂丹上，一日三五次。

【主治】丹毒，遍身赤肿。

赤小豆涂敷方

【来源】《圣济总录》卷一三八。

【组成】赤小豆

【用法】上为末。以鸡子白调如糊，涂丹上，干即易。

【主治】丹毒手掌大，身体赤发，痛痒微肿。

吴蓝汤

【来源】《圣济总录》卷一三八。

【组成】吴蓝一两 生地黄三分 升麻 石膏 黄芩（去黑心） 犀角（镑） 白蔹 栀子仁 大黄各半两

【用法】上锉细。每用半两，以竹沥一盏，水七盏，同煎至四盏，去滓，以故帛浸拓患处，每日五七次。

【主治】丹毒。

鸡苏涂方

【来源】《圣济总录》卷一三八。

【组成】生鸡苏

【用法】上药捣，厚涂之。宜先宣转，然后用药。

【主治】火丹热毒之气，五色无定。

胡粉涂敷方

【来源】《圣济总录》卷一三八。

【组成】胡粉 赤小豆 糯米 山茱萸 黄连（去须）各一两 水银半两

【用法】上除水银外，捣罗为散，生油调如糊，后取水银于掌中，以津唾研如泥，入药内研匀。先以椒汤洗丹上，拭干，用药涂敷，一日三两遍。

【主治】风丹。

黄芩汤

【来源】《圣济总录》卷一三八。

【组成】黄芩（去黑心）升麻各一两半 黄连（去须）芎䓖 大黄各一两 甘草（炙，锉）当归（切，焙）羚羊角（镑）各半两

【用法】上锉细。每用一两，以水五盏，煎至三盏，去滓，下芒消半两搅匀，以故帛三两，重浸药汁，温搨患处数十遍，早、晚用之。以愈为度。

【主治】丹毒痈疽始发，焮热浸淫长大。

硇砂丸

【来源】《圣济总录》卷一三八。

【组成】硇砂（研）雄雀屎 桂（去粗皮）獭胆（去膜）砒黄 丹砂（研细）各一分 麝香（研）一钱 白蜡一两半 天南星三分 鹈鹕嘴半两

【用法】上除蜡外，为末，先将蜡于瓷器内，慢火上熔，下药调为丸，如梧桐子大。先用针拨破疮口，入一丸，醋调面涂故帛，贴两宿。痛止即揭去，收药丸可再服。

【主治】丹毒游走，及鱼脐疮。

鹿角散

【来源】《圣济总录》卷一三八。

【组成】鹿角（烧灰）五两

【用法】上为细散。炼猪脂调和。涂患处，一日三次。

【主治】赤黑丹。

羚羊角散

【来源】《圣济总录》卷一三八。

【组成】羚羊角（烧灰）三两

【用法】上为散。以鸡子白调如糊，涂敷患处，每日二三次。

【主治】赤黑丹毒。

龙胆汤

【来源】《圣济总录》卷一六八。

【组成】龙胆（去根）冬葵子 蒌蕤 大青 柴胡（去苗）各一分 赤茯苓（去黑皮）甘草（炙）各半两

【用法】上为粗末。每服一钱匕，以水半盏，煎至三分，去滓，分三次服，如人行十里已来一服。

【主治】小儿生四五十日，服药下后，身体壮热如火，伤寒兼腹满，头面丹肿。此皆内有伏热。

二蒜涂方

【来源】《圣济总录》卷一八二。

【组成】大蒜 小蒜各一两

【用法】上二味，捣烂。厚涂敷之。以愈为度。

【主治】小儿骨火丹，初在臂起，赤黑色。

五加灰涂方

【来源】《圣济总录》卷一八二。

【组成】五加叶、根（烧灰）

【用法】上为细末，取打铁磨刀槽中水调如糊。涂丹，干即易之。以愈为度。

【主治】小儿废灶丹，从两脚赤，及从臂曲上起。

犬骨灰涂方

【来源】《圣济总录》卷一八二。

【组成】犬枯骨

【用法】上为末，以青羊脂调如糊。涂之，一日三五次。

【主治】小儿神气丹，从项起。

甘草散

【来源】《圣济总录》卷一八二。

【组成】甘草（炙，锉）一分（为末）油麻半升

【用法】上二味，先取油麻去皮，研细，绞取汁一合，调甘草末半钱匕服，一日二次。

【主治】小儿丹毒，防入腹。

白豆散

【来源】《圣济总录》卷一八二。

【组成】白豆末

【用法】水和涂之，勿令干。

【主治】小儿赤游肿，流行于体。

羊脂涂方

【来源】《圣济总录》卷一八二。

【组成】煅铁下槽中铁屎（捣研为末）半两 羊脂二两 猪粪（烧灰）一两

【用法】上为末如糊。涂之。以愈为度。

【主治】小儿伊火丹，从两胁下起，青黑色。

芸苔涂方

【来源】《圣济总录》卷一八二。

【组成】芸苔叶

【用法】上烂捣。和汁涂敷之。以愈为度。

【主治】小儿火丹，热如火绕腰。

苎麻根汤

【来源】《圣济总录》卷一八二。

【组成】苎麻根（锉）三两 小豆二合

【用法】用水七升，煎至四升，去滓，温洗丹上，冷即再暖，一日三五次。

【主治】小儿发丹。

芭蕉涂方

【来源】《圣济总录》卷一八二。

【组成】芭蕉叶根

【用法】捣汁涂之。以愈为度。

【主治】小儿火丹，走皮中，发赤如火烧状，须臾瘭浆起。

吴蓝汤

【来源】《圣济总录》卷一八二。

【组成】吴蓝 大黄 槐白皮 商陆 榆皮各二两

【用法】上锉细。每用三两，以水五升，煎至四升，去滓，入朴消半两搅匀，以绵二片，浸于汤中，更互拓丹上，每日三五次即愈。

【主治】小儿发丹毒，热痛。

灶土涂方

【来源】《圣济总录》卷一八二。

【组成】灶中黄土（研）

【用法】取打铁磨刀槽中水，和调如糊。涂丹，干即易。以愈为度。

【主治】小儿私灶丹，从背上起。

鸡子涂方

【来源】《圣济总录》卷一八二。

【组成】鸡子白 赤小豆（末）

【用法】上药和调如糊，涂患处，以愈为度。

【主治】小儿茱萸丹，初从背起，遍身如细缬，一宿成疮者。并治水丹。

茅灰涂方

【来源】《圣济总录》卷一八二。

【组成】茅草（屋四角者，取烧灰，研） 鸡子白

【用法】上二味和调如糊，涂之。以愈为度。

【主治】小儿尿灶丹，从踝及髀起。

荠苨叶涂方

【来源】《圣济总录》卷一八二。

【组成】干荠苨叶（末） 香薷（末） 赤小豆（末）各半两 生蒴藋叶茎一握（细锉）

【用法】上药细研蒴藋，入诸药末，和调如糊，涂丹，干即易之。以愈为度。

【主治】小儿野灶丹，从膝起。

栝楼散

【来源】《圣济总录》卷一八二。

【组成】栝楼（锉）

【用法】上为散。以酽醋和涂之。

【主治】小儿风热赤游肿。

真珠涂方

【来源】《圣济总录》卷一八二。

【组成】真珠（细研如粉）一两　慎火草（研，绞汁。景天是也）

【用法】上二味和调如糊，涂之。以愈为度。

【主治】小儿烟火丹，从背上起，或走两臂足，赤如火。

桑木根洗方

【来源】《圣济总录》卷一八二。

【组成】桑木根五两

【用法】上细锉。以水五升，煎至三升，去滓温洗，一日五七度。

【主治】小儿尿灶火丹，发膝下，从两股起及脐间，走入阴头。

黄芩汤

【来源】《圣济总录》卷一八二。

【组成】黄芩（去黑心）　麻黄（去根节）　秦艽（去苗土）　升麻各一分　大黄（锉，炒）　防风（去叉）各半两

【用法】上为粗末。每服一钱匕，水七分，煎至四分，下朴消末半钱匕，去滓，空心分温二服，晚再服。

【主治】小儿丹毒遍身。

黄耆汤

【来源】《圣济总录》卷一八二。

【组成】黄耆（锉）　蒺藜子（炒，去角）　黄芩（去黑心）　大黄（锉，焙）　甘草（炙，锉）各一分

【用法】上为粗末。每服一钱匕，水七分，煎至四分，下朴消半钱匕，去滓，食前分二次温服。

【主治】小儿丹毒。

猪脂膏

【来源】《圣济总录》卷一八二。

【组成】猪脂（炼过）四合　附子（生，去皮脐）　蜀椒（生，去目闭口者）各一分　食盐（研）三分

【用法】上为末，入脂内熬过。候冷涂之，以愈为度。

【主治】小儿游肿。

猪通灰涂方

【来源】《圣济总录》卷一八二。

【组成】猪屎灰　鸡子白

【用法】上二味，调和如糊。涂之。以愈为度。

【主治】小儿白丹。

猪槽泥涂方

【来源】《圣济总录》卷一八二。

【组成】猪槽下泥一合　生麻油一两

【用法】上二味，和调如糊。涂之。以愈为度。

【主治】小儿烟火丹从身起。

麻黄散

【来源】《圣济总录》卷一八二。

【组成】麻黄（去根节）　升麻各半两　消石（研）一两

【用法】上为散。每服半钱匕，井华水调下，空心、日晚各一次。

【主治】小儿丹，若入腹及下部阴卵，百药不愈者。

棘根汤

【来源】《圣济总录》卷一八二。

【组成】棘根（锉碎）半斤

【用法】上以水五升，煎至三升，去滓，温洗丹上。三五度即愈。

【主治】小儿朱田火丹，先发背，后至遍身，一日一夜而成疮。

蛴螬散

【来源】《圣济总录》卷一八二。

【组成】干蛴螬

【用法】上为末。油调涂之。以愈为度。

【主治】丹火。丹走行皮中浸广者。

犀角饮

【来源】《圣济总录》卷一八二。

【组成】犀角（镑） 黄芩（去黑心） 升麻 山栀子仁 黄耆（锉） 牛黄（研） 防己各一分 朴消三分

【用法】上药除牛黄外，为粗末。每服二钱匕，以水一盏，煎取六分，去滓，下牛黄一大豆许，早晨、日晚各一服。

【主治】小儿风热游肿色赤。

蓝青汤

【来源】《圣济总录》卷一八二。

【组成】干蓝青二两 凝水石（碎） 石膏（研） 山栀子仁各一两半 柴胡（去苗） 犀角（镑） 黄芩（去黑心） 杏仁（汤浸，去皮尖双仁，炒） 甘草（炙，锉） 赤芍药 羚羊角（镑） 葛根（锉）各半两 知母一两

【用法】上为粗末。每次一钱匕，水半盏，煎至四分，下蜜半钱，竹沥少许，再煎至三分，去滓，空心、日晚分温二服。

【主治】小儿丹毒，赤肿壮热，百治不愈者。

慎火草汁涂方

【来源】《圣济总录》卷一八二。

【组成】慎火草

【用法】上绞取汁，先以刀子微镰丹上，令血出涂药，以愈为度。

【主治】小儿神灶丹。起两额旁，不出一日变为赤黑包。

雌黄涂方

【来源】《圣济总录》卷一八二。

【组成】雌黄（研） 戎盐（研）各一两

【用法】上以鸡子白调，涂丹上，一日三五次。以愈为度。

【主治】小儿野火丹。发遍身，斑如梅李状。

白玉散

【来源】《小儿药证直诀》卷下。

【组成】白土二钱五分 寒水石五钱

方中白土，《小儿药证直诀》注："又云滑石"；《永乐大典》作"白玉"。

【用法】上为末。用米醋或新水调涂。

【主治】

1. 《小儿药证直诀》：热毒气客于腠理，搏于血气，发于外皮，上赤如丹。

2. 《永乐大典》引《婴孩妙诀》：赤嫩丹肿。

山栀子膏

【来源】《永乐大典》卷一〇三七引《医方妙选》。

【别名】山栀膏（《普济方》卷四〇六）。

【组成】栀子仁四两

【用法】上药用生鲫鱼半斤，同药捣如泥。每用少许，看丹发处，以醋化涂患处。

【主治】小儿殃火丹，发于两胁及脐下。

戎盐散

【来源】《永乐大典》卷一〇三七引《医方妙选》。

【组成】戎盐一两 附子一枚 雄黄半两（细研，水飞）

【用法】上为细末。每用少许，以雄鸡血调涂患处。

【主治】小儿鬼火丹，两臂赤起如李子。

水轮散

【来源】《幼幼新书》卷三十五引《庄氏家传》。

【组成】赤脚蜈蚣（瓦上慢火焙干）

【用法】上为末，入石硫末少许。新汲水调，鹅毛扫。头焦即止。

【主治】小儿赤丹，流如火焰红赤。

木通散

【来源】《幼幼新书》卷三十五引《医方妙选》。

【组成】木通一两 川升麻 川大黄 朴消各半两 甘草（炙） 栀子仁各一分

【用法】上为粗散。每服一钱，以水一小盏，煎至五分，去滓，放温服。

【主治】小儿身体赤流，片片赤色，如胭脂染，毒气渐引者。

消毒散

【来源】《幼幼新书》卷三十五引《医方妙选》。

【组成】川升麻　黄芩各半两　麦门冬（去心）　川大黄（锉碎，微炒）　川朴消各一分

【用法】上为粗散。每服一钱，以水一小盏，煎至五分，去滓温服，不拘时候。

【主治】诸丹赤流，初发甚者。

消肿散

【来源】《幼幼新书》卷三十五引《谭氏殊圣》。

【组成】清泉消石　白龙骨各一两

【用法】上为末，净器盛，铁槽水调一钱，扫涂患处。

【主治】

1.《幼幼新书》引《谭氏殊圣》：赤流丹，忽然遍体肿满。

2.《中国医学大辞典》：骨节疼痛，皮肤周身发肿。

天乌散

【来源】《幼幼新书》卷三十六引《惠眼观证》。

【组成】天南星　草乌头　赤小豆　黄柏各等分

【用法】上为末，姜汁调，入面少许。外贴。

【功用】退风毒疮肿。

【主治】

1.《普济方》：小儿痈疽。

2.《袖珍小儿方》：小儿疮毒肿疖，丹毒，赤游肿。

芭蕉散

【来源】《幼幼新书》卷三十七引《惠眼观证》。

【组成】寒水石（煅过）　蚌粉各等分

【用法】上为末。用芭蕉汁调涂，鹅翎扫之。

【主治】丹毒热疮。

地黄汤

【来源】《医学纲目》卷三十七引《婴孩妙诀》。

【别名】地黄散（《保婴撮要》）。

【组成】生地　赤芍药　当归　川芎各等分

【用法】上锉。水煎，去滓服。

【主治】小儿荣中热及肺痈，鼻衄生疮，一切丹毒。

【加减】如鼻衄，临熟加生蒲黄少许；生疮，加黄耆等分；丹毒，加防风等分。

二根汤

【来源】《幼幼新书》卷三十五引张涣方。

【组成】桑白根皮　李子根各等分

【用法】上锉细。每服三匙，水两碗，煎一碗，避风淋患处。

【主治】小儿尿灶火丹。

升麻膏

【来源】《幼幼新书》卷三十五引张涣方。

【组成】川升麻　白蔹　漏芦　川芒消各一分　连翘　栀子仁各半两

【用法】上锉，加猪脂半斤，慢火煎赤，瓷合盛。旋取涂。

【主治】小儿赤丹初发，肉色如朱色，如鸡冠。

丹参散

【来源】《幼幼新书》卷三十五引张涣方。

【组成】丹参　桑皮各二两　甘菊花　莽草各一两

【用法】上为粗末。每服三匙，水三碗，煎二碗，避风浴。

【主治】小儿天火丹发遍身，赤如绛，痛痒甚。

防己散

【来源】《幼幼新书》卷三十五引张涣方。

【组成】汉防己半两　川朴消　犀角屑　黄芩　黄

耆（锉） 川升麻各一分

《仁斋直指方论》有川芎。

【用法】上为细末。每服半钱，煎竹叶汤调下。

【主治】风热邪毒搏于血气，则皮肤赤而肿起，游走不定，名赤游肿。

【方论】《医林纂要探源》：防己祛风去湿，中通似木通，亦去心火，为君，此者欲其搜治经络，达于腠理，无所不至；朴消消气分之热，犀角消血分之热；黄芩、黄耆益其正气，所以去其邪热；升麻升达阳明之热，而散之肌肤，此实治斑治丹主药。此去热而兼升散，治丹毒之搏于风湿者。

拔毒散

【来源】《幼幼新书》卷三十五引张涣方。

【组成】川朴消一两 栀子仁半两

【用法】上为细末。每用半钱，好醋调涂患处，次用山栀膏方。

【主治】殃火丹，发于两胁及腋下。

香豉散

【来源】《幼幼新书》卷三十五引张涣方。

【组成】香豉二两（炒焦） 伏龙肝一两

【用法】上为细末。每服半钱，以生油调涂患处。

【主治】小儿白丹疰痛，虚肿如吹。

祛毒散

【来源】《幼幼新书》卷三十五引张焕方。

【别名】祛毒膏（《普济方》卷四○六）、祛毒丹（《证治准绳·幼科》卷三）。

【组成】川升麻 漏芦 川芒消各二两 黄芩 栀子仁各一两

【用法】上为粗末。每用两匙头，以水三盏，煎至二盏，去滓，微热以软帛旋蘸溻疮上。以消为度。

【主治】丹黑色，痒痛肿起。

莽草散

【来源】《幼幼新书》卷三十五引张焕方。

【组成】莽草 寒水石 消石各半两

【用法】上为细散。每用以新汲水调涂患处。

【主治】小儿废灶火丹，丹发从足趺起，正匀赤。

圣涂散

【来源】《幼幼新书》卷三十五引郑愈方。

【组成】凌霄花 万州黄各一分 苎根（切）半两

【用法】上一处烂研，酒、蜜调服少许，涂于丹上。

【主治】大孕丹并诸般毒。

国老膏

【来源】《普济本事方》卷六。

【别名】独圣汤（《三因极一病证方论》卷十四）。

【组成】横纹甘草一斤

【用法】上药擘开捶碎，用水一斗，浸二宿（夏浸一宿），挼细，夹绢滤去滓，入银石器内慢火熬成膏。上药分作三服，每发以温酒半升调下。

【功用】《普济方》：消肿逐毒，解燥药丹剂之毒。

【用法】《普济方》：本方用法，每服一二匙，卧时一服，五更一服，无灰酒浸化，白汤亦可。药后微利无妨，取下恶物效。

【主治】

　　1.《普济本事方》：痈疽。

　　2.《医宗金鉴》：素服丹石刚剂，而致丹毒发，生于背，形如汤火所伤，细拨无数，赤晕延开，发时其渴非常。

伏龙肝散

【来源】《三因极一病证方论》卷十六。

【组成】伏龙肝不拘多少

【用法】上为末。以鸡子白和敷之，一日三次。

【主治】少小诸种丹毒。

金花散

【来源】《三因极一病证方论》卷十六。

【组成】郁金 黄芩 甘草 山栀 大黄 黄连 糯米各一两

【用法】上药生为末。蜜和，冷水调，以鹅毛上患处。

【主治】一切丹毒。

香栾皮汤

【来源】《三因极一病证方论》卷十六。
【别名】香栾皮散（《普济方》卷四〇六）。
【组成】香栾皮一两
【用法】以一大碗水同煎，取半碗，以翎毛刷患处。
【主治】诸种丹毒，发于四肢、腹背、头面或赤或白，或痒或痛，或寒或热。

独效散

【来源】《永乐大典》卷一〇三七引《全婴方》。
【组成】柏枝（研细）
【用法】涂患处。又涂白矾汁，频频拭之。
【主治】小儿诸丹，毒赤流肿。

姜矾散

【来源】《永乐大典》卷一〇三七引《全婴方》。
【组成】生姜五两（切片子）　白矾二两半
【用法】上药调少时，晒干，不见火，为末。生姜自然汁调，鹅毛拂之。
【主治】小儿火瘴，并一切风疹，赤游肿。

黄皮散

【来源】《永乐大典》卷一〇三七引《全婴方》。
【组成】黄皮　山栀子各等分
【用法】上为末。雪水调涂。
【主治】小儿遍身火瘴及赤游。

如冰散

【来源】《杨氏家藏方》卷十二。
【组成】朴消五两（别研）　蛤粉　寒水石各三两　香白芷一两　脑子一钱（别研）
【用法】上为细末。每用新汲水调，稀稠得所，鸡翎涂扫，不令药干。
【主治】风邪热毒，壅滞肌肉，荣卫不宣，蕴积成痈肿；血涩肤腠，如丹之状，风随气行，游无定

处，邪毒攻冲，焮焮热痛。

消肿散

【来源】《杨氏家藏方》卷十二。
【组成】郁金　甜葶苈　芒消（别研）　大黄　黄芩各半两　赤小豆一合　伏龙肝二两
【用法】上为细末。以生鸡子肉入蜜少许调，令稀稠得所，涂之，干即再涂。
【主治】风热毒气，上攻头面，或遍身赤肿疼痛。

山葛汤

【来源】《杨氏家藏方》卷十九。
【组成】黑参　黄芩　枳壳（麸炒，去瓤）　葛根各二钱半　麻黄半两（去节）　山栀子仁（炒）　甘草（炙）各一钱半
【用法】上锉。每服二钱，水半盏，煎至三分，去滓温服，不拘时候。
【主治】小儿身上有赤处。

乌金散

【来源】《传信适用方》卷三。
【组成】鲫鱼一个（重六两者，去肠）
【用法】用柏叶碾细，入在鱼腹内，用纸裹数重，次用黄泥固济，煅令存性，候冷，碾成细末，入轻粉一分和匀。如疮干用麻油调，疮湿干用。
【主治】
　　1.《传信适用方》：疮疥丹毒。
　　2.《普济方》：诸疮肿。

水晶膏药

【来源】《是斋百一选方》卷二十。
【组成】好白油单纸十张（每张剪作八片）　鹰爪黄连一两（去须，细锉）
【用法】水两碗许，入砂锅内，同黄连煎至一碗半，先下油单五张，又续下五张，同煎至七百沸，汤耗旋添，不得犯铁器，漉起，擦去黄连滓屑，焙干。如疮破有脓，将药花旋松贴；如杖疮，约度大小恰好剪贴，不可太大，先将周围剪下油单

烧灰，热酒调，嚼生姜送下，次贴药。

【主治】疗疮、背痈、瘤痈、奶疽、丹毒、黑痈。

【宜忌】贴药后，忌荤腥一二时辰。

升麻饮子

【来源】《医方类聚》卷二四九引《保童秘要》。

【组成】升麻 黄芩 栀子仁 通草各一分 犀角 大黄各半两 朴消五分（汤成下）

【用法】上切。以水六大合，煎取二大合，去滓，下朴消，三岁以下，一日连夜服尽。

【主治】小儿发丹，赤如胭脂，或稍带白色，肿而壮热者。

犀角饮子

【来源】《医方类聚》卷二四九引《保童秘要》。

【组成】犀角 大黄 黄芩 黄耆 升麻各一分 汉防己半分 栀子一枚 朴消三分

【用法】上锉。以水六合，煎取二大合，去滓下消，三岁以下，一日服一合。

【主治】风油。其身上亦只成片肿而色白，此是风及热所致。

拔毒散

【来源】《儒门事亲》卷十二。

【组成】寒水石不拘多少（烧令赤）

【用法】上为末。以新水调，鸡翎扫痛处。

【主治】小儿丹瘤，浮赤走引或遍身。

冰黄散

【来源】《小儿病源》卷一。

【组成】土消一两 大黄（细末）一钱

【用法】二味相合，新汲水调搅匀，用鸡羽蘸药时时涂扫，勿令干。可用一小篦刀子疏去流头赤晕恶血毒汁，次以冰黄散涂之。

【主治】赤流丹毒。

葛根白术散

【来源】《小儿病源》卷一。

【组成】白术一钱 茯苓 干葛 木香 赤芍药 甘草（炙）各一钱半 枳壳（去瓤，麸炒）二钱半

【用法】上为散。每服三钱，水一盏，煎七分，去滓温服。

【主治】小儿一切赤白丹肿毒。

【方论】《医林纂要探源》：方中干葛升散阳明之热于肌表，此为君药；白芍敛阴和胃，以去气分之热；枳壳破热气之坚结，而能敛阴；木香以升降上下之气；白术以健脾去湿；茯苓以渗邪湿。此主和理脾胃，治丹毒之不甚热而以湿郁热者。

拔毒散

【来源】《普济方》卷二七八引《外科精要》。

【组成】石膏（生用）四两 寒水石（生用）四两 黄柏 甘草各一两

【用法】上为细末。每用新水调扫之，油涂之，或纸花贴，干则以凉水润之亦妙。治疗肿，水煎服。

【主治】热毒丹肿，游走不定；亦治疗肿。

朱黛散

【来源】《仁斋直指方论》卷二十四。

【组成】青黛 土朱各一分 软滑石 荆芥穗各半分

【用法】上为末。每服一钱半，蜜水调下。兼与扑身。

【功用】解丹热诸毒。

【主治】丹毒。

青白丹

【来源】《仁斋直指方论》卷二十四。

【组成】灶中黄土一分 豉半分

【用法】上为末。麻油调敷。

【主治】丹毒。

蓝叶散

【来源】《仁斋直指方论》卷二十四。

【组成】白芷　柴胡　知母　杏仁（去皮）　川芎　赤芍药　生地黄　川升麻　干葛　生甘草各一分　烂石膏　栀子仁各半分　蓝叶（日干）一分

【用法】上为细末。每次一钱半，新水煎服。

【主治】诸丹发热赤肿。

【加减】热甚，加黄芩、元参。

蓝青散

【来源】《仁斋直指方论》卷二十四。

【组成】蓝青　知母　甘草　杏仁（去皮尖）各五钱　黄芩　升麻　柴胡　寒水石　石膏　山栀　赤芍药各四钱　羚羊角三钱

【用法】上锉。每次三钱，水煎服。

【主治】一切丹毒赤肿。

消毒饮

【来源】《仁斋直指方论·附遗》卷二十四。

【组成】牛蒡子（炒，研）三两　荆芥穗五钱　甘草（炙）一两　防风　升麻各七钱半　犀角三钱　麦门冬　桔梗各五钱　（一方加朴消二钱）

【用法】上锉。每服一二钱，水煎服。

【主治】赤丹，火丹，紫菈丹。

木通散

【来源】《仁斋直指小儿方论》卷四。

【别名】木通汤（《古今医统大全》卷八十八）。

【组成】木通（去皮）　萹蓄（去梗）各五钱　大黄　赤茯苓（去皮）　甘草各三钱　瞿麦（去梗）　滑石（末）　山栀仁　车前子　黄芩各二钱

【用法】上锉碎。每服五钱，水一钟，加灯心十根，薄荷五叶，煎至五分，食前服。

【主治】

1.《仁斋直指小儿方论》：小儿湿热蕴积，毒邪留热于膀胱，故生阴疮。

2.《活幼心书》：上膈热，小腑闭，烦躁生嗔，及淋证，诸疮丹毒。

3.《片玉心书》：因暴热所逼，小便涩而不通。

4.《医宗金鉴》：小儿初生，胎中热毒太盛，大小便不通。

大连翘汤

【来源】《仁斋直指小儿方论》卷五。

【别名】连翘饮（《世医得效方》卷十一）、连翘汤（《幼科类萃》卷二十八）。

【组成】连翘　瞿麦　荆芥　木通　车前子　赤芍药　当归　防风　柴胡　滑石　蝉蜕　甘草（炒）各一钱　山栀仁　黄芩各半钱

【用法】上锉散。每服一钱，加紫草煎，温服。

【功用】《麻科活人全书》：解里热。

【主治】

1.《仁斋直指小儿方论》：疮疹壮热，小便不通。

2.《婴童百问》：诸般疮疖，丹毒脐风。

四圣散

【来源】《医方类聚》卷七十引《施圆端效方》。

【组成】当归一两　甘草四两　芍药二两　黄连三两

【用法】上为细末。水煎，洗目并吃。

【主治】赤眼。

四神散

【来源】《医方类聚》卷一七九引《施圆端效方》。

【组成】川大黄　寒水石各一两　牛蒡子　芒消各半两

【用法】上为细末，新水调涂肿上；咽喉肿塞，生蜜调，时时含化咽津。

【主治】丹毒及咽喉肿塞。

丹毒至效散

【来源】《活幼口议》卷二十。

【别名】至效散。

【组成】黄丹一两　朴消一两　赤小豆（两头齐者，为末）半合

【用法】上为末，井水调，以鸡毛刷。

【主治】小儿一切丹毒，及龙带发作。

三解散

【来源】《活幼心书》卷下。

【别名】宁心汤。

【组成】人参（去芦） 防风（去芦） 天麻 茯神（去皮、木根） 郁金（无，以山栀仁代） 白附子 大黄各二钱半 赤芍药 黄芩 僵蚕各五钱 全蝎十五尾（去尖毒） 枳壳二钱（水浸润，去瓤锉片，麸炒微黄） 粉草六钱

【用法】上药锉、焙，为末。每服半钱至一钱，用温薄荷汤或灯心汤调下，不拘时候。

【主治】

1.《活幼心书》：上焦蕴热，伤风，面红目赤，狂躁气急，渴水，惊啼烦闷，丹毒，口疮，痰嗽，搐搦。

2.《片玉心书》：露丹。小儿生后，百日之内，半岁以上，忽两眼红晕微起，面青黯色，夜间烦哭，或脸如胭脂。初则满面状如水痘，脚微红而不壮，出没无定，次至颈项，赤如丹砂。

五和汤

【来源】《活幼心书》卷下。

【组成】当归（酒洗） 赤茯苓（去皮）各半两 甘草（炙） 大黄 枳壳（水浸润去壳，锉片，麦麸炒微黄）各七钱半

【用法】上锉。每服二钱，水一盏，煎七分，不拘时候温服。

【功用】《活幼心书》宣利脏腑积热，调和荣卫。

【主治】

1.《补要袖珍小儿》：赤游肿。

2.《幼科类萃》：小儿惊丹。

3.《幼科折衷》：风热疮。

4.《诚书》：小儿唇肿紧。

化丹汤

【来源】《活幼心书》卷下。

【组成】川独活 射干 麻黄（不去根节） 青木香 甘草 黄芩 薄桂（去粗皮） 石膏末各五钱

【用法】上锉。每服二钱，水一盏，煎七分，温服，不拘时候。

【功用】解利丹毒。

【主治】小儿丹毒，遍身燥痒，发热烦啼。

赤葛散

【来源】《活幼心书》卷下。

【组成】赤葛二两 甘草三钱

【用法】上锉。每服二钱，无灰酒一盏，煎七分，温服。不饮酒者只用水一盏，入酒一大匙，同煎服，不拘时候。

【主治】血热与风热相搏，遍身丹毒，燥痒日久不消。

黄芩四物汤

【来源】《活幼心书》卷下。

【组成】黄芩一两 当归（酒洗） 生干地黄 赤芍药 川芎各半两 何首乌（去粗皮） 草乌（炮，去皮） 玄参各一钱半 甘草六钱 薄荷叶二钱

【用法】上锉。每服二钱，水一盏，煎七分，无时温服。

【主治】诸疮丹毒，赤瘤燥痒。

诚斋先生如神丸

【来源】《医方类聚》卷一九六引《王氏集验方》。

【组成】槟榔 枳壳（炒） 皂荚 大黄（生熟） 牵牛（生熟）各一两

【用法】上为细末，滴水为丸，如梧桐子大。每服五十丸，病大者加至一百丸。头风脑疼，川芎、薄荷煎汤送下；耳内蝉鸣，腮颊赤肿，荆芥穗煎汤送下；牙龈㿔肿，牙齿疼痛不可忍者，细辛煎汤送下一百丸；咽喉肿痛，桔梗、甘草煎汤送下；遍身瘾疹瘙痒，皮肤丹毒，赤瘤㿔肿，或搔之成疮，川升麻煎汤送下；心胸满闷疼痛，痰实结寒，枳实、半夏煎汤送下；两胁肋疼痛，牵引背脊俱疼，牡丹皮煎汤送下；癥瘕积聚，痃癖气块疼痛，莪术、甘草煎汤送下；赤白下痢，里急后重，小腹疼痛，甘草煎汤送下，服至一百丸；如无里急后重，只服五十丸；肠风痔漏，肛门疼痛，皂角子捶破，煎汤送下；腰疼重滞，不可转侧，脚膝

疼痛，官桂、牛膝煎汤送下一百丸；头面、手足、腹肚浮肿胀满，桑根白皮煎汤送下；上气喘急，日夜不得眠卧，甜亭苈子隔纸炒过，煎汤送下；胎死腹中，及已产，胞衣不下，桂心煎汤，入麝香少许，无灰酒半盏，同送下；打破伤损疼，血在内，四肢并腹肚疼痛，红花、当归煎酒一盏送下；宿食不消，呕吐，噫气吞酸，丁香煎汤送下；大人小儿诸般虫痛，月初头先食烧肉数块，次以苦楝根、使君子煎汤送下；妇人月事不通，腹肚疼痛，赤芍药煎汤送下；卒患心气疼痛，良姜煎汤送下；腹肚鼓胀、不思饮食，日渐瘦损，炒陈萝卜子煎汤送下；误食牛马肉毒，阿魏煎汤送下；面毒酒毒，遍身发热，干葛煎汤送下。

【主治】一切疾证。

【宜忌】孕妇勿服。

拔毒膏

【来源】《永乐大典》卷一〇三七引《保婴集验名方》。

【组成】黄柏一两　寒水石一两　石膏半两　甘草二钱半　黄芩半两

【用法】上为细末，醋调成膏。贴赤肿处；或新水调涂亦可。

【主治】小儿丹毒赤肿，及颊肿痛。

加减四物汤

【来源】《永类钤方》卷二十一。

【组成】生干地黄　赤芍　川芎　当归　防风各等分　黄芩减半

【用法】上锉。水煎服。

【主治】丹毒。

截风散

【来源】《永类钤方》卷二十一。

【组成】寒水石　白芷各等分

【用法】上为末。醋调，或生葱自然汁亦佳，调贴患处。

【主治】游赤丹毒如瘤，自上而下，或自下而上，初发者。

托里散

【来源】《外科精义》卷下引成子玉方。

【组成】川乌头（炮）　茯苓各三两　干姜（炮）麻黄（去节）　甘草（炙）各一两五钱　杏仁（炒，去皮尖）　五味子　桂心各一两

【用法】上为粗末。每服五六钱，水一盏半，煎至一盏，去滓，食前温服。

【主治】疮疽，丹肿，结核，瘰疬。

内托散

【来源】《世医得效方》卷十二。

【组成】红内消　当归　茹片　甘草节　羌活　黄芩各半两　麝香半钱

【用法】上为末。每服二钱，茄蒂煎汤调成，或生地黄亦可。

【主治】

1. 《世医得效方》：小儿瘅毒。
2. 《普济方》：婴孩诸疮肿毒。

金黄散

【来源】《玉机微义》卷十五。

【组成】寒水石二两　蔚金一对　蓝实　大黄　黄柏　黄连　景天各一两

《古方汇精》有芙蓉叶五钱。

【用法】上为细末。用鸡子清调敷，水亦可。

【主治】热毒丹流，游走不定，疼痛不止。

利惊丸

【来源】《玉机微义》卷五十。

【组成】南星　半夏各四钱（为末，并以生姜汁和作饼子，晒干）　真珠（新白者）二钱　巴豆（去油净）一钱　朱砂四钱　轻粉　麝各半钱　脑子半钱　白颈蚯蚓一条（用刀截断首尾，两头齐跳者用之，去土秤）二钱

【用法】上为末，面糊为丸，如黍米大。每一岁儿服一丸，灯心汤送下。

【主治】小儿风热丹毒，急慢哑惊。

小豆散

【来源】《永乐大典》卷一〇三七引《大方》。

【组成】赤小豆

【用法】上为细末。鸡卵清敷之，干即易。

【主治】火丹绕腰。

黄丹散

【来源】《永乐大典》卷一〇三七引《大方》。

【组成】白矾 龙骨 黄丹各一钱 麝香半钱

【用法】上为细末。先以绵杖子拭耳内令净，后用纸捻子蘸药入耳内。

【主治】小儿丹肿。

绿豆散

【来源】《永乐大典》卷一〇三七引《大方》。

【组成】消石 大黄 绿豆各等分

【用法】上为细末。每次用鸡子清调敷。

【主治】小儿赤肿丹毒。

【加减】如恶物所伤，更有点子，加入脑、麝、硇砂少许同贴。

鸡清散

【来源】《医方类聚》卷一七六引《必用全书》。

【组成】赤小豆 黄药子 大黄 盆消 皂角（去皮弦，酥炙） 木鳖子各等分

【用法】上为细末。用鸡卵清调，鹅翎蘸药敷之。

【主治】痈疽发背，丹毒恶肿，时行热毒，发作赤色，瘰疬初发，吹奶肿痛。

荆芥散

【来源】《医学纲目》卷三十七。

【组成】防风 天花粉 羌活 生地黄 当归 蝉蜕各等分

本方名荆芥散，但方中无荆芥，疑脱。

【用法】水煎服。

【主治】小儿赤丹。

牛黄散

【来源】《普济方》卷二七九。

【组成】郁金 甘草 桔梗 天花粉 蛤粉等分

本方名牛黄散，但方中无牛黄，疑脱。

【用法】上为末。每服一钱，薄荷汤入蜜水调服。

【主治】肿丹毒。

人参散

【来源】《普济方》卷四〇六。

【组成】人参三钱 蝉蜕（去足）十五只 羌活二钱 防风三钱 当归二钱 粉草二钱 全蝎十只 茯苓三钱 红花三钱

【用法】上锉。每服用灯心、薄荷、生地黄同煎。

【主治】赤游丹。

三黄散

【来源】《普济方》卷四〇六。

【组成】大黄 黄柏 黄连各等分

【用法】上为末。獭猪胆汁调涂头心及贴脚心。

【主治】一切丹肿毒。

土黄散

【来源】《普济方》卷四〇六。

【组成】土消一两 大黄（细末）一钱

【用法】上二味相合，新汲水调，搅匀。先用一小铍刀刺赤流，去赤晕恶血毒汁，次用鸡毛蘸，时时涂扫。

【主治】赤流丹毒。

水澄膏

【来源】《普济方》卷四〇六。

【组成】寒水石 白药子 何首乌 赤小豆 天南星 白蔹 青黛 滑石 赤芍药

【用法】上为末，用槽泥鸡子清调。涂肿处，用地黄、积雪、藕汁调亦可。

【主治】丹瘤痈肿。

水磨膏

【来源】《普济方》卷四〇六。

【组成】泽兰 黄白皮 雄黄 白蔹 白药子 南星 黄丹 赤芍药 赤小豆 青黛 寒水石 消石各等分

【用法】上为末，用生地黄、芙蓉叶、鸡子清同研。涂于肿处。

【主治】小儿赤遊肿。

平血饮

【来源】《普济方》卷四〇六。

【组成】紫草 犀角消毒饮

【用法】相间煎服。

【主治】风热积毒，或发于头面，手足热者，如胭脂色，其热如火，轻轻着手，痛不可忍。

【加减】壮热烦渴甚者，加黄芩、麦门冬（去心）、朴消各半钱。

平血饮

【来源】《普济方》卷四〇六。

【组成】败毒散加紫草 生姜 蝉退（去足翼）防风（去芦、切细）

【用法】加天花粉少许，煎汤服。

【主治】风热积毒，所致丹毒，或发于头面，手足，热者如胭脂色，其热如火，轻轻着手，痛不可忍。

北梗散

【来源】《普济方》卷四〇六。

【组成】北梗 天花粉 干葛 川升麻 川芎 赤芍药 独活 柴胡 甘草

【用法】上锉散。每用一钱，加生姜二片，并水煎服。

【主治】热毒与血相击，而风乘之，而致赤游肿者。

竹叶散

【来源】《普济方》卷四〇六。

【组成】青竹叶二两（烧灰） 灶中黄土一两

【用法】上为细散。看丹发处，每用少许，以鸡子白调，涂患处。

【主治】小儿野火丹，丹发斑如梅子，遍背腹。

赤豆散

【来源】《普济方》卷四〇六。

【组成】赤豆（研）一分 伏龙肝（研）一分

【用法】上为散。每用一分，以鸡子白调涂患处。

【主治】天灶火丹，小儿丹发于两膀里尻间，正赤，流至阴处。

神仙膏

【来源】《普济方》卷四〇六。

【组成】南星 滑石各等分 麝香少许

【用法】上为末，以生地黄汁、铁槽泥调成膏。外敷患处。

【主治】小儿游肿赤痛。

涂角药

【来源】《普济方》卷四〇六。

【组成】赤小豆 白药子 天花粉 槐花 滑石 黄白皮 寒水石各等分

【用法】上为末。用生赤芍药、地黄、藕节、雪草捣汁，调涂患处。即散。

【主治】小儿丹毒。

黄柏散

【来源】《普济方》卷四〇六。

【组成】赤芍药 白药子 小黄柏皮 白芷稍 青黛各等分

【用法】上为末。用藕节、地黄研汁，调敷肿处；如腐烂，干粉之，掺药。

【主治】丹瘤赤肿，未破。

寒水石散

【来源】《普济方》卷四〇六。

【组成】寒水石 石膏 黄连 黄柏各一两

【用法】上为末。水调刷患处。

【主治】小儿丹毒游走不定，焮热，赤肿疼痛。

疏风解毒散

【来源】《普济方》卷四〇六。
【组成】紫浮萍一碗 活地龙（中等者）七条
【用法】上为细末，敷之。
【主治】丹毒。

解肌散

【来源】《普济方》卷四〇六。
【组成】赤芍药二钱半 甘草二钱 干葛一钱 麻黄（去节）一钱 黄芩一钱 川升麻二钱
【用法】上锉。每服半钱，桃、柳条各七寸，水六分，同煎，温服。如发热气壅，宜先用虎睛丸、麦煎散。
【主治】小儿火丹。

升麻散

【来源】《袖珍小儿方》卷七。
【组成】升麻 郁金 桔梗 甘草 干葛 天花粉各等分
【用法】上为末，薄荷汤入蜜少许，调下一匙。
【主治】小儿五种丹毒。

解毒丸

【来源】《袖珍小儿方》卷七。
【组成】玄参 连翘各三钱 升麻 黄芩各二钱 芍药二钱 当归 羌活 防风 生地黄 荆芥 甘草各二钱
【用法】上为末，炼蜜为丸，如芡实大，以青黛为衣。灯心、薄荷汤送下。
【主治】小儿一切疮毒肿疖，丹毒，赤游肿。

连翘败毒散

【来源】《疮疡经验全书》卷二。
【组成】当归 连翘 黄芩 甘草 麦冬 木通 柴胡 前胡 黄连 生地

【用法】加生姜二片，大枣一个，水二钟，煎服。外用救急丹醋磨敷患处。
【主治】内丹，从胁下至腰下肿，发赤色大小便不通。

拔毒散

【来源】《疮疡经验全书》卷三。
【组成】乳香 黄柏 黄连 雄黄
【用法】上为末。鸡子清调敷；干，用水润之。
【主治】飞游毒，赤肿走注不定。

拔毒济生散

【来源】《疮疡经验全书》卷三。
【组成】牛黄二分 珍珠五分 冰片一分 郁金（如无，蝉肚姜黄代之）一钱 犀角（镑）二钱 辰砂二钱 绿豆粉二钱 文蛤末五分
【用法】生蜜、粪清调下。或加化毒丹，若加粉草末尤妙。
【主治】小儿赤游丹。

败毒流气饮

【来源】《疮疡经验全书》卷三。
【组成】紫苏 桔梗 枳壳 槟榔 陈皮 羌活 防风 荆芥 木瓜 桂枝 黄柏 独活 乌药 甘草 香附 山栀仁
【用法】水煎，热服。
【主治】小肠、肾经伤于寒热邪气，毒流于腿，发为腿游风。

乳母流气饮

【来源】《疮疡经验全书》卷三。
【组成】归须 赤芍 升麻 黄连 甘草 鼠粘子 连翘 生地 黄芩 薄荷 青皮 天花粉 木通 黄柏 槟榔 小柴胡
【主治】小儿赤丹。

紫苏流气饮

【来源】《疮疡经验全书》卷三。

【组成】紫苏 桔梗 厚朴 甘草 芍药 白芷 陈皮 槟榔 香附 大腹皮

【用法】加生姜三片，大枣一枚，水煎服。

【主治】肾气游风。风毒之气伤肾，毒气游走，毒走脚肚。

槟榔丸

【来源】《疮疡经验全书》卷六。

【组成】槟榔二两 枳壳二两 大黄四两 木瓜一两半 木香一两

【用法】上为末，炼蜜为丸，如梧桐子大。每服三十丸，空心任意送下。用铁箍散敷之。

【主治】肾气游风。

红绵散

【来源】《奇效良方》卷六十四。

【组成】人参二钱半 天麻（洗） 僵蚕（炒） 麻黄（去节） 全蝎（去毒）各二钱 甘草（炙） 辰砂一钱半（另研）

【用法】上为末，然后入朱砂和匀，再研极细。每服半钱，用水半盏，煎数沸，入干胭脂少许，再煎一沸，候温服，不拘时候。

【主治】小儿四时感冒寒风，遍身发热，或变蒸诸惊，胎惊、丹毒等热，及急、慢惊风。

败毒散

【来源】《奇效良方》卷六十四。

【组成】桔梗 天花粉 干葛 川升麻 川芎 赤芍药 独活 柴胡 甘草各等分

【用法】上锉。每服四钱，水一盏，加生姜二片，煎至六分，不拘时候服。

【主治】小儿丹毒初发，游走遍体，燥闷腹胀，啼哭。

治风煎

【来源】《松崖医径》卷上。

【组成】天麻七分五厘 荆芥穗二钱五分 薄荷叶二钱五分 白花蛇肉（酒浸，去骨）四分

【用法】上为细末。用好酒二升、蜜四两，共纳石器内，煎成膏子。每温服一盏，一日三次，煎饼压下。

【主治】丹毒、疥癣痛痒。

连翘漏芦汤

【来源】《婴童百问》卷四。

【组成】漏芦 麻黄（去根节） 连翘 升麻 黄芩 白敛各一钱 甘草 枳壳各半钱

【用法】上为粗末。每服一钱，以水一小盏，煎至五分，去滓，量儿大小，不拘时候温服。

【主治】小儿痈疮，丹毒、疮疖，咽喉肿痛，腮肿。

【加减】热甚，加大黄、朴消。

天一丸

【来源】《韩氏医通》卷下。

【别名】天乙丸（《医学入门》卷八）、天一水串（《串雅内编》卷三）。

【组成】灯心十斤（以米粉浆染，晒干研末，入水澄之，浮者为灯心，取出，又晒干入药，用二两五钱。而沉者为米粉，不用） 赤白茯苓（去皮，兼用茯神去木）五两 滑石（水飞过）五两 猪苓（去皮）二两 泽泻（去须）三两 人参一斤（去芦，切片，煎浓汤，去滓漉净，炼汤成膏，如糖饧）

【用法】上药灯心等五味，各为细末，以人参膏和成丸，如龙眼大，朱砂为衣，贴金箔。每用一丸，任病换引。

【功用】

1.《韩氏医通》：通利水道。

2.《医学入门》：清心利便，散火。

3.《北京市中药成方选集》：健脾利水，理脾止泄。

【主治】

1.《医学入门》：小儿瘟热丹毒，惊风痰热，变蒸发热及呕吐泻痢。

2.《串雅内编》：孕妇难产不下者。

3.《重订通俗伤寒论》：痰胀，腹胀喘肿已减者。

4.《北京市中药成方选集》：小儿脾胃不和，肚腹胀满，呕吐泄泻，心烦口渴，小水不利。

防风升麻汤

【来源】《幼科类萃》卷二十一。

【组成】防风 升麻 山栀（去壳） 麦门冬（去心） 木通 甘草节各一钱

【用法】上锉。用淡竹叶三片煎，食远服。

【主治】小儿丹瘤赤肿。

绿袍散

【来源】《幼科类萃》卷二十一。

【组成】绿豆五钱 大黄二钱

【用法】上为极细末，用生姜薄荷汁入蜜调涂。

【主治】小儿丹毒。

犀角解毒散

【来源】《幼科类萃》卷二十一。

【组成】牛蒡子（炒）一两五钱 甘草二钱半 荆芥穗五钱 防风二钱半 犀角一钱半

【用法】上为散。水煎，不拘时候服。

【主治】小儿赤丹瘤。壮热狂躁，睡卧不安胃膈闷满，咽喉肿痛，遍身丹毒。

清热凉血饮

【来源】《校注妇人良方》卷二十四。

【组成】当归 川芎 大黄（炒） 芍药（炒）生地黄各一钱

【用法】水煎服。

【主治】妇人风热血燥、丹毒等症，大便秘结。

犀角消毒散

【来源】《保婴撮要》卷十八。

【组成】牛蒡子 甘草 荆芥 防风各五分 犀角（镑）二分 金银花三分

【用法】水煎熟，入犀角，倾出服。

【主治】瘢疹、丹毒，发热痛痒及疮疹。

上青散

【来源】《古今医统大全》卷五十五。

【组成】蓝青 知母 甘草 杏仁各六分 黄芩升麻各八分 柴胡 石膏 寒水石各一钱 山栀仁 赤芍药 羚羊角（磨）各八分

【用法】水煎服。

【主治】一切丹毒。

碧绿散

【来源】《古今医统大全》卷九十。

【组成】绿豆粉半两 大黄末二钱

【用法】上和匀。用姜汁、薄荷汁、蜜调涂患处。

【主治】小儿赤游丹毒。

红内消散

【来源】《医学入门》卷六。

【组成】红内消 当归 茄片（或茄蒂） 甘草羌活 黄芩各五钱 麝香五分

【用法】上为末，每服二钱，生地黄煎汤调服。

【主治】丹毒，毒气入里，腹胀欲死。

土朱散

【来源】《医学入门》卷七。

【组成】土朱 青黛各二钱 滑石 荆芥各一钱

【用法】上为末。蜜水调搽；服之亦可。

【主治】丹毒。

泥金膏

【来源】《古今医鉴》卷十三。

【组成】阴地上蚯蚓粪 熟皮消（比蚯蚓粪三分之二）

【用法】上为细末。新汲水浓调，厚敷患处，干则再上。

【主治】大人、小儿一切无名肿硬焮赤，诸般丹瘤热瘭湿烂。

防风升麻汤

【来源】《片玉心书》卷五。

【组成】升麻　防风　山栀仁　甘草　麦冬（去心）　荆芥穗　木通　葛根　薄荷叶　玄参　连翘　牛蒡子

　　　《幼幼集成》有灯心，无连翘。

【用法】水煎服。

【功用】解毒发表。

【主治】小儿十种丹毒。

【加减】便秘者，加大黄。

凉惊丸

【来源】《幼科指南》卷上。

【组成】川黄连五钱　黄芩五钱　山栀五钱　黄柏二钱　郁金三钱　大黄二钱　胆草三钱　雄黄二钱　辰砂二钱

【用法】上为细末，米糊为丸，如黍米大。用竹叶、灯心汤送下；惊风，薄荷灯心汤送下；丹毒、麻疹，升麻汤送下；衄血，茅花汤送下；口疮，竹叶薄荷汤送下。

【功用】退五脏热，泻肝火，解胎毒。

【主治】小儿急惊，胎热，丹毒，斑疹，衄血，口疮，小便黄，大便秘。

白玉散

【来源】《痘疹金镜录》卷一。

【组成】寒水石（煅存性，水飞）一两　朴消一两　青黛三钱　甘草三钱　姜黄　当归各一两　柏末三钱

【用法】上为末。芭蕉根汁加蜜调，以鹅翎扫上，干则再敷。

【主治】赤游丹毒。

消风散

【来源】《仁术便览》卷一。

【组成】荆芥穗　甘草（炙）　陈皮　厚朴（各五钱）　白僵蚕　蝉退　人参　茯苓　防风　川芎　藿香　羌活　白芷

【用法】上为末。荆芥茶清汤调服。

【主治】丹毒属血风血热，或头面赤肿，或成疮疖。

牛黄消毒膏

【来源】《鲁府禁方》卷三。

【组成】雄黄一钱　蜗牛五十个　大黄末一两

【用法】上为末，用铁锈水调搽患处。

【主治】小儿一切丹毒。

碧叶膏

【来源】《鲁府禁方》卷三。

【组成】菠菜叶不拘多少。

【用法】捣极烂取汁。扫敷在患处。二三次即愈。

【主治】小儿遍身丹毒。

玄参汤

【来源】《慈幼新书》卷七。

【组成】生地　丹皮　甘草　玄参　牛膝　赤芍　荆芥　花粉

【主治】胃中郁热，赤白游风，往来不定，无色可观。

加减知母汤

【来源】《证治准绳·类方》卷七。

【组成】知母二钱　黄耆（去芦）　白术　羌活　防风　明天麻　甘菊花　山茱萸肉　蔓荆子　藁本　川芎　当归各一钱　细辛　甘草各五分

【用法】水二钟，煎至一钟，分二次温服，一日三次。

【主治】游风证。

【加减】头面肿，加牛蒡子（炒，研）二钱。

比金丸

【来源】《证治准绳·幼科》卷二。

【组成】南星　半夏各四钱（为末，并以生姜汁和作饼子，晒干）　真珠（新白者）二钱　巴豆（去油净）一钱　朱砂四钱　轻粉　麝香各半钱　真郁金末三钱

【用法】上各为末，和匀，飞罗面打糊为丸，如黍

米大。每一岁儿一丸，灯心汤送下。

【主治】小儿风热丹毒，急慢哑惊。

玄胡散

【来源】《证治准绳·幼科》卷三。

【组成】玄胡索一两 天南星二两 朴消半两 巴豆二七个（去油）

【用法】上为末，芸苔汁调。毛翎扫之。

【主治】小儿赤流。

红散子

【来源】《证治准绳·幼科》卷三。

【组成】茜根半斤

【用法】上为末。每服二钱，温酒调下。

【主治】丹毒及土虺咬伤。

乳香散

【来源】《证治准绳·幼科》卷三。

【组成】天仙藤一两（焙干为末） 乳香一钱（研）

【用法】每服一钱，温酒送下。

【功用】定疼。

【主治】赤流丹疼痛。

碧　雪

【来源】《证治准绳·幼科》卷三。

【组成】芒消 青黛 寒水石 石膏 朴消 马牙消 甘草各一钱

【用法】为极细末。敷患处。

【主治】小儿丹毒。

加减通圣散

【来源】《证治准绳·疡医》卷二。

【组成】防风 荆芥 连翘 赤芍药 当归 川芎 桔梗 黄芩 栀子 甘草 青木香 玄参 牛蒡子 大黄 芒消 紫金皮 鸡屎子 诈死子 谷藤根 芙蓉根 嫩柏根 青王义

【用法】加薄荷、生地黄，水煎服。

【主治】疔疮、瘴气、紫游风等。

赤龙散

【来源】《杏苑生春》卷六。

【组成】伏龙肝（即灶心内土）不拘多少

【用法】用鸡子清调敷患处。

【功用】解热。

【主治】小儿赤毒、火毒走注。

祛风败毒散

【来源】《寿世保元》卷九。

【组成】枳实 赤芍 前胡 柴胡各五分 荆芥 薄荷 牛蒡子 独活 苍术各六分 僵蚕 连翘各七分 川芎 羌活各八分 蝉蜕 甘草各三分

【用法】上锉一剂，加生姜三片，水煎服。

【主治】风疮疥癣，瘾疹，紫白癜风、赤游风，血风臁疮丹瘤，及破伤风。

【加减】在上部者，加桔梗一钱；在下部者，加木瓜、牛膝各一钱；如湿气成患而在下，去蝉蜕、僵蚕。

大连翘饮

【来源】《外科正宗》卷四。

【组成】连翘 瞿麦 滑石 车前子 牛蒡子 赤芍 山栀 木通 当归 防风 黄芩 柴胡 甘草 荆芥 蝉蜕 石膏各五分

【用法】水二钟，加灯心二十根。煎八分，母子同服。

【主治】小儿丹毒发热。痰涎壅盛，一切诸瘰疬。颈项生核；或伤风伤寒，时行发热等证。

五福化毒丹

【来源】《外科正宗》卷四。

【别名】五福化毒丸（《鳞爪集》卷下）。

【组成】玄参 桔梗 赤苓各二两 人参三钱 黄连 龙胆草 青黛 牙消各一两 甘草五钱 冰片五分 朱砂三钱 金箔二十张（为衣）

【用法】上为末，炼蜜为丸，如芡实大。每服一丸，薄荷、灯心汤化下；疮疹后余毒上攻，口齿涎血臭秽，以生地黄汁化下。如无地黄，竹叶灯心汤亦可用。

【主治】

1.《外科正宗》：小儿蕴积胎毒，以及诸疮瘾疹，伤风斑症，口舌生疮，痰涎壅盛，谵语烦躁，夜睡不宁者。

2.《医宗金鉴》：小儿赤游丹毒。

化斑解毒汤

【来源】《外科正宗》卷四。

【组成】玄参 知母 石膏 人中黄 黄连 升麻 连翘 牛蒡子各等分 甘草五分

【用法】水二钟，淡竹叶二十片，煎八分，不拘时服。

【主治】三焦风热上攻，致生火丹，延及遍身痒痛者。

升麻葛根汤

【来源】《外科正宗》卷四。

【组成】升麻 干葛 白芍 柴胡 黄芩 山栀各一钱 木通 甘草各五分

【用法】水二钟，煎八分。不拘时候，母子同服。

【主治】丹毒，身体发热，面红气急，啼叫惊搐。

柏叶散

【来源】《外科正宗》卷四。

【组成】侧柏叶（炒黄，为末） 蚯蚓粪（韭菜田内者佳） 黄柏 大黄各五钱 赤豆 轻粉各三钱

《医宗金鉴》有雄黄。

【用法】上为细末。新汲水调搽。

《医宗金鉴》：或用香油调搽。

【主治】

1.《外科正宗》：三焦火甚，致生火丹，作痒或作痛，延及遍身。

2.《医宗金鉴》：缠腰火丹。

消毒犀角饮

【来源】《外科正宗》卷四。

【别名】消风犀角散（《疡科捷径》卷下）。

【组成】犀角（镑） 防风各一钱 甘草五分 黄连三分

【用法】上用水二钟，加灯心二十根，煎取四分，徐徐服之。

【主治】小儿丹毒，身热气粗，啼叫惊搐不宁。

紫雪散

【来源】《外科正宗》卷四。

【别名】紫雪丹（《囊秘喉书》卷下）。

【组成】升麻 寒水石 石膏 犀角 羚羊角各一两 元参二两 沉香 木香各五钱 甘草八钱

【用法】水五碗，同药煎至五碗，滤清，再煎滚，投提净朴消三两六钱，微火慢煎，水气将尽欲凝结之时，倾入碗内，下朱砂、冰片各二钱，金箔一百张，各预研细和匀，碗炖，水内候冷，凝成雪也。大人每用一钱，小儿二分，十岁者五分，徐徐咽之即效。病重者加一钱亦可，或用淡竹叶、灯心汤化服。

【主治】

1.《外科正宗》：小儿赤游丹毒，甚者肚腹膨胀，气急不乳，伤寒热躁发狂，及外科一切蓄毒在内，烦躁口干，恍惚不宁。

2.《医宗金鉴》：重腭，舌疔，及小儿赤游丹失治，毒气入里，腹胀坚硬，声音嘶哑，吮乳不下咽者。

五福化毒丹

【来源】《明医指掌》卷十。

【组成】玄参三两 桔梗三两 甘草七钱 牙消五钱 青黛一两 人参七钱 茯苓一两半（一方加黄连一两，炒）

【用法】上为末，炼蜜为丸，每丸重一钱，朱砂为衣。薄荷汤下；疮疹后余毒上攻，口齿臭气，生地黄汁化下。

【主治】小儿胎中受热，大小便不利，丹毒疮疡，赤疹赤目，重舌木舌，口疮。

连翘归尾煎

【来源】《景岳全书》卷五十一。

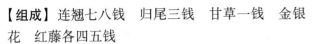

【组成】连翘七八钱　归尾三钱　甘草一钱　金银花　红藤各四五钱

【用法】用好酒二碗，煎一碗服。服后暖卧片时。

【主治】一切无名痈毒、丹毒、流注等毒有火者。

【加减】如邪热火盛者，加槐蕊二三钱。

化毒丹

【来源】《简明医彀》卷六。

【组成】玄参　桔梗各一两　茯苓八钱　青黛（画家用者）　甘草各三钱　牙消二钱

【用法】上为末，和黛、消，炼蜜为丸，如弹子大。金、银箔为衣。每服半丸，薄荷泡汤调化，抹儿口内上腭，汤送下。

【主治】热邪蕴积，口舌生疮，遍身疿瘰，游风丹毒，疮疡疥癣，初生一切胎中热毒致病，及痘疹后余毒之患。

化毒饮

【来源】《丹台玉案》卷六。

【组成】赤芍　当归　甘草　大黄各八分

【用法】水煎，不拘时服。

【主治】火丹遍身红肿。

防犀饮

【来源】《丹台玉案》卷六。

【组成】防己三钱　朴消　犀角　黄芩　黄耆　升麻各八分

【用法】淡竹叶十五片煎服。

【主治】丹疹遍身如洒珠者。

消毒饮

【来源】《丹台玉案》卷六。

【组成】郁金　天花粉　干葛各一钱二分　甘草赤芍各八分

【用法】加灯心二十茎，煎服，不拘时候。

【主治】五种丹毒。

解毒汤

【来源】《丹台玉案》卷六。

【组成】黄芩　黄柏　黄连各一钱　甘草　连翘　天花粉　皂角刺各五分

【用法】加竹叶十片，不拘时候呷之。

【主治】小儿一切肿硬焮赤，诸般丹毒初起。

解毒散

【来源】《幼科折衷》。

【组成】牛蒡　防风　荆芥　甘草　犀角

【用法】上为散。水煎服。

【主治】丹毒。

犀角解毒汤

【来源】《痘疹仁端录》卷十一。

【组成】犀角　地黄　丹皮　赤芍　白芷　甘草　连翘　荆芥　防风　木通

【用法】水煎服。

【主治】丹毒。

全生锭

【来源】《诚书》卷八。

【组成】人参　辰砂（飞）　白术　茯苓　茯神　五灵脂（水飞）　赤石脂（煅）　山药各二钱半　乳香五钱　麝香一钱　金箔二十五片

【用法】上为末，白米饭心印锭，金箔为衣。薄荷汤磨化下。

【主治】小儿胎惊风，热丹毒。

寿星锭

【来源】《诚书》卷八。

【组成】防风五钱　人参　白术（麸炒）　茯苓　远志（去心，酒浸，炒）　茯神　川芎　僵蚕　白芷　莲实　甘草（炙）各二钱半　藿香叶一钱　天麻（煨）　附子（蜜汤煮）　桔梗（炒）　南星（制）　羌活　琥珀各一钱半　钩藤五钱　辰砂二钱　全蝎（制）十个　蝉蜕（制）二十四个　麝

香一角　金箔二十片　山药三钱

【用法】上为末，炼蜜印锭。薄荷汤磨化下。

【主治】小儿胎惊风，热丹毒。

化毒汤

【来源】《诚书》卷十五。

【组成】黄连　生地　红花　甘草　赤芍　荆芥　金银花　黏子

【用法】水煎服。

【主治】火灼暨赤丹。

归连汤

【来源】《诚书》卷十五。

【组成】升麻　黄连　大黄　川芎　羚羊角　红花　归尾　甘草各二两　黄芩　金银花各三两

【用法】水煎服。余者可纳芒消再煎，涂肿处。

【主治】丹毒初发，血热毒盛。

百解散

【来源】《外科大成》卷四。

【组成】升麻　葛根　赤芍　黄芩　连翘　麻黄　薄荷　半夏　荆芥　金银花　甘草

【用法】水煎，母子同服。

【主治】小儿一切丹毒。

芸苔菜方

【来源】《外科大成》卷四。

【组成】芸苔菜子一两　黄酒一钟

【用法】上和研，滤去滓，煎四五沸，温服之。

【主治】丹毒。

驱风散

【来源】《外科大成》卷四。

【组成】金银花三钱　牛蒡子（炒）　防风　荆芥　当归　川芎　白芍　黄芩　连翘各八分　木通　甘草各四分

【用法】水二钟，煎八分，母子同服。

【主治】小儿紫赤丹毒，及诸疮咽喉肿痛，并伤风发热烦躁，鼻塞气喘，痰嗽惊风。

【加减】毒甚者，加大黄；丹毒，加麻仁（炒研）。

冰黄散

【来源】《尤氏喉科秘书》。

【别名】冰王散（《杂病源流犀烛》卷二十四）。

【组成】冰片三分　人中白一钱　蒲黄二钱　黄柏二钱　甘草五分　青黛五分　川连二分　薄荷二钱　月石五分　朴消五分　枯矾少许

【用法】上为末。吹之。

【主治】口疳，小儿丹毒。

达郁汤

【来源】《石室秘录》卷四。

【组成】升麻二钱　元参九钱　干葛八钱　青蒿四钱　黄耆三钱

【用法】水煎服。

【主治】火郁于胸中，胃火与肝经之火共腾而外越，致生火丹。

【方论】此方之奇，奇在青蒿与元参同用，青蒿平胃火，兼能平肝火，然未免性平而味不甚峻；又佐之元参，则火势散漫，无不扑灭矣。然而青蒿虽平胃肝之火，而胃肝二火相形，毕竟胃火胜于肝火，故又佐以干葛之平胃。

宣木散

【来源】《石室秘录》卷四

【组成】白芍三钱　柴胡二钱　丹皮二钱　玄参三钱　麦冬三钱　荆芥三钱　生地三钱　炒栀子三钱　防风一钱　天花粉三钱

【用法】水煎服。

【功用】散肝木之火。

【主治】火丹，痧疹。

防桔汤

【来源】《辨证录》卷十。

【组成】防风一钱　麦冬　玄参各一两　桔梗三钱

甘草一钱　天花粉二钱　黄芩二钱

【用法】水煎服。

【功用】补水之不足，散火之有余。

【主治】身热之后，其身不凉，遍身俱红紫之色，此热在皮肤，名曰火丹。

荆芥祛风汤

【来源】《辨证录》卷十。

【组成】荆芥二钱　甘草一钱　半夏五分　麦冬五钱　当归三钱　白芍三钱

【用法】水煎服。数剂愈。

【主治】小儿胃火郁热之赤白游风，往来不定。

消丹饮

【来源】《辨证录》卷十。

【组成】玄参三两　升麻二钱　麦冬一两　桔梗二钱　生甘草一钱

【用法】水煎服。一剂丹化，不必二剂。

【主治】火丹。身热之后，其身不凉，遍身红紫之色。

【方论】此方用玄参解其浮游之火，以麦冬滋其肺金之火，用桔梗、升麻表散于毛窍之间，用甘草调和于脏腑，经络之内，引火外行，所以奏功神速耳。

桑白分解散

【来源】《辨证录》卷十。

【组成】薏仁二两　泽泻三钱　升麻一钱　天花粉三钱　桑白皮三钱　神曲三钱

【用法】上水煎服。小儿药减半。

【主治】白火丹。

清火消毒丹

【来源】《辨证录》卷十。

【组成】生地一两　丹皮三钱　甘草一钱　玄参三钱　牛膝二钱　赤芍三钱　荆芥二钱　天花粉一钱

【用法】水煎服。连服二剂而丹消矣。再服二剂痊愈。

【主治】小儿胃火郁热，赤白游风，往来不定。

荆防饮

【来源】《冯氏锦囊·外科》卷十九。

【别名】荆防散（《疡医大全》卷三十）。

【组成】荆芥　防风　丹皮　天花粉　橘红　连翘　甘草　粘子（炒，杵）　元参　赤芍　羌活　金银花各等分

【用法】水煎服。

【主治】赤丹游走。

化湿饮

【来源】《洞天奥旨》卷十一。

【组成】白果十个　白术一钱　黄柏二钱　山药二钱　茯苓三钱　泽泻一钱　木通一钱　赤芍二钱　荆芥一钱　天花粉一钱

【用法】水煎服。

【主治】任经湿热，致患丹毒，先从脐上起，黄肿。

伏龙肝散

【来源】《洞天奥旨》卷十一。

【组成】伏龙肝末三钱　炒黄柏三钱

【用法】上为末。鸡子清调搽。

【主治】鬼火丹。

抑火制阳丹

【来源】《洞天奥旨》卷十一。

【组成】玄参五钱　豨莶草二钱　黄柏一钱　生地三钱　熟地一两　丹皮三钱　细甘草一钱　沙参二钱　牛膝一钱　金钗石斛二钱

【用法】水煎服。

【功用】滋阴抑火。

【主治】足三阳经风热，或足少阴肾经火热所致的烟火丹，从两足跗起或从足底心起赤色肿痛。

柏土散

【来源】《洞天奥旨》卷十一。

【组成】猪槽下土（炒）　黄柏末

【用法】上以蜜调和，涂患处。宜内服滋阴抑火之

药，使水旺足以制火，外以本方兼治。

【主治】烟火丹。属足三阳经风热者，从两足跗起赤色肿痛；属少阴肾经火热者，从足底心起。

柳灰散

【来源】《洞天奥旨》卷十一。

【组成】柳枝（烧灰）五钱　荆芥（炒，末）二钱　滑石三钱　生甘草二钱。

【用法】上为末。水调涂之。

【主治】天灶丹。

轻解散

【来源】《洞天奥旨》卷十一。

【组成】防风五分　麦冬三钱　生地三钱　桑白皮二钱　黄芩一钱　柴胡八分　白芍三钱　天花粉五分

【用法】水煎，服二剂。

【主治】天火丹。

屋土散

【来源】《洞天奥旨》卷十一。

【组成】瓦上陈土　炒黄柏　生甘草
　　《外科真诠》：瓦上陈土三钱，炒黄柏三钱，生甘草二钱，并有上片三分。

【用法】上各为细末。用蜜与醋同调，外涂患处。

【主治】胡漏丹。乃肝经虚火外发，从阴上起红肿。

铁屑散

【来源】《洞天奥旨》卷十一。

【组成】生铁屑二钱　母猪粪（烧灰）二钱

【用法】和蜡水调涂。

【主治】水激丹。初生于两胁，虚肿红热，乃足少阳胆经风火也。

消肿散

【来源】《洞天奥旨》卷十一。

【组成】乳香一钱　白及一钱　火丹草一钱

【用法】上各为末。羊脂调涂。

【主治】野火丹。

桑榆散

【来源】《洞天奥旨》卷十一。

【组成】地榆二钱　桑白皮二钱　羌活一钱　玄参三钱

【用法】上为细末。羊脂溶化调涂。

【主治】天火丹。因肾督脉中热毒，兼足太阳经风热，以致从脊背先起赤点，后则渐渐赤肿成片。

散丹汤

【来源】《洞天奥旨》卷十一。

【组成】当归三钱　赤芍药三钱　生甘草一钱　大黄一钱　黄芩一钱　丹皮二钱　柴胡八分

【用法】水煎服。二剂愈。

【主治】火丹。

紫荆散

【来源】《洞天奥旨》卷十一。

【组成】紫荆皮一钱　赤小豆一钱　荆芥一钱　地榆一钱

【用法】上为细末。以鸡子清调涂。

【主治】吉灶丹。

解苦散

【来源】《洞天奥旨》卷十一。

【组成】玄参五钱　生地五钱　羌活一钱　黄柏二钱　白茯苓三钱　升麻五分　丹皮三钱

【用法】水煎服。四剂自散。

【主治】天火丹。

槟榔散

【来源】《洞天奥旨》卷十一。

【组成】槟榔二钱　生甘草一钱

【用法】上为末。米醋调搽。

【主治】胡次丹。先从脐上起，黄肿，是任经湿热所致。

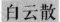

白云散

【来源】《幼科指掌》卷三。

【组成】绿豆粉一两 寒水石五钱 锦纹大黄二钱 白芷三钱

【用法】上为末。猪胆汁调涂。

【主治】胎丹,以灯照手足身上,如云头之红,或点尖之肿,皮肤隐隐者。

犀角解毒丹

【来源】《幼科证治大全》。

【组成】牛蒡子(炒)半两 荆芥半两 防风 甘草各二钱 犀角一钱半

【用法】加竹叶,水煎服。

【主治】小儿赤白丹瘤,壮热性躁,睡卧不安,胸膈痞闷,咽喉肿痛,遍身丹毒。

犀角消毒饮

【来源】《奇方类编》卷下。

【组成】牛蒡子(炒) 荆芥 防风 黄芩各一钱 犀角五钱 生甘草五分

【用法】水煎服。外用精牛肉切片贴之,干则另换。

【主治】

1.《奇方类编》:小儿丹毒,遍身游走,风热烦躁昏愦。

2.《麻科活人全书》:后牙疳。

银花解毒汤

【来源】《幼科直言》卷五。

【组成】金银花 甘草梢 连翘 归尾 丹皮 土贝母 白僵蚕 生地 黄芩 玄参

【用法】水煎服。

【功用】清热解毒

【主治】小儿丹瘤。

【宜忌】乳母宜服。

当归膏

【来源】《医学心悟》卷六。

【组成】当归 生地各一两 紫草 麻黄 木鳖子(去壳) 大风子(去壳) 防风 黄柏 玄参各五钱 麻油八两 黄蜡二两

【用法】先将前九味,入油熬枯,滤去滓,再将油复入锅内,熬至滴水成珠,再下黄蜡,试水中不散为度,候稍冷,倾入盖碗内,坐水中,出火毒,三日听用。外搽。

【主治】疬风及赤游丹、鹅掌诸风。

紫苏流气饮

【来源】《医宗金鉴》卷七十一。

【组成】紫苏 黄柏 木瓜 槟榔 香附 陈皮 川芎 厚朴(姜炒) 白芷 苍术(米泔水浸,炒) 乌药 荆芥 防风 枳壳(麸炒) 独活 甘草各等分

【用法】加生姜三片,大枣一枚,水煎服。

【主治】肾气游风。

犀角解毒饮

【来源】《医宗金鉴》卷五十一。

【组成】牛蒡子(炒) 犀角 荆芥穗 防风 连翘(去心) 金银花 赤芍药 生甘草 川黄连 生地黄

【用法】灯心为引,水煎服。

【主治】赤游风。

乌药顺气散

【来源】《医宗金鉴》卷七十三。

【组成】乌药 橘红各二钱 枳壳(麸炒) 白芷 桔梗 防风 僵蚕(炒) 独活 川芎各一钱 甘草(生)五分

【用法】水二钟,加生姜三片,煎八分服。外用姜擦。

【主治】丹毒初起白癜,无热无痛,游走不定者,由火毒未发,肌肤外受寒郁,名为冷瘼。

四物消风饮

【来源】《医宗金鉴》卷七十三。

【别名】四物消风散（《医钞类编》卷二十二）。

【组成】生地三钱　当归二钱　荆芥　防风各一钱五分　赤芍　川芎　白鲜皮　蝉蜕　薄荷各一钱　独活　柴胡各七分

【用法】加红枣肉二枚，水二钟，煎八分，去滓服。

【功用】调荣滋血消风。

【主治】赤白游风，滞于血分发赤色者。

【验案】药疹　《广西中医药》（1995，6：19）以本方治疗药疹27例，结果：全部痊愈。3天内痊愈者2例，4～10天者19例，10～20天者5例，20天以上1例，平均8.7天。

花叶膏

【来源】《绛囊撮要》。

【组成】鲜侧柏叶　瓦花

【用法】共打烂，加大黄末和匀，醋调敷。

【主治】火丹。

防己饮

【来源】《仙拈集》卷二引郑总戎方。

【组成】汉防己五钱　当归四钱　苍术　黄柏　茵陈　泽泻　牛膝各三钱

【用法】用生姜五片，黄酒一大碗，水二大碗，煎服。

【主治】腿膝流火。

二妙酒

【来源】《仙拈集》卷三。

【组成】蒜头半个　荸荠二个

【用法】煮熟捣烂，热白酒下。

【主治】小儿皮肤赤红肿痛。

丹毒饮

【来源】《仙拈集》卷三。

【组成】白芍　陈皮　黄芩各五分　藿香　木通各四两　甘草六分　麦冬一钱半

【用法】水一钟，煎二服。乳母服则倍之。

【主治】赤游丹毒，遍身不定者。

火丹散

【来源】《仙拈集》卷三。

【组成】大黄　寒水石各一两　青黛五钱

【用法】上为末。水调搽。

【主治】小儿火丹，不问上下。

三黄散

【来源】《疡医大全》卷十七。

【组成】生地　蒲黄　牛黄　冰片

【用法】上为极细末。用芭蕉根汁或扁柏叶汁和蜜调敷。如肿硬不消，因气凝血滞，或痰块结而不散，则兼阴证矣，宜用姜汁、葱汁调敷。

【主治】头痛，面痛，小儿丹毒。

搽药方

【来源】《疡医大全》卷三十。

【组成】石膏　蜜陀僧　雄黄　生大黄各等分

【用法】上研细。芭蕉根汁调敷。

【主治】赤游丹。

犀角解毒饮

【来源】《疡医大全》卷三十。

【组成】防风　荆芥穗　黄芩各一钱　犀角（镑）　甘草各五分　牛蒡子（微炒）四钱

【用法】水煎，频服。

【主治】赤游丹。红肿，游走遍体，壮热不安。

三黄散

【来源】《杂病源流犀烛》卷二十四。

【组成】生大黄　姜黄各二钱　生蒲黄五分　冰片五厘　麝香二厘

【用法】上为细末。用白蜜调，加葱、姜汁二三匙敷患处；或芭蕉根汁、扁柏叶汁和蜜调俱可。

【主治】颈痈、面痈、打腮痈，小儿丹毒。兼阴症疮疡。

白僵蚕散

【来源】《杂病源流犀烛》卷二十五。

【组成】僵蚕 蝉退 防风 甘草 苍耳子 白芷 川芎 茯苓 荆芥 厚朴 陈皮 人参各等分

【用法】上为末。每服二钱，豆淋酒下。

【主治】冷风丹毒。

浮萍散

【来源】《杂病源流犀烛》卷二十五。

【组成】浮萍五钱 防风 黄耆 羌活各三钱 当归二钱 干葛一钱 麻黄五分 生草四分

【用法】水煎，量疾重轻，分二三服。

【主治】丹毒。

清热凉血饮

【来源】《医级》卷九。

【组成】归身 川芎 生地 白芍 大黄（炒）银花 丹皮 栀子各等分

【用法】水煎，入白蜜二三匙服。

【主治】阴虚血燥，风热丹毒，大便闭结者。

马兰膏

【来源】《古方汇精》卷四。

【组成】马兰头不拘多少（冬季无叶，取根亦可）

【用法】用水洗去泥，捣烂绞汁。以鸡毛蘸汁搽之，干则再换。如颈项腿肋缝中溃烂，以此汁调飞净六一散搽之，即愈。

【主治】

1. 《古方汇精》：小儿双足红赤，游风流火，如足至小腹，手至胸膛，多至不救，急用此方救之。并治大人两腿赤肿，流火，或湿热伏于经络，皮上不红不肿，其痛异常，病者只叫腿热，他人按之极冷。

2. 《千金珍秘方选》：口疳。

猴枣化毒丹

【来源】《疡科心得集·家用膏丹丸散方》。

【组成】真珠三分 血珀五分 飞滑石八分

【用法】上为末。每服三分，乳汁调下。

【主治】幼孩遍体胎火胎毒，臀赤无皮，音哑鼻塞，或赤游丹毒。

河车散

【来源】《疡科遗编》卷下。

【组成】河车草一两

【用法】上为细末。醋捣涂。

【主治】小儿红肿游风。

升麻葛根汤

【来源】《疡科捷径》卷下。

【组成】升麻 干葛 白芍 柴胡 山栀 木通 甘草 连翘

【主治】丹毒，游风。

双解通圣散

【来源】《外科证治全书》卷三。

【组成】防风 荆芥 连翘（去心） 当归 赤芍 白术（炒） 栀子各一钱（生） 黄芩 桔梗各二钱 滑石三钱 生甘草一钱 石膏三钱

【用法】水煎，温服。

【主治】腿游风。两腿里外忽生赤肿，形如堆云，焮热疼痛。

加减泻肝汤

【来源】《外科真诠》卷上。

【组成】胆草三分 栀子一钱 黄芩一钱 泽泻一钱 柴胡七分 车前二钱 木通六分 生地一钱二分 甘草六分

【主治】缠腰火丹，累累如珠，色赤形如云片，上起风粟作痒，发热，属肝心二经风火者。

四物消风散

【来源】《外科真铨》卷下。

【组成】生地三钱　当归一钱　白芍一钱五分　川芎一钱　防风一钱　荆芥一钱　鲜皮一钱　虫退一钱　薄荷五分　甘草七分

【主治】赤游风。

加味柴胡汤

【来源】《外科真铨》卷下。

【组成】柴胡一钱　半夏五分　黄芩一钱　陈皮三分　白芍二钱　防风五分　荆芥一钱　甘草五分

【用法】水煎服。外用鸡子清和香油调青黛末涂之。

【主治】水激丹，乃足少阳胆经风火所致，初生两胁，虚肿红热，证轻者。

芨柏散

【来源】《外科真诠》卷下。

【组成】白及三钱　黄柏三分

【用法】上为细末。用葱汁调敷患处一昼夜。

【主治】飞灶丹，从头顶上红肿起。

伏龙散

【来源】《外科真诠》卷下。

【组成】伏龙肝三钱　炒黄柏三钱　上冰片二分

【用法】上为末。用鸡子清调搽。

【主治】鬼火丹。先面上赤肿，后渐渐由头而下，至身亦赤肿，是手足阳明经内风热。

消丹饮

【来源】《外科真诠》卷下。

【组成】元参一两　升麻一钱　麦冬三钱　桔梗一钱　丹皮二钱　牛子二钱　甘草七分　淡竹叶十片（引）

【主治】赤游丹。色赤而干，发热作痛者。

黄柏散

【来源】《外科真诠》卷下。

【组成】生黄柏五钱　上片三分

【用法】上为末。用水腐调涂，或用蜜亦可。足少阴肾经火热。

清凉膏

【来源】《卫生鸿宝》卷二。

【组成】石灰一块　香油半钟　雄黄末少许

【用法】将石灰凉水化开，加水打浑，少时取清水一钟，兑香油半钟，打数百成膏，加雄黄末少许，再打匀。鹅翎扫患处。

【主治】丹毒，缠腰火丹。

犀角消毒散

【来源】《麻疹集成》卷四。

【组成】犀角　力子　川连　净花　天冬　连乔　荆芥　甘草

【主治】丹毒实热。

祛风丸

【来源】《医门补要》卷中。

【组成】苦参　当归　白蒺藜　熟地　羌活　独活　灵仙　大胡麻　制首乌　蝉衣　火麻仁　天麻　紫浮萍　黑芝麻

【用法】上为末，白蜜为丸服。

【主治】赤白游风。

化毒丹

【来源】《寿世新编》。

【别名】化毒丸（《丁甘仁家传珍方选》）。

【组成】真犀角　川黄连　桔梗　玄参　薄荷叶　粉甘草各一两　青黛五钱　大黄（酒蒸九次）五钱　朱砂三钱（另研极细）

【用法】上为细末，炼蜜为丸，丸重一钱二分。每服一丸，灯芯汤化下。

【主治】一切胎热毒，游风丹毒，热疖口疮，疳火，燥渴，烦躁，大便结，小便涩赤。

红消散

【来源】《青囊秘传》。

【组成】樟水一两　银朱三钱

【用法】上为末，和匀收贮。用时以野菊花叶捣汁调搽。

【主治】游风丹毒。

清凉散

【来源】《青囊秘传》。

【组成】飞月石五钱　梅片一钱　青黛（飞）三钱　轻粉一钱　明雄黄三钱　石膏二两　川黄柏五钱

【用法】外敷。

【主治】丹毒抓痒。

解毒丹

【来源】《青囊秘传》。

【别名】遇仙丹。

【组成】熟石膏一两　青黛二钱

【用法】研极细末。入凉血散内，或菜油调搽。

【功用】《外科传薪集》：长肉生肌。

【主治】

　　1.《青囊秘传》：丹毒，湿疹。

　　2.《外科传薪集》：火烫，烂腿疮。

清凉散

【来源】《外科方外奇方》卷三。

【组成】轻粉　杭粉　蛤粉各一钱　青黛五分　煅石膏三钱　六一散三钱

【用法】上为细末。天疱疮用丝瓜汁调搽，或叶亦可；发火丹用火丹草捣汁调搽；余湿火疮等俱用麻油调搽。

【主治】天疱疮，火丹，湿疮。

马苋膏

【来源】《医学探骊集》卷六。

【组成】鲜马齿苋三钱（若春冬无鲜马齿苋，用干者一钱，水泡再捣）　生猪脂油三钱　杏仁七个（连皮，炙存性）　轻粉二分　冰片一分　宫粉八分

【用法】合一处，共捣如泥。敷之。

【主治】枕火丹，生在头项处及发内，此愈彼发，接续不断，愈起愈多，只流毒水，不溃浊脓者。

樟木散

【来源】《丁甘仁家传珍方选》。

【组成】樟木炭不拘多少。

【用法】上为末。粥饮汤调敷。

【主治】流火。

白虎加味汤

【来源】《集成良方三百种》。

【组成】生石膏二钱　知母一钱　麦冬三钱　半夏一钱　生甘草一钱　防风五分　荆芥二钱　薄荷一钱　桑白皮二钱　葛根一钱　竹叶三十片

【用法】水煎服。

【主治】鬼火丹。手足阳明经风热，面上先赤肿，渐渐由头而下，蔓延至身亦赤肿。

【方论】白虎汤以泻胃热，加防风、荆芥、薄荷、桑白皮、葛根以散其风，引其从皮毛而外散也。然大肠亦热，何故不散大肠之火？不知胃之火甚于大肠，胃火散而大肠火亦散，不必又治之也。

黄连解毒丸

【来源】《北京市中药成方选集》。

【组成】黄连四两　升麻四两　黄芩四两　黄柏四两　生栀子四两　银花四两　防风四两　牛蒡子（炒）四两　当归四两　大黄四两　赤芍四两　甘草四两

【用法】上为细末，过罗，用冷开水泛为小丸。每服二钱，以温开水送下，一日二次。

【功用】清热解毒，消肿止痛。

【主治】诸毒疮疡，红肿焮痛，无名肿毒，丹毒痘疹，烦躁发烧。

清宫丹

【来源】《全国中药成药处方集》（抚顺方）。

【组成】枳壳四钱　寸冬一两　黄芩五钱　法夏四钱　花粉四钱　柴胡四钱　生石膏一两　桔梗五钱　薄荷三钱　朱砂四钱　山栀四钱　郁金四钱　云苓四钱　胆草四钱　羌活三钱　独活三钱　白参四钱　甘草四钱　犀角五钱　雄黄四钱

【用法】上为细末，炼蜜为丸，每丸一钱四分重，蜡皮封。大人每服一大丸，五岁至十岁每服一小丸，二岁以下小儿每服小丸三分之一。用桑叶、薄荷、菊花煎汤送下；白水、茶水亦可。

【功用】清凉解热，透表化毒。

【主治】温热病发疹，感冒发热烦渴，头疼身痛，干呕烦躁，寒热往来；麻疹初期，发热畏寒，隐疹潜伏，应出不出，烦热咳嗽；大头瘟、丹毒、头面红肿，发热畏冷，心烦欲吐，便秘神昏。

【宜忌】孕妇忌服。忌腥辣厚味。

芙蓉膏

【来源】《中西医结合治疗急腹症》。

【组成】芙蓉叶　大黄　泽兰叶　黄柏各八两　黄芩　黄连各六两　冰片二钱

【用法】上为细末，按七份凡士林三份药的比例调成膏。外敷。

【功用】清热解毒消肿。

【主治】

1. 《中西医结合治疗急腹症》：急腹症手术后并发腮腺炎，软组织感染初期，有红肿热痛而脓未形成者。

2. 《赵炳南临床经验集》：丹毒、蜂窝织炎、疖、痈、乳腺炎初起。

化斑解毒汤

【来源】《赵炳南临床经验集》。

【组成】黑玄参五钱　肥知母二钱　生石膏五钱　川黄连二钱　青连翘三钱　干生地四钱　凌霄花三钱　生甘草三钱

【功用】清热解毒，活血化斑。

【主治】丹毒，漆性皮炎（漆疮），紫癜。

加味凉血利湿汤

【来源】方出《赵炳南临床经验集》，名见《千家妙方》卷下。

【组成】金银花一两　公英八钱　地丁一两　赤芍三钱　生地五钱　大青叶一两　黄柏三钱　牛膝三钱　生石膏一两

【功用】凉血解毒，利湿清热。

【主治】湿热下注所致的足背丹毒。

凉血五根汤

【来源】《赵炳南临床经验集》。

【组成】白茅根一两至二两　瓜蒌根五钱至一两　茜草根三至五钱　紫草根三至五钱　板蓝根三至五钱

【功用】凉血活血，解毒化斑。

【主治】血热发斑，热毒阻络所引起的多形性红斑（血风疮）、丹毒初起，紫癜、结节性红斑（瓜藤缠）及一切红斑类皮肤病的初期偏于下肢者。

【方论】本方以紫草根、茜草根、白茅根凉血活血为主，佐以瓜蒌根养阴生津，板蓝根清热解毒。因为根性下沉，所以本方以治疗病变在下肢者为宜。

紫色消肿粉

【来源】《赵炳南临床经验集》。

【组成】紫草五钱　赤芍一两　当归二两　贯众二钱　升麻一两　白芷二两　荆芥穗五钱　紫荆皮五钱　草红花五钱　儿茶五钱　红曲五钱　羌活五钱　防风五钱

【用法】单独或与其他药粉混合应用，常用蜂蜜调或荷叶煎水调和外用。

【功用】散风活血，化瘀消肿。

【主治】慢性丹毒肿胀（无名肿毒），红斑性、结节性疾患（瓜藤缠）。

【宜忌】疖、痈、疽初起毒热盛者勿用。

紫色消肿膏

【来源】《赵炳南临床经验集》。

【组成】紫草五钱　升麻一两　贯众二钱　赤芍一两　紫荆皮五钱　当归二两　防风五钱　白芷二两　草红花五钱　羌活五钱　芥穗五钱　荆芥五钱　儿茶五钱　神曲五钱

【用法】共研细面，过重罗，每四两药面，加血竭面一钱，山柰面二钱，乳没各二钱，凡士林四两，调匀。外敷患处。

【功用】活血化瘀，软坚消肿，止痛。

【主治】慢性丹毒，流注，结节性红斑（瓜藤缠），新生儿头皮血肿（头宣）。

【宜忌】毒热性肿胀勿用。

地榆油膏

【来源】《中医皮肤病学简编》。

【组成】地榆粉31克　冰片2克　麻油60毫升

【用法】调膏。外用。

【主治】胎火丹毒。

消炎止痛膏

【来源】《中医皮肤病学简编》。

【组成】麝香0.25克　蟾酥3克　肉桂10克　当归10克　皂荚20克　芒消30克　滑石粉50克　薄荷油2克　血竭2克　山慈菇5克　白芥子（研细，放温水内发酵）4克　穿山甲4克　橄榄油50克　饴糖（后加）100克　水50毫升

【用法】配制成膏，外敷。

【主治】丹毒。

利湿清热方

【来源】《朱仁康临床经验集》。

【组成】生地30克　黄芩9克　赤苓9克　泽泻9克　车前子9克（包）　木通4.5克　六一散9克（包）

【功用】利湿清热。

【主治】急性湿疹、下肢丹毒，带状疱疹，舌红、苔黄腻、脉滑者。

【方论】方中生地凉血清热；黄芩燥湿清热；赤苓、泽泻、六一散淡渗利湿，车前子、木通导湿从小便而泄。

搜风流气饮

【来源】《朱仁康临床经验集》。

【组成】荆芥9克　防风6克　菊花9克　僵蚕9克　白芷6克　当归9克　川芎6克　赤芍9克　乌药9克　陈皮6克

【功用】疏风达邪，和营理气。

【主治】赤白游风（血管神经性水肿），荨麻疹（肠胃型）。

敷药散

【来源】《慈禧光绪医方选议》。

【组成】绿豆一两　蝉蜕一钱　荆芥穗三钱　泽兰三钱　秦皮二钱　夏枯草二钱　连翘三钱　白芷三钱　蔓荆子三钱

【用法】共研细面。每用三四钱，淡蜜水调敷。

【功用】祛风清热，消肿解毒。

【主治】皮肤病，丹毒。

玉露膏

【来源】《中医外科学讲义》。

【组成】芙蓉叶

【用法】上为极细末，用凡士林调（凡士林8/10，玉露散2/10）。敷患处。

【功用】凉血退肿。

【主治】

　　1.《中医外科学讲义》：一切阳毒之症。

　　2.《朱仁康临床经验集》：一切疮、疖、肿毒、痈未破时，丹毒，带状疱疹。

芙蓉膏

【来源】《中西医结合皮肤病学》。

【组成】芙蓉叶　大黄　番泻叶　黄连　黄柏各10克　冰片3克

【功用】凉血清热，消肿止痛。

【主治】丹毒、蜂窝织炎、疖痈初起及结节红斑。

凉血解毒汤

【来源】《中西医结合皮肤病学》。

【组成】广角粉0.9克（冲服） 生地30克 玄参15克 麦冬9克 丹皮9克 白芍12克 银花30克 黄芩15克 栀子9克 白鲜皮30克 土茯苓30克

【功用】凉血清热，解毒祛风。

【主治】急性进行性银屑病，剥脱性皮炎（急性期）、肢端红痛症、丹毒、蜂窝织炎等见有营血毒热证候者。

【加减】口渴喜饮者，加生石膏、知母。

【方论】广角、生地、白芍、丹皮，乃是犀角地黄汤，用以清血热；麦冬、玄参可加强凉血之作用；银花、黄芩、栀子清热解毒；白鲜皮、土茯苓清热利湿。该方是凉血解毒之重剂，适应于血热炽盛者。

四十六、瘰疬

瘰疬，亦名鼠瘘、鼠疮、老鼠疮、九子疮、鼠病等，是好发于颈部淋巴结的慢性化脓性疾病，因其结核累累如串珠之状，故名瘰疬。《灵枢经》："寒热瘰疬，在于颈项者。"本病多见于体弱儿童或青年，起病缓慢，初起时结核如豆，皮色不变，不觉疼痛，以后逐渐增大，并可串生，脓成时皮色暗红，溃后脓液清稀，夹有败絮样物质，往往此愈彼溃．形成窦道。《薛氏医案·瘰疬》云："其候多生于耳前后项腋间，结聚成核，初觉憎寒发热，咽项强痛。"《河间六书·瘰疬》云："夫瘰疬者，经所谓结核是也？或在耳前后，连及颈颔，下连缺盆，皆为瘰疬。"

本病常因情志不畅，肝气郁结，以致脾失健运，痰湿内生，结于颈项而成。日久痰湿化热，或肝郁化火，下烁肾阴，热胜肉腐成脓，或脓水淋漓，耗伤气血，渐成虚损。亦可因肺肾阴亏，以致阴亏火旺，肺津不能输布，灼津为痰，痰火凝结，结聚成核。病发初期，颈部一侧或双侧，结块肿大如豆，较硬，无疼痛，推之活动，不热不痛，肤似正常，可延及数日不溃，一般无全身症状；中期，结块逐渐增大，与皮肤和周围组织粘连，结块亦可相互粘连，融合成块，形成不易推动的结节性肿块，若液化成脓时，皮肤微红，或紫暗发亮，扪之微热，按之有轻微波动感，部分病人有低热及食欲不振等全身症状。后期，液化成脓的结块经切开或自行溃破后，脓液稀薄，或夹有败絮样坏死组织，疮口呈潜行性空腔，创面肉色灰白，疮口皮色紫暗，久不收敛，可以形成窦道。此时部分病人出现低热、乏力、头晕、食欲不振、腹胀便溏等症；或出现盗汗、咳嗽、潮热等症：如脓水转稠，肉芽转成鲜红色，表示将收口愈合。

本病治疗，以扶正祛邪为主，按初、中、后期分别施以舒肝理气，化痰散结或滋阴降火，养血益气之法。

五香连翘汤

【来源】《肘后备急方》卷五。

【组成】木香 沉香 鸡舌香各二两 麝香半两 熏陆一两 射干 紫葛 升麻 独活 寄生 甘草（炙） 连翘各二两 大黄三两 淡竹沥三升

【用法】以水九升，煮减半，纳竹沥，取三升，分三次服。

本方改为散剂。名"五香散"（《太平圣惠方》卷六十四）。

【主治】恶肉、恶脉、恶核瘰疬，风结肿气痛。

丹参膏

【来源】《肘后备急方》卷五。

【组成】丹参 蒴藋各二两 秦艽 独活 乌头 白及 牛膝 菊花 防风各一两 莽草叶 踯躅花 蜀椒各半两

方中防风，《备急千金要方》作"防己"。《太平圣惠方》有白术。

【用法】上切，以苦酒二升，渍之一宿，猪膏四斤，俱煎之，令酒竭，勿过焦，去滓。以涂诸疾

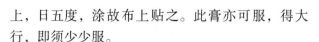

上，日五度，涂故布上贴之。此膏亦可服，得大行，即须少少服。

【主治】

1.《肘后备急方》：恶肉，恶核，瘰疬，风结，诸脉肿。

2.《备急千金要方》：疔肿、痈疽。

【方论】《千金方衍义》：丹参膏虽云散血消肿，而实外敷毒风之峻药。

丹参膏

【来源】《肘后备急方》卷八。

【组成】丹参 蒴藋各三两 莽草叶 踯躅花 菊花各一两 秦艽 独活 乌头 川椒 连翘 桑白皮 牛膝各二两

【用法】苦酒五升，麻油七升，煎令苦酒尽，去滓。凡病在外，即肢节麻痛，喉咽痹，寒入腹则心急胀满，胸胁痞塞，内则药之，外则摩之；瘫缓不遂，风湿痹不仁，偏枯拘屈，口㖞耳聋，齿痛头风，痹肿，脑中风动且痛；及痈，结核，漏，瘰疬，坚肿未溃，敷之取消；丹疹诸肿无头，状若骨疽者，摩之令消；恶结核走身中者，风水游肿，亦摩之。其服者如枣核大，小儿以意减之，日五服，数用之悉效。亦用猪脂同煎之。若是风寒冷毒，可用酒服；若毒热病，但单服；牙齿痛，单服之，仍用绵裹嚼之。

【主治】伤寒时行，贼风恶气，在外即肢节麻痛，喉咽痹；寒入腹，则心急胀满，胸胁痞塞，并瘫缓不遂；风湿痹不仁，偏枯拘屈，口㖞耳聋，齿痛头风，痹肿，脑中风动且痛；痈、结核、漏、瘰疬，坚肿未溃，及丹疹诸肿无头，状若骨疽者，及恶结核走身中者，风水游肿。

【验案】瘰疬 有小儿耳后病子，其坚如骨，已经数月不尽，以帛涂膏贴之，二十日尽消。

龙骨散

【来源】《医心方》卷十六引《范汪方》。

【组成】龙骨七分 牡蛎三分（一方各等分）

【用法】上药治下筛。每服五分匕，食前服，一日三次。

【主治】瘰疬朝夕发热。

漏芦膏

【来源】方出《外台秘要》卷二十三引《范汪方》，名见《太平圣惠方》卷六十。

【组成】白马矢屑 白牛矢屑 白羊矢屑 白猪矢屑 白鸡矢屑各一斤 漏芦 藁本各一斤

【用法】并于石上烧作灰，研，绢筛之，以猪脂一升三合煎乱发一两半令沸，发尽，纳诸药屑，微火上煎五六沸，药成。先去疮上痂，以盐汤洗，新绵拭疮令燥，然后敷膏。若无痂，尤须汤洗，一日二次。若著膏，当以帛覆。

【主治】鼠瘘及瘰疬。

【宜忌】忌风冷。

白蔹膏

【来源】《刘涓子鬼遗方》卷五。

【组成】白蔹三两 白芷三两 芎藭 大黄 黄连各二两 当归三两 黄柏二两 豉八合（炒） 羊脂三两 猪脂二升

【用法】上锉，以二脂合煎，纳诸药，微火煎，膏成去滓，候凝。敷之。

【主治】痱，瘰疬疮。

白蔹膏

【来源】《刘涓子鬼遗方》卷五。

【组成】白蔹 黄连各二两 生胡粉一两

【用法】上药治下筛，溶脂调和。敷之。

【主治】皮肤中热痱，瘰疬。

鼠瘘瘰疬膏

【来源】《外台秘要》卷二十三引《集验方》。

【组成】白马牛羊猪鸡等矢屑各一斤 漏芦 藁本各一斤

【用法】上药并于石上烧作灰研，绢筛之，以猪脂一升三合，煎乱发一两半令沸，发尽乃纳诸药屑，微火上煎五六沸，药成。先去疮上痂，以盐汤洗，新绵拭疮令燥，然后敷膏，若无痂犹须汤洗，日二次。若著膏，当以帛覆，无令风冷。瘰疬以膏敷上，亦日二次。

【主治】鼠瘘、瘰疬。

生獾散

【来源】《东医宝鉴・杂病篇》卷八引《类聚》。

【组成】生獾一个（取四足脐尾嘴并两耳）

【用法】上烧存性，为末，油调。先洗疮，后涂之。

【主治】瘰疬溃与未溃。

升麻汤

【来源】《外台秘要》卷二十三引《经心录》。

【组成】升麻 芍药各四两 射干三两 杏仁（去尖皮）三两 麻黄（去节）二两 甘草（炙）二两 枫香 葛根各三两

【用法】上切。以水八升，煎取半分，分三次服。

【主治】风毒咽水不下，及瘰疬肿。

【宜忌】忌生冷、菘菜、海藻、猪肉、五辛。

射干汤

【来源】《外台秘要》卷二十三引《经心录》。

【组成】射干 桂心各二两 麻黄（去节） 生姜 甘草（炙）各四两 杏仁四十个（去皮尖）

【用法】上切，以水四升，煮取三升，去滓，分三服。

【主治】恶毒，身强痛，瘰疬。

【宜忌】忌生冷、菘菜、海藻、猪肉、冷水、生菜、五辛。

除热三黄丸

【来源】《外台秘要》卷十三引《古今录验》。

【组成】大黄 黄芩 黄连 当归 茯苓 桂心 干姜 芍药各二分 栀子一十四枚（擘） 柴胡三分

【用法】上捣筛，炼蜜为丸，如小豆大。每服三丸，食前服。不知，增至十丸，欲取微利，以意增之。

【主治】骨热，身多疮，瘰疬，痈肿。

【宜忌】忌生葱、醋物、猪肉、冷水。

麝香涂方

【来源】《外台秘要》卷二十三引《古今录验》。

【组成】麝香（研） 雌黄（研）各等分

【用法】上为散。取虾蟆背白汁和涂疮孔中，每日一次。

【主治】鼠瘘。

五香连翘汤

【来源】《备急千金要方》卷五。

【别名】五香散（《太平圣惠方》卷九十）。

【组成】青木香 熏陆香 鸡舌香 沉香 麻黄 黄芩各六铢 大黄二两 麝香三铢 连翘 海藻 射干 升麻 枳实各半两 竹沥三合（一方不用麻黄）

【用法】上锉。以水四升，煮药减半，纳竹沥，煮取一升二合，儿生百日至二百日，一服三合；二百日至期岁，一服五合。

【主治】小儿风热毒肿，肿色白，或有恶核瘰疬，附骨痈疽，节解不举，白丹走竟身中，白疹瘙痒不已。

连翘丸

【来源】《备急千金要方》卷五。

【组成】连翘 桑白皮 白头翁 牡丹 防风 黄柏 桂心 香豉 独活 秦艽各一两 海藻半两
《太平圣惠方》无桑白皮，有榆白皮。

【用法】上为末，炼蜜为丸，如小豆大。三岁儿饮服五丸，加至十丸；五岁以上者，以意加之。

【主治】小儿无辜寒热，强健如故，而身体颈项结核瘰疬，及心胁腹背里有坚核不痛，名为结风气肿。

【方论】《千金方衍义》：方中防风、白头翁、香豉以散风毒；连翘、秦艽、独活、桑白皮、海藻以散气肿；然风药气药非得血药不能透达荣分，以散结核，又须黄柏、桂心寒热交攻；用牡丹者，专和黄柏、桂心之寒热也。

太傅白膏

【来源】《备急千金要方》卷七。

【别名】太一神膏。

【组成】蜀椒一升 附子三两 升麻（切）一升 巴豆 芎䓖各三十铢 杏仁五合 狸骨 细辛各一两半 白芷半两 甘草二两 白术六两（一方用当归三两）

【用法】上锉，苦酒淹渍一宿，以猪脂四斤，微火煎之。先削附子一枚，以绳系著膏中，候色黄膏成，去滓。伤寒心腹积聚，诸风肿疾，颈项腰脊强，偏枯不仁，皆摩之，每日一次；痈肿恶疮，鼠瘘瘰疬，炙手摩之；耳聋，取如大豆，灌之。目痛炙，纱缥白翳如珠当瞳子，视无所见，取如稗米，敷白上，令其人自以手掩之，须臾即愈，便以水洗，视如平复，且勿当风，三十日后乃可行；鼻中痛，取如大豆纳鼻中，并以摩之，龋齿痛，以绵裹如大豆，着痛齿上，咋之；中风，面目鼻口㖞僻，以摩之；若晨夜行，辟霜雾，眉睫落，数数以铁浆洗，用膏摩之。

【主治】伤寒咽喉不利，头项强痛，腰脊两脚疼，有风痹湿肿难屈伸，不能行步，若风头眩，鼻塞，有附息肉生疮，身体隐疹风搔，鼠漏瘰疬，诸疽恶疮，马鞍牛领肿疮；及久寒结坚在心，腹痛胸痹，烦满不得眠，饮食咳逆上气，往来寒热；妇人产后余疾，耳目鼻口诸疾。

野葛膏

【来源】《备急千金要方》卷七。

【组成】野葛 犀角 蛇衔 莽草 乌头 桔梗 升麻 防风 蜀椒 干姜 鳖甲 雄黄 巴豆各一两 丹参三两 踯躅花一升

【用法】上锉，以苦酒四升，渍之一宿，以成煎猪膏五斤，微火煎，三上三下，药色小黄去滓。以摩病上。

【主治】恶风毒肿，疼痹不仁，瘰疬恶疮，痈疽肿胫，脚弱偏枯。

【宜忌】此方不可施之猥人，慎之。

五香连翘汤

【来源】《备急千金要方》卷二十二。

【别名】连翘五香汤（《千金翼方》卷二十三）、五香汤（《普济方》卷四〇五）。

【组成】青木香 沉香 熏陆香 丁香 麝香 射干 升麻 独活 寄生 连翘 通草各二两 大黄三两

【用法】上锉。以水九升，煮取四升，纳竹沥二升，更煮取三升，分三次服。取快利。

【主治】

　1.《备急千金要方》：一切恶核瘰疬，痈疽恶肿。

　2.《普济方》：小儿一切痈疽肿毒疮，瘰疬瘾疹，火瘅赤游。

【宜忌】《普济方》：忌猪肉、蒜、生菜。宜兔肉。

李根皮散

【来源】《备急千金要方》卷二十二。

【别名】李根散（《外台秘要》卷二十四）。

【组成】李根皮一升 通草 白蔹 桔梗 厚朴 黄芩 附子各一两 甘草 当归各二两 葛根三两 半夏五两 桂心 芍药各四两 芎䓖六两 栝楼根五两

【用法】上药治下筛。每服方寸匕，酒下，一日三次。疮大困者，夜再服之。

【主治】痈疽发背，及小小瘰疬。

【宜忌】《外台秘要》：忌羊肉、饧、海藻、菘菜、猪肉、冷水、生葱。

【方论】《千金方衍义》：甘李根皮苦咸降逆；栝楼、葛根清胃解毒；通草、白蔹散结利窍；厚朴、半夏破气涤痰；桂心、附子化坚排脓；芎、归、芍药和营止痛；甘、桔、黄芩清热利气，疡溃本虚而脓未透者为宜。

漏芦汤

【来源】《备急千金要方》卷二十二。

【别名】千金漏芦汤（《太平惠民和济局方》卷八宝庆新增方）。

【组成】漏芦 白及 黄芩 麻黄 白薇 枳实 升麻 芍药 甘草各二两 大黄二两

　方中白薇、枳实，《太平惠民和济局方》作白蔹、枳壳。

【用法】上锉。以水一斗，煮取三升，分三服。

【主治】

1.《备急千金要方》：痈疽。

2.《太平惠民和济局方》（宝庆新增方）：痈疽发背，丹毒恶肿，时行热毒，发作赤色，瘰病初发，头目赤痛，暴生障翳，吹奶肿痛，一切无名恶疮。

五白膏

【来源】《备急千金要方》卷二十三。

【组成】白马　白牛　白羊　白猪　白鸡等屎各一升　漏芦二斤

【用法】上药各于石上烧作灰，研，绢筛之；以猪膏一升三合煎乱发一两半，令极沸消尽，乃纳诸末，微火上煎五六沸，药成。去疮痂，以盐汤洗，新帛拭干，然后敷膏，当以帛裹上，勿令中风冷也；若无痂，犹须汤洗，一日二次。

【主治】鼠瘘及瘰疬。

曾青散

【来源】《备急千金要方》卷二十三。

【组成】曾青　荏子　礜石（一作矾石）　附子各半两　当归　防风　栝楼根　芎藭　黄耆　黄芩　狸骨　甘草　露蜂房各二两　细辛　干姜各一两　斑猫　芫青各五枚

【用法】上为末。每服一方寸匕，以酒送下，日再服。

【主治】寒热瘰疬及鼠瘘。

蔷薇丸

【来源】《备急千金要方》卷二十三。

【组成】蔷薇根三两　石龙芮　黄耆　鼠李根皮　芍药　黄芩　苦参　白蔹　防风（一作防己）　龙胆　栝楼根各一两　栀子仁四两

【用法】上为末，蜜丸如梧桐子大。每服十五丸，米饮送下，一日二次。

【主治】身体有热气瘰疬，及常有细疮，并口中有疮。

雌黄芍药丸

【来源】《备急千金要方》卷二十三。

【组成】雌黄　茯苓　芍药　续断　干地黄　空青　礜石　干姜　桔梗　蜀椒　恒山　虎肾　狸肉　乌脑　斑猫各一分　矾石一分　附子一两

【用法】上为末，炼蜜为丸，如大豆大。以酒服十丸，一日二次。

【主治】因新沐湿结发，汗流于颈，致发瘰疬漏，始发于颈，有根，初苦痛，令人寒热，其根在肾。

【方论】《千金方衍义》：新沐中风，则为首风；新沐受湿，湿著于脑，则为瘰疬，日久不散，失其阳和，蕴毒而成其漏。故用雌黄阴毒之物，以破阴毒之结；佐以芍药除血痹，破坚积，此本经主治专取养营之功以和失调之血，则瘰自开，积自散矣；其余虎肾、狸肉、乌脑、斑猫截风解毒，礜石、空青、附子、恒山破结开痰，专赖芍药以固阳根之力。

太一追命丸

【来源】《备急千金要方》卷二十四。

【别名】太乙追命丸、夺命丸（《普济方》卷二五一）。

【组成】蜈蚣一枚　丹砂　附子　矾石（一作礜石）　雄黄　藜芦　鬼臼各一分　巴豆二分

【用法】上为末，炼蜜为丸，如麻子大。每服二丸，一日一次。伤寒一二日，服一丸，当汗出，绵裹两丸，塞两耳中；下利，服一丸，一丸塞下部；蛊毒，服二丸；在外，膏和摩病上。在膈上，吐；膈下，利；有疮，一丸涂之，毒自出；产后余疾，服一丸；耳聋，绵裹塞耳。

【主治】百病，或中恶气，心腹胀满，不得喘息，心痛积聚，膪胀疝瘕，宿食不消，吐逆呕哕，寒热瘰疬，蛊毒，妇人产后余疾。

破结散

【来源】方出《备急千金要方》卷二十四，名见《三因极一病证方论》卷十五。

【别名】破血散（《秘传外科方》）。

【组成】海藻　龙胆　海蛤　通草　昆布　礜石（一作矾石）　松萝各三分　麦曲四分　半夏二分
　　　《秘传外科方》有贝母（去心）三分。

【用法】上为细末。每服方寸匕，酒送下，一日三次。十日知，二十日愈。

《医学入门》改为丸剂，蜜为丸，如绿豆大。每服三十丸，临卧葱白煎汤送下，并含化咽之。名"海藻散坚丸"（《医学入门》卷八）

【主治】石瘿、气瘿、劳瘿、土瘿、忧瘿等。

【宜忌】禁食鱼、猪肉、五辛、生菜、诸难消之物。

【验案】瘰疬 《医学正传》：有人于项上生病，大如茄子，潮热不食，形瘦日久，百方不效，后得此方，去松萝，加真桑寄生一倍服。三五日后，其疮软而散，热退而愈。屡医数人皆效。

丹参汤

【来源】《外台秘要》卷二十三引《延年秘录》。

【组成】萹蓄 丹参各二两 甘草（炙） 秦艽 独活 乌头（炮） 牛膝各一两 踯躅花 蜀椒各半两（汗）

《古今录验》有白及。

【用法】上切。以水八升，煮取三升，温服一升。

【主治】恶肉核瘰疬，诸风气结聚肿气。

【宜忌】忌海藻，菘菜，猪肉，冷水。

丹参膏

【来源】《外台秘要》卷二十三引《延年秘录》。

【组成】丹参八分 白蔹 独活 连翘 白及各四分 升麻 萹蓄各六分 防己 玄参 杏仁各五分（去皮尖）

【用法】上切细，以生地黄汁淹渍一宿，以炼成猪膏四升，微火煎五上五下，药成，绞去滓。以摩病处，一日三四次。

【主治】恶肉、结核、瘰疬，脉肿气痛。

玄参汤

【来源】《外台秘要》卷二十三引《延年秘录》。

【组成】玄参 升麻 独活 连翘各二两 木防己 菊花各一两

【用法】上切。以水八升，煮取三升，分服一升，一日三次。

【主治】恶核瘰疬风结。

人参散

【来源】《千金翼方》卷二十四。

【组成】人参 干姜 白芷 甘草各一两

【用法】上为散。先食服方寸匕，以饮送下，一日三次；少小半匕。

【主治】寒热，瘰疬在颈如杏李。

狸头散

【来源】方出《千金翼方》卷二十四，名见《普济方》卷二九二。

【组成】连翘 黄连 苦参 栝楼 土瓜根 芍药 常山各一两 龙胆二两 狸头骨一枚（炙）

【用法】上为散。每服五分匕，以酒送下，每日三次。

【主治】寒热瘰疬。

【宜忌】《普济方》：忌猪肉、冷水。

五香汤

【来源】《外名》卷二十三引《崔氏方》。

【别名】五香散（《太平圣惠方》卷六十四）。

【组成】麝香（研） 青木香 鸡舌香 藿香 熏陆香 当归 黄芩 升麻 芒消各三分 大黄五分

【用法】上锉。以水六升，煮取二升，去滓，纳消，分二服，相去如人行七八里再服。

【主治】毒肿瘰疬，诸卒尸注恶气。

白蔹膏

【来源】方出《外台秘要》卷二十三引《广济方》。名见《圣济总录》卷一二六。

【组成】白蔹 甘草（炙） 青木香 芍药 大黄各三两 玄参三两

方中甘草，《圣济总录》作"莽草"。

【用法】上为散，以少酢和稀糊。涂故布贴上，干易之，勿停。

【主治】瘰疬息肉结硬。

【宜忌】忌猪肉、五辛、热肉、饮酒、热面。

瘰疬结核丸

【来源】《外台秘要》卷二十三引《广济方》。

【组成】黄耆七分　玄参八分　苦参　鼠粘子各九分　枳实（炙，去瓤）　大黄　羚羊角屑　麦门冬（去心）各五分　连翘　青木香　人参（去芦）　苍耳子　升麻　茯苓　甘草（炙）　桂心　朴消各四分

【用法】上为细末，炼蜜为丸，如梧桐子大。每服十丸，以酒送下，日三夜四次。渐加至三十丸，以知为度。

【主治】瘰疬结核。

【宜忌】忌猪肉、五辛、饮酒、热面等。

鸲骨丸

【来源】方出《外台秘要》卷二十三引《广济方》，名见《太平圣惠方》卷六十六。

【组成】鸲骨（炙）　狸骨（炙）　射干　玄参　升麻（炙）　青木香　沉香　犀角屑　丁香　羚羊角屑　丹参　甘草（炙）各四分　人参　沙参各三两　獭肝六分　连翘六分　光明砂二分（研）

　　《太平圣惠方》有麝香半两。

【用法】上为末，蜜为丸，如梧桐子大。每服十五丸，空腹饮送下，一日二服。渐加至三十丸。

【主治】瘰疬。

【宜忌】忌生冷、油腻、血食酢、热肉、海藻、菘菜、粘食、陈臭生血物。

大黄膏

【来源】《外台秘要》卷二十三引《经效方》。

【组成】大黄六分　附子四分（炮）　细辛三分　连翘四分　巴豆一分

【用法】上药以苦酒浸一宿，以腊月猪膏煎三上三下，去滓，以绵滤之，用敷之，一日三五次。

【主治】痈肿，瘰疬核不消。

犀角丸

【来源】《外台秘要》卷二十三引《经效方》。

【组成】犀角四分　升麻三分　大黄六分　牛蒡子八分　乌蛇十分（炙，去头尾）　玄参八分

【用法】上为末，蜜和为丸，如梧桐子大。每服三十五丸，午后煎牛蒡汤送下。

【主治】瘰疬。

芍药散

【来源】《外台秘要》卷三十四引《深师方》。

【组成】芍药　通草　桂心　昆布　白蔹　附子（炮）　黄耆　人参　海藻　木占斯各一两

【用法】上为散。每服一钱匕，食后以清酒送下，一日三次。

【功用】消核。

【主治】乳痈肿，及颐下气结瘰疬。

桃红散

【来源】方出《证类本草》卷十三引《广利方》，名见《圣济总录》卷一二六。

【组成】麒麟竭

【用法】上为末。敷之。

　　《圣济总录》：以自津唾调，日夜频涂。

【主治】

　　1.《证类本草》引《广利方》：金疮血不止兼痛。

　　2.《圣济总录》：瘰疬已成漏疮，用紫红散后疮渐敛、紫黑色者。

　　3.《本草纲目》引《仁斋直指方论》：肠风血痔。

　　4.《本草纲目》引《医林集要》：嵌甲疼痛。

五香汤

【来源】《幼幼新书》卷三十五引《婴孺方》。

【组成】木香　熏陆香　海藻各一分　麝半两　沉香　枳实（麸炒）　升麻　射干各二分　大黄八分　竹沥三合

【用法】以水四升，下沥，煮一升二合，分温服之。

【主治】小儿风热毒肿色白，或恶核瘰疬，附骨痈疽，节解下丹白色，游走遍身，白隐疹。

太一追命丹

【来源】《太平圣惠方》卷五十六。

【别名】夺命丸（《圣济总录》卷一四七）。

【组成】蜈蚣一枚（微炙，去足） 巴豆三十枚（去皮心，研，纸裹压去油） 附子一分（炮裂，去皮脐） 白矾半两（烧令汁尽） 藜芦一分（去芦头） 雄黄一分（细研） 鬼臼一分（去须）

【用法】上为末，入研了药，更研令匀，炼蜜为丸，如麻子大。每服二丸，以温酒送下。

【主治】五蛊，及中恶气，心腹胀满，不得喘息。心痛积聚，及疝瘕宿食不消，吐逆呕哕寒热瘰疬。

玄参散

【来源】《太平圣惠方》卷六十一。

【别名】玄参膏（《圣济总录》卷一八二）。

【组成】玄参半两 紫葛半两（锉） 川大黄半两（生用） 木香半两 卷柏半两 川芒消半两 黄药半两 紫檀香半两（锉）

【用法】上为细散。以鸡子白调和，稀稠得所，薄涂所患处。

【主治】

1.《太平圣惠方》：痈肿，毒热疼痛。

2.《圣济总录》：小儿脑热结瘰疬，连两耳下肿痛，身体寒热，坐卧不安，食饮不下。

【加减】有疮肿已破者，去芒消。

柳皮膏

【来源】《太平圣惠方》卷六十一。

【别名】柳木膏（《普济方》卷二七二）。

【组成】柳白皮五斤 楸皮五斤 木通一斤 枳壳半斤 皂荚一斤 木香末三两

方中楸皮，《普济方》作"楸叶"。

【用法】上为细末，以水八斗，煮取汁二斗，去滓，移于小锅子中，下木香，煎至七升，去滓，又移于小锅中，以慢火煎，搅勿住手，炼如饧，搅得成丸即住，以细帛裹收。每日涂于帛上贴之，取平复为度。

【主治】诸疮愈后，疮瘢胬肉未消；瘰疬风结。

大垂云膏

【来源】《太平圣惠方》卷六十三。

【组成】当归 附子（去皮脐，生用） 芎䓖 防风 川升麻 槐子 细辛（去苗） 侧柏叶各一两 桃仁（汤浸，去皮尖双仁） 杏仁（汤浸，去皮尖双仁） 甘草 桑根白皮 白及 黄耆 白僵蚕各一分 垂柳一握（煎了不在吊） 黄丹七两 雄黄半两 朱砂一分（细研） 硫黄二分（细研） 麝香一钱（细研） 白芷一分 没药一分 麒麟竭一分（细研） 龙脑一分（细研） 黄蜡四两（细研） 油一斤半

【用法】上药除研了药并丹外，细研，先熬油令沸，下锉药，煎候白芷黄赤色，以绵滤过，拭铛令净，再煎，下丹，以柳木篦搅，候变黑，即下蜡熔尿，滴于水中为珠子不散，即次下诸药末，搅令匀，以瓷盒盛。发背疮，热酒调一钱服，外贴之。余症外贴，虎豹咬着，用甘草水洗后贴之。

【主治】一切恶疮焮肿，发背，疽疮，风肿，肠痈，乳痈，瘰疬，疥癣，发鬓，牙痛，发脑，肾痈，马坠磕破骨损，及一切虫蛇毒物咬伤。

白蔹散

【来源】《太平圣惠方》卷六十四。

【组成】白蔹一两川 大黄一两 赤石脂一两 赤芍药一两 莽草一两 黄芩一两 黄连一两（去须） 吴茱萸一两

【用法】上为末。以鸡子清和如泥，涂布上，贴于肿处，干即易之。

【主治】

1.《太平圣惠方》：恶核焮肿不消；瘰疬结核，根源深固，肿硬疼痛。

2.《普济方》：痈疽。

七神丸

【来源】《太平圣惠方》卷六十六。

【组成】斑蝥三十枚（去头翅足，以糯米拌炒，米黄为度） 露蜂房半两（烧灰） 蛇蜕皮一条（烧灰） 猬皮一两（烧灰） 麝香一分（细研） 雄黄半两（细研） 朱砂三分（细研，水飞过）

【用法】上为末，入研了药令匀，煮枣肉为丸，如梧桐子大。每日七丸，空心以糯米粥饮送下。如腹内觉有小痛，及憎寒，即减两丸。

【主治】瘰疬数年不愈，根株渐大，流注四肢。

天灵散

【来源】《太平圣惠方》卷六十六。

【别名】天灵盖散（《医方类聚》卷一八〇）。

【组成】天灵盖一两（带血色者，以茅香水洗五七度，涂酥，炙令焦黄） 虎胫骨一两（涂酥，炙令焦黄）

【用法】上为细散。每服二钱，空心以葱、酒调下，晚食前再服。

【主治】气毒瘰疬遍项，及流注胁腋下，有头疼痛。

木通丸

【来源】《太平圣惠方》卷六十六。

【组成】木通一两（锉） 玄参一两 连翘一两 川升麻一两 败酱三分 大麻仁一两 川大黄二两（锉碎，微炒） 赤芍药三分 犀角屑三分 黑豆一两（炒熟，去皮） 昆布一两（洗去咸味）

【用法】上为末，炼蜜为丸，如梧桐子大。每服三十丸，食后以酸浆水送下。

【主治】瘰疬结肿，身体寒热，心胸壅滞。

五香散

【来源】《太平圣惠方》卷六十六。

【组成】沉香一两 木香一两 熏陆香一两 麝香一分（细研） 丁香三分 羚羊角屑三分 连翘一两 子芩三分 川升麻一两 麦门冬一两（去心） 赤芍药三分 玄参三分 当归三分 犀角屑三分 甘草三分 地骨皮三分 川大黄一两（锉碎，微炒） 黄耆一两（锉）

【用法】上为散，入麝香研令匀。每服三钱，以水一中盏，加芦根五寸，生姜半分，煎至六分，去滓，不拘时候温服。

【主治】心膈久积热毒，肝气滞留，致项生瘰疬结核。

内消地胆散

【来源】《太平圣惠方》卷六十六。

【组成】地胆一分（去头翅足，以糯米拌，炒令米黄为度） 滑石半钱 川朴消一分（熬令汁尽）

【用法】上为细散。每服半钱，空心以粥饮调下。服后小便中觉下恶物，即减地胆少许，十日见效。

【主治】热毒瘰疬。

内消昆布散

【来源】《太平圣惠方》卷六十六。

【别名】昆布散（《普济方》卷二九二）。

【组成】昆布一两（洗去咸味） 海藻一两（洗去咸味） 枳壳一两（麸炒微黄，去瓤） 牛蒡子半两（微炒） 连翘半两 防风半两（去芦头） 玄参半两 何首乌一两 牵牛子半两（微炒） 甘草半两（炙微赤，锉） 川大黄半两（锉碎，微炒） 皂荚子仁五十枚（微炒令黄） 牡荆子一两

【用法】上为细散。每服二钱，食后煎葱汤调下。

【主治】风毒瘰疬肿结。

牛蒡子丸

【来源】《太平圣惠方》卷六十六。

【别名】牛蒡丸（《普济方》卷二九二）。

【组成】牛蒡子二两（微炒） 何首乌二两 干薄荷二两 雄黄一两（细研） 麝香一分（细研） 牛黄一分（细研） 皂荚七挺（捶碎）

【用法】上为末，入麝香、牛黄，研令匀；以水三升，浸皂荚一宿，按取汁，慢火熬成膏，入前药末为丸，如梧桐子大。每服二十丸，食后以温酒送下。

【功用】内消。

【主治】风毒瘰疬，结核肿硬疼痛。

升麻散

【来源】《太平圣惠方》卷六十六。

【组成】川升麻一两 连翘二两 玄参一两 败酱一两 川大黄二两（锉碎，微炒） 犀角屑一两 虎杖一两 紫葛一两（锉） 桑根白皮一两（锉）

甘草一两（炙微赤，锉）

【用法】上为散。每服四钱，以水一中盏，煎至六分，去滓，加红雪一钱，不拘时候温服。

【主治】瘰疬结聚，颗块成疮，上攻头项疼痛。

乌蛇丸

【来源】《太平圣惠方》卷六十六。

【组成】乌蛇三两（酒浸，去皮骨，炙令微黄）犀角屑三分　连翘一两　玄参三分　昆布三分（洗去咸味）　牛蒡子一两（微炒）　川大黄一两（锉碎，微炒）　黄耆一两（锉）　漏芦一两　甘草三分（炙微赤，锉）　枳壳三分（麸炒微黄，去瓤）　大麻仁三分　郁李仁三分（汤浸，去皮，微炒）　斑蝥一分（以糯米拌，炒米微黄，去翅足）

【用法】上为末。炼蜜为丸，如梧桐子大。每服二十丸，以清粥饮送下，不拘时候。

【主治】瘰疬成结颗核，肿痛不散，或破为脓水不绝。

乌蛇丸

【来源】《太平圣惠方》卷六十六。

【组成】乌蛇二两（酒浸，去皮骨，炙微黄）犀角屑三分　连翘三分　昆布三分（洗去咸味）　黄耆一两（锉）　川大黄一两半（锉碎，微炒）　斑蝥一分（以糯米拌炒，米黄为度，去头翅足）　甘草半两（炙微赤，锉）　漏芦三分　牛蒡子一两（微炒）　枳壳一两（麸炒微黄，去瓤）　木通一两（锉）

【用法】上为末，炼蜜为丸，如梧桐子大。每服二十丸，食后以牛蒡子汤送下。

【主治】风毒气留滞脏腑，攻注肌肉，于项腋生瘰疬，疼痛。

甘草丸

【来源】《太平圣惠方》卷六十六。

【组成】甘草一两（炙微赤，锉）犀角屑一两半黑豆一两（炒熟）麝香半两（细研）斑蝥半两（以糯米拌炒，米黄为度，去头翅足）

【用法】上为末，炼蜜为丸，如梧桐子大。每服七

丸，空心以粥饮送下。服后觉疮痛即住药。其病当从小便中出，即于盆子内看之。

【主治】热毒结成瘰疬，日夜疼痛。

石燕丸

【来源】《太平圣惠方》卷六十六。

【组成】石燕一枚（细研）　真珠末一钱　麸金石三分（细研）　木香二分　井泉石三分　续随子三分（去皮）　槟榔一两　郁李仁一两（汤浸，去皮，微炒）

【用法】上为末，同研令匀，炼蜜为丸，如梧桐子大。每服十丸，食前以粥饮送下。

【主治】瘰疬结肿，寒热疼痛，心腹烦壅。

白蔹丸

【来源】《太平圣惠方》卷六十六。

【组成】白蔹一两　黄耆一两（锉）　木香一两枳壳一两（麸炒微黄，去瓤）　玄参一两　乌蛇二两（酒浸，去皮骨，炙令黄）　斑蝥十四枚（去头足翅翎，以糯米拌炒，令米黄）

【用法】上为末，炼蜜为丸，如梧桐子大。每服十丸，空心及晚食前以粥饮送下。

【主治】瘰疬结肿有头，脓水不止。

白蔹散

【来源】《太平圣惠方》卷六十六。

【组成】白蔹半两　甘草半两　玄参半两　木香半两　赤芍药半两　川大黄半两

【用法】上为细散。以醋调为膏，贴于患上，干即易之。

【主治】瘰疬生于颈腋，结肿寒热。

玄参散

【来源】《太平圣惠方》卷六十六。

【组成】玄参一两　枳壳一两（麸炒微黄，去瓤）木通一两（锉）　独活一两　犀角屑半两　川大黄一两（锉碎，微炒）　杏仁一两（汤浸，去皮尖双仁，麸炒微黄）

【用法】上为散。每服三钱，以水一中盏，煎至六分，去滓温服。一日三四次。

【主治】瘰疬初生结肿，发歇寒热。

玄参散

【来源】《太平圣惠方》卷六十六。

【组成】玄参三分　连翘三分　知母三分　当归三分　雄黄三分（细研）　牵牛子三分（微炒）　黑豆三分（炒熟）　黄芩三分　犀角屑三分　赤芍药三分　礜石三分（泥裹烧半日，细研）　地胆一分（以糯米拌炒，米黄为度，去翅足）　斑蝥一分（以糯米拌炒，米黄为度，去头翅足）　空青三分（烧过细研）　崔子三分（微炒）

【用法】上为细散，入研了药令匀。每服一钱，空腹以温酒调下。三五服后，小便出烂肉为效。

【功用】散热毒。

【主治】热毒瘰疬，壅肿疼痛。

地柏散

【来源】《太平圣惠方》卷六十六。

【组成】地柏半两（炙令黄色）　玄参三分　川升麻一两　牛蒡子一两（微炒）　犀角屑一两

【用法】上为细散。每服一钱，食前以温水调下。

【主治】瘰疬经数年不愈。

朱砂丸

【来源】《太平圣惠方》卷六十六。

【组成】朱砂一分（细研）　腻粉一分　粉霜一分（细研）

【用法】上为末。用鸡子白为丸，如梧桐子大。每服三丸，于五更初煎葱汤送下。良久当利，如未利再服之。

【功用】内消。

【主治】瘰疬结核肿痛。

豆牛子散

【来源】《太平圣惠方》卷六十六。

【组成】豆牛子（豆叶上生者）二七枚（以糯米同

炒，令米黄）　麝香半钱（细研）

【用法】上药同研如面。别取枳壳末三钱，用水一盏，煎至四分，去滓，调下散子半钱，五更时服。良久觉腹痛，但只以枳壳汤细细呷之，即自止。有恶物从小肠出为效。

【主治】瘰疬头多，经久不愈，脓血不止，疼痛。

连翘丸

【来源】《太平圣惠方》卷六十六。

【组成】连翘一两　川大黄一两（锉碎，微炒）沉香一两　薰陆香一两　黄耆一两（锉）　牛蒡子一两（微炒）　枳壳一两（麸炒微黄，去瓤）　赤芍药三分　玄参三分　川升麻三分　羌活三分皂荚子仁四十九个（炒黄焦）　占斯三分　芎藭三分　黄芩三分　红盐一分（波斯者）

【用法】上为末，炼蜜为丸，如梧桐子大。每服三十丸，食后以温酒送下。

【主治】瘰疬结肿不散，欲成脓，致寒热不退。

连翘散

【来源】《太平圣惠方》卷六十六。

【别名】射干连翘汤（《圣济总录》卷一二六）、射干连翘散（《外科发挥》卷五）。

【组成】连翘一两　射干三分　玄参三分　赤芍药半两　木香半两　川芒消一两　川升麻二分　栀子仁半两　前胡半两（去芦头）　当归三分　甘草半两（炙微赤，锉）　川大黄一两（锉碎，微炒）

【用法】上为散。每服三钱，以水一中盏，煎至六分，去滓温服，每日三四次。

【主治】瘰疬结肿疼痛，时发寒热。

连翘散

【来源】《太平圣惠方》卷六十六。

【别名】连翘汤（《圣济总录》卷一二六）。

【组成】连翘一两　犀角屑一两　玄参半两　黄耆一两（锉）　木通半两（锉）　漏芦一分　杏仁一两（汤浸，去皮尖双仁，麸炒微黄）

【用法】上为散。每服三钱，以水一中盏，煎六分，去滓，食前温服。

【主治】瘰疬热肿，肉败生脓。

连翘散

【来源】《太平圣惠方》卷六十六。

【组成】连翘三分　漏芦三分　知母三分　木通一两（锉）　桂心三分　黄芩三分　柴胡一两（去苗）　玄参三分　川大黄二两（锉碎，微炒）　川朴消二两　甘草三分（炙微赤，锉）

【用法】上为散。每服四钱，以水一中盏，煎至六分，去滓，每于食前温服。以利为度。

【主治】肝膈热毒盛，攻项腋，生瘰疬，肿痛，心神烦闷，背胛急疼，四肢不利。

何首乌丸

【来源】《太平圣惠方》卷六十六。

【别名】祛风丸（《普济方》卷二九二）。

【组成】何首乌五两（九蒸九晒，捣罗为末）　干薄荷四两（捣罗为末）　羊肉半斤（去脂膜）　皂荚三十挺（不蛀者。十挺去黑皮，涂酥炙令黄色，捣罗为末；十挺烧候火焰将尽，以碗合盖候冷，取出捣罗为末；十挺捶碎，用新汲水五升按取汁，生绢滤过）

　　《普济方》有玄参四两。

【用法】上先将皂荚水煮羊肉令烂，后取肉细研，入诸药末，和捣为丸，如梧桐子大。每服二十丸，空心以温酒送下，薄荷汤下亦得。

【主治】风毒气滞，颈腋结成瘰疬，肿核不消。

何首乌丸

【来源】《太平圣惠方》卷六十六。

【组成】何首乌二两　昆布二两（洗去咸味）　雀儿粪一两（微炒）　雄黄半两（细研）　麝香一分（细研）　皂荚十挺（去黑皮，涂酥，炙令黄，去子）

【用法】上为末，入前研了药一处，同研令匀，用精白羊肉一斤细切，更研相和为丸，如梧桐子大。每服十五丸，食后荆芥汤送下。

【主治】气毒，心膈壅滞，颈项生瘰疬，咽喉不利。

皂荚丸

【来源】《太平圣惠方》卷六十六。

【组成】皂荚四两（去黑皮，涂醋炙黄焦，去子）　干蝎半两（微炒）　干薄荷四两　白僵蚕半两（微炒）　天麻半两　牛黄半两（细研）　夜明砂一两（微炒）　鹁鸽粪二两（微炒）　蓬莪术一两　麝香一分（细研）

【用法】上为末，入麝香、牛黄同研令匀，炼蜜为丸，如梧桐子大。每服三十丸，空心及夜临卧时以薄荷汤送下。

【主治】风毒气盛，项边生瘰疬，结硬或赤肿疼痛。

皂荚丸

【来源】《太平圣惠方》卷六十六。

【组成】皂荚二十挺（十挺去黑皮，涂酥，炙令焦黄，去子；十挺生捶烂，用好酒五升，按绞取汁，熬成膏）　何首乌半斤　干薄荷半斤　蜗牛子四两（炒令微黄）　硼砂一两（通白者）　附子一两（炮裂，去皮脐）　天麻一两　精羊肉四两（去脂膜，薄切，炙令干）　天南星一两（炮）　半夏一两（汤洗七遍，去滑）

【用法】上为末，入皂荚膏，和捣为丸，如梧桐子大。每服十丸，渐加至二十丸，空心及晚食前浸牛膝酒送下。

【功用】内消。

【主治】风毒瘰疬，项腋下生如梅李枣核，肿痛。

皂荚丸

【来源】《太平圣惠方》卷六十六。

【组成】皂荚五挺（去黑皮，涂酥，炙微黄焦，去子）　蜗牛子五十个（炒令微黄）　雄黄半两（细研）　何首乌一两　陈软枣一两　连翘一两　麝香一分（细研）　龙脑一钱（细研）　芜菁七个（以糯米拌炒，米黄为度，去翅头足）

【用法】上为末，入研了药令匀，炼蜜为丸，如梧桐子大。每服七丸，食前煎元参汤送下。

【主治】气毒瘰疬，肿硬疼痛，时发寒热，不思饮食，日渐羸瘦。

皂荚丸

【来源】《太平圣惠方》卷六十六。

【组成】皂荚十两（去黑皮，涂酥，炙令黄，去子）　独活五两　防风二两（去芦头）　天麻五两　干薄荷五两

【用法】上为末，炼蜜为丸，如梧桐子大。每服二十丸，食后煎槐白皮汤送下。

【主治】肝肺风毒，项生结核，痒痛，遍身顽痹。

皂荚子丸

【来源】《太平圣惠方》卷六十六。

【组成】皂荚子二十个（炒熟）　巴豆二个（去皮心，研，纸裹压去油）　乳香二钱　斑蝥二个（以糯米拌炒，米黄为度，去头翅足）

　　方中乳香用量原缺。据《普济方》补。

【用法】上为末，用软饭为丸，如梧桐子大。每服二丸，空心以温酒送下。

【主治】气毒瘰疬，结硬疼痛。

皂荚针散

【来源】《太平圣惠方》卷六十六。

【别名】皂荚刺散（原书卷九十）、皂针散（《普济方》卷二九一）。

【组成】皂荚针一斗（不生子者）　牛蒡子半斤

【用法】上取皂荚针于盆中烧，候火盛时，撒牛蒡子于火中，候烟欲尽，以盆合之，冷定，为末。每服三钱，空心以井花水调下。良久利下恶物，如胶糖，永断根本。利于补治，三五日只可吃软粥饮。小儿每服一钱，日三服。

【主治】风毒瘰疬。小儿瘰疬肿硬。

沉香散

【来源】《太平圣惠方》卷六十六。

【组成】沉香一两　桑寄生一两　射干一两　川升麻一两　防风三分（去芦头）　熏陆香三分　麝香一分（细研）　川大黄一两半（锉碎，微炒）　藿香三分　连翘一两

【用法】上为粗散，加麝香研匀。每服四钱，以水一中盏，煎至六分，去滓温服，每日三四次。

【主治】瘰疬寒热，结肿疼痛，心胸壅滞。

枳壳丸

【来源】《太平圣惠方》卷六十六。

【组成】枳壳一两半（麸炒微黄，去瓤）　玄参一两　漏芦一两半　川大黄一两半（锉碎，微炒）　黄耆二两（锉）　营实一两　牛蒡子二两（微炒）　露蜂房半两（微炙）

【用法】上为末，炼蜜为丸，如梧桐子大。每服三十丸，以粥饮送下，不拘时候。

【主治】瘰疬结肿，穿溃生脓。

神效斑蝥丸

【来源】《太平圣惠方》卷六十六。

【组成】斑蝥一分（去头足翅，糯米拌炒，令米黄为度）　连翘二两　乌蛇三分（去皮骨，酒浸一宿，炙令黄）　玄参三分　漏芦三分　苣子三分　空青三分（烧过，细研）　川大黄一两（锉碎，微炒）　牛蒡子一两半（微炒）　黑豆黄二分

【用法】上为末，入空青研令匀，炼蜜为丸，如绿豆大。每服五丸，渐加至十丸，空心及夜卧时以温酒送下。

【主治】风瘘赤肿，脓汁不止。

神效楸叶煎

【来源】《太平圣惠方》卷六十六。

【别名】楸叶煎（《普济方》楸叶煎）。

【组成】楸叶十五斤（秋分前后取）

【用法】上用水一石，于净釜中煎楸叶，取汁三斗；又重换锅，煎至一升，已成煎矣，盛于不津器中。凡病人，取麻油半合，蜡一分，酥一栗子大，同消如面脂，又取杏仁七粒，生捣如膏，米粉二钱，同入面脂中搅令匀，先涂疮上，经两日以来，净拭去，以篦子匀涂楸叶煎满于疮上，仍用软帛裹之，两日一度，拭去旧药，更上新药，不过五六上。已作头者，便生肌平复；如未穴，即内消。

【主治】瘰疬成瘘。

桂心丸

【来源】《太平圣惠方》卷六十六。

【组成】桂心一分 黄耆半两（锉） 礜石（炼了者）一分 独活半两 芎藭一分 川大黄半两（锉碎，微炒） 乌喙半两（炮，去皮脐） 川椒一百粒（去目及闭口者，微炒去汗） 虎胫骨半两（涂醋，炙黄）

【用法】上为末，炼蜜为丸，如绿豆大。每服二十丸，空心及晚食前以温浆水送下。

【主治】蝼蛄瘘，疼痛出脓血。

栝楼子散

【来源】《太平圣惠方》卷六十六。

【组成】栝楼子三分（微炒） 皂荚子仁三分（微炒） 连翘三分 牛蒡子三分（微炒） 牵牛子三分（微炒） 何首乌三分 川大黄一两（锉碎，微炒） 栀子仁一两 甘草一两（生，锉） 白螺壳一两 漏芦一两

【用法】上为细散。每服二钱，食前以温酒调下。

【主治】瘰疬初结肿痛，寒热，四肢不安。

狼毒散

【来源】《太平圣惠方》卷六十六。

【组成】狼毒一两（锉碎，醋拌，炒黄） 鼠李根皮一两 昆布三分（洗去咸味） 连翘一两 沉香一两 熏陆香一两 鸡舌香一两 詹糖香一两 丁香一两 薇衔三分 斑蝥二十枚（以糯米拌，炒米黄为度，去头足翅） 玄参三分

【用法】上为细散。每服一钱，食前以荆芥汤调下。

【主治】瘰疬久经年月，脓水不止，时发焮肿。

海金花丸

【来源】《太平圣惠方》卷六十六。

【组成】海金花一分 丁香一两 琥珀一分（研细） 败龟一分（涂酥炙令黄） 甜葶苈一分（隔纸炒令黄色） 麝香一钱（研细） 皂荚子二十枚（炒黄，为末，约重一斤）

【用法】上为末，同研令匀，炼蜜为丸，如梧桐子大。每服十五丸，食前以温酒送下。

【主治】气毒瘰疬，结硬不消，日夜疼痛。

黄耆丸

【来源】《太平圣惠方》卷六十六。

【组成】黄耆一两（锉） 木香一两 漏芦一两 枳壳一两（麸炒微黄，去瓤） 玄参一两 犀角屑一两 桔梗一两（去芦头） 牛蒡子二两（微炒） 川大黄一两（锉碎，微炒）

【用法】上为末，炼蜜为丸，如梧桐子大。每服二十丸，空心及晚食前以粥饮送下。

【主治】瘰疬结肿生脓。

黄花蛇散

【来源】《太平圣惠方》卷六十六。

【组成】黄花蛇一条（酒浸一宿，去皮骨，炙令黄色）

【用法】上为散。每服空心以粥饮调下一钱。服尽即歇十日，看未消减，即更作服之，如已损即止。

【主治】风毒疬子

琥珀膏

【来源】《太平圣惠方》卷六十六。

【组成】琥珀一两（细研） 丁香三分 木香三分 桂心半两 朱砂半两（细研） 木鳖子半两（去壳） 当归半两 白芷半两 防风半两（去芦头） 木通半两 垂柳枝三两 松脂二两 黄丹七两 油一斤二两

【用法】上琥珀、丁香、木香、桂心、朱砂为细末，其木鳖子以下六味并细锉，以油浸一宿，于净铛内以慢火煎，候白芷焦黄色漉出，次下松脂令消，绵滤过，澄油清，却安铛内慢火煎，下黄丹，以柳木篦不住手搅令色黑，滴于水碗内，看软硬得所，入琥珀等末搅令匀，倾于瓷盆中。每用时，看大小，火畔熁，以纸上匀摊贴之，一日两度换之。

【功用】《全国中药成药处方集》（吉林、哈尔滨方）：解毒生肌消肿。

【主治】瘰疬及一切风气结核，坚硬疼痛。

斑蝥丸

【来源】《太平圣惠方》卷六十六。

【组成】斑蝥一分（赤黑斑点者佳，去头翅足，炒）　猪牙皂一分（去黑皮，炙令黄）　蛇蜕皮半两（微炒）　乌蛇一两半（酒渍，去皮骨，炙令微黄）　天南星半两（炮裂，去皮）　露蜂房半两（烧灰）　川大黄三分（锉碎，微炒）　麝香一分（研）　威灵仙半两

【用法】上为末，入麝香研令匀，炼蜜为丸，如梧桐子大。每服十丸，空心时以粥饮送下。至辰、巳间，病下如虾蟆衣及诸恶物。

【主治】瘰疬结核肿硬，相连如珠颗，头项肩胛烦疼。

斑蝥丸

【来源】《太平圣惠方》卷六十六。

【组成】斑蝥二十枚（去头足翅，糯米拌炒，令米色黄）　水蛭一分（炒黄色）　甘草半两（炙微赤，锉）　黑豆黄三分（生用）　麝香半两（细研）　芜菁二十枚（去头足翅，糯米拌炒，令米色黄）　川大黄三分（生用）　青蛇二两（醋浸一宿，去皮骨，炒微黄）

【用法】上为末，研入麝香令匀，炼蜜为丸，如绿豆大。每日三丸，空心以粥饮送下；如未有效，加至五丸。当小便出如烂筋。如小便涩，以滑石末二钱，以水五合煎至三合，温服即利。

【主治】风毒瘰疬，生于项间，肿硬，磊磊相连，疼痛；瘰疬久不愈，流注胁腋，冲破皮肉，脓血不绝。

斑蝥丸

【来源】《太平圣惠方》卷六十六。

【组成】斑蝥一两（去头翅足，以糯米拌炒，米黄为度）　麝香半两（细研）　朱砂半两（细研）　干姜一分（生）　甘草半两（生，锉）　犀角屑半两　粟米三合（微炒）

【用法】上为末，以蜀葵根白皮杵自然汁，和捣为丸，如梧桐子大。每服五丸，空心、临卧以蜀葵根汤送下。

【主治】气毒瘰疬。

斑蝥散

【来源】《太平圣惠方》卷六十六。

【组成】斑蝥半两（去头翅足，糯米拌炒黄）　牵牛子一两（生用）　雄雀粪三分　枳壳一两（麸炒微黄，去瓤）

【用法】上为细散。每服一钱，五更初用粥饮调下。或有吐逆，即服枳壳汤投之。日午后当取下恶物。

【主治】气毒瘰疬，结肿疼痛。

斑蝥散

【来源】《太平圣惠方》卷六十六。

【组成】斑蝥三枚（糯米拌炒令黄色，去头翅足）　滑石一分

【用法】上为细散。分为两服，空腹以糯米粥饮调下，如人行十里再服。如觉小肠涩，即煎黑豆汤服，须臾，小肠内取下烂肉片子，即愈；未愈，隔日再服。

【主治】热毒瘰疬。

硫黄丸

【来源】《太平圣惠方》卷六十六。

【组成】硫黄一分（细研）　麝香一分（细研）　鸡子一枚（煮熟去白）　皂荚仁一分（末）　斑蝥二十七枚（糯米拌抄微黄，去头翅足）　牵牛子一分（微炒，末）

【用法】上同研，以软饭和丸，如小豆大。每服五丸，食前人参汤送下。

【主治】气毒结成瘰疬，肿硬如石，疼痛难当。

雄黄丸

【来源】《太平圣惠方》卷六十六。

【组成】雄黄一分（细研）　朱砂一分（细研）　麝香一分（细研）　细辛半两　人参半两（去芦

头）

【用法】上为末，入研了药令匀，炼蜜为丸，如绿豆大。每服三丸，食前以温酒送下。

原书治上症，经用斑蝥、雄鼠、腻粉等为丸服后，大小便有如雀卵汁下者，后宜本方补之。

【主治】瘰疬。

雄黄丸

【来源】《太平圣惠方》卷六十六。

【组成】雄黄一分 水银一分 朱砂三分（细研，水飞过） 腻粉三分

【用法】上研细，令水银星尽，用鸡子白和丸，如绿豆大。每服三丸，空心以葱白汤送下，以愈为度。

【主治】瘰疬久不愈。服此药于小便中出，似鱼脬鱼脑，臭秽，人近不得。

雄鼠粪丸

【来源】《太平圣惠方》卷六十六。

【组成】雄鼠粪二十一枚（研） 绿豆粉二钱 腻粉一钱 斑蝥二十一枚（去头翅足，以糯米拌炒，令米黄为度，研末）

【用法】上相和，研令匀，以冷水和丸，如小豆大。每服二十丸，空心以温酒送下，两日后再服。即病根并出。

【主治】热毒瘰疬，结硬不消。

紫参丸

【来源】《太平圣惠方》卷六十六。

【组成】紫参一两 苦参半两（锉） 连翘一两 丹参一两 腻粉一分 麝香一分（细研） 滑石一两

【用法】上为末，入研了药令匀。别用玄参半斤，捣碎，以酒二碗，浸三日，揉取汁，去滓；用皂角子二百枚，煨熟，为末；用玄参酒熬皂荚子末成膏，和前药末为丸，如梧桐子大。每服一丸，以黄耆汤送下，日加一丸，至患人岁数即住，每日却减一丸，至一丸有疮自干，有结内消。

【功用】散毒气，令内消。

【主治】热毒瘰疬，肿痛已破，出脓水。

犀角散

【来源】《太平圣惠方》卷六十六。

【组成】犀角屑三分 防风一两（去芦头） 羚羊角屑三分 薏苡仁三分 枳壳一两（麸炒微黄，去瓤） 黄芩三分 酸枣仁三分（微炒） 桂心三分 羌活三分 甘草三分（炙微赤，锉） 川升麻一两 槟榔一两

【用法】上为粗散。每服四钱，以水一中盏，煎至六分，去滓，食后温服。

【主治】风毒瘰疬，筋脉拘急，烦热疼痛。

榆白皮散

【来源】《太平圣惠方》卷六十六。

【组成】榆白皮（锉） 槐白皮（锉） 赤小豆 大麦面 桑白皮（锉） 川朴消 皂荚（去黑皮，涂酥，炙微黄焦，去子）各半两

【用法】上为细散，用鸡子清和如膏。以旧布上摊，可肿大小贴之，干即易之。

【主治】风热肿毒，项生瘰疬。

硼砂散

【来源】《太平圣惠方》卷六十六。

【组成】硼砂一分 斑蝥三七枚（糯米拌炒，米黄为度，去头翅足） 干漆半两（捣碎，炒令黄色） 水马三七枚（去足，炒黄） 白芷半两 滑石一两 桂心半两

方中硼砂，一作"硇砂"。方名作"硇砂散"。

【用法】上为细散。每服一钱，空腹、晚食前以粥饮调下。

本方原名硼砂丸，与剂型不符，据《普济方》改。

【主治】瘰疬经久不愈。

蜗牛散

【来源】《太平圣惠方》卷六十六。

【组成】蜗牛壳一钱（末） 皂荚子（煨，去皮，

取末）三钱　乳香（如莲子大）一枚　腻粉一钱

【用法】上为末，用鸡子一枚，打开取清去黄，调药末，却入壳内，以湿纸三五层裹，放饭甑内蒸，候饭熟取出。空心以五味肉汁嚼下。后冷暖水漱口，良久，泻出青物，少年者只作一服，年老者分为二服，临时以意加减服之。

【主治】气毒瘰疬，生于颈腋，累累如桃李，大小不定，肿硬疼痛。

蜂房膏

【来源】《太平圣惠方》卷六十六。

【组成】露蜂房一两　蛇蜕皮半两　玄参半两　黄耆三分　杏仁一两（汤浸，去皮尖双仁，研）　乱发如鸡子大　黄丹五两

【用法】上锉细，用麻油一斤，先煎发及杏仁；候发消尽，即以绵滤去滓，都入铛中，将前药煎令焦黄，又滤去滓；下黄丹，以柳木篦不住手搅，候熬成膏，即倾于瓷盒中盛，旋取涂于帛上。外贴。

【主治】瘰疬生头，脓水不干，疼痛。

腻粉丸

【来源】《太平圣惠方》卷六十六。

【组成】腻粉一钱　定粉半两（炒，微黄）　夜明砂一两（微炒）　桂心半两　斑猫一分（以糯米拌炒米黄为度，去头翅足）　犀角屑三分

【用法】上为末，同研令匀，用软饭和丸，如绿豆大。每于食前以暖酒送下五丸。

【主治】气毒瘰疬，结硬疼痛，不能消散者。

槟榔散

【来源】《太平圣惠方》卷六十六。

【组成】槟榔一两　前胡一两（去芦头）　人参半两（去芦头）　赤茯苓一两　枳壳半两（麸炒令黄，去瓤）　防风半两（去芦头）　甘草一分（炙微赤，锉）　沉香半两　牛蒡子一两（微炒）

【用法】上为粗散。每服四钱，以水一中盏，加生姜半分，煎至六分，去滓，空心及晚食前温服。

【主治】气毒瘰疬，心膈壅闷，不可饮食。

蜥蜴丸

【来源】《太平圣惠方》卷六十六。

【组成】蜥蜴一枚（微炙）　芫菁十枚（以糯米拌炒，米黄为度，去头足翅）　麝香一分（细研）　犀角屑三分　斑猫十枚（以糯米拌炒，米黄为度，去翅足头）　大豆黄卷三分　甘草三分（炙微赤，锉）　地胆十枚（以糯米拌炒，米黄为度，去翅足头）

【用法】上为末，入麝香研匀，用软饭和丸，如绿豆大。每日三丸，空心以粥饮送下。一月自效。

【主治】瘰疬久不愈，出脓水肿痛，日夜不止。

薄荷丸

【来源】《太平圣惠方》卷六十六。

【组成】薄荷（束如碗大，阴干）　皂荚十挺（长一尺二寸，不蛀者，去黑皮，涂酥，炙令焦黄）

【用法】上药捣碎，以酒一斗，浸经三宿，取出晒干，更浸三宿，如此取酒尽为度，焙干，为散，以烧饭为丸，如梧桐子大。每服二十丸，食前以黄耆汤送下，小儿减丸服之。

【主治】瘰疬。结成颗块，疼肿穿溃，脓水不绝，不计远近。

薄荷丸

【来源】《太平圣惠方》卷六十六。

【组成】薄荷四两（干者）　木香一两　连翘一两　麝香一分（细研）　皂荚十挺（长一尺，不蛀者，以浆水三升，浸三日，帛取汁煎为膏）　青橘皮一两（汤浸，去白瓤，焙）

【用法】上为末，以皂荚煎为丸，如梧桐子大。每服二十丸，空心及晚食前以荆芥汤送下。

【主治】气毒瘰疬。心胃壅闷，颈项肿发，疼痛不欲饮食。

螺子丸

【来源】《太平圣惠方》卷六十六

【组成】小螺子十八枚（去尖，微炒）　斑蝥二十

一枚（去头足，炒令黄色）　雀儿粪六十三枚（白色者，微炒）　麝香一钱（细研）

【用法】先将前三味为末，入麝香研令匀，以好豉一合，烂捣研，为丸如绿豆大。每日服五丸，空腹以葱茶送下。

【主治】瘰疬结核肿硬。

麒麟竭膏

【来源】《太平圣惠方》卷六十六。

【组成】麒麟竭一分　白蔹一分　黄连一分　槟榔一分　丁香二分　麝香一钱（细研）　龙骨一分

【用法】上为末，入乳钵内更研令匀，用野驼脂调如膏。涂于帛上贴之，每日二次。

【功用】暖肌生肉。

【主治】瘰疬久穿穴，伤风冷，脓水不住。

鳖甲散

【来源】《太平圣惠方》卷六十六。

【组成】鳖甲一两（涂醋，炙令黄，去裙襴）　桑螵蛸五个（微炒）　狼毒二两（锉，醋拌，炒黄）　䗪虫五个（微炒）　磁石三两（捣，细研，水飞过）　雄黄一两（细研）　雌黄一两（细研）　麝香一钱（细研）

【用法】上为细散，入研药更研令匀。每服一钱，以粥饮调下，空心、日午、近夜各一次。

【功用】消死肉，散毒气，使疬子转动宽软。

【主治】瘰疬。出脓血不止。

露蜂房丸

【来源】《太平圣惠方》卷六十六。

【组成】露蜂房一两　续断一两　礜石一两（泥裹烧半日）　犀角屑半两　空青半两（烧过研细）　雄黄一分（研细）　桔梗半两（去芦头）　狸头一个（烧为灰）　麝香一分（研细）　川大黄一两（锉碎，微炒）　斑蝥二分（以糯米拌炒米黄为度，去头翅足）

【用法】上为末，入研了药令匀，炼蜜为丸，如绿豆大。每服十丸，食前，以粥饮送下。

【主治】瘰疬瘘。发于项腋，多头作孔，常出脓水。

露蜂房膏

【来源】《太平圣惠方》卷六十六。

【别名】蜂房膏（《圣济总录》卷一二六）。

【组成】露蜂房半两　蛇蜕皮半两　玄参半两　黄芪半两（锉）　蛇床仁一分　杏仁一两（汤浸去皮尖，双仁细研）　乱发半两　黄丹五两　黄蜡一两

【用法】上药除黄丹、蜡、杏仁、乳发外，为粗末，以绵裹，用油三两度浸一宿。别用油半斤，纳杏仁及乱发煎令发消尽，后下诸药，同煎十数沸，绵滤，更下于铛中，然后下黄丹及蜡，又煎六七沸，用柳篦子急搅令匀，滴于水中不散，成珠子，即倾于瓷器中盛。每取帛上涂贴，每日一换。以愈为度。

【功用】消肿化脓。

【主治】

1. 《太平圣惠方》：风瘘。
2. 《圣济总录》：热毒气毒，结为瘰疬。

麝香散

【来源】《太平圣惠方》卷六十六。

【组成】麝香一分（细研）　皂荚子二两（炒黄细研，捣末）　腻粉一钱（分）　铅霜半两

【用法】上为细散。每服一钱，以薄荷汤调下。不拘时候。

【主治】瘰疬夹风毒壅热。咽喉肿满，胸膈不利。

麝香膏

【来源】《太平圣惠方》卷六十六。

【组成】麝香一分（细研）　雄黄半两（细研）　连翘半两　恒山半两　侧子半两　昆布半两　狼毒半两　黄耆半两　败酱半两　斑蝥三十枚　虾蟆灰一两（细研）

【用法】上锉细，以腊月猪脂一斤半，于净铛中炼十余沸，去滓，下诸药，以慢火煎搅，候黄耆黑色，绵滤去滓，收瓷盒中，后下麝香、雄黄、虾蟆灰，调令匀。每用故帛上涂贴。每日三两度换之。

【主治】瘰疬久经年月成瘘疮者。

沉香膏

【来源】《太平圣惠方》卷八十六。

【组成】沉香一两（锉） 黄丹六两

【用法】以清麻油一升，先下沉香煎，候香焦黑，漉出，下黄丹，不住手搅，以慢火煎之，候滴于纸上如黑饧，无油傍引，即膏成。每贴法，以篦子于烂帛上摊膏，令稍薄。贴之，一日一换。

【主治】小儿无辜核，已用针法者。

【宜忌】勿令风吹着针处。

加减四味饮子

【来源】《太平圣惠方》卷八十八。

【别名】清凉饮子（《太平惠民和济局方》卷十）、四顺散（《类证活人书》卷二十）、当归汤（《圣济总录》卷一四三）、四顺饮子（《鸡峰普济方》卷十三）、四顺清凉饮子（《小儿卫生总微论方》卷三）、四顺饮（《易简》）、清凉饮（《仁斋直指方论》卷二十三）、四顺清凉饮（《世医得效方》卷八）、清凉散（《普济方》卷二九五）、四味大黄饮子（《普济方》卷四〇五）、四配清中饮（《疡医大全》卷三十三）。

【组成】当归（孩子体骨多热多惊，则倍于分数用之） 川大黄（先蒸二炊饭久，薄切焙干，或孩子小便赤少，大便多热则倍用） 赤芍药（细锉炒，孩子四肢多热，多惊，大便多泻青黄色，直倍用之） 甘草（孩子热即生用，孩子寒多泻多即炙倍用）

【用法】上件药，平常用即等分，各细锉和匀。每服一分，以水一中盏，煎至五分，去滓，温服半合，每日三四次。

【主治】

1.《太平惠民和济局方》：小儿血脉壅实，腑脏生热，颊赤多渴，五心烦躁，睡卧不宁，四肢惊掣；及因乳哺不时，寒温失度，令儿血气不理，肠胃不调，或温壮连滞，欲成伏热，或壮热不歇，欲发惊痫；又治风热结核，头面疮疖，目赤咽痛，疮疹余毒，一切壅滞。

2.《圣济总录》：痔瘘。

3.《鸡峰普济方》：大便不通，面目身热，口舌生疮，上焦冒闷，时欲得冷，三阳气壅，热并大肠，其脉洪大。

4.《仁斋直指方论》：诸痔热证，大便秘结。

5.《普济方》：风热毒气与血相搏，结成核，生于腋下颈上，遇风寒所折，不消，结成瘰疬，久而溃脓成疮。

木香散

【来源】《太平圣惠方》卷九十。

【组成】木香一分 熏陆香一分 沉香一分 鸡骨香一分 黄芩一分 麻黄一分（去根节） 连翘半两 海藻半两（洗去咸味） 射干半两 川升麻半两 枳实半两（麸炒微黄） 牛蒡子半两（微炒） 川大黄二两（锉碎，微炒）

【用法】上为粗散。每服一钱，以水一小盏，煎至五分，去滓，入竹沥半合，更煎三两沸，不拘时候温服。

【主治】小儿热毒疮肿，及赤白诸丹毒肿，或生瘰疬疮疖，身中风疹瘙痒。

木通散

【来源】《太平圣惠方》卷九十。

【组成】木通一两（锉） 大麻仁一两 玄参一两 川升麻一两 败酱一两 连翘一两 川大黄一两（锉碎，微炒） 川芒消一两 犀角屑一两

【用法】上为粗散。每服一钱，以水一小盏，煎至五分，去滓温服。当利下恶物、筋膜为效。

【主治】小儿瘰疬发盛，壮热烦躁，坐卧不安。

五香膏

【来源】《太平圣惠方》卷九十。

【组成】沉香半两 煎香半两 木香半两 丁香半两 麝香半分（细研） 熊胆一分 芦荟一分 黄丹二两 黄蜡一两 乱发一两 油半斤

【用法】上锉细，先以慢火煎油令沸，下乱发，煎令消，即下诸药，煎三上三下，以绵滤去滓，下黄蜡，次下黄丹、麝香，搅令匀，膏成以瓷盒盛。每使先以米泔洗，拭干，以膏摊于故帛上，贴之。

【主治】小儿瘰疬。

内消蜗牛丸

【来源】《太平圣惠方》卷九十。

【组成】蜗牛子一分（一百二三十枚，活者去壳）薄荷末二两　丁香末半两

【用法】上药入乳钵内同研为丸，如绿豆大。每服二丸，空心以薄荷汤送下，晚再服。

【主治】小儿瘰疬。

生肌散

【来源】《太平圣惠方》卷九十。

【组成】颗盐一分　黄丹半两　黄柏一分（锉）白矾一分（以上三味，以瓷瓶盛，大火烧令通赤，细研）　白蔹一分　腻粉一分

【用法】上为细散，都研令匀。每用时先以温盐浆水洗疮令净，拭干，看疮口大小贴，日二度用之。

【主治】小儿瘰疬成疮，有脓水。

生肌膏

【来源】《太平圣惠方》卷九十。

【组成】黄丹半两　杏仁一两（汤浸，去皮）蛇蜕皮一条　黄蜡半两　乱发一两　菜子油六两皂荚三寸（水浸，去黑皮子）

【用法】上药先取杏仁、蛇皮、皂荚捣碎，后以菜油于铫子中，煎乱发令消，次下杏仁等三味同煎，三上三下，以绵滤去滓，下黄蜡，次下黄丹，以柳木篦子，不住手搅令匀，候膏成。以瓷器盛，于故帛上涂贴之。

【主治】小儿瘰疬穴后。

玄参膏

【来源】《太平圣惠方》卷九十。

【组成】玄参一两　紫葛一两（锉）　黄柏一两川大黄一两　木香一两　卷柏一两　川芒消一两紫檀香一两

【用法】上为末。以鸡子白和，稀稠得用，涂于肿上。

【主治】小儿脑热，结瘰疬，连两耳肿痛，身体寒热，坐卧不安。

【加减】若疮肿破时，则去芒消涂之。

连翘丸

【来源】《太平圣惠方》卷九十。

【组成】连翘半两　桑根白皮半两（锉）　犀角屑半两　白头翁半两　漏芦半两　黄柏半两（锉）牛蒡子半两（微炒）　川大黄二两（锉碎，微炒）秦艽半两（去苗）　川升麻半两

【用法】上为末，炼蜜为丸，如绿豆大。每服五丸，以粥饮送下，一日三次。

【主治】小儿瘰疬，发寒热，项颈生结核，肿硬如石，腹胁背里有核，坚急不通。

连翘丸

【来源】《太平圣惠方》卷九十。

【组成】连翘一两　玄参一两　糯米半两　斑蝥一分（微炒，去翅足）　皂荚针半两（炙黄）　川大黄半两（锉碎，微炒）

【用法】上为末，炼蜜为丸，如麻子大。每服二丸，空心以生姜汤送下。当利下恶物为度，后吃粥一日补之。

【主治】小儿瘰疬不消。

吴蓝叶散

【来源】《太平圣惠方》卷九十。

【组成】吴蓝叶半两　黄芩一分　大青一分　犀角屑半两　玄参半两　川升麻半两　栀子仁半两川大黄三分（锉碎，微炒）　黄耆半两（锉）　连翘子半两　甘草半两

【用法】上为粗散。每服一钱，以水一小盏，煎至五分，去滓温服，不拘时候。

【主治】小儿心肺热毒，攻于诸处，生痈疮，及项腋下有结核，烦热疼痛，不得睡卧。

皂荚丸

【来源】《太平圣惠方》卷九十。

【组成】皂荚八两（不蛀者，水浸一宿，去黑皮，涂酥，炙令黄焦）　薄荷五两　荆芥五两　雄黄半两（细研）　麝香一分（细研）

【用法】上为末，都研令匀，用白羊肉四两，去筋膜，细切，以炼蜜为丸，如绿豆大。每服十丸，以薄荷汤送下。

【主治】小儿瘰疬难消。

密陀僧散

【来源】《太平圣惠方》卷九十。

【别名】蜜陀僧散（《普济方》四〇五）。

【组成】密陀僧二两　胡粉二两　熊胆一两　芦荟一两　白及一两　白蔹一两

【用法】上为细散。敷疮口内。

【主治】小儿瘰疬穿溃，浓水不止。

斑蝥膏

【来源】《太平圣惠方》卷九十。

【组成】斑蝥二枚（去翅足）　松脂三两　巴豆十枚（去皮心，以浆水煮过，与斑蝥研令细）　雄雀粪一两（为末）

【用法】上先取松脂入铫子内熔化，入斑蝥、巴豆熬成膏。捏作饼子，热贴在瘰疬上，候穴，用生肌膏贴之，一日二次，以愈为度。

【主治】小儿瘰疬不穴。

犀角散

【来源】《太平圣惠方》卷九十。

【组成】犀角屑半两　牛蒡子半两（炒）　连翘半两　麝香一分（细研）　木通三分（锉）　玄参三分　沉香一两　丁香半两　川朴消一两

【用法】上为粗散。每服一钱，以水一小盏，煎至五分，去滓温服。

【主治】小儿瘰疬。掀肿疼痛，身体壮热，大肠壅滞，小便赤涩，心神烦躁，少得眠卧。

硼砂丸

【来源】《太平圣惠方》卷九十。

【组成】硼砂一分　砒黄一分

方中硼砂，一作"硇砂"，方名"硇砂丸"。

【用法】上为细末，以糯米饮为丸，如小麦粒大。用时先烙破，纳一丸。五日内其病子当坏烂自出，后用生肌膏贴之。

【主治】小儿瘰疬，结核肿硬。

腻粉散

【来源】《太平圣惠方》卷九十。

【组成】腻粉一分　黄耆一分（锉）　糯米三七粒　斑猫二七枚（去翅足，糯米拌炒令黄）

【用法】上为细散。每服一字，空腹以温酒调下。良久，吃少许醋汤，病随小便中出。

【主治】小儿瘰疬。

麝香丸

【来源】《太平圣惠方》卷九十。

【组成】麝香一分（细研）　牛黄一分（细研）　蜗牛子一两（炒令微黄）　皂荚子一两（炒微黄）　皂荚针一两（锉，炙黄）　薄荷一两（干者）　雄鸽粪一两（微炒）

【用法】上为末，炼蜜为丸，如绿豆大。每服七丸，以薄荷汤送下，每日三次。

【主治】小儿肿结，久不消散，结成瘰疬。

麝香散

【来源】《太平圣惠方》卷九十。

【组成】麝香一分　鸽粪一两（微炒）

【用法】上为细散。每服半钱，以温酒调下，每日二次。

【主治】小儿瘰疬不消。

紫霞丹

【来源】《太平圣惠方》卷九十五。

【组成】消石　水银　雄黄　朱砂　硫黄（与水银结为砂子）各一两　金箔一两半

【用法】上为末，取一瓷瓶子，盐泥固济，待干，入药于瓶子内，其瓶盖钻作一窍，如半钱孔大，盖瓶口讫，仍纳扒灰中煨之，不得使令火大，恐药飞走，专候窍中阴气尽，以盐泥闭塞其窍，以火半斤，养三日满，即用火一斤，烧十七日，候冷取出，于土坑中出火毒，三日后细研，以枣肉为丸，如麻子大。每服三丸，空心以温酒送下。

【功用】补暖脏腑，添益精髓，延年驻颜，祛风逐冷，益子宫。

【主治】痔漏瘰疬，筋骨疼痛。

【宜忌】忌羊血。

牵牛子散

【来源】《普济方》卷二九二引《太平圣惠方》。

【组成】牵牛子　麝香半钱（细研）

　　方中牵牛子用量原缺。

【用法】上为细末。以津唾调贴之。

【主治】瘰疬头多，经久不愈，脓血不止，极其疼痛者。

秦艽汤

【来源】《普济方》卷二九二引《太平圣惠方》。

【组成】秦艽（去苗土）　连翘　青橘皮（去白，焙）　槟榔（煨）各半两　犀角（镑）三分

【用法】上为粗末。每服三钱，水一盏，加木通少许，同煎至七分。去滓温服。

【主治】风毒久不愈，搏于筋脉，因成瘰疬结核生项腋。

阳和解凝膏

【来源】《外科全生集》卷四。

【别名】阳和膏（《经验方》卷上）。

【组成】鲜大力子（根叶梗）三斤　活白凤仙（梗）四两（上二味，入香油十斤煎枯去滓，次日入下药）川附　桂枝　大黄　当归　肉桂　官桂　草乌　川乌　地龙　僵蚕　赤芍　白芷　白蔹　白及各二两　川芎四两　续断　防风　荆芥　五灵脂　木香　香橼　陈皮各一两（再煎，药枯沥滓，隔宿油冷，见过斤两。每油一斤，加炒透黄丹七两搅和，文火慢熬，熬至滴水成珠，不粘指为度，即以湿粗纸罨火，以油锅移放冷灶上）乳香　没药（末）各二两　苏合油四两　麝香一两

【用法】上为细末，入膏搅和，半月后摊贴。疟疾贴背心。

【功用】

1.《北京市中药成方选集》：散凝化结。

2.《中国药典》：温阳化湿，消肿散结。

【主治】

1.《外科全生集》：一应烂溃阴疽，冻疮，疟疾。

2.《北京市中药成方选集》：一切阴疽乳疮，瘰疬结核，及溃后流水，久不收敛。

3.《中国药典》：寒湿痹痛。

【方论】《中医方剂通释》：本方治证，为寒湿凝滞，气血不通所致。治宜温散寒湿，活血行气。方中草乌、川乌、官桂、肉桂、桂枝、防风、荆芥、白芷等大队温热之品，驱风散寒，温经和阳，使阳气冲和，阴凝得散，则肿痛可消；以木香、陈皮、香橼调气行滞；川芎、赤芍、地龙、续断、大黄、五灵脂等活血祛瘀，俾气行血亦行，不但肿痛得止，且使血活肌生，不致溃烂；以苏合香油、僵蚕、麝香祛痰通络，拔毒防腐，兼能截疟疾寒热；乳香、没药、白及、白蔹既可行血散结，又可定痛生肌，肌生而肉不腐，从而疮面愈合。又以牛蒡、凤仙梗、黄丹拔毒止痛以为从治。且方中草乌、川乌与白蔹、白及属十八反之配伍，同用于本方中，取其相反相成，与群药相合，不仅寒湿得散，痰去络通，气血调畅，又能拔毒防腐，生肌定痛。故可达温经和阳，驱风散寒，调气活血，化痰通络之功。

牡蛎丸

【来源】方出《证类本草》卷二十引《经验方》，名见《普济方》卷二九一引《仁斋直指方论》。

【组成】牡蛎（用炭一秤，煅通赤，取出于湿地上，用纸衬出火毒一宿）四两　玄参三两

【用法】上为末，以面糊为丸，如梧桐子大。每服三十丸，早、晚食后、临卧各以酒送下。药将服尽，病子亦除根本。

【主治】一切丈夫、妇人瘰疬。

神效大红朱砂千捶膏

【来源】《经验方》卷上。

【组成】白嫩松香八两　铜绿二钱　土木鳖十个（去壳）　杏仁二钱（去皮）　巴豆肉十粒　没药四钱　蓖麻仁一两四钱（去壳）　乳香四钱　漂朱砂一两　铅粉一两　樟冰一两

【用法】先将松香、巴豆肉、蓖麻仁、杏仁四味捣烂如泥，再入乳香、没药、铅粉、铜绿、木鳖五味捣匀，再入樟冰、朱砂二味，捣成膏，愈捣愈红，愈粘愈妙。

【功用】令疮疡未成即消，已成即溃，已溃即拔毒去腐。

【主治】疮疡。疔毒、臁疮、瘰疬、鳝拱头。

血竭散

【来源】《博济方》卷五。

【组成】青州枣二十个（烧为灰）　干地黄半两（别杵为末）　血竭（炒）二钱半

【用法】上为细末。以津唾调贴疮上。

【主治】瘰疬已破，脓水不止者。

皂子丸

【来源】方出《博济方》卷五，名见《圣济总录》卷一二六。

【别名】破疬丹（方出《是斋百一选方》卷十六，名见《医方类聚》卷一八○）

【组成】不蛀皂子三百粒

【用法】上用酒一升半，化硇砂一两，同浸七日，以慢火熬酒尽为度。每服三粒，临卧含化。

【主治】瘰疬满项不破，及结核肿痛者。

追毒膏

【来源】《博济方》卷五。

【别名】神妙追毒煎（《圣济总录》卷一二七）。

【组成】丁香七个　麝香一钱　莨菪五十粒　雄鼠粪七粒（两头尖者，以麦麸两匙同炒，候麸黑黄，去麸用）　斑蝥三个（去翅足，以糯米炒令黄，去米用）　榭皮三斤（去粗皮，捶碎，细锉，以水二斗，煎取四升，滤过重熬，候成膏，然后入诸项药）

【用法】上为末。候榭皮煎温和，乃入诸药，搅令匀，贮于瓷器内。每服三匙，空心以温酒一盏调下，服定更以清温酒下之。便仰卧，须臾即吐出。若病根年深者，如虾蟆衣、鱼肠相似，近者若蚬肉。吐后以温水漱口，粟米淡粥补之，无粟米亦可。

【主治】瘰疬。

【宜忌】忌一切毒物月余。

逐邪散

【来源】《博济方》卷五。

【组成】皂子不计多少（以绢袋盛，入厕中浸三七日，取出净洗，安地坑中，剜盖出毒一宿，焙干，捣为末）　斑蝥五十个（去头翅，麸慢火炒黄色，去却麸后捣为末）

【用法】上用皂子末二钱匕，斑蝥末一钱匕，水银粉二钱，生鸡卵一个，取白倾盏内，更入饭饮半盏，并药一处打匀。四更初服。至五更取下毒物，或从小便中下出，如有些小涩痛，不妨。

【主治】瘰疬。由风邪毒气客于肌肉，随虚而停，结为疮，如李梅枣核大小，两三相连皮肉间，时发寒热，久则溃脓，连属而生，久不愈者。

云母膏

【来源】《苏沈良方》卷九引《博济方》。

【组成】云母（光明者，薄揭先煮）　消石（研）　甘草各四两　槐枝　柏叶（近道者不堪）　柳枝　桑白皮各二两　陈橘皮一两　桔梗　防风　桂心　苍术　菖蒲　黄芩　高良姜　柴胡　厚朴　人参　芍药　胡椒子　龙胆草　白芷　白及　白蔹　黄耆　芎藭　茯苓　夜合花　附子（炮）各半两（锉，次煎）　盐花　松脂　当归　木香　麒麟竭　没药　麝香　乳香各半两（为末）　黄丹十四两（罗）　水银二两　大麻油六斤

【用法】上先炼油令香，下云母良久，投附子以上药，候药焦黄，住火令冷，以绵滤去滓，始下末，皆须缓火，常以柳木篦搅，勿停手，滤毕，再入铛中，进火，下盐花至黄丹，急搅，须臾色变，

稍益火煎之，膏色凝黑，少取滴水上，凝积不粘手，即下火，先炙一瓷器令热，倾药在内，候如人体温，以绢袋子盛水银，手弹在膏上如针头大，以蜡纸封合，勿令风干，可三二十年不损。发背，先以败蒲二斤，水三升，煮三五沸，如人体温，将洗疮帛拭干，贴药，又以药一两，分三服，用温酒下，未成脓者即愈，更不作疮瘰疬；骨疽毒穿至骨者，用药一两，分三服，温酒下，甚者即下恶物，兼外贴；肠痈，以药半两，分五服，甘草汤下，未成脓者当时消，已有脓者随药下脓，脓出后，每日酒送下五丸，如梧桐子大，脓止即住服；风眼，贴两太阳；肾痛并伤折痛不可忍者，酒下半两，老少更以意加减，五日一服取尽，外贴包裹，当时止痛；箭头在肉者，外贴，每日食少烂绿豆，箭头自出；虎豹所伤，先以甘草汤洗，后贴，每日一换，不过三贴；蛇狗伤，生油送下十丸，如梧桐子大，仍外贴；难产三日不生者，温酒下一分，便下；血晕欲死，以姜汁和小便半升，温酒送下十丸，如梧桐子大，死者复生；胎死在腹，以榆白汤下半两，便生；小肠气，茴香汤下一分，每日一服，血气，当归酒下一分，每日一服；中毒，温酒洗汗袜汁，每日一服，吐泻出恶物为度；一切痈疽疮疖虫蚀所伤，并外贴。

【主治】发背，瘰疬，骨疽，肠痈，风眼，肾痛，伤折痛不可忍，难产，血晕欲死，死胎，小肠气，中毒，一切痈疽疮疖，虫蚀伤。

【宜忌】忌羊肉。

牵牛子丸

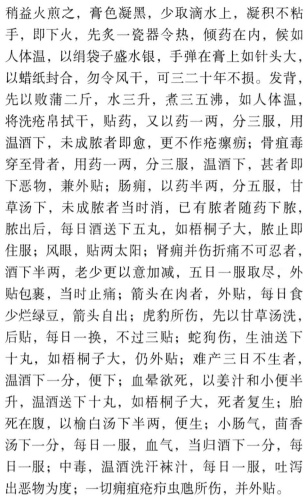

【来源】《普济方》卷一〇三引《博济方》。

【别名】大通丸。

【组成】牵牛子不拘多少（净洗，饭上炊气才透，便出摊令微冷，捣为末）　青橘皮（去白，焙）　木通（锉）　陈橘皮（去白，焙）　桑根白皮（锉）　芍药（焙）各一两　瓜蒌根（洗，焙）二两

【用法】上六味为末，每牵牛子一斤，入余药末四两，拌和令匀，炼蜜为丸，如梧桐子大。每服二十丸，随其汤使，瘰疬，茶汤送下；产前安胎补损，芎酒送下；产后血竭肚痛，苏木酒送下；妇人血气，芍药酒送下；血风瘙痒，枳壳酒送下；

五淋，榆白皮酒送下；瘫痪风，豆淋酒送下；肠风泻血，姜蕤酒送下；肺气，诃黎勒酒送下；伤寒，葱白酒送下；风秘，葱姜茶送下。

【功用】疏风顺气。

【主治】

1.《普济方》引《博济方》：风热气秘，瘰疬，产后血竭肚痛，妇人血气，血风瘙痒，五淋，瘫痪风，肠风泻血，肺气，伤寒，风秘。

2.《圣济总录》：脚气，大小便秘涩不通。

柴胡汤

【来源】《苏沈良方》卷九。

【组成】柴胡　荆芥穗　秦艽　知母　当归　官桂　藿香　甘松　败龟（醋炙）　川乌头（炮）　地骨皮　白胶香　芍药各半两　京芎一两　苎根（湿，二两，切碎）

【用法】上并净洗晒干，为粗末。每服二钱，水一盏，加生姜三片，大枣一个，同煎七分，去滓，早、午食后、夜睡各一服。三服滓并煎作一服吃。

【主治】瘰疬。

【宜忌】忌一切鱼、面等毒及房事。

玉烛散

【来源】《古今医统大全》卷六十引《太平惠民和济局方》。

【组成】四物汤加大黄　朴消　枳实　厚朴

《儒门事亲》本方用四物汤、承气汤、朴消各等分；《奇效良方》本方用川芎、芍药、当归、熟地黄各一钱，枳实、朴消、厚朴各二钱，大黄三钱。

【用法】水煎服。

【主治】

1.《古今医统大全》引《太平惠民和济局方》：血疝。

2.《儒门事亲》：人头目有疮肿瘰疬，及胸臆胁肤之间或有疮痂，肿核不消及脓水不止。妇人月事不来。

趁痛丸

【来源】《脚气治法总要》卷下。

【别名】控涎丹（《三因极一病证方论》卷十三）、妙应丸（《保命歌括》卷九）、控痰丹（《仁术便览》卷三）、子龙丸（《外科全生集》卷四）、控涎丸（《中国药典》）。

【组成】甘遂　白芥子（微炒）　大戟各等分

【用法】上为细末，滴水和作饼子，炙黄色，为细末，醋煮面糊为丸，如绿豆大。每服十丸，冷酒送下，利则止后服。

《中国药典》：将三味粉碎，过筛，混匀，另取米粉或黄米粉240克调稀糊泛丸。每服1～2克，一日1～2次，用开水或枣汤、米汤送服。

【功用】《中国药典》：涤痰逐饮。

【主治】

1.《脚气治法总要》：脚气，毒攻两脚，痛不可忍者。

2.《三因极一病证方论》：人忽患胸背、手脚颈、腰胯隐痛不可忍，连筋骨牵引钓痛，坐卧不宁，时时走易不定；或令人头痛不可举，神意昏倦多睡，饮食无味，痰唾稠粘，夜间喉中声如锯，多流唾涎，手足重而冷痹，此乃痰涎伏在胸膈上下，或痹阻经络，脉气不通。

3.《中国药典》：痰涎水饮停于胸膈，胸胁隐痛，咳喘痛甚，痰不易出，瘰疬痰核。

【宜忌】《中国药典》：孕妇忌服，体弱者慎服。

何首乌膏

【来源】方出《证类本草》卷十一引《斗门方》，名见《普济方》卷二九一。

【组成】九真藤根（即何首乌）

【用法】洗净，生嚼常服；又取叶捣覆疮上，数服即止。

【主治】瘰疬，或破或不破，下至胸前者。

五香饮

【来源】《圣济总录》卷一二二。

【别名】五香汤（《宣明论方》卷十五）。

【组成】沉香　木香　鸡舌香　熏陆香各一两　麝香三分（研）　连翘二两

【用法】上药除五香各捣研为末外，粗捣筛。每服三钱匕，水一盏半，煎至一盏，去滓，入五香末一钱半匕，再煎至八分，不拘时候温服。

【主治】

1.《圣济总录》：咽喉肿痛。

2.《宣明论方》：一切恶疮瘰疬结核，无首尾及诸疮肿。

丁香丸

【来源】《圣济总录》卷一二六。

【组成】丁香母（生）半两　苍耳苗（炒）一两　青葙子（生）　皂子仁各半两　甜葶苈（半炒，半生）一两　厚朴（去粗皮，姜汁炙）一两　丹砂半两（研，一分为衣，一分入药）

【用法】上为末，枣肉为丸，如绿豆大，丹砂为衣。每服十丸至十五丸，粟米饮送下，一日三次。

【主治】瘰疬久不愈，或已破，脓血甚者。

三黄丸

【来源】《圣济总录》卷一二六。

【组成】大黄（锉，炒）　当归（切，焙）各一两　栀子仁一分　柴胡（去苗）三分　黄连（去须）　黄芩（去黑心）　赤茯苓（去黑皮）　桂（去粗皮）　干姜（炮）　芍药各半两

【用法】上为末，炼蜜为丸，如小豆大，每服十丸，空心温酒送下，一日三次。取微利。更以意加减。

【主治】瘰疬肿毒，结成恶核。

土瓜根散

【来源】《圣济总录》卷一二六。

【组成】土瓜根（去土）　连翘　龙胆　黄连（去须）　苦参　栝楼实（微焙）　大黄（微炒）　芍药　木香各等分

【用法】上为散。食后、临卧以温酒调下一钱匕，每日三次。

【主治】寒热瘰疬。

大效丸

【来源】《圣济总录》卷一二六。

【组成】斑蝥一枚　黑豆七粒（生芽者）

【用法】上为丸，如绿豆大。每服五丸，茶清下；小儿一丸。

【主治】瘰疬，一切结核。

大效散

【来源】方出《圣济总录》卷一二六，名见《普济方》卷二九二。

【组成】蜗牛壳不拘多少

【用法】上为细散。每服二钱匕，空心米饮调下，一日二次，至四十九日自消。

【主治】瘰疬肿结。

大黄散

【来源】《圣济总录》卷一二六。

【组成】大黄（湿纸裹，煨微焦色） 甘草（炮）白僵蚕（去土，焙干）各一两 槟榔（煨）一分

【用法】上为散。每服二钱匕，用蜜熟水调下，日可三五服。取下恶物如鱼脑。

【主治】风毒、气毒、热毒瘰疬不破者。

大蒜膏

【来源】《圣济总录》卷一二六。

【组成】大蒜三枚（捣烂） 麝香（研）半钱匕

【用法】上和匀。敷于帛上，贴之，一日二易；旋捣最好。

【主治】瘰疬结聚不散，硬如石。

比金散

【来源】《圣济总录》卷一二六。

【别名】紫金散（《普济方》卷二九二）。

【组成】槟榔不以多少

【用法】上为细末。先以温浆洗疮，以软帛拭干，油调涂，一日三次，用时看多少。

【主治】瘰疬方破。

不二散

【来源】《圣济总录》卷一二六。

【组成】牡蛎（煅赤）一两 虫皮一枚（生锉，焙干）

【用法】上为散，每服二钱匕，温酒调下。

【主治】瘰疬肿痛。

木香丸

【来源】《圣济总录》卷一二六。

【组成】木香 犀角（镑） 芍药 连翘各一两半 白蔹一两一分 射干 海藻（洗去咸，焙干） 乌蛇（酒浸一宿，去皮骨，炙） 玄参各二两 大黄（锉，微炒）三两 昆布（去咸，焙干）二两

【用法】上为散，炼蜜为丸，如梧桐子大。每服十丸，空心温酒送下，至夜再服。

【主治】热风毒气，结为瘰疬，恶寒壮热，劳即更甚，将成瘘。

木通丸

【来源】《圣济总录》卷一二六。

【组成】木通（锉） 车前子（酒浸，炒） 大黄（锉，炒） 连翘（去梗） 玄参 知母各一两

【用法】上为末，炼蜜为丸，如梧桐子大。每服十丸，腊茶送下。

【主治】风热气毒结成瘰疬。

木香消毒汤

【来源】《圣济总录》卷一二六。

【组成】木香 大黄（生）各半两 竹叶（干者）一分 连翘一两 独活（去芦头）半两 栀子仁一分

【用法】上为粗末。每服三钱匕，水、酒、童便共一盏，煎至七分，去滓温服。

【主治】瘰疬连连大小，寒热烦闷。

内消丸

【来源】《圣济总录》卷一二六。

【组成】人参 玄参 丹参 苦参 何首乌各一两（并细锉）

【用法】上为末。别用皂荚十挺，以麻绳接续穿，

留索子头，盛在瓶内，掘地埋瓶子，留口，用童子小便浸三七日；如值雨下，即盖之，勿令著水，候日足取出，以水淋洗，挂阴处令干；用薄荷四两，酒一升，童子小便半升，共前皂荚同浸一宿取出，煎五七沸，倾出，以手挼取汁，细布绞去滓，入药末一分在汁内，用文武火熬成膏，将二分末入龙脑、麝香各半钱，同研匀为丸，如梧桐子大。每服二十丸，空心、日午临卧时，薄荷茶送下。

【主治】瘰疬初结，累累如梅李核，日渐不消，则破坏颈腋。

内消方

【来源】《圣济总录》卷一二六。
【组成】海藻一斤
【用法】用酒五升，浸数日服。食后少少饮酒。
【主治】瘰疬，肿结。

内消膏

【来源】《圣济总录》卷一二六。
【组成】蝟皮（生，锉）一枚
【用法】用瓷合盛，泥固济，木炭烧为灰，酒调顿服之。
【主治】风毒、气毒不顺，结聚成疬，或破或不破者。

内消羌活散

【来源】《圣济总录》卷一二六。
【别名】羌活散（《普济方》卷二九二）。
【组成】羌活（去芦头）一两半　白僵蚕（炙）一两
【用法】上为散。每服四钱匕，空心以蜜酒调下，夜再服。
【主治】风热毒气结瘰疬。

乌鸡丸

【来源】《圣济总录》卷一二六。
【组成】乌鸡卵一枚　锦贝子半两
【用法】上药将锦贝子入在鸡卵内，用湿纸裹头七

重，再用泥固济，火煅过后，入地坑内，出火毒一宿，取出研细，加大黄末半两、麝香一钱，同研细，炼蜜为丸，如绿豆大。每服五丸，空心蜜水送下。不过五服效。
【主治】瘰疬久不愈者。

乌犀汤

【来源】《圣济总录》卷一二六。
【组成】犀角（镑）　恶实（炒）各三两　沉香三分　麝香（研）半钱　丁香半两　玄参三分　大黄（锉，炒）　木通（锉）　射干　连翘各一两
【用法】上为末。每服五钱匕，水一盏半，煎至八分，去滓，空心温服，至晚再服。利下为度。
【主治】初患瘰疬，项边磊磊如石，皮肉寒热赤肿。

六神散

【来源】《圣济总录》卷一二六。
【组成】皂荚刺　薄荷　昆布（洗去咸）　海藻（洗去咸）　连翘各半两　皂荚子五十枚（烧灰）
【用法】上为细散。每服三钱匕，食后、临卧茶调下。
【主治】瘰疬久不愈。

水红花饮

【来源】《圣济总录》卷一二六。
【组成】水红花不拘多少（一半炒用，一半生用）
【用法】上为粗末。每服二钱匕，水一盏，煎至七分，去滓，食后、临卧温服，一日三次。
【主治】瘰疬肿核，结硬不消，及脓汁傍穿，久不瘥者。

去毒散

【来源】《圣济总录》卷一二六。
【组成】巴豆一两（去壳）　薄荷末二两　皂荚末二两　麝香（研）一钱　鲫鱼一头（去肠肚）
【用法】上药研匀，入在鱼腹内，用泥固济，以炭火五七斤，烧存性，候冷取出，细研。每服一钱匕，用荆芥、腊茶调下，一日三次。
【主治】瘰疬毒气，郁结成脓，发泄不止。

四香饮

【来源】《圣济总录》卷一二六。

【组成】丁香　木香　沉香（锉）　乳香　青橘皮（汤浸，去白，焙）各一两　陈橘皮（汤浸，去白，焙）半两　枳实（去瓤，麸炒）一分

【用法】上为粗末。每服三钱匕，水一盏，煎三四沸，去滓，食后温服，一日三次。

【主治】气瘰，结核未破者。

白蚕散

【来源】《圣济总录》卷一二六。

【组成】白僵蚕一两　麒麟竭　没药各半两

【用法】上为散。每服一钱匕，麝香温酒调下。

【主治】瘰疬。

白梅丸

【来源】《圣济总录》卷一二六。

【组成】白僵蚕不拘多少（直者，炒令黄色）

【用法】上为末，用陈白梅肉捣为丸，如梧桐子大。每服三十丸，熟水送下，空心、午后各一次。

【主治】风毒、气毒瘰疬。

玄参酒

【来源】《圣济总录》卷一二六。

【组成】玄参三斤（细锉）　磁石三斤（烧令赤，醋淬七遍，细研，水飞）

【用法】以生绢袋盛，酒三斗，浸六七日。每服一盏，空心临卧温服。

【主治】瘰疬寒热，先从颈腋诸处起者。

地胆丸

【来源】《圣济总录》卷一二六。

【组成】地胆（去头足翅，糯米炒令米黄）　斑蝥（去头足翅，糯米炒令米黄）　牛黄（别研）各一分　芫青十枚（糯米炒令米黄，去头翅足）　生大豆黄三十枚

【用法】上四味为末，入牛黄再研匀，炼蜜为丸，如梧桐子大。每服一丸，空心茶送下。后再服寻常补益丸散。

【主治】瘰疬成疮有脓。

【宜忌】宜贴药后服。

异效散

【来源】《圣济总录》卷一二六。

【组成】芫青四十九枚　麒麟竭一两

【用法】上二味，同于藏瓶存性烧过，地上出火毒，为细末。每服半钱匕，加至一钱匕，米饮调下。

【主治】瘰疬结核久不愈。

连翘丸

【来源】《圣济总录》卷一二六。

【组成】连翘一两　芍药　玄参　大黄（锉，炒）　犀角（镑）　防己　羌活（去芦头）　木香　山栀子仁各一两

【用法】上为末，炼蜜为丸，如梧桐子大。每服二十丸，食后米饮送下，一日二次。

【主治】热毒气毒风毒，结成瘰疬。

连翘丸

【来源】《圣济总录》卷一二六。

【组成】连翘　玄参　木香　升麻各一两半　大黄（蒸）半两　昆布（洗去咸，焙）　大麻子（微炒，别捣研）各二两　枳壳（去瓤，麸炒）一两半

【用法】上为末，炼蜜为丸，如梧桐子大。每服十五丸，加至二十丸，食前米饮送下。

【主治】瘰疬寒热结核，在颈腋之下，坚痛。

连翘汤

【来源】《圣济总录》卷一二六。

【组成】连翘　玄参　木香　昆布（洗去咸，焙）　枳壳（去瓤，麸炒）　犀角（镑）各一两半　柴胡（去苗）　甘草（炙，锉）　木通（锉）　芍药　黄芩（去黑心）　沉香（锉）　当归（切，焙）　升麻各一两

【用法】上为粗末。每服五钱匕，水二盏，入生姜

一枣大（拍碎），柳枝二寸长一握，细锉，煎至一盏，去滓温服，空心、日午、夜卧各一服。

【主治】男女长幼瘰疬结核，在项腋下，项强背痛。

连翘散

【来源】《圣济总录》卷一二六。

【组成】连翘　何首乌（米泔浸一宿，焙）　干白薄荷各一两　麝香（研）半钱　升麻　恶实（炒）　白茯苓（去黑皮）　蛇蜕皮（酒浸，炙）各半两

【用法】上为细散。每服一钱匕，食前温酒调下，一日三次。

【主治】瘰疬恶核肿痛。

牡蛎散

【来源】《圣济总录》卷一二六。

【组成】牡蛎（煅，研）　连翘（瓦上炒，捣）各一两

【用法】上为细散。每服一钱匕，临卧无灰酒调下。愈后更服一两，永不发。

【主治】五种瘰疬。

何首乌丸

【来源】《圣济总录》卷一二六。

【组成】何首乌（去黑皮）一两　黄耆（细锉）半两　皂荚（去皮子，酥炙）　薄荷各一两　蛇蜕皮（烧灰）半两　龙脑（研）一钱　麝香（研）一钱

【用法】上为细末，炼蜜为丸，如梧桐子大。每服十丸，薄荷茶下，不拘时候。

【主治】瘰疬久不愈。

沉香汤

【来源】《圣济总录》卷一二六。

【组成】沉香（锉）　丁香　木香　麝香（研）各一分　连翘　黄芩（去黑心）各半两　犀角（镑）一两半　升麻一两

【用法】上为粗末。每服五钱匕，水一盏半，煎至八分，去滓温服，空心、日午、夜卧各一次。

【主治】瘰疬毒肿。

鸡鸣散

【来源】《圣济总录》卷一二六。

【组成】牵牛子末一两　胡粉一钱　大黄（蒸末）二钱　朴消（炼成粉）三钱

【用法】上为散。鸡鸣时，以井华水调服三钱匕，以利为度，不利再服。

【主治】气疬疼痛及热毒结核，或多烦闷，热而不寒者。

知母汤

【来源】《圣济总录》卷一二六。

【组成】知母（焙）　连翘　木通（锉）　桂（去粗皮）　柴胡（去苗）　玄参　漏芦（去芦头）　大黄（锉，炒）　犀角屑各等分

【用法】上为粗末。每服三钱匕，水一盏，煎至七分，去滓，下朴消少许，搅动，空心温服。以利为度。

【主治】瘰疬，乍寒乍热。

贯众汤

【来源】《圣济总录》卷一二六。

【组成】贯众一两半　乌蛇（酒浸，炙，去皮骨）一两　连翘　生干地黄（焙）各二两　鹤虱（炒）一两　杏仁（汤浸，去皮尖双仁，炒）　桑根白皮（锉）各二两　白敛一两　威灵仙（去苗土）一两半　白及一两半　大腹皮二两　延胡索一两半　黄耆（细锉）一两半　木占斯一两　甘草（炙）一两　黄连（去须）一两

【用法】上为粗末。每服五钱匕，水一盏半，加生姜五片，煎至八分，去滓，食后温服。

【主治】颈生瘰疬，已针，疮尚不愈者。

胡粉丸

【来源】《圣济总录》卷一二六。

【组成】胡粉一钱　雄黄（研）一钱　雌黄（研）一钱

【用法】上研匀，用乌鸡子三个，取白调药，入净

瓷盏内，于饭上炊，令硬软得所，丸如梧桐子大。每服三十丸至四十丸，温热水下。转下恶物为验。

【主治】风热气毒瘰疬。

贴疮蜂房散

【来源】《圣济总录》卷一二六。

【别名】蜂房散（《普济方》卷二九二）。

【组成】露蜂房（蜜涂，文火炙令青色）半两 羊屎四十九枚（烧白色） 皂荚一挺（烧烟尽）

【用法】上为末。洗干疮口，用此药贴之，后可服血竭散。

【主治】瘰疬。

胜金膏

【来源】《圣济总录》卷一二六。

【组成】黄连（去须） 蚖栗子（去壳） 甘草根（锉） 黄蜀葵花 龙骨各半两 白及一分

【用法】上为细末，取榆檿上红虫三两半，候干，同为末；更入粉霜三钱同研匀；每用药三钱匕，入腻粉少许，取鸡清调，摊帛上。先以口温浆水洗净，搵干贴之，隔日易。

【主治】瘰疬瘘疮久不愈。

神应膏

【来源】《圣济总录》卷一二六。

【组成】白及 白蔹 当归 桂（去粗皮）各一分 附子一枚（半两者，去皮脐） 乳香缠半两 东南槐枝 柳枝各二条（各长七寸，锉细） 铅丹三两 巴豆三分（去皮研） 清油六两

【用法】上锉细，于石器内先下油与白及等煎令焦黑，以绵滤去滓，入铅丹、巴豆，慢火熬成膏，先以水一碗，投药入水，其药直入水中，如珠为度，后刮下，入瓷器内收贮。每用少许，量核大小涂贴。

【功用】去恶肉。

【主治】瘰疬已破，疮口浸淫，脓水不绝，及一切恶疮。

神妙散

【来源】《圣济总录》卷一二六。

【组成】牵牛子（炒，半生半熟） 青橘皮（汤浸，去白，焙） 栀子仁 地骨皮 玄参各等分

【用法】上为细散。每服二钱匕，空心糯米饮调下，次日服生犀丸。

【主治】瘰疬，肿痛成疮。

恶实丸

【来源】《圣济总录》卷一二六。

【组成】恶实四两（炒） 麝香半两 牵牛子一两半（一半生，一半炒） 漏芦（去芦头，锉）二两 大黄（煨） 薄荷叶各二两

【用法】上为末。用羊胫骨髓打破，煎浓汁，面糊为丸，如梧桐子大。每服十五丸，日午、临卧嚼，以薄荷汤送下。

【主治】诸种瘰疬，不限年久日近，或已破，或未破，及诸痈肿疮疖。

射干丸

【来源】《圣济总录》卷一二六。

【组成】射干 昆布（洗去咸） 海藻（洗去咸）各二两 木香 黄芩（去黑心） 犀角（屑）各三分 芍药 连翘 白蔹各半两 大黄（锉，炒） 乌蛇（酒浸，去皮骨）各二两 玄参一两一分

【用法】上为末，炼蜜为丸，如梧桐子大。每服十五丸，食后温酒送下，日三夜一。

【主治】风热毒瘰疬，久不愈，恶寒壮热，劳动转甚，渐成瘘者。

浴毒汤

【来源】《圣济总录》卷一二六。

【组成】黄柏（去粗皮） 黄连（去须） 甘草（锉） 黄芩（去黑心）各一两 柏枝一把（截如筹子长） 大豆一合

【用法】上为粗末。每用三四匙，以水二升，煎至一升，乘热淋洗，一日三四次。候洗下靥子，即用平肌散敷之。

【主治】瘰疬。

桑白皮汤

【来源】《圣济总录》卷一二六。

【组成】桑根白皮（锉）　消石（研如粉）各二两　紫葛　芍药各三分　犀角（镑）　虎杖各一分

【用法】上除消石外，共为粗末。每服五钱匕，水一盏半，煎至八分，去滓，入消石半钱匕，打匀。空心、晚后温服。

【主治】瘰疬，肝中有根。

蛇犀散

【来源】《圣济总录》卷一二六。

【别名】白花蛇散（《三因极一病证方论》卷十五）、花蛇散（《证治要诀类方》卷三）。

【组成】白花蛇肉（酒浸焙）四两　犀角（镑）一两　青橘皮（去白、焙）半两　牵牛子一两半（一两炒熟，半两生用）

【用法】上为散。每服二钱匕，别入腻粉二钱匕，糯米饮调下，五更初服，至午前取下恶物。如取未尽，经半月后再服。未成疮者内消，成疮者疮自干合。

【主治】瘰疬。

斑蝥散

【来源】《圣济总录》卷一二六。

【组成】斑蝥（去头翅足，糯米炒黄色）半两　炒豆黄末　炒糯米末各一两　甘草一中指节大（半生半炙）　腻粉一分

【用法】上为散。每服二钱匕，空心时米饮调下。当吐泻下恶物，即煮糯米粥补之，如吐不止，以炒豆黄末煎汤止之；如吐甚不止，磨少许雄黄、麝香止之。将息后再服，取吐泻恶物尽为度。

【主治】项下并腋下热毒、气毒结成瘰疬。

紫红散

【来源】《圣济总录》卷一二六。

【组成】信砒一钱　矾石二钱　铅丹三钱

【用法】上药用瓷罐子先入砒，次入矾，次入铅丹，匀，盖之，盐泥固济，炭火煅令烟尽，至紫色取出，以纸衬于地上，一时辰出火毒，研细。先以温水净洗疮，挹干，取药少许，以生蜜调涂，日夜五六次，涂至五七日，疮渐敛，紫黑色，即用桃红散敷之。

【主治】瘰疬已成漏疮，岁久不愈。

紫金膏

【来源】《圣济总录》卷一二六。

【组成】柳枝三十条（各长四寸）　槐枝三十条（各长四寸）　麻黄六两（青者）　乳香（别研）　没药（研）　松脂各一分

【用法】上六味，四味为末，先熬油令沸，入槐、柳枝煎令黑色，去枝不用，入麻黄等熬成膏。每用油纸摊涂贴之。

【主治】瘰疬已破，脓血不止。

紫葳散

【来源】《圣济总录》卷一二六。

【组成】紫葳（凌霄花是也）　海藻（洗去咸，焙）　瞿麦穗　牡蛎（煅，研成粉，左顾者真）　甘草（炙）各一两

【用法】上为细散。每服一钱半，食后白汤调下，一日二次。

【主治】项上瘰疬，如枣李核者。

犀角丸

【来源】《圣济总录》卷一二六。

【组成】犀角屑　吴蓝　黄芩（去黑心）　山栀子仁　巴豆（去心皮，炒研出油）各半两　升麻黄者（锉）　防风（去叉）　甘草（炙，锉）各三分　大黄（生锉）一两半　连珠草一两

【用法】上为末，炼蜜为丸，如梧桐子大。每服三丸，米饮送下；未利，加至六七丸，取利为度。

【主治】瘰疬结核。

犀角散

【来源】《圣济总录》卷一二六。

【组成】犀角（镑）　人参　鹿角（镑）　赤茯苓（男用白，女用赤，各去黑皮）　白蔹各一分　斑猫三十个（糯米炒熟，去米）　糯米一合

【用法】上为细散，合研令匀。看大小斟酌与服，每服二十以上二钱匕，十岁一钱匕，并以蜜二匙，水二盏，同煎至一盏，先调滑石末二钱匕，后调此散子，夜卧时服，三五日一次。至明小便内取下恶物，取愈为度。

【主治】瘰疬结实，在项上腋下，磊磊如弹丸相连。

犀角散

【来源】《圣济总录》卷一二六。

【组成】犀角（镑屑）　芜荑（生）　斑猫（炒）各一两　牵牛子（炒）　黑豆（生）各一分　麝香（研）　龙脑（研）各一钱

【用法】上除龙脑、麝香外，捣罗为细散，再入研药拌匀。每服一钱匕，空心热酒调下，服药后，再饮酒一盏投之。下恶物为效。

【主治】瘰疬久不愈。

蜗牛丸

【来源】《圣济总录》卷一二六。

【组成】蜗牛半碗　鸡苏半斤

【用法】上同研极细，水浸宿蒸饼为丸，如梧桐子大。每服十五丸，疮未破者，浆水送下；已破者，薄荷汤送下，一日三次。

【主治】瘰疬已破或未破者。

漏芦汤

【来源】《圣济总录》卷一二六。

【别名】知母汤（《普济方》卷二九二）。

【组成】漏芦（去芦头）　连翘　木通（锉）　桂（去粗皮）　犀角屑　黄芩（去黑心）　柴胡（去苗）　玄参　大黄（锉，炒）　知母（焙）各一两

【用法】上为粗末。每服十三钱匕，水一盏，煎至八分，去滓，下朴消半钱，空心，临卧温服。以快利为度。

【主治】瘰疬初结，时发寒热。

漏芦汤

【来源】《圣济总录》卷一二六。

【组成】漏芦（洗，焙）半两　海藻（洗，焙）半两　连翘一两　沉香（锉）半两　山栀子仁一分　玄参　丹参各一两

【用法】上为粗末。每服三钱匕，水一盏半，煎至八分，去滓温服。

【主治】瘰疬久不愈，将欲破者。

罐灰散

【来源】《圣济总录》卷一二六。

【组成】粪堆里破瓦罐耳

【用法】上净洗，于灶心掘坑，安在坑中，烧三日令捻得碎，细研。干掺疮上。

【主治】瘰疬疮口，脓水不止。

三物散

【来源】《圣济总录》卷一二七。

【组成】红娘子六十枚（不蚛者，去翅足）　大黄半两　陈粟米一合（无，即以陈粳米代之）

【用法】上药同炒令米黄为度，共为细散。初服一字匕，每日空心温酒调下；第四日后，服半钱匕。及五七日，觉脐下疼，小便涩，勿怪，是药验也。更服后药：青橘皮（汤浸，去白，焙），虎杖等分。上二味，捣罗为末。以醋煮面糊为丸，如绿豆大。每服五丸至七丸，用青橘皮汤送下。与前散药相间，食后临卧服，一日二次。

【主治】瘰疬。

三神丸

【来源】《圣济总录》卷一二七。

【组成】斑蝥一分　石决明一枚　麝香（研）一分

【用法】上药先将前二味为末，和粥面少许，捣成剂，入麝香再捣研为丸，如绿豆大。每服五丸，临卧煎生姜汤送下。

【主治】瘰疬。

内消方

【来源】《圣济总录》卷一二七。

【组成】小麦（淘净）

【用法】煮三五升，频吃。

【主治】风热毒气，结成瘰疬。

内消散

【来源】《圣济总录》卷一二七。

【组成】芎䓖一两　白僵蚕（直者，炒）　甘草（炙，锉）各半两

【用法】上为散。每服一钱匕，食后蜜水调下，一日三次。

【主治】瘰疬。

内消散

【来源】《圣济总录》卷一二七。

【组成】人参　滑石各半两　丹砂（研）一分　斑蝥四十九枚（去头足，糯米炒）　麝香（研）半钱

【用法】上为散。每服二钱匕，温酒调下。

【主治】瘰疬。

内消浸酒

【来源】《圣济总录》卷一二七。

【组成】仙人仗草根并苗一斤　羌活（去芦头）二两　杏仁（去皮尖，研，炒）二两

【用法】上药将前二味细锉，入研杏仁，以醇酒一斗，于瓶内密封，七日后取开。每日空心暖服一盏，临睡再服。

【主治】风热毒气结成瘰疬。

内消牡蛎丸

【来源】《圣济总录》卷一二七。

【组成】牡蛎（煅过，为末）三两　皂荚子二升（取白水浸一宿）

【用法】上二味，先将皂荚子以水三升，煮令烂，取出入瓷盆内，研为膏，入牡蛎末为丸，如梧桐子大。每服十五丸，空心温酒送下，日晚再服。

【主治】瘰疬。

乌药膏

【来源】《圣济总录》卷一二七。

【组成】乌药（末）二两　猪胆三枚

【用法】以胆汁和乌药末令匀。以薄绵裹，纳疮口，一日三五次。

【主治】瘰疬、诸瘘久不愈。

乌蛇丸

【来源】《圣济总录》卷一二七。

【组成】乌蛇（酒浸，去皮骨，炙）　白僵蚕（微炒）　大黄（湿纸裹煨）　昆布（细锉，麸炒）　斑蝥（糯米同炒令米黄，去米不用）　连翘各半两　干蛤蟆一枚（烧灰）　芜青三对（斑蝥同炒）　雄鸽屎（紧净者）一合　皂荚子一百枚（拣圆熟肥好者，熨斗内烧存性）

【用法】上为末，炼蜜为丸，如梧桐子大。每服七丸，加至十丸，茶清送下，空腹、晚后各一服。成疮者，不过四十日内消干，其效皆胜于转泻及小便内取者。

【主治】瘰疬。

乌犀散

【来源】《圣济总录》卷一二七。

【组成】犀角（镑）一分　白花蛇（酒浸，去皮骨，炙）四两　青橘皮（汤浸，去白，焙）半两　牵牛子（熟炒）一两（生用半两）

【用法】上为散。每服二钱匕，加腻粉一钱匕，五更初以糯米粥饮调下。至辰巳间，胸膈内作声勿怪，相次如筋线连内结子下，是病根也。更候二十日，再一服，永愈。

【主治】瘰疬。

六神散

【来源】《圣济总录》卷一二七。

【组成】斑蝥四十枚（去头翅足，用糯米炒色黄，去米用）　巴豆五枚（去皮心膜，研）　槟榔一枚

（锉） 蓬砂（研）一分　麝香（研）半钱　腻粉（研）一分

【用法】上为散，再同研匀。用鸡子清两枚，调和药末匀，倾药入壳中，湿纸糊合，勿令透气，入饭甑内蒸，候饭熟，取出药，晒干，细研如粉。虚人每服半钱匕，实人一钱匕，并用炒生姜酒调下。五更初服，至平明取下恶物，如觉小腹内痛，即时用茴实烧灰，入没药等分为散，茶调下一钱，引前药入大肠。其取下恶物如烂肉，是药效验。

【主治】瘰疬。

托中散

【来源】《圣济总录》卷一二七。

【组成】黄耆（切）一两　甘草（微炙）半两

【用法】上为散。每服一钱匕，食后汤点下，一日二服。次用取药。

【主治】瘰疬。

连翘丸

【来源】《圣济总录》卷一二七。

【组成】连翘　防己　羌活（去芦头）　木香　栀子仁　芍药各三两　玄参五两　大黄一两

【用法】上为末，炼蜜为丸，如梧桐子大。每服二十丸，食后温水送下。

【主治】瘰疬绕项如连珠。

连翘汤

【来源】《圣济总录》卷一二七。

【组成】连翘　犀角（镑）　黄耆（锉）　蔓荆实　青蚨子（生）各等分

【用法】上为粗末。每服三钱匕，水一盏，煎至六分，去滓，空心、食前温服。

【主治】瘰疬诸方不愈。

牡蛎散

【来源】《圣济总录》卷一二七。

【组成】牡蛎（黄泥固济，煅取白为度）三两　甘草（炙，锉）一两

【用法】上为散。每服二钱匕，一日三次，空心，点腊茶清调下。并用好皂荚一挺，去皮，分作两截，一截使米醋半盏刷炙，以醋干为度，一截焙干；乌头二枚，内一枚炮，一枚生；炒糯米三十粒，同为末，再用醋半盏，暖动和匀成膏贴之。

【主治】

1. 《圣济总录》：瘰疬。
2. 《三因极一病证方论》：小儿口疮。

皂荚丸

【来源】《圣济总录》卷一二七。

【组成】猪牙皂角七挺（三挺炮，二挺炙，二挺生，并去皮，都一处捶破，用温水一碗浸七昼夜，每日揉一遍，日满去滓绢滤，熬至半盏如糊，入药用）　母丁香四十九个　龙脑（研）　麝香（研）各半钱　漏芦（去芦头）　红娘子（去头翅足）　苏枋木节（锉）　木通（锉）　滑石各一分　粳米少许

【用法】上除皂荚外，捣研为末，都入皂荚汁中，更和寒食面少许为丸，如绿豆大。每服十丸，一日三四次，空心、食前用丁香水送下。服时不得见日。此药内消，不吐不利。

【主治】诸瘰疬。

皂荚丸

【来源】《圣济总录》卷一二七。

【组成】皂荚五挺（去皮，用酥二两旋涂炙）　干薄荷叶　大黄（锉）　防葵各二两　腻粉（研）少许　鸡子二个（煮熟用黄）

【用法】上为末，别将皂荚五挺，生捶碎，以水一斗，揉取汁，羖羊肉半斤，去筋膜，以皂荚水熬成膏，和药末为丸，如梧桐子大。每服十丸，一日二次，食前米饮送下。

【主治】瘰疬。

轻粉丸

【来源】《圣济总录》卷一二七。

【组成】乌鸡子一枚（去黄取白，盛于盏内，用腻粉一钱半、巴豆一七粒新者去皮心，同入鸡白内

蒸熟，取于乳钵内研令匀细）

【用法】别用腻粉三钱匕，于手掌中以病人津唾调和，合前药为丸，如绿豆大。每服五丸，荆芥、薄荷茶送下，黄昏时服，至一更如未转，更以薄荷茶投之。若腹痛，先取下宿食一次，第二次以水盛取，见病根恶物出也。或患年深，只可三度转，出尽恶物，其项渐小；或大者，先使线记，转了其项旋小为验。不得出风，一月内将息。先服轻粉丸，后用补药：人参、玄参、白药、苦参各半两，锉细，焙干。为粗末。每服一钱匕，水一小盏，煎三五沸，去滓温服。

【主治】瘰疬。

禹余粮饮

【来源】《圣济总录》卷一二七。

【组成】禹余粮粉（研）一两（分作两帖） 甘草一两（半生半炙，捶碎） 腻粉（研）半分（分作两帖）

【用法】上先将甘草半两，以水一升，煮取半升，调禹余粮末并腻粉各一帖，空心顿服。当泻下恶物，未愈再服，泻后以薤粥补之。

【主治】瘰疬。

胜金散

【来源】《圣济总录》卷一二七。

【组成】斑蝥半两（去头翅，麸炒） 豆黄末（炒）一合 糯米末（炒）一合 甘草一中指节许（半生半炙） 腻粉（研）一分

【用法】上为散，都拌匀。空心以米饮送下五钱匕。当吐泻，下恶物，煮糯米粥补之。

【主治】热毒风毒，结成瘰疬。

狸骨散

【来源】《圣济总录》卷一二七。

【组成】狸骨（酒炙）一两一分 踯躅（炒） 龙骨 王不留行 当归（切焙） 土瓜根 鼠姑各半两

【用法】上为散。每服二钱匕，食后温酒调下，日晚再服。

【主治】鼠瘘，瘰疬，寒热。

清凉散

【来源】《圣济总录》卷一二七。

【组成】龙胆（拣净）

【用法】上为散。每服一钱匕，酒或米饮调下，食后、夜卧服。天阴日住服。

【主治】项下生瘰疬，不问新久，有热者。

散毒汤

【来源】《圣济总录》卷一二七。

【组成】连翘 射干 玄参 芍药 木香 升麻 栀子仁 前胡（去芦头） 当归（切，焙） 甘草（锉，微炙） 大黄（锉，微炒） 芒消（研）各等分

【用法】上除芒消外，余为粗末。每服五钱匕，水一盏半，入芒消半钱匕，同煎至八分，去滓温服，早、晚食后各一服。

【主治】瘰疬。

猬肝膏

【来源】《圣济总录》卷一二七。

【组成】猬肝（炙令熟）二两 芍药 芎藭 细辛（去苗叶）各半两 羊胜脂五两 当归（切，焙） 蜡 黄连（去须） 黄芩（去黑心） 松脂各一两

【用法】上除羊脂、蜡、松脂外，为末，先熬脂令沸，下蜡、松脂销溶，即下诸药末搅令匀，以瓷合盛。涂疮上，每日三次换。

【主治】诸瘘瘰疬，阴偏肿坚，或发溃脓血不绝。

蓖麻子丸

【来源】《圣济总录》卷一二七。

【组成】蓖麻子一千颗（半生用，半瓦内炒令烟起） 矾石一两（瓦上熔三五沸，放冷研） 黑豆六颗（三粒生用，三粒瓦上炒熟）

【用法】上并不得犯铁器，一处细杵匀烂，丸如皂子大。每服一丸，盐汤送下，妇人醋汤送下，不拘时候。

【主治】瘰疬。

鲫鱼丸

【来源】《圣济总录》卷一二七。

【组成】鲫鱼三寸（去肠，以和皮巴豆填满腹中，麻皮缠，以一束干草烧，烟尽研细）

【用法】粳米粥为丸，如绿豆大。每服一丸，粟米饭饮送下，未利加一丸，以利为度。每日以此为准，尽剂乃安，病甚破者，见效尤速。

【主治】瘰疬。

蟾蜍膏

【来源】《圣济总录》卷一二八。

【组成】蟾蜍一个（去头用） 石硫黄（别研） 乳香（别研） 木香 桂（去粗皮）各半两 露蜂房一个（烧灰用）

【用法】上为末，用清油一两，调药末，入瓷碗盛，于铫子内重汤熬，不住手搅，令成膏。绢上摊贴之，候清水出，更换新药。疮患甚者，厚摊药贴之。

【主治】一切疮肿、痈疽、瘰疬等疾，经月不愈，将作冷瘘。

乌犀膏

【来源】《圣济总录》卷一三〇。

【组成】白芷 板兰根 苦参 芎藭（细锉）各一两半 铅丹六两 清麻油十五两

【用法】先将油并前四味药用慢火同煎，令药焦黑，用绵滤去滓，再入锅内，亦用文武火煎沸，下铅丹在内，用柳木篦子搅匀，滴水内成珠为度，即倾在瓷器内密收。如用，以无灰纸摊贴所患处。

【主治】一切恶疮，瘰疬，痈疽发背，阴疮，灸疮，烫火疮，闪扑损。

保安膏

【来源】《圣济总录》卷一三〇。

【组成】当归（切，焙） 附子（去皮脐） 芎藭 防风（去叉） 白蔹 升麻 细辛（去苗叶） 侧柏 草薢各一两 桃仁（去皮） 甘草 桑根白皮 垂柳枝 白芨 黄耆 白芷 白僵蚕各半两 铅丹（研）五两 雄黄（研） 麝香（研） 硫黄（研）各半两 杏仁（去皮）三分 丹砂（研）一分

【用法】上锉，以麻油二斤，于新瓷器内浸药一宿，次日纳铛中，文武火炼，候稀稠得所，以绵滤去滓，入雄黄、铅丹、丹砂、麝香、硫黄等物再煎，须臾息火，别入黄蜡四两，候药凝稍过，倾入热瓷器内盛之，勿令尘污。发背，酒调两匙，每日两服，外贴，二日一换；瘰疬瘘疮、疽疮、风肿、干癣、奶癣、肾癣、发鬓、发脑、发牙、蛇虫咬，皆贴之；折伤筋骨，酒服半匙；箭入骨，贴之自出；喉闭，含之即通；难产并胎死腹中，并酒化下半两；血气冲心，生姜自然汁加小便同煎，温酒化下一匙；但诸恶疮，数年不瘥者，以盐汤先洗，然后贴之。

【主治】一切疮肿。发背、瘰疬、瘘疮、疽疮、风肿、干癣、奶癣、肾癣、发鬓、发脑、发牙，蛇虫咬，折伤筋骨，箭入骨，喉闭，难产并胎死腹中，血气冲心，及诸恶疮，数年不瘥者。

冷金膏

【来源】《圣济总录》卷一三四。

【组成】油一升 杏仁（去皮尖双仁）半升（炒焦，捣碎） 乱发灰五两 黄柏三两（末） 石灰半两 黄狗脂少许 鼠一枚（去皮，切）

【用法】先熬油，次下鼠及发，待鼠肉尽，即去鼠骨又煎，入诸药，更煎令黑色；若稀，下蜡三五两，候得所，故帛或软纸上摊。贴患处。

【主治】汤火疮、瘘疮、瘰疬、恶疮、金疮。

防风丸

【来源】《圣济总录》卷一八二。

【组成】防风（去芦头） 连翘 桑根白皮（炙，锉） 牡丹皮 白头翁 黄柏（去粗皮，微炙） 豉（炒令黄） 独活（去芦头） 秦艽（去苗土）各一两 海藻（洗去咸，焙）三两

【用法】上为细末，炼蜜为丸，如麻子大。每服三丸，米饮送下，早晨、日晚各一服。

【主治】小儿瘰疬结核，寒热。

追毒斑蝥膏

【来源】《圣济总录》卷一八二。

【组成】斑蝥二枚（去翅足及头，炒） 巴豆二十枚（去皮心，浆水煮） 松脂三分

【用法】上先研前二味为粉，次入松脂熔化，搅令匀，作饼。热贴在瘰疬上，药力尽别换。以愈为度。

【主治】小儿瘰疬结核，久不愈。

榆白皮散方

【来源】《圣济总录》卷一八二。

【组成】榆白皮

【用法】烂捣如泥，封颈上，频易。

【功用】小儿颈生瘰疬。

鸡子方

【来源】《圣济总录》卷一九○。

【组成】鸡子一枚 腻粉一两

【用法】上将鸡子开破头，倾去黄，留白和腻粉却入壳内，湿纸盖头，更以湿纸裹五六重，饭甑上蒸熟，入新汲水浸，候冷去纸，勿令水入。十岁以上至十五岁以下分三服，十岁以下至七岁分十服，五更熟水送下。若病在膈上即吐出虫，在下即泻出病子，后以诃黎勒皮少许捣末，并好茶相和，煎服。

【主治】瘰疬。

枭炙方

【来源】《圣济总录》卷一九○。

【组成】枭一只

【用法】上取肉，依常法炙熟，食后以五味汁下。

【主治】瘰疬。

泻青丸

【来源】《小儿药证直诀》卷下。

【别名】凉肝丸（《世医得效方》卷十一）、泻肝丸（《普济方》卷三六二）。

【组成】当归（去芦头，切，焙秤） 龙脑（焙，秤） 川芎 山栀子仁 川大黄（湿纸裹煨） 羌活 防风（去芦头，切，焙，秤）各等分

【用法】上为末。炼蜜为丸，如鸡头大。每服半丸至一丸，煎竹叶汤同沙糖温水送下。

本方改为汤剂，名"泻青汤"（《痘疹一贯》卷六）。改为散剂，名"泻肝散"（《赤水玄珠》卷二十八）。

【功用】

1. 《世医得效方》：解热疏风。

2. 《春脚集》：清心平肝，疏风凉血，截风定搐。

3. 《谦斋医学讲稿》：搜风散火。

【主治】

1. 《小儿药证直诀》：肝热搐搦，脉洪实。

2. 《外科枢要》：肝经实热，瘰疬肿痛，寒热，或胁乳作痛，大便秘结。

【宜忌】《医方集解》：必壮实之人，方可施用。

皂角膏

【来源】《幼幼新书》卷二十三引汉东王先生方。

【组成】大皂角一个（烧） 糯米（炒黑）一合 草乌（生）二钱 黄皮（炒黑）三钱

【用法】上为末，井花水调贴。如未安，须用水精丹，取后用调气观音、人参散等药补，仍再贴，兼与疳药相间服。

【主治】风疳气攻，项下生核。

妙圣散

【来源】《幼幼新书》卷三十六引张涣方。

【组成】绵黄耆 连翘各一两 川大黄（炒） 鸽粪（烧灰） 糯米（用斑蝥七个同炒黄，不用斑蝥） 犀角屑各半两

【用法】上为细末。每服一钱，水八分，入酒三二滴，同煎至五分，去滓，放温，时时呷之。

【主治】小儿瘰疬不消。

玉屑妙灵散

【来源】《类编朱氏集验方》卷十二引陈氏方。

【组成】滑石二两（用静江者）

【用法】上为细末。每服二钱，米饮调下。若有琥珀研细，浓灯心汤服之尤佳。良久旋下，其物正如剥皮子葡萄肉，而疮尽平复。

【主治】瘰疬。

【验案】瘰疬 《普济方》引《仁存方》：余在书局见吴伯骏，忧其长女其病日侵。楼大防访其所亲赵司户之母韩氏，自言幼子年十一岁，患此，项上可见者有七十枚。或授此方，且云是心包络中热，须用药自小便出，服觉小便涩急。遂以意用琥珀研细浓煎，灯心汤下，良久旋下，其物正如剥了皮葡萄肉，前后下十七枚，而疮尽平复。其子今为临安参军。吴女得此方，遂愈。余亲见其事。近小儿亦患此，用之立愈。小儿苦此疮始终两年，经医不知其几，终不能去，因服此药，旬日而愈。后合此药施人，愈者十余人。

雄黄丸

【来源】《鸡峰普济方》卷二十二。

【组成】砒霜半分 雄黄半钱 雄黑豆四十七个（拣小者，去皮研之）

【用法】上药同研匀，滴水为丸，如黄米大。看口大小，用药入在疮口内；或未破以针剔见血，贴药丸在上，以膏覆之。

【主治】瘰疬疮。

连翘煎

【来源】《鸡峰普济方》卷二十三。

【组成】连翘 白及 白头翁 牡丹 防风 黄柏 羌活 桂 秦艽 豉各四两 海藻二两

【用法】上为细末，炼蜜和丸，如大豆大。三岁儿每服五粒至十粒，五岁以意加之，米饮送下。

【主治】小儿无寒热，强健如故，身体结核瘰疬，及心胁腹背里有坚核不消，名为结风气肿。

百花散

【来源】《扁鹊心书·神方》。

【组成】川乌五两

【用法】上为末。凡一切疮毒，以麻油调涂，湿者干掺；耳中出水，吹入。

【主治】腿肚血风臁疮，小儿蝼蛄疮，或耳底出脓，瘰疬痔漏。

如圣散

【来源】《小儿卫生总微论方》卷十九。

【组成】绵黄耆一两（锉） 连翘一两 鸽粪半合（烧灰） 川大黄半两（锉，炒） 糯米半两（用斑蝥七个，同炒米黄，去斑蝥） 犀角屑半两

【用法】上为细末。每服一钱，水八分，入酒三四滴，同煎至五分，去滓放温，时时呷。

【主治】小儿项边生核子不消。

胡麻丸

【来源】《小儿卫生总微论方》卷十九。

【组成】胡麻四两（炒香） 羊踯躅一两（焙）

【用法】上为末，炼蜜和丸，如麻子大。每服七丸，渐加至二十一丸，热水送下，一日二次，见效为度。已破者，更用黑母牛粪，烧灰研末敷之。

【主治】小儿瘰疬。

紫檀散

【来源】《小儿卫生总微论方》卷十九。

【组成】紫檀香 木香 川朴消（研） 卷柏各一两 赤芍药 川大黄各半两

【用法】上为细末。每服少许，以鸡子白调，稀稠得所，涂患处。

【主治】小儿项边生核子不消。

大车螯散

【来源】《卫济宝书》卷下。

【组成】车螯一个（黄泥固济，煅通红，去泥，置地上去火气） 大戟（净洗） 芫花（醋炒） 漏芦 甘草（炙） 槟榔各半两 甘菊（去梗叶） 大黄三分 腻粉一分

【用法】上药各为末。每服二钱，加车螯末二钱，腻粉一钱，拌和。于更初用瓜蒌酒下。如人行五里，即下恶毒脓血二三行，不用止自住。凡后生

只用一服，老少加减。

【主治】瘰、癌、疽、瘤四发，初觉发作寒热，或不寒只热之伏，疼痛肿赤，或在头背，或在肢节，或不见形状者。

轻肌散

【来源】《卫济宝书》卷下。

【组成】慈姑一两 何首乌 甘草（炙）各三分 独行一两（去皮） 地黄半两 虾啾唧三分

【用法】上为末。每服二钱，水一盏，薄荷七叶，煎至八分，温酒调下。

【功用】止疼化毒脓，除寒热烦躁、脚手无力、四肢倦、虚渴、气乏不匀。

【主治】《普济方》引《鲍氏方》：瘰疬肿痛。

乳香散

【来源】《宣明论方》卷十五。

【组成】乳香一钱 砒霜一钱 硇砂一钱半 红娘子二十四个（去翅足） 黄丹半钱

方中硇砂，《普济方》作"硼砂"。

【用法】上为末，糯米粥和作饼子，如三铜钱厚，敷于疮上，不破者灸七炷，已破者和白面糊敷。不过一月，其瘰疬核自下。

【主治】一切瘰疬疮，新久远近不已者。

香药丸

【来源】《宣明论方》卷十五。

【组成】硇砂 乳香 没药 半夏 轻粉 赤石脂各等分。

【用法】上为末，糯米粉为丸，如梧桐子大。每服十丸，加至二十丸，临卧皂角子汤送下。

【主治】瘰疬疮。

四圣散

【来源】《三因极一病证方论》卷十五。

【组成】海藻（洗） 石决明（煅） 羌活 瞿麦穗各等分

【用法】上为末。每服二钱，米汤调下，一日三次，下清水尽为妙。

【主治】瘰疬，用花蛇散取转后。

白膏

【来源】《三因极一病证方论》卷十五。

【组成】白蔹 白薇 白及 白芷 薤白各半两（锉，洗，以清油一斤，煎至半斤，滤去滓，入后药） 黄耆 甘松 藿香 零陵香 防风 当归各半两（再入前油煎，十上火，绵滤去滓，入后药） 定粉二两 黄蜡三两 寒水石（煅，水飞过）二两（研细）

【用法】上再煎，以柳枝搅，滴水成珠为度，瓷器盛之。以脑子少许掺其上。

【主治】一切风热毒肿，及脏气郁结，丹石发动，结为痈疽、瘰疬，诸疮肿未破；九漏、浸淫，脓汁淋漓，诸治不愈者。

【宜忌】煎时忌铁器。

必胜丸

【来源】《三因极一病证方论》卷十五。

【组成】鲫鱼一个（去肠肚并子，入雄黄一粒鸡子大、硇砂一钱，在腹内，仰安鱼于炭火上烧烟尽，取出以全蜈蚣一条、蓬术半两、栀子五个、皂角二挺并烧、蓖麻子五个去皮，灯上烧，更用黄明胶三文、皂角二挺去皮，酥炙）

【用法】上为末。别用皂角二挺，去皮，捶碎，以水三碗，揉汁去滓，煮精羊肉四两烂软，入轻粉五厘，男子乳汁半两，同研成膏，和药末，丸如绿豆大，朱砂为衣。每服十丸，侵晨温酒送下，一日一次。至晚，下肉疙瘩子。若项有五个，则以五服药取之，视其所生多少，以为服数，既可更进数服。如热毒疮疖未有头脑者，一服亦须消散。

【主治】瘰疬，不以年深日近，及脑后两边有小结，连后数个，兼瘭瘵腹内有块。

旱莲子丸

【来源】《三因极一病证方论》卷十五。

【组成】旱莲子 连翘子 威灵仙 何首乌 蔓荆

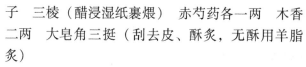

子 三棱（醋浸湿纸裹煨） 赤芍药各一两 木香二两 大皂角三挺（刮去皮、酥炙，无酥用羊脂炙）

【用法】上为末，面糊为丸，如梧桐子大。每服三十至五十丸，一日三次，食后建茶清送下。小儿量与。

【主治】少长脏气不平，忧怒惊恐，诸气抑郁，结聚瘰疬，留滞项腋，及外伤风寒燥湿，饮食百毒，结成诸漏，发作寒热，遍于项腋，无问久近。

蜗牛散

【来源】《三因极一病证方论》卷十五。

【组成】蜗牛不拘多少（以竹索串，瓦上晒干，烧存性）

【用法】上为末，入轻粉少许，猪脊髓调，用纸花量病人大小贴之。

【主治】瘰疬，不论溃破与否。

必捷丸

【来源】《杨氏家藏方》卷十二。

【组成】斑蝥一分（去头翅足，糯米炒） 薄荷叶三分

【用法】上为细末。乌鸡子汁为丸，如梧桐子大。空心服二丸，午时后服三丸，临卧服四丸，次日空心服五丸，茶清送下。脐下痛，小便中取下恶物是效。如小便涩，吃葱茶少许。

【主治】瘰疬多年不效者。

连翘散

【来源】《杨氏家藏方》卷十二。

【组成】连翘 鬼箭羽 瞿麦 甘草（炙）各等分

【用法】上为细末。每服二钱，临卧米泔水调下。

【主治】瘰疬结核不消。

神秘散

【来源】《杨氏家藏方》卷十二。

【别名】大圣散（《医方类聚》卷一八〇引《吴氏集验方》）、黑牵牛散（《普济方》卷三九一）、立

验大圣散（《医学正传》卷六引《疮疡集》）。

【组成】斑蝥二十八枚（麸炒，去头翅足） 荆芥穗二钱（微炒） 黑牵牛二钱（微炒） 白僵蚕二钱（炒去丝嘴）

【用法】上为细末。每服一钱，五更时热酒调下。至已时当取下恶物，永愈。如当日不下，至次日更服一服。或又不下，至第三日五更时，先吃糯米粥一盏，次服药，其毒物决下。如服药后觉小便涩，急煎灯心汤调琥珀末二钱服之，即恶核自小便出。琥珀末须预先研下，准备服。

【主治】瘰疬。

【宜忌】《外科经验方》：若脉牢涩或洪大无力者不可服。

通灵黄金膏

【来源】《杨氏家藏方》卷十二。

【组成】木香 当归（洗，焙） 金毛狗脊（去毛） 防风（去芦头） 白及 白蔹 香白芷 白术 乳香（别研） 松脂（别研） 枫香（别研） 杏仁（去皮尖，别研）各一两

【用法】上件除乳香、枫香、松脂外，各焙干锉细，用清油三斤，炼熟放冷，浸药于银石器内，文武火养三日，常似鱼眼，勿令大沸，恐损药力，候香白芷黄为度；滤过，别入净锅内，入黄蜡八两，细罗黄丹二两，次入已研者枫香、乳香，用槐、柳枝子不住手搅，再上慢火熬少时，候凝即成。每先用膏药半分，蛤粉为衣，温酒送下；次用药摩病处。如损折者，以竹夹挟直，用药摩之；患缠喉风服药不下者，先用药于喉外摩之，候喉宽，然后服之；牙疼、齿浮出血者，以药填齿缝，如有清水吐之；耳内停风气，疼痛作声，纸捻䋢药在耳内。

【主治】打扑伤损，驴伤马坠，痈疽，瘰疬，鬼箭，骨疽，漏疮，软疖，眉疽，发背，脑疽，脚膝生疮，远年恶疮，臁疮、缠喉风，五般痔，漏耳，鼻内生疮，牙疼、耳痛。

散毒膏

【来源】《杨氏家藏方》卷十二。

【组成】大黄一两 天南星一枚（重一两者） 当

归（洗，焙）半两　防风（去芦头）半两　麝香一钱（别研）

【用法】上为细末，每用三钱，以乌鸡子清调作膏子。于患处敷之。

【主治】气血凝滞，结核不消，欲作瘰疬者。

解毒散

【来源】《杨氏家藏方》卷十二。

【组成】皂角子一百粒（麸炒黑色）　连翘一两半　薄荷叶半两（晒干）　甘草三钱（半生半炙）

　　《普济方》有桔梗。

【用法】上为细末。每服一大钱，食后茶、酒任意调下。

【主治】疬子，经宣积取毒尚未退者。

麝粉散

【来源】《杨氏家藏方》卷十二。

【组成】蓖麻子四十九粒（去皮）　葵菜子半两　轻粉半钱　麝香一字（别研）

【用法】上为细末。每服一钱，温酒调下，日午、临卧各一服。

【主治】疬子破与未破，涩隐赤痛。

【宜忌】小便如米泔色者，不可再服，止可服后解毒散解之。

白药散

【来源】《普济方》卷二九一引《卫生家宝》。

【组成】白药子不拘多少

【用法】上为末。每服一钱，临卧冷米饮或冷水调下。

【主治】瘰疬疮。

五灵脂散

【来源】《普济方》卷二九三引《卫生家宝》。

【组成】五灵脂（炒）

【用法】上为细末。油调，涂疮口。

【主治】瘰疬。

斑乌散

【来源】《普济方》卷二九三引《卫生家宝》。

【组成】斑蝥　何首乌　糯米各等分

【用法】上同炒令黄色，去斑蝥，用二药为末。酒调服。取虫出如鼠能动，其病自愈。

【主治】瘰疬鼠瘘。

清神香

【来源】《医事启源》。

【组成】辰砂一钱　沉香三钱　百草霜三钱

【用法】上为末，和匀，分为七贴。剪纸幅一寸，长八寸，铺药末，捻为七条子，树之香炉中，点火条头，卷纸作筒如笋状以覆之，令烟不散，其尖上穿一小孔。病人含冷水就孔嗅之，全七日而止。

【主治】疮毒头痛及咽喉破烂，瘰疬、眼疾，服药无效者。

黑白散

【来源】《洁古家珍》。

【别名】黑白丹（《证治要诀类方》卷四）、白花蛇散（《本草纲目》卷四十三）。

【组成】黑乌蛇（酒浸）　白花蛇（去头尾，酒浸）　雄黄二分　大黄（煨）半两

【用法】上为极细末。每服一二钱，白汤调下，不拘时候。

【主治】

1. 《洁古家珍》：大头病。
2. 《证治要诀类方》：瘰疬。

立应散

【来源】《是斋百一选方》卷十六引朱保义方。

【组成】连翘　甘草（炙）　黄芩　赤芍药　川当归　滑石各半两　地胆半两（去翅足头，以糯米一合同炒赤黄色，去米）　白牵牛　土蜂窠一分（蜜水洗，饭上蒸）　川乌尖二十一个（生用）

　　方中白牵牛用量原缺。《仁斋直指方论》有川芎。

【用法】上为细末。每服一大钱，浓煎木通汤调下，临睡服，次夜再一服。服药次日，毒随小便下，其色如血。疮已破者，先用云母膏贴定，然后服药。

【主治】
    1.《是斋百一选方》：瘰疬久不愈者。
    2.《仁斋直指方论》：发瘰。

【宜忌】有孕不得服，或素来气血虚弱者亦不可服，大忌毒物。

五香连翘汤

【来源】《集验背疽方》。

【别名】李氏五香连翘散（《医方类聚》卷一七五引《澹寮方》）。

【组成】木香三分（不见火） 沉香三分（不见火） 连翘（全者，去蒂）三分 射干三分 升麻三分 黄耆三分（拣无叉附者，生用） 木通三分（去节） 甘草半两（生用） 丁香半两（拣去枝杖，不见火） 乳香半两（别碾） 大黄（微炒，锉）半两 麝（真者，别碾）一钱半 桑寄生三分（难得真者，缺之亦可） 独活三分

【用法】上为粗末，和匀。每服三大钱，水一盏，煎至七分，去滓服。留滓二服，用水二盏再煎作一服。积四散滓，用水二盏，又再煎作一服，然后不用其滓。一方用银器煎药，如无银器入银一片同煎。

【主治】
    1.《集验背疽方》：痈疽。
    2.《普济方》：一切积热恶核、瘰疬、痈疽、恶疮、发脑、发背。

【加减】若无真桑寄生，则升麻分量当倍用。

立效散

【来源】《集验背疽方》。

【组成】皂角刺半两（拣去枯者，细锉，炒赤色为度，须耐久炒） 甘草二两（合生用） 瓜蒌五个（去皮取肉并仁，捣研，炒黄，干者不必炒） 乳香半两（别研和入） 没药一两（别研和入）

【用法】上为末。每服二钱，酒调下。乳痈与沉麝汤间服。

【主治】发背，诸痈疽，瘰疬，乳痈。

抵圣散

【来源】《魏氏家藏方》卷九。

【组成】雄鹁鸽粪四两（拣紧细者，如小蚌螺者是） 南木香一两（不见火） 腊茶二两（新者）

【用法】上为细末。每服二钱，食后茶清调下。

【主治】瘰疬。

润体丸

【来源】《儒门事亲》卷十二。

【组成】郁李仁 大黄 桂心 黑牵牛 当归 黄柏（并生用）各五钱 轻粉少许

【用法】上为细末，滴水为丸，如梧桐子大。每服三四十丸，温水或生姜汤送下。

【主治】诸气愤郁，肠胃干涸，皮肤皱揭，胁痛，寒疟，喘咳，腹中鸣，注泄鹜溏，胁肋暴痛，不可反侧，嗌干面尘，肉脱色恶；及丈夫癞疝，妇人少腹痛，带下赤白，疮疡痤疖，喘咳潮热，大便涩燥；及马刀挟瘿之疮，肝木为病。

玉饼子

【来源】《儒门事亲》卷十五。

【组成】白胶一两 蓖麻子六十四个

【用法】上用白胶瓷器内溶开，去滓，再于溶开后，以蓖麻子作泥，入胶内搅匀，入小油半匙头，柱点水中，试硬软添减胶油。量疮大小，以绯帛摊膏药贴之。一膏药可治三五疖。

【主治】瘰疬，一切恶疮软疖。

保生锭子

【来源】《儒门事亲》卷十五。

【别名】保生饼子（《证治准绳·疡医》卷二）、保生挺子（《疡医大全》卷三十四）。

【组成】巴豆四十九个（另研，文武火烧热） 金脚信二钱 雄黄三钱 轻粉半匣 硇砂二钱 麝香二钱

《疡科选粹》有"蟾酥"。方中硇砂《外科方

外奇方》作"硼砂"。

【用法】上为末，用黄蜡一两半化开，将药和成锭子，冷水浸少时，取出，旋捏作饼子，如钱眼大。将疮头拨破，每用贴一饼子，次用神圣膏药封贴，然后服托里散。

【主治】

1.《儒门事亲》：疮疡痈肿。

2.《卫生宝鉴》：疔疮，背疽，瘰疬，一切恶疮。

硇砂蒸剂

【来源】《经验良方》。

【组成】硇砂三钱

【用法】用温汤五十钱溶化，乘温蒸渍患部。

【主治】瘰疬、乳癌初发及诸结硬肿。

大圣散

【来源】《医方类聚》卷一八〇引《经验良方》。

【组成】羌活　荆芥　升麻　薄荷　防风　甘草　大黄　玄参　黄芩各等分

【用法】上为末。每服一钱，水一盏，煎六分，温服。

【主治】壮人多食煎爆，上壅内热，多生瘰疬，瘾疹风丹。

升阳调经汤

【来源】《兰室秘藏》卷下。

【别名】升麻调经汤（《东垣试效方》卷三）。

【组成】升麻八钱　葛根　草龙胆（酒制）　黄芩（酒制）　广莪术（酒洗，炒）　京三棱（酒洗，炒）　炙甘草　黄连（酒洗）　连翘　桔梗各五钱　生黄芩四钱　当归梢　芍药各三钱　黄柏（酒洗）二钱　知母（酒洗，炒）一两

【用法】上另秤一半作末，炼蜜为丸，如绿豆大，每服百余丸；一半作锉，每服五钱，若能食，大便硬，可旋加至七八钱，水二盏，先浸半日，煎至一盏，去滓，临卧热服。足高去枕仰卧，嚼一口作十次咽之，留一口在后送下丸药，服毕其卧如常。

【主治】瘰疬绕颈，或至颊车，此皆由足阳明胃经

中来；若疮深远，隐曲肉底，是足少阴肾经中来，乃戊脾传于癸肾，是夫传于妻，俱作块子坚硬，大小不等。

【验案】腮腺结石并感染　《千家妙方》引李伟成：何某某，男，36岁，某工程公司工人。病人颌下肿痛已数月，近日来疼痛加重，纳减，倦怠无力，脉缓，苔白腻，大便隔日一次。经某医院检查，右侧颌下可摸及肿块，如拇指大小，质坚硬，能活动，有压痛，经调线照片后，诊断为腮腺结石并感染。此属阳明经，由湿热瘀结而成，治以升阳化痰，软坚散结，用升阳调经汤加减：升麻3克，连翘15克，龙胆草10克，桔梗16克，黄连6克，三棱10克，莪术10克，黄芩10克，粉葛20克，昆布15克，法夏15克，南星片16克，知母10克，甘草3克。水煎服，每日一剂，嘱服10剂。复诊：上方服后，疼痛减轻，右臼齿旁有一小孔排出脓液，量不多，嘱守方再服6剂。再诊：药后排脓不多，如用指压则脓液增多。遂在上方基础上加清热解毒之药：地丁16克，天丁6克，公英15克，金钱草30克，夏枯草30克等，嘱服10剂，上方服完后，脓液排尽，病人偶见右臼齿旁有一块白色如石之物，每次饭后更为明显。一日中午，因咳而突然排出黄豆大小白色结石数块，连续几天均有大小不等的砂石排出，肿块亦随之而消失。后用六君子汤调理脾胃，巩固疗效。时过年余，随访未见复发。

龙泉散

【来源】《兰室秘藏》卷下。

【组成】龙泉粉（炒）　瓦粉　广术　京三棱（酒洗，炒）　昆布各五钱

【用法】上为细末。煎熟水调涂之。

【主治】

1.《兰室秘藏》：耳下或至缺盆，或肩上生疮，坚硬如石，动之无根，名曰马刀，或生两胁，或已流脓，作疮未破者。

2.《医宗金鉴》：诸般疾病，未成或已成者。

连翘散坚汤

【来源】《兰室秘藏》卷下。

【别名】连翘溃坚汤（《玉机微义》卷十五）。

【组成】柴胡一两二钱 草龙胆（酒洗四次） 土瓜根（酒制）各一两 黄芩（酒炒二次）七钱 当归梢 生黄芩 广茂 京三棱（同广茂酒炒） 连翘 芍药各五钱 炙甘草三钱 黄连（酒炒二次） 苍术各二钱

《杏苑生春》无土瓜根，有天花粉。

【用法】上另秤一半为细末，炼蜜为丸，如绿豆大，每服百余丸；一半锉，每服五钱，水二盏，先浸多半日，煎至一盏，去滓，临卧热服，去枕仰卧，每口作十次咽之，留一口送下丸药。服毕卧如常，更以龙泉散涂之。

【主治】马刀。从手足少阳经中来，耳下或至缺盆，或肩上生疮，坚硬如石，动之无根，或生两胁，或已流脓，作疮未破。

柴胡连翘汤

【来源】《兰室秘藏》卷下。

【组成】中桂三分 当归梢一钱五分 鼠粘子二钱 炙甘草 酒黄柏 生地黄各三钱 柴胡 黄芩（炒） 酒知母 连翘各五钱 瞿麦穗六钱

【用法】上锉，如麻豆大。每服五钱，水二大盏，煎至一盏，去滓，稍热，食后服之。

【主治】

1. 《兰室秘藏》：男子、妇人马刀疮。
2. 《医钞类编》：男妇热毒、瘰疬，并气寒血滞经闭。

【方论】《绛雪园古方选注》：以柴胡散少阳之结气，连翘散外疡之血结气聚，瞿麦穗决上焦之壅肿，鼠粘子消上焦之热肿，生地、当归和手足少阳之血脉，黄芩、知柏解三焦之郁热，炙甘草调和寒热之剂。微加中桂者，马刀坚硬，用以消皮肤浮冻之气也。

柴胡通经汤

【来源】《兰室秘藏》卷下。

【组成】柴胡 连翘 当归梢 生甘草 黄芩 鼠粘子 京三棱 桔梗各二分 黄连五分 红花少许

【用法】上锉，如麻豆大，都作一服。水二大盏，煎至一盏，去滓，稍热食后服。

【主治】小儿项侧马刀疮，坚而不溃。

【宜忌】忌苦药泄大便。

消肿汤

【来源】《兰室秘藏》卷下。

【别名】消毒汤（《普济方》卷二七二）、消肿丹（《类证治裁》卷八）。

【组成】鼠粘子（炒） 黄连各五分 当归梢 甘草各一钱 瓜蒌根 黄耆各一钱五分 生黄芩 柴胡各二钱 连翘三钱 红花少许

【用法】上锉。每服五钱，水二盏，煎至一盏，去滓稍热，食后服。

【主治】

1. 《兰室秘藏》：马刀疮。
2. 《扶寿精方》：一切无名肿毒并痈疽背瘰。

【宜忌】忌酒、湿面。

救苦化坚汤

【来源】《兰室秘藏》（人卫本）卷下。

【别名】救苦胜灵丹（原书拔萃本）、胜灵汤（《证治准绳·疡医》卷三）、消瘰化坚汤（《医林纂要探源》卷十）。

【组成】黄耆一钱 人参三分 炙甘草五分 真漏芦 升麻各一钱 葛根五分 连翘一钱 牡丹皮三分 当归身 生地黄 熟地黄各三分 白芍药三分 肉桂二分 柴胡八分 黍粘子三分 羌活一钱 独活 防风各五分 昆布二分 京三棱（煨）二分 广茂（煨）三分 益智仁二分 大麦芽面一钱 神曲末（炒黄色）二分 黄连（去须）三分 黄柏（炒）三分 厚朴三钱二分（姜制）

【用法】上为细末，汤浸蒸饼为丸，捻作饼子，晒干，捣如米粒大。每服三钱，白汤送下。

本方改为丸剂，名"救苦化坚丸"（《杏苑生春》卷八）。

【主治】瘰疬，马刀挟瘿。

【加减】如气短不调及喘者，加人参剂量；如夏月，倍白芍药，冬寒则不可用；如有烦躁者，去肉桂；如疮不在少阳经，去柴胡；无肿者，不用黍粘子；如疮不坚硬，不用京三棱、广茂；如无唾多，吐沫，吐食，去益智仁；如有热，或腿脚无力，或躁烦欲去衣，宜加用黄柏，无则不用；如无腹胀，不用厚朴；如气不顺，加橘皮，甚者加木香少许；如只在阳明分为瘰疬者，去柴胡、黍粘子；如在少阳分，为马刀挟瘿者，去独活、漏芦、升麻、葛根，加瞿麦穗三分；如本人素气弱，其病势来时气盛而不短促者，不可考其平素，宜作气盛而从病变之权也，宜加黄芩、黄连、黄柏、知母、防己之类，视邪气在上中下三处，假令在上焦，加黄芩（一半酒洗，一半生用）；在中焦，加黄连（一半酒洗，一半生用）；在下焦则加酒制黄柏、知母、防己之类；如本人大便不通而滋其邪盛者，加酒制大黄以利；如血燥而大便燥干者，加桃仁、酒制大黄二味；如风结燥不行者，加麻仁、大黄；如风涩而大便不行，加煨皂角仁、大黄、秦艽以利之；如脉涩，觉身有气湿而大便不通者，加郁李仁、大黄以除气燥也；如阴寒之病为寒结闭而大便不通，以《太平惠民和剂局方》中半硫丸或加煎附子、干姜，冰冷与之。大抵用药之法，不惟疮疡一说，诸疾病量人素气弱者，当去苦寒之药，多加人参、黄耆、甘草之类，泻火而先补其元气，余皆仿此。

【方论】黄耆护皮毛间腠理虚，及治血脉生血，亦疮家圣药也，又能补表，实元气之弱也；人参补肺气之药也；炙甘草能调中，和诸药，泻火，益胃气，亦能去疮邪；漏芦、升麻、葛根三味俱足阳明本经药也；连翘一味，十二经疮中之药，不可无也，能散诸血结气聚，此疮家之神药也；牡丹皮去肠胃中留滞宿血；当归、生地、熟地，诸经中和血、生血、凉血药也；白芍药其味酸，其气寒，能补中益肺之虚弱，治腹中痛必用之；肉桂大辛热，能散结积，阴证疮疡须当少用之，此寒因热用之意，又为寒阴覆盖其疮，用大辛热以消浮冻之气；柴胡功同连翘；羌活、独活、防风，此三味必关手足太阳证，脊痛项强，不可回视，腰似折，项似拔者是也；昆布其味大咸，若疮坚硬结硬者宜用，咸能软坚；麦芽治腹中缩急，兼能消食补胃；黄连以治烦闷，黄柏泻肾中伏火也。

散肿溃坚汤

【来源】《兰室秘藏》卷下。

【别名】散毒溃坚散（《普济方》卷二九一）。

【组成】黄芩八钱（酒洗，炒一半，生用一半）草龙胆（酒洗，各炒四遍）瓜蒌根（锉碎，酒洗）黄柏（酒制）酒知母 桔梗 昆布各五钱 柴胡四钱 炙甘草 京三棱（酒洗）广茂（酒洗，炒）连翘各三钱 葛根 白芍药 当归梢黄连各二钱 升麻六分

《外科经验方》有黄耆，无广茂；《外科理例》有土瓜根，无瓜蒌根。

【用法】上锉。每服六钱，水二盏零八分，先浸多半日，煎至一盏，去滓，食后热服。于卧处伸足在高处，头低垂，每含一口，作十次咽。服毕依常安卧，取药在膈上停蓄故也。另攒半料作细末，炼蜜为丸，如绿豆大，每服百余丸，用此药汤留一口送下。

本方改为丸剂，名"散肿溃坚丸"（《外科发挥》卷七）。

【功用】《医方集解》：消坚散肿。

【主治】马刀疮，结硬如石，或在耳下至缺盆中，或肩上，或于胁下，皆手足少阳经中；及瘰疬遍于颏，或至颊车，坚而不溃，在足阳明经中所出，或二经疮已破流脓水。

【加减】加海藻五钱（炒）亦妙。

【方论】《医方集解》：此手足少阳足阳明药也。柴胡、连翘清热散结，升麻、葛根解毒升阳，花粉、桔梗清肺排脓，归尾、芍药润肝活血，甘草和中化毒，昆布散痰溃坚，三棱、莪术破血行气，黄芩、柏、连、龙胆、知母大泻三焦之火，而桔梗又能载诸药而上行也。

内托荣卫汤

【来源】《医学发明》（人卫本）卷六。

【别名】托里荣卫汤（原书拔粹本）。

【组成】黄耆半两 柴胡 连翘各二钱 羌活 防风 当归身 生黄芩各钱半 炙甘草 人参各一钱 苍术三钱 红花 桂枝各半两

【用法】上锉，都作一服。水、酒各一大盏，同煎至一盏，去滓，大温服。

【功用】发汗，通荣卫。

【主治】疮肿，湿热郁其手、足少阳，致血脉凝逆，使营卫周身元气消弱，面色赫赤而肿，微黯色，颜必忿色，其人多怒，其疮之色亦赫赤肿硬，

微带黯色，奋然高起，结硬作痛，其脉左寸外洪缓，左关洪缓而弦。

瞿麦饮子

【来源】《活法机要》

【组成】连翘一斤　瞿麦穗半斤

【用法】上为末。水煎，临卧服。

【主治】瘰疬。

三圣丸

【来源】《济生方》卷八。

【组成】丁香五十个　斑蝥十个　麝香一钱（别研）

【用法】上为细末，用盐豉五十粒，汤浸，研如泥，和前药令匀，丸如绿豆大。每服五七丸，食前温酒送下，一日三次。如至五七日外，觉小便淋沥，是药之效，便加服；或便下如青筋膜之状，是病之根也。

【主治】瘰疬。

【宜忌】忌湿面、鱼肉、一切动气物。

连翘丸

【来源】《济生方》卷八。

【组成】薄荷（新者）二斤（裂取汁）　好皂角一挺（水浸去皮，裂取汁，以上二味同于银石器内熬成膏）　青皮一两　连翘半两　陈皮一两（不去白）　皂角子（慢火炮去皮，取皂子仁，捣罗为末）一两半　黑牵牛一两半（半生半炒）

【用法】上为末，用前膏子为丸，如梧桐子大。每服三十丸，食后煎连翘汤送下。

【主治】瘰疬结核，破或未破者。

皂子丸

【来源】《济生方》卷八。

【别名】皂角子丸（《古今医统大全》卷八十）。

【组成】好皂角子一升　元参　连翘仁各一两

【用法】上用水五升，砂锅内慢火煎，水尽为度。每服拣取好皂角子软者三粒，食后临卧时细嚼咽

下；硬者捣烂，炼蜜为丸，如榛子大，含化。

【主治】瘰疬满项，不破，及结核肿痛者。

【宜忌】忌酒、面、热毒物。

红玉膏

【来源】《疡医大全》卷七引《济生方》。

【组成】乳香（另研）　没药（另研）各二两　蓖麻仁四百粒　木鳖子（去壳）二两四钱　当归四两　血余五钱　儿茶　血竭　白蜡　黄蜡各一钱　嫩杨柳枝一两（打碎）　黄丹（飞）四两　真麻油八两　芸香（白嫩者）一斤四两

【用法】先将麻油同杨柳枝、血余、当归熬数滚，绞去滓；再将油同芸香、蓖麻、木鳖子熬熟，绞去滓；入黄、白蜡，将成膏时入黄丹，离火，下乳、没、儿、竭末，搅匀成膏。外贴。

【主治】痈疽，瘰疬，乳痈。

五香连翘汤

【来源】《医方类聚》卷一七四引《外科精要》。

【组成】青木香三分　鸡舌香（去顶）一分　桑寄生二分　沉香　木通　生黄耆　大黄各一两（酒浸，煨，老人虚人加减）　麝香二钱　乳香　藿香　川升麻　连翘各半两

【用法】上为细末。每服四钱，水一大盏，煎至七分，任性服。略疏通，或即取下恶物，然后服内托散之类，则毒势易散，不为深害。亦有随便消散者。此药早服为佳。

【主治】一切恶核瘰疬，痈疽恶疮。

山豆根方

【来源】《仁斋直指方论》卷二十二。

【组成】山豆根　紫苏叶

【用法】上锉细。煎汤，临卧服，常常含汁咽下。

【主治】咽喉上膈热毒，患瘰疬者。

木鳖膏

【来源】《仁斋直指方论》卷二十二。

【组成】木鳖仁二个（用厚纸捍去油，研碎）

【用法】上以乌鸡子清调和，瓷盏盛之，甑内蒸熟。每日食后吃一次，服之半月，自然消靡。

【主治】瘰疬经年，发歇无已。

解热方

【来源】《仁斋直指方论》卷二十二。

【组成】小黑豆二合　紫苏一茎　姜七片

【用法】上细锉。煎汤，食后服。

【主治】瘰疬四畔红肿多汁，属热证者。

薄荷丹

【来源】《仁斋直指方论》卷二十二。

【组成】杜薄荷　皂角末（不蛀者，去弦皮）　连翘　何首乌（米泔浸一宿）　蔓荆子　京三棱（煨）　荆芥各一两

【用法】上为末，好豉二两半，以米醋煎沸洒豉，淹令软，研如糊为丸，如梧桐子大。每服三十丸，食后熟水送下，一日一次。

【功用】解瘰疬风热之毒，自小便去。

雌雄散

【来源】《仁斋直指方论》卷二十三。

【组成】斑猫一雌一雄（足翅全者，新瓦焙焦，去头翅足）　贯众二钱　鹤虱　甘草各五分

【用法】上为细末，作两服。每服一钱，好茶浓点调下。

【主治】瘰疬。

镇肝丸

【来源】《御药院方》卷八。

【组成】皂角六挺（去皮弦，二挺涂酥炙黄；二挺用陈皮末二两，水调涂，炙黄；二挺用青皮末二两，水调涂，炙黄）

【用法】上为细末，用精羊肉汁为丸，如梧桐子大。每服三十丸，渐加至六十丸，食后、卧时用温水送下。

【功用】内消

【主治】瘰疬结核肿硬。

麝香散

【来源】《御药院方》卷八。

【组成】麝香半钱（研）　枳壳（去瓤）二钱半（麸炒）　白丁香二两

【用法】上为细末。食后每服二钱，用温酒半盏调匀，日进一服。

【主治】瘰疬结核，肿硬不消，疼痛。

一井金

【来源】《医方类聚》卷一八〇引《吴氏集验方》。

【组成】麝香一钱　乳香一字　朱砂半钱　砒二钱

【用法】上为细末。如遇患处，以生麻布微擦破，用云母膏药，中间掺此药末，量疮口大小，三日一次换。其毒成块子肉落下，或化作清水。

【主治】瘰疬。

【宜忌】切须忌色欲数月。

长肉生肌药

【来源】《医方类聚》卷一八〇引《吴氏集验方》。

【组成】大黄一两　雄黄半两　蓖麻半两（去壳）　轻粉一钱　乳香一分

【用法】上为细末。依疮口大小掺之，亦用云母膏外贴。疮口大者，十日可愈。

【主治】瘰疬。

琥珀散

【来源】《医方类聚》卷一八〇引《吴氏集验方》。

【组成】北壁背阴土（别研）　真琥珀　凌霄花（去土）　皂角刺（新者，烧灰存性）　瞿麦（洗净）　海藻叶（洗净）各等分

【用法】上为细末。每服三钱，食后米饮调下，一日二次。

【主治】瘰疬。

五香连翘汤

【来源】《卫生宝鉴》卷十三。

【组成】沉香　乳香　生甘草　木香各一钱　连翘

射干 升麻 独活 桑寄生 木通各三钱 丁香半两 大黄一两 麝香一钱半

【用法】上锉。每服四钱,水二盏,煎至一盏,去滓,空心热服。

【主治】

1. 《卫生宝鉴》:瘰疬、痈疽、恶肿。

2. 《玉机微义》:诸疮肿初觉一二日便厥逆,喉咽塞,发寒热。

【验案】下肢复发性丹毒 《四川中医》(1994,1:46):以五香连翘汤全方临症化裁:热毒甚者,加虎杖、银花、龙葵;热入营分,加丹皮、赤芍;湿甚者,加牛膝、泽泻、车前子;已形成大脚风者,酌加防己、苍术。每日二剂,水煎内服,第三煎外洗患处,另嘱病人注意休息,抬高患肢,少食辛辣刺激之品。治疗期间,均不用抗生素等西药治疗。治疗下肢复发性丹毒22例,结果:痊愈(全身及局部症状消退,随访一年无复发)15例,疗程最短为2天,最长为14天;好转(全身症状消退,患肢肿痛未完全改善,随访未复发或复发程度较前减轻者)7例。

太乙膏

【来源】《卫生宝鉴》卷十三。

【组成】脑子一钱(研) 轻粉 乳香各二钱(研) 麝香三钱(研) 没药四钱(研) 黄丹五两

【用法】上用清油一斤,先下黄丹熬,用柳枝搅,又用憨儿葱七枝,先下一枝熬焦,再下一枝,葱尽为度,下火不住手搅,觑冷热得所,入脑子等药搅匀,瓷器盛之,用时旋摊。

【主治】疬子疮。

内消丸

【来源】《卫生宝鉴》卷十三。

【组成】广茂(炮) 三棱(炮)各三钱 青皮(去白) 陈皮各一两(去白) 牵牛半斤(取头末) 薄荷叶 皂角(不蛀者,水煮软揉取汁,去滓,熬成膏)各半两 沉香半两

【用法】上为末,入牵牛头末,和匀,用膏为丸,如绿豆大。每服三十丸,食后煎连翘汤送下。

【主治】疮肿初生,及瘰疬结核,热毒郁滞。

玉烛散

【来源】《卫生宝鉴》卷十三。

【组成】当归 芍药 川芎 甘草 芒消 熟地黄 大黄 黄芩各等分

【用法】上为粗末。每服三钱,水一盏,加生姜三片,煎至七分,去滓温服。

【功用】和血通经。

【主治】

1. 《卫生宝鉴》:瘰疬。

2. 《赤水玄珠全集》:室女经不行,颈多结核。

克效散

【来源】《卫生宝鉴》卷十三。

【组成】官桂 硇砂各半钱 赤小豆四十九粒 粳米四十九粒 斑蝥四十九个(不去翅足)

【用法】上研为末。初服一字,次服二字,次服三字,次服四字,煎樟柳根汤空心调服。小便淋沥为效。如恶心呕吐黄水,无妨。

【主治】疬子疮。

二香散

【来源】《活幼心书》卷下。

【组成】白胶香 降真香(用心,无土气者) 海螵蛸 五倍子(去内虫屑)各半钱

【用法】上为末,先用槲皮散煮水,净洗患处,后以此药一钱或二钱干涂上,外将水纸封掩。三五次即效。

【主治】瘰疬脓汁不干。

内消丸

【来源】《活幼心书》卷下。

【组成】斑蝥一两(除翅足,粟米大,炒令粟米微焦色,仍去粟米)

【用法】上药加薄荷叶三两,同研为末,鸡子清为丸,如绿豆大。初用半饥半饱间以温茶清送下一丸。逐日加一丸,加至五丸之外,又逐日减一丸,减至一丸之后,每一日只服五丸。

【主治】瘰疬作脓穿破，久不愈者。或初得此证，投之亦效。

【宜忌】得愈即止，不可过投。

白及散

【来源】《活幼心书》卷下。

【组成】白及　贝母　净黄连各半两　轻粉三十贴

【用法】上前三味，锉，焙，为末，仍以轻粉乳钵内同杵匀。每用一二钱，清油调擦患处。必先用槲皮散煮水，候温，净洗拭干，方涂药。

【主治】瘰疬脓汁不止。

玄参饮

【来源】《活幼心书》卷下。

【组成】玄参　升麻各五钱　川乌（炮裂，去皮脐）　草乌（炮裂，去皮）　当归（酒洗）　川芎　赤葛　生干地黄　赤芍药各二钱半　甘草三钱　大黄（半生半炮）四钱

【用法】上锉。每服二钱，水一盏，加生姜二片，煎七分，不拘时候温服。

【主治】小儿瘰疬证，及颈上生恶核肿痛。

神圣膏

【来源】《杂类名方》。

【组成】当归半两　杏仁四十九个　沥青一两　木鳖子五个（去壳）　黄丹三两　乳香四钱（另研）　麝香　鹰条　轻粉各不拘多少　桃柳枝（各长三寸）各四十九枝

【用法】用小油半斤，以绵裹当归、杏仁、木鳖子、桃柳枝，于沙石器内文武火熬，却用一枝粗槐稍缚短嫩枝搅之，药焦取出不用；乃离火下黄丹、沥青搅匀，再上火少时，以滴水不散为度，勿令伤火，软硬俱不中；后入乳香、麝香、轻粉、鹰条毕，倾于水盆内凝滞。

【主治】瘰疬及一切恶疮。

文武膏

【来源】《云岐子保命集》卷下。

【别名】桑椹膏（《外科理例》卷三）。

【组成】文武实（即桑椹，黑熟者）二斗

【用法】上以布袋取汁，银石器中熬成薄膏。每服一匙，白汤点下，一日三次。

【主治】瘰疬。

连翘汤

【来源】《云岐子保命集》卷下。

【别名】连翘散（《明医指掌》卷八）。

【组成】连翘二斤　瞿麦一斤　大黄三两　甘草一两

【用法】上锉。每服一两，水两碗，煎至一盏半，早食后巳时服。服药十余日后，可于临泣穴灸二七壮。服药不可住止，至六十日决效。

【主治】瘰疬马刀。

不二膏

【来源】《经验秘方》卷下。

【组成】金石斛十六两（去根，洗，切片）　乳香四两八钱（去油）　真川贝十六两（去心，研）　没药四两八钱（去油）　明天麻六两八钱（洗，切片）　甘草六两四钱（洗，切片）　巴豆肉五两四钱（去油，研）

【用法】上用大麻油十二斤，浸药数日，煎时下活大雄鲫鱼（不去鳞甲）两条，每条重一斤半左右，煎枯去滓存油，另用铅粉二斤（研，炒黄色），筛下收膏。倘病串乳疬未溃者，少加樟脑于膏上，如已溃者不用。

【主治】痰症，病串，乳疬，一切无名肿毒。

金沉膏

【来源】《医方类聚》卷一九四引《经验秘方》。

【组成】云里砂　斑蝥二十个　红娘子三十个　川山甲五钱（锉）　海金沙五钱　乳香三钱（研）　没药五钱（研）　血竭三钱　桑柴灰五斤　枣柴灰五斤（上二灰一处和）

方中云里砂剂量原缺。

【用法】用滚水数碗，淋灰水十二碗，入砂锅内熬百十余沸，先下斑蝥、红娘子，再滚百十余沸，

下川山甲、海金沙，再滚百十余沸，熬至三碗，滤去滓，再入锅内熬，却下乳香、没药、血竭，再滚百十余沸，熬成膏子，用瓷器盛顿，牢封口。若用时，将云里砂调成膏子，上药时离好皮子一韭叶，上药一昼夜，或二遍、三遍，直瘤子平了方住药。若瘰疬破不破，与瘤子一般上药，瘤子等或一月、二十日、半月落下，即用青金散涂之。

【主治】一切瘤子、瘰疬。

遇仙无比丸

【来源】《瑞竹堂经验方》卷五。

【别名】遇仙丹（《惠直堂方》卷三）、遇仙无比丹（《疡科选粹》卷四）。

【组成】白术（生） 槟榔（生） 甘草（生） 牵牛（一半生一半炒） 郁李仁（汤浸，去皮） 密陀僧 斑蝥（糯米炒，去皮足翅，不用米） 防风各等分

【用法】上为末，面糊为丸，如梧桐子大。每服二十丸，早、晚煎甘草、槟榔汤送下。至月后觉腹中微痛，于小便中取下疬子毒物，有如鱼目状。已破者自合，未破者自消。

【主治】瘰疬。

十香膏

【来源】《外科精义》卷下。

【组成】沉香 麝香各一钱 木香 丁香 乳香 甘松 白芷 安息香 藿香 零陵香各五钱（同为细末） 当归 川芎 黄耆 木通 芍药 细辛 升麻 白蔹 独活 川椒 藁本 菖蒲 厚朴 木鳖子 官桂 商陆根各二两（锉碎） 桃仁 杏仁 柏子仁 松子仁各五钱 槐枝 桑枝 柳枝 松枝各二两（锉） 没药 轻粉 雄黄 朱砂 云母石 生犀角 乱发灰 白矾灰各二两（另研如粉） 真酥猪脂 羊肾脂各二两 黄丹一斤 清脂麻油三斤

【用法】上先于木炭火炼油香熟，下十六味锉碎药，并四枝、四仁，熬至紫黑色，出火，滤去滓，入脂酥，煎十余沸，再以新绵滤过，油澄清，拭铛令净，再入火上煎油沸，下丹，用湿柳枝作筜子，不住搅，熬一日，滴在水中，成珠不散则成。

离火，入十味药末，搅匀，再上火，入云母等粉八味，轻煎令沸，出火，不住搅一食时，于瓷盒内密封收。每用量疮口大小，绯帛上摊贴之。肠胃痈疽可作丸，梧桐子大。每服七丸，空心温酒送下。

【主治】五发，恶疮，结核，瘰疬，疳瘘，疽，痔。

内消丸

【来源】《外科精义》卷下。

【组成】青皮 陈皮各二两 牵牛八两（取头末二两） 薄荷叶 皂角各八两（不利者，去粗皮捶碎。二味水一斗，煮令极软，揉汁去滓用，熬成膏）

【用法】上将青皮、陈皮末并牵牛末和匀，用前膏子为丸，如绿豆大。每服三十丸，食后荆芥、茶清、温水皆可下之。

【主治】疮肿初生，及瘰疬结核，热毒郁滞。

必效散

【来源】《外科精义》卷下。

【组成】南硼砂二钱五分 轻粉一钱 麝香五分 斑蝥四十个（去头翅） 巴豆五个（去皮心膜） 白槟榔一个

【用法】上为极细末，取鸡子清二个去黄，调药匀却，倾在鸡子壳内，湿纸数重糊定，无令透气，坐饭甑内与饭一处蒸，饭熟取药，晒干，为极细末。用时相度虚实，虚人每服半钱，实人每服一钱，并用炒生姜酒下。五更初服药，至平明取下恶物，如觉小腹内疼痛，便用茼麻子烧灰入没药等分，同研细，用茶调下一钱，便入大肠。其取下恶物，如烂肉老鼠儿及新成卵内雀儿，是药之效。

【主治】久患瘰疬不效。

【宜忌】妇人有胎，不可服。

【验案】瘰疬 《外科理例》：小水涩滞，或微痛，此疬欲下也。进益元散一服，其毒即下。斑蝥、巴豆似为峻利，然巴豆能解斑蝥之毒，用者勿畏。尝遇富商项有疬痕颇大，询之，彼云，因怒而致，困苦二年，百法不应，方与药一服，即退二三，再服顿退，四服而平，旬日而痊。以重礼求之，乃是必效散。

托里散

【来源】《外科精义》卷下引成子玉方。

【组成】川乌头（炮） 茯苓各三两 干姜（炮） 麻黄（去节） 甘草（炙）各一两五钱 杏仁（炒，去皮尖） 五味子 桂心各一两

【用法】上为粗末。每服五六钱，水一盏半，煎至一盏，去滓，食前温服。

【主治】疮疽，丹肿，结核，瘰疬。

托里当归汤

【来源】《外科精义》卷下引何君五方。

【组成】当归 黄耆 人参 熟地 川芎 芍药 甘草（炙） 柴胡各等分

【用法】上为粗末。每服五钱，水一盏，煎至六分，去滓，食前温服。

【主治】

1. 《外科精义》：诸疮毒气入腹。

2. 《外科发挥》：溃疡气血俱虚发热，及瘰疬、流注、乳痈，不问肿溃。

3. 《外科枢要》：妇人诸疮，经候不调，小便频数，大便不实。

4. 《杏苑生春》：下疳注干，脓水交流，寒热头疼。

5. 《杂病源流犀烛》：腹痛。

紫金散

【来源】《外科精义》卷下。

【组成】枯矾五钱 砒霜一钱 石胆五分

【用法】上为细末，入黄丹二钱。每用按入疮口内，以膏贴之。如未破者，灸一两炷，用津唾旋调一豆许，安疮上，以膏贴之，去根自平复。

【主治】瘰疬久不愈。

犀角膏

【来源】《外科精义》卷下。

【组成】当归 川芎 黄耆 白芷 白蔹 杏仁 木鳖子 官桂 乳香 没药各一两 乱发灰五钱 黄丹 清油五斤

本方名犀角膏，但方中无犀角，疑脱。

【用法】上细锉，于油内先浸一宿，于木炭火上熬至白芷、杏仁焦，滤去滓，澄清再煎，油沸下丹，以湿柳木篦子不住搅旋，滴药在水中，如珠不散，出火，候一时辰，下乳香、没药、发灰搅匀，于瓷盒内收。依常法摊用之。

【主治】五发、恶疮，结核、瘰疬、疳瘘、痔痔。

槐角煎丸

【来源】《外科精义》卷下。

【组成】天麻 川芎 甘草（炙） 黄药子 甘菊花 人参各一两 何首乌 苦参各一两五钱 荆芥穗 防风各二两 槐角（并仁，另放） 皂角（不蛀者）各四两（水一斗煮软，揉汁去滓，取仁熬成膏子，其皂角取肉研成膏子为用者）

【用法】上除皂角膏外，槐仁与诸药为细末，入膏内溲和，炼蜜为丸，如豌豆大。每服五十丸，食后竹叶汤送下。

【主治】疮疡瘰疬，疥癣赤肿等疮。

漏芦汤

【来源】《外科精义》卷下。

【组成】漏芦 白蔹 黄芩（去黑心） 麻黄（去节） 枳实（麸炒，去瓤） 升麻 芍药 甘草（炙） 朴消各一两 大黄二两

【用法】上除消外，余锉，与消同和匀。每服三钱，气实人五钱，水一盏半，文武火煎七沸，去滓，空心热服。

【主治】一切恶疮，毒肿丹瘤，瘰疬疔肿，鱼睛五发，瘰疽。初觉一二日，便如伤寒，头痛烦渴，拘急恶寒，肢体疼痛，四肢沉重，恍惚闷乱，坐卧不宁，皮肤状热，大便秘涩，小便赤黄。

【宜忌】妊身莫服。

皂角散

【来源】《世医得效方》卷十九。

【组成】皂角（不蛀者）不以多少

【用法】将皂角每三十条作一束，以棕榈裹之，缚定，于溷缸内浸一月，取出，却于长流水内再浸

一月，取出晒干，捣罗为末。每一两入麝香半钱，全蝎七个，研细拌匀。每服一二钱，温酒或汤饮调下。一两服愈。

【主治】瘰疬。

【宜忌】死水不能浣洗，不得焙。

牵牛丸

【来源】《世医得效方》卷十九。

【组成】荆芥穗 僵蚕各五钱 斑蝥二十八个（去头翅足，用糯米炒） 黑牵牛五钱

【用法】上为末，皂角末熬膏为丸，如绿豆大。临睡时先用米饮调滑石末一钱服，半夜时再一服，五更初却用温酒吞二十丸。服讫，如小便无恶物行，次日再进一服，又不行，第三日五更初先进白糯米稀粥汤，却再进前药一服，更以灯心汤调琥珀末一钱服之，以小便内利去恶毒，是其应也。

【主治】瘰疬。

破毒雄黄丸

【来源】《世医得效方》卷十九。

【组成】通明雄黄 颗块大朱砂各三钱 水银二钱 斑蝥二十八个（去足翼，用糯米炒黄）

【用法】上先以斑蝥为末，续以雄黄、朱砂另研为末，再入水银研细合和，用鸡子清和糯米稠糊为丸，如绿豆大。每服二七丸，米饮或温酒下。立见逐下恶物，自小便中来。如恶物未见，半朝再一服。

【主治】瘰疬久作不愈，寒热往来，项筋挛急，已破未破者。

烧灰散

【来源】《世医得效方》卷十九。

【组成】大田螺（并壳、肉，烧存性，研）

【用法】破者干贴，未破者清油调敷。

【主治】瘰疬。

海菜丸

【来源】《世医得效方》卷十九。

【组成】海藻菜 荞麦（炒，去壳） 白僵蚕（炒断丝）

【用法】上为末，取白梅肉泡汤为丸，如梧桐子大。每服六七十丸，临卧米饮送下。其毒当自大便泄去。

【主治】病生于头项上交接处，名蛇盘病者。

【宜忌】忌食豆腐、鸡、羊、酒、面。

托里救苦神应丸

【来源】《医学纲目》卷十九引《世医得效方》。

【组成】川乌附（去皮脐，生用）一两 乌头五两 当归（酒浸一宿） 没药 白芷 陈皮 甘草节各一两 蝉蜕（水洗）半两 大皂角七挺（去皮弦子） 姜黄一两半

《古今医统大全》有生地黄，无川乌附。

【用法】上用皂角敲碎，水四大碗，煎至二大碗，滤去滓，用汁一同煮乌头、川乌，候乌头烂为度，擂如泥，其余诸药，却另为末，和乌头泥为丸，如梧桐子大。每服六十丸，饥饱皆用薄荷汤送下。

【主治】蟠蛇病，多生肩项，或赤或白，或沉或浮，初生如豆，久似核，年月浸久，其大如梅，或如鸡卵，排行成列，或生二三，或生六七；流注病，初生在项，破后脓注四肢，遍体结毒，如梅李状，不疗自破，孔窍相穿，寒热疼痛，或流脓汁。

内消瘰疬丸

【来源】《医学启蒙》卷三。

【组成】夏枯草八两 玄参五两 青盐五两（煅） 海藻 海粉 贝母 天花粉 白蔹 连翘 桔梗 当归（酒洗） 生地（酒洗） 枳壳（麸炒） 大黄（酒蒸） 薄荷叶 消石 甘草各一两

【用法】上为末，酒糊滴为丸，如绿豆大。每服百余丸，食后、临卧抵枕用白汤吞下，就卧一时。瘰疬未溃内消，溃者自愈，外贴太乙膏收口。

【功用】

1. 《北京市中药成方选集》：消坚散结。

2. 《全国中药成药处方集》：软坚散结，消肿化痰。

【主治】

1. 《医学启蒙》：瘰疬。

2. 《全国中药成药处方集》：由痰凝气滞引起

的瘰疬痰核，颈项瘿瘤，皮色不变，或肿或痛。

【宜忌】

1. 《北京市中药成方选集》：忌食牛肉。
2. 《全国中药成药处方集》：忌食辛辣等刺激食物。

大黄汤

【来源】《脉因证治》卷下。

【组成】 大黄（煨） 皂角 甘草（炙）

【用法】 水煎服。外以麝香、瓜蒌仁敷之。

【主治】

1. 《脉因证治》：瘰疬。
2. 《李氏医鉴》：瘿瘤，结核。

化坚汤

【来源】《脉因证治》卷下。

【组成】 升麻一钱 葛五分 漏芦 牡丹皮三钱 当归 生熟地黄各三钱 连翘一钱 黄耆一钱 芍药三钱 桂三钱 柴胡八钱 黍粘 羌活各一钱 防风 独活各五分 昆布 三棱 广术 人参 黄连 陈皮

方中自昆布以下用量原缺。

【功用】 泻火散结。

【主治】 瘰疬，瘿瘤。

【加减】 腹胀，加朴；气不顺，加木香；便秘，加大黄。

内消连翘丸

【来源】《玉机微义》卷十五。

【组成】 连翘三两 漏芦 胡桃肉 夏枯草 土瓜根 射干 泽兰 沙参 白及各一两半

【用法】 上为末，入胡桃肉研匀，酒糊为丸，如梧桐子大。每服三五十丸，空心、食前盐酒送下。

【功用】《赵炳南临床经验集》：化核软坚。

【主治】 瘰疬，马刀。

连翘饮子

【来源】《玉机微义》卷十五。

【别名】 连翘橘叶汤（《疡科选粹》卷四）、连翘饮（《中国医学大辞典》）。

【组成】 青皮 瓜蒌仁 桃仁 橘叶 川芎 连翘 甘草节 皂角针各等分

【用法】 上锉。每服七八钱，水煎，食后细细呷之。

【主治】

1. 《玉机微义》：乳痈。
2. 《女科撮要》：乳内结核。
3. 《赤水玄珠全集》：肝胆经气滞，瘰疬结核。

【加减】 已破者，加参、耆、当归；未破者，加柴胡。

妙灵散

【来源】《玉机微义》卷十五。

【组成】 木香三钱 沉香二钱 牛膝 何首乌 当归 蟾蜍 桑寄生各一两 海藻二两 青葙子 昆布 海带 甘草节各半两

【用法】 上为末，每服三二钱，食后温酒调下。先服法制灵鸡弹，后将此散与内消连翘丸相间常服。疮愈方止。

【主治】 瘰疬马刀，腋下生者。

奇功散

【来源】《玉机微义》卷十五。

【组成】 野粪尖（干）一两 密陀僧 无名异各半两 皂角 乳香 没药各三钱

【用法】 上粪用盐泥封固，炭火烧之，去泥取出，同药五味研为末。加麝香少许，用清油调匀，漫敷上，湿即干掺。

【主治】 瘰疬马刀，顽恶等疮。

法制灵鸡弹

【来源】《玉机微义》卷十五。

【组成】 斑蝥七个（去头翅足）

【用法】 上将鸡子一个，顶上敲开些小，入药在内，纸封固了，于饭上蒸熟，取出去壳，切开去药。五更空心和米饭嚼，候小便通，如米泔水状，如脂，即验也。

【主治】 瘰疬马刀，腋下生者。

神圣换肌散

【来源】《玉机微义》卷十五。

【组成】白僵蚕二钱 白矾一钱半 砒（生） 斑蝥（去翅足） 草乌头 青黛各一钱 麝少许

【用法】上为极细末。干掺些小于疮口内，用膏药盖护，其恶肉化为脓水。

【功用】《证治准绳·疡医》：追蚀死肉。

【主治】瘰疬、顽疮。

【宜忌】《证治准绳·疡医》：非顽急者勿用。

提丁锭子

【来源】《玉机微义》卷十五。

【别名】透肉锭子。

【组成】雄黄 朱砂各二钱 青盐 砒霜（生） 白丁香 轻粉 斑蝥（去翅足）各一钱半 蟾酥 麝香各一钱 黄蜡 蓖麻子三十七粒

【用法】上为细末，于银器或瓷器内，先将黄蜡溶开，和药为丸，如梧桐子大，捏作饼子。用时先将疔疮用针刺破，放一饼于疮头上，又刺四边五七下，使恶血出，用软膏药贴之。

【主治】疔疮危笃发昏；兼治瘰疬。

鸡清散

【来源】《医方类聚》卷一七六引《必用全书》。

【组成】赤小豆 黄药子 大黄 盆消 皂角（去皮弦，酥炙） 木鳖子各等分

【用法】上为细末。用鸡卵清调，鹅翎蘸药敷之。

【主治】痈疽发背，丹毒恶肿，时行热毒，发作赤色，瘰疬初发，吹奶肿痛。

玉屑散

【来源】《医方类聚》卷一九〇引《修月鲁般经》。

【组成】桂府滑石

【用法】上为末。以米汤调下。后服妙灵散。

【主治】瘰疬疮。

妙灵散

【来源】《医方类聚》卷一九〇引《修月鲁般经》。

【组成】斑蝥二十一个（去头翅足，同糯米炒黄，只用斑蝥末二字） 黑牵牛（头末）一两 荆芥穗一钱 僵蚕（炒去丝嘴）一钱 当归一钱半 木通一钱 滑石一钱

【用法】上为极细末。作一服，五更初用无灰酒调下。必先于隔夜临睡服玉屑散一服，以米汤调下。次日五更，可服前药，天明，水道下新胡桃肉相似者是也。如不见，停三日，再依法服之。倘小便涩痛急，琥珀末以灯心汤调下，催之恶物，不下之，后可服活血丸调理。疮迹上贴云母膏。

【主治】瘰疬疮。

取毒膏

【来源】《医方类聚》卷一九〇引《修月鲁般经》。

【组成】金脚信如小豆大一块

【用法】上为细末，加面、黄丹各少许，用蜜磨好墨调膏。点初起病疮头上，不可令着好肉，数日后必退出毒根矣。此药颇作疼，必当忍耐一日许，次日无事矣。

【主治】瘰疬。

活血丸

【来源】《医方类聚》卷一九〇引《修月鲁般经》。

【组成】生地黄四两 熟地黄四两 当归 黄连各一两

【用法】上为末，酒糊为丸，如梧桐子大。每服五十丸，食远盐汤送下。

【主治】瘰疬疮。

花叶散

【来源】《普济方》卷二九二引《仁存方》。

【组成】黄蜀葵十五朵（去蒂） 桑叶二十五片

【用法】上窨干为末，入乳香半分，研匀。每用少许，疮干，用麻油调涂，疮湿干掺。

【主治】瘰疬，漏疮，恶疮，妇人乳痈，无论痛与不痛，多年不愈者。

内消散

【来源】《普济方》卷二九一引《德生堂方》。

【组成】大黄半两　木香二钱　连翘半两　丁香三钱　栀子四钱　沉香一钱　没药二钱　薄荷一钱　甘草三钱　黄芩三钱

【用法】上锉。每服五钱，水一盏半，入麝香一钱，同煎至七分，食后、临卧服。三五服，看病人实者，加朴消三钱，虚者一钱半，再煎温服，十日后再进一服。后却用大蜘蛛一个（活，烂研），好酒一盏调，用绵帛滤去滓壳服之，即日内消。

【主治】疬已破或未破者。

神效丸

【来源】《普济方》卷二九一引《德生堂方》。

【组成】牡蛎（烧灰，为末）　香白芷各四两　甘草节二两

【用法】上为细末，糊为丸，如梧桐子大。每服五七十丸，食后酒送下，茶清亦可。为末，酒调服下亦可。

【主治】瘰疬。

秦皮散

【来源】《普济方》卷二九二引《鲍氏肘后方》。

【组成】秦皮三两　莽草二两　细辛　苦参半两　黄连　黄芩一两　大黄三分　当归

　　方中细辛、黄连、当归用量原缺。

【用法】上为粗末。每用一两，水煎，去滓洗之，一日一次。

【主治】瘰疬。

九味芦荟丸

【来源】《原机启微·附录》。

【组成】芦荟半两　胡黄连　当归　龙胆草（酒浸，炒）　芍药　川芎　芜荑各一两　木香　甘草（炙）各三钱

【用法】上为末，茯神糊为丸，如麻子大。每服五七十丸，滚汤送下。

【主治】三焦及肝胆经风热，目生云翳；或瘰疬，耳内生疮，寒热作痛；或肝火肌体消瘦，发热作渴，饮食少思，肚腹不调；或肝疳口内生疮，牙龈溃烂；或牙齿蚀落，颊腮腐烂，发热口渴，饮食少用，下部生疮。

五香连翘散

【来源】《外科集验方》。

【组成】沉香　连翘（去蒂）　桑寄生　丁香（去枝梗）　射干　独活　乳香　升麻　大黄（蒸。要利，生用）　木通　羌活　甘草　麝香（破者用）　青木香各等分（一方加生黄耆）

【用法】上锉。每服四钱，水二盏，煮取八分，食后热服。以利下恶毒为度。再作此滓煎汤洗之，其疮即愈。

【主治】一切积热，结核，瘰疬，痈疽，恶疮，肿疖。

【加减】本方有竹沥、芒消，随证热轻重，当自加减为妙。

立效散

【来源】《外科集验方》。

【组成】滑石一两　甘草二钱

【用法】上为末。先将此末每服一钱半，米饮调下，临睡进一次，半夜再进一次。

【主治】瘰疬初发之时。

秘传膏药

【来源】《外科集验方》。

【组成】真绿豆二两半（用铜铫子炒黄，色枯了为妙）　檀香半两（焙干用）　香竭（香节亦可）　胆矾半两（真者，取毒生肌，后不用此味）　乳香　没药各半两（痛者用）　轻粉（匣子亦好）少用　南蛇胆（无亦可）　麝香（破者可用，初炙不用）

【用法】上为细末，诸药半两，可用豆粉五两，米醋调成膏，摊开油纸上。贴之。

【主治】瘰疬。

小犀角丸

【来源】《医学纲目》卷十九。

【组成】犀角　青皮　陈皮各一两　黑牵牛一两（半生半炒）　连翘半两

【用法】上为细末，用皂角二挺，去皮弦子，炮，捶，以布绞汁，取汁一碗许，又用新薄荷二斤，研取汁，同熬成膏，以前药末为丸，如梧桐子大。每服三十丸，食后连翘煎汤送下，间以薄荷茶汤服。

【主治】诸疬。

化气调经汤

【来源】《医学纲目》卷十九。

【组成】香附末（酒浸一宿，晒干）一两　橘皮二两　羌活一两　白芷一两　甘草半两　牡蛎（煅）半两　天花粉　皂角刺各半两

【用法】上为细末。每服二钱，用清汤调下，一日三次，不拘时候。

如脉有力者，先用追毒神异汤下之，却服救苦神应丸；本方治流注疬，须与神应丸间服。

【功用】驱风，行经，散气。

【主治】流注疬。瘰疬既破，穿凿孔穴，其处生肿肉如指大，或黑或白。

败散瘰疬方

【来源】《医学纲目》卷十九。

【组成】白胶香　海螵蛸　降真香（用心，无土气者）各等分

【用法】上为末，掺患处，外以水纸掩之，一夕而退。

【主治】瘰疬、马刀。

绛宫丸

【来源】《医学纲目》卷十九。

【组成】大黄（酒蒸）二两　山楂　连翘　川芎　当归（酒洗）　麦芽　桃仁　芦荟　甘草　芸苔子各一两　黄连（酒浸）　南星（酒浸）　海藻（酒洗）各一两半　升麻　羌活　桔梗　防风各半两　白术二两　黄芩（酒炒）半两

【用法】上用神曲糊为丸。

【主治】瘰疬。

【加减】已破，加人参一两作膏；用甘草节、僵蚕同煎。

粉金散

【来源】《医学纲目》卷十九。

【组成】黄柏　草乌各等分

【用法】上为末。蜜调敷之。

【主治】瘰疬溃与未溃。

清凉散饼

【来源】《医学纲目》卷十九。

【组成】山慈姑（生用）　良姜各等分

【用法】上捣为饼，去汁罨之。

【功用】大散瘰疬，去寒热。

【主治】《证治准绳·疡医》：瘰疬恶疮。

琥珀膏

【来源】《医学纲目》卷十九引朱丹溪方。

【组成】归须　川芎　黄耆梢　蜂房　细辛　皂角　升麻　甘草梢　蓖麻子　大鳖子　芍药　白蔹　独活　川椒　藁本　防风梢　枸杞子　菖蒲　降真香　官桂　瓜蒌　苏木　白芷　杏仁　黄连　槐枝各一两　琥珀　沉香　木香　丁香　藿香　零陵香　云母石　乳香　雄黄　朱砂　安息香　甘松各二钱半　轻粉　麝香各一钱　发灰五钱　白矾（枯）一两（以上十六味为极细末）　羊肾脂四两　蟾酥二两　香油四斤　黄丹

【用法】上先以前二十六味锉，捶碎，用水五升，文武火熬至二升半，去滓；再用水五升，又熬至二升半，去滓，与前汁一处慢火煎，用槐枝不住手搅成膏，用瓷器盛，顿起；将后琥珀等十六味研为极细末，用纸包起，于前膏内下净羊脂四两，真酥二两，同膏入香油内搅令匀，以文武火熬膏内水尽，用纸捻点油烧不爆为度；渐入黄丹，以二两五钱重为一次，仍用槐枝不住手搅，滴水中不散，软硬得所，如软添黄丹，如硬添油，再上火熬，却入前药细末五两，微煎数沸，用瓷器盛贮。如用，于纸上摊之，量疮口大小。

【主治】五发恶疮，疔肿，瘰疬，远年冷痔、痔漏，一切无名恶疮，蛇伤、蝎啮、犬咬。

万金膏

【来源】《普济方》卷二八二。

【组成】川乌 草乌 白芷 黄柏皮 藁本 荆芥 蝉蜕 肉桂 白僵蚕 赤小豆 乳香 没药 蚕沙 天花粉各等分

【用法】上为末。薄荷汁和蜜调涂患处，以纸掩住。或姜汁、地黄汁调搽；如干，用地黄汁或薄荷汁刷湿。

【主治】痈疽、发背、五发、瘰疬、阴毒，痛不能忍；或肿毒侵内沉伏者。

大车螯散

【来源】《普济方》卷二八八。

【组成】大紫色车螯一个（黄泥固干，火煅通赤，去泥末之） 大戟 芫花（醋炒） 甘遂 甘菊 槟榔 大黄 黄芩 漏芦各三分 腻粉一分

【用法】上为末。每服二钱，车螯末二钱，腻粉一钱五，更用栝楼煎调下。良久下恶物脓血，不久自止。后生壮者加一钱，老弱量与。

痈不用此，如已破者，只用五积散，疏利风气，然后服此药。

【主治】癌、瘰、瘤、疽未破者。

消毒溃坚汤

【来源】《普济方》卷二八八。

【组成】黄连一钱 黄芩五分 黄柏五分 生地黄四分 知母四分 羌活一钱 独活四分 防风四分 藁本四分 当归尾四分 桔梗五分 黄耆二分 人参三分 甘草三分 连翘四分 苏木二分 防己五分 泽泻二分 橘皮二分 山栀子二分 五味子二分 麦门冬二分 枳壳二分 猪苓二分

【用法】上药锉，如麻豆大，都作一服。水二盏，煎至一盏半，去滓，食后温服。

【主治】痈肿，瘰疬，乳痈。

贝母丸

【来源】《普济方》卷二九〇

【组成】贝母 皂角子各半斤

【用法】上为细末，用皂角半斤锉碎，搓揉浓水，滤过，作膏子和药末为丸，如梧桐子大。每服五七十丸，早晨酒送下。

【主治】便毒，瘰疬。

一膜散

【来源】《普济方》卷二九一。

【组成】地胆 斑蝥 硫黄 雄黄各等分

【用法】上为细末。揩破患处，醋调搽。

【主治】瘰疬。

内消丸

【来源】《普济方》卷二九一。

【组成】贝母二两（去心） 白药子二两半

【用法】上为细末，糊为丸，如梧桐子大。每服三四十丸，温水送下。

【主治】疬子。

化毒散

【来源】《普济方》卷二九一。

【组成】当归 白芍药 赤芍药 知母 苎麻根 白胶香 甘草 贝母 秦艽 生地黄 败龟 柴胡 前胡 官桂 熟生黄各一两

【用法】上锉。每服半两，水二盏，加生姜三片，枣子二个，煎至七分，去滓温服。

【主治】瘰疬。

平肌贴瘰疬膏

【来源】《普济方》卷二九一。

【组成】灯心灰 乳香 黄丹 定粉各半两

【用法】上用麻油四两，煎成膏子。贴患处。

【主治】瘰疬。

四神丸

【来源】《普济方》卷二九一。
【组成】荆芥　白僵蚕(炒)　生甘草　黑牵牛各一两
【用法】上为细末，好醋糊为丸，如梧桐子大。每服三十丸，临卧、食后滑石汤送下。
【主治】瘰疬，无论浅深已破未破。

生肌散

【来源】《普济方》卷二九一。
【组成】白石脂二钱半　生白矾三钱（烧）　黄丹一钱（研）　龙骨二钱（煅）　轻粉半钱（研）　麝香二分（研）
【用法】上为末。每日二次，干掺在疮口上。
【主治】瘰疬。

如圣饼子

【来源】《普济方》卷二九一。
【组成】雄黄(研)半钱　人言半钱　乳香一钱(研)
【用法】用糯米粥为锭子，如小麦大。疮有眼，如钱眼大，贴在疮口上，未破者灸三五壮，将饼放在灸处，再用白及为膏贴之。至一日余，球子自然下，将饼子依前贴。
【主治】疬子。

里托散

【来源】《普济方》卷二九一。
【组成】黄耆　甘草　金银花各等分
【用法】上为末。每服五分，用酒一盏、水一盏，煎至一盏，去滓，食后服之。
【主治】疬子疮。

荔枝膏

【来源】《普济方》卷二九一。
【组成】荔枝肉一两　轻粉　麝香　川芎　白豆蔻　砂仁各半钱　朱砂　龙骨　血竭　乳香各一钱　全蝎五个
【用法】上将荔枝肉擂碎，以软米饮和为膏。看疮大小摊贴。如有三五个者，止去贴为头者，妙。
【主治】瘰疬。

便立丹

【来源】《普济方》卷二九一。
【组成】黄丹　雄黄　龙骨八停（煅）　金脚信少许（研）
　　　　方中黄丹、雄黄用量原缺。
【用法】上为末，捏作饼子。脓水干，葱白汤洗过，贴在疮上。
【主治】疬疮。

神圣大易膏

【来源】《普济方》卷二九一。
【组成】小油半斤　生地黄　当归　川芎　赤芍药　香白芷各四两　黄丹四两
【用法】上为粗末。择水日将上件药末油浸一宿，用文武火熬过，以净好绵滤去滓，再熬，黄丹一钱旋旋点之，用槐柳条搅截焦头，再熬尽黄丹为度。滴水成珠使用。
【主治】瘰疬。兼治八十种恶疮。

紫金丹

【来源】《普济方》卷二九一。
【组成】硼砂一钱　轻粉一钱二分　紫粉一钱半　麝香一钱半　信一分
【用法】上为细末，用齑水葱白汤洗疮，掩干，然后贴，三日洗贴三遍见效。
【主治】疬子疮。

瘰疬膏

【来源】《普济方》卷二九一。
【组成】灯心灰　乳香　黄丹　定粉各半两
【用法】用麻油四两，煎成膏子。贴之。
【主治】瘰疬。

活脓散

【来源】《普济方》卷二九二引《鲍氏方》。

【组成】防风　当归　人参　川芎各半两　金星草五叶　羌活　甘草各三钱

【用法】上为散。每服二钱，以酒送下，一日二次。

【主治】瘰疬出脓不快，肢节烦疼，寒热口干。

碧油五枝膏

【来源】《普济方》卷二九二引《鲍氏方》。

【组成】桃枝　柳枝　桑枝　槐枝　皂角枝各一握

【用法】上锉细，麻油十两，煎至八分，净入。

【功用】止痛。

【主治】瘰疬发毒，脓血瘀肉。

无比膏

【来源】《普济方》卷三一三。

【组成】香油一斤二两　黄连　黄柏　当归　木鳖子　白及　白蔹　何首乌　赤芍药　桃仁　川芎　生地黄　熟地黄　南星　半夏各三钱　巴豆十四枚　防风　草乌　白芷　白芍药各三钱

【用法】上将香油煎至黑色，去滓，次入黄丹半钱，又入黄腊一块，乳、没、韶粉各半两，煎至熟。

【主治】诸般痈疽、瘰疬、发背恶疮。

当归膏

【来源】《普济方》卷三一三。

【组成】当归　川芎　木鳖子　川山甲　蓖麻子　败龟版　油头发　白蔹　白及　白芷　草乌各等分　四物汤一贴　败毒散一贴　以上香油一斤，于罐内浸此药，春五夏三，秋七冬十日。然后用松香三十两，夏使油四两。冬使油四两半，次用：乳香一两　没药一两　血竭少许　麝香少许　龙骨（煅）三钱　白矾半两（飞）

【用法】上为末。待松香入油，用槐条搅匀，文武火熬，去烟净，入药，滴入水成珠子则膏成。水浸，再下油十两或九两，使黄丹四两，槐、柳、桃枝各七寸，杏仁半两，再煎匀烟净，用没药末半两，乳香半两，皂针搅匀成膏，收于罐内，大小摊之。

【主治】诸般痈疽发背，瘰疬恶疮。

保安膏

【来源】《普济方》卷三一三。

【组成】香油三斤　木香半两　木鳖子二两　当归一两　赤芍药二两　白芍药三两　白芨末十两　乳香半两　没药半两　黄丹八两　柳枝二十五根　桃枝十四根（各长二寸半）　沉香一钱半

【用法】上药各锉碎，除乳、没、黄丹外，用香油三斤浸煎，试白芷黄色为度，去药滓，将油再熬沸，下黄丹，柳枝急搅，滴油水中不散，看老嫩，下乳香、没药，再试，倾入水中出火毒三日用。

【主治】男子、妇人痈疽发背，疔肿瘰疬疮疖，诸般肿毒异证。

如圣膏

【来源】《普济方》卷三一四。

【组成】巴豆（取肉）二十七枚　密陀僧半两（别细研）　天南星半两　附子　乳香（别研）　没药　木香　当归　防风　紫藤　白及　白蔹　香白芷　黄芩　黄耆　赤芍药各一分　黄蜡一分（另入）　盐花半钱（炒）　头发一结（净洗，控干）

【用法】上为粗末。用清油一斤，熬令黄色，以绢袋滤去滓，煎令极沸。春、秋入黄丹七两，夏用八两，冬用六两，慢火煎熬成膏，于铁刀上试令软硬得所，摊得成屑为度。每用摊纸上，贴如常法。

【主治】不问年深日近，发背恶毒，痈疽漏疮，瘰疬。

无比神应膏

【来源】《普济方》卷三一五。

【组成】白蔹　白及　木鳖子仁　香白芷　官桂　杏仁　当归　乳香　没药各一两　桂花半两　苏合香一丸　黄丹二斤半　真香油五斤　槐柳条各半斤

【用法】上锉碎，除乳香、没药、黄丹、苏合香丸另研外，其余药于油内浸，春秋五日、夏三日、冬七日。过冬减黄丹三两，新铁锅内浸至日期用文武火熬，一顺搅，槐、柳条各黑色，尽去其滓，放温，入乳香、没药、苏合香丸，将药再熬，不住手搅，微滚两三沸，放温，下黄丹毕，令文武火熬滚起，出火再滚，如此五六次，不住手搅至数千次，烟尽黑色为度，滴水不散方可，切不可过火。贴之；多年咳嗽，口内吐血，贴背；心疼腹痛，小肠疝气，赤白痢泄不止，贴脐下；牙疼，贴腮上。

【主治】诸般恶毒疮肿、发背瘤疽、瘰疬、臁疮、脚气、打仆伤损、刀斧伤、汤浇火烧、马、犬、蛇、虫、蜈蚣、蜂、蝎咬伤；多年咳嗽、口内吐血；心疼腹痛、小肠疝气，赤白痢泄不止；牙疼，肉溃流脓，顽癣、腰痛、奶痛、痛痪、杖伤。

斑蝥丸

【来源】《普济方》卷四〇五。

【组成】斑蝥七枚（蛤粉炒，去头足） 淡豉七粒 轻粉一钱

【用法】上为末，津唾为丸，如小豆大。十岁服十五丸，空心时槲皮煎水送下。至夜取如鸭子核。如未全退，十日后更取之。

【主治】小儿久患病子未破者。

蜗牛散

【来源】《普济方》卷四〇五。

【组成】蜗牛壳一两 真牛乳半升

【用法】上入铫中，以慢火上熬令乳尽，将蜗牛壳取出研如粉，入大黄末一分，更研令细。每服半钱，以皂荚子仁汤送下。大小便中利出恶物即愈。

【主治】小儿瘰疬。

皂角膏丸

【来源】《医方类聚》卷一八〇引《疮科精义》。

【组成】皂角一斤（去皮弦子，捶碎，酒煮，去滓，熬膏） 牵牛（头末）二两 威灵仙（去末）二两 何首乌一两 荆芥穗半两

【用法】上为细末，与前膏子同炼蜜为丸，如豌豆大。每服三四十丸，食后温水送下。

【主治】风毒瘰疬。

软玉膏

【来源】《医方类聚》卷一九三引《御医撮要》。

【组成】芎䓖 白芷 苦参 黄丹 松脂 大黄各二两 麝香二目 附子一个 椒一百粒 当归半两 白蜡三两 巴豆三十粒 槟榔一个

【用法】上为末，每用好酒浸药一宿取出，后用猪脂于铛内煎，然后入小油一两，同煎五七沸；次入松脂，溶尽；次下药末煎二十沸，滤去滓，方下蜡消尽，入淀粉一两，熬为膏，候温，入麝香于湿地上着油单子衬，倾药在上，用盆合一宿，取盛于瓷盒内收。

【功用】理恶疮、风疮。

【主治】恶疮，干湿癣，虫咬，瘰疬，脚疮，痈，发背，头疮，乳痈，一切恶疮。

千捶膏

【来源】《疮疡经验全书》卷四。

【组成】天麻子（肉）一两 杏仁（去皮）七钱 雄黄五钱 乳香七钱 没药七钱 轻粉三钱 白及二两（俱另为末） 松香一斤（另末）

【用法】麻油打成膏，在净室撬之。摊贴。

【主治】瘰疬。

消毒溃坚汤

【来源】《疮疡经验全书》卷四。

【组成】羌活 黄连（酒炒） 黄柏（酒炒）各一钱 生地（酒洗） 桔梗各五分 黄耆二钱 人参 甘草 连翘 防己（酒洗） 陈皮 泽泻（炒） 山栀仁（姜汁拌炒） 五味子（碎） 麦门冬 枳壳（炒） 猪苓各五分

【主治】痈肿，瘰疬，恶疖，乳痈，脑疽。

瘰疬痰核围药

【来源】《疮疡经验全书》卷四。

【组成】昆布一两（去砂石晒，碎，碾末） 麝香五分 冰片三分 南星五钱（一方加田螺壳，煅存性，三钱；白及末二钱；五倍子末二钱）

【用法】上为末。用好醋、姜汁、蜜少许，调匀，搽四向，空一孔；干，再用余汁润之。

【主治】瘰疬痰核。

托里养荣汤

【来源】《痈疽秘方》。

【组成】人参　黄耆（炙）　当归（酒拌）　芍药（炒）　川芎　白术（炒）各一钱　五味子（研，炒）　麦门冬（去心）　甘草（炙）各五分　熟地黄（用生者，酒拌，铜锅内蒸半日）　生姜三片　大枣二个

【用法】上作一剂。用水二钟，煎至八分，食远服。

【主治】

1.《痈疽神验秘方》：痈疽气血俱虚，或脓血大泄，作渴，或兼发热者。

2.《外科发挥》：瘰疬、流注，及一切不足之证。不作脓，或不溃，或溃后发热，或恶寒，肌肉消瘦，饮食少思，睡眠不宁，盗汗不止。

援生膏

【来源】《痈疽验方》。

【组成】轻粉三钱　乳香　没药　血竭各一钱　蟾酥三钱　麝香五分　雄黄五钱

【用法】上研极细末，用荞麦秸灰，或真炭灰一斗三升，淋汤八九碗，以桑柴文武火煎作三碗，取二碗入药末，用柳枝顺搅，再入好石灰一升，再搅匀，过一宿，入小瓷罐收贮。遇恶疮，点当头一二点，一日二次。以出血水为度。药干，以所存一碗灰汤调之。

【主治】一切恶疮及瘰疬初起。

瓜蒌子散

【来源】《奇效良方》卷五十四。

【组成】瓜蒌子（微炒）　连翘　何首乌　皂荚子仁（微炒）　牛蒡子（微炒）　大黄（微炒）　白螺壳　栀子仁　漏芦　牵牛（微炒）　甘草（生）各一两

【用法】上为细末。每服二钱匕，食后温酒调下。

【主治】瘰疬初肿，疼痛寒热，四肢不宁。

蝙蝠散

【来源】《奇效良方》卷五十四。

【组成】蝙蝠一个　猫头一个

【用法】上二物撒上黑豆同烧，至骨化，为细末。疮湿则干掺之；疮干则以香油调敷之。内服连翘汤。

【主治】瘰疬，多年不愈者。

螺灰散

【来源】《奇效良方》卷五十四。

【组成】大田螺（连壳，烧存性）

【用法】上为细末。破者干贴，未破者香油调敷。

【主治】瘰疬。

神效方

【来源】《本草纲目》卷四十八引《医林集要》。

【组成】蝙蝠一个　猫头一个

【用法】上俱撒上黑豆，烧至骨化，为末。掺之，干即油调敷。内服连翘汤。

【主治】瘰疬多年不愈。

秘传败毒散

【来源】《松崖医径》卷下。

【组成】穿山甲（火煅存性，或炒）一两　白芷五钱（一半生，一半炒）　川大黄五钱（一半生，一半煨）（一方有酒炙败龟版一两）

【用法】上为细末。每服三钱，酒调下；重者，煎真人活命汤调下。觉腹中作疼，则脓毒从大便出矣。

【主治】发背，痈疽，疔肿，瘰疬，便毒。

秘传羌活保生汤

【来源】《松崖医径》卷下。

【组成】羌活　独活　防风　荆芥　连翘　黄连　白芷　柴胡　木通　陈皮　桔梗　甘草

【用法】上细切。用水酒各一盏，煎至一盏，去滓，察病上下服。

【主治】发背，痈疽、疔肿、瘰疬、便毒等疮初起十日内，焮赤肿痛。

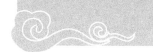

秘传阿魏万灵膏

【来源】《松崖医径》卷下。

【组成】防风 荆芥 白芷 当归 黄连 黄柏 连翘 蛇蜕 蜂房 白蔹 苍耳草 接骨草 羌活 山栀 大风子 金银花 甘草 细辛 紫河车 何首乌 黑丑 桔梗 牡丹皮 车前子 苦参 白及 蓖麻子 大黄各二两 川山甲四十片 江子肉八钱 望见消二钱 木鳖子四十个 虾蟆 柴胡 全蝎 半夏 升麻 南星 玄参 天花粉 川乌 牛膝 黄耆头尖 独活 斑蝥 地榆 五灵脂 槐角 苍术 藁本 赤茯苓 桃仁 三棱 莪术 小茴香 青木香 嫩松节各一两 威灵仙 天麻 藕节 薄荷 贝母 丹参 生地黄 乌药各一两半 血余三钱（后入） 八角风 叶下红各四两 槐枝六两 柳枝六两 黄丹八两（水飞过，炒紫色）

【用法】上细切，用水八碗，浸一日，煎稍干，下真麻油十六斤，同煎至川山甲等药如炭黑，滤去滓；入血余煎无形影，滴水中不散，再入黄丹，徐徐顺搅，煎至滴水成珠，再入后项药：蜈蚣二条，乌蛇肉四两，川乌、草乌、附子、白附子各一两，五加皮，紫荆皮各二两。上为细末，入膏药内，频频顺搅匀，退火入后项药：沉香、雄黄各一两，南木香、血竭、轻粉、赤石脂、龙骨各二两，乳香、没药各四两，麝香五钱，阿魏一两（用水另溶化，再入膏药内）。上为细末，入膏药内，顺搅匀，出火毒。瓷器收贮。每用油纸摊贴，留顶以出其毒。

【主治】发背，瘰疬，疔肿，一切恶疮，瘫痪，痛风，脚气。

秘传真人活命汤

【来源】《松崖医径》卷下。

【组成】当归尾二钱 穿山甲（炒） 金银花 皂角刺 陈皮各二钱五分 防风 贝母 白芷各一钱五分 乳香五分（另研） 没药一钱（另研） 甘草五分

【用法】上细切。用水、酒各一盏，煎去滓，入乳香、没药和服。得微汗良。

【主治】发背、痈疽、疔肿、瘰疬，便毒等疮日久

将脓者。

柴芍参苓散

【来源】《明医杂著》卷八。

【别名】柴芍参苓饮（《保婴撮要》卷十一）。

【组成】柴胡 芍药 人参 白术 茯苓 陈皮 当归各五分 甘草 丹皮 山栀（炒）各三分

【用法】上为末。每服一钱，白汤送下。或作丸服。

【主治】

1.《明医杂著》：脾胃不和，饮食少进，或呕吐泄泻。

2.《保婴撮要》：小儿肝火血热，遍身搔痒，或起赤晕，或筋挛结核；肝胆经分患天泡等疮，或热毒瘰疬。

加味四物汤

【来源】《医学正传》卷四引丹溪方。

【组成】当归身一钱 熟地黄三钱 白芍药 川芎各七分半 五味子九枚 麦门冬一钱 人参五分 黄柏一钱 黄连五分 知母三分 杜仲七分半 牛膝三分 苍术一钱

方中熟地黄，《医钞类编》作生地。

【用法】上细切，作一服。水二盏，煎至一盏，空心温服；亦可酒糊为丸服。

【主治】

1.《医学正传》引丹溪方：诸痿，四肢软弱，不能举动。

2.《医钞类编》：瘰疬，肝血虚者。

【加减】足不软者，去牛膝。

六丁神散

【来源】《医学正传》卷六引《疮疡集》。

【组成】苦丁香六枚（或称五分重） 白丁香一钱 苦参末五分 赤小豆一钱 磨刀泥（青石者加。一名龙泉粉）一钱 大斑蝥七个（去头足，炒） 白僵蚕（去丝嘴，炒）一钱

【用法】上为细末。每服一钱，空心无灰酒调下。

【主治】瘰疬。

玉屑妙灵散

【来源】《医学正传》卷六。
【组成】滑石
【用法】上为细末。每服一钱，煎川木通汤调下。
【主治】瘰疬。

龙珠膏

【来源】《医学正传》卷六。
【组成】龙芽草五两　棘枣根五钱　海藻二钱五分　苏木五钱
【用法】上切细，量水二十碗，煎至十二三碗，滤去滓。又用桑柴灰二碗半、石灰二碗半、苍耳草灰二碗半，以草纸二层，皮纸二层，放罗底，次置灰于上，用煎汤热淋，取灰汁十碗许澄清，入锅内煎成膏，用巴豆霜、白丁香、石膏、麝香、轻粉，瓷罐子收贮。每用取敷核上，再敷即去旧药并靥，再上新药，其核即溃而愈。根小者，但只涂药于根上，其核自溃。若瘰疬自溃者，其核犹存，先用铁烙烧赤，烙去破核犹存者并肉溃处，次用本膏。
【主治】瘰疬。

金宝膏

【来源】《医学正传》卷六引程石香方。
【组成】桑柴灰五碗（用沸汤十碗淋汁，用草纸一层，皮纸二层，放罗底，次置灰于上淋之）　穿山甲二两（煨胖）　信砒二钱（另研）　杏仁七枚（去皮，同信砒、穿山甲研细）　生地黄二两　辰砂一钱（另研）　粉霜（另研）　麝香五分
【用法】上将灰汁滤澄清，下锅煎浓，下甲末，候焦干一半，下麝香，次下粉霜，干及九分，下辰砂，候成膏，下炒石灰末，以成块子，即入小罐子内，勿见风。
【功用】去腐肉朽肉，不伤良肉新肉。
【主治】瘰疬。

绿云膏

【来源】《医学正传》卷六。

【组成】黄连　大黄　黄芩　玄参　黄柏　木鳖（去壳）各一钱
【用法】上细切，用香油一两同煎焦色，去药，入净松香五两，再煎成膏，滤入水中，扯拔令金色，入铫再熬放温入后药：猪胆汁三枚，铜绿三钱（醋浸一宿，绵滤去渣）。用竹篾带温搅匀，然后如常摊贴。兼治疮口不干，加乳香、没药、轻粉尤妙。
【主治】瘰疬浸淫，流注于腋胁手足。

蟾酥膏

【来源】《医学正传》卷六。
【别名】蟾捻子（《疡科遗编》卷下）、蟾酥拈子（《医宗金鉴》卷六十四）。
【组成】蟾酥如大豆许　白丁香十五个　寒水石些少（煅）　巴豆五粒　寒食面些少
【用法】上药各为末，和作一处，再研，炼蜜为丸，如绿豆大。每用一丸或二三丸，纳入针窍中，如脓未尽，再用数丸，以脓尽为度。
【主治】瘰疬。

万灵膏

【来源】《万氏家抄方》卷二。
【组成】归尾　红花　大黄　苏木（捶碎）　桃仁　杏仁　三棱　蓬术　枳壳　枳实　苍术　厚朴　槟榔　青皮　白芥子　香附　青木香　乌药　水红花根各五钱　野苎根　生地　川椒　肉桂　干漆　皂角　玄胡索　白芷　仙灵脾　南星　半夏　防风　荆芥　羌活　独活　紫苏　巴豆（去壳）　麻黄　秦艽　木鳖子（去壳）　大风子（去壳）　赤芍　海风藤　防己　川山甲　蜂房　白附子　高良姜　骨碎补　川芎各三钱　蜈蚣十二条　蛇蜕二条　桑枝　槐枝　柳枝　桃枝长三寸者各三十段
【用法】上锉，入麻油内，用铜锅煎药枯黑色，滤去滓，再煎，滴水成珠，取起；松香明净者不拘多少，先用水煮滤净，次用老酒煮入水中，抽扯数十次，每松香三斤，入葱汁、姜汁、蒜汁、韭汁、艾汁各一碗，再熬汁干，又入水中抽扯数十次；然后每药油四两，入松香一斤，飞丹四两，

熬成膏，取起，入后细药末：五灵脂、雄黄、木香各五钱，沉香三钱，沉香、没药各一两（焙去汗），黄蜡二两，樟脑二两。共为细末，配膏药一斤半，慢火熬，用槐枝不住手搅匀，再入水抽扯百余次用。余痞症，每膏药一斤，加阿魏五钱，酒化和入，用狗皮摊贴患处，常以热手摩之，令药气透。

【主治】痞积，并未溃肿毒，瘰疬痰核，跌打闪跌，及心腹疼痛、泻痢、风气、杖疮。

针头散

【来源】《外科发挥》卷五。

【别名】时效针头散（《外科经验方》）。

【组成】赤石脂五钱　乳香　白丁香各二钱　砒（生）　黄丹各一钱　轻粉　麝香各五分　蜈蚣一条（炙干）

《简明医彀》有沉香，无乳香。

【用法】上为末，搽瘀肉上，其肉自化。若疮口小，或痔疮，用糊和作条子，阴干包之。凡疮久不合者，内有脓管，须用此药腐之，兼服托里之剂。

【主治】一切顽疮瘀肉不尽，及痞核不化，疮口不合。

下品锭子

【来源】《外科发挥》卷五。

【组成】白明矾二两　白砒一两五钱　乳香二钱五分　没药二钱五分　牛黄三分

本方为原书"三品锭子"之第三方。

【用法】先将砒末入紫泥罐内，次用矾末盖之，以炭火煅令烟尽，取出研极细末，用糯米糊和为挺子，状如线香，阴干。纴疮内三四次，年深者五六次，其根自腐溃。如疮露在外，更用蜜水调搽，干上亦可。

【主治】瘰疬、气核、疔疮、发背、脑疽诸恶证。

方脉流气饮

【来源】《外科发挥》卷五。

【组成】紫苏　青皮（去白）　当归（酒拌）　芍药（炒）　乌药　茯苓　桔梗（炒）　半夏（姜制）　川芎　黄耆（炙）　枳实（麸炒）　防风　陈皮（去白）　甘草（炙）各一钱　木香　大腹皮　槟榔　枳壳（麸炒）各五分

【用法】水二钟，加生姜三片，大枣一个，煎八分，食远服。

【主治】瘰疬，流注，及郁结聚结肿块，或走注疼痛，或心胸痞闷，咽塞不利，胁腹膨胀，呕吐不食，上气喘急，咳嗽痰盛，面目或四肢浮肿，大小便秘。

【验案】

1. 瘰疬　一男子因暴怒，项下肿痛结核，滞闷兼发热，用方脉流气饮二剂，胸膈利；以荆防败毒散，一剂而热退；后服它药而瘳。

2. 流注　一妇人暴怒，腰肿一块，胸膈不利，时或气走作痛，与方脉流气饮，数剂而止。更以小柴胡汤对四物，加香附、贝母，月余而愈。

当归龙荟丸

【来源】《外科发挥》卷五。

【组成】当归（酒拌）　龙胆草（酒拌炒）　栀子仁（炒）　黄连　青皮　黄芩各一两　大黄（酒拌炒）　芦荟　青黛　柴胡各五钱　木香二钱五分　麝香五分（另研）

【用法】上为末，炒曲糊为丸。每服二三十丸，生姜汤送下。

【主治】瘰疬肿痛，或胁下作痛，似有积块，及下疳便痈，小便涩，大便秘，或瘀血凝滞，小腹作痛。

如神散

【来源】《外科发挥》卷五。

【组成】松香末一两　白矾三钱

【用法】上为末。香油调搽；干搽亦可。

【主治】瘰疬已溃，腐肉不去，疮口不合。

香附饼

【来源】《外科发挥》卷五。

【别名】五香饼（《古今医统大全》卷八十一）。

【组成】香附

【用法】上为末，酒和，量疮大小做饼覆患处，以热熨斗熨之。若风寒湿毒，宜用姜汁作饼。

【功用】未成者内消，已成者自溃。

【主治】瘰疬流注肿块，或风寒袭于经络，结肿或痛。

加减小续命汤

【来源】《外科理例·附方》。

【组成】麻黄（去节） 人参 黄芩 芍药 杏仁（去皮尖，麸炒） 甘草 防己 肉桂各一两半 附子（炮，去皮脐）五钱

【用法】每服一两，加生姜，水煎服。

【主治】风湿流注，手臂结核如栗，延至颈项，状似瘰疬。

加味十全大补汤

【来源】《外科理例·附方》。

【组成】人参 肉桂 地黄 川芎 白芍药 茯苓 白术 黄耆 甘草 当归 乌药 香附各等分

【用法】每剂一两，加生姜、大枣，水煎，空心温服。

【主治】妇人气血俱虚，久患瘰疬不消，经大补溃后，坚核去而疮口不敛者。

防风通气汤

【来源】《外科理例·附方》。

【组成】羌活 独活各二钱 防风 甘草（炙） 藁本各一钱 川芎五钱 蔓荆子三钱

【用法】上锉，分二贴。水煎服。

【主治】瘰疬不消，脓清不敛，服八珍汤少愈而肩背忽痛，不能回顾，此膀胱经气郁所致。

疬子膏

【来源】《扶寿精方》。

【组成】乳香 没药 大黄各二钱半 赤石脂二钱 孩儿茶三分 轻粉二分 冰片半分（另研）

【用法】上为细末，先以菜油二两煎滚，次入黄蜡一两熔化，入药末搅匀，起火，方入冰片再搅，

瓷器收贮。先以花椒汤洗疮，随疮大小用油纸敷贴。

【主治】疬脓溃者。

无比丸

【来源】《丹溪心法附余》卷十六。

【组成】白术 槟榔 防风 牵牛（半生半熟） 密陀僧 郁李仁（炮，去皮） 斑蝥（糯米炒）各等分

【用法】上为末，面糊为丸，如梧桐子大。每服二十丸，空心、临卧甘草、槟榔汤送下。至一月后觉腹中微痛，于小便中取下疬子毒如鱼眼大，已破者自合，未破者自消。

【主治】瘰疬。

妙应膏

【来源】《丹溪心法附余》卷十六。

【组成】桃 柳 槐枝各半斤 当归一两 木鳖子（去壳）半两 黄丹一斤 乳香 没药各半两（另研）

【用法】先将香油三斤，慢火熬，次下桃、柳、槐枝，木鳖子、当归，候焦滤去滓，再熬油滚，方下黄丹、乳香、没药，以槐条搅匀，再以慢火熬，不住手搅，滴水成珠不散为度，以瓷瓶收贮。旋摊用。

【主治】瘰疬，一切恶疮肿毒及杖疮。

槲皮散

【来源】《丹溪心法附余》卷二十二。

【组成】槲皮（去粗皮）不拘多少。

【用法】上切碎。用水煎汤，频洗。

【主治】婴孩、小儿患瘰疬作痛。

猫蚣散

【来源】《活人心统》卷三。

【组成】猫儿骨一全付（炙） 蜈蚣七条

【用法】上为末。每服三钱，防风、羌活、黄芩、栀子、蝉蜕、海藻、薄荷、川芎、连翘、甘草、

夏枯草煎汤调下。

【主治】瘰疬。

溃脓散

【来源】《活人心统》卷三。

【组成】白芷二钱　穿山甲二片　乳香一钱　姜蚕一钱　甘草节一钱五分

【用法】上为末，水酒调服。

【功用】追毒。

【主治】痈疽发背，瘰疬，对口，乳痈，便毒，鱼口，已成未成。

补阴八珍汤

【来源】《外科枢要》卷四。

【组成】当归　川芎　熟地　芍药　人参　白术　茯苓　甘草　黄柏（酒炒黑）　知母（酒炒）各七分

【用法】水煎服。

【主治】瘰疬等疮属足三阴虚者。

神效桑枝灸

【来源】《外科枢要》卷四。

【组成】桑枝

【用法】桑枝燃火，着吹熄焰，用火灸患处片刻，日三五灸；若腐肉已去，新肉生迟，宜灸四畔。阳症肿痛甚，或重如负石，初起用此法，出毒水，即内消；其日久者用之，虽溃亦浅，且无苦楚。

【功用】未溃则解热毒，止疼痛，消瘀肿；已溃则补阳气、散余毒、生肌肉。

【主治】阳气虚弱，发背不起，或瘀肉不溃；阴疮、瘰疬、流注、臁疮、恶疮久不愈者。

拔生膏

【来源】《摄生众妙方》卷八。

【组成】血竭一钱　蟾酥三钱　麝香五分　雄黄五钱　轻粉三钱　乳香　没药各二钱

【用法】上用荞麦秸灰或真炭灰一斗二升，淋灰汤八九碗，用栗柴或桑柴文武火煎作三碗，取一碗

收留，将二碗盛于好瓷器内候温，将前七味药碾为极细末，入灰汤内用铁瓢或桑柳枝搅，又用好细石灰一升，入药灰汤搅匀，取出候冷过宿，盛入小白瓷罐内。凡诸疮点在当头，一日二次，次日又一次，疮头蚀破约五分，血水出为妙。恐日久药干，将前次留灰汤和用。

【主治】诸般恶疮，及瘰疬、鼠疮才起。

皂角子丸

【来源】《保婴撮要》卷十一。

【组成】皂角子仁（炒）二两　连翘八钱　当归　柴胡　芍药（炒）　山栀（炒）　川芎各一两　桔梗（炒）　龙胆草（酒拌，炒黑）　甘草（炒）各四钱

　　《痘疹传心录》本方有胆星、紫背天葵各一两。

【用法】上为末，米糊为丸，如绿豆大。滚汤送下。

【主治】肝胆经风热，项胁两侧结核。

必效散

【来源】《古今医统大全》卷八十。

【组成】斑蝥（去头足，面炒）二十一个　荆芥穗　黑牵牛　直僵蚕（炒去丝嘴）

　　方中荆芥穗、黑牵牛、直僵蚕用量原缺。

【用法】上为细末。每服一钱，五更好酒调下。日中当利，恶物如不下，次日五更再进一服；更或不下，第三日五更先吃秫米粥一碗，次服此药，其毒决下；如小便痛涩，以葱茶解之，或煎木通灯心汤利之。

【主治】瘰疬。

追毒神异汤

【来源】《古今医统大全》卷八十。

【组成】辰砂一钱　血竭一钱　麝香一字（共研末）　大黄半两　大甘草半两

【用法】上分一半为末，一半锉，河水一盏煎，临卧调末药服，滓再煎服。

【主治】瘰疬热盛，脉有力者。

神秘丸

【来源】《古今医统大全》卷八十。

【组成】斑蝥（去头足，秫米炒）一分　薄荷三分

【用法】上为末，鸡子清为丸，如梧桐子大。每次空心服二丸，午时服三丸，临卧服四丸，次日空心服五丸，茶清送下。脐下痛，小便取下恶物为效。如小便涩，吃葱、茶少许。

【主治】瘰疬，多年不愈。

海藻散

【来源】《古今医统大全》卷八十。

【组成】海藻（洗）　昆布　何首乌（不犯铁器）　皂角刺（炒黄色）各一两　蛇退一条

【用法】上为细末。用猪项下刀口肉烧熟，蘸药末食之。向患处一边侧卧一伏时。每核上灸七壮，烟从口中出为度。

【主治】瘰疬。

散疬汤

【来源】《古今医统大全》卷九十。

【组成】连翘　桔梗梢　甘草梢　贝母　天花粉　黄柏　大黄　玄参　青皮　赤芍药各等分

【用法】上锉。每服四钱，水一盏半，加灯心二十根，煎至六分，食后、临晚卧服。

【主治】小儿结核成疬。

夏枯草散

【来源】《东医宝鉴·杂病篇》卷八引《医学入门》。

【组成】夏枯草末六钱　甘草末一钱

【用法】上为末。每服二钱，茶清调下。

【功用】散结气，补养厥阴血脉。

【主治】瘰疬。

水粉膏

【来源】《医学入门》卷八。

【组成】黄丹半斤　水粉四两

【用法】上为末。用麻油一斤，熬至滴水成珠；次下乳香、没药、龙骨、血竭、儿茶、轻粉各末二钱，搅匀，瓷器收贮。摊纸贴之。

【功用】生肌，敛口，止痛。

【主治】痈疽，瘰疬。

【加减】如贴艾灸火疮，不须下乳、没等药。

白蚕丸

【来源】《医学入门》卷八。

【组成】海藻　僵蚕各等分

【用法】上为末。取白梅肉汤泡，捣为丸，如梧桐子大。每服六七十丸，临卧米饮送下，一日五六次。毒当从大便泄去。

【主治】蛇盘疬，生于头项上交接处。

【宜忌】忌豆、心、鸡、羊、酒、面。

白蛇散

【来源】《医学入门》卷八。

【组成】白花蛇二两　青皮　黑丑各五钱　生犀角五分

【用法】上为末。每服一钱，加腻粉五分，研匀，五更糯米饮调下。巳时利下恶物，十日后再进一服。如疮已成者，一月可效。利后用海藻、石决明、羌活、瞿麦各等分为末，米饮调下二钱，一日三次，下尽清水后，调补以除病根。

【主治】九漏瘰疬，憎寒发热，或痛或不痛。

【宜忌】忌发风壅热物。

加味逍遥散

【来源】《医学入门》卷八。

【组成】白芍　白术各一钱　白茯苓　麦门冬　生地各六分　甘草　桔梗各二分　地骨皮　当归各八分　山栀仁　黄柏各三分

【用法】水煎，温服。

【主治】

1.《医学入门》：潮热咳嗽。

2.《杂病源流犀烛》：外感风寒湿邪，颈项强痛，湿气胜者；瘰疬，肝经火燥而血病，寒热止而核不消。

【加减】虚甚者，加山药、破故纸、枸杞子。

补中胜毒饼

【来源】《医学入门》卷八。

【组成】黄耆一钱　人参三分　甘草五分　当归　生地　熟地　白芍各三分　陈皮三分　升麻五分　柴胡五分　连翘一钱　防风五分

【用法】上为末，汤浸蒸饼调剂，捏作饼子，晒干，捣如米粒大。每服三钱，白汤下。

本方改为汤剂，名"补中胜毒汤"（《寿世保元》卷九）。

【主治】瘰疬马刀挟瘿，在足少阳、阳明部分，受心脾之邪而作。

【加减】如足阳明部疮多，倍升麻，加漏芦一钱，干葛五分；手、足太阳项脊背腰强者，加羌活一钱，独活五分；肿甚加鼠粘子三分；坚硬加昆布，硬甚加三棱、莪术各二分；寒月身凉，或有腹痛，加肉桂二分；暑日身热，或有烦闷，加酒黄连、黄柏各三分；肠胃有瘀血，加牡丹皮二分；少食，加麦芽、神曲各二分；便秘，加酒大黄或麻仁、桃仁、秦艽；阴寒秘结，去诸苦药，加附子一钱，姜煎冷服。

【方论】黄耆、人参、甘草，补气调中为主；当归、生地、熟地、白芍，和血、生血、凉血，芍药兼能益气之虚；陈皮顺气；升麻，足阳明引药；柴胡，足少阳引药；连翘，散血结气聚，疮药不可缺；防风散结，去上部风邪。

软硬皂子丸

【来源】《医学入门》卷八。

【组成】皂子一盏（去粗皮黄心）　玄参　连翘各一两

【用法】上用水五盏，煮干，拣皂子软者，食后细嚼津液送下；硬者研末，蜜为丸，如弹子大。每夜含化一丸，半月即效。未破者破，已破者令核易落。不问远年近日，肿硬疼痛皆宜。如体盛硬甚者，皂子用硇砂醋煮令酥，瘰少少服，瘰多多服。

【主治】瘰疬。

炉灰膏

【来源】《医学入门》卷八。

【组成】响糖炉内灰一升半　风化石灰一升（炒红）　巴豆二钱　蟾酥二钱　白丁香末五分　麸炒石灰一钱

【用法】上前二味以竹箕子盛贮，用滚汤三碗慢慢淋自然汁一碗许，铜锅盛，慢火熬如稀糊，先下巴豆末，次下蟾酥、白丁香末、炒石灰，搅匀再熬如干面糊，取起候冷，以瓷罐盛贮，勿令泄气。每用时，以簪头挑少许放指甲上研，口呵气调匀如泥，将患处用针拨开，以药点之，有脓者溃，无脓者就散。

【功用】除瘤点痣。

【主治】一切无名肿毒，恶疮及外痔、瘰疬、气瘰。

【宜忌】好肉及眼上忌用。

【加减】如点瘰疬，去蟾酥，加轻粉一钱；畏痛，加乳香，没药各一钱；寻常消瘤点痣，只用灰膏，不必加药。

追脓化毒散

【来源】《医学入门》卷八。

【组成】穿山甲　当归　大黄各三钱　玄明粉　僵蚕　乳香　没药各一钱半　白芷二钱

【用法】水煎服。

【主治】一切痈疽，瘰疬、便毒，痰火胸紧初起。

宣热丹

【来源】《医学入门》卷八。

【组成】薄荷　皂角　连翘　何首乌　蔓荆子　三棱　荆芥各一两

【用法】上为末，用热醋浸淡豆豉二两半，捣膏，和为丸，如梧桐子大。每服三十丸，熟水送下，一日一次。

【主治】瘰疬。自小便宣毒后，及病虽愈，宜常服之。

蚕茧散

【来源】《医学入门》卷八。

【组成】蚕茧三个　白术　信石各一钱

【用法】俱火煅，为末。掺烂肉上，三日。其核即下。

【主治】瘰疬已破。

海藻散坚丸

【来源】《医学入门》卷八。

【组成】海藻　昆布　龙胆草　蛤粉　通草　贝母　桔矾　真松萝各三钱　麦曲四钱　半夏二钱

【用法】上为末。酒调服。或蜜丸绿豆大，每次三十丸，临卧葱白煎汤送下，并含化咽之。

【主治】瘰疬、马刀坚硬，形瘦潮热不食；兼治一切瘿气。

【宜忌】忌甘草、鱼、鸡、猪肉、五辛、生冷。

银右散

【来源】《医学入门》卷八。

【组成】朱砂　雄黄　蛇含石　磁石各一钱半　银右石　乳香　没药各一钱七分　明矾一钱　信石　白丁香各六分　麝香三分　牛黄一分　巴豆二钱半

【用法】上为末，唾口涎调匀。用本身男左女右手涂疮上，外用新笔蘸药圈四周，药点中间，水粉膏贴之。

【主治】瘰疬已破者。

猫头丸

【来源】《医学入门》卷八。

【组成】猫头骨一个（酥炙）　蝙蝠一个（以朱砂三钱填入腹内，瓦上炙焦）　南星　白矾各一两

【用法】上为末，用黄蜡溶化为丸，如绿豆大。每服三十丸，临卧米饮送下；便燥，用蜜为丸，空心及夜卧含化三丸。

【主治】瘰疬，马刀，不问远年近日，已破未破。

【加减】如风热实者，加防风、黄芩、山栀、蝉蜕、川芎、连翘、桔梗各五钱；虚者，加夏枯草二两；虚劳骨蒸，加玄参一两，胡黄连五钱；汗多，加牡蛎三钱；有咳，加麦门冬一两；血虚，加归、芍、生地；气虚，加参、术各一两；毒重，加雄黄；痛甚，加乳、没各二钱；坚硬，加海藻四钱；成漏，加穿山甲一两。

斑鸡丸

【来源】《医学入门》卷八。

【组成】斑蝥一两　薄荷四两

【用法】上为末，以鸡子清和丸，如绿豆大。每服一丸，空心及半空心、临卧茶清送下。每日加一丸，加至五丸；每日减一丸，减至一丸；又每日加一丸，加至五丸后，每日仍服五丸。以脐下痛，小便取下恶物为效。如小便秘，吃葱、茶少许，或用乌鸡子一个，顶上开一窍，搅匀，以斑蝥一个入内，以纸封之，蒸熟，去斑蝥，吃蛋，一日一个，煎生料五积散送下。不过四五枚，已破者生肌，未破者消散。

【主治】瘰疬多年不愈。

天花散

【来源】《古今医鉴》卷十五。

【组成】天花粉一钱半　白芷一钱　乳香二分　没药五分　赤芍药一钱七分　贝母七分　归尾一钱　金银花三钱　穿山甲（炒黄色）一钱二分

【用法】上锉一剂。好酒一钟半，煎服。

【主治】瘰疬溃烂疼痛。

【宜忌】忌鲜鱼、鸡、羊等物。

天葵丸

【来源】《古今医鉴》卷十五引黄宾江方。

【组成】紫背天葵一两半　海藻一两　海带一两　昆布一两　贝母一两　桔梗一两　海螵蛸五钱

【用法】上为细末，酒糊为丸，如梧桐子大。每服七十丸，食后温酒送下。

【主治】瘰疬。

【方论】此方用桔梗开提诸气，贝母以消毒化痰，海藻、昆布以软坚核，治瘰疬之圣药也。

丹青散

【来源】《古今医鉴》卷十五。

【组成】银朱一钱　铜青一钱　松香五分

【用法】上为末。有水，干敷之；如干，灯油调搽。

【主治】瘰疬已破者。

代灸散

【来源】《古今医鉴》卷十五。

【组成】官粉一钱　雄黄一钱　银朱一钱　麝香二分

方中银朱，《东医宝鉴·杂病篇》引作轻粉。

【用法】上为细末，用槐皮一片，将针密密刺孔，置疮上，上掺药一撮，以炭火灸热，其药气自然透入疮中，痛热为止。甚者换三次，轻者二次全愈。

【主治】瘰疬溃烂，臭不可闻，久不能愈。

地龙膏

【来源】《古今医鉴》卷十五引李养齐方。

【组成】雄黄　地龙粪　小麦面各等分

【用法】上为末。醋调涂之。

【主治】瘰疬未破者。

老君丹

【来源】《古今医鉴》卷十五。

【组成】老君须四分　紫背天葵三钱　乳香三钱　没药　红曲　防风　红花各三钱　栀子五分　当归八分　川芎四分　草果仁一钱　血竭五分　孩儿茶五分　土茯苓五分　金银花五分　白芥子五分

【用法】上为粗末。先用独蒜一个，顺擂烂，入好酒一碗，滤去滓，入药于内，重汤煮一时，食后、临卧服三剂。

【主治】瘰疬，并痰核结硬。

铁桶膏

【来源】《古今医鉴》卷十五引泽川西府方。

【组成】荞麦杆灰（淋汁）二碗（熬至一碗）　血竭　乳香　没药各三分（为末。入汁内，再熬，去半碗，取下待冷，入后药）　黄丹八分　雄黄八分　朱砂八分　好石灰八钱

【用法】上为极细末，共一处放药汁内搅匀成膏，瓷器收贮。用三棱针刺破，将药入内，直送深入到底。三四次痊愈。

【主治】痈疽，发背，疔疮，瘰疬，痔疮，粉瘤。

紫云膏

【来源】《古今医鉴》卷十五。

【组成】黄蜡一两　松香五钱　黄丹三钱　香油四两

【用法】上药共入铁锅内，用柳条去皮搅之，文武火熬至半炷香尽为度。摊油纸贴之，或搽涂患处。

【主治】瘰疬及一切顽疮溃烂久不愈，并杖疮、臁疮、小儿头疮。

瘰疬妙方

【来源】《古今医鉴》卷十五。

【组成】官粉一两半　乳香二钱　没药二钱半　孩儿茶二钱半　蛤粉五钱　龙骨二钱半　蜂房二个　密陀僧二钱半　血竭二钱　蓖麻子（去壳）一百二十个

【用法】上为细末，用香油四两熬黑色，后将各药收在油内，熬数沸用瓦盆盛水，将药锅坐在上，出火毒，纸摊，贴患处，如神。先用荞麦面作圈，围住疮上，用黄酒糟压干撒在疮上，用麝香入艾捶烂，铺糟上，火烧，艾过则再换，以疮内水干为度，后贴膏药。

【主治】瘰疬。

【宜忌】忌食、鸡、鹅、羊肉、蛋、鲜鱼、辛辣、炙猪等物。

连翘丸

【来源】《片玉心书》卷五。

【组成】连翘　桑白皮　白头翁　牡丹皮　防风　黄柏　肉桂　豆豉　独活　秦艽各五钱　桑螵蛸三钱半

【用法】上为末，炼蜜为丸。灯心汤送下。外用五倍子末，淡米醋调敷，一日二次易之。

【主治】颈上生核，肿胀发热者。

消结神应丸

【来源】《幼科发挥》卷二。

【组成】黄芩（酒炒）　黄连（炒）　山栀仁　生贝母　海昆布（酒洗）　海藻（酒洗）　桔梗　麦

蘗（炒）各一钱五分　紫背天葵　玄参　连翘
瞿麦各二钱　薄荷叶一钱五分

【用法】上为末，酒煮稀糊为丸，如芡实大。每服
一丸，酒送下。

【主治】小儿颈下或耳前后有结核者。

皂角煎丸

【来源】《赤水玄珠全集》卷三十。

【组成】皂角（不蛀者）三十条（内十条泡黑，十
条酥炙，十条水煮软，揉汁熬膏）　何首乌　玄参
薄荷叶各四两

【用法】上为末，与前膏同炼蜜为丸，如豌豆大。
每服三四十丸，食后白汤送下。

【主治】风毒瘰疬。

内消散

【来源】《万病回春》卷五。

【组成】归尾　连翘　羌活　独活　薄荷　桂枝
赤芍　白芷梢各一两　防风一两半　荆芥　细辛
各八钱　藁本七钱半　小川芎　甘草节各六钱

【用法】上为细末。每服二钱，食后酒调下。

【主治】梅核，痰核，马刀瘰疬。

化风膏

【来源】《万病回春》卷五。

【组成】蓖麻子七枚　鸡子一枚

【用法】蓖麻子去壳捣烂，用薄纸卷于中，插入鸡
子内，纸封固，水浸湿，火煨熟，去壳，去内纸
条。只食鸡子，以酒一杯送下，每早晨服一枚，
十日奏效。

【主治】咽喉、颈项结核成形及瘰疬。

内消散

【来源】《万病回春》卷八。

【组成】朱砂　血竭各一钱　斑蝥（去翅足，生
用）三分

【用法】上为细末。每服一分，空心烧酒调服，一
日一服。未破者，三五服；已破者，内服此药，

外用金头蜈蚣一条，焙，研极细末，用麻油一小
钟，浸三旦夕，搽患处，其疮即肿溃。过一二日
肿消，可贴膏药。疮势大者，二十日痊；小者，
十余日可保平复。

【主治】瘰疬结核。

乌龙膏

【来源】《万病回春》卷八。

【组成】木鳖子（带壳，炒存性，去壳）　柏叶
（焙）　人中血（即乱发烧灰）　青龙背（即锅脾面
上垢腻）　纸钱灰　飞罗面各一钱

【用法】上药各为细末，用好陈米醋调成膏。涂疮
上，外用纸贴。

【主治】瘰疬溃烂，久不愈者。

赤白丸

【来源】《万病回春》卷八。

【组成】白矾三两　朱砂九钱

【用法】上为细末。酒糊为丸，如绿豆大。每服二
十丸，清茶送下，一日三次。药尽即消。

【主治】瘰疬未破。

奇效膏

【来源】《万病回春》卷八。

【组成】大黄六两

【用法】以真香油一斤二两，将大黄入油炸浮，滤
去滓，慢火下净黄丹半斤，慢火再熬，滴水成珠，
下古石灰（炒过）五钱，乳香四钱，没药四钱，
黄蜡二两成膏。用油单纸摊膏贴。

【功用】未破内消，已破则合。

【主治】

1. 《万病回春》：瘰疬。
2. 《理瀹骈文》：破伤风。

神品膏

【来源】《万病回春》卷八。

【组成】香油一斤　官粉二两半　黄蜡二两　乳香
没药　孩儿茶　血竭各四钱　胡椒六钱

【用法】先将香油熬滴水不散，方下官粉熬成膏，下黄蜡再熬至滴水成珠，离火，方入细药；疮久者，胡椒加半搅匀，入瓷器内收贮，退火毒，油单纸摊贴。每用先将葱须、花椒、艾、槐条熬水洗疮，净后贴之。

【主治】瘰疬疮，历年久不愈者。

益气内消散

【来源】《万病回春》卷八。

【别名】抑气内消散（《寿世保元》卷九）。

【组成】当归 川芎 白芍（酒炒） 白术（去芦） 青皮（去瓤） 陈皮 半夏（姜炒） 桔梗 羌活 白芷 独活 厚朴（姜汁炒）各八钱 防风 黄芩 乌药 香附 槟榔各一两 苏叶一两半 沉香二钱 木香 人参 粉草各五钱

【用法】上锉。水煎，温服。服十余剂即消；若再服，照分量制酒糊为丸，如梧桐子大。每服七十丸，酒送下。

【主治】瘰疬并诸瘤结核。

琥珀散

【来源】《万病回春》卷八。

【组成】滑石 白牵牛（头末）各一两 斑蝥三钱（去翅足） 僵蚕一两 枳壳五钱 赤芍 柴胡各五钱 木通 连翘各七钱 琥珀二钱 黄芩一两 甘草三钱

【用法】上锉，作六剂。水煎服。

【主治】瘰疬结核。

斑蝥散

【来源】《万病回春》卷八。

【别名】神效散。

【组成】斑蝥（去翅足，酒炒）一钱 穿山甲（土炒） 僵蚕（去头足，酒炒） 丁香 白丁香 苦丁香 红小豆 磨刀泥各一钱

【用法】上为细末。每服一钱，五更无根水调服。至未时打下毒物，其形如鼠，后用田中野菊花焙黄色为末，陈醋调，贴疮上，一日一换，七日全安。

【主治】瘰疬人稍壮者。

瘰疬膏

【来源】《万病回春》卷八。

【组成】真香油四两 象皮三钱 黄蜡三钱 官粉一两五钱 乳香 没药各三钱 孩儿茶一两 龙骨一两五分 血竭一钱

【用法】真香油熬象皮令熟，去滓，入黄蜡、官粉，离火凉温，入乳香、没药、孩儿茶、龙骨、血竭，搅匀，以瓷器收贮。任意点之。

【主治】瘰疬。

内消瘰疬方

【来源】《遵生八笺》卷十八。

【组成】鼠粪七钱 大枫子五钱 巴豆三钱

【用法】上为末，入大鲫鱼肚内，用纸包缚住，再用黄泥封固，如法煅炼，烟净取出，冷定研末，米糊为丸，如绿豆大。每服空心酒送下。

【主治】瘰疬。

回燕膏

【来源】《遵生八笺》卷十八。

【组成】穿山甲 全蝎 白芷 黄连 黄柏 黄芩 当归各二两 生地 赤芍药各一两 官桂 海藻各四两 番木鳖一两（以麻油一斤四两，共熬枯黑，去滓，下飞丹十两，黄蜡七钱，白占三钱，粉心二两，收成膏药，投入水浸，加细药） 乳香 没药 阿魏 轻粉各六钱 麝香二钱 血竭四两 燕窝泥一两 雄黄 朱砂各二钱 雄鼠屎一两五钱

【用法】上为极细末，筛过，将膏药取起溶化，离火下细药搅匀。依病大贴之，三日即消。此药又能贴诸般恶毒。

【主治】瘰疬痰核。

益气养荣汤

【来源】《慈幼心传》卷下。

【组成】人参 白术 川芎 当归 生地 白芍 柴胡 贝母 黄耆 桔梗 金银花 皂角刺 夏枯草

【用法】水煎服。

【主治】恶核瘰疬，溃不收口。

大龟丸

【来源】《外科启玄》卷十二。

【组成】大乌龟一个（重一斤多）　雄黄五钱　胡椒三钱　川山甲三钱

【用法】上为末，入龟颈内，以麻绳缚定，勿令头出，面裹严，外用盐泥固济，火煅红透，取出为末，炼蜜为丸。每服五十丸，酒送下。

【主治】瘰疬毒。

万金丹

【来源】《外科启玄》卷十二。

【组成】赤矾一两　牛黄三钱　金脚信一两　乳香　没药　朱砂各三钱　黄丹二钱

【用法】上为末，新铁勺内先下牛黄，次下矾、信，煅至无烟，方群药冷定为细末，用蒸饼和成线香样截段，三四分重。量疮大小敷之。如疮未破，以艾灸之一二壮，待破，入此锭子在内，外以膏药贴之，勿露风。三四日开视之，周围渐渐蚀开者，只用一锭，如未甚开，再一锭换之。待去净核，须用生肌等药上之，愈。

【主治】多年瘰疬。

天葵草膏

【来源】《外科启玄》卷十二。

【组成】天葵草（又名紫霞杯）采根不拘多少

【用法】洗净。每服三钱，酒水煎服；滓再捣，醋调敷患处。

【主治】瘰疬。

木通汤

【来源】《外科启玄》卷十二。

【组成】木通　车前　猪苓　泽泻　连翘　花粉　金银花　瓜蒌子各等分

【用法】每服八钱，水二钟，加竹叶、灯心，水煎服。

【主治】瘰疬。

【宜忌】忌醋、猪头肉、肝、肠，驴、马、羊、肉，及房事、气怒。

立应散

【来源】《外科启玄》卷十二。

【组成】花斑蝥二十八个（同糯米炒黄，去米及头足）　僵蚕（炙）　黑丑（炒，头末）各四钱

【用法】上为末。每服一钱，五更初用好酒调服之。待恶物从小便中出，如未尽出，次早再一服，必毒尽为妙；次用白糯米稀粥补之；后次再灯心汤调琥珀末一钱送下。以涤小便内恶毒，除根永不再发。

【主治】瘰疬。

全蝎丸

【来源】《外科启玄》卷十二。

【组成】全蝎三两（焙干，去勾足）

【用法】上为末，用油核桃肉捣为丸，如绿豆大。每日二服，清晨用六分，晚用七分，火酒送下，看人大小，加减服之。

【主治】多年瘰疬。

抬头草膏

【来源】《外科启玄》卷十二。

【组成】五抬头草不拘多少

【用法】清水煮烂，去草，只用汁熬成膏，去火毒。贴上一个，不必再换，其核自出而愈。

【主治】瘰疬已破者。

败毒散

【来源】《外科启玄》卷十二。

【别名】败毒散瘰汤（《洞天奥旨》卷十五）。

【组成】人参　当归　厚朴（姜制，炒）　桔梗　白芷　肉桂　防风　黄耆　粉草各等分

【用法】每服五钱，水、酒各半煎服。

【主治】四种瘰疬。

参耆散

【来源】《外科启玄》卷十二。

【组成】人参 黄耆（盐汤润，炙） 当归（酒浸，焙） 厚朴（姜汁制，炒） 桔梗 白芷各一两

【用法】上为末。每服三钱，热酒调下；不饮酒者，木香汤送下。

【主治】瘰疬，疮破久不收口。

神秘汤

【来源】《外科启玄》卷十二。

【组成】橘皮（去白） 紫苏 人参 桔梗 桑皮 生姜 五味子各等分

【用法】每服一两，水二钟，煎服。

【主治】瘰疬。

柴胡消肿汤

【来源】《外科启玄》卷十二。

【组成】黍粘子（炒） 黄连各五钱 归尾 甘草各一两 花粉 黄耆各一钱五分 黄芩 柴胡各二钱 连翘三钱 红花五分 玄参一钱

【用法】上锉。每服五钱，水二钟，煎八分，食后热服。

【主治】马刀疮肿盛。

【宜忌】忌酒、湿面、房劳、气怒。

膏 药

【来源】《外科启玄》卷十二。

【组成】沉香 麝香 轻粉 银朱 荔枝肉各等分

【用法】入熟鱼胶捣成膏。贴患处。

【主治】瘰疬硬核不消不破。

硇砂膏

【来源】《证治准绳·疡医》卷一。

【组成】硇砂（生用）一钱 石矿灰一两（炒黄色） 白丁香（即麻雀儿屎，用坚尖者，不用软颓者）三钱（炒黄色） 丹黄半斤（生用） 碱一斤（淋水五碗）

【用法】前四味研为极细末，次将碱水煎作一碗，成膏待冷，以前末入膏和匀，藏瓷器中。一应毒物，以此膏点之。

【主治】痈疽肿毒，瘰疬，疣痣。

三才绛云锭子

【来源】《证治准绳·疡医》卷三。

【组成】天才：白矾（煅）五钱 雄黄三钱 信石（生） 硇砂（生） 朱砂各二钱 胆矾（生） 乳香 没药各一钱半 麝香 片脑各少许

地才：白矾（煅）五钱 雄黄三钱 信石（煅过） 朱砂各二钱 硇砂（生） 胆矾（生） 乳香 没药各一钱半 儿茶 血竭 轻粉各五分 麝香 片脑各少许

人才：白矾（煅）五钱 雄黄三钱 赤石脂（煅） 儿茶 朱砂各二钱 硇砂（水煮干） 胆矾（煅） 乳香 没药 轻粉 血竭各一钱半 麝香 片脑各少许

【用法】上为末，用秫米糊为锭子，如豆大，带扁些，阴干；又作药线如麻黄样。先用铁罐膏点疬头令黑，次纸此锭膏药贴上，三日一换药，腐肉不尽出者，可更用下品锭子及针头散取尽腐肉；止有脓汁不干者，用生肌干脓散掺疮口，膏药贴上。如要生肌，速用生肌散掺疮口上，膏药贴之。

【功用】天才：开疮口，其效紧峻；地才：去死肉，其效紧缓；人才：生新肌，去瘀肉，其效缓慢。

【主治】瘰疬，痔漏，六瘤，恶疮。

生肌干脓散

【来源】《证治准绳·疡医》卷三。

【组成】黄连 贝母 降真香（烧存性） 白及 海螵蛸 五倍子（炒黑） 芸香各五钱 轻粉五分

【用法】上为末。用药水洗，次掺此末，外贴膏药。

【主治】瘰疬马刀，脓汁不干者。

羌活连翘汤

【来源】《证治准绳·疡医》卷三。

【组成】防风 羌活 连翘 夏枯草 柴胡 昆布（洗） 枳壳 黄芩（酒炒） 川芎 牛蒡子 甘草 金银花

【用法】加薄荷，水煎服。

【主治】瘰疬初发，寒热肿痛。

洗方拔毒汤

【来源】《证治准绳·疡医》卷三。

【组成】防风　荆芥　羌活　独活　细辛　藁本　川芎　白芷　大黄　苦参　当归　赤芍药　威灵仙　玄参　何首乌　黄柏　甘草　蜂房　甘松　藿香　苍术　石菖蒲　零陵香　枸杞子

【用法】加葱白、川椒，煎水热洗，又用绵布二帖煮热蒸熨。

【主治】瘰疬百杂疮肿。

紫霞锭子

【来源】《证治准绳·疡医》卷三。

【组成】信石（煅）　白矾（煅）　硇砂各一钱　胆矾　雄黄　朱砂各五分　乳香　没药各二分半　麝香　片脑各半分

【用法】上为末，稠糊为锭子，如豆大，带扁些即作药线。随疮大小深浅长短临时裁度，先以拔毒膏点破，次以药锭放在疮口，膏药贴上，三日一换药；待肉腐之时，药线插入疮口，膏药贴上，直候腐肉去尽为度。

【主治】瘰疬，痔痛，恶疮。

碧玉锭子

【来源】《证治准绳·疡医》卷三。

【组成】铜青三钱　胆矾（生）　白矾（煅）　白丁香　信石（煅）　硇砂（生）　雄黄　朱砂　乳香　没药　轻粉各一钱　麝香　片脑各少许

【用法】上为末，稠糊为锭子，如豆大，带扁些及作药线阴干。先用拔毒膏点破疮口，上贴膏药，直至腐肉去尽，只贴膏药，以肉生满为度。

【主治】瘰疬恶疮。

黑虎膏

【来源】《证治准绳·疡医》卷三。

【组成】大黄　黄连　黄芩　黄柏　当归各一两　木鳖子五钱　穿山甲三钱　乱发一丸　蛇蜕一条　麻油一斤　黄丹（水飞，炒）八两（无真的，以好光粉代之妙）　乳香一两　没药五钱　阿魏一钱半

【用法】上锉，入油浸五七日，煎熬微黑，滤去滓，入黄丹，慢火熬成膏，候冷，入乳香、没药、阿魏末，搅匀。油纸摊贴。

【主治】瘰疬，诸疮。

井金散

【来源】《证治准绳·疡医》卷五。

【组成】土黄三钱　硇砂（生，晒干）　雄黄各二钱　轻粉　朱砂　乳香　没药各一钱　麝香　片脑各少许

【用法】上为末，以唾调为稀糊，涂瘤顶上，唾湿纸两重盖之，后用黄龙膏贴纸上，间日一度上药，次添药，彻的周回，大如韭叶。如此上之，无复渐渐折之。后根摇自然有裂衅，随后自下来。若腐肉未去尽者，炎针头散于疮口腐肉，上贴膏药，一日一换，直待腐肉去尽为度。

【主治】六瘤，瘰。

枯瘤膏

【来源】《证治准绳·疡科》卷五。

【组成】草乌四两　川乌二两　干桑耳　桑朽木各一两半　矿石灰　桑柴灰　荞麦秸灰各一碗

【用法】上将草乌、川乌、桑耳、桑朽木共烧成灰，和矿石灰、桑柴灰、荞麦秸灰一处，装入酒漏内，以棕塞其漏窍，用水一斗煎滚淋汁，慢火熬浓，以十碗取一碗为度，以厚实瓷器收贮，密封固。如用，入矿石灰调匀为糊，点瘤顶上，以湿纸数重贴药上，如若未干不须贴，若留久药干，以唾调涂。直待十分黑腐，以刀剪刮取之，腐肉未尽，又点又刮，如怕剪刮者，却用井金散点之，以渐腐烂自去，不用针刀，后却以膏药贴之，去尽腐肉为度。

【主治】六瘤、瘰疬、痔漏。

千捶绿云膏

【来源】《寿世保元》卷九。

【组成】松香半斤（溶七次，滤去滓）　乳香一钱半　没药二钱半　血竭一钱　铜绿二钱半　杏仁

（去皮）二钱　孩儿茶三分　蓖麻子（去壳）二两　麻油二两　乳汁二盏

【用法】 上为细末，合作一处，同乳汁、油搅匀，捶捣千下成膏。用绢上药，贴患处。

【主治】 远年鼠瘘疮。

飞腾神骏膏

【来源】《寿世保元》卷九。

【组成】 麻黄二斤（去节，取一斤，净）　杏仁四两（热水泡，去皮尖，用砂钵捣烂，又入水同捣，澄去浊滓，用清汁）　防风（去芦）四两　地骨皮（去骨，净）四两　甘草四两　木鳖子（去壳）十四个　头发一把（温水洗净）　灯草一大把　黑铅一块

【用法】 上熬膏法，不用柴烧，用白炭五十斤，用大铁锅一口，将前药入锅内，注清水二三桶，煮至五六分，看药水浓时，药滓滤起，药水另放缸注；又将前滓入锅内，再入水一二桶，又熬至五六分，药汁又注前汁内，如前法三次去滓；将前二次汁，并作一锅，煎至干，其味香甜，瓷罐收贮，五年不坏。遇病每服三钱，好热酒调膏，临卧服，厚被盖，出大汗为度。徐徐去被，不可被风吹，次早用猪蹄煨，以汗后恐致虚人，以此补之，以复元气，好酒调服，随人酒量，以醉为度，汗出立愈。

【主治】 痈疽、发背、瘰疬、鼠瘘、气瘘，疮毒初起至溃破时。

内消调经散

【来源】《寿世保元》卷九。

【组成】 升麻　葛根　龙胆草　黄连　桔梗　连翘　黄芩　黄柏　莪术　三棱　甘草各五分　当归尾　白芍各三分

【用法】 上锉。水煎服。

【主治】 瘰疬未破。

【加减】 稍虚，加夏枯草；有痰，加天花粉、知母各五分；少阳，加柴胡四分。

神异膏

【来源】《寿世保元》卷九。

【组成】 木香　川芎　牛膝　生地黄　细辛　白芷　秦艽　归尾　枳壳　独活　防风　大枫子　羌活　黄芩　南星　蓖麻子　半夏　苍术　贝母　赤芍　杏仁　白蔹　茅根　两头尖　艾叶　连翘　甘草节　川乌　肉桂　良姜　续断　威灵仙　荆芥　藁本　丁香　金银花　丁皮　藿香　红花　青风藤　乌药　苏木　玄参　白鲜皮　僵蚕　草乌　桃仁　五加皮　山栀子　牙皂　苦参　穿山甲　五倍子　降真香　骨碎补　苍耳头　蝉退　蜂房　鳖甲　全蝎　麻黄　白及各一两　大黄　蜈蚣二十一条　蛇退三条

【用法】 上用桃、槐、榆、柳、楮、桑、楝七色树枝，各三七二十一，共俱切粗片，用真麻油十七斤浸药，夏三宿、春五、秋七、冬十宿后，煎药枯油黑为度，用麻布滤去滓，贮瓷器内，另以松香不拘多少，先下净锅溶化后取起，每香二斤，用药油四两，搅匀，软硬得法，仍滤入水缸中，令人扯抽，色如黄金，即成膏矣。肿毒初发，杨梅肿块未破者，俱贴患处；肚腹疼痛，泻痢、疟疾，俱贴脐上，利白而寒尤效；咳嗽哮喘，受寒恶心，胸膈胀闷，面色微黄，心疼气痛，俱贴前心；负重伤力，浑身痛者，贴后心；腰眼痛、小肠气等症，贴脐下。

【主治】 一切风寒湿气，手足拘挛，骨节酸疼，男子痞积、妇人血瘕，及腰胁诸般疼痛，结核瘰疬，顽癣顽疮，积年不愈，肿毒初发，杨梅肿块，腹痛泻痢，疟疾，咳嗽哮喘，受寒恶心，胸膈胀闷，面色微黄，心疼气痛，负重伤力，浑身痛，小肠气。

消毒化坚汤

【来源】《寿世保元》卷九。

【组成】 当归一钱　黄耆一钱　白芍一钱　玄参六分　天花粉六分　连翘一钱五分　柴胡一钱　黄芩五分　牛蒡七分　龙胆草四分　升麻七分　桔梗一钱　陈皮八分　羌活七分　薄荷四分　海昆布七分　甘草四分

【用法】 上锉一剂。加生姜，水煎服。

【主治】 瘰疬马刀，生耳前后，或项下胸腋间，累累如珠者，未破已破皆治。

【加减】 一方加甘草节、知母、贝母、海藻更佳。

神授卫生汤

【来源】《外科正宗》卷一。

【组成】羌活八分　防风　白芷　穿山甲（土炒，研）　沉香　红花　连翘　石决明（煅）各六分　金银花　皂角刺　归尾　甘草节　花粉各一钱　乳香五分　大黄（酒拌炒）二钱（脉虚便利者不用）

【用法】水二碗，煎八分，病在上部，先服药，随后饮酒一杯；病在下部，先饮酒一杯，随后服药，以行药势。

【功用】宣热散风，行瘀活血，解毒消肿，疏通脏腑。

【主治】痈疽发背，脑疽对口，丹瘤，瘰疬，恶毒疔疮，湿痰流注及一切疮症已成未成者。

【方论】药性平和，功效甚速，诚外科首用方也。

琥珀蜡矾丸

【来源】《外科正宗》卷一。

【别名】蜡矾丸（《全国中药成药处方集》吉林方）。

【组成】白矾一两二钱　黄蜡一两　雄黄一钱二分　琥珀一钱（另研极细）　朱砂一钱二分　蜂蜜二钱（临入）

【用法】上四味先研极细，另将蜜蜡铜杓内熔化，离火片时，候蜡四边稍凝时，方入上药搅匀，共成一块，以一人将药火上微烘，众手急丸，如小寒豆大，用朱砂为衣，瓷罐收贮。每服二三十丸，食后白汤送下，病甚者，早晚日进二次。

【功用】

　　1.《外科正宗》：护膜护心，散血解毒。

　　2.《外科大成》：祛毒化脓，生肌补漏。

【主治】

　　1.《外科正宗》：痈疽、发背已成未成脓之际，恐毒气不能外出，必致内攻者。

　　2.《外科大成》：粉瘤，瘰疬，痰核，及遍身疮如蛇头，杨梅结毒，痔漏，鼻痣。

　　3.《全国中药成药处方集》（吉林方）：斑痧痘疹。

【方论】《成方便读》：方中黄蜡、白矾，皆固涩之品，为护膜之主药，故以为君；雄黄、朱砂、琥珀，不特镇心神、安魂魄，且皆有解毒之功；白蜜甘平而润，护膜解毒，两擅其长。

三品一条枪

【来源】《外科正宗》卷二。

【别名】三品锭（《疡科捷径》卷上）。

【组成】明矾二两　白砒一两五钱　雄黄二钱四分　乳香一钱二分

【用法】砒、矾二味共为细末，入小罐内，加炭火煅红，青烟已尽，旋起白烟，红片时上下红彻，取罐顿地上，一宿取出，约有砒、矾净末一两，加前雄黄、乳香，共研极细，厚糊调稠，搓成如线条，阴干。凡前症有孔者，入孔内，无孔者，先用针放孔窍，早、晚插药二次。插至三日后，孔大者每插十余条，插至七日，患孔药条满足方住。以后所患四边自然裂开大缝，共至十四日前后，其疔核、瘰疬、痔漏诸管，自然落下，随用汤洗，搽上玉红膏，虚者兼服健脾之药。

【主治】十八种痔，五漏翻花，瘰疬，疔疮，发背，脑疽。现用于早期宫颈癌。

大红膏

【来源】《外科正宗》卷二。

【组成】南星二两　银朱　血竭　消石　潮脑各三钱　轻粉　乳香各二钱　猫头骨一具（煅）　石灰一两（用大黄三钱，切片，同炒至石灰红色，去大黄）

【用法】上为细末，陈米醋熬稠，调药敷核上，三日一换。敷后皮嫩微损者，另换紫霞膏贴之，其核自消。

【主治】瘰疬、痰核、结块，不分新久，但未穿破者。

升麻散坚汤

【来源】《外科正宗》卷二。

【组成】升麻　甘草　莪术　三棱　陈皮　桔梗　黄连　龙胆草　葛根　川芎　白芍　夏枯草　连翘　黄芩　当归各五分

【用法】水二钟，煎八分，食后热服，再用上药加倍，为末，蜜丸，如绿豆大。每服百丸，临睡黄酒调下。头不枕更妙。

【主治】瘰疬绕颈或至颊车，属足阳明；核深远陷，隐曲肉底，又属足少阴。俱作肿块，坚硬，大小不一。

【加减】有痰，加天花粉。

加味藿香散

【来源】《外科正宗》卷二。

【别名】加味藿香饮（《嵩崖尊生全书》卷六）。

【组成】藿香 甘草 桔梗 青皮 陈皮 柴胡 紫苏 半夏 白术 茯苓 白芷 厚朴 川芎 香附 夏枯草各等分

【用法】加生姜三片，大枣二枚，水二钟，煎八分，食远服。

【主治】气毒瘰疬，外受风邪，内伤气郁，以致颈项作肿，肩膊强痛，四肢不舒，寒热如疟，及胸膈不利。

芎归养荣汤

【来源】《外科正宗》卷二。

【组成】当归身二钱 人参 黄耆 白术 川芎 白芍 熟地各一钱 五味子 麦门冬 远志 甘草 茯苓各五分 牡丹皮 砂仁各三分

【用法】水二钟，加生姜三片、大枣二个，煎八分，食远服。

【主治】瘰疬，流注，及一切不足之症，不作脓，或不溃，或已溃不敛，或身体发热恶寒，肌肉消瘦，饮食少思，睡卧不宁，盗汗自汗，惊悸恍惚。

冰蛳散

【来源】《外科正宗》卷二。

【别名】冰螺散（《嵩崖尊生全书》卷六）、冰螺捻（《医宗金鉴》卷六十六）。

【组成】大田螺五枚（去壳，日中线穿晒干） 白砒一钱二分（面裹煨熟） 冰片一分 硇砂二分

【用法】用晒干螺肉切片，同煨熟；白砒为细末，加硇砂、冰片再碾，小罐密收。凡用时先用艾炷灸核上七壮，次后灸疮起泡，以小针挑破，将前药一二厘津唾调成饼，贴灸顶上；用绵纸以厚糊

封贴核上，勿动泄气，七日后四边裂缝，再七日其核自落，换搽玉红膏，内服补药兼助完口。

【主治】

1.《外科正宗》：瘰疬日久，坚核不消，及服消药不效，瘿瘤患大带小及诸般高突，异形难状者。

2.《医钞类编》：乳岩。

【宜忌】马刀根大面小及失荣等症忌用。

防风解毒汤

【来源】《外科正宗》卷二。

【组成】防风 荆芥 桔梗 牛蒡子 连翘 甘草 石膏 薄荷 枳壳 川芎 苍术 知母各一钱

【用法】水二钟，入灯心二十根，煎至八分，食后服。

【主治】风毒瘰疬。寒暑不调，劳伤凑袭，多致手、足少阳分耳项结肿；或外寒内热，痰凝气滞者。

芩连二陈汤

【来源】《外科正宗》卷二。

【组成】黄芩 黄连 陈皮 茯苓 半夏 甘草 桔梗 连翘 牛蒡子 花粉各一钱 木香三分 夏枯草二钱

【用法】加生姜三片，水二钟，煎八分，食后服；滓再煎，临睡服。

【主治】马刀。痰疬生于少阳部分，项侧结核，外皮漫肿，色红微热，或至缺盆高骨上下发肿，形长坚硬作痛。

连翘消毒饮

【来源】《外科正宗》卷二。

【组成】连翘 陈皮 桔梗 玄参 黄芩 赤芍 当归 山栀 葛根 射干 天花粉 红花各一钱 甘草五分 大黄（初起便燥者加之）

【用法】水二钟，煎八分，食后服。

【主治】

1.《外科正宗》：热毒瘰疬，过食炙煿、醇酒膏粱，以致蕴热腮项成核，或天行亢热，湿痰作肿，不能转侧者。

2.《医宗金鉴》：过饮药酒，更兼厚味积毒所

致之酒毒发初起，生于脊背，皮色不变，累累如弹如拳，坚硬如石，时麻时木，痛彻五内，二便涩滞，周身拘急。

【加减】有痰者，加竹茹一钱。

活血化坚汤

【来源】《外科正宗》卷二。

【组成】防风　赤芍　归尾　天花粉　金银花　贝母　川芎　皂角刺　桔梗各一钱　僵蚕　厚朴　五灵脂　陈皮　甘草　乳香　白芷梢各五分

【用法】水二钟，煎八分，临服用酒一小杯，食后服。

【主治】一切瘰疬、瘿瘤、痰核，初起未溃脓者。

夏枯草汤

【来源】《外科正宗》卷二。

【别名】夏枯草散（《医方一盘珠》卷五）。

【组成】夏枯草二钱　当归三钱　白术　茯苓　桔梗　陈皮　生地　柴胡　甘草　贝母　香附　白芍各一钱　白芷　红花各三分

【用法】先用夏枯草，水三碗，煎至二碗，滤清，同药煎至八分，食后服；将药滓同前夏枯草滓，共再煎六七分，临卧时入酒半小钟和服。

【主治】瘰疬马刀，不问已溃未溃，或已溃日久成漏，形体消瘦，饮食不甘，寒热如疟，渐成痨瘵。

【宜忌】宜食淡味物件。

通治瘰疬方

【来源】《外科正宗》卷二。

【组成】陈皮　白术　柴胡　桔梗　川芎　当归　白芍　连翘　茯苓　香附（醋炒）　夏枯草　黄芩各一钱　藿香　半夏　白芷　甘草各五分

【用法】水二钟，加生姜三片，煎取八分，入酒一小杯，临睡时服。

【主治】瘰疬，不分新久、表里虚实，及诸痰结核。

紫霞膏

【来源】《外科正宗》卷二。

【别名】绿膏药（《验方新编》卷六）。

【组成】明净松香（净末）一斤　铜绿（净末）二两

【用法】用麻油四两，铜锅内先熬数滚，滴水不散，方下松香熬化，次下铜绿，熬至白烟将尽，其膏已成，候片时，倾入瓷罐。凡用时汤内炖化，旋摊旋贴。

【主治】

1. 《外科正宗》：瘰疬初起，及诸色顽疮、臁疮、湿痰湿气、新久棒疮疼痛不已者。

2. 《验方新编》：一切无名肿毒。

滋荣散坚汤

【来源】《外科正宗》卷二。

【别名】滋荣散血汤（《嵩崖尊生全书》卷六）。

【组成】川芎　当归　白芍　熟地　陈皮　茯苓　桔梗　白术　香附各一钱　甘草　海粉　贝母　人参　昆布各五分　升麻　红花各三分

【用法】水二钟，加生姜三片，大枣二枚，煎八分，食远服。

【主治】一切瘰疬，忧抑所伤，气血不足，形体瘦弱，潮热咳嗽，坚硬肿痛，不分新久，但未穿溃者。

【加减】身热，加柴胡、黄芩；自汗盗汗，去升麻，倍人参、黄耆；饮食无味，加藿香、砂仁；食而不化，加山楂、麦芽；胸膈痞闷，加泽泻、木香；咳嗽痰气不清，加杏仁、麦冬；口干作渴，加知母、五味子；睡卧不宁，加黄柏、远志、枣仁；惊悸健忘，加茯神、石菖蒲；有汗恶寒，加薄荷、半夏；无汗恶寒，加苍术、藿香；女人经事不调，加延胡索、牡丹皮；腹胀不宽，加厚朴、大腹皮。

瘰疬酒药

【来源】《外科正宗》卷二。

【组成】鹤虱草半斤　忍冬藤六两　野蓬蒿四两　野菊花四两　五爪龙三两　马鞭草一两五钱

【用法】上切碎，用老酒十五斤，将药袋贮悬于酒内，封好罐口，煮三炷香为度，取起，水顿，浸一伏时。初服尽醉出汗为效，以后随便饮之。尽酒一料，病愈不发。

【主治】久年瘰疬结核，串生满项，顽硬不穿破者。

木香流气饮

【来源】《外科正宗》卷三。

【组成】川芎 当归 紫苏 桔梗 青皮 陈皮 乌药 黄耆 枳实 茯苓 防风 半夏 白芍各一钱 甘草节 大腹皮 木香 槟榔 泽泻 枳壳各五分 牛膝下部加一钱

【用法】水三钟，加生姜三片，大枣一枚，煎八分，食远服。

【主治】流注瘰疬，及郁结为肿，或血气凝滞，遍身走注作痛，或心胸痞闷，咽嗌不利，胁腹膨胀，呕吐不食，上气喘急，咳嗽痰盛，或四肢面目浮肿者。

大枣丸

【来源】《外科正宗》卷五。

【组成】山羊屎 大枣

《古方汇精》本方用山羊粪八两，大枣八两。

【用法】将山羊屎晒干，入锅炒炭存性，闷息，磨粉收藏。遇久烂不堪，将见内腑者，以大枣去皮核，先捣烂如泥，然后酌量分前粉，捣至成丸。每服四钱，仍以黑枣汤送下。

《古方汇精》："服至腐去生新，外贴膏加脓溃生肌散，可渐收口。"

【主治】

1. 《徐评外科正宗》：瘰疬。

2. 《古方汇精》：风湿热毒、痈疽等患，日久溃烂，将见内腑者。

玉露膏

【来源】《外科百效》卷一。

【组成】黄丹半斤 水粉四两

【用法】上为末，用麻油一斤，煎至滴水成珠，方下乳香、龙骨、血竭、儿茶、轻粉（各末）二钱，搅匀，瓷器收贮。摊纸贴之。

【功用】生肌，敛口，止痛。

【主治】痈疽，瘰疬。

【加减】如贴热疮及艾炙火疮，不须下乳香、没药等。

疯损膏

【来源】《外科百效》卷一。

【组成】三角枫 珍珠藤 墨斗草各三斤 水胡椒草十斤

【用法】上药共洗净，捣烂，取自然汁同姜汁半斤、好醋二碗、鲜米泔二碗、黄丹末、陀僧末一两同煎成膏。任用。

【功用】拔毒追脓。

【主治】痈毒恶疮，软疖瘰疬，肩背诸损，腹中痞块及疟疾。

二陈消核汤

【来源】《外科百效》卷二。

【组成】陈皮 半夏 茯苓 防风 白芷 贝母 天麻 夏枯草 山慈姑 连翘 海藻 枳实 黄芩 桔梗 前胡

【用法】水煎服。

【主治】痰、气二核，瘰疬初起者。

太平膏

【来源】《外科百效》卷二。

【组成】片脑一钱 轻粉 乳香 没药各二钱 麝五分

【用法】上为细末。用香油十一两，葱七根，入锅内熬至葱色如蜜黄，去滓，入黄丹五两，用柳枝不住手搅，煎成膏，方入前末药。

【主治】瘰疬。

内消百疬汤

【来源】《外科百效》卷二。

【组成】半夏 天麻 川芎 金银花 归尾 白芷 皂刺 甘草节 防风 陈皮 天花粉 人参 白术 贝母 乳香 没药各二两 赤芍四两

【用法】大米饭为丸。酒送下。

本方方名，据剂型当作"内消百疬丸。"

【主治】瘰疬。

消疬散

【来源】《外科百效》卷二。

【组成】牛胶一斤（米糠炒成珠） 川山甲一斤（壁土炒成珠） 大黄（好酒九蒸九晒，取末）四两

【用法】上为细末。每服二三钱，酒调下。

已破者，用加味五海饮数帖，酒煎调消疬散同服。

【主治】瘰疬、痰核、流注未破者。

桑椹膏丸

【来源】《外科百效》卷二。

【组成】陈皮 半夏 茯苓 当归 川芎 白芍 熟地 牡蛎 龙骨 甘草 丹参 神曲

【用法】上为末，以桑椹膏捣丸，如绿豆大。每服五十丸，温酒送下。

【主治】妇人瘰疬，经闭无潮者。

加味蜡矾丸

【来源】《外科百效》卷三引如虚方。

【组成】黄蜡一两 白矾一两三钱（枯过） 辰砂 雄黄 陀僧各一钱

【用法】上药各为末，先将黄蜡入铜铫内熔化，再入蜂蜜五钱同熔，随入四味末药搅匀，待冷为丸，如梧桐子大。每服二十丸，或酒或白汤送下。病在上饭后服，病在下空心服。

【主治】肠痈、痔漏、瘰疬等症，日夜疼痛，脓水不干。

星半消核汤

【来源】《疡科选粹》卷三。

【组成】半夏 牛胆星 天花粉 桔梗 白芷 金银花 昆布 海藻 夏枯草 瓜蒌仁 陈皮 甘草 防风 川芎 当归 羌活 海粉 贝母

【用法】上用水二钟，姜三片，煎服。

【主治】大人，小儿颈内痰核疬疮。

入神散

【来源】《疡科选粹》卷四。

【组成】杏树叶（阴干为末）五分 蝙蝠（火焙干，为末） 白花蛇蜕（烧灰存性，为末） 人中白（火煅为末）各二分五厘 蜜蜂七个（焙，为末）

【用法】用清水调杏树叶末，却入后四味，调匀敷患处。以绵纸一片，针刺小孔贴药上，水干，再用清水纸上刷之，每一昼夜换一次。如面上发热，服清凉饮子数贴。

【主治】瘰疬未破者。

回燕膏

【来源】《疡科选粹》卷四。

【组成】穿山甲五钱（锉片） 五灵脂（研罗去滓）五钱 男子头发四两（皂角水洗净）

【用法】上用香油一斤四两，慢火煎至发熔尽，穿山甲已黑，滤去滓，称油实重若干两，以折半为准，将淘洗净炒过黄丹，炒过官粉，共合油之半，徐徐以柳枝搅油而下，候丹粉已发，下枯白矾末二两，再下煮洗过松香末四两，再下煮洗过黄蜡四两，又下朝北燕窝土（研细末）二两，候药成酱庵色，离火稍冷，下轻粉、乳香、麝香各五钱，即倾入水，拔洗去火毒。

【主治】瘰疬已溃。

应艾膏

【来源】《疡科选粹》卷四。

【组成】蓖麻子一百二十粒（去壳） 蜂房二个

【用法】上用香油四两，熬蓖麻子枯黑，滤滓，称油每两下官粉五钱成膏。入蛤粉五钱，没药、孩儿茶、龙骨、密陀僧各二钱五分，乳香二钱、血竭二钱，为极细末，和匀，徐下入膏中，不住手搅，将药锅坐在水盆之上，出火气，纸摊贴。

【主治】瘰疬。

复全膏

【来源】《疡科选粹》卷四。

【组成】蜜蜂二十一个　蛇蜕七分五厘

【用法】用香油四两，入二味，慢火熬化，滤去滓，加光粉二两，以桑枝急搅，候冷，在水中浸七昼夜，纸上摊。贴患处。

【主治】瘰疬未破者。

胜灵丹

【来源】《疡科选粹》卷四。

【组成】黄耆一钱　人参三分（如气短及不调而喘者加之）　升麻一钱　真漏芦五分（勿误用白头翁）　葛根五分　甘草五分　连翘一钱　当归身三分　牡丹皮三分　生地黄三分　熟地黄三分　白芍药三分（如夏月，倍之；如冬月寒证，勿用）　肉桂三分（如阴证疡疮，少用；若为阴寒覆盖其疮，用此大辛热之剂去之；烦躁者勿用）　柴胡（如疮不在少阳经勿用）　黍粘子三分（无肿不用）　昆布三分（若疮坚硬甚者用之）　广术三分　京三棱（炮）二分（此二味疮坚硬甚者用之；不硬者勿用）　羌活　独活　防风各一钱　麦芽一钱　益智仁二钱（如咳吐多者，或吐沫、吐食、胃中寒者加之）　黄连（炒）三分　神曲（炒）二分（食不消化者用之）　厚朴（姜制）一钱二分（如腹胀加之）　黄柏（炒）三分（如有热或腿脚无力加之；若烦躁欲去上衣者，更宜加用）

　　方中柴胡用量原缺。

【用法】上为细末，汤浸蒸饼，捏作饼子，晒干，捣如米粒大。每服三钱，白汤送下。

【主治】马刀侠瘿从耳下或耳后，下颈至肩上，或入缺盆中属手中少阳经之分野者，其瘰疬在于颊下或至颊车属足阳明经之分野者。

【加减】如气不顺，加橘红，甚者加木香少许，量病人虚实消息之；如只在阳明分者，去柴胡、黍粘子；如在少阳分，去独活、漏芦、升麻、葛根，加瞿麦三分；假令在上焦，加黄芩（半酒炒，半生用）；在中焦，加黄连（半酒半生）；在下焦，加酒制黄柏、知母、防己之类，选而用之；如大便不通而滋，其邪盛者，加酒制大黄以利之；如血燥而大便干燥者，加桃仁泥、大黄；如风结燥不行者，加麻仁、大黄以润之；如风涩而大便不行，加煨皂角仁、大黄、秦艽以利之；如气涩而大便不通者，加郁李仁、大黄以除风燥；如阴寒

证，为寒结秘而大便不通者，以《太平惠民和济局方》半硫丸，或加炮附子、干姜煎成，候冰冷服之。

【方论】黄耆护皮毛，实腠理，活血气，实表补元气，乃疮家之圣药也；人参补肺气；升麻、真漏芦、葛根三味俱足阳明经药；甘草能调中，和诸药，泻火益胃；连翘走十二经，凡疮中之药不可无者，能散血结与气聚，此疮家之神药也；牡丹皮去肠胃中留滞宿血；生地黄、熟地黄，诸经中和血、生血、凉血药也；白芍药其味酸，其气寒，能补中益气；肉桂大辛热，能散结聚；柴胡功同连翘；昆布味咸，咸能软坚也；麦芽能消食健胃；黄连治烦闷。

破坚散

【来源】《疡科选粹》卷四。

【组成】白胶香　海螵蛸　降真香（取心）各等分

【用法】上为末。掺患处，外以湿纸掩之。一夕而退。

【主治】瘰疬未破者。

呼脓长肉比天膏

【来源】《疡科选粹》卷八。

【组成】金银花　合欢皮　荆芥穗　白芷梢　赤芍药　当归尾　怀生地　皂角刺　番木鳖　蓖麻子　山慈姑　金线重楼　乌梅肉　土木鳖　紫苏叶　骨碎补　金钗草　刘寄奴　玄胡索　穿山甲　麻黄　玄参　桃仁　防风　羌活　独活　连翘　黄耆　白及　苏木　红花　川芎　乌药　甘草　苍耳　南星　蝉蜕　蜈蚣　五倍　蒲黄　降香　大黄　石斛　草乌　蓬术　半夏　肉桂　川乌　姜黄　漏芦　象皮　黄连　黄柏　山栀　败龟版　牙皂　川椒　白蔹　苍术　苦参　僵蚕　杏仁　蜂房　血余　蛇蜕　鸡肫皮（以上拣选道地精制者，洗去土，去芦头）各一两　葱汁　千里光汁　姜汁　金灯光汁（以上熬膏听用）　象牙末　血竭　樟脑　木香各一两　麝香二钱（共九味，另研极细末无声者，听用）　上好山东飞丹二斤（水飞过，炒过，筛净，二十两）　上好面粉二斤（炒过，筛净，二十八两）　龙骨（醋煅）　无名异

海螵蛸（去壳，煅） 赤石脂（煅）各四两（共为极细末无声者，听用） 上好黄蜡一斤 白蜡四两 菜油十三斤（麻油更妙） 嫩松香半斤

方中葱汁、千里光汁、姜汁、金灯光汁用量原缺。又：麝香二钱下云共九味，但象牙末至麝香只有五味，疑脱。

【用法】将药片入油浸，春五、夏三、秋七、冬十日，取出，入锅内，文、武桑柴火熬至药焦油黑为度，用铁线细眼杓取出滓，冷定，竹箩滤过，用槐枝一尺比大箸者频频搅之；次下四味草膏；次下黄占、白蜡；次下龙骨等四味，搅；次下黄丹，频频搅之；面粉用绢筛筛下，滴水成珠，候冷定，方下乳香等九味，细筛下，频频搅之，候成膏入缸内，埋土一日，水浸一日，方可用。火色太早则药嫩，太迟则老，嫩则油散不成膏，老则药耗而难化。切忌火发，仔细；如遇泛起，用锅盖盖之，切不可浇水，浇水反使火气上冲，最宜慎之。每生药片五两，用生油一斤；每生油一斤，熬熟药油十两；每药油一斤，点丹六两；每飞丹一斤，水飞九两；每粉一斤，可炒至十四两。已破者，先用花椒、葱白、甘草煎猪蹄浓汁洗净，去恶肉，贴之，日洗三四次，换膏一次。

【主治】诸般痈疽，肿毒，痔漏，恶疮，便毒，臁疮，湿毒，下疳，瘰疬，脓窠，血癣，肥疮，结毒。

蜜　膏

【来源】《疡科选粹》卷八。

【组成】松香（一斤四两，醋、葱汁煮过，为末，筛净）一斤 黄蜡 白蜡各一两 轻粉一两 乳香 没药 樟脑 象牙末（炒） 竹蛀末 龙骨（火煅） 赤石脂（醋煅） 面粉（炒） 海螵蛸（去壳） 人中白（煅）各五钱 孩儿茶三钱 血竭六钱 白蜜一两 桐油十三两

【用法】先将松香溶化，次下桐油，次下黄白二蜡，次下龙骨等味，次下轻粉、象牙末、乳没药、樟脑、白蜜。

【主治】诸般疮肿恶毒，臁疮湿毒，瘰疬，杨梅结毒，下疳久不收敛者。

七肾散

【来源】《观聚方要补》卷八引《外科纂要》。

【组成】皂角针 皂角子 连翘 黄连 花粉 金银花各一两 土茯苓八两

【用法】分七剂。每剂水五碗，煎二碗半，一二日服完。七剂即愈。

【主治】瘰疬初起或已溃者。

冬青汁

【来源】方出《先醒斋医学广笔记》卷三，名见《仙拈集》卷四。

【组成】过冬青（即荔枝草，正名天明精）五六枚

【用法】同鲫鱼入锅煮熟，去草及鱼，饮汁数次，即愈。

【主治】瘰疬。

回蒸膏

【来源】《先醒斋医学广笔记》卷三。

【组成】真芝麻油二斤 胎发四两（如无，以童男发洗净代之） 穿山甲五钱 白矾（飞过）一两 黄蜡四两 飞丹二两 松香六两 轻粉五钱（研） 乳香 没药各五钱（另研） 燕窝泥（朝北者）二两（微炒） 五灵脂（淘净）五钱 麝香（另研）五钱 密陀僧五钱

【用法】将穿山甲、五灵脂煎数沸，下胎发熬溶，滤去滓，称净熟油二十四两，仍入锅内，下白矾，煎二三沸，下黄蜡、黄丹，煎一沸，下松香、官粉六两，再煎一沸，下燕土，如沉香色，滴水成珠，住火，方下乳香、没药，搅匀，少顷，下轻粉，桃柳枝搅，温可入手，然后投麝香搅匀，水浸去火毒七日。用贴瘰疬，未破者软，已溃者干。内服夏枯草汤。

【主治】瘰疬。

夏枯草汤

【来源】《先醒斋医学广笔记》卷三。

【组成】金银花五钱 夏枯草二两 柴胡七分 贝母二钱 土茯苓（白色者）二两 鼠粘子一钱

（微炒）　鳖虱　胡麻仁各二钱（微炒）　酸枣仁二钱　栝楼仁二钱（略炒）　陈皮一钱　皂角子一钱　白芍药（酒炒）一钱　当归身二钱　粉甘草一钱　荆芥穗一钱　连翘一钱五分　何首乌五钱　漏芦二钱

【用法】水煎，食后服。

【主治】瘰疬。

瘰疬丸

【来源】《先醒斋医学广笔记》卷三。

【组成】贝母（去心）二两　天花粉一两五钱　玄参一两五钱　甘草一两五钱　斑蝥（米炒，去头足，听用）　肥皂二斤（每一肥皂去核，入斑蝥四个，线缚，蒸，取出，去斑蝥并肥皂皮筋）　净肉十两

【用法】上为末，共捣泥为丸，如梧桐子大。每服一钱，白滚汤送下。服后腹疼，勿虑，此药力追毒之故。

【主治】瘰疬。

皂子仁丸

【来源】《明医指掌》卷八。

【组成】皂子仁一升　玄参一两　连翘一两

【用法】用水五升，慢火熬，水尽为度，捣烂，炼蜜为丸，如弹子大。嚼化。

【主治】瘰疬结核。

加减芦荟丸

【来源】《景岳全书》卷六十二。

【组成】芦荟（真者）五钱　宣黄连（去须）　胡黄连　枳实　青皮各二钱半　青黛　木香　山楂肉各二钱　麦芽（炒）三钱　麝一分　干虾膜一只（酥炙）

【用法】上为细末，汤浸蒸饼为丸，如绿豆大。每服七八分，量儿大小与之。

【主治】小儿肝脾疳积，腹胀，发热体瘦，热渴，大便不调，或瘰疬结核，耳内生疮，牙腮蚀烂，目生云翳。

铁头散

【来源】《景岳全书》卷六十四。

【组成】赤石脂五钱　轻粉　麝香各五分　乳香白丁香各三钱　生砒　黄丹各一钱　蜈蚣一条（炙干）

【用法】上为末。搽瘀肉上，其肉自化；若疮口小，或痔疮，用糯米糊和作细条，阴干纴入，外以膏药贴之，内服托里之药。

【功用】蚀腐。

【主治】一切顽疮，内有脓管瘀肉；或瘰疬结核不化，疮口不合。

甘桔散瘘汤

【来源】《简明医彀》卷八。

【组成】甘草　桔梗　枳壳　羌活　川芎　芍药前胡　大腹皮　紫苏　黄芩　柴胡各等分

【用法】水煎服。

【主治】瘰疬，先从喉下起。

导气抑留汤

【来源】《简明医彀》卷八。

【组成】香附子　萝卜子　乌药　苏子　厚朴　桔梗　羌活　防风　半夏（制）　茯苓　甘草各等分

【用法】水煎服。

【主治】瘰疬先从右起。

羌独破结汤

【来源】《简明医彀》卷八。

【组成】羌活　独活　防风　紫苏　连翘　川芎　芍药　桔梗　前胡　苍术　甘草各等分

【用法】水煎服。

【主治】瘰疬先从项中起者。

神效散

【来源】《简明医彀》卷八。

【组成】川乌（炮，去皮脐）　川黄柏（炙，去粗皮）

【用法】上为末。唾调，唾少，漱口水调，敷患处。四围留头，药干用米泔不住润湿。已成溃烂，先以槐枝、艾叶煎汤洗净，以香油润之，日换一次。脓出无挤，痛减生肌，腐肉自落，不落剪去，不宜用针。

【主治】痈疽、发背，一切疔毒并瘰疬已成未成者。

【宜忌】发背不宜贴膏药。忌怒气、房室、孝服、体气、饮酒人。忌一切发气热毒物。脑疽、对口不必洗，逐次添药，恐进风。

清肝饮

【来源】《简明医彀》卷八。

【组成】柴胡　桔梗　连翘　当归尾　黄芩　黄连　牛蒡子　三棱各二钱　甘草一钱　红花少许

【用法】水煎服。

【主治】马刀，生胁下。

开郁清痰丸

【来源】《外科活人定本》卷二。

【组成】半夏（法制）　陈皮　香附（醋浸）　川芎　苍术　白芷　白术　羌活　当归　桔梗　黄芩　玄参　黄连　石膏　连翘　贝母　枳壳　螵蛸（酒制）　海浮石　青黛　昆布（酒制）　甘草　天花粉各等分

【用法】上为末，炼蜜为丸，如梧桐子大。每服五六十丸，空心用姜汤或茴香汤送下。

【主治】瘰疬。

草　膏

【来源】《旭后方》。

【组成】荔枝草（一名长青草，又名雪里青）

【用法】煎浓汁，去滓，再熬成膏。摊贴患处，不拘已穿未穿，俱效；若未穿，将先起的疮灸一艾，然后贴之；若已穿者，不必灸。

【主治】瘰疬。

玉燕膏

【来源】《上池杂说》。

【组成】川山甲　全蝎　白芷　黄连　全当归　黄芩各二两　生地　赤芍　番木鳖各一两　官桂　海藻各四两

【用法】上用麻油二斤四两，入锅熬枯，去滓净，入飞丹十两，黄蜡七钱，白蜡三钱，铅粉二两，收成膏，投入水浸，取起晾干，再入锅熔化，加乳香、没药、轻粉各二钱，麝香、雄黄、朱砂各一钱，朝北燕窠泥、雄鼠粪各五钱，血竭一两，共为细末，离火入前膏内，搅匀收贮。

【主治】瘰疬，痰核。

龙胆芦荟丸

【来源】《审视瑶函》卷四。

【组成】芦荟　胡黄连（炒）　龙胆草各一两　川芎　芜荑各六钱　当归身　白芍药各一两半　木香八钱　甘草（炙）五钱

【用法】上为细末，炼蜜为丸。每服匀作十丸，用白滚汤化下。

【主治】三焦及肝胆二经积染风热，以致目生云翳，或结瘰疬，耳内生疮，发寒作痛，或虚火内烧，肌体羸瘦，发热作渴，饮食少进，肚腹不调，皮干，腹膨胀，口内有疮，牙龈溃烂，或牙齿蚀落，腮颊腐烂，下部生疮者。

【方论】是方以白芍药和血补脾胃，当归养血脉为君；芦荟去疳清热，胡黄连疗骨蒸劳热为臣；龙胆草治诸目疾，芜荑杀疳虫，逐五内邪气，川芎提清气上升为佐；木香调气，甘草和诸药为使。

千捶膏

【来源】《医灯续焰》卷十三。

【组成】沥青一两　杏仁（去皮）十三粒半　蓖麻仁四十九粒

【用法】同捣烂，初捣甚燥，如不能成膏者，捣千下，则渐柔粘矣。用布摊贴。未溃可消，已溃出核。

【主治】瘰疬。

千捶膏

【来源】《证治宝鉴》卷九。

【别名】麝香膏。

【组成】松香八钱　杏仁二十粒（去皮尖）　乳香　没药　轻粉　麝香　珍珠　血竭　铜绿　黄占各六钱　蓖麻子二十粒

【用法】上药各为极细末，搅和，用瓷杵钵捣成膏。随病大小，用缎子捏软，贴之。已溃能敛，未溃能消。

【主治】瘰疬。

【宜忌】宜清心寡欲，薄滋味。膏药不见火，不犯铁器。

结核消解散

【来源】《证治宝鉴》卷九。

【组成】南星（姜制）　半夏（姜制）　枳实　桔梗　柴胡　连翘　黄连　赤芍　防风　独活　白附子　苏子　莪术　蔓荆子　木通　甘草

【用法】加生姜、灯心，煎服。

【主治】瘰疬。

【加减】有痰，加竹沥。

消核饮

【来源】《证治宝鉴》卷九。

【组成】海带　当归（酒制）　昆布　海藻　白芍　生地　柴胡　贝母　青皮　陈皮各一钱　夏枯草　荆芥　半夏　赤芍七分　防风五分　香附二钱

【用法】加生姜煎服。

【主治】瘰疬。

去腐灵药

【来源】《外科大成》卷一。

【组成】水银一两　火消二两　食盐三钱　枯矾三钱（三味炒燥）　朱砂八钱　雄黄三钱　白矾三钱　硼砂三钱（一加硵砂三钱）

【用法】上为末，入泥固罐内，盖盏封口，架三钉上，砌百眼炉，先底火二寸，点香一支，中火一枝，顶火一枝，随以水擦盏勿住，香毕去火，次日取升上者用。

【功用】去腐。

【加减】发背未破，加花粉；已破、加乳香、没药；疔疮初起，加蟾酥；肿毒，加鹅管石，醋调敷；烂疮，加黑附子；囊痈烂，加贝母；瘰疬破，加发灰、皂角、白及，水调敷；痔疮，加滑石；鱼口，加皂角；结毒，加光粉、滑石；臁疮，加轻粉、黄丹；跌打，加文蛤、百草霜；乳蛾、走马疳、耳腮等，俱用茶调；蛇咬，加南星、川椒；虫咬，加雄黄。

生肌散

【来源】《外科大成》卷一。

【组成】人参　龙骨　赤石脂　乳香　没药　血竭　轻粉各二钱　贝母三钱　珍珠一钱　冰片一钱（一加白蜡二钱）

【用法】上为末，罐收听用。

【功用】生肌。

【主治】跌扑、肿毒、瘰疬等症已破腐尽者。

阳燧锭子

【来源】《外科大成》卷一。

【别名】阳燧锭（《医宗金鉴》卷六十一）。

【组成】蟾酥　朱砂　川乌　草乌各五分　直僵蚕一条

【用法】上药各为末，和匀，用石硫黄一两五钱，置碗内微火炖化，入前蟾酥等末搅匀，离火，再入当门子麝香二分、冰片一分搅匀，即倾入湿瓷盘内，速盪转成片，俟冷，取收瓷罐内。用时取甜瓜子大一块，要上尖下平，先用红枣肉擦灸处，粘药于上，用油灯草火点之，灸五壮或七壮、九壮毕，即饮米醋半酒钟，随用小膏药贴之，出黄水些须，其毒即消。如风气痛者，用箸子于骨缝中撖之酸痛处，于墨记灸之；如腿痛膝痛，放鬼眼穴灸之；再肩担成疮，于肿处各灸一壮。

【主治】痈疽发背，一切诸毒，瘰疬，便毒，蛇引疔，痞块，及风寒湿气疼痛。

家传西圣膏

【来源】《外科大成》卷一。

【组成】当归　川芎　赤芍　生地　熟地　白术　苍术　甘草节　陈皮　半夏　青皮　香附　枳壳　乌药　何首乌　白芷　知母　杏仁　桑皮　金银

花　黄连　黄芩　黄柏　大黄　白蒺藜　栀子　柴胡　连翘　薄荷　威灵仙　木通　桃仁　玄参　桔梗　白鲜皮　猪苓　泽泻　前胡　升麻　五加皮　麻黄　牛膝　杜仲　山药　益母草　远志　续断　良姜　藁本　青风藤　茵陈　地榆　防风　荆芥　两头尖　羌活　独活　苦参　天麻　南星　川乌　草乌　文蛤　巴豆仁　芫花各五钱　细辛　贝母　僵蚕　大枫子　川山甲各一两　蜈蚣二十一条　苍耳头二十一个　虾蟆七个　白花蛇　地龙　全蝎　海桐皮　白及　白蔹各五钱　木鳖子八两　桃柳榆槐桑楝或杏　楮或椿七枝各三七寸　血余四两

【用法】上药用真麻油十三斤浸之，春五、夏三、秋七、冬半月，日数毕，入大锅内，慢火煎至药枯，浮起为度，住火片时，用布袋滤净药渣，将油称准，将锅展净，复用细绢滤油入锅内，投血余，慢火熬至血余浮起，以柳棒挑看，似膏溶化之象，熬熟，每净油一斤，用飞过黄丹六两五钱，徐徐投入，火加大些，夏秋亢热，每油一斤，加丹五钱，不住手搅，俟锅内先发青烟，后至白烟，叠叠旋起，气味香馥者，其膏已成，即便住火，将膏滴入水中，试软硬得中，如老加熟油，若稀加炒丹少许，渐渐加火，务要冬夏老嫩得所为佳，掇下锅来，搅挨烟尽，下细药搅匀，倾水内，以柳棍搂，成块再换，冷水浸半时，乘温每膏半斤，拔扯百转，成块又换冷水投浸。用时，取一块铜杓内熔化摊用。细药开后：乳香、没药、血竭各一两，轻粉八钱，朝脑二两，龙骨二两，赤石脂二两，海螵蛸五钱，冰片、麝香各三钱，雄黄二两，上药共为末，加入前膏内。五劳七伤，遍身筋骨疼痛，腰脚酸软无力，贴膏肓穴、肾俞穴、三里穴；痰喘气急咳嗽，贴肺俞穴、华盖穴、膻中穴；左瘫右痪，手足麻木，贴肩井穴、曲池穴、三里穴；遗精白浊，赤白带下，经脉不调，血出崩漏，贴阴交穴、关元穴；痢疾水泻，贴丹田穴；疟疾，男贴左臂，女贴右臂；腰痛，贴命门穴；疝气，贴膀胱穴；头风，贴风门穴；心气痛，贴中脘穴；走气痛，贴章门穴；寒湿脚气，贴三里穴；胸腹胀闷，贴中脘穴；噎食转食，贴中脘穴；痞疾，先用面作圈，围痞块上，入皮消两许，纸盖，熨斗熨热去消，贴膏再熨，出汗至腹内觉热方止；跌打损伤及诸毒诸疮，俱贴患处。凡内外诸症，贴之必用热布熨之，疥癣疹癞等症，贴脐熨之，汗出为度；血瘕痞块，加阿魏、马齿苋膏各二两贴之。

【主治】男妇小儿，远年近日，五劳七伤，左瘫右痪，手足麻木，遍身筋骨疼痛，咳嗽痰喘，疟疾痢疾，痞疾走气，遗精白浊，偏坠疝气，寒湿脚气；及妇人经脉不调，赤白带下，血崩经漏；并跌打损伤，一切肿毒瘰疬，顽疮结毒，臭烂，筋骨疼痛不能动履者。

天竺黄丸

【来源】《外科大成》卷二。

【组成】南星　半夏各二两　天花粉　贝母各一两
　　　　本方名天竺黄丸，但方中无天竺黄，疑脱。

【用法】合一处，用姜汤煮过，炙干为末，炼蜜为丸。用灯心汤送下。

【主治】小儿身热咳嗽，气喘痰壅，并急慢惊风；瘰疬，痰咳。

白龙膏

【来源】《外科大成》卷二。

【组成】麻油二十两　大附子二个　川山甲十片　杏仁五十粒　槐白皮一片

【用法】浸十余日，爆枯，滤去滓，入血余一团，蛤蟆一个，白花蛇一条，徐徐煎化，再滤滓净，入飞黄丹十两成膏，加乳香、没药各二钱。贴之。

【主治】鼠疮。

加味八珍汤

【来源】《外科大成》卷二。

【组成】白术一钱五分　人参　茯苓　当归　川芎　白芍　熟地　陈皮　贝母　桔梗　何首乌各一钱　黄芩八分　连翘七分　玄参七分　金银花一钱　夏枯草二钱　山慈菇　甘草各五分

【用法】用水二钟，酒一钟，煎八分，卧时服。

【主治】瘰疬虚弱者。

加味小柴胡汤

【来源】《外科大成》卷二。

【组成】柴胡　黄芩（炒）各二钱　人参　半夏
胆草　栀子　当归　白芍各钱二分　甘草六分

【用法】加生姜三片，水二钟，煎八分，食远温服。

【主治】肝胆二经部位，热毒瘰疬，及一切疮疡，发热潮热，并小腹胁股结核，囊痈便毒，或耳内耳下生疮。

家传消疬丸

【来源】《外科大成》卷二。

【组成】天花粉（捣烂，水浸三日，取沉者，晒干用）四两　绿豆粉四两（用薄荷叶蒸过）　香附米（童便浸）二两　贝母一两　茯苓一两　白术一两　柿霜四两　牛皮胶三两　牡蛎（煅）　百合　山茨菇　杏仁各二两　细茶　粉草各一两　青黛六钱　硼砂三钱　白矾二两

【用法】上为末，炼蜜为丸，如绿豆大。每服二钱，一日二次，俱白滚水送下。

【主治】瘰疬。

瘰疬敷药

【来源】《外科大成》卷二。

【组成】独核肥皂子（择新到者）

【用法】用好醋浸一宿，次日文火煮透，捣烂如泥，罨肿发处。微肿微痛渐消。

【主治】瘰疬。

瘰疬拔根方

【来源】《外科大成》卷二。

【组成】斑蝥七个（去头足并翅，同糯米炒用，米黄黑色为度，取蝥为末听用）　鸡蛋一个（钻一孔，用银簪搅匀，入斑蝥末于内，再搅匀，另取鸡子壳补口，绵纸粘固，再用粗纸包七层，水湿透听用）　土茯苓四两（择小而扁为佳，若长而大者名为奶肩，有毒，故不用）　菜猪肉半斤（煎汤听用）

【用法】于五更时将药蛋用粗糠火煨熟，乘热食之，以前土茯苓肉汤送下。三日后，小腹胀痛，以益元散推之；如尚未利，再饮热水摧之，毒根从小便下，形如圆眼，如烂肉，其根下，其疬自消，甚验。或以木通、滑石、青黛之类导之，青

黛善解斑蝥之毒。

【主治】瘰疬。

加减瓜蒌散

【来源】《外科大成》卷四。

【组成】大瓜蒌一个（子多者佳，少者用二个，杵烂）　当归三钱　没药二钱　乳香一钱　甘草三钱　金银花五钱　生姜五钱

【用法】用无灰酒二碗，煎一碗服。未成者即消，已成者速溃。溃后用参、耆补之。

【主治】内痈，脑疽，背腋诸毒，瘰疬，便毒，乳痈，乳岩。

【加减】将溃者，加皂角刺五钱；乳痈，脑疽，加蒲公英、土贝母各五钱。

消瘤二反膏

【来源】《外科大成》卷四。

【组成】甘草　大戟　芫花　甘遂

【用法】先用甘草煎浓膏，笔蘸涂瘤四围，待干再涂，共三次；次以大戟、芫花、甘遂等分为末，以醋调，另用笔蘸药涂其中，不得近着甘草处。次日则缩小些，又以甘草膏涂四围，比先小些，中涂照前，自然渐渐缩小而消矣。

【主治】瘿瘤、瘰疬、结核。

七味饮

【来源】《四明心法》卷中。

【别名】七味地黄汤（《幼科直言》卷二）。

【组成】熟地　山药　山萸肉　丹皮　茯苓　泽泻　肉桂

《幼科直言》本方用熟地三钱，山药一钱五分，丹皮一钱，山萸肉一钱五分，泽泻一钱，白茯苓一钱，肉桂三分。白水煎服。

【主治】

1. 《四明心法》：肝经气虚，筋无所养，变为寒证，以致筋骨疼痛，脚软懒行；及伤寒服凉药过多，木中无火，手足牵引；肝经血虚，以致火燥筋挛，变为结核、瘰疬。

2. 《幼科直言》：痘症至七八九朝，色白气

虚，寒战溏泄。

加减逍遥散

【来源】《瘰科全书》。

【组成】柴胡一钱五分　炙甘草一钱　茯苓三钱　白术二钱　当归二钱　白芍三钱　丹皮一钱五分　黑山栀一钱五分　煅牡蛎一钱五分　薄荷三分　广陈皮一钱五分　半夏二钱　白芥子二钱

【主治】妇人情志不遂，忧郁内伤，阴火上炎，而致生瘰凝结不消者。

加减生地黄汤

【来源】《瘰科全书》。

【组成】生地五钱　川牛膝二钱　粉丹皮一钱五分　麦冬三钱　煅牡蛎一钱　煅龙骨一钱　黑山栀一钱五分　丹参三钱　元参三钱　白芍三钱　真郁金一钱五分　三七一钱五分　荷叶二钱

【主治】因热症吐血而患瘰瘭者。

加减黄芩知母汤

【来源】《瘰科全书》。

【组成】黄芩二钱　知母二钱　桑白皮二钱　天花粉三钱　杏仁二钱（去皮尖）　焦山栀二钱　川贝（另包，冲服）　桔梗二钱　生甘草一钱　煅牡蛎二钱　元参三钱　郁金一钱五分

【主治】伤肺瘭，因咳嗽日久所致。

【加减】如挟初感风寒，酌加荆芥、防风。

羊屎散

【来源】《瘰科全书》。

【组成】山羊屎四两（焙，研）

【用法】菜油调搽患处。

【主治】真元虚损瘭。环颈破烂，臭秽不堪，久不收口，愈发愈众。

苍术三黄散

【来源】《瘰科全书》。

【组成】苍术　黄芩　黄柏　大黄　生南星各五钱　猪脂粉少许（用猪前蹄骨火煅存性，研粉）

【用法】上为末。烧酒调敷。

【主治】一切湿毒，已破口者。

活络疏肝散

【来源】《瘰科全书》。

【组成】柴胡　牛蒡子　淮牛膝　青皮　防风各一钱半　花粉　土茯苓各三钱　山慈菇（去皮毛）　葛根　夏枯草各二钱　生甘草一钱

【主治】风火瘭。初起或在两耳之下，或环颈皆是，或单在左耳之下，或单在右耳之中，无论核之多少，色带红光，即有欲破之势，或痛或不痛，或寒热交作。

【加减】若有实热者，酌加芩、连。

消肿汤

【来源】《瘰科全书》。

【组成】夏枯草三钱　山慈姑二钱（去皮毛）　煅牡蛎二钱　海藻二钱　昆布二钱　生甘草一钱　桔梗二钱　元参三钱　花粉三钱　白芥子二钱

【主治】无名瘭，骤然红肿，非色欲所至，即餐膳不谨。

消肿散

【来源】《瘰科全书》。

【组成】生南星五钱　生半夏五钱　生草乌五钱　凋竹五钱　生甘草三钱　细辛五钱　重楼一两

【用法】上为细末。烧酒调敷。

【主治】童子瘭，证属寒痰所致者。

调血化核丸

【来源】《瘰科全书》。

【组成】当归　冬葵子　老熟地各二两　阿胶　白芍　茯苓　杭菊花各一两半　淡海藻　昆布　煅龙骨　煅牡蛎　山慈菇各一两（去皮毛）　柴胡四钱　白芥子八钱

【用法】上为细末，炼蜜为丸，如绿豆大。勿用火

焙，早、晚饭后淡盐汤送下。临时加减，水煎亦可。

【主治】血痨。初起仅一二核，形同覆杯，任指揉之，不摇不动，渐次加大。

红玉膏

【来源】《何氏济生论》卷八。

【组成】芸香（白者）一斤四两　没药二两（研）　当归四两　血余五钱　蓖麻仁四百个　乳香二两（研）　木鳖子（去壳）二两四钱　真麻油八两

【用法】上药以真麻油调匀，油纸摊成隔纸，不可钻孔，用浓茶水洗净患处脓液。每膏一张，两边各贴一日，第三日须另换新者。半月可愈。

【主治】痈疽，瘰疬，乳痈。

转败汤

【来源】《青囊秘诀》卷下。

【别名】转败丹（《辨证录》卷十三）、转败散（《外科证治全书》卷三）。

【组成】人参一两　当归一两　土炒白术一两　金银花三两　白芍三两　柴胡二钱　制半夏五钱　甘草三钱

【用法】水煎服。

【功用】解郁消痰，补虚消毒。

【主治】瘰疬日久，两项之间，尽已溃烂，痰块串至胸膈之上，头破而腐，身体发热发寒，肌肉消瘦，饮食少思，自汗盗汗，惊悸恍惚。

消串丹

【来源】《辨证录》卷十三。

【组成】白芍一两　白术一两　柴胡二钱　天花粉三钱　茯苓五钱　陈皮一钱　附子一片　甘草一钱　蒲公英三钱　紫背天葵五钱

【用法】水煎服。连服八剂而痰块渐消，再服十剂而瘰疬尽化，再服一月全愈。愈后可服六君子汤，以为善后之计，断不再发。

【主治】生痰块于颈项，坚硬如石，久则变成瘰疬，流脓流血，一块未消，一块复长，未几又溃，或耳下，或缺盆，或肩上下，有流出串走之状，故名鼠疮，又名串疮。

【方论】此方妙在蒲公英与紫背天葵为消串之神药，然非佐之以白芍、柴胡，则肝木不平，非辅以白术、茯苓，则脾胃之土不健，何以胜攻痰破块之烈哉？惟有攻有补，则调济咸宜，得附子之力，以引群药，直捣中坚，所以能愈宿疾沉疴于旦夕耳。

消坚汤

【来源】《洞天奥旨》卷七。

【组成】当归五钱　白芍五钱　金银花五钱　蒲公英五钱　柴胡二钱　天花粉三钱　炙甘草一钱　全蝎三个（研末）　桔梗一钱五分　鼠粘子一钱五分

【用法】水煎汁一碗，调全蝎末服。十剂自消。如尚未破，四服可消。如日久未破，本方加附子三分，连服数剂亦消。

【主治】马刀挟瘿疮。

开郁散

【来源】《洞天奥旨》卷八。

【组成】白芍五钱　当归二钱　白芥子三钱　柴胡一钱　炙甘草八分　全蝎三个　白术三钱　茯苓三钱　郁金二钱　香附三钱　天葵草三钱

【用法】水煎服。

【主治】肝胆郁结之瘰疬。

神龟散

【来源】《洞天奥旨》卷八。

【组成】大龟二个（一雌一雄）　远志二两　麦冬三两　山萸肉四两　肉桂一两　白术（炒）五两　苍术二两　熟地十两　玄参十两　茯神四两　何首乌十两（生用）　桑椹四两　紫花丁四两　夏枯草五两

【用法】上为细末，将大龟饭锅蒸熟，火焙干为粉，同用蜜为丸。每服三钱，早、晚饭后白滚水送下。一料必痊愈。

【主治】心肾不交，瘰疬久不愈者。

消愁破结酿

【来源】《洞天奥旨》卷八。

【组成】僵蚕（炒）五钱　全蝎五个　白芷一两　白芥子（炒）一两　白术（土炒）二两　附子三分　紫背天葵根八两

【用法】先将前六味各为末，将天葵煮汁一碗，同入在黄酒内，用酒二十斤，煮三炷香，三日后，日服三杯，以面红为度。

【主治】瘰疬。

培土化毒丹

【来源】《洞天奥旨》卷八。

【组成】人参二两　白术十两　茯苓六两　炙甘草一两　紫苏八钱　半夏二两　僵蚕二两　陈皮六钱　白芷七钱　木通一两　金银花十两　天花粉三两

【用法】上药各为末，炼蜜为丸。每服三钱，早、晚饭后吞服。一料痊愈。

【主治】脾胃多痰，瘰疬难消。

【宜忌】必须断色欲三月。

樟脑丹

【来源】《洞天奥旨》卷八。

【组成】樟脑三钱　雄黄三钱

【用法】上为末。先用荆芥根剪碎，煎沸汤，温洗良久，看烂破紫黑处，以针刺出血，再洗三四次，然后用樟脑、雄黄末麻油调匀，上出水，次日再洗再扫，以愈为度。

【主治】瘰疬溃烂，牵至胸前、两腋或两肩上，块如芥子大，四五年不愈者。

【宜忌】专忌酒色。

六神全蝎丸

【来源】《洞天奥旨》卷十五。

【组成】全蝎三两（焙干，去足勾）　白术（炒）三两　半夏一两　白芍四两　茯苓四两　炙甘草五钱

【用法】上为末，油核桃肉为丸，如绿豆大。每服

一钱五分，火酒送下，清晨、晚各一次。看人大小加减。

【主治】多年瘰疬，百治不愈。

【验案】乳腺增生病　《甘肃中医学院学报》（1996，4：7）：金氏用本方加减：全蝎、炒白术、法半夏、白芍、茯苓、炙甘草，肝郁痰凝加柴胡、薄荷、瓜蒌、贝母、南星、生牡蛎；冲任失调者加仙茅、仙灵脾、熟地、当归、川芎；治疗乳腺增生病80例。结果：痊愈53例，好转27例，总有效率100%。

文武膏

【来源】《洞天奥旨》卷十五。

【组成】桑椹（黑者）二升（以布袋绞取汁）　夏枯草十斤（取汁）

【用法】上药于银石器中熬成膏子。每服二匙，白汤化下，一日三次，一月即愈。

【主治】瘰疬。

【宜忌】忌酒色、鹅肉。

昆花汤

【来源】《洞天奥旨》卷十五。

【组成】南夏枯草三钱　浙贝二钱　山慈菇一钱　玄参一钱　连翘一钱　牛蒡子一钱　橘红一钱　金银花一钱　海藻一钱　川芎一钱　当归一钱　香附一钱　白芷一钱　甘草五分　昆布三钱

【用法】水三碗，煎一碗，空心服。

【主治】项下肿核。乃痰气不清郁结而成，日久破坏，以致气血亏短，卒难收口，且连串不已，又名病串。

【加减】如破烂日久不收口者，加黄耆、白术各一钱，茯苓八分，升麻、柴胡各五分。

参耆瓜蒌散

【来源】《洞天奥旨》卷十五。

【组成】瓜蒌一个　甘草二钱　当归五钱　没药一钱　乳香一钱（另研）　大力子五分　人参三钱　黄耆五钱

【用法】水、酒各半，煎服。二剂即消。

【主治】乳痈，乳疽，瘰疬。

黄白僵蚕散

【来源】《洞天奥旨》卷十五。
【组成】人参三钱 黄耆五钱 当归三钱 厚朴一钱 桔梗一钱五分 白芷一钱 僵蚕一钱
【用法】水煎服。
【主治】瘰疬疮破，久不收口。

葛真君汤

【来源】《洞天奥旨》卷十五。
【组成】白芍五两 白芥子五两 香附五两 茯苓五两 陈皮一两 附子三分 桔梗五两 甘草一两
【用法】上为末，水泛为丸。每服五钱，酒送下。一料全愈。
【主治】瘰疬。

瘰疬神膏

【来源】《洞天奥旨》卷十五。
【组成】大当归五两 大穿山甲五两 陈皮三两 肉桂一两 木鳖子肉一两 大蜈蚣十条 象皮一两 黄柏五两 黄芩五两 川连一两 白花蛇一两 祈艾一两 金银花四两
【用法】香油三斤浸半月，夏五日，春、秋十日，火熬至黑色，去滓，再熬，又下乳香、没药、儿茶、血竭、密陀僧（俱为末），各一两，搅匀，候温，入麝香一钱，搅入水中，去火气，摊贴。甚效。
【主治】各种瘰疬。
【宜忌】忌一切发物并房事。

当归养荣汤

【来源】《嵩崖尊生全书》卷六。
【组成】归身二钱 人参 黄耆 熟地 白术 川芎 白芍各一钱 五味子 麦冬 远志 甘草 茯苓各五分 丹皮 砂仁各三分
【用法】加生姜、大枣，水煎服。配合夏枯草汤、散肿溃坚汤间服。
【主治】瘰疬马刀。

抑阳乌龙膏

【来源】《重订通俗伤寒论》。
【组成】陈小粉四两（炒黄，研细）
【用法】用陈米醋调成糊，熬如黑漆，瓷罐收藏。用时量核大小调抑阳散外贴。
【主治】瘰疬因于肝火痰凝者。

清串汤

【来源】《青囊秘诀》卷下。
【组成】白芍一两 白术一两 柴胡二钱 蒲公英三钱 天花粉三钱 茯苓五钱 陈皮一钱 附子一钱 紫背天葵五钱
【用法】水煎服。六剂痰块渐消，再服十剂而瘰疬化尽，再服一月痊愈。愈后可服六君子汤数十剂，以为善后之计，永不再发也。
【功用】平肝健脾。
【主治】人有生痰块于项颈，坚如石者，久则变成瘰疬，流脓流血，一块未消，一块又长，未几又溃，或耳下，或缺盆，或肩上，有流行串走之状，故名鼠疮，又名串疮。
【方论】此方妙在蒲公英、天葵为消串之神药。然非佐之以白芍、柴胡则肝木不平，非辅之以白术、茯苓则脾土不健，何以能胜攻痰破块之烈哉？惟有攻有补，则调剂咸宜。更得附子之力，以引降药，直捣中坚，所以能愈宿疾沉疴于旦夕耳。

内消散

【来源】《观聚方要补》卷八引《丹方汇编》。
【组成】花粉 苦参各五钱 皂角刺四十九个 土茯苓三斤
【用法】煎汤，当茶饮。
【主治】疬核，不拘久近，已破未破。
【宜忌】《疡医大全》：忌牛肉。

开郁汤

【来源】《良朋汇集》卷五。
【组成】白芍（盐水炒） 昆布 桔梗 白芷 夏

枯草　花粉　连翘　金银花　香附（盐、醋、酒、童便四制）各一钱

【用法】水二钟，煎一钟，温服。

【功用】开郁。

【主治】瘰疬。

生肌散

【来源】《良朋汇集》卷五。

【组成】桑木灰七钱　石灰五钱

【用法】用水煎，洗患处。

【功用】去毒化腐生肌。

【主治】疔角，疮疡，核瘤，鼻痔，鼠疮。杨梅结毒成癫点、猴子。

瘰疬内消仙方

【来源】《良朋汇集》卷五。

【组成】穿山甲（炒）　乳香（去油）　没药（去油）各三钱　海藻　白鸽粪（炒）　蜗牛（炒）各五钱　公土狗二个（连足翅,炒）　杨柳虫三条（炒）

【用法】上为细末。每服三钱，临卧黄酒调下。

【主治】瘰疬。

【宜忌】忌面食、腥晕、房事、甘草一百日。

钓疬丹

【来源】《灵药秘方》卷下。

【组成】食盐　明矾　消各一两　汞五钱　皂矾（春夏二钱，秋二钱三分，冬二钱五分）

【用法】上药入罐结胎，炉内熏蒸三炷香，然后加升火二炷香，冷定，取盏底药，黄米饭为丸，如粟米大，阴干，收贮。不拘何种膏药，临用置一丸贴患处。天寒五日一换，暑天三日一换，内核自然脱出，后用七仙丹轻轻拂之，然后以生肌散一两，加七宝丹一钱五分和匀，每用些须掺上，以膏药贴之，渐渐生肌自满。

【主治】瘰疬未溃，内有实核者。

钓疬褪管生肌丹

【来源】《灵药秘方》卷下。

【别名】钓羊丹（《外科十三方考》）。

【组成】消　盐　矾　汞各三钱　皂矾五分　硇砂　金鼎砒各一钱

【用法】上为细末，入罐封固，升取灵药，炼蜜为丸，如绿豆大。用时不拘何种膏药护之，外贴病上，管核即从此出。连生四五个者，不必俱贴，只贴最大一个，众病即从此出。管核出尽，上生肌散、七仙丹收口。

【主治】瘰疬。

【加减】破烂者，加蟾酥少许。

千金不易膏药

【来源】《奇方类编》卷下。

【组成】鱼严鱼一个（重一斤，即二个无妨）

【用法】每斤用香油一斤，煎鱼，已枯，捞去鱼，入黄丹六两，熬成膏。摊纸上，贴之。

【主治】一切肿毒瘰疬。

消瘰丸

【来源】《医学心悟》卷四。

【别名】消疬丸（《疡医大全》卷十八）。

【组成】玄参（蒸）　牡蛎（煅，醋研）　贝母（去心，蒸）各四两

【用法】上为末，炼蜜为丸。每服三钱，开水送下，一日二次。

本方改为汤剂，名"消疬汤"（《外科真诠》卷上）。

【功用】《中医方剂临床手册》：消瘰养阴，化痰软坚。

【主治】

1. 《医学心悟》：瘰疬初起。

2. 《中医方剂临床手册》：痰核。

【宜忌】宜戒恼怒，断煎炒，及发气、闭气诸物，免致脓水淋漓，渐成虚损。

【方论】《中医方剂临床手册》：方用玄参滋阴降火，苦咸消瘰；贝母化痰消肿，解郁散结；牡蛎咸寒，育阴潜阳，软坚消瘰。合而用之，对瘰疬早期有消散之功；病久溃烂者，亦可应用。

金锁比天膏

【来源】《惠直堂方》卷四。

【组成】紫花地丁 刘寄奴（去泥根） 野麻根 苍耳草（连根叶子） 稀莶草各一斤 山甲一具（或净甲一斤） 蛤蚆皮一百张（或干蟾一百只更妙）

【用法】真麻油十二斤，内将四斤先煎穿山甲枯焦，余药入八斤油内，加老酒、葱汁各二碗，文武火煎药枯，去滓，复煎至滴水成珠；每药油一斤，加飞丹八两，看嫩老得所，离火，不住手搅，下牙皂、五灵脂（去砂）、大黄各四两（皆为末）；待温下白胶香（即芸香末）四两成膏，水浸三四日用。诸疮不论已破未破，并用葱椒汤洗净贴之；如初发势凶，将膏剪去中心留头出气，不必揭起。一膏可愈一毒。

【主治】发背痈疽，无名肿毒，疔疮鼠串，马刀瘰疬，紫疥红丝，鸦焰漏睛等疮，两腿血风，内外臁疮，鱼口便毒，杨梅结核，金疮杖疮，蛇蝎虫咬，虎犬人伤，顽疮顽癣，久流脓血，万般烂疮，风寒痰湿，四肢疼痛，乳癖乳岩等。

【宜忌】摊膏时不可见火，须用重汤化开。

蒲公英膏

【来源】《惠直堂方》卷四。

【组成】蒲公英十数斤

【用法】上熬，用香油半钟收成膏。外贴。

【主治】诸毒瘰疬，痘疮疔疮。

化核膏

【来源】《外科全生集》。

【组成】菜油四斤 壁虎十四条 蜘蛛二十八个 蜗牛二十六枚

【用法】后三味入油锅熬至枯，浮油面，取出；再入新鲜首乌藤叶、甘菊根、薄荷、牛蒡、苍耳等草各半斤，武火熬至草枯，出渣，俟油冷，再入连翘、元参、苦参、白蔹、白芥子、僵蚕、水红子仁（各捣碎），大黄、荆芥、防风各四两，浸一宿，熬至黑枯，以油沥清，见过斤两，加制木鳖油半斤，配炒黄丹慢入慢搅，搅匀，文火再熬，熬至滴水成珠，膏不粘指为度；再加入丁香油、麝香各二钱，苏合油一两，搅匀，退火。摊贴。凡瘰疬结核恶核，此膏贴即暗消，但毒根不除，

必以子龙丸日服三次，外用膏贴，方可除根，以杜后发。

【主治】瘰疬，结核，恶核。

【宜忌】《全国中药成药处方集》（沙市方）：无结核者忌用。

小金丹

【来源】《外科全生集》卷四。

【别名】小金丸（《中国药典》）。

【组成】白胶香 草乌 五灵脂 地龙 木鳖各（制末）一两五钱 没药 归身 乳香各（净末）七钱五分 麝香三钱 墨炭一钱二分（陈年锭子墨，略烧存性，研用）

【用法】以糯米粉一两二钱为厚糊，和入诸末，捣末锤为丸，如芡实大，此一料约为二百五十丸，晒干忌烘，固藏。临用取一丸，布包放平石上，膈布敲细，入杯内，取好酒几匙浸药，用小杯合盖，约浸一二时，以银物加研，热陈酒送下，醉，盖取汗。幼孩不能服煎剂及丸子者，服之甚妙。如流注等症，成功将溃，溃久者，当以十丸作五日早晚服，服则以杜流走，患不增出。

【功用】

1.《中药成方配本》：消痰化坚。

2.《北京市中药成方选集》：活血止痛，消结散毒。

【主治】

1.《外科全生集》：流注初起，及一应痰核、瘰疬、乳岩、横痃初起。

2.《中国药典》：阴疽初起，皮色不变，肿硬作痛，多发性脓肿。

【宜忌】

1.《外科全生集》：内有五灵脂，与人参相反，不可与有参之药同日而服。

2.《全国中药成药处方集》（北京方）：忌饮烧酒及食生冷，孕妇勿服。

【方论】《历代名医良方注释》：方中用草乌逐寒湿，通经络，开顽痰；当归、麝香、地龙温经养血，开通经络；五灵脂、乳香、没药活血祛瘀，消肿定痛；白胶香调气血，消痈疽；本鳖子祛皮里膜外凝结之痰毒，消结肿，恶疮；墨炭消肿化瘀；糯米以养胃气，酒服以助药势，使诸药速达

病所。全方共奏化痰祛湿，祛痰通络之功。

【验案】

1. 流注 《外科全生集》：一岁儿，太阳一毒，背上心脐对处二毒，颈后口对此一毒，腰腹二毒，两腿五毒，共十一毒，皆皮色无异，其大腿二毒，已经医者开刀，闻余至请治，以小金丹令日服二次，至五日消其九毒，消后，又以小金丹日服一次，十日后，二孔皆红润，以保元汤（芪、草皆用生者），加肉桂三分，煎杯许，另水煎参六分和服，半月后，以芪、草易炙者，一月收功。

2. 慢性肝炎 《新中医》（1997，6：43）：以小金丹为基本方，气虚者加党参，阴虚者加沙参、玉竹、山茱萸；胁痛者甚加延胡素；肝区痛者加青皮；治疗慢性肝炎血瘀证239例。结果：显效46例，占19.3%；有效94例，占39.3%；无效99例，占41.4%，总有效率58.6%。

3. 带状疱疹 （《吉林中医药》1995，3：22）：以本方药物研成细粉外敷，治疗带状疱疹40例，重型病例中有6例伴有发热，其中4例加服龙胆泻肝汤，2例予以双黄连注射液；对照组20例用西药治疗。结果：治疗组平均治愈天数8.6天，止痛3.5天；对照组治愈平均值2.8天，止痛6天，两组比较有显著差异，$P < 0.01$。

洞天救苦丹

【来源】《外科全生集》卷四。

【组成】有子蜂窠　鼠矢（尖者）　青皮　楝树子（立冬后者佳）各等分

【用法】研细末。每服三钱，陈酒送服，服后要隔两日再服。

【主治】

1. 《外科全生集》：瘰疬延烂至肩胸胁下，不堪之极者。

2. 《验方新编》：乳痈、乳癌及瘰疬破烂。

雄脑散

【来源】《外科全生集》卷四。

【组成】樟脑　腰黄各等分

【用法】上为细末。麻油调敷，每日以荆芥根煎汤洗。

【主治】瘰疬。

犀黄丸

【来源】《外科全生集》卷四。

【别名】西黄丸（《治疗汇要》卷下），西黄醒消丸（《中国医学大辞典》）。

【组成】犀黄三分　麝香一钱半　乳香　没药（各去油，研极细末）各一两　黄米饭一两

【用法】上捣烂为丸，忌火烘，晒干。每服三钱，陈酒送下，患生上部临卧服，下部空心服。

【主治】乳岩，横痃，瘰疬，痰核，流注，肺痈，小肠痈。

【宜忌】本丸久服必损胃气，有虚火者勿宜；肺痈万不可用。

陀僧膏

【来源】《医宗金鉴》卷六十二。

【组成】南陀僧（研末）二十两　赤芍二两　全当归二两　乳香（去油，研）五钱　没药（去油，研）五钱　赤石脂（研）二两　苦参四两　百草霜（筛，研）二两　银黝一两　桐油二斤　香油一斤　血竭（研）五钱　孩儿茶（研）五钱　川大黄半斤

【用法】先将赤芍、当归、苦参、大黄入油内煠枯，熬至滴水不散，再下陀僧末，用槐、柳枝搅至滴水将欲成珠，将百草霜细细筛入搅匀，再将群药及银黝筛入，搅极匀，倾入水盆内，再收入瓷盆内，常以水渍之。贴患处。

【功用】《全国中药成药处方集》：拔脓生肌长肉，止痛散血消肿。

【主治】

1. 《医宗金鉴》：诸般恶疮，流注瘰疬，跌打损伤，金刀误伤。

2. 《全国中药成药处方集》：鼠疮，溃破流脓。一切外科肿疡，已溃未溃，创破流血，疼痛异常。

【宜忌】《全国中药成药处方集》：不可入口。

绀珠膏

【来源】《医宗金鉴》卷六十二。

【组成】制麻油四两　制松香一斤

【用法】上将麻油煎滚，入松香文火熔化，柳枝搅候化尽，离火下细药末二两三钱，搅匀，即倾于水内，拔扯数十次，易水浸之听用。瘀血、肿毒、瘰疬等证，但未破者，再加魏香散，随膏之大小，患之轻重，每加半分至三二分为率。毒深脓不尽，及顽疮对口等证，虽溃必用此膏获效。未破者贴之勿揭，揭则作痒，痛也勿揭，能速于成脓。患在平处者，用纸摊贴；患在弯曲转动处者，用绢帛摊贴。臁疮及臀、腿寒湿等疮，先用茶清入白矾少许，洗净贴之见效。头痛，贴太阳穴；牙痛，塞牙缝内。内痈等证，作丸，用蛤粉为衣，服下。便毒痰核，多加魏香散；如脓疮，再加铜青；如蟮拱头、癣毒，贴之亦效。

制油法：每用麻油一斤，用当归、木鳖子肉、知母、细辛、白芷、巴豆肉、文蛤（打碎）、山茨菇（打碎）、红芽大戟、续断各一两，槐、柳枝各二十八寸，入油锅内浸二十一日，煎枯去滓，取油听用。制松香法：择片子净嫩松香（为末）十斤，取槐、柳、桃、桑、芙蓉等五样枝，各五斤，锉碎，用大锅水煎浓汁，滤净，再煮一次，各收之，各分五份。每用初次汁一分煎滚，入松香末二斤，以柳、槐枝搅之，煎至松香沉下水底为度，即倾入二次汁内，乘热拔扯数十次，以不断为佳，候温作饼收之。余香如法。

【主治】一切痈疽肿毒，流注顽臁，风寒湿痹，瘰疬乳痈，痰核、血风等疮，及头痛牙疼，腰腿痛。

神效千捶膏

【来源】《医宗金鉴》卷六十二。

【别名】千捶膏（《药奁启秘》）、瘰疬千捶膏（《北京市中药成方选集》）。

【组成】土木鳖（去壳）五个　白嫩松香（拣净）四两　铜绿（研细）一钱　乳香二钱　没药二钱　蓖麻子（去壳）七钱　巴豆肉五粒　杏仁（去皮）一钱

【用法】上合一处，石臼内捣三千余下，即成膏；取起，浸凉水中。用时随疮大小，用手捻成薄片，贴疮上，用绢盖之。

【功用】《北京市中药成方选集》：活血消肿，化坚止痛。

【主治】

　　1.《医宗金鉴》：疮疡，疔毒初起，并治瘰疬，大人臁疮，小儿利拱头。

　　2.《北京市中药成方选集》：疮疡初起，红肿坚硬，瘰疬结核，臁疮溃烂，经年不愈。

五云膏

【来源】《医宗金鉴》卷六十四。

【组成】银黝子（捶碎）四两　黄丹（飞过）八两　香油二十两

【用法】用砂锅一只盛香油，火温候油热，将黝子投入油内，用桃、柳、桑、槐、枣五样树枝搅之，候起珍珠花时，捞去滓，用布滤净；复将油下入锅内，慢慢将黄丹筛入油内，用五枝不住手搅之，以滴水成珠为度，取出收贮。用时勿令见火，以重汤炖化，红煅摊贴。

【主治】鼠疮、马刀、瘰疬已溃者。

附子败毒汤

【来源】《医宗金鉴》卷六十四。

【组成】羌活一钱　川附子（制）一钱　白僵蚕（炒）三钱　前胡一钱　连翘（去心）一钱五分　生黄耆一钱五分　蔓荆子一钱五分　陈皮一钱　防风一钱　白茯苓一钱五分　金银花二钱　甘草（节）五分

【用法】上用生姜一片为引，水三钟，煎一钟，食远温服。

【主治】湿毒瘰疬。

金倍散

【来源】《医宗金鉴》卷六十四。

【组成】整文蛤（攒孔）一枚　金头蜈蚣（研粗末）一条

【用法】将蜈蚣末装入文蛤内，纸糊封口，外再用西纸糊七层，晒干，面麸拌炒，以纸黑焦为度；去纸研极细，加麝香一分，再研匀。陈醋调稠，温敷坚硬核处，外用薄纸盖之，每日一换。

【主治】瘰疬坚硬，难消难溃。

独胜散

【来源】《医宗金鉴》卷六十四。

【组成】芥菜花一味（研细）

【用法】醋调敷患处。

【功用】止痒消肿。

【主治】

1. 《医宗金鉴》：钮扣风。
2. 《疡科遗编》：瘰疬。

神效瘰疬方

【来源】《医宗金鉴》卷六十四。

【组成】白胶香　海螵蛸　降真香（心无土气者）各等分

【用法】上为末，温水调稠，薄纸摊贴。

【主治】瘰疬初起。

夏枯草膏

【来源】《医宗金鉴》卷六十四。

【组成】京夏枯草一斤半　当归　白芍（酒炒）黑参　乌药　浙贝母（去心）　僵蚕（炒）各五钱　昆布　桔梗　陈皮　抚芎　甘草各三钱　香附（酒炒）一两　红花二钱

【用法】上药共入砂锅内，水煎浓汤，布滤去滓，将汤复入砂锅内，慢火熬浓，加红蜜八两，再熬成膏，瓷罐收贮。每用一二匙，滚水冲服；亦可用薄纸摊贴。

【功用】化硬消坚。

【主治】

1. 《医宗金鉴》：男妇小儿，忧思气郁，肝旺血燥，瘰疬坚硬。
2. 《全国中药成药处方集》（杭州方）：瘿瘤坚硬，结核肿痛，痈按肿毒，目珠夜痛等症。

【宜忌】戒气怒、鱼腥。

消核散

【来源】《医宗金鉴》卷六十四。

【组成】海藻三两　牡蛎　玄参各四两　糯米八两甘草（生）一两　红娘子（同糯米炒胡黄色，去红娘子，用米）二十八个

【用法】上为细末。每服一钱或一钱半，酒调服。

【主治】颈项痰凝瘰疬。

蛇蜕膏

【来源】《医宗金鉴》卷六十四。

【组成】蜜蜂二十一个　蛇蜕七分半　蜈蚣（端午前收者佳）二条

【用法】上用香油四两，将前三药入油，用文武火煤枯，捞去滓；入淀粉二两，用如箸粗桑枝七条，急搅候冷，出火气七日夜。用纸摊贴患处。

【主治】瘰疬溃后。

舒肝溃坚汤

【来源】《医宗金鉴》卷六十四。

【组成】夏枯草　僵蚕（炒）各二钱　香附子（酒炒）　石决明（煅）各一钱五分　当归　白芍（醋炒）　陈皮　柴胡　抚芎　穿山甲各一钱　红花片子姜黄　甘草（生）各五分

【用法】灯心五十寸为引，水三钟，煎一钟，食远温服。

【主治】筋疬，石疽。

【加减】便燥者，加乳香一钱；便溏者，加煅牡蛎一钱。

犀角丸

【来源】《医宗金鉴》卷六十四。

【组成】犀角　青皮　黑牵牛（半生，半炒）　陈皮各一两　连翘（去心）五钱　新薄荷二斤（捣取汁）　皂角二枚（去子皮弦，泡捶，以布绞取汁一碗）

【用法】上为细末，用皂角汁，新薄荷汁同熬成膏，和入药末内为丸，如梧桐子大。每服三十丸，食后滚汤送下。

【主治】诸般瘰疬，兼心火上攻，两目赤涩。

凤仙膏

【来源】《绛囊撮要》。

【组成】凤仙花连根茎叶

【用法】捣烂敷患处，一日一换。

《不知医必要》：洗净风干，捶自然汁，入铜锅内不可加水，将原汁熬稠敷患处，一日一换。

【主治】

1. 《绛囊撮要》：痈疽发背，杖疮蛇伤。

2. 《不知医必要》：对口发背，鱼口便毒，及瘰疬初起，一切肿毒之症。

【宜忌】已破者禁用。

松香膏

【来源】《绛囊撮要》。

【组成】白嫩松香（熔化，置生布内，绞去滓，入水杓内，顿滚，扯拔至松脆为度，净末）一两 蓖麻子肉五钱（研烂） 铜绿一钱 麝香一分

【用法】杵和。摊贴；内服犀黄丸。

【主治】瘰疬，结核，已穿未穿者。

加味逍遥散

【来源】《医方一盘珠》卷五。

【组成】当归 白术 白芍 白苓 柴胡 香附 丹皮 甘草 薄荷 黄芩 夏枯 天葵

【用法】酒，水各半，煎服。

【主治】女于月经不调，而成瘰疬者。

【加减】经闭，加红花、三棱。

集成白玉丹

【来源】《幼幼集成》卷四。

【组成】新出窑矿石灰一块

【用法】滴水化开成粉，用生桐油调匀，干湿得中，先以花椒、葱煎汤，洗净其疮，以此涂之。

【主治】瘰疬破烂，多年不愈，连及胸腋。

内消瘰疬应验方

【来源】《种福堂公选良方》卷二。

【组成】土贝母 白芷各五钱

【用法】上为末。糖霜调陈酒下三钱。

【主治】瘰疬。

内消瘰疬痰毒方

【来源】《种福堂公选良方》卷二。

【组成】羊角数对 威灵仙四两

【用法】共入瓦罐内，加清水煮数沸，候角软取出切薄片，用新瓦烧红，将角铺上，焙炒过研细，每灰一两，加广木香一钱，白芥子三钱，共为末，炼蜜为丸。用槟榔煎汤送下，或夏枯草汤送下亦可。服至七日后，大便下如黑羊屎，小便出黑水，自消。妇人如烂开两胁，服之亦效。

【主治】瘰疬，痰核，痰串。

【宜忌】忌生冷、煎炒、房事。

提疬丹

【来源】《种福堂公选良方》卷二。

【组成】水银 硼砂 火消 明矾 皂矾 食盐各一两 朱砂二钱

【用法】用粗瓦盆放前药，上合粗碗一只，盐泥封固，炭火炼三炷香，先文后武，冷定取出升在粗碗上药，白米饭和丸，如绿豆大，朱砂为衣。每用一丸，放疮上，棉纸封二三层，一日夜即揭起，则核随纸带出，丸可再用。

【主治】瘰疬。

痰核瘰疬膏

【来源】《种福堂公选良方》卷二。

【组成】猫头骨牙爪一付（火煅存性） 蜣螂虫（炙） 磁石（醋煅）各五钱 乳香 没药各一钱（去油） 生明矾五钱（入雄猪脚爪壳内煅存性）海藻一两 大贝母一两 蓖麻子肉五钱

【用法】用麻油四两，同上海、贝、麻三味，熬至滴水不散，滤去滓，入乳、没再熬，将稠离火，乘滚入猫头、蜣螂、磁石、飞矾搅匀，炖冷水中去火气，乘软取起打条，临用摊贴。凡去滓后入细药时，仍用青州丹，少加松香、黄蜡，看老嫩得宜，方入猫头等末，始易成膏。如已穿破，再取客厕梁上尘加入。治未穿破者，贴之即消。

【主治】瘰疬。

燕鼠膏

【来源】《种福堂公选良方》卷二。

【组成】全蝎（热水浸透，洗三次，晒干，净）二两　白芷　黄连　黄柏　黄芩　当归　山甲各一两　生地　赤芍各五钱　官桂二两　海藻二两五钱（洗三次，晒干）　番木鳖五钱（研碎）

【用法】用麻油一斤四两，浸药五日，熬焦黑色，去滓，将净油称准，每油二两，用飞净黄丹一两，收滴水不散，先入白占一钱五分，黄占三钱，即下黄丹，再下杭粉一两，用桑枝不住手搅成膏，候冷入水浸三四日，再用文火熔化，再入没药三钱（去油），阿魏三钱，麝香一钱，血竭二钱，朝南燕窝泥五钱，雄黄一钱，朱砂一钱，两头尖七钱，白升丹四钱，上为极细末，入膏内搅极匀。用时隔汤溶化摊贴，勿见火。

【主治】瘰疬痰核，痈疽发背肿毒。

瘰疬收口药方

【来源】《种福堂公选良方》卷二。

【组成】龟版（煅过，埋地中四十九日，如要紧埋七日亦可）　青果（阴干，煅）

【用法】上药为细末用。

【功用】收口。

【主治】瘰疬。

四制鲮鲤丸

【来源】《种福堂公选良方》卷三。

【组成】归尾五钱　大黄　荆芥　桔梗　乳香（炙）　没药（炙）各二钱　黄芩　连翘各三钱　防风　羌活各二钱半　全蝎一钱　蝉蜕二十个（去头）　僵蚕二十五个　牛皮胶一两（土炒）　雄黄七分　金头蜈蚣四条（去头足，分作四样法制：一条用姜汁搽，焙干；一条用香油搽，焙干；一条用醋搽，焙干；一条用酥搽，炙）　穿山甲四两（亦作四制：一两用红花五钱煎汤煮，焙干；一两用牙皂五钱煎汤煮，焙干；一两用紫草节五钱煎汤煮，焙干；一两用苏木五钱煎汤煮，焙干）

【用法】上为细末，真米醋打糊为丸，每丸重一钱二分，朱砂一钱五分共为衣，瓷瓶收贮，瓶内放

麝香五分以养之。每服一丸，滚酒送下。

【主治】一切无名肿毒，瘰疬。

内府玉红膏

【来源】《仙拈集》卷四。

【别名】经验玉红膏（《经验广集》卷四）。

【组成】硇砂　血竭各四分　阿魏　雄黄　乳香　没药　儿茶各五分　珍珠（豆腐煮）　象牙（炙黄）　轻粉各三分　黄丹二钱

【用法】上为末。香油三两，黄蜡、猪油各一两，铁锅熬溶，候温，入前药末搅，视油红色为度，搅匀成膏。或敷患处，或摊贴任用。

【主治】痈疽发背，对口疔疮，瘰疬结核。

【加减】疮痛，倍乳香、没药；紫血坚硬，倍血竭；生肌，倍珍珠，如无珍珠，火煅石决明代之；疮热，加冰片；疮不收口，加象皮；发背大疮，加男发灰。

八仙散

【来源】《仙拈集》卷四。

【组成】川山甲（炒）　乳香　没药　海藻　昆布（一方作蜗牛）　白鸽粪各五钱　公土狗（连翘炒）二个　杨柳虫（炒）三条

【用法】上为末。每服三钱，临卧黄酒下。

【主治】瘰疬。

【宜忌】忌酒、色、油荤、甘草百日。

三妙散

本方原名二妙散，据《经验广集》卷四改。

【来源】《仙拈集》卷四引《济世奇方》。

【组成】夏枯草　金银花　蒲公英各五钱

【用法】酒、水煎，频服之。

【主治】结核瘰疬遍满脖项者。

【方论】《串雅内编选注》：金银花味甘性寒，轻扬入肺，为散达解毒之品；蒲公英味苦，有清热解毒、消肿散结之力。二药合用，可解一切痈疡肿毒。夏枯草味辛苦，辛能散结，苦能泄热，故凡瘰疬、乳痈、目赤、头晕之疾，服之可以清肝火、散结气，古今用本品治疗瘰疬均收到良好效果。

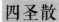

四圣散

【来源】《仙拈集》卷四。

【组成】蜈蚣一条（去头足） 山甲（炒）各五钱 全蝎（炒，去毒）十四个 火消三分

【用法】上为末。每服一钱，黄酒调下，随嚼核桃肉二枚。服完一料愈。

【主治】鼠疮未破者。

四妙散

【来源】《仙拈集》卷四。

【组成】花粉 苦参各五钱 皂刺四十九个（炒黄） 土茯苓三斤

【用法】共煎汤，当茶饮。

【主治】疬核，不拘久近，已破或未破者。

【宜忌】忌牛肉。

全蝎散

【来源】《仙拈集》卷四。

【组成】活蝎一个（麻油一盏浸三日，取起晒干）

【用法】上为末。以鹅毛蘸油搽疮上。

【主治】瘰疬。

羊角散

【来源】《仙拈集》卷四。

【组成】羊角一斤（锉碎，炙黄）

【用法】上为末。每早调服三钱。

【主治】瘰疬。

如意散

【来源】《仙拈集》卷四。

【组成】如意草（又名箭头草，阴干。若急用，瓦上焙干，微炒）

【用法】上为末。鸡子清调，涂患处。

【主治】痈疽发背，瘰疬，疔疮，黄白火泡，痒痂皮烂。

梅花蛋

【来源】《仙拈集》卷四。

【组成】鸡蛋一个

【用法】头开一小孔，采绿萼梅花将开者七朵，入蛋内封好，去花食蛋，如此七枚痊愈。

【主治】瘰疬。

悬蹄散

【来源】《仙拈集》卷四。

【组成】猪悬蹄甲（烧存性）

【用法】上为末。每服三钱，黄酒调下。

【主治】鼠疮。

鲫鱼丸

【来源】《仙拈集》卷四。

【组成】大鲫鱼（去肠肚）一尾 鼠粪七钱 大风子五钱 巴豆三钱

【用法】上研末，共入鱼肚内，用纸包缚，黄泥封固，煅至烟尽为度，取出冷定，研细末，米糊为丸，如绿豆大。每服二钱，空心黄酒送下。

【功用】内消瘰疬。

枇杷散

【来源】《经验广集》卷四。

【组成】枇杷叶一斤四两（去毛梗净，焙燥，为末） 白糖一斤

【用法】上药拌匀。开水送下，不拘时候。

【主治】瘰疬。

蓖麻膏

【来源】《经验广集》卷四。

【组成】沥青一两 蓖麻四十九粒 杏仁（去皮尖）十三粒

【用法】上共捣，自然粘软成膏。贴之。

【主治】鼠疮，不拘已破未破。

解毒紫金膏

【来源】《经验广集》卷四。

【组成】防风 荆芥 连翘 赤芍 归尾 红花 黄芩 黄柏 僵蚕 蝉蜕 白芷 甘草 大黄 银花 川乌 草乌 独活 苍术 细辛 秦艽 川椒 骨碎补 首乌 蛇床子 木鳖子 大枫蜈蚣各五钱

【用法】麻、猪、桐油各半斤，将前药浸油内，用文武火煎至药枯黑去滓，再煎加黄丹十两，滴水成珠为度，待温下乳香、没药末各五钱，瓷器收贮听用。外贴。

【主治】诸般恶疮，瘰疬，痰核，痈疽，发背，杨梅，疔毒，肿毒破烂，并跌打损伤，筋骨疼痛。

【主治】马刀瘰疬。

瘰疬膏

【来源】《蕙怡堂方》卷三。

【组成】大黄一两（入麻油熬枯，去滓离火） 轻粉 官粉 白蜡各五钱 黄蜡一两 乳香 没药各一钱半 冰片二分

【用法】上药入油内熬膏。摊贴。

【主治】瘰疬。

鲤鳞丸

【来源】《串雅内编》卷一。

【组成】归尾五钱 大黄 荆芥穗 桔梗 乳香（炙） 没药（炙）各二钱 黄芩 连翘各三钱 防风 羌活各二钱五分 全蝎一钱 蝉退（去头）二十个 僵蚕二十五条 雄黄七分 牛皮胶（土炒）一两 金头蜈蚣（去头足）四条（分四法制，一条用姜汁涂上焙干；一条用香油涂上焙干；一条用醋涂上焙干；一条用酥炙） 穿山甲四两（亦作四制，一两用红花五钱，煎汤煮，焙干；一两用牙皂五钱，煎汤煮，焙干；一两用紫草节五钱，煎汤煮，焙干；一两用苏木五钱，煎汤煮焙干）

【用法】上为末，米醋打烂为丸，重一钱二分，朱砂一钱五分为衣，贮瓷瓶，麝香五分养之。每服一丸，滚酒送下。

【功用】未成内消，已成多脓，神效异常。

【主治】无名肿毒，瘰疬。

提气汤

【来源】《串雅内编》卷二。

【组成】人参 白芷 生地 龙胆草 川芎 升麻 柴胡 乳香 甘草 贝母 橘红 香附 桔梗各等分

【用法】上加生姜、大枣，水煎服。

【主治】瘰疬（取核时先服）。

吕祖紫金夺命膏

【来源】《疡医大全》卷七。

【组成】川黄连 全蝎 穿山甲 黄芩 川黄柏 当归 香白芷各二两 赤芍 番木鳖（切片） 生地各一两 官桂 海藻各四两

【用法】用水煎汁去滓，用麻油二十二两，将药汁入内熬尽水气，滴水成珠，方下炒过飞净血丹十一两，搅匀成膏，再下黄蜡七钱，又下阿魏六钱（切片），掺膏药上，令其自化，候微冷，又下乳香（去油）、没药（去油）、轻粉各六钱，麝香、血竭、朱砂、雄黄各二钱，雄鼠粪一两五钱，燕窝当底泥一两，俱乳细末，入膏搅匀，收贮摊贴。

【主治】一切多年久不收口恶疮结毒，瘰疬，冷瘤，痞块，跌打骨断两截者。

秘传太乙万灵膏

【来源】《疡医大全》卷七。

【组成】羌活 蓖麻仁 蝉蜕 大蜂房 蜈蚣 败龟版 苦参 猪皂角 玄参 槐角子 青蒿 过山龙 甘草 半枝莲 荆芥 蕲艾叶 黄芩 仙人掌 川椒 蒲公英 白蔹 龙胆草 防风 忍冬藤 白及 生附子 大黄 石菖蒲 栀子 赤芍药 独活 何首乌 黄耆 蛇床子 桔梗 黑牵牛 漏芦 木鳖子（去壳） 肉桂 大风子 巴豆（去壳） 地骨皮 昆布 苍耳子 黄柏 青木香 连翘 鼠粘子 桃仁 白僵蚕 血余 穿山甲 黄连 当归 牛膝 苍术 升麻 蛇蜕 槟榔 槐枝 柳枝 桃枝各一两（上锉。用真麻油十斤浸，春五、夏三、秋四、冬十日，入大铁锅

内，熬至烟尽为度，先去粗滓冷定，用大皮纸以针戳眼，滤去细滓，复入净锅内，熬至黑色，滴水成珠不散。每油一斤，入淘过黄丹炒紫色者八两（如无黄丹，用水飞细密陀僧末八两代之），下丹之时，以柳棍不住手搅匀，离火再下）　白芷　天南星　草乌　北细辛　半夏　高良姜　川乌各一两（上七味俱生，为细末，入膏内搅匀，冷定。再下后开乳极细末）海螵蛸一两　乳香（去油）百草霜　没药（去油）　鸡肫皮　血竭　象牙末　雄黄　寒水石　儿茶　白石脂　朱砂　赤石脂　轻粉各五钱　青鱼胆　熊胆各三钱　甘松　三奈　潮脑　冰片　麝香　琥珀　珍珠　龙骨　水银各二钱

【用法】上为细末，搅匀，倾入冷水内扯拔，换水浸二日，拔去火毒，然后装瓷钵内。临用摊贴。

【主治】一切痈疽发背，七十二般疮疖，三十六种疔毒，无名肿毒，痰核瘰疬，内损骨节，外伤皮肉，手足麻木不仁，流注疼痛，膈前背后吊起刺痛。

白敷药

【来源】《疡医大全》卷八引吴近宸方。

【组成】陈小粉　白蔹　生半夏　白芷　生南星　白及　五倍子　三奈　人中白各三两

【用法】上为细末，瓷瓶密贮。火痰用黄蜜调；流痰、湿痰用鸡蛋清调；瘰疬、腮痈、腋痈、喉痰用米醋调；唯乳证用活鲫鱼一尾，捣烂去骨，和药末捣敷。

【主治】一切流痰、湿痰、寒痰、喉痰、腮痈、腋痈、妇人乳痈、乳疽、乳吹、瘰疬。

二贝丸

【来源】《疡医大全》卷十八引萧纯源方。

【组成】朱砂七钱　大贝母　紫背天葵各二两　海藻　海粉　明矾各一两

【用法】上为细末，用夏枯草二斤，熬膏为丸，如梧桐子大。每服三钱，临卧时茶清送下。

【功用】消痰疬。

【主治】瘰疬。

二仙丹

【来源】《疡医大全》卷十八。

【组成】枳壳一斤（每个切两开，去瓤，入斑蝥去翅足七个，仍将两片合住，以线十字扎紧，用上好醋浸七天足，再以醋煮五炷香，必要时多加好醋，煮透冷定，解去线，拣去斑蝥，只将枳壳切片阴干）　紫背天葵一斤（如无，以九头狮子草代之）

【用法】上为细末。将前煮枳壳多余醋，打糊为丸，如梧桐子大。每服五十丸，酒、水任下，早、晚各一次。未出头者自消，已出头者用膏贴之自愈。

【主治】瘰疬。

人牙散

【来源】《疡医大全》卷十八。

【组成】人牙二两　麝香五分　羌活（酒洗）六钱

【用法】上为细末，炼蜜为丸，如龙眼大。每次一丸，白汤或酒磨服。

【主治】瘰疬，各种肿毒。

三阳酒

【来源】《疡医大全》卷十八引陆公节方。

【组成】三阳草（即蛇莓藤，连藤叶红果采取）二斤

【用法】浸火酒十斤，煮三炷香，出火气，埋土中十四日取出。每饮数杯，酒尽患愈。

【主治】远年近日瘰疬，毋论已溃未溃。

千捶膏

【来源】《疡医大全》卷十八。

【组成】杏仁　蓖麻仁各四十九粒　琥珀（灯心同研）冰片各三分　珍珠（豆腐包煮）　麒麟竭　当门子　乳香（去油）　没药（去油）　铜绿　黄丹　龙骨　轻粉各六分　水安息（龙眼肉大）三块　松香（入锅内，小火化开，用麻滤去滓，冷定，用豆腐水煮数次，再用绿豆汤煮三次，又用葱、韭、生姜汁各一钟，煮干，研细末）八钱

【用法】先将杏仁、蓖麻捣如泥，次将前药细末逐渐加入，捶千余下，用大红缎摊贴。瘰疬初起，贴之自消；将溃贴之，毒从毛窍中出，不致穿溃。
【主治】瘰疬。
【宜忌】忌见火。
【加减】若内觉有脓未熟，恐穿溃难于收功，可加木鳖子（去壳）七枚、黑驴蹄（研细）五分于膏内，即能隔皮取脓。

白果叶散

【来源】《疡医大全》卷十八引《吴氏家秘》。
【组成】珍珠银粉各二钱　雄黄一钱　白果叶（去梗，瓦上微火焙干，研末）三钱
【用法】先将珍珠、雄黄研末，同虾蟆心、肝十副捣烂，围住病疮四边，再将白果叶末、银粉、好醋调搽病疮中心，不过二次即消。破烂者，用醋浸白果叶一昼夜，贴破病上。
【功用】能捆诸病，不使漫生，即能消散。
【主治】瘰疬。

药　酒

【来源】《疡医大全》卷十八。
【组成】摩罗藤
【用法】夏月用鲜者二斤，陈木瓜酒五斤，烧酒五斤；冬月用枯者四斤，陈木瓜酒八斤，烧酒二斤。入小口瓦坛，用湿面糊坛口，重汤煮一炷香为度。每食后随量饮之，常服除根。
【主治】瘰疬。

疬疮痰核噙药

【来源】《疡医大全》卷十八。
【组成】昆布（酒洗）　海藻（酒洗）　大黄（酒拌，蒸三次）　白僵蚕（姜汁拌炒）　真青黛（水飞）　胆南星　连翘各二两　桔梗　柴胡　瓜蒌仁　川黄连（酒炒）　片黄芩（酒炒）　橘红各一两
【用法】上为细末，炼蜜为丸，如芡实大。不拘日夜噙之。
【主治】疬疮痰核。

神效散

【来源】《疡医大全》卷十八。
【组成】沉香五钱　芫花（炒）三钱　月季花（即月月红）二钱
【用法】上锉。取大鲤鱼一尾，放尿内游死，将药入鱼腹中，就以鱼肠封固，酒、水各一碗，煮熟服之。
【主治】瘰疬，未破者，或已溃烂，延至两肩胸腋，如茄子大，四五年不愈者。

神效消疬丸

【来源】《疡医大全》卷十八。
【组成】大熟地二两　泽泻　白茯苓　山药　山萸肉各一两　玄胡索　牡丹皮　牡蛎各一两二钱（一方用玄参，无玄胡索）
【用法】上为细末，炼蜜为丸，如梧桐子大。每服三钱，白汤送下。
【主治】瘰疬。

桃蝎散

【来源】《疡医大全》卷十八。
【组成】大全蝎二十一个　核桃二十一个（擘开，去肉，将蝎装入扎紧，火煅存性）
【用法】每用一枚，研末。临卧陈酒调下。
【主治】忧思郁结，痰留气滞，乃生瘰疬。

消疬丸

【来源】《疡医大全》卷十八。
【组成】夏枯草　连翘　蓖麻仁各四两
【用法】上为细末，装入猪大肠一段内，两头扎紧，酒浸蒸烂，为丸如梧桐子大。每服五十丸，酒送下。
【主治】瘰疬。

海龙丸

【来源】《疡医大全》卷十八。
【组成】海藻（酒洗，炒）　昆布（酒洗，炒）

白茯苓（炒） 穿山甲（炒）各二两 全蝎一百个（尾全者） 龙胆草（酒洗，炒）一两五钱 当归身（炒）一两 核桃五十个（劈开去肉，将全蝎嵌在核内，合紧煅存性）

【用法】上为细末，荞麦面打糊为丸，如梧桐子大。每服三钱，早晚白汤送下；酒下亦可。

【主治】瘰疬。

槐条膏

【来源】《疡医大全》卷十八。

【组成】嫩槐条（要采一枝有七个头者，锉碎）四十九枝

【用法】麻油一斤，浸三日，用小火熬枯，去滓，入炒铅粉八两，收膏（宜春、夏熬收）。摊贴。

【主治】瘰疬，并疮毒。

鼠疬土瓜丸

【来源】《疡医大全》卷十八。

【组成】土瓜根 白及 泽兰叶 漏芦 胡桃肉 射干 夏枯草 沙参各三两 草连翘（去心）六两

【用法】上磨细，酒糊为丸，如梧桐子大。每服三十丸，小儿减半，空心盐酒送下。

【主治】瘰疬已溃或未溃者。

鼠疬马刀丸

【来源】《疡医大全》卷十八。

【组成】大枳壳七个（切作十四片，滚水泡软，去穰，每两片内纳斑蝥一个，大黄九分，两片合紧，用线扎好，入砂锅内，放半砂锅水，煮至水干为度，去斑蝥、大黄，只取枳壳晒干研细）

【用法】炼蜜为丸，如绿豆大。每服三分，一日三次，白汤送下。宜先服六味地黄汤加益母草三剂，再服此丸。

【主治】瘰疬。

蟒蜒丸

【来源】《疡医大全》卷十八。

【组成】蟒蜒虫不拘多少（焙干）

【用法】上为末，红枣去皮核取肉为丸，如梧桐子大。每服三钱，清晨白汤送下。

【主治】瘰疬。

瘰疬丸

【来源】《疡医大全》卷十八。

【组成】牡蛎（煅） 玄参（炒）各五两 土茯苓（炒）二两五钱

【用法】上为细末，用酒打面糊为丸，如绿豆大。患在上身，每早酒送服二钱五分，晚服二钱；患在下身，早服二钱，晚服二钱五分。

【功用】渐消瘰疬。

【主治】瘰疬。

瘰疬煎

【来源】《疡医大全》卷十八。

【组成】大贝母一钱五分 半夏 当归尾 穿山甲（炒） 白附子 连翘各一钱 桔梗 广皮 枳壳各八分 白僵蚕一钱五分 甘草节五分 白茯苓一钱

【用法】加灯心十根，水煎服。

【主治】瘰疬初起。

瘰疬膏

【来源】《疡医大全》卷十八。

【组成】金线重楼 金线吊虾蟆 蓖麻仁 商陆各四两 天南星 半夏 露蜂房 防风 蛇蜕各二两 大黄 土木鳖 穿山甲 番木鳖 射干 川乌 草乌 枳壳 当归 红花 白芷 僵蚕 紫花地丁 紫背天葵各一两 活雄鼠 干蟾各一个 芫花一两五钱 巴豆肉 急性子各五钱 鲫鱼四尾

【用法】用麻油三斤浸七日，熬枯去滓，复入净锅内，熬至滴水成珠，称热油一斤，加银朱八两，收之成膏，下净黄蜡八两，再下乳香（去油）、没药（去油）、血竭、儿茶各五钱，麝香二钱，潮脑二两，乳细下之，搅匀，收贮，摊宜厚些，速效如神。

【主治】瘰疬。

瘰疬仙方

【来源】《疡医大全》卷十八引《刘氏家秘》。

【组成】穿山甲四两（四足上者佳，分四制，一两用紫草茸五钱煎煮甲片干再晒；一两用红花五钱煎煮甲片干再晒；一两用猪牙皂五钱煎煮甲片干再晒；一两用苏木五钱煎煮甲片干再晒）　蜈蚣十六条（分为四制，四条用香油炙干，四条用浓醋炙干，四条用真酥油炙干，四条用姜汁炙干，此二味制毕，俱要随即研末，如多时，就要回潮难研）　穿山甲、蜈蚣末各一钱）　川归尾五钱　大黄　乳香（去油）　全蝎　没药（去油）　荆芥　桔梗各二钱　蝉蜕二十个　僵蚕（炒去丝）二十五个　朱砂（另研为衣）　羌活　防风各二钱五分　连翘　黄芩各三钱　广胶（土炒，烊）一两　雄黄（另研）七分　蛇蜕（焙）五钱

【用法】上为细末，好米醋打糊为丸，每丸重一钱二分，入麝香五分，在罐内养之，收贮。凡遇此证，每用一丸，研末，温酒调服。

【功用】未成内消，已成催脓，速效如神。

【主治】瘰疬；兼治痈疽发背，无名肿毒。

瘰疬奇方

【来源】《疡医大全》卷十八引周鹤仙方

【组成】鸡蛋七枚　绿萼梅花（将开者）七朵

【用法】将蛋打一孔，采绿萼梅花将开者七朵入蛋内封好，煮熟，去花食蛋。如此七枚全愈。

【主治】瘰疬。

升麻膏

【来源】《疡医大全》卷二十二。

【组成】升麻二十两

【用法】上用真麻油五斤浸一宿，煎枯去滓，慢火熬至滴水不散，入飞净黄丹二十四两，收成膏。贴之。未成自消，已溃自敛。

【主治】疔疮，顽疮，痈疽，瘰疬，痰核。

绿凤散

【来源】《疡医大全》卷二十四。

【组成】鸡蛋一个（入瓦罐煮三四滚，取起，用银簪打三四十孔）　芫花（末）一钱

【用法】上二味，同煮一二十滚，去药食蛋。

【主治】鱼口便毒，瘰疬痰核初起。

老君丹

【来源】《疡医大全》卷三十四引张元履方。

【组成】白粉霜一两　蜈蚣（去足）　全蝎（酒洗）　直僵蚕（炒去丝）　穿山甲（土炒）　朱砂（水飞）　雄黄（水飞）　广三七　蟾酥各五钱　乳香（去油）　没药（去油）　防风　荆芥各三钱　牛黄三分（或加青蛇末、苍龙末各五钱更妙）

【用法】上为细末，老米糊为丸，如绿豆大，阴干。每服一分或二三分，黄酒送下。

【主治】杨梅结毒，一切无名肿毒，痈疽，疔毒，对口，痰核瘰疬，湿痰流注。

软坚散

【来源】《同寿录》卷末。

【组成】海石　黑栀（炒）　南星　山药（炒）各一两　昆布（焙）　海藻（焙）各五钱　土贝母一两

【主治】瘰疬。

【加减】如大人生痰核，可加生香附一两。

太乙保安膏

【来源】《同寿录》卷四。

【组成】羌活　僵蚕　草乌各一两五钱　独活　川乌　麻黄　桂枝　乌药　防风　当归　良姜　荆芥　小枫藤各三两　闹羊花四两

【用法】上各锉片，用麻油十斤，将药同煎，上药枯焦为度，取起候冷，滤去药滓，将油再熬滴水成珠，入飞净东丹六斤，搅匀收成膏，贮瓷瓶内，摊用。五劳七伤，遍身筋骨疼痛，腰脚软弱，贴两膏肓穴，两肾俞穴，两三里穴；痰喘气急，咳嗽，贴肺俞穴、华盖穴、膻中穴；左瘫右痪，手足麻木，贴两肩井穴，两曲池穴；男子遗精白浊，女子赤白带下，月经不调，崩漏，贴两阴交穴、关元穴；赤白痢疾，贴丹田穴；疟疾，男贴左臂，

女贴右臂；腰疼，贴命门穴；小肠疝气，贴膀胱穴；偏正头风，贴风门穴；心气疼痛，贴中脘穴；走气，贴两章门穴；寒湿脚气，贴两三里穴；风气痛，贴痛处。凡一切无名肿毒，瘰疬臁疮，杨梅顽疮，跌打损伤，痞块等症，不必寻穴，贴本病患处即愈。

【主治】五劳七伤，筋骨疼痛，腰脚软弱；男子遗精白浊；女子赤白带下，月经不调，崩漏；痰喘咳嗽，痢疾疟疾，寒湿脚气，偏正头风，小肠疝气；以及无名肿毒，瘰疬臁疮，跌打损伤等。

疬串膏

【来源】《同寿录》卷四。

【组成】雄猪胆七枚（切不可用瘟猪胆及母猪胆）

【用法】将上药倾入铜勺内，微火熬成膏，出火毒。以抿子脚挑涂疮口内，用布盖之。

【主治】疬串，不论新久溃烂。

神授卫生汤

【来源】《同寿录》卷四。

【组成】川羌活八分　象牙五钱

【用法】上为细末，黄蜡四两溶开，入鱼胶搅匀，再和入药末为丸，如梧桐子大。每服三十丸，空心酒送下。

【主治】一切肿毒，无论大小，已未成脓，及瘰疬。

蓬莱火

【来源】《本草纲目拾遗》卷二引《家传医要》。

【组成】西黄　雄黄　乳香　没药　丁香　麝香　火消各等分

【用法】上为末，用紫棉纸裹药末，捻作条，如宫香粗，以紧实为要。用时剪二三分长一段，以粽粘粘肉上点著，不过三次，即除根。若点穴不愈，灸至药尽，皮肉发爆，病即立愈。每次三壮，重者不过三次，即除根，不复再发。

【主治】风痹，跌扑，瘰疬，水胀，膈气，胃气。

【宜忌】灸后忌猪肉，待疮平复再食。

【加减】去西黄，加硼砂、草乌，皆可。

瘰疬敛口膏药

【来源】《本草纲目拾遗》卷十。

【组成】蛤蟆皮二个（活剥者）　鼠皮二张　蛇蜕二条　蜂房（大者）一个

【用法】上四味俱煅灰，将水胶一两，用井花水一酒钟化开后，加蜜一两，蜈蚣煎麻油一小钟，搅匀前四味灰，临起入麝香一分，将绢摊来不湿为度。以此贴之。

【主治】瘰疬脓已尽，肿已平。疮口未敛。

神效消核散

【来源】《医级》卷九。

【组成】全蝎三十个　守宫一对（煅末）　雄黄三钱（飞研）　蛤粉一两　丝瓜筋三个（炒炭，研）

【用法】先将全蝎纳胡桃壳内，用麻扎合，和黄泥作泥丸，火煅去泥，取炭合诸药末，研匀，瓷瓶收贮。每服三分，于食后用夏枯草汤调下，当间服加味逍遥散。

【主治】妇人肝经郁火，注流颈项结核，久则成串。

连翘汤

【来源】《名家方选》。

【组成】连翘　川芎　黄芩　芒消　荆芥　薄荷各等分　甘草
　　方中甘草用量原缺。

【用法】水煎，温服。

【主治】瘰疬坚硬者，不分新久大小。

夏枯草汤

【来源】《名家方选》。

【组成】夏枯草三钱　大黄三分　甘草二分

【用法】水煎，顿服。

【主治】瘰疬马刀，不问已溃未溃。

【宜忌】宜节食肉物，饮醇酒。

蹲鸥丸

【来源】《济世养生集》。

【别名】芋苈丸（《中国医学大辞典》）。

【组成】真香梗芋苈十斤（取去皮者，慎勿烘炒，竹刀切片，晒极燥）

【用法】上为末，以开水泛丸。早、晚每服三钱，甜酒送下。如不吃酒者，米汤送下，或吃燥片，酒过亦可。

【主治】颈项、颏下、耳之前后结核，垒块连珠瘰串，不疼不痛，或破微疼，皮赤溃烂，久不收口者；喉癣。

万应白玉丸

【来源】《济急丹方》卷下。

【组成】生白矾（研末）

【用法】以米饮捣为丸，如桐子大。每服三十丸，白滚汤送下。

【功用】解毒。

【主治】信、蛊毒及诸疮百毒，瘰疬。

生肌膏

【来源】《济众新编》卷五。

【组成】油发 松脂 黄油 枯矾 乳香 没药 血竭 香油

【用法】上先以香油煎发熔化后，去滓，和诸药末，瓷器收贮，涂旧蓝贴疮。

【主治】瘰疬及诸疮。

毒腐散

【来源】《济众新编》卷五。

【组成】砒霜 蟾酥各一钱 巴豆（去油） 白丁香 轻粉各五分 麝香 大蜘蛛 蛇含草 雄黄各四分 糯米三钱（青黛水浸）

【用法】上为末，黄蜡、松脂、香油调敷患处。

【主治】连珠瘰疬。

蛇油丸

【来源】《济众新编》卷五。

【组成】蛇油二升 绿豆粉一斗

【用法】蛇去头尾，如法取油，绿豆水浸去皮，晒干作末，蛇油二升，绿豆粉一斗和匀，入酒少许作丸，如绿豆大。姜汤或温酒送下。

【主治】瘰疬，及饮酒热痰，或痰肿，或热痰成积，或疟疾，或小儿蛔虫。

【宜忌】此药性凉，虚冷者不可服。

八反丸

【来源】《疡科心得集·家用膏丹丸散方》。

【组成】桂心 甘遂 细辛 归身 半夏 甘草 白芷 芫花 海藻 红花 全虫 牙皂 虎骨 白及 川乌（姜汁制） 草乌（姜汁制）各一两

【用法】上药各炒为末，用核桃肉泡去皮四两，乌梅净肉一斤，蒸烂，明矾末八两，量加枣肉，共捣为丸。每服三钱，清晨夏枯草汤下。

【主治】痰核，瘰疬。

化坚丸

【来源】《疡科心得集·家用膏丹丸散方》。

【组成】大生地四两 川芎（酒炒）二两 白芍（酒炒）二两 川楝子（连核打炒）二两 当归（酒炒）二两 丹参（酒炒）二两 牡蛎（煅）三两 夏枯草（烘）三两 花粉（炒）二两 香附（醋炒）二两 半夏（炒）二两 石决明（煅）三两 郁金（炒）二两 青皮（炒）二两 橘核（炒）三两 全虫（酒炒）一两五钱 沉香（镑研）五钱 茯苓二两 刺蒺（炒）二两 土贝母（去心）二两 延胡（炒）二两 柴胡（炒）五钱 苏梗粉一两 两头尖（炒）三两

【用法】上为末，炼蜜为丸。每朝服五钱，陈酒送下。

【主治】肝经郁火，乳痰、乳癖，及颈项失营、马刀，郁痰瘰核。

肉桂膏

【来源】《疡科心得集·家用膏丹丸散方》。

【组成】川乌 草乌 海藻 当归 甘草 白及 甘遂 白芷 细辛 芫花 半夏 肉桂 红花 大戟 虎骨各七钱五分 麻黄一两 五倍子一两

【用法】麻油二斤、青油一斤五两，入药煎枯，去滓；下净东丹（炒）一斤，收成膏；再下乳香

（去油、研）、没药（去油、研）各一两，寸香（研）五钱，百草霜一两，搅匀、用红布摊帖。

【主治】一切寒湿痹痛，乳痰、乳癖、瘰疬。

紫金膏

【来源】《疡科心得集·家用膏丹丸散方》。

【组成】官桂六两　生地十二两　秦艽五两　羌活三两　黄芩二两　防风三两　木通三两　川连一两五钱　当归九两　木瓜六两　白术三两　方八十二两　鳖甲六两　白芷三两　远志三两　大蜈蚣十五条　丹参五两　紫草十二两　毛慈菇五两生甲片一两五钱　血余五两　茜草六两　商陆根三片（上药俱囫囵，不切碎）　柳枝五两　桃枝五两　枣枝五两　桑枝五两　槐枝五两

【用法】用真麻油二十斤，将前药浸十日，熬枯去滓，用净飞丹十五斤，炒透收膏；再下明乳香（去油，研）五两，没药（去油，研）五两。

【主治】痰核瘰疬。

夏枯草汤

【来源】《古今医彻》卷三。

【组成】夏枯草三钱　玄参　黄芩　土贝母　金银花　连翘　天花粉　薄荷　桔梗各一钱　甘草节三分

【用法】灯心一握，水煎。

【主治】瘰疬。

【加减】郁怒，加香附、柴胡、钩藤、远志；血虚加当归、白芍；血热，加生地、牡丹皮。

化疬丸

【来源】《外科集腋》卷三。

【组成】归尾　蛇蜕（焙）各五钱　乳香（去油）全蝎（去头足，炙）　大黄　没药（去油）　荆芥桔梗　连翘　黄芩各二钱　蝉蜕二十个　羌活僵蚕（炒）二十五条　朱砂（为衣）　防风各二钱半　雄黄七分　广胶（土炒）一两　穿山甲（足上者佳）四两（分四制，紫草、红花、猪牙皂、苏木各五钱，每味制山甲一两）　大蜈蚣十六条（分四炙，姜汁、香油、酥油、米醋，每味炙蜈蚣

四条，急研末，与山甲各一钱加入前药）

【用法】上为末，醋糊为丸，朱砂为衣，每重一钱二分，晒干收贮罐内。遇症酒下一丸。

【主治】瘰疬，痛疽。

草头方

【来源】《外科集腋》卷三。

【组成】牛膝馒头草　夏枯草　蛇梦草　马鞭草乌鸦眼睛草　婆婆针线草

【用法】上忌铁器，用木臼捣烂取汁，和酒服，饮醉。

【主治】瘰疬。

十三太保

【来源】《串雅补》卷一。

【组成】川乌　草乌　附子（姜汁炒）　当归　甲片　龟版（酒炙）各一两　乳香　没药　腰黄各五钱　灵仙（酒炒）二两　羌活（酒炒）　独活（酒炒）各二两（羌活、独活、灵仙三味另炒，另为细末）　番木鳖四两（水煮透，去毛皮，用麻油四两煠黄色）

【用法】上药各为细末，和匀收贮。每服一钱，用酒送下，隔五日一服。

【主治】疯瘫、痛疽、发背、瘰疬、肿毒。

【宜忌】忌见风。

【加减】上部加荆芥、防风、藁本、玄参；下部加川膝、木瓜、胡椒。

龙游串

【来源】《串雅补》卷二。

【组成】银花一钱五分　寒水石五分　黄柏一钱五分　甘石一钱　青黛五分　百草霜五分

【用法】上为末。作二服。

【主治】一切疮毒瘰疬。

硇砂丸

【来源】《医林改错》卷下。

【组成】硇砂二钱（红色者，研细）　皂角子一百

个 干醋一斤

【用法】前二味入醋内浸三日，入砂锅内熬之将干，将锅底硇砂拌于皂子上，候干，以微火焙干，或以炉台上炕之。每晚嚼五粒或八粒，一日早晚吃两次，以滚白水送下；然干则皂子过硬，为末服亦可。

【主治】瘰疬鼠疮，满项满胸，破烂流脓者。

五伯散

【来源】《医钞类编》卷二十一。

【组成】五倍子数个

【用法】每个一小孔，共入蜈蚣末二条许，用纸封固，取荞壳拌炒烟尽为度，候冷去荞壳，研倍子为极细末。临用将真麻油抹瘰疬，旋以末药敷上，如干，仍如此敷之。以清消为度。

【主治】瘰疬以及诸结核。

巴 膏

【来源】《疡科捷径》卷上。

【组成】硇砂六两 穿甲二十六两 儿茶三两 桃枝二十一两 柳枝二十一两 山栀五斤 血余十二两 乳香十两 槐枝二十一两 杏枝二十一两 血竭三两 桑枝二十一两

【用法】麻油四十斤，每斤用纬丹四两煎成。贴患处。

【主治】瘰疬未溃者。

养阴软坚汤

【来源】《疡科捷径》卷上。

【组成】海石 麦冬 川贝 云苓 橘红 沙参 生地 牡蛎 生草 海带 昆布 南星

【主治】内伤气怒郁结，痰火凝集而成瘰疬。

雄樟散

【来源】《外科证治全书》卷三。

【组成】雄黄 樟脑各等分

【用法】上研粉。麻油调，频扫患处。内用洞天救苦丹三服，犀黄丸六服，外用荆芥根下一段，剪

碎煎汤，温洗良久，再敷本方。数日后，待孔内红活，肌肉渐长，用生肌药收功。

抑阴散

【来源】《外科证治全书》卷五。

【组成】草乌二两 南星 独活（去节） 香白芷 狼毒各一两

【用法】上为细末。葱汁调涂。

【主治】

1. 《外科证治全书》：阴疽漫肿不红，坚硬木痛或不痛，及筋挛骨痛，一切阴寒凝滞冷证。

2. 《重订通俗伤寒论》：瘰疬，因于阳虚痰凝者。

阳和犀角丸

【来源】《类证治裁》卷八。

【组成】桂心 麻黄 炭姜 犀角 乳没 麝香

【用法】上为末，黄米饭捣为丸。每服三钱。

【主治】肝胆经气郁痰结，毒根深固，不易消溃之瘰疬。

敷瘰丹

【来源】《类证治裁》卷八。

【组成】乳香 没药 血竭 麝香 辰砂 儿茶 龙骨 白芷 甲片 百草霜 雄黄 鲤鱼胆各等分

【用法】研，敷，外用膏贴。内服立效散。

【主治】瘰疬。初起寒热，拘急肿痛。

朱珀膏

【来源】《良方合璧》卷下。

【组成】真西珀（研）一两 上桂心五钱或加用八钱（研） 辰砂（水飞净）五钱 香白芷一两（生，研） 防风（生，晒脆，研，取净末）一两 当归（生，晒脆，研，净末）一两 广木香（生，晒）五钱 丁香五钱（二味同研，丁香之油渗入木香，则易研易细，俱生用） 木通一两（生，晒脆，研净末；此味质最坚，须加重分两研细，筛取极细者，如数用。防风亦如此）

【用法】上药各为极细末，调和一处贮瓶听用。

【主治】颈项瘰疬；及腋下初结小核，渐如连珠，不消不溃，或溃而经久不愈，或成漏症，寒痰冷症。

活命饮

【来源】《良方合璧》卷下。

【组成】当归尾一钱五分 红花一钱 皂角刺一钱 沉香一钱 石决明一钱 羌活一钱 穿山甲一钱 连翘一钱（去心） 威灵仙一钱 花粉一钱五分 滴乳香一钱（去油） 没药一钱（去油） 金银花二钱 白芷一钱 甘草节一钱 防风一钱 苏木一钱

【用法】陈酒一杯，水煎服。

【功用】散风行瘀，活血解毒，消肿定痛，消痈溃脓。

【主治】痈疽发背，对口脑疽，瘰疬痰核，疔疮恶毒，湿痰流注，无名肿毒，大小疮疖，内痈。

仙传三妙膏

【来源】《良方集腋》卷下。

【别名】三妙膏（《膏药方集》）。

【组成】千金子 荆芥穗 金银花 明天麻 川大黄 上肉桂 牛蒡子 白附子 海风藤 川黄连 穿山甲 天花粉 刺猬皮 高良姜 片黄芩 黄柏 红花 细辛 贝母各五钱 苦参 草乌 甘草 防风 牙皂 连翘 鳖甲 巴豆 牛膝 麻黄 苏木 乌药 僵蚕 蓖麻 白芨 桃仁 羌活 黄耆 全蝎 防己 血余 当归 半夏 柴胡 大戟 白蔹各五钱 蜈蚣三条 蛇蜕一条 紫荆皮 石菖蒲 独活 赤芍 白芷各二两

【用法】上药切片，用香油二百两，入大铜锅内浸七日夜，再入桃、柳、桑、槐枝各二十一段，每段长寸许，慢火熬至药黑枯色，滤去滓，将锅拭净，再以密绢，仍滤入锅内，务要清洁为美，再用文武火熬至油滴水成珠，大约得净油一百六十两为准，离火，入上好飞丹八十两，以一手持槐木棍，一手下丹，不住手搅匀成膏，再入后药：乳香、没药各八钱（去油）、血竭、雄黄各五钱，此四味另研。先入搅匀，再入后药：木香、沉香、

檀香、降香、枫香各五钱、丁香、麝香、藿香、珍珠、冰片各一钱，此十味，徐徐添入，搅匀，再入樟脑五钱，成膏，收贮听用。贴患处。

《经验奇方》：疮痈内生腐骨，此膏逐日贴之，其骨自然渐渐出露，以手轻轻拨去，骨尽收功。

【主治】

1. 《良方集腋》：无名肿毒，痈疽发背，对口疔疮，湿痰流注，杨梅结毒，瘰疬马刀，妇人乳痈，小儿丹毒，汤火烧灼，蝎螫蜂叮，金刃所伤，出血不止，或跌扑打损，瘀痛难禁，或风寒湿气，袭入经络，以致骨痛筋挛，或湿热横入脉络，闪腰挫气，动举难伸，并大人小儿之五积六聚，男妇之痞块，癥瘕。

2. 《经验奇方》：疮痈日久，内生腐骨，口极细小，时流黄水，诸法不效者；或被狗咬，腐痛不堪。

【方论】《良方集腋》：此膏贴上未成即消，已成即溃，溃后即敛，故名三妙。

珠珀膏

【来源】《良方合璧》卷下。

【组成】真西珀（研）一两 上桂心五钱（研） 辰砂（水飞，净）五钱 香白芷一两（生，研） 防风（生，晒脆，研，取净末）一两 当归（生，晒脆，研净末）一两 广木香（生，晒）五钱 丁香五钱（二味同研，丁香之油掺入木香则易研易细，俱生用） 木通一两（生，晒脆，研净末。此味质最坚，须加重份量，研细，筛取极细者，如数用，防风亦如此。上九味，各为极细末，调和一处，贮瓶听用） 木鳖子一两（去毛，切厚片，熬黑，去滓，用油） 嫩松香（清水煮四五次，晒干，筛细）五钱 纬丹十一两（水飞四五次，晒干或焙干用，如至冬令，只可用十两，多则太老）

【用法】上用芝麻油三十二斤，入铜锅内，先下番木鳖子一味，用炭火熬黑，用绵滤滓净尽，再熬，不必过老，俟其滴水将欲成珠之际，即下纬丹、松香二味，徐徐挑下，随下随搅，不得停手，下完后略熬片刻，即离火，待锅内火气少杀，将前九味细末，一人徐徐而下，一人随下随搅，必须搅和，旁用扇扇，看其膏将凝厚之象，即倾入冷

水内，捞起捏成饼子。摊膏，用小瓦钵一个，以药饼入内，隔水炖烊，切不可经火。纸用油泾县桑皮纸，封糊摊贴。

【主治】颈项瘰疬，及腋下初结小核，渐如连珠不消，不溃或溃而经久不愈，或成漏症，寒痰冷症。

【宜忌】用其冷水，宜贮瓦器，勿用木器。

五苔头草膏

【来源】《集验良方》卷一。

【组成】雄黄二钱 血竭一钱 麝香四分 冰片一钱 白信二分 干姜一钱 川乌一钱 草乌一钱（共研细末，收贮瓷瓶备用） 五苔头鲜草三斤（二三月中收采，阴半干）

【用法】用麻油二斤，将草入油熬枯，取出去滓；又入草再熬，再去枯滓，滤净。将油入锅再熬至滴水成珠，酌量加炒过纬丹收成膏。临用时再上前合药末。

【主治】颈疬痰核。未破者贴之即消；如已经溃穿者，贴之其核自出。

青龙丸

【来源】《集验良方拔萃》卷一。

【别名】金龙丸。

【组成】马前子（即番木鳖，制法照小金丹式）四两 山甲片（炒黄色为度）一两二钱 白僵蚕（炒断丝，研末）一两二钱

【用法】上为末，黄米饭为丸，如梧桐子大。每服五分，量人虚实酌减，老年觉气血衰者，此丸只服四分，妇人新产半月以内者只服四分，如过满月者服五分。男妇瘰疬痰毒，夏枯草汤送下，或酒亦可。小儿周岁以内者服九丸，周岁以外者服十一丸，三岁者服十五丸，四五岁者服十九丸，五六岁者服二十一丸，八九岁者服二十三丸，十岁以上者服三分，十五岁以上者服四分，二十岁者照大人服法。如小儿不能吞送，以开水或甜酒调化送下。临睡时按部位用引经药煎汤送下。盖暖睡，勿冒风。如若冒风，觉周身麻木抽掣，甚则发抖，不必惊慌，过片刻即安。毒初起者，一二服即消散，已成脓者，服此自能出毒，不必咬头开刀，诚外科家第一妙方也。外加煎引：头面，

羌活、川芎各五分；肩背，角刺尖五分；两臂，桂枝五分；胸腹，枳壳五分；两肋，柴胡五分；腰间，杜仲五分；两足膝，牛膝、木瓜各五分；咽颈，桔梗、甘草各五分；跌仆挛筋，当归、红花各五分酒煎。

【主治】一切疔疮肿毒，并跌仆闪肭，伤筋挛痛，贴骨痛疽；兼治男妇大小颈项瘰疬，及乳串结核、痰气凝滞、硬块成毒，小儿痘后发痈。

天龙丸

【来源】《续刻经验集》。

【组成】僵蚕四两 甘草四两

【用法】上为末，炼蜜为丸，如弹子大。每日服四钱。药完自愈。

【主治】小儿痰串。

天香膏

【来源】《卫生鸿宝》卷二引《丛桂堂方》。

【组成】白芷 杏仁（去皮尖） 麝香 没药 乳香（二味去油） 白及各八钱 官桂一两 白蔹 归身 苏木 羌活各一两二钱 陶丹二十两（水飞，炒透） 桃 柳 槐 桑枝各二两（切） 麻油三斤

【用法】上药除乳、没、麝、丹四种，余药入油浸，冬七夏三，春、秋五日，入锅，柴桑熬枯去渣，炼油成珠，再下黄丹，炒热，用柳条搅，武火熬，滴水成珠，渐下乳、没，又捞，将温，再下麝香成膏，贮用。熬时，极宜得法。随疮大小摊用，摊时须热水坐化，不宜见火，无论已破未破，贴之即愈。

【主治】瘰疬。

滋荣散坚汤

【来源】《春脚集》卷二。

【组成】夏枯草一斤（水煎成膏，每服四五钱） 党参 黄耆 白术 当归 枣仁各一钱五分 远志 广皮各一钱 甘草 木香各五分

【用法】引加圆肉五枚，淡竹叶五分，灯芯三十寸，水煎，调服夏枯草膏。

【主治】瘰疬。结核垒垒,先小后大,初不疼痛者。

万应紫金膏

【来源】《验方新编》卷十一。

【组成】赤芍 当归 红花 黄芩 连翘 黄柏 僵蚕 蝉退 白芷 甘草 胎发 大黄 银花 蜈蚣 川乌 草乌 羌活 苍术 细辛 川椒 秦艽 乳香 没药 骨碎补 首乌 蛇床子 木鳖子 大风子 生南星 生半夏各五钱

《寿世新编》有防风、荆芥。

【用法】用猪油、麻油、桐油各半斤,将前药浸入油内,如春、夏天浸三日,秋、冬浸七日,倾入铜器内,文武火熬至药色焦黑,取起滤渣,再熬,加炒黄丹十两,用槐枝不住手搅动,熬至滴水成珠,再加白蜡五钱,随即起取,用槐枝搅匀,收入瓦罐,浸水中,拔去火毒,用时以布摊贴。哮吼喘嗽贴心窝,泻痢贴脐眼,余俱贴患处。

【主治】男妇大小瘰疬痰疬,对口发背,乳痈,鱼口便毒,臁疮热疖,手足腰背疼痛,闪挫伤损,及一切无名肿毒,哮吼喘嗽,泻痢。

红膏药

【来源】《验方新编》卷十一。

【组成】银朱(水飞,晒干)一钱 蓖麻仁二钱 嫩松香五钱 黄丹(水飞,晒干)一钱 轻粉五分

【用法】共捣如泥。治疔疮,以银针将疔疮头挑破,用此药作一小丸,如黄豆大,安膏药上,当中贴之,疔即拔出;或畏疼者,不必挑破,即以此膏摊开,如钱大贴之亦可;凡无名肿毒已破未破,不必挑动,均照拔疔之法用之;铜铁等物入疮入肉,亦用此红药一小丸,加别膏药上贴之自出。瘰疬未破者,用此药一小丸,加别膏药贴在最大之瘰疬上,或贴初起之瘰疬上亦可,贴后痒而微疼,至第三日启去,另换此药丸与膏药贴上,换至数次后,皮自微破,用瘦猪肉煮汤洗之(不用盐),或用金银花煎水洗亦可,再换此药,丸与膏药贴之,每二日一洗一换,贴至数日,瘰疬之根即粘在膏药上(根浅者易出,根深者功缓),出后仍用肉汤洗之,其余邻近未破之瘰疬仍用此药

丸与别膏药贴在已破之瘰疬原口,照前治之,可以一一后此而出,如未破瘰疬相隔尚远,或有筋膜隔住,即在未破之处贴之,候各瘰疬拔尽,另用生肌膏药贴紧数日,收口而愈。此药初贴稍觉作痛,烦躁,亦属无妨。

【功用】拔毒收功。

【主治】疔疮瘰疬及一切无名肿毒,并铜铁竹木瓦石入疮入肉。

痰核瘰疬膏

【来源】《易简方便》卷四。

【组成】肥皂(去皮弦核)二斤

【用法】长流水一二钵浸,春五,夏三,秋七,冬十日,取出捣碎,仍和水内,再滤去滓,单用水煎至滴水成珠,再入生白蜜三两收膏,去火气。摊贴,每日换二次。此膏易溶,每霉天常复火,或用白蜡成膏亦可。

【主治】瘰疬。

内府绀珠膏

【来源】《理瀹骈文》。

【组成】麻油一斤 当归 木鳖仁 知母 细辛 白芷 巴仁 五倍子 山慈菇 红芽大戟 续断 续随子各一两 槐 柳枝各二十八寸

【用法】煎熬去滓,另用松香十斤,以槐、柳、桃、桑枝、芙蓉叶各五斤煎浓汁,入松香,文火溶化,下乳香、没药、血竭各五钱,雄黄四钱,轻粉一钱,麝香、阿魏酌用,和入膏内。

【主治】痈疽、肿毒、流注、顽臁、风寒湿痹、瘰疬、乳痈、痰核、血风等疮,及头痛、牙疼、腰腿痛。

白及锭

【来源】《理瀹骈文》。

【组成】生南星 生半夏各三两 海藻 昆布各一两 冰片 麝香各二钱 红花 牡蛎各二两 青盐六钱(共生研末)

【用法】白及半斤,切片,熬膏,和药为锭,听用。

【主治】瘰疬。

神仙化痞膏

【来源】《理瀹骈文》。

【组成】大黄　黄柏　当归　秦艽　三棱　醋莪术各三钱　全蝎梢　炮甲片各十四个　木鳖仁七个　蜈蚣五条（一方无黄柏，有黄连、巴豆、芦荟、阿魏各三钱，冰片一钱）

【用法】用麻油二斤四两浸熬，炒黄丹收，入乳香、没药各五钱，风化硝三钱，摊膏。先用姜擦过，再贴患处，贴后炒盐布包熨于膏上，或烘儿鞋，或热手熨皆可。三日热止，七日腹痛止，十日便脓血愈。

【主治】积痞气块，身热口疳，腹痛，便脓血。

【加减】治马刀瘰疬，加琥珀，麝香。

子龙丸

【来源】《应验简便良方》卷下。

【组成】白蔻仁三两　川厚朴四两　制甘遂二两　红芽大戟二两　白芥子四两

【用法】上药各为细末，炼蜜为丸，如梧桐子大。每服三分，淡姜汤送下。

【主治】颈项、胸胁、背、腰、筋骨牵引钩痛，流走不定，手足冷木，气脉不通，痰涎在胸膈上。喉中结气似若梅核，时有时无，冲喉闷绝；又遍身或起筋块如榴如栗，皮色不变，不疼不痛，但觉酸麻，或自溃串烂，流水如涎，经年不愈，有若管漏；又治瘰疬、鱼口、便毒、贴骨、一切阴疽。

【宜忌】同日忌服甘草，因丸内有甘遂故也。

【方论】此乃治痰之本，痰之本水也，湿也，湿气与火则结为痰。大戟能泄脏腑水湿；甘遂能行经络水气，直达水气结聚之处以攻决；白芥子能散皮内膜外痰气，厚朴涤气温中，能去瘀生新；白蔻仁开胃健脾，温中顺气，惟善用者能获神效也。

无名散

【来源】《应验简便良方》卷下。

【组成】真麝八钱　金陀僧八两　冰片八钱　三仙丹三两　朱砂（水飞，净）六两　广丹六两　黑砂六两　枯矾三两

【用法】上为极细末，盛瓷瓶内盖好，勿令泄气。溃烂日久，不能收口者，用此药撒之，一日数次，连撒二、三日。腐肉消去，即见生肌合口

【主治】痈疽、发背、疔疮、对口、瘰疬、疬核、肚痈腰疽、乳毒、顽疮、疥癣、臁疮、鱼口、便毒、肛门痔漏、骑马痈、附骨疽，一切无名肿毒。

清肝化痰丸

【来源】《医门补要》卷中。

【组成】生地　丹皮　海藻　贝母　柴胡　昆布　海带　夏枯草　僵蚕　当归　连翘　栀子

【主治】瘰疬。

金刚散

【来源】《青囊立效秘方》卷二。

【组成】番八仁三钱　黄丹二钱　儿茶三钱　康青二钱　枯矾一钱　蟾酥二钱　轻粉二钱　元寸二分　冰片二分

【用法】乳至无声，掺膏药上。贴之。

【主治】肿毒，瘰疬，疔疮。

五龙散

【来源】《外科传薪集》。

【组成】生南星一两　生半夏五钱　全当归五钱　生大黄五钱　陈小粉一斤四两（炒黑）

【用法】上为细末，调涂。火盛以芙蓉汁调；寒重用姜汁调。

【主治】痈疽、疔毒、瘰疬初起。

五灯头草膏

【来源】《青囊秘传》。

【组成】五灯头草三斤（二三月中采收，阴半干）麻油二斤　雄黄二钱　血竭二钱　麝香二钱　梅片一钱　白信二分　干姜一钱　川乌一钱　草乌一钱

【用法】将五灯头草入油煎枯，沥滓，熬至滴水成珠，加黄丹收膏，约油一斤，加黄丹七两。余药为末，收贮备用。临用时，膏中掺入药末。

【主治】瘰疬不收口，肿毒湿疹。

龙虎丹

【来源】《青囊秘传》。
【组成】蝙蝠（煅）　冰片各少许
【用法】上为细末。外敷。
【功用】消肿敛疮。
【主治】瘰疬已溃，或未成脓者。

西黄丸

【来源】《青囊秘传》。
【组成】炙净乳香　没药各一两　麝香一钱五分　西牛黄三分　雄精五钱
【用法】上为末，取饭一两，打烂，入末药，再打为丸，如萝卜子大，晒干忌烘。每服三钱，热陈酒送下，上部临卧服，下部空心服。醉卧被覆取汗，酒醒痈消痛息。
【主治】乳痈瘰疬，痰核流注，肺痈，小肠痈毒。

阿魏软坚散

【来源】《青囊秘传》。
【组成】阿魏三钱　蜗牛（炙）三钱　象贝母三钱　月石一钱五分　桃仁一钱　僵蚕十条　南星三钱　腰黄三钱五分　冰片三分
【用法】上为末，大膏药中摊贴。
【主治】瘰疬痰块等。

金龙丸

【来源】《青囊秘传》。
【组成】番木鳖（以米泔浸三日，刮去皮毛，切片晒干，麻油熬浮，换土炒去油，水洗，干待用）四两　炙甲片一两五钱
【用法】上药共为细末，以黄米饭为丸，如梧桐子大。每服五分，量人虚实酌减，按部位用引经药，煎汤送下。宜暖睡，勿冒风。周身麻木抽掣，甚则发抖，不必惊慌，过片刻即安。
【主治】一切疔疮肿毒，跌仆闪伤，胸胁气痛，贴骨痈疽；兼治男妇大小颈项瘰疬，及乳岩、结核、痰气凝滞，硬块成毒，小儿痘后发痈。

消疬膏

【来源】《青囊秘传》。
【组成】黄丹十两　乳香（去油）　没药（去油）　儿茶　密佗僧　血竭各一两　麝香一钱（以上收膏时下）　当归五两　甲片五两　陈酒三两　肉桂一两　木鳖子一两　蜈蚣十条　象皮一两　黄连一两　黄柏五两　黄芩五两　艾叶一两　花粉一两　银花四两
【用法】先将当归等用香油三斤浸半月，夏五日，秋十日，熬枯去渣，入黄丹、乳没、儿茶、陀僧及麝香等药和匀成膏。用时摊贴。
【主治】瘰疬。

消痞膏

【来源】《青囊秘传》。
【组成】香油半斤　密陀僧三两　阿魏二钱五分　水红花子一钱五分　麝香一钱五分　羌活五钱
【用法】先将羌活、水红花子熬枯去滓，熬至滴水成珠，入僧、魏、麝令匀。或作末药摊膏用。
【功用】软坚。
【主治】瘰疬、痰块。

虚痰丸

【来源】《青囊秘传》。
【组成】枳壳（去瓤）八十二个　斑蝥（去头足翅）八十只　全蝎四十只　蜈蚣十条　大枣半斤（煮烂，去皮核）
【用法】将枳壳内藏斑蝥二只，全蝎一只，对合，苎线结紧，放水中煮极烂，然后取出枳壳内斑蝥、全蝎，炙脆研细；再用炙山甲五钱，炙蜈蚣十条，共研细，入枳壳内，与枣子杵极烂；再加元米七八合，炒黄磨末，入药共杵和，为丸如梧桐子大。每日白毛夏枯草汤送下，五钱为度。未成即消，已溃即敛，然久服可痊，少者两月而愈。
【主治】颈前瘰疬。

提疬丹

【来源】《青囊秘传》。

【组成】巴豆（去壳）　白信　降药各等分

【用法】上为末，饭和为丸，量核大小外用之。

【主治】瘰疬。

【宜忌】此为强烈腐蚀剂，用后痰核脱腐成窟窿，损及血络，易致大出血，宜慎用。病位在颈动脉处勿用。

瘰疬饼

【来源】《青囊秘传》。

【组成】生山药　蓖麻子

【用法】二味搅烂，摊贴之。

【主治】瘰疬。

瘰疬膏

【来源】《青囊秘传》。

【组成】没药（炙，末）二钱　乳香（炙，末）二钱　血余炭（研，末）二钱　穿山甲（炙，末）三片　番木鳖（去皮，切片）八个　东丹二两　麻油三两　麝香（俟膏冷调入）一分

【用法】先将木鳖肉入麻油熬枯取出，并各药研细，俟油熬至滴水成珠，入各药末，令和匀，后起锅放地下，入东丹，将柳枝不住手搅，膏老嫩得中。如老，丹少入，嫩，丹多入，候冷，入麝香末和匀，起锅，入冷水三日，退火气，方可摊贴。

【主治】瘰疬。

瘰疬痰核膏

【来源】《青囊秘传》。

【组成】生甲片二两　海藻四两　当归二两　白芷二两　黄连二两　黄柏二两　黄芩二两　番木鳖一两　全蝎二两　生地一两　赤芍一两　官桂四两　麻油二斤半

【用法】熬枯去滓，熬至滴水成珠，加黄丹十两，黄蜡七两，白蜡三钱，粉锡二两收成膏，再加后药：乳香（炙）、没药（炙）、阿魏各六钱，轻粉六钱，麝香二钱，血竭四两，燕窝泥一两，雄黄二钱，朱砂二钱，雄鼠粪一两，（均研末）和匀。

【主治】瘰疬，痰核。

内消瘰疬丸

【来源】《饲鹤亭集方》。

【组成】玄参　连翘　当归　制军　花粉各三两　生地　海石粉各四两　薄荷　白蔹　川贝各二两　朴消　青盐　生甘草各一两　夏枯草四两

【用法】煎汤为丸。每服四五钱，开水送下。

【功用】开郁清热，消肿涤痰。

【主治】男妇忧思郁怒，积于肝胃两经，致生瘰疬、乳岩诸毒。

消疬丸

【来源】《饲鹤亭集方》。

【组成】元参　土贝　左牡蛎各等分

【用法】夏枯草汤泛丸。每服三钱，夏枯草汤送下。

【主治】阴虚大盛，灼液成痰，痹于络，致生颈项痰串，马刀瘰疬。

瘰疬疏肝丸

【来源】《饲鹤亭集方》引缪仲淳方

【组成】昆布四两　海石　川贝　牡蛎各二两　天葵子五钱

【用法】上为细末，夏枯草汤为丸服。

【功用】解郁结，清血热，涤痰火，消肿毒。

【主治】忧思郁怒，气积于肝胃两经，而成瘰疬乳岩。

蹲鸱丸

【来源】《饲鹤亭集方》。

【组成】山芋艿（煮）四两　川贝二两　左牡蛎四两　昆布一两　海藻一两　橘红五钱

【用法】上为末，炼蜜为丸。每日早、晚温酒送下二钱。

【主治】禀赋不足，痰痹于阳明、少阳之络，以致颈项颔下耳之前后凝结痰核，大小不一，皮色不变，无论新久。

太白九转还元丹

【来源】《外科方外奇方》卷二。

【组成】南星 白芷 半夏 花粉 川乌（酒浸，去皮） 川贝母各三钱 草乌三钱（去皮尖） 麝香一钱 山慈姑五钱（去毛） 真磁石五钱

【用法】生晒为末，掺患处。勿令出气。

【主治】

1. 《外科方外奇方》：一切痈毒。未成即消，已成即溃，已溃即收功。

2. 《经验秘方类抄》：痈疽发背，烂腿臁疮、瘰疬。

会通灵应膏

【来源】《外科方外奇方》卷二。

【组成】玄参一两 马钱子二两 蓖麻子五钱（去壳） 五倍子五钱 杏仁二两 蛇蜕三钱 带子蜂房五钱 男子发一团 麻油一斤四两

【用法】熬膏用。

【主治】疮疡疔毒，瘰疬，大人臁疮，小儿蟮贡头。

清肝化痰汤

【来源】《内外验方秘传》。

【组成】夏枯草三钱 生地三钱 丹皮二钱 海藻二钱 海带二钱 贝母三钱 昆布二钱 僵蚕二钱 当归二钱 连翘二钱

【用法】引用荸荠二两，海蜇头一两，洗淡，水煎服。

【主治】项生瘰疬。

猫眼草膏

【来源】《医学探骊集》卷六。

【组成】鲜猫眼草一斤 大乌豆二升（做腐，用其浆）

【用法】上药将草入豆腐浆内，煮熟捞出过淋，熬至成膏。再将轻粉三分、冰片二分、麝香五厘细研，入膏内搅匀，用瓶盛之。每日点二次。额下疮破与不破者，宜此膏敷之。

【主治】额下疮，即鼠疮。此症多在少年，忽于额下结核，其大有如酸枣者，其小有如元豆者，年深日久，愈结愈多，及一破头，大为费手。

五龙膏

【来源】《千金珍秘方选》。

【组成】川黄柏四两 烟胶二两六钱 白芷二两二钱 白鲜皮（炒）一两六钱 地榆炭二两

【用法】上为细末，以麻油或菜油调敷。

【主治】热瘰湿毒，黄水疮，并痘后结瘢。

阳和至宝膏

【来源】《千金珍秘方选》。

【别名】痰块膏。

【组成】鲜紫苏八两 鲜牛蒡八两 鲜白凤仙四两 连根青葱八两 鲜草薢八两 鲜薄荷八两 鲜苍耳草八两（以上七味，取叶、梗、根全草，用麻油十斤浸十日，煎枯去滓待冷，四天后再加） 青防风 荆芥 水红花子 木香 川附子 当归 天麻 穿山甲 陈皮 白芷 川芎 连翘 白芥子 官桂 乌药 草乌 僵蚕 天南星 桂枝 大黄 白蔹 赤芍 生半夏 青皮 蒲公英 青木香各一两（熬枯去滓，熬至滴水成珠，入陶丹七两，文火收膏，渐温，入后药） 制肉桂三两 炙乳没各一两 琥珀二两 芸香二两 丁香油四两 苏合油四两 当门子三钱

【用法】上为细末，入膏搅匀，瓷罐收贮。用时隔水炖化，摊用。修合时宜于夏末，膏必须熬老；如太老，加苏合油不拘多少。

【主治】痰毒痰核，瘰疬乳疬，阴毒流注，以及外证之色不红者、皮肉所结之痰块。

内托生肌散

【来源】《医学衷中参西录》上册。

【组成】生黄耆四两 甘草二两 生明乳香一两半 生明没药一两半 生杭芍二两 天花粉三两 丹参一两半

【用法】上为细末。每服三钱，开水送下，一日三次。若将散剂变为汤剂，须先将花粉改用四两八钱，一剂分作八次煎服，较散剂生肌尤速。

【主治】瘰疬疮疡破后，气血亏损不能化脓生肌；或其疮数年不愈，外边疮口甚小，里边溃烂甚大，且有串至他处不能敷药者。

【方论】此方重用黄耆，补气分以生肌肉，有丹参以开通之，则补而不滞；有花粉、芍药以凉润之，则补而不热；又有乳香、没药、甘草化腐解毒，赞助黄耆以成生肌之功。况甘草与芍药并用，甘苦化合，味同人参，能双补气血，则生肌之功愈速也。至变散剂为汤剂，花粉必加重者，试以黄耆煎之则热力增，花粉煎之则凉力减，故必加重而其凉热之力始能平均相济也。至黄耆必用生者，因生用则补中有宣通之力，若炙之则一于温补，固于疮家不宜也。

【验案】疮疡　一人年二十余，因抬物用力过度，腰疼半年不愈。忽于疼处发出一疮，在脊梁之旁，微似红肿，状若复盂，大径七寸。疡医以为腰疼半年，始现此疮，其根蒂必深而难治。且其内外发热，饮食懒进，舌苔黄厚，脉象滑数。知其证兼外感实热，先后投以白虎加人参汤退热，消乳汤加减清火消肿解毒，外用五倍子、三七、枯矾、金线重楼、白及为末以束其根；乳香、没药、雄黄、金线重楼、三七为末以敷其顶，皆用醋调之。旬日疮消三分之二，其顶甚软。遂以乌金膏调香油敷其软处。二日，疮破出稠脓若干。将此内托生肌散改作汤剂投之，外敷化腐生肌散。七八日间疮口长平，结痂而愈。

化腐生肌散

【来源】《医学衷中参西录》上册。

【组成】炉甘石（煅）六钱　乳香三钱　没药三钱　明雄黄二钱　硼砂三钱　硇砂二分　冰片三分

【用法】上为细末，收贮瓶中，勿令透气。每日擦患处三四次。

【主治】瘰疬已溃烂者。

【加减】平时收口不速者，可加珍珠一分，煅研细掺入。

消瘰丸

【来源】《医学衷中参西录》上册。

【组成】牡蛎（煅）十两　生黄耆四两　三棱二两　莪术二两　朱血竭一两　生明乳香一两　生明没药一两　龙胆草二两　玄参三两　浙贝母二两

【用法】上为细末，炼蜜为丸，如梧桐子大。每服三钱，用海带五钱，洗净切丝，煎汤送下，一日二次。

【主治】瘰疬。

【方论】此方重用牡蛎、海带，以消痰软坚，为治瘰疬之主药。恐脾胃弱者，久服有碍，故用黄耆、三棱、莪术以开胃健脾，使脾胃强壮，自能运化药力，以达病所。且此证之根在于肝胆，而三棱、莪术善开至坚之结。又佐以血竭、乳香、没药，以通气活血，使气血毫无滞碍，瘰疬自易消散也。而犹恐少阳之火炽盛，加胆草直入肝胆以泻之，玄参、贝母清肃肺金以镇之。且贝母之性，善于疗郁结利痰涎，兼主恶疮。玄参之性，《名医别录》谓其散颈下核，《开宝本草》谓其主鼠瘘，二药皆善消瘰疬可知。

消瘰膏

【来源】《医学衷中参西录》上册。

【组成】生半夏一两　生山甲三钱　生甘遂一钱　生马钱子四钱（剪碎）　皂角三钱　朱血竭二钱

【用法】上药前五味用香油煎枯去滓，加黄丹收膏，火候到时，将血竭研细掺膏中，熔化和匀，随疮大小摊作膏药。临用时，每药一贴加麝香少许。

【主治】瘰疬。

【验案】友人之女年五岁，项间起瘰疬数个，年幼不能服药，为制此药，贴之全愈。

加减归脾汤

【来源】《疡科全书》。

【组成】党参　白术　炒枣仁　半夏　煅龙骨　煅牡蛎　龙眼肉各二钱　当归　白芍各三钱　远志　广陈皮各钱半　炙甘草一钱

【用法】水煎服。

【主治】妇人忧郁内伤，初则或经水不调，久而或致闭不通，阴火上炎，皆生疬，此名伤肝疬。

加减六味地黄丸

【来源】《疡科全书》。

【组成】茯苓一两五钱　熟地四两　泽泻八钱　炙甘草五钱　枸杞一两五钱（盐水炒）　黄肉一两五钱　青皮五钱（盐水炒）　半夏八钱　粉丹皮八钱　煅龙骨一两　煅牡蛎一两　杜仲一两（炒黑）　白芥子一两

【用法】上为细末，炼蜜为丸，如绿豆大，切勿火焙。每服三钱，早、晚饭后淡盐汤送下。加减作汤剂亦可。

【功用】温补肝肾固脾。

【主治】寒痰凝结所致的阴火疬，颈际夹起，大如卵形，坚硬异常，或一边，或两边，或带小核数粒，体质羸弱或后天亏损者。

【加减】若唇舌常白，面色萎黄，脉沉迟无力，须兼用附、桂。

万应锭

【来源】《疡科纲要》卷下。

【别名】金老鼠屎。

【组成】陈胆星　生锦纹　天竺黄　红芽　大戟千金子霜（去净油）　生玄胡索　象贝母　川黄连仙半夏　明天麻　建神曲各三两　毛慈姑　陈京墨各四两　胡黄连二两　麒麟竭　净腰黄　真熊胆各一两五钱　麝香　大梅片各三钱

【用法】上各为极细末，糯米饮杵为锭，不拘大小。临用磨服，大人四五分至一钱，小儿减之，随证酌量；肿疡亦可磨敷。

【功用】清热解毒，消食异滞，活血行气。

【主治】小儿停痰积热，发热不退，大便不爽；温热病胃肠实热，斑疹丹痧，暑湿痰热，赤白滞下，实热便闭；妇女血热瘀垢，月事不调；疡科瘰疬，痰核，时毒发颐，痄腮温毒，实热咽喉肿烂，乳蛾喉疳，喉痹喉癣，牙疳舌疳，口糜重舌，暑天热疖。

【宜忌】妊身勿服。

牛黄丸

【来源】《疡科纲要》卷下。

【组成】上品陈胆南星十两　天竺黄四两　川古勇黄连　广郁金　五倍子　乌芋粉各三两　象山贝母六两　关西牛黄五钱　透明腰黄二两

【用法】上药各为极细末，以好黄酒化陈胆星，杵和为丸，如大豆大，辰砂为衣。密收勿透空气，弗用石灰同藏。每服三五七丸，细嚼缓咽下。

【主治】风热痰壅，痄腮发颐，时毒，痰核瘰疬及咽喉肿痛腐烂，肺痈，胃痈，咯吐脓血。

血余膏

【来源】《疡科纲要》卷下。

【组成】壮人头发　猪毛　羊毛　鸡毛　鹅毛（各洗净，晒干，鸡毛、鹅毛须去中心硬梗）各净四两　猪板油（去膜，净）二两　桐油二两　麻油二十两　白川占二两　龙脑香　麝香各一钱

【用法】先以三种油，入龟版五两，煤二十分钟，再入诸毛灼焦枯，离火片刻，细绢漉净滓，文火再煮，入川占、脑、麝，以飞净黄丹六两调成膏，油纸摊贴。可再加三灵丹掺药。此油炼成，亦可少加锌养粉同调，用西法棉花棉纱摊贴。

【主治】恶疮久不收口，及臁疮多年不收，瘰疬久溃，疮口多水无脓者。

消核锭

【来源】《丁甘仁家传珍方选》。

【组成】山慈菇二两　原寸香二分

【用法】上为细末，用糯米浆打糊成锭。醋磨涂。

【主治】瘰疬，痰核。

行军万应膏

【来源】《中国医学大辞典》引徐邦道方。

【组成】生白附子三两　生川乌　生草乌各二两木鳖子五十八个　金银花二两　茅苍术　赤芍药连翘　条芩　生首乌各五钱　大风子肉五十八个白芷一两　火麻仁二两　蓖麻仁二百粒　干姜八两　当归尾　川椒各一两　血余二两　骨碎补五钱　大蜈蚣四十条　白僵蚕一两　青防风　北细辛各五钱　蝉衣　生南星　生半夏各二两　马前子二十八个　川黄柏二两　川独活一两　荆芥穗红花　西茜　蛇床子　孩儿茶　姜黄各五钱　粉

草一两　猪油　麻油　桐油各一斤

【用法】入油内浸三日后，熬去滓，再炼，滴水成珠，先以广丹十两收就。加入铅粉、扫粉、炉甘石（飞）各一两，乳香、没药（各去油）、血竭、水银各五钱，枯矾一两，研极细，再收为膏。隔水燉化，用红布摊膏贴之。

【主治】跌打损伤，及一切无名恶毒，瘰疬、疡核、痰核、积瘀、气痞、风寒湿困等证。

紫金夺命膏

【来源】《中国医学大辞典》。

【组成】川黄连　全蝎　穿山甲　黄芩　川黄柏　当归　白芷各二两　赤芍药　番木鳖（切片）　生地黄各一两　官桂　海藻各四两

【用法】用水煎汁，去滓，用麻油二十二两，将药汁入内，熬尽水气，滴水成珠，方下血丹（炒过，飞）十一两，搅匀成膏，再下黄蜡七钱，又下阿魏六钱（切片），掺膏药上，令其自化，候微冷，又下乳香、没药（均去油）、轻粉各六钱，麝香、血竭、朱砂、雄黄各二钱，雄鼠粪一两五钱，燕窝当底泥一两，俱研细末，入膏搅匀，收贮。熬成不得加减药味分两。每用少许，摊贴患处。

【主治】恶疮，结毒，瘰疬，冷瘤，痞块，跌打骨断，久不收口。

阳和膏

【来源】《药奁启秘》。

【组成】鲜紫苏　鲜牛蒡　鲜草麻　鲜薄荷　鲜苍耳(俱连根叶)各八两　鲜白凤仙(连根叶)四两　青葱(连根)八两。以上七味，洗净阴干，用麻油十斤浸七日，煎枯去滓，待冷，再入后药：荆芥　防风　水红花子　川附子　广木香　当归　川乌　草乌　青皮　天麻　穿山甲　连翘　僵蚕　陈皮　芥子　蒲公英　天南星　官桂　桂枝　白芷　乌药　生半夏　青木香　大黄　白蔹　赤芍　川芎各一两（以上入前油浸三日，煎枯去滓，滤净，每净油一斤，入炒桃仁七两，文火收膏，于微温时加入下列细料）上肉桂二两　乳没各一两　丁香油四两　苏合油四两　檀香　琥珀各二两　当门子三钱

【用法】上为极细末，缓缓搅入，和透，置磁器

内。隔水炖烊，摊贴。

【主治】痰核、痰毒、瘰疬、乳疽、阴毒、流注，及一切疮疡之色不变者。

昆布散

【来源】《顾氏医径》卷六。

【组成】昆布　香附　夏枯草　川贝　玄参　牡蛎　半夏　白芥子　忍冬　甘草

【主治】马刀。虚痰入络，项侧胀硬，形如长蛤，坚核者。

银黝膏

【来源】《内外科百病验方大全》。

【组成】银黝四两　黄丹五两　真麻油一斤

【用法】上先将油慢火熬开，再下银黝，用桑枝不住手搅动，俟青烟初起时，然后入丹，熬至滴水成珠，放水中一二日，拔去火毒。用布摊贴。

【主治】瘰疬，及一切无名肿毒。

红鸡膏

【来源】《集成良方三百种》。

【组成】苏木一两　降香一两　当归五钱　川芎三钱　红花二钱　海藻六钱　海带六钱　夏枯草六钱　昆布六钱　连翘二钱　赤芍二钱　三棱五钱　莪术五钱　槟榔五钱　枳壳三钱　木香三钱　瓜蒌一个（全）　山甲二钱　皂刺二钱　银花六钱　元参六钱　香附四钱　橘红六钱　川贝四钱　南星四钱　半夏四钱　陈皮三钱　青皮三钱　桔梗二钱　牡蛎三钱　樟丹一斤半（后下）　香油三斤

【用法】先将香油熬开，用红公鸡一个，洗净，油内炸枯，再入上药炸枯，去净渣，入樟丹成膏；候冷，再加血竭（真）、儿茶、乳香（制）、没药（制）、阿魏各三钱（共研细末）入膏搅极匀，装瓷罐，埋地下，去火毒。摊贴。

【主治】痰核，瘰疬。

生肌散

【来源】《外科十三方考》。

【组成】朱砂　乳香　没药　轻粉　石脂　龙骨　白蜡　海螵蛸　川贝　自然铜（煅）各等分

【用法】上为末，收贮。用时每一两中配七仙丹一钱五分，和匀。每用些许，掺于疮口，盖以膏药。遇溃烂者，先用米泔水洗净，然后将此散轻轻拂上，膏药掩之。如久患成漏者，可用膏药捻成条子，蘸此药末，插入漏孔。如毒重不效者，须用前钓羊丹钓去核块，再用此散收功。

【功用】生肌退管。

【主治】病核出尽后。

加味天然散

【来源】《外科十三方考》。

【组成】乳香　没药　儿茶　血竭各一钱　赤石脂　海螵蛸各三钱　冰片一分

【用法】上为细末。加入天然散中用之。

【主治】瘰疬溃后。

【加减】冬月，加龙骨，象皮各三钱。

红桃丹

【来源】《外科十三方考》引《一壶天书》。

【组成】新出窑矿子石灰二两　银朱二钱　糯米若干粒

【用法】将石灰放新瓦上煅红，以碱水淬四五次，研细，加银朱一同入碱水调匀，再泡糯米在内。至米胀大如水晶色时，取米点病上，日二三次，至愈为止。

【主治】马刀瘰疬未穿者。

【宜忌】此方腐蚀性极大，故点用时当极端注意，不可伤及好肉。

红桃丹

【来源】《外科十三方考》引《一壶天书》。

【组成】新出窑矿子石灰四两　猫骨一具（煅存性）　白碱半酒杯　银朱三钱

【用法】上为细末，用冷水一碗，将药末投入搅匀，俟静置澄清时，再放糯米若干粒于药上，泡一宵。俟米胀如水晶色时，挑米点于患处。多点数次，其核自散。

【主治】马刀瘰疬未穿者。

【宜忌】此方腐蚀性极大，故点用时当极端注意，不可伤及好肉。

药线

【来源】《外科十三方考》。

【组成】白砒三钱　明矾七钱

【用法】上为细末，先于锅中滴麻油几滴，次将砒末放入，再将明矾末盖于上面，将锅在武火上烧之，俟砒、矾干结成饼，烟将尽未尽时，取出研末，以面糊做成细条（如粗线丝）备用。

【主治】瘰疬成蛊，及痈疽已久不干脓。

顺气消痰饮

【来源】《外科十三方考》。

【组成】石燕一对（入锅，炭火煅红，醋淬七次，为末）　陈皮　半夏　茯苓各五钱　广香三钱　海藻　海带　昆布各一两　槟榔五钱　防风三钱　川芎　枳实　白芷　夏枯草各五钱　黄连　黄芩　栀子各一钱　赤芍　桔梗各三钱

【用法】水煎服，或作丸服均可。兼服金蚣丸更妙。

【功用】顺气行痰，开郁软坚。

【主治】瘰疬。

【加减】男子，加知母、黄柏各八分；女子，加当归、地黄、川芎、白芍各八分。

脱蛊风凉膏

【来源】《外科十三方考》。

【组成】鸡蛋五个（煮，去白留黄）　麻油　雄黄末五钱

【用法】将蛋黄入麻油内，久煎去滓，倾入碗内，加雄黄末搅匀。敷搭患处润蛊，其核自落。

【功用】润蛊消核。

【主治】瘰疬。

紫霞膏

【来源】《外科十三方考》引《验方精华》。

【组成】制松香六两　制乳没各六钱　血竭四钱

铜绿二钱　潮脑六钱　朱采三两　腰黄八钱　麝香八分　蓖麻仁三两

【用法】上除松香、蓖麻仁外，各先后研末备用，各药分量以研末后净称为准。合膏时，以石臼捣松香使烂，次加蓖麻仁，三加铜绿，四加儿茶，五加乳香，六加没药，七加血竭，八加潮脑，九加朱采，十加腰黄，末后加麝香，合之后贮于碗内，用纸封固备用。捣时如药嫌干，可酌加蓖麻仁若干粒，以调整之，如年久膏硬时，亦用此法调整。摊膏时须隔小火炖融，或临用时就热水壶上温融之，不可采用直接火烘，因膏中麝香经火则气泄而效减也。

【主治】疬串。

紫霞膏

【来源】《外科十三方考》。

【组成】铜绿五钱　血竭五钱　乳香五钱　没药五钱　松香一两　蓖麻仁一百粒　轻粉二钱

【用法】先将前五味共研细末，投入石臼中，再加蓖麻仁、白蜡，并滴入清油数滴同捣之，约二三千杵时即可成膏。如不成膏，可再加蓖麻仁数十粒再捣，直捣至臼内膏软如棉，十分融和时为止，收贮备用。外贴。

【功用】拔毒，去腐，生肌。

【主治】凡夏、秋之间感染湿热发疮者，以及瘰疬、梅毒、臁疮等。

瘰疬丸

【来源】《外科十三方考》。

【组成】臭牡丹（全株）

【用法】研末为丸。每服二钱，夏枯草煎汤送下，一日三次。约四五日略可见效，轻者一月，重者三月，即可痊愈。

【主治】瘰疬不论已溃未溃。

瘰疬酒

【来源】《外科十三方考》。

【组成】臭牡丹　烧酒

【用法】以臭牡丹浸烧酒服之，须连续饮用。未溃者，约一月时间即可痊愈。

【主治】瘰疬。

千捶膏

【来源】《中药成方配本》。

【组成】麝香一钱　冰片五分　制乳香一钱五分　制没药一钱五分　樟脑一两　银朱一钱　白蜡一钱五分　葱制松香四两　蓖麻子肉一两

【用法】各取净末，先将蓖麻子肉研烂，和松香置石臼内，同打至二味和匀，再将余药放入，边打边拌，至细腻、颜色透明为度，约成膏六两，贴患处。

【功用】软坚消肿，拔毒生肌。

【主治】瘰疬臁疮，小儿鳝攻头。

断版龟丸

【来源】《中药成方配本》。

【别名】断龟丸（《中医外科学讲义》）。

【组成】克蛇乌龟一只（约一斤）

【用法】将克蛇乌龟用铅丝缚住，泥封，用炭五斤，煅三小时，得灰四两，研末，用白蜜三两二钱炼熟，糯米粉一两二钱，和入做丸，如梧桐子大，约做成七两四钱。每服一钱，小儿减半，开水送下，一日三次。

【主治】附骨流痰，瘰疬结核。

瘰疬疏肝丸

【来源】《中药成方配本》引缪仲淳方。

【组成】柴胡一两　蒲公英一两　山慈菇一两　漏芦一两　瓜蒌仁一两　象贝一两　橘叶一两　广皮一两　白菊花一两　金银花一两　连翘一两　地丁草一两　茜草一两　生甘草一两　茄蒂一两　制首乌一两　鼠妇一两

【用法】上为细末，用夏枯草二两，煎汤为丸，如绿豆大，约成丸十三两五钱。每服二钱，开水送下，一日二次。

【功用】疏肝散郁，通经软坚。

【主治】瘰疬，乳岩。

除消气瘰丸

【来源】《北京市中药成方选集》。

【组成】金果榄十六两　昆布八两　海藻八两　海胆八两　海燕八两

【用法】上为细末，用冷开水泛为小丸，朱砂二两、滑石八两五钱为衣。每服二钱，温开水送下，一日二次。

【功用】顺气和肝，消坚散结。

【主治】肝郁气滞，瘰疬结核，坚硬不消，肿胀疼痛。

消瘿顺气散

【来源】《北京市中药成方选集》。

【组成】生地二两　浙贝母二两　蛤粉（煅）一两五钱　海藻一两五钱　昆布一两五钱　浮海石（煅）一两五钱　海带一两五钱

【用法】上为细末。每服二钱，温开水冲服，一日二次。

【功用】平肝顺气，化瘰消瘿。

【主治】脖项胸前瘿瘤瘰疬，结核坚硬经久不消。

灵仙龙草汤

【来源】《验方选编》。

【组成】威灵仙　龙葵　夏枯草　土茯苓　栝楼各30克　黄药子　山慈姑各15克　了哥王12克

【功用】软坚散结。

【主治】无名肿毒，不痛不痒，痰核瘰疬，乳腺包块，喘咳痰鸣，呕吐痰涎，癥瘕积聚，坚硬难化，舌质晦暗，苔腻，脉滑。

【宜忌】忌服寒凉。

五海瘿瘤丸

【来源】《全国中药成药处方集》（吉林方）。

【组成】海带二两　海藻二两　海螵蛸二两　昆布二两　浮麦二两　白芷一两　广木香二钱　海粉二两

【用法】上为细末，炼蜜为丸，二钱重。大人每服一丸，九岁至六岁每服半丸，五岁至两岁每丸分三次服。一日二次，早、晚用开水送下。

【功用】软坚化核，消肿散瘀，活血舒气。

【主治】瘿瘤瘰疬，气脖乳核，无名肿毒。

红膏药

【来源】《全国中药成药处方集》（抚顺方）。

【组成】松香一两　潮脑五钱　白芷　大贝各二钱　轻粉　银朱各一钱　蜈蚣四条　冰片五分

【用法】上为细末，放盆内，以火炖成膏。贴患处。

【功用】消肿杀菌防腐。

【主治】疔毒疮疡，结核瘰疬，脚气（脚泡炎），一切外伤化脓痛痒等。

陀僧膏

【来源】《全国中药成药处方集》（抚顺方）。

【组成】官粉十两　陀僧四斤　香油五斤

【用法】将油熬成珠，下丹、陀僧、官粉，成膏即妥。

【主治】诸般恶疮，瘰疬鼠疮，跌扑金刃创伤，溃破流脓。

神效瘰疬膏

【来源】《全国中药成药处方集》（呼和浩特方）。

【组成】生半夏　生甘遂各二两　生马钱子四钱　生穿山甲　生牙皂各三钱　血竭花（另兑面）二钱

【用法】上将前五味用香油六两炸枯，去滓，入黄丹收膏后，再入血竭面化匀。如患瘰疬，量大小摊于布上贴之，惟摊膏时兑麝香少许。

【主治】瘰疬。

神效嵝峒丸

【来源】《全国中药成药处方集》（杭州方）。

【组成】西牛黄　梅冰片　麝香各二钱五分　真阿魏　明腰黄各一两　大黄粉儿茶　天竺黄　参三七　上血竭　乳香（去油）　没药（去油）各二钱　山羊血五钱　藤黄（隔汤煮十余次，去红色浮沫，沉底杂物，用净者）二两

【用法】以上各取净粉，将藤黄烊化，加炼白蜜为

丸，每重六分，蜡壳封固。每服一丸，重则二丸，温酒化服。盖被取汗。外症用浓茶抹敷患处。

【主治】痈疽发背，恶疮瘰疬，跌仆损伤，瘀血内攻，昏晕不省，以及蛇蝎蜂毒，一切无名肿毒。

【宜忌】忌一切生冷、发物。

结乳膏

【来源】《全国中药成药处方集》（天津方）。

【组成】香油十五斤　章丹九十两

【用法】以上香油炼至滴水成珠，入章丹搅匀成膏，每膏药油二斤兑韭菜汁、铜绿面、血竭面、乳香面、没药面各五钱，白矾面三钱，麝香六分，搅匀，每张净油一钱重。贴患处。

【功用】活血化瘀，消肿止痛。

【主治】妇女乳岩，乳肿乳痛，吹乳乳疼，乳房坚硬有核，初起红肿，疼痛难忍，瘰疬结核。

【宜忌】已破勿贴。

鸥鹞膏

【来源】《全国中药成药处方集》（济南方）。

【组成】鸥鹞一个　穿山甲一两二钱（生）　桂枝五钱五分　白芷一钱五分　木贼草三钱五分　山萸肉一两　郁金　赤苓各五钱　赤芍六钱　当归一两　云苓　南红花各五钱　白芍六钱　全蝎十条　麻黄三钱五分　石斛三两

【用法】用香油三十八两，先将鸥鹞炸枯去骨，再入他药同炸，滤去滓，用章丹三两，官粉十四两收膏。将药膏摊于布上，贴患处。

【主治】筋骨疼痛，手足麻木，瘰疬结核，无名肿毒。

【宜忌】忌辛辣发物。

硇砂膏

【来源】《全国中药成药处方集》（上海方）。

【组成】血余（盐水洗）四两　山栀子八两　穿山甲（炙）六两　棉子油十斤　东丹（炒）一百两　槐枝　杏枝　桑枝　柳枝各六两　沉香　方儿茶各二两　血竭三两　琥珀　象皮（微炒）各一两　冰片　麝香各五钱　硇砂四两

【用法】先将血余、山栀子、穿山甲、槐枝、杏枝、桑枝、柳枝浸入棉子油内一夜，随后文火熬至药枯，去滓滤清，加入东丹，再熬至滴水成珠收膏，摊时再加沉香、方儿茶、血竭、琥珀、象皮、冰片、麝香、硇砂药粉和匀，摊布上，大号每张用药肉四钱，中号每张用药肉二钱半，小号每张用药肉一钱半。贴患处。

【主治】痈疽，瘰疬、乳疬。

【宜忌】疔疮不可贴，不可入口。

解毒犀黄丸

【来源】《全国中药成药处方集》（广州方）。

【组成】川香三分　没药　乳香各一两　牛黄三分

【用法】各药和匀，研为细末，糯米糊为小丸，每丸三钱。热陈酒送服或清茶送服，大人每次服一丸，小儿每次服半丸。

【主治】瘰疬，阴疽。

蹲鸥丸

【来源】《全国中药成药处方集》（杭州方）。

【组成】香梗芋艿（净粉）十斤

【用法】上为细末，用漂淡陈海蜇一斤，大荸荠一斤煎汤为丸。每服三钱，开水送下。

【功用】消痰软坚，化毒生肌。

【主治】新久瘰疬，结核浮肿，硬块疼痛，不论已溃未溃。

化坚膏

【来源】《中药制剂手册》引《天津市固有成方统一配本》。

【组成】夏枯草六两　昆布六两　海藻六两　干姜三两　鹿角三两　五灵脂三两　甘遂三两　大戟三两　牡蛎三两　白芥子三两　雄黄三两　肉桂三两　麝香三钱　信石三两

【用法】雄黄、肉桂、信石、麝香单包；将夏枯草等十味，碎断，另取麻油二百四十两，置于锅内，微热，将夏枯草等药料倒入，炸枯，捞除残滓，取油过滤，即得药油；炼油，下丹，去火毒。将上列雄黄、肉桂、信石三味分别轧为细粉；将麝香三钱研细，与雄黄、肉桂、信石细粉陆续配研，取膏油加热熔化，待爆音停止，水气去尽，晾温，兑入细料搅匀，将膏油分摊于纸褙上，微晾，向内对折。用时温热化开，贴于患处。

【功用】活血散瘀，消坚止痛。

【主治】痰核瘰疬，乳核疮疖，红肿坚硬，疼痛不止。

散结灵片

【来源】《北京市中成药规范》。

【组成】菖蒲 62 斤　当归 46.8 斤　木鳖子（去皮）93 斤　草乌（甘草、银花水制）93 斤　地龙肉 93 斤　白胶香 93 斤　五灵脂（醋制）93 斤　乳香（醋制）46.8 斤　没药（醋制）46.8 斤　香墨 7.7 斤

【用法】上将前五药用 80% 乙醇回流 2 次（第一次 4 倍，第二次 3 倍），时间分别为 3、2 小时；将后五药粉碎为细粉，过 100 目筛，混合均匀。合并上药液及乙醇回收后药液，过滤沉淀，减压浓缩成稀膏，加入 80 斤淀粉，制成软材，干燥，加入以上细粉，粉碎为细粉，用稀乙醇制成颗粒，干燥，整粒，加 5% 硬脂酸镁，混匀压片，颗粒总重 431.5 斤，出片数 1 078 000 片。上淡绿色衣（每 100 斤片芯用滑石粉 33～35 斤，白砂糖 38～40 斤，食品用色素柠檬黄 2g，靛蓝 2g），置室内阴凉干燥处，密闭保存。每次 4 片，温开水送服，每日二次。

【功用】活血止痛，消结解毒。

【主治】经络不和，气血凝结引起的瘰疬鼠疮，疮节红肿，一切阴疽初起。

【宜忌】孕妇勿服。

五五丹

【来源】《外伤科学》。

【组成】熟石膏五钱　升丹五钱

【用法】上为细末，掺于疮面；或制成药线，插入疮中，外盖膏药或油膏，每日换药一至二次。

【功用】提脓祛腐。

【主治】流痰、附骨疽、瘰疬等溃后腐肉难脱，脓水不净者。

回阳生肌散

【来源】《赵炳南临床经验集》。

【组成】人参五钱　鹿茸五钱　雄黄五分　乳香一两　琥珀二钱五分　京红粉一钱

【用法】薄撒于疮面上或制药捻用。

【功用】回阳生肌，止痛收敛。

【主治】鼠疮，慢性顽固性溃疡及属于阴疮久不收口者。

【宜忌】火毒疮疖属阳症脓毒未净者及汞过敏者禁用。

阳和丸

【来源】《赵炳南临床经验集》。

【组成】肉桂四钱　白芥子一两　附子四钱　麻黄二钱　干姜四钱

【用法】每服一至二丸，每日二次，温开水或温黄酒送下。

【功用】温经回阳，活血通络，散寒燥湿。

【主治】淋巴腺结核。

红肉药捻

【来源】《赵炳南临床经验集》。

【组成】京红粉五钱　上肉桂面五钱　雄精一钱　假珍珠一钱

【功用】回阳生肌，活血提脓。

【主治】阴症窦道，痰管，脓疡，瘰疬，鼠疮，以及附骨阴疽，久溃不敛者。

【宜忌】阳症窦道及对汞剂过敏者禁用。

紫草膏

【来源】《赵炳南临床经验集》。

【组成】香油二斤半　当归四两　紫草四两　白芷二两　红花二两　黄蜡八两

【用法】炼膏去渣，直接涂患处。

【功用】凉血活血，解毒。

【主治】淋巴腺结核。

五虎丹

【来源】《中医皮肤病学简编》。

【组成】水银62克　白矾62克　青矾62克　牙消62克　食盐31克

【用法】先将水银与矾磨研，以不见水银为度，再将余药加入共研细末。将上药末置入小铁锅内，盖大碗一只，用泥土密糊封闭，文火炼二三小时，待冷却，轻轻除去泥土，将碗取出，碗底附着如霜之白色结晶，即为五虎丹。糊剂：五虎丹结晶体18克，蟾蜍0.5克，红娘0.5克，斑蝥0.5克，羊金花粉1克，用浆糊调成糊状，粘涂肿块上面，以普通膏药贴之；钉剂：药物份量同上，用米饭赋形，搓成两头尖的梭状条，每支长2～3厘米，重0.65克，阴干，用时插入癌组织。肿块脱落坏死后，改用红升丹细粉末撒布，贴膏药至疮面愈合。

【功用】《古今名方》：祛腐拔毒，生新。

【主治】

1.《中医皮肤病学简编》：皮肤癌。

2.《古今名方》：痈疽疔疮，慢性瘘管，淋巴结核等需要腐蚀脱落者。

【宜忌】不可口服。

白头翁酒

【来源】《中医皮肤病学简编》。

【组成】白头翁156克　白酒1升

【用法】将白头翁根洗净，剪成寸段，放入盛白酒坛内，用厚布密封坛口，隔水放入锅内煮数沸，捞出白头翁根渣，将药酒装瓶收贮。每服一二钟，一日两次，历一二月。

【功用】《千家妙方》：解毒散结，排脓敛疮。

【主治】淋巴腺结核。

【验案】淋巴结结核　《千家妙方》：郭某某，男，22岁，未婚，美术工作者。病人自幼体弱，16岁时左侧颈部发现瘰核，经外科手术切除已愈。19岁时，右侧颈部又发现瘰核，自溃后逐渐愈合。隔两年，整个颈部又发，时好时犯，残遗疤痕五处。今年初，右耳下颈部锁骨中央偏上见核桃大肿胀一处，市某医院诊断为淋巴结结核，注射链霉素，内服雷米封，仍未消散，破溃后时流清稀

脓液，同时右腋窝里亦有瘰核溃破，并沿连上臂内侧面二寸许，形成皮下瘘管，脓液时流时蓄，经外科开刀引流又转皮肤科会诊，诊断"皮肤腺病"，配合理疗，经治二月余，未能收口。全身倦怠无力，午后有微热，食纳尚可，二便正常，困倦喜睡。缺盆疮面为长方径寸，边缘整齐，无红肿，腐肉灰白色，有稀薄豆渣样脓汁，邻近有豆粒大之疙瘩三个，胀不痛。腋窝及上臂处疮面宽约一寸，长三寸，粉紫色肉芽组织凹凸不平，脓液浸润，有特腥气，舌苔薄白，脉沉而无力。属瘰病重症，服白头翁酒百日，全部疮面结疤痊愈。

地黄膏

【来源】《中医皮肤病学简编》。

【组成】生地1千克　藤黄15克　红粉9克　冰片3克　广丹12克

【用法】上后四味为细末，备用。先将生地洗净，放砂锅内煮30分钟左右，取出捣烂，再放入原汤煮20分钟，过滤取滓。将滓再煮再滤，然后将滤出的药液放砂锅内，用大火煎熬成膏，以提起成丝为度。放入罐内待冷后，将备用药粉搅入即成。先以生理盐水，或温开水洗净疮面，用无菌敷料摊上药膏（不宜太厚），盖在疮口上，间日或三日换药一次。

【主治】淋巴腺结核。

芙蓉软膏

【来源】《中医皮肤病学简编》。

【组成】芙蓉叶30克　泽兰叶30克　黄芩30克　大黄30克　黄连30克　黄柏30克

【用法】上为细末，香油调。敷患处。

【主治】淋巴腺结核。

蒲黄膏

【来源】《中医皮肤病学简编》。

【组成】鲜蒲公英（洗净，捣泥状）125克　雄黄10克　冰片3克

【用法】上药混合均匀。外用。

【主治】急性炎症非化脓期及淋巴腺结核。

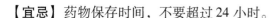

【宜忌】药物保存时间，不要超过 24 小时。

蜈蚣油膏

【来源】《中医皮肤病学简编》。

【组成】蜈蚣一条（焙干，去头足）

【用法】上为细末，用植物油 20 毫升搅拌均匀。外敷患处。

【主治】淋巴腺结核。

蝎蚣散

【来源】《中医皮肤病学简编》。

【组成】全蝎一个 蜈蚣一条

【用法】上研细粉，以鸡蛋一个搅拌，用香油或豆油炒熟吃下，每晨一个，不用铁锅，铝锅可用。

【主治】淋巴腺结核。

珠母补益方

【来源】《临症见解》。

【组成】珍珠母二两 龙骨一两 酸枣仁三钱 五味子二钱 女贞子五钱 熟地五钱 白芍四钱

【功用】育阴潜阳，养血宁神，益肾固精。

【主治】心肝肾虚损诸证。失眠证，阴虚阳亢的高血压，阴虚火旺头痛证，癫痫病，诸痛证，瘿瘤病，瘰疬病，肝虚血少的肝炎病，盗汗证，肾虚证。

攻坚散

【来源】《山东中医学术经验交流文选》。

【组成】夏枯草 玄参 生牡蛎各 30 克 昆布 15克 姜半夏 海藻各 12 克 青皮 陈皮各 9 克 三棱 莪术各 6 克

【用法】水煎服；或研末，开水送服。

【功用】滋阴清热，化痰散结，行气导滞，破瘀攻坚。

【主治】筛窦囊肿，鼻腔肿瘤，颈淋巴结核，慢性颌下腺炎，甲状腺肿大，甲状腺瘤，乳腺小叶增生，乳腺纤维瘤，乳房异常发育等肿块性疾病。

七三丹

【来源】《中医外科学讲义》。

【组成】熟石膏七钱 升丹三钱

【用法】上为细末。掺于疮口上，或用药线蘸药插入疮口，外用膏药或油膏贴盖。

【功用】提脓祛腐。

【主治】流痰、附骨疽、瘰疬、有头疽等溃后腐肉难脱，脓水不尽者。

逍遥蒌贝散

【来源】《中医外科学》。

【组成】柴胡 当归 白芍 茯苓 白术 瓜蒌 贝母 半夏 南星 生牡蛎 山慈菇

【用法】水煎服。

【功用】疏肝理气，化痰散结。

【主治】乳癖、瘰疬、乳癌初起。

芋 粥

【来源】《药粥疗法》引《食物本草》。

【别名】芋芃粥（《饮食治疗指南》）。

【组成】芋头 60～90 克 粳米 60～90 克 沙糖适量

【用法】将新鲜芋头洗净去皮，切成小块，与粳米煮粥，粥成后加入沙糖稍煮一二沸即可。

【功用】消瘰疬，补脾胃。

【主治】小儿瘰疬，虚痨，慢性淋巴结炎，淋巴结核，淋巴腺肿。

十三太保丹

【来源】《上海中医药杂志》（1957，1：45）引《九芝集方》。

【别名】太保丹《简明中医妇科学》。

【组成】露蜂房四两 公丁香二两 荜茇二两 细辛二两 百草霜二两

【用法】上为末，瓷瓶贮存。附骨疽毒、湿痰流注，瘰疬，乳疽，乳癖，包括一切阴性肿疡，以十三太保丹三钱，太乙药肉三两，加乳香、没药各五分，烊化拌匀，摊膏敷贴；寒性牙痛，以十三太保丹二份，樟脑一份研匀，少许掺膏药上外贴；风寒头痛，以十三太保丹二钱，太乙药肉二两，加薄荷一钱，烊化拌匀，摊膏贴太阳穴。

【功用】消肿散瘀止痛。

【主治】附骨疽毒、湿痰流注、瘰疬、乳疽、乳癖、一切阴性肿疡；寒性牙痛；风寒头痛。

【方论】方中蜂房甘平，为治瘰疬的主药之一；公丁香辛温而性纯阳，荜茇辛温而热，温中而行气；细辛辛温而散风寒，能行血散结；百草霜性辛温具有收涩作用。全书的药物大部偏重辛热辛温一类，基于辛甘发散之义。

消结散

【来源】《陕西中医》（1993，5：197）。

【组成】黄芪120g　猫爪草100g　海藻80g　夏枯草　山慈菇各50g　川贝母　神曲各40g

【用法】上药共研极细末，每次服8g，每日3次，每个月为1疗程。若有淋巴结破溃或窦道者，常规消毒，清创，外敷红升丹，药面和内插红升丹药捻，然后油纱条覆盖，每隔2天换药1次，至窦道及疮面愈合为止；无溃疡面和窦道者单用消结散。使用本方法时停用一切抗痨药。

【主治】淋巴结核。

【验案】淋巴结核　《陕西中医》（1993，5：197）：治疗淋巴结核67例病人，男18例，女49例；年龄8～45岁，以青少年居多；病程1～18年；淋巴结破溃形成窦道者24例，曾使用抗痨药者67例。结果：临床治愈（肿大的淋巴结全部消失，窦道及破溃处完全愈合，1年以上未复发者）42例，显效（肿大的淋巴结缩小至1cm，窦道及破溃完全愈合，全身症状得到控制）25例，无效（肿大的淋巴结、窦道及破溃面无变化或继续发展，全身症状无改善）0例；总有效率100%。

消瘰丸

【来源】《首批国家级名老中医效验秘方精选》。

【组成】玄参500克　象贝母240克　夏枯草240克　猫爪草240克　羊乳240克　地龙240克　重楼240克　煅牡蛎500克　僵蚕240克　制乳没各120克　柴胡120克　白芍240克　当归240克

梓木草240克

【用法】将夏枯草、煅牡蛎、昆布、海藻、柴胡、地龙、梓木草煎水浓缩，余药共研细末，加炼蜜与浓缩剂滚丸如梧桐子大。每服3～5克，日服2次（儿童酌减）。

【功用】清热化痰，软坚散结。

【主治】瘰疬、痰核，未溃、已溃各期均可。

【加减】临床运用时也可用此方辨证酌情增减改汤剂口服。痰火偏盛者，重用象贝，酌加瓜蒌、海浮石以清热化痰；阴虚火旺者，重用玄参、羊乳，酌加丹皮、知母以滋阴降火；肿块坚硬者，重用牡蛎、梓木草，酌加三棱、莪术以行气破瘀而使核消；肝气郁结者宜用青皮，酌加玫瑰花；香附以舒肝解郁。

【验案】李某，女，3岁。家长于一月多来发现患儿左侧颈淋巴腺肿大多个，曾于某院诊为"颈淋巴腺结核"，用链霉素及青霉素肌内注射未能控制，并逐渐化脓，终于1989年4月2日自行破溃，流出脓汁为稀干酪状，创面外翻，中心敷一层干酪样物，用棉棒拭后不去，创面周围并有多数黄豆至蚕豆大之淋巴结，因家庭经济不便停用链霉素，其母亦久患肺结核，遂投以本方汤剂内服，经治三周而愈，丸剂善后。

消瘰汤

【来源】《首批国家级名老中医效验秘方精选》。

【组成】鲜泽漆10克（干品减半）　大茯苓30克　黄精30克　夏枯草30克　连翘15克　山楂15克　枳壳12克　甘草3克

【用法】诸药纳陶罐内，清水浸泡1小时，煮沸10分钟，取200毫升，煎3次，将药液混匀，分3次温服，1日1剂，连服1～2个月，一般可愈，不愈再服，服药期间加强营养。

【功用】解毒散结，行气和胃。

【主治】瘰疬（淋巴结核）。

【验案】李某，女，23岁，1988年入院。病史：1988年5月，发现右颈部有一结块，大如核桃，皮色不变，推之可动，无发热等全身症状，即至某医院诊治。诊断为"颈淋巴结结核"。经肌内注射链霉素，口服异烟肼片等治疗，左颈部亦有结核发生，日久结核固定，皮色变暗红，于7月2日切开排脓，流出稀薄脓液（脓液涂片找到结核杆菌）。术后，继续使用链霉素、异烟肼，后转本院治疗。检查：颈部两侧有疮口两处，周围皮肤暗红，两疮口均有白色腐肉，疮口呈潜行性。四周有空腔，流出稀薄脓液，并夹有败絮样物质。诊断：瘰疬（颈淋巴结核）。治疗：内服消瘰汤加黄芪 30 克，玄参 10 克。入院当日既行清创，术后撒七三丹，敷以红油膏纱布盖贴，之后腐肉渐脱落，脓水减少，肉芽组织逐渐生长，最后用生肌散收口共治疗 40 天，疮口愈合。随访 1 年，未见复发。

内消瘰疬片

【来源】《部颁标准》。

【组成】夏枯草 400g　浙贝母 50g　海藻 50g　白蔹 50g　天花粉 50g　连翘 50g　熟大黄 50g　玄明粉 50g　蛤壳 50g　桔梗 50g　薄荷脑 0.25g　地黄 50g　当归 50g　玄参 250g　甘草 50g

【用法】制成片剂，每片重 0.6 克，密封。口服，每次 4~8 片，1 日 1~2 次。

【功用】软坚散结。

【主治】瘰疬痰核或肿或痛。

石吊兰片

【来源】《部颁标准》。

【组成】石吊兰 4000g

【用法】制成糖衣片，密封。口服，每次 4 片，每日 3 次。

【功用】清热解毒，软坚散结。

【主治】淋巴结结核。

消肿片

【来源】《部颁标准》。

【组成】枫香脂（制）150g　没药（制）75g　当归 75g　制草乌 150g　地龙（炙）150g　乳香（制）75g　马钱子（炒，去毛）150g　香墨 12g　五灵脂 150g

【用法】制成片剂，每片重 0.325g，密封。饭前用温黄酒或温开水化服，每次 2~4 片，1 日 3 次。

【功用】消肿拔毒。

【主治】瘰疬痰核，流注，乳房肿块，阴疽肿毒等症。

【宜忌】孕妇忌服。

结核灵片

【来源】《部颁标准》。

【组成】狼毒 750g

【用法】制成糖衣片，基片重 0.22g，密闭，防潮。口服，每次 4~6 片，1 日 3 次，饭后服用或遵医嘱。

【功用】抗结核。

【主治】淋巴结核，对肺结核及其他淋巴结核亦有疗效。

消瘿五海丸

【来源】《部颁标准》。

【组成】夏枯草 500g　海藻 150g　海带 150g　海螺（煅）150g　昆布 150g　蛤壳（煅）150g　木香 25g　川芎 25g

【用法】制成大蜜丸，每丸重 10g，密封。口服，每次 1 丸，1 日 2 次，小儿酌减。

【功用】消瘿软坚，破瘀散结。

【主治】淋巴腺结核，地方性甲状腺肿大。

【宜忌】孕妇忌服，忌与甘草同用。

猫爪草胶囊

【来源】《部颁标准》。

【组成】猫爪草 2820g

【用法】制成胶囊，每粒装 0.53g，密闭，防潮。口服，每次 4~6 粒，1 日 3 次，黄酒送服。连服 6 日，隔 3 日后再服。老人及儿童酌减。

【功用】散结消肿。

【主治】瘰疬，淋巴结核未溃者，亦可用于肺结核。

【宜忌】服药后，患处有红肿疼痛时可停药 3 日后再服，其红肿可自行消失或自破流脓，毒尽疮口愈合。身体虚弱的可配补气养血药同服。服药期间，严禁辛辣和发性物。

四十七、恶　核

恶核，是指生于肉中，形如豆或梅李，推之可动，患处疼痛，发热恶寒的肿块。《肘后备急方》："恶核病者，肉中忽有核如梅李，小者如豆粒。皮中惨痛，左右走身中，壮热恶寒是也，此病卒然如起。有毒入腹杀人，南方多有此患。"《外科证治全生》曰："大者，名恶核；小者，名痰核。与石疽初起相同。然其寒凝甚结，毒根最深，却不易溃。"病发多因风热毒邪搏于血气，气机郁结，或精气亏虚，温毒内伏，瘀痰凝滞所致。治疗总以消散肿核为要。

升麻汤

【来源】《医心方》卷二十五引《产经》。
【组成】升麻一两　夜干半两　沉香一分　黄芩一分　丁子三铢
【用法】上切。以水一升五合，煮取六合，分三次服。一岁儿一服半合。
【主治】小儿恶核肿，壮热欲死。

丹参汤

【来源】《外台秘要》卷二十三引《延年秘录》。
【组成】蒴藋　丹参各二两　甘草（炙）　秦艽　独活　乌头（炮）　牛膝各一两　踯躅花　蜀椒各半两（汗）
　　《古今录验》有白及。
【用法】上切。以水八升，煮取三升，温服一升。
【主治】恶肉核瘰疬，诸风气结聚肿气。
【宜忌】忌海藻，菘菜，猪肉，冷水。

独活散

【来源】《太平圣惠方》卷六十四。
【组成】独活一两　木香一两　射干一两　连翘一两　甘草一两（生，锉）　桑寄生一两　川升麻一两　沉香一两　川大黄一两（生用）
【用法】上为粗散。每服四钱，以水一中盏，煎至六分，去滓，加竹沥半合，更煎一二沸，放温服之，一日三次，得快利为度。
【主治】恶核风结肿毒，四肢烦热拘急。

赤小豆散

【来源】《太平圣惠方》卷九十。
【组成】赤小豆半两　猪牙皂荚半两　消石半两　黄柏半两　川大黄一两（锉碎，微炒）　木鳖子半两
【用法】上为细散。用鸡子清调涂，一日三四次。
【主治】小儿热毒风毒，生恶核。

犀角丸

【来源】《圣济总录》卷一二六。
【组成】犀角（镑）　木香各一分　硇砂（研，水飞）一钱　白茯苓（去黑皮）半两　皂荚（去皮子，酥炙）　干白薄荷　大黄（锉，炒）各一两　原蚕蛾　何首乌　天麻各二两
【用法】上为细末，用生羊肉精者，细切研成膏，为丸如黍米大。每服七丸，茶清送下，不拘时候。
【主治】恶核。

贴恶核散

【来源】《普济方》卷二七七。
【组成】赤小豆　猪牙皂角　消石　黄柏　木鳖子各半两
【用法】上为末。鸡子清调涂。气体壮实者，仍服凉膈散或四顺清凉饮之类。
【主治】恶核肿。

阳和丸

【来源】《外科全生集》。
【组成】肉桂一两　麻黄五钱　炮姜炭五钱
【用法】上为细末，酒、水为丸服。

【功用】温散。

【主治】

1.《外科全生集》：恶核。

2.《青囊秘传》：风寒入络头痛。

3.《全国中药成药处方集》（南京方）：阴疽漫肿平塌，皮色如常，久不溃散。

四十八、结 核

结核，是指核样肿物生于皮里膜外者。《备急千金要方》："此症生于皮里膜外，结为果核，坚而不痛。"病发多因为风火气郁，或湿痰凝结，局部肿块，初起推之可动，久则推之难移，多不作脓。初起伴有寒热者，宜用解表散寒，清热解毒；如湿痰凝结气郁者，可行气化痰以消散。

五香汤

【来源】《外台秘要》卷二十三引《古今录验》。

【别名】五香散（《太平圣惠方》卷三十五）。

【组成】沉香二两 熏陆香一两 麝香二分（研，汤成下） 青木香二两 鸡舌香二两

【用法】以水五升，煮取一升半，去滓，分三服。

【主治】

1.《外台秘要》引《古今录验》：诸恶气，喉肿结核。

2.《医心方》引《古今录验》：恶核肿毒入腹。

3.《太平圣惠方》：一切毒肿，疼痛不止。

4.《卫生宝鉴》：毒气入腹，烦闷气不通者。

【宜忌】《卫生宝鉴》：热渴昏冒，口燥咽干，大便硬，小便涩者，皆莫与服之。

丹参膏

【来源】《外台秘要》卷二十三引《延年秘录》。

【组成】丹参八分 白蔹 独活 连翘 白及各四分 升麻 蒴藋各六分 防己 玄参 杏仁各五分（去皮尖）

【用法】上切细，以生地黄汁淹渍一宿，以炼成猪膏四升，微火煎五上五下，药成，绞去滓。以摩病处，一日三四次。

【主治】恶肉、结核、瘰疬、脉肿、气痛。

升麻薄

【来源】《千金翼方》卷二十三。

【组成】升麻 青木香 白蔹 芒消 射干 当归 黄芩 桂心 芍药 防风 大黄 芎䓖 干葛各二两 莽草一两

【用法】上为末。以酒和令调，微火熬令黄，以薄肿上，日再易；干者添酒更捣之，随后薄肿上。

【主治】痈疽结核，种种色不异，时时牵痛，或经年肿势不消。

黄耆贴

【来源】《医心方》卷十六引张仲景方。

【组成】黄耆三两 真当归三两 大黄三两 芎䓖一两 白蔹三两 黄芩三两 防风三两 芍药二两 鸡子十枚 黄连二两

【用法】上捣烂，以鸡子白和涂纸上，贴肿上，燥易。

【功用】消核肿。

连翘散

【来源】《太平圣惠方》卷六十四。

【组成】连翘一两 射干一两 川升麻一两 独活一两 桑寄生半两 丁香半两 木通一两（锉） 木香一两 沉香一两 川大黄二两（锉碎，微炒）

【用法】上为细散。每服二钱，以清粥饮调下，每日三次。

【主治】项上恶核焮肿。

升麻散

【来源】《太平圣惠方》卷九十。

【别名】升麻汤（《证治准绳·幼科》卷三）。

【组成】川升麻半两 射干半两 连翘半两 犀角

屑半两　川大黄半两（锉碎，微炒）　川朴消半两

【用法】上为粗散。每服一钱，以水一小盏，煎至五分，去滓放温，量儿大小，分减服之。

【主治】小儿项生恶核，壮热不止。

【宜忌】《普济方》：忌酒面、炙煿。

丹参散

【来源】《太平圣惠方》卷九十。

【组成】丹参半两　露蜂房一分（微炙）　川升麻半两　防风半两（去芦头）　连翘半两　黄耆半两（锉）　川大黄半两（锉碎，微炒）　甘草半两（炙微赤，锉）　牛蒡子半两（微炒）　枳壳三分（麸炒）

【用法】上为粗散。每服一钱，以水一小盏，煎至五分，去滓放温，量儿大小，分减服之。

【主治】小儿风热，项腋下有恶核不消，大便多秘，心神烦热。

玄参丸

【来源】《太平圣惠方》卷九十。

【组成】玄参半两　汉防己半两　羌活半两　川大黄一两（锉碎，微炒）　木香半两　栀子仁半两　赤芍药半两　连翘一分　川升麻半两　牛蒡子半两（微炒）

【用法】上为末，炼蜜为丸，如绿豆大。每服五丸，以粥饮送下，一日三次。

【主治】小儿胸间积热毒，风气不散，连项生恶核，烦热不止。

阳和解凝膏

【来源】《外科全生集》卷四。

【别名】阳和膏（《经验方》卷上）。

【组成】鲜大力子（根叶梗）三斤　活白凤仙（梗）四两（入香油十斤煎枯去滓，次日入下药）　川附　桂枝　大黄　当归　肉桂　官桂　草乌　川乌　地龙　僵蚕　赤芍　白芷　白蔹　白及各二两　川芎四两　续断　防风　荆芥　五灵脂　木香　香橼　陈皮各一两（再煎，药枯沥滓，隔宿油冷，见过斤两。每油一斤，加炒透黄丹七两

搅和，文火漫熬，熬至滴水成珠，不粘指为度，即以湿粗纸罨火，以油锅移放冷灶上）　乳香　没药（末）各二两　苏合油四两　麝香一两

【用法】上为细末，入膏搅和，半月后摊贴。疟疾贴背心。

【功用】

1. 《北京市中药成方选集》：散凝化结。

2. 《中国药典》：温阳化湿，消肿散结。

【主治】

1. 《外科全生集》：一应烂溃阴疽，冻疮，疟疾。

2. 《北京市中药成方选集》：一切阴疽乳疮，瘰疬结核，及溃后流水，久不收敛。

3. 《中国药典》：寒湿痹痛。

【方论】《中医方剂通释》：本方治证，为寒湿凝滞，气血不通所致。治宜温散寒湿，活血行气。方中草乌、川乌、官桂、肉桂、桂枝、防风、荆芥、白芷等大队温热之品，驱风散寒，温经和阳，使阳气冲和，阴凝得散，则肿痛可消；以木香、陈皮、香橼调气行滞；川芎、赤芍、地龙、续断、大黄、五灵脂等活血祛瘀，俾气行血亦行，不但肿痛得止，且使血活肌生，不致溃烂；以苏合香油、僵蚕、麝香祛痰通络，拔毒防腐，兼能截疟疾寒热；乳香、没药、白及、白蔹既可行血散结，又可定痛生肌，肌生而肉不腐，从而疮面愈合。又以牛蒡、凤仙梗、黄丹拔毒止痛以为从治。且方中草乌、川乌与白蔹、白及属十八反之配伍，同用于本方中，取其相反相成，与群药相合，不仅寒湿得散，痰去络通，气血调畅，又能拔毒防腐，生肌定痛。故可达温经和阳，驱风散寒，调气活血，化痰通络之功。

消毒散

【来源】《圣济总录》卷一二五。

【组成】皂荚子五百枚（慢火炒裂）　薄荷（干者）二两　槟榔（锉）半两　甘草（炙，锉）　连翘各一两

【用法】上为散。每服二钱匕，食后、临卧米饮调下；腊茶调亦得。

【主治】毒气项下结核，或为瘤者。

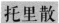

托里散

【来源】《外科精义》卷下引成子玉方。

【组成】川乌头（炮） 茯苓各三两 干姜（炮）
麻黄（去节） 甘草（炙）各一两五钱 杏仁
（炒，去皮尖） 五味子 桂心各一两

【用法】上为粗末。每服五六钱，水一盏半，煎至
一盏，去滓，食前温服。

【主治】疮疽，丹肿，结核，瘰疬。

犀角膏

【来源】《外科精义》卷下。

【组成】当归 川芎 黄蓍 白芷 白蔹 杏仁
木鳖子 官桂 乳香 没药各一两 乱发灰五钱
黄丹 清油五斤

本方名犀角膏，但方中无犀角，疑脱。

【用法】上细锉，于油内先浸一宿，于木炭火上熬
至白芷、杏仁焦，滤去滓，澄清再煎，油沸下丹，
以湿柳木箅子不住搅旋，滴药在水中，如珠不散，
出火，候一时辰，下乳香、没药、发灰搅匀，于
瓷盒内收。依常法摊用之。

【主治】五发、恶疮，结核、瘰疬、痈瘘、疽痔。

五香连翘汤

【来源】《普济方》卷二八三。

【组成】青木香 母丁香（一作鸡舌香） 黄熟
沉香 当门麝香 乳香 川升麻 桑寄生 川独
活 木通 牛舌大黄（蒸。一方用两半） 连翘各
一两

【用法】上锉散。每服四钱，水二盏，煮一盏，须
用银铫煎，如无，用银一片，空心热服。半日以
上未利再服，以利恶物为度。未生肉前服不妨，
以宣去毒热之气。

【主治】恶核痈疽，恶疮恶肿等，已破未破，疼痛者。

【加减】本方去独活、射干，加黄蓍、藿香，名
"五香大黄汤"。

清肝益荣汤

【来源】《校注妇人良方》卷二十四。

【别名】清肝益营汤（《诚书》卷十五）。

【组成】柴胡 山栀（炒）各五分 当归 川芎
芍药（炒）各一钱 熟地黄（自制） 白术（炒）
木瓜（不犯铁器） 茯苓各五分 甘草三分 龙胆
草（酒拌炒黑）五分 薏苡仁五分

【用法】水煎服。

【主治】

1. 《校注妇人良方》：肝胆经风热，血燥筋挛
结核，或作瘰子。

2. 《景岳全书》：肝胆小肠经风热血燥，筋挛
结核，或耳项胸乳胁肋作痛，并一切肝火之症。

蜘蛛散

【来源】《古今医统大全》卷六十七。

【组成】大蜘蛛

【用法】以好酒浸过研烂，同酒调开，澄去滓，临
卧服。

【主治】颊下结核不消。

八物二陈汤

【来源】《医学入门》卷八。

【组成】四君子汤 四物汤 二陈汤

【用法】水煎，温服。

【主治】劳发痰火。素有痰火，略有劳动，便发寒
热，全类伤寒，轻者将息周日自愈，重者颈腋膊
胯之间遂结核，肿痛或消，下次遇劳又发。

开气消痰汤

【来源】《古今医鉴》卷九。

【别名】开结导痰汤（《寿世保元》卷六）。

【组成】陈皮一钱 半夏七分（炮） 枯芩一钱
前胡八分 桔梗一钱二分 枳壳一钱 枳实七分
香附一钱二分（童便炒） 木香五分 僵蚕一钱二
分 羌活七分 荆芥七分 槟榔八分 射干七分
威灵仙七分 甘草六分

【用法】上锉一剂。加生姜三片，水煎服。

【主治】胸中胃脘至咽门窄狭如线，疼痛，及手足
俱有核如胡核者。

内消散

【来源】《万病回春》卷五。

【组成】归尾 连翘 羌活 独活 薄荷 桂枝 赤芍 白芷梢各一两 防风一两半 荆芥 细辛各八钱 藁本七钱半 小川芎 甘草节各六钱

【用法】上为细末。每服二钱，食后酒调下。

【主治】梅核，痰核，马刀瘰疬。

化风膏

【来源】《万病回春》卷五。

【组成】蓖麻子七枚 鸡子一枚

【用法】蓖麻子去壳捻烂，用薄纸卷于中，插入鸡子内，纸封固，水浸湿，火煨熟，去壳，去内纸条。只食鸡子，以酒一杯送下，每早晨服一枚，十日奏效。

【主治】咽喉、颈项结核成形及瘰疬。

消核丸

【来源】《万病回春》卷五。

【组成】橘红（盐水洗，略去白）一两 赤茯苓一两（去皮） 生甘草节（去皮）四钱半 夏曲（姜汁拌，焙）七钱 片芩（酒拌，炒）八钱 僵蚕（水洗，炒黄）六钱 玄参（酒拌，焙）七钱 牡蛎（火煨，童便淬，另研）七钱 山栀仁（连壳，炒焦）八钱 天花粉七钱 瓜蒌仁七钱（另研） 大黄（煨）一两 桔梗（去芦）七钱 连翘（去枝梗）一两

【用法】上为末，汤泡蒸饼为丸，如绿豆大，晒干。每服八九十丸，白汤送下。

【主治】颈项、耳后结核，三五成簇，不红、不肿、不痛、不成脓者。

消风化痰汤

【来源】《万病回春》卷五。

【组成】南星 半夏 赤芍 连翘 天麻 青藤 僵蚕（洗去丝） 苍耳子 金银花 天门冬 桔梗各七分 白芷 防风 羌活 皂角各五分 全蝎（去毒） 陈皮各四分 白附子 淮木通各一钱

甘草二分

【用法】上锉一剂。加生姜五片，水煎，食后服。

【主治】风热郁结，痰注不散，致生结核，或生项侧，在颈、在臂、在身，肿痛者。

【宜忌】忌食煎炒热物。

皂角膏

【来源】《痘疹传心录》卷十八。

【组成】大皂荚（去子，烧存性）八钱 糯米一合（炒褐色） 草乌 干姜 赤芍各一两 南星二两

【用法】上为末，葱酒调涂，日易二次。

【主治】恶核。

醉翁仙方

【来源】《寿世保元》卷六。

【组成】白头翁一斤（去叶，用根）

【用法】上分四服，每服四两，用酒煎。一日三次，二日服尽。

【主治】遍身疙瘩成块如核，不红不痛，皆痰流注而成结核。

消瘤二反膏

【来源】《外科大成》卷四。

【组成】甘草 大戟 芫花 甘遂

【用法】先用甘草煎浓膏，笔蘸涂瘤四围，待干再涂，共三次；次以大戟、芫花、甘遂等分为末，以醋调，另用笔蘸药涂其中，不得近着甘草处。次日则缩小些，又以甘草膏涂四围，比先小些，中涂照前，自然渐渐缩小而消矣。

【主治】瘿瘤、瘰疬、结核。

消补兼施汤

【来源】《石室秘录》卷二。

【组成】人参一钱 白术五钱 薏仁五钱 茯苓三钱 黄耆五钱 防风五分 白矾一钱 白芍三钱 陈皮五分 白芥子三钱

【用法】水煎服。

【主治】气虚痰滞，人身生块而不消者。

【方论】此方妙在补气多，而祛痰之药少，气足而痰自难留。况又有白芥子，无痰不消，白矾无坚不入，况又有白芍以和肝木，不来克脾胃之土，而土益能转其生化之机，又得薏仁、茯苓，以分消其水湿之气，何身块之不消乎？

化核膏

【来源】《外科全生集》。

【组成】菜油四斤 壁虎十四条 蜘蛛二十八个 蜗牛二十六枚

【用法】后三味入油锅熬至枯，浮油面，取出；再入新鲜首乌藤叶、甘菊根、薄荷、牛蒡、苍耳等草各半斤，武火熬至草枯，出渣，俟油冷，再入连翘，元参、苦参、白蔹、白芥子、僵蚕、水红子仁（各捣碎），大黄、荆芥、防风各四两，浸一宿，熬至黑枯，以油沥清，见过斤两，加制木鳖油半斤，配炒黄丹慢入慢搅，搅匀，文火再熬，熬至滴水成珠，膏不粘指为度；再加入丁香油，麝香各二钱，苏合油一两，搅匀，退火。摊贴。凡瘰疬结核恶核，此膏贴即暗消，但毒根不除，必以子龙丸日服三次，外用膏贴，方可除根，以杜后发。

【主治】瘰疬，结核，恶核。

【宜忌】《全国中药成药处方集》（沙市方）：无结核者忌用。

消核膏

【来源】《徐评外科正宗》卷五。

【组成】制甘遂二两 红芽大戟二两 白芥子八钱 麻黄四钱 生南星一两六钱 姜半夏一两六钱 僵蚕一两六钱 藤黄一两六钱 朴消一两六钱

【用法】用真麻油一斤，先投甘遂、南星、半夏，熬枯捞出；次下僵蚕；三下大戟、麻黄；四下白芥子；五下藤黄，逐次熬枯，先后捞出；六下朴消，熬至不爆。用绢将油滤净，再下锅熬滚，徐徐投入炒透东丹，随熬随搅。下丹之多少，以膏之老嫩为度。夏宜稍老，冬宜稍嫩。膏成，趁热倾入水盆中，扯拨数十次，以去火毒，即可摊贴，宜厚勿薄。

【主治】瘰疬、乳核及各种结核。

【宜忌】已溃者不可贴。

一笔消

【来源】《顾氏医径》卷六。

【组成】生大黄四两 生南星一两 生半夏一两 白及一两 黄连一两

【用法】上药生晒脆，磨粉，用猪胆汁调和作锭。疗毒，菊花水磨；结核，莱菔汁磨。

【主治】疗毒，结核。

刘氏毒镖膏

【来源】《膏药方集》引刘金安方。

【组成】乳香六钱 没药六钱 轻粉六钱 血竭六钱 甘草六钱 芙蓉草六钱 汗三七六钱 五倍子六钱 彰丹六两 朱砂二钱 台寸（麝香）一钱 红花三钱 小燕三个 咸鸭蛋七个 香油一斤

【用法】先将香油熬开，将小燕、咸鸭蛋、芙蓉草放油内后，取汁去滓；再将五倍子、红花、汗三七放油内炸黄色取出，共为细末，合煎药内，文火熬之，见各药变成黄色，再下彰丹，见黑色时用水一盆，滴水成珠为度，再将台寸放入，用铁铲搅三四合，将药全部倾水盆内，出去火毒，火毒出净后，膏药成灰白色，取出即可用之。用时将膏药用凉水泡化，再用手扰开，看症用多少贴疮上。

【主治】骨节骨膜漏疮，结核，对口，搭背，腰痛，硬伤，伤口，疗毒，恶疮，阴疮，鼠疮，臁疮，乳疮，筋膜瘰疬，寒疮，痔疮，痔漏，骨痨。

红膏药

【来源】《全国中药成药处方集》（抚顺方）。

【组成】松香一两 潮脑五钱 白芷 大贝各二钱 轻粉 银朱各一钱 蜈蚣四条 冰片五分

【用法】上为细末，放盆内，以火炖成膏。贴患处。

【功用】消肿杀菌防腐。

【主治】疗毒疮疡，结核瘰疬，脚气（脚泡炎），一切外伤化脓痛痒等。

通络活血方

【来源】《朱仁康临床经验集》。

【组成】归尾9克　赤芍9克　桃仁9克　红花9克　香附9克　青皮9克　王不留行9克　茜草9克　泽兰9克　牛膝9克

【用法】水煎服。

【功用】活血祛瘀，通经活络。

【主治】结节性红斑，硬结性红斑，下肢结节病属风湿阻于经络，气滞血瘀，结聚成核，红肿疼痛。

【方论】归尾、赤芍、桃仁、红花活血化瘀；王不留行通经活血；青皮、香附理气，气行血亦行；茜草凉血清热；泽兰活血破瘀；牛膝引药下行。

四十九、流　痰

流痰，是发生在骨与关节间的慢性化脓性疾病。因其成脓后，可在病变附近或较远的空隙处形成脓肿，破溃后脓液稀薄如痰，故名流痰。本病初起不红不热，病程进展缓慢，化脓亦迟，脓水清稀，并夹有败絮样物质，溃后不易收口，易形成窦道，常可损筋伤骨而致残废，甚至危及生命。又因病变部位不同而名称各异。如发生于脊背的，叫龟背痰；发生于腰椎两旁的，叫肾俞虚痰；发生于环跳部的，叫附骨痰；发生于膝部的，叫鹤膝痰；发生于足踝部的，叫穿拐痰；发生于手指骨节的，叫蜣螂蛀等。名称虽异，但其病因、证候和治法及预后基本一致，故统称为流痰。

本病多因先天不足，肾气不充，骨骼柔嫩，或外来损伤，致气血失和，风寒痰浊凝聚留于筋骨而发病。成人多因劳倦内伤，肾精亏损，骨骼空虚，正不胜邪，风寒痰浊乘虚而入，侵袭经隧骨髓而成。总之，本病的形成，先天不足，肾亏髂空，是病之本；痰浊凝聚，风寒侵袭，或有所损伤，是病之标。本病在发展过程中，其始为寒，其久为热；当其化脓之时，寒化为热，肉腐成脓；后期则阴虚火旺，虚火灼津；又由于脓水淋漓不断，常出现气血两虚的证候。

流痰之治，应究其病因、度其内外、审其虚实、辨其寒热。本病之初，阳衰阴盛，宜温通经脉，调其气血；及至病成，寒化为热者，应培补肝肾为本，兼清其虚热；溃后日久，气血两损，非大补无益，壮其脾胃。

牛黄丸

【来源】《圣济总录》卷一〇〇。

【组成】牛黄（研）一两　人参　沉香（锉）　木香　枳壳（去瓤，麸炒）　前胡（去苗）各一两半　麝香（研）　黄连（去须）　犀角（镑）各一两　胡黄连三分

【用法】上为末，炼蜜为丸，如小豆大。每服二十九，空心米饮送下，一日二次。

【主治】走注，恶气偏僻，皮肤疼痛如锥刺。背胛牵强伏连，羸瘦发渴。

乌头散

【来源】《圣济总录》卷一〇〇。

【组成】乌头（炮裂，去皮脐）　曼陀罗子（炒）　地龙（炒）　牛膝（酒浸，切，焙）各半两

【用法】上为散。温酒调半钱匕，一日二次。

【主治】久患走注气疼痛。

定痛降气饮

【来源】《疮疡经验全书》卷二。

【组成】芎藭　白芷　细辛各一两　僵蚕五钱（生用）

【用法】上为细末，炼蜜为丸。每服一丸，茶清嚼化。

【主治】蜣螂三串，及诸痈疽。

流气饮

【来源】《疮疡经验全书》卷四。

【组成】紫苏　桔梗　枳壳　乌药　甘草　芍药　白芷　川芎　防风　厚朴　木瓜　香附　官桂

川楝子

【用法】水二钟，加生姜三片，大枣一枚煎，不拘时候服。

【主治】蝼蛄串。

大补丸

【来源】《育婴家秘》卷二。

【组成】黄耆（炙）　人参　白术　白茯苓　甘草（炙）　当归（酒洗）　川芎　白芍（酒炒）　半夏（泡）　陈皮各二钱　川乌（炮）三分

【用法】上为末，酒糊为丸。姜汤送下。更灸曲池、三里、绝骨、肩髃各二七壮；若口眼逆向一边者，灸颊车穴，左灸右，右灸左。

【功用】补脾行痰。

【主治】脾胃虚弱，痰涎流注经络，瘫病在右，手足缓而不能举。

当归拈痛散

【来源】《丹台玉案》卷二。

【组成】当归　防风　黄耆各一钱　甘草五分　黄柏　玄参　人参　茯苓　白术　苍术各八分　干葛　升麻　知母　茵陈　羌活各六分

【用法】水二钟，煎八分服。

【主治】湿热为病，肢节烦疼，肩背沉重，流注足胫，痛不可忍，口干壮热，两足湿毒疮痛痒。

蠲痰饮

【来源】《丹台玉案》卷三。

【组成】羌活　威灵仙　苍术各一钱　桂枝　沉香　乌药　胆星各一钱二分　木通　牛膝各八分

【用法】水煎，加姜汁五茶匙，竹沥半杯，热服。

【主治】痰流注四肢，阻滞经络，疼痛之极。

拂疼饮

【来源】《丹台玉案》卷四。

【组成】乌药　南星　僵蚕　川芎　麻黄各一钱　苍术　桂枝　白术　橘红各一钱　竹沥一杯

【用法】水煎，温服。

【主治】湿痰湿火或风寒凝滞不散，手臂肿痛。

指迷丸

【来源】《症因脉治》卷二。

【组成】半夏四两　茯苓三两　广皮三两　枳壳一两　玄明粉一两　甘草五钱

【用法】上为细末，竹沥为丸。钩藤汤送下。

【功用】消胃家上结之痰，化大肠下凝之垢。

【主治】痰饮攻注，四肢肩背，或为麻木，软痹肿痛。

【加减】肝胆有火，加胆星；痰积不消，加海石。

九味流气饮

【来源】《证治宝鉴》卷十二。

【组成】赤芍　羌活　荆芥　防风　桂川芎　当归　连翘　金银花

【用法】加生姜，水煎服。

【主治】遍身流痰，起泡作赤肿者。

【加减】湿，加苍术。

消痰丸

【来源】《古方汇精》卷二。

【组成】山甲（炙）　大黄　明矾各十六两　杏仁霜　当归身各八两　川芎四两

【用法】上为细末，水泛为丸。每服三钱，白汤送下。

【功用】痰患初起可消，已成脓者服之减轻。

姜葱膏

【来源】《梅氏验方新编》卷七。

【组成】生姜一斤（取自然汁）四两　葱汁四两

【用法】共煎成膏，入牛胶少许，麝香一分，摊布上，贴。

【主治】流痰痉痛，不红不肿，皮肉冰冷。

补肾汤

【来源】《医门补要》卷中。

【组成】当归　熟地　菟丝子　杜仲　破故纸　巴

戟天　山萸　杞子　山药　淡苁蓉　淮牛膝　葡萄肉

【主治】腰痛成龟背症。

阳和膏

【来源】《经验各种秘方辑要》。

【组成】官桂一两　甘松一两　山奈一两　丁香五钱　乳香五钱　没药五钱　上玉桂五钱　牛蒡子五钱

【用法】上药内乳香须熬烊去油，余皆晒干生研，各为极细末，用沪上姜衍泽堂太乙膏药肉烘烊，将药末拌匀摊膏，其摊膏纸用棉料油纸并白纸裱褙双层，大者用红布摊之。凡疮初起未成时贴之皆可消散，但须连四围根脚贴进，不可但贴头上，反致不效；即已溃之疽贴此膏亦可收束，不致蔓延；方内玉桂、官桂并用者，因玉桂价昂，故兼用之，非重味也。

【主治】痈疽、发背、流痰，一切无名肿毒，及风热肿胀。

断版龟丸

【来源】《中药成方配本》。

【别名】断龟丸（《中医外科学讲义》）。

【组成】克蛇乌龟一只（约一斤）

【用法】将克蛇乌龟用铅丝缚住，泥封，用炭五斤，煅三小时，得灰四两，研末，用白蜜三两二钱炼熟，糯米粉一两二钱，和入做丸，如梧桐子大，约做成七两四钱。每服一钱，小儿减半，开水送下，一日三次。

【主治】附骨流痰，瘰疬结核。

五五丹

【来源】《外伤科学》。

【组成】熟石膏五钱　升丹五钱

【用法】上为细末，掺于疮面；或制成药线，插入疮中，外盖膏药或油膏，每日换药一至二次。

【功用】提脓祛腐。

【主治】流痰、附骨疽、瘰疬等溃后腐肉难脱，脓水不净者。

七三丹

【来源】《中医外科学讲义》。

【组成】熟石膏七钱　升丹三钱

【用法】上为细末。掺于疮口上，或用药线蘸药插入疮口，外用膏药或油膏贴盖。

【功用】提脓祛腐。

【主治】流痰、附骨疽、瘰疬、有头疽等溃后腐肉难脱，脓水不尽者。

五十、痰核

痰核，泛指体表的局限性包块。症见皮内生核，多少不等，包块不红不热，不痛不硬，推之可移，多发于颈项，下颏、四肢及背部等处。《医学入门》："痰核在颈全不痛，颈项生核，不红不痛，不作脓，推之则动，乃痰聚不散也。"病发多因脾弱不运，湿痰结聚于皮下而成。治宜以化痰和气为主。

神效散

【来源】《圣济总录》卷一二五。

【组成】猪羊靥各三十枚（旋入盐、胆内蘸过，令干，只用盐亦得）　陈橘皮（去白，焙）一两

【用法】上为散。每服二钱比，空心米饮调下。初结不过数服，觉消不用久服。

【主治】项气瘤结附赘，日渐增长。

神仙救命丹

【来源】《疮疡经验全书》卷二。

【组成】珍珠一钱　麝香一钱　冰片三分　胆星末五钱　枳实一钱　蟾酥六分　蛤粉一钱　巴豆霜五分　全蝎末一钱　甘草末一钱

【用法】上各为细末，和匀，米粉糊为，如梧桐子

大。每服二三钱，空心或酒或蜜汤送下。其痰从大便中出尽为度，如不行再服，即行，以薄粥补之。如泻不止，另用甘草七分，黄连一钱五分，苍术（炒）二钱，白术二钱（土炒），猪苓、泽泻各一钱，车前子、炒芍、炒芩、茯苓各一钱五分，人参、莲肉各二钱，水二钟，姜三片，枣二个，水煎服，即愈。

【主治】痰注。六气七情所感，痰不能流行，结于一处，伏行经络之间，背生痰注，其形或圆或歪或如米袋，坚硬如石。

【宜忌】硬处活动如绵，人参内托散服大半，方可服此下行药，否则有损无益。宜清心寡欲，戒恼免忧，忌油腻、生冷、蒜茄等物。

霞天膏

【来源】《韩氏医通》卷下。

【别名】霞天胶（《北京市中药成方选集》）。

【组成】黄牯牛一具（选纯黄肥泽无病，才一二岁者）

【用法】上洗净，取四腿项背，去筋膜，将精肉切成块子，如栗大，称三十斤，或四五十斤，于静室以大铜锅（无则新铁锅）加长流水煮之，不时搅动。另以一新锅煮沸汤，旋加，常使水淹肉五六寸，掠去浮沫，直煮至肉烂如泥，漉去滓。却将肉汁以细布漉小铜锅，用一色桑柴文武火候，不住手搅，不加熟水，只以汁渐如稀饧，滴水不散，色如琥珀，其膏成矣。此节火候最要小心，不然坏矣。大段每肉十二斤，可炼膏一斤为度，瓷器盛之。是名霞天膏也。用调煎剂初少渐多，沸热自然溶化，若用和丸剂，则每三分，搀白面一分，同煮成糊，或同炼蜜调匀。寒天久收，若生霉，用重汤煮过，热天冷水窨之，可留三日。

【功用】《丸散膏丹集成》：安中益气，养胃健脾，补腰膝。久服润泽枯槁，开爽精神。

【主治】

1.《韩氏医通》：痰。

2.《丸散膏丹集成》：中风偏废，口眼喎斜，消渴吐涎，积聚，痰涎壅塞，五脏六腑留痰、宿饮癖块，手足皮肤中瘰核，劳瘵蛊胀。

【加减】和竹沥、橘红、贝母、苏子、栝蒌根、枸骨叶之类，可治阴虚内热之痰；和橘皮、白茯苓、苏子、白豆蔻仁、半夏、苍术为曲，可治脾胃积痰；和橘皮、贝母、苏子、栝蒌根及仁、硼砂为曲，可治积热结痰。

神妙散

【来源】《活人心统》卷三。

【组成】石灰（火煅）

【用法】上为末。量核大小，白果肉捣膏贴之，或蜜调敷。

【主治】郁痰结核，状如瘰疬，红肿在于颈下，身背或痛，寒热。

竹沥达痰丸

【来源】《摄生众妙方》卷六。

【别名】竹沥运痰丸（《杂病源流犀烛》卷十四）、竹沥丸（《医学金针》卷三）。

【组成】半夏二两（汤泡洗七次，再用生姜汁浸透，晒干切片，瓦上微火炒熟用之） 人参一两（去芦） 白茯苓二两（去皮） 陈皮二两（去白） 甘草一两（炙） 白术三两（微火炒过） 大黄三两（酒浸透熟，晒干后用） 黄芩三两（酒炒） 沉香五钱（用最高者） 礞石一两（捣碎，用焰消一两和匀，放入销银锅内，上用瓦片盖之，用盐泥固济晒干，以炭煅过，如金黄色者可用）。

【用法】上为细末，用竹沥一大碗半，又生姜自然汁二钟和匀，入锅内火熬一刻许令热，却将前药末和捣如稀酱，以瓷器盛之，晒干，仍以竹沥、姜汁如前法捣匀，再晒干，如此三次，仍将竹沥为丸，如小豆大。每服百丸，食远白米汤送下。

【功用】

1.《摄生众妙方》：能运痰于大肠从大便出，不损元气，又能达痰。

2.《丹台玉案》：清气化痰。

【主治】

1.《摄生众妙方》：痰嗽。

2.《杂病源流犀烛》：痰积、痰涎凝聚成积，结在胸膈，吐咯不出，咽门至胃脘窄狭如线疼痛，目眩头旋，腹中累累有块；颈项痰核。

含化丹

【来源】《医学入门》卷八。

【组成】僵蚕　大黄　青黛　胆星各等分

【用法】上为末，炼蜜为丸。含化。

【主治】脑项耳后结核。

老君丹

【来源】《古今医鉴》卷十五。

【组成】老君须四分　紫背天葵三钱　乳香三钱　没药　红曲　防风　红花各三钱　栀子五分　当归八分　川芎四分　草果仁一钱　血竭五分　孩儿茶五分　土茯苓五分　金银花五分　白芥子五分

【用法】上为粗末。先用独蒜一个，顺擂烂，入好酒一碗，滤去滓，入药于内，重汤煮一时，食后、临卧服三剂。

【主治】瘰疬，并痰核结硬。

敷故散

【来源】《点点经》卷一。

【组成】苍术三钱（米泔水浸过，炒干）

【用法】研末，调敷。外用久盖酒坛旧絮袜一只，烘热，将仙术掷上及匀，趁热捆于痛处。

【主治】酒病血凝气注，痰瘤伤水，骨节疼痛，不分上下。

内托白蔹散

【来源】《万病回春》卷五。

【组成】当归一钱　赤芍一钱　川芎七分　白芷八分　连翘一钱　白蒺藜四分　白蔹八分　片芩（酒炒）八分　防风　桔梗各五分　天花粉七分　瓜蒌仁八分（另研）　柴胡五分　乳香七分（另研）　生甘草节四分

【用法】上锉一剂。水煎，晚间热服。

【主治】腋下痰核，因酒、怒气发肿痛，溃脓久不合口。

【宜忌】忌一切发物并怒气、房劳。

回燕膏

【来源】《遵生八笺》卷十八。

【组成】穿山甲　全蝎　白芷　黄连　黄柏　黄芩　当归各二两　生地　赤芍药各一两　官桂　海藻各四两　番木鳖一两（以麻油一斤四两，共熬枯黑，去滓，下飞丹十两，黄蜡七钱，白占三钱，粉心二两，收成膏药，投入水浸，加细药）　乳香　没药　阿魏　轻粉各六钱　麝香二钱　血竭四两　燕窝泥一两　雄黄　朱砂各二钱　雄鼠屎一两五钱

【用法】上为极细末，筛过，将膏药取起溶化，离火下细药搅匀。依病大贴之，三日即消。此药又能贴诸般恶毒。

【主治】瘰疬痰核。

遇仙膏

【来源】《遵生八笺》卷十八。

【组成】豨莶草　海风藤　大半夏　蓖麻子　麻黄　川乌　草乌　南星　羌活　桂枝各四两　独活　细辛　玄参　当归　荆芥　金银花各一两

【用法】以上用真香油七斤，葱汁、生姜汁各二碗半，浸煎药一宿，用铜锅文武火熬煎，药色不易黑，必待滴油变黑，去滓；每药油一斤，下飞过好丹九两，候成膏，再加白水煮过松香一斤，黄蜡一斤，化搅匀，气温方入：没药、乳香、木香、轻粉、胡椒各四两，白芥子一斤，五味研为细末，入膏内，每膏一斤，入蟾酥五钱。厚纸缎绢摊贴。肉痒出冷汗方去之。

【主治】风湿骨节疼痛，或痰核肿痛，皮肤麻木，瘙痒，一切风疾。

【加减】如牙疼，去轻粉。

内消散

【来源】《寿世保元》卷六。

【组成】南薄荷三钱　斑蝥（去翅足）三分（炒）

【用法】上为细末。每服三分，烧酒调下。服之后，小便频数，服益元散。

【主治】痰核，气核，痄腮，疙瘩及吹乳。

金星膏

【来源】《寿世保元》卷六引苏九宁方。

【组成】金星凤尾草一两五钱 实竹叶一两 葱白三十二根 侧柏叶一两五钱

【用法】上用香油一斤，浸药一日，用火熬，看药焦黄为度，用棉布袋滤去滓，仍入锅内熬，熟油一斤（净），入顶好铅粉三两，用竹搅匀，文武火熬，看烟起黑色，再入铅粉四两，着四五十下锅，仍用竹不住手搅匀，滴水成珠，取起放在地上，再搅，去火毒。

【主治】痰核。

大红膏

【来源】《外科正宗》卷二。

【组成】南星二两 银朱 血竭 消石 潮脑各三钱 轻粉 乳香各二钱 猫头骨一具（煅） 石灰一两（用大黄三钱，切片，同炒至石灰红色，去大黄）

【用法】上为细末，陈米醋熬稠，调药敷核上，三日一换。敷后皮嫩微损者，另换紫霞膏贴之，其核自消。

【主治】瘰疬、痰核结块，不分新久，但未穿破者。

活血化坚汤

【来源】《外科正宗》卷二。

【组成】防风 赤芍 归尾 天花粉 金银花 贝母 川芎 皂角刺 桔梗各一钱 僵蚕 厚朴 五灵脂 陈皮 甘草 乳香 白芷梢各五分

【用法】水二钟，煎八分，临服用酒一小杯，食后服。

【主治】一切瘰疬、瘿瘤、痰核，初起未溃脓者。

拔毒散

【来源】《外科百效》卷二。

【组成】巴豆肉二钱三分 人言一钱三分 生白矾九分 绿矾九分 雄黄三分 蜗牛十个

【用法】上为末。将口涎调搽核上，以万应膏贴之，二日一换；再将玉灵膏贴，一日一换。

【主治】痰核。

消疬散

【来源】《外科百效》卷二。

【组成】牛胶一斤（米糠炒成珠） 川山甲一斤（壁土炒成珠） 大黄（好酒九蒸九晒，取末）四两

【用法】上为细末。每服二三钱，酒调下。已破者，用加味五海饮数帖，酒煎调消疬散同服。

【主治】瘰疬、痰核、流注未破者。

加味小胃丹

【来源】《疡科选粹》卷三。

【组成】南星 半夏各二两五钱（用白矾、皂角刺及姜汁水煮十五次） 桃仁 杏仁（用白矾、皂角水泡） 红花 陈皮 枳实（用白矾水泡半月，炒） 白术 白芥子 苍术各二两（用米泔、白矾、皂角水浸一宿，炒）

【用法】上为末，姜汁、竹沥煮神曲为丸服，中风痰、痞积、眩晕、喉痹，淡姜汤送下；瘫痪不语，浓姜汤送下；惟痞块、头风、头痛宜临卧、食后服。

【主治】痰核生在下体，兼湿热者。

【宜忌】属火燥证者，断不可用。

星半消核汤

【来源】《疡科选粹》卷三。

【组成】半夏 牛胆星 天花粉 桔梗 白芷 金银花 昆布 海藻 夏枯草 瓜蒌仁 陈皮 甘草 防风 川芎 当归 羌活 海粉 贝母

【用法】上用水二钟，姜三片，煎服。

【主治】大人，小儿颈内痰核疬疮。

蚶壳丸

【来源】《济阳纲目》卷四十一。

【组成】蚶壳（又名瓦垄子，火煅，醋淬三次）

【用法】上为末。醋糊为丸，姜汤送下。

【主治】一切气血痰块癥瘕。

散结丸

【来源】《简明医彀》卷五。

【组成】橘红（盐水拌） 赤茯苓 大黄（酒煮） 连翘各一两 黄芩（酒炒） 山栀（炒）各八钱 半夏曲 桔梗 瓜蒌仁 牡蛎（煅，童便淬） 玄参 天花粉 僵蚕（洗）各七钱 甘草节四钱

【用法】上为末，水为丸，如萝卜子大。每服二钱，卧床白汤送下，兼用围方。

【主治】结核久不消。

玉燕膏

【来源】《上池杂说》。

【组成】川山甲 全蝎 白芷 黄连 全当归 黄芩各二两 生地 赤芍 番木鳖各一两 官桂 海藻各四两

【用法】上用麻油二斤四两，入锅熬枯，去滓净，入飞丹十两，黄蜡七钱，白蜡三钱，铅粉二两，收成膏，投入水浸，取起晾干，再入锅熔化，加乳香、没药、轻粉各二钱、麝香、雄黄、朱砂各一钱，朝北燕窠泥、雄鼠粪各五钱，血竭一两，共为细末，离火入前膏内，搅匀收贮。

【主治】瘰疬，痰核。

防风羌活汤

【来源】《不居集》下集卷二。

【组成】防风 羌活 秦艽 荆芥 薄荷 赤芍 连翘 栀子 滑石 甘草 玉竹

【主治】太阳风热上壅。

二白散

【来源】《外科大成》卷四。

【组成】南星 贝母各等分

【用法】上为末。鸡子清和米醋调敷。

【功用】消肿。

【主治】痰核。

五香流气饮

【来源】《外科大成》卷四。

【组成】金银花二两 姜蚕 连翘 羌活 独活 瓜蒌仁 小茴各一两五钱 藿香五钱 丁香一钱 木香 沉香 甘草各一钱

【用法】上分为十剂，水煎，随上下服。如为丸，绿豆大，雄黄五分为衣，滚水送下。

【主治】

1. 《外科大成》：结核痰核及阴毒流毒。

2. 《医宗金鉴》：黄鳅痈。由肝、脾二经湿热凝结而成，生于小腿肚里侧，疼痛肿硬，长有数寸，形如泥鳅，其色微红。

【验案】急性血栓性静脉炎 《江苏医药·中医分册》（1979，3：25）：用本方治疗急性血栓性静脉炎7例，皆获显效。并发现本方具有迅速控制炎症，防止疾病荏苒迁延之功。如一中年男性，因患大隐静脉曲张，血栓性静脉炎（急性期），已服清热解毒、活血化瘀之品不见效，近4天病情加重，伴有身热纳差，红肿痛甚，由原来5厘米发展到18厘米。试投"五香"三剂后，全身症状改善，病灶停止发展，疼痛锐减。继进5剂，全身症状消失，局部红肿消退。又给5剂，复查惟见6厘米之索状静脉，但无压痛，临床治愈，转用活血化瘀法治疗。

消核汤

【来源】《外科大成》卷四。

【组成】金银花 天花粉 山药各一钱五分 蒲公英 夏枯草 海石粉 南苍术 前胡各一钱

【用法】用水二钟，煎八分，食远服。

【主治】痰核。

矾石消垒散

【来源】《辨证录》卷九。

【组成】泽泻 半夏各三钱 茯神 白术各五钱 苡仁一两 附子二分 人参一钱 甘草五分 白矾一钱 黄连三分

【用法】水煎服。十剂自消。

【主治】气之不行，痰生块结，遍身累累不一。

消瘰丸

【来源】《医学心悟》卷四。

【别名】消疬丸（《疡医大全》卷十八）。

【组成】玄参（蒸）　牡蛎（煅，醋研）　贝母（去心，蒸）各四两

【用法】上为末，炼蜜为丸。每服三钱，开水送下，一日二次。

【功用】《中医方剂临床手册》：消瘰养阴，化痰软坚。

【主治】

1. 《医学心悟》：瘰疬初起。
2. 《中医方剂临床手册》：痰核。

【宜忌】宜戒恼怒，断煎炒，及发气、闭气诸物，免致脓水淋漓，渐成虚损。

犀黄丸

【来源】《外科全生集》卷四。

【别名】西黄丸（《治疗汇要》卷下）、西黄醒消丸（《中国医学大辞典》）。

【组成】犀黄三分　麝香一钱半　乳香　没药（各去油，研极细末）各一两　黄米饭一两

【用法】上捣烂为丸，忌火烘，晒干。每服三钱，陈酒送下，患生上部临卧服，下部空心服。

【主治】乳岩、横痃、瘰疬、痰核、流注、肺痈、小肠痈。

【宜忌】本丸久服必损胃气，有虚火者勿宜；肺痈万不可用。

内消瘰疬痰毒方

【来源】《种福堂公选良方》卷二。

【组成】羊角数对　威灵仙四两

【用法】共入瓦罐内，加清水煮数沸，候角软取出切薄片，用新瓦烧红，将角铺上，焙炒过研细，每灰一两，加广木香一钱，白芥子三钱，共为末，炼蜜为丸。用槟榔煎汤送下，或夏枯草汤送下亦可。服至七日后，大便下如黑羊屎，小便出黑水，自消。妇人如烂开两胁，服之亦效。

【主治】瘰疬，痰核，痰串。

【宜忌】忌生冷、煎炒、房事。

百发神针

【来源】《种福堂公选良方》卷二。

【组成】乳香　没药　生川附子　血竭　川乌　草乌　檀香末　降香末　大贝母　麝香各三钱　母丁香四十九粒　净蕲艾绵一两（或二两）

【用法】作针。各按穴针之。

【主治】偏正头风，漏肩，鹤膝，寒湿气，半身不遂，手足瘫痪，痞块，腰痛，小肠疝气；痈疽发背，对口痰核，初起不破烂者。

燕鼠膏

【来源】《种福堂公选良方》卷二。

【组成】全蝎（热水浸透，洗三次，晒干，净）二两　白芷　黄连　黄柏　黄芩　当归　山甲各一两　生地　赤芍各五钱　官桂二两　海藻二两五钱（洗三次，晒干）　番木鳖五钱（研碎）

【用法】用麻油一斤四两，浸药五日，熬焦黑色，去滓，将净油称准，每油二两，用飞净黄丹一两，收滴水不散，先入白占一钱五分，黄占三钱，即下黄丹，再下杭粉一两，用桑枝不住手搅成膏，候冷入水浸三四日，再用文火熔化，再入没药三钱（去油），阿魏三钱，麝香一钱，血竭二钱，朝南燕窝泥五钱，雄黄一钱，朱砂一钱，两头尖七钱，白升丹四钱，上为极细末，入膏内搅极匀。用时隔汤溶化摊贴，勿见火。

【主治】瘰疬痰核，痈疽发背肿毒。

加味二陈汤

【来源】《经验广集》卷一。

【组成】陈皮五钱　半夏二钱　茯苓一钱半　生甘草七分　白芥子一钱

【用法】加生姜一片，水煎服。

《外科证治全书》：宜兼阳和丸用。

【主治】《外科证治全书》：流注、疬核、皮里膜外之凝痰。

疬疮痰核噙药

【来源】《疡医大全》卷十八。

【组成】昆布（酒洗）　海藻（酒洗）　大黄（酒拌，蒸三次）　白僵蚕（姜汁拌炒）　真青黛（水飞）　胆南星　连翘各二两　桔梗　柴胡　瓜蒌仁　川黄连（酒炒）　片黄芩（酒炒）　橘红各一两

【用法】上为细末，炼蜜为丸，如芡实大。不拘日夜噙之。

【主治】瘰疬痰核。

升麻膏

【来源】《疡医大全》卷二十二。

【组成】升麻二十两

【用法】上用真麻油五斤浸一宿，煎枯去滓，慢火熬至滴水不散，入飞净黄丹二十四两，收成膏。贴之。未成自消，已溃自敛。

【主治】疔疮，顽疮，痈疽，瘰疬，痰核。

千捶绿云膏

【来源】《疡科心得集·家用膏丹丸散方》。

【组成】蓖麻子（去壳） 松香（葱头汁煮）各四两 海藻（炙，研）五钱 昆布（炙，研）五钱 南星（研）五钱 半夏（研）五钱 杏仁五钱 糠青（研）一两（一方有乳香、没药各五钱）

【用法】捣成膏

【主治】痰核。

紫金膏

【来源】《疡科心得集·家用膏丹丸散方》。

【组成】官桂六两 生地十二两 秦艽五两 羌活三两 黄芩二两 防风三两 木通三两 川连一两五钱 当归九两 木瓜六两 白术三两 方八十二两 鳖甲六两 白芷三两 远志三两 大蜈蚣十五条 丹参五两 紫草十二两 毛慈菇五两 生甲片一两五钱 血余五两 茜草六两 商陆根三片（上药俱囫囵，不切碎） 柳枝五两 桃枝五两 枣枝五两 桑枝五两 槐枝五两

【用法】用真麻油二十斤，将前药浸十日，熬枯去滓，用净飞丹十五斤，炒透收膏；再下明乳香（去油，研）五两，没药（去油，研）五两。

【主治】痰核瘰疬。

马勃散

【来源】《疡科遗编》卷下。

【组成】马屁勃一大块

【用法】剪片。含在舌下，二三日即愈。

【主治】舌底忽生痰包。

瘿瘤膏

【来源】《疡科遗编》卷下。

【组成】甘遂 大戟 芫花各三钱 白矾五分

【用法】上为末，掺膏上贴之。渐消。

【主治】一切痰瘤。

痰核丸

【来源】《类证治裁》卷二。

【组成】硼砂 沉香 贝母 百草霜 钟乳粉 陈皮 茯苓 白术 甘草 苏叶 鹅管石 石膏

【用法】白糖和丸服。

【主治】痰核。

痰核酒

【来源】《类证治裁》卷二。

【组成】都管草根三斤 兔耳 一枝箭 白果 紫花地丁各一斤 威灵仙二两

【用法】酒一坛煮。

【主治】痰核。

活命饮

【来源】《良方合璧》卷下。

【组成】当归尾一钱五分 红花一钱 皂角刺一钱 沉香一钱 石决明一钱 羌活一钱 穿山甲一钱 连翘一钱（去心） 威灵仙一钱 花粉一钱五分 滴乳香一钱（去油） 没药一钱（去油） 金银花二钱 白芷一钱 甘草节一钱 防风一钱 苏木一钱

【用法】陈酒一杯，水煎服。

【功用】散风行瘀，活血解毒，消肿定痛，消痈溃脓。

【主治】痈疽发背，对口脑疽，瘰疬痰核，疔疮恶毒，湿痰流注，无名肿毒，大小疮疖，内痈。

灵应必消散

【来源】《集验良方》卷一。

【别名】灵应必效散（《青囊秘传》）。

【组成】草乌五钱　川乌五钱　白芷五钱　花椒一钱　山奈三钱　麝香四分　贝母三钱　大黄三钱　蟾酥一钱（晒研）

【用法】上为细末，和匀，再研极细，瓷瓶收贮。未成者掺于膏上贴之。

【主治】一切痰核，无名肿毒。

消痰消核膏

【来源】《理瀹骈文》。

【组成】甘遂　南星　半夏各一两

【用法】麻油熬，下麻黄、大戟、僵蚕各四钱，白芥子五钱，藤黄六钱，朴消七钱，黄丹收。贴患处。

【主治】痰核。

平安散

【来源】《外科传薪集》。

【组成】牛黄二分　火消三钱　煅月石三钱　雄黄三钱　原寸香三分　大梅片二分

【主治】火症痰核。

阿魏软坚散

【来源】《青囊秘传》。

【组成】阿魏三钱　蜗牛（炙）三钱　象贝母三钱　月石一钱五分　桃仁一钱　僵蚕十条　南星三钱　腰黄三钱五分　冰片三分

【用法】上为末，大膏药中摊贴。

【主治】瘰疬痰块等。

消痞膏

【来源】《青囊秘传》。

【组成】香油半斤　密陀僧三两　阿魏二钱五分　水红花子一钱五分　麝香一钱五分　羌活五钱

【用法】先将羌活、水红花子熬枯去滓，熬至滴水

成珠，入僧、魏、麝令匀。或作末药摊膏用。

【功用】软坚。

【主治】痰疬、痰块。

绿云膏

【来源】《青囊秘传》。

【组成】蓖麻子（去壳）二两　松香四两　海藻（炙，研）五钱　昆布（炙，研）　南星（研）　半夏（研）　杏仁各五钱　糠青（研）一两（一方有乳香、没药）

【用法】上捣成膏。

【主治】痰核，鳝拱头。

硇砂膏

【来源】《饲鹤亭集方》。

【别名】外科硇砂膏（《全国中药成药处方集》杭州方）。

【组成】鲜桃枝　柳枝　桑枝　槐枝各五尺　大山栀八十个　头发一两二钱　象皮　炒甲片各六钱

【用法】上用麻油四斤，煤枯去滓，再熬至滴水成珠，后下飞黄丹一斤半，成膏，加入真硇砂三钱，血竭一钱，儿茶二钱，三味预研细，共搅极匀，出火气听用。贴患处。

【功用】化腐消坚，生肌收口。

【主治】痈疽发背，对口疔疮，痰核痞块，破烂恶疮，一切无名肿毒。

连翘橘红汤

【来源】《女科指南》。

【组成】甘草　半夏　橘红　茯苓　大黄（煨）连翘　桔梗　柴胡

【用法】水煎，食后服。

【主治】头顶下，痰核结块。

六味消风痰散

【来源】《千金珍秘方选》。

【组成】川郁金三钱　五倍子三钱　土贝母二钱　姜黄一钱五分　生半夏三钱　生南星三钱

【用法】上为细末。白蜜调匀，加陈酒少许，敷患处。

【主治】风痰结核。

阳和至宝膏

【来源】《千金珍秘方选》。

【别名】痰块膏。

【组成】鲜紫苏八两　鲜牛蒡八两　鲜白凤仙四两　连根青葱八两　鲜草薢八两　鲜薄荷八两　鲜苍耳草八两（以上七味，取叶、梗、根全草，用麻油十斤浸十日，煎枯去滓待冷，四天后再加）青防风　荆芥　水红花子　木香　川附子　当归　天麻　穿山甲　陈皮　白芷　川芎　连翘　白芥子　官桂　乌药　草乌　僵蚕　天南星　桂枝　大黄　白薟　赤芍　生半夏　青皮　蒲公英　青木香各一两（熬枯去滓，熬至滴水成珠，入陶丹七两，文火收膏，渐温，入后药）制肉桂三两　炙乳没各一两　琥珀二两　芸香二两　丁香油四两　苏合油四两　当门子三两

【用法】上为细末，入膏搅匀，瓷罐收贮。用时隔水炖化，摊用。修合时宜于夏末，膏必须熬老；如太老，加苏合油不拘多少。

【主治】痰毒痰核，瘰疬乳疬，阴毒流注，以及外证之色不红者皮肉所结之痰块。

痰块百效膏

【来源】《千金珍秘方选》。

【组成】制甘遂二两　红芽大戟三两　麻黄四钱　白芥子八钱　生南星一两六钱　僵蚕一两六钱　朴消一两六钱　藤黄一两六钱　姜半夏一两六钱

【用法】上加麻油、铅粉，熬膏摊贴。

【主治】痰块。

【加减】如已溃者，加九一丹少许。

消核锭

【来源】《丁甘仁家传珍方选》。

【组成】山慈菇二两　原寸香二分

【用法】上为细末，用糯米浆打糊成锭。醋磨涂。

【主治】瘰疬，痰核。

行军万应膏

【来源】《中国医学大辞典》引徐邦道方。

【组成】生白附子三两　生川乌　生草乌各二两　木鳖子五十八个　金银花二两　茅苍术　赤芍药　连翘　条芩　生首乌各五钱　大风子肉五十八个　白芷一两　火麻仁二两　蓖麻仁二百粒　干姜八两　当归尾　川椒各一两　血余二两　骨碎补五钱　大蜈蚣四十条　白僵蚕一两　青防风　北细辛各五钱　蝉衣蜕　生南星　生半夏各二两　马前子二十八个　川黄柏二两　川独活一两　荆芥穗　红花　西茜　蛇床子　孩儿茶　姜黄各五钱　粉草一两　猪油　麻油　桐油各一斤

【用法】入油内浸三日后，熬去滓，再炼，滴水成珠，先以广丹十两收就。加入铅粉、扫粉、炉甘石（飞）各一两，乳香、没药（各去油）、血竭、水银各五钱，枯矾一两，研极细，再收为膏。隔水燉化，用红布摊膏贴之。

【主治】跌打损伤，及一切无名恶毒、瘰疬、疬核、痰核、积瘀、气痞、风寒湿困等证。

阳和膏

【来源】《药奁启秘》。

【组成】鲜紫苏　鲜牛蒡　鲜草麻　鲜薄荷　鲜苍耳（俱连根叶）各八两　鲜白凤仙（连根叶）四两　青葱（连根）八两（以上七味，洗净阴干，用麻油十斤浸七日，煎枯去滓，待冷，再入后药）荆芥　防风　水红花子　川附子　广木香　当归　川乌　草乌　青皮　天麻　穿山甲　连翘　僵蚕　陈皮　芥子　蒲公英　天南星　官桂　桂枝　白芷　乌药　生半夏　青木香　大黄　白薟　赤芍　川芎各一两（以上入前油浸三日，煎枯去滓，滤净，每净油一斤，入炒桃仁七两，文火收膏，于微温时加入下列细料）上肉桂二两　乳没各一两　丁香油四两　苏合油四两　檀香　琥珀各二两　当门子三钱

【用法】上为极细末，缓缓搅入，和透，置磁器内。隔水炖烊，摊贴。

【主治】痰核、痰毒、瘰疬、乳疬、阴毒、流注，及一切疮疡之色不变者。

夏枯草散

【来源】《顾氏医径》卷六。

【组成】夏枯草 生香附 厚朴 橘红 神曲 牡蛎 泽泻 半夏 茯苓 赤芍 郁金

【功用】疏肝解郁，活络软坚。

【主治】颈项痰核。

红鸡膏

【来源】《集成良方三百种》。

【组成】苏木一两 降香一两 当归五钱 川芎三钱 红花二钱 海藻六钱 海带六钱 夏枯草六钱 昆布六钱 连翘二钱 赤芍二钱 三棱五钱 莪术五钱 槟榔五钱 枳壳三钱 木香三钱 瓜蒌一个（全） 山甲二钱 皂刺二钱 银花六钱 元参六钱 香附四钱 橘红六钱 川贝四钱 南星四钱 半夏四钱 陈皮三钱 青皮三钱 桔梗二钱 牡蛎三钱 樟丹一斤半（后下） 香油三斤

【用法】先将香油熬开，用红公鸡一个，洗净，油内炸枯，再入上药炸枯，去净渣，入樟丹成膏；候冷，再加血竭（真）、儿茶、乳香（制）、没药（制）、阿魏各三钱（共研细末）入膏搅极匀，装瓷罐，埋地下，去火毒。摊贴。

【主治】痰核，瘰疬。

化坚膏

【来源】《中药制剂手册》引《天津市固有成方统一配本》。

【组成】夏枯草六两 昆布六两 海藻六两 干姜三两 鹿角三两 五灵脂三两 甘遂三两 大戟三两 牡蛎三两 白芥子三两 雄黄三两 肉桂三两 麝香三钱 信石三两

【用法】雄黄、肉桂、信石、麝香单包；将夏枯草等十味，碎断，另取麻油二百四十两，置于锅内，微热，将夏枯草等药料倒入，炸枯，捞除残滓，取油过滤，即得药油；炼油，下丹，去火毒。将上列雄黄、肉桂、信石三味分别轧为细粉；将麝香三钱研细，与雄黄、肉桂、信石细粉陆续配研，取膏油加热熔化，待爆音停止，水气去尽，晾温，兑入细料搅匀，将膏油分摊于纸褙上，微晾，向内对折。用时温热化开，贴于患处。

【功用】活血散瘀，消坚止痛。

【主治】痰核瘰疬，乳核疮疖，红肿坚硬，疼痛不止。

头号虚痰丸

【来源】《朱仁康临床经验集》引《章氏经验方》。

【组成】斑蝥末 30 克 炮山甲 250 克（研末）

【用法】用糯米粽，捣烂成糯米浆，用糯米浆加药末捣和为丸，如绿豆大。每服一至二丸，开水送下。不可多服，不要嚼碎。

【功用】内消肿核。

【主治】痰核、瘿瘤、阴疽、无名肿毒。

【宜忌】有泌尿系统病者禁服，服丸后如发生小便刺痛、尿闭或尿血等情况，应立即停服，并服生鸡蛋清可解。

追龙丸

【来源】《朱仁康临床经验集》。

【组成】斑蝥（炒干，研极细末）60 克

【用法】先用糯米粽捣烂成糯米浆。另将斑蝥末放石臼内，逐次加入糯米浆，捣至适可做丸为度，捻成荞麦子大小丸药（比芥菜子略大）晒干备用。每日服一丸，开水吞服（不可嚼碎），不可多服。服丸后如发小便刺痛、尿闭或尿血等情况，应立即停服，并服生鸡蛋清可解。

【功用】内消肿核。

【主治】痰核，瘿瘤，阴疽，无名肿毒。

【宜忌】有泌尿系统病者禁服。

灵仙龙草汤

【来源】《验方选编》。

【组成】威灵仙 龙葵 夏枯草 土茯苓 栝楼各30 克 黄药子 山慈姑各15 克 了哥王12 克

【功用】软坚散结。

【主治】无名肿毒，不痛不痒，痰核瘰疬，乳腺包块，喘咳痰鸣，呕吐痰涎，癥瘕积聚，坚硬难化，舌质晦暗，苔腻，脉滑。

【宜忌】忌服寒凉。

五十一、痰　注

痰注，是指生于肩背，坚硬如石者。《丹溪心法》："凡人身中有结核，不痛不红，不作脓者，皆痰注也。"《疡医大全》："凡结核或在项，或在臂，或在身，或在耳后，或在顶门，如肿毒不红不痛，不作脓者，皆是痰注，气滞不散，不外乎曰痰、曰气、曰热三者，久而不已，则成瘰疬，宜早治之"，"不发表攻里，只当养气血，调经脉，健脾和中，行痰开郁治之，法为最善。"

人参内托散

【来源】《疮疡经验全书》卷二。

【组成】人参二钱　白术二钱　陈皮一钱　半夏一钱五分　芥子一钱　黄耆一钱　茯苓一钱　当归一钱五分　川芎一钱　白芍一钱（酒炒）　黄芩一钱（酒炒）　苍术一钱　香附五分　麦冬五分　枳实一钱五分　黄连五分　桔梗一钱　青皮八分　乌药一钱　天花粉一钱五分　防风七分　甘草四分　升麻一钱　厚朴一钱（姜汁拌炒）

【用法】上作一剂，加生姜五片，砂仁末五分，水煎，临服加淡竹沥、姜汁半酒杯和服之。服至百剂方愈。

【主治】痰注，其形或圆或歪，或如米袋，坚硬如石。

万应黑虎膏

【来源】《疮疡经验全书》卷四。

【组成】多年小粉八两（炒黑）　五倍子四两（炒黄）　蛤粉四两　白芷二两　天花粉二两　干姜四两　龟版二两（醋炙）　白及五两　南星四两　昆布二两　白芥子二两　肉桂三两　乌药二两

【用法】上药各为细末，和匀，用生姜自然汁一碗，好醋一碗，葱半斤（捣烂），加蜜三两，再捣取汁半碗，三味和匀，火上熬热调药。俟通手，敷患上，留一小洞出气，时用热余汁润之。一日夜方可易之，敷至一月方得软矣。

【主治】背上痰注，如缠袋形。

芥子竹沥汤

【来源】《重订通俗伤寒论》。

【组成】淡竹沥三瓢　黄荆沥二瓢　生姜汁四滴　陈绍酒二小匙　白芥子八分

【用法】用白芥子煎取清汤，重燉三汁，陈绍酒和服，日二次，夜一次，以此汤送服大活络丹。

【主治】痰注，湿痰挟瘀血流注经络，日久见手足牵引，四肢麻木，骨节串疼，或肿而痛者。

蠲痛活络丹

【来源】《重订通俗伤寒论》卷九。

【组成】川乌　草乌　地龙各五钱　杜胆星六钱　明乳香　净没药各三钱　炒黑丑四十九粒　全蝎七只　麝香五分

【用法】酒糊为丸，每丸重四分。轻用一丸，重用二丸，姜汁竹沥送服。

【功用】搜涤络痰。

【主治】痰注。湿痰挟瘀流注经络，致手足牵引，四肢麻木，骨节串疼，或肿而痛者。

五十二、瘿　瘤

瘿瘤，是指颈前结喉两侧肿大的一类疾病。晋代《小品方》指出："瘿病者，始作与瘿核相似，其瘿病，喜当颈下，当中央不偏两边也。乃不急然，则是瘿也。"《诸病源候论》认为："瘿者，由忧恚气结而生。"《济生方》对其病因论述更为具体："夫瘿瘤者，多由喜怒不节，忧思过度，而成斯疾焉。大抵人之气血，循环一身，常欲无滞留之患，调摄失宜，气凝血滞，为瘿为瘤。"《外科正宗》提出瘿瘤是浊气、瘀血、痰浊壅结而成，"夫人生瘿瘤之症，非阴阳正气结肿，乃五脏瘀血、浊气、痰滞而成"，治疗多采用"行散气血"、"行痰顺气"、"活血消坚"等法，该书所载海藻玉壶汤等方，至今仍为临床所习用。《医宗金鉴》："瘿瘤二证，发于皮肤血肉筋骨之处。瘿者，如缨络之状；瘤者，随气留住，故有是名也。"多外因六邪，荣卫气血凝郁；内因七情，忧恚怒气，湿痰瘀滞，山风水气而成，皆不痛痒。瘿证属阳，色红而高突，皮宽不急，蒂小而下垂；瘤证属阴，色白而漫肿，皮嫩而光亮，顶小而根大。瘿有五种：肉色不变者，为肉瘿；其筋脉现露者，名筋瘿；若赤脉交络者，名血瘿；随喜怒消长者，名气瘿；坚硬推之不移者，名石瘿。五瘿皆不可破，破则脓血崩溃，多致伤生。瘤有六种：坚硬紫色，累累青筋，盘曲若蚯蚓状者，名筋瘤，又名石瘤；微紫微红，软硬间杂，皮肤中隐隐若红丝纠缠，时时牵痛，误有触破，而血流不止者，名血瘤；或软如绵，或硬如馒，皮色如常，不紧不宽，始终只似覆肝，名肉瘤；软而不坚，皮色如常，随喜怒消长，无寒无热者，名气瘤，日久化脓流出，又名脓瘤也；形色紫黑，坚硬如石，疙瘩叠起，推之不移，昂昂坚贴于骨者，名骨瘤；软而不破，皮色淡红者，名脂瘤，即粉瘤也，六瘤之形色如此。

本病的发生主要与情志不畅、忧恚气结和居处饮水水质有关，在这些因素的影响下，使肝郁不舒，脾失健运，脏腑失调，经络阻滞，导致气滞、血瘀、痰凝，结于颈部而发病。此外，其发病与冲任不调、肝肾亏损也有一定关系。可发于任何地区，但以高原地带及山区多见。男女老幼皆可罹患，而以中青年女性为多。

在治疗方面，以理气解郁，活血散结，化痰软坚为基本原则。其有结块者，外治法与阴性疮疡相仿。

昆布丸

【来源】方出《外台秘要》卷二十三引《肘后方》，名见《医心方》卷十六引《范汪方》。
【组成】昆布 海藻各等分
【用法】上为末，炼蜜为丸，如杏核大。含，稍稍咽汁，一日四五次。亦可酒浸服。
【主治】颈下卒结，囊渐大欲成瘿者。

海藻酒

【来源】《外台秘要》卷二十三引《肘后方》。
【组成】海藻一斤（去咸） 清酒二升
【用法】上二味，以绢袋盛海藻酒渍，春、夏二日。一服二合，稍稍含咽之，一日三次。酒尽更以酒二升渍，饮之如前，滓晒干为末，每服方寸匕，一日三次。尽更作三剂佳。
【主治】颈下卒结，囊渐大欲成瘿。

含 丸

【来源】张文仲引《陶氏效验方》（见《外台秘要》卷二十三）。
【别名】昆布丸（《证治准绳·疡医》卷五）。
【组成】槟榔三两 马尾海藻三两（洗） 昆布三两（洗）
【用法】上为末，炼蜜为丸，如鸡子黄大。每日空腹含化一丸，徐徐取津咽之。
【主治】瘿病。
【宜忌】忌盐。

昆布丸

【来源】《医心方》卷十六引《陶氏效验方》。
【组成】昆布二分 松萝二分 海藻五分
【用法】上为末，白蜜为丸，如李子大。含咀嚼，咽其汁，日三次，夜一次。
【主治】瘿病。

小麦汤

【来源】《外台秘要》卷二十三引《古今录验》。
【组成】小麦三升 昆布二两（洗去咸） 厚朴（炙）一两 橘皮 附子（炮） 海藻（洗）各二两 生姜五两 半夏（洗）五两 白前三两 杏仁一百枚（去尖皮）
【用法】上切。以水一斗，煮取三升半，分五服，相去一炊顷。

【主治】瘿，有在咽喉初起，游气去来，阴阳相搏，遂停住喉中前不去，肿起如斛罗。

【宜忌】忌猪肉、饧、羊肉、冷水。

海藻散

【来源】《外台秘要》卷二十三引《古今录验》。

【组成】海藻十分（洗） 昆布一两（洗） 海蛤一两（研） 通草一两 松萝（洗） 干姜 桂心各二两

【用法】上药治下筛。每服一钱匕，酒送下，一日三次。

【主治】气瘿。

五瘿丸

【来源】《备急千金要方》卷二十四。

【组成】菖蒲二两 海蛤 白敛 续断 海藻 松萝 桂心 蜀椒 半夏 倒挂草各一两 神曲三两 羊靥百枚

【用法】上药治下筛，以羊、牛髓脂为丸，如梧桐子大。每日服三丸。

【主治】五瘿：石瘿、气瘿、劳瘿、土瘿、忧瘿。

【宜忌】《外台秘要》：忌羊肉、生葱。

【方论】《千金方衍义》：方中菖蒲利窍，海蛤消坚，白敛散肿，续断营筋，海藻软坚，松萝清风，桂心透经，蜀椒开痹，半夏涤垢，神曲消滞树中，倒挂草绝经络病根，羊靥通喉管结气。丸用羊髓，以滋肺、肾伏藏之风，五瘿之治备矣。

化瘤膏

【来源】方出《备急千金要方》卷二十四，名见《东医宝鉴·杂病篇》卷八。

【组成】矾石 芎藭 当归 大黄 黄连 芍药 白敛 黄芩各二分 吴茱萸一分

【用法】上药治下筛，鸡子黄和之，涂细故布上，随瘤大小厚薄贴之，干则易。著药熟，常作脓脂，细细从孔中出也。探却脓血尽，著生肉膏，若脓不尽，复起如故。

【主治】

1.《备急千金要方》：瘿瘤。

2.《东医宝鉴·杂病篇》：肉中肿起，生瘤渐大。

破结散

【来源】方出《备急千金要方》卷二十四，名见《三因极一病证方论》卷十五。

【别名】破血散（《秘传外科方》）。

【组成】海藻 龙胆 海蛤 通草 昆布 芎藭石（一作矾石） 松萝各三分 麦曲四分 半夏二分 《秘传外科方》有贝母（去心）三分。

【用法】上为细末。每服方寸匕，酒送下，一日三次。十日知，二十日愈。

本方改为丸剂，名"海藻散坚丸"（《医学入门》卷八）。

【主治】石瘿、气瘿、劳瘿、土瘿、忧瘿等。

【宜忌】禁食鱼、猪肉、五辛、生菜、诸难消之物。

【验案】瘰疬 《医学正传》：有人于项上生疬，大如茄子，潮热不食，形瘦日久，百方不效，后得此方，去松萝，加真桑寄生一倍服。三五日后，其疮软而散，热退而愈。屡医数人皆效。

陷肿散

【来源】《备急千金要方》卷二十四。

【组成】乌贼骨 石硫黄各一分 白石英 紫石英 钟乳各二分 丹参三分 琥珀 附子 胡燕屎 大黄 干姜各四分

【用法】上为散。以韦囊盛，勿泄气，若疮湿即敷；若疮干以猪脂和敷，日三四次，以干为度。若汁不尽者，至五剂、十剂止。

【功用】令人不痛。

【主治】二三十年瘿瘤；及骨瘤、脂瘤、石瘤、肉瘤、脓瘤、血瘤，或息肉，大如杯盂升斗，十年不愈，致有漏溃，令人骨消肉尽，或坚或软，或溃，令人惊悸，寤寐不安，身体瘦缩，愈而复发者。

【加减】若不消，加芒消二两。

本方去胡燕屎，名"陷脉散"（《千金翼方》卷二十）。

【方论】《千金方衍义》：硫黄、钟乳、紫白石英皆悍烈之性，助以姜、附破阴；乌贼、丹参、琥珀散结，燕屎辟毒，仅取大黄一味，以泄瘿瘤之旺气，并解药石之悍烈，敷之不消，更加芒消以辅大黄破毒之盛。

海藻散

【来源】《外台秘要》卷二十三引《崔氏方》。

【组成】海藻八两（洗去咸汁） 贝母二两 土瓜根二分 小麦曲二分（炒）

【用法】上为散。每服方寸匕，酒送下，一日三次。

【主治】瘿。

黄药酒

【来源】方出《图经本草》引《千金月令》（见《证类本草》卷十四），名见《本草纲目》卷二十五。

【组成】万州黄药子半斤（须紧重者为上，如轻虚即是他州者，力慢，须用一倍）

【用法】取无灰酒一斗，投药其中，固济瓶口，以糠火烧一复时，停腾，待酒冷即开。病人时时饮一盏，不令绝酒气，经三五日后，常须把镜自照，觉消即停饮，不尔便令人颈细也。

【主治】忽生瘿疾一二年者。

白头翁丸

【来源】方出《外台秘要》卷二十三引《必效方》，名见《圣济总录》卷一二五。

【组成】白头翁半两 昆布十分 海藻七分 通草七分 玄参 连翘（微炒）各八分 白蔹六分

【用法】上为末，炼蜜为丸，如梧桐子大。每服五丸，若冷，用酒送下。

【主治】气瘤。

【宜忌】忌蒜、面、生葱、猪、鱼。

昆布丸

【来源】《外台秘要》卷二十三引《广济方》。

【别名】通气丸（《圣济总录》卷一二五）。

【组成】昆布二两（洗去咸汁） 通草一两 羊靥二具（炙） 海蛤一两（研） 马尾海藻一两（洗去咸汁）

方中通草，《圣济总录》作"木通"。

【用法】上炼蜜为丸，如弹子大。细细含咽汁。

【主治】气瘿，胸膈满塞，咽喉项颈渐粗。

【宜忌】忌生菜，热面，炙肉，蒜，笋。

昆布丸

【来源】《外台秘要》卷二十三引《广济方》。

【组成】昆布八分（洗） 干姜六分 犀角六分（屑） 吴茱萸四分 人参八分 马尾海藻四分（洗） 葶苈子六分（熬） 杏仁八分（去皮尖，熬）

【用法】上为末，炼蜜为丸，如梧桐子大。空腹以饮服。

【主治】冷气筑咽喉，噎塞，兼瘿气。

【宜忌】忌生冷，粘食，陈臭等。

五瘿丸

【来源】《外台秘要》卷二十三引《深师方》。

【组成】鹿靥

【用法】以酒渍，炙干，再纳酒中更浸，炙令香。咽汁，味尽更易。十具愈。

【主治】五瘿。

苏子膏

【来源】《外台秘要》卷二十三引《深师方》。

【组成】腊月猪脂一升 苏子 桂心 大黄 当归 干姜 橘皮 蜀椒（汗）各三分

【用法】上切。以水六升，煮取二升，去滓，纳猪脂消尽服。

【主治】气瘿。

【宜忌】忌生葱。

杨树酒

【来源】《医心方》卷十六引《玉箱方》。

【组成】杨树根三十斤（河边水所注者洗，锉细）

【用法】以水一石，煮取五斗，用米三斗，面三斤酿之。酒成，服一升。

【主治】瘰疬。

昆布丸

【来源】《医心方》卷十六。

【组成】昆布八两（炙）　海藻七两（洗，炙）小麦一升（熬）　海蛤五两　松萝四两　连翘二两白头翁二两

【用法】上为末，蜜为丸，如梧桐子大。每服十丸，一日三次，稍加至三十丸。

【主治】瘿瘤，诸瘘。

木通散

【来源】《太平圣惠方》卷三十五。

【组成】木通一两（锉）　海藻一两（热洗去咸水）　昆布一两（洗去咸味）　松萝一两　桂心一两　蛤蚧一两（涂酥，炙令微黄）　白蔹一两　琥珀一两

【用法】上为细散。每服二钱，以温酒调下，不拘时候；若小儿每服半钱，以牛蒡子煎汤调下。

【主治】颈卒生结囊，欲成瘿。小儿瘿气，心胸壅闷，咽喉噎塞。

半夏散

【来源】《太平圣惠方》卷三十五。

【组成】半夏一两（汤洗七遍去滑）　射干一两牛蒡子一两（微炒）　杏仁三分（汤浸，去皮尖双仁，麸炒微黄）　羚羊角屑三分　木通三分（锉）桔梗三分（去芦头）　昆布三分（洗去咸味）　槟榔三分　枳壳半两（麸炒微黄，去瓤）　赤茯苓三分　甘草半两（炙微赤，锉）

【用法】上为散。每服四钱，以水一中盏，加生姜半分，煎至六分，去滓温服，不拘时候。

【主治】瘿气，咽喉肿塞，心胸烦闷。

松萝丸

【来源】《太平圣惠方》卷三十五。

【组成】松萝　昆布（洗去咸味）　木通（锉）柳根须（逆水生者，洗，焙干）各二两

【用法】上为末，炼蜜为丸，如小弹子大。常含一丸，细细咽津，令药味在喉中相接为妙。

【主治】瘿气结核，瘤瘤肿硬。

昆布丸

【来源】《太平圣惠方》卷三十五。

【组成】昆布一两（洗去咸味）　诃黎勒皮一两槟榔一两　松萝半两　干姜半两（炮裂，锉）　桂心半两　海藻一两（洗去咸味）　木通二两（锉）

【用法】上为末，炼蜜为丸，如梧桐子大。每服二十丸，食后以温酒送下。

【主治】瘿气初结，咽喉中壅闷，不治即渐渐肿大。

昆布散

【来源】《太平圣惠方》卷三十五。

【组成】昆布一两（洗去咸味）　海藻一两（洗去咸味）　松萝一两　细辛一两　半夏一两（汤洗七遍，去滑）　海蛤一两（细研）　甘草一两（炙微赤，锉）　白蔹一两　龙胆二两（去芦头）　土瓜根一两　槟榔一两

【用法】上为细散。每服二钱，食后以温酒调下。

【主治】瘿气结肿，胸膈不利。

【宜忌】不得用力劳动。

浸酒

【来源】《太平圣惠方》卷三十五。

【组成】海藻一两（洗去咸味）

【用法】上细锉，以清酒四升，浸两宿，滤去滓。每取半盏，细细含咽，不计时候服之。以愈为度。

【主治】瘿气，咽喉噎塞妨闷。

十香膏

【来源】《太平圣惠方》卷六十三。

【组成】沉香半两（锉）　檀香半两（锉）　丁香半两（末）　郁金香半两（锉）　甘松香半两

（锉） 麝香一分（细研） 熏陆香半两（细研）
白胶香半两（细研） 龙齿半两（细研） 黄丹六
两 麻油一斤 苏合香半两（锉） 木香半两
（末）

【用法】上药先取沉香、檀香、郁金香、甘松香等
五味，于油中浸七日，都入档内，以少炭火温养
五日后，以武火煎三二十沸，滤出香，用绵滤过，
净拭铛，油都入铛内，下黄丹，以柳木篦不住手
于火上搅，候色黑，滴水中如珠子，软硬得所，
去火，将煎丁香等六味，入膏中搅三五百遍，膏
成，盛瓷盒内。用软帛上摊贴，日三度换之。

【主治】风毒疮肿，痈疽，疔赘，瘤瘿。

木通丸

【来源】《太平圣惠方》卷八十九。

【组成】木通（锉） 昆布（洗去咸味） 干姜
（炮裂，锉） 甜葶苈（隔纸炒令紫色）各半两
羚羊角屑 人参（去芦头） 海藻（洗去咸味）
射干 槟榔各一分

【用法】上为末，炼蜜为丸，如麻子大。每服十
丸，以温酒送下，不拘时候。

【主治】小儿瘿气，咽喉肿塞妨闷。

半夏散

【来源】《太平圣惠方》卷八十九。

【组成】半夏（汤洗七遍去滑） 海藻（洗去咸
味） 龙胆（去芦头） 昆布（洗去咸味） 土瓜根
射干 小麦面各一分

【用法】上为细散。每服半钱，以生姜酒调下，一
日三四次。

【主治】小儿瘿气，心胸烦闷。

陈橘皮丸

【来源】《太平圣惠方》卷八十九。

【组成】陈橘皮（汤浸，去白瓤，焙） 麦门冬
（去心，焙） 赤茯苓 连翘 海藻（洗去咸味）
商陆（干者）各半两 杏仁一分（汤浸，去皮尖
双仁，麸炒微黄） 羊靥三枚（炙黄） 槟榔三分

【用法】上为末，炼蜜为丸，如绿豆大。二三岁儿

以温水送下七丸；儿大者，绵裹一丸如皂荚子大，
含咽津。不拘时候。

【主治】小儿瘿气，咽喉噎塞。

昆布散

【来源】《太平圣惠方》卷八十九。

【别名】昆布黄耆汤（《圣济总录》卷一二五）。

【组成】昆布（洗去咸味） 黄耆（锉） 麦门冬
（去心，焙） 川大黄（锉，微炒） 陈橘皮（汤
浸，去白瓤，焙）各半两 甘草一分（炙微赤，
锉） 杏仁一分（汤浸，去皮尖双仁，麸炒微黄）

【用法】上为粗散。每服一钱，以水一小盏，煎至
五分，去滓，量儿大小，不拘时候，加减温服。

【主治】小儿瘿气肿闷。

海藻散

【来源】《太平圣惠方》卷八十九。

【组成】海藻（洗去咸味） 海带 海蛤 昆布
（洗去咸味） 木香各半两 金箔三十片 羊靥三
枚（微炙） 猪靥三枚（微炙）

【用法】上为细散。每服半钱，以温酒调下，一日
三四次。

【主治】小儿瘿气，肿结渐大。

商陆散

【来源】《太平圣惠方》卷八十九。

【组成】商陆一两（微炙） 昆布一两（洗去咸
味） 牛蒡子三分 射干 木通（锉） 海藻（洗
去咸味） 羚羊角屑 杏仁（汤浸，去皮尖双仁，
研，麸炒微黄）各半两

【用法】上为粗散。每服一钱，以水一小盏，入生
姜少许，煎至五分，去滓温服，不拘时候。

【主治】小儿瘿气，胸膈噎塞咽粗。

松萝丸

【来源】《圣济总录》卷五十四。

【组成】松萝（生）半两 山豆根（生） 防风
（去叉） 海藻（洗去咸，炒） 连翘 木通（锉）

槟榔（锉） 青竹茹各一两 昆布（洗去咸，炒）二两

【用法】上为末，炼蜜为丸，如梧桐子大。每服三十丸，食后温酒送下，一日三次。

【主治】上焦热结攻注，咽颈赤肿，饮食不下，欲成瘿气。

二靥散

【来源】《圣济总录》卷一二五。

【别名】宝金散（《卫生宝鉴》卷十三）。

【组成】猪靥 羊靥各十对（暖水洗去脂膜，切，焙） 海藻（洗去碱，炙干） 海带各一两 丁香 木香 琥珀 麝香（研）各一两 真珠半分（研）

【用法】上为散。每服一钱匕，热酒一盏调下，垂头卧少时。

【主治】瘿气。

【宜忌】

1. 《卫生宝鉴》：妇人有胎不可服。
2. 《普济方》：戒房事。

五瘿昆布方

【来源】《圣济总录》卷一二五。

【组成】昆布（洗去咸，焙）二两

【用法】上切，如指面大，醋渍，含咽汁尽为度。

【主治】五瘿。

龙胆丸

【来源】《圣济总录》卷一二五。

【组成】龙胆（去芦头，炙）一两 昆布（洗去咸，炙） 海藻（洗去咸，炙）各二两 马刀（研） 海蛤（研） 香草各半两 大黄（炒，锉）一分

【用法】上为末，炼蜜为丸，如梧桐子大。绵裹一丸，朝暮含咽之。

【主治】气瘤。

白前汤

【来源】《圣济总录》卷一二五。

【组成】白前 昆布（洗去咸，炙干） 厚朴（去粗皮，生姜汁炙） 陈橘皮（汤浸，去白，切，炒） 附子（炮裂，去皮脐） 海藻（洗去咸，炙干） 半夏（汤洗七遍） 杏仁（汤浸，去皮尖双仁，炒） 甘草（炙，锉）各一两 小麦（醋浸，晒干）三合

【用法】上锉，如麻豆大。每服三钱匕，水一盏半，加生姜一枣大（拍碎），煎至八分，去滓，食后温服，一日三次。

【主治】气瘿初作。

麦门冬丸

【来源】《圣济总录》卷一二五。

【组成】麦门冬（去心，焙） 昆布（洗去咸，焙）各三分 黄耆（焙） 大黄（锉，蒸） 陈橘皮（汤浸，去白，焙） 杏仁（汤浸，去皮尖双仁，炒） 甘草（炙，锉）各一两

【用法】上为末，炼蜜为丸，如弹子大。每服一丸，含化。

【主治】瘿肿闷。

杏仁丸

【来源】《圣济总录》卷一二五。

【组成】杏仁（去皮尖双仁，炒令黄） 连翘各一两半 海藻（洗去咸，焙）一两一分 昆布（洗去咸，焙） 木香各二两 蔓荆实（揉去皮） 羊靥（炙）各一两 诃黎勒（煨，去核）二两半 槟榔（锉） 陈橘皮（去白，焙）各半两

【用法】上为末，炼蜜为丸，如梧桐子大。每服三十丸，空心米饮送下，仍常含化一丸。

【主治】气结颈项，蓄聚不散成瘿。

诃黎勒丸

【来源】《圣济总录》卷一二五。

【组成】诃黎勒（煨，去核） 槟榔（锉） 海藻（洗去咸，焙）各一两 枳壳（去瓤，麸炒） 白茯苓（去黑皮） 干姜（炮） 熊胆 桂（去粗皮） 昆布（洗去咸，焙）一两

【用法】上为末，炼蜜为丸，如酸枣大。每服一

丸，含化，不拘时候。

【主治】年深瘿气噎塞。

昆布散

【来源】《圣济总录》卷一二五。

【组成】昆布（洗去咸，炙干） 海藻（洗去咸，炙干）各三两 松萝一两 海蛤 木通（锉） 白蔹 桂（去粗皮）各二两

【用法】上为散。每服二钱匕，温酒调下，一日三次，不拘时候。

【主治】气瘿初结。

柳根酒

【来源】《圣济总录》卷一二五。

【组成】柳根三斤（须水所经露出者，锉）

【用法】用水一斗，煮取五升，用米三升，酿之酒成。每服半升，空心、日午、夜卧各一服。

【主治】瘤瘿。

茯苓丸

【来源】《圣济总录》卷一二五。

【组成】白茯苓（去黑皮）三两 半夏（汤洗去滑） 生姜（切，焙）二两 昆布（洗去咸，焙） 海藻（洗去咸，焙）各五两 桂（去粗皮） 陈橘皮（去白，焙）各一两

【用法】上为末，炼蜜为丸，如杏仁大，常含化一粒，细细咽津，令药气不绝。

【主治】气结喉中，蓄聚不散成瘿。

茯苓汤

【来源】《圣济总录》卷一二五。

【组成】白茯苓（去黑皮） 人参各一两 海藻（洗去咸，焙）二两 海蛤 半夏（为末，生姜汁和作饼，晒干） 甘草（炙，锉） 菴蔄子各一两

【用法】上为粗末。每服三钱匕，水一盏，煎至七分，去滓温服。

【主治】瘿气，咽喉肿塞。

神效散

【来源】《圣济总录》卷一二五。

【组成】猪羊靥各三十枚（旋入盐、胆内蘸过，令干，只用盐亦得） 陈橘皮（去白，焙）一两

【用法】上为散。每服二钱匕，空心米饮调下。初结不过数服，觉消不用久服。

【主治】项气瘤结附赘，日渐增长。

除毒丸

【来源】《圣济总录》卷一二五。

【组成】巴豆（铁串穿，灯上烧，去心） 大黄末各半两

【用法】上为末，端午日粽子为丸，如绿豆大。每服三丸，空心以冷茶送下，良久以热茶投之。下多，以冷粥止之。

【主治】瘿瘤，服海蛤散后。

桂心散

【来源】《圣济总录》卷一二五。

【组成】桂（去粗皮） 昆布（洗去咸，焙） 海藻（洗去咸，焙） 甘草（炙，锉） 白面（微炒）各一两 龙胆 海蛤 土瓜根 半夏（为末，生姜汁和作饼，晒干） 吴茱萸（汤浸，去涎，焙，炒） 牡蛎（烧）各一两半

【用法】上为散。每服二钱匕，食后、临卧酸浆水调下。

【主治】瘿气，咽喉肿塞。

消毒散

【来源】《圣济总录》卷一二五。

【组成】皂荚子五百枚（慢火炒裂） 薄荷（干者）二两 槟榔（锉）半两 甘草（炙，锉） 连翘各一两

【用法】上为散。每服二钱匕，食后、临卧米饮调下；腊茶调亦得。

【主治】毒气项下结核，或为瘤者。

海蛤散

【来源】《圣济总录》卷一二五。

【组成】海蛤（研） 人参 海藻（马尾者，汤洗去咸，焙） 白茯苓（去黑皮） 半夏（水煮一两沸，去滑，切，焙）各半两

【用法】上为散。每服一钱匕，入猪靥子末一钱匕，甜藤一尺（去根五寸取之），甘草一寸，水五盏，同煎取一盏半，分三次。每次调散二钱匕，临卧服。男人四服，女人八服，永除。次用丸药宣下。

【主治】瘿瘤。

海藻丸

【来源】《圣济总录》卷一二五。

【组成】海藻（洗去咸；炙干） 槟榔（锉） 昆布（洗去咸，炙干） 诃黎勒皮 文蛤（研）各三两 半夏（汤洗七遍） 生姜（切，焙）各二两 小麦（米醋浸三宿，晒干）三合 海蛤（研）二两

【用法】上为末，炼蜜为丸，如弹子大。每服一丸，含化，一日三次。

【主治】咽喉中噎闷成瘿。

海藻丸

【来源】《圣济总录》卷一二五。

【组成】海藻（洗去咸，焙） 干姜（炮裂）各二两 昆布（洗去咸，焙） 桂心 逆流水 柳须各一两 羊靥七枚（阴干）

【用法】上为细末，炼蜜为丸，如小弹子大。每含一丸咽津，不拘时候。

【主治】诸瘿瘤。

【宜忌】忌食五辛、湿面、热物之类。

海藻汤

【来源】《圣济总录》卷一二五。

【组成】海藻（洗去咸汁，炙）半斤 小麦面半两 特生礜石（煅）五两

【用法】上药以经年陈醋一升，拌小麦面焙干，再蘸醋焙，以醋尽为度，入二药为末。每服二钱匕，水一盏，煎至七分，去滓温服，一日二次，不拘时候。

【主治】五瘿。

海藻散

【来源】《圣济总录》卷一二五。

【组成】海藻（洗去咸，炙干） 龙胆 海蛤（研） 木通（锉） 昆布（洗去咸，炙干） 礜石（煅，研） 松萝各半两 小麦面一两 半夏（汤洗七遍）半两

【用法】上为散。每服一钱匕，温酒调下，一日三次，不拘时候。

【主治】气瘿初作。

海藻散

【来源】《圣济总录》卷一二五。

【组成】海藻（洗去咸，焙） 龙胆 昆布（洗去咸，焙） 土瓜根 半夏（为末，生姜汁和作饼，晒干） 小麦面（微炒）各半两

【用法】上为散。每服一钱匕，温酒调下，一日三次。

【主治】瘿病，咽喉肿塞。

海藻散

【来源】《圣济总录》卷一二五。

【组成】海藻（洗去咸，焙） 海蛤各三两 昆布（洗去咸） 半夏（汤洗七遍，焙） 细辛（去苗叶） 土瓜根 松萝各一两 木通（锉） 白蔹 龙胆草各二两

【用法】上为细末。每服一钱匕，酒调下，一日二次。

【主治】五瘿。

【宜忌】不得作劳用力。

海藻散

【来源】《圣济总录》卷一二五。

【组成】海藻（洗去咸，焙）一两一分 昆布（洗

去咸，焙）一两半　海蛤（研）　木通（锉）　桂
（去粗皮）　白茯苓（去黑皮）半两　羊靥十枚
（去脂炙令黄）

【用法】上为散。每服三钱匕，温酒调下，夜再
一服。

【主治】瘿瘤。

通气丸

【来源】《圣济总录》卷一二五。

【组成】木通（锉）　射干　杏仁（汤浸，去皮尖
双仁，炒）　恶实（微炒）　昆布（洗去咸，焙）
诃黎勒（煨，去核）　海藻（洗去咸，焙）　黄耆
（锉）各一两　白茯苓（去黑皮）三分

【用法】上为末，炼蜜为丸，如弹子大。每日早、
晚各含化一丸。

【主治】瘿气，咽喉肿塞，毒气壅闷不通。

黄芩散

【来源】《圣济总录》卷一二五。

【组成】黄芩（去黑心）　黄柏（去粗皮，锉）
黄连（去须）　郁金各半两

【用法】上为散。入寒食面五钱匕，水调。贴之。

【主治】诸瘤血出。

猪靥散

【来源】《圣济总录》卷一二五。

【组成】獠猪靥二七枚（炙）　半夏（汤洗去滑）
二十二枚　人参一两

【用法】上为散。每服一钱匕，温酒调下，临卧垂
头服。

【主治】气瘤瘿。

羚羊角丸

【来源】《圣济总录》卷一二五。

【组成】羚羊角屑一两　昆布一两（洗去咸）　桂
心一两　木通一两（锉）　川大黄一两（锉碎，微
炒）

【用法】上为末，炼蜜为丸，如梧桐子大。每服二

十丸，以粥饮送下，不拘时候。

【主治】瘿气。胸膈壅塞，咽喉渐粗。

琥珀丸

【来源】《圣济总录》卷一二五。

【组成】琥珀（研）　大黄（锉，炒）各一两　昆
布（洗去咸，焙）半两

【用法】上为细末，炼蜜为丸，如梧桐子大。每服
二十丸，空心及晚食后以温酒送下。

【主治】瘿气初结，喉中壅闷，渐渐肿大。

紫苏膏

【来源】《圣济总录》卷一二五。

【组成】紫苏子（炒）　桂（去粗皮）　大黄（锉，
炒）　当归（切，焙）　干姜（炮）各半两　陈橘
皮（汤浸，去白，焙）一两　蜀椒（去目并闭口，
炒出汗）一分　猪脂（腊月者，煎，去滓）半斤

【用法】上八味，七味锉如麻豆大，先以水六升，
煎至二升，绵滤去滓，纳猪脂，再煎成膏。取涂
瘿上，日二次，夜一次。以愈为度。

【主治】咽喉气噎塞成气瘿。

蛤蚧丸

【来源】《圣济总录》卷一二五。

【组成】蛤蚧（全者，酥炙）一对　琥珀（研）
半两　真珠末　海藻（洗去咸，焙）各一分　肉
豆蔻（去壳）一枚　大黄（锉碎，醋炒）一分
昆布（洗去咸，焙）半两

【用法】上为末，枣肉为丸，如梧桐子大。每服二
十丸，木通汤送下。

【主治】瘿气肿塞。

蓖麻子方

【来源】《圣济总录》卷一二五。

【组成】蓖麻子（炒黄，风中吹干）

【用法】每服温汤送下一枚，不拘时候，日服三五
枚；服之五日后，捣玄参为散，食后温米饮调下
一钱匕，与蓖麻相间服；三日后，依前只服蓖麻

五日，后却与玄参同服三日，周而复始。
【主治】项下结核渐成瘤病。

槟榔丸

【来源】《圣济总录》卷一二五。
【组成】槟榔（锉）　海藻（洗去咸，焙）　昆布（洗去咸，焙）各三两
【用法】上为末，炼蜜为丸，如弹子大。每服一丸，含化。
【主治】瘿病，咽喉肿塞。

昆布散

【来源】《幼幼新书》卷三十六引《刘氏家传》
【组成】昆布　蓬莪术　川芎　槟榔　茴香　海藻　荆三棱　甘草（炙）各半两　木香　丁香　青橘皮各一分
【用法】上为细末。每服二钱，水一中盏，先用猪靥三枚，灯焰上用针串在尖上燎熟，入药内同煎至六七分，和滓温服，临卧每夜只进一服。久服日渐消也。
【主治】童男童女风土瘿气，及因气结所成者。

蓬莪茂散

【来源】《幼幼新书》卷三十六引邓俊民方。
【组成】蓬莪茂四钱（生，温水洗过用）　丁香（母丁香不用）　杏仁（汤洗，去皮尖）各七粒
【用法】上为细末。每用猪靥一枚，针穿去麻油灯焰上烧令香熟，破开入药末一字在内，含化咽津，一日三次，稍退，可徐徐服半月除根。
【功用】消项气，磨宿滞积气。
【主治】瘿气。
【宜忌】忌油、盐、鸡、鱼。

消瘿散

【来源】《扁鹊心书·神方》
【组成】全蝎三十个（去头足）　猪羊靥（即膝眼骨）各三十个（炙枯）　枯矾五钱
【用法】上为末，炼蜜为丸，如梧桐子大。每服五

十丸，饧米糖拌吞，或茶任之。
【主治】气瘿。

昆布丸

【来源】《小儿卫生总微论方》卷十九。
【别名】昆布丹（《普济方》卷四〇五）。
【组成】昆布一两（洗去咸味）　海藻一两（洗去咸味）　龙胆草（去芦）一两　槟榔半两　甜葶苈一两（隔纸炒紫色，研细）　牵牛子半两（炒）
【用法】上为细末，面糊为丸，如黍米大。每服十丸，人参汤送下。
【主治】小儿项瘿。

守瘿丸

【来源】《宣明论方》卷十五。
【组成】通草二两　杏仁一大合（去皮尖，研）　牛蒡子一合（出油）　吴射干　昆布（去咸）　诃黎勒　海藻各四两（去咸）
【用法】上为末，炼蜜为丸，如弹子大。含化，咽津下，每日三次。
【主治】瘿瘤结硬。

妙用膏

【来源】《是斋百一选方》卷十六。
【组成】真清麻油　古文钱三二十文
　　方中麻油用量原缺。
【用法】将古文钱入油中，久浸年深。每用以鹅毛扫患处。
【主治】恶疮。项上有瘿及漏疮。

矾黄丸

【来源】《备急灸法》。
【别名】神仙黄矾丸（《外科精要》卷上）、蜡矾丸（《仁斋直指方论》卷二十三）、黄矾丸（《医方类聚》卷一八七引《修月鲁般经后录》）、护膜丸（《仙传外科集验方》）、黄蜡丸（《普济方》卷二八四）、神仙蜡矾丸（《奇效良方》卷五十四）、神效黄矾丸（《校注妇人良方》卷二十四）、经验

矾蜡丸（《寿世保元》卷六）、矾蜡丸（《医级》卷九）。

【组成】白矾一两（为末） 黄蜡半两（溶开）

【用法】上旋为丸，如绿豆大。每服五十丸，用温酒或些煎熟麻油送下，不拘时候。

《增补内经拾遗》引《中流一壶》：以铁勺盛蜡置炭火上熬化，生布滤过，冷称一两，下勺再熬化，入细矾末一两搅匀，取出为丸，如绿豆大。每服八九十丸，每日一次，食远白汤送下，服三日止。

【功用】

1.《备急灸法》：托毒。

2.《外科精要》：止疼痛。

3.《增补内经拾遗》引《中流一壶》：定痛生肌，护膜止泻，消毒化脓，排脓托里。

【主治】

1.《备急灸法》：痈疽发背。

2.《外科精要》：痈疽未破或已破，或遍身生疮，状如蛇头，以及蛇咬。

3.《仁斋直指方论》：诸痔，诸痈恶疮，便毒。

4.《奇效良方》：肠痈。

5.《寿世保元》：瘰疬痈疽，便血恶疮，久漏不愈者。

【宜忌】《中国医学大辞典》：忌食鸡肉三月。

【方论】《成方切用》：心为君主，不易受邪。凡患痈疽，及蛇犬所伤，毒上攻心，则命立倾矣。黄蜡甘温，白矾酸涩，并能固膜护心。解毒定痛，托里排脓，使毒气不至内攻，故为诸症所必用。

小黄膏

【来源】《儒门事亲》卷十二。

【别名】黄龙膏（《卫生宝鉴》卷十三）。

【组成】黄柏 黄芩 大黄各等分

【用法】上为细末。以水调为糊，比前药（枯瘤方）大一遭贴之，三日一易。以枯瘤方与本方同时应用。

【功用】《杂病源流犀烛》：凉肌退肿。

【主治】

1.《儒门事亲》：瘤。

2.《杂病源流犀烛》：颈项疮疡，石瘤。

化瘿丹

【来源】《儒门事亲》卷十二。

【组成】海带 海藻 海蛤 昆布（四味皆焙）泽泻（炒） 连翘各等分 猪靥 羊靥各十枚

【用法】上为细末，炼蜜为丸，如鸡头子大。临卧嚼化一二丸。

【主治】

1.《儒门事亲》：赘。

2.《疡科选粹》：瘿瘤。

【宜忌】《疡科选粹》：忌油腻。

通气丸

【来源】《儒门事亲》卷十二。

【组成】海藻 海带 昆布 木通 甘草各一两诃子 薄荷各半两 杏仁少许（汤浸，去皮尖）

《证治准绳·疡医》有夏枯草，无甘草。

【用法】上为细末，炼蜜为丸。每夜嚼化一丸。

【主治】瘿赘。

【宜忌】忌食油腻物。

通气丸

【来源】《儒门事亲》卷十二。

【组成】海藻 海带 昆布 泽泻 木通 猪靥羊靥各五枚 海蛤 连翘

方中海藻、海带、昆布、泽泻、木通、海蛤、连翘用量原缺。

【用法】上为细末，研靥为丸，如鸡头子大。每服一丸，临卧嚼化咽下。

【主治】瘿赘。

昆布丸

【来源】《济生方》卷八。

【组成】昆布（洗） 海藻（洗） 小麦各一两（好醋煮干）

【用法】上为细末，炼蜜为丸，如杏核大。每服一丸，食后嚼咽。

【主治】一切瘿瘤，不问久新。

秘传木香散

【来源】方出《仁斋直指方论》卷二十二，名见《古今医统大全》卷六十七。

【组成】干猪靥七个（用灯盏火烘过，干，为末）海螵蛸　木香　青木香　孩儿茶各五钱　雄黄　神曲　麦芽　辰砂各一钱

【用法】上为细末。食后临睡时以酒送下。

【主治】

1. 《仁斋直指方论》：一切瘿瘤。
2. 《简明医彀》：结核。

【宜忌】服后即睡，再不可言语，戒恼怒房室。

海藻丸

【来源】《仁斋直指方论》卷二十二。

【组成】海藻（洗，晒）一两　海蛤（煅）松萝各七钱半　当归　川芎　官桂　白芷　细辛　藿香　白蔹　明矾（煅）昆布（洗，晒）各五钱

【用法】上为细末，炼蜜为丸，如弹子大。每次一丸，含咽下。

【主治】瘿瘤。

玉壶丸

【来源】《御药院方》卷八。

【组成】海藻　昆布　雷丸　海带各等分

【用法】上为细末，烧陈米饭捣和为丸，如榛子大。每服含化咽津，不拘时候，常令药力不断。

【主治】三种瘿。

海带丸

【来源】《卫生宝鉴》卷十三。

【组成】海带　贝母　青皮　陈皮各等分
　　《种福堂公选良方》有海藻。

【用法】上为末，炼蜜为丸，如弹子大。食后嚼化一丸。大效。

【主治】瘿气久不消。

海藻溃坚丸

【来源】《卫生宝鉴》卷十三。

【组成】海藻　海带　昆布各一两　广茂　青盐各半两

【用法】上为末，炼蜜为丸，如指尖大。每服一丸，食后嚼化。

【主治】瘿气大盛，久不消散。

玉壶散

【来源】《杂类名方》。

【组成】海藻　海带　昆布　雷丸各一两　青盐广术各半两

【用法】上为细末，陈米饮为丸，如榛子大，嚼化。以炼蜜和丸亦好。
　　本方方名，据剂型当作玉壶丸。

【主治】三种瘿。

内消瘰疬丸

【来源】《医学启蒙》卷三。

【组成】夏枯草八两　玄参五两　青盐五两（煨）海藻　海粉　贝母　天花粉　白蔹　连翘　桔梗当归（酒洗）生地（酒洗）枳壳（麸炒）大黄（酒蒸）薄荷叶　消石　甘草各一两

【用法】上为末，酒糊滴为丸，如绿豆大。每服百余丸，食后、临卧抵枕用白汤吞下，就卧一时。瘰疬未溃内消，溃者自愈，外贴太乙膏收口。

【功用】

1. 《北京市中药成方选集》：消坚散结。
2. 《全国中药成药处方集》：软坚散结，消肿化痰。

【主治】

1. 《医学启蒙》：瘰疬。
2. 《全国中药成药处方集》：由痰凝气滞引起的瘰疬痰核，颈项瘿瘤，皮色不变，或肿或痛。

【宜忌】

1. 《北京市中药成方选集》：忌食牛肉。
2. 《全国中药成药处方集》：忌食辛辣等刺激食物。

化坚汤

【来源】《脉因证治》卷下。

【组成】升麻一钱 葛五分 漏芦 牡丹皮 当归 生熟地黄各三钱 连翘一钱 黄耆一钱 芍药三钱 桂三钱 柴胡八钱 黍粘 羌活各一钱 防风 独活各五分 昆布 三棱 广术 人参 黄连 陈皮

方中自昆布以下用量原缺。

【功用】泻火散结。

【主治】瘰疬，瘿瘤。

【加减】腹胀，加朴；气不顺，加木香；便秘，加大黄。

矾蝎散

【来源】《普济方》卷二九四。

【组成】白矾一两（生，令细） 全蝎半两

【用法】将矾为末，用耳锅一个，将蝎用麻黄包了，线扎定，将矾分作两处，一半在底，一半在上，全蝎在中心，用瓦片子盖定。再用盐泥固济，候干，用炭火二斤，煅一斤，将取出为细末。每服一钱，入麝香少许，将獖猪脹一个，切，入药内，用湿纸包五七重，火煨熟，取出，临卧时细嚼，津液送下。

【主治】项气，又名瘿气。

穿瘿丸

【来源】《普济方》卷二九四。

【组成】通草二两 杏仁（去皮尖，研） 牛蒡子（去油）各一两 射干 昆布（去咸） 诃黎勒 海藻（去咸）各四两

【用法】上为末，炼蜜为丸，如弹子大。嚼化咽津下，一日三次。

【主治】瘿瘤结硬。

梅花散

【来源】《疮疡经验全书》卷二。

【组成】寒水石 龙骨 血竭 黄丹

【用法】上为细末。干掺。

【主治】瘿瘤，或有破者。

针砂方

【来源】《奇效良方》卷五十四。

【别名】针砂水（《古今医统大全》卷六十七）。

【组成】针砂

方中针砂用量原缺。《古今医统大全》用不拘多少。

【用法】浸于水缸中，平日饮食，皆用此水，十日一换针砂，服之半年，自然消散。

【主治】气瘿。

昆布散

【来源】方出《奇效良方》卷五十四，名见《古今医统大全》卷六十七。

【组成】商陆 昆布（洗）各二两 射干 羚羊角（镑） 木通 海藻（洗） 杏仁（汤浸，去皮尖，麸炒黄）各一两 牛蒡子一两半（微炒）

【用法】上锉。每服三钱，水一中盏，入生姜半分，煎至六分，去滓，不拘时候温服。

【主治】瘿气，胸膈壅塞，颈项渐粗。

中品锭子

本方为原书同卷三品锭子之第二方。

【来源】《万氏家抄方》卷三。

【组成】白矾三两八钱半 乳香 没药各五钱半 朱砂三钱 牛黄七分半 硇砂一钱（半生半熟） 金信一两五钱（以火煅尽黑烟，只用淡清烟者）

【用法】《医学入门》：上为末，面糊和匀，捻作锭子，量疮插入。

【主治】翻花痔疮及瘿瘤。

神效开结散

【来源】《校注妇人良方》卷二十四。

【别名】开结散（《本草纲目》卷五十）。

【组成】沉香 木香各二钱 橘红四两 珍珠四十九粒（入砂锅内以盐泥封固，煅赤取出去火毒用） 猪脹肉子四十九枚（用獖猪者，生项间如枣子大）

【用法】上为末。每服一钱，临卧酒调，徐徐咽下。患小者三五服，大者一剂可愈。

【主治】瘿块。

【宜忌】忌酸咸油腻滞气之物。

海藻散坚丸

【来源】《校注妇人良方》卷二十四。

【组成】海藻　昆布各二两　小麦四两（醋煮，晒干）　柴胡二两　龙胆草（酒拌，炒焦）二两

【用法】上为末，炼蜜为丸，如梧桐子大。每服二三十丸，临卧白汤送下；浸化咽之，尤好。

【主治】肝经瘿瘤。

五灰膏

【来源】《古今医统大全》卷六十七。

【组成】桑柴灰　枣柴灰　黄荆灰　桐子壳灰　荞麦杆灰各等分

【用法】沸汤淋汁五碗，澄清，入斑蝥四十枚，穿山甲五片，乳香、冰片各三钱，煎作二碗，用瓷瓶盛。用时再以新出窑石灰入乳香、冰片少许，调成膏敷瘤上。如稠，加清水调稀用。

【主治】瘿瘤。

布海丸

【来源】《医学入门》卷七。

【组成】昆布　海藻各一斤（洗净，入罐文成膏）　枳实四两　陈皮二两　青皮一两　荜澄茄　青木香各五钱

【用法】上为末，入前膏为丸。空心沸汤送下。

【主治】水肿，痰肿、气肿、鼓胀、喘咳，及癥瘕瘿瘤。

【加减】气盛，加三棱、莪术各二两。

舐掌散

【来源】《医学入门》卷八。

【组成】海藻一两　黄柏二两

【用法】上为末。每用少许置掌中，时时舐之，津液送下。如消三分之二即止。

【功用】开结。

【主治】瘿瘤。

海藻散坚丸

【来源】《医学入门》卷八。

【组成】海藻　昆布　龙胆草　蛤粉　通草　贝母　桔矾　真松萝各三钱　麦曲四钱　半夏二钱

【用法】上为末。酒调服。或蜜丸绿豆大，每次三十丸，临卧葱白煎汤送下，并含化咽之。

【主治】瘰疬、马刀坚硬，形瘦潮热不食；兼治一切瘿气。

【宜忌】忌甘草、鱼、鸡、猪肉、五辛、生冷。

消瘿五海饮

【来源】《古今医鉴》卷九。

【别名】消瘿五海散（《万病回春》卷五）。

【组成】海带　海藻　海昆布　海蛤　海螵蛸各三两半　木香　三棱　莪术　桔梗　细辛　香附各二两　猪牙子七个（陈壁土炒，去油，焙干）

【用法】上为末。每服七分半，食远米汤送下。

【主治】脂瘤，气瘤。

焦瘤膏

【来源】方出《赤水玄珠全集》卷三十，名见《仙拈集》卷四。

【组成】桑炭灰　枣木灰　黄荆灰　桐壳灰　荞麦灰（炒）各二升半

【用法】上以沸汤淋汁五碗许，澄清，入斑蝥四十个，穿山甲五片，乳香、冰片不拘多少（后入），煎作二碗，以瓷器盛之。临用时入新石灰调成膏，敷瘤上，干则以清水润之，其效若神。

【主治】一切瘿瘤。

内府秘传方

【来源】《万病回春》卷五。

【别名】内府神效方（《外科证治全书》卷四）。

【组成】海藻（热水洗净）　昆布（洗净）　海带　海螵蛸　海粉（飞过）　海螺（醋炙。如颈下摇者

用长螺，颈不摇者用圆螺）各等分　甘草少许

【用法】上为末，炼蜜为丸，如龙眼大。每夜临卧口中嚼化一丸。

【主治】瘿气。

二海丸

【来源】《证治准绳·疡医》卷五。

【组成】海藻　昆布（各酒洗，晒干）各等分

【用法】上为末，炼蜜为丸，如杏核大。稍稍咽汁。又用海藻洗净，切碎，油醋熟，作常菜食之。

【主治】气瘿。

含化丸

【来源】《证治准绳·疡医》卷五。

【组成】海藻　海蛤（煅）　海带　昆布　瓦龙子（煅）　文蛤（即花蛤，背有斑纹）　诃子（去核）　五灵脂各一两　猪靥十四个（焙干，另研）

【用法】上为末，炼蜜为丸。临卧含化，时时咽下。兼灸法，以助丸功。

【主治】瘿气。

昆布散

【来源】《证治准绳·疡医》卷五。

【组成】防风　荆芥　黄连（酒炒）　昆布　海藻　海粉　羌活　升麻　连翘　青皮　胆星　贝母　牛蒡子（炒）　夏枯草　沉香　香附子　抚芎　黄芩（酒炒）

【用法】加薄荷，水煎服。或末或丸俱可。

【功用】祛风火郁滞，散痰气壅结。

【主治】瘿气。

【宜忌】宜灸天突穴为妙。

【加减】痰多，加南星、半夏。

消瘿散

【来源】《证治准绳·疡医》卷五。

【组成】海藻（酒洗）　海带（酒洗）　昆布（酒洗）　海马（酒炙）　海红蛤　石燕（各煅）　海螵蛸各一两

【用法】上为末。清茶送下。

【主治】瘿气。

清上消郁汤

【来源】《证治准绳·疡医》卷五。

【组成】昆布（洗）　元明粉　陈皮　半夏（姜制）　黄连　海藻　莪术　川芎　香附　青黛　白芥子

【用法】上加薄荷，水煎服。

【主治】痰火气血郁结，上部作核成瘤，脉弦而滑。

藻药散

【来源】《证治准绳·疡医》卷五。

【组成】海藻（酒洗）一两　黄药子二两（万州者佳）

【用法】上为末。置掌中，以舌时时舐，以津咽下。消三分之二止药。

【主治】气瘿。

【宜忌】忌厚味，戒酒色。

祛毒化肿汤

【来源】《杏苑生春》卷七。

【组成】连翘　天花粉各一钱　当归　贝母　黄芩（酒炒）各七分　甘草节　桔梗　柴胡　昆布　海藻各五分　瓜蒌仁八分

【用法】上锉，水煎熟，食远温服。

【功用】祛毒化肿。

【主治】瘿气发于颈项。

消瘿汤

【来源】《寿世保元》卷六。

【组成】海藻（洗）　龙胆草　海蛤粉各二两　通草　昆布（烧存性）　枯白矾　松萝各一两　半夏二两五钱　麦曲一两五钱　白芷一两

【用法】上为末。每服五钱，酒煮服。

【主治】瘿瘤。

【宜忌】忌食甘草、虾、鱼、猪肉、五辛、诸毒等物。

海藻玉壶汤

【来源】《外科正宗》卷二。

【别名】海藻消瘿汤（《嵩崖尊生全书》卷六）。

【组成】海藻 贝母 陈皮 昆布 青皮 川芎 当归 半夏 连翘 甘草节 独活各一钱 海带五分

【用法】上药用水二钟，煎至八分，量病上下食前后服之。

【功用】《方剂学》：化痰软坚，消散瘿瘤。

【主治】

1.《外科正宗》：瘿瘤初起，或肿或硬，或赤不赤，但未破者。

2.《方剂学》：肝脾不调，气滞痰凝。石瘿，坚硬如石，推之不移，皮色不变。

【宜忌】凡服此药，先断厚味、大荤，次宜绝欲虚心。

【方论】

1.《方剂学》：本病多成于气滞痰凝，由气及血，以致气血结聚而成。故用海藻、昆布、海带化痰软坚，为治瘿瘤主药；青皮、陈皮疏肝理气，当归、川芎、独活活血以通经脉，配合理气药可使气血和调，促进瘿病的消散。象贝、连翘散结消肿，甘草调和诸药，共以收化痰软坚，行气活血之功。

2.《医方发挥》：本方治证病机为痰凝、气滞、血瘀，故宜治软痰软坚，消散瘿瘤。方中用海藻、昆布、海带咸软为主；辅以浙贝母苦泄散结，合主药以加强消坚之力；半夏、独活温燥祛痰，川芎、当归活血化淤，青皮、橘皮行气解郁。痰气淤血易于化热，故用连翘以清散泄热，以上合用共为佐；使以甘草调的诸药。上十二味合用，对湿痰气血留滞之瘿瘤初起，有化痰散结消坚之力。

【验案】

1. 声带小结《中医杂志》（1984，7：504）：治疗声带小结37例，女34例，男3例，年龄14～44岁。结果：治愈（发音正常，声带红肿和小结消失，随访半年以上无复发者）26例，占70.3%；显效（发音恢复正常，声带小结明显缩小，但仍留痕迹者）9例，占24.3%；无效（服药2剂后声音嘶哑无缓解、声带红肿、小结无改变者）2例占5.4%。

2. 乳腺增生《四川中医》（1997，11：38）：以海藻玉壶汤加减治疗乳腺增生疾病46例。结果：痊愈21例，显效17例，有效5例，无效3例均为重度。总有效率93.48%。

十全流气饮

【来源】《外科正宗》卷二。

【组成】陈皮 赤苓 乌药 川芎 当归 白芍各一钱 香附八分 青皮六分 甘草五分 木香三分

【用法】加生姜三片，大枣二个，水二钟，煎八分，食远服。

【主治】忧郁伤肝，思虑伤脾，致脾气不行，逆于肉里，乃生气瘿肉瘤，皮色不变，日久渐大者。

六军丸

【来源】《外科正宗》卷二。

【组成】蜈蚣（去头足） 蝉蜕 全蝎 僵蚕（炒去丝） 夜明砂 穿山甲各等分

【用法】上为细末，神曲糊为丸，如粟米大，朱砂为衣。每服三分，食远酒送下。

【主治】瘿瘤已成未溃者，不论年月新久，并宜服之。

【宜忌】忌大荤、煎炒。

活血化坚汤

【来源】《外科正宗》卷二。

【组成】防风 赤芍 归尾 天花粉 金银花 贝母 川芎 皂角刺 桔梗各一钱 僵蚕 厚朴 五灵脂 陈皮 甘草 乳香 白芷梢各五分

【用法】水二钟，煎八分，临服用酒一小杯，食后服。

【主治】一切瘰疬、瘿瘤、痰核，初起未溃脓者。

秘传敛瘤膏

【来源】《外科正宗》卷二。

【组成】血竭 轻粉 龙骨 海螵蛸 象皮 乳香各一钱 鸡蛋十五枚（煮熟用黄，熬油一小钟）

【用法】上各为细末，共再研，和入鸡蛋油内捣匀。每日早、晚甘草汤洗净患上，鸡翎蘸涂，膏药盖贴。

【功用】生肌完口。

【主治】瘿瘤用枯药枯落后。

飞龙阿魏化坚膏

【来源】《外科正宗》卷四。

【别名】阿魏化坚膏（《医宗金鉴》卷六十四）、飞龙化坚膏（《外科集腋》卷三）。

【组成】蟾酥丸药末一料　金头蜈蚣五条（炙黄，去头足，研末）

【用法】同入熬就乾坤一气膏二十四两，化开搅和。重汤内顿化，红缎摊贴，半月一换。轻者渐消，重者亦可，不必停止，常贴保后无虞。

【主治】失荣症及瘿瘤、乳岩、瘰疬、结毒，初起坚硬如石，皮色不红，日久渐大，或疼或不疼，但未破者。

活血散瘿汤

【来源】《外科正宗》卷六。

【组成】白芍　当归　陈皮　川芎　半夏　熟地人参　茯苓　丹皮各一钱　红花　昆布　木香甘草节各五分　青皮　肉桂各三分

【用法】水二钟，煎八分，量病上下服，再饮酒一小杯。

【功用】活血散瘿。

【主治】瘿瘤已成，日久渐大，无痛无痒，气血虚弱者。

木香猪靥散

【来源】《疡科选粹》卷七。

【组成】南木香　青木香　孩儿茶　海螵蛸　朱砂各一钱　雄黄五分

【用法】上为细末，入猪靥子七个，捣匀。临卧酒煎，乘热呷下。

【主治】项下大瘿。

消瘿酒

【来源】《景岳全书》卷六十四。

【组成】昆布三钱　海藻五钱　沉香　雄黄各一钱（研末）　海螵蛸二钱

【用法】上锉，用好酒一升，汤煮，或浸十余日亦可饮。每服一二钟，不拘时候。

【主治】瘿瘤。

瘿瘤破结散

【来源】《证治宝鉴》卷九。

【组成】海藻（热水洗净）　昆布（洗净）　海带海螵蛸　海粉（飞过）　海螺（醋制过）　甘草少
　本方方名，据剂型，当作"瘿瘤破结丸"。

【用法】炼蜜为丸。嚼化。

【主治】瘿瘤。

消瘤二反膏

【来源】《外科大成》卷四。

【组成】甘草　大戟　芫花　甘遂

【用法】先用甘草煎浓膏，笔蘸涂瘤四围，待干再涂，共三次；次以大戟、芫花、甘遂等分为末，以醋调，另用笔蘸药涂其中，不得近着甘草处。次日则缩小些，又以甘草膏涂四围，比先小些，中涂照前，自然渐渐缩小而消矣。

【主治】瘿瘤、瘰疬、结核。

消瘤神应散

【来源】《外科大成》卷四。

【组成】山慈姑　海石　昆布　贝母各等分

【用法】上为末。每服二钱，白滚水调下。

【主治】瘿瘤。

生肌散

【来源】《石室秘录》卷一。

【组成】人参一钱　三七根末三钱　轻粉五分　麒麟血竭三钱　象皮一钱　乳香（去油）一钱　没药一钱　千年石灰三钱　广木香末一钱　冰片三分　儿茶二钱

【用法】上药各为极细末，研至无声为度。外敷。

《中医外科常用外用方选》：方中象皮应经过

炮制后研末；千年石灰系指石灰之陈久者，而新出窑石灰性太燥烈，不宜用。

【功用】《串雅内编选注》：解毒防腐，行气活血，散瘀止痛，止血生肌。

【主治】

1.《石室秘录》：气瘤已用刀破者；顽癣已用刀削去其皮者。

2.《华佗神医秘传》：瘰病已用小刀割破，略出白水者；粉瘤已切开挤尽其粉浆者；发瘤用针刺破，已挤尽粉发者。

3.《中医外科常用外用方选》：溃疡久不收口，兼治术后创面。

【方论】《串雅内编选注》：人参益气，木香行气，二药合用皆可止痛，促进创口早期愈合；三七根为血中之圣药，既行瘀止血，又能消肿定痛；轻粉、石灰除热消毒，去瘀生新；象皮、儿茶收湿泻热，生肌长肉；乳香、没药、血竭行气活血，散瘀止痛。诸药合用，有解毒防腐，行气活血，散瘀止痛，止血生肌之效。

化瘰丹

【来源】《洞天奥旨》卷十一。

【组成】海藻三钱　桔梗三钱　生甘草一钱　陈皮一钱　半夏三钱　茯苓五钱

【用法】水煎服。

【主治】诸瘰。

沉香化气丸

【来源】《洞天奥旨》卷十一。

【组成】沉香一两　木香二两　白芍四两　白术八两　人参二两　黄耆八两　枳壳一两　槟榔一两　茯苓四两　香附二两　附子五钱　天花粉四两

【用法】上各为细末，炼蜜为丸。每日服三钱。

【主治】气瘤。

消瘰散

【来源】《洞天奥旨》卷十一。

【组成】海藻一钱　龙胆草一钱　昆布五分　土瓜根二钱　半夏一钱　麦面一撮　甘草一钱　干姜

五分　附子一片

【用法】水煎服。十剂必散。

【主治】瘿。

水火既济膏

【来源】《惠直堂方》卷四。

【组成】麻油二十两　象皮三钱　红花三钱五分　大蓖麻二十粒（去壳）　五铢钱二个　蟾蜍六个　头发（洗净）大把　红丹八两

【用法】同入锅内，用槐枝搅熬，一滚取起，连锅放水缸内，顿一时再熬，如此数十次熬，至滴水成珠为度，离火入乳香、没药、儿茶、麝香各末四分。搅匀摊贴。

【主治】瘰瘤、烂疮，跌打损伤，风痛。

夏枯草膏

【来源】《医宗金鉴》卷六十四。

【组成】京夏枯草一斤半　当归　白芍（酒炒）　黑参　乌药　浙贝母（去心）　僵蚕（炒）各五钱　昆布　桔梗　陈皮　抚芎　甘草各三钱　香附（酒炒）一两　红花二钱

【用法】上药共入砂锅内，水煎浓汤，布滤去滓，将汤复入砂锅内，慢火熬浓，加红蜜八两，再熬成膏，瓷罐收贮。每用一二匙，滚水冲服；亦可用薄纸摊贴。

【功用】化硬消坚。

【主治】

1.《医宗金鉴》：男妇小儿，忧思气郁，肝旺血燥，瘰病坚硬。

2.《全国中药成药处方集》（杭州方）：瘰瘤坚硬，结核肿痛，痈按肿毒，目珠夜痛等症。

【宜忌】戒气怒、鱼腥。

药　线

【来源】《医宗金鉴》卷六十九。

【组成】芫花五钱　壁钱二钱

【用法】用白色细衣线三钱，同上药用水一碗盛贮小瓷罐内，慢火煮至汤干为度，取线阴干，凡遇痔疮瘰瘤，顶大蒂小之证，用线一根，患大者二根，双扣系扎患处，两头留线，日渐紧之，其患自然紫黑，冰冷不热为度。轻者七日，重者十五日后必枯落，以月白珍珠散收口，甚效。

【主治】诸痔，瘿瘤。

加味归脾丸

【来源】《医宗金鉴》卷七十二。

【组成】香附　人参　酸枣仁（炒）　远志（去心）　当归　黄耆　乌药　陈皮　茯神　白术（土炒）　贝母（去心）各一两　木香　甘草（炙）各三钱

【用法】上为细末，合欢树恨皮四两煎汤，蒸老米糊为丸，如梧桐子大。每服六十丸，空腹白滚水送下。

【功用】理脾宽中，疏通戊上，开郁行痰，调理饮食。

【主治】郁结伤脾，肌肉浇薄，土气不行，逆于肉里，致生肉瘿，肉瘤。

消瘤酒

【来源】《仙拈集》卷四。

【组成】万州黄药子（真者）半斤

【用法】用好酒一斗入药，封瓶，以糠火煨一周时，闻瓶口香气外出，瓶口有津即止，火不可太猛，待酒冷时饮。每饮一杯。不令绝酒气，三五日觉消，即停饮勿服。

【主治】瘿瘤。

落瘤饼

【来源】《经验广集》卷四。

【组成】白砒　硇砂　黄丹　轻粉　雄黄　乳香　没药　硼砂各一钱　斑猫二十个　田螺（大者去壳）三个（晒干切片）

【用法】上为末，糯米调和，捏作小棋子样，晒干。用时先灸七柱，以药饼贴之，上用黄柏末水调盖敷药。并候十日外，其瘤自落。再用生肌收口膏药自愈。

【主治】瘿瘤初起，成形未破，根蒂不散。

缩瘤丸

【来源】《经验广集》卷四。

【组成】海藻　昆布　海螵蛸　海粉　海螺（项下摇，用长螺，不摇，用圆螺）各等分　甘草减半

【用法】上为末，炼蜜为丸，如绿豆大。每夜口中噙化一丸。

【主治】瘿瘤。

破瘿点药

【来源】《串雅内编》卷二。

【组成】水银　硼砂　轻粉　鹊粪　莺粪各一钱　冰片五分　樟脑五分　绿矾一钱　皂矾一钱　麝香三分

【用法】上为细末。用针将瘿刺一小孔，然后乘其出血之时，将药点上，则粘连矣，约用一分，以人乳调之，点上大如芡实，一日点三次，第二日必流水，流水之时不可再点，点则过疼，转难收口矣。三日后水尽，而皮宽如袋，后服煎方：人参三钱，茯苓五钱，苡仁一两，泽泻二钱，猪苓一钱，黄耆一两，白芍五钱，生甘草一钱，陈皮一钱，山药三钱，水煎服。十剂全消。

【主治】瘿瘤。

【宜忌】忌房事半年。若犯房事，必破不能收口，终身成漏矣。

四海舒郁丸

【来源】《疡医大全》卷十八。

【组成】青木香五钱　陈皮　海蛤粉各三钱　海带　海藻　昆布　海螵蛸各二两（俱用滚水泡去盐）

【用法】上为细末。每服三钱，不拘酒、水，一日三次；滓沉在碗底内者，敷气颈上。愈后用黄药子四两，生酒三大壶，煮三炷香，窨一七去火毒，早、晚任饮数杯。

【主治】因七情抑郁不伸，肝脾气郁不舒致气颈，结喉之间，气结如胞，随喜怒消长，甚则饮食嗌碍。

【验案】气颈（甲状腺肿大）《江苏中医》(1958，9：29)：曾治疗4例女性病人，肿大的甲状腺均渐变软、变小，其他伴随症状减轻或消失。作者认为：气颈多属气郁痰阻所致，治用四海舒

郁丸理气化痰，软坚散结，一般在服药 1~1.5 个月后，颈间肿大之甲状腺都能变软、变小，连服 2~3 个月，可以消散。所有眼突、心悸、失眠、手颤等现象，亦能逐渐消失。

消痰汤

【来源】《疡医大全》卷十八。

【组成】白茯苓五钱　海藻　半夏　贝母　白芥子　天南星　人参　桔梗各三钱　昆布　生甘草各一钱　附子一分

【用法】水煎服。

【主治】瘿瘤。

瘿囊丸

【来源】《杂病源流犀烛》卷二十六。

【组成】雄黄五钱（另研）　青木香四钱（另研）　海南槟榔（切片，晒、研）　昆布（洗淡，焙，研）　海蛤（煅，研）　白蔹（酒炒，研）　半夏曲（姜汁炒，研）各八钱　肉桂心　白芥子各二钱半

【用法】每服二钱，食后酒调下。

【主治】结囊如瘿，皮色不变，不痛不痒。

【宜忌】忌大荤面食。

海藻散坚丸

【来源】《医级》卷九。

【组成】全蝎二十个　蛤粉一两　土贝一两　没药（去油）一两　丹皮一两　夏枯草（熬膏）　毛藤各一斤（熬膏听用）　海藻四两（用斑蝥廿一个，醋煮去蝥）。

【用法】上为末，以二膏为丸。初服十五丸，渐至三十丸，白汤送下。

【主治】肝经湿火，流注经络，颈项结聚，结核小瘿。

枯后生肌散

【来源】《外科集腋》卷三。

【组成】血竭　轻粉　龙骨　象皮　海螵蛸　乳香各一钱

【用法】上为末，用煮熟鸡蛋黄十五个，熬油一小钟，调匀。患处用甘草汤洗净，鸡羽扫上，以膏盖之。

【主治】瘿瘤枯后。

芫花线

【来源】《疡科捷径》卷中。

【组成】芫花五钱　壁钱二钱

【用法】用白扣线同上药用水一碗煮至汤干为度，取线阴干。临用，用线一根，双扣系于患处。

【主治】痔、瘰、瘤。

消瘿五海饮

【来源】《易简方便》卷四。

【组成】海带　海藻　昆布　海螵　海螵蛸各五钱

【用法】煎汤，当茶饮。

【主治】瘿瘤。

药丝线

【来源】《外科传薪集》。

【组成】芫花五钱　壁钱二钱　草乌五钱　白扣线三钱

【用法】水一碗，瓷罐内慢火煮干，不晒，阴干。遇症将丝线扎系。每日收紧，其患自然枯黑。

【主治】瘿瘤，痔菌。

煮线方

【来源】《徐评外科正宗》卷八。

【组成】芫花五钱　壁钱二钱

【用法】上用白色细扣线三钱，同盛瓷罐内，用水一碗，慢火煮至汤干，取线阴干。临症用线一根，大者二根，双扣系于根蒂，两头留线，日渐紧之，自然紫黑冰冷，轻者七日，重者十五日，后必枯落，用珍珠散收口。

【主治】诸痔及五瘿六瘤，凡蒂小而头面大者。

消瘿顺气散

【来源】《北京市中药成方选集》。

【组成】 生地二两　浙贝母二两　蛤粉（煅）一两五钱　海藻一两五钱　昆布一两五钱　浮海石（煅）一两五钱　海带一两五钱

【用法】 上为细末。每服二钱，温开水冲服，一日二次。

【功用】 平肝顺气，化瘰消瘿。

【主治】 脖项胸前瘿瘤瘰疬，结核坚硬经久不消。

五海瘿瘤丸

【来源】《全国中药成药处方集》（吉林方）。

【组成】 海带二两　海藻二两　海螵蛸二两　昆布二两　浮麦二两　白芷一两　广木香二钱　海粉二两

【用法】 上为细末，炼蜜为丸，二钱重。大人每服一丸，九岁至六岁每服半丸，五岁至两岁每丸分三次服。一日二次，早、晚用开水送下。

【功用】 软坚化核，消肿散瘀，活血舒气。

【主治】 瘿瘤瘰疬，气脖乳核，无名肿毒。

消瘿五海丸

【来源】《全国中药成药处方集》（西安方）。

【组成】 海带　海藻　海蛤　海螵蛸　昆布　大贝木香各一两

【用法】 上为极细末，炼蜜为丸，每丸重三钱，蜡皮封固。成人每服一丸，饭前温开水送服，或煎一碗当茶饮，一日三次。小儿酌减。外用樱桃核、好醋磨敷患处。

【主治】 瘿瘤初起，肉色不变，渐长渐大。及瘰疬。

头号虚痰丸

【来源】《朱仁康临床经验集》引《章氏经验方》。

【组成】 斑蝥末30克　炮山甲250克（研末）

【用法】 用糯米粽，捣烂成糯米浆，用糯米浆加药末捣和为丸，如绿豆大。每服一至二丸，开水送下。不可多服，不要嚼碎。

【功用】 内消肿核。

【主治】 痰核、瘿瘤、阴疽、无名肿毒。

【宜忌】 有泌尿系统病者禁服，服丸后如发生小便刺痛、尿闭或尿血等情况，应立即停服，并服生鸡蛋清可解。

追龙丸

【来源】《朱仁康临床经验集》。

【组成】 斑蝥（炒干，研极细末）60克

【用法】 先用糯米粽捣烂成糯米浆。另将斑蝥末放石臼内，逐次加入糯米浆，捣至适可做丸为度，捻成荞麦子大小丸药（比芥菜子略大）晒干备用。每日服一丸，开水吞服（不可嚼碎），不可多服。服丸后如发小便刺痛、尿闭或尿血等情况，应立即停服，并服生鸡蛋清可解。

【功用】 内消肿核。

【主治】 痰核，瘿瘤，阴疽，无名肿毒。

【宜忌】 有泌尿系统病者禁服。

三棱化瘿丸

【来源】《中医内科临床治疗学》。

【组成】 三棱6克　莪术6克　归尾9克　丹参12克　青皮6克　穿山甲6克（醋炙）　生牡蛎12克　昆布9克　海浮石9克

【用法】 水煎服；或加倍研细，枣肉为丸，每丸6克，早、晚各服一丸。

【功用】 行气活血，软坚消瘿。

【主治】 瘿气。颈部粗肿日久，赤络显露，按之硬痛，呼吸不畅，声音嘶哑，呛咳气急，或吞咽障碍，舌质暗红，脉象沉涩。

【宜忌】 虚弱病人，孕妇、哺乳妇均宜忌服。

【方论】 三棱、青皮疏肝行气；归尾、丹参、莪术、山甲珠活血祛瘀，消肿通络；昆布、海浮石、生牡蛎化痰软坚，散结消瘿；枣肉为丸，既能补脾益气，又能防止诸药攻伐之峻猛，损伤脾胃。组合成方，共具行气活血，散结消瘿之功效。

攻坚散

【来源】《山东中医学术经验交流文选》。

【组成】 夏枯草　玄参　生牡蛎各30克　昆布15克　姜半夏　海藻各12克　青皮　陈皮各9克　三棱　莪术各6克

【用法】 水煎服；或研末，开水送服。

【功用】滋阴清热,化痰散结,行气导滞,破瘀攻坚。

【主治】筛窦囊肿,鼻腔肿瘤,颈淋巴结核,慢性颌下腺炎,甲状腺肿大,甲状腺瘤,乳腺小叶增生,乳腺纤维瘤,乳房异常发育等肿块性疾病。

养阴散结汤

【来源】《陕西中医》(1993,10:439)。

【组成】生地30g 麦冬 玄参 柴胡各15g 黄芩 薄荷 桔梗 丹皮各10g 赤芍 浙贝母 鳖甲 海藻 昆布各12g 甘草3g

【用法】每日1剂,水煎400ml,分2次服,9剂为1疗程。同时辅以小剂量泼尼松5mg,1天3次,连服3天,然后逐日减量至2.5mg,至第9天停服。

【主治】亚急性甲状腺炎。

【验案】亚急性甲状腺炎 《陕西中医》(1993,10:439):治疗亚急性甲状腺炎30例,男性11例,女性19例;年龄28～45岁;病程1周以内至1个月不等。临床表现:发病前1周均有上感史,发烧为首发症状,体温在37.8～39.5℃间,午后及夜间热甚,同时伴咽痛、颈痛、盗汗、口渴喜饮,脉弦数,舌质红。结果:本组病人均于2～3天发热消退,咽痛及颈痛消失,甲状腺恢复正常,1个疗程后血沉恢复正常。随访3个月至2年共11例,无1例复发,痊愈率100%。

消瘿丸

【来源】《中国药典》。

【组成】昆布300g 海藻200g 蛤壳50g 浙贝母50g 桔梗100g 夏枯草50g 陈皮100g 槟榔100g

【用法】上药制成大蜜丸,每丸重3g。口服,每次1丸,1日3次,饭前服用,小儿酌减。

【功用】散结消瘿。

【主治】瘿瘤初起,单纯型地方性甲状腺肿。

甲亢平复汤

【来源】《首批国家级名老中医效验秘方精选》。

【组成】玄参30克 生地30克 天花粉20克 夏枯草30克 知母10克 黄柏10克 昆布10克

海藻10克 丹皮10克

甲亢平复丸:羊靥40个 玄参100克 天花粉100克 麦冬60克 夏枯草60克 知母60克 黄柏60克 煅牡蛎60克 浙贝150克 海浮石60克 石决明100克 昆布120克 海藻120克 丹皮50克 三棱60克 莪术60克(共研细面,炼蜜为丸,每次10克,每日服2次)

【用法】发作期首用甲亢平复汤控制病情发展,每周服6剂。轻者一般治疗2～3周症状即可缓解,重者则需服用2～3个月左右。善后需用甲亢平复丸巩固疗效。同时要防止情志内伤,保持精神愉快,并宜多食富于营养的食品和新鲜蔬菜。

【功用】养阴清火,化痰散结。

【主治】气瘿(类似现代医学的甲状腺功能亢进)。

【宜忌】忌食辛辣、油腻食品。

【加减】心悸失眠者,加炒枣仁、炙甘草之类养心安神;急躁易怒、肝火偏旺者,加郁金、白芍、龙胆草、黄芩以清肝泻火,开郁除烦;手指颤抖、肝风内动者,加石决明、龙骨、白芍、钩藤、川芎之类平肝熄风;声音嘶哑者,加南沙参、北沙参、麦冬之类利咽消肿;大便溏泻者,加茯苓、泽泻、山药健脾止泻;大便秘结者,加草决明、肉苁蓉、川朴润通大便;消瘦乏力、女子经少经闭者,加何首乌、熟地、川牛膝、当归、川芎之类滋养精血;瘿肿不消、结块坚硬者,

【验案】陈某,女,25岁,1981年6月23日初诊。病人3个多月来心悸多汗,两手颤抖,颈前结块渐大,两眼微突发胀,体质渐瘦,伴有大便溏泻,某医院检查诊断为甲状腺功能亢进,急性粒细胞缺乏症,病毒性心肌炎,经治疗半月余,效果不显,转我院治疗。来诊时,舌红苔薄白,脉沉数,中医辨证为气血双亏,阴虚火旺,痰凝血瘀,诊断为气瘿。予以甲亢平复汤去知母、黄柏,加黄芩等治疗2月余,心悸汗出等诸症基本缓解,月经按期来潮,颈前结块有所减小,睛珠亦不觉发胀,舌仍红,苔薄白,脉沉细微数。改用甲亢平复丸治疗4月余,局部结块消失,复查基础代谢率转为正常。追访病人,甲亢已愈8年,再未复发。

五海丸

【来源】《部颁标准》。

【组成】海带 400g　海藻 400g　昆布 200g　陈皮 200g　槟榔 200g　浙贝母 100g　蛤壳（煅）100g　桔梗 200g　夏枯草 100g

【用法】制成大蜜丸，每丸重 3g，密闭，防潮。口服，每次 1~2 丸，1 日 3 次。

【功用】软坚，散结，理气。

【主治】瘿瘤初起。

五海瘿瘤丸

【来源】《部颁标准》。

【组成】海带 100g　海藻 100g　海螵蛸 100g　蛤壳 100g　昆布 100g　白芷 50g　木香 10g　海螺（煅）100g　夏枯草 100g　川芎 75g

【用法】制成大蜜丸，每丸重 9g，密封。口服，每次 1 丸，1 日 2 次。

【功用】软坚消肿。

【主治】痰核瘿瘤，瘰疬，乳核。

【宜忌】孕妇忌服，忌食生冷、油腻、辛辣。

抑亢丸

【来源】《部颁标准》。

【组成】羚羊角 12.5g　白芍 18.8g　天竺黄 25.1g　桑椹 62.5g　延胡索（醋炙）25.5g　青皮（醋炙）38g　香附 12.5g　玄参 12g　石决明 13g　黄精 18g　黄药子 44g　天冬 37g　女贞子 331g　地黄 5g

【用法】制成大蜜丸，每丸重 9g，密封。口服，每次 1 丸，1 日 2 次。

【功用】育阴潜阳，豁痰散结，降逆和中。

【主治】瘿病（甲状腺功能亢进）引起的突眼，多汗心烦，心悸怔忡，口渴，多食，肌体消瘦，四肢震颤等。

复方夏枯草膏

【来源】《部颁标准》。

【组成】夏枯草 2400g　香附（制）100g　甘草 30g　僵蚕（麸炒）50g　白芍（麸炒）50g　当归 50g　陈皮 30g　桔梗 30g　川芎 30g　红花 20g　昆布（漂）30g　浙贝母 50g　玄参 50g　乌药 50g

【用法】制成煎膏剂，密封，置阴凉处。温开水冲服，每次 9~15g，1 日 2 次。

【功用】清火散结。

【主治】瘿瘤瘰疬，结核作痛。

【宜忌】感冒时暂停服用。

消瘿气瘰丸

【来源】《部颁标准》。

【组成】夏枯草 96g　海藻 48g　昆布 96g　海螵蛸 48g　蛤壳（煅）48g　海胆 48g　陈皮 48g　枳壳（去瓤麸炒）48g　黄芩 48g　玄参 48g

【用法】水泛为丸，每 100 丸重 6g，密封。口服，每次 6 丸，1 日 2 次。

【功用】消瘿化痰。

【主治】肝郁痰结引起的瘿瘤肿胀，瘰疬结核。

五十三、血　瘤

血瘤，是指体表血络扩张，纵横丛集而形成的肿块。《外台秘要》："皮肉中突肿起，初如梅李，渐长大，不痒不疼，又不坚强，按之柔软，此血瘤。"其特点是病变局部色泽鲜红或紫暗，或呈局限性柔软肿块，边界不清，触之如海绵状。病发多因先天所禀，肾中伏火结于血脉而成；或心火妄动，逼血入络，血热妄行，脉络扩张，气血纵横，结聚成形，显露于肌肤而成。治疗以活血行瘀为原则。

定血散

【来源】《圣济总录》卷一三二。

【组成】栝楼（大者，去瓤）一个　棕榈皮一把　当归（切碎）半两

【用法】上二味，入栝楼中，泥固济烧，研细为

散。每服一钱匕，茶、酒任调下。

【主治】血瘤，系之血出者。

芩连二母丸

【来源】《外科正宗》卷二。

【组成】黄连 黄芩 知母 贝母 川芎 当归 白芍 生地 熟地 蒲黄 羚羊角 地骨皮各等分 甘草减半

【用法】上为末，侧柏叶煎汤，打寒食面为丸，如梧桐子大。每服七十丸，灯心汤送下或作煎剂服之。

【主治】心火妄动，逼血沸腾，外受寒凉，结为血瘤，其患微紫微红，软硬间杂，皮肤隐隐，缠如红丝，皮肤血流禁之不住者。

内托外消散

【来源】《洞天奥旨》卷十一。

【组成】水银一两 儿茶二两（共研至无星为度）冰片一钱 轻粉三钱 麝香五分 硼砂五分

【用法】上药研至不见水银始可用。以此药敷于瘤处。肉瘤、粉瘤俱化为水，约三日必消尽，然后再服汤药，用人参二钱、白术三钱、茯苓三钱、陈皮五分、生甘草五分、柴胡八分、白芍三钱，水煎服。

【主治】肉瘤、血瘤、粉瘤。

银锈散

【来源】《洞天奥旨》卷十一。

【组成】水银一钱 冰片三分 轻粉三钱 黄柏二钱 朝脑一钱 镜锈一钱 贝母一钱 儿茶三钱

【用法】上为末。搽擦即堕落。

【主治】初起血瘤。

枯瘤散

【来源】《种福堂公选良方》卷四。

【组成】灰苋菜（即藜藿，晒干，烧灰）半碗 荞麦（烧灰）半碗 风化石灰一碗

【用法】三味和一处，淋汁三碗，慢火熬成霜，取下配后药：番木鳖三个（捣去油），巴豆六十粒（捣去油），胡椒十九粒（擦去粗皮），明雄一钱，人言一钱。上为末，入前药和匀，以瓷瓶收贮，不可见风。以滴醋调匀，用新羊毛笔蘸药点瘤当头，瘤有碗大，则点药如龙眼核大，若茶杯大，则点药如黄豆大，干则频频点之。其瘤干枯自落。如血瘤破，以发灰掺之，粉瘤破，以白麻皮烧灰掺之，外以膏护好。

【功用】敛口收功。

【主治】血瘤、粉瘤。

五十四、肉 瘤

　　肉瘤，是发于皮下脂肪组织的良性肿瘤。《外科启玄》："凡肉瘤初生如粟如桃，久则如馒头大。其根皆阔大，不疼不痒，不红不溃，不软不硬，不冷不热，日渐增加。"其治疗，气滞痰凝者，宜燥湿化痰，行气散结；气虚痰浊者，宜健脾益气，宽中化痰；肝脾不和者，宜疏肝和脾，理气活血。

陷肿散

【来源】《备急千金要方》卷二十四。

【组成】乌贼骨 石硫黄各一分 白石英 紫石英 钟乳各二分 丹参三分 琥珀 附子 胡燕屎

大黄 干姜各四分

　　本方去胡燕屎，名"陷脉散"（《千金翼方》卷二十）。

【用法】上为散。以韦囊盛，勿泄气，若疮湿即敷；若疮干以猪脂和敷，日三四次，以干为度。若汁不尽者，至五剂、十剂止。

【功用】令人不痛。

【主治】二三十年瘿瘤；及骨瘤、脂瘤、石瘤、肉瘤、脓瘤、血瘤，或息肉，大如杯盂升斗，十年不愈，致有漏溃，令人骨消肉尽，或坚或软，或溃，令人惊悸，寤寐不安，身体瘦缩，愈而复发者。

【加减】若不消，加芒消二两。

【方论】《千金方衍义》：硫黄、钟乳、紫白石英皆悍烈之性，助以姜、附破阴；乌贼、丹参、琥珀散结，燕屎辟毒，仅取大黄一味，以泄瘿瘤之旺气，并解药石之悍烈，敷之不消，更加芒消以辅大黄破毒之盛。

长肉膏

【来源】《普济方》卷三一五。

【组成】桑枝 柳枝 桃枝 槐枝 榆枝 枸杞枝各四十九寸

【用法】先以真麻油一斤熬滚，下枝在内，煎黄赤色，去枝，入黄丹十两，柳枝不住手搅匀，滴试水中不散为度，倾入水盆内，候冷，瓷器盛贮。凡用，摊纸上，慢燻贴。凡疔疮，急用铁针于疮头上刺入一分许，作十字，用药一粟点之，黄水出为度，少顷，将纸拭干，再用药点，如是者三次乃止。内服菊花散，将生菊叶一握，研冷水一二盏与服，吐泻为度。如虚弱人多服内补十宣散数日。若脓水不干，用麝香散掺之。疬子，先用麻布搽令血热，以绵系定，将药于根头旋转点之，若暑月即时落。痈疽、发背、脑伤等，不问有头无头，但要肿处知痛，用药一粟许，于疮头上点之，少顷再点，便觉肉地软痒。内服黑神散和复元通气散，须用《太平惠民和济局方》有白牵牛、穿山甲者，二药打和匀，以无灰酒一二碗调服，即时脓溃痛减。次服十宣散内补。如脓水不止，麝香散掺之。治蜘蛛蜂蛋等，不论咬破皮或见血，以药一粟，点所伤处，候黄水出尽为度。草刺、竹木刺屑，以药一点滴之，少顷黄水流痛止，刺屑自出。小儿梅花秃疮，以先剃头令净，若有脓血，用帛拭干，却将油纸一张摊药，罨放小儿头上，后用水洗令洁净，二三日来结薄疤自落也。面痣，用箸子杵令血热，将药随痣大小点之，待疤干落即可。赘痣，先剪去硬皮，以药点之，痣落即去。疥癣，待痒时抓破，以药面清水拂之，其虫即死。箭链毒、蜘蛛、蝎毒同治。无名肿毒、恶肉与瘤，同法治之。

【功用】长肌肉无痕。

【主治】肉瘤，疔疮，痈疽，发背，脑疡，蜘蛛、蛇犬伤，蜈蚣、蝎毒，蜂蛋、草刺、竹木刺，小儿梅花秃疮，面痣，赘痣，诸疔疮，箭镞伤，毒胎，六指，面目无名肿毒，恶肉。

【宜忌】忌食毒物，及房室等事。

十全流气饮

【来源】《外科正宗》卷二。

【组成】陈皮 赤苓 乌药 川芎 当归 白芍各一钱 香附八分 青皮六分 甘草五分 木香三分

【用法】加生姜三片，大枣二个，水二钟，煎八分，食远服。

【主治】忧郁伤肝，思虑伤脾，致脾气不行，逆于肉里，乃生气瘿肉瘤，皮色不变，日久渐大者。

顺气归脾丸

【来源】《外科正宗》卷二。

【组成】陈皮 贝母 香附 乌药 当归 白术 茯神 黄耆 酸枣仁 远志 人参各一两 木香 甘草（炙）各三钱

【用法】上为末，以合欢树根皮四两，煎汤煮老米糊为丸，如梧桐子大。每服六十丸，食远白滚汤送下。

【主治】思虑伤脾，致脾气郁结，乃生肉瘤，软如绵，肿似馒，脾气虚弱，日久渐大，或微疼或不疼者。

内托外消散

【来源】《洞天奥旨》卷十一。

【组成】水银一两 儿茶二两（共研至无星为度）冰片一钱 轻粉三钱 麝香五分 硼砂五分

【用法】上药研至不见水银始可用。以此药敷于瘤处。肉瘤、粉瘤俱化为水，约三日必消尽，然后再服汤药，用人参二钱、白术三钱、茯苓三钱、陈皮五分、生甘草五分、柴胡八分、白芍三钱，水煎服。

【主治】肉瘤、血瘤、粉瘤。

五十五、溃　疡

溃疡，是指痈疽疮疡破溃后，脓水不绝，疮口不能愈合者。《周礼·天官》："疡医下士八人，掌肿疡、溃疡……"。溃疡多属虚证。治宜调补气血，醒脾健胃；外治可用各类去腐生肌散（膏）。如溃后仍㿎肿而痛者，为热毒未尽，应以清热解毒为主。

排脓内塞散

【来源】《医心方》卷十五引《范汪方》。

【别名】内补散（《杨氏家藏方》卷十二）、内塞散（《三因极一病证方论》卷十四）、内补防风散（《外科精义》卷下）。

【组成】防风一两　茯苓一两　白芷一两　桔梗一两　远志一两　甘草一两　桂心二分　人参一两　芎䓖一两　当归一两　附子二枚（炮）　厚朴二两　龙骨一两　黄耆一两　赤小豆五合（熬）

【用法】上为末。温酒服方寸匕，日三夜一服。

【主治】痈疮热已退，脓血不止，疮中空虚疼痛。

白玉膏

【来源】《医方类聚》卷一七七引《新效方》。

【组成】乳香末　芸香末各一钱　铅粉二钱　蓖麻子一两（去壳，研如泥）

【用法】上以蓖麻泥和三味末，安石上，捶打成膏，干湿得所。摊厚纸上，贴之。

【功用】排脓止痛。

【主治】溃疡。

排脓内补散

【来源】《医心方》卷十五引《集验方》。

【组成】防风一两　远志一两　当归二两　黄耆一两　白芷一两　甘草一两　桔梗一两　通草一两　厚朴二两　人参一两　桂心一两　附子一两　赤小豆五合（熬）　芎䓖三两　茯苓一两

【用法】上为末。未食温酒服方寸匕，日三夜一服。

【主治】痈疮，脓血不止，疮中空虚疼痛。

黄耆茯苓汤

【来源】《备急千金要方》卷二十二。

【组成】黄耆　麦门冬各三两　芎䓖　茯苓　桂心各二两　生姜四两　五味子四合　大枣二十枚

【用法】上锉。以水一斗半，煮取四升，分六服。

【功用】

1. 《疡科选粹》：托里，除虚热。
2. 《千金方衍义》：和血滋津。

【主治】痈疽溃后，脓太多，虚热。

人参散

【来源】《太平圣惠方》卷六十一。

【组成】人参一两（去芦头）　白术三分　麦门冬一两（去心）　地骨皮半两　熟干地黄一两　黄耆一两（锉）　白茯苓一两　甘草半两（生，锉）

【用法】上为散。每服四钱，以水一中盏，煎至六分，去滓，不拘时候温服。

【主治】痈穴后，脓水过多，致内虚体热。

五香连翘散

【来源】《太平圣惠方》卷六十一。

【组成】木香三分　鸡舌香半两　沉香三分　熏陆香半两　麝香半分（细研）　连翘三分　射干二分　川升麻三分　黄耆三分（锉）　木通三分（锉）　独活三分　桑寄生三分　甘草三分（生，锉）　川大黄半两（锉碎，微炒）

【用法】上为散。每服四钱，以水一中盏，煎至六分，去滓温服，一日三四次。

【主治】久痈不愈，风毒气留积，筋骨疼痛，脓水久出，疮不生肌。

排脓生肌散

【来源】《太平圣惠方》卷六十一。

【组成】当归半两（锉，微炒） 黄耆半两（锉）人参一两（去芦头） 芎䓖半两 厚朴一两（去粗皮，涂生姜汁炙令香熟） 防风半两（去芦头）白芷半两 桔梗半两（去芦头） 甘草半两（炙微赤，锉）

【用法】上为细散。每服以木香汤调下二钱，一日三四服。

【功用】排脓生肌。

【主治】痈发背，脓血不止，内虚。

熟地黄散

【来源】《太平圣惠方》卷六十一。

【组成】熟干地黄一两 黄耆一两（锉） 麦门冬一两（去心） 黄芩半两 人参一两（去芦头）石膏一两 川芎半两 当归半两 白茯苓一两甘草半两（生用）

【用法】上为散。每服四钱，以水一中盏，煎至六分，去滓温服，不拘时候。

【主治】痈发后脓溃不止，肌体虚热，口干食少。

排脓生肌膏

【来源】《太平圣惠方》卷六十三。

【组成】黄丹六两 松脂半两 熏陆香半两 故绯帛一尺（烧灰，细研） 乱发半两 蜡一两 故青帛一尺（烧灰，细研）

【用法】上件药，以油一斤，先煎一两沸，纳发，煎令消尽，然后纳蜡及松脂、熏陆香、绯青帛灰，煎搅令洋，以绵滤去滓，都入铛中、下黄丹，以火煎搅令色黑，软硬得所，贮一瓷器中。少少涂于揪叶上，贴患处，日二易之。

【功用】排脓生肌。

【主治】一切痈疽发背，溃后肌肉不生。

排脓生肌膏

【来源】《太平圣惠方》卷六十三。

【别名】生肌膏（《膏药方集》）。

【组成】川大黄一两 细辛半两 防风半两（去芦头） 黄芩半两 芎䓖一两 白蔹一两 白芷半两白芍药半两 莽草半两 黄柏半两 黄连半两当归半两 麻油半斤 猪脂半斤 白蜡四两 松脂一斤

【用法】上锉细，先于净铛内煎麻油、脂、蜡令消，后入诸药，慢火煎，看药欲焦，即以绵滤去滓，候冷膏成。每用以故帛上涂贴，日二换之。

【功用】排脓生肌。

【主治】一切痈疽发背，溃后疼痛，疮口不合。

木香散

【来源】《博济方》卷五。

【组成】木香一分 槟榔七个 白及半两（锉）白蔹半两（锉） 鸡内金一两（焙干） 根子黄皮一分 肉桂一分 麝香少许 黄蜀葵花一两（焙干）

【用法】上焙干为末，研细。看疮口大小，逐渐滴水，调成膏，于熟绢上贴，每日换一次。

【功用】敛疮口，止痛生肉。

【主治】一切疮。

黄耆六一汤

【来源】《太平惠民和济局方》卷五（宝庆新增方）。

【别名】黄耆汤（《普济方》卷二二九）、黄耆饮（《证治要诀类方》卷二）。

【组成】黄耆（去芦，蜜炙）六两 甘草（炙）一两

【用法】上锉。每服二钱，水一盏，大枣一枚，煎至七分，去滓温服，不拘时候。

【功用】平补气血，安和脏腑。

【主治】

1.《太平惠民和济局方》（宝庆新增方）：男子妇人诸虚不足，肢体劳倦，胸中烦悸，时常焦渴，唇口干燥，面色痿黄，不能饮食，或先渴而欲发疮疖，或病痈疽而后渴者。

2.《丹溪心法》：盗汗虚者。

3.《疮疡经验全书》：疮疡溃后，虚汗如雨不止。

4.《医学正传》：三消，痈疽发渴。

5.《外科大成》:痔漏漏孔穿开，脓水不绝者。

6.《张氏医通》：卫虚自汗，昼日烦热。

红玉散

【来源】《太平惠民和济局方》卷八（淳祐新添方）。

【组成】寒水石（炭火烧通赤，候冷细研）二两 黄丹半两

【用法】上为细末。干掺在疮口内，后用万金膏贴，每日一上，再上尤妙。

【功用】敛疮口，生肌肉，止疼痛，去恶水。

铅丹散

【来源】《圣济总录》卷一三三。

【组成】铅丹 蛤粉各等分

【用法】上药同炒令变色。掺疮上。水即出。

【主治】破伤水入，肿溃不愈。

清凉膏

【来源】《中藏经》卷七。

【组成】川当归二两 香白芷 木鳖子肉 白及 芍药 黄柏 白敛各一两（炒） 乳香（另研） 腻粉各少许 白胶少许 黄丹五两

【用法】上用清麻油十两，煎前六味，候紫色，去之；入槐、柳枝各七寸，再煎少顷，又去之；入黄丹五两，熬成，入乳香等。重绵滤入罐子内贮之。贴使如常。先用白散子取之，次用此药贴之。

【主治】

1.《中藏经》：发背。

2.《古方汇精》：一切疮疡溃后。

黄耆丸

【来源】《普济本事方》卷六。

【别名】内固黄耆丸（《证治准绳·疡医》卷一）。

【组成】绵黄耆（蜜炙） 人参（去芦）各一两

【用法】上为细末，入真生龙脑一钱（研细），用生藕汁和丸，如绿豆大。每服三十丸，温熟水下，加至四十丸，日三服。

【功用】

1.《普济本事方》：清心内固。

2.《本事方释义》：调元益气。

【主治】《本事方释义》:疮疡溃脓之后，本虚心热。

【方论】《本事方释义》：黄耆气味甘平，入手足太阴；人参气味甘温，入足阳明；又佐以生真龙脑之辛凉入手太阴；生藕汁之甘平而润，入足太阴。此疡疾溃脓之后，本虚心热，非峻补不能固内清心，乃调元益气之方也。

红雪散

【来源】《卫济宝书》卷下。

【组成】黄柏 黄连各一两半 黄丹三分（隔纸炒） 轻粉二钱

【用法】上为末，外用。

【功用】敛疮口，长肉

【主治】疮口溃后，烂肉、瘀脓日久不尽。

桃红散

【来源】《卫济宝书》卷下。

【组成】黄丹一两（隔纸炒） 硫黄三分 茱萸三分 轻粉四钱

【用法】上为细末，用麻油调和，再干之。洗疮，拭后掺之。

【主治】疮口未合，烂臭，瘀肉未去，时水出。

桃红散

【来源】《杨氏家藏方》卷十二。

【组成】寒水石六钱（煅粉） 五倍子四钱（取末） 坏子胭脂二钱（别研） 麝香一钱（别研）

【用法】上为细末。用温水洗疮净,拭干,掺疮口内。

【功用】生肌，止脓水。

【主治】疮肿。

排脓内补散

【来源】《仁斋直指方论》卷二十三引《究原方》。

【组成】人参 当归 川芎 厚朴（姜制） 防风

北梗（焙） 白芷 辣桂 黄耆（炙） 甘草（炙） 白茯苓各等分

【用法】 上为末。每服三钱，温酒调下；如不饮酒，南木香煎汤送下；诸痈热证，黄瓜蒌煎汤送下。

【功用】 活血排脓，扶养内气，救里内塞。

【主治】 痈疽大溃开烂者；肠痈冷证。

当归补血汤

【来源】 《内外伤辨》卷中。

【别名】 黄耆当归汤（《兰室秘藏》卷上）、补血汤（《脉因证治》卷上）、耆归汤（《周慎斋遗书》卷五）、黄耆补血汤（《产科心法》下集）。

【组成】 黄耆一两 当归（酒洗）二钱

【用法】 上锉，作一服。水二盏，煎至一盏，去滓，空心、食前温服。

【功用】 《中医方剂学讲义》：补气生血。

【主治】

　　1.《内外伤辨惑论》：肌热，燥热，困渴引饮，目赤面红，昼夜不息，其脉洪大而虚，重按全无。此病得之于饥困劳役。

　　2.《证治准绳·疡医》：疮疡溃后，气血俱虚而见上证者。

【宜忌】 《医方发挥》：阴虚潮热者慎用。

圣效散

【来源】 《外科精要》卷中。

【组成】 黄柏（炒黑） 川山甲（炒黄）一两 槟榔 木香 鸡内金二个

　　方中黄柏、槟榔、木香用量原缺。

【用法】 上为末。每用少许，搽疮口内，日五七次。

　　《普济方》用黄柏三两，槟榔、木香各半两，鸡内金七个生用。为细末，候大脓出净，方可干掺疮上。

【功用】 《赤水玄珠全集》：收敛疮口。

【主治】 溃疡。

茶蜡丸

【来源】 《仁斋直指方论》卷二十二。

【组成】 蜡 好茶

【用法】 以熔蜡和好茶捏尖丸，塞孔中。又以牛角

内粉屑，夹天花粉、真蚌粉干掺。

【功用】 消毒生肌。

【主治】 诸疮溃后。

桃红散

【来源】 《杂类名方》引张正爱方。

【组成】 滑石一两 赤石脂三钱 黄丹二钱

【用法】 上为细末。干贴。

【功用】 生肌止痛。

掺 药

【来源】 《瑞竹堂经验方》卷五。

【组成】 白龙骨二分 寒水石三分 虢丹（飞）一分

【用法】 上为细末。干贴疮。

【主治】 诸疮口脓水不干。

柏皮膏

【来源】 《普济方》卷二九〇。

【组成】 鸡子三个（煮熟，去白用黄，入深厚黑盏内，于慢火上熬成黑油出为度） 轻粉半钱 川黄连 槟榔 木香各一分（为末）

　　本方名柏皮膏，但方中无柏皮，疑脱。

【用法】 上用鸡子油调，封疮口，以干为度。如疮依前热赤如火烧，四畔肿硬不退，再用白及散涂之。

【主治】 疮口穿溃不愈。

健脾散

【来源】 《疮疡经验全书》卷四。

【组成】 莲肉 砂仁各四钱 香附 藿香 茯苓各三钱 陈皮 山药 苍术各三钱 木香一钱 炙草二钱 生姜 枣子（去核）

【用法】 上锉。分作六服服之。

【主治】 疮疡溃后，痞满不食。

十全大补汤

【来源】 《疮疡经验全书》卷九。

【组成】人参　当归　川芎　白芍药　白术　黄耆　茯苓　甘草　生地　熟地　防风　陈皮　干山药　知母　黄柏　泽泻　升麻　金银花

【用法】水煎服。

【功用】生肌长肉，益气滋血。

【主治】一切痈症溃后。

【加减】秋、冬天加厚朴、苍术、肉桂；春、夏天加麦门冬、青皮、黄芩、山栀仁、黄连。

人参内托散

【来源】《外科枢要》卷四。

【组成】人参　黄耆　当归　川芎　厚朴　防风　白芷　桔梗　官桂　紫草　木香　甘草

【用法】上入糯米一撮，水煎服。

【主治】疮疡溃脓而作痛者。

人参黄耆汤

【来源】《外科枢要》卷四。

【组成】人参　麦门冬　陈皮　白术　苍术各五分　黄耆一钱　黄柏（炒）四分　升麻　归身各五分

【用法】水煎服。

【主治】溃疡，饮食少思，无睡发热。

加味托里消毒散

【来源】《保婴撮要》卷十五。

【组成】人参　黄耆（炒）　当归（酒拌）各一钱　川芎　芍药　白芷　茯苓各五分　金银花　甘草　连翘　乳香　没药各三分

【用法】上作三剂。水煎服。

【主治】溃疡余毒，发热作痛。

生血补气汤

【来源】《万病回春》卷八。

【组成】人参　白术（炒）　茯苓　当归　白芍　熟地黄　陈皮　香附　贝母各等分　桔梗　甘草二味减半

【用法】上锉。水煎服。

【主治】杖后溃烂久不愈者。

【加减】寒热往来，加柴胡、地骨皮；口干，加五味子、麦门冬；脓清，加黄耆；脓多，加川芎；肌肉迟生，加白蔹、肉桂。

神秘方

【来源】《证治准绳·疡医》卷二。

【组成】地黄汁一升　松脂二两　熏陆香一两　羊肾脂　牛酥各如鸡子大

【用法】先以地黄汁煎松脂及香令消，即纳羊脂、酥，更用蜡半鸡子大，一同相和，以慢火煎令水尽，膏成去滓，涂帛。贴疮，每日换一二次。

【功用】生肉去脓。

【主治】一切疮已溃者。

十全大补汤

【来源】《痘疹全书》卷下。

【组成】川芎　归尾　芍药　生地　人参　白术　赤茯苓　黄耆　桂心　白芷　连翘　甘草节　金银花

【用法】加引经药，水煎服。

【主治】痘疮溃疡。

保安大成汤

【来源】《外科正宗》卷一。

【组成】人参　白术　黄耆（蜜水拌炒）各二钱　茯苓　白芍　陈皮　归身　甘草（炙）　附子　山萸肉　五味子各一钱　木香　砂仁各五分

【用法】上以水二钟，加煨姜三片（去皮），大枣三枚，煎八分，食远服。

【功用】大补不足。

【主治】溃疡。元气素虚，精神怯弱，或脓水出多，神无所主，以致睡卧昏倦，六脉虚细，足冷身凉，便溏或秘，胸膈或宽或不宽，舌虽润而少津，口虽食而少味，疮弦不紧，肉色微红。

清震汤

【来源】《外科正宗》卷一。

【组成】益智仁　陈皮　半夏　茯苓　人参　甘草

香附各一钱　柿蒂二十四个　泽泻三分　熟附一钱

【用法】上加生姜三片，大枣二枚，灯心二十根，水煎八分，不拘时服。

【主治】溃疡。脾胃虚弱，或误伤生冷，或气恼劳役，或入房梦遗，致火邪乘入中脘而呃逆者。

【加减】身热、口干、便燥、火呃者，加黄连五分。

醒脾益胃汤

【来源】《外科正宗》卷一。

【组成】人参　陈皮　茯苓　半夏　山药　白术各一钱　苍术　厚朴　泽泻　麦芽　木香　山楂　苏子　猪苓各五分　老黄米（炒黄）一钱

【用法】水二钟，加生姜三片，灯心二十根，煎八分，食前服。

【主治】溃疡。脾胃虚弱，过分饮食生冷，以致胸膈不宽，四肢面目浮肿，及小水不利。

二瓶糁

【来源】《徐评外科正宗》卷二。

【组成】延胡索五钱　牙皂一钱　麝香三分　丁香一钱

【用法】上药各为极细末，再称准，共研极匀，瓷瓶收贮，勿令泄气。掺溃疡膏中。

【功用】呼脓拔毒，止痛。

【宜忌】凡肌薄无肉之地，必用此药，切不可用九一丹。

头瓶糁

【来源】《徐评外科正宗》卷二。

【组成】丁香一钱　血竭三钱　白芷三钱　儿茶五钱　草乌五钱　山柰五钱　甘松五钱　荜茇一两　乳香一钱（去油）　没药一钱（去油）

【用法】上药各为细末，再称准，共研极匀，瓷瓶收贮，勿令泄气。肿疡初起，掺膏上贴之，未成者消，已成者溃。

【主治】溃疡。

红升丹

【来源】《医宗说约》卷六。

【别名】大红升（《疡科遗编》卷上）。

【组成】水银一两　朱砂　雄黄各五钱　皂矾六钱　白矾一两　火消一两

【用法】先将二矾、火消研碎，入大勺内，加火酒一小杯炖化，一干即起，研细；另将水银、朱、雄研细，待水银不见星，方入消、矾研匀，将羊城罐用纸筋泥搪一指厚，阴干，常轻轻扑之，不致生裂，如有裂，以罐子泥补之，极干再晒，无裂方入前药于内。罐内以铁油盏盖定，加铁梁，盏上下用铁襻铁丝系紧，用绵纸捻条蘸蜜，塞罐口缝间，外用熟石膏细末，醋调封固盏上，加炭火二块，使盏热，罐口封固易干也。又用铁钉三根，钉地下，将罐子放钉上，罐底下置大炭火一块，外砌百眼炉，升三炷香，第一炷香，用底上火，如火大则水银先飞上；第二炷香，用大半罐火，以笔蘸水擦盏上；第三炷香，火平罐口，用扇搧之，频频擦盏不可令干，干则水银先飞，预用盐滴卤调罐子泥极湿，将铁丝系笔头在管上，如罐上有绿烟起，即水银走也，急用笔蘸罐子泥固之，上三香完，去火冷定，开罐，方气足，盏上约有丹六七钱，刮下研细，瓷罐盛之。用时，鸡翎蘸丹少许，外扫疮口。

【功用】拔毒，祛腐，生新。

【主治】一切疮疡溃后，疮口坚硬，肉暗紫黑。

【验案】

1. 慢性不愈合伤口及淋巴结结核溃疡　《中华外科杂志》（1957，12：999）：以凡士林纱布条粘满红升丹，填入创口、溃疡内，治疗化脓后久治不愈的创口23例，淋巴结结核溃疡19例，除2例结核性溃疡未继续门诊治疗而疗效不详外，全部治愈。作者体会：红升丹治疗慢性长期不愈的创口及结核性溃疡，确有显效，对不良的肉芽组织有腐蚀作用，可使异物（如线头等）早日脱出，从而促进愈合。

2. 瘘管　《新中医》（1986，8：32）：用红升丹治疗瘘管58例，其中病位在颈项者15例（瘰疬10例，脓肿术后5例），躯干者26例（乳痈术后7例，阑尾炎术后切口感染11例，臀部脓肿术后5例，肾输尿管术后切口感染3例），四肢17例（慢性骨髓炎12例，脓肿切开5例）。结果，58例全部治愈，其中疗程在一个月者44例，二个月者14例。

【宜忌】《串雅内编》：升丹为外科要药，不能不用，然总宜陈至五、七年者方可用，且须少用为妙。如系背疽及胸腹诸处疮之溃大者，更须慎用，往往有疮未愈而升药热毒攻入腹内，以致口干喉破者，人多不知也。

生肌定痛散

【来源】《外科大成》卷一。

【别名】生肌散（《性病》）、化腐生肌散（《全国中药成药处方集》沈阳方）。

【组成】生石膏（为末，用甘草汤飞五七次）一两 硼砂五钱 辰砂三钱 冰片二分

【用法】上为末。掺之。

【功用】化腐，定痛生肌。

【主治】溃烂红热肿痛有腐者。

绛珠膏

【来源】《外科大成》卷一。

【组成】麻油十两 鸡子黄十个 血余五钱 天麻子肉八十一粒 白蜜蜡三两 黄丹（飞）二两 乳香 没药 轻粉 珍珠 血竭 儿茶各三钱 朱砂二钱 冰片一钱 麝香五分

【用法】上将油煤血余化，麻子肉枯，去滓入蜡，候化离火，少时入黄丹搅匀，再加细药，和匀收用。

【功用】去腐，定痛，生肌。

【主治】溃疡。

【加减】乳岩，加银朱一两。

蝎蚣散

【来源】《外科大成》卷一。

【组成】全蝎 蜈蚣 木香

【用法】上为末。掺之，上以膏药盖之。

【主治】风毒所胜，疮口紧硬，贴膏无脓者。

珍珠散

【来源】《张氏医通》卷十五。

【别名】珍珠十宝散（《外科方外奇方》卷二）。

【组成】炉甘石（制如绛雪膏法，净）八两 珍珠（煅，净）一钱 琥珀（净末）七分 龙骨（煅，水飞，净）四分 赤石脂（煅，水飞净）四分 钟乳石（甘草汤煮一伏时，水飞净）六分 朱砂（水飞净）五分 麒麟竭二分 象皮（焙干为末）五分

方中珍珠，《外科方外奇方》作"珍珠母"。

【用法】上为极细粉。每药一钱，入冰片二分，研匀和调，敷上立长。

【主治】不拘何疾，溃烂不肯长肉者。

千金托里散

【来源】《张氏医通》卷十六。

【组成】保元汤加川芎 当归 肉桂 白芷 防风 桔梗 白芍 天冬 连翘 忍冬 生姜

【主治】气血虚寒，溃疡不收。

七仙丹

【来源】《灵药秘方》卷下。

【别名】七宝丹。

【组成】盐 矾 消 汞 皂矾各一两 鹅管石 朱砂各三钱

【用法】上为细末，入罐封固，升三炷香，冷定取药。配生肌散用。

【功用】去腐肉。

山莲散

【来源】《外科全生集》卷四。

【组成】大活鲫鱼一尾 山羊屎

【用法】鲫鱼破腹去杂，以山羊屎塞实鱼腹，放瓦上，漫火炙干存性，研末，加麝香一钱，固贮。用时撒患处。

【主治】

1.《外科全生集》：溃疡烂溃不堪，与内腑只隔一膜者。

2.《许订外科正宗》：瘰疬。

三黄四物汤

【来源】《医宗金鉴》卷六十二。

【组成】四物汤加黄连　黄芩　黄柏

《温热经解》用黄柏、酒芩、川连、川芎各五分，当归、白芍各一钱，生地二钱。

【主治】

1.《医宗金鉴》：溃疡，六腑阳火烦热者。

2.《温热经解》：妇人血热肝旺症。

竹叶黄耆汤

【来源】《叶氏女科证治》卷二。

【组成】淡竹叶二钱　人参　黄耆　生地黄　当归　麦冬（去心）　白芍　甘草　石膏（煅）　黄芩（炒）各一钱

【用法】水煎服。

【主治】

1.《叶氏女科证治》：妊娠胃经虚热燥渴。

2.《文堂集验方》：诸疮溃后，烦热作渴，饮食如常，胃火也。

神效生肌散

【来源】《仙拈集》卷四。

【组成】乳香　没药　血竭　儿茶各一钱　珍珠　龙骨各五分　冰片　象皮各三分

【用法】上为极细末，贮瓶，塞口。

【功用】生肌。

【主治】肿毒溃烂。

【加减】有水，加龙骨；欲速收口，倍珍珠。

桃花生肌散

【来源】《医林纂要探源》卷十。

【组成】风化石灰（水澄过）半斤　大黄四两　栀子二两

【用法】合炒至石灰红色取起，去大黄、栀子，用石灰。须退冷陈久而后用。

【功用】散瘀生肌，蚀恶肉，敛疮口。

生肌膏

【来源】《串雅内编》卷二。

【组成】麻油一斤（化胎发一团，熬滴水成珠）

龙骨（煅）　黄占　熟猪油　赤石脂　乳香　没药　轻粉　象皮（煅）各一钱（俱研细末）

【用法】入油内搅匀成膏。摊贴，一日一换。仍以猪肉汤洗三四次即平。

《串雅内编选注》：一般局部常规消毒，再上此药即可，不用猪肉汤洗亦可。

【功用】生肌收口。

【主治】

1.《串雅内编选注》：疮疡疖肿。

2.《中医外科常用方选》：一切溃疡，腐肉不尽，新肉不生者。

【方论】《串雅内编选注》：本方用龙骨、赤石脂收敛渗湿；象皮生肌长肉；乳香、没药、黄蜡为膏，以助收敛生肌之力。

阡张膏

【来源】《疡医大全》卷七。

【组成】草麻仁八钱　大黄　红花　白芷　木鳖仁　生地　当归各三钱　黄柏　甘草　牡丹皮　赤芍药　黄芩　全蝎　蝉蜕　防风　穿山甲　白僵蚕　独活　乳香（去油）　没药（去油）　肉桂　川黄连　元参各二钱

【用法】共炒黑色。用真麻油八两，浸三日，入锅内熬百沸，用大阡张纸放油内，提透铺地上，出火毒，随疮大小剪贴。

【功用】长肉。

【主治】肿毒已溃者。

【加减】如杨梅疮，加活蜈蚣二条同熬。

白壁膏

【来源】《霉疬新书》。

【组成】白蜡　牛脂　野猪脂　家猪脂　椰子油　粉锡三十钱　麻油一合（一方去椰子油加片脑十钱）

【用法】上先以麻油入洁净锅内，慢火熬至八分，下黄蜡，将柳条篦搅片时，更挑少许，滴入水中，试软硬得中乃住火，顷之，用细旧绢滤净，却上火，看似溶化之象，而入四种油脂，搅和，乃下锅犹搅，候温冷交，以白垩徐徐投入膏内，不住手搅之，看渐渐膏凝，其色如白壁，而后纳贮瓷器听用。

【功用】解热止痛。

【主治】下疳，便毒，一切溃疡，痔疾。

乳没生肌散

【来源】《古方汇精》。

【组成】红升　血竭　生乳香　生没药　麝香　冰片各等分

【用法】上为细末用。

【主治】脓疡溃后，肌肉不生。

八宝丹

【来源】《古方汇精》卷二。

【组成】西牛黄　明血珀各二分　生珍珠　朱砂　儿茶各一钱二分　人中白二钱（煅）　马勃八分　滴乳石一钱六分

【用法】上药各为细末，和匀，研至无声为度。掺膏上贴之。

【主治】口舌溃烂，并一切疮毒、痈疽、发背，脓溃毒尽，未全完口者。

清凉膏

【来源】《疡科捷径》卷上。

【组成】官桂二斤三两　生军二斤三两　当归二斤三两　赤芍二斤三两　元参二斤三两　木鳖二斤三两　没药十两（去油）　阿魏二两五钱　血余十三两　白芷二斤三两　乳香一斤（去油）　轻粉十三两（后入）　生地二斤三两　槐枝一百一十两　柳枝一百一十两　麻油一百斤

【用法】上药入麻油内，武火煎至滓枯，滤去，将净油再熬至滴水成珠，每斤油加纬丹四两收膏，瓷钵收贮取用。

【主治】疮疡已溃破。

八宝生肌散

【来源】《集验良方》卷一。

【组成】炉甘石六钱（制）　熟石膏八钱　漂东丹二钱　龙骨三钱（煅，研，漂净）　轻粉二钱　铅粉二钱　白蜡六钱　寒水石六钱（漂净）

【用法】上药各为细末，和匀，再研极细，瓷瓶收贮。

【功用】生肌收口。

【主治】痈疽诸疮已溃，大毒烂肉，拔出余腐未尽，新肉将生者。

万应红玉膏

【来源】《救伤秘旨》。

【组成】麻油二十三两　鸡子黄十个　血余三钱　黄蜡　樟冰各五钱　黄丹六两

【用法】先将油煎极滚，下鸡子一个，熬枯去之，又下又去，十个尽后，下血余煎烊，以棉滤净，再入黄蜡，待沫净离火，用槐枝搅，入黄丹、樟冰，稍冷，入水浸一夜，出火毒，备用。不拘破伤疮毒烂孔，以旧棉摊，加乳香、没药、儿茶各一钱，珍珠五分，冰片三分，共为细末，掺膏内贴。

【主治】破伤溃烂，不得收敛者；并治疮疡。

白降丹

【来源】《许订外科正宗》卷二。

【组成】水银一两四钱　净火消一两四钱（夏天加三钱）　白矾一两（另研）　朱砂五钱三分（另研）　雄精二钱三分（另研）　硼砂四钱（另研）　皂矾一两七钱　白砒二钱（另研）　食盐三钱

【用法】上药研至不见水银星为度，盛于阳城罐内，用烀炭微火熔化，火急则水银上升走炉，熬至罐内无白烟起，以竹枝拨之，无药屑拨起，用木杵捶实，则药吸于罐底而结胎，胎成，将空罐合上，用绵纸条润以墨水，置于缝间，盐泥封固烤干，如有裂缝，添盐泥密固之，再用宜兴罐头盛水，上放大黄砂盆，中开一孔，将有药之罐在上，空罐在下，入砂盆孔中，水平罐底，然后盆内铺以净灰，轻轻按平，不可摇动，恐伤封口。铺毕，取烧红栗炭，用扇微扇，文火炼一炷香，再略重扇，武火炼一炷香，炭随少随添，勿令间断而见炉底，再炼一炷香，即退火，俟盆灰冷定，去灰及封口土，开看下罐内所有白霜，即谓之丹，瓷瓶收贮听用。治肿疡脓成不穿，用津唾调少许点毒顶，以膏盖之即穿，或用面糊以竹片拌和为条，切作芝麻大，放膏中对肿头贴之，不可用手指拌，因新降甚烈，恐沾指疼痛起泡；如治溃疡毒根坚硬如石，用以消化；如用作点药，病者怕疼，可用生半夏对掺，再加冰片少许，能令肉麻不痛，名夏冰对配丹；或用蟾酥少许掺入，亦可不痛。用新丹性烈，寻常之症，只用九一丹为妥，如腐肉厚韧，不化不脱，或对掺，或三七，或一九斟酌用之。年久烈性已退，方可专用，然四围好肉，亦须用生肌之药护之。

【主治】肿疡脓成不穿，溃疡毒根坚硬如石。

【宜忌】对于肌薄骨露无肉之处，及经脉交会之所，神气之所注，气血之所聚，溃后元气有伤，不能收敛，须藉温补涩敛收功者，此丹不可施。

石室神效膏

【来源】《理瀹骈文》。

【组成】党参三两　元参五两　生地八两　生黄耆　当归　麦冬各三两　川芎二两　丹皮　牛膝　荆芥　生甘草各一两　银花一斤　防风　茜草各五钱

【用法】油熬丹收，下广木香、乳香、没药、血竭各一两，象皮末五钱，麝香一钱，临用时再加川贝、五倍、儿茶、血竭、藤黄、炒乳香、贝母、冰片末，掺贴。

【主治】痈疡，外症溃后。

三黄散

【来源】《梅氏验方新编》卷六。

【组成】金银花　归尾各五钱　大黄四钱　黄芩　黄柏　赤芍各三钱　荆芥　薄荷　山慈姑　甘草各二钱　防风　黄连各一钱

【用法】水煎洗。

【主治】痈疡溃后，脓血不尽。

三黄败毒散

【来源】《梅氏验方新编》卷六。

【组成】金银花四钱　防风　杉木蕊（烧灰）各三钱　黄连　黄芩　赤芍药各二钱　黄柏八分

【用法】水煎，待冷洗之。

【功用】洗脓合口。

【主治】痈疡溃后，有脓血者。

八宝丹

【来源】《外科传薪集》。

【组成】大濂珠（同豆腐煮过）三钱　真青龙骨一两　上血竭　嫩儿茶各一两　石膏（童便浸百日，漂）二两　西血珀五钱　上浮甘石（煅）二两　鸡内金（炙）一两

【用法】上为细末如霜，瓷瓶藏贮。掺患处。

【主治】一切溃疡不收口。

八宝丹

【来源】《外科传薪集》。

【组成】煅龙骨六钱　槟榔二钱　水飞甘石六钱　白占六钱　煅石膏八钱　寒水石六钱　东丹二钱　铅粉二钱

【用法】上为末。外掺。

【主治】疮疡溃后久不敛者。

八宝丹

【来源】《外科传薪集》。

【组成】熟石膏一两　冰片一分　西黄七分　血竭三钱

【功用】拔毒长肉。

去腐丹

【来源】《外科传薪集》。

【组成】黄丹一两　熟石膏一两

【主治】顽腐不脱。

【宜忌】不可常用。

八宝丹

【来源】《青囊秘传》。

【别名】拔毒生肌散。

【组成】甘石六钱　石膏八钱　东丹二钱　龙骨三钱　轻粉一钱　铅粉二钱　白蜡六钱（以刀刮极

细）　寒水石六钱

【用法】先轻粉,次各药,研极细,后入白蜡令匀。

【功用】拔毒生肌。

【加减】加冰片一分,红升二分,名桃花散。

九宝丹

【来源】《青囊秘传》。

【组成】带子蜂房（煅,研为末）　大黄各三钱　冰片三分　白螺蛳壳（煅,研）　朱砂各二钱　血竭一钱　麝香三分　炙没药二钱

【用法】上为极细末,和匀,瓶贮。外用掺疮口,上盖薄贴。

【功用】呼脓定痛,收口生肌。

铁杉散

【来源】《青囊秘传》。

【别名】化腐散。

【组成】赤石脂五钱　寸香五分　轻粉五分　乳香白丁香各三钱　生砒　黄丹各一钱　蜈蚣（炙）一条

【用法】上为末。每用少许,掺腐肉上。

【功用】化腐肉。

凉血散

【来源】《青囊秘传》。

【别名】清凉散、桃花散。

【组成】熟石膏（尿浸更佳）一两　黄丹二钱

【用法】上为极细末。干掺,或麻油调。

【功用】生肌长肉。

八仙丹

【来源】《外科方外奇方》卷二。

【组成】蜈蚣五条（全用）　全蝎五只（全用,漂淡）　阿魏三钱　僵蚕二钱（炒断丝）　炙甲片二钱　血余炭二钱　乳香　没药各二钱（去油）　血竭二钱　轻粉二钱　大梅片三分　儿茶三钱　麝香三分

【功用】去腐,生肌,拔毒。

【加减】腐肉不去,加巴豆霜一钱。

神效生肌散

【来源】《外科方外奇方》卷二。

【别名】生肌散（《集成良方三百种》）。

【组成】煨石膏四钱　赤石脂　乳香　没药　轻粉煅龙骨各二钱　血竭一钱　儿茶一钱五分　冰片五分　红升丹五钱

【用法】《集成良方三百种》:共研极细,搽患处,以膏药盖之。

【功用】化毒生肌。

【主治】《集成良方三百种》:疮内脓将尽者。

八仙丹

【来源】《疡科纲要》卷下。

【组成】明腰黄五钱　上血竭四钱　真轻粉二钱炒东丹二钱　漂牡蛎粉六钱　红升丹二钱　元寸四分　梅冰一钱

【用法】上药各为极细末,和匀备用。

【功用】去腐生新。

【主治】大疡溃后,脓毒未尽。

收功拔毒散

【来源】《吉人集验方》。

【组成】黄升药五钱　上血竭一钱　煅石膏三两五钱

【用法】上为极细末。

【功用】拔毒长肉。

桃花散

【来源】《中国医学大辞典》引马氏方。

【组成】石膏（煨）二两　轻粉一两　桃丹五钱冰片五分

【用法】研极细末。掺于疮口,外用膏贴。外皮破碎者,以此敷之立结皮。

【功用】提脓拔毒,生肌收口。

【主治】

1. 《中国医学大辞典》引马氏方:痈疽疮疡

溃后，脓水淋漓，口不收敛。

2.《中医皮肤病学简编》：冻疮。

去腐定痛生肌散

【来源】《青囊秘传》。

【别名】去腐散（《药奁启秘》）。

【组成】生石膏（用甘草水飞七次）三两　辰砂三钱　冰片三分　硼砂五钱

【用法】上为细末。掺之。

【功用】《药奁启秘》：化腐定痛，生肌收口。

小滚脓丹

【来源】《外科十三方考》。

【组成】水银一两　火消一两　白矾一两　胆矾五钱　青矾一两　淮盐五钱

【用法】上药如法升五枝香久，取药作捻用之。

【功用】拔毒提脓。

珠黄八宝丹

【来源】《中药成方配本》。

【组成】珠粉五分　西牛黄一分五厘　琥珀一钱五分　冰片三分　龙骨三钱　制甘石二钱　黄连五分　煅赤石脂二钱

【用法】各取净末，和匀，再研至极细为度，约成粉九钱五分。将药粉掺患处，用白玉膏盖贴。

【功用】生肌收口。

【主治】溃疡臁疮，久不收口。

清凉膏

【来源】《中药成方配本》（苏州方）。

【组成】大黄五两　番木鳖五两　当归五两　赤芍五两　羌活五两　独活五两　蓖麻子五两　商陆五两　头发一斤　麻油五十斤　东丹十八斤

【用法】上药用麻油浸一宿，文火煎至药枯，去滓滤清，再煎至滴水成珠，加入东丹（炒热），渐渐下锅，搅匀为度，约成膏五十五斤。贴患处。

【功用】消肿生肌。

【主治】外疡肿溃。

珍珠散

【来源】《北京市中药成方选集》。

【组成】白石脂（煅）三两　龙骨（煅）五两　石膏（煅）二两　石决明（煅）二十五两

【用法】上为极细粉，过罗，兑入麝香二钱五分、冰片一两、珍珠粉二钱五分，研细混合均匀。用开水将疮口洗净，按患处大小，取药粉敷患处。

【功用】祛毒消肿，生肌长肉。

【主治】疮疡溃烂，流脓流水，肌肉不生，久不收口。

消溃散

【来源】《北京市中药成方选集》。

【组成】龟版（炙）一两　乳香三钱　没药三钱　黄连三钱　冰片五分　麝香一分　红粉底三钱

【用法】上为细末，过罗装瓶，每瓶重一钱。敷于患处，或以硇砂膏贴之，每日一换。

【功用】活血消肿，化腐生肌。

【主治】诸疮溃后，破流血水，肿痛，久不溃脓。

硇砂膏

【来源】《全国中药成药处方集》（天津方）。

【组成】当归　川芎　白芷　白蔹　木鳖子（打碎）　蓖麻子　元参（去芦）　生苍术　生山甲各三两　蜈蚣十条　银花　连翘　生地　大黄　桔梗　赤芍各四两

【用法】以上药料，用香油十五斤炸枯，去滓滤净，炼至滴水成珠，再入章丹九十两，搅匀成膏。每膏药油十五斤，兑乳香面、没药面、轻粉面、血竭面、红粉面、儿茶面各五钱，潮脑八钱，生硇砂面六两，搅匀。每大张净油五分重，每中张净油三分重，每小张净油一分五厘重，每中盒五十张装，每小盒一百张装。贴于患处。

【功用】散风活血，消毒止痛。

【主治】毒疮溃脓，久不收口，或坚硬红肿，痛痒难忍。

二宝丹

【来源】《中医外科学讲义》。

【别名】八二丹（《外伤科学》）。

【组成】煅石膏八两　升丹二两

【用法】将药粉掺入疮口中，或粘附在药线上，插入疮口中。

【功用】排脓拔毒。

【主治】

1.《中医外科学讲义》：一切溃疡，脓流不畅，腐肉不化。

2.《妇产科学》：前庭大腺炎。

广丹白及膏

【来源】《赵炳南临床经验集》。

【组成】广丹一钱　白及面二钱　凡士林一两

【用法】调匀成膏。外敷患处。

【功用】化腐生肌。

【主治】慢性溃疡，下肢溃疡（臁疮）。

灭毒丹

【来源】《赵炳南临床经验集》。

【组成】白花蛇四寸（酥）　金头蜈蚣二条（煅）　全虫四个（酒浸炙后，去头足）　露蜂房一个　龟版一两（醋炙）　雄黄一钱　飞黄丹一钱　辰砂五分　槐花米五分　雨前细茶五分　麝香三分　孩儿茶五分

【用法】上为细末，以黄米饮为丸，如绿豆大，朱砂为衣。成人体壮者，每次五至十粒，白水送下，一日二次。体弱者酌减。

【功用】散风止痒，清血解毒。

【主治】寻常狼疮（流皮漏），慢性湿疹（顽湿），慢性溃疡（顽疮）。

【宜忌】孕妇禁服，胃弱者慎用。

冰片鸡蛋油

【来源】《赵炳南临床经验集》。

【别名】蛋黄油。

【组成】鸡蛋黄油　冰片

【用法】取鸡蛋十个（或更多）煮熟去蛋白，用蛋黄干炸炼油，每鸡蛋油一两加入冰片五分至一钱，密闭储存备用。外搽皮损疮面，或滴入瘘管内。

【功用】消肿止痛，固皮生肌。

【主治】慢性溃疡，烫伤疮面，各部位之瘘管。

【宜忌】化脓性疮面及有腐败组织之疮面勿用。

收干生肌膏

【来源】《赵炳南临床经验集》。

【组成】收干生肌药粉四两　祛湿药膏（或凡士林）六两

【用法】上药混匀成膏。外敷患处。

【功用】活血止痛，收敛生肌。

【主治】疖、痈破溃后，水火烫伤，女阴溃疡（阴蚀），下肢溃疡（臁疮）等的清洁肉芽疮面。

【宜忌】疮面毒未净者勿用。

红血药捻

【来源】《赵炳南临床经验集》。

【组成】京红粉五钱　利马锥五钱　轻粉五钱　血竭一钱五分　乳香二钱　蟾酥适量

【功用】解毒化腐，活血定痛。

【主治】阳症或半阴半阳症，疖痈已溃，脓腐未净，引流不畅者。

【宜忌】肉芽新鲜及对汞剂过敏者禁用。

红粉纱条

【来源】《赵炳南临床经验集》。

【组成】京红粉一两五钱　利马锥一两　冰片一钱　凡士林半镑

【用法】上为极细末，与凡士林调配成膏，涂于纱布条。敷于患处。

【功用】化腐生肌。

红粉药捻

【来源】《赵炳南临床经验集》。

【组成】京红粉

【用法】按需要长度剪成小段，用镊子夹持插入疮口内，于疮口外留约0.5～1厘米长为度。

【功用】化腐提毒，去瘀杀虫。

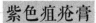

紫色疽疮膏

【来源】《赵炳南临床经验集》。

【组成】轻粉三钱　红粉三钱　琥珀粉三钱　乳香粉三钱　血竭三钱　冰片三分　蜂蜡一两　香油四两　煅珍珠粉三钱

【用法】锅内盛油，在火上数开后离火，将前五种粉入油内溶匀，再入蜂蜡，使其完全溶化，将冷却时兑入冰片、珍珠面，搅匀成膏。贴敷患处。

【功用】化腐生肌，煨脓长肉。

【主治】淋巴结核，下腿溃疡，慢性溃疡，扁平疣，手足皲胝等。

【宜忌】急性炎症性皮损，新鲜肉芽勿用；此药膏具有一定毒性，若大面积皮损面使用时，应注意汞剂吸收中毒；对汞过敏者禁用。

甘石散

【来源】《中医皮肤病学简编》。

【组成】炉甘石31克　石决明31克　煅龙骨31克　熟石膏31克　松花粉62克　枯矾15克　冰片6克

【用法】上为极细末。撒布创面，或调油外敷。

【主治】足跟溃疡。

【加减】本方加入煅石膏30克，冰片1克，研末外用，名冰石散。

生肌膏

【来源】《中医皮肤病学简编》。

【组成】制乳香15克　制没药15克　儿茶15克　血竭15克　青花蛇蜕（煅）15克　碎琥珀15克　合欢皮15克　净轻粉12克　净红粉3克　川蜈蚣（焙焦）10条　冰片6克

【用法】用凡士林156克、白蜡15克、黄蜡15克，入锅内熔化后，离火待温，将药末加入搅和即成。外用。

【主治】下肢溃疡。

珍珠八宝丹

【来源】《中医皮肤病学简编》。

【组成】赤石脂9克　制甘石9克　乳香2克　海螵蛸9克　血竭2克　没药2克　珠粉2克（后下）　冰片2克（后下）

【用法】上为细末。外用。

【主治】硬结红斑溃疡型。

珠蛤散

【来源】《中医皮肤病学简编》。

【组成】熟石膏62克　煅蛤粉31克　黄柏15克　冰片

　　　方中冰片用量原缺。

【用法】上为细末，麻油调敷。

【主治】湿疹、皮炎、烧伤、溃疡。

粉霜散

【来源】《中医皮肤病学简编》。

【组成】粉霜6克　砒霜1克　黄丹（飞过）10克　天南星10克

【用法】上为细末。用菜油20毫升，调敷患处。

【主治】足跟溃疡。

蒲公汤

【来源】《中医皮肤病学简编》。

【组成】薏仁31克　地丁15克　蒲公英15克　当归15克　牛膝9克　茯苓9克　紫背天葵9克　贝母6克　甘草6克

【用法】水煎，内服。

【主治】足跟溃疡。

红粉纱亲

【来源】《朱仁康临床经验集》。

【组成】红粉末25克　朱砂末6克　玉红膏125克

【用法】上药熔化，用纱布剪成不同大小的块片，浸药内，经高压消毒后备用。用时直接敷于溃疡面，外用纱布、胶布固定。

【功用】提毒去腐。

【主治】溃疡。

桃花丹

【来源】《朱仁康临床经验集》。

【组成】章丹3克　生石膏60克

【用法】将章丹入乳钵内研细，再加石膏研极细末。用少许掺疮面。

【功用】生肌长肉。

【主治】溃疡疮面，腐肉已清，已露新肌。

珍珠八宝丹

【来源】《上海市药品标准》。

【组成】珍珠　冰片各1.5克　赤石脂15克　龙骨　儿茶　血竭各9克　乳香　没药　象皮各6克　朱砂3克

【用法】上为细末。每用少许撒于患处，外贴膏药。

【功用】祛腐生肌，收口止痛。

【主治】疮毒破溃，脓水将尽，久不收口者。

红油膏

【来源】《中医外科学讲义》。

【组成】凡士林十两　九一丹一两　东丹钱半

【用法】先将凡士林烊化，然后徐徐将两丹调入，和匀成膏。用时将药膏匀涂纱布上，贴患处。

【功用】防腐生肌。

【主治】溃疡不敛。

生肌散

【来源】《中西医结合皮肤病学》。

【组成】1号：红升丹60克　轻粉15克　乳没各4.5克　血竭4.5克　冰片1.5克

2号：红升丹60克　轻粉9克　乳没各9克血竭9克　儿茶6克　煅石膏30克　煅龙骨30克珍珠母30克　冰片3克

3号：红升丹60克　轻粉9克　乳没各30克血竭4.5克　儿茶9克　煅石膏30克　煅龙骨30克　珍珠母30　克冰片3克

4号：红升丹30克　乳没各30克　冰片1.5象皮18克　煅龙骨4.5克　珍珠母15克　血

竭30克　儿茶30克　轻粉9克　煅石膏30克海螵蛸4.5克

5号：珍珠母6克　象皮6克　血余炭6克炉甘石9克　血竭6克　儿茶6克　煅石膏30克冰片0.3克

【用法】1～5号均研极细末。临床应用时，当脓腐（坏死组织）量多而难以脱掉时，用祛腐解毒力大的1～2号生肌散。脓腐已渐脱净时，改用3号生肌散。一旦腐肉已基本脱净时，用4号生肌散。若肉芽健康，且有上皮自创口边缘向内长出时，用5号生肌散。一般情况下，浅平的伤口，换药时先揭除敷料，用干脱脂棉擦净伤口周围（不用酒精棉球），然后再用干棉花蘸去分泌物。检视伤口，如伤口内坏死组织多而不易去除时，可撒用生肌散1～2号（用量不必过多，以在伤口表面薄薄覆盖一层即足），然后用涂有玉红膏的纱布盖好，粘膏固定。玉红膏的范围不要太大，只需略大于伤口即可，也不要涂得太厚。每1～3天换一次药。待坏死组织大部分清除后，就改用生肌散3号，外面仍包以玉红膏。坏死组织已脱净时，改用生肌散4号。当肉芽已明显长出，则改用生肌散5号，外面包以象皮膏。深在伤口，若伤口小而深时，揭除敷料后，同样用脱脂棉花擦净伤口周围，然后用探针卷少量棉花擦净深处的分泌物（进出探针时，要始终保持一个方向捻转）。最后取适当大小的一片棉花置于伤口外，将生肌散撒在棉花片上，用探针随捻随送进伤口内（要求棉花包裹在探针上，生肌散包在棉花中央，要求探针把棉花送到伤口深处顶端）。取出探针时，向相反的方向捻转，则棉花已形成一个药捻而脱离探针，轻轻抽出探针，棉捻则置留在伤口内，外面用玉红膏包扎粘牢。生肌散之应用按伤口坏死组织多少，伤口腔径大小，是否引流通畅来决定。坏死组织多，口腔径小，引流不畅用1～2号，反之，用3～4号，健康肉芽已长平可用5号。

【功用】去腐生肌，解毒长肉。

【主治】一切化脓性伤口与溃疡，硬红斑，变应性血管炎的溃疡，坏疽性脓皮病与褥疮等。

【方论】生肌散1～4号都是以具有"提毒去腐，生肌长肉"的红升丹为主药，配以轻粉杀虫祛炎，乳香、没药、血竭行气活血止痛，儿茶、煅石膏、煅龙骨止血、祛湿、敛疮，珍珠母益阴生肌，冰片透窍为引。生肌散 5 号是以珍珠母、象皮生肌长肉为主药，血余益阴生肌，煅石膏、炉甘石、血竭、儿茶祛湿敛疮，冰片为引。生肌散 1 号中红升丹含量为 70%，2 号中红升丹含量为 50%，3 号中红升丹含量为 30%，4 号中红升丹含量为 10%。因此生肌散 1 号去腐解毒力量最大，2、3、4 号递减。

血竭生肌散

【来源】《陕西中医》（1988，12：547）。

【组成】石膏 轻粉 赤石脂各 30g 血竭 39g 龙骨 乳香 樟脑各 9g 黄丹 麝香各 6g

【用法】上方研末过筛密封备用。换药时先用蒲公英、甘草、当归、白芷等份水煎外洗伤口，然后把生肌散外敷于疮面，纱布包扎，隔日 1 换。

【主治】慢性化脓性溃疡。

【验案】慢性化脓性溃疡《陕西中医》（1988，12：547）：治疗慢性化脓性溃疡 64 例，男 39 例，女 25 例；年龄 5～76 岁。结果：治疗后伤口愈合为治愈，共 57 例；伤口明显缩小，分泌物减少为好转，共 4 例；伤口无明显变化为无效，共 3 例，总有效率 95.3%。

草蜜膏

【来源】《首批国家级名老中医效验秘方精选》。

【组成】甘草 10 克 蜂蜜 100 毫升

【用法】先将甘草放入砂锅内，加 200 毫升水浸泡 20 分钟，再煎煮 30 分钟，滤去渣，浓缩至 20 毫升。然后加入蜂蜜。煮沸，去除浮沫，装入消毒容器内备用。用生理盐水清洗局部患处，拭干，用草蜜膏适量局部外敷。

【主治】阴茎龟头溃疡。

【验案】李某，男，41 岁，工人，1990 年 8 月 5 日诊。7 日前龟头部痒痛难忍，到市某医院诊为过敏性皮炎。诊见阴茎包皮靠冠状沟处有溃疡一处，龟头上有溃疡 3 处，并有脓性分泌物。诊断：阴疮（阴茎龟头溃疡）。先用生理盐水洗净患处，再用消毒棉签蘸草蜜膏涂敷局部。让病人卧床休息，干后再涂，日涂 5～10 次。2 日后溃疡面逐渐缩小。5 日后溃疡面愈合，无瘢痕。此方累用累验，均在用药 3～5 日内痊愈。

珍珠散

【来源】《部颁标准》。

【组成】石决明（煅）750g 龙骨（煅）150g 白石脂（煅）90g 石膏（煅）60g 珍珠 7.5g 麝香 7.5g 冰片 30g

【用法】制成散剂，每瓶装 1.5g，密封。取药粉适量，敷患处。

【功用】祛腐生肌，收湿敛疮。

【主治】痈疡溃烂，流脓溢水，新肉不生，久不收口。

【宜忌】外用药，切勿入口。

珍珠生肌散

【来源】《部颁标准》。

【组成】珍珠 5g 冰片 5g 血竭 30g 象皮（砂炒）20g 朱砂 10g 乳香（制）20g 龙骨（煅）30g 儿茶 30g 没药（制）20g 赤石脂（煅）50g

【用法】制成散剂，每瓶装 0.6g，密封。将患处用温开水洗净，拭干，将药粉少许，撒于患处，外贴膏药，1 日 1～2 次。

【功用】生肌收口。

【主治】疮毒溃疡，腐肉已净，久不收口。

【宜忌】外用药，切勿入口。

疮疡膏

【来源】《部颁标准》。

【组成】白芷 96g 血竭 120g 川芎 48g 红花 48g 当归 48g 大黄 48g 升麻 120g 土鳖虫 120g

【用法】制成膏药，每张净重 3g 或 5g，密闭，置阴凉干燥处。外用，加温软化，贴于患处。

【功用】消肿散结，活血化瘀，拔脓生肌。

【主治】慢性下肢溃疡，乳腺炎及疖、痈。

解毒生肌膏

【来源】《部颁标准》。

【组成】紫草 800g 当归 800g 白芷 400g 甘草

400g　乳香（醋制）266g　轻粉88.8g

【用法】制成膏剂，密封，避光，置阴凉处。外用，摊于纱布上贴敷患处。

【功用】活血散瘀，消肿止痛，解毒拔脓，祛腐生肌。

【主治】各类创面感染，二度烧伤。

【宜忌】开始敷用本品时，创面脓性分泌物增多，只需轻轻沾去分泌物即可，不宜重擦，1周后分泌物减少。治疗过程中，宜勤换敷料。

蟾酥注射液

【来源】《部颁标准》。

【组成】蟾酥2g

【用法】制成注射液，每支装2ml或10ml，遮光，密封保存。肌内注射，每次2～4ml，1日2次。静脉注射，每次10～20ml，用5%葡萄糖注射液600ml稀释后缓慢滴注，1日1次。抗感染，7天为1疗程；抗肿瘤，30天为1疗程。或遵医嘱。

【功用】清热解毒。

【主治】急性、慢性化脓性感染；亦可作为抗肿瘤辅助用药。

第二章

男性前阴病

一、疝 气

疝气，又名小肠气、盲肠气、脱肠，是指以阴囊肿大，不痛或痛，连引少腹，或肿伏时出，或其形渐大，重坠而胀为特症的一类疾患的总称。《诸病源候论》："疝者，气痛也。众筋会于阴器，邪客于厥阴、少阴之经，与冷气相搏，则阴痛肿而挛缩。"《太平圣惠方》："肾气虚微，为邪冷之气所侵，传注于小肠，则令小肠连阴疼痛，故号盲肠气也。"据病情之异，又有五疝、七疝之说。《诸病源候论》："一曰石疝，二曰血疝，三曰阴疝，四曰妒疝，五曰气疝，是为五疝也"，"厥疝、癥疝、寒疝、气疝、盘疝、胕疝、狼疝，此名七疝也"。

本病之发生，多由小孩发育不健全，老年人体质虚弱，中气不足，寒气、湿气、浊气、怒气乘虚侵入，导致气血运行受阻所致。但要在肝与气，肝之经脉循绕阴器，故言"诸疝责之于肝"；疝者多为阴气积于内，复为寒气所加，气不行则痛，故又有"治疝必行气"之说。所以疝气之治疗，常以温肝散寒，行气止痛为基础。

蜘蛛散

【来源】《金匮要略》卷中。

【组成】蜘蛛十四枚（熬焦） 桂枝半两

【用法】上为散。每服八分一匕，饮和服，一日二次。蜜丸亦可。

本方改为丸剂，名"蜘蛛丸"（《普济方》卷二五〇）。

【主治】阴狐疝气者，偏有大小，时时上下。

茯苓甘草汤

【来源】《伤寒论》。

【别名】茯苓桂甘汤（《医学入门》卷四）、茯苓汤（《嵩崖尊生全书》卷七）。

【组成】茯苓二两 桂枝二两（去皮） 甘草一两（炙） 生姜三两（切）

【用法】上药以水四升，煮取二升，去滓，分三次温服。

【功用】《伤寒论讲义》：温中化饮，通阳利水。

【主治】

1.《伤寒论》：伤寒汗出不渴者；伤寒厥而心下悸者。

2.《疝瘕积聚编》：疝作奔豚。

飞尸走马汤

【来源】《外台秘要》卷七引张仲景方。

【别名】走马汤（《备急千金要方》卷十三）、走马散（《太平圣惠方》卷四十八）、外台走马汤（《金匮要略》卷上附方）。

【组成】巴豆二枚（去心皮，熬）　杏仁一枚（去尖皮）

【用法】上药取绵缠，捶令极碎。投热汤二合，捻取白汁服之。须臾愈。未愈更一服，老小量之。

热汤：《太平圣惠方》作"热酒"。

【主治】

1.《外台秘要》引张仲景：寒疝；鬼击有尸疹者。

2.《备急千金要方》：中恶，心痛腹胀，大便不通。

【宜忌】忌野猪肉、芦笋。

白头翁根敷方

【来源】方出《外台秘要》卷三十六引《小品方》，名见《圣济总录》卷一八二。

【组成】生白头翁根不问多少

【用法】捣之。随病处以敷之。一宿当作疮，二十日愈。

【主治】小儿阴癀。

牡丹散

【来源】张文仲引《小品方》（见《外台秘要》卷二十六）。

【别名】防风散（《太平圣惠方》卷四十四）。

【组成】牡丹　桂心　防风　铁精　豉（熬）各等分

【用法】上为末。每服方寸匕，酒调下；小儿一刀圭，二十日愈。婴儿每服大豆许，以乳汁和服。

【主治】偏大气胀。

【宜忌】忌胡荽。

解急蜀椒汤

【来源】《外台秘要》卷七引《小品方》。

【别名】蜀椒汤（《普济方》卷二四八）。

【组成】蜀椒二百枚（炒出汗）　附子一枚（炮）　粳米半升　干姜半两　半夏十二枚（洗）　大枣二十枚　甘草一两（炙）

【用法】上切。以水七升，煮取三升，澄清，热服一升，不愈，更服一升。

【功用】解结逐寒。

【主治】寒疝气，心痛如刺，绕脐腹中尽痛，白汗出，困急欲死者。

【宜忌】忌猪、羊肉，饧，海藻，菘菜。

香豉丸

【来源】《外台秘要》卷七引《集验方》。

【组成】香美烂豉（晒干，微熬，令香即止）　小芥子（去土石，微熬，令赤即止）各一升

【用法】上为末，炼蜜为丸，如梧桐子大。每服二十丸，渐加至三十丸，空腹酒送下，一日二次。初服半剂以来，腹中微绞痛，勿怪之，是此药攻病之候。

【主治】积年腹内宿结疝冷气，及诸癖瘕等。

桃仁汤

【来源】《外台秘要》卷七引《集验方》。

【组成】桃仁（去皮尖）　吴茱萸　橘皮　海藻各三两　生姜　茯苓　羌活　蒺藜子（去角）各三两

《圣济总录》有桂、槟榔。

【用法】上切。以水三大升，煮取九合，分为三服，空心服。

【主治】疝气

【宜忌】忌酢物。

蒺藜丸

【来源】《外台秘要》卷二十六引《古今录验》。

【组成】蒺藜子　干地黄各一分　鹿茸（炙）十分　白敛八分　磁石十分（研）　矾石（炼）十分　铁

精 桂心 续断各五分 巴戟天 芍药 玄参 通草 升麻 牛膝 寄生各八分 泽泻七分 射干八分 苁蓉十分 海藻八分（如发者）

【用法】上为细末，以蜜和为丸，如梧桐子大。每服十丸，渐增至二三十丸，饮送下，一日二次。

【主治】癫疝。

牡丹五等散

【来源】《外台秘要》卷二十六引《古今录验》。

【组成】牡丹皮 防风 黄柏（炙） 桂心各一分 桃仁二分（去皮尖，研）

【用法】上为散。以酒服一刀圭。二十日愈，小儿以乳汁和如一大豆与之。

【主治】癫疝阴卵偏大，有气上下胀大，行走肿大。

【宜忌】忌胡荽。

七疝丸

【来源】《医心方》卷十引《古今录验》。

【组成】人参五分 桔梗五分 黄芩五分 细辛五分 干姜五分 蜀椒五分 当归五分 芍药五分 厚朴五分 乌头五分

【用法】上药治下筛，炼蜜为丸，如梧桐子大。先食服四丸，一日三次。不知稍增。

【主治】七疝。腹中有大疾，厥逆心痛，足寒冷，食吐不下，名曰厥疝；腹中气满，心下尽痛，气积大如臂，名曰癥疝；寒饮食即胁下腹中尽痛，名曰寒疝；腹中乍减而痛，名曰气疝；腹中痛，在脐左旁，名曰盘疝；腹痛，脐右下有积聚，名曰附疝；腹与阴相引而痛，大行难，名曰狼疝。

【宜忌】忌生鱼、猪肉。

当归汤

【来源】《备急千金要方》卷三。

【组成】当归二两 生姜五两 芍药二两 羊肉一斤

【用法】上锉。以水八升，煮羊肉熟，取汁煎药得三升，适寒温，服七合，一日三次。

【主治】

1.《备急千金要方》：妇人寒疝，虚劳不足，产后腹中绞痛。

2.《普济方》：卒疝，腹痛里急。

土瓜根散

【来源】方出《备急千金要方》卷五，名见《太平圣惠方》卷九十二。

【别名】土瓜根汤（《圣济总录》卷一八二）。

【组成】土瓜根 芍药 当归各一两

【用法】上锉。以水二升，煎取一升，服五合，每日二次。

【主治】

1.《备急千金要方》：小儿气癫。

2.《太平圣惠方》：小儿阴癫肿硬，时复疼痛。

五等丸

【来源】《备急千金要方》卷五。

【组成】黄柏 香豉 牡丹 防风 桂心各二两

【用法】上为末，炼蜜为丸，如大豆大。三岁小儿每服五丸，饮送下。加至十丸。儿小以意酌量着乳头上服之。

【主治】小儿阴偏大，卵核坚癫。

【方论】《千金方衍义》：五等丸专主湿热偏坠，黄柏清热燥湿，防、豉散下焦风，牡丹和下焦血，桂心为热因热用之向导。

桂心散

【来源】方出《备急千金要方》卷五，名见《太平圣惠方》卷九十二。

【组成】桂心十八铢 地肤子二两半 白术一两十八铢

【用法】上为末，炼蜜为丸，如小豆大。每服七丸，白酒送下，一日三次。

【主治】狐疝伤损生癫。

【方论】《千金方衍义》：狐疝虽寒热不同一，皆属于肝经，故首推桂心通肝散经，白术安脾逐湿，地肤专利小便以泄湿热也。

大理气丸

【来源】《备急千金要方》卷十二。

【组成】牛膝 甘草 人参 茯苓 远志 恒山 苦参 丹参 沙参 龙胆 芍药 牡蒙 半夏 杏仁 紫菀 龙骨 天雄 附子 葛根 橘皮 巴豆 狼牙各二两 大黄 牡蛎 白术各三两 白薇六分 玄参十分 藋芦一枚（大者） 生姜屑五两

【用法】上二十九味，捣筛二十七味生药令熟，又捣巴豆、杏仁如膏，然后和使相得，加白蜜为丸，如梧桐子大。每服七丸，空腹酒送下，一日三次。

【功用】理气。

【主治】万病，疝腹癥结。

大蒜煎

【来源】《备急千金要方》卷十七。

【组成】蒜六斤四两（去皮，切，水四升，煮取一升，去滓） 酥一两（纳蒜汁中） 牛乳二升 荜茇 胡椒 干姜各三两 石蜜 阿魏 戎盐各二两 石上菖蒲 木香各一两 干蒲桃四两

【用法】上为末。合纳蒜汁、牛乳中，以铜器微火煎取一斗。每次一两，空腹以酒和服；五日以上，稍加至三两；二十日觉四体安和，更加至六两。

【主治】一次冷气，疝瘕积聚，冷癖痰饮，心腹胀满，上气咳嗽，刺风，风癫，偏风，半身不随，腰痛膝冷，气息痞塞。

【方论】《千金方衍义》：蒜气秽浊，用以治秽浊之疾，同气相感之用。然在藜藿之人为当，若素禀清癯者用之，反伤清纯之气，良非所宜。其大蒜煎，治诸冷癖痞塞百病，用椒、姜、荜、魏、木香、菖蒲、胡、蒜之烈，以破积结；牛乳、乳酥、石蜜、戎盐佐胡桃之润，以化辛烈也。

牡丹散

【来源】方出《备急千金要方》卷二十四，名见《济生方》卷四。

【别名】防风散（《普济方》卷二四七）。

【组成】牡丹皮 防风各二两

【用法】上药治下筛。每服方寸匕，酒送下，一日三次。

【主治】癫疝，卵偏大，气胀不能动。

治癫丸

【来源】《备急千金要方》卷二十四。

【组成】桃仁五十枚 桂心 泽泻 蒺藜子 地肤子 防风 防葵 橘皮 茯苓 五味子 芍药各一两 细辛 牡丹皮 海藻各一两 狐阴一具 蜘蛛五十枚

【用法】上为末，炼蜜为丸，如梧桐子大。每服十丸，稍稍加至三十丸。

【主治】阴癫。

【宜忌】《外台秘要》：忌胡荽、生葱、生菜、酢物。

七疝丸

【来源】《外台秘要》卷七引《张文仲方》。

【组成】椒四分（汗） 桔梗 芍药 干姜 厚朴（炙） 细辛 附子（炮）各二分 乌头一分（炮）

【用法】上为末，炼蜜为丸，如大豆大。每服三丸，加至七八丸，一日三次。

【主治】七疝。暴心腹厥逆，不得气息，痛达背膂，名曰尸疝；心下坚痛，不可手迫，名曰石疝；脐下坚痛，得寒冷食辄剧，名曰寒疝；胁下坚痛，大如手，痛时出见，若不痛不见，名曰盘疝；脐下结痛，女人月事不时，名曰血疝；少腹胀满，引膀胱急痛，名曰脉疝。

【宜忌】忌猪肉、冷水、生菜。

狐阴丸

【来源】《外台秘要》卷二十六引《广济方》。

【组成】狐阴一枚（炙） 木香 蒺藜子 腽肭脐 昆布各六分 牛膝 菟丝子各八分（酒渍） 桃仁（去尖皮，熬） 石斛各十分 槟榔仁十枚

【用法】上药治下筛，炼蜜为丸，如梧桐子大，每服二十九至三十丸，空腹以酒送下，一日二次。

【主治】肾虚疝气，腰膝冷疼，阴囊肿痒。

【宜忌】忌热面、荞麦、猪、鱼、粘食等物。

射干丸

【来源】《外台秘要》卷十八引《广济方》。

【组成】射干六分　昆布八分（洗）　通草四分　犀角六分（屑）　杏仁一分（去皮尖，熬）　汉防己八分　茯苓六分　青木香八分　旋覆花四分　白头翁四分　独活六分　葶苈子八分（熬）

【用法】上药治下筛，炼蜜为丸，如梧桐子大。每服二十丸，渐加至三十丸，以酒送下，一日二次；不利，空腹服；煮槟榔桑根皮送下。

【主治】肾虚风，脚气冲心，疝气下坠，小便数，膝冷腰疼，时时心闷，气急欲绝，四肢无力。

【宜忌】忌生菜、热面、荞麦、蒜、炙肉、粘腻、醋物。

代茶新饮

【来源】《外台秘要》卷三十一引《近效方》。

【组成】黄耆　通草各二斤　茯苓　干姜　干葛各一斤　桑根白皮一斤　鼠粘根三斤（湿加一斤）　生干地黄　枸杞根（洗）　忍冬（十二月采枝茎叶，阴干，湿加五两）　薏苡仁各十两　菝葜八两　麦门冬（去心）　萎蕤各五两

【用法】上药并拣择，取州土坚实上者，刮削如法，然后秤大斤两，各各别捣，以马尾罗筛之，搅令匀调，重筛，务令相入，不令偏，并别取黄白楮皮（白皮根相兼）细切，煮取浓汁，和搜令硬软得所，更放白中捣。别作一竹卷子，围阔二寸半，厚二分以下，临时斟量大小厚薄作之。此亦无定，众手依摸捻成饼子。中心穿孔，日晒干，百余饼为一穿。即以葛蔓为绳贯之，竹作筭亦得，挂之通风阴处妙。若须煮用，以炭火上炙令香熟，勿令焦，白中捣末，任随时取足，煎以代茶，大都浓薄量之，着少盐煮之，频扬之，即滑美；著盐、橘皮、荜拨亦佳。

腊月腊日合之，十年不败。

【功用】除风破气，理丹石，补腰脚，聪耳明目，坚肌长肉，缓筋骨，通腠理，畅腑脏，调摄血脉。

【主治】头脑闭闷，眼睛疼痛，心虚脚弱，不能行步，脚气，肺气，疝气，咳嗽，消中消渴。

吴茱萸丸

【来源】《外台秘要》卷七引《深师方》。

【组成】吴茱萸十分　紫菀三分　白薇三分　乌头十分（炮）　桂心六分　前胡　芍药　细辛　芎藭　黄芩各五分

【用法】上药治下筛，炼蜜为丸，如梧桐子大。每服五丸，酒送下，一日三次。稍加之。

【主治】虚冷痰癖疝，食不消，心腹痛，气弱不欲食，虚惙羸瘦。

【宜忌】忌猪肉、冷水、桃李、生葱、生菜等。

六制苍术散

【来源】《本草纲目》卷十二引《积善堂方》。

【别名】苍六散（《摄生众妙方》卷七）、苍术散（《景岳全书》卷五十四引《经验》）。

【组成】茅山苍术（净刮）六斤

【用法】分作六分：一斤，仓米泔浸二日，炒；一斤，酒浸二日，炒；一斤，青盐半斤炒黄，去盐；一斤，小茴香四两炒黄，去茴；一斤，大茴香四两炒黄，去茴；一斤，用桑椹子汁浸三日，炒。取术为末，每服三钱，空心温酒下。

【主治】下元虚损，偏坠茎痛。

通关汤

【来源】《元和纪用经》。

【组成】吴萸三两（入黑牵牛三两同炒香熟，拣牵牛别取头末半两）　青木香

　　方中青木香用量原缺。

【用法】上为末，并入前牵牛末研匀。每服方寸匕，以水三合，煎至七分上下，温服，一日三次。

【主治】疝气。

导利散

【来源】《普济方》卷二四九引《海上名方》。

【组成】五苓散一帖加灯心三十茎

【用法】上用酒两盏，煎一盏，放温服之，用被盖卧。

【主治】小肠气痛不可忍者。

芍药丸

【来源】《幼幼新书》卷三十一引《婴孺方》。

【组成】芍药 茯苓各三分 大黄二分 半夏一分（洗） 桂心 胡椒（汗）各半分

【用法】上为末，炼蜜为丸，如大豆大。每服十丸，酒送下，一日三次。

【主治】少小阴癫气疝，发作有时。

狗茎散

【来源】《幼幼新书》卷三十一引《婴孺方》。

【组成】狗茎一具（烧） 白术三分 猪苓二分 桂心一分

【用法】上为末。米饮汁若酒服一刀圭，一日二次。灸其对癫足大指毛上各二壮。

【主治】少小偏癫。

川楝散

【来源】《幼幼新书》卷三十一引《玉诀》。

【组成】川楝子肉 马兰花 舶上茴香各等分

【用法】上为末。每服半钱，葱汤调下，一日三次。

【主治】疝。

胜金丸

【来源】《幼幼新书》卷三十一引《玉诀》。

【组成】龙骨 远志 牡蛎灰 川大黄各等分

【用法】上为末，炼蜜为丸，如麻子大。每服三五丸，米饮送下，一日三次。

【主治】胎肿，疝气。

抽抱散

【来源】《幼幼新书》卷三十一引《形证论》。

【组成】石燕一个（重二钱，煅，醋淬） 斑蝥（麸炒，净）半钱 淡豉少许 芸薹子半合 川楝子肉一钱 通草少许

【用法】上为末。每服半钱，木通汤下。天明下毒物如涕，后调气，未下再服。

【主治】癫疝。

附子丸

【来源】《太平圣惠方》卷四。

【组成】附子三分（炮裂，去皮脐） 川乌头三分（炮裂，去皮脐） 当归半两（锉，微炒） 桂心一两 荜澄茄三分 赤石脂三分 川椒半两（去目及闭口者，微炒去汗） 木香三分 茴香子一两

【用法】上为末，炼蜜为丸，如梧桐子大。每服二十丸，以温酒送下，不拘时候。

【主治】小肠虚冷气，小腹疼痛不可忍。

八仙丸

【来源】《太平圣惠方》卷七。

【组成】桃仁三分（汤浸，去皮尖双仁，麸炒微黄） 阿魏半两（面裹煨，面熟为度） 桂心半两 木香二分 高良姜三分（锉） 腽肭脐半两（酒刷，炙微黄） 干蝎一分（微炒） 青橘皮三分（汤浸，去白瓤，焙）

【用法】上为末，用醋浸蒸饼为丸，如梧桐子大。每服二十丸，食前以热酒送下。

【主治】盲肠气。

荜澄茄散

【来源】《太平圣惠方》卷七。

【组成】荜澄茄一两 槟榔一两 木香一两 苦楝子一两 茴香子一两 干蝎半两（微炒） 硇砂一两（细研入） 阿魏一两（面裹煨，面熟为度） 吴茱萸半两（汤浸七遍，焙干，微炒） 桃仁三分（汤浸，去皮尖双仁，麸炒微黄）

【用法】上为细散，每服二钱，以热生姜酒调下。不拘时候。

【主治】盲肠气，小腹疼痛不可忍。

茴香散

【来源】《太平圣惠方》卷七。

【别名】茴香子散（《普济方》卷二五〇）。

【组成】茴香子一两 苦楝子一两（炒微黄） 木

香半两　槟榔一两　青橘皮半两（汤浸，去白瓤，焙）

【用法】上为散。每服二钱，以水一中盏，加生姜半分，煎至五分，去滓热服，不拘时候。

【主治】盲肠气，小腹连阴疼痛。

桃仁丸

【来源】《太平圣惠方》卷七。

【组成】桃仁三分（汤浸，去皮尖双仁，麸炒微黄）　阿魏半两（面裹煨，面熟为度）　木香二分　干蝎半两（微炒）　槟榔一两　苦楝子半两　桂心半两　芫花半两（醋拌炒黄）

【用法】上为末，以醋浸蒸饼为丸，如梧桐子大。每服十丸，以热生姜酒送下，不拘时候。

【主治】盲肠气，疼痛不可忍。

硇砂丸

【来源】方出《太平圣惠方》卷七，名见《普济方》卷二五〇。

【组成】硇砂一两　朱砂半两　雄黄半两

【用法】上为末，入头醋调令稀稠得所，用青铜钱一百文，洗刷令净，以盐水煮过，揩干，于净地上，以炭火烧令赤，以醋酒过更烧，如此三遍，净扫却浮灰，铺钱在烧处，以鸡翎涂药在钱上，取新瓦盆子盖，周迴以湿土拥缝，更以水洒周迴，常令湿润，如此七日后取出，以铜刀刮下细研，用醋煮面糊为丸，如绿豆大。每服十丸，以热生姜酒送下，不拘时候。

【主治】盲肠气，发歇疼痛不可忍。

绿云丸

【来源】《太平圣惠方》卷七。

【别名】绿云丹（《普济方》卷二五〇）。

【组成】硇砂一两　硫黄半两　雄黄半两　蝲螂半两（末）　青盐半两　阿魏半两

【用法】上为细末，入酽醋调令稠，涂于铜钞锣里，合于净地上。四畔以泥密封，经五日后，刮取药，细研，以醋煮面为丸，如粟米大。每服五丸，以热生姜酒送下，不拘时候。

【主治】盲肠气疼痛，手足逆冷。

蝲螂丸

【来源】《太平圣惠方》卷七。

【组成】蝲螂一两　补骨脂二两　茴香子半两　木香半两　阿魏半两　马白花半两　苦楝子半两　桃仁二两（汤浸，去皮尖，细研，以童便三升熬成膏）

【用法】上为细末，以桃仁膏和为丸，如梧桐子大。每服十丸，以热酒送下，不拘时候。

【主治】盲肠气，发歇疼痛不可忍。

磁石丸

【来源】《太平圣惠方》卷七。

【组成】磁石一两（烧，醋淬七遍，捣碎细研，水飞过）　阳起石三分（酒煮半日，细研，水飞过）　硇砂一两　木香一两　干蝎三两（微炒）　白矾灰半两　银末半两　自然铜半两（细研）　阿魏半两（研入）

【用法】先研硇砂，以醋调涂于铜叶上，以新盆盖七日，刮取绿，细研；诸药别捣罗为末，同研令匀，用醋煮面糊为丸，如绿豆大。每服十丸，食前以热生姜酒送下。

【主治】盲肠气，久患不愈。

天雄散

【来源】《太平圣惠方》卷四十四。

【组成】天雄四个（炮裂，去皮脐）　桃仁半斤（汤浸，去皮尖双仁，研）　川楝子三十枚　胡芦巴五两　胡椒一两　干蝎一两（微炒）　海藻一两（洗去咸味）　怀香子一两

【用法】上药用酒二斗，于银器内盛，日煎二七日，晒干，为细散，入桃仁，研令匀。每服一钱，食前以温酒调下。

【主治】阴癞偏大肿痛。

白蒺藜丸

【来源】《太平圣惠方》卷四十四。

【组成】白蒺藜二两半（微炒，去刺） 熟干地黄二两半 鹿茸二两半（去毛，涂酥，炙微黄） 白蔹二两 半磁石三两（烧，醋淬七遍，细研，水飞过） 铁精一两（细研） 桂心一两 续断一两 巴戟三两 赤芍药二两 玄参二两 木通二两 海藻二两（洗去咸味） 牛膝二两（去苗） 桑寄生二两 泽泻二两 射干一两半 肉苁蓉二两（酒浸一宿，刮去皱皮，炙干）

【用法】上为末，入研了药令匀，炼蜜为丸，如梧桐子大。每服三十丸，空心及晚食前以温酒送下。

【主治】阴癞肿大。

防风散

【来源】方出《太平圣惠方》卷四十四，名见《普济方》卷二四七。

【组成】黄柏半两 牡丹半两 桂心半两 防风半两（去芦头）

【用法】上为细散。每服二钱，食前以温酒调下。

【主治】阴癞，卵偏大，有气上下胀肿，或行走便发肿大。

桃仁丸

【来源】《太平圣惠方》卷四十四。

【组成】桃仁二两（汤浸，去皮尖双仁，麸炒微黄） 海藻二两（洗去咸味） 泽泻 防风（去芦头） 防葵 桂心 青橘皮（汤浸，去白瓤，焙） 五味子 赤芍药 白蒺藜（微炒，去刺） 地肤子 赤茯苓 细辛 牡丹各一两 狐阴一具（炙微黄）

【用法】上为末，炼蜜为丸，如梧桐子大。每服三十丸，空心及晚食前以温酒送下。

【主治】阴癞肿痛。

黄耆丸

【来源】《太平圣惠方》卷四十四。

【组成】黄耆二两（锉） 桃仁二两（汤浸，去皮尖双仁，麸炒微黄） 山茱萸二两 五加皮二两 槟榔三两 白蒺藜五两（微炒，去刺） 海藻二两半（洗去咸味） 玄参二两半 五味子四两半 肉苁蓉一两半（酒浸一宿，刮去皱皮，炙干） 牛膝

一两半（去苗） 枳壳一两半（麸炒微黄，去瓤） 人参一两半（去芦头） 赤茯苓一两半 桂心一两半 远志一两半（去心） 石南一两 续断一两半 龙骨二两

【用法】上为末，炼蜜为丸，如梧桐子大。每服三十丸，空心及晚食前以温酒送下。

【主治】阴癞，核肿疼痛。

吴茱萸丸

【来源】《太平圣惠方》卷四十七。

【组成】吴茱萸一两（汤浸七遍，焙干微炒） 木香一两 槟榔一两 诃黎勒一两（煨，用皮） 川大黄一两（锉碎，微炒） 赤茯苓二两 乌喙一两（炮裂，去皮脐） 当归一两（锉，微炒） 赤芍药一两 枳壳一两（麸炒微黄，去瓤） 桂心二两

【用法】上为末，炼蜜为丸，如梧桐子大。每服二十丸，食前以热酒送下。

【主治】七疝气，心腹结聚疼痛。

川椒丸

【来源】《太平圣惠方》卷四十八。

【组成】川椒一两（去目及闭口者，微炒去汗） 桔梗半两（去芦头） 细辛（半两） 厚朴一两（去粗皮，涂生姜汁，炙令香熟） 赤芍药半两 干姜半两（炮裂，锉） 附子半两（炮裂，去皮脐） 川乌头半两（炮裂，去皮脐） 槟榔一两

【用法】上为末，炼蜜为丸，如梧桐子大。每服二十丸，食前以生姜、橘皮汤送下。

【主治】七疝。忽心腹气逆不得息，痛引背膂，或脐下坚痛，遇冷即极，小腹虚满引膀胱里急。

乌头丸

【来源】《太平圣惠方》卷四十八。

【组成】川乌头一两（炮裂，去皮脐） 蓬莪术一两 木香一两 川大黄一两（锉碎，微炒） 当归一两（锉，微炒） 芎藭 一两 京三棱一两（炮裂，锉） 川椒一两（去目及闭口者，微炒去汗） 桃仁一两（汤浸，去皮尖双仁，麸炒微黄） 桂心一两 肉豆蔻半两（去壳） 干漆一两（捣碎，炒

令烟出）

【用法】上为末，先以酽醋一升，入药末四两，熬令减半；又渐入醋一升，熬成膏；次入余药末为丸，如梧桐子大。每服二十丸，食前以生姜汤或暖酒送下。

【主治】七疝气，脐腹坚痛。

乌喙丸

【来源】《太平圣惠方》卷四十八。

【组成】乌喙半两（炮裂，去皮脐） 干姜一两（炮裂，锉） 木香一两 细辛一两 赤芍药一两 桂心一两 槟榔半两 厚朴一两（去粗皮，涂生姜汁，炙令香熟） 川椒一两（去目及闭口者，微炒去汗） 柴胡一两（去苗） 赤茯苓半两

【用法】上为末，炼蜜为丸，如梧桐子大。每服十五丸，食前以温酒送下。

【主治】七疝诸寒，脐旁痛，上攻胸中，满闷少气。

芫花丸

【来源】《太平圣惠方》卷四十八。

【组成】芫花一两（醋拌，炒令干） 川乌头一两（炮裂，去皮脐） 附子一两（炮裂，去皮脐） 青橘皮一两（汤浸，去白瓤，焙） 干姜半两（炮裂，锉） 巴豆三七个（去皮心，研如膏，纸裹压去油）

【用法】上为末，入巴豆膏，都研令匀，以醋煮面糊为丸，如绿豆大。每服三丸，食前以温酒送下。

【主治】七疝，脐腹坚硬，时有疼痛。

草豆蔻丸

【来源】《太平圣惠方》卷四十八。

【组成】草豆蔻一两（去皮） 附子一两（炮裂，去皮脐） 茴香子一两（微炒） 厚朴一两（去粗皮，涂生姜汁，炙令香熟） 白术一两 桂心一两 干姜一两（炮裂，锉） 青橘皮一两（汤浸，去白瓤，焙） 芎䓖一两 川乌头一两（炮裂，去皮脐） 木香一两 吴茱萸一两（汤浸七遍，焙干，微炒）

【用法】上为末，炼蜜为丸，如梧桐子大。每服二十丸，食前以热酒送下。

【主治】七疝，四肢寒冷，脐下妨痛，不欲饮食。

鳖甲散

【来源】《太平圣惠方》卷七十一。

【组成】鳖甲一个（中者。以小便一中盏，涂炙令尽为度，去裙襕） 干漆一两（捣碎，炒令烟出） 当归一两（锉，微炒） 琥珀一两 桂心半两

【用法】上为细散。每服二钱，热酒调下，不拘时候。

【主治】妇人疝瘕及血气，心腹疼痛。

木香散

【来源】《太平圣惠方》卷九十二。

【组成】木香 白蒺藜（微炒，去刺） 地肤子 昆布（洗去咸味） 枳壳（麸炒令黄，去瓤） 槐子各一分 狐阴一具（用酥炙令焦黄）

【用法】上为细散。一二岁儿，每服半钱，空心以粥饮调下，晚后再服。

【主治】小儿阴㿉肿胀。

白蒺藜散

【来源】《太平圣惠方》卷九十二。

【组成】白蒺藜半两（微炒，去刺） 香豉半两（微炒） 鼠妇 蟅虫（微炙） 川大黄（锉，麸微炒） 桂心 细辛各一分

【用法】上为细散。一二岁儿，每服半钱，以温酒调下，早晨、晚后各一服。

【主治】小儿阴㿉不消。

防葵丸

【来源】《太平圣惠方》卷九十二。

【组成】防葵 牡丹 桂心 黄柏（锉） 滑石各一两 豉半两（微炒）

【用法】上为末，炼蜜为丸，如麻子大。三四岁儿每服五丸，以粥饮送下，早晨、晚后各一次。

【主治】小儿阴㿉偏大，卵核坚硬。

茴香子丸

【来源】《太平圣惠方》卷九十二。

【组成】茴香子一两（微炒，捣为末） 古文钱青一分（细研） 硇砂一分（细研） 桃仁四十九枚（酒浸，去皮尖双仁，生研）

【用法】上为末，以汤浸蒸饼为丸，如麻子大。二三岁儿每服一丸，以橘皮汤送下。

【主治】小儿偏坠，或气攻小腹疼痛。

桃仁丸

【来源】《太平圣惠方》卷九十二。

【组成】桃仁三分（汤浸，去皮尖双仁，微炒） 川大黄半两（锉，微炒） 赤芍药半两 防葵半两 半夏一分（汤洗七遍去滑） 桂心一分 赤茯苓半两 川椒一分（去目及闭口者，微炒令去汗）

【用法】上为末，炼蜜为丸，如绿豆大。三岁儿每服五丸，食前以温酒送下。

【主治】小儿阴㿉，日夜疼痛。

魁蛤散

【来源】《太平圣惠方》卷九十二。

【组成】魁蛤三分（细研） 狗阴一具（炙令黄） 白术半两 桂心一分

【用法】上为散。一二岁儿，每服半钱，空心粥饮调下，晚后再服，酒送下。

【主治】小儿阴㿉。

薏苡仁散

【来源】《太平圣惠方》卷九十二。

【组成】薏苡仁 赤芍药 土瓜根 黄芩 蛇床子 地肤子 桔梗（去芦头）各三分

《圣济总录》有蛇含，无地肤子。

【用法】上为细散。一二岁每服半钱，空心以温酒调下，日午、晚后再服。

【主治】小儿阴㿉肿硬，或时疼闷。

金铃子散

【来源】《袖珍方》卷二引《太平圣惠方》。

【别名】金铃散（《杂病源流犀烛》卷十一）。

【组成】金铃子 玄胡各一两

【用法】上为末。每服二三钱，酒调下，温汤亦可。

【功用】行气疏肝，活血止痛。

【主治】

1.《袖珍方》引《太平圣惠方》：热厥心痛，或作或止，久不愈者。

2.《中医大辞典·方剂分册》：肝气郁滞，气郁化火而致的胃脘、胸胁疼痛，疝气疼痛及妇女经行腹痛。

【宜忌】《江西中医药》：孕妇胃痛忌用，其他如胆结石及肝胆病，胃溃疡穿孔等均非本方适应证。

金铃子散

【来源】方出《证类本草》卷十四引《经验方》，名见《济生方》卷三。

【组成】金铃子一百个（汤温浸过，去皮；用巴豆二百个捶微破，麸三升，同于铜铛内炒金铃子赤熟为度，放冷取出，麸、巴豆不用）

【用法】去核，为末。每服三钱，热酒醋汤调下，不拘时候。

【主治】

1.《证类本草》：丈夫本脏气伤，膀胱连小肠等气。

2.《奇效良方》：七疝，寒注下焦，小腹引外肾疼痛，大便多闭。

天雄沉香煎丸

【来源】《博济方》卷一。

【组成】天雄四两（生用，锉碎） 防风二两（生用） 紧小黑豆二两（净拭，生用） 汉椒四两 草乌头四两（生用） 附子四两（生用） 牛膝二两 沉香 天麻各二两（生用） 丁香 木香 羌活 干姜各一两 官桂三两（去皮） 肉苁蓉三两（酒浸，去土，炙熟） 紫巴戟二两（去心）

【用法】上药先将前九味以无灰酒一斗于银锅内慢火煨，不得令大沸，酒尽为度，焙令干；再与后七味同杵为末，炼蜜为丸，如梧桐子大。每日二十丸，空心温酒送下，加至三十丸。

【功用】明耳目，雄气海，驻颜色。

【主治】下元积冷伤惫，阳事不能，筋骨无力，或成下坠，及小肠气痛，并肾藏风毒攻注，脾胃不和，腰脚沉重。

沉香荜澄茄散

【来源】《博济方》卷二。

【别名】荜澄茄散（《证治要诀类方》卷三）。

【组成】荜澄茄 沉香 葫芦巴（微炒） 破故纸（微炒） 官桂（去皮） 舶上茴香（微炒） 川苦楝子（炮，捶破，去核用肉） 木香各一两 紫巴戟（穿心者）各一两 黑附子（炮制，去皮脐）四两 桃仁（面炒，去皮尖）二两 川乌头半两（炮，去皮脐）

【用法】上为细末。每服二钱，水一大盏，加盐同煎至八分，温服。

本方改为丸剂，名"沉香荜澄茄丸"（《御药院方》卷四）。

【主治】

1.《博济方》：一切冷气不和，及膀胱小肠气疾。

2.《太平惠民和济局方》（绍兴续添方）：下经不足，内挟积冷，脐腹弦急，痛引腰背，面色萎黄，手足厥冷，胁肋虚满，精神困倦，脏腑自利，小便滑数及盲肠小肠一切气痛。

鹿茸丸

【来源】《普济方》卷三十引《博济方》。

【组成】鹿茸（酒浸，炙去毛） 肉苁蓉（酒浸，切，焙）各二两 人参 补骨脂（炒） 石斛（去根） 木香 白术（炒） 厚朴（去粗皮，生姜汁炙） 牛膝（去苗，酒浸，切焙） 续断 茴香子（炒） 当归（切，焙） 芎䓖 附子（炮裂，去皮脐） 熟干地黄（焙） 桂（去粗皮） 荜澄茄 泽泻 槟榔（锉） 陈橘皮（去白，焙） 桃仁（去皮尖双仁，炒） 巴戟天（去心） 五味子各一两 赤石脂（研） 龙骨（研） 蜀椒（去目及合口者，炒出汗）各半两

【用法】上为末，炼蜜为丸，如梧桐子大。每服二十丸，加至三十丸，温酒或盐汤送下。

【主治】肾脏虚，积冷气攻心腹疼痛，及膀胱气痛。

香铃丸

【来源】《普济方》卷二二〇引《博济方》。

【组成】茴香（舶上者，慢火炒令香） 金铃子（麸内炒过） 芸苔子（炒） 大附子（炮裂，去皮脐） 桑螵蛸（略炒） 马蔺花（醋浸一宿，炒令紫色）各一两

【用法】上拣令净，为末，酒煮面糊为丸，如梧桐子大。每服三十丸，空心盐汤送下。

【功用】补助元气，壮筋骨，进饮食。

【主治】膀胱、小肠等气疾。

补骨脂丸

【来源】《普济方》卷二二二引《博济方》。

【别名】胡芦巴丸。

【组成】补骨脂（炒） 葫芦巴 茴香子（炒） 槟榔（鸡心者，锉） 楝实（去核，麸炒） 巴戟天（去心） 京三棱（湿纸裹，煨令熟，研） 青橘皮（汤洗，去白）各一两 枳壳（去瓤，麸炒） 荜茇 附子（炮裂，去皮脐） 荜澄茄 木香 丁香 桂（去粗皮）各三分

【用法】上除桂外，焙干，捣为末，炼蜜为丸，如梧桐子大。每服五十丸，空心温酒送下。一方用酒煮面糊为丸，盐汤送下，女人吃得。如为末，每服二钱，水一半，酒一半，共一小盏，同煎三五沸，温酒服之。

【功用】补益精髓，温中下气，安五脏，利腰脚，进饮食。

【主治】膀胱癞疝，脐胁冷气刺痛，脾肾虚冷，小肠气攻冲。

川楝子散

【来源】《医方类聚》卷十引《简要济众方》。

【组成】川楝子一两（炮） 滑州茴香一两（微炒） 木香一两 巴戟天一两（去心） 附子半两（炮裂，去皮脐）

【用法】上为散。每服一钱，食前热酒调下。遇病发，不拘时候。

【主治】小肠气痛不可忍；及膀胱气冷，结硬不散。

巴戟天散

【来源】《医方类聚》卷十引《简要济众方》。

【组成】巴戟天半两（去心）　茴香一两（微炒）　胡桃仁一两（汤浸，去皮，研）

【用法】上为散，与胡桃仁再研令匀。每服二钱，食前温酒调下；如不吃酒，煎曲汤调下。

【主治】膀胱气块入腹或下坠，满闷疼痛。

茴香丸

【来源】《医方类聚》卷十引《简要济众方》。

【组成】茴香一两（微炒）　附子一两（炮，去皮脐）　补骨脂一两（微炒）　胡桃仁一两

【用法】上为末，入胡桃同捣烂，煮糯米粥为丸，如梧桐子大。每服二十丸至三十丸，空心、食前盐汤送下。

【主治】膀胱气痛，及虚冷气下注。

茴香散

【来源】《医方类聚》卷十引《简要济众方》。

【组成】舶上茴香一两（炒）　金毛狗脊一两（刮去皮毛）　黑牵牛二两（微炒）

【用法】上为细散。每服三钱，入腻粉少许拌匀，以猪肾炒，临卧盐酒调下；盐汤亦得。

【主治】膀胱气肿硬，上下不定，腰膝气滞疼痛，行履艰难。

羌活散

【来源】《苏沈良方》卷五引《灵苑方》。

【别名】羌活附子散（《类证活人书》卷十八）、羌活汤（《圣济总录》卷四十七）、羌活煮散（《圣济总录》卷六十六）、羌活附子汤（《伤寒图歌活人指掌》卷五）、羌附汤（《胎产心法》卷下）。

【组成】羌活　附子（炮）　茴香（微炒）各半两

木香　干姜（炮）各枣许

【用法】每服二钱，水一盏，盐一捻，煎一二十沸，带热服，一服止。

【主治】

1. 《苏沈良方》引《灵苑》：咳逆。
2. 《医级》：感寒表症具而寒厥疝痛。

二姜散

【来源】《苏沈良方》卷八。

【组成】高良姜　干姜各等分（炮八分，留二分）

【用法】上一大钱，用续随子去皮细研，纸裹出油，取白霜，入一字，将热酒一盏，入猪胆汁十数滴，同调。一服愈。

【主治】小肠气。

茴香丸

【来源】《医方类聚》卷十引《神巧万全方》。

【组成】茴香（炒）　荜澄茄　槟榔　木香　苦楝子　硇砂（细研）各一两　吴茱萸半两（汤浸七遍，焙，炒）　桃仁三分（汤浸去皮，麸炒黄，研）　阿魏一两半

【用法】上为末，次以酒化阿魏，同硇砂、桃仁膏入少面熬令得所，同上件药末和匀为丸，如梧桐子大。每服二十丸，煨葱酒送下，温服。

【主治】盲肠风气，小肠疼痛，不可忍。

盐煎散

【来源】《医方类聚》卷十引《神巧万全方》。

【组成】川乌头四两（去皮，生用）　益智子（去皮）三两　青橘皮二两　白姜一两半（炮）　舶上茴香一两

【用法】上为散。每服一大钱，入盐煎五分，热呷。

【主治】小肠虚冷，小腹疼痛不可忍。

硇砂丸

【来源】《医方类聚》卷十引《神巧万全方》。

【组成】硇砂二两（研为末，以醋煎，调涂于古铜镜子面上，用新盆盖七日，刮其绿子细研）　槟榔

木香　舶上茴香各一两　没药半两（研）

【用法】上为末，入硇砂同研匀，以糯米饭为丸，如绿豆大。每服七丸，以热生姜酒送下，不拘时候。

【主治】盲肠气，发歇疼痛不可忍。

槟榔散

【来源】《医方类聚》卷十引《神巧万全方》。

【组成】槟榔　木香各三分　胡芦巴　肉豆蔻　沉香　桂心　舶上茴香各半两

【用法】上为散。每服二钱，温酒调下，不拘时候。

【主治】盲肠气疼痛。

乳香宣经丸

【来源】《太平惠民和济局方》卷一（吴直阁增诸家名方）。

【组成】川楝子（锉，炒）　牵牛子（炒）　乌药（去木）　茴香（淘去沙土，炒）　橘皮（去白）　萆薢（微炙）　防风各二两　乳香（研）　草乌（乌豆一合同煮，竹刀切透黑，去尖，焙）　五灵脂（酒浸，淘去沙石，晒干，研）各半两　威灵仙（去芦，洗）二两

【用法】上为细末，酒糊为丸，如梧桐子大。每服五十丸，盐汤、盐酒任下；妇人醋汤送下。

【功用】活血止痛，补虚，壮筋骨。

【主治】体虚为风、湿、寒、暑侵袭，四气相搏，半身不遂，手足顽麻，骨节烦疼，足胫浮肿，恶寒发热，渐成脚气；肝肾不足，四肢挛急，遍身攻注；或闪肭打扑，内伤筋骨；男子疝气，妇人经脉不调。

化气汤

【来源】《太平惠民和济局方》卷三（新添诸局经验秘方）。

【别名】化气散（《张氏医通》卷十三）、木香化气汤（《中国医学大辞典》）。

【组成】沉香　胡椒各一两　木香　缩砂（去壳）　桂心（去粗皮）各二两　丁香皮　干姜（炮）　蓬莪术（煨）　茴香（炒）　青皮（去白，麸炒）　陈皮（去瓤，麸炒）　甘草（炙）各四两

【用法】上为细末。每服二钱，姜、苏、盐汤调下，妇人淡醋汤下。

【主治】

1.《太平惠民和济局方》：一切气逆，胸膈噎闷，偏胀膨满；心脾疼痛，呕吐酸水；丈夫小肠气，妇人脾血气。

2.《三因极一病证方论》：息积，癖于腹胁之下，偏胀膨满，不妨饮食，诸药不能取转。

青木香丸

【来源】《太平惠民和济局方》卷三。

【组成】补骨脂（炒香）　荜澄茄　槟榔（酸粟米饭裹，湿纸包，火中煨令纸焦，去饭）各四十两　黑牵牛（二百四十两，炒香，别捣末）一百二十两　木香二十两

方中黑牵牛，《古今医统大全》作黑豆。

【用法】上为细末，入牵牛末令匀，渐入清水和令得所，丸如绿豆大。每服二十丸，食后茶、汤、熟水任下。酒食后可每服五丸至七丸，小儿一岁服一丸。

【用法】《仁斋直指方论》治膀胱疝气：每服五十丸，以醇酒入葱白，煎五苓散送下。

【功用】宽中利膈，行滞气，消饮食。

【主治】

1.《太平惠民和济局方》：胸膈噎塞，腹胁胀痛，心下坚痞，肠中水声，呕哕痰逆，不思饮食。

2.《仁斋直指方论》：膀胱疝气。

3.《杏苑生春》：浴出身上未干，忽尔熟睡，致肾经肿痛，腰背挛曲。

【宜忌】怀妊妇人不得服之。

盐煎散

【来源】《太平惠民和济局方》卷三（宝庆新增方）。

【组成】草果仁（去皮，煨）　缩砂（去壳，取仁）　槟榔（炮，锉）　厚朴（去粗皮）　肉豆蔻（煨）　羌活（去芦）　苍术（米泔浸二宿）　陈皮（去白）　荜澄茄　枳壳（去瓤，麸炒）　良姜（油炒）　茯苓（去皮）　大麦芽（炒）　茴香（炒）　川芎（洗，锉）　甘草（爁）各二两

【用法】上为细末。每服二钱，水一盏半，入盐一

字，同煎至八分，空心、食前服之。

【主治】男子、妇人一切冷气，攻冲胸胁，及前后心连背脊疼痛，转项拘急；或脾胃虚冷，不思饮食，时发呕吐，霍乱转筋，脐腹冷疼，泄泻不止，及膀胱成阵刺痛，小肠气吊，内外肾疼；又治妇人血气刺痛，血积血瘕，绕脐撮痛。

盐煎散

【来源】《太平惠民和济局方》卷三（续添诸局经验秘方）。

【组成】良姜（炒）　苍术（去皮）各十二两　缩砂（去皮）　茴香（炒）各五两　肉桂（去粗皮，不见火）　丁皮各二两　橘红十两　甘草（炒）六两　青皮（去白）四两　山药半斤

【用法】上为细末。每服二钱，水一盏半，入盐一字，煎至八分，空心食前服。

【主治】男子、妇人一切冷气，攻冲胸胁，及前后心连背脊疼痛，转项拘急；或脾胃虚冷，不思饮食，时发呕吐，霍乱转筋，脐腹冷疼，泄泻不止；及膀胱成阵刺痛，小肠气吊，内外肾疼；又治妇人血气刺痛，血积血瘕，绕脐撮痛。

川楝散

【来源】《太平惠民和济局方》卷五（宝庆新增方）。

【组成】川楝子（蒸，去皮核）　破故纸（炒）茴香（炒）各四两　干姜（炮）一两　葫芦巴（酒浸，炒）三两　附子（炮，去皮脐）一两半

【用法】上为细末。每服二钱，空心、食前热酒调下。

【主治】膀胱小肠气痛，脐下撮疼，上冲心腹，面色萎黄，脚下隐痛，四肢倦怠，不思饮食，夜多旋搦，外肾瘙痒。

茱萸内消丸

【来源】《太平惠民和济局方》卷五。

【组成】吴茱萸（汤洗七次，焙）　陈皮（去白）山药（焙）　川楝（蒸，去皮核）　山茱萸（去核）　青皮（去白）　茴香（炒）　马蔺花（醋炙）

肉桂（去粗皮，不见火）各二两　木香（不见火）一两

《保命歌括》有破故纸，无山药。

【用法】上为细末，酒糊为丸，如梧桐子大。每服三十丸至五十丸，空心温酒、盐汤任下。

【功用】补虚消疝，温养肾经。

【主治】肾与膀胱经虚，为邪气所搏，结成寒疝，伏留不去，脐腹疞刺，小肠气痛，奔豚疝癖，疼不可忍，阴核偏大，肤囊痈肿，结硬牵急，重大滋长，瘙痒疼痛，时出黄水，疮疡，腿沉重，足胫肿满，行步艰难。

夺命丹

【来源】《太平惠民和济局方》卷八（吴直阁增诸家名方）。

【别名】星斗丸（《本草纲目》卷三十二引《如宜方》）、四制茱萸丸（《医学入门》卷七）。

【组成】吴茱萸一斤（去枝梗，四两用酒浸，四两用醋浸，四两用汤洗，四两用童便浸，各浸一宿，同焙干）　泽泻（去灰土）二两

【用法】上为细末，酒煮面糊为丸，如梧桐子大。每服五十丸，空心、食前盐汤或酒送下。

【主治】远年日近小肠疝气，偏坠搐疼，脐下撮痛，以致闷乱；及外肾肿硬，日渐滋长，阴间湿痒抓成疮。

【验案】疝气　《续名医类案》：冯仲柔云，顷年，某仓使家传，将前方令药局中合卖，绍熙壬子冬，予亲曾得效，时苦奔豚寒气攻冲，小肠疝气，腹内引痛，神思闷乱四日，只一服，脏腑微动，痛若失去，遂安。

胡芦巴丸

【来源】《太平惠民和济局方》卷八（续添诸局经验秘方）。

【组成】胡芦巴（炒）一斤　吴茱萸（汤洗十次，炒）十两　川楝子（炒）一斤二两　大巴戟（去心，炒）　川乌（炮，去皮脐）各六两　茴香（淘去土，炒）十二两

【用法】上为细末，酒煮面糊为丸，如梧桐子大。每服十五丸，空心用温酒吞下；小儿五丸，茴香汤下。

【主治】大人、小儿小肠气，蟠肠气，奔豚气，疝气，偏坠阴肿，小腹有形如卵，上下来去，痛不可忍，或绞结绕脐攻刺，呕恶闷乱。

茱萸内消丸

【来源】《太平惠民和济局方》卷八（续添诸局经验秘方）。

【组成】山茱萸（捣，去核，取肉，微炒）　桔梗（水浸一伏时滤出，慢火炒干为度）　白蒺藜（炒去刺）　川乌（炮，去皮脐）　肉桂（去粗皮）　茴香（舶上者，淘去沙后，焙炒）　食茱萸　吴茱萸（微炒）　青皮（去白）各二两　海藻（洗，焙）　五味子（净拣）　大腹皮（酒洗，焙）　玄胡索各二两半　桃仁（去皮尖及双仁，麸炒，别研）　枳实（去瓤，麸炒）　陈皮（去白）各一两　川楝子（锉，炒）三两　木香一两半

【用法】上为末，酒糊为丸，如梧桐子大。每服三十丸，食前温酒送下。

【主治】肾经虚弱，膀胱为邪气所搏，结成寒疝阴癞，偏大上攻，脐腹疼痛，肤囊肿胀或生疮疡，时出黄水，腰脚沉重，足胫肿满，行步艰辛，服之内消，不动脏腑。

一捏金散

【来源】《医学正传》卷四引《太平惠民和济局方》。

【组成】玄胡索　川楝子（酒煮）　全蝎（去毒，炒）　茴香各等分

【用法】上为细末。每服二钱匕，热酒调下。

【主治】

　　1.《医学正传》：脐腹大痛，及奔豚小肠气。

　　2.《杂病源流犀烛》：男子内结七疝，女子带下瘕聚，少腹绕脐下引横骨及阴中切痛。

牡蛎散

【来源】方出《证类本草》卷二十引《初虞世方》，名见《鸡峰普济方》卷二十四。

【组成】牡蛎不限多少（盐泥固济，炭三斤，煅令火尽，冷取）二两　干姜一两（炮）

【用法】上为细末，用冷水调稀糊得所，涂病处。小便大利即愈。

【主治】水癞偏大，上下不定，疼痛。

备急红丸子

【来源】《传家秘宝》卷中。

【组成】沉香　硇砂（别研）　使君子　荜澄茄　蓬莪术各一分　荆三棱一分（炮，醋浸过）　朱砂一分　木香一分　槟榔（大者）一个　肉豆蔻（大者）一个　母丁香（大者）　巴豆二十个（肥好者，生用，去皮不去油）　牵牛子一两

【用法】上为细末。丸如绿豆大，朱砂为衣。每服二丸，茴香酒下，加至五丸七丸。微利一行，疼痛立止。

【功用】消积滞，化酒食。

【主治】小肠气及一切心腹气痛，酒食积气。

益智散

【来源】《普济方》卷二八四引《护命》。

【组成】益智子（去皮）　甘草（炮）各一两　荆三棱三两（捶碎，醋一挑煮干，焙）　蓬莪术二两　川芎二钱

【用法】上为末。每服二钱，水一盏，加生葱、桂枝同煎取九分，空心和滓吃；小肠气痛，葱酒送下。

【主治】一切冷气，小肠气，诸般不和之气。

茴香槟榔散

【来源】《圣济总录》卷七十一。

【别名】茴香子散（原书卷九十四）。

【组成】茴香子（炒）　槟榔（锉）　京三棱（煨，锉）　青橘皮（汤浸，去白，切，盐炒）各半两　木香一分

【用法】上为散。每服二钱匕，热汤调下，不拘时候。

【主治】奔豚气成块，上冲腹胁满痛；寒疝积聚，脐腹疼痛，两胁胀满。

紫金丸

【来源】《圣济总录》卷七十二。

【组成】硇砂（别研）一两　干漆（炒烟出）　乌头（生，去皮脐）　干姜（生用）各一两

【用法】上除硇砂外为细末，入硇砂研匀，别以巴豆去皮心膜称三分，细研，厚纸压出油，与前药同研匀，以水煮枣肉和捣令得所，作一团，用好湿纸裹三五重，别取好净泥，去砂石，多入纸筋，盐水拌和如胶，将前药一团固济，可厚一豆许，晒令泥干，或于文武火灰中煨干亦得，次烧熟炭火十斤，煅令通赤，取出候冷，打去泥，刮取裹面药，再捣，更入少枣肉为丸，如梧桐子大。每服三丸、五丸，元气及诸般冷气、撮气及泄泻，浓煎艾汤送下，癖积、胁下刺痛、妨闷、酒食过度、膨胀、木瓜汤送下，妇人血刺，醋汤送下。

【主治】老幼久积冷毒，呕吐酸水，心腹膨胀疞痛，不美饮食；兼治小肠疝气，大便不通。

黑神丸

【来源】《圣济总录》卷七十二。

【组成】木香　硇砂（研）　蓬莪术（煨，锉）　京三棱（煨，锉）各半两　桂（去粗皮）　附子（炮裂，去皮脐）　干姜（炮）　干漆（捣碎，炒烟出）　大黄（煨，别为末）　青橘皮（汤浸，去白，焙）　墨（烧过）　巴豆（去皮心膜，细研出油）各一两

【用法】上以好醋一大碗，先熬硇砂令沸，入巴豆又熬数沸，次又入大黄末熬成膏，余药并捣罗为末，以膏杵和为丸，如莱菔子大。每服三丸五丸，茶、酒任下；如消食化气，生姜、橘皮汤下；小肠疝气，茴香酒下；妇人血气，当归酒下。

【功用】消积化气进食。

【主治】小肠疝气，妇人血气。

山茱萸丸

【来源】《圣济总录》卷九十四。

【组成】山茱萸　吴茱萸（汤洗，焙干，炒）　食茱萸　楝实（锉碎，麸炒）　马蔺花　茴香子（炒）　青橘皮（汤浸，去白，焙）　陈橘皮（汤浸，去白，焙）　干姜（炮）　京三棱（炮）各三分　附子一枚（重半两者，炮裂，去皮脐）

【用法】上为细末，醋煮面糊为丸，如梧桐子大。

每服二十丸，空心酒或盐汤送下。

【主治】厥疝上抢，心腹冷痛。

木香丸

【来源】《圣济总录》卷九十四。

【组成】木香　桂（去粗皮）　槟榔（锉）　茴香子（炒）　蓬莪术（煨，锉）　桃仁（去皮尖双仁，研膏）各三分　莱菔子（炒）　青橘皮（汤浸，去白，焙）各半两　厚朴（去粗皮，生姜汁炙，锉）一两

【用法】上药将八味捣罗为末，入桃仁膏和匀，酒煮面糊为丸，如梧桐子大。每服二十丸，空心、食前温酒送下。

【主治】卒疝，腹痛不可忍。

木香汤

【来源】《圣济总录》卷九十四。

【组成】木香　槟榔（生锉）　乌头（炮裂，去皮脐）　细辛（去苗叶）　当归（切，焙）　吴茱萸（汤洗，焙干，炒）　枳壳（去瓤，麸炒）　甘草（炙）各一两

【用法】上锉，如麻豆大。每服三钱匕，水一盏，煎七分，去滓温服，不拘时候。

【主治】厥疝逆上，攻腹冷痛。

巴戟散

【来源】《圣济总录》卷九十四。

【组成】巴戟天（去心）　楝实（取肉，麸炒）　木香　茴香子（炒）　附子（炮裂，去皮脐）各一两

【用法】上为散。每服一钱匕，空心温酒调下。

【主治】小肠疝气。

四味当归汤

【来源】《圣济总录》卷九十四。

【别名】四味汤（《鸡峰普济方》卷二十）。

【组成】当归（焙）　生姜　芍药各二两　羊肉（切，去脂膜）半斤

【用法】上四味，将三味细锉，先以水五升，煮羊肉烂熟去肉，以汁煮药，候熟，去滓澄清，每温服一盏，不拘时候。

【主治】卒疝，腹痛里急。

延胡索丸

【来源】《圣济总录》卷九十四。

【别名】炼阴丹（《普济方》卷二四九）。

【组成】延胡索 青橘皮（汤浸去白，焙） 葫芦巴 海藻（酒洗去咸，焙干） 昆布（酒洗去咸，焙干） 马蔺花 茴香子（炒） 楝实肉（炒）各一两 木香半两 巴戟（酒浸，切，焙）一分

【用法】上为末，入硇砂，阿魏、安息香三味各一分，以醋二升化开，去泥土以重汤煮令成膏，为丸，如绿豆大。每服二十丸，烧绵灰酒送下，空心、食前服。

【主治】小肠受寒，控睾，少腹坚硬，疼痛不可忍。

芫花丸

【来源】《圣济总录》卷九十四。

【组成】芫花（醋炒焦） 木通（锉） 青橘皮（去白，切） 胡椒 大黄（煨，锉） 桂（去粗皮）各半两 楝实四个（锉，炒） 茴香子（炒）三分

【用法】上为末，酒煮面糊为丸，如小豆大，丹砂末为衣。每服十丸至十五丸，空心、食前生姜、热酒送下。

【主治】小肠气攻小腹疼痛。

吴茱萸汤

【来源】《圣济总录》卷九十四。

【别名】吴茱萸加减汤（《宣明论方》卷一）

【组成】吴茱萸（汤浸，焙干炒）二两 乌头（炮裂，去皮脐） 细辛（去苗叶）各三分 高良姜（锉，炒） 当归（切，焙） 干姜（炮） 桂（去粗皮）各一两

【用法】上锉，如麻豆大。每服五钱匕，以水二盏，煎取一盏，去滓温服，一日二次。

【主治】

1. 《圣济总录》：厥疝，腹中阴冷痛，积气上逆。

2. 《济阳纲目》：阴冷囊寒。

吴茱萸散

【来源】《圣济总录》卷九十四。

【组成】吴茱萸（汤洗过，炒） 楝实四十九个 巴豆半两（捶令微破，三味同炒，候入楝实黄焦色，去巴豆、茱萸不用，将楝实去核用） 沉香半两 木香 马蔺花（炒） 茴香子（炒）各一分

【用法】上除巴豆、吴茱萸不用外，为散。每服二钱匕，炒葱酒调下，空心、夜卧、发时服。

【主治】小肠疝气，牵引脐腹疼痛，腰曲不伸。

应痛丸

【来源】《圣济总录》卷九十四。

【组成】韭子（炒） 芎藭各等分

【用法】上为末，炼蜜为丸，如梧桐子大。每服三十丸，空心温酒送下。

【主治】阴疝撮痛不可忍。

沙参丸

【来源】《圣济总录》卷九十四。

【组成】沙参二两 昆布（洗去咸，焙） 茴香子（炒）各半两

【用法】上为末，酒煮糊为丸，如梧桐子大。每服二十丸，空心、食前以温酒送下。

【主治】疝气。

鸡翅灰散

【来源】《圣济总录》卷九十四。

【组成】鸡翅（左右俱用）不限多少（烧灰）

【用法】上为细散。每服二钱匕，温酒调下，不拘时候。

【主治】阴疝肿缩。

昆布丸

【来源】《圣济总录》卷九十四。

【组成】昆布（洗去咸，炙） 海藻（洗去咸，炙） 蒺藜子（炒，去角） 芜荑仁（炒） 槟榔（锉）各一两半 枳壳（去瓤，麸炒） 大麻仁（研）各二两 木香 黄耆（锉） 诃黎勒（炮，去核）各三分 陈橘皮（去白，炒） 桃仁（去皮尖双仁，炒，研） 菟丝子（酒浸一宿，别捣）各一两

【用法】上为末，炼蜜为丸，如梧桐子大。每服三十丸，空心、食前温酒或盐汤送下。

【主治】阴疝肿大偏坠。

乳香丸

【来源】《圣济总录》卷九十四。

【组成】丹砂（研）半两 硇砂（研）一分 胡椒半两 海蛤一分 楝实（麸炒，去核）半两 当归（切，焙）半两 茴香子（锉）一两 木通（锉）半两 马蔺子（炒）半两

【用法】上为细末，用乳香一分（研细），以酒煮糊和诸药末为丸，如梧桐子大。每服二十丸，空心、食前用温酒送下，盐汤亦得。

【主治】小肠受邪，睾丸控引上下，脐腹痛。

细辛丸

【来源】《圣济总录》卷九十四。

【组成】细辛（去苗叶） 芍药 吴茱萸（汤洗，焙干，炒） 人参 白术 桂（去粗皮） 干姜（炮） 甘草（炙，锉） 当归（切，焙） 附子（炮裂，去皮脐）各一两

【用法】上为细末，稀面糊为丸，如梧桐子大。每服三十丸，空心米饮送下，一日三次。

【主治】厥疝冷逆，攻心腹痛。

胡芦巴丸

【来源】《圣济总录》卷九十四。

【组成】胡芦巴 补骨脂（炒） 白豆蔻（去皮） 萆薢 青橘皮（去白，焙） 茴香子（炒） 附子（炮裂，去皮脐） 肉苁蓉（酒浸，切，焙） 牛膝（酒浸，切，焙） 桂（去粗皮） 防风（去叉） 菟丝子（酒浸，捣）各一两

【用法】上为细末，酒煮面糊为丸，如绿豆大。每服二十丸，空心生姜盐汤送下。

【主治】阴疝，气攻疼痛。

茴香丸

【来源】《圣济总录》卷九十四。

【组成】茴香子（炒） 吴茱萸（汤洗，焙干，炒） 桂（去粗皮） 胡椒 楝实（锉碎，麸炒） 延胡索各半两 木香 虻虫（去翅足，炒） 海蛤 芫花（醋炒焦） 硇砂（研） 木通各一分

【用法】上为细末，酒煮面糊为丸，如梧桐子大。每服十丸，食前盐酒送下。

【主治】厥疝上攻，腹痛无时。

茴香子散

【来源】《圣济总录》卷九十四。

【组成】茴香子（炒） 京三棱（煨，锉）各一两 姜黄 马蔺花（醋炒）各半两 没药（研） 干姜（炮）各一分

【用法】上为散。每服二钱匕，空心、食前热酒调下。

【主治】小肠、膀胱疝气疼痛。

茴香子散

【来源】《圣济总录》卷九十四。

【组成】茴香子（炒） 荜澄茄 楝实（锉） 木香各一两半 葫芦巴 青橘皮（汤浸，去白，焙）各一两 槟榔（锉）半两

【用法】上为散。每服一钱匕，空心、食前温酒调下，一日二次。

　　本方改为丸剂，名"茴香子丸"（《普济方》卷二四九）。

【主治】小肠受邪，控睾痛引少腹。

茴香煮散

【来源】《圣济总录》卷九十四。

【组成】茴香子（炒） 木香 芍药 陈曲 厚朴（去粗皮，生姜汁炙，锉） 枳壳（去瓤，麸炒）

桂（去粗皮）　青橘皮（汤浸，去白，焙）　干姜（炮裂）　人参　白茯苓（去黑皮）　京三棱（煨）各半两　生干地黄（焙）各三分

【用法】上为细散。每服三钱匕，水一盏，加葱白二寸，盐少许，煎至七分，热服。

【主治】卒疝，攻少腹疼痛。

茱萸汤

【来源】《圣济总录》卷九十四。

【组成】吴茱萸（汤浸，焙，炒）三分　生姜（切，焙，微炒）　豉（微炒）　桂（去粗皮）各半两

【用法】上为粗末。每服三钱匕，水一盏，酒少许，同煎七分，去滓温服。

【主治】寒疝，来去腰腹攻痛。

茱萸汤

【来源】《圣济总录》卷九十四。

【组成】吴茱萸（汤浸，焙干，炒）半两　细辛（去苗叶）　附子（炮裂，去皮脐）　人参　白茯苓（去黑皮）　桂（去粗皮）　半夏（生姜汁制，晒干）　当归（切，焙）各一两

【用法】上锉，如麻豆大。每服三钱匕，水一盏，加生姜一枣大（切），大枣二个（擘破），煎至七分，去滓温服，不拘时候。

【主治】卒疝攻脐腹痛，汗出闷绝。

厚朴丸

【来源】《圣济总录》卷九十四。

【组成】厚朴（去粗皮，生姜汁炙）　附子（炮裂，去皮脐）　茴香子（炒）　白术（锉，炒）　桂（去粗皮）　干姜（炮）　枳壳（去瓤，麸炒）　青橘皮（汤浸，去白，焙）　芎藭　乌头（炮裂，去皮脐）　木香（炮）　当归（切，焙）各一两

【用法】上为末，炼蜜为丸，如梧桐子大。每服二十丸，温酒送下，生姜汤亦得，不拘时候。

【主治】七疝，肢体寒，脐腹坚痛满闷。

姜术丸

【来源】《圣济总录》卷九十四。

【组成】苍术（米泔浸，切，炒）　干姜（炮制）　马蔺花　芫花（醋炒焦）　五灵脂（去土）　乌头（炮裂，去皮脐）各一两

【用法】上为末，醋糊为丸，如梧桐子大。每服十丸，食前温酒或盐汤送下。

【主治】卒疝，少腹与阴相引，疼痛不可忍。

莴苣熨方

【来源】《圣济总录》卷九十四。

【组成】莴苣（切）半斤　皂荚（锉碎）三挺　蜀椒（去目及闭口者，炒出汗）一两

【用法】少用水煮令相得，不可太稀，乘热用布三两重裹熨肿处，冷即易，频熨自消。

【主治】阴疝肿缩疼痛。

黄耆丸

【来源】《圣济总录》卷九十四。

【组成】黄耆（锉）　桃仁（去皮尖双仁，炒，研）　山茱萸　龙骨（煅）　蒺藜子（炒，去角）　槟榔（锉）各一两　五味子二两　海藻（洗去咸，炙）　玄参各一两一分　牛膝（酒浸，切，焙）　白茯苓（去黑皮）　肉苁蓉（酒浸，切，焙）　枳壳（去瓤，麸炒）　人参　续断　桂（去粗皮）各三分　远志（去心）　石南各半两

【用法】上为末，炼蜜为丸，如梧桐子大。每服二十丸，空心、食前以温酒或盐汤送下。

【主治】阴疝气攻肿痛。

硇砂丸

【来源】《圣济总录》卷九十四。

【组成】硇砂一两（别研细，水飞）　蓬莪术（炮，锉）　楝实（麸炒）　青橘皮（汤浸去白，焙）　木香　丁香　荜澄茄　肉豆蔻（去壳，炮）　槟榔（锉）　附子（炮裂，去皮脐）　巴戟天（去心）　茴香子（炒）各半两

【用法】上除硇砂外，为末，以酒一升，先取硇

砂，并飞硇砂水一盏，同熬及一升，入诸药再熬，频搅候得所，丸如梧桐子大。每服二十丸，空心温酒送下。加至三十丸。

【主治】控睾，小肠气痛。

椒附丸

【来源】《圣济总录》卷九十四。

【组成】蜀椒（去目及闭口者，炒出汗）一两 桔梗（锉，炒） 芍药 干姜（炮） 厚朴（去粗皮，生姜汁炙） 细辛（去苗叶） 附子（炮裂，去皮脐）各半两 乌头（炮裂，去皮脐）一分

【用法】上为末，炼蜜为丸，如梧桐子大。每服二十丸，米饮或温酒送下，一日三次。

【主治】七疝。或心腹厥逆，不得气息，痛达背膂；或心下坚痛，手不可近；或脐下坚痛，得寒冷食辄剧；或胁下坚痛大如手；或少腹胀满，引膀胱急痛；或女子月事不时。

椒附丸

【来源】《圣济总录》卷九十四。

【组成】蜀椒（去目并合口，炒出汗）一两 附子（炮裂，去皮脐） 桂（去粗皮） 巴戟天（去心） 桃仁（去皮尖双仁，炒，研） 芎䓖 当归（切，炒）各半两

【用法】上为末，炼蜜为丸，如梧桐子大。每服二十丸，空心、日午、夜卧温酒送下。

【主治】阴疝疼痛，或上攻脐腹。

椒附汤

【来源】《圣济总录》卷九十四。

【组成】蜀椒（去目并闭口，炒出汗）二百粒 附子（炮裂，去皮脐）一枚 粳米半盏 干姜（炮）半两 半夏（汤洗七遍去滑，切）十二枚 甘草（炙，锉）一两

【用法】上锉。每服五钱匕，以水一盏半，入生姜半分（切），枣二枚（擘破），煎至一盏，去滓，空心食前温服。

【主治】寒疝。心腹痛不可忍，汗出闷绝。

椒姜丸

【来源】《圣济总录》卷九十四。

【组成】蜀椒（去目及闭口，炒出汗）一两一分 干姜（炮） 厚朴（去粗皮，涂生姜汁炙） 黄芩（去黑心） 细辛（去苗叶） 芍药 桂（去粗皮）各一两 桔梗（炒）半两 乌喙（炮裂，去皮脐）一分 柴胡（去苗） 白茯苓（去黑皮） 牡丹皮各一分

【用法】上为末，炼蜜为丸，如梧桐子大。每服二十丸，温酒或米饮送下，一日三次。

【主治】七疝，诸寒在脐旁痛，上冲胸中满，少气。

楝实丸

【来源】《圣济总录》卷九十四。

【别名】茴香楝实丸（《医学发明》卷五）。

【组成】楝实（麸炒，去核） 茴香子（炒） 山茱萸 食茱萸 吴茱萸（汤洗，焙干，炒） 青橘皮（汤浸，去白，焙） 陈橘皮（汤浸，去白，焙） 马蔺花（醋炒）各一两 芫花（醋炒）半两

【用法】上为细末，醋煮面糊为丸，如梧桐子大。每服二十丸，空心、食前温酒送下。

【主治】小肠受邪，控睾引少腹痛。

楝实散

【来源】《圣济总录》卷九十四。

【组成】楝实（取肉，麸炒） 茴香子（炒） 荆三棱（煨，锉） 蓬莪茂（煨，锉）各等分

【用法】上为散。每服三钱匕，葱酒调下。

【主治】小肠疝气。

楝实散

【来源】《圣济总录》卷九十四。

【组成】楝实四两（十字锉开） 巴豆（捶令微破，二味用麸一升同炒，侯麸色黑，药焦黄，去巴豆并麸，取楝实去皮用） 茴香子（炒）一两 甘草（炙，锉）一两 青盐（别研）一分

【用法】上后三味，同前楝实捣为散。每服一钱

匕，空心热酒调下，病作不拘时。

【主治】小肠受邪控睾，上而不下疼痛。

蓬莪茂丸

【来源】《圣济总录》卷九十四。

【组成】蓬莪茂（炮，锉）　木香　大黄（锉，炒）　当归（切，炒）　芎藭　京三棱（炮，锉）　草豆蔻（去皮）　桂（去粗皮）　桃仁（去皮尖双仁，炒）各一两　肉豆蔻（炮）半两　干漆（炒令烟出）一两

【用法】上为末，醋面糊为丸，如梧桐子大。每服二十丸，温酒或生姜汤送下，不拘时候。

【主治】七疝，脐腹坚痛。

三应散

【来源】《圣济总录》卷一八二。

【组成】茴香虫一枚（研汁）　腻粉二钱匕　胡黄连末一分

【用法】上药同研令干。每服一字匕，陈米饮调下，不拘时候。

【主治】小儿肝经虚弱，筋脉缓纵，气脉下坠，阴器肿大，久成癫疝。

木通散

【来源】《圣济总录》卷一八二。

【组成】木通（锉）　胆矾（研）各一分

【用法】上为散。每服半钱匕，米饮调下。

【主治】小儿癫疝，发作疼痛。

正气散

【来源】《圣济总录》卷一八二。

【组成】京三棱一枚三分（紧小者，猛火炮令中心存性，纸裹一重，净土埋一宿）

【用法】上为散。每服一字匕，煨葱米饮调下，不拘时候。

【主治】小儿癫疝，及少阴受邪冷气滞。

苋菜根敷方

【来源】《圣济总录》卷一八二。

【组成】苋菜根

【用法】捣碎敷之。

【主治】小儿阴癫。

牡丹丸

【来源】《圣济总录》卷一八二。

【组成】牡丹皮　豉（炒）　防风（去叉）　黄柏（去粗皮，微炙）　滑石（别研）　桂（去粗皮）各一分

【用法】上为末，炼蜜为丸，如麻子大。一二岁儿，每服五丸，早晨、夜卧各一服，米饮送下。

【主治】小儿阴疝偏肿。

狐阴丸

【来源】《圣济总录》卷一八二。

【组成】狐阴一具（炙黄）　蟹生虫十四枚（微炙）　桂（去粗皮）　附子（炮裂，去皮脐）　干姜（炮）　蒺藜子（炒，去角）　细辛（去苗）各三分　桃仁（汤浸，去皮尖双仁，炒，别研）　卷柏各一两半

【用法】上为末，炼蜜为丸，如麻子大。一二岁儿米饮送下五丸，空心、日晚各一服。

【主治】小儿阴癫。

韭子丸

【来源】《圣济总录》卷一八二。

【组成】韭子（炒）三两半　附子（炮裂，去皮脐）三分　狐阴一具（炙黄）

【用法】上为末，炼蜜为丸，如麻子大。一二岁儿每服五丸，米饮送下，早晨、夜卧各一服。量儿大小加减。

【主治】小儿阴癫。

滑石丸

【来源】《圣济总录》卷一八二。

【组成】滑石（碎）　泽兰各二钱　粉霜一钱　续随子（去皮）半两

【用法】上为末，白面糊为丸，如绿豆大。每服五岁以下五丸，五岁以上七丸，空心、临卧以豆蔻酒送下。

【主治】小儿癫疝，肿硬疼痛。

蓖麻丸

【来源】《圣济总录》卷一八二。

【别名】萆麻丸（《普济方》卷三九九）。

【组成】蓖麻仁三十枚　棘刚子（去皮）二十枚　石燕子（烧）一枚　滑石（末）二钱匕　麝香（研）半钱匕

【用法】上为末，稀面糊为丸，如绿豆大。每服十五丸，空心煎灯心汤送下。一服即消。

【主治】小儿癫疝。

牛膝苁蓉丸

【来源】《圣济总录》卷一八六。

【组成】牛膝（切，酒浸，焙）　肉苁蓉（酒浸三日，焙干）各二两　补骨脂（炒）　葫芦巴　茴香子（炒）　枸杞子　楝实　巴戟天（去心）　白附子（炮）　附子（炮裂，去皮脐）　青盐　羌活（去芦头）　独活（去芦头）　蜀椒（去目并合口者，炒出汗）　白蒺藜（炒）　黄耆（锉，炒）各一两

【用法】上为细末，分三处，将二处药用前浸牛膝、苁蓉酒煮，面糊为丸，如梧桐子大。每服二十丸至三十丸，空心温盐酒送下。服一月面上红，脐下暖，进酒食，减昏困为验。余药为散子。如伤冷腹痛，用羊肾或羊肉上掺药一钱匕，青盐半钱匕，炙得香熟吃，以温酒下；如患小肠气及小便赤涩，每服一钱匕，入茴香子、青盐各少许，水一盏，煎至八分，空心、食前服。

【功用】补暖壮筋骨，去风明目。

【主治】本脏虚冷腹痛，或小肠气及小便赤涩。

木香丸

【来源】《圣济总录》卷一八七。

【组成】木香半两　干蝎（去土炒）　阿魏（醋化，面调作饼，炙）各一分　茴香子（炒）　天麻（酒浸，切，焙）　海蛤　牛膝（酒浸，切，焙）　葫芦巴（炒）　银矿（锉末，细研）各半两

【用法】上为末，粟米饭为丸，如鸡头子大。每服一丸，食前用炒生姜、盐、酒化下。

【主治】下元虚冷，脐腹撮痛，及膀胱小肠气疼。

内固丸

【来源】《圣济总录》卷一八七。

【组成】丹砂（研）一两　硇砂（水飞，研）一分　茴香子（炒）　芫花（醋煮，炒焦色）　延胡索　海蛤　楝实（取肉，麸炒）　半夏（汤洗七遍）　葫芦巴　芸苔子（研）　海桐皮（锉）各半两　高良姜　没药（研）　乳香（研）　红娘子（糯米炒，别研）各一分

【用法】上为末，酒煮面糊为丸，如梧桐子大。每服十五丸，食前炒生姜、盐、温酒送下。

【主治】下元虚冷，脐腹撮痛，及小肠气疼。

正元煮散

【来源】《圣济总录》卷一八七。

【组成】楝实（取肉，炒）　木香　桂（去粗皮）各半两　甘草（炙）一两　茴香子（炒）一分

【用法】上为散。每服三钱匕，水一盏，煎至七分，临熟入盐少许温服；温酒调服亦可。

【主治】小肠气。

白术散

【来源】《圣济总录》卷一八七。

【组成】白术　楝实（取肉）各二两　青盐一分

【用法】上锉细，慢火炒黑色留性，捣罗为散。每服二钱匕，热酒调下，一日三次。

【主治】小肠气。

降真丸

【来源】《圣济总录》卷一八七。

【组成】附子（生，去皮脐）　青橘皮（汤浸，去白）　木香　芎藭各等分

【用法】上为末，浓糯米饮为丸，如梧桐子大。每服七丸至十丸，生姜盐汤送下，一日三次。

【主治】小肠气发动。

胡芦巴散

【来源】《圣济总录》卷一八七。

【组成】胡芦巴 补骨脂（炒）各二两 荜茇 荜澄茄 茴香子（炒） 木香 丁香 楝实 桂（去粗皮） 槟榔 巴戟天（去心） 京三棱（微锉） 青橘皮（汤浸，去白焙） 附子（炮裂，去皮脐） 枳壳（去瓤麸炒）各一两

【用法】上为散。每服二钱匕，水、酒共一盏，同煎三五沸，温服；如作丸，用酒煮面糊为丸，如梧桐子大。每服十五丸，空心盐汤送下。

【主治】肾脏虚惫，腰膝疼，小肠膀胱等气攻冲。

楝实散

【来源】《圣济总录》卷一八七。

【组成】楝实（锉，炒） 蓬莪茂（煨，锉） 京三棱（煨，锉） 芎藭 补骨脂（炒） 菟丝子（酒浸，别捣）各半两 木香 葫芦巴 茴香子（炒） 桂（去粗皮） 荜澄茄 陈橘皮（汤浸，去白，焙） 丁香各一分

【用法】上为散。每服二钱匕，食前热酒或生姜汤调下。

【主治】小肠撮痛。

橘核散

【来源】方出《本草衍义》卷十八，名见《仁术便览》卷三。

【组成】橘核（炒，去壳，为末）

【用法】酒调服。

【主治】

　　1.《本草衍义》：肾疰腰痛，膀胱气痛。

　　2.《仁术便览》：小肠气痛坚硬。

蚯蚓散

【来源】方出《阎氏小儿方论》，名见《保婴撮要》卷十四。

【组成】干蚯蚓

【用法】上为细末。用唾调涂。

【主治】外肾肿硬成疝。

【宜忌】常避风冷湿地。

魏香散

【来源】《阎氏小儿方论》。

【别名】魏术散（《医学入门》卷六）、魏莪散（《嵩崖尊生全书》卷十五）。

【组成】蓬莪术半两 真阿魏一钱

【用法】先用温水化阿魏，浸蓬莪术一昼夜，焙干，为细末。每服一字或半钱，煎紫苏米饮，空心调下。

【主治】小儿盘肠、内吊，腹中极痛，干啼后偃。

三茱丸

【来源】《中藏经·附录》。

【组成】山茱萸 石茱萸 吴茱萸各一两 金铃子（取肉并皮）一两 青皮（去瓤） 舶上茴香 马蔺花各一两

　　方中"马蔺花"，原作"马兰"，据《普济方》改。《是斋百一选方》有小儿胎发（烧存性）一两。

【用法】上药逐味于银铫内炒令香，为末，酒糊为丸，如梧桐子大。每疾作服三五十丸，盐、酒送下。年久不愈，五七服，可除根。

【主治】小肠气痛。

金铃丸

【来源】《中藏经》。

【组成】牵牛子（炒） 青皮（去白） 良姜各等分 川楝子 舶上茴香各半两 玄胡索一两

【用法】上为末，生姜自然汁煮面糊为丸，如梧桐子大，朱砂为衣。每服三十丸，烧绵为灰浸酒送下，不拘时候。

【主治】小肠气。

胜金丸

【来源】《幼幼新书》卷三十一引《吉氏家传》。

【组成】川楝子（去核，取肉） 续随子肉七十个

（去皮） 轻粉一钱
【用法】上为末，稀面糊为丸。每服七丸至十丸，葱白、薄荷汤送下。
【主治】小儿疝气偏坠。

桃奴散

【来源】《幼幼新书》卷三十一引《吉氏家传》。
【组成】干桃一合（枝上自干者） 舶上硫黄 木香各二钱
【用法】上为末。每服一钱，木香汤调下。
【主治】吊肾。

金铃散

【来源】《幼幼新书》卷三十一引《惠眼观证》。
【组成】青橘（去白） 蓬莪术（炮） 陈皮（去白） 茴香 荆三棱 甘草（炙） 川楝子（去皮核，用肉）各等分
【用法】上为末。每服半钱，水一小盏，煎至半盏，入盐少许温服。
【功用】下涎宽气。
【主治】小儿惊疝及五般疝气，阴肿。

青金丹

【来源】《幼幼新书》卷三十一引《谭氏殊圣》。
【组成】珍珠（末）二分 石燕（末） 自然铜（末） 青黛 滑石各三钱 续随子二百粒（去皮，研末用之） 蜗牛二十七个（去壳用）
【用法】上为末，以胶清为丸，如黍米大。每服三丸，冷茴香汤送下，一日二次。
【主治】小儿疝气，肾疳，遍身瘦弱。

木香丸

【来源】《幼幼新书》卷三十一引《张氏家传》。
【组成】木香 硇砂 茴香 金铃子各一分 丁香 沉香各二钱 青橘皮一钱
【用法】上为末，用白沙蜜为丸，如绿豆大。每服三丸至五丸，空心盐汤送下。
【主治】小儿疝气。

桃奴丸

【来源】《幼幼新书》卷三十一引茅先生方。
【组成】桃奴二七个 桃胶 乳香（别研）各二钱 苦瓠子 山柏荔子各二七个
【用法】上为末，滴水为丸，如芡实大。每服五丸至七丸，荆芥、葱汤送下。
【主治】小儿吊起外肾。

铁搊散

【来源】《幼幼新书》卷三十一引茅先生方。
【组成】天南星 铁焰粉 甘菊 草乌各二钱
【用法】上为末。每服二大钱，用葱涎调，涂阴上，以纸贴之；小儿疝气，贴脐。
【主治】小儿疝气，吊起外肾。

走马茴香丸

【来源】《鸡峰普济方》卷七。
【组成】附子 桂 葫芦巴 马奔花 青橘皮 川楝子 干姜 茴香 破故纸 巴戟各一两
【用法】上为细末，酒煮面糊为丸，如梧桐子大。每服二十丸，空心温酒送下。
【主治】
1.《鸡峰普济方》：肾虚挟寒，小肠气痛。
2.《普济方》：疝气。

木通茴香丸

【来源】《鸡峰普济方》卷十二。
【组成】川楝子五个（取肉） 青橘皮 茴香各一两 木通一握三茎 巴豆五十个 海金沙一钱 滑石一钱半
【用法】上同炒黄，不用巴豆，入海金沙、滑石同研匀。每服一大钱，热酒调下。
【主治】小肠气，膀胱气，疼痛不可忍。

木香荜澄茄丸

【来源】《鸡峰普济方》卷十二。
【别名】荜澄茄丸（原书卷二十）。

【组成】荜澄茄　川楝子　木香　舶上茴香　桃仁各一两　蝎一分

【用法】上为细末，酒煮面糊为丸，如豌豆大。每服二三十丸，空心温酒或盐汤送下。

【主治】疝气及下部湿冷，脐腹疼痛。

归真散

【来源】《鸡峰普济方》卷十二。

【组成】木香　附子　青皮　草豆蔻　牡蛎　甘草　乌药　沉香　白术　藿香　厚朴　桂各半两

【用法】上为粗末。每服二钱，水一盏，加生姜三片，大枣一个，同煎至七分，去滓，空心服。

【主治】脾元气滞，攻注腹胁，时复刺痛，下注偏坠，发作不定；肾气奔豚，膀胱疝气，服众药不效者。

香积散

【来源】《鸡峰普济方》卷十二。

【组成】荆三棱　土茴香　川楝子　巴戟天　当归各一两　黑附子　益智仁　南木香各半两　枳实二分

【用法】上为细末。每服一钱半，空心温酒调下。

【主治】小肠气发作，疼痛不可忍，及膀胱偏坠，结硬不散。

蔺花散

【来源】《鸡峰普济方》卷十二。

【组成】马蔺花　川楝子　海柑子核（柑皮肉不中食，只核可用）　荔枝核　附子（炮，切片，羊肾一对，细切，同焙，不用肾）　沉香各半两　木香　薰陆香　甘草各一分　麝香一分

【用法】上为粗末。每服二钱，水一盏，入炒生姜、盐茴香同煎至七分，去滓，空心温服。

【主治】元阳气弱，肾精不能制水，循运失时。

七疝散

【来源】《鸡峰普济方》卷十三。

【组成】茴香　川楝子（每个钻一窍子）　解盐

桃仁　麸各一两　斑蝥四十九个

【用法】上同炒桃仁熟，取出放冷，去斑蝥并麸，为末。每服一钱，空心温酒调下。

【主治】疝气。

火痊丹

【来源】《鸡峰普济方》卷十三。

【组成】茴香　木香各一两　硇砂　硫黄　干蝎　白矾各一分　附子半两（炮，去脐）

【用法】上为细末，酒煮面糊为丸，如鸡头子大。每服二丸，略嚼破一丸，烧绵灰二钱，酒调下。

【主治】脾元虚冷，小肠气发动疼痛及痃癖、冷气腹痛。

失笑散

【来源】《鸡峰普济方》卷二十。

【别名】夹袋散。

【组成】干漆（炒烟出为度）　胡椒各等分

【用法】上为细末。每服半小钱，煎葱酒调下，乘热服。

【主治】男子小肠气。

良姜散

【来源】《鸡峰普济方》卷二十。

【组成】良姜　干姜各等分　续随子

【用法】上为细末。每服一大钱，续随子霜一字，同热酒一盏，入猪胆汁十数点同调，一服愈。

【主治】小肠气。

金铃散

【来源】《鸡峰普济方》卷二十。

【组成】金铃四十个　茴香　京三棱　茂　枳壳　橘皮　百部一分　木香半分

【用法】上为细末。每服一大钱，炒姜盐汤酒调下。亦可作丸。

【主治】一切冷气，小肠元脏膀胱气痛，脾元积冷；及妇人血刺气攻傍，心腹疼痛，呕逆胀满，脐腹绞痛，烦闷喘急。

盐精丸

【来源】《鸡峰普济方》卷二十。

【组成】补骨脂八两　金铃六两　山茱萸　木香各一两　附子　茴香各一两　海蛤一分　青盐三两

【用法】上为细末，酒煮面糊为丸，如梧桐子大。每服三五十丸，空心酒送下。

【主治】膀胱小肠气痛。

硫炷丹

【来源】《鸡峰普济方》卷二十。

【组成】硫黄三分　茴香半两　朱砂三分　木香　荜澄茄　附子各半两　川楝子十个　天麻一两　胡芦巴　白矾各半两　沉香　天南星　乌头各一两　延胡索一百个

【用法】上为细末，水煮面糊为丸，更用朱砂为衣。每服作绵灰三钱，热酒调下，嚼破一丸，立效。如鸡头大，可加至二丸。

【主治】小肠元气发不可忍者，脚膝疼无力，脐腹冷疼，脾元冷气。

【宜忌】忌房色四十九日。

舶上茴香丸

【来源】《鸡峰普济方》卷二十。

【组成】舶上茴香　土茴香　川楝子　胡芦巴　巴戟各一两　生姜二两　桂半两　车前子　赤茯苓　桃仁各一两半　陈皮　附子　木香各半两　枳实一分　麝香一钱

【用法】上为细末，酒煮面糊为丸，如梧桐子大。每服三四十丸，空心温酒送下，盐汤亦得。

【主治】膀胱小肠因风寒湿所伤，邪气舍于小腹，上下牵引，发歇疼痛。

土瓜根汤

【来源】《鸡峰普济方》卷二十四。

【组成】土瓜根　牡丹皮　当归各等分

【用法】上为末。每服一钱，水七分，同煎至半盏，去滓，食前温服。

【主治】疝气，腹中弦起，右阴偏大，夜微发热，脉细而数。

丹砂丸

【来源】《鸡峰普济方》卷二十四。

【组成】海带　海藻　辰砂　茴香　木香　莱菔各等分（干者）

【用法】上为细末，水煮面糊为丸，如梧桐子大。每服二十丸，空心温酒送下。

【主治】癫气。

四物丸

【来源】《鸡峰普济方》卷二十四。

【组成】荔枝核　橘子核　茴香各一两　牵牛子半两（黑者）

【用法】上为细末，水煮面糊为丸，如梧桐子大。每服十五丸，空心米饮送下。

【主治】癫。

柳枝汤

【来源】《鸡峰普济方》卷二十四。

【组成】杨柳枝（指大，长三尺）二十枝

【用法】水煮令极热，以故帛及毡掩肿处，取热柳枝更互捍之，如此取愈。

【主治】小儿水癫偏大，上下不定，疼痛不可忍。

金铃丸

【来源】《普济本事方》卷三。

【组成】金铃子肉五两　茴香（炒）　马蔺花（炒）　菟丝子(酒浸，晒干，用纸条子同碾)　海蛤　破故纸（炒香）　海带(净洗)各三两　木香　丁香各一两

【用法】上为细末，面糊为丸，如梧桐子大。每服二三十丸，空心、食前以温酒盐汤送下。

【主治】膀胱肿硬，牵引疼痛；及小肠气，阴囊肿，毛间水出。

茴香散

【来源】《普济本事方》卷三。

【组成】茴香（炒） 蓬莪术 京三棱各一两（二味炮熟，锉） 金铃子肉一两 甘草半两（炙）

【用法】上为细末。每服二钱，热酒调下。每发痛甚连日，只二三服立定。

【主治】膀胱气痛。

【方论】《本事方释义》：茴香气味辛温，入足厥阴；金铃子肉气味苦微寒，入手、足厥阴；蓬莪术气味苦辛温，入足厥阴；京三棱气味苦平，入足厥阴；甘草气味甘平，入足太阴，能缓诸药之性；热酒调送，欲药性之入厥阴也。此治膀胱气痛不可忍者。刚剂屡投而效，故治以攻坚破积之药，虽有缓中之品，而苦辛泄肝之药居多，气既得泄，病自缓矣。

硇砂丸

【来源】《普济本事方》卷三。

【组成】木香 沉香 巴豆肉（全者）各一两 青皮二两（不去皮） 铜青半两（研） 硇砂一分（研）

【用法】上二香、青皮三味细锉，同巴豆慢火炒令紫色为度，去巴豆为末，入青、砂二味研匀，蒸饼为丸，如梧桐子大。每服七丸至十丸，空心、食前盐汤吞下，一日二三服。

【主治】膀胱疝气，外肾肿胀，痛不可忍。

【方论】《本事方释义》：木香气味辛温，入足太阴；沉香气味苦辛温，入足少阴；巴豆肉气味辛温，入足太阴、阳明；青皮气味苦辛酸，微温，入足厥阴；铜青气味酸平，入足少阳厥阴，能杀疳虫；硇砂气味咸苦微温，入足太阳阳明厥阴。蒸饼和丸，盐汤送药，不欲药性之发于上也。

念珠丸

【来源】《普济本事方》卷四。

【组成】乳香（乳钵坐水盆中研） 硇砂各三钱（飞） 黄蜡一两

【用法】乳香研细，硇砂同研匀，熔蜡为丸，分作一百单八丸，以线穿之，露一夕，次日用蛤粉为衣。每服一丸，用乳香汤送下。

【主治】膀胱疝气，外肾肿胀，痛不可忍。

金锁正阳丹

【来源】《续本事方》卷一。

【组成】砒一两（火煅） 巴豆十两（去油） 乌头一两（炮） 木鳖六个 雄黄半两

【用法】上为末，用黄蜡、沥青（好者）各一两半，黄丹一两，朱砂一两半，细研溶热，入前项药末，乘热为丸，如鸡头子大。每服一丸，常服空心盐汤送下；小肠气痛，炒茴香酒冷，下木通，煎汤送下；滑肠脱肛，干姜、艾同煎酒温下；心气痛，烧钱淬醋送下二丸；气块，嚼干柿子送下一丸；妇人红脉不行及产后诸疾，当归酒送下；眼多冷泪，盐椒汤送下。

【主治】小肠气痛，滑肠脱肛，心气痛，气块，妇人红脉不行，及产后诸疾，眼多冷泪。

立效散

【来源】《续本事方》卷三。

【组成】川芎 川楝子 青皮 舶上茴香 桃仁 黑牵牛各一两（焙）

【用法】上焙干，为细末。每服二钱，无灰酒一盏，煎至八分盏，温服。

【主治】

1. 《续本事方》：疝气。
2. 《古今医统大全》：膀胱湿热相乘，阴囊肿胀，大小便不利。

阿魏丸

【来源】《小儿卫生总微论方》卷十四。

【组成】阿魏（为末）

【用法】用大蒜半瓣，火炮熟，研烂，和末为丸，如麻子大。每服五六丸，煎艾汤送下，不拘时候。

【主治】小儿盘肠吊痛，日夜叫啼不止。

三香昆布丸

【来源】《小儿卫生总微论方》卷十七。

【组成】熏陆香三分 青木香三分 藿香叶（去土）半两 昆布三分（洗去咸味） 牵牛子半两（微炒）

【用法】上为细末，枣肉为丸，如麻子大。每服十丸，空心牡蛎汤送下。

【主治】疝气偏坠，一大一小。

川楝子丸

【来源】《小儿卫生总微论方》卷十七。

【组成】川楝子（去核取肉）一钱 续随子（去皮净）一钱 轻粉二钱

【用法】上为细末，面糊为丸，如黍米大。每服十丸，葱白汤送下。不过十服，愈。

【主治】疝气偏坠，一大一小。

荆三棱散

【来源】《小儿卫生总微论方》卷十七。

【组成】荆三棱（炮） 斑猫（去足并翅）各等分

【用法】上为细末。每服半钱，米饮调下。

【主治】小儿疝气偏坠，一大一小。

胜金桃仁膏

【来源】《小儿卫生总微论方》卷十七。

【组成】桃仁

【用法】上药杵，去皮尖，为膏。敷之。

【主治】卵癫肿大。

全圣散

【来源】《宣明论方》卷十五。

【组成】地胆半两（去足翅，微炒） 滑石一两 朱砂半钱

【用法】上为末。每服二钱，用苦杖酒调下，食前服。

【主治】小肠膀胱气痛不忍者。

软金丸

【来源】《宣明论方》卷四。

【别名】四生丸（原书目录卷四）、润肠丸（《儒门事亲》卷十二）。

【组成】大黄 牵牛 皂角各三两 朴消半两

【用法】上为末，滴水为丸，如梧桐子大。每服自十丸服至三十丸，食后白汤送下。

《儒门事亲》本方用各等分，为末，水丸，如梧桐子大，每服七八十丸，食后温水送下。

【主治】

1. 《宣明论方》：一切热疾。

2. 《儒门事亲》：诸气愤郁，肠胃干涸，皮肤皱揭，胁痛，寒疟，喘咳，腹中鸣，注泄鹜溏，胁肋暴痛，不可反侧，嗌干面尘，肉脱色恶，及丈夫癫疝，妇人少腹痛，带下赤白，疮疡痤疖，喘咳潮热，大便涩燥，及马刀挟瘿之疮，肝木为病；老人久病，大便涩滞不通者。

香壳散

【来源】《宣明论方》卷十三。

【组成】舶上茴香（用盐炒） 枳壳各一两 没药半两

【用法】上为末。每服一钱，温热酒送下，不拘时候，并二三服。

【主治】小肠气，脐腹搅痛急，阴股中疼闷，不省人事。

神砂一粒丹

【来源】《宣明论方》卷十三。

【组成】附子（炮） 郁金 橘红各一两

【用法】上为末，醋、面糊为丸，如酸枣大，以朱砂为衣。每服一丸，男子酒送下，妇人醋汤送下。

【主治】一切厥心痛，小肠膀胱痛，不可止者。

小茴香丸

【来源】《三因极一病证方论》卷七。

【组成】茴香 胡椒各等分

【用法】上为末，酒糊为丸，如梧桐子大。每服五十丸，空心温酒送下。

【主治】小肠气腹痛。

蜜附汤

【来源】《三因极一病证方论》卷九。

【别名】蜜附子汤《易简》。

【组成】附子（生，去皮脐，切作四片，以白蜜煎，令附子变色，以汤洗，去蜜，切）半两 桂心 芍药各三分 甘草（炙）四钱

【用法】上为散。每服四大钱，水一盏，加生姜五片，大枣二枚，煎至七分，去滓，食前服。

【主治】

1.《三因极一病证方论》：心腹疼痛，或吐或泄，状如霍乱；及冒涉湿寒，贼风入腹，拘急切痛。

2.《易简》：疝气发作。

【加减】大便秘结，加白蜜半匙同煎。

木贼散

【来源】方出《三因极一病证方论》卷十二，名见《仁斋直指方论》卷十四。

【组成】木贼草不以多少（烧存性）

【用法】上为细末。掺肛门上，按之。

《普济方》引《瑞竹堂方》：为末，空心热酒调下，沸汤调服亦可。

【主治】

1.《三因极一病证方论》：脱肛历年不愈。

2.《普济方》引《瑞竹堂方》：小肠疝气。

三白散

【来源】《三因极一病证方论》卷十四。

【组成】白牵牛（略炒）二两 白术二两 桑白皮 陈皮 木通各半两

【用法】上为末。每服二钱，姜汤调下。空腹服。初进一服，未觉再进。

【功用】导利留滞。

【主治】膀胱蕴热，风温相乘，阴癞肿胀，大小便不利。

大戟丸

【来源】《三因极一病证方论》卷十四。

【别名】麝香大戟丸（《太平惠民和剂局方》卷八续添诸局经验秘方）。

【组成】大戟（去皮，锉，炒黄）半两 葫芦巴四两（炒） 木香一两 附子（炮，去皮脐） 舶上

茴香 诃子（煨，去核） 槟榔各一两 川楝五两（后入） 麝香半钱（别研）

【用法】上为末，独留川楝，以好酒一二升，葱白七枚，长三四寸，煮川楝软，去皮核，取肉，和上药为丸，如梧桐子大。每服五七丸至十丸，空心温酒送下；姜汤亦得；潮发疼痛，炒姜热酒送下十五丸。

【主治】阴癞肿胀，或小肠气痛。

应痛丸

【来源】《三因极一病证方论》卷十四。

【组成】阿魏二两（醋和，用荞麦面作饼，厚三指，裹阿魏，慢火煨熟） 槟榔（大者）二个（刮作瓮子，满盛乳香，将刮下末用荞麦面拌作饼子，慢火煨熟） 硇砂末一钱 赤芍药末一两

【用法】上为末，面糊为丸，如梧桐子大。每服十丸至二十丸，食前温酒、盐汤任下。

【主治】败精恶物不去，结在阴囊成疝，疼痛不可忍。

抵圣丸

【来源】《三因极一病证方论》卷十四。

【组成】续随子 薏苡仁 郁李仁 茵芋 白牵牛各一钱（略炒）

【用法】上为末，滴水为丸，如梧桐子大。每服五丸，黄昏用《博济方》香姜散送下。五更利下恶物，效。

【主治】膀胱有热，多因天气热而发阴癞，肿满赤痛，大便秘，欲饮水，按之脐腹痛者。

香附散

【来源】《三因极一病证方论》卷十四。

【组成】香附子不拘多少

【用法】上为末。每用酒一盏，煎海藻一钱重，至半盏，先捞海藻嚼细，用所煎酒调香附末二钱服。

【主治】

1.《三因极一病证方论》：癞胀。

2.《普济方》：小肠气。

蒺藜丸

【来源】《三因极一病证方论》卷十四。

【组成】白蒺藜（微炒，去刺） 海藻（浸洗，去咸） 泽泻各一两 茴香（炒）一两半 桂心 木通 牛膝（锉，酒浸） 五味子 木香（煨） 槟榔各二两 茯神（去木） 人参 远志（水浸，去心，姜汁炒）各三两 川楝（去皮核，麸炒） 桃仁（去皮尖，炒，别研） 赤芍药 续断 山茱萸 苁蓉（酒浸） 青皮各四两

【用法】上为末，炼蜜为丸，如梧桐子大。每服三五十丸，空心、食前温酒或盐汤送下。

【主治】囊核坚大，行动艰辛，发作牵连偏坠疼痛。

万灵丸

【来源】《普济方》卷三九九引《全婴方》。

【组成】京三棱（湿纸裹煨） 茴香（炒）各一两 斑蝥一钱（蛤粉炒，去头足）

【用法】上为末，酒糊为丸，如小豆大。三岁五丸，食前茴香汤送下，常服。渐退住药。

【主治】小儿疝气偏坠。

乳香丸

【来源】《普济方》卷三九九引《全婴方》。

【别名】妙香丹。

【组成】乳香 青木香 昆布（洗）各三钱 牵牛（炒） 藿香各半两

【用法】上为细末，炼蜜或枣肉为丸，如小豆大。每次三岁儿二十丸，盐汤送下。

【主治】小儿疝气偏坠。

茴香散

【来源】《普济方》卷三九九引《全婴方》。

【组成】茴香（炒） 川楝子（去核） 牵牛 巴戟各等分

【用法】上为末。三岁半钱，灯心汤调下。

【主治】小儿疳疝气攻，阴核肿大。

灵脂丸

【来源】《杨氏家藏方》卷五。

【组成】巴豆（去皮膜，纸裹出油尽） 干姜（炮） 五灵脂（去砂石）各二钱

【用法】上为细末，醋煮面糊为丸，如粟米大。每服五丸，醋汤送下；实者，每服十丸，不拘时候。

【主治】一切心腹痛及小肠气。

愈痛丸

【来源】《杨氏家藏方》卷五。

【组成】雷丸 石菖蒲 姜黄各一两 五灵脂（去砂石） 槟榔各半两 延胡索三钱 茴香（炒） 胡椒各二钱 蝎梢（去毒，微炒） 斑猫（麸炒黄色，去头足翅）各二十一枚 没药一分（别研） 巴豆一百粒（不去油，别研）

【用法】上为细末，入巴豆和匀，醋煮面糊为丸，如绿豆大，朱砂为衣。每服三丸，热醋汤送下；如小肠气，食后热酒调灯心灰送下。

【主治】心腹作痛，往来无定，及小肠疝气。

麝香丸

【来源】《杨氏家藏方》卷五。

【组成】麝香一钱（别研） 胡椒一两 木香一两 巴豆四钱（去皮心，研） 全蝎四钱（去毒；微炒）

方中木香用量原缺，据《仁斋直指方论》补。《仁斋直指方论》又用朱砂为衣。

【用法】上为细末，汤浸蒸饼为丸，如绿豆大。每服三丸，心腹痛，煨姜汤下；妇人血气痛，炒生姜醋汤下；小肠气，腹胁攻痛，茴香汤下；常服消酒化食，温熟水送下，不拘时候。

【功用】温中快气，消酒化食。

【主治】

1. 《杨氏家藏方》：宿食，心腹冷疼，男子小肠气，妇人血气攻注疼痛。

2. 《普济方》：疔疮，诸气发背。

平气丸

【来源】《杨氏家藏方》卷六。

【组成】巴豆（去壳） 黑牵牛 萝卜子各四两 丁香皮 丁香 胡椒 肉桂（去粗皮） 五灵脂（炒） 青橘皮（去白） 桂花 陈橘皮（去白） 缩砂仁各一两

【用法】上用陈粟米一升，炒巴豆黑色，去巴豆，将粟米与众药捣罗为末，醋煮面糊为丸，如绿豆大。每服十五丸，胸膈噎闷，不思饮食，煎葱白汤送下；中酒、吐酒，细嚼，煨生姜汤送下；气痛，煎石菖蒲汤送下；气胀、面肿，煎大腹皮汤送下；疝气、小肠气，煎茴香汤送下；妇人血气，腹内刺痛，煎当归汤送下，不拘时候。

【主治】胸膈噎闷，不思饮食，伤酒吐逆，气胀腹痛，小肠疝气。

十补丸

【来源】《杨氏家藏方》卷九。

【组成】延胡索（炒） 巴戟（去心） 葫芦巴（炒） 荜澄茄 茴香（炒） 木香 补骨脂（炒） 肉苁蓉（酒浸一宿，切，焙） 川楝子肉（炒）各一两 附子（炮，去皮脐）半两

【用法】上为细末，面糊为丸，如梧桐子大，以朱砂为衣。每服五十丸，空心、食前温酒或盐汤任下。

【主治】元脏虚冷，脐腹刺痛，胁肋胀满，泄泻肠鸣，困倦少力，及小肠气痛。

胡芦巴丸

【来源】《杨氏家藏方》卷九。

【组成】胡芦巴 破故纸（炒） 川楝子（去核，炒） 茴香（炒） 川椒（取红） 青盐（别研） 山药 青橘皮（去白） 陈橘皮（去白） 附子（炮，去皮脐）各等分

【用法】上为细末，酒煮面糊为丸，如梧桐子大。每服五十丸，空心、食前温酒送下。

【主治】下焦阳惫，脐腹冷痛，小便白浊，肌肤消瘦，饮食减少，及膀胱疝气。

七疝汤

【来源】《杨氏家藏方》卷十。

【组成】川乌头一枚（重三钱者，炮，去皮脐）

干蝎（全者）十四枚（去毒，炒） 盐（炒）三钱。

【用法】上锉，作一服。水一碗，煎至七分一盏，去滓放温，空心、食前服。

【主治】男子七种疝气，攻注小肠，急痛牵搐，不可忍者。

三茱丸

【来源】《杨氏家藏方》卷十。

【组成】山茱萸 吴茱萸（汤洗七次） 食茱萸 青橘皮（去白） 茴香（微炒） 肉桂（去粗皮） 金铃子（去核，炒） 陈橘皮（去白） 木香各等分

【用法】上为细末，酒煮面糊为丸，如梧桐子大，朱砂为衣。每服三十丸，食前用温酒或盐送下。

【主治】膀胱疝气，时发疼痛，久而不除，渐至坚大。

止痛丸

【来源】《杨氏家藏方》卷十。

【组成】芸薹子一两 斑蝥（去翅足）四十九枚（二味一处，慢火炒深黄色，勿令焦。拣去斑蝥四十二枚不用，只用七枚）

【用法】上为细末，酒煮面糊为丸，如梧桐子大。每服一丸，小肠气，炒茴香酒送下；血气，炒生姜醋汤送下。食前服。

【主治】疝气，小肠气，并妇人血气，痛不可忍者。

内消丸

【来源】《杨氏家藏方》卷十。

【组成】木香 茴香 沉香 硫黄（别研） 附子（炮，去皮脐）各半两 硇砂二钱（别研） 全蝎四十九枚（去毒，炒）

【用法】上为细末，汤浸蒸饼为丸，如绿豆大。每服七丸，食前绵灰、温酒送下。

【主治】小肠、膀胱疝气，下部等疾。

必效丸

【来源】《杨氏家藏方》卷十。

【组成】桃仁半斤（用茱萸四两炒桃仁令紫色，去茱萸，令碾桃仁为细末，却入和后众药） 茴香（炒） 破故纸（炒香熟）各二两 延胡索 穿山甲（用蛤粉炒赤色，不用蛤粉） 地胆虫（洗，去泥土头翅足，焙干）各一两

【用法】上为细末，面糊为丸，如梧桐子大。每服五丸，空心温酒盐汤送下。仍用前件炒药，茱萸捣为细末，用津液调敷患处。

【主治】偏坠膀胱疝气，小肠气痛不可忍者。

寻气丸

【来源】《杨氏家藏方》卷十。

【组成】甘遂二钱（炒） 石燕子雌雄各一枚 斑蝥三枚（去翅足，炒）

【用法】上为细末，酒糊为丸，如绿豆大。每服三丸，空心、食前、临卧以麝香温酒送下。

【主治】小肠疝气，偏坠疼痛。

【宜忌】忌热物一时，甘草一日。

应痛丸

【来源】《杨氏家藏方》卷十。

【组成】胡椒一百二十粒 巴豆七枚（去壳） 斑蝥二十一枚（去头足翅）

【用法】上为细末，煨蒜为丸，如绿豆大。每服三丸，食空或痛时温酒或熟水送下。

【主治】疝气痛甚者。

金谷散

【来源】《杨氏家藏方》卷十。

【组成】谷精草 枇杷叶各一两半 郁金一两

【用法】上锉。每用一两半，水五升，煎数沸，乘热熏之，去滓，通手淋洗下部。

【主治】疝气疼痛。

金铃子散

【来源】《杨氏家藏方》卷十。

【组成】金铃子肉四十九枚（锉碎如豆大，不令研细，用巴豆四十九枚，去皮不令碎，与金铃子肉同炒至金铃子深黄色，不用巴豆） 茴香一两（炒）

【用法】上为细末。每服二钱，食前温酒调下。

【主治】膀胱疝气，闭塞下元，大小便不通，疼痛不可忍者。

泽泻散

【来源】《杨氏家藏方》卷十。

【组成】马蔺花 川楝子肉（炒） 茯苓皮 泽泻 茴香（炒） 麦门冬（去心） 石燕子（煅红，醋淬七次）各等分

【用法】上为细末，入麝香少许。每服一钱，空心、临卧以盐酒调下。

【主治】膀胱疝气，小肠气痛。

胡桃散

【来源】《杨氏家藏方》卷十。

【组成】胡桃肉（汤浸，去皮） 破故纸（炒） 大枣（煮，去皮核）各等分

【用法】上为细末。每服二钱，食前温酒调下。

【主治】小肠气。

茴香散

【来源】《杨氏家藏方》卷十。

【组成】京三棱（炮，切） 蓬莪术（炮，切） 金铃子（去核，麸炒赤）各一两 茴香（炒） 青橘皮（去白） 甘草（炙）各半两 木香 当归（洗，焙）各一两

【用法】上为细末。每服二钱，水一盏，加生姜二片，煎至七分，温服；如小肠撮痛，空心食前炒生姜，酒调下，如人行五七里，再服一服。

【主治】一切气疾，脐腹满，膀胱疝气，小肠气痛。

香壳散

【来源】《杨氏家藏方》卷十。

【别名】香牛散（《普济方》卷二四七）。

【组成】黑牵牛三钱 茴香一两（炒） 延胡索半两（炒） 枳壳（去瓤）半两（麸炒）

【用法】上为细末。每服二钱，食前热酒调下。
【主治】
1.《杨氏家藏方》：小肠疝气。
2.《普济方》：外肾肿痛。

香橘散

【来源】《杨氏家藏方》卷十。
【组成】茴香（炒） 青橘皮（汤浸去白） 京三棱（炮，切） 槟榔（鸡心者）各一两 木香半两
【用法】上为细末。每服二钱，入盐一捻，沸汤点服，不拘时候。
【主治】小肠气发作，攻筑疼痛，及诸般冷气刺痛。

神仙导气散

【来源】《杨氏家藏方》卷十。
【组成】甘遂二两半 木香一两半（锉碎）
【用法】上入水二升，一处文武火熬令干，为细末。每服二钱，用猪腰子一只，入药末在内，以湿纸裹煨熟，细嚼，临卧温米饮送下。
【主治】小肠气发作，疼痛不可忍，及脚气。
【宜忌】忌甘草三日。

消疝丸

【来源】《杨氏家藏方》卷十。
【组成】金铃子（去核，炒黄） 赤朴（焙） 茴香（炒）各二两 肉桂（去粗皮）半两 甜瓜子（微炒）一两
【用法】上为细末，酒煮面糊为丸，如梧桐子大。每服五十丸至一百丸，空心、食前温酒或盐汤送下。
【主治】寒在下焦，脐腹牵痛，膀胱重坠，久而不愈，渐至肿大，甚者生疮，时有脓汁，㽲硬赤痛，不可忍者。

猪胞丸

【来源】《杨氏家藏方》卷十。
【别名】猪脬丸（《普济方》卷二四七）。

【组成】猪胞一枚（酒煮，切，焙） 甘遂（生用） 泽泻（炒） 黑牵牛（炒）各二钱 续随子（去壳）半两 木猪苓半两（盐水煮） 斑蝥（用糯米炒黄，去米并头足翅）一钱
【用法】上为细末，酒煮面糊为丸，如梧桐子大。食前嚼二十丸，茅香酒送下。小便如米泔是效。常服五七丸。
【主治】膀胱疝气肿大，牵引作痛。
【宜忌】忌甘草三日。

橘核散

【来源】《杨氏家藏方》卷十。
【组成】五灵脂（去砂石，用醋少许炒干） 延胡索 破故纸（炒） 茴香（盐炒黄色） 蕅蕳草（去梗，生用） 橘核 黑牵牛各一两 棠球子四两（生用，俗呼为山果子） 川楝子（去核）半两（生用）
【用法】上为细末。每服二钱，热酒调下，不拘时候。
【功用】壮筋骨，暖下元。
【主治】寒湿腰痛，小肠气。

金铃散

【来源】《杨氏家藏方》卷十九。
【组成】金铃子一两（取肉微炒） 马蔺花（炒黄） 茴香（炒黄） 莳萝各半两
【用法】上为细末。每服一钱，乳食前煎木瓜汤调下。
【主治】小儿阴核偏肿，疼痛往来。

走马寸金丸

【来源】《传信适用方》卷三。
【组成】玄胡索 川当归（锉） 舶上茴香 川楝子各一两 干全蝎三个（并炒令紫色） 南木香五钱（不炒）
【用法】上为细末。米醋糊为丸，如梧桐子大，每服二三十丸，空心盐酒送下。久患，服一月可去根。
【主治】男子下元虚冷，真气怯弱，肝肾客寒，小肠气痛，牵引胁肋，绕脐疼痛不可忍者，手足厥冷，多出冷汗，不能伸屈，面色青黄，时发时止。

如神散

【来源】《普济方》卷二四九引《卫生家宝》。

【组成】蛤粉半两（烧过） 甘草半两 干葛一两

【用法】上为末。酒调二钱，沸汤点服。

【主治】小肠气块，从小肠起至心膈间，痛不可忍，及口吐清水。

附子散

【来源】《普济方》卷二四九引《卫生家宝》。

【组成】附子一两（炮，去皮尖脐） 胡椒半两 川楝子十个（炒，去核） 舶上茴香半两（炒） 马蔺花半两（醋半盏，煮干）

【用法】上为末。每服一钱，空心温酒调下。

【主治】小肠疝气。

抵圣碧霞丹

【来源】《普济方》卷二四九引《卫生家宝》。

【组成】茴香（炒） 川楝子（去皮核） 全蝎（糯米炒，去足梢刺） 北亭（去石） 铜绿（研） 阿魏（研） 青皮 硫黄 延胡索 葫芦巴（炒）各等分

【用法】上为末，煨葱研为丸，如绿豆大。每服七丸，煨葱热酒送下。

【主治】男子小肠疝气，诸药不效者。

通圣散

【来源】《普济方》卷二四九引《卫生家宝》。

【组成】桃仁六两（去皮尖） 硇砂一两半（去砂石，研）

【用法】上生为末。每服一钱，煎生葱酒调下。一服立止，更不再发。

【主治】小肠气，痛不可忍。

救痛散

【来源】《普济方》卷二四九引《卫生家宝》。

【别名】救命散（《医部全录》卷二〇三）。

【组成】木香（煨） 肉豆蔻（面裹，煨）各半两

荆三棱（煨） 茴香（炒） 马蔺花（醋炒） 金铃子（去核）各一两

【用法】上为末。每服一大钱，热酒调下。

【主治】小肠疝气，筑心疼痛，不可忍者。

鳖甲煎丸

【来源】《普济方》卷二四九引《卫生家宝》。

【组成】鳖甲三两（水浸三日三夜，去裙襕，米醋蘸炙令脆，为末） 桃仁一百个（汤浸，去皮尖，炒黄，细研） 硇砂（汤化，去石，煎成霜）三分（上药用酽醋四升，砂盆中慢火熬成膏，更入后药） 厚朴（去皮，生姜汁炙） 陈皮（去白） 神曲（炒） 肉桂（去皮）各一两 肉豆蔻四个 槟榔二两 柴胡（去苗）半两

【用法】上为末，再温前膏为丸，如梧桐子大。每服二十至三十丸，以细切生葱热酒送下。

【主治】小肠气发不可忍，并治淋。

【宜忌】忌生冷、油腻、湿面。

海蛤丸

【来源】《洁古家珍》。

【组成】海蛤（醋淬三遍） 当归 海金沙 腻粉 硇砂各一钱 海藻 粉霜各半两，水蛭二十一个（炒） 青黛 滑石 乳香各一钱 朱砂二钱（为衣） 地胆二十一个（去头足翅）

【用法】上为末，盐煮面糊为丸，如小豆大，朱砂为衣。每服十丸，煎灯草汤，空心服之。小便下冷浓恶物乃效，却以黄连、紫河车、板蓝根各二钱，煎汤漱口。

【主治】癞疝。

木香楝子散

【来源】《证治准绳·类方》卷六引《易简方论》。

【别名】木香神效散（《医钞类编》卷十四）。

【组成】川楝子三十个（巴豆二十枚同炒黄赤色，去巴豆不用） 萆薢半两 石菖蒲一两（炒） 青木香一两（炒） 荔枝核二十枚（炒）

【用法】上为细末。每服二钱，加麝香少许，空心炒茴香、盐、酒调下。

【主治】小肠疝气，膀胱偏坠，久不愈者。

夺命散

【来源】《是斋百一选方》卷十五引《既效方》。

【别名】全蝎延胡散（《仁斋直指方论》卷十八）。

【组成】元胡索不拘多少（盐炒过）　干蝎减半。

【用法】上为细末。每服半钱或一钱，温酒调下；若心痛，醋汤调下。

【主治】小肠气。

学究丸

【来源】《是斋百一选方》卷八。

【组成】片子姜黄　五灵脂　玄胡索　石菖蒲各一分　全蝎三七个（微炒）　红娘子二十七个（去翅足）　巴豆七个（去壳，不去油，别研旋和，要极匀）

【用法】上为细末，酸醋糊为丸，如梧桐子大，每服二丸，丈夫小肠气疼，茴香盐汤送下；心脾痛，茶清内点醋送下；妇人血气痛，姜醋汤送下。

【主治】丈夫心脾疼并小肠气痛，妇人脾血气痛。

寸金丹

【来源】《是斋百一选方》卷十五。

【别名】寸金丸（《太平惠民和济局方》卷八吴直阁增诸家名方）。

【组成】当归（酒浸一宿）　褚实子　川楝子（炒）各一两半　全蝎四十个（炒）　巴豆七个（炒热，去皮壳）

【用法】上为细末，用浸当归酒打面糊为丸，如鸡头子大。每服二丸至三丸，空心、食前温酒、盐汤送下。

【主治】元阳虚弱，寒气散冲，膀胱、小肠发肿作痛；或在心胁，牵连小腹，连属阴间，致身体憎寒，撮痛不可忍。

三茱丸

【来源】《是斋百一选方》卷十五。

【组成】山茱萸　吴茱萸　食茱萸各二两　黑牵牛

（炒熟）　川楝子一两（用斑蝥十四个，去翅嘴，同炒赤色，去斑蝥）　破故纸一两七钱（炒香熟）青皮　青盐　茴香各三两（微炒）

【用法】上为细末，醋煮面糊为丸，如梧桐子大。先吃炒桃仁十五个，后服上方，每服三五十丸，空心、食前以温酒或盐汤送下；炒茴香酒送下亦得。

【主治】小肠气，外肾肿疼；肾痛。

三增茴香丸

【来源】《是斋百一选方》卷十五。

【别名】三层茴香丸（《证治准绳·类方》卷六）、一二三层茴香丸（《全国中药成药处方集》济南方）。

【组成】第一料：茴香（舶上者，用海盐半两同炒焦黄，和盐称）　川楝子（炮，去核）　沙参（洗，锉）　木香（洗）各一两

第二料：加荜茇一两　槟榔半两

第三料：又加白茯苓四两（紧小实者，去黑皮）　黑附子半两（炮，去皮脐秤。或加作一两）

【用法】第一料：为细末，以水煮米粉稠糊为丸，如梧桐子大。每服二十丸，温酒或盐汤送下，空心食前，每日三次。小病此一料可安。才尽，便可服第二料。

第二料：入前件药，共六味，重五两半，细末，依前法糊丸，汤使丸数服之。若病大未愈，便服第三料。

第三料：通前件药共八味，重十两，并依前法糊丸，汤使丸数服之；加至三十丸。新久大病，不过此三料可愈。

【功用】温导阳气，渐退寒邪，补虚消疝，暖养肾经。

【主治】肾与膀胱俱虚，为邪气搏结，遂成寒疝，伏留不散，脐腹撮痛，阴核偏大，肤囊壅肿，重坠滋长，有妨行步，瘙痒不止，时行黄水，浸成疮疡；或长怪肉，屡治不痊，致令肾经闭结，阴阳不通，外肾肿胀，冷硬如石，渐渐丑大者。

川楝子丸

【来源】《是斋百一选方》卷十五。

【别名】四炒川楝丸（《医学入门》卷七）、四炒楝实丸（《万病回春》卷五）、四制川楝子丸（《景岳全书》卷六十）。

【组成】川楝子（净肉）一斤（分四处，四两用麸一合，斑蝥四十九个同炒至麸黄色，去麸、斑蝥不用；四两用麸一合，巴豆四十九粒，同炒至麸黄色，去麸、巴豆不用；四两用麸一合，巴戟一两，同炒至麸黄色，去麸、巴戟不用；四两用盐一两，茴香一两同炒黄色，去盐及茴香不用） 木香 破故纸（炒香为度）各一两

【用法】上为末，酒糊为丸，如梧桐子大。每服五十丸，空心、食前盐汤送下。甚者日进三二服。

【主治】疝气多年，肿痛缩小，一切下部之疾。

木香散

【来源】《是斋百一选方》卷十五。

【组成】木香 青皮（去白） 玄胡索 土茴香（炒） 马扑儿（新瓦上焙干）各等分

【用法】上为细末。每服抄二钱，空心温酒调下。

【主治】疝气。

【宜忌】忌滞气食物，如豆腐、鸡、鸭子、湿面、蓄菜等。

去铃丸

【来源】《是斋百一选方》卷十五引王吉老。

【别名】资政丸。

【组成】杜茴香一斤

【用法】以老生姜汁浸茴香一夜，约姜汁尽入茴香内，以好青盐二两同炒赤，取出焙燥，研罗为末，无灰酒煮糊为丸，如梧桐子大。每服三十丸或五十丸，空心、食前温酒、米饮任下。

【主治】小肠疝气。

【方论】此药专实脾胃，以其有青盐引入下部，遂大治小肠疝气。寻常治疝气药多是疏导，久而未有不为害者，此药用姜汁专一发散，而无疏导之害。

透经散

【来源】《是斋百一选方》卷十五。

【组成】川楝子二两（锉，炒，入巴豆二十粒，吴

茱萸一两，同炒焦赤色，去巴豆、茱萸） 茴香（微炒） 沉香 胡椒 全蝎（微炒）各半两 缩砂二两（连皮炒燥，去皮用） 木香一两（不见火） 玄胡索二两（新瓦上炒）

【用法】上为细末。每服二钱，食前酒调服。

【主治】下部诸疾。

桃仁膏

【来源】《景岳全书》卷五十四引《是斋百一选方》。

【组成】桃仁（炒，去皮尖） 大茴香（炒）各等分

【用法】上为细末。每服二钱，先以葱白二寸煨熟，蘸药细嚼，空心以热酒下。

【主治】
1. 《景岳全书》引《是斋百一选方》：气血凝滞，疝气，膀胱小肠气，痛不可忍。
2. 《会约医镜》：血疝，小腹硬而有形，大便秘结而黑，小水利。

化生丸

【来源】《普济方》卷三九九引《汤氏宝书》。

【组成】木香一分（炒） 槟榔半两（生） 青皮（巴豆炒，并去巴豆）半两 陈皮（炮） 三棱 莪术（先用湿纸裹，取出，捶，切，炒） 川楝（去核） 芫花（米醋浸，炒）各半两

【用法】上为细末，面糊为丸，如黍米大。熟水送下，空心一服，临睡一服。

服此药后，宜灸肓俞三壮。

【主治】疝气。小肠痛上连腰脊弯曲，饮食不进，痿黄，身不能直。

紫苏子丸

【来源】《普济方》卷三九九引《汤氏宝书》。

【组成】真紫苏子（拣净） 陈橘皮（去白）各一两 高良姜 桂心 人参各半两 木香一分（炮）

【用法】上为末，炼蜜为丸，如芡实大，或如圆眼大。小儿每服一丸，细嚼，米饮送下，霍乱、吐泻，急服，煎藿香汤送下尤妙。

【主治】脏寒疝气，腹疼。

气等疾。

木香定痛丸

【来源】《魏氏家藏方》卷二。
【组成】川楝子一两（去核，用巴豆三十粒去壳，每粒作二片同炒，去巴豆不用） 木香（生用） 茱萸（米醋煮熟，炒）各半两 当归三钱（炒）
【用法】上为末，米醋糊为丸，如绿豆大。每服三十丸，茴香酒送下，病发时服之。
【主治】小肠气。

五香丸

【来源】《魏氏家藏方》卷二。
【组成】舶上茴香一两（炒） 丁香（怀干） 乳香（别研） 木香各半两（不见火） 麝香一分（极好者，别研） 蛤蚧一两（头尾全者，酥炙黄色） 血竭四钱（别研） 沙苑蒺藜三钱（炒） 黑牵牛三钱（炒）
【用法】上为细末，酒糊为丸，如绿豆大。每服十粒，食前麝香汤送下。
【主治】膜外气，攻筑疼痛，并痰嗽及丈夫小肠气疾。

火坠散

【来源】《魏氏家藏方》卷二。
【组成】益智（连皮炒，取仁） 茴香（淘去沙，炒） 南木香（生用）各等分
【用法】上为细末。每服二钱，温酒调下，遇病发时服。以热到疼处为验。
【主治】疝气。

四柱散

【来源】《魏氏家藏方》卷二。
【组成】天台乌药（好酒浸两宿） 高良姜（炒） 青皮（去瓤，炒） 舶上茴香（炒）各等分
【用法】上为末。每服二钱，炒生姜、童子小便调下；或炒生姜酒亦得；妇人血气甚者，煎当归酒调下，不拘时候。
【主治】伏气筑塞，小肠气、肾气、膀胱肿大、疝

立神丹

【来源】《魏氏家藏方》卷二。
【组成】茴香二两（用斑蝥二十一个，去头足翅，同炒香熟，去斑蝥十四个，留七个用） 香附子四两（去毛，入盐少许，同炒）
【用法】上为细末，用醋糊为丸，如梧桐子大。每服三十丸，盐汤或温酒任下，不拘时候。
【主治】下部膀胱疝气、小肠气等疾。

立效散

【来源】《魏氏家藏方》卷二。
【组成】大川楝子五个（炮，去核） 青皮（去瓤，切） 舶上茴香一两（炒） 木通（一把长，锉）三把 巴豆五十粒（去壳）
方中青皮用量原缺。
【用法】上药同炒令黄色，净，拣去巴豆不用，将余药同为细末，再入海金砂一钱、滑石末一钱半，同研。每服一钱，疾作时热酒调下。
【主治】小肠气，或痛不可忍。

百两金

【来源】《魏氏家藏方》卷二。
【组成】破故纸（炒） 茴香（淘去沙，炒） 吴茱萸（汤泡七次，炒） 川楝肉（生用）各一两 木香（不见火） 乳香（别研） 麝香（别研）各少许
【用法】上为末。每服二钱，食前沸汤调下。
【主治】肾气疼痛。

全鼻散

【来源】《魏氏家藏方》卷二。
【别名】全蝎丸
【组成】全蝎四十九个（去毒，用生姜钱四十九片，于新瓦上先铺姜片，次铺全蝎，就姜钱上用文武火炙，翻转再炙燥） 胡椒四十九粒 木香二钱（不见火） 狼毒 当归各半两（去芦） 茴香

（淘去沙）三钱（炒） 槟榔一个
【用法】上为细末，米醋糊为丸。每服七粒，温酒送下，不拘时候。
【主治】小肠疝气。

全蝎散

【来源】《魏氏家藏方》卷二。
【组成】全蝎二十四个（炒） 川楝子（炮，去核） 茴香（淘去沙，炒） 桃仁（去皮尖）各半两 青橘皮（去瓤）二分（炒）
【用法】上为细末。每服二钱，水八分盏，入盐少许，葱白五寸，煎六分，食前热服。
【主治】小肠气痛极，不食，下泄。

应神散

【来源】《魏氏家藏方》卷二。
【组成】延胡索（炒） 胡椒各等分
【用法】上为细末。每服二大钱，酒、水各半盏，煎七分，食前服。
【主治】小肠气痛不可忍。

沉香散

【来源】《魏氏家藏方》卷二。
【组成】沉香（不见火） 青皮（去瓤） 甘草各半两（炙） 蓬术二两（炮） 京三棱（炮） 香附子（去毛） 舶上茴香（炒） 桃仁（去皮尖，炒，别研）各一两
【用法】上锉，慢火炒令黄色，为细末。每服二钱，食前炒葱、酒调下。
【主治】膀胱肾气，小肠疼痛不可忍者。

沉香煎丸

【来源】《魏氏家藏方》卷二。
【组成】天雄（生，去皮，锉） 汉椒（去目并合口者，炒出汗） 草乌头（生，去皮尖，锉） 附子（生，去皮脐，锉） 黑豆（紧小者） 防风（去芦，生，锉） 天麻（生，锉） 牛膝（去芦）各二两（以上以无灰酒一斗，同于银锅内慢火煮，

勿令大沸，酒尽，焙干） 沉香 丁香 木香（各不见火） 羌活 干姜各一两（炮，洗） 肉桂（去粗皮，不见火） 肉苁蓉（酒浸，去皱皮） 紫巴戟（去心）各三两
【用法】上为细末，炼蜜为丸，如梧桐子大。每服二三十丸，空心以温酒送下。
【功用】明耳目，壮气海。
【主治】下元冷惫，阳气衰弱，筋骨无力，或成下坠，小肠气痛，肾脏风毒攻注，腰脚沉重。

受拜茴香丸

【来源】《魏氏家藏方》卷二。
【组成】舶上茴香（童子小便浸三日，一日换一次，三日毕，漉出，炒） 破故纸（如前法浸） 金铃子（炒） 杜仲（姜制，炒，去皮，断丝） 吴茱萸（汤泡七次，炒） 川椒（去目合口者，用酒煮，漉出，炒） 蛇床子（炒） 橘核（炒，拣紧小者，不要大，恐是柑核） 延胡索（炒）各二两 南木香一两（不见火） 川乌头三个（大者，炮，去皮脐） 胡芦巴三两（炒）
【用法】上为细末，酒糊为丸，如梧桐子大。每服三十丸至四十丸，空心温酒送下；盐汤亦得。
【功用】补肾，消疝，止痛。
【主治】一切疝气。

胡椒丸

【来源】《魏氏家藏方》卷二。
【组成】胡椒五十粒 斑蝥二十一个（去头足翅） 川楝子十个（炮，去核） 淡豆一百个 茴香（淘去沙，炒）半两 香附子（去毛）一两
【用法】上药将斑蝥同炒讫，去斑蝥为末，米醋丸，如绿豆大。每服十五丸，热酒送下。
【主治】偏坠。

茱萸内消丸

【来源】《魏氏家藏方》卷二。
【组成】川楝子八两（每个破作四块，二两用巴豆三十粒，去壳，同炒焦，候巴豆黑，去巴豆不用；二两用斑蝥五十个，去头足翅，同炒，候斑蝥焦，

去斑蝥不用；二两用海金沙半两同炒，候海金沙紫色，去海金沙不用；二两用黑牵牛一两同炒，连黑牵牛用） 山茱萸（去核） 吴茱萸（汤泡七次，炒） 石茱萸 胡芦巴（炒） 破故纸（炒） 舶上茴香（炒） 乌药各一两

【用法】上为细末，水煮面糊为丸，如梧桐子大。每服三十丸，空心、食前温酒或盐汤送下。

【主治】膀胱小肠疝气，木肾偏坠。

香硇丸

【来源】《魏氏家藏方》卷二。

【组成】乳香半两（别研） 硇砂一钱（研细） 好沉香二钱半（碾）

【用法】上用黄蜡半两，熔化了，下药末，研和作条子，丸如鸡头大。每服一丸，温酒吞下。

【主治】小肠气，刺满胀痛不可忍者。

追痛丸

【来源】《魏氏家藏方》卷二。

【组成】川苦楝四十个（作四片，巴豆去皮四十九粒，麸半升，同炒至赤色，只用苦楝，去巴豆、麸不用） 茴香一两（淘去沙，炒香）

【用法】上为细末，酒煮面糊为丸，如梧桐子大。每服二十丸，食前温酒或盐汤送下。

【主治】小肠气痛不可忍。

蝎梢丸

【来源】《魏氏家藏方》卷二。

【组成】全蝎（黄色者佳） 延胡索（炒） 牡丹皮 川楝子（炮，去核） 当归（去芦） 茴香（淘去沙）各等分

【用法】上药同炒黄色，共为末，酒糊为丸，如梧桐子大。每服二三十粒，细嚼，茴香炒盐半钱，以酒送下，不拘时候。

【主治】偏坠及㿗气、小肠气。

神仙青娥丸

【来源】《魏氏家藏方》卷八引胡应诚方。

【组成】肉苁蓉（洗） 川牛膝（洗，去芦） 川萆薢各二两 川椒（去目） 山茱萸（取净） 舶上茴香各一两（用好酒浸，春夏三日，秋冬六日，滤出，焙干） 川楝子（作四片，麸炒）三两 破故纸四两（麸炒） 胡芦巴（麸炒） 白茯苓（去皮）各二两 附子一只（七钱重者，炮，去皮脐）

【用法】上为细末，用前浸药酒煮面糊为丸，如梧桐子大。每服三五十丸，空心盐酒送下；干湿脚气，木瓜汤送下；妇人诸疾血气，煎艾醋汤送下。

【功用】延年不老，乌髭，治口齿，活血驻颜，大壮筋骨，补虚损。

【主治】一切虚损，干湿脚气，妇人诸疾血气，一切小肠气，膀胱疝气。

荡疝汤

【来源】《家庭治病新书》引《神效名方》。

【组成】川楝子三钱 小茴香 木香各一钱 破故纸一钱五分 莪术一钱 黑丑 青皮各八分

【用法】水煎服。

【主治】寒疝腰痛，牵引睾丸，屈而不伸，脉沉滞者。

泄水丸

【来源】《儒门事亲》卷十二。

【别名】大智丸（《医学纲目》卷二十）。

【组成】大戟 芫花 甘遂 海带 海藻 郁李仁 续随子各半两 樟柳根一两

【用法】上为细末，水煮枣肉为丸，如小豆大。每服五七十丸，水送下。

【主治】

1.《儒门事亲》：癞疝，因饮水坐湿地，湿气下行，流入胻囊所致，大肿痛不可忍。腹中满痛，里壅之实证；水肿。

2.《医学纲目》：下疳疮。男子耻疮，或痛在茎之窍，或痛在茎之标。皆手足太阳不利，热毒下传，入手足厥阴，故变紫黑色，毁其茎而死。

茴香丸

【来源】《儒门事亲》卷十二。

【组成】茴香八两（炒） 川楝子（炒） 川乌

（炮，去皮）　威灵仙（洗去土）　防风（去芦）　陈皮各三两　地龙一两（去土，微炒）　乌药五两　赤小豆八两

【用法】上为末，酒糊为丸。每服三五丸，茶酒送下。

【主治】湿气下行，流入胂囊，大肿，痛不可忍。

润体丸

【来源】《儒门事亲》卷十二。

【组成】郁李仁　大黄　桂心　黑牵牛　当归　黄柏（并生用）各五钱　轻粉少许

【用法】上为细末，滴水为丸，如梧桐子大。每服三四十丸，温水或生姜汤送下。

【主治】诸气愤郁，肠胃干涸，皮肤皱揭，胁痛，寒疟，喘咳，腹中鸣，注泄骛溏，胁肋暴痛，不可反侧，嗌干面尘，肉脱色恶；及丈夫癫疝，妇人少腹痛，带下赤白，疮疡痤疖，喘咳潮热，大便涩燥；及马刀挟瘿之疮，肝木为病。

抽刀散

【来源】《儒门事亲》卷十五。

【组成】川楝子一两（破四分，巴豆三个，同炒黄色，去巴豆）　茴香一两（盐炒黄色，去盐）

【用法】上为细末。每服三钱，葱白酒调下，空心服之。

【主治】小肠疝气。

荡疝丹

【来源】《儒门事亲》卷十五。

【别名】荡疝丸（《普济方》卷二四九）。

【组成】黑牵牛（取头末）　破故纸（炒）　小茴香（炒）　川楝子（去核，炒）各一两　青皮三钱　陈皮三钱　莪术四钱　木香四钱

【用法】上为末，酒糊为丸，如梧桐子大。每服三十丸，空心温酒送下。

【主治】小肠疝气。

驱风散

【来源】《经验良方》。

【组成】山柰（倍）　良姜三分之一。

【用法】上为末。每日服二钱。

【主治】疝，腹痛。

胡荽散

【来源】《经验良方》。

【组成】胡荽子　小茴香各五钱　桂　肉豆蔻各二钱

【用法】上为末。每服二钱。

【主治】疝气腹胀，久泻。

茴香散

【来源】《医方类聚》卷九十引《经验良方》。

【组成】茴香一两　川楝肉（炒）　破故纸（炒）　香附子　猴楂子各半两（去核）

【用法】上为末。每服二钱，空心温酒、盐汤任下，一日三次。初生小儿女皆可服。如药冷，将盏盛药，于热汤内坐热，涂母乳与吃。

【主治】男子小肠气，女子盘肠气，寒湿气入少腹疼痛，或外肾肿痛。

盐煎散

【来源】《医方类聚》卷九十引《经验良方》。

【组成】青皮（去白）　肉桂（去皮）　干姜（炮）各一钱半　茴香（炒）　南木香　益智仁　川乌（炮）各半钱　甘草（炙）少许

【用法】上锉。每服四钱，水一大盏，盐一捻，煎七分，空心服。

【主治】小肠久积寒气筑痛。

二神膏

【来源】《普济方》卷二四七引《经验良方》。

【组成】牡蛎二两（煅）　良姜一两

【用法】上为细末。津唾或水调服。小便处须臾如火热，略痛即平安。

【主治】肾囊偏坠疝气。

通治荆芥散

【来源】《普济方》卷二四七引《经验良方》。

【组成】荆芥穗不拘多少（新瓦上焙）

【用法】上为末。每服二钱，热酒调下。

【主治】风疝，阴肾肿大，或阴囊肿痛。

香附子丸

【来源】《普济方》卷二五〇引《经验良方》。

【组成】香附子(去毛,净洗,用米醋煮干,为末)

【用法】醋糊为丸。用木馒头一个，生姜一小片，连皮捣烂同炒，入盐少许，将水一大盏，煎两三沸，去滓，送下二十丸。

【主治】膀胱气肿痛。

酒煮当归丸

【来源】《兰室秘藏》卷中。

【组成】茴香五钱 黑附子（炮制，去皮脐） 良姜各七钱 当归一两（上四味锉如麻豆大，以上等好酒一升半同煎至酒尽，焙干） 炙甘草 苦楝（生用） 丁香各五钱 木香 升麻各一钱 柴胡二钱 炒黄盐 全蝎各三钱 延胡索四钱

【用法】上与前四味药同为细末，酒煮面糊为丸，如梧桐子大。每服五、七十丸，空心淡醋汤送下。

【功用】《玉机微义》：升阳胜湿。

【主治】

1.《兰室秘藏》：癫疝，白带下注，脚气。腰以下如在冰雪中，以火焙炕，重重厚绵衣盖其上，犹寒冷不任，面白如枯鱼之象，肌肉如刀割削瘦。小便不止，与白带长流而不禁固，自不知不觉，面白目青，蓝如菜色，目眬眬无所见，身重如山，行步倚侧，不能安地，腿膝枯细，大便难秘，口不能言，无力之极，食不下，心下痞，烦心懊憹，不任其苦，面停垢，背恶寒，小便遗而不知，此上中下三阳真气俱虚竭。胃虚之极，哕呕不止，脉沉厥紧而涩，按之空虚。

2.《玉机微义》：小腹下痛。

延胡丁香丸

【来源】《兰室秘藏》卷下。

【别名】丁香疝气丸。

【组成】羌活三钱 当归 茴香各二钱 延胡索

麻黄根节 肉桂各一钱 丁香 木香 甘草 川乌头各五分 防己三分 蝎十三个

【用法】上为细末，酒煮面糊为丸，如鸡头子大。每服五十丸，空心盐白汤服。

【主治】脐下撮急疼痛，并周身皆急痛，小便频数，及五脉急，独肾脉按之不急，皆虚无力，名曰肾疝。

丁香楝实丸

【来源】《医学发明》卷一。

【别名】酒煮当归丸（《活法机要》）。

【组成】当归（去芦，锉碎） 附子（炮制，去皮脐，锉） 川楝子（锉碎） 茴香（炒）各一两（上四味锉碎，以好酒三升同煮，酒尽为度，焙干作细末，每称药末一两，再入下项药） 丁香 木香各二钱 全蝎十三个 玄胡一两（上四味同为细末，入前药末内拌和）

《景岳全书》引本方有没药五分。

【用法】酒糊为丸，如梧桐子大。每服三十丸至一百丸，空心、食前温酒送下。

【主治】肾肝受病，男子七疝，痛不可忍；妇人瘕聚、带下。

【方论】凡疝气带下者，皆属于风，全蝎治风之圣药；茴香、川楝子皆入小肠经；当归、玄胡和血止痛；疝气、带下，皆积寒邪入小肠之间，故以附子佐之，丁香、木香为其引导。

川苦楝散

【来源】《医学发明》卷五。

【别名】川楝散（《育婴家秘》卷二）。

【组成】木香一两（另为细末） 茴香（拣净）一两（盐一匙，一处炒茴香黄色，去盐不用） 川楝子一两（锉碎，用巴豆十个，微破皮，与川楝子一处炒黄，不用巴豆）

【用法】上为极细末。每服二钱，空腹用温酒一盏调下。

【主治】癫疝。

天台乌药散

【来源】《医学发明》卷五。

【组成】天台乌药　木香　茴香（炒）　青皮（去白）　良姜（炒）各半两　槟榔（锉）二个　川楝子十个　巴豆七十粒

【用法】先以巴豆微打破，同楝子用麸炒，候黑色，豆、麸不用，余为细末。每服一钱，温酒送下；疼甚者，炒生姜、热酒送下亦得。

【功用】《中医方剂学》：行气疏肝，散寒止痛。

【主治】

1. 《医学发明》：肾肝受病，男子七疝，痛不可忍，妇人瘕聚、带下。

2. 《卫生宝鉴》：小肠疝气，牵引脐腹疼痛。

3. 《成方便读》：阴凝成积者。

4. 《福建中医药》（1964，5：21）：寒凝气滞，肝郁横逆所致疝气、腹痛、胃痛、虫痛、痛经。

【宜忌】

1. 《福建中医药》（1964，5：21）：因湿热为患而见咽干、口苦、目赤、烦热、小便淋痛及阴虚火旺之候，均所禁忌。

2. 《浙江中医学院学报》（1985，4：51）：气疝虚证，阴囊肿胀偏痛，发作缓急无时者，非本方所能治疗。

【方论】

1. 《医方集解》：此足厥阴、手太阴药也。乌药散膀胱冷气，能消肿止痛；川楝导小肠邪热，引小便下行；木香、青皮行气而平肝；良姜、茴香散寒而暖肾；槟榔性如铁石，能下水溃坚；巴豆斩关夺门，破血瘕寒积；皆行气祛湿散寒之品也。

2. 《温病条辨》：乌药祛膀胱冷气，能消肿止痛；木香透络定痛；青皮行气伐肝；良姜温脏劫寒；茴香温关元、暖腰肾，又能透络定痛；槟榔至坚，直达肛门，散结气，使坚者溃，聚者散，引诸药逐浊气，由肛门而出；川楝导小肠湿热由小便下行，炒以斩关夺门之巴豆，用气味而不用形质，使巴豆帅气药散无形之寒，随槟榔下出肛门，川楝得巴豆迅烈之气，逐有形之湿，从小便而出，俾有形、无形之结邪一齐解散而病根拔矣。

3. 《医略六书》：气逆于中，寒滞不散，不能敷化精微，乃成疝瘕于腹，故小腹疼痛，控引睾丸焉。乌药顺九天之气，小茴香祛九地之阴，槟榔破滞气以达下，木香调中气以醒脾，青皮破气平肝，良姜涤寒散滞，川楝子泻湿热以除疝气也。为散，温酒调服，使湿化气行，则寒邪解散而疝瘕自平，其小腹疼痛亦退，何控引睾丸之有哉？此温中散滞之剂，为气逆寒滞疝瘕之专方。

4. 《成方便读》：方中乌药、木香辛温香烈，善行善散，能上能下，以宣气中之滞；茴香暖下而祛寒，良姜温中而止痛；青皮入肝破气；槟榔导积下行。其妙用在巴豆与川楝二味同炒，去巴豆不用，但取其荡涤攻坚刚猛直前之性味，同川楝入肝，导之下行，又不欲其直下之意。一如用兵之法：巴、楝钦点之上将也，青、槟前导之先锋也，乌药、茴香为偏裨之将，茴香、良姜为守营之官。立方之神，真战无不克也。

5. 《医方发挥》：本方为治气滞寒疝之常用方。对于疝气的治疗，尤在泾曰：气聚则塞，气散则通，是痛之休作，由气之聚散也，故治疝必先治气。然兼寒者又当辅以温散逐寒。所以本方重在行气疏肝，兼以散寒，使气行寒散，肝脉和调其痛自消。乌药辛温，疏肝理气，散寒止痛的作用甚强，《药品化义》：乌药，气雄性温，故快气宣通，疏散凝滞，甚于香附。小茴香暖下散寒，两药共为主药；高良姜散寒止痛，青皮调气疏肝，木香行气止痛均为辅药；槟榔导滞下气达下焦以破坚，川楝子理气止痛，巴豆与川楝子同炒，去巴豆而用川楝子的炮制法是本方妙处所在。这种做法是利用两者之长，克服两者之短的一种措施。川楝子与巴豆同炒，则川楝子苦寒之性缓而疏肝止痛的作用仍然存在；相反，巴豆辛热散寒破结的性存而泻下的弊病又得到克服。川楝子是直接利用其功效，巴豆是间接利用其辛热的性质，是一取其性，一取其用的用药方法。同时在诸辛香温燥药中，加入一味苦寒之川楝子，亦具有反佐的意义，以上两药为佐使。综观全方，本方在配伍上的主要特点是，行气药配以散寒药，诸药合用，共奏行气疏肝，散寒止痛的功效。

6. 《古今名方发微》：该方主要用行气、散寒二法相配，为治疗气滞寒疝实痛之常用方。临床上以少腹痛引睾丸、舌淡苔白、脉沉迟为辨证要点。关于方中巴豆一药，全国高等医药院校试用教材《方剂学》（1979年版）云去巴豆。费伯雄氏也认为何至用巴豆峻攻？而后张秉成氏则曰：其妙在用巴豆与川楝二味用炒，去巴豆不用，但取其荡涤攻坚刚猛直前之性味，同川楝入肝，导之下行，又不欲其直下之意。近代张志坚等人也认为方中巴豆为必用之品，取其温通缓下，推陈出新之功用。笔者认为，张秉成等人之说较妥。巴豆辛热，有散寒破积之功，和川楝子同炒，使川楝子苦寒之性缓而疏肝止痛作用存，反之，巴豆有川楝子之牵制，则其辛热散寒之性存，而泻下之弊得以克服。正如吴鞠通氏所说：妙以斩关夺门之巴豆，用气味而不用形质，使巴豆帅气药散无形之寒，随槟榔下出肛门。再者，巴豆虽多用于丸散剂，但并非汤剂决不可用。如张志坚曰：成人每方（汤剂）可用巴豆 15～20 个，除特殊体质外，决不致引起大泻暴脱之险。

【验案】

1. 疝瘕 《吴鞠通医案》：马氏，24 岁，瘕痛十数年不愈，三日一发，或五日、十日一发，或半月一发，发时痛不能食，无一月不发者。与天台乌药散。发时服 6g，痛轻服 3g，不痛时服 1.5～2.5g。一年以外，其瘕化尽，永不再发。

2. 虫积腹痛 《福建中医药》(1964，5：21)：李某某，男，35 岁，木业工人，主诉：有腹痛史，每年发作数次。近日因偶食生冷，致久病复作。心下至少腹胀痛，拒按，痛剧则汗出淋漓，肢厥欲呕，痛止则神清自若，大便二日未行，脉沉紧，舌淡白，左下唇发现粟状颗粒。良由寒湿阻遏，气不化运，以致蛔虫窜扰。法当利气化湿，温脏安蛔。药用：广木香 2.4g，台乌药 9g，细青皮 2.4g，高良姜 3g，川楝子 15g（巴豆 20 个同炒），尖槟榔 12g，开口花椒 2.4g，乌梅 6g，小茴香 3g。服药 1 剂，大便溏泻 2 次，排出蛔虫十数条，胀痛全消，病竟霍然。

3. 慢性结肠炎肠胀气 《实用中西医结合杂志》（1998，11：996）：用本方：小茴香、乌药、青皮、川楝子、焦槟榔、高良姜、木香，每日 1 剂，水煎服。另加脐疗法：上方加白胡椒，共研细末，每次适量，腹胀重者用姜汁调；腹痛甚者用食醋调成糊状，敷脐部，外用麝香风湿膏固定，热敷半小时。每日更换 1 次，如出现皮肤湿烂、起泡即停止。2 周为 1 疗程。治疗慢性结肠炎肠胀气 50 例。结果：单纯型 28 例，痊愈 20 例，7 例好转。伴有大便不规律的 22 例，痊愈 16 例，明显好转 2 例，总有效率为 90%。

4. 胃痛 《江苏中医药》（2003，5：29）：应用本方治疗胃痛 84 例。结果：治愈 42 例，显效 23 例，好转 12 例，无效 7 例，总有效率为 91.7%。

5. 慢性阑尾炎 《陕西中医》（2005，6：515）：应用本方治疗慢性阑尾炎 40 例。结果：治愈 34 例，有效 4 例，无效 2 例，总有效率 95%。

茴香四神散

【来源】《古今医统大全》卷六十引《医学发明》。

【组成】小茴香 南木香 川山甲（炮） 全蝎（微炒）各等分

【用法】上为粗末。每服半两，酒、水各半盏煎服。

【主治】诸疝痛。

延附汤

【来源】《济生方》卷三。

【别名】玄附汤（《医方类聚》卷九十）。

【组成】延胡索（炒，去皮） 附子（炮去皮脐）各一两 木香（不见火）半两

【用法】上锉。每服四钱，水一盏半，生姜七片，煎至七分，去滓温服，不拘时候。

【主治】七疝。心腹冷痛，肠鸣气走，身寒自汗，大肠闭。

狼毒丸

【来源】《济生方》卷三。

【组成】狼毒（锉，炒）一两 芫花（醋炒） 川乌（炮，去皮尖）各一两 椒红（炒） 干漆（炒烟尽） 鳖甲（醋煮） 三棱 没药各半两 干姜（炮）半两 全蝎（去毒）九枚

【用法】上为细末，醋糊为丸，如梧桐子大。每服四十丸，空心以姜汤、温酒任下。

【主治】七疝，久而不愈，发作无时，脐腹坚硬疼痛。

益智仁汤

【来源】《济生方》卷三。

【组成】益智仁 干姜（炮） 甘草（炙） 茴香（炒）各三钱 乌头（炮，去皮） 生姜各半两 青皮（去白）二钱

【用法】上锉。每服四钱，水二盏，加盐少许，煎至七分，去滓，空心、食前温服。

【主治】肾经有积冷，疝痛，连小腹挛搐，叫呼不已，其脉沉紧。

聚香饮子

【来源】《济生方》卷三。

【组成】檀香 木香 乳香 沉香 丁香（并不见火） 藿香叶各一两 延胡索（炒去皮） 川乌（炮，去皮尖） 片子姜黄（炒） 桔梗（去芦，锉，炒） 桂心（不见火） 甘草（炙）各半两

【用法】上锉。每服四钱，水一盏半，加生姜七片，大枣一枚，煎至七分，去滓温服，不拘时候。

【主治】七情所伤，遂成七疝，心腹胀痛引腰胁连背，不可俯仰。

橘核丸

【来源】《济生方》卷三。

【别名】橘核疝气丸（《全国中药成药处方集》抚顺方）。

【组成】橘核（炒） 海藻（洗） 昆布（洗） 海带（洗） 川楝子（去肉，炒） 桃仁（麸炒）各一两 厚朴（去皮，姜汁炒） 木通 枳实（麸炒） 延胡索（炒，去皮） 桂心（不见火） 木香（不见火）各半两

【用法】上为细末，酒糊为丸，如梧桐子大。每服七十丸，空心盐酒汤任下。

【功用】行气血，祛寒湿，止疼痛，软坚散结。

【主治】四种癀病，卵核肿胀，偏有大小，或坚硬如石，或引脐腹绞痛，甚则肤囊肿胀，或成疮毒，轻则时出黄水，甚则成痈溃烂。

【加减】虚寒甚者，加炮川乌一两；坚胀久不消者，加硇砂二钱，醋煮旋入。

【方论】

1.《医方集解》：此足厥阴药也。橘核、木香能入厥阴气分而行气；桃仁、延胡能入厥阴血分而活血；川楝、木通能导小肠膀胱之热，由小便下行，所以去湿；官桂能平肝暖肾，补肾命之火，所以祛寒；厚朴、枳实，并能行结水而破宿血；昆布、藻、带，咸润下而软坚，寒行水以泄热，同为散肿消坚之剂也。

2.《医方论》：此乃治癀疝之专剂，理气、破血、软坚、行水之法俱备。其知痛楚者不可误用。

3.《医方概要》：此方橘核、川楝辛香苦泄，疏利阳明、厥阴之逆气；内桂温肝散下焦结气；厚朴、枳实开中焦逆满；延胡、桃仁和血中气滞，气中血滞；昆布、海藻沉而下降，咸而软坚；木香利三焦气滞，木通渗小肠、膀胱湿热。合散寒通气，疏利厥少膀胱，其少腹胀痛、睾丸结疝可冰释而消矣。

4.《古今名方发微》：本方重在调和厥阴肝经气血及软坚散结，俾气顺血畅，坚软肿消，则睾丸肿大坚硬庶可缓解乃至消除。同时，气血流畅亦可加强方中桂心、木通等药散寒祛湿。临床上睾丸鞘膜积液、睾丸炎、副睾炎等病证，凡属寒湿侵犯厥阴，肝经气血不和者，均可用本方加减治疗。若已成痈溃烂，宜配合外治法。本方与天台乌药散均能行气止痛而治疗疝痛等证。但天台乌药散偏于行气散寒止痛，主要用于寒凝气滞，肝络不和之少腹痛、疝痛，其行气力最强；橘核丸，偏于行气止痛，软坚散结，主要用于寒湿侵犯厥阴，肝经气血不和之睾丸肿胀偏坠，其软坚散结力量强。

5.《医方发挥》：本方症是由寒湿侵犯厥阴，以致厥阴肝经气血不和所引起。根据急则治其标，缓则治其本的原则，故本方立法以调和厥阴气血为主，佐苦辛之品以消肿破滞，咸润之药以软坚散结。方中各药大都入厥阴肝经，而且橘核苦辛平善于行气、散结、止痛，是治疝气的要药，故为本方的主药；木香，香能通气，和合五脏，为调诸气要药，配以川楝子入厥阴气分，以行气止痛；桃仁，为血瘀血闭之专药，配以延胡索入厥阴血分，以活血散结，均为辅药；肉桂温肝肾而散寒邪，助桃仁、延胡索温通活血，行血分的瘀结，枳实配以厚朴破气分积结，助木香、川楝子疏肝理气，行气分的郁滞，海藻、昆布、海带咸润软坚，消痰散结，治痰湿的凝聚，再用木通导湿下行，为痰湿开下行之路，正如李东垣所说：木通下行，泄小肠火，利小便，与琥珀同功，无

他药可比；以上七味共为佐使药。

【验案】

1. 输卵管阻塞性不孕 《山西中医》（1992，4：17）：应用本方：橘核30g，海藻30g，昆布30g，海带30g，川楝子30g，桃仁30g，厚朴15g，木通15g，枳实15g，延胡索15g，桂心15g，木香15g，共研细末，酒糊为小丸，1次9g，每日2次，治疗输卵管阻塞性不孕96例，年龄20～36岁以上；其中原发性不孕65例，继发性不孕31例。结果：受孕39例；未受孕但输卵管造影证实已通者25例；自觉症状减轻，输卵管未通者32例。

2. 男性不育症 《中国医药导报》（2008，26：65）：用橘核治疗男性不育症病人32例，对照组采用五子衍宗丸治疗31例。结果：治疗组治愈8例，临床治愈19例，有效1例，无效4例，总有效率为88.75%；对照组治愈5例，临床治愈14例，有效3例，无效9例，总有效率70.97%。研究表明橘核丸对男性不育症病人精子活动率、精子运动速度参数和精子形态畸形率有明显的改善，可以显著提高育龄男性的生育率。

如意丸

【来源】《仁斋直指方论》卷五。

【组成】沉香 木香 大丁香 荜澄茄 使君子 辣桂 川白姜（炒） 桃仁（炒） 五灵脂（炒） 硇砂（醋浸半日） 雄黄 没药 大戟 牵牛（炒，取末） 巴豆（去油）各一两 荆三棱 蓬莪术 肉豆蔻（炮）各半两

【用法】上为末，水煮面糊为丸，如麻子大。每服二丸，加至三丸止，温酒送下。

【主治】积聚块痛，疝瘕癥癖。

木香逐气丸

【来源】《仁斋直指方论》卷十五。

【组成】橘红 青皮（去白） 槟榔（鸡心者）各半两 南木香二钱半 川巴豆肉一钱半（研如泥，渐入药夹研）

【用法】上为末，用生姜自然汁调神曲末糊为丸，如麻子大。每服十丸，姜汤送下；如气攻腹痛，枳壳、木瓜煎汤送下。

【功用】通利大便。

【主治】食积气滞，兼治脚气小肠气，诸气攻刺作痛。

海金散

【来源】《仁斋直指方论》卷十六。

【组成】黄烂浮石

【用法】于草阴地为末。每服二钱，生甘草煎汤调下。小肠气，茎缩囊肿，用木通、灯心、赤茯苓、麦门冬煎汤调下。

【主治】血淋、沙淋，小便涩痛；亦治小肠气，茎缩囊肿。

川椒散

【来源】《仁斋直指方论》卷十八。

【组成】真川椒（去目并合口者，微炒去汗） 官桂各半两 川芎 当归 青皮 陈皮（制） 枳壳 槟榔 赤茯苓 青木香 南木香 荜澄茄 白豆蔻仁 甘草（炙）各一分

【用法】上为粗末。每三钱，加生姜、大枣，水煎，食前服。

【主治】疝气，外肾肿痛。

川楝散

【来源】《仁斋直指方论》卷十八。

【组成】川楝子（不蛀者）四十九个（先切七个，取肉，以茴香二钱半，慢火同炒，并留茴香；又切七个，以破故纸二钱半同炒，并留破故纸；又切七个，以黑牵牛二钱半同炒，并留牵牛；又切七个，以盐一钱同炒，并留盐，又切七个，以斑蝥十四个去翅同炒，去斑蝥不用；又切七个，以巴豆肉十四个作两断同炒，去巴豆不用；又切七个，以萝卜子二钱半同炒，去萝卜子不用，外更别入） 茴香（炒） 青木香各半两 辣桂 南木香各二钱半

【用法】上为末，酒调稀面糊为丸，如梧桐子大。每服三十丸，食前盐、酒送下。积日计功。

本方方名，据剂型当作"川楝丸"。

【主治】膀胱小肠气，木肾，诸疝通用；外肾胀大、麻木、痛硬及奔豚疝气偏坠。

【加减】打坠瘀血证，本方加玄胡索半两（略炒入药），以没药研为末，调酒下。

二寸，煎取汁，食前调下。

【主治】膀胱小肠气，外肾肿痛。

四神丸

【来源】《仁斋直指方论》卷十八。

【组成】吴茱萸（拣净）一两（一半用老酒浸一宿，一半用米醋浸一宿，各焙干）　大香附（杵净）一两　荜澄茄　青木香各半两

【用法】上为末，米糊为丸，如梧桐子大。每服七十丸，食前盐汤送下；或乳香、葱白煎汤送下。

【主治】肾冷，疝气胀痛。

失笑散

【来源】《仁斋直指方论》卷十八。

【组成】川五灵脂　蒲黄（隔纸微炒）　延胡索各等分

【用法】上为末。每服二钱，酒半盏，煎七分，食前服。血痛，临熟入米醋少许。

【主治】小肠气痛及诸血痛。

沉附汤

【来源】《仁斋直指方论》卷十八。

【组成】附子（生）一钱　沉香　辣桂　荜澄茄　甘草（炙）各半钱　香附一钱（炒）

【用法】上锉一剂。加生姜七片，水煎，空心服。

【主治】

　　1.《仁斋直指方论》：肾虚无阳，小肠气痛，头额、小腹、外肾时冷，及湿症。

　　2.《何氏济生论》：气急不能眠卧。

金铃散

【来源】《仁斋直指方论》卷十八。

【别名】川楝茴香散（《普济方》卷二四七）。

【组成】大川楝子三十个（汤浸，去薄皮，每个作六七片）　巴豆三十粒（去皮膜，每粒作三段，夹炒，候巴豆色焦去巴豆）

【用法】上以舶上茴香与川楝子等秤，并木香一分，为末。每服二钱，水、酒各半盏，连根葱白

胡芦巴丸

【来源】《仁斋直指方论》卷十八。

【组成】胡芦巴（炒）　川楝子（蒸，去皮核，焙）各四两　川乌（炮，去皮脐）　大巴戟（去心）各一两半　茴香（炒）三两　吴茱萸（半酒半醋浸一宿，焙干）二两半　牵牛（炒，取末）二两

【用法】上为末，酒面稀糊为丸，如梧桐子大。每服二十丸，空心温酒送下。

【主治】肾经虚冷，膀胱气痛，或阴肿偏坠，或小腹有物如卵，上下走痛。

胡芦巴散

【来源】《仁斋直指方论》卷十八。

【组成】胡芦巴（炒）一两

【用法】上为末。每服二钱，茴香炒紫，用热酒沃，盖定，取酒调下。

【主治】小肠气攻刺。

茴香雀酒

【来源】《仁斋直指方论》卷十八。

【别名】茴香小雀酒（《普济方》卷二四八）。

【组成】舶上茴香三钱　胡椒一钱　砂仁　辣桂各二钱

【用法】上为末，以生雀燎毛去肠拭净，用三个入药，于其腹中麻绳系定，湿纸数重裹，煨香熟，空心嚼食，温酒送下。

【主治】肾冷疝气，偏坠急痛。

桂姜汤

【来源】《仁斋直指方论》卷十八。

【组成】吴茱萸十两（半酒半醋浸一宿，焙干）川白姜（生）　辣桂各半两　良姜　毕澄茄　茴香（炒）　缩砂仁　益智仁　木香　茯苓　甘草（炙）各三钱

【用法】上锉。每服三钱，水煎，调苏合香丸，食前服。

【主治】无阳脐冷疝气，兼治湿证。

盐煎散

【来源】《仁斋直指方论》卷十八。

【组成】益智仁 白芷 白干姜（炮） 茴香（炒） 甘草（炙） 天台乌药（去心） 香附（净）各一两 槟榔 麻黄（去节） 川芎 枳壳（制）各半两 青皮一两半

【用法】上为末。每服二钱，盐少许，水煎，食前服。

【主治】小肠气吊，腹中成阵刺痛，兼治风证。

秘传茱萸内消丸

【来源】《仁斋直指方论》卷十八。

【组成】吴茱萸（半酒半醋浸一宿，焙干） 山茱萸（蒸，去核） 马兰花（醋浸，焙） 川楝子（蒸，去皮核） 官桂 黑牵牛（炒，取末） 舶上茴香（用盐炒） 延胡索（略炒） 橘皮 青皮（去白） 海藻（浸，洗去咸，焙）各一两 桃仁（浸，去皮，炒） 白蒺藜（炒，杵去刺） 木香各半两

【用法】上为细末，酒糊为丸，如梧桐子大，每服四十丸，食前温酒、盐汤任下。

【主治】肾虚为邪所袭，留伏作痛，阴癞偏大，或生疮出黄水。

敌金丸

【来源】《仁斋直指方论》卷十八。

【组成】京三棱（煨） 蓬莪术 木猪苓 白附子 萝卜子 赤芍药 黑牵牛 川楝子 山茵陈 青木香 陈橘皮 五灵脂 姜黄 茴香各一两 南木香半两 丁香一分 泽泻一两半（以上并生用） 海藻（酒浸一宿，焙干） 海浮石（米醋浸，火煅红，淬醋，又煅淬，如此七次，黑为度） 穿山甲（热火灰煨焦）各一两 青皮（去白）二两（一两生用；一两截碎，以斑蝥五十个，去头足翅，同炒黄色，去斑蝥不用） 香附（杵，净）二两（一两生用；一两以巴豆五十粒，去壳，同炒色焦，去巴豆不用）

【用法】上截碎，夹和微炒，并为末，酒糊为丸，如梧桐子大。每服三十丸，以温酒送下。

【主治】疝气。外肾肿胀极大，或生疮，出黄水，其痛绕腹，寒热往来。

葱白散

【来源】《仁斋直指方论》卷十八。

【组成】当归 川芎 枳壳（制） 官桂 青皮 川白姜（生） 茴香（炒） 川楝肉 陈皮 紫苏 三棱（煨） 蓬术（醋浸一宿，焙） 白芍药 茯苓 木香各一两 人参 沉香 甘草（炙）各半两

【用法】上为粗末。每服三钱，加葱白二寸，盐少许，煎服。

【主治】肾气刺痛，七气。

【加减】大便秘，加大黄。

腰子散

【来源】《仁斋直指方论》卷十八。

【组成】黑牵牛（炒熟） 白牵牛（炒熟）各等分

【用法】上为末。每服挑三钱匕，猪腰一副，薄切开缝，入川椒五十粒，茴香一百粒，以牵牛末遍掺入肾中，线系，湿纸数重裹，煨香熟，出火气，灯后空腹嚼吃，好酒送下。少顷就枕，天明取下恶物即愈。

【主治】疝气、肾气作痛。

煨枣方

【来源】《仁斋直指方论》卷十八。

【组成】斑蝥（去头足翅）一个

【用法】将斑蝥入大枣中，线系，湿纸包，置慢火中煨令香熟，去蝥。空腹食枣，以桂心、荜澄茄煎汤送下。

【主治】小肠气痛，不可忍。

蝎麝散

【来源】《仁斋直指方论》卷十八。

【组成】全蝎（紧实而全者，不拘多少，焙干）

【用法】上为末。病发时，每用蝎末一钱，入麝半字，分作二服，温酒调下，如人行十里，又进后服。

【主治】膀胱小肠气痛。

蠲痛丸

【来源】《仁斋直指方论》卷十八。

【组成】延胡索（略炒）一两　川楝（蒸去皮核）舶上茴香（炒）各半两　牵牛（炒，取末）当归　良姜　青皮（去白）　木香　天台乌药各一分　全蝎七个（焙）

【用法】上为末，生姜自然汁浸糕为糊，丸如梧桐子大。每服三十丸，烧绵灰（存性）调酒送下。

【主治】

1. 《仁斋直指方论》：小肠膀胱气痛。
2. 《杂病源流犀烛》：癫疝及一切疝痛。

川楝丸

【来源】《仁斋直指小儿方论》卷四。

【别名】金铃子丸（《世医得效方》卷十二）。

【组成】木香　槟榔　三棱　蓬术（炮）青皮（去白）　陈皮　川楝肉　芫花（米醋浸，炒）半两　辣桂　牵牛（生，取仁）各三钱　川巴豆肉（不去油）一钱

【用法】上为细末，面糊为丸，如麻子大。每服三丸，姜汤送下，空心一服，午前一服。

【主治】小儿疝气，小腹痛，引腰脊挛曲，身不能直。

当归散

【来源】《普济方》卷三九八引《仁斋直指方论》。

【组成】辣桂　牵牛（炒取仁）各半两　北大黄　桃仁（浸去皮，焙）各二钱半　全蝎一钱

【用法】上锉散。每一钱，入蜜煎，温服。已利后，以青皮、陈皮、茯苓、木香、缩砂、甘草为散，生姜煎。和胃。唇青不治。

【主治】疝气。大腑秘，小腹阴囊牵引撮聚痛甚。

地龙膏

【来源】《普济方》卷三九九引《仁斋直指方论》。

【别名】地龙散（《普济方》卷三六二）。

【组成】干地龙不拘多少。

【用法】上为末。先以葱椒汤于避风处洗，次用津唾调敷其上。外肾热者，鸡子清调敷，或加牡蛎少许亦可。

【主治】小儿外肾肿硬，或疝，或风热暴肿及阴疮。

【宜忌】《普济方》：常避风冷湿地。

一捻金散

【来源】《类编朱氏集验方》卷三引《普济本事方》。

【组成】玄胡索　川楝子（炒）　舶上茴香（炒）全蝎（炒）各一两　附子半两（去皮脐，生用）

【用法】上为细末。每服二钱，痛作时热酒调下。甚者不过再服。

【主治】奔豚小肠诸气，痛不可忍。

吴茱萸丸

【来源】《类编朱氏集验方》卷三引石信甫方。

【组成】吴茱萸不拘多少（作四份，一份酒浸，一份童子小便浸，一份醋浸，一份水浸，合蒸，焙干）

【用法】上为细末，水煮面糊为丸。空心酒送下。

【主治】膀胱气痛。

元胡索散

【来源】《类编朱氏集验方》卷三引朱仁卿方。

【别名】玄蝎散（《医学入门》卷七）。

【组成】元胡索（盐炒）　干蝎等分

【用法】上为细末。温酒下。

【主治】小肠气痛。

各半散

【来源】《类编朱氏集验方》卷三引《海上方》。

【别名】五斗安神各半散（《普济方》卷二四九引《十便良方》）。

【组成】室女发（烧灰） 茴香各等分

【用法】上为末。无灰酒调，热服，不拘时候。

【主治】小肠气撮痛。

木香饮

【来源】《类编朱氏集验方》卷三。

【组成】川楝子十个（巴豆七粒，炒令上黄色，去巴，入茴香半两） 元胡索半两 南木香二钱 使君子

方中使君子用量原缺。

【用法】上为末。米饮调下。

【主治】小肠气痛。

金铃子丸

【来源】《类编朱氏集验方》卷三。

【组成】茴香 川楝子半两（每个作四片，用巴豆肉四十九粒炒焦为度，不用巴豆） 破故纸 胡芦巴（炒）各二两

【用法】上为细末，酒糊为丸。每服三十丸，细嚼胡桃仁三个，热葱酒送下；常服，盐酒吞下亦可。

【主治】膀胱小肠疝气，脐腹苦痛。

金铃子散

【来源】《类编朱氏集验方》卷三。

【组成】川楝子一两（净） 斑蝥十四个（去头翅足） 巴豆十四个（去壳并心，劈开作两片）

【用法】上二味同川楝肉于银石瓦器内慢火炒，令川楝肉带微黄焦色，取去斑蝥、巴豆二药不用，只将川楝子肉别安之一处，外用茴香三钱，重和前川楝子肉，用盐合炒令香，并前川楝子碾为细末。每服二钱匕，空心温酒调下。若脏腑微利，痛即愈。病久而甚，不过三服。服后仍用安肾丸、沉香荜澄茄散吞服，以补其虚，则其疾永不作矣。

【主治】膀胱疝气，小肠偏坠，小腹撮痛，发则欲死，诸所不治者。

【宜忌】病退即止，不可过剂。

茴香饮

【来源】《类编朱氏集验方》卷三。

【组成】八角茴香 白牵牛（炒）各等分

【用法】上为细末。空心酒调下。

【主治】膀胱偏坠，疝气。

茴香酒

【来源】《类编朱氏集验方》卷三。

【组成】茴香（炒，研）

【用法】灯笼草根浑酒调下。

【主治】膀胱偏坠，久不愈者。

立苏散

【来源】《类编朱氏集验方》卷十一。

【组成】蝎蜥九个（去毒） 马蔺花二钱（水浸一宿） 木香一钱 没药半钱 胡椒（为末）半钱

方中胡椒用量原缺，据《普济方》补。

【用法】上为末。麝香酒下。

【主治】小肠气。

茴香散

【来源】《类编朱氏集验方》卷十一。

【组成】京三棱（炮） 茴香（炒） 甘草 没药各等分

【用法】上为末。煎吊藤汤调下；葱汤亦可。

【主治】小儿吊疝，大人膀胱疝气痛。

香附丸

【来源】《类编朱氏集验方》卷十一。

【组成】牵牛（炒） 香附子（炒） 石燕（煅红，酒浸，研） 巴豆七粒（同牵牛炒，去巴豆）

【用法】上研末为丸。用蓖麻汤送下。

【主治】膀胱疝气，外肾肿痛。

桃仁汤

【来源】《类编朱氏集验方》卷十一。

【组成】木馒头（切碎，用葱炒） 桃仁（盐炒）各等分

【用法】上为细末。每服二钱，温酒下。

【主治】小儿吊疝。

朱砂丸

【来源】《御药院方》卷十一。

【组成】朱砂一钱匕（称重一钱） 当门子一枚（如皂子大，重一分五厘） 石燕子（烧，醋淬五遍）一钱 木香三字 使君子（末）一钱 诃子（炮，去核，末）一钱

【用法】上为细末，用米饮为丸，如黍米大。每服一丸至七丸，薄荷汤送下，一日二次，早晚乳食前各一服。

【主治】小儿疝气。

硇砂煎丸

【来源】《医方类聚》卷一五三引《施圆端效方》。

【组成】硇砂二钱 槟榔一钱 牡蛎（烧） 滑石 海金砂 川楝子 麻子仁（别研）各半两

【用法】上为细末，枣肉为丸，如小豆大。每服二十丸，空心、食前葵子汤送下，日进二服。

【主治】男子阳衰阴盛，下元真虚，膀胱小肠气块坠痛，诸方不愈者。

没药散

【来源】《医方类聚》卷二一○引《施圆端效方》。

【组成】香附子（炒）四两 干姜一两半（炮） 白芍药 五灵脂各二两（炒）

【用法】上为细末。每服二钱，食前以热酒调下；心疼，以醋调下，一日二次。

【主治】妇人血气不调，赤白带下，腰腹疼冷；男子膀胱小肠气痛，疝气沉坠痛闷；心疼。

当归四逆汤

【来源】《卫生宝鉴》卷十八。

【组成】当归尾七分 附子（炮） 官桂 茴香（炒） 柴胡各五分 芍药四分 茯苓 玄胡索 川楝子各三分（酒煮） 泽泻二分

【用法】上锉，作一服。用水二盏半，煎至一盏，去滓，空心、食前温服。

【主治】疝气，脐腹冷痛相引腰胯而痛。

【方论】方以附子、肉桂甘辛大热，助阳退阴，用以为君。玄胡、茴香辛温，除下焦虚寒；当归辛温，和血止痛，故以为臣。芍药之酸寒，补中焦之气，又防热药损其肝阴；泽泻咸平，茯苓甘平，去膀胱中留垢；川楝子苦寒，酒煮之止痛，又为引用，乃下者引而竭之之意也；柴胡苦平，行其本经，故以为使也。

去铃丸

【来源】《医方类聚》卷九十引《澹寮方》。

【组成】川乌尖七个（生用） 巴豆七枚（去皮，只去九分油）

【用法】上为细末，糊糊为丸，如梧桐子大，用朱砂、麝香为衣。每服二丸，同青木香丸三十粒，空心冷盐酒或冷盐水送下，三两日一服，不可多。

【主治】奔豚疝气，或阴囊肿大。

白芍药汤

【来源】《活幼心书》卷下。

【组成】白芍药一两半 泽泻（去粗皮）七钱半 甘草三钱（炙） 薄桂（去粗皮）一钱半

【用法】上锉。每服二钱，水一盏，煎七分，空心温服。

【主治】

1.《活幼心书》：冷疝腹痛，及误汗误下之坏证伤寒，并宜先服，次投对证之剂。

2.《幼科类萃》：胎寒腹痛。

【加减】误汗误下，加人参、南木香各二钱；脐下痛，加生姜及盐同煎，或加钩藤。

回阳散

【来源】《活幼心书》卷下。

【组成】附子（汤浸，炮裂，去皮） 甘草（半生半炙）各二钱半 人参（去芦）七钱半 细辛（去叶）一钱半 桔梗（锉，炒）五钱 厚桂（去

粗皮） 白茯苓（去皮） 川独活各二钱 半夏（汤煮透，滤，仍锉，焙）三钱

【用法】上锉。每服二钱，水一盏，加生姜二片，煎七分，温服，不拘时候。或入枣子同煎。

【功用】理脾虚。

【主治】感受风寒湿气，传作吐泻，手足逆冷，腹痛有痰，及阴证脱肛，疝疾，盗汗。

金茱丸

【来源】《活幼心书》卷下。

【组成】金铃子肉一两 家茱萸半两

【用法】上为末。酒煮面糊为丸，如麻子大；儿小者，丸作粟壳大。每服三十丸至五十丸，空心温盐汤送下，温酒亦好。

【主治】冷疝气痛，及肤囊浮肿。

金铃散

【来源】《活幼心书》卷下。

【组成】金铃子肉六钱 三棱（炮，锉） 莪术（醋炙，锉） 青皮（去白） 陈皮（去白）各二钱半 赤茯苓（去皮） 茴香各半两 南木香二钱 甘草四钱（炙） 槟榔 枳壳（水浸润，去壳，锉片，麦麸炒微黄） 钩藤（和钩）各三钱

【用法】上除槟榔、木香不过火外，余十味锉，焙，仍同木香、槟榔为末。每服半钱至一钱，仍用炒茴香煎无灰酒空心调服。不饮酒者，煎炒茴香汤调下。

【主治】

1.《活幼心书》：疝气腹痛，投诸药后愈而复作者。

2.《幼科折衷》：小儿阴囊肿痛而引缩入腹，腰曲腹痛，冷汗自出，名曰内吊。

散气丸

【来源】《活幼心书》卷下。

【组成】海藻（汤浸洗七次，焙干） 泽泻（去粗皮） 茴香（炒） 车前子（焙） 萝卜子（用屋瓦慢火焙干） 川楝子（取斑蝥九枚，去翅足，同炒，少时仍去斑蝥，候冷） 大腹皮（净洗，焙

干）各一两

【用法】上锉，焙为末，酒煮面糊为丸，如绿豆大。每服三十丸至五十丸，空心南木香煎酒送下，或防风牡丹皮煎酒送下；不能饮者，于木香汤或防风牡丹皮汤内各少入酒送下，亦可再用盐炒茴香煎汤送下。

【主治】诸疝气，小便利或不通，脐下作痛，不堪忍者。

玉环来笑丹

【来源】《本草纲目》卷三十一引《皆效方》。

【组成】荔枝核四十九个 陈皮（连白）九钱 硫黄四钱

【用法】上为末，盐水打面糊为丸，如绿豆大。遇痛时，空心酒服九丸，良久再服。

【主治】疝气癫肿，亦治诸气痛。

宽中丸

【来源】《医方类聚》卷八十九引《王氏集验方》。

【组成】苍术（去粗皮，米泔浸三日，炒干） 乌药（去粗皮） 香附子（火燎去毛）各二两 三棱（醋煮，切，焙干） 广茂（煨） 青皮（去瓤） 陈皮（去白） 干姜（炮） 良姜（炒） 小茴香（炒） 神曲（炒） 麦芽各一两

【用法】上为细末，醋煮面糊为丸，如梧桐子大。每服五十丸，空心生姜汤送下。

【功用】宽中下气，暖胃调脾，消克饮食，补益虚损。

【主治】五劳七伤，下元虚冷，脚膝无力，腰滞腿疼，筋骨软弱，心胸胀满，呕逆恶心，恶闻食气；七癥八瘕，五积六聚，痃癖气块，胁肋疼痛，脐腹胀满，面黄肌瘦，身体倦怠，脾胃不和，不思饮食；风湿气痹，霍乱转筋，上吐下泻，气逆冲心，翻胃吐食，多年气痢，小肠疝气；妇人月事不行，脐腹疼痛，一切沉滞之气。

玄应丸

【来源】《医方类聚》卷九十引《经验秘方》。

【组成】沉香 木香 山茱萸（去核，取肉） 石茱萸 香附子（白盐炒） 吴茱萸 破故纸 橘皮

赤芍药各半两 桃仁（麦麸炒，去皮尖双仁） 茴香（生姜汁浸透，盐炒） 川楝子（去核，取肉） 苍术（米泔浸）各一两 川椒（去目，闭口者不用）半两 青盐一两（以甜醝草揉成团，放新瓦上，炭火煅成用） 糯米一合（用斑蝥七十个，去头足翅，巴豆七粒，去壳，同炒，以米黄色为度，去豆、蝥不用）

【用法】上为细末，以米醋煮米粉糊为丸，如梧桐子大。如见发，每服三十丸，空心以灯草煎汤调四苓散送下。盐汤、温酒任意送下者，乃常服之法也。

【主治】奔豚疝气，一应下部之疾。

【宜忌】服此如忌羊、鸡、面食，必可除根。

沉香散

【来源】《医方类聚》卷一五七引《经验秘方》。

【组成】蓬术 天台乌药 茴香各三两 肉桂一两半（去粗皮，不见火） 益智仁半两 沉香一两半 玄胡索一两半（去皮） 荜澄茄一两半

【用法】上为细末。每服一钱，空心、食前以温酒、盐汤任调下。

【主治】沉寒痼冷，奔豚，小肠疼痛，阴核偏大，久不愈。

青丝散

【来源】《经验秘方》引董仲祥方（见《医方类聚》卷七十三）。

【组成】白芷 白茯苓（去皮） 当归（去土） 川芎 甘草各三钱 细辛（去叶土，华州者佳） 何首乌 寒水石（烧作粉）各五钱 升麻 生地黄 地骨皮各二钱 丁香三钱

【用法】上为极细末。早、晚二次刷牙。余有药津，休去漱，从自然咽之，百日大效。

【功用】乌发，养心神。

【主治】发白及小肠气。

消肾丸

【来源】《医方类聚》卷一五七引《经验秘方》。

【组成】山茱萸（去核） 陈皮（去瓤） 青皮（去瓤） 山药 肉桂（不见火） 川楝子（去核）

马蔺花（醋煮妙香） 吴茱萸各二两 木香一两 茴香二两

【用法】上为细末，酒糊为丸，如梧桐子大。每服二钱，空心温酒、盐汤任下。

【主治】小肠气。

椒朴丸

【来源】《医方类聚》卷九十引《经验秘方》。

【组成】川椒 厚朴 青盐 小茴香 木香各二两

【用法】上锉，于砂锅内用水浸药过一指高，文武火煮干，日晒干，为末，酒糊丸，如梧桐子大。每服三四十丸，空心盐汤送下。

【主治】偏坠，木肾囊肿。

鸡清丸

【来源】《瑞竹堂经验方》卷一。

【组成】川独活 谷精草 续断 茵陈

【用法】上为细末，鸡清为丸，如梧桐子大。每服五十丸，空心温酒送下，干物压之。

【主治】男子精滑，下元虚冷，及疝气证，妇人经脉不调。

川楝茴香散

【来源】《瑞竹堂经验方》卷二。

【组成】木香 茴香（盐炒香，不用盐） 川楝子（切片，盐炒，同盐用）各等分

【用法】上为细末。每服三钱，热酒一盏，空心调下。

【主治】小肠疝气疼痛。

飞黄丹

【来源】《瑞竹堂经验方》卷二。

【组成】带毛雀儿 金丝矾

【用法】用带毛雀儿，取去肠、肚，将金丝矾研细，装放雀儿肚满，缝合，用桑柴火缓缓煨烧成炭，研为细末。年远者每服二枚，近者一枚，空心，用无灰酒调下。恐恶心，入盐汤少许。

【主治】小肠疝气疼痛。

苍术丸

【来源】《瑞竹堂经验方》卷二。

【组成】苍术一斤（用泔浸，去皮，切作片，用生葱白一斤切碎，加盐二两同炒，苍术黄色为度，去葱不用） 川椒（微炒） 白茯苓（去皮） 小茴香（微炒）各四两

【用法】上为细末，酒糊为丸，如梧桐子大。每服五七十丸，空心温酒送下。

【功用】明目，暖水脏，补益。

【主治】腰腿疼痛，小肠疝气。

香沙丸

【来源】《瑞竹堂经验方》卷二。

【组成】茴香（盐炒香，去盐不用） 新蚕沙（晒干）各等分

【用法】上为细末，炼蜜为丸，如弹子大。空心细嚼，温酒送下。甚者，一日二次。

【主治】小肠疝气。

香蝎散

【来源】《瑞竹堂经验方》卷二。

【组成】乳香一钱 蝎梢二钱 川乌头（去皮，生用）三钱

【用法】上为细末。每服一钱，水一盏，煎至七分，入盐少许，空心连滓热服。

【主治】小肠疝气，阴囊肿痛。

神效丸

【来源】《瑞竹堂经验方》卷二。

【别名】小槟榔丸（《世医得效方》卷十二）。

【组成】芫花半两（醋浸，炒） 木香 槟榔 三棱（炒）各半两 茯苓 青皮 全蝎 附子（炮）硇砂（研末） 桂各二钱半

【用法】上将硇砂用水浸瓷盏内，去滓留汤，以瓶炖成膏子，米醋打糊为丸，如绿豆大。每服三十丸，空心温酒送下。

【功用】疏利。

【主治】疝气奔豚，小儿溺秘。

通气散

【来源】《瑞竹堂经验方》卷二。

【组成】穿山甲（锉细，用蛤粉炒胀，去粉）二两白牵牛一两（炒） 玄胡索（去皮）一两 陈皮（去白，净）一两（炒） 木香一两半（不见火）舶上硫黄二两（炒） 厚朴（去皮）一两 甘草一两（炙） 黑牵牛半两（炒）

【用法】上为细末。每服二钱，空心温酒调下，病在上者食后服，病在下者食前服。

【主治】小肠疝气，腰腹牵引疼痛，感风寒或劳损腰痛，妇人吹乳，心气脾痛，疮疖不拘溃否等。

煮裩药方

【来源】《瑞竹堂经验方》卷二。

【组成】山茱萸 吴茱萸 蛇床子 牡蛎 川椒葱白（带须者）各等分

【用法】上锉。每用三钱，熬水熏洗。

【主治】疝气。

喝起丸

【来源】《瑞竹堂经验方》卷二。

【组成】萆薢 杜仲（酥炒去丝） 葫芦巴（生脂麻炒） 破故纸（炒） 小茴香各一两（盐水浸一宿） 胡桃仁一两（汤去皮）

【用法】将胡桃为末，同前五味药末为丸，如梧桐子大。每服三五十丸，空心盐酒送下，或盐汤亦可。

本方改为汤剂，名"喝起汤"（见《嵩崖尊生全书》）。

【主治】

1. 《瑞竹堂经验方》：小肠气及腰痛。

2. 《嵩崖尊生全书》：疝气，横坚弦，绕脐走注，小腹攻刺。

四圣散

【来源】《普济方》卷二四七引《瑞竹堂经验方》。

【组成】川楝子（炒黄） 胡椒 茴香（炒） 全蝎（炒）各半两

【用法】上为末。每服二钱，空心热酒调下。

【主治】小肠膀胱疝气，痛不可忍。

乳沉膏

【来源】《永类钤方》卷二十。

【别名】乳香膏（《普济方》卷三六一）。

【组成】附子（炮）二钱　乳香　当归各一钱　麝香　沉香各一字

【用法】上为末，酒糊为丸，如小豆大。月内儿每次一丸，空心钩藤汤或米饮送下，大小加减服。

本方方名，据剂型当作"乳沉丸"。

【主治】盘肠气吊啼，曲身啼叫，面红青黑不定，大便青白，奶片不化。

生料木香匀气散

【来源】《世医得效方》卷三。

【别名】木香匀气散（原书卷六）。

【组成】丁香　檀香　木香各一两　甘草（监）四两　缩砂（去壳）二两　白豆蔻仁　沉香各一两　藿香（去土）四两

【用法】上锉散。每服二钱，水一盏半，加生姜三片，紫苏叶五片，食盐少许，煎热服，不拘时候；或为末，炒茴香、盐酒调亦可。治气滞腹痛，用紫苏汤调下，未效，用乳香、没药汤调服；治呕血、衄血，用侧柏叶、白茅花煎汤送下；治跌打损伤，加红曲末少许，童子小便同酒调，空心热服（如无红曲，红酒亦可）。

【功用】和气。

【主治】寒疝作痛，冷心痛，气痢腹痛，宿冷不消，气滞腹痛；气逆呕血、衄血；从高坠下，或打扑伤损，腰胁、心腹作痛。

加味通心饮

【来源】《世医得效方》卷三。

【别名】加味通心散（《证治准绳·类方》卷六）。

【组成】瞿麦穗　木通（去皮节）　栀子（去壳）　黄芩　连翘　甘草　枳壳（去瓤）　川楝子（去核）各等分

【用法】上锉散。每服五钱，水一盏半，灯心二十

茎，车前草五茎同煎，空心温服。

【主治】

1.《世医得效方》：肾与膀胱实热，小肠气痛，小腑不通。

2.《奇效良方》：诸疝胀痛及小便不利。

海藻丸

【来源】《世医得效方》卷三。

【组成】海藻　海带各一两　斑蝥二十八个（去足翅）　巴豆二十八个（去壳完全者）

【用法】上斑蝥、巴豆二味一处，生绢袋盛，用好醋一碗，以瓦铫盛四味同煮，将干，去斑蝥、巴豆不用。只将海带二味研细为末，以淡豆豉一百粒，以煮药余醋略浸，蒸研为膏，和末药为丸，如梧桐子大。每服用麝香少许，朱砂三钱，乳钵细研至无声，却入麝香再研匀为衣，晒干，以新瓦瓶收之。每初服七粒，二服十粒，三服十五粒，若未愈，再进三两服，皆用十五粒，乃用盐炒茴香细嚼，空心服，酒吞下。

【主治】偏坠小肠气。

【宜忌】忌食鸭子并酢酱、动气等物。

茱萸内消丸

【来源】《世医得效方》卷九。

【组成】川楝三两（锉，炒）　大腹皮　五味子　海藻（洗）　玄胡索各二两半　茴香（炒）　桂心　川乌（炮，去皮脐）　吴茱萸　食茱萸　桃仁（麸炒，别研）各一两　木香一两半　桔梗　青皮　山茱萸各二两

【用法】上为末，酒糊为丸，如梧桐子大，每服三十丸，温酒送下。

【主治】小儿阴癫偏大，上攻脐腹，肤囊肿胀或生疮疡，时出黄水，腰腿沉重，足胫肿满，行步艰辛。

荔核散

【来源】《世医得效方》卷九。

【组成】舶上茴香　青皮（全者）　荔枝核各等分

【用法】上锉散，去火毒，为末。每服二钱，酒

下，一日三次。不过二剂，除根。

【主治】肾大如斗。

金铃散

【来源】《世医得效方》卷十二。

【组成】金铃子一两（煨，去核） 缩砂仁七钱半（去壳） 荜澄茄 木香各五钱

【用法】上为末。每服一钱，大者二钱，盐汤或好酒。

【主治】疝痛作痛时，先曲腰啼哭，眼中无泪，脚冷唇干，额上多汗；或外肾钓上，阴囊偏大。

只金丹

【来源】《普济方》卷二四七引《世医得效方》。

【组成】小茴香二两 湿生虫（阴干）二两

【用法】上为末。酒糊为丸，如梧桐子大。每服三五十丸，空心茴香汤送下。

【主治】男子疝气，小肠虚损。

二香丸

【来源】方出《丹溪心法》卷四，名见《东医宝鉴·外形篇》卷四。

【组成】三棱 莪术（醋煮） 炒曲 姜黄 南星各一两 山楂二两 木香 沉香 香附各三钱 黄连（用茱萸炒，去茱萸）五钱（净） 萝卜子 桃仁 山栀 枳核（炒）各半两

《东医宝鉴·外科篇》无沉香。

【用法】上为末，姜汁浸蒸饼为丸，如梧桐子大。白汤送下五七十丸。

【主治】狐疝，上下出入作痛；或疝痛作则腹内块痛止，疝痛止则腹内块痛复作。

十味苍柏散

【来源】方出《丹溪心法》卷四，名见《医学入门》卷七。

【别名】止痛附子汤（《观聚方要补》卷五引《医门秘旨》）。

【组成】苍术（盐炒） 香附（盐炒） 黄柏（酒炒） 青皮 玄胡索 益智 桃仁 茴香 附子（盐炒） 甘草

《医宗金鉴》有山楂。方中茴香，改为大茴、小茴，名"君臣全备汤"（《观聚方要补》卷五引《百代医宗》）。

【用法】上为末。作汤服。

【主治】疝气作痛。

术附汤

【来源】方出《丹溪心法》卷四，名见《保命歌括》卷十六。

【组成】苍术（盐炒） 香附（盐炒） 黄柏（酒炒） 青皮去白 玄胡索 益智 桃仁 茴香（盐炒） 附子（炮） 炙草

【用法】上锉。每服五钱，顺流水煎服。

【主治】癞疝。

守效丸

【来源】《丹溪心法》卷四。

【组成】苍术 南星 白芷（散水） 山楂各一两 川芎 枳核（又云枳实炒） 半夏

【用法】上为末，神曲糊为丸服。

《古今医统大全》：姜汁糊为丸，如梧桐子大。每服七十丸，以盐汤送下。

【功用】《会约医镜》：治湿理气。

【主治】癞疝不痛者。

【加减】秋、冬，加吴茱萸；有热，加山栀一两；坚硬，加朴消半两，又或加青皮、荔枝核。

苍术附子汤

【来源】方出《丹溪心法》卷四，名见《古今医统大全》卷六十。

【组成】苍术（盐炒） 香附（盐炒） 黄柏（酒炒） 青皮 玄胡索 益智 桃仁 茴香（炒） 附子（盐炒） 甘草

《古今医统大全》本方用苍术（盐水炒）、香附子（盐水炒）、黄柏（酒炒）各一钱，青皮、玄胡索、益智、桃仁各七分，茴香（炒）、附子（盐炒）、甘草各五分。

【用法】上为末，水煎服。

【主治】疝作痛。

肾气方

【来源】《丹溪心法》卷四。

【别名】肾气丸（《古今医统大全》卷六十）。

【组成】茴香　破故纸　吴茱萸（盐炒）各五钱　胡芦巴七钱半　木香二钱半

【用法】上为末，萝卜捣汁为丸。盐汤送下。

《古今医统大全》：丸如梧桐子大，每服五十丸。

【功用】《医略六书》：温经降逆。

【主治】

1. 《丹溪心法》：疝痛。

2. 《医略六书》：寒疝上逆作痛，脉弦涩者。

【方论】《医略六书》：寒束厥阴之经，经气凝结不散，乃成寒疝；上攻心腹，故疼胀不止焉。补骨脂补火下气，小茴香化气温经，吴茱萸温肝降逆气，胡芦巴降气止疝痛也。丸以莱菔子汁下气宽胀，更以食盐汤送下，使结散气行，则经脉顺利而无上攻之患，安有心腹疼胀不止者乎。

定痛散

【来源】方出《丹溪心法》卷四，名见《校注妇人良方》卷七。

【组成】枳实十五片（一作橘核）　山栀（炒）　山楂（炒）　吴茱萸（炒）各等分

方中"枳实"，《校注妇人良方》作"枳壳"。

【用法】上为末。加生姜，水煎服，或每服一二钱，空心长流水调下；或酒糊为丸服。

【主治】诸疝。

【加减】湿胜，加荔枝核（炮）。

胡芦巴丸

【来源】方出《丹溪心法》卷四，名见《济阳纲目》卷七十六。

【组成】茴香　破故纸　吴茱萸（盐炒）各五钱　胡芦巴七钱　木香二钱半

【用法】上为末，萝卜捣汁为丸。盐汤送下。

【主治】肾气疝。

积疝方

【来源】《丹溪心法》卷四。

【别名】积疝丸（《古今医统大全》卷六十）。

【组成】山楂（炒）一两　茴香（炒）　柴胡（炒）三钱　牡丹皮一钱

【用法】上为末，酒糊为丸，如梧桐子大。每服五六十丸，盐汤送下。

【主治】疝痛。

橘核散

【来源】《丹溪心法》卷四。

【组成】橘核　桃仁　栀子仁　川乌（细切，炒）　吴茱萸

【用法】上为末。水煎服。

【主治】诸疝。

【方论】用栀子仁以除湿热，用乌头以散寒郁，况二药皆下焦之药，而乌头又为栀子所引，其性急速，不容胃中留也。

橘核汤

【来源】《医学启蒙》卷四。

【组成】橘核　吴萸　木香　茴香　良姜　青皮　川楝子　干姜　官桂各等分

【用法】水煎服。

【主治】疝气。

参术汤

【来源】《脉因证治》卷下。

【组成】人参　白术　山栀　香附

【主治】虚疝，脉豁大者。

桃仁汤

【来源】《脉因证治》卷下。

【组成】大桃仁（炒，去皮尖）　茱萸　桂枝　蒺藜　青皮　白茯苓　槟榔　木香　海藻　三棱

莪术

【主治】癫疝。

逐气丸

【来源】《永乐大典》卷一四九四八引《经验普济加减方》。

【组成】缩砂仁　红豆　良姜　青皮　陈皮（去瓤）　枳壳（炒，去瓤皮）一两　甘草（炙）　干姜（炮）　木香　硇砂各半两　木瓜（干者）一两半　当归六钱

【用法】上为细末，炼蜜和丸，如弹子大。每服一粒，病重每服三丸，食前细嚼，酒或生姜汤送下，一日三丸。或作散子，酒调三五钱，老幼加减。

【主治】妇人血气衰弱，小腹疼癖，气痛牵心，阴户浮肿胀闷；男子疝气下坠。

如神散

【来源】《医方类聚》卷八十九引《必用全书》。

【组成】木通二两　黄芩二两　甘草一两

【用法】上锉。每服五钱，水二大盏，煎至一盏，冷服，不拘时候。

【主治】小肠气。

祛痛丸

【来源】《医方类聚》卷八十九引《必用全书》

【组成】破故纸（碾细，炒）　黑牵牛（头末）各等分

【用法】先用酽米醋煮蒜瓣熟，研烂入前药三味，搜成剂，为丸如梧桐子大。每服二三十丸，空心淡醋送下；或橘皮汤送下。

【主治】小肠气，膀胱气痛不可忍者；脚气。

紫金散

【来源】《医方类聚》卷二一七引《医林方》。

【组成】禹余石粮不拘多少（烧红醋蘸）

【用法】上为末。每服三钱，酒调服之。
　　《本草纲目》引《卫生易简方》：每服二钱，米饮调服，一日二次。

【主治】《本草纲目》引《卫生易简方》：盲肠气痛，妇人少腹痛。

郁李仁丸

【来源】《医方类聚》卷二五二引《医林方》。

【组成】郁李仁一两（炒熟）　桃仁一两（炒黄，去皮尖）　杜蒺藜子一两半（炒一半）　官桂半两　牡丹皮一两

【用法】上为细末，炼蜜为丸，如梧桐子大。每服一丸，食前温酒送下。

【主治】小儿疝。

茱萸内消丸

【来源】《医方类聚》卷九十引《居家必用》。

【组成】山茱萸　食茱萸　吴茱萸　茴香（炒）　川楝子（去核）　青皮（去瓤）　马蔺花各一两　黑牵牛（头末）七两

【用法】上为细末，酒糊为丸，如梧桐子大。每服三五十丸，盐汤送下。久年不愈者，五七服可除根。

【主治】一切小肠疝气。

七疝丹

【来源】《医方类聚》卷九十引《修月鲁般经》。

【组成】胡椒（炼）三百六十粒　黑牵牛（炼）三百六十粒　斑蝥二十一个（去头足）　巴豆二十一个（去心，尽去油）　木香二钱　丁香二钱

【用法】上除巴豆外，共为细末，别研细巴豆，和诸药，共乳匀，用生葱自然汁为丸，如绿豆大。每服十五丸，量病人肥瘦加减，温盐汤酒下；临发时服，减作十二丸或十四丸。

【主治】一切肾气，冲心危笃，口吐冷沫，热极气喘，甚则牙关紧闭，不识人者。

四圣散

【来源】《医方类聚》卷九十一引《急救仙方》。

【组成】茴香（炒）　川山甲（炒）　全蝎（炒）　南木香各等分

【用法】上为末。每服二钱，酒调服。一服痛住。

【主治】疝气，外肾肿胀。

三仙丹

【来源】《普济方》卷二五〇引《医学切问》。

【组成】川乌半两（炒） 苍术三两（米泔水浸） 茴香一两 山药一两 金铃子四两（去皮核，肉炒） 草薢五钱 青盐 破故纸各一两

【用法】上为末，酒糊为丸，如梧桐子大。每服三十丸，温酒送下，干物压之。

【功用】此药行四方皆可伏水土，防山岚瘴气，去风湿，避寒暑，进饮食，厚肠胃，和血脉，添精补髓血，驻颜壮筋骨，明目暖水脏，黑须发，延年益寿，安和肾气，壮阳事。

【主治】浑身走注痛，冷积，寒疝气，小肠疼。

经验万病无忧散

【来源】《普济方》卷二五六引《医学切问》。

【组成】槟榔 雷丸 贯众 大腹皮各二两 京三棱 蓬莪术 鹤虱 木香各二钱 甘草四两 大黄十两（炒） 粉霜二钱 牵牛（头末）一两半（生者）

【用法】上为细末。每服五钱，五更初，鸡不叫，人不知，井华水调下，天明时取下，其病自出，恶物自下，然后补之。

【主治】沉重气块，水肿、血蛊、气鼓，小肠膀胱偏坠，奔豚气，胃胀，脚气，下膈气翻胃吐食，心气疼痛，肺胀咳嗽，吐血鼻衄，肠风下血，五淋腰疼，三十六种风，二十四般气；妇人赤白带下，癥瘕血块。

【宜忌】忌生冷。

川楝散

【来源】《普济方》卷二四七引《经效良方》。

【组成】川楝子一两（每个切作四片） 青皮（汤浸去白，切，焙干）一两 木香二两 舶上茴香一两 巴豆五十枚（去壳，不出油）

【用法】上一处，炒令黄色，去巴豆不用，再入海金沙一钱，桂府滑石一钱半，同杵细末。每服一

钱，煎葱白酒热下。

【主治】小肠气，膀胱气，痛不可忍。

茴香苍术丸

【来源】《普济方》卷二四七引《德生堂方》。

【组成】苍术一斤（泔水浸，春、夏三日，秋、冬五日） 破故纸（盐炒） 八角茴香（盐炒） 巴戟（去心） 黑牵牛各二两

【用法】苍术分作四分，与四药同炒外，杜仲四两，炒去丝，只去黑牵牛不用，余为末，酒糊为丸，如梧桐子大。每服五十丸，空心盐、酒、水任下。

【主治】疝气肾核偏坠，痛不能忍者。

荔核散

【来源】《普济方》卷二四七引《德生堂方》。

【别名】荔枝散（《保命歌括》卷十六）。

【组成】荔枝核十四个（新者，烧存性） 沉香 木香 青盐 食盐 八角茴（炒）各一钱 小茴香 川楝子肉各二钱

【用法】上为细末。每服三钱，空心热酒调下。

本方原名荔核丸，与剂型不符，据《证治准绳·类方》改。

【主治】疝气。阴核肿大，痛不可忍。

四制茱楝香壳丹

【来源】《普济方》卷二四八引《德生堂方》。

【别名】四制茱萸香炼丹（《奇效良方》卷四十六）。

【组成】吴茱萸一两（分作四份，一份装带尿猪尿胞，酒浸；一份醋浸；一份童子小便浸；一份盐炒） 泽泻四两 川楝子四十九个（巴豆二十个炒黄，去巴豆） 枳壳（去瓤，炒） 木香 陈皮 青皮 茴香（盐炒） 石菖蒲（炒） 槟榔 三棱（煨） 桃仁（去皮，炒） 草薢 蓬莪术（煨） 官桂 白茯苓 乳香各三两（别研） 荔枝核四十九枚

【用法】上为细末，酒糊为丸，如梧桐子大。每服五十丸，空心盐汤或酒送下。

【主治】肾经虚寒，下元虚冷，小肠疝气，阳事衰败。

沉香内消丸

【来源】《普济方》卷二四九引《德生堂方》。

【组成】沉香 木香各半两 葫芦巴（酒浸） 小茴香（炒）各二两

【用法】上为细末，酒糊为丸，如梧桐子大。每服五十丸，空心盐酒、盐汤任下。

【主治】小肠疝气，阴囊肿大，或左右肾偏，结核疼痛难忍，下元虚冷，久而不愈者。

玉抱肚

【来源】《普济方》卷二五〇引《德生堂方》。

【组成】川乌 川椒 小茴香 破故纸 葫芦巴 官桂 良姜 马蔺花 白芷 甘松 干姜 吴茱萸 川楝子 海藻 青木香 乳香 没药各半两 好艾四两（碾末，先铺在裹肚上，后用药末）。

【用法】上细末，用细绢做夹裹肚一个，腰前詹覆过脐腹，下斜尖如匾，覆护阴囊，别作稍尾，以带抄住于后，不碍小净手。遇大净手，取下后詹，上覆腰与肾、不及肾上裹肚，前后詹各铺绵，用前药末匀渗入绵，微酒以水，薄皮纸盖上绵，缀定住，翻绵在内，如缝人绵衣，常用拴裹腰腹，护囊使药气熏泌。

【功用】温暖丹田，熏蒸肾囊。

【主治】疝气。

救命通心散

【来源】《医学纲目》卷十四。

【组成】川乌头一两（用青盐一钱，酒一盏，浸一宿，去皮尖，焙干） 川楝子一两（用巴豆二十一粒，同炒候黑色，去巴豆） 茴香半两 石燕一对 土狗五枚 芥子一钱六分

【用法】上为末。每服三钱，入羊石子内，湿纸煨香熟。夜半时，用好酒半升，入盐细嚼石子，以酒咽下。不得作声。小便大利，其病遂去。

【主治】小肠气痛。

乌药散

【来源】《普济方》卷一四〇。

【组成】乌药 茴香 青皮 赤豆各一两 干漆 没药各二两 硇砂 滑石 高良姜各一两

【用法】上除硇砂别入，捣筛为散。取一钱，温酒或白饮和服。仍以铃按伏之，患释。

【主治】厥阴疝病，胁腹引小腹而痛。

如意丸

【来源】《普济方》卷一六九。

【组成】黄连 青皮 川乌 枳壳 巴豆十粒（去壳油心膜尽） 干姜 蓬莪术 陈皮各一两

【用法】上为细末，煮薄糊为丸，如绿豆大。常服三五丸，食后夜卧茶清送下。妇人血气，艾醋汤送下；酒积，炒姜酒送下；黄肿，淡姜汤送下；脏腑不快，茶清送下；冷食伤，生姜汤送下；小肠气，炒茴香酒送下；小儿疳，饭汤送下一二丸。

【功用】消积化气。

【主治】妇人血气，酒积，黄肿，脏腑不快，冷食伤，小肠气，小儿疳。

【宜忌】孕妇忌服。

神仙一块气

【来源】《普济方》卷一八二。

【组成】川大黄（生）四两 白牵牛（生）三钱 黑牵牛（生）三钱 巴豆（去皮）五钱

【用法】上为细末，面糊为丸。每服一丸，空心姜汤或白汤送下。

【主治】气血流滞，下元虚寒，尿不通，四肢肿满，或疝气攻冲，四肢腹胁刺痛。

仙方万安散

【来源】《普济方》卷一九四。

【组成】黑牵牛三两（生熟各半，熟黄色，不用焦黄） 雷丸三个（生用） 大黄二两（生用） 管仲三两 槟榔三两（生用）

【用法】上为细末。每服四钱，重者五钱。用沸汤浸至明晨服。服毕，细嚼生姜三片过药，一时刻取下。四时着病，皆可服之，十岁者，分作二服。老幼衰弱，临时加减。

【主治】男子妇人，不以老幼，一切沉深积块，气

蛊，水蛊，食蛊，小肠膀胱奔豚，疝气偏坠，木肾，脚气；十膈五噎，翻胃吐食，脾痛气喘，痰饮咳嗽，肺胀；吐血，咯血，淋血者；诸般疮癣，肠风泻血；妇人赤白带下，经脉不调，或后或前，血崩，积聚。

【宜忌】忌鱼腥三五日。

消肾丸

【来源】《普济方》卷二〇七。

【组成】橘皮（拣净）二两（用巴豆十四粒同炒至黑色，去巴豆，用橘皮炒末二两）

【用法】醋糊为丸，如梧桐子大。每服三四十丸，渐至五十丸，食前盐、酒汤送下；盐汤亦可。

【主治】肾大小偏坠，疼痛。

如圣丸

【来源】《普济方》卷二四七。

【组成】地胆三十二个（去头足）　斑蝥五十个（去头翅足）　盐豉七十个　轻粉半钱（为衣）

【用法】上药用枣肉为丸，如绿豆大。每服五十丸，先饮好酒三五盏，后用温酒送下，如重车行五里，小腹微觉痛，取下胞中病如雀脑相似，是病根；妇人产后，脐腹痛，恶物未尽，服七丸，童子小便送下；男子妇人疝气并小腹脐痛，每服一丸，温酒送下，妇人用童子小便下。

【主治】男子五种疝气；妇人产前经血不来，赤白带下，经血不止；产后恶物不行，脐腹撮痛。

【宜忌】忌食杂鱼、湿面及鸡、猪、马、牛等肉。

沉香蒺藜丸

【来源】《普济方》卷二四七。

【组成】沙苑蒺藜（酒炒）　防风各二两　葫芦巴（酒炒）　茴香（炒）　金铃子（末）　地龙（去土）　牡丹皮各半两　沉香　荜澄茄　木香各二分

【用法】上为末，酒糊为丸，如梧桐子大。每服四五十丸，盐汤、温酒任下。久服去根。

【主治】小肠癫疝偏坠。

胡桃散

【来源】《普济方》卷二四七。

【组成】胡芦巴　桃仁（去皮尖，炒）各等分

【用法】上为末。每服二钱，食前酒调下。

【主治】诸疝气。

胡芦巴丸

【来源】《普济方》卷二四七引《鲍氏方》。

【组成】胡芦巴一斤　大巴戟六两

【用法】上同炒为末，酒糊为丸，如梧桐子大。每服十五丸，空心酒盐汤送下。

【主治】大人、小儿小肠气、盘肠气，偏坠阴肿，小肠有形如卵，上下痛不可忍，或绞结绕脐，呕吐闷乱。

茴香楝子丸

【来源】《普济方》卷二四七。

【别名】茴香楝实丸（《古今医统大全》卷六十）。

【组成】川楝子一两三钱　小茴香一两半　吴茱萸二两　海藻一两　木香半两　泽泻半两　青盐三钱　蓬莪术七钱半（醋炙）　三棱七钱半（煨）　青皮一两　黑牵牛七钱（一半生用，一半炒用）

【用法】上为细末，醋糊为丸，如梧桐子大。每服五十丸，食前、空心酒送下。

【主治】诸疝证。

宣脬丸

【来源】《普济方》卷二四七。

【组成】猪脬　黑牵牛四两（入脬内，好醋一升煮至尽，焙干）　木香　木猪苓（去皮）　续随子　淡豆豉　三棱（煨）　川楝肉　马蔺花　茴香（炒）各等分

【用法】上为末，面糊为丸，如梧桐子大，每服五十丸，盐汤送下。第二服车前子汤送下。

【主治】膀胱疝气，及奔豚，外肾其大如斗。

【加减】小便秘实不通，加土狗十个，金沙一两。

姜椒丸

【来源】《普济方》卷二四七。

【组成】蜀椒（去目及合口，炒出汗）一两一分 干姜（炮） 厚朴（去粗皮，涂生姜汁炙） 黄芩（去黑心） 细辛（去苗叶） 芍药 桂（去皮）各一两 桔梗（炒）半两 乌喙（炮裂，去皮脐）一分 柴胡（去苗） 白茯苓（去黑皮） 牡丹皮各一分

【用法】上为末，炼蜜为丸，如梧桐子大。每服二十丸，温酒或米饮送下，一日三次。

【主治】七疝诸寒，在脐旁痛，上及胸，中满少气。

烧绵丸

【来源】《普济方》卷二四七引《朱氏家藏方》。

【组成】川楝子（去核） 马蔺花 青橘皮 舶上茴香各一两

【用法】上为细末，用漆为丸，如鸡头子大，针穿三孔，阴干；用新绵半两，烧成灰，细研。以无灰酒调绵灰，稀稠得所，放温，下药一丸，正发未发时，皆可食之。药在腹中不坏，如要取药时，可饮葵汤即下，净洗留之，一丸药可治六七人。

【主治】疝气。

消疝丸

【来源】《普济方》卷二四七。

【组成】苍术二两 茴香（盐炒） 玄胡各一两 牵牛半两（盐炒） 木香一钱 川楝半两（用巴豆二七，不要碎，炒黑，不用豆）

【用法】上为末，酒糊为丸。一半用酒送下，一半病发时酒调送下。

【主治】诸疝。

海藻丸

【来源】《普济方》卷二四七。

【组成】海藻半两（洗，焙干） 木香 槟榔 川椒（去目，炒） 甘遂各半两 川乌半两（炒，小儿去之，老人用一两） 白牵牛二两（取末半两）黑牵牛二两（取末半两） 茴香（微炒） 猪苓

（去皮） 泽泻各三钱 吴茱萸四钱（椒炒）

【用法】上为末，滴水为丸，如梧桐子大。每服五十丸至百丸，空心盐汤、酒任意下，黄涎下者验。十五岁以下小儿，二十五至五十丸。

【主治】奔豚疝气，膀胱小肠气，卵顽肾木及小儿偏坠，一切肾气。

【宜忌】忌甘草。

川乌头散

【来源】《普济方》卷二四八。

【组成】川乌头十枚（炮裂，去皮脐） 桂枝二两

【用法】上为散。每服二钱，水一盏，加生姜半分，煎八分，下蜜半合，更煎三沸令热，食前和滓温服。

【主治】阴疝腹腰背，手足逆冷，身体疼痛，针灸诸药所不能任者。

消肾丸

【来源】《普济方》卷二四八。

【组成】牵牛半斤（取头末四两，二两炒熟，二两生用） 香附子（净）一两（半两炒，半两生用）川楝子半两（半炒，半生用）

【用法】上为细末，用大蒜二十个，半煨半生，捣烂为丸，如梧桐子大。每服五十丸，空心葱盐汤送下。取大便三二行，不利再加，如利即减。

【主治】下部肾囊肿胀，攻击疼痛。

【宜忌】忌湿面。

七珍丹

【来源】《普济方》卷二四九。

【组成】木香 知母（焙） 小茴香（盐炒） 橘皮（去白） 枳壳（去瓤） 川楝子 甘草各等分

【用法】上为末，炼蜜为丸，如梧桐子大。每服三十五丸，空心盐酒送下。

【主治】小肠疝气；一切下部冷疾。

大蒜丸

【来源】《普济方》卷二四九。

【组成】川楝子（取肉，炒）　破故纸（炒）　黑牵牛（炒熟）各二两　玄胡索一两半　青木香（南木香拣细青者）

【用法】上用大蒜十枚，每瓣内夹巴豆一粒，火内煨热大蒜令香，去皮及巴豆，只用大蒜十头擂细，加前药末为丸，如梧桐子大。每服四五十丸，空心、食前用盐酒送下。

【主治】一切小肠气，肾囊大。

木香散

【来源】《普济方》卷二四九。

【组成】茱萸（拣）四个　桃仁一百二十粒

本方名木香散，但方中无木香，疑脱。

【用法】上同炒香熟，去茱萸不用，只将桃仁去皮尖，葱白十寸细锉，沙盆内烂研，银铫内炒香熟，用酒二盏，浸作一服，热吃。出汗便解。

【主治】疝气。

木香导气丸

【来源】《普济方》卷二四九。

【组成】木香　乳香　丁香　八角茴香　川楝子（去核）　破故纸　胡芦巴　荆三棱　香附子　甘草各一两　杜仲半两

【用法】上为末。酒糊为丸，如梧桐子大。每服三十丸至五十丸，空心温酒送下，盐汤，亦可，一日三次。

本方改为汤剂，名"木香导气汤"（《中国医学大辞典》）。

【功用】《中国医学大辞典》：补下元，调脾胃。

【主治】男子小肠气，肚疼；一切气积，以及下元虚冷，脾胃不和。

五复丸

【来源】《普济方》卷二四九。

【组成】青木香丸　海藻丸　消疝丸　内消丸　安肾丸

【用法】用大斑猫七个，小者十四个，去翅头足，与丸子药同炒，以药微裂为度，去斑猫，乘热为丸，合封一日夜。每服五十丸，空心用复元通气散、盐汤或酒调送下。

【主治】小肠奔豚疝气，膀胱偏坠。

玉药丹

【来源】《普济方》卷二四九。

【组成】青木香七钱半　茴香　蝎梢　阳起石　硇砂（汤化去土，火气令净）　硫黄（研细）各半两　白矾（生）二钱半　黑附子（炮，去皮脐）一两

【用法】上为末，酒糊为丸，如梧桐子大。于疾发时，秤新绵二钱半烧灰，与药十五丸同研，热酒调下。甚者加至二十丸，即时气定不上攻，须臾即愈。久有此疾，日服十丸，半月后，小便中当有如桃胶，即病根除矣。

【主治】小肠气，疼痛不可忍，欲绝。

龙麝散

【来源】《普济方》卷二四九。

【组成】钱子地龙一个（揩去上面泥土）　麝香当门子各等分

【用法】上为末。平分两服，用无灰酒调下。

【主治】小肠气。

立安丸

【来源】《普济方》卷二四九。

【组成】川椒　淡豆豉各七十粒　巴豆（去壳油）　斑蝥六个（去翅）

【用法】上为末，醋糊为饼子，用米醋一碗，将饼子煮醋干，搜和为丸，如绿豆大。每服十五丸，空心冷盐水送下；更量虚实，加减丸数服。

【主治】小肠气攻腹作疼。

立神丹

【来源】《普济方》卷二四九。

【组成】香附子不拘多少（去毛炒，再去毛，用无灰酒煮尽）

【用法】上为细末，薄荷酒糊为丸，如梧桐子大。每服二十丸，或三十丸，空心、日午盐汤或酒送下。

【主治】小肠气。

如圣散

【来源】《普济方》卷二四九。
【组成】牛膝一两（酒浸一宿，焙干） 肉苁蓉一两（酒浸一宿，焙干） 葫芦巴半两 巴戟半两（去心） 南木香半两（不见火，日晒干） 破故纸半两（微炒） 桂心半两（不见火） 干山药半两 荜澄茄半两 川附子一两（炮，去皮脐，切作骰子块） 川乌头半两（炮，去皮尖，切作骰子块） 黑牵牛半两 蚖青三十个 川楝子一两（每个作四片，酒煮十沸，焙干）
【用法】上将川楝子、川附子、川乌头，同黑牵牛、蚖青，于银器中慢火炒令黄色，火不可紧，去牵牛、蚖青，只将附子、乌头、川楝，同前药为细末，酒糊为丸，如梧桐子大。每服五十丸至百丸，空心温酒或盐汤送下。

  本方方名，据剂型当作"如圣丸"。
【主治】小肠疝气，发作无时，疼莫能忍。

芫花方

【来源】《普济方》卷二四九。
【组成】芫花（醋炒焦） 木通（锉） 青橘皮（去白，切） 胡椒 大黄（煨，锉） 辣桂（去粗皮）各半两
【用法】上为末，酒煮面糊为丸，如小豆大，丹砂末为衣。每服十丸至十五丸，空心、食前生姜、热酒送下。
【主治】小肠气，小腹疼痛。

青盐散

【来源】《普济方》卷二四九。
【组成】青皮（去白） 肉桂（去皮） 干姜（炮）各一钱半 茴香（炒） 南木香 益智仁 川乌（炮）各半钱 甘草（炙）少许
【用法】上锉。每服四钱，水一大盏，盐一捻，煎七分，空心服。
【主治】小肠久积寒气，筑痛。

胡桃丸

【来源】《普济方》卷二四九。
【组成】胡桃肉（浸，去皮，研焙） 破故纸 大枣（煮，去皮核）各等分
【用法】上为末，以枣和丸，如梧桐子大。每服四五十丸，食前温酒送下。
【主治】小肠气，疝气，痛不可忍。

神效胡桃酒

【来源】《普济方》卷二四九。
【组成】胡桃（好者）一枚
【用法】火内烧成灰，细研。以热薄荷酒调下。
【主治】小肠气，及妇人外痈。

桂枝加味汤

【来源】《普济方》卷二四九。
【组成】桂枝汤加泽泻 川乌（炮） 青盐 茴香各等分
【用法】水煎服。再用炮附子、葫芦巴（酒炒）、川楝肉（炒）、茴香（炒），四味等分为末，酒煮獖猪腰子，去筋膜，研细，入酒少许为丸，如梧桐子大，每服四五十丸，食前送下。
【主治】外肾吊痛，自左乳根起，如蜘蛛丝许，吊缩外肾，拘挛不得屈伸，其脉沉弦紧涩。

木香丸

【来源】《普济方》卷二五〇。
【组成】木香 苦楝子 蓬莪术 茴香子 桂心各一两
【用法】上为末，用生漆和，先以生油涂手为丸，如梧桐子大，阴干。每服十丸，以热酒送下，不拘时候。
【主治】膏肠气，小肠连阴疼痛。

白羊肉汤

【来源】《普济方》卷二五〇。
【组成】白羊肉半斤

【用法】去脂膜，切作片，以蒜齑煮食之，三日一度。

【功用】益肾气，强阳道。

【主治】癞疝。

夺命丹

【来源】《普济方》卷二五〇。

【组成】吴茱萸半斤（分作四份，酒、醋、小便、米泔四处浸三宿，取出晒干）

【用法】上为末，加海带、海藻、海螵蛸、泽泻共四味同为末，酒糊为丸，如梧桐子大。每服二三十丸，食前酒送下。

【主治】癞疝。

阿魏丸

【来源】《普济方》卷二五〇。

【组成】阿魏　硇砂（用酒一大壶，与阿魏同熬成膏）　苦楝子（炒微黄）　附子（炮裂，去皮脐）各一两　木香三分

【用法】上为末，入硇砂膏为丸，如梧桐子大。每服十丸，以热生姜酒送下，不拘时候。

【主治】盲肠气。

苦楝子丸

【来源】《普济方》卷二五〇。

【组成】马蔺花（以瓷器内炒令微黄）　芫花（醋淬，微炒）各一两　葫芦巴　苦楝子各半两

【用法】上为末，醋糊为丸，如梧桐子大。每服十丸，以热酒送下，不拘时候。

【主治】盲肠气。

金圣散

【来源】《普济方》卷二五〇。

【组成】地胆半两（去翅足头，微炒）　滑石一两　朱砂半分

【用法】上为末。每服二钱，用苦酒调下，食前服。

【主治】小肠膀胱气，痛不可忍。

海藻丸

【来源】《普济方》卷二五〇。

【组成】海藻四两　三棱六两　茴香九两　牵牛一两二钱（炒）

【用法】上为细末，水糊为丸，如梧桐子大。每服三四十丸，温盐水送下。

【主治】肾气。

通神丸

【来源】《普济方》卷二五〇。

【组成】大桃仁二百个（去皮尖，研，以童子小便一盏半，石器内文武火熬成膏，刮出）　真阿魏三分　干蝎十个（全者，去毒）　真麝香半钱

【用法】上为末，桃仁膏为丸，如梧桐子大。每服二丸，空心酒送下，每日二次。

【功用】去败脓，消膜外肿胀。

【主治】肾气偏坠，疝气肿痛，水流不止，兼肾痈。

夺命散

【来源】《普济方》卷二五五。

【组成】锦纹大黄四两（去皮，炒存性）　麦蘖一两半（炒）　槟榔七钱半　茴香　瞿麦　地萹蓄各二钱半

【用法】上为细末。每服虚实加减钱数，随证汤酒服之。

【主治】男子、妇人心中积热停痰，肠垢诸毒变成百病，酒面食积，痃癖气块，小肠疝，诸般膈气，反胃吐食，胸膈痞闷，胁肋疼痛，呕吐痰逆，头目昏重，偏正头风；或惊怖、口苦、舌干、噫气、醋心，腹胀如鼓，大便不通；小儿赤沃，饮食过多，不生肌肉，心中烦躁，面色萎黄，肌体羸瘦，困倦少力，夜多盗汗；脾胃不和，泻痢脓血，久而成血癖、血瘕。

【加减】如妇人室女血脉不行，加木香、沉香、枳壳，煎当归汤调服；小肠气，用干漆、麦蘖、木通、炒茴香，煎汤服；木通、干漆二味，量病虚实用。

朱砂鹤顶丹

【来源】《普济方》卷二五五。

【别名】鹤顶丹。

【组成】半夏（姜炮制） 杏仁（去皮尖） 山豆（去皮油）各四十九 宿蒸饼四两（去皮） 干胭脂二钱（为衣）

【用法】同捣为泥，滴醋为丸，如小豆大。每服十丸，加至十五丸。此药治二十一等证，心腹膨胀，陈皮汤或米汤送下；伤寒，陈皮汤送下；白痢，干姜汤送下；赤痢，甘草汤送下；血痢，当归汤送下；大小便不通，磨刀水送下；心气疼，菖蒲根汤送下；心疼痛，醋汤送下；冷病，艾汤送下；劳气，米汤送下；小肠气，茴香汤送下；肾脏风，木瓜汤送下；肠风，痔漏，泻痢，槐花汤送下；吐血，丁香汤送下；阴毒伤寒，葱白汤送下；疟疾，桃心汤送下；噎食，木香汤送下；小儿瘫痪，皂荚子汤送下；小儿惊风，薄荷汤送下；小儿五疳八痢，米汤送下；五咳，人参、马兜铃汤送下；脐腹疼痛，盐汤送下；腰疼、脚气，牵牛汤送下；水泻，车前子汤送下；妇人月水不调，红花、芍药汤送下。

【主治】伤寒，白赤痢，血痢，大小便不通，心气疼痛，小肠气，肾脏风，肠风，痔漏，阴毒伤寒，疟疾，噎食；小儿瘫痪，惊风；妇人月水不调。

乌香正气散

【来源】《普济方》卷二五六。

【组成】大香附子十两（去毛，刮净，熏醋过） 好乌药（去心，炒黄）

【用法】上为细末。行当侵晨，冲冒风冷出入，盐点二钱匕，正气祛邪，辟鬼魅疫疠，祛风理气进食；兼治妊孕伤寒，葱白十茎，生姜二两，同煎一碗，作三服，调药热服出汗；治伤风冒冷，头眩项强，背皆痛，用热酒一盏，入苏叶调服；治产后败血攻心脾疼痛，煎童子小便调下；治妇人血海冷，面黄，发落稀少，米饮调下；妇人发落，血衰经脉不调，无颜色，醋汤调下；妇人血劳、血瘕、血癥，血气攻注疼痛，当归、乳香酒调下；妇人经脉过多，血崩不止，烧莆苗灰一盏，酒、醋同调下；妇人血气冲心，血气不通，血脉湛浊不匀，莞花酒调下；妇人难产，取酸草子吞三七粒，以童便调药吞下，无草子，叶或根。男子妇人血风血热，遍身红痒，渐成癫疾，用荆芥酒调下；

男子、小儿腹痛，脏毒泻血，用柏叶焙干，碾罗一钱末，同药三钱，米饮调下；男子、妇人疝风小腹急，男子小肠气，膀胱肾气，冷气攻冲，背脊绞疼痛，并炒盐、茴香、五灵脂，温酒调下；治蛊毒痒疹，鬼气神昏，用人参煎服；大人、小儿宿食不消，意气不顺，逆噎不通，一切气病，入生姜、大枣，同煎调下，或盐点服；治痈疖疥癞疮癣，荆芥茶或酒调下；治大人腹中有虫，小儿疳气诸虫，腹胀肚大，面黄发疏，服精肉瘦肚，并用槟榔磨汤调下，仍空心服；治大人、小儿冷热不解，泻痢交作，血气不和，用乌梅、干姜、甘草汤调下；治大人小儿积热不解，酸浆草研自然汁一合，并水同调下。

【主治】杂病。

立效丸

【来源】《普济方》卷二七二。

【组成】蟾酥一钱 朱砂二字 龙脑一字 麝香五分

【用法】上为细末，用头首孩儿乳汁为丸，如黄米大。每服二丸，痛肿，温酒送下；鼻衄，芥子汤送下；心痛、小肠气，茴香汤送下；小便不通，雄鼠粪煎汤送下；泻血、咳嗽，生姜汤送下；小儿惊风，沙糖水送下；白痢，干姜汤送下；伤食，随所伤物送下；小儿泻，芝麻煎汤送下；走注疼痛，茶送下；噎食，米汤送下；小儿热风，薄荷汤送下；遍身疼痛，醋汤送下；人着鬼祟，桃李汤送下；浑身黄肿，木瓜汤送下；大小便不通，墨水送下；产后遍身疼痛，温酒乳香汤送下；产后发寒热，蜜水送下；产后发寒，煎金银花汤送下；胎死不下，童便、荆芥汤送下；经络不行，酒煎当归散汤送下；鼻衄不止，口嗜水搐一丸；心痛，醋汤送下；脐下虚冷，温酒送下；浑身虚肿，气不通，酒送下；脐下水气，煎葶苈汤送下；若四肢冷，背强，空心酒送下三四丸，如人行四五里，再服四五丸，然后吃盐葱白粥后，盖覆出汗。脾胃虚弱，煎枳壳汤送下；血山崩，火烧蚕子灰，冷水送下；血迷，煎血见愁汤送下，或温酒丁香汤送下。

【主治】痈肿，鼻衄，心痛，小肠气，小便不通，泻血，咳嗽，小儿惊风，白痢，伤食，小儿泻，走疼走痛，噎食，小儿热风，遍身疼痛，人着鬼祟，浑身黄肿，大小便不通，产后发寒热，胎死不下，经络不行，鼻衄不止，心疼，脐下虚冷，浑身虚肿，脐下水气，四肢冷，背强，脾胃虚弱，血山崩，血迷。

桃仁散

【来源】《普济方》卷三二四。

【组成】桃仁一两（汤浸，去皮尖双仁，麸炒微黄） 芎藭 槟榔

方中芎藭、槟榔用量原缺。

【用法】上为散。每服四钱，水一盏，加生姜半分，煎至六分，去滓，食前温酒服之。

【主治】妇人疝瘕，腹中拘急，心胁胀满。

越桃散

【来源】《普济方》卷三六一。

【组成】越桃半两（去壳，入草乌少许同炒，去草乌） 白芷一钱

【用法】上为细末。每服半钱或一钱，炒茴香、葱白酒送下。

【主治】小儿盘肠气，瘹痛。

惺惺丸

【来源】《普济方》卷三九三。

【组成】青木香 青皮（去白）各一钱 巴豆三七粒（炒） 胡椒七粒 砂仁三粒 蝎梢三七条（一本无青皮、缩砂）

【用法】上为末，淡醋煮糊为丸，如麻子大，以朱砂为衣。每服三四丸，熟水吞下。如未退，再用保童丸一二服。如胸膈痛，干柿灯心汤送下；如腹痛，柿蒂、煨姜汤送下；如血痛，炒姜醋汤送下；如肾气胁下痛，茴香酒送下；大便不通，蜜水吞下；如气噎，木香汤送下；宿食不消，陈皮汤送下。

【主治】小儿百日内腹胀，或疝气，两肾大小偏坠，肿痛啼叫，不乳。

金铃子丸

【来源】《袖珍方》卷二引《澹寮方》。

【组成】川楝子五两（锉，作五分制，一分用斑蝥一个，去头翅同炒，去斑蝥；一分用茴香三钱，盐半钱，炒熟去盐留茴香入药；一分用黑牵牛三钱同炒，去牵牛；一分用破故纸三钱同炒，留故纸入药；一分用萝卜子一钱同炒，去萝卜子）。

【用法】上将楝子去核，同破故纸、茴香焙干为末，酒糊为丸，如梧桐子大。每服三十丸，温酒空心送下

【主治】钓肾气，膀胱偏坠，痛不可忍者。

乳香散

【来源】方出《袖珍方》卷四引汤氏方，名见《寿世保元》卷八。

【组成】没药 乳香各少许

【用法】上为细末。用木香一块，于乳钵内磨水半盏，调乳香、没药末煎数沸服之。

【主治】小儿盘肠气痛。

玄胡散

【来源】《奇效良方》卷二十六。

【别名】玄椒散（《仙拈集》卷二）。

【组成】玄胡索（炒） 胡椒各等分

【用法】上为细末。每服二钱，食前用温酒调服。

【主治】冷气心痛，及疝气，心腹疠痛。

辰砂一粒金丹

【来源】《奇效良方》卷二十六。

【组成】附子（炮） 郁金 干姜各等分

【用法】上为细末，醋煮糊为丸，如梧桐子大，朱砂为衣。每服三十丸，男子温酒送下，妇人醋汤送下，食远服。

【主治】一切厥，心小肠膀胱痛不可忍者。

马蔺花丸

【来源】《医学正传》卷四。

【别名】秘传马蔺花丸（《松崖医径》卷下）。

【组成】马蔺花（醋炒） 川楝实 橘核 海藻（洗净） 海带（洗净） 昆布（三味俱盐、酒洗，炒） 桃仁（去皮尖）各一两 厚朴（姜制） 木通 枳实（麸炒黄色） 玄胡索（杵碎，炒） 肉桂（去粗皮） 木香 槟榔各五钱

【用法】上为细末，酒糊为丸，如梧桐子大。每服五七十丸，或酒、或姜盐汤送下。

【主治】七疝颓气，及妇人阴颓坠下，小儿偏坠。

【加减】脉沉细，手足逆冷者，加川乌头一个（五钱，炮）。

逐疝汤

【来源】《医学集成》卷三。

【组成】人参 茯苓 泽泻各四钱 丹皮 沉香各三钱 花椒 吴萸 桂 附各一钱

【主治】冲疝。便闭，气上冲。

三疝汤

【来源】《东医宝鉴·外形篇》卷四引《医学集成》。

【组成】车前子二钱四分 茴香一钱六分 葱白一钱二分 沙参八分

【用法】上锉作一帖。水煎服。

【主治】膀胱气肿痛。

苍术半夏丸

【来源】《古今医统大全》卷六十引《医学集成》。

【组成】苍术 半夏 南星 黄柏（炒） 山楂 白芷 神曲 昆布 滑石 吴茱萸各等分

【用法】上为末，酒糊为丸，如梧桐子大。每服七十丸，空心盐汤送下。

【主治】湿热疝痛。

登仙膏

【来源】《万氏家抄方》卷四。

【组成】麻油一斤四两 甘草二两 芝麻四两 天门冬（酒浸，去心） 麦门冬（酒浸，去心） 远志（酒浸，去心） 生地（酒洗） 熟地（酒蒸） 牛膝（去芦，酒浸） 蛇床子（酒洗） 虎骨（酥炙） 菟丝子（酒浸） 鹿茸（酥炙） 肉苁蓉（酒洗，去甲膜） 川续断 紫稍花 木鳖子（去壳） 杏仁（去皮尖） 谷精草 官桂（去皮）各三钱 松香八两 倭流黄 雄黄 龙骨 赤石脂各（末）二钱 乳香 没药 木香 母丁香各（末）三钱 蟾酥 麝香 阳起石各二钱 黄占一两

【用法】麻油熬，下诸药：第一下芝麻；第二下甘草；第三下天门冬，麦冬、远志、生地、熟地、牛膝、蛇床子、虎骨、菟丝子、鹿茸、肉苁蓉、川续断、紫稍花、木鳖子、杏仁、谷精草、官桂；第四下松香，槐柳枝不住手搅，滴水不散；第五下倭流黄、雄黄、龙骨、赤石脂（再上火熬一时）；第六下乳香、没药、木香、母丁香（再熬，提锅离火放温）；第七下蟾酥、麝香、阳起石（滴水不散）；第八下黄占。用瓷罐盛之，以蜡封口，入井中浸三日，去火毒，用红绢摊。贴脐上。

【主治】腰痛、下元虚损，五劳七伤，半身不遂，膀胱疝气，下焦冷气，小肠偏坠；二三十年脚腿疼麻，阳事不举，妇人白带、血淋、阴痛，血崩。

一块气

【来源】《扶寿精方》。

【别名】神仙一块气（《万病回春》卷三）。

【组成】香附（童便浸，炒） 陈皮 青皮 三棱 莪术各一两 神曲 麦芽 郁金 莱菔子 黄连 槟榔 白牵牛（头末）各五钱 枳实 皂角 百草霜各二钱五分

【用法】上为细末，面糊为丸，如绿豆大。每服二十五或三十丸，视疾上下，为食后先，热酒、姜汤任下。

【功用】《全国中药成药处方集》（沈阳方）：消食化积，理气散郁。

【主治】

1.《扶寿精方》：男女噎膈痞满，胸胁刺痛，瘕疝气。

2.《万病回春》：诸气食积。

【宜忌】《全国中药成药处方集》（沈阳方）：孕妇勿服。忌生冷硬物。

四制川楝丸

【来源】《扶寿精方》。

【组成】川楝子（去核）一斤（分四份：一盐炒，去盐；一破故纸一两炒，俱用；一斑蝥一个去翅足炒，去斑蝥；一小茴香六钱，同盐炒，去盐，并用茴香）

【用法】面糊为丸，如梧桐子大。每服六十丸，用川芎、当归、生地黄、白芍药、小茴香（盐水炒）、破故纸（炒）、杜仲（炒去丝）、海藻各等分水煎，与丸药间服。

【主治】疝。

回春丸

【来源】《扶寿精方》。

【组成】茯苓　白术　山楂（炒）　大茴香　吴茱萸各一两　荔枝核（炒）一两　枳实八分　橘子核（炒）三两

【用法】上为细末，炼蜜为丸，每丸一钱五分重。每服一丸，空心细嚼，姜汤送下。

【功用】《全国中药成药处方集》（沈阳方）：舒肝顺气，温中散寒。

【主治】疝气。

青木香丸

【来源】《丹溪心法附余》卷十七。

【组成】吴茱萸一两（分作二份，酒、醋浸一宿，焙干）　香附子一两　荜澄茄　青木香各半两

【用法】上为末，米糊为丸，如梧桐子大。每服七十丸，空心盐汤或乳香、葱白汤送下。

【主治】肾冷，疝气胀痛。

柴苓汤

【来源】《丹溪心法附余》卷一。

【组成】柴胡一钱六分　半夏（汤泡七次）七分　黄芩　人参　甘草各六分　白术　猪苓　茯苓各七分半　泽泻一钱二分半　桂五分

【用法】水二盏，生姜三片，煎至一盏，温服。

【功用】《古今医鉴》：分利阴阳，和解表里。

【主治】

1.《丹溪心法附余》：温热病发热泄泻里虚者，及邪传半表半里，内伤发热，杂病发热。

2.《幼幼集成》：中湿恶热如疟，及少阳胆经有邪而病疟。

神验散

【来源】《活人心统》卷三。

【组成】玄胡索五钱（炒）　小茴香五钱　干葛二钱半　炒盐一钱

【用法】上为末。每服二钱，温酒调下。

【主治】小肠疝气。

消疝丸

【来源】《东医宝鉴·外形篇》卷四引《医方集略》。

【组成】苍术一斤（泔浸，切片）　葱白一斤（切，和盐一两同炒黄，去葱）　川椒（微炒）　白茯苓　茴香（炒）各四两

【用法】上为末，酒糊为丸，如梧桐子大。每服五十至七十丸，空心温酒送下。

【主治】小肠疝气。

金铃子散

【来源】《万氏女科》卷三。

【组成】川楝（去核）　小茴（炒）　破故纸　桂心　木香（汁）各一钱

【用法】加生姜为引，入木香汁，水煎。食前热服。

【主治】产时寒气客于子门，入于小腹；或坐卧不谨，使风冷之气，乘虚而入，此疝也。但不能胀，且无形影。

秘传十子丸

【来源】《摄生众妙方》卷二。

【组成】覆盆子　枸杞子　槐角子（和何首乌蒸七次）　桑椹子　冬青子（共蒸）各八两　没石子　蛇床子　菟丝子（酒蒸，捣烂）　五味子（炒干）　柏子仁（捣烂）各四两

【用法】上为末，为丸。每服五六十丸，空心以淡盐汤送下。以干物压之。

【功用】添精补髓，调和阴阳。

【主治】男子肾精不坚，女子肝血不足，及五劳七伤，心神恍惚，梦遗鬼交，五痔七疝，诸般损疾。

同春丸

【来源】《摄生众妙方》卷七。

【别名】八味茴香丸（《医学入门》卷七），茴香丸、回春丸（《仁术便览》卷三）。

【组成】茯苓一两　白术一两　山楂子一两（炒）　枳实八钱　八角茴香一两（炒）　茱萸一两（炒）　橘核三两（炒）　荔枝核一两

【用法】上为极细末，炼蜜为丸，每丸重一钱五分。每服一丸，空心细嚼，生姜汤送下。

【主治】疝气。

山楂橘核丸

【来源】《古今医统大全》卷六十引丹溪方。

【组成】山楂四两　橘核（炒）　茴香（炒）　山栀（炒）各二肉　柴胡　牡丹皮　桃仁（炒）　大茴香（炒）各一两　吴茱萸（泡）半两

　　《丹溪心法》卷四治疝痛方有枳实，无橘核。

【用法】上为末，酒糊为丸，如梧桐子大。每服十丸，空心盐汤送下。

【主治】诸疝痛。

五叶汤

【来源】《古今医统大全》卷六十引丹溪方。

【别名】五叶散（《济阳纲目》卷七十六）。

【组成】枇杷叶　野苏叶　椒叶　苍耳叶　葡萄叶

【用法】上以水煎，熏洗。

【主治】疝气肿痛。

苍陈紫苏饮

【来源】《古今医统大全》卷六十引《集成》。

【组成】苍术　陈皮　紫苏叶　川楝子各二钱　葱白五根　甘草五分

【用法】水一盏半，加生姜五片，煎八分，空心温服。

【主治】小肠气，肾核作痛。

参术汤

【来源】《古今医统大全》卷六十引《集成》。

【组成】人参　苍术　栀子　香附子　白术各等分

【用法】上锉。每服半两，水一盏半，煎八分，空心服。

【主治】虚疝。

硫黄丸

【来源】《古今医统大全》卷六十引《集成》。

【别名】硫荔丸（《医学入门》卷七）。

【组成】硫黄（熔化，投水中去毒，研为末）　陈皮　荔枝核（为粗末，炒焦黄）各等分

【用法】上为末，用饭和丸，如梧桐子大。每服四五丸，甚者六丸，以酒送下。

【主治】疝气。上冲心腹，甚者手足厥冷，欲死者。

降椒酒

【来源】《古今医统大全》卷七十六。

【组成】降真香二两（锉细）　川椒一两（去梗及合口者）

【用法】上用绢囊贮，浸无灰酒中约二斗。每日饮数杯，寻常宜服之。

【主治】瘴气，兼治风湿脚气，疝气冷气，及背面恶寒风疾。

归牛散

【来源】《医学入门》卷六。

【组成】肉桂　牵牛各五钱　当归　大黄　桃仁各二钱半　全蝎一钱

【用法】每服一钱，入蜜煎服。利后，以青皮、陈皮、茯苓、木香、砂仁、甘草、生姜煎服和胃。

【功用】疏利。

【主治】疝气便闭，阴核肿硬沉坠，小腹阴囊牵引痛甚，夜啼。

栀桃枳楂散

【来源】《医学入门》卷六。

【组成】山栀　桃仁　枳核　山楂各等分

【用法】上为末。于砂钵内入姜汁，用水烫起，煎，热服。

【主治】阳明湿热传入太阳，恶寒发热，小腹连毛际间闷痛不可忍。

【加减】加吴萸，治食积与瘀血成痛，及冷热不调疝气。

五炒川楝丸

【来源】《医学入门》卷七。

【组成】川楝肉五两（一两斑蝥一个炒，一两小茴五钱、盐五分炒，一两故纸三钱炒，一两黑丑三钱炒，一两萝卜子一钱炒。去各药，留小茴、故纸）

【用法】上为末，酒糊为丸。酒送下。

【主治】

1. 《医学入门》：钓肾。
2. 《东医宝鉴》：诸疝。

气疝饮

【来源】《医学入门》卷七。

【组成】黄连（以吴萸水浸，炒）二钱　人参　白术各七分　白芍　陈皮各五分　甘草三分　生姜三片

【用法】水煎服。

【主治】气疝。

四味茴香散

【来源】《医学入门》卷七。

【组成】乌药（酒浸一宿，焙）　良姜　小茴　青皮各一两

【用法】上为末。每服二钱，发时热酒调服。

【主治】风寒伤肝，囊茎抽痛，俗名小肠气，痛不可忍。

仙传一块气丸

【来源】《医学入门》卷七。

【组成】补骨脂　干漆　干姜　姜黄（俱炒）　莪术　三棱　玄胡索　木香　砂仁　使君子　五灵脂　人参　白术　茴香　槟榔　肉豆蔻　丁香　丁皮　茯苓　雷丸　大黄　枳壳　巴豆（炒）各一钱一字　萝卜子（炒）　青皮　陈皮各五钱　皂角一片　芫花五分　牵牛　大麦芽各炒一两（为末）

【用法】醋糊为丸，如绿豆大。每服三五丸至十丸，茶、酒任下；取积，陈皮煎汤下十五丸；如伤食，就以所伤之物煎汤下。

【功用】不助虚阳，不损真气，又能杀虫。

【主治】气喘，心气、膈气、胁气、疝气、腰气、脚气、积气、瘴气，及不服水土气；酒食所伤，不思饮食，赤白痢疾，女人干血气，小儿积症；劳瘵。

加减柴苓汤

【来源】《医学入门》卷七。

【组成】柴胡　半夏　茯苓　甘草　白术　泽泻　猪苓　山楂　山栀　荔枝核各等分。

【用法】加生姜，水煎服。

【功用】和肝肾，顺气消疝。

【主治】诸疝。

盐煎散

【来源】《医学入门》卷七。

【组成】当归　川芎　芍药　三棱　莪术　青皮　枳壳　茯苓　厚朴　神曲　麦芽　小茴　木香各等分

【用法】每服四钱，葱白一根，食盐少许，水煎服。

【主治】男妇形寒饮冷，胸胁心腹疗痛，及膀胱小肠气痛。

【加减】冷痛，加官桂。

海石散

【来源】《医学入门》卷七。

【组成】海石二钱　香附一钱

【用法】上为末。川芎、山栀煎汤，加姜汁令辣，调服。

【主治】脾痛、疝痛。

猪脬丸

【来源】《医学入门》卷七。

【组成】黑雄猪腰子一对（不见火，去膜，切碎）

【用法】上与大小茴香末各二两拌匀，再以猪尿脬一个，入腰子于内扎定，用三碗酒于砂锅内悬煮至半碗，取起焙干为末，将余酒打糊为丸，如梧桐子大。每服五十丸，温酒送下。

【主治】诸疝。

乌附通气汤

【来源】《医学入门》卷八。

【组成】白术七分　茯苓　泽泻各五分　猪苓　甘草　木香各三分　乌药　香附　当归　芍药　山楂　橘皮各一钱

【用法】水煎，温服。

【主治】新久疝气。

【加减】痛甚，加槟榔、玄胡索；脉沉细，恶寒，加吴萸。

辰砂一粒丹

【来源】《医学入门》卷八。

【组成】附子　郁金　橘红各等分

【用法】上为末，醋糊为丸，如枣核大，辰砂为衣。每服一丸，男，酒送下；女，醋汤送下。

【主治】气郁心疼，及小肠膀胱疝气，痛不可止。

复元通气散

【来源】《医学入门》卷八。

【别名】复元通气汤（《保命歌括》卷十六）。

【组成】陈皮　白丑　甘草　玄胡索各一钱　茴香　穿山甲　木香　当归各一钱半　乳香　没药各五分

【用法】上为末。每服二钱，热酒、白汤任下。

【主治】

1.《医学入门》：一切气不宣通，瘀血凝滞，周身走痛；并跌坠损伤，或负重挫闪，气滞血分作痛。

2.《保命歌括》：气疝作痛。

三香酒

【来源】《古今医鉴》卷十。

【组成】南木香三钱　小茴香三钱　八角茴香三钱　川楝肉三钱

【用法】上合一服，锅内炒，入连须葱白五根，水一碗，淬入锅，将碗罩住，候煎至半碗，取出去滓，加陈酒半碗合和，入炒盐一茶匙，空心热服。

【主治】

1.《古今医鉴》：偏坠气。

2.《仙拈集》引《外科全生集》：疝初起肿痛。

木香金铃丸

【来源】《古今医鉴》卷十。

【组成】木香　乳香　没药　大附子（面裹，火煨）　小茴香（盐炒）　川楝肉　玄胡索　全蝎　人参各等分

【用法】上为末，陈酒打糊为丸，如梧桐子大。每服百丸，空心陈酒送下。

【主治】外肾肿痛，诸般疝气。

茴香安肾汤

【来源】《古今医鉴》卷十。

【组成】人参一钱　白术一钱　白茯苓（去皮）一钱　泽泻七分　茴香一钱（炒）　破故纸一钱　黄柏八分　木香五分　槟榔一钱　乌药一钱　香附一钱（童便浸经宿）　砂仁一钱　玄胡索五分　升麻三分　甘草（炙）五分　荔枝核一钱

【用法】上锉。饥时服。

【主治】左边偏坠，丸如鸡鸭子。

神消散

【来源】《古今医鉴》卷十。

【组成】山栀子（盐水炒黑色）一两　益智仁（炒）七钱　橘核（炒）一两　青皮（香油炒）六钱　槟榔一钱　荔枝核八钱　小茴香（盐水炒）一两

【用法】上为细末。每服二钱，烧酒调服；如不用酒，以灯草煎汤，加盐少许调服。

【主治】诸般疝气，外肾肿胀疼痛。

追风通气散

【来源】《古今医鉴》卷十五。

【别名】追风通圣散（《简明医彀》卷八）。

【组成】赤芍　木通　白芷　何首乌　枳壳　茴香　乌药　当归　甘草

【用法】酒、水同煎服。

【功用】大能顺气匀血，扶植胃本，不伤元气，荡涤邪秽，自然通顺，不生变证。

【主治】痈疽，发背，流注，肿毒，脑疽，打破伤折，疝气，血瘕，脚气，诸气痞塞，块痛，腰痛，一切痰饮为患。

【加减】痈疽，胃寒生痰，加半夏以健脾化痰；郁热而成风痰，加桔梗，并用生姜水酒煎服；发背，因服寒凉之药，过伤脾胃，饮食少进，颜色憔悴，肌肉不生，去木通，少用当归，倍厚朴、陈皮；流注，加独活；脑发、背发，去木通；打破伤折在头上，去木通，加川芎、陈皮；经年腰痛，加萆薢、玄胡索，酒煎服；脚气，加槟榔、木瓜、穿山甲，水煎服；痰饮为患，或喘，或咳，或晕，头痛睛疼，遍身拘急，骨节痹疼，胸背、颈项、腋胯、腰腿、手足凝结肿硬，或痛或不痛，按之无血潮，虽或微红，亦淡薄不热，坚如石，破之无脓，或有薄血，或清水，或如乳汁，又有坏肉如破絮，又如瘰疬，在皮肉之间，如鸡卵可移动，软活不硬，破之亦无脓血，针口弩肉突出，惟觉咽喉痰实结塞，作寒作热，加南星、半夏；肿毒坚硬不穿，加川芎、独活、麻黄，连须葱煎，热服。

念珠丸

【来源】《本草纲目拾遗》卷八引《张氏必效方》。

【组成】乳香（去油，净）二钱　圆眼核三钱　黄蜡二两

【用法】和药末为丸如弹子大，分为一百零八丸，蛤粉为衣，用线穿起露一宿收贮。每服三丸，乳香汤送下。

【主治】阴疝偏肿，囊中疼痛难忍。

茴香酒

【来源】《本草纲目》卷二十五。

【组成】茴香（舶茴尤佳）

【用法】浸酒，煮饮之。

【主治】卒肾气痛，偏坠牵引，及心腹痛。

霹雳酒

【来源】《本草纲目》卷二十五。

【组成】铁锤（烧赤）。

【用法】浸酒饮之。

【主治】疝气偏坠；妇人崩中下血，胎产不下。

茱萸内消丸

【来源】《幼科指南》卷上。

【组成】山茱萸肉五钱　川乌（捣去皮，炒）桔梗各五钱　小茴（炒）　白蒺藜（炒去刺）陈皮各五钱　青皮三钱　川楝（去皮）五钱　木香二钱　枳实（炒）一钱　桃仁三钱　吴茱萸（炒）玄胡索（炒）各五钱　五味子一钱

【用法】上为细末，酒糊为丸，如粟米大。茴香汤送下；久不愈，淡盐汤送下。

【主治】小儿偏坠，膀胱疝气内吊，啼哭不止。

秘传疝气如神汤

【来源】《幼科指南》卷下引《包氏家传》。

【组成】山栀五分　黄柏（盐水炒）八分　山楂肉八分　木通五分　橘核　玄胡各五分　苍术（盐水炒）五分　枳实（炒）七分　香附（盐水炒）一钱　小茴（炒）五分　甘草三分　吴茱萸（炒）七分　草豆蔻七分　川楝肉（炒）八分　益智仁（盐水炒）八分

【用法】水煎，空心服。

【主治】小儿疝气。

加减二陈汤

【来源】《育婴家秘》卷四。

【组成】陈皮（去白） 半夏（洗） 白茯苓 附子（童便浸） 木香 川芎 小茴（炒）各等分 甘草减半

【用法】加生姜三片，水煎服。

【主治】小儿气疝，性急多哭，卵肿痛连小腹。

家传茱萸内消丸

【来源】《育婴家秘》卷四。

【组成】吴茱萸（酒醋浸一宿，焙干） 山茱萸（蒸，去核） 马兰花（醋浸，焙） 川楝子（蒸，去皮核） 桂心 舶上茴香（盐炒） 玄胡索（略炒） 橘红 青皮（去白） 海藻（洗去盐）各一两 桃仁（炒，去皮尖） 白蒺藜（炒，去刺） 木香各半两

【用法】上药为末，酒糊为丸，如麻子大。每服二十丸至五十丸，温酒、盐汤送下。

【主治】寒湿所袭，留伏作痛，癞疝偏大。

木香内消丸

【来源】《育婴家秘》卷四。

【组成】木香 三棱（煨） 猪苓 泽泻 川楝子肉 陈皮 青皮 小茴香（炒）各等分 海藻（洗）二钱 香附（酒浸）七钱半

【用法】上为细末。酒糊为丸，如黍米大。每服二三十丸，空心盐汤送下。

【主治】疝气。

加味失笑散

【来源】《保命歌括》卷十六。

【组成】五灵脂 蒲黄（隔纸炒） 玄胡索各等分

【用法】上为细末。每服二钱，酒、水各半盏，煎七分，食前服。

【主治】小肠气痛，上冲心者。

加味守效丸

【来源】《保命歌括》卷十六。

【组成】南星 山楂 苍术各二两 白芷 半夏（制） 枳实（炒） 神曲（炒）各一两 海藻半两 昆布半两 玄明粉 吴茱萸 青皮 荔枝核各一两

【用法】上为末，别取神曲糊为丸。空心酒送下。

【主治】癞疝，不痛者。

加味香苏散

【来源】《保命歌括》卷十六。

【组成】苍术 香附 陈皮 川楝肉各二钱 甘草五分 苏叶一钱半

【用法】上作一服，酒、水各一盏，加连须葱白五根，煎服。

【主治】小肠气，肾核胀痛。

加味茱萸内消丸

【来源】《保命歌括》卷十六。

【组成】吴茱萸（半酒半醋浸一宿，焙干） 舶上茴香（盐炒） 山茱萸（去核） 马兰花（醋洗，焙） 川楝子（取肉） 官桂 玄胡索（略炒） 黑牵牛（炒，取头末） 橘红 青皮 海藻（洗去咸盐）各一两 桃仁（浸，去皮尖） 白蒺藜（炒，去粗） 木香各半两

【用法】上为末，酒面稀糊为丸，如梧桐子大。每服四十丸，食前温酒、盐汤下。

【主治】肾虚为邪所侵，留伏作痛，阴癞偏大，或生湿疮，出脓水。

加减木香流气饮

【来源】《保命歌括》卷十六。

【组成】木香 青皮（不去瓤） 香附（醋浸） 白芷 甘草（减半） 陈皮 莪术（煨） 三棱（煨） 川楝肉 茴香（炒） 枳实（炒） 山楂肉 半夏 茯苓 苏叶 槟榔 白术 肉桂 木通 厚朴（炒） 川芎 当归 石菖蒲 大腹皮各等分

【用法】上为细末。每服一二钱，食前温酒调服，一日三次。

【主治】气疝不消。

家传芎归汤

【来源】《保命歌括》卷十六。

【组成】川芎　当归尾　青皮（不去瓤）　木香　山楂　山栀仁（炒）　木通　川楝子　小茴香　猪苓　泽泻各等分

【用法】上锉。用流水煎，空心服。

【主治】诸疝。

桂附二陈汤

【来源】《保命歌括》卷二十三。

【组成】二陈汤加附子（炮）　肉桂各等分　甘草（炙）减半

【用法】上锉。水一盏半，加生姜三片，大枣一枚，水煎服。

【主治】

1. 《保命歌括》：寒疝，但寒少热，腰疼足冷。

2. 《医灯续焰》：厥疝，厥逆心痛，足寒，诸饮食吐不下。

家传秘结祛痛散

【来源】《保命歌括》卷三十。

【组成】青皮（去白）　五灵脂（研飞，去沙土）　川楝子肉　穿山甲（土拌炒）各二钱　良姜（香油炒）　玄胡索　没药各一钱五分　沉香一钱　八角茴香二钱　槟榔一钱五分　木香一钱二分　砂仁少许

【用法】上锉，为粗末，用木鳖（去壳）一钱二分切片，同药炒至香焦，去木鳖不用，研为细末。每服一钱，加盐一星，用酒或滚水调下。

【主治】诸般心气疼痛，气滞不行，攻刺心腹，痛连胸胁，小肠吊疝，及妇人血气刺痛。

理气治中汤

【来源】《赤水玄珠全集》卷二。

【组成】青皮　陈皮　人参　白术（炒）　炮姜　甘草（炙）各一钱　木香七分

【用法】加生姜三片，水煎服。

【主治】寒气攻心，呕逆，心腹绞痛，或泄泻，四肢厥冷，或疝气攻筑，小腹疼痛。

秘传二奇汤

【来源】《赤水玄珠全集》卷十一。

【组成】升麻　乌药

【用法】煎汤，食前服。

【主治】便浊疼痛，兼治偏坠。

【加减】若小便前痛者，以乌药三钱，升麻减半，加小茴香五分，黄柏五分，木通五分，龙胆草五分，汉防己三分；若小便后痛者，升麻三钱，乌药减半，仍加黄柏五分，柴胡五分。

乳姜汤

【来源】《赤水玄珠全集》卷十五。

【组成】乳香末二钱　生姜自然汁二钱

【用法】水一大盏，同煎三五沸，通口服。一服效。

【主治】寒疝气上冲，中脘筑痛。

香术丸

【来源】《赤水玄珠全集》卷十五。

【组成】苍术半斤（米泔水浸一宿，晒干，用生姜半斤，葱白四两，捣炒苍术，干则去葱姜不用）　茴香半斤（用生姜汁四两，浸一二宿，后用盐炒干）　吴茱萸（汤泡，炒）四两

【用法】上为末，捣葱白成膏，为丸如梧桐子大。每服五十丸，空心温酒或盐汤送下。

【主治】寒温成疝，肾肿疼痛。

解钳丸

【来源】《赤水玄珠全集》卷十五。

【组成】木鳖子二两（净，去油，用木通二两，切碎，同炒焦黑色，去木通）　茴香二两（用斑蝥二十一枚，去头翅足，同炒香熟，去斑蝥）　黑丑二两（用萝卜子二两，略研碎，同炒香熟，去萝卜子）　半夏二两（用薜荔二两，向阳者，锉碎，同炒黄色，去薜荔）　补骨脂二两（用猪苓二两，锉碎，同炒，去猪苓）

【用法】上为末，酒糊为丸，如梧桐子大。每服三

十丸，空心炒姜盐灯心酒送下，午后、临睡各一服。
【主治】小肠气及膀胱气，横痃竖痃，木肾偏坠，下部诸疝气痛。

二香定痛散

【来源】《仁术便览》卷三。
【组成】广木香　小茴香　川楝子肉各等分
【用法】上为末。每服二钱，热酒调下。连三服。
【主治】疝病。

大小茴香丸

【来源】《万病回春》卷五。
【组成】小茴香　小茴香　吴茱萸　川楝子（去核）　川椒各一两
【用法】上为末，连须葱白八两，同药捣成饼子，晒干，用粘米半升，同药饼捣碎，微火炒黄，为末，酒糊为丸，如梧桐子大。每服八九十丸，空心盐汤或酒送下。
【主治】疝气。
【宜忌】忌发气物。

川楝汤

【来源】《万病回春》卷五。
【组成】川楝子（去核）　小茴香（酒炒）　破故纸（酒炒）　青盐　三棱（煨）　山茱萸（酒蒸，去核）　莪术（煨）　通草　橘核　荔枝核各等分　甘草减半
【用法】上锉一剂，水煎，空心服。
【主治】一切疝气。
【加减】收功，加马蔺花、苍术；如夏、秋之月，暑入膀胱，疝气作痛，加黄连、香薷、扁豆、木通、滑石、车前子。

乌苓通气散

【来源】《万病回春》卷五。
【别名】乌苓通气汤（《脚气钩要》卷上）。
【组成】乌药　当归　芍药　香附　糖球　陈皮各

一钱　茯苓　白术（去芦）　槟榔　玄胡　泽泻各五分　木香　甘草各三分
【用法】上锉一剂。加生姜三片，水煎服。
【主治】
　　1.《万病回春》：一切疝气。
　　2.《脚气钩要》：疝家患脚气，腰脚麻痹，或下部带肿气者。
【加减】恶寒，脉沉细，加吴茱萸。

加减香苓散

【来源】《万病回春》卷五。
【组成】枳壳　陈皮　香附　苍术　麻黄　香薷　猪苓　泽泻　木通　滑石　车前子　三棱　莪术　川楝子　玄胡索　甘草
【用法】上锉一剂。加生姜、葱白，水煎，热服。
【主治】偏坠气初起，憎寒壮热者。

和气益荣汤

【来源】《万病回春》卷五。
【组成】人参五分　当归　川芎　青皮（去瓤）茴香（盐、酒炒）　玄胡索　苍术（米泔浸）各一钱　木香（另磨）　沉香（另磨）　川乌（炮，去皮）各五分　山栀　砂仁　吴茱萸各七分（炒）甘草二分
【用法】上锉一剂。加生姜一片，水煎，磨沉、木香调服。
【主治】夹虚疝痛。疝气每遇劳役即发，其脉沉紧，豁大无力，其痛亦轻，但重坠牵引者。
【加减】发热，加柴胡，去吴茱萸；腹痛，加枳实、沉香，去人参。

香楝酒

【来源】《万病回春》卷五。
【组成】南木香　小茴香　大茴香　川楝肉各三钱
【用法】上合作一服，锅内炒至香，入葱白（连须）五根，用水一碗，淬入锅内，以碗罩住，候煎至半碗，取出去滓，加好酒半碗合和，入炒盐一茶匙，空心热服。极痛者，一服立愈。
【主治】偏坠疝气。

神妙丸

【来源】《万病回春》卷五。

【组成】硫黄（熔化，倾入水中，捞起研细末）二分　荔枝核一钱五分（砍碎，炒黄色）　川芎（盐水煮，捞起切片）五分　吴茱萸（盐酒炒）一钱　大茴香一钱半　木香　沉香　乳香　橘核各一钱

【用法】上为末，酒糊为丸。每服五十丸，空心米汤送下；酒亦可。

【主治】疝气，小肠气，膀胱气，盘肠气，水肾气，偏坠。

神效汤

【来源】《万病回春》卷五。

【组成】木香（另磨）　吴茱萸各七分　茴香（酒炒）　玄胡索　益智仁　苍术（米泔浸）　香附　当归　川乌（炮，去皮，减半）　山栀（炒）各一钱　砂仁七分　甘草三分

【用法】上锉，一剂。加生姜三片，灯心一团，水磨广木香调服。

【主治】一切疝气。

【加减】胀闷如痛，加乳香、枳实；有瘀血胀痛，加桃仁、川芎，去益智、山栀；肾气注上，心痛闷欲绝者，加沉香、枳实，去益智、山栀。

神应救苦丹

【来源】《万病回春》卷八。

【组成】大川乌（略炮）　肥草乌（略炮）　苍术　青皮（去瓤）　生地黄　西芎　枳壳（麸炒）　白芍各五钱　五灵脂二两

【用法】上为细末，酒糊为丸，如弹子大。每服一丸，细嚼，热酒送下，汗出即效。若为小丸亦可，不饮酒者，冬月热水送下。

【主治】诸风百毒。头风肿痛，心腹痛、脚跟痛、疝气痛、手背痛、遍身骨节痛、破伤风痛、棒疮痛、痈疽发背及一切恶疮痛。

立效散

【来源】《证治准绳·类方》卷六。

【组成】山楂一钱五分（醋炒）　青皮一钱二分（醋炒）　小茴香（盐水炒）　枳实（麸炒）　苍术（米泔浸一宿炒）　香附　吴茱萸　山栀（炒黑）　川楝肉各一钱

【用法】水二钟，加生姜三片，煎八分，食前服。

【主治】疝，因食积作痛。

桃仁当归汤

【来源】《证治准绳·类方》卷六。

【组成】桃仁（去皮尖）二钱　当归尾（酒洗）　玄胡索各一钱半　川芎　生地黄　赤芍药（炒）　吴茱萸　青皮（醋炒）各一钱　牡丹皮八分

【用法】水二钟，加生姜三片，煎八分，食前服。

【主治】疝因瘀血作痛。

黑　散

【来源】《证治准绳·幼科》卷二。

【组成】黄连　黄芩　大黄　黄柏各二钱（同烧存性）

【用法】上为极细末。雄猪胆汁、蜜同调敷。

【主治】小儿偏坠，狐疝气偏有大小，时时上下者。

钩藤膏

【来源】《证治准绳·幼科》卷九。

【组成】钩藤（和钩）　玄胡索　当归（酒洗）　粉草（炙）　乳香各五钱　肉桂（去粗皮）二钱　麝香一字

【用法】上前四味药焙干，肉桂不过火，同研为末；以箬叶裹，熨斗盛火熨透乳香，候冷，入乳钵同麝香细杵，后入前药末，再杵匀；炼蜜为丸，如芡实大。每服一至二丸，空心白汤化下。

【主治】百日内婴儿面青腹痛，夜啼；以及周岁以上婴儿盘肠内吊，诸疝气疾。

应效酒

【来源】《墨宝斋集验方》卷上。

【组成】紫金皮　五加皮　川芎　乌药各一两　官

桂五钱　玄胡索一两　广木香五钱　郁金一两
羌活五钱　乳香（明者）三钱　牡丹皮一两　当归一两

【用法】用好烧酒十斤，盛入坛内，将前药为粗末，绢袋盛吊坛中，煮三柱香，放土地上三宿，作十小瓶，以泥封口听服。

【主治】一切疯气，跌打损伤，寒湿疝气。

立效散

【来源】《东医宝鉴·外形篇》卷四引《资生》。

【组成】全蝎七个　缩砂三七枚　茴香一钱

【用法】上为末。分三贴，空心热酒调下。

【主治】

1. 《东医宝鉴·外形篇》引《资生》：小肠气。
2. 《杂病源流犀烛》：小肠气，有茎囊抽痛，不可忍耐者。

大茴香丸

【来源】《杏苑生春》卷六。

【组成】山楂（炒）四两　橘核（炒）　茴香（炒）　山栀仁各二两　柴胡　牡丹皮　桃仁（炒）各一两　八角茴香（炒）一两　吴茱萸（炒）半两

【用法】上为细末，酒糊为丸，如梧桐子大。每服五十丸，空心盐汤送下。

【主治】癫气结核偏坠，头肿胀；或一核缩入小腹，痛不可忍，用手捺按，方得还旧。

木香豆蔻散

【来源】《杏苑生春》卷六。

【组成】木香　陈皮各一钱　黑牵牛　草豆蔻　良姜　干姜　诃子肉　赤芍药　枳实　川芎各七分

【用法】上为粗散。水煎，温服。

【主治】疝气，心脉急，小腹常有形，心气逆不顺，常痛不已。

乌头栀子汤

【来源】《杏苑生春》卷六。

【别名】乌头汤（《会约医镜》卷十三）。

【组成】川乌（童便煮）　栀子仁（炒）各三钱

【用法】上锉。水煎熟，空心温服。

【主治】素有湿热，外因寒邪，发作疝症，疼痛不已者。

【加减】如元气衰弱，加人参、白术，佐以木香、缩砂仁。

当归四逆汤

【来源】《杏苑生春》卷六。

【组成】当归　官桂　白芍药　细辛各一钱五分　甘草（炙）　通草各一钱　吴茱萸五分

【用法】上锉。用生姜五片，水煎熟，空心温服。

【主治】阴癫大如斗，诸药不能效者。

胡芦巴丸

【来源】《杏苑生春》卷六。

【组成】胡芦巴一两六钱　茴香一两二钱　巴戟各六钱　吴茱萸一两　川楝子肉一两八钱

【用法】上为末，酒煮面糊为丸，如梧桐子大。每服三十丸，温酒空心送下。

【主治】疝气疼痛。

茱萸乌头汤

【来源】《杏苑生春》卷六。

【组成】吴茱萸　川乌　细辛　当归　良姜各五分　官桂四分　干姜五分

【用法】上锉。水煎服，空心服。

【主治】厥疝。腹中冷痛，积气上逆，致令阴冷于肢膜。

香橘散

【来源】《杏苑生春》卷六。

【组成】小茴香　橘核（或枳实核）　糖球各一两　八角茴香七枚

【用法】上为细末。每服二钱，空心温酒调下。

【主治】

1. 《杏苑生春》：一切疝气。

2.《张氏医通》：睾丸偏坠。

散湿汤

【来源】《杏苑生春》卷六。

【组成】川乌（炮）一钱 吴茱萸三分 苍术一钱五分 木香三分 山栀仁（炒） 青皮 香附子 茯苓各一钱 茴香（盐炒） 泽泻 黄柏（酒炒） 肉桂 葫芦巴各五分 桃仁六分 缩砂仁七个

【用法】上锉。水煎熟，空心服。

【主治】偏坠或疝气疼痛，阴囊冷湿或痒。

千金封脐膏

【来源】《寿世保元》卷四。

【组成】天门冬 生地黄 熟地黄 木鳖子 大附子 蛇床子 麦门冬 紫梢花 杏仁 远志 牛膝 肉苁蓉 官桂 肉豆蔻 菟丝子 虎骨 鹿茸各二钱

【用法】上为末，入油一斤四两，文武火熬黑色，去滓，澄清，入黄丹半斤，水飞过松香四两熬，用槐柳条搅，滴水不散为度。再下硫黄、雄黄、朱砂、赤石脂、龙骨各三钱，为末入内。除此不用见火，将药微冷定，再下腽肭脐一副、阿芙蓉、蟾酥各三钱，麝香一钱，不见火，阳起石、沉木香各三钱，俱不见火。上为细末，入内，待药冷，下黄蜡六钱，贮瓷器盛之，封口，放水中，浸三日，去火毒，取出摊缎子上，或红绢上亦可。贴之六十日，方无力，再换。

【功用】存精固漏，活血通脉，壮阳助气，返老还童。

【主治】男子下元虚冷，小肠疝气，痞疾，单腹胀满，并一切腰腿骨节疼痛，半身不遂，妇人子宫久冷，赤白带下，久不坐胎。

七疝汤

【来源】《寿世保元》卷五引刘水山方。

【组成】延胡索 小茴香（酒炒） 川楝子 全蝎（炒） 人参 大附子 山栀子 木香各等分

【用法】上为细末。每服三钱，空心温酒调服。

【主治】七疝及奔豚小肠气，脐腹大痛。

七制金铃丸

【来源】《寿世保元》卷五。

【组成】川楝子（不蛀者）四十九个（去皮核，切片，分七制：七个用小茴香二钱五分慢火同炒，并用茴香；七个用破故纸二钱五分同炒，并用故纸；七个用黑牵牛二钱五分同炒，并用牵牛，七个用盐一钱同炒，并用盐；七个用斑蝥十四个先去翅翼同炒，去斑蝥不用，七个用巴豆肉十四个切作四段同炒，去巴豆不用；七个用萝卜子二钱五分同炒，去萝卜子不用） 大茴香（炒） 青木香 南木香 辣桂各二钱五分

【用法】上为细末，酒糊为丸，如梧桐子大。每服三十丸，食前盐、酒送下。

【主治】外肾肿大，麻木痛硬，及奔豚疝气偏坠。

【加减】打坠瘀血证，加元胡索半两（略炒）、没药，为末，酒调下。

木香补肾丸

【来源】《外科正宗》卷三。

【组成】怀庆生地四两（酒煮捣膏） 菟丝子 肉苁蓉 黄精 黑枣肉 牛膝 蛇床子（微炒） 茯苓 远志各一两二钱 当归身二两四钱 丁香三钱 大茴香 木香各六钱 枸杞子一两五钱 巴戟 杜仲各一两 青盐五钱 人参五钱

【用法】上为细末，炼蜜为丸，如梧桐子大。每服六七十丸，空心温酒送下。偏坠者，灸后宜服此，俱可内消。

【功用】此药功效不独治疝，中年后服之益寿延年，黑发壮筋，填髓明目，聪耳补肾，助元阳，调饮食。其功不可尽述。妇人服之，颜如童女，肌肤莹洁如玉。

【主治】偏坠，一名木肾，不疼不痒，渐渐而大，最为顽疾，有妨行动，多致不便；诸疝，不常举发者；及精寒血冷，久无嗣息。

保真膏

【来源】《外科百效》卷一。

【组成】麻油二斤半 甘草四两 天冬（去心） 麦冬（去心） 熟地（酒浸） 生地（酒浸） 官

桂 牛膝 苁蓉（酒浸） 鹿茸（酥炙） 远志（甘草汤煮去骨，酒浸） 川续断 紫梢花 木鳖子 谷精草 大附子 白果 杏仁 蛇床子 虎骨（酥炙，捶碎） 菟丝子（水酒浸）各四钱 松香四两 黄丹一斤（水飞过） 硫黄 雄黄 龙骨 赤石脂（细末）各四钱 乳香 没药 丁香 南木香（细末）各四钱 当门麝香 蟾酥 真阳起石（细末）各二钱 海狗肾一个 黄蜡六钱

【用法】用净锅一口，桑柴烧文武火，先下甘草与麻油，熬五六沸；次下天门冬等十九味粗末，熬至各味药枯焦黑，用细密绢巾滤去滓；次下松香、黄丹，以槐树条一把不住手搅药，滴水成珠不散为度；次下硫黄等细末，搅匀住火；然后下麝香、黄蜡搅匀。膏药好了，盛瓷器内，用油纸裹，浸井水中四五日出火毒用。每用药三四钱，摊绫绢上，贴腰眼二穴，一个膏药可贴得六十日。

【功用】镇玉液，保精不泄，龟旺不死，通血脉，强身体，返老还童，须发复黑，固真精，善御器，虽数次不泄，滋皮肤。

【主治】腰膝疼痛，下元虚损，四肢麻木，半身不遂，五劳七伤，冷气攻刺。及去小肠膀胱气，二三十年劳证，远近风蛊，筋骨酸痛，阳事不举。

疝气神方

【来源】《明医指掌》卷六。
【组成】硫黄（火中熔化，即投水中去毒，研细） 荔枝核（为末，炒焦黄） 陈皮各等分
【用法】上为末，饭为丸。每服十四五丸，酒送下。其疼立止。自觉已疼甚，不能支持，略用六丸，再不可多也。
【主治】疝气。

栀子饮

【来源】《明医指掌》卷六。
【组成】山栀（炒）半两 桃仁（炒）半两 枳壳（炒）半两 山楂半两（一方加吴茱萸）
【用法】姜汁同顺流水煎服。
【主治】虚而挟热疝。

消疝散

【来源】《明医指掌》卷六。
【组成】苍术（炒）半两 木通半两 黄柏半两（炒） 青皮（炒）半两 厚朴（炒）半两
【用法】上为末。每服二钱，陈皮泡汤送下。
【主治】湿热疝痛。

橘核散

【来源】《明医指掌》卷六。
【组成】橘核一两 桃仁五钱 栀子三钱 吴茱萸一两 茴香一两
【用法】每服七钱，水二盏，煎热服。
【主治】湿热寒郁作疝。

十香丸

【来源】《景岳全书》卷五十一。
【组成】木香 沉香 泽泻 乌药 陈皮 丁香 小茴香 香附（酒炒） 荔核（煨焦）各等分 皂角（微火烧烟尽）一两
【用法】上为末，酒糊为丸，如弹子大者，磨化服；丸梧桐子大者，汤引下；癞疝之属，温酒下。
【功用】《北京市中药成方选集》：舒气，散寒，止痛。
【主治】
1.《景岳全书》：气滞、寒滞诸痛。
2.《北京市中药成方选集》：胃疼，腹痛，妇女行经腹痛，男子疝气，气郁不舒，两胁痛腹胀肠鸣。

太平丸

【来源】《景岳全书》卷五十一。
【组成】陈皮 厚朴 木香 乌药 白芥子 草豆蔻 三棱 蓬术（煨） 干姜 牙皂（炒断烟） 泽泻各三钱
【用法】上为细末。巴豆（用滚汤泡，去皮心膜）一钱，用水一碗，微火煮至半碗，将巴豆捞起，用乳钵研极细，仍将前汤搀入研匀，然后量药多寡，入蒸饼浸烂捣，丸前药如绿豆大。每用三分

或五分，甚者一钱，随证用汤引送下。凡伤寒停滞，即以本物汤送下；妇人血气痛，红花汤或当归汤送下；气痛，陈皮汤送下；疝气，茴香汤送下；寒气，生姜汤送下；欲泻者，用热姜汤送下一钱，未利再服；利多不止，用冷水一二口即止。

【主治】胸腹疼痛胀满，及食积、气积、血积、气疝、血疝、邪实秘滞，痛剧者。

【加减】如欲其峻，须用巴豆二钱。

荔香散

【来源】《景岳全书》卷五十一。

【别名】神香散（《医钞类编》卷五）。

【组成】荔枝核（炮微焦）　大茴香（炒）各等分

【用法】上为末。每服二三钱，用好酒调下。

【主治】疝气痛极，在气分者，小腹气痛。

暖肝煎

【来源】《景岳全书》卷五十一。

【组成】当归二钱　枸杞三钱　茯苓二钱　小茴香二钱　肉桂一钱　乌药二钱　沉香一钱(木香亦可)

【用法】水一钟半，加生姜三五片，煎七分，食远温服。

【主治】肝肾阴寒，小腹疼痛，疝气。

【加减】如寒甚者，加吴茱萸、干姜；再甚者，加附子。

【方论】

1. 《景岳全书》：疝之暴痛或痛甚者，非有实邪而寒胜者，宜暖肝煎主之。寒疝最能作痛，多因触冒寒邪或犯生冷所致。凡喜暖畏寒，脉弦细，鼻尖手足多冷，大小便无热之类皆是也。

2. 《医学举要》：此治阴寒疝气之方，疝属肝病，而阴寒为虚，故用当归、枸杞以补真阴之虚，茯苓以泄经腑之滞，肉桂补火以镇浊阴，乌药利气而疏邪逆，小茴、沉香为疝家本药，生姜为引，辛以散之。如寒甚者，吴萸、附子、干姜亦可加入。

3. 《谦斋医学讲稿》：本方以温肝为主，兼有行气、散寒，利湿作用。以当归、杞子温补肝脏，肉桂、茴香温经散寒，乌药、沉香温通理气，茯苓利湿通阳。凡肝寒气滞，症状偏在下焦者，均可用此加减。

4. 《中国医药汇海·方剂部》：所谓乙癸同源，虚则补其母也。肝之所以寒者，肾之温气不

足也。本方肉桂、茴香温肾之品，亦暖肝之品也。沉香温纳肾气，乌药温顺肝气，枸杞补肝肾而益精，茯苓调水道以通阳，用当归为君，俾诸药尽汇于肝，于是凝冱解冻，阳和敷布，向之飒飒以无风者，今则欣欣以向荣矣。经云：木位之主，其补以辛，寒淫所胜，平以辛热，佐以甘苦。肝木不及则金过于亢，清反胜之，则当以辛平之也。酸甘合化为阴，辛甘合化为阳，大抵补肝之体者，宜酸甘之品，补肝之用者，宜辛甘之品也。

【验案】

1. 慢性阑尾炎　《实用中医内科杂志》（1994，2：29）：以本方加减：小茴香、肉桂、沉香各6g，乌药、当归、川芎、茯苓各9g为基本方；右下腹疼痛拒按，加水蛭6g；右少腹不适，腹胀者，加枳壳、槟榔各9g，水煎顿服，煎后药渣趁热包敷右下腹部，每次热敷不少于30分钟，每日1次，10次为1疗程，治疗慢性阑尾炎20例。结果：治愈9例，显效6例，有效4例，无效1例，有效率95%。

2. 疝气　《陕西中医》（1995，1：15）：用本方加减：枸杞、当归、茯苓各15g，小茴香、乌药、肉桂各10g，沉香5g。根据疝症的各不同证型进行加减，治疗疝气病251例。结果：临床治愈（症状体征消失）195例，显效（主症体征消失，复感诱因有不适）22例，有效（主症及体征减轻）16例，无效18例，总有效率92.8%。

川楝散

【来源】《济阳纲目》卷七十六。

【组成】橘核（炒）　川楝肉　山楂各一钱半　香附（炒）　青皮（醋炒）　吴茱萸　玄胡索　小茴香（炒）　山栀子（炒黑）　苍术各一钱

【用法】上锉。加生姜三片，水煎，食前服。

【功用】定痛。

【主治】诸疝。

【加减】湿胜，加荔枝核（炒）一钱。

加减二陈汤

【来源】《济阳纲目》卷七十六引朱丹溪方。

【组成】陈皮（去白）　半夏（洗泡七次）　白茯苓　甘草（炙）　枳实（麸炒）　橘核　栀子

（炒） 山楂各等分

【用法】上锉。水煎，入生姜汁，热辣饮之。

【主治】七疝。

【加减】瘀血作痛，加玄胡索、桃仁泥；气作痛，加木香、茴香、楝实等；六脉沉细，手足厥冷，加附子、干姜、肉桂；睾丸痛甚，加荔枝核、乳香、没药，均为细末，调入本方煎内，或另用顺流水调服；木肾肿大如升斗，去甘草，加海藻、昆布、荔枝核、茴香、川楝，均为末，顺流水调服，或作丸子。

栀桂丸

【来源】《济阳纲目》卷七十六。

【组成】桂枝 山栀子（炒） 乌头（炮，细切）

【用法】上为细末，姜汁糊丸，如梧桐子大。每服四五十丸，空心白汤送下。

【主治】疝气，按之不痛者。

苍附汤

【来源】《简明医彀》卷三。

【组成】苍术 香附（俱盐水炒） 黄柏（酒炒）各一钱 青皮 玄胡索 益智 桃仁（研）各七分 茴香（炒） 附子（盐水炒） 甘草三分（或加破故纸、葫芦巴）

【用法】水煎服。或为末，汤下。

【主治】诸疝痛。

保命丹

【来源】《简明医彀》卷三。

【组成】吴茱萸（拣净）一斤（分四份煮，酒、米醋、盐水、童便各浸一宿，晒，焙干） 泽泻二两

【用法】上为末，酒煮薄面糊为丸，如梧桐子大。每服五十丸，空心盐汤送下。

【主治】远年近日，小肠疝气，偏坠脐下，搐痛，以致闷乱。或阴间痒疮。

楂橘丸

【来源】《简明医彀》卷三。

【组成】山楂四两 橘核（炒） 山栀（炒）二两 柴胡 牡丹皮 桃仁（炒） 大小茴香（俱盐炒）各一两 吴茱萸（炮）半两

【用法】上为末，酒糊为丸，如梧桐子大。每服十丸，盐汤送下。

【主治】诸疝痛。

点眼丹

【来源】《丹台玉案》卷四。

【组成】牙消二钱 麝香 朱砂 雄黄各五分

【用法】上为细末，瓷罐收贮。临病以银簪蘸药点两眼内。立时取效。

【主治】一切头痛，心腹绞痛，及绞肠痧，盘肠气痛，疝痛。

一醉散

【来源】《丹台玉案》卷五。

【组成】青皮 小茴香 陈皮 青木香 荔枝核 橘核 大茴香各一钱五分 青盐五分 生姜五片

【用法】不拘时服。

【主治】寒热不调，致患疝气。

二陈双核饮

【来源】《丹台玉案》卷五。

【组成】陈皮 青皮（醋炒） 橘核（炒） 荔枝核（炒）各二钱 甘草五分 乳香 白茯苓 半夏 没药 大茴香各八分

【用法】加生姜五片，水煎服。

【主治】疝气，遇劳碌、风寒即发，外肾肿大坠痛。

七圣饮

【来源】《丹台玉案》卷五。

【组成】山栀仁 冬葵子 青皮各二钱 黄柏 猪苓 赤茯 大黄（酒蒸九次）各一钱五分

【用法】加灯心三十段，水煎，食前服。

【主治】疝气遇热即发，并痄腮肿退，忽患偏坠者。

疝疾灵丹

【来源】《丹台玉案》卷五。

【组成】泽泻一斤（分作四份，童便、盐水、醋、酒各浸七日，放日中晒干，炒） 吴茱萸二两（炒）

【用法】上为末，老米打糊为丸。每服三钱，空心盐汤送下。

【主治】一切疝疾疼痛，并阴囊大如斗，小便淋漓。

削坚饮

【来源】《丹台玉案》卷五。

【组成】山楂 玄胡索 桃仁 槟榔各一钱五分 昆布 海藻 青皮 乌药各一钱二分

【用法】加生姜三片，临服加酒一杯。

【主治】疝气时常在一处疼痛有形，内有积瘀者。

祛湿止痛饮

【来源】《丹台玉案》卷五。

【组成】苍术 防己 白术各一钱五分 官桂 泽泻 乌药 木通 橘核 荜澄茄各一钱

【用法】水煎，食前温服。

【主治】湿疝。睾丸一大一小，疼痛不可忍者。

橘桂汤

【来源】《丹台玉案》卷五。

【组成】当归 红花 白芍 大茴香 木通各一钱二分 黄柏 青皮 橘核 桃仁 官桂各八分

【用法】水煎，温服，不拘时候。

【主治】劳疝。阴囊肿大，皮烂水流。

加味通心散

【来源】《医宗必读》卷八。

【组成】瞿麦穗 木通（去皮） 栀子（去壳） 黄芩 连翘 甘草 枳壳（去瓤） 川楝子（去核） 归尾 桃仁（去皮尖，炒） 山楂各等分

【用法】上为末。每服三钱，灯心、车前草煎汤，空心调下。

【主治】癀瘭疝，内有脓血，小便不通。

小茴香汤

【来源】《幼科金针》卷上。

【组成】川楝 小茴香 黑豆 桃仁 青皮 丹皮 木通

【用法】加葱白、生姜，水煎服。

【功用】温经逐冷。

【主治】寒湿疝气，囊肿偏坠。

茱萸汤

【来源】《幼科金针》卷上。

【组成】吴茱萸 川椒 甘草 苍术 橘核 大茴香

【用法】河水煎数沸，入罐内熏洗。出汗。连浴四五次即愈。内以五苓散加防风、丹皮治之，外以本方煎汤熏，汗出即安。

【主治】疝气有卵翼偏坠者。

家秘神术汤

【来源】《症因脉治》卷二。

【组成】熟苍术 防风 葛根 广皮 厚朴

【主治】外感风湿，口吐清水。

柴胡紫苏饮

【来源】《证治宝鉴》卷九。

【组成】柴胡 连翘 苏子 川楝 青皮 苍术 玄胡索 泽泻 猪苓 赤芍药 木香

【用法】加生姜，水煎服。

【主治】内素有热，偶为外寒所束，致患假寒疝，脉左尺弦洪，挟湿洪弦而缓，挟风浮弦，按之洪缓；由七情所致癫疝，脏气下坠，肿胀急痛；号哭忿怒所致气疝，乍满乍减。

通玄消肾散

【来源】《证治宝鉴》卷九。

【组成】玄胡 猪苓 柴胡 甘草 连翘 山栀

泽泻　苍术　白术　青皮　陈皮　乌药　木香
茴香

【主治】小肠气走痛。

宁生汤

【来源】《诚书》卷六。

【组成】琥珀三分　白术（炒）三分　枳壳四分
茯苓三分　防风五分　远志四分　天麻（煨）五
分　车前子五分　石菖蒲二分

【用法】加灯心，水煎服。

【主治】卵疝，锁肚，胎惊壮热。

鹅实散

【来源】《外科大成》卷四。

【组成】鹅眼枳实（焙）　小茴香（炒）各等分

【用法】上为末。每服二钱，用小黑豆同艾叶炒
热，冲黄酒于内，去滓，调前末药，食前服之。

【主治】胁痛，疝气痛。

茴香粥

【来源】《寿世青编》卷下。

【组成】小茴香（炒）

【用法】煎汤，去滓，入米煮粥食之。

【功用】

　　1.《寿世青编》：和胃。

　　2.《药粥疗法》：行气止痛，健脾开胃。

【主治】

　　1.《寿世青编》：疝气。

　　2.《药粥疗法》：小肠疝气，脘腹胀气，睾丸
肿胀偏坠，胃寒呕吐，食欲减退以及鞘膜积液，
阴囊象皮肿。乳汁缺乏。

【宜忌】《药粥疗法》：茴香粥属散寒止痛性药粥，
对一切实热病症及阴虚火旺的病人，不可选食。

五子内消丸

【来源】《何氏济生论》卷六。

【组成】橘核　香附子　花椒子（黑者）　山栀
山楂子　茅术各一两七钱　甘草　茴香　黄柏

元胡索　汉防己　防风各一两　人参五钱

【用法】炼蜜为丸。每服三钱，空心盐汤送下。再
用茅术煎汤，先熏后洗，毛孔内出水珠，其症自
消，不可间断。单服药及单熏洗者皆不效，二者
兼行，虽症大如斗者亦愈，但针过者不愈。

【主治】疝气。

昆仑丸

【来源】《何氏济生论》卷六。

【组成】橘核（盐炒）　川楝子（盐炒）　香附
（童便浸）各二两　小茴香（盐水炒）　玄胡索　吴
茱萸（盐酒泡七次,炒）各一两　山楂　枳实　陈皮
各一两五钱　苍术（炒）　砂仁　青皮　槟榔各一
两　川椒（去目）　木香各五钱　肉桂一钱五分

【用法】醋煮米为丸。每服六七十丸，盐汤送下。

【功用】内消疝气。

【主治】疝气。

通心散

【来源】《何氏济生论》卷六。

【组成】瞿麦穗　木通（去皮）　栀子（去壳）
黄芩　连翘　甘草　枳壳（去瓤）　川楝子（去
核）　当归尾　桃仁　山楂各等分

【用法】上为末。每服三钱，以灯心二十茎，车前
草十茎煎汤，空心调服。

【主治】癞癃疝，内有脓血，小便不通。

小肾奇方

【来源】《医林绳墨大全》卷五。

【组成】沉香　木香各一钱　公丁香　母丁香各二
钱五分　川楝子（去皮，取肉）　破故纸（炒香）
各五钱　龙骨（煅）　大茴香　小茴香　官桂各三
钱　葫芦巴二钱　陈皮　白茯苓各三钱　人参二
钱　荔枝核三钱

【用法】共为细末，将黑铅三两熔化，投硫黄三
两，俟化，入童便少许，如此九次，为末，前药
用多少，入制硫黄多少，要相等，以醋糊为丸，
如梧桐子大。每服七丸或九丸，淡盐汤送下。

【主治】大肾冷如冰，坚如石，大如斗。

五子内消丸

【来源】《医林绳墨大全》卷五。

【组成】香附子　橘核　汉防己　花椒子　玄胡索　山楂子　黄柏　山栀子　防风　川楝子（七制）各二两　茅山苍术三两二钱　小茴香一两四钱　沉香五钱　人参一两　白茯苓三两

【用法】上为末，炼蜜为丸，如梧桐子大。每服三钱，空心淡盐汤送下。外用茅术二两（炒），艾一两，椒三钱，小茴香三钱煎汤。将衣盖熏，俟汤稍温，洗胞内，淋得毛孔冷水冷气尽化汗而出，不可间断。如只熏洗不服药，或服药不熏，皆难见效。

【主治】疝气。

导气汤

【来源】《医方集解》。

【组成】川楝子四钱　木香三钱　茴香二钱　吴茱萸一钱（汤泡）

【用法】长流水煎服。

【主治】

1. 《医方集解》：寒疝疼痛。
2. 《医方简义》：偏坠、小肠疝痛之证。

【方论】此足厥阴、少阴药也。川楝苦寒，能入肝舒筋，使无挛急之苦，又能导小肠、膀胱之热从小水下行，为治疝之主药；木香升降诸气，通利三焦，疏肝而和脾；茴香能入肾与膀胱，暖丹田而祛冷气；吴茱萸入肝肾气分，燥湿而除寒。三者皆辛温之品，用以宣通其气，使小便小利，则寒去而湿除也。

逐狐丹

【来源】《石室秘录》卷三。

【组成】白术五钱　沙参七钱　柴胡三钱　白芍三钱　王不留行三钱

【用法】水煎服。

【主治】狐疝。

资本润燥汤

【来源】《石室秘录》卷六。

【组成】熟地二两　桑叶三十片　山茱萸五钱　沙参一两　白术一两　甘菊花三钱

【用法】水煎服。

【主治】燥症善惊，腰不能俯仰，丈夫癩疝，妇人小腹痛，目盲眥突。

利丸汤

【来源】《辨证录》卷九。

【组成】茯苓一两　苡仁一两　沙参二两

【用法】水煎服。

【功用】去其湿热之气。

【主治】疝气，湿热交攻，睾丸作痛。

【方论】此方以茯苓、苡仁分消其湿气，以沙参化其肾中之热，且沙参善能治疝，故两用之而成功耳。

桂荔汤

【来源】《辨证录》卷九。

【组成】白术二两　肉桂二钱　山药一两　小茴香二钱　荔枝核三个（敲碎）

【用法】水煎服。

【功用】温肾中之寒，消睾丸之湿。

【主治】寒湿疝气。

解疝汤

【来源】《辨证录》卷九。

【组成】肉桂二钱　白芍　白术各二两　柴胡一钱　沙参五钱

【用法】水煎服。

【主治】厥阴受寒，气上冲于肝，致患疝气，睾丸作痛，两胁胀满，按之益疼。

九味蟠葱散

【来源】《张氏医通》卷十四。

【组成】延胡索一两　肉桂五钱　干姜（炮）二钱　丁香一钱　茯苓六钱　甘草（炙）　苍术（泔浸，炒）　槟榔　羌活各三钱

【用法】上为散。每服五钱，加连须葱白二茎，水

煎，食前热服。取微汗效，不愈再服。

【功用】《医略六书》：散寒开结。

【主治】疝因风寒湿气，睾丸肿痛。

【加减】腹胀便秘，有食积梗痛，去羌活，加三棱、蓬术、缩砂仁。

【方论】《医略六书》：风寒湿三气交互乘间袭入经中，故疝结小腹，睾丸痛不止。羌活散风寒以胜湿，苍术燥脾湿以消肿，槟榔破滞气以开结，延胡通经气以活血，丁香温中散寒，肉桂暖血祛风，茯苓和脾胜湿，甘草和中和胃，干姜暖胃气以散寒湿；为散，葱白汤下以通阳，连须更通络脉，使滞化结开，则风寒解散而湿气无不化，疝气无不消，何睾丸肿痛之不瘳哉。

加味通心散

【来源】《张氏医通》卷十四。

【组成】瞿麦穗一两 木通 栀子仁（酒炒黑）黄芩 连翘 甘草梢 川楝肉 车前各五钱 肉桂三钱

【用法】上为散。每服五钱，加灯心二十茎，竹叶十片，水煎服。

【主治】小肠疝痛，水道不通。

治血汤

【来源】《嵩崖尊生全书》卷七。

【组成】人参 茯苓 黄耆 白术各一钱 炮附子一钱半 沉香 木瓜各一钱二分 羌活 川芎 紫苏 甘草各七分

【主治】疝气腹痛。

二苓散

【来源】《嵩崖尊生全书》卷十三。

【组成】赤苓 猪苓 车前 川楝 滑石各一钱 瞿麦 枳实 木通 黄芩 甘草各五分

【主治】疝痛，小便不通。

五苓散加葵子汤

【来源】《嵩崖尊生全书》卷十三。

【组成】赤苓 猪苓 葵子 枳实 瞿麦 车前 木通 黄芩 滑石 甘草

【用法】加生姜，水煎服。

【主治】疝气，小便不通。

消肾汤

【来源】《嵩崖尊生全书》卷十三。

【组成】海藻 海带 昆布（俱洗淡）橘核 桃仁 楝子肉各二钱 木香 白术 茯苓各一钱 玄胡 木通 当归 肉桂 人参各五分 淫羊藿三分 盐酒各少许

【用法】本方改为丸剂，名"橘核消肾丸"（见《疡医大全》）。

【主治】一切疝气。

八角茴香丸

【来源】《医学传灯》卷下。

【组成】山楂 枳实 大茴 吴萸 荔枝核

【主治】疝气。

柴胡平肝汤

【来源】《医学传灯》卷下。

【组成】柴胡 黄芩 半夏 甘草 白芍 川芎 香附

【主治】气怒郁于下焦而致气疝，不痛不痒，但觉肿坠。

蟠葱散

【来源】《医学传灯》卷下。

【组成】苍术 三棱 砂仁 丁香 肉桂 炮姜 玄胡 白茯苓 甘草 葱白

【主治】原有疝气，反缩入内，聚于少腹，疼痛异常者；阴寒夹食，积聚不通。

黑消散

【来源】《幼科指掌》卷三。

【组成】大黄 川连 黄芩 黄柏各等分

【用法】上烧存性，为末。猪胆汁蜜调涂。

【主治】小儿卵肿偏坠。

如意仙丹

【来源】《良朋汇集》卷二。

【组成】真鸦片四钱　沉香　朱砂　木香各二钱　京牛黄二分　麝香一分

【用法】上为细末，用头生人乳合作八十丸，重裹金箔为衣。每服一丸，用梨一个捣烂，白布包绞自然汁，先将丸药用净布包，打碎，再用梨汁研，化服，其痛立止，如久痢不止，西瓜水送下。

【主治】九种心痛，疝气牵引，遍身作痛，大渴饮水，随饮随吐，饮食不进，昼夜不睡，噎膈反胃，久痢不止。

金铃黄柏散

【来源】《顾松园医镜》卷十三。

【组成】金铃子（去核）　黄柏　车前　茯苓各三钱　泽泻一钱许　川萆薢五钱　玄胡　山楂各二钱　青皮一钱许　橘核（炒，研）五钱

【功用】清热祛湿。

【主治】诸疝病属湿热者。

【加减】如湿热内蕴，寒气外束者，加茴香、吴茱萸以散外寒，外煎浓紫苏汤熏洗；如坠逆气，槟榔、代赭石散瘀血，蒲黄、五灵清肝火，龙胆、黑山栀舒筋，羚羊角燥湿，苍术随适采用。

【方论】金铃子导小肠膀胱湿热疝气要药；黄柏苦寒除湿热；车前、茯苓、泽泻利水渗湿热；川萆薢同热药祛寒湿，同凉药去湿热；玄胡、山楂行瘀血；青皮疏肝气；橘核苦平下气，最止疝痛。此苦寒清热祛湿之剂，合丹溪治疝法也。

茴香乌药汤

【来源】《顾松园医镜》卷十三。

【组成】茴香（炒，研）钱许　乌药二钱　吴茱萸（汤泡）三五七分　破故纸（炒，研）钱许　川萆薢五钱　木瓜二钱　木香　砂仁各钱许　荔枝核（炒，研）五钱

【用法】亦可浸酒服。

【主治】疝气病初感寒邪或寒湿兼感，未郁为热者。

【宜忌】郁久成热者，不宜服之。

【加减】或加猪胞（炙，研）钱许；痛引腰脊，加牛膝、杜仲；寒甚，可加肉桂五分至一钱；虚甚，可加人参。

【方论】茴香、乌药、吴茱萸、破故纸均为治寒湿疝气之病，川萆薢除下部湿邪，木瓜治筋病缓急，木香、砂仁止冷气腹痛，猪胞用为引导。

延胡散

【来源】《奇方类编》卷上。

【组成】延胡索　胡椒各等分

【用法】上为末。每服二钱，食前温酒调服。

【主治】冷气心疼及疝气腹痛。

消肿散

【来源】方出《奇方类编》卷上，名见《仙拈集》卷二。

【组成】小茴香（炒）　山甲（炒）　全蝎（炒）　木香各等分

【用法】上为末。每服二钱，酒调下。

【主治】疝气，外肾肿大。

偏坠散

【来源】方出《奇方类编》卷上，名见《仙拈集》卷二。

【组成】荔枝核（炒）　龙眼核（炒）　小茴香（炒）各等分

【用法】上为细末。每服一钱，空心用升麻一钱，水、酒煮调下。

【主治】疝气偏坠，小肠气痛。

橘核丸

【来源】《医学心悟》卷三。

【组成】橘核子（盐酒炒）二两　川楝子（煨，去肉）　山楂子（炒）　香附（姜汁浸，炒）各一两五钱　荔枝核（煨，研）　小茴香（微炒）各一两

【用法】神曲四两，煮糊为丸，如梧桐子大。每服

三钱，淡盐水送下。

【主治】癥瘕疝癖，小肠膀胱气等。

【加减】寒甚，加附子五钱，肉桂三钱，当归一两。

橘核丸

【来源】《医学心悟》卷三。

【组成】橘核二两（盐酒炒） 小茴香 川楝子（煨，去肉） 桃仁（去皮尖及双仁者，炒） 香附（醋炒） 山楂子（炒）各一两 广木香 红花各五钱

【用法】以神曲三两，打糊为丸。每服三钱。冲疝，用白茯苓一钱，松子仁三钱，煎汤送下；狐疝，用当归二钱，牛膝一钱五分煎汤送下；癀疝，用白茯苓、陈皮、赤茯苓一钱煎汤送下；厥疝，治同冲疝；瘕疝，用丹参、白茯苓各一钱五分，煎汤送下；苍疝，本方内加五灵脂一两，赤芍一两五钱（酒炒），服时用牛膝一钱五分，当归尾三钱煎汤送下；苍癀疝，治法同上。

【主治】七疝。

【加减】若寒气深重，加吴茱萸、肉桂心各五钱，甚则加附子一枚；若表寒束其内热，腹痛热辣，或流白浊者，加黑山栀五钱、川草薢一两、吴茱萸三钱（汤泡七次）。

衍庆丸

【来源】《惠直堂方》卷一。

【组成】当归（酒洗） 肉苁蓉（酒洗） 山药（乳拌蒸） 枸杞各四两（酒蒸） 鱼胶一斤（麸炒） 核桃肉十两（去皮，捣烂） 补骨脂一斤（米泔水加盐浸，春二、夏一、冬五日） 菟丝子八两（酒浸一宿，煮吐丝） 熟地四两（酒洗） 吴茱萸三两（酒蒸，炒） 覆盆子四两（酒浸） 人参五钱（黄耆煎汤浸透，晒干）

方中"鱼胶"，《全国中药成药处方集》（沈阳方）作"阿胶"。

【用法】上炼蜜为丸。空心淡盐汤送下，初服一钱，次服一钱五分，三服二钱，四服二钱五分，五服三钱。初服禁房事三七日，便觉药力有效，至三月后，用酒送下三钱，即可得孕。

【功用】

1.《惠直堂方》：男子久服身体康健，饮食加进。

2.《全国中药成药处方集》：补益身体，强精种子。

【主治】

1.《惠直堂方》：兼治偏坠疝气。

2.《全国中药成药处方集》：身体衰弱，精气不足，肾虚寒冷，偏坠疝气。

【宜忌】忌食猪、鸡、鹅、鸭等血，并君达菜。

水瓜散

【来源】《惠直堂方》卷二。

【组成】连蒂老丝瓜（烧存性）

【用法】上为末。每服三钱，热酒调下。甚者不过二三服即消。

【主治】小肠气痛，绕脐冲心者。

立消斗大疝气方

【来源】《惠直堂方》卷二。

【组成】沉香 紫苏 苏木 南星各五钱

【用法】多年香橼一个，切碎，雄猪尿胞洗净，入药扎紧，好酒四五斤，煮烂，面糊为丸，如梧桐子大。每服四五丸，酒送下。药尽胞缩。

【主治】疝气。

逐狐汤

【来源】《惠直堂方》卷二。

【组成】人参五钱 白术三钱 茯苓三钱 肉桂三分 橘核五分 白薇五分 荆芥一钱五分 半夏一钱 甘草五分

【用法】水煎服。

【主治】狐疝。日则缩而痛，夜则出而安。

马蔺丸

【来源】《医略六书》卷二十四。

【组成】马蔺一两半（炒） 肉桂三钱（去皮） 桃仁一两半 海藻一两半 海带一两半 昆布一

两半　厚朴六钱（制）　枳实六钱　楝子一两半（炮）　延胡一两半

　　方中无广橘核，而方论论及此药，疑脱。

【用法】上为末，醋为丸。每服三钱，淡盐汤送下。

【主治】男子七疝，妇人阴颓，脉弦涩滞者。

【方论】气滞于中，湿热不化，伤厥阴之经，故男子内结七疝，妇人腹痛阴颓，且令不月焉。马蔺泻热散血；昆布泻热软坚；厚朴宽中散湿热；枳实破滞消结气；海藻化湿热；海带解湿热；桃仁破瘀润燥；延胡活血通经；川楝子泻湿热治疝；广橘核开结气除颓；肉桂温经，为寒因寒用之响导。醋丸淡盐汤下，使滞化气行，则湿热消散，而七疝无不愈，安有阴颓不月之患科！此泻热软坚之剂，为阴颓七疝之专方。

蒺藜丸

【来源】《医略六书》卷二十四。

【组成】蒺藜三两（去刺，炒）　乌头一两（姜汁炮）　山栀二两（姜汁炒）

【用法】上为末，淡盐水捣为丸。每服三钱，沸汤送下。

【主治】寒束湿热疝痛，脉弦数者。

【方论】寒束湿热之邪，闭遏经气，不能统运其流行之机，故邪结成疝，小腹疼痛不止焉。蒺藜疏厥阴之经，乌头逐外束之寒，山栀清内蕴湿热也。盐水丸，沸汤下，使湿热并化，则经气清和，而寒邪无不外解，疝气无不内消，何疼痛之不除哉？此分解之剂，为寒束湿热疝痛之专方。

乌桂汤

【来源】《医宗金鉴》卷四十二。

【组成】川乌　蜂蜜　肉桂　白芍药　炙甘草　生姜　大枣

【主治】疝由外寒入腹者。

夺命汤

【来源】《医宗金鉴》卷四十二。

【组成】吴萸　肉桂　泽泻　白茯苓

【主治】冲疝、厥疝痛上攻，脐悸，奔豚气上行。

青木香丸

【来源】《医宗金鉴》卷四十二。

【组成】青木香五钱　吴茱萸（酒、醋浸，炒）一两　香附（醋炒）一两　荜澄茄五钱　乌药五钱　小茴香五钱　川楝肉五钱（巴豆仁二十一粒，研碎，拌炒）

【用法】上为末，合均，葱涎为小丸。每服三钱，酒、盐任下。

【主治】一切疝痛。

木香内消丸

【来源】《幼幼集成》卷四。

【组成】南木香（屑）　京三棱（煨）　结猪苓（焙）　宣泽泻（炒）　川楝肉（炒）　正广皮（酒炒）　香附米（酒炒）各七钱　杭青皮（醋炒）二钱

【用法】上为细末。酒煮米糊为丸。每服一二钱，空心盐汤送下。

【主治】气疝。性急多哭，卵肿，痛连小腹。

当归木香汤

【来源】《幼幼集成》卷四。

【组成】京楂核　全当归　正川芎　川木通　小茴香　川楝肉　杭青皮　结猪苓　宣泽泻各一钱　南木香　黑栀仁各五分

【用法】用净水浓煎，空心热服。

【主治】小儿久疝不愈。

茱萸内消丸

【来源】《幼幼集成》卷四。

【组成】吴茱萸（醋浸一宿，焙干，炒过）　青化桂（去皮）　净枣皮（蒸，去核，捣）　玄胡索（醋炒）　大茴香（盐炒）　化橘红（炒）　杭青皮（醋炒）各一两　桃仁（炒）　白蒺藜（炒）　南木香屑各五钱

【用法】上为细末，酒煮面糊为丸，如龙眼核大。

每服一丸，淡盐汤送下。

【主治】寒湿所袭，留伏作痛，癫疝偏坠。

破疝汤

【来源】《医碥》卷四。

【组成】木香　玄胡　橘核　荔枝核　茴香　川楝子　没药　地肤子　青皮

【用法】马鞭草根煮汁，煎服。

【主治】诸疝。

【加减】寒疝，加吴萸、附、桂；睾丸升上入腹者，加飞盐、沉香，或用鸡鹅蛋壳烧灰，空心酒下三钱；胁旁动气，横入阴处，响声如蛙，照前方去盐。

如神散

【来源】《医碥》卷七。

【组成】猪苓　泽泻　赤苓　赤芍　青皮　小茴　故纸　川楝　木通　车前　石苇　腹皮　官桂　槟榔　香附　急性子　红花子

【主治】疝气。

百发神针

【来源】《种福堂公选良方》卷二。

【组成】乳香　没药　生川附子　血竭　川乌　草乌　檀香末　降香末　大贝母　麝香各三钱　母丁香四十九粒　净蕲艾绒一两（或二两）

【用法】作针。各按穴针之。

【主治】偏正头风，漏肩，鹤膝，寒湿气，半身不遂，手足瘫痪，痞块，腰痛，小肠疝气；痈疽发背，对口痰核，初起不破烂者。

双补分消丸

【来源】《活人录汇编》卷十一。

【组成】山栀仁　香附　川椒子　山楂　陈皮　川楝子各一两　橘核　茯苓　当归　白术各二两

【用法】陈米炒熟为末，醋汤打糊为丸。每服二钱，空心百滚汤送下。

【功用】兼补兼消。

【主治】

1.《活人录汇编》：疝气。肝肾之气血两亏，以致沉寒不散，湿热不清，睾丸冷胀，阴囊肿大。

2.《外科真诠》：肾囊痈。

三仙酒

【来源】《仙拈集》卷二。

【组成】荔枝核（烧存性）三钱　小茴香　川楝肉各钱半

【用法】上为末，酒调。入盐少许，热服，再以葱汤催汗出为妙。

【主治】疝。

温解散

【来源】《仙拈集》卷二。

【组成】荔枝核（炒黄）　陈皮　硫黄（火中熔化，投水中去毒，研细）各等分

【用法】上为末，饭和为丸，如梧桐子大。每服十五丸，其疼立止。若痛甚，略加五六丸，不要再多了。

【主治】疝气上冲，如有物筑心脏，欲死，手足厥冷者。

寒痛散

【来源】《仙拈集》卷二。

【组成】荔枝核（炮焦）　小茴香（炒）各一两　吴茱萸一钱

【用法】上为末。每服二钱，好酒入盐少许调服。

【主治】疝气腹痛。

茴香丸

【来源】《疡医大全》卷二十四。

【组成】白术　白茯苓　八角（炒）　吴茱萸　荔枝核　山楂核各一两　橘核三两　枳实八钱

【用法】上为细末，炼蜜为丸，重一钱五分。每服一丸，空心细嚼，姜汤送下。

【主治】疝气偏坠。

消疝丸

【来源】《疡医大全》卷二十四。

【组成】橘核（盐炒） 藿香各一两 大茴 荔枝核（炒） 青皮（醋炒） 陈皮各五钱 沉香二钱 硫黄三钱（火酒煮）

【用法】上为末，酒糊为丸。每服七十丸，空心温酒盐汤送下。

【主治】疝气偏坠。

消疝丹

【来源】《疡医大全》卷二十四。

【组成】白术 荔枝核（炒） 山楂 小茴香（炒，研） 槟榔 木通 猪苓 岗橘子 昆布 白茯苓 海藻 官桂 泽泻 川楝子各等分

【用法】水二钟，煎一钟，食前洗浴温服。

【主治】小肠疝气。

【加减】如房劳肾虚，加人参五分。

椒目丸

【来源】《疡医大全》卷二十四。

【组成】真川椒目不拘多少（略焙）

【用法】上为极细末，糊为丸，如梧桐子大。每服二钱，空心酒送下。

【主治】疝气。初服时有微汗，久服诸疝皆消。

一贯煎

【来源】《续名医类案》卷十八。

【组成】北沙参 麦冬 地黄 当归 杞子 川楝

【功用】

1.《广东中医》（1960，3：13）：养肝血，滋肝阴，泄肝气。

2.《中医杂志》（1963，10：18）：滋阴充液，疏肝调气。

3.《山东中医学院学报》（1979，3：12）：补肝肾之阴，佐以疏肝。

【主治】

1.《续名医类案》：胁痛，吞酸，吐酸，疝瘕，一切肝病。

2.《中风斠诠》：肝肾阴虚，气滞不运，胁肋攻痛，胸腹膜胀，脉反细弱，或虚弦，舌无津液，喉嗌干燥者；肝肾阴虚而腿膝痛，足软无力，或环跳、髀枢、足跟掣痛者。亦治痢后风及鹤膝、附骨、环跳诸证。

3.《山东中医学院学报》（1979，3：12）：慢性肝炎。

【宜忌】

1.《中风斠诠》：此方下舌无津液四字最宜注意，如其舌苔浊垢，即非所宜。

2.《新医学》（1976，4：190）：凡属气、血、火、食、痰、湿诸郁，不兼阴虚者忌用。

3.《医方发挥》：本方滋腻之药较多，对于兼有停痰积饮者，不宜使用。

【加减】口苦而燥者，加酒连。

【验案】疝气 《续名医类案》：二官，六七岁时，忽腹痛发热，夜则痛热尤甚，或谓风寒，发散之不效；又谓生冷，消导之不效。诊之面洁白，微有青气。按其虚里，则筑筑然跳动；问其痛，云在少腹；验其囊，则两睾丸无有。曰：此疝痛也。与生地、甘杞、沙参、麦冬、川楝、米仁，二剂痊愈。

胡芦巴散

【来源】《杂病源流犀烛》卷七。

【组成】胡芦巴 益智仁 大茴 蓬术 牵牛子 山萸肉 酒牛膝 川断 川芎 防风 甘草

【用法】上为末。每服二钱，酒送下。

【主治】小肠气。小腹引睾丸连腰脊而痛。

硼砂丸

【来源】《杂病源流犀烛》卷七。

【组成】木香 沉香 巴霜 青皮 铜青 硼砂

【用法】上为细末，炼蜜为丸服。

【主治】膀胱气。小腹肿痛，小便秘涩，服五苓散后小便如墨汁，膀胱之邪去，便通痛止者。

荔枝橘核汤

【来源】《杂病源流犀烛》卷十一。

【组成】荔枝 橘核 桃仁 甘草 茯苓 白术

枳壳　山楂　延胡索
【用法】清水煎服。
【主治】㿗疝。

散瘕汤

【来源】《杂病源流犀烛》卷十一。
【组成】桃仁　枳实　山栀　山楂　泽泻　木通　赤苓
【主治】疝瘕。因阳明受湿热，传入太阳，发热恶寒，小腹闷痛，及小肠膀胱气痛，不得小便者。

腹疝汤

【来源】《杂病源流犀烛》卷二十八。
【组成】人参　黄耆　茯苓　白术　炮附子　沉香　木瓜　羌活　川芎　紫苏　甘草
【用法】加姜煎服。
【功用】通调脏气。
【主治】疝气腹痛，即五脏疝不干睾丸者。

羊角补中汤

【来源】《医级》卷八。
【组成】补中益气汤加木香　茴香　羯羊角
【主治】中虚兼疝，偏坠胀疼。
【加减】左偏胀者，加右角；右偏胀者，加左角。

芦巴丸

【来源】《医级》卷八。
【组成】芦巴一斤　川乌（泡，去皮）　巴戟各六两　川楝十八两　茴香二十两　吴茱萸十两（汤浸七次，炒）
【用法】炒磨为末，酒糊为丸，如梧桐子大。每服十五丸，空心酒送下。
【主治】小肠气，蟠肠气，奔豚疝气，偏坠阴肿，小腹有形如卵，上下来去，痛不可忍。或流结攻刺，吐呕。

沉桂芦巴丸

【来源】《医级》卷八。

【组成】川楝　芦巴各八两　沉香　肉桂　附子　吴萸（滚汤泡，浸七日，逐日换水）　巴戟各二两　茴香四两
【用法】上为末，醋糊为丸，如梧桐子大。每服二三十丸，空心以温酒送下。
【主治】奔豚，疝气偏坠肿硬，攻疼冷木。

栀附丸

【来源】《医级》卷八。
【组成】栀子（炒）　附子（制）各等分
【用法】上为末，米糊作丸。每服一钱五分，茴香、木香汤送下。
【主治】疝痛，攻冲胸胁，呕吐不止。

甘草干姜汤

【来源】《疝气证治论》
【组成】甘草　干姜各五分　蜀椒　附子各三分
【用法】水煎服。
【主治】诸疝泄利者。

生姜半夏汤

【来源】《疝气证治论》。
【组成】生姜六分　半夏　吴茱萸　附子各三分
【用法】水煎服。
【主治】诸疝呕吐不止，饮食不纳。

三白汤

【来源】《疝瘕积聚编》。
【组成】白丑三分　桑皮　白术　木通　陈皮　茯苓各五分　大枣一枚
【用法】上水煎，临服入姜汁一茶匙，温服。
【主治】疝作腹胀满者。

良姜汤

【来源】《疝瘕积聚编》。
【组成】良姜五分　当归　桂枝各三分　厚朴　附子各二分

【用法】水煎，温服。

【主治】诸疝心腹绞痛如刺，两胁支满，烦闷不可忍。

茯苓汤

【来源】《疝癥积聚编》。

【组成】茯苓五分 陈皮 附子 白术各二分 半夏 吴茱萸各一分

【用法】水煎，临服加姜汁一匙，温服。

【主治】诸疝，呕吐不止，饮不纳。

茴香丸

【来源】《名家方选》。

【组成】鹿角霜五两 茴香二两 胡椒一两

【用法】上为末，面糊为丸服。

【主治】疝瘕，腰腹痛或引囊及囊大者。

疝灵散

【来源】《回生集》卷上。

【组成】龙眼核 荔枝核（二味先捣碎，焙） 小茴香各等分（焙）

【用法】上为细末。每服一钱，空心用升麻煮酒调下，重者二服。

【主治】偏坠七疝，肾囊肿大，疼连小腹，不能自忍。

治平汤

【来源】《会约医镜》卷十三。

【组成】当归一钱三分 白芍一钱 茯苓一钱 泽泻七分 猪苓八分 山栀七分 木香五分 苍术一钱 川楝子一钱 小茴六分 橘核七分（炒，研） 肉桂八分 陈皮七分 荔枝核一钱三分（烧焦，研）

【用法】水煎服。

【主治】一切疝气痛，上冲心，小便赤。

【加减】寒甚，加吴茱萸五分；胁痛，加柴胡七分。

霹雳散

【来源】《温病条辨》卷一。

【组成】桂枝六两 公丁香四两 草果二两 川椒五两（炒） 小茴香四两（炒） 薤白四两 良姜三两 吴茱萸四两 五灵脂二两 降香五两 乌药三两 干姜三两 石菖蒲二两 防己三两 槟榔二两 荜澄茄五两 附子三两 细辛二两 青木香四两 薏仁五两 雄黄五钱。

【用法】上为细末。开水和服，大人每服三钱，病重者五钱；小人减半。再病甚重者，连服数次，以痛止厥回，或泻止筋不转为度。

【主治】中燥吐泻腹痛，甚则四肢厥逆，转筋，腿痛，肢麻，起卧不安，烦躁不宁；再甚则六脉全无，阴毒发斑，疝瘕；一切凝寒固冷积聚。

【宜忌】寒轻者，不可多服；寒重者，不可少服，以愈为度。非实在纯受湿、燥、寒三气阴邪者，不可服。

椒桂汤

【来源】《温病条辨》卷三。

【组成】川椒（炒黑）六钱 桂枝六钱 良姜三钱 柴胡六钱 小茴香四钱 广皮三钱 吴茱萸（泡淡）四钱 青皮三钱

【用法】上用急流水八碗，煮成三碗，温服一碗，覆被令微汗佳；不汗，服第二碗，接饮生姜汤促之；得汗，次早服第三碗，不必覆被再令汗。

【主治】暴感寒湿成疝，寒热往来，脉弦反数，舌白滑，或无苔不渴，当脐痛，或胁下痛。

【方论】此小邪中里证也。既有寒热之表证，又有脐痛之里证，表里俱急，不得不用两解。方以川椒、吴萸、小茴香直入肝脏之里，又芳香化浊流气；以柴胡从少阳领邪出表，病在肝治胆也；又以桂枝协济柴胡者，病在少阴，治在太阳也，所谓病在脏治其腑之义也，况又有寒热之表证乎！佐以青皮、广皮，从中达外，峻伐肝邪也；使以良姜，温下焦之里也，水用急流，驱浊阴使无留滞也。

开元固气丸

【来源】《古方汇精》卷一。

【组成】西党参 上绵耆（炙） 焦白术 川楝肉（盐酒炒） 蛀青皮 当归身（酒炒）各四两 小茴香（盐水炒） 上官桂 赤芍 白芍各三两 软

柴胡（醋炒） 肥升麻各一两五钱 大熟地五两
炙甘草 新会皮 青木香 橘核各二两
【用法】上各为末，炼蜜为丸。每服四钱，淡酒送下。
【主治】各种疝气。

杜松散

【来源】《续名家方选》。
【组成】杜松子二钱 桂枝 枳壳 茴香各一钱
甘草三分
【用法】上锉。水煎服。
【主治】一切疝气拘挛者。

臭橙饮

【来源】《续名家方选》。
【组成】臭橙皮 芍药各二钱 茴香 吴茱萸 附
子 桂枝各一钱 甘草 大枣各五分
【用法】水煎服。
【主治】疝瘕偏坠，腰胁挛急。

栀子汤

【来源】《古今医彻》卷二。
【组成】栀子一钱（炒黑） 山楂二钱 橘核一钱
荔枝核一钱 泽泻一钱 枳实一钱 归尾一钱
茯苓一钱 小茴香一钱（盐水焙） 柴胡七分
【用法】加生姜，水煎服。
【主治】疝气或左或右，疼痛肿大。

八味疝气剂

【来源】《观聚方要补》卷五引福井氏方。
【组成】桂枝 桃仁 延胡 木通 大黄各一钱
乌头 丹皮 牵牛子（别末）各八分
【用法】水煎，临用点牵牛子末服。
【主治】疝气。

八味胆草汤

【来源】《证因方论集要》卷四引黄锦芳方
【组成】熟地 丹皮 枣皮 茯苓 山药 泽泻

黄柏 知母 龙胆草
【主治】疝气，水衰火蔽，脾气尚强，谷食未减者。
【方论】此方用丹溪滋阴八味以养肾水，复以胆草
直泻厥阴邪火，所谓诸痛属火是也。

香楝饮

【来源】《类证治裁》卷七。
【组成】石菖蒲 青木香 荔枝核 川楝肉 萆薢
【用法】上为末。每服二钱，入麝香少许，茴香
（盐炒，研末），同热酒冲调服。
【主治】久疝。

三味散

【来源】《良方合璧》卷上。
【组成】小茴香 青皮 荔枝核各等分
【用法】上炒为末。每服二钱，用酒调下。
【主治】外肾大如斗。

开元固气丸

【来源】《集验良方拔萃》卷二。
【组成】新鲜地骨皮（即枸杞子根） 生姜各四两
【用法】共捣如泥，以绢包于囊上。其痒异常，一
夕即消，永不再发。
【主治】各种疝气初起，寒热疼痛，如欲成囊痈者。

莳萝散

【来源】方出《便易经验集》，名见《卫生鸿宝》卷三。
【组成】荞麦面四两 葫芦巴四两（酒浸，晒燥，
勿炒） 莳萝一两（炒，即小茴香）
【用法】上为末，酒糊为丸，如梧桐子大。每服一
钱，空心盐汤送下。服至一月，大便必有湿热之
物如脓者泄出。
本方方名，据剂型当作"莳萝丸"。
【主治】小肠疝气。

姜汁膏

【来源】《理北》。

【组成】吴茱萸　生姜汁　陈酒

【用法】熬膏。敷痛处。

【主治】厥阴冷结膀胱，小腹满痛。

茱萸泽泻乌头桂枝汤

【来源】《医学金针》卷四。

【别名】乌头桂枝加味汤（《医学摘粹》卷二）。

【组成】吴茱萸（泡）　泽泻　乌头（泡）　桂枝　白芍　生姜各三钱　甘草二钱　大枣四个

【用法】水煎，温服。其痈肿偏坠者，用此药汤热洗之，或用药末盛带中热熨之，日作数次，令其囊消而止。

【主治】

1. 《医学金针》：癀疝。
2. 《医学摘粹》：寒疝腹中痛，逆冷，手足不仁者。

加味附桂地黄汤

【来源】《不知医必要》卷二。

【组成】熟地四钱　淮药（炒）二钱　萸肉　川楝子　丹皮　茯苓　小茴各一钱五分　制附子　泽泻（盐水炒）各一钱　肉桂（去皮，另炖）三分

【主治】阴虚疝症。

加减补中益气汤

【来源】《医门八法》卷三。

【组成】党参三钱　白术一钱　黄耆二钱（蜜炙）炙甘草一钱　当归身二钱（微炒）　升麻五分（蜜炙）　熟地三钱　乌梅肉三个（去壳）　山萸肉二钱（炒）

【用法】生姜三片，大枣二枚为引。

【主治】疝气，小腹胀痛牵连睾丸。

理疝至奇汤

【来源】《外科医镜》。

【组成】沙参一两　白芍三钱　柴胡一钱　橘核一钱　肉桂一钱　穀树叶（三月三日，或五月五日，采取阴干，要择如云版式者）四钱

【用法】水煎服。

【主治】小肠疝气。

加味橘核丸

【来源】《医方简义》卷五。

【组成】橘核二两（盐、酒炒）　小茴香　川楝子（煨，去核）　桃仁（光炒）　山楂（炒）　香附（醋炒）各一两　红花五钱　琥珀五钱　椒目　天仙藤各三钱　沉香二钱　神曲四两

【用法】上为末末，以米饮为丸，如绿豆大。每服四五十丸，温酒送下；女子用红花一钱，泡汤送下。

【主治】七疝八瘕。

【宜忌】忌食生冷、油面等物。

马蔺花丸

【来源】《医家四要》卷三。

【组成】马蔺花　延胡索　肉桂　橘核　海带　昆布　海藻　金铃子　枳壳　桃仁　厚朴

【用法】水泛为丸服。

【主治】七疝及妇人阴颓，小儿偏坠。

紫阳真君塞鼻丹

【来源】《青囊秘传》。

【组成】沉香　木香　乳香　没药　牙皂　荜茇　大良姜　官桂　细辛各等分　巴豆　川乌　好麝香　雄黄　朱砂　血竭　硇砂

方中巴豆、川乌、好麝香、雄黄、朱砂、血竭、硇砂用量原缺。

【用法】上为丸，如指头大。每用一丸，塞鼻。

【主治】心疼肚痛，膨胀疝气，水泄痢疾，赤白痢下，牙痛，浑身疼痛。

虚疝丸

【来源】《内外验方秘传》卷下。

【组成】潞党参三两（炒）　生耆三两　破故纸二两　升麻一两（醋炒）　青木香一两　川楝子二两　白术二两　当归二两五钱（醋炒）　橘核三两　白

芍二两（醋炒）

【用法】晒脆为末，水泛为丸。每早开水送下三钱。

【主治】虚人、老叟及童子气虚，日久成疝。

加味导气汤

【来源】《医学探骊集》卷五。

【组成】木香三钱 川楝三钱 小茴香四钱 吴茱萸四钱 升麻二钱 巴戟天三钱 葫芦巴三钱 川椒一钱 炮姜二钱

【用法】水煎，温服。

【主治】因下部受寒凉而得之疝气，初起少腹微痛，日久生一气管，直通肾囊，不痛其管即空，偶触寒凉，少腹作痛，其管即胀起，复通肾囊。

【方论】此方以川楝为君，乃治疝之要药；以川椒、炮姜、小茴为臣，清其少腹之寒；以升麻、巴戟、吴萸、芦巴为佐，止其少腹之痛；以木香为使，通行其三焦之气。寒散痛止，而疝愈矣。

期颐饼

【来源】《医学衷中参西录》上册。

【组成】生芡实六两 生鸡内金三两 白面半斤 白沙糖不拘多少

【用法】上先将芡实用水淘去浮皮，晒干，轧细，过罗；再将鸡内金轧细，置盆内浸以滚水半盅许；再入芡实、白糖、白面，用所浸原水，和作极薄小饼，烙成焦黄色。随意食之。

【主治】老人气虚，不能行痰，致痰气郁结，胸次满闷，胁下作疼，诸气虚痰盛者；兼治疝气。

【方论】鸡内金以补助脾胃，大能运化饮食，消磨瘀积，食化积消，痰涎自除；再者，老人痰涎壅盛，多是下焦虚惫，气化不摄，痰涎随冲气上泛，芡实大能敛冲固气，统摄下焦气化，且与麦面同用，一补心、一补肾，使心肾相济，水火调和，而痰气自平矣。

理疝芦巴丸

【来源】《鳞爪集》卷二。

【组成】胡芦巴十六两 川楝子一斤二两 吴茱萸十两 小茴香二十两 川乌一两 巴戟肉一两

【用法】上为细末，水泛为丸。每服三钱，盐汤送下。

【功用】散寒化滞，扶气补虚。

【主治】小肠气结，奔豚瘕疝，睾丸坚硬，小腹有形，上下去痛，或绕脐攻刺，呕吐气滞。

三捷汤

【来源】《医学传心录》。

【组成】青皮一钱 官桂五分 归尾一钱 槟榔二钱 大茴香七分（微炒） 黄柏三分 橘核二钱 木通二钱 紫苏七分 香附一钱 赤茯苓二钱 柴胡一钱 荔枝核七个（炒） 姜一片

【用法】水三钟，煎一钟，空心热服。

【主治】肝经湿热下注，不得泄越，或为偏坠，或为疝痛。

九子还阳丹

【来源】《北京市中药成方选集》。

【组成】熟地十六两 白芍六两 黄连四两 甘草八两 泽泻六两 杜仲炭八两 川贝四两 苁蓉（炙）六两 牡蛎（煅）八两 玉竹六两 砂仁四两 五味子（炙）四两 山萸肉（炙）八两 茯苓六两 黄耆（炙）六两 菟丝子六两 知母六两 檀香八两 远志（炙）六两 当归（酒炙）八两 人参（去芦）四两 枣仁（炒）六两 牛膝六两 丹皮六两 龙骨（煅）六两 丹参六两 芡实（炒）六两 枸杞子四两 乳香（炙）八两 山药八两 麦冬四两 木香一两 鳖甲（炙）六两 续断六两 肉桂（去肖皮）四两

【用法】上为细末,过罗,炼蜜为丸,重二钱二分,朱砂为衣。每服二丸,日服二次,温开水送下。

【功用】补肾固精，散寒止痛。

【主治】身体衰弱，梦遗滑精，偏坠疝气，腰酸腿软。

疝气内消丸

【来源】《北京市中药成方选集》。

【组成】川楝子四两 荔枝核三两 橘核（炒）三两 小茴香（炒）五两 沉香三两 肉桂（去粗皮）五两 于术四两 甘草一两 吴萸（炙）四两 青皮（炒）四两 炮姜三两 丝瓜炭四两

补骨脂（炙）二两　大茴香一两　川附片二两

【用法】上为细末，过罗，炼蜜为丸，重三钱。每服一丸，一日二次，温开水送下。

【功用】顺气散寒，消肿止痛。

【主治】小肠疝气，偏坠抽痛，睾丸肿大，坚硬不消。

茴香橘核丸

【来源】《北京市中药成方选集》。

【组成】小茴香（炒）四十两　香附（炙）四十两　昆布四十两　荔枝核八十两　穿山甲（炒）二十两　肉桂（去粗皮）十六两　橘核（炒）四十两　青皮（炒）四十两　大茴香四十两　补骨脂（炒）二十两　木香二十两　桃仁（去皮）十六两　槟榔四十两　玄胡索（炙）四十两　川楝子八十两　莪术（炙）二十两　乳香（炙）二十两

【用法】上为细粉，用冷开水泛为小丸。每服三钱，生姜淡盐汤或温开水送下，每日二次。

【功用】散寒软坚，行气止痛。

【主治】各种疝气，睾丸偏坠，坚硬肿痛。

【宜忌】忌食生冷。

益寿固元膏

【来源】《北京市中药成方选集》。

【组成】熟地九两　杜仲三两　枣仁一两八钱　五味子三两　虎骨六两　远志一两八钱　吴萸三两　首乌三两　麦冬三两　茜草一两八钱　地骨皮三两　淫羊藿三两　艾叶二两四钱　黄耆三两　补骨脂三两　枸杞子三两　巴戟三两　附子三两六钱　肉苁蓉三两　当归九两　牛膝一两八钱　覆盆子三两　龟版六两　狗脊三两

【用法】上药酌予碎断，用香油四百两炸枯，过滤去滓，炼至滴水成珠，入黄丹一百七十六两，搅匀成膏，取出放入冷水中去火毒后加热溶化。摊时每十六两膏药加入细粉面二钱，每张油重五钱。微火化开，男子贴肾俞穴，女子贴脐部。

摊时细料面：赤石脂二钱，硫黄一钱，狗肾二钱，乳香二钱，没药二钱，公丁香一钱，阳起石二钱，共为细粉。

贴时加入细料：肉桂四两，冰片二钱，麝香

一钱，丁香五钱，共为细粉。

【功用】补肾散寒，固精止痛。

【主治】男子气虚，梦遗滑精，偏坠疝气。妇女血寒腹痛，白带，腰腿疼痛。

【宜忌】孕妇忌贴。

暖肾疝气丸

【来源】《北京市中药成方选集》。

【组成】白术（炒）五两　茯苓四两　泽泻三两　橘核（炒）三两　肉桂（去粗皮）三两　木香二两　川楝子三两　牡蛎（煅）三两　硫黄（豆腐炙）四两　知母（炒）三两　川附子二两　干姜二两　黄柏（炒）三两　昆布二两　山甲（炙）二两　乳香（炙）二两　小茴香（炙）五两　丁香二两

【用法】上为细末，用冷开水泛为小丸，每十六两用滑石细粉四两为衣，闯亮。每服二钱，日服二次，温开水送下。

【功用】舒气止痛，暖肾散寒。

【主治】小肠疝气，少腹抽痛，睾丸偏坠，坚硬肿大。

沉茄止疝散

【来源】《全国中药成药处方集》（沈阳方）。

【组成】大盔沉　茄子　吴萸各九钱　桂楠三钱　元胡九钱

【用法】上为极细末。大人每服二钱，小儿每服二三分，以淡盐汤送下。

【主治】小肠疝气，寒疝腹痛，四肢厥冷，呕吐出汗，面色苍白。

【宜忌】忌凉及生冷食品。

附桂紫金膏

【来源】《全国中药成药处方集》（沙市方）。

【组成】生地　当归　干姜　桂枝　麻黄　白芷　甘草　苍术各一两　枳壳　五加皮　莪术　桃仁　山奈　川乌　陈皮　台乌　三棱　细辛　首乌　草乌　柴胡　防风　寄奴　牙皂　川芎　威灵仙　羌活　赤芍　藁本　续断　独活　连翘各三钱

血余一团　天雄八两　小茴　香附　荆芥　海风藤各三钱

【用法】上药用麻油四斤，入药煎枯去滓，再下黄丹三十两熬成膏，候半冷，再下后列细料药：中安桂一两，麝香三分，广木香二钱，冰片四钱，樟脑三钱，乳香、没药各三钱。共为细末，搅入膏内令匀，退火摊用。用时将膏药在火上烘融摊开，贴患处。

【主治】风湿风寒，劳伤瘫痪，积聚痞块，流注瘰疬，寒湿脚气，鹤膝疼痛，疝气遗精等症。

【宜忌】非因寒湿致病及有发炎症状者忌贴。孕妇忌用。

固本膏

【来源】《全国中药成药处方集》（天津方）。

【组成】生杜仲　甘草　紫梢花　生茴香　熟地各二两二钱　生附子一两一钱　怀牛膝　大茴香各二两二钱　冬虫草九钱　菟丝子　生地　生故纸各二两二钱　海马一钱　续断　天麻　蛇床子苁蓉各二两二钱　羊腰子一对

【用法】上药用香油十五斤，炸枯去滓，滤净，炼至滴水成珠，再入漳丹九十两搅匀成膏；每十五斤膏药油兑：雄黄面、乳香面各四钱，母丁香面一两，肉桂面二两二钱，广木香面五钱，生龙骨面六钱，没药面四钱，阳起石面二钱，生赤石脂面四钱，搅匀；所制膏药，每大张净油一两，小张净油半两。外贴，男子贴肾俞穴，妇女贴脐上。

【功用】滋补散寒，固精止痛。

【主治】身体虚弱，梦遗滑精，偏坠疝气，腰痠腿软，妇女经痛带下，腹疼腹胀。

【宜忌】孕妇忌贴。

疝气灵丹

【来源】《全国中药成药处方集》（沈阳方）。

【组成】荔核　橘核　茴香各三钱　沉香一钱　木香　肉桂　乌药　故纸各二钱　白术三钱

【用法】上为细末，炼蜜为丸，二钱重。每服一丸，饭后一时，白开水送下。

【功用】止痛，消肿，散寒。

【主治】小腹膨胀，气窜攻痛，睾丸肿大，单坠疼甚。

【宜忌】忌寒凉。

茴香橘核丸

【来源】《全国中药成药处方集》（杭州方）。

【组成】橘核（盐炒）二两　厚朴（姜炙）五钱桃仁二两　昆布二两　木通五钱　肉桂五钱　川楝子（炒）二两　玄胡索（醋炙）五钱　海藻二两　木香五钱　枳实（麸炒）五钱　小茴香（酒炒）八钱　海带二两

【用法】桃仁单放，余药共为细末，另取精白面一两，黄酒二两，加适量清水，打成稀糊，取上药粉，泛为小丸。每服二至三钱，空腹时温酒或淡盐汤送下，一日二次。

【功用】理气散寒软坚。

【主治】因寒湿下注引起小肠疝气，睾丸肿大，坚硬疼痛。

鹿茸膏

【来源】《全国中药成药处方集》（沈阳方）。

【组成】麻油一斤四两　甘草二两　芝麻四两　紫草二钱　天门冬　寸冬　远志　生地　熟地　牛膝　蛇床子　虎骨　菟丝子　鹿茸　苁蓉　川断紫梢花　木鳖子　杏仁　谷精子　官桂各三钱黄丹五两　松香八两　硫黄　雄黄　龙骨　赤石脂（各为末）各二钱　乳香　没药　木香　母丁香（各为末）各五钱　蟾酥　麝香　阳起石各二钱　黄片一两

【用法】将甘草入麻油内，熬至六分，下诸药：第一下芝麻；第二下紫草；第三下天门冬、寸冬、官桂等十七味，文武火熬至枯黑色，去滓，下黄丹；第四下松香，使槐柳枝不停搅，滴水不散；第五下硫黄、雄黄、赤石脂，再上火熬半小时；第六下乳、没、木香、丁香再熬，离火放温；第七下蟾酥、麝香、阳起石，滴水不散；第八下黄片。用瓷罐盛之，以烛封口，入水浸三日，去火毒，用红绢摊贴之。每日一帖，贴脐上。

【功用】滋补强壮，生精补肾。

【主治】五劳七伤，半身不遂，腹痛疝气，阳萎早泄，妇女白带，腰痛崩漏，虚冷腹痛。

琥珀参苓散

【来源】《全国中药成药处方集》（沈阳方）。

【组成】人参五分　茯苓五分　琥珀三分　泽泻四分　柴胡四分　当归尾五分　玄胡索七分　川楝子五分　生甘草五分

【用法】上为极细末。每服一钱，白开水送下。

【功用】止痛，调气，利尿。

【主治】男子茎中刺痛，女子阴中肿痛，小便淋漓不利，胁痛气逆，各种疝痛淋痛。

【宜忌】忌食辛辣酒类。

橘核疝气丸

【来源】《全国中药成药处方集》（沈阳方）。

【组成】金铃子四两　茴香三两　乌药　玄胡　肉桂　胡芦巴　炮姜　吴茱萸　良姜　橘核各一两五钱　广木香　川军各一两

【用法】共碾细面，水泛为小丸。每服三钱，淡盐水送下。

【功用】除疝去寒，止痛消肿。

【主治】睾丸肿痛，小肠疝气，偏坠疼痛，寒冷腹痛。

【宜忌】忌生冷。

坎粒砂

【来源】《中药制剂手册》。

【别名】坎离砂。

【组成】防风八两　透骨草八两　川芎八两　当归六两　生铁屑一千六百两　米醋九十六两

【用法】生铁屑、米醋单放。将防风等四味碎断，置锅内，用方中米醋加适量清水，煎煮二次，每次约二小时，取出煎液，去滓。将二次煎出液合并过滤，浓缩，待用。将生铁屑筛选均匀，置锅内用武火烧煅，以红透为度。趁热倾入药汁，用铁铲不停搅拌至药液吸尽为度。待自然冷却后装入袋中。每用一袋，置大碗内，用米醋二羹匙（约重五钱）迅速拌匀，装入布袋内，等药物发热后，熨敷患处，避风。

【功用】散寒止痛。

【主治】由感受风寒引起的四肢麻木，腰腿作痛，

筋骨疼痛及小肠疝气，阴寒腹痛。

桂香白姜膏

【来源】《辽宁中医杂志》（1981，12：33）。

【组成】肉桂 10～20g　丁香 20g　葱白根 20g　鲜生姜 20g

【用法】将前 2 药制成粗粉，葱白根炒热，鲜生姜捣烂，4 药合匀，捣成泥膏，制成 7cm×7cm 或 10cm×10cm 大的圆饼，备用。敷前先用温水将脐部洗净，用酒精棉球消毒。膏饼以覆盖三经（任脉、手少阴肾经、足厥阴肝经）八穴（神阙、水分、中注、肓俞、阴交、气海）为宜。敷后，用宽布带托提扎紧。每次 5 天，10 天为 1 疗程。

【主治】儿童疝气。

【验案】儿童疝气　《辽宁中医杂志》（1981，12：33）：治疗儿童疝气 125 例，男 104 例，女 21 例；发病部位在右侧者 90 例，左侧者 31 例，双侧者 4 例；年龄 1 岁以内者 16 例，1～6 岁者 90 例，6 岁以上者 19 例。结果：治愈 79 例，好转 41 例，无效 5 例。

完疝汤

【来源】《首批国家级名老中医效验秘方精选》。

【组成】柴胡 6 克　白芍 15 克　枳实 12 克　甘草 6 克　黄芪 12 克　北五味子 6 克　荔枝核 12 克　黄芩 10 克　萱草根 10 克

【用法】诸药纳陶罐内，清水浸泡 1 小时，煮沸 10 分钟，取汁 150 毫升，煎 3 次取汁混匀，分 4 次温服。本病冬天皮肤收缩，治疗较易；夏天皮肤松弛，治疗较难。服药期间，忌剧烈活动。食勿过饱。疝已全消，则去黄芩，减枳实、荔枝核量为各 4 克，续服 5 剂，巩固疗效。

【功用】升陷降气。

【主治】小儿疝气。

济生橘核丸

【来源】《部颁标准》。

【组成】橘核 60g　肉桂 15g　川楝子（炒）60g　桃仁 60g　厚朴（制）15g　海藻 60g　昆布 120g

关木通 15g　延胡索 15g　枳实（炒）15g　木香 15g

【用法】制成浓缩丸，每 8 丸相当于总药材 3g，密闭，防潮。口服，每次 8~10 丸，1 日 3 次。

【功用】行气软坚，散寒止痛。

【主治】疝气偏坠，睾丸胀痛。

橘核疝气丸

【来源】《部颁标准》。

【组成】川楝子（炒）50g　小茴香（盐制）50g　延胡索（醋制）50g　炮姜 50g　橘核（炒）50g　荔枝核（炒）50g　附子（制）50g　肉桂 30g　泽泻（盐制）50g　木香 50g　葫芦巴（炒）50g　苍术（炒）50g　吴茱萸（制）50g

【用法】水泛为丸，每包 10g，密闭，防潮。口服，每次 10g，1 日 2 次。

【功用】散寒止痛。

【主治】疝气疼痛，睾丸肿大，阴囊潮湿。

二、水　疝

水疝，是指阴囊内有水湿停滞，不红不热，状如水晶的病情。俗名偏坠。《儒门事亲》："水疝，其状肾囊肿痛，阴汗时出，或囊肿而状如水晶，或囊痒而燥出黄水，或少腹中按之作水声。"《外科正宗》："又有一种水疝，皮色光亮，无红无热，肿痛有时，内有聚水。"特点是阴囊无痛无热、皮色亮晶、内有囊性感的卵圆形肿物，按之即起。

本病的发生主要是肝寒不疏，脾虚不运，肾虚失约，或先天禀赋不足，则水液输布失常而聚于下，或因虚而外感水湿，或外伤络阻，水液停滞囊中而成。治宜舒肝理气，祛寒化湿或温肾通阳，活血化瘀等法。

玉粉散

【来源】《小儿卫生总微论方》卷十七。

【组成】煅熟牡蛎粉二两　炮裂干姜末一两

【用法】上为末，拌匀。冷水调，稀稠得所。涂病处。以小便大利即愈。

【主治】水癫，上下不定。

升阳除湿汤

【来源】《兰室秘藏》卷中。

【别名】调经升麻除湿汤（原书同卷）、调经升阳除湿汤（《普济方》卷三三〇）、升阳调经汤（《医学入门》卷四）。

【组成】当归（酒洗）　独活各五分　蔓荆子七分　防风　炙甘草　升麻　藁本各一钱　柴胡　羌活　苍术　黄耆各一钱五分

【用法】上锉，如麻豆大，勿令作末。都作一服，以洁净新汲水三大盏，煎至一大盏，去滓，空心热服。待少时以早饭压之，可一服而已。如灸足太阴脾经中血海穴二七壮亦已。

【功用】除湿去热，益风气上伸。

【主治】

1. 《兰室秘藏》：因饮食劳倦，或素有心气不足，致令心火乘脾，症见女子漏下恶血，月事不调，或暴崩不止，多下水浆之物，怠情嗜卧，四肢不收，困倦乏力，无气以动，气短上气，逆气上冲，其脉缓而弦急，按之洪大。

2. 《医方考》：水疝，肾囊肿大，阴汗不绝。

禹功散

【来源】《李氏医鉴》卷三。

【组成】黑牵牛四两　茴香一两　荔枝核
　　方中荔枝核用量原缺。

【用法】上为末。每服一钱，姜汁调下。

【主治】寒湿水疝，阴囊肿胀，大小便不利。

【方论】方中牵牛辛烈，能达右肾命门，走精隧行水泄湿，兼通大肠风秘；茴香辛热温散，能暖丹田，祛小肠冷气，同入下焦以泄阴邪；荔核似睾丸，故治癫疝卵肿，有述类象形之义。

【加减】或加木香一两。

龙胆泻肝汤

【来源】《医学传灯》卷下。

【组成】龙胆草　连翘　生地　黄芩　黄连　山栀　归尾　甘草　泽泻　车前子　木通　大黄

【主治】水疝，皮色光亮，状如水晶，脉来弦数者。

茴楝五苓散

【来源】《医宗金鉴》卷四十二。

【组成】五苓散加茴香　川楝　葱　盐

【主治】膀胱水疝，尿不利。

水疝汤

【来源】《医碥》卷六。

【组成】白茯苓　萆薢　泽泻　石斛　车前各二钱

【用法】临卧及五更各一服。外用带须葱一大把，煎汤洗睾丸，频添热汤，以手�之。若囊破水流，用灶心土掺之。

【主治】水疝。阴囊肿痛，阴汗时出，或囊肿如水晶，或囊痒搔出黄水；或小腹按之作水声；或丸渐大，或一丸渐小，竟消尽成独丸，牵引小腹作痛者。

三、阴　疝

阴疝，亦名寒疝、癫疝、厥疝，临床以疼痛囊缩为特征。《肘后备急方》："寒疝，亦名阴疝"，"阴丸卒缩入腹，急痛欲死，名阴疝。"《普济方》："黄帝针经曰足厥阴之脉环阴器，抵少腹，是动则病丈夫癫疝，即阴疝也。嗜欲伤肾，肾水涸竭，无以滋荣肝气，故留滞内结，发为阴疝之病也。世俗论阴疝者，为肾余气，殊不知邪实，又本于肝经也。治法宜泻邪气之实，补肝经之虚。"《宣明论方》："诸厥疝，即阴疝也。嘻欲劳痛，不可忍之。"本病发生，多由七情内郁，或房事过度，厥阴受病所致。《医林绳墨》："或遇忧怒所感，郁而不发，反将房劳触动，结为阴疝者有之。"治宜理气解郁为主。

狼毒丸

【来源】方出《肘后备急方》卷五，名见《普济方》卷二四八。

【组成】狼毒四两　防风二两　附子三两（烧）

【用法】炼蜜为丸，如梧桐子大。每服三丸，日夜服三次。

【主治】阴疝。阴丸卒缩入腹，急痛欲死。

狼毒丸

【来源】《太平圣惠方》卷四十八。

【组成】狼毒四两（锉碎，醋拌炒干）　附子三两（炮裂，去皮脐）　防葵三两

【用法】上为末，炼蜜为丸，如梧桐子大。每服五丸，食前以粥饮送下。以利为度。

【主治】

1. 《太平圣惠方》：积聚，心腹胀如鼓。
2. 《圣济总录》：阴疝，肿缩疼痛。

淋洗方

【来源】《古今医统大全》卷六十引《太平惠民和济局方》。

【组成】雄黄（研）　甘草各一两　白矾（研）一两

【用法】上为细末。每用一两，煮熟汤五升，通手洗肿处，良久再暖洗之。候汗出愈。

【主治】阴疝肿痛不能忍及阴肿大。

二气丸

【来源】《圣济总录》卷九十四。

【组成】石硫黄（研）　黑铅各一两

【用法】上二味，先以铅于铫内熔成汁；次下硫黄，炒烟焰透，移下；候冷取出，研为细末，糯米糊为丸，如梧桐子大。每服二十丸，温酒送下。

【主治】阴疝，上而不下，脐腹疼痛。

木香丸

【来源】《圣济总录》卷九十四。

【组成】木香　陈橘皮（去白，炒）　莱菔子（炒）　青橘皮（去白，炒）　桂（去粗皮）各一两　牵牛子（炒）二两

【用法】上为末，炼蜜为丸，如梧桐子大。每服二十丸，温酒送下。以利为度。

【主治】阴疝，急胀疼痛，卵肿。

车前子涂方

【来源】《圣济总录》卷九十四。

【组成】车前子不拘多少

【用法】上为末。汤调，涂肿处。

【主治】阴疝肿缩。

沙参散

【来源】《圣济总录》卷九十四。

【组成】沙参一两半　桂（去粗皮）半两　桃仁四十九枚（去皮尖双仁，炒，研）

【用法】上为散。每服二钱匕，以温酒调下，不拘时候。

【主治】阴疝牵引疼痛。

胡芦巴煮散

【来源】《圣济总录》卷九十四。

【组成】胡芦巴　沉香　马蔺花　蓬莪术(煨,锉)　茴香子(炒)各一两半　楝实(取肉,麸炒)　木香　姜黄　槟榔(锉)　桂(去粗皮)各一两　附子(炮裂,去皮脐)三分　甘草(炙,锉)半两

【用法】上为散。每服三钱匕，水半盏，酒半盏，同煎至七分，空心、食前和滓温服。

【主治】阴疝攻痛。

黄连丸

【来源】《圣济总录》卷九十四。

【组成】黄连（去须）　熟艾（炙）　杏仁（去皮尖，别研）各半两

【用法】上为末，炼蜜为丸，如梧桐子大。每服二十丸，空心以盐汤送下。

【主治】阴疝肿缩。

硇砂丸

【来源】《圣济总录》卷九十四。

【组成】硇砂（研）　木香各半两　楝实（去核，炒）　茴香子（炒）　京三棱（炮）各一两

【用法】上为末，炼蜜为丸，如梧桐子大。每服二十丸，空心酒送下。

【主治】阴疝，肿缩疼痛。

槐子丸

【来源】《圣济总录》卷九十四。

【组成】槐子（炒）一两

【用法】上为末，炼蜜为丸，如梧桐子大。每服二十丸，空心温酒送下。

【主治】阴疝肿缩。

蒺藜汤

【来源】《圣济总录》卷九十四。

【组成】蒺藜子（炒，去角）　附子（炮裂，去皮脐）　山栀子仁各一两

【用法】上锉，如麻豆大。每服五钱匕，水一盏半，煎至八分，去滓，食前温服。

【主治】阴疝。

蔓菁散

【来源】《圣济总录》卷九十四。

【组成】蔓菁根不拘多少（锉碎）

【用法】上为散。温水调涂肿处，或以绢帛敷之。以愈为度。

【主治】阴疝肿缩。

三棱散

【来源】《普济方》卷三九九引《全婴方》。

【组成】京三棱（面裹煨焦，去面）

【用法】上为末。三岁半钱，空心盐汤调下。

【主治】小儿阴疝核肿。

四、血　疝

血疝，是指血结少腹间者而出现的脐下疼痛症。《外台秘要》："脐下结痛，女人月事不时，名曰血疝"《医学集成》："血疝，瓜形，藏小腹"。治宜行气活血为主。

1. 《古今医统大全》引《太平惠民和济局方》：血疝。

2. 《儒门事亲》：人头目有疮肿瘰疬，及胸臆胁胠之间或有疮痂，肿核不消及脓水不止。妇人月事不来。

七疝丸

【来源】《外台秘要》卷七引《张文仲方》。

【组成】椒四分（汗）　桔梗　芍药　干姜　厚朴（炙）　细辛　附子（炮）各二分　乌头一分（炮）

【用法】上为末，炼蜜为丸，如大豆大。每服三丸，加至七八丸，一日三次。

【主治】七疝。暴心腹厥逆，不得气息，痛达背膂，名曰尸疝；心下坚痛，不可手迫，名曰石疝；脐下坚痛，得寒冷食辄剧，名曰寒疝；胁下坚痛，大如手，痛时出见，若不痛不见，名曰盘疝；脐下结痛，女人月事不时，名曰血疝；少腹胀满，引膀胱急痛，名曰脉疝。

【宜忌】忌猪肉、冷水、生菜。

玉烛散

【来源】《古今医统大全》卷六十引《太平惠民和济局方》。

【组成】四物汤加大黄　朴消　枳实　厚朴

《儒门事亲》本方用四物汤、承气汤、朴消各等分；《奇效良方》本方用川芎、芍药、当归、熟地黄各一钱，枳实、朴消、厚朴各二钱，大黄三钱。

【用法】水煎服。

【主治】

桃仁汤

【来源】《医学集成》卷三。

【组成】桃仁　归尾　赤芍　大黄　牙皂

【用法】上为末。每服二钱，葱酒调下。

【主治】血疝，瓜形，藏小腹。

太平丸

【来源】《景岳全书》卷五十一。

【组成】陈皮　厚朴　木香　乌药　白芥子　草豆蔻　三棱　蓬术（煨）　干姜　牙皂（炒断烟）泽泻各三钱

【用法】上为细末。巴豆（用滚汤泡，去皮心膜）一钱，用水一碗，微火煮至半碗，将巴豆捞起，用乳钵研极细，仍将前汤搀入研匀，然后量药多寡，入蒸饼浸烂捣，丸前药如绿豆大。每用三分或五分，甚者一钱，随证用汤引送下。凡伤寒停滞，即以本物汤送下；妇人血气痛，红花汤或当归汤送下；气痛，陈皮汤送下；疝气，茴香汤送下；寒气，生姜汤送下；欲泻者，用热姜汤送下一钱，未利再服；利多不止，用冷水一二口即止。

【主治】胸腹疼痛胀满，及食积、气积、血积、气疝、血疝，邪实秘滞，痛剧者。

【加减】如欲其峻，须用巴豆二钱。

五、心　疝

心疝，指经为寒邪所袭而出现心腹疼痛的病情。《诸病源候论》："疝者，痛也。由阴气积于内，寒气不散，上冲于心，故使心痛，谓之心疝也。其痛也，或如锥刀所刺，或阴阴而痛，或四支逆冷，或唇口变青，皆其候也。"证见心痛如锥刺，少腹有隆起之状，甚则四肢逆冷，口唇青紫，或自觉有气由少腹部上冲于心者。治宜散寒止痛。

木香丸

【来源】《太平圣惠方》卷四十八。

【组成】木香一两 羌活一两 槟榔一两 桂心一两 青橘皮一两（汤浸，去白瓤，焙） 蓬莪术一两

【用法】上为细散。每服二钱，以热酒送下，不拘时候。

【主治】心疝，心腹痛如锥刀所刺。

赤芍药丸

【来源】《太平圣惠方》卷四十八。

【组成】赤芍药一两 桔梗一两（去芦头） 细辛一两 桂心一两 木香一两 干姜一两（炮裂，锉） 槟榔一两 附子一两（炮裂，去皮脐） 川椒一两（去目及闭口者，微炒去汗）

【用法】上为末，炼蜜为丸，如梧桐子大。每服三十丸，以热酒送下，一日四五次。

【主治】心疝，心腹疙刺疼痛，胁下满胀。

牡丹丸

【来源】《太平圣惠方》卷四十八。

【组成】牡丹一两 桂心一两 川乌头一两（炮裂，去皮脐） 木香一两 吴茱萸一两（汤浸七遍，焙干微炒） 槟榔一两

【用法】上为末，炼蜜为丸，如绿豆大。每服十丸，一日四五服，以温酒送下。

【主治】心疝，心腹痛。

桃仁丸

【来源】《太平圣惠方》卷四十八。

【组成】桃仁（汤浸，去皮尖双仁，麸炒微黄）没药 安息香 乳香 麝香（细研） 木香 吴茱萸（汤浸七遍，焙干微炒） 桂心各一分

方中桂心用量原缺，据《医方类聚》补。

【用法】上为末，用蒸饼为丸，如小豆大。每服二十丸，以暖酒嚼下，不拘时候。

朱砂丸

【主治】心疝，心腹痛，四肢逆冷，面色青黑。

【来源】《太平圣惠方》卷四十九。

【组成】朱砂半两（细研） 桂心半两 附子一两（炮裂，去皮脐） 麝香半钱（细研） 桃仁半两（汤浸，去皮尖双仁，麸炒微黄） 巴豆二十一枚（去皮心，研，纸裹，压去油）

【用法】上为末，以面糊为丸，如梧桐子大。每服二丸，以醋汤送下。

【主治】心疝。心腹中疙刺，疼痛不可忍。

三温散

【来源】《圣济总录》卷九十四。

【组成】附子（炮裂，去皮脐） 蓬莪术（煨，锉）各一两 胡椒半两

【用法】上为细散。每服一钱匕，热酒调下，不拘时候；妇人醋汤调下。

【主治】心疝，冷痛不可忍。

木香散

【来源】《圣济总录》卷九十四。

【组成】木香 羌活（去芦头） 槟榔（生，锉）牡丹皮 当归（切，炒） 桂（去粗皮） 青橘皮（汤浸，去白，切，炒） 蓬莪术（煨）各一两

【用法】上为散。每服二钱匕，沸汤或温酒调下，不拘时候。

【主治】心疝，心痛不可忍。

芍药丸

【来源】《圣济总录》卷九十四。

【组成】芍药 桔梗（去芦头，炒） 细辛（去苗叶） 蜀椒（去目并闭口者，炒出汗） 桂（去粗皮） 干姜（炮）各三分 附子（炮裂，去皮脐）半两

【用法】上为末，炼蜜为丸，如梧桐子大。每服二十丸，温酒或米饮送下，不拘时候。

【主治】心疝。心胁痛及绕脐痛。

当归汤

【来源】《圣济总录》卷九十四。

【组成】当归（切，炒）　干姜（炮）　赤芍药　黄耆　蜀椒（去目并闭口，炒出汗）　半夏（为末，姜汁作饼，暴干）　人参　青橘皮（汤浸，去白，炒）　附子（炮裂，去皮脐）　甘草（炙，锉）各一两　厚朴（去粗皮，生姜汁炙）二两　桂（去粗皮）半两

【用法】上锉，如麻豆大。每服三钱匕，水一盏，煎至七分，去滓温服，不拘时候。

【主治】心疝，心痛，虚冷烦闷。

牡丹丸

【来源】《圣济总录》卷九十四。

【组成】牡丹皮　桂（去粗皮）　芍药　乌头（炮裂，去皮脐）　细辛（去苗叶）　甘草（炙，锉）　木香　吴茱萸（汤浸，焙炒）　槟榔各一两

【用法】上为末。炼蜜为丸，如梧桐子大。每服二十丸，温酒送下，不拘时候。

【主治】心疝，心痛如锥所刺。

紫桂丸

【来源】《圣济总录》卷九十四。

【组成】桂（去粗皮）半两　当归（焙）三分　吴茱萸（汤浸，焙，炒）一两

【用法】上为细末，醋煮面糊为丸，如梧桐子大。每服二十丸，炒生姜、盐酒送下，米饮亦得，一日三次。

【主治】阴冷交攻，心疝疼。

蓬莪茂煮散

【来源】《圣济总录》卷九十四。

【别名】蓬莪术散（《普济方》卷二四八）。

【组成】蓬莪茂（煨）　槟榔（生，锉）　附子（炮裂，去皮脐）　甘草（炙，锉）　桂（去粗皮）各一两　胡椒半两　芎藭　白术各三分

【用法】上为散。每服二钱匕，水一盏，煎至七分，温服，不拘时候。

【主治】心疝。心痛，肢体虚冷。

木香散

【来源】《宣明论方》卷二。

【组成】木香　陈皮各一两　良姜　干姜　诃子皮　赤芍药　枳实各半两　草豆蔻　黑牵牛各三两　川芎三两

【用法】上为末。每服二钱，水一盏，煎至七分，去滓温服。

【功用】《绛雪园古方选注》：辛香下气。

【主治】
　　1.《宣明论方》：心疝，小腹痛，闷绝不已者。
　　2.《会约医镜》：冲疝，肝邪上厥，气上冲心，二便不通，小腹与阴相引痛甚。

【方论】《绛雪园古方选注》：木香散辛香下气，乃火郁发之兼下夺之法也。木香疏泄腹间滞寒冷气，得良姜、干姜、草豆蔻相为佐使，其效尤速；陈皮、枳实破气分之滞；赤芍、川芎开血分之郁；诃子皮能消利腹中一切恶物；牵牛禀火之气，善走经络，利大小便有殊功。

盏落汤

【来源】《内经拾遗方论》。

【别名】落盏汤（《丹溪心法附余》卷十五）。

【组成】石菖蒲　吴茱萸　高良姜　香附子　陈皮

【用法】水一碗，煎七分，去滓，滴香油三五点，温服。

【主治】心疝心痛。

一笑散

【来源】《内经拾遗方论》卷一。

【组成】干姜（炒黑）　山栀子（姜汁拌炒）

【用法】上用酒二钟，煎八分，不拘时候服。医中至宝。心疝心痛，服之立止，不觉欣然而一笑也。

【主治】心疝心痛及寒痛。

二温散

【来源】《普济方》卷二四八。

【组成】附子（炮裂，去皮脐）　蓬莪术（煨，锉）各一两

【用法】上锉散。每服一钱，用热酒调下，不拘时候；妇人醋汤下。

【主治】心疝，冷痛不可忍。

广茂煮散

【来源】《奇效良方》卷四十七。

【别名】广茂煮丸（《中国医学大辞典》）。

【组成】蓬莪术（煨）　槟榔（生锉）　官桂（去粗皮）　附子（炮，去皮脐）　甘草（锉，炙）　芎藭各半两

【用法】上锉碎。每服二钱，水一盏，煎至七分，不拘时候温服。

【主治】心疝，心痛，肢体虚冷。

六、睾丸肿痛

睾丸肿痛，是指睾丸连同阴囊肿胀疼痛的病情。《辨证录》："感浸湿热，热气入于肾经，睾丸作痛，遇热即发，然痛不至甚。"治宜清热利湿，活血止痛为主。

茴香散

【来源】《杨氏家藏方》卷十九。

【组成】香附子（用去壳巴豆二七粒同炒焦，去巴豆不用）　茴香（炒）各一两

【用法】上为细末。每服半钱，乳食空煎紫苏叶汤调下。如是三岁以上服一钱。

【主治】小儿外肾肿大，胀闭作痛。

黄仙饼子

【来源】《魏氏家藏方》卷二。

【组成】川楝子三两（去核，锉作块子，一两用斑猫四十九个，面半升，同炒焦；一两用硇砂一钱，研碎，同面半升炒焦；一两用巴豆四十九粒，麸半升炒焦。斑猫、硇砂、巴豆、麸、面并不用，只留川楝子）　黑附子一只（六七钱重者，炮，去皮脐）　木香半两（不用火）　破故纸一两（炒）　雄黄一分（用醋煮十沸，别研）　桂半两（去粗皮，取有味者，不见火）　舶上茴香半两（炒）

【用法】上为细末，酒糊为饼子。每服五七饼，空心酒嚼下，日进三服，不半月即除根。如作丸子，如梧桐子大。每服十五丸至二十丸。

【主治】外肾肿痛，偏坠膀胱，妇人盲肠痛垂死者；水气。

救生丹

【来源】《御药院方》卷六。

【组成】荆三棱三两　广茂二两　干漆二两半（炒烟尽）　朱砂二两　川茴香一两　破故纸一两（炒）　胡芦巴半两（炒）　川苦楝半两　巴戟半两　红豆半两　缩砂仁半两　海蛤　当归　半夏（汤洗七次）　硇砂　没药　马蔺花（炒）　芫花（醋炒黄色）各半两　水蛭一钱（炒烟尽）　红花一钱　附子一两半（炮制，去皮脐）　红娘子二钱（粳米同炒，粳米黄色去粳米不用）　蛤蚧一个（酥炙）

【用法】上为细末，醋面糊为丸，如梧桐子大。每服三五丸，空心、食前温酒送下。

【功用】消积聚，补丹田。

【主治】男子、妇人小肠元气上攻，心腹痛，并男囊偏肿痛。

茱萸散

【来源】《玉机微义》卷十。

【组成】吴茱萸二钱半　川芎半两　木通四钱　半夏一钱

【用法】上锉。每服三四钱，入葱煎服。

【主治】小肠虚热或酒后频吃冷水等物，其病脐下结块，连外肾俱肿者。

灵秘散

【来源】《普济方》卷四十二。

【组成】宣连二两（去须，细锉小块） 生姜四两（锉如绿豆大）

【用法】上拌匀，密器收贮经宿，于银石器内慢火同炒至黄焦黑，去姜不用，拣取黄连为末。每服二钱，空心淡茶清调，吞下抵圣丸。

【主治】膀胱热，多因天色发热，外肾肿胀赤痛，大便燥涩而饮水，按之脐腹痛者。

宣胞丸

【来源】《普济方》卷二四八。

【组成】黑牵牛一两（半生半熟） 青木香一两（斑蝥七枚同炒香，用斑蝥五枚） 川木通一两（炒）

【用法】上为细末，酒糊为丸，如梧桐子大。每服三十丸，温酒送下；盐汤亦可。

【主治】外肾肿痛。

神效方

【来源】《奇效良方》卷四十七。

【别名】神效丸（《古今医统大全》卷六十）。

【组成】黑牵牛一两（净炒黄色，香熟为度） 舶上硫黄五钱（研末，拌牵牛，须要入内，不见硫黄，将牵牛纸衬于地上一宿）

方中舶上硫黄用量原缺，据《古今医统大全》补。

【用法】上为末，用宿蒸饼糊为丸。每服三十丸，空心盐汤送下。

【主治】肾囊肿大。

散痛饮

【来源】《丹台玉案》卷五。

【组成】乌药 玄胡索 杜仲（盐水炒） 桃仁（去皮尖）各一钱五分 青皮 柴胡 穿山甲 牛膝 红花各一钱 甘草二分

【用法】加生姜三片，水煎服。

【主治】瘀血所滞，两肾作痛。

吊肾丹

【来源】《医林绳墨大全》卷五。

【组成】大黄 小茴香 黑牵牛（去头末） 破故纸（去皮） 牛蒡子（去壳）各等分

【用法】上为末。每服二钱五分，空心热酒调下。至巳时行下黄痰涎水、脓血。

【主治】双肾肿疼及坠。

【宜忌】服后不可洗手，恐解药力；忌生冷、鸭、粉、面、白酒之物。

沙参汤

【来源】《辨证录》卷九。

【组成】茯苓 白术 沙参各一两 甘草一钱 丹皮五钱 肉桂二分

【用法】水煎服。

【主治】感浸湿热，热气入于肾经，睾丸作痛，遇热即发，然痛不至甚。

救亡汤

【来源】《辨证录》卷九。

【组成】肉桂二钱 白术二两 茯苓一两 苡仁一两 橘核一钱

【用法】水煎服。

【功用】温肾消湿。

【主治】感浸寒湿，湿气入于肾经，睾丸作痛，冷即发痛不可忍。

散丸汤

【来源】《辨证录》卷九。

【组成】茯苓一两 野杜若根枝一两 沙参一两

【用法】水煎服。一剂痛除；二剂丸渐小；连服二剂，水泄如注，囊小如故矣。服此方后，即用当归补血汤数剂以补气血。

【主治】膀胱热结，气化不利，癃闭，小水不利，睾丸牵痛，连于小肠相掣而疼，睾丸日大，往往有囊大如斗而不能消者。

【方论】此方之奇，奇在杜若非家园之杜若也，乃野田间所生蓝菊花是也。此物性寒而又善发汗，且能直入睾丸以散邪，故用以助茯苓、沙参，既利其湿，又泻其热，所以建功特神。

睾丸汤

【来源】《辨证录》卷九。

【组成】白芍二两　小茴香三钱　橘核一钱　柴胡一钱　沙参五钱

【用法】水煎服。

【功用】平肝气。

【主治】厥阴受寒，睾丸作痛，两胁胀痛，按之益疼者。

枸橘汤

【来源】《外科全生集》卷四。

【组成】枸橘全个　川楝　秦艽　陈皮　防风　泽泻　赤芍　甘草各一钱五分。

【用法】水煎服。

【主治】子痈。

加味守效丸

【来源】《医宗金鉴》卷五十四。

【组成】南星　山楂肉（酒炒）　苍术（炒）各二两　白芷　半夏（姜制）　橘核仁　神曲（炒）各一两　海藻　昆布各五钱　吴茱萸　青皮（醋炒）　元胡索（醋炒）　荔枝核（炒）各一两

【用法】上为末，神曲糊为丸，如梧桐子大。每服三十丸，空心酒送下。

【主治】阴肿。因食积不消，湿气下行，致生偏坠，或左或右，睾丸作肿者。

苍术汤

【来源】《古今医彻》卷二。

【组成】苍术一钱（泔制）　葛根一钱　山栀一钱（炒黑）　茯苓一钱　泽泻一钱　广皮一钱　山楂二钱

【用法】加灯心一握，生姜一片，水煎服。

【主治】湿气郁热，睾丸肿痛。

三棱汤

【来源】《首批国家级名老中医效验秘方精选》。

【组成】山楂核20克　海藻15克　桃仁10克　杜仲炭15克　防己10克　荔枝核20克　公英20克　木香25克　牛膝10克　泽泻15克　橘核20克

【用法】每日1剂，水煎分2次服。

【主治】急性睾丸炎。

【方论】中医治疗睾丸炎采用清热解毒、消炎利湿、活血化瘀、软坚散结、理气止痛等法。方中公英、防己、泽泻起到清热解毒，消炎利湿的作用；桃仁、牛膝起到活血化瘀，促进炎症吸收的作用。山楂核、海藻，荔枝核、橘核起到软坚散结的作用；杜仲炭、木香起到补肾理心，缓急止痛的作用。诸药合用，可达到缩短疗程迅速治愈的目的。

【验案】临床观察32例，治愈率100%。其睾丸肿痛消失时间，2天内者14例，3～5天者18例；睾丸肿大消失时间，2周内者18例，半月～1个月者14例。

三草二核汤

【来源】《首批国家级名老中医效验秘方精选》。

【组成】夏枯草30克　败酱草20克　龙胆草15克　橘核20克　荔枝核20克　乌药15克　小茴香10克　木香10克　赤芍10克　延胡索15克　桃仁10克　枳壳10克

【用法】上述为1剂用量，水煎服，每日1剂作3次服。

【主治】睾丸炎，症见阴囊肿大，疼痛剧烈，向腹股沟及下肢放射痛，附睾肿大，质硬有硬结及压痛，全身不适者。

【加减】若热毒炽盛，高热烦渴，局部红肿痛甚者，加生石膏50克，鱼腥草30克，虎杖15克，以增强清热解毒之力；头痛恶寒、四肢酸楚者，加荆芥15克，防风15克以解表祛风；若已酿脓者，加穿山甲、皂角刺各10克，白芷15克以托里排脓；局部坚硬胀痛者，加昆布、海藻各20克，莪术10克以软坚散结；大便秘结者，加生大黄15克，芒硝15克以泄热通便；小便短赤不利者，加车前草20克，滑石20克，淡竹叶10克以清热利尿。

【验案】以本方治疗病人 36 例，治愈 32 例（睾丸肿痛及伴随症状消失，随访 1 年复发）；显效 4 例（肿大之睾丸明显缩小，但尚未完全恢复正常）。治愈者，最短疗程 3 天，最长半个月。

七、控睾

控睾，小肠气之别称。《灵枢·四时气》有："小腹控睾，引腰脊，上冲心。"多因体虚，寒邪侵袭下焦所致。症见少腹腰脊处疼痛，牵引睾丸，甚则痛冲心胸。治宜温经散寒行气。

丁香丸

【来源】《圣济总录》卷九十四。

【组成】丁香　木香　狼毒　蜀椒（去目并闭口，妙出汗）各一两　附子（炮裂，去皮脐）　芍药　桔梗（炒）　干姜（炮）各半两　细辛（去苗叶）一两半

【用法】上为末，炼蜜为丸，如梧桐子大。每服三十丸，食前炒茴香子酒送下。

【主治】小肠受寒，控睾上而不下，痛引少腹。

木香丸

【来源】《圣济总录》卷九十四。

【组成】木香一两　石南　肉苁蓉（酒浸，切，焙，别为末）　牛膝（酒浸，切，焙，别为末）菖蒲　茴香子（炒）　楝实（炒）各二两

【用法】上药除苁蓉、牛膝二味别作末外，捣罗为末，以酒二升，熬苁蓉、牛膝成膏，和药为丸，如梧桐子大。每服三十丸，空心、食前以纸裹葱白一寸煨熟，细嚼，温酒送下。

【主治】小肠受寒气，控睾牵痛。

木香散

【来源】《圣济总录》卷九十四。

【组成】木香　马蔺花各半两　楝实　巴豆各三十枚（剥去皮，同楝实炒，候黑色，去巴豆，用楝实）　茴香子（炒）一两　硇砂（别研）半钱

【用法】上药除巴豆不用外，捣研为细散。每服二钱匕，空心、食前煎葱、酒调下；盐汤亦得。

【主治】小肠受邪，控睾牵痛。

乌药散

【来源】《圣济总录》卷九十四。

【组成】乌药　木香　茴香子（微炒）　青橘皮（汤浸，去白，焙）　高良姜（炒）各半两　槟榔（锉）二枚　楝实十枚　巴豆七十枚（微炒，敲破，同楝实二味，用麸一升炒，候麸黑色，拣去巴豆并麸不用）

【用法】上八味，除炒巴豆不用外，捣罗为散。每服一钱匕，空心、食前温酒调下；痛甚，炒生姜、热酒调下。

【主治】控睾痛引少腹。

茴香楝实丸

【来源】《宣明论方》卷二。

【组成】茴香（炒）　楝实（麸炒，去核）　石茱萸　马蔺花（醋炒）各一两　陈皮一两　芫花半两（醋炒）

【用法】上为末，醋炒面糊为丸，如梧桐子大。每服十丸至二十丸，空心、食前温酒送下。

【主治】

1.《宣明论方》：小肠病结上而不下，痛冲心肺。

2.《普济方》小肠控睾证。

八、囊 痈

囊痈，指发于阴囊部位的急性化脓性疾病。《外科大成》："夫囊痈者，阴囊红肿热痛也。"《外科启玄》："此疮发于肾囊，一名悬痈，又名囊痈，乃冲任脉所会之处。"其特点是阴囊红肿疼痛，寒热交作，继则皮紧光亮，形如瓢状，痛剧。病发多由久着汗湿衣裤，或坐卧湿地，外感湿毒；或因囊痒搔抓，外伤染毒；或因饮食不节，过食膏粱厚味，恣啖生冷，脾失健运，湿热内生，下注于肝肾之络，使阴囊部湿热毒邪凝结，气血壅滞，乃成痈肿。

本病初起阴囊部出现红肿、灼热，压痛明显，阴囊肿胀进展较快，甚则肿大如瓢，坠胀疼痛。可伴有发热畏寒或轻度寒战，口干，喜冷饮，小便赤热，大便干结等全身症状。治法总以清热利湿，解毒消肿为主。

九味龙胆泻肝汤

【来源】《小儿痘疹方论》。

【组成】龙胆草（酒炒）五分 车前子（炒） 木通 当归尾 泽泻各五分 甘草 黄芩 生地黄 栀子各三分

【用法】水煎。子母同服。

【主治】肝经湿热，或囊痈、下疳、便毒，小便涩滞，或阴囊作痛，小便短少。

加味小柴胡汤

【来源】《外科经验方》。

【组成】柴胡 人参 黄芩（炒） 川芎 白术 黄耆（盐水浸炒） 当归（酒炒） 甘草 黄柏（酒拌炒） 知母（酒拌炒）各一钱 半夏五分

【用法】上作一剂。水二钟，煎八分，食前服。

【主治】囊痈腐烂，或饮食少思，日晡发热。

【加减】痛甚，加黄连；小便不利，加木通。

托里清肝散

【来源】《保婴撮要》卷十四。

【组成】人参 黄耆（炒） 当归 川芎 芍药（炒） 白术 茯苓 金银花 白芷（炒） 甘草（炙） 连翘 柴胡各七分 山栀四分

【用法】每服二三钱，水煎服。

【主治】小儿囊痈，肿痛数日不止，欲作脓。

药 线

【来源】《古今医统大全》卷七十四引复斋方。

【组成】芫花入土根不拘多少

【用法】捣自然汁于铜铫内，慢火熬成膏，以生丝线入膏再熬良久，膏浓为度，线阴干，膏留后用。外痔有头者，以药线系之。候痔焦黑落下，再用绵裹猪鬃蘸药，当纳于窍中，永不发。

【主治】外痔漏，囊痈，悬痈，臀痈。

导水消肾丸

【来源】《外科正宗》卷三。

【组成】茅山苍术一斤（米泔水浸，切片，炒黄） 木通半斤 肉桂一两（刮去粗皮） 牵牛二两（微炒） 木香一两

【用法】上为细末，陈米粉糊为丸，如梧桐子大。每服一百丸，空心白滚汤、清米汤任下。

【功用】引导水气。

【主治】囊痈。内伤生冷，外受风寒，以致寒湿侵入囊中，小者如升，大者若斗，皮肤顽厚，阳物短缩，小水不利，不痛多冷。

【宜忌】忌生冷、面食。此囊虽夏月炎天，亦以衣被盖覆之为妙。

清肝渗湿汤

【来源】《外科正宗》卷三。

【组成】川芎 当归 白芍 生地 柴胡 龙胆草 山栀 天花粉 黄芩各一钱 泽泻 木通 甘草各五分

【用法】水二钟，加灯心二十根，煎八分，食前服。

【主治】囊痈。肝经湿热结肿，小水不利，发热焮痛。

龙胆泻肝汤

【来源】《疡科选粹》卷四。

【组成】柴胡　青皮　龙胆草　山栀　大黄　白芍药　木通　连翘　黄连　滑石各等分

【用法】水煎服。

【主治】肝经湿热，或囊痈便毒，下疳悬痈，肿焮作痛，小便涩滞，或妇人阴疮痒痛，或男子阴挺肿胀，或出脓水；湿热下疳，肿痛尿涩，及茎缩纵，痒痛，出白津。

蚯蚓散

【来源】《诚书》卷十五。

【组成】净干地龙粪

【用法】上为末。葱汤调涂。

【主治】肾子肿硬，囊烂。

加味小柴胡汤

【来源】《外科大成》卷二。

【组成】柴胡　黄芩（炒）各二钱　人参　半夏胆草　栀子　当归　白芍各钱二分　甘草六分

【用法】加生姜三片，水二钟，煎八分，食远温服。

【主治】肝胆二经部位，热毒瘰疬，及一切疮疡，发热潮热，并小腹胁股结核，囊痈便毒，或耳内耳下生疮。

逐邪至神丹

【来源】《辨证录》卷十三。

【组成】金银花四两　蒲公英二两　人参一两　当归二两　生甘草一两　大黄五钱　天花粉二钱

【用法】水煎服。

【功用】补虚化毒。

【主治】囊痈。因少年贪于酒色，致痈毒生于囊之下，粪门谷道之前者。

【方论】此方用金银花四两，用蒲公英二两，佐之参、归、大黄之大料，未免过于霸气。然大虚之

病，又用大黄祛逐，似乎非宜。谁知毒正盛，乘其初起之时，正未甚衰，大补泻火之为得乎。倘因循失治，或畏缩而不敢治，及至流脓出血，正气萧索，始用参、耆补气，往往有用至数斤而尚能复元，何不早用于化毒之中，正又无伤，而毒又易散哉。此因势利导之法，又不可不知也。

救腐汤

【来源】《辨证录》卷十三。

【组成】人参一两　当归一两　黄耆二两　白术一两　茯苓五钱　黄柏三钱　薏仁五钱　泽泻三钱　白芍一两　葛根三钱　炒黑栀子三钱

《医林纂要》有龙胆草三钱。

【用法】水煎服。

【主治】

1. 《辨证录》：饮烧酒入房，精不得泄，至夜半寒热烦渴，小便淋赤，痰涎涌盛，明日囊肿焮痛，又明日囊处悉腐，玉茎下面贴囊者亦腐，而成囊痈。

2. 《医林纂要探源》：囊痈、便毒、鱼口溃后，烂腐不能收功者。

【方论】酒毒成于拂抑，平肝泄火利湿解毒宜也。何以又用参、耆、归、术以补其气血耶？大凡气血盛者，力能胜酒，纵酣饮而无碍。服火酒而腐，必成于火酒之毒，亦其气血之衰，力不能胜酒，所以两火相合，遂至焚身外腐。苟不急补其气血，则酒毒难消，而腐肉又何以速长哉。

八仙丹

【来源】《洞天奥旨》卷六。

【组成】大黄二钱　金银花四两　当归尾一两　玄参二两　柴胡三钱　炒栀子三钱　黄柏三钱　贝母三钱

【用法】水煎服。一剂轻，二剂痊愈。

【主治】囊痈。

【宜忌】囊痈已溃忌用。

护龙散

【来源】《惠直堂方》卷三。

【组成】文蛤（以石灰炒黄色，去灰，出火毒）

【用法】上为极细末。掺五七次愈。

【主治】肾漏。阴囊先肿，后穿破，出黄水，疮如鱼口，能致害命者。

琥珀膏

【来源】《医宗金鉴》卷六十三。

【组成】琥珀末五分 定粉一两 血余八钱 轻粉四钱 银朱七钱 花椒十四粒 黄蜡四两 麻油十二两

【用法】上将血余、花椒、麻油煤焦，捞去滓，下黄蜡溶化尽，用夏布滤净，倾入瓷碗内，预将定粉、银朱、轻粉、琥珀四味各研极细，共合一处，徐徐下入油内，用柳枝不时搅之，以冷为度。绵燕脂摊贴，红绵纸摊贴亦可。

【功用】《青囊全集》：活瘀去腐化毒。

【主治】

1.《医宗金鉴》：发际疮兼风寒凝结，形如卧瓜，破烂津水，时破时敛，俗名谓之肉龟，经年不愈者。

2.《性病》：肾囊痛，出腥水者。

双补分消丸

【来源】《活人录汇编》卷十一。

【组成】山栀仁 香附 川椒子 山楂 陈皮 川楝子各一两 橘核 茯苓 当归 白术各二两

【用法】陈米炒熟为末，醋汤打糊为丸。每服二钱，空心百滚汤送下。

【功用】兼补兼消。

【主治】

1.《活人录汇编》：疝气。肝肾之气血两亏，以致沉寒不散，湿热不清，睾丸冷胀，阴囊肿大。

2.《外科真诠》：肾囊痛。

囊痈煎

【来源】《仙拈集》卷四。

【组成】枸橘一个 川楝 秦艽 陈皮 赤芍 甘草 防风 泽泻各一钱半

【用法】水煎，空心服。

【主治】囊痈。肾子作痛而不升上，外现红色者。

清肝渗湿汤

【来源】《古今医彻》卷三。

【组成】当归 白芍药 生地 柴胡 龙胆草（酒炒）泽泻 山栀（炒黑）各一钱 川芎 甘草各五分 灯心一握

【用法】水煎服。

【主治】囊痈。

内消方

【来源】《外科集腋》卷四。

【组成】枸橘一个 川楝 秦艽 陈皮 瓜蒌 赤芍 甘草 防风 泽泻

【用法】水煎服。

【主治】囊痈。

内消散

【来源】《外科集腋》卷四。

【组成】瓜蒌 草节 金银花各五钱 连翘 柴胡 青皮各二钱

【主治】囊痈。

鹅墩饮

【来源】《疡科遗编》卷下。

【组成】青蒿二钱 木通一钱半 车前子 泽泻 防己 赤苓各一钱 滑石三钱 甘草五分

【用法】加官私草汁一匙，同水煎服。

【主治】鹅墩蛋。因暑湿积郁而成，其患在肾囊之下，形如鹅卵，疼痛异常。

两元散

【来源】《青囊立效秘方》卷一。

【组成】煅蛤粉二钱 青黛一钱五分 乌贼骨二钱 煅蚌壳二钱 儿茶一钱五分

【用法】乳至无声。

【主治】阴囊不问已烂未烂，甚至脱壳见肾子，下疳破烂流脓。

杉木乌金膏

【来源】《青囊秘传》。

【组成】杉木炭不拘多少

【用法】上为细末。用香油调摊纸上，贴患处。

【主治】脱壳囊痈，烂肉已脱，新肉将生。

九、阴囊毒

阴囊毒，又名脱囊、外肾痈、囊发、囊脱、脱壳囊痈。是指阴囊红肿溃破，甚者睾丸外悬的病证。《疡科心得集》："又有脱囊，起时寒热交作，囊红睾肿，皮肤湿裂，隔日即黑，间日腐秽，不数日间，其囊尽脱，睾丸外悬，势若险重，其实不妨，皆由湿热下注所致"。

本病多因房事不节，肾阴亏损，肝经湿热乘虚下注，结于阴囊，化毒生火；或因阴囊皮肤伤裂，邪毒乘隙而入，引动内蕴之湿热，内外合邪，化火生毒所致。治当清肝利湿，解毒消肿。

栀子汤

【来源】《备急千金要方》卷十九。

【组成】栀子仁　芍药　通草　石韦各三两　石膏五两　滑石八两　子芩四两　生地黄　榆白皮　淡竹叶（切）各一升

【用法】上锉。以水一斗，煮取三升，去滓，分三次服。

【主治】肾劳实热，小腹胀满，小便黄赤，末有余沥，数而少，茎中痛，阴囊生疮。

泻肝清热汤

【来源】《疮疡经验全书》卷五。

【组成】龙胆草（酒拌炒）　当归梢　车前子（炒）　泽泻　生地　芍药　黄连　黄柏　知母

木通　淡竹叶　防风各二钱　甘草梢五分

【用法】上作一剂。水二碗，煎八分，食前服。

【主治】阴囊毒。此症肝经湿热不利，遂流毒于膀胱、肾经，感冒寒暑，邪气偏盛于阴之经络，以致血气凝聚，寒湿不散，阴囊上肿而痛，或溃烂皮脱，肾子悬挂。

夺命坐丹

【来源】《医方类聚》卷五十九引《必用之书》。

【别名】白虎丸。

【组成】寒水石不拘多少

【用法】上为细末，用两馏饭和成剂，捣千余下，丸如栗子大，晒干。每用一丸，临时于炭火内烧红，乘热研细，滚酒一盏调服，后葱醋汤投。汗出愈。

【主治】男子妇人阴毒。

泻肝汤

【来源】《古今医鉴》卷十五。

【组成】当归梢　赤芍药　生地黄　龙胆草（酒浸，炒）　防风　黄连（炒）　黄柏　知母（酒炒）　车前子（炒）　泽泻各一钱　甘草梢五分

【用法】上锉一剂。空心，水煎服。

【主治】肝经湿热不利，阴囊肿痛，或脓溃皮脱，睾丸悬挂，及下疳疮。

十、阴囊肿痛

阴囊肿痛，是指阴囊肿胀疼痛的病情。《证治准绳》："阴囊肿痛，睾丸附生突兀如疔，寒热并作，亦名暗疔。"《彤园医书》："寒气客于肝肾，阴囊肿痛，腹痛冷汗，牵引二子，缩入腹中，痛止方出，此名内吊；阴囊肿痛，四肢皆浮，二便秘结者，此因膀胱积热，风湿相乘也。"治疗宜驱风除湿，温经散寒。

青木香散

【来源】《颅囟经》卷下。

【组成】狐阴一只（炙） 蒺藜（炒） 地肤皮 昆布 枳壳（炒） 槐子（炒）各一分

【用法】上为末。一岁二岁，每服一钱，空心米饮送下。

【主治】孩子阴囊或如疝肿胀。

黑豆熨

【来源】《圣济总录》卷九十四。

【组成】黑豆（米醋炒）

【用法】青布袋盛，熨心腹，更以椒、葱汤淋渫腰胯，厚衣盖下部，然后服诸药。

【主治】久坐卑湿，忽阴囊虚肿，气上筑。

水萍散

【来源】《圣济总录》卷一四九。

【组成】水萍不拘多少

【用法】上药晒干，捣罗为散。每服二钱匕，米饮调下，早晨、日午、近晚各一次。

《活幼全书》：三岁儿服一钱，煎葱白汤调下。

【主治】

1. 《圣济总录》：中水毒，手足指冷至肘膝。

2. 《活幼全书》：小儿阴囊肿大，色如琉璃。

漆燕散

【来源】《圣济总录》卷一八二。

【组成】漆燕一枚（入瓦瓶子内，用盐泥固济，阴干，炭火烧令通赤为度，放冷，研令细） 续随子（去皮）一分

【用法】上为细末。每服半钱，米饮调下。

【主治】小儿阴核，气结肿大，或偏肿疼痛。

如圣丸

【来源】《幼幼新书》卷三十一引《朱氏家传》。

【组成】石燕子二个

【用法】上为细末，米醋调成膏子，涂在肾上。

【主治】小儿外肾肿赤胀痛。

炼阴丹

【来源】《鸡峰普济方》卷十二。

【别名】安息香丸（《瑞竹堂经验方》卷二）。

【组成】玄胡索 海藻 昆布 青橘皮 胡芦巴 茴香 川楝肉 马蔺花（醋炒）各一两 木香半两 大戟（醋炙） 阿魏 硇砂 安息香各一分 酒 醋各一分

【用法】先将阿魏以下入酒、醋内熬成膏，放冷，入麝香一钱，再搅匀，和前药为丸，如绿豆大。每服五、七、十丸，空心烧绵灰酒送下。

【主治】足少阴凝涩气，下坠肿胀，卵核偏，如石游走，疼痛不定。

失笑散

【来源】《洁古家珍》。

【组成】荆芥穗一两 朴消二两

【用法】上为粗末。萝卜、葱同煎汤，淋洗。

【主治】肾肿。

双妙散

【来源】《普济方》卷三〇一引《十便良方》。

【组成】鸡翮六枚（烧） 蛇床子各等分

【用法】上为末。以饮少许。

【主治】男子阴卒肿。

真珠散

【来源】《魏氏家藏方》卷二。

【组成】白牵牛二两（微炒） 白术（炒） 陈皮（不去瓤） 木通（去皮） 桑白皮各半两

【用法】上为细末。每服二钱，食前、日午、临卧生姜汤调下。初服旦进一服，未觉验再服。

【功用】导利留滞。

【主治】膀胱蕴热，风湿相乘，外肾肿胀，小便不利，塞痛。

母蛎散

【来源】《仁斋直指小儿方论》卷四。

【组成】母蛎粉

【用法】上为极细末，先以津唾沫肿处，次以母蛎粉掺敷。

【主治】小儿外肾肿大，茎物通明。

地龙膏

【来源】《普济方》卷三九九引《仁斋直指方论》。

【别名】地龙散（《普济方》卷三六二）。

【组成】干地龙不拘多少。

【用法】上为末。先以葱椒汤于避风处洗，次用津唾调敷其上。外肾热者，鸡子清调敷，或加牡蛎少许亦可。

【主治】小儿外肾肿硬，或疝，或风热暴肿及阴疮。

【宜忌】《普济方》：常避风冷湿地。

桃仁散

【来源】《类编朱氏集验方》卷四。

【组成】桃仁不拘多少（螺粉炒却，不用粉）

【用法】上为细末。空心酒调服。

【主治】

1.《类编朱氏集验方》：男子脾痛不可忍。
2.《外科大成》：阴肿作痒。

淋渫药

【来源】《御药院方》卷八。

【组成】蛇床子（去皮，拣净）四两

【用法】上为粗末。每用药一两，以水二碗，煎至一碗半，去滓，临睡乘热熏下部，候通手淋浴。

【主治】阴中痛及囊缩，津液不行。

淋渫药丁香散

【来源】《御药院方》卷八。

【组成】紫梢花　丁香　肉桂　蛇床子　吴茱萸细辛（去苗）各半两　红豆　川芎　蓖蓉子　黑狗脊　藿香叶　甘松　山茱萸　蜀椒（微炒）各一两　香附子　芫花　巴戟　木香　甜葶苈（炒）香白芷　槐子（炒）　芸苔子　天雄（炮裂，不去

皮）各三分

【用法】上为粗末。每用酸浆水三升，药末一两，盐少许，煎五七沸，渐渐乘热小浴下部，临卧用之。

【主治】肾气虚弱，阴囊多汗或冷，肿痛不消，或牵引少腹时发疼痛。

天花散

【来源】《活幼心书》卷下。

【组成】天花粉二两　甘草三钱

【用法】上锉。每服二钱，无灰酒一盏，煎七分，空心温投；不能饮者，只用水煎，少入酒同服。

【主治】小儿外肾肤囊肿痛。

牡蛎大黄汤

【来源】《活幼心书》卷下。

【组成】牡蛎（用熟黄泥包裹夹火煅透，出地上候冷用）　大黄（纸裹，水浸透，炮过候冷）各一两

【用法】上为末，每服一钱，用无灰温酒，空心调服；不能饮者，温汤调，少入酒同服。

【主治】三五岁小儿，感受温湿之气，侵袭膀胱，致阴茎肤囊浮肿作痛。

皂角膏

【来源】《世医得效方》卷十一。

【组成】大黄五钱　黑牵牛（半炒半生）　猪牙皂角各一两

【用法】上为末，炼蜜为丸，如绿豆大。每服七粒，空心温水送下。

【功用】泻肾气。

【主治】小儿肾经有热，阴囊赤肿钓痛，大腑秘涩。

牡蛎散

【来源】《世医得效方》卷十二。

【组成】牡蛎粉

【用法】上为极细末。先以津唾涂肿处，次用掺敷。

【主治】外肾肿大，茎物通明。

遇仙方

【来源】《世医得效方》卷十二。

【组成】老杉木（烧灰）

【用法】入腻粉、清油调敷。

【主治】小儿风热，外肾燉赤肿痛，日夜啼叫，不数日退皮如鸡卵壳，愈而复作。

冬青汤

【来源】《普济方》卷二四九。

【组成】冬青叶 小檗 甘草各等分

【用法】煎汤五升，瓶盛，汤浸三两时必下。

【主治】外肾肿不下。

乌金散

【来源】《外科经验方》。

【组成】麸炭 紫苏叶各等分

【用法】上为末。香油调搽。

【主治】肝经湿热不利，阴囊肿痛，或溃烂皮脱，睾丸悬挂；或便毒及下疳肿痛溃烂。

加味泻肝汤

【来源】《外科经验方》。

【组成】龙胆草（酒拌炒） 当归梢 车前子（炒） 泽泻 生地黄 芍药（炒） 黄连（炒） 黄柏（酒拌炒） 知母（酒拌炒） 防风各一钱 甘草梢五分

【用法】上作一剂。水二钟，煎八分，食前服。外敷乌金散。

【主治】肝经湿热不利，阴囊肿痛，或溃烂皮脱，睾丸悬挂，或便毒及下疳肿痛，或溃烂者。

加减龙胆泻肝汤

【来源】《外科发挥》卷七。

【别名】加味龙胆泻肝汤（《景岳全书》卷五十七）、加味龙胆汤（《外科枢要》卷四）、龙胆泻肝汤（《校注妇人良方》卷二十四）。

【组成】龙胆草（酒拌炒黄） 泽泻各一钱 车前子（炒） 木通 生地黄（酒拌） 当归尾（酒拌） 山栀（炒） 黄芩 甘草各五分

【用法】上作一剂。水二钟，煎八分，食前服。

【主治】

1.《外科发挥》：肝经湿热，玉茎患疮，或便毒悬痛肿痛，小便赤涩，或溃烂不愈；又治阴囊肿痛，或溃烂作痛，小便涩滞，或睾丸悬挂。

2.《校注妇人良方》：肝经湿热，两拗肿痛，或小便涩滞。

黑龙汤

【来源】《医学入门》卷八。

【组成】龙胆草（炒黑） 柴胡 木通 甘草节 当归 金银花 皂刺 赤芍 防风 黄连 吴萸（水炒）各等分

【用法】水煎服。

【主治】阴囊肿痛，溺涩，寒热作渴。

【加减】一服肿痛止，后加川芎、茯苓。

荆芥散

【来源】《赤水玄珠全集》卷十五。

【组成】荆芥穗一两 朴消二两

【用法】用萝卜、葱同煎汤，洗患处。

【主治】肾肿。

仙传方

【来源】《万病回春》卷七。

【组成】老杉木（烧灰） 腻粉

【用法】清油调敷患处。

【主治】风热所致的外肾燉赤肿痛，日夜啼叫，不数日，退皮如鸡卵壳，愈而复作。

立消散

【来源】《证治准绳·幼科》卷二。

【组成】赤小豆 赤芍药 生枳壳 商陆 风化朴消（另研，后入）各半两

【用法】上药不过火，锉，晒，为末。柏枝煎汤候冷，调二钱或三钱涂肿处，仍咀五苓散加车前子、

薏苡仁水煎服。

【主治】膀胱久受热毒，致阴器肤囊赤肿胀痛。

龙胆泻肝汤

【来源】《外科正宗》卷三。

【组成】龙胆草　连翘　生地黄　泽泻各一钱　车前子　木通　归尾　山栀　甘草　黄连　黄芩各五分

【用法】水二钟，煎八分，食前服。

【主治】

1.《外科正宗》：肝经湿热，玉茎患疮，或便毒、悬痈，小便赤涩，或久溃烂不愈；又治阴囊肿痛，红热甚者。

2.《医宗金鉴》：肝心二经风火，缠腰火丹，色红赤，形如云片，上起风粟，作痒发热。

【加减】便秘，加大黄二钱。

清肝渗湿汤

【来源】《外科正宗》卷四。

【组成】川芎　当归　白芍　生地　山栀　黄连连翘　龙胆草各一钱　银柴胡　泽泻　木通各六分　滑石二钱　芦荟五分　甘草三分　防风八分

【用法】水二钟，加淡竹叶、灯心各二十件，煎八分，食前服。

【主治】肝经郁滞，邪火流行，致阴肿痛，或风热作痒。

元戟膏

【来源】方出《医宗必读》卷七，名见《仙拈集》卷一。

【别名】调敷散（《医级》卷八）。

【组成】大戟　芫花　甘遂　海藻各等分

【用法】上为细末，用酽醋调面和药，摊绵纸上。覆贴肿处，以软帛裹住。先用甘草嚼，后用此。

【主治】腹满如石，或阴囊肿大。

萆薢散

【来源】《幼科折衷》。

【组成】木通　乌药　石菖蒲　茴香　萆薢

【用法】上为散。水煎服。

【主治】阴囊肿。

地龙散

【来源】《外科大成》卷四。

【组成】甘草　地龙末

【用法】用甘草煎汁，调地龙末涂之。

【主治】阴囊肿大。

加味五苓散

【来源】《医宗金鉴》卷五十四。

【组成】金铃子　白术（土炒）　泽泻　木通　茴香（炒）　赤茯苓　橘核仁　肉桂　槟榔　猪苓

【用法】引用生姜、灯心，水煎服。

【主治】阴肿。心热移于小肠，外肾肤囊肿痛光亮。

疏风五苓散

【来源】《医宗金鉴》卷五十四。

【组成】防风　苍术（米泔水浸）　肉桂　羌活猪苓　泽泻　赤茯苓　白术（土炒）

【用法】引用生姜，水煎服。

【主治】阴囊肿大，痒痛坠下。

清香散

【来源】《仙拈集》卷二。

【组成】小茴香　荔枝核　青皮各等分

【用法】上为末。每服二钱，酒调下。

【主治】外肾肿大如斗。

双壳涤球汤

【来源】《疡科遗编》卷下。

【组成】砂仁壳一两　江枳壳一两

【用法】煎汤热洗，一日三四次。

【主治】一切球风。

清散汤

【来源】《集成良方三百种》。

【组成】 白术一钱　茯苓一钱　甘草五分　当归二钱　栀子一钱（炒）　黄柏一钱　防风三分　生地二钱　麦冬二钱　蔓荆子一钱

【用法】 水煎服。

【主治】 肝经虚火发于外，致阴上黄肿，酿为胡漏丹者。

加味活血消痈汤

【来源】 方出《赵炳南临床经验集》，名见《千家妙方》卷下。

【组成】 夏枯草三钱　紫草三钱　丹皮三钱　草红花三钱　桃仁三钱　赤白芍各四钱　泽兰叶三钱　木通二钱　三棱三钱　莪术三钱　小茴香二钱

【功用】 解毒软坚，活血消痈。

【主治】 湿热下注，气血壅滞所致的化脓性睾丸炎。

【验案】 化脓性睾丸炎　辛某，男，48岁。于1963年11月15日初诊。二十多天前，左侧睾丸肿硬，阵阵抽痛，阴囊逐渐肿大漫于两侧，伴有全身不适感，诊为急性化脓性睾丸炎。身无寒热，口干不思饮，阴囊坠痛连及少腹，腰膝酸软无力，行路困难，大便干燥。查阴囊肿大如拳，向左偏坠，皮肤微红，扪之灼热，两侧腹股沟淋巴结肿大，明显压痛，白细胞 $17 \times 10^9/L$，中性粒细胞81%，淋巴细胞19%，脉沉细数，舌质淡，苔薄白。证系湿热下注，气血壅滞，发为子痈。治以解毒软坚，活血消痈，投以加味活血消痈汤，外用紫色消肿软膏。服药3天，睾丸肿痛减轻，原方加减又服10剂，左侧阴囊溃破，流出稀脓水，改服犀黄丸收功。

疏风除湿汤

【来源】 《赵炳南临床经验集》。

【组成】 芥穗二至四钱　防风二至四钱　蝉衣一至三钱　生薏米五钱至一两　生枳壳三至五钱　生白术三至五钱　生黄柏三至五钱　车前子五钱　车前草一两　菊花三至五钱

【用法】 水煎服。

【主治】 血管神经性水肿（唇风），颜面部过敏性皮炎，颜面风肿，过敏性阴囊水肿初期（阴囊风肿）。

【方论】 方中芥穗、防风、蝉衣散风消肿；薏米、枳壳、白术健脾利湿消肿；车前子及草黄柏清热利湿消肿；菊花清热扬散，载药上行。

【加减】 热盛者，可用野菊花；若见阴囊水肿，去菊花，倍用薏米，另加防己，以祛湿消肿。

化浊清睾汤

【来源】 《云南中医杂志》（1992，1：10）

【组成】 龙胆草　柴胡各12g　土茯苓　草薢各50g　车前子30g　滑石20g　泽泻　石菖蒲各15g　栀子10g　川楝　甘草各5g

【用法】 水煎服，每日1剂，连用7天为1疗程。同时外敷金黄膏，并将阴囊悬托固定。

【主治】 淋球菌性附睾炎。

【用法】 尿血者加二蓟、白茅根各20g；小便涩痛加金钱草15g；少腹胀痛加台乌药15g，青皮10g；局部硬结加桃仁10g，海藻、三棱各5g。

【验案】 淋球菌性附睾炎　《云南中医杂志》（1992，1：10）：所治淋球菌性附睾炎47例，年龄17～43岁。病程最短2个月，最长2年。结果：痊愈（2个疗程后，附睾红肿疼痛消失，小便清而通畅，每周1次尿常规，连查4次，尿液中不含淋菌丝及脓细胞者）38例；好转（2个疗程后，附睾肿胀疼痛明显消退，但仍感睾丸不适，尿常规查有少量脓细胞）6例；无效3例；总有效率为93.6%。

十一、阴汗

阴汗，是指阴部及大腿内侧多汗的病情。《普济方》："夫虚劳损，肾气不足，故阴汗冷。夜自泄。风邪乘之。则瘙痒也。"《证治准绳》："酒色过度，每多阴汗。"《古今医统大全》："下焦湿热不行，以致阴间及囊俱有汗出，常常不干是也。治法宜去下焦湿热，利小水，滋阴而自止。"病发或为肾气不足，汗液自阴间泄出；或是湿热内蕴，下走阴间而成。治宜益肾养阴，清热利湿为主。

粉　散

【来源】《外台秘要》卷十七引《张文仲方》。

【组成】白粉　干姜　牡蛎各三分（熬）

【用法】上为散。欲卧时粉阴下，至起亦粉。疏布袋中扑之佳。

【主治】阴下湿痒，痿弱。

珍珠散

【来源】《医部全录》卷二七九引《良方》

【组成】蛤粉　牡蛎各等分

【用法】上为细末。绢袋盛，扑。

【主治】阴汗。

蜀椒丸

【来源】《圣济总录》卷九十八。

【组成】蜀椒（去目及闭口者，炒出汗）三两　杏仁（汤浸，去皮尖双仁，炒黄，研）四两

【用法】上先以醇酒一升半，熬令酒尽，取椒焙为末，杏仁别捣，相和为丸，如梧桐子大。每服二十丸，空心盐汤送下，晚再服。

【主治】阴汗，小便多，冷淋。

逐寒散

【来源】《杨氏家藏方》卷十。

【组成】蛇床子二两　藁本　茵陈各一两　防风半两

【用法】上锉。每用半两，以水五升，同煎五七沸，放温，去滓，淋洗。

【主治】膀胱肿硬，下部痒痛，阴汗不止。

陀僧散

【来源】方出《是斋百一选方》卷十五，名见《普济方》卷三〇一。

【组成】密陀僧（好者）

【用法】研令极细。扑使之干。

【主治】

1.《是斋百一选方》：阴汗。

2.《普济方》：小儿生下遍身如鱼泡，如似水晶，破则成水，流渗又生。

补肝汤

【来源】《兰室秘藏》卷下。

【组成】黄耆七分　炙甘草五分　升麻　猪苓各四分　白茯苓　葛根　人参各三分　柴胡　羌活　陈皮　连翘　当归身　黄柏（炒）　泽泻　苍术　曲末　知母　防风各二分

【用法】上锉如麻豆大，都作一服。水二大盏，煎至一盏，去滓，空心稍热服。

【主治】

1.《兰室秘藏》：前阴冰冷并阴汗，两脚痿弱无力。

2.《保命歌括》：女子阴癫，肝肾虚者。

【宜忌】忌酒、湿面。

真蛤散

【来源】方出《仁斋直指方论》卷十九。名见《普济方》卷三十。

【组成】芦甘石（绿者）一分　真蚌粉　黄连　五倍子各半分

【用法】上为细末。以蜂房、大腹皮煎汤温洗，敷之。

【主治】阴汗湿痒。

炉甘石散

【来源】方出《仁斋直指方论》卷二十四，名见《普济方》卷三〇一。

【组成】绿色炉甘石一分　真蚌粉半分

【用法】上为细末。扑敷。

【主治】阴汗湿痒。

牡蛎散

【来源】《医方类聚》卷一九二引《施圆端效方》。

【组成】牡蛎（烧）　蛇床子　川乌　良姜　菟丝

子各半两

【用法】上为细末。用药三钱，白面一钱，酒、醋热调匀，渫洗浴之，或涂外肾，帛包尤妙。

【主治】男女阴汗，湿冷痒疾。

铁刷汤

【来源】《瑞竹堂经验方》卷二。

【组成】紫梢花（成块带蒂者佳） 肉桂 大丁香 蛇床子 吴茱萸各一两 山茱萸（去核） 天仙子 萝卜子 川椒 细辛 狗脊 地豆（大者，白眉者佳） 芎藭 甘松各半两 天雄一个 白檀 槐角子 白芷 沉香 芸苔子 葶苈子 香附子 芫花 巴戟 肉苁蓉 木香各二钱

【用法】上为粗末。用酸浆水一大碗，药末五钱、盐少许，同煎三五沸，倾在盆内熏之，渐通手洗浴如火热，妇人每日熏浴之。使败精秽血如黑汁下。

【主治】男子、妇人一切阴寒失精色败，腰胯疼痛，阴汗不止，肠风下血，痔漏；及妇人赤白带下，产后血晕气虚。

大蒜丸

【来源】《世医得效方》卷九。

【组成】大蒜不以多少（煨，剥去皮，烂研）

【用法】上药同淡豆豉末搜丸，如梧桐子大，朱砂为衣。每服三十丸，大枣、灯心煎汤送下。

【主治】阴汗湿痒。

蛇床汤

【来源】《普济方》卷三〇一。

【组成】蛇床子 吴茱萸 荆芥 细辛

【用法】上药各少许，煎汤洗之。多年壁上土细碎，纱袋盛扑即可。

【主治】囊湿。

猪蹄汤

【来源】《普济方》卷三〇二。

【组成】猪蹄一具（劈破） 浮萍草三两

【用法】上以水三升，煮取半升，去滓，以瓶子盛汁。纳阴瓶中渍之，冷即出，拭干，便敷后药（蔷薇根皮、黄柏各三分，朴消、蛇床子各一分，甘草一分（炙），为散）粉之。

【主治】阴汗。

掺 药

【来源】《疮疡经验全书》卷五。

【组成】轻粉二钱 孩儿茶二钱 红绒灰一钱五分 飞丹一钱 冰片三分 珍珠五分 鸡内金（煅存性）一钱 麝香二分 芦甘石（煅）一钱

【用法】外掺患处。

【主治】阴蚀疮。时痛时痒，脓水涌流，阴汗臊臭。

炉甘石散

【来源】《保命歌括》卷十六。

【组成】炉甘石（绿色者，煅）一两 真蛤粉 黄连 五倍子各半两

【用法】上为末。先以蜂房、大腹皮并汤温洗，后拭干上药。

【主治】阴汗，湿汗及阴茎、阴囊溃烂。

蒜豉丸

【来源】《外科大成》卷二。

【组成】淡豆豉（为末） 大蒜（煨）

【用法】上捣和为丸，如梧桐子大，朱砂为衣。每服三十丸，空心用红枣、灯心汤送下。

【主治】阴汗湿痒。

龙胆泻肝汤

【来源】《羊毛瘟症论》。

【组成】龙胆草三钱 黄芩二钱 山栀子二钱 木通一钱 车前一钱 银柴胡一钱 甘草一钱 当归二钱 生地黄五钱

【用法】水煎，去滓，下黄蜜三钱，和匀，温服。

【主治】温邪病退，余毒留于肝肾，胁痛耳聋，口苦咽干，筋痿阴汗，阴囊肿痛，白浊便血，忽寒忽热。

【加减】如伏邪未尽，加蝉蜕七枚，僵蚕二钱。

健步虎潜丸

【来源】《全国中药成药处方集》（济南方）。

【组成】虎骨　黄耆（炙）　茯神　当归　木瓜　川羌活　独活　防风　石菖蒲　知母（炒）　薏苡仁（炒）　生地　熟地　白术（土炒）　枸杞　白芍（炒）　怀牛膝　盐黄柏　补骨脂（炒）　杜仲（炒黑）　麦冬　远志各二两（炒）　五味子　沉香　附子（制）各半两　龟版一两半（炙）　人参二两

【用法】上为细末，炼蜜为丸，重三钱。每服一丸，温开水送下。

【主治】筋骨无力，行步艰难，下部虚损，腿酸腰软，四肢无力，阳事痿弱，阴囊湿汗。

扑汗方

【来源】《慈禧光绪医方选议》。

【组成】牡蛎粉一两　枯白矾一两

【用法】上为极细末，过重绢罗为面。通洗后，用面扑肾囊潮汗处。

【主治】阴囊潮汗。

【方论】牡蛎咸涩微寒，临床上常用以收敛固涩，以治遗精、虚汗、带下等症。古方有用牡蛎扑粉止汗法；枯矾外用燥湿止痒，学名硫酸铝钾，火煅之后失去结晶水，故可吸湿，外科常用以治皮炎、湿疹及皮肤糜烂等疾。两药合用，治阴囊潮汗当有效。

八仙长春丸

【来源】《首批国家级名老中医效验秘方精选》。

【组成】熟地 15 克　丹皮 10 克　淮枣皮 10 克　茯苓 15 克　泽泻 10 克　淮山 20 克　北五味 10 克　麦冬 15 克

【用法】水煎服，每日 1 剂。

【主治】阴囊汗出。

【验案】周某，58 岁，患阴囊汗出症。服上方 1 剂后，汗液大减，5 剂后即告愈。随访 1 年，未见复发。

十二、阴囊瘙痒

阴囊瘙痒，指阴囊皮肤发痒难忍，是多种疾病的症状之一，如肾囊风、绣球风等。《诸病源候论》："大虚劳损，肾气不足，故阴冷，汗液自泄，风邪乘之，则瘙痒"《外科正宗》："肾囊风，乃肝经风湿而成。其患作痒，喜浴热汤，甚者疙瘩顽麻，破流脂水"《外科大成》："肾囊风者，阴囊作痒，甚则疙瘩顽麻，破流脂水。"病发多由肝经风湿所致。轻者仅阴囊瘙痒，重者因搔抓而流黄水、结痂、阴囊皮肤增厚。治疗以清热解毒，祛风利湿止痒为主。

苁蓉补虚益阳方

【来源】《备急千金要方》卷二十。

【别名】益阳丹（《普济方》卷二一九）、苁蓉散（《医方类聚》卷一四五）。

【组成】苁蓉　续断各八分　蛇床子九分　天雄　五味子　薯蓣各七分　远志六分　干地黄　巴戟天各五分

【用法】上药治下筛。每服方寸匕，酒下，一日三次。

【主治】阳气不足，阴囊湿痒，尿有余沥，漏泄虚损，云为不起。

宣毒散

【来源】《普济方》卷三〇一引《孟氏诜诜方》。

【组成】全蝎（微炒）　白僵蚕（炒去丝嘴）　蝉蜕（洗净，去土，炒，焙干）各半两　石燕三两（醋淬，火煅令酥）

【用法】上为末。每服二钱，用盐、酒煮猪腰子一对，蘸药嚼之，以原煮酒送下，用蒸饼干吃压之，频服见效。

【主治】丈夫阴气盛，阳气微弱，风寒之气乘虚而客于肾经，阴囊湿痒而微热，或但痒而不湿，或在阴根并毛际痒，或湿而不痒，或无汗者，谓之毒气不泄；亦治肾脏风湿流注，生疮痒甚者。

蛇床仁汤

【来源】《太平圣惠方》卷九十二。

【组成】蛇床仁一两 柳蚛屑一两

【用法】以水一大碗，煎六七沸洗之，取其滓。以帛裹，熨儿肿处。妙。

【主治】小儿卒阴囊肿痒。

萝藦菜粥

【来源】《太平圣惠方》卷九十七。

【组成】萝藦菜半斤 羊肾一对（去脂膜）粳米二合

【用法】切细煮粥，调和如常法。空腹食之。

【主治】五劳七伤，阴囊下湿痒。

神授散

【来源】《三因极一病证方论》卷十。

【别名】青囊神授散（《医钞类编》卷十三）。

【组成】川椒二斤（择去子并合口者，炒出汗）

【用法】上为末。每服二钱，空心米汤调下。须痹晕闷少顷。如不能禁，即以酒糊为丸，如梧桐子大。每服三五十丸，空心服。

【功用】杀虫。

【主治】

1.《三因极一病证方论》：诸传尸劳气。

2.《仁斋直指方论》：痹，肾冷腰痛，外肾湿痒。

清魂汤

【来源】《兰室秘藏》卷下。

【别名】柴胡胜湿汤（原书同卷）、青红汤（《普济方》卷三〇一）

【组成】柴胡 生甘草 酒黄柏各二钱 升麻 泽泻各一钱五分 当归梢 羌活 麻黄根 汉防己 草龙胆 茯苓各一钱 红花少许 五味子二十个

【用法】上锉如麻豆大，分作二服。以水二盏，煎至一盏，去滓，食前稍热服。

【主治】两外肾冷，两髀阴汗，前阴痿，阴囊湿痒臊气。

【宜忌】忌酒、湿面、房事。

干荷叶散

【来源】《普济方》卷三〇一引《仁斋直指方论》。

【别名】干荷散（《御药院方》卷六）。

【组成】干荷叶 牡蛎粉 蛇床子 浮萍草各等分

【用法】上为细末，用罗筛。每次用两匙，水一碗，同煎三五沸，滤去滓，淋汁洗。避风冷。

【主治】阴囊肿痛，湿润瘙痒，及阴萎弱。

琥珀药

【来源】《御药院方》卷八。

【组成】西琥珀六钱 枯白矾一钱 黄丹七钱 麝香四钱 龙泉粉二两

【用法】上为细末。每用半钱，掺在手心，于患处搽。

【主治】阴囊搔痒不已，及自汗不收。

清和膏

【来源】《医学集成》卷三。

【组成】石灰 巴豆各五钱（研） 大曲酒一茶杯 碱水二两 黄丹五钱 冰片 麝香各四分 贝母二分

【用法】以大曲酒下锅炒石灰、巴豆，取起，加后药。用少许点上，皮纸贴，剪小孔盖护，令出气。五六日自愈。

【主治】睾丸作痒。

神功至宝丹

【来源】《本草纲目拾遗》卷九引王秋泉方。

【组成】苦参一斤（为末） 鹅毛（香油炒存性）六两

【用法】上用黄米糊为丸，朱砂为衣。随病上下，茶汤送下，一日二次。

【主治】溜脓肥疮，脓窠疮，瘌痢头，遍身风癫瘾疹疥癣，瘙痒异常，麻木不仁，诸风手足酸痛，皮肤破烂，阴囊痒极，并妇人阴痒湿痒。

【宜忌】戒暴怒、房劳、炙煿、发毒之物。

椒粉散

【来源】《兰室秘藏》卷下。

【组成】肉桂二分　川椒　当归梢　猪苓各三分　蛇床子　黑狗脊各五分　麻黄根一钱　轻粉少许　红花少许　斑蝥二枚

方中麻黄根，《古今医统大全》作麻黄。

【用法】上为末。干掺上。

【主治】前阴两丸湿痒痛，秋冬甚，夏月减。

【宜忌】避风寒冷湿处坐卧。

枯矾散

【来源】《首批国家级名老中医效验秘方精选》。

【组成】枯矾10～15克　煅石膏10～15克　青黛10克　冰片1～5克　滑石15～30克　生甘草15克　苍术6～10克　雄黄3～5克　黄柏10～12克

【用法】上药晒干或焙干，研细为末备用。凡局部皮肤干皲结痂无渗液者可用菜油调敷患处；凡局部有渗液流黄水者则可将药粉干擦患处，1日数次。

【主治】阴囊湿疮。

【验案】治疗阴囊湿疮120例。结果：治愈（临床症状完全消失且1～2年内不再复发）75例，显效（临床症状完全消失）33例，有效（临床症状明显减轻）9例，总有效率为97.5%。

十三、阴　虱

阴虱，是虱病的一种，是虱子寄于阴部及肛周的阴毛上所致的疾患。男女成人多发，夫妇互染而发，偶有小儿受患母沾染。《外科正宗》："阴虱，又名八角虫也。"《医宗金鉴》："瘙痒难忍，抓破色红，中含紫点。"其特点是自觉阴部如蚂蚁爬行，叮咬处肌肤出现伤痕及丘疹，搔抓后易感染生疮，可见豆大斑块，颜色深灰，或现青色。常因洗浴不勤，换衣不常，内衣油腻，积湿生热而致湿热生虫；或因不洁房事，夫妇互染而得。治宜杀虫灭虱为根本。

银杏无忧散

【来源】《外科正宗》卷四。

【别名】银杏散（《嵩崖尊生全书》卷十三）。

【组成】水银（铅制）　杏仁（去皮，捣膏）　轻粉　雄黄　狼毒　芦荟各一钱　麝香一分

【用法】上除水银、杏仁膏，余药为末，入上二味，再研匀。先用土菖蒲煎汤洗之，用针挑去虱孔，随用津唾调擦。

【主治】阴虱。

【宜忌】忌牛、犬、鳖肉。

芦柏地黄丸

【来源】《疡医大全》卷三十八。

【组成】熟地八两　丹皮　白茯苓各三钱　山萸肉　怀山药各四两　泽泻三两　黄柏一两　芦荟五钱

【用法】炼蜜为丸。每服三钱，白汤送下。

【主治】八角虱，又名阴虱疮，瘙痒难忍，抓破色红，中含紫点。

滋阴除湿丸

【来源】《外科集腋》卷四。

【组成】熟地八两　丹皮　白茯苓　泽泻各三两　山萸肉　淮山药各四两　黄柏一两　芦荟五钱

【用法】上为细末，炼蜜为丸。每服三钱，白汤送下。

【主治】八角虱（形如花蜘蛛）叮阴毛之上，发内亦生，由肝肾浊气不洁而生，更有玉茎之根痒甚，以沸汤沃之，稍止而复作，有三四窍黄水淋漓者。

十四、阴囊生疮

阴囊生疮，是指发生于阴囊部的痈疽疔疖等外科疾患。《脉因证治》："肾劳实热，小腹胀满，小便赤黄，末有余沥数少，茎中痛，阴囊生疮。"《医学入门》："小儿阴囊生疮，及阴股间汁出，先痒后痛，愈后复发。"病发多与湿热相关，治疗宜清热祛湿为基础。

麻黄根粉

【来源】《备急千金要方》卷十九。

【组成】麻黄根　石硫黄各三两　米粉五合

【用法】上药治下筛。安絮如常用粉法搭疮上，粉湿更搭之。

【主治】肾劳热，阴囊生疮。

【方论】《千金方衍义》：囊生湿疮，皆不洁污渍之故。故用麻黄根祛风逐湿，硫黄涤垢散邪，《本经》治妇人阴蚀与之同类，米粉益胃以助生肌。

矾石散

【来源】《普济方》卷三〇一引《海上方》。

【组成】白矾不拘多少

【用法】上为末。入冷水内洗疮，即愈。

【主治】阴囊上生湿疮，黄水流注，有妨行步。

铜绿散

【来源】方出《洁古家珍》,名见《普济方》卷三〇一。

【组成】五倍子（细研）五钱　白矾一钱　铜绿少许　轻粉一字　乳香半钱

【用法】上为极细末，洗净掺之。

【主治】

1.《洁古家珍》：男子、妇人阴部湿淹疮。

2.《医略六书》：阴内痔核，脉缓者。

铜绿散

【来源】方出《洁古家珍》，名见《普济方》卷三〇一。

【组成】五倍子（细研）五钱　白矾一钱　铜绿少许　轻粉一字　乳香半钱

【用法】上为极细末，洗净掺之。

【主治】

1.《洁古家珍》：男子、妇人阴部湿淹疮。

2.《医略六书》：阴内痔核，脉缓者。

腊茶汤

【来源】《普济方》三〇一。

【组成】腊茶

【用法】上用为末。先以甘草煎水洗，后用贴。

【主治】阴囊上疮。

黄粉散

【来源】《普济方》卷三〇一。

【组成】五倍子　黄柏　滑石　轻粉各等分

【用法】上为细末。贴之。数次即愈。

【主治】阴囊上生疮，黄水流注，有妨行步。

蛇床散

【来源】《普济方》卷三〇一。

【组成】川椒　荆芥　火杴草　蛇床子

【用法】水煎洗，后用鸡清调朴消末涂之。

【主治】阴囊生疮疼痛。

腊茶散

【来源】《外科大成》卷八。

【组成】腊茶　文蛤各五钱　腻粉小许

【用法】上为末。先用葱椒煎汤洗之，次以香油调敷，或紫苏叶煎汤洗之及紫苏末掺之托之。

【主治】阴囊生疮，疼痛出水久不愈者。

泻热汤

【来源】《外科全生集》卷四。

【组成】黄连六分　归尾　连翘　黄芩各一钱五分

甘草　木通各一钱

【用法】水煎服。外用紫苏汤日洗，取紫苏叶梗为末日敷，用青荷叶包裹，内服本方。

【主治】囊脱。肾囊生毒烂破，肾子落出。

十五、阴囊湿疹

阴囊湿疹，指阴囊部出现基底潮红、密集分布的小丘疱疹或小水疱、皮损、疼痛或继发感染的病症。发病因素主要与工作生活环境潮湿、出汗搔抓、异物磨擦等有关。临床以阴囊部出现基底潮红、密集分布的小丘疱疹或小水疱、皮损，痒麻明显，甚至疼痛为主要症状。治疗以清热利湿，祛风解毒，滋阴润燥为主。

乌梅散

【来源】方出《肘后备急方》卷五，名见《普济方》卷三〇一。

【组成】乌梅十四枚　钱四十文　盐三指撮　苦酒一升

【用法】于铜器内总渍九日。日洗之。又煮槐皮若黄柏汁及香叶汁并良。

【主治】
1. 《肘后备急方》：阴囊下湿痒皮剥。
2. 《太平圣惠方》：虚劳，阴湿痒生疮。

牡蛎散

【来源】《医心方》卷七引《效验方》。

【组成】牡蛎三分　干姜三分

【用法】上为末。以粉敷之，一日二次。

【主治】男子阴下痒湿。

牡蒙散

【来源】《太平圣惠方》卷三十。

【组成】牡蒙一两　菟丝子二两（酒浸二日，晒干，别捣为末）　柏子仁一两　肉苁蓉二两（酒浸一宿，去皱皮，炙干）

【用法】上为细散。每服一钱，食前以温酒调下。

【主治】虚劳，阴下湿痒，生疮及萎弱。

五石丸

【来源】《圣济总录》卷五十一。

【组成】钟乳（研）　紫石英（研）　石膏脂（研）白矾（烧，研）　白石英（研）各半两　肉苁蓉（酒浸，去皱皮，切，焙）　甘草（炙，锉）　天雄（炮裂，去皮脐）　熟干地黄（焙）各一两　龙骨（碎，研）三分

【用法】上为末，炼蜜为丸，如梧桐子大。每服十丸，空心酒送下，一日二次。

【主治】肾虚小便无度，阴囊痒湿。

矾石散

【来源】《普济方》卷三〇一引《海上方》。

【组成】白矾不拘多少

【用法】上为末。入冷水内洗疮，即愈。

【主治】阴囊上生湿疮，黄水流注，有妨行步。

乳香龙骨散

【来源】《仁斋直指方论》卷十九。

【组成】龙骨　石膏（生）　五倍子各一分　白及乳香　黄虢丹各半分　麝香少许

【用法】上为细末。先以苦参、大腹皮、紫苏茎叶煎汤温洗，后敷。

【主治】外肾湿痒淫烂。

活血驱风散

【来源】《仁斋直指方论》卷十九。

【别名】治血驱风散（《普济方》卷三〇一）、活

血祛风散（《杂病源流犀烛》卷二十八）。

【组成】当归 川芎 白芷 华阴细辛 白蒺藜（炒去刺） 桃仁（浸，去皮，焙） 白芍药 半夏（制） 块润 五灵脂 甘草各三钱 苍术（炒） 杜仲（姜汁炙，炒去丝） 辣桂 天麻 薏苡 橘红 槟榔 厚朴（制） 枳壳（制）

【用法】上锉细。每服三钱，水一盏半，加生姜一钱五分，大枣二枚，煎七分，滤清，暖热，入乳香末少许，食前服。

【主治】肝肾风毒，肾囊湿痒，脚下疮癣。

【加减】有热证，去乳香，加黑豆，煎服。

吴茱萸煎

【来源】方出《丹溪心法》卷四，名见《古今医统大全》卷六十。

【组成】吴茱萸半两 寒水石三钱 黄柏二钱 樟脑半两 蛇床子半两 轻粉一钱 白矾三钱 硫黄二钱 槟榔三钱 白芷三钱

【用法】上为末。先用吴茱萸煎汤洗，麻油调搽。

【主治】肾囊湿疮。

牡蛎散

【来源】《普济方》卷三〇一。

【别名】牡矾丹（《医学入门》卷八）。

【组成】枯白矾四两 黄丹(炒)二两 牡蛎粉二两

【用法】上为细末。遇夜睡，手捏药于痒处痛擦之，不一时又擦之，三四次后顿减，次夜再擦，虽大减又擦，后日自然平复。如液汗亦有顿擦方可；脚汗先擦大减，又擦后装药于靴，或靴底上脚板上涂药，缠脚裹之亦可。

【主治】阴囊两傍生疮，或阴湿水出，甚痒甚苦，夜则抓之无足，后必自痛，或两腋及脚心常汗湿者。

【验案】阴囊湿痒 一病人，得此症，受苦数十年，得此方随用二三日，如法搽之，二十余年不发。

松节散

【来源】《普济方》卷三〇一。

【组成】松节 羖羊尿 白矾

【用法】上药一处烧沥油，搽疮上。

【主治】肾风疮。

苦参汤

【来源】《普济方》卷三〇一。

【组成】槐皮 苦参 黄柏 香薷

【用法】煮汁洗之。

【主治】阴囊下湿痒疮。

盐梅汤

【来源】《普济方》卷三〇一。

【组成】乌梅十四枚 钱四十文 盐三撮 苦酒一升

【用法】于铜器内总渍九日，洗之。

【主治】阴囊下湿痒皮剥。

海桐皮散

【来源】《普济方》卷三〇一。

【组成】黄连 全蝎 硫黄 花椒 大腹皮 樟脑 海桐皮 白芷 轻粉 黄皮 蛇床 枯矾 榆树皮 斑蝥少许 径松皮 剪草

【用法】上为细末。蜡油调敷。

【主治】阴囊湿痒。

沐浴长春散

【来源】《奇效良方》卷五十四。

【组成】牡蛎 蛇床子 破故纸 紫梢花 官桂 干荷叶各等分

【用法】上锉。每用一两半，水一小锅，加葱白数茎，煎至八分，去滓，先熏后洗，却用后药：枯矾一两，黄丹、蛤粉各半两为细末。熏洗后，以手捏药末搽湿痒处。

【主治】男子下元阴湿久冷，阴囊左右夜痒，抓之则喜，住之则痛，成疮流水，为害甚苦；及妇人下部阴湿，胎元久冷。

牡蛎散

【来源】《古今医统大全》卷六十。

【组成】醋牡蛎一两 枯矾 硫黄各二钱 雄黄一钱 苦参二钱 蛇床子二钱

【用法】上为细末，先用苍术、椒盐水煎汤洗过后，用此药掺上。

【主治】阴囊湿痒，搔之则汁水流珠。

硫槟散

【来源】《医学入门》卷八。

【别名】槟榔散（《杂病源流犀烛》卷二十八）。

【组成】槟榔二个（破开，以黄丹三钱合在内，湿纸包裹煨） 蛇床子 硫黄各四钱 全蝎六个 轻粉 青黛各五分 麝香少许

【用法】上各为末，和匀。每用少许，以清油调抹两掌，擦热抱囊一倾，次擦两腿上。

【主治】阴囊及两腿风湿疮痒。

狼毒膏

【来源】《外科正宗》卷四。

【组成】狼毒 槟榔 硫黄 五倍子 川椒 风子肉 蛇床子各三钱

《医宗金鉴》有枯白矾。

【用法】上为末，用香油一大杯煎滚，入皮消三钱，再煎滚，次下公猪胆汁一个，和匀。调前药搽患上。

【主治】肾囊风。湿热为患，疙瘩作痒，搔之作疼。

蛇床子汤

【来源】《外科正宗》卷四。

【组成】蛇床子 当归尾 威灵仙 苦参各五钱

【用法】水五碗，煎数滚，入盆内。先熏，待温浸洗。二次愈。

【主治】肾囊风，湿热为患，疙瘩作痒，搔之作疼者。

青苋膏

【来源】《外科大成》卷二。

【组成】马齿苋四两（研烂） 青黛一两

【用法】研匀。涂之，稍干，再换。内再服八正散尤佳。

【功用】消肿止痛，退热。

【主治】由中下二焦风热所致的肾囊风，疙瘩作痒，搔之作痛，及妇人脐下连二阴生疮，状如马刀，痛出黄汁，食减身浮，二便涩滞。

蛇床子汤

【来源】《医宗金鉴》卷六十九。

【组成】威灵仙 蛇床子 当归尾各五钱 缩砂壳三钱 土大黄 苦参各五钱 老葱头七个

【用法】加水五碗，煎数滚，倾入盆内。先熏，候温浸洗。

【主治】肾囊风。

紫苏散

【来源】《绛囊撮要》。

【组成】苏叶（焙干） 老杉木（烧灰）各等分

【用法】上为末。敷，干则以香油调敷，或囊无皮烂出者，以苏叶或荷叶包。

【主治】肾子烂出。

鸡蛋油

【来源】《仙拈集》卷二。

【组成】鸡蛋

【用法】炒出油搽之。

【功用】《寿世良方》：杀虫。

【主治】

1.《仙拈集》：肾囊风。

2.《寿世良方》：诸疮破烂，痒不可忍，或不收口者；及癣疥诸疮。

二神散

【来源】《外科真诠》卷上。

【组成】老杉木（煅存性） 官粉各等分

【用法】上为细末。用清油调搽。

【主治】肾囊风。

黄柏散

【来源】《外科真诠》卷上。

【组成】炒柏一钱　轻粉三分　儿茶二钱　上片一分

【用法】上为细末。擦。

【主治】胞漏疮。

紫苏散

【来源】《外科方外奇方》卷四。

【组成】六一散四钱　紫苏叶一钱五分　儿茶一钱　赤石脂二钱

【用法】上为细末。先以紫苏、紫背浮萍煎汤熏洗，然后敷之。

【主治】绣球风，阴囊烂。

百部洗方

【来源】《赵炳南临床经验集》。

【组成】百部四两　苦参四两　蛇床子二两　雄黄五钱　狼毒二两五钱

【用法】上为粗末。装纱布袋内，同水五六斤煮沸30分钟。用软毛巾溻洗，或溻洗后再加热水浸浴。

【功用】疏风止痒，祛湿杀虫。

【主治】皮肤瘙痒症（隐疹）、神经性皮炎、阴囊湿疹（绣球风）、荨麻疹。

【宜忌】有抓破疮面慎用。

石膏白及膏

【来源】《中医皮肤病学简编》。

【组成】煅石膏62克　白及末31克　密陀僧21克　轻粉15克　枯矾9克

【用法】上为极细末，加凡士林125克，调成泥膏。外用。

【主治】阴囊湿疹。

石膏枯矾膏

【来源】《中医皮肤病学简编》。

【组成】煅石膏18克　枯矾18克　雄黄6克　冰片1克

【用法】上为极细末，加凡士林187克，调成软膏。外用。

【主治】阴囊湿疹。

祛风燥湿汤

【来源】《朱仁康临床经验集》。

【组成】乌蛇9克　独活9克　白芷6克　黄柏9克　白鲜皮9克　银花9克　甘草6克

【功用】驱风，除湿，清热。

【主治】肾囊风（阴囊湿疹，阴囊神经性皮炎），风重于湿，肾囊干燥发痒，搔后略有出水者。

【方论】乌蛇、独活、白芷、藁本、白鲜皮驱风止痒，黄柏、银花、甘草燥湿清热。

烫洗囊湿止痒药方

【来源】《慈禧光绪医方选议》。

【组成】白鲜皮五钱　地肤子五钱　蛇床子五钱　独活四钱　川楝子四钱　吴茱萸四钱　小茴香五钱　川椒三钱　枯白矾二钱　明雄黄二钱　生甘草三钱

【用法】上为粗末，装布袋内水熬熨洗。

【功用】清热渗湿，祛风止痒。

【主治】阴囊湿疹，瘙痒者。

枯矾散

【来源】《中医药学报》（1990，4：36）。

【组成】枯矾15g　煅石膏15g　滑石30g　黄柏10g　青黛10g　苍术10g　冰片3g　雄黄3g　甘草10g

【用法】上药共研粉外扑。

【主治】肾囊风。

【验案】肾囊风　《中医药学报》（1990，4：36）：治疗肾囊风40例，年龄23~40岁，病程1周至7年。结果：痊愈25例，显效11例，有效3例，总有效率为97.5%。

完带汤

【来源】《首批国家级名老中医效验秘方精选》。

【组成】炒白术　山药各30克　茯苓　党参　车前子　苍术各9克　陈皮　甘草　黑芥穗各2克

【用法】上药水煎服，另以土茯苓、苍术、蛇床子各15克，水煎外洗局部，每1次，再以枯矾、五倍子等量研末，每次取适量以香油拌，于洗后涂患处。并嘱其忌食鱼腥辛辣，避免穿化纤类内衣裤。

【主治】绣球风。

【方论】完带汤乃妇科名方，绣球风则男科特有，二者似乎风马牛不相及。然该例缘于脾胃功用失健，水湿运化失司，湿聚下流，侵及阴囊所致。病证与完带汤病机相宜，药证相符，故用之获验。

【验案】治疗1例49岁男病人，用上法调治20余日而愈。

十六、阴茎生疮

阴茎生疮，即阴茎上生疮疡的病证。《诸病源候论》："肾荣于阴器，肾气虚，不能制津液，则汗湿，虚则为风邪所乘，邪客腠理，而正气不泄，邪正相干，在于皮肤，故痒，搔之则生疮。"《本草单方》："男子阴疮，因不忌月事行房，阴物溃烂。"病多由风热湿毒侵袭所生。治宜清热解毒，燥湿止痒为基础。

天雄散

【来源】《普济方》卷三〇一。

【组成】天雄一枚（末） 腻粉一钱 麝香一钱

【用法】上为细散。以温浆水洗疮，净后用津液涂之。

【主治】阴生疮，肿痛。

丹胞散

【来源】《普济方》卷三〇一。

【组成】猪胞一个（连尿去一半）

【用法】用新砖两口，炭火煅新砖，将猪胞连尿于砖上焙，不住手来回移放于两口砖上，轮流不歇，以尿干为度；研为末，入黄丹一钱，先用葱汤以鹅毛抹洗，以旧锦帛渗干。此药搽三五次立见效。

【主治】茎上生疮臭烂者。

地连散

【来源】《普济方》卷三〇一。

【组成】地骨皮 诃子

【用法】上用地骨皮煎汤洗，诃子连核烧存性，为末干掺。

【主治】玉茎上生疮。

夹盐散

【来源】《普济方》卷三〇一。

【组成】鼓子草根一把 大麦三十粒 盐少许

【用法】上捣令烂。敷疮上，一日一易，三日后三日一易。

【主治】阴疮及恶疮。

卷柏散

【来源】《普济方》卷三〇一引孟诜方。

【组成】卷柏 荆芥穗 川乌 大艾叶 升麻（去下根节） 露蜂房 晚蚕沙 藁本头各一两

【用法】上为散。每服二两，水三大碗，煮取一半，滤去滓，先熏后洗，疮安即止。

【主治】阴湿生疮，出汗痒甚。

胡连散

【来源】《普济方》卷三〇一。

【组成】胡粉三钱 黄连末一钱 五倍子末一钱

【用法】上为散。先以甘豆汤净洗，拭令干，以药末敷于疮上，一日二次。

【主治】阴生疮肿痛。

荆芥汤

【来源】《普济方》卷三〇一。

【组成】荆芥 黄柏

【用法】先用上药煎汤，洗患处；后用黄白真蚌粉、荆芥、青黛为末，干掺疮上。

【主治】玉茎上生疮。

轻黄散

【来源】《普济方》卷三〇一。

【组成】大黄三钱（烧灰存性） 黄柏二钱（烧灰存性） 轻粉少许 久年壁土（东向者）一钱

【用法】先用温热水洗净血水，以绵帛拭干，然后药干掺。

【主治】玉茎上生疮，不干见骨者。

【宜忌】切忌房室。

桑枝汤

【来源】《普济方》卷三〇一。

【组成】桑枝二握（锉） 葱二握

【用法】上以水三升，煎至二升，去滓，稍热浴疮上。

【主治】阴疮。

蚯蚓散

【来源】《普济方》卷三〇一。

【组成】豆粉一分 蚯蚓二分

【用法】上用水研涂上，干又敷之。

【主治】阴茎疮。

麻仁膏

【来源】《普济方》卷三〇一。

【组成】高昌白矾 麻仁各等分

【用法】炼猪脂相和成膏。槐白皮作汤，拭疮令干，即涂膏，然后以楸叶贴。不过三五次，即愈。

【主治】阴生疮，脓出作臼。

硫黄散

【来源】《普济方》卷三〇一。

【组成】麻黄根末半两 硫黄半两（细研） 米粉一分

【用法】上研令匀。每用如粉涂之。

【主治】虚劳，阴湿生疮。

煎蜜散

【来源】《普济方》卷三〇一。

【组成】黄柏

【用法】上烂煮，洗局部，又用白蜜涂之；或以蜜炙焦为末，敷于疮上。

【主治】男子阴疮损烂。

螵蛸散

【来源】《普济方》卷三〇一。

【组成】桑螵蛸灰一分 牡蛎粉半两 米粉一分 胡粉一分 麒麟竭一分 密陀僧一分

【用法】上为细末。用涂疮。

【主治】虚劳阴湿生疮。

螵蛸散

【来源】《普济方》卷三〇一。

【组成】桑螵蛸灰一分 胡粉一分 朱砂一分 麒麟竭一分

【用法】上为细粉。贴于疮上。

【主治】阴疮或痒。

麒麟竭散

【来源】《普济方》卷三〇一。

【组成】麒麟竭半两 坐拏草三两 黄柏半两

【用法】上为末，入腻粉一分，都研令匀。如疮破有脓水，即干上；如无脓水，即以生油调涂。

【主治】虚劳阴湿生疮。

鳖灰散

【来源】《普济方》卷三〇一。

【组成】鳖甲头（烧灰）

【用法】以鸡子白和敷之。

【主治】男子阴头痛不能治者，及妇人阴疮脱肛。

加减龙胆泻肝汤

【来源】《外科发挥》卷七。

【别名】加味龙胆泻肝汤（《景岳全书》卷五十七）、加味龙胆汤（《外科枢要》卷四）、龙胆泻肝汤（《校注妇人良方》卷二十四）。

【组成】龙胆草（酒拌炒黄）泽泻各一钱车前子（炒）木通生地黄（酒拌）当归尾（酒拌）山栀（炒）黄芩甘草各五分

【用法】上作一剂。水二钟，煎八分，食前服。

【主治】

1. 《外科发挥》：肝经湿热，玉茎患疮，或便毒悬痈肿痛，小便赤涩，或溃烂不愈；又治阴囊肿痛，或溃烂作痛，小便涩滞，或睾丸悬挂。

2. 《校注妇人良方》：肝经湿热，两拗肿痛，或小便涩滞。

3. 《女科撮要》：肝经湿热，下部肿焮作痛，小便涩滞，阴挺如菌，或出物如虫。

4. 《古今医统大全》：气郁热腋气，及腋下多汗。

【方论】《济阴纲目》：泻肝而兼导赤，泻其子也；泻肝而用利水，肝主疏泄也。龙胆、山栀，假以降火；当归、生地，以滋肝阴；生甘草缓肝之急；炒黄芩助肝之气。

大豆甘草汤

【来源】《杏苑生春》卷八。

【组成】甘草三两丹参黄芩白蔹各等分

本方名"大豆甘草汤"，但方中无大豆，疑脱。

【用法】上锉。每用五钱，水一升，煎十沸，帛蘸频溻之。

【主治】茎上湿痒作疮，及注干疮。

孩儿茶散

【来源】《杏苑生春》卷八。

【组成】黄连一钱孩儿茶一钱炉甘石五钱（火煅红，黄连煎滚汤淬七次）轻粉五分龙脑五分

【用法】各研细和匀。时常用甘草汤温洗净，干敷。

【主治】茎上湿痒作疮，及注干疮。

柴胡当归汤

【来源】《杏苑生春》卷八。

【组成】柴胡二钱五分黄芩半夏人参各一钱五分甘草五分生姜五片枣子二枚生地黄一钱

【用法】上锉。用水煎八分，食前热服；外用大豆甘草汤。

【主治】茎上湿痒作疮，及注干疮。

龙胆泻肝汤

【来源】《疡科选粹》卷四。

【组成】柴胡青皮龙胆草山栀大黄白芍药木通连翘黄连滑石各等分

【用法】水煎服。

【主治】肝经湿热，或囊痈便毒，下疳悬痈，肿焮作痛，小便涩滞，或妇人阴疮痒痛，或男子阴挺肿胀，或出脓水；湿热下疳，肿痛尿涩，及茎缩纵，痒痛，出白津。

甘草蜜

【来源】《绛囊撮要》。

【组成】甘草

【用法】上为末。白蜜调敷。

【主治】阴头生疮。

六宝散

【来源】《仙拈集》卷四。

【组成】五倍（烧存性）朱砂各七分儿茶五分轻粉二分半水银一分冰片半分

【用法】上为细末。敷患处。

【主治】阴头痈疮。

【加减】如从一边烂，加狗骨烧灰二分；从周围烂，加鳖壳烧灰二分。

银粉神丹

【来源】《疡医大全》卷二十四。

【组成】黑铅五钱寒水石三钱五分轻粉二钱五分硼砂珍珠各一钱

【用法】上先将黑铅化开，投水银研不见星，共为细末，收贮。用时先用葱、艾、花椒煎汤洗净，

若怕洗畏痛，须先熏止了痛再洗，拭干上药。若舌头咬去，先用乳香、没药煎水，口噙之，止痛后上药。

【主治】玉茎虫蚀，生长如初，止少元头者。或舌头被人咬去。

银青散

【来源】《古方汇精》卷二。

【别名】银青丝（《内外科百病验方大全》）。

【组成】白螺壳（取墙头上白色者佳，火煅，拣去泥，研细，取净末）一两 橄榄核（火煅存性，研，取净末） 寒水石（另研极细，取净末）各二钱 梅花冰片（临用时，每药二钱，配冰片一分）

【用法】上为末，以瓷瓶盛贮，勿使出气。临用时以麻油调搽；其湿处，干掺之。

【主治】男子下疳，疼极潮痒；女子阴户两旁淫湿，疮疡脓水淋漓，红瘰肿疼；并玉茎梅疮蛀腐；及小儿痘疤横烂，痘后余毒不清，满头发黄泡等疮。

十七、阴茎肿痛

阴茎肿痛，即阴茎肿胀疼痛的病情。《经络全书》："阴茎痛，是厥阴经气兼热。"《古今医鉴》："筋疝者，阴茎肿痛，或浓或痛，里急筋缩。"本病多由于热毒蕴结，搏结气血所致。治宜清热解毒，行气活血，化痰散瘀，利湿消肿等法。

鸡黄散

【来源】方出《肘后备急方》卷五，名见《普济方》卷二四九。

【组成】灶中黄土（末）

【用法】以鸡子黄和，敷患处。

【主治】男子阴卒肿痛。

马鞭草散

【来源】方出《肘后备急方》卷五，名见《普济方》卷二四九。

【组成】芜菁根 马鞭草

【用法】上同捣。敷。

【主治】男子阴卒肿痛。

雄黄淋洗方

【来源】方出《肘后备急方》卷五，名见《圣济总录》卷九十四。

【别名】雄黄散（《三因极一病证方论》卷十四）、雄黄汤（《万病回春》卷五）。

【组成】雄黄 矾石各二两 甘草一尺

【用法】用水五升，煮取二升，渍。

《圣济总录》：上为散，每用药一两，以水一斗，煎至三升，通手淋洗至冷，候汗出愈。《三因极一病证方论》：上为锉散，以水五升煎，洗之。

【主治】

1.《肘后备急方》：阴茎中卒痛，不可忍；颓卵大如斗者。

2.《圣济总录》：阴肿。

止痛丸

【来源】方出《太平圣惠方》卷四十四，名见《普济方》卷三〇一。

【组成】吴茱萸三两（汤浸七遍，焙干，微炒） 槟榔一两 茴香子一两

【用法】上为末，用醋煮面糊为丸，如梧桐子大。每服十丸，以热酒送下，不拘时候。

【主治】阴痛不可忍。

远志散

【来源】《御药院方》卷八。

【组成】远志（去心） 五味子（焙） 蛇床子各等分

【用法】上为细末。每用药末五钱，水三升，加葱白三寸，同煎三五沸，去滓，热淋渫。

【主治】茎中痛，及囊缩，津液不行。

淋渫药

【来源】《御药院方》卷八。

【组成】蛇床子（去皮，拣净）四两

【用法】上为粗末。每用药一两，以水二碗，煎至一碗半，去滓，临睡乘热熏下部，候通手淋浴。

【主治】阴中痛及囊缩，津液不行。

青木香汤

【来源】《活幼心书》卷下。

【组成】青木香（去芦） 枳壳（水浸润，去壳，锉片，麦麸炒微黄）各半两 甘草二钱半

【用法】上锉。每服二钱，水一盏，煎七分，温服，不拘时候。

【主治】小儿阴茎无故而肿或痛缩；及咳嗽，痰喘，气促。

蚯蚓散

【来源】《普济方》卷二四九。

【组成】甘草 蚯蚓粪

【用法】上用水擂甘草，调蚯蚓粪涂。

【主治】阴肿痛。

鹅管散

【来源】《医学入门》卷八。

【组成】黄连 大黄各一钱 鹅管石 赤石脂各五分 雄黄一分 片脑半分

【用法】上为末。津液调敷。

【主治】病愈后犯房，玉茎皮破肿痛。

龙胆泻肝汤

【来源】《东医宝鉴》卷四引《医学入门》。

【组成】龙胆草 柴胡 泽泻各一钱 木通 车前子 赤茯苓 生地黄 当归 酒拌山栀仁 黄芩 甘草各五分

【用法】上锉，作一帖。水煎，空心服。

【主治】肝脏湿热，男子阴挺肿胀，妇人阴挺疮痒，或阴茎湿痒，出脓水，此因酒得之。

甘草梢黑豆汤

【来源】《医方考》卷五。

【别名】甘草黑豆汤（《医方集解》）。

【组成】生甘草梢二两 黑豆半斤

【用法】水五倍，煎去半，空心服。

【功用】《医方集解》：解百药毒。

【主治】筋疝。

【方论】

1.《医方考》：筋疝者，茎筋挈痛，挺胀不堪也。子和云：此以邪术得之。邪术者，房术春方之故也。治宜解毒缓急，故用甘草梢、黑豆以主之。

2.《医方集解》：此足阳明药也。甘草和中以解毒，黑豆散热以解毒。若治筋疝，当用甘草梢，以梢能径达茎中也。

清肝导滞汤

【来源】《外科正宗》卷三。

【组成】萹蓄四钱 瞿麦三钱 滑石二钱 甘草一钱

【用法】上以水二钟，加灯心二十根，煎八分，空心服。

【主治】肝经湿热，玉茎肿痛，小水涩滞作痛。

【加减】便秘，加大黄二钱。

清肝渗湿汤

【来源】《外科正宗》卷三。

【组成】苍术 白术 茯苓 山栀 厚朴 泽泻 陈皮 木通 天花粉 昆布各一钱 甘草五分 木香三分 川芎 当归各六分

【用法】水二钟，煎八分，空心服。

【主治】阴囊玉茎湿肿如猪肚，小水不利，坠重作痛。

【加减】作热红色，加黄连、龙胆草各七分。

丹参散结汤

【来源】《首批国家级名老中医效验秘方精选》。

【组成】紫丹参12克 黑玄参12克 白芥子10克

当归 10 克　山药 10 克　丝瓜络 10 克　橘核 10 克　熟地 10 克　生地 10 克　莪术 10 克　忍冬藤 30 克　鸡血藤 20 克

【用法】每日一剂，水煎服。

【功用】温肾散寒，健脾化湿，活血通络。

【主治】阴茎硬结症或阴茎纤维性海绵体炎，属中医玉茎结疽范畴。

【加减】若年事已高，排尿不畅，或年轻而腰酸疼痛明显并伴有早泄、阳痿者，可酌加续断、桑寄生、山萸肉、金狗脊、仙灵脾等；少腹胀满，尿意不尽者，加乌药、木通、琥珀；便溏畏寒，舌体胖大，边有齿痛者，加白术、茯苓；阴茎硬结疼痛明显者，加玄胡、川楝子；体质较好而硬结日久不消，舌暗红，有瘀斑瘀点者加三棱、夏枯草、桃红、红花、水红花子。在汤药停服期间，可服用丸药，若肾虚明显者，予金匮肾气丸、六味地黄丸；瘀血明显，体质较好者，予活血消炎丸、大黄蟅虫丸；寒象明显者，予阳和丸，回阳通络丸。

【验案】周某，男，48 岁。1980 年 3 月初诊。1979 年体检时发现阴茎左侧有半粒大小之硬结，勃起时阴茎向右上轻度弯曲，无不适感。就诊时硬结增大。微痛，勃起时疼痛加剧，性功能减退，早泄，伴失眠多梦，纳少，偶有排尿不畅。检查：阴茎海绵体可触及 1.5cm×1.0cm 及 1.5cm×2.0cm 硬结 2 个，呈葫芦状，边缘清楚，质地较硬，表面不规则，有轻度压痛。舌苔薄白，脉沉弦。西医诊断：阴茎硬结症。证属脾肾两虚，寒湿阻络。治拟温肾散寒，健脾化温。处方：生熟地各 10 克，白芥子 10 克，山药 10 克，当归 10 克，莪术 10 克，夏枯草 10 克，丝瓜络 10 克，丹参 15 克，玄参 15 克，枸杞子 15 克，鸡血藤 30 克。治疗过程中曾加减应用过牛膝、首乌藤、连翘、猪苓、泽泻、生黄芪等药。共服药 100 余剂，在停服汤药期间，配合服用活血清炎丸、养血荣筋丸、滋补肝肾丸等药，局部外用消炎膏。至 1981 年 4 月，病人自述阴茎疼痛消失，勃起时无弯曲畸形，早泄、排尿不畅等症状均消失。检查阴茎海绵体已无硬结。

当归四逆汤

【来源】《首批国家级名老中医效验秘方精选》。

【组成】桂枝汤去生姜　加当归　细辛　木通

【用法】每日 1 剂，水煎服。再结合临床辨证加减。

【主治】阴茎胀痛，疝厥，胆道蛔虫，寒痹。

【验案】李某，46 岁，农民。1969 年 8 月就诊。因天气炎热，病人贪凉冷饮，一连数晚露宿室外。8 月 5 日晚自感下腹胀痛连及阴茎，伴有轻度肠鸣腹泻，次晨症状加重，阴茎胀痛难忍。诊其面色晦暗，玉茎稍勃起，手护其物于床上辗转不安，四末欠温，舌质淡，苔白稍腻，脉弦细微，证属寒凝气滞，拟当归四逆汤加沉香 4 克，藿香 10 克，肉桂 5 克，1 剂后症状减半，安然入睡，3 剂，症状消失。

阴肿消

【来源】《首批国家级名老中医效验秘方精选》。

【组成】

①阴肿消散煎：千里光 50 克　苍术 20 克　野菊花 50 克　艾叶 50 克；②阴肿消散液：红蚯蚓（鲜）10 条　白沙糖 10 克　冰片 5 克

【用法】①号煎液，趁热时熏洗，温时则清洗，连续多次，冷却加温后可重复使用，日洗不少于 5 次；②号方：从泥土中挖取红蚯蚓足量，洗净置瓷碗（筒）或瓶中，加入冰片、白糖，待溶化为汁，取此液用消毒棉签拈取，于 1 号方洗净后涂上，日 3～5 次。1～3 日内必愈，其效若神。

【主治】多种阴茎肿大，女阴肿大，特别对外源接触过敏性有特效。

十八、阴　缩

阴缩，是指阴茎隐缩的病情，《黄帝内经·太素》："阴器不用，……伤于寒则阴缩入。"《灵素节注类编》："厥阴之厥，则少腹肿痛，腹胀，泾溲不利，好卧屈膝，阴缩肿，骱内热。"《疑难急症简方》："阴缩，谓前阴受寒，缩入腹内也。"多由伤于阴寒邪气引起。治宜散寒通阳为基础。

乌头桂枝汤

【来源】《金匮要略》卷上。

【别名】抵当乌头桂枝汤（原书同卷）、桂枝汤加乌头汤（《医心方》卷六引《小品方》）、乌头汤（《备急千金要方》卷八）、桂枝乌头汤（《全生指迷方》卷三）、大乌头桂枝汤（《三因极一病证方论》卷七）。

【组成】乌头大者五枚（熬，去皮，不咀）

【用法】以蜜二斤，煎减半，去滓，以桂枝汤五合解之，令得一升，后初服二合；不知，即服三合；又不知，复加至五合。其知者如醉状，得吐者为中病。

【功用】《医略六书》：逐冷调营。

【主治】

1.《金匮要略》：寒疝腹中痛，逆冷，手足不仁，若身疼痛，灸刺诸药不能治。

2.《备急千金要方》：贼风入腹，攻刺五脏，拘急不得转侧，呼叫发作，有时使人阴缩。

回春散

【来源】《古今医鉴》卷七。

【组成】白矾一钱　黄丹八分　胡椒二分　焰消一分

【用法】上为细末，醋调，推于手内，合阴处。

【功用】《全国中药成药处方集》（沈阳方）：温肾散寒，暖子宫。

【主治】

1.《古今医鉴》：阴冷。

2.《全国中药成药处方集》（沈阳方）：房事之后感风寒，饮食生冷，小腹疼痛，阴部收缩，四肢冰冷，呼吸无力，阴寒危症。

立效散

【来源】《幼科折衷》卷下。

【组成】赤小豆　赤芍药　枳壳　风化消　商陆

【用法】上为末。敷之，仍以五苓散加车前子、薏苡仁煎服。

【主治】小儿坐阴润之地，感风湿，以致阴茎缩入，阴囊光肿不痛。

育龟丸

【来源】《本经逢原》卷四。

【组成】石龙子　蛤蚧　生犀角　生附子　草乌头　乳香　没药　血竭　细辛　黑芝麻　五倍子　阳起石等分

【用法】上为末，生鳝鱼血为丸，朱砂为衣。每服一百丸，空心酒送下。

【主治】壮年阳道不长。

起阳汤

【来源】《嵩崖尊生全书》卷十三。

【组成】炮附　皂角各一钱（酥炙，去皮弦）　干姜（炒）　甘草各二分半　麝香一分

【用法】水煎服。

【主治】寒证，阳物缩入腹内。

吴萸内消散

【来源】《杂病源流犀烛》卷二十八。

【别名】茱萸内消散。

【组成】山萸　吴萸　马蔺花　小茴香　青皮　木香　山药　肉桂

【主治】阴缩，伤于寒者。

温肝汤

【来源】《会约医镜》卷四。

【组成】当归　枸杞各二钱　茯苓　肉桂　乌药各一钱半　木香五分　小茴香五七分（炒）　吴茱萸一钱半（开水泡）　生姜七分

【用法】水煎，温服。

【主治】肝肾阴寒，阴缩。

【加减】或加附子。

大当归汤

【来源】《外科真诠》卷上。

【组成】归身一钱五分　吴萸三分　玉桂三分　川芎七分　炭委一钱　木香三分　小茴三分　炙草五分

方中"炭委"，疑讹。

【用法】临服入盐五分为引。

【主治】因肝气虚损，不能舒达，阴茎全缩不见，而阴囊光肿不痛。

暖肾助火汤

【来源】《揣摩有得集》。

【组成】潞参三钱　白术三钱（土炒）　山药三钱（炒）　巴戟天五钱（去心，盐水炒）　覆盆子五钱（盐水炒）　桑螵蛸三钱（盐水炒）　附子片一钱半　上元桂一钱半（去皮，研）　芡实三钱（炒）　肉苁蓉一钱（洗净）

【用法】水煎，温服。

【功用】补暖肾经。

【主治】一切色欲过度，肾经虚寒缩阳之症。

十九、木　肾

木肾，指睾丸肿大坚硬而麻木无疼痛之病证。《育婴家秘》："卵肿不痛者，此湿也，名曰木肾。"多因下焦为寒湿侵袭而起。以睾丸部肿大、坚硬、麻木，无疼痛为主要症状。治宜软坚利气之法。

茱萸内消丸

【来源】《魏氏家藏方》卷二。

【组成】川楝子八两（每个破作四块，二两用巴豆三十粒，去壳，同炒焦，候巴豆黑，去巴豆不用；二两用斑蝥五十个，去头足翅，同炒，候斑蝥焦，去斑蝥不用；二两用海金沙半两同炒，候海金沙紫色，去海金沙不用；二两用黑牵牛一两同炒，连黑牵牛用）　山茱萸（去核）　吴茱萸（汤泡七次，炒）　石茱萸　胡芦巴（炒）　破故纸（炒）　舶上茴香（炒）　乌药各一两

【用法】上为细末，水煮面糊为丸，如梧桐子大。

加味乌头汤

【来源】《首批国家级名老中医效验秘方精选》。

【组成】乌头5克　肉桂8克　吴萸6克　茴香　苁蓉　锁阳　仙灵脾　金铃子　乌药各10克　粉甘草6克

【用法】上药煎20～30分钟，取汁约300毫升，日服3次，温服。脾虚者加党参、茯苓各10克；湿困者加泽泻10克。

【主治】男子阴茎痿缩。

【方论】阴缩症，系阴茎痿缩内陷而得名，皆因肾阳虚衰所致。方中乌头大辛大热之品（剧毒：须用白蜜煎熬，以制其毒），有搜风、燥湿、祛寒，补下焦阳虚之功，辅以肉桂补命门相火，二药合用，治痼冷沉寒；锁阳、苁蓉甘温入肾经，补肾壮阳益精，善疗阴中痛；金铃子能除湿止痛；甘草温中缓急。诸药相合，共奏燥湿祛寒，补肾壮阳，益气生精之功。

【验案】病人阴缩，先投3贴，即中病所，再服15贴，病即基本告愈，原方加益气健脾之品再服7贴，一切恢复正常。随访3年未复发。

每服三十丸，空心、食前温酒或盐汤送下。

【主治】膀胱小肠疝气，木肾偏坠。

仙方万安散

【来源】《普济方》卷一九四。

【组成】黑牵牛三两（生熟各半，熟黄色，不用焦黄）　雷丸三个（生用）　大黄二两（生用）　贯仲三两　槟榔三两（生用）

【用法】上为细末。每服四钱，重者五钱。用沸汤浸至明晨服。服毕，细嚼生姜三片过药，一时刻取下。四时着病，皆可服之，十岁者，分作二服。老幼衰弱，临时加减。

【主治】男子妇人，不以老幼，一切沉深积块，气蛊，水蛊，食蛊，小肠膀胱奔豚，疝气偏坠，木肾，脚气；十膈五噎，翻胃吐食，脾痛气喘，痰饮咳嗽，肺胀；吐血，咯血，淋血者；诸般疮癣，

肠风泻血；妇人赤白带下，经脉不调，或后或前，血崩，积聚。

【宜忌】忌鱼腥三五日。

活肾丸

【来源】《医学入门》卷七。

【组成】苍术一两　黄柏　枸杞子　滑石各七钱　南星　半夏　山楂　白芷　神曲各五钱　昆布　吴萸各三钱

【用法】上为末，酒糊为丸，如梧桐子大。每服七十丸，空心盐汤送下。

【主治】木肾，不痛者。

【加减】如热，加山栀；寒，加附子；气，加香附、玄胡索；血，加桃心；气块，加姜黄、莪术。

加减守效丸

【来源】《育婴家秘》卷四。

【别名】加减守病丸（《幼幼集成》卷四）。

【组成】苍术（泔浸，盐炒）　南星（炮）　白芷　山楂肉各一两　川芎　橘核（炒）　半夏（洗）　神曲（炒）各半两　海藻（洗垢）　吴萸（炒）三钱半

【用法】上为细末，酒糊为丸，如麻子大。每服二十至五十丸，茴香汤送下。

【主治】小儿木肾，卵肿不痛者。

橘核丸

【来源】《保命歌括》卷十六。

【组成】橘核（炒）　南星（炮）　半夏（洗）　黄柏（酒炒）　苍术（盐炒）　山楂肉　白芷　神曲（炒）　滑石　昆布　吴茱萸（酒、醋分浸）各等分

【用法】上为末，酒糊为丸，如梧桐子大。每服五七十丸，空心盐汤送下。

【主治】男子木肾，妇人阴㿉。

【加减】妇人，加当归、川芎。

海藻溃坚丸

【来源】《赤水玄珠全集》卷十五。

【别名】海藻散坚丸（《何氏济生论》卷六）。

【组成】海藻　昆布　川楝肉　吴茱萸（汤泡）各一两　木香　青皮　小茴　荔枝核（炒）　玄胡索（炒）　肉桂各五钱　海带　橘核（炒）　桃仁（麸炒，去皮尖）各一两　木通七钱

【用法】酒湖为丸，如梧桐子大。每服六十丸，空心盐、酒任下。

【主治】木肾如斗，结硬如石。

温肾丸

【来源】《杏苑生春》卷六。

【组成】枸杞子　南星　半夏　昆布　香白芷　黄柏　苍术（盐炒）　山楂子　神曲　滑石（炒）　吴茱萸各等分

【用法】上为末，酒煮面糊为丸，如梧桐子大。每服七十丸，空心温酒送下。

【主治】木肾。顽痹硬胀大，作痛者。

木香补肾丸

【来源】《外科正宗》卷三。

【组成】怀庆生地四两（酒煮捣膏）　菟丝子　肉苁蓉　黄精　黑枣肉　牛膝　蛇床子（微炒）　茯苓　远志各一两二钱　当归身二两四钱　丁香三钱　大茴香　木香各六钱　枸杞子一两五钱　巴戟　杜仲各一两　青盐五钱　人参五钱

【用法】上为细末，炼蜜为丸，如梧桐子大。每服六七十丸，空心温酒送下。偏坠者，灸后宜服此，俱可内消。

【主治】偏坠，一名木肾，不疼不痒，渐渐而大，最为顽疾，有妨行动，多致不便；诸疝，不常举发者；及精寒血冷，久无嗣息。

【方论】此药功效不独治疝，中年后服之益寿延年，黑发壮筋，填髓明目，聪耳补肾，助元阳，调饮食。其功不可尽述。妇人服之，颜如童女，肌肤莹洁如玉。

枸杞子丸

【来源】《明医指掌》卷六。

【别名】枸杞丸（《仙拈集》卷二）。

【组成】枸杞子四两 南星二两 半夏二两 黄柏（酒炒）四两 苍术（盐炒）三两 山楂三两（去核）白芷二两 神曲（炒）二两 滑石（炒）三两 昆布四两 吴茱萸四两。

【用法】上为末，酒糊为丸，如梧桐子大。每服七十丸，空心盐汤送下。

【主治】木肾。

卫睾丸

【来源】《辨证录》卷九。

【组成】附子 甘草 玄胡索 柴胡各一钱 白术三两 肉桂三钱 黄耆一两

【用法】水煎服。

【主治】木肾。

化木汤

【来源】《辨证录》卷九。

【组成】白术二两 附子一钱 肉桂一钱 杜若根一两 柴胡一钱

方中杜若根一两，《惠直堂方》作"野蓝菊花根五钱"。

【用法】水煎服。即拥被而卧，身必发汗，必至双肾之外，汗出如雨而后止。

【主治】木肾。寒极而气不通，初见睾丸作痛，后变为不痛者。

【方论】此方白术利腰脐之气，杜若根发睾丸之邪，得附子、肉桂通达内外，柴胡解其肝中之湿，故一剂奏功如神耳。

二十、前列腺炎

前列腺炎，是指前列腺特异性和非特异感染所致的急慢性炎症。主要表现为尿急、尿频、尿痛、小便混浊，尿道灼热，会阴部痛及下腰部疼痛，或伴有恶寒发热等，属于中医淋证、小便白浊范畴。治疗以利湿通淋，温肾化浊为基础。

桃核承气汤

【来源】《伤寒论》。

【别名】桃仁承气汤（《医方类聚》卷五十四引《伤寒括要》）。

【组成】桃仁五十个（去皮尖）桂枝二两（去皮）大黄四两 芒消二两 甘草二两（炙）

【用法】上以水七升，煮取二升半，去滓，纳芒硝，更上火微沸。下火，先食温服五合，一日三次，当微利。

【功用】《中医方剂学》：破血下瘀。

【主治】

1. 《伤寒论》：太阳病不解，热结膀胱，其人如狂，少腹急结者。

2. 《类聚方广义》：痢疾身热，腹中拘急，口干唇燥，舌色殷红，便脓血者；淋家，小便急结，痛连腰腿，茎中疼痛，小便涓涓不通者；打仆疼痛，不能转利。

【验案】慢性前列腺炎 《湖南中医学院学报》（1979，1：30）：周某，男，32岁，患慢性前列腺炎，小腹及会阴部灼热胀痛，伴阳痿、小便频数等证经年。经用杜仲、补骨脂、淫羊藿、熟地黄、泽泻等数剂，遂致二便俱闭，小腹胀满剧痛，有灼热感，小便点滴难出，大便未解，心烦口渴，呼吸急迫，痛苦不堪，舌红，苔黄厚糙，脉数。此为膀胱热结瘀阻，水道不通，大便为邪热所干，燥粪难下，治宜急攻瘀热，以桃核承气汤，昼夜连进两剂，便通痛解，再以萆薢分清饮合知柏地黄丸加减，治疗两月而愈。

萆薢分清散

【来源】《杨氏家藏方》卷九。

【别名】分清散（《济生方》卷四）、分清饮（《瑞竹堂经验方》卷一）、萆薢分清饮（《丹溪心法》卷三）、萆薢饮（《古今医鉴》卷八）、萆薢散（《寿世保元》卷五）。

【组成】益智仁 川萆薢 石菖蒲 乌药各等分

【用法】上为细末。每服三钱，水一盏半，入盐一捻，同煎至七分，食前温服。

本方改为丸剂，名"萆薢分清丸"（《北京市中药成方选集》）。

【主治】真元不足，下焦虚寒，小便白浊，频数无度，溺面如油，光彩不定，溺脚澄下，溺如膏糊，或小便频数，虽不白浊。

【验案】

慢性前列腺炎 《广西中医药》（1982，4：29）：李某，男，32岁，结婚五年无子，会阴部胀痛，小便频数短赤，尿后泌出米汤样黏液，滴沥难尽，遗精、早泄、阳痿，经检查诊断为慢性前列腺炎，拟方：萆薢15克，茯苓12克，车前子12克，黄柏10克，山栀子10克，益智仁、乌药、芡实各12克，桃仁8克，当归尾10克，甘草梢5克，共服药30余剂，病告痊愈。次年喜得一子。

前列腺汤

【来源】《中医外科学》。

【组成】丹参 泽兰 赤芍 桃仁 红花 乳香 没药 王不留行 青皮 川楝子 小茴香 白芷 败酱草 蒲公英

【用法】水煎服。

【功用】活血化瘀，行气导滞。

【主治】慢性前列腺炎，有瘀滞见症者。

黄柏车前汤

【来源】《南京中医学院学报》（1990，2：36）。

【组成】黄柏15g 车前子10g 萆薢10g 生熟地各30g 益智仁10g 丹参15g 大黄5g（后下）

【用法】水煎服。

【主治】慢性前列腺炎。

【加减】小便不畅，加木通5g，萹蓄10g，瞿麦10g；小便黄赤，加龙胆草3g，山栀10g；小腹胀痛，加木香3g，延胡索10g，香附10g；中气下陷，加升麻5g，柴胡5g；会阴部胀痛明显，加当归10g，桃仁10g；尿痛、溲黄、口干，加淡竹叶10g；尿频、尿急等尿路刺激症状明显，加荔枝草10g，白花蛇舌草10g，虎杖20g。

【验案】慢性前列腺炎 《南京中医学院学报》（1990，2：36）：病例选择均属湿热瘀血型病人，共178例；发病年龄20～29岁46例，30～39岁52例，40～49岁26例，50～59岁22例，60～69岁14例，70～79岁18例；已婚112例，未婚66例。结果：治愈22例，显效78例；有效66例；无效12例。

益精降浊汤

【来源】《辽宁中医杂志》（1992，3：27）。

【组成】萆薢 菟丝子 淮山药各15g 益智仁 泽泻 山茱萸各12g 败酱草20g 车前子 丹参各10g 生甘草3g

【用法】每日1剂，水煎服。治疗期间禁用辛辣食品、酒类。

【主治】慢性前列腺炎。

【加减】湿热偏重者，加马齿苋、丹皮；血瘀偏重，加桃仁、红花；肾虚偏盛，加生地、知母、黄柏、女贞子；阳虚偏盛，加巴戟天、杜仲、锁阳；治疗期间禁用辛辣食品、酒类。

【验案】慢性前列腺炎 《辽宁中医杂志》（1992，3：27）：治疗慢性前列腺炎53例，年龄最小19岁，最大61岁，以20～50岁者居多；病史最短16天，最长达17年；已婚45例，未婚8例。结果：治愈（主要症状消失，肛门指检恢复正常，前列腺液中白细胞及卵磷脂小体检查，连续2次正常）32例，好转（主要症状减轻或消失，但肛门指检及前列腺液镜检无明显变化，或肛门指检及前列腺液镜检基本恢复正常，而主要症状无明显改善）16例，无效（主要症状、肛门指检及前列腺液镜检较治疗前无明显好转）5例；总有效率为90.6%。疗程最短19天，最长11个月，平均65天，一般1～3个月。随访1年，复发2例。

益肾清浊汤

【来源】《山东中医学院学报》（1992，4：47）。

【组成】益智仁 山药 丹参 莲子 萆薢 炒黄柏 炒黄连 茯苓 猪苓 车前子 半夏砂仁 乌药 石菖蒲 甘草

【用法】水煎服，服用时间一般为2～3个月。

【主治】慢性前列腺炎。

【加减】会阴部及下腹痛重者加香附、川楝子；腰背酸痛者加续断、杜仲；尿痛、尿频重者加栀子、蒲公英；伴性功能障碍者加仙灵脾、阳起石等。

【主治】慢性前列腺炎。

【验案】慢性前列腺炎 《山东中医学院学报》（1992，4：47）：治疗慢性前列腺炎60例，年龄最小者19岁，最大者65岁，其中19～30岁者26例，占43.3%，31～40岁者25例，占41.7%，41～50岁者7例，占11.7%，51岁以上者2例，占3.3%。发病时间最短7天，最长5年。结果：治愈25例，显效21例，好转13例，无效1例，总有效率为98.3%。

地虎汤

【来源】《山东中医杂志》（1992，5：13）。

【组成】地龙15g 虎杖30g 木通10g 车前子15g 黄芪10g 穿山甲10g 丹参20g 女贞子10g 乌药10g 王不留行10g 金樱子10g 甘草6g

【用法】上药按常规煎液煎2次，将2次药汁去渣混合，浓缩至100ml备用。将10号导尿管前端插入肛门，缓慢注入药温在30～40℃之间药液100ml（2分钟左右），拔出导管，嘱病人做慢提肛运动30次，卧床休息1～2小时，每日灌注1次，15次为1疗程。

【主治】慢性前列腺炎。

【验案】慢性前列腺炎 《山东中医杂志》（1992，5：13）：治疗慢性前列腺炎80例，分为直肠灌注组（治疗组）和口服组（对照组）各40例。治疗组：年龄22～62岁，病程3个月至12年。结果：痊愈28例；有效9例；无效3例；总有效率为92.5%。两种给药途径疗效对照观察，治疗组疗效明显优于对照组（$P < 0.05$）。

四龙汤

【来源】《山东中医杂志》（1993，2：20）。

【组成】龙胆草 王不留行各15g 地龙 蛇蜕各10g 虎杖 鱼腥草各30g 败酱草40g 泽兰 穿山甲各12g

【用法】将上药煎2次后，取汁混合，每日1剂，分2次温服，每次约200ml。

【主治】慢性前列腺炎。

【加减】瘀热郁结甚者加酒大黄10g（后下）；血精者加知母、黄柏。

【验案】慢性前列腺炎 《山东中医杂志》（1993，2：20）：治疗慢性前列腺炎34例，年龄20岁以上；已婚31例，未婚3例；病程1个月至3年以上；肛诊检查：前列腺肿大，中央沟消失，压痛较显；前列腺液常规检查：卵磷脂小体明显减少，白细胞增多，出现红细胞与多量脓细胞及破坏的精子。结果：痊愈20例，占58.8%；有效11例，占32.3%；无效3例，占8.8%；总有效率为91.2%。

慢前饮

【来源】《山东中医杂志》（1993，6：27）。

【组成】当归15g 丹参15g 黄芪30g 土茯苓30g 白花蛇舌草30g 败酱草30g 王不留行30g 虎杖15g 蒲公英15g 淫羊藿30g 续断15g 枸杞子25g 菟丝子15g 泽泻20g 木通10g 生甘草10g

【用法】每日1剂，水煎，分2～3次服。每剂药第3煎加水1500～2500ml，煎后滤水坐浴，每次半小时。20剂为1个疗程，连服3个疗程，每个疗程间隔3～5天。

【主治】慢性前列腺炎。

【验案】慢性前列腺炎 《山东中医杂志》（1993，6：27）：治疗慢性前列腺炎50例，年龄30岁以上；病程半年至3年以上；未婚9例，已婚41例。结果：总有效率94%。

生地龙胆五草汤

【来源】《首批国家级名老中医效验秘方精选》。

【组成】生地30克 扁蓄15克 黄柏10克 土茯苓15克 金银花15克 龙胆草12克 车前草15克 鱼腥草12克 甘草梢10克 败酱草30克 花粉10克 石韦15克 大黄（后下）15克

【用法】每天1剂，煎水分2次服。第3煎进行坐浴30分钟。以大黄、黄柏、白芷、花粉、青黛各等分研末，蛋清1个调敷会阴穴。

【主治】急性前列腺炎及热性病症。

参苓六黄汤

【来源】《首批国家级名老中医效验秘方精选》。

【组成】党参　黄芪　生地黄　车前子各15克　黄连　蒲黄　黄柏　黄精各10克　淮牛膝12克

【用法】每日1剂，水煎，2次分服。

【功用】益气、解毒，利湿。

【主治】前列腺炎。

前列康复散

【来源】《首批国家级名老中医效验秘方精选》。

【组成】木香顺气丸（研粉）9克　四消丸（研粉）6克　海南沉香　炒春砂仁　绞股蓝　龙灰虫蛀向日葵杆瓢各2克

【用法】均分别研极细末，诸药共合一处，为1次服用量。服用时佐适量白糖加温开水冲服，每日口服1次。服药治疗期间忌食生冷、油腻、辛辣、鸡蛋、肉类食品。

【主治】慢性前列腺炎。素体较强壮，性情善怒，肝气易郁，气机失调和瘀精败浊壅滞精道者。

【宜忌】服药期间忌食生冷、油腻、辛辣、鸡蛋、肉类食品等。

活血化瘀清利湿热汤

【来源】《首批国家级名老中医效验秘方精选》。

【组成】猪殃殃100克　半边莲15克　鱼腥草30克　红花10克　桃仁　泽兰　茯苓　车前子各12克　滑石18克　甘草3克　桂枝6克。

【用法】每日1剂，水煎分3次服。治疗期间每2周复查1次前列腺液与尿三杯试验。

【主治】慢性前列腺炎。

【加减】若少腹会阴部或睾丸胀痛，加青皮10克，川楝子、橘核各12克；尿道滞涩或有尿不尽之感者，加木通、王不留籽各9克；有红细胞者，加茅根、小蓟各15克；尿末或大便时有白浊滴出者加萆薢、败酱草各15克；有阳痿、早泄、性功能减退者，加淫羊藿10克，鹿胶12克。

【验案】治疗慢性前列腺炎45例。结果：痊愈（临床症状消失，尿三杯试验正常，前列腺液涂片检查正常者）26例，好转（临床症状减轻，尿三

杯试验红、白细胞减少，前列腺液涂片检查脓细胞减少，卵磷脂小体增加者）19例，有效率100%。

通瘀清热利湿汤

【来源】《首批国家级名老中医效验秘方精选》。

【组成】桃仁　赤芍　牛膝各20克　土茯苓　车前子（布包）　黄柏　白芍各15克　橘核　生甘草各10克　桂枝　制大黄各5克

【用法】上药水煎取汁200毫升，每次100毫升，1日2次。

【主治】慢性前列腺炎。

【加减】尿浊；加萆薢15克；性机能减退；加仙灵脾、菟丝子各15克。

清浊饮

【来源】《首批国家级名老中医效验秘方精选》。

【组成】黄柏　青皮各8克　萆薢　泽泻　赤芍　丹皮　王不留行各10克　车前子　蒲公英各15克　苦参6克　木香　生甘草各5克

【用法】每剂药水煎2次，每次煮15分钟，早晚各服1次。

【主治】慢性前列腺炎（淋浊）。

【加减】大便秘结者，加熟军；尿混浊者，加茯苓、石菖蒲；尿次频数者，加乌药、桑螵蛸；瘀滞甚者，加穿山甲、三七；性欲减退者，加淫羊藿、巴戟天；年老体弱者，加黄芪、白术。

锦琥汤

【来源】《首批国家级名老中医效验秘方精选》。

【组成】大黄（锦纹）　半夏各10～15克　琥珀5～15克

【用法】大黄、半夏水煎成200毫升，用100毫升冲琥珀5～10克，1次服完，每日早晚各服1次。初用本方，药量从轻到重，因人而异，服用前3剂时大黄用量10克，病人服药后，大便每日不超过2次，大黄可用到15克。个别病人服药后有轻度腹痛，不用停药，2日后腹痛可自行缓解。

【主治】慢性前列腺炎。

新订萆解分清饮

【来源】《首批国家级名老中医效验秘方精选》。

【组成】粉萆薢12克　猪茯苓各10克　滑石12克　生甘梢4克　炒川黄柏10克　王不留行10克　炙山甲片10克　京赤芍10克

【用法】水煎服。

【功用】清热利湿，活血化瘀。

【主治】慢性前列腺炎证属湿热瘀滞者。

【加减】瘀滞甚者，酌加西琥珀4～6克（饭丸吞，或田七4～6克）；痛行精索者，酌加炒橘核15克，台乌药6克；肾阴虚者，酌加干地黄12～18克，沙苑子10克，女贞子10克；肾阳虚致阳痿者，去黄柏、茅根，加熟附片6～10克，巴戟天10克，肉桂6克；镜检有脓细胞者，酌加败酱草10克，猫爪草15克。

【验案】吴某，男，26岁，寿县人。会阴部不适，痛引精索，舌红少苔，脉弦细。处方：干地黄18克，粉萆薢12克，猪茯苓各12克，通草4克，炒川黄柏10克，土牛膝12克，炒橘核15克，王不留行10克，炙甲片10克，旧茅根30克，红藤30克，西琥珀6克（研末，饭丸吞）。服7剂，症状显减，尿检白细胞消失，本原意出入为方，至两月而基本告痊。

萆菟汤

【来源】《首批国家级名老中医效验秘方精选·续集》。

【组成】粉萆薢15克　菟丝子10克　茯苓15克　车前子15克　泽泻10克　牡蛎20克　杞子15克　川断10克　山药20克　沙苑子10克　丹参20克　石菖蒲3克　黄柏6克　甘草3克

【用法】每日1剂，水煎服。

【功用】补肾利湿。

【主治】慢性前列腺炎。

【验案】宣某某，男，36岁，1995年3月15日初诊。病人3年来常会阴部不舒，经直肠指诊检查及前列腺液化验，诊断为慢性前列腺炎，屡进中西药鲜效，近半年来病情加重，且伴性功能减退。刻诊：会阴及少腹胀痛，尿末时带白浊，性欲虽强，但阳物勃起不能如愿，不耐疲劳，肢倦乏力，

舌质红、少苔、根黄腻，脉细弦，前列腺液化验：红细胞（＋），白细胞（＋＋），脓细胞少量；直肠指检：前列腺肿大，疼痛。证属本虚标实，其虚在肾，其实责之湿浊下注。治宜补肾导浊为主，药用：粉萆薢15克，菟丝子10克，茯苓15克，山药20克，泽泻10克，车前子（包）15克，煅龙牡（先入）20克，丹参20克，熟地10克，山萸肉15克，五味子10克，龟版（先入）20克，黄精10克，枸杞子15克，上方加减，稍事出入，服90余剂，痊愈。

前列通片

【来源】《部颁标准》。

【组成】前列通干浸膏（萆荔5份，黄芪5.8份，车前子3.3份，黄柏、两头尖、蒲公英、泽兰各4.2份，加水煎煮，浓缩成稠膏，干燥，即得）300g　八角茴香油1.70ml　肉桂油0.88ml　琥珀75g

【用法】制成糖衣片，密封。口服，大片每次4片，小片每次6片，1日3次，30～45日为1疗程。

【功用】清热解毒，清利湿浊，理气活血，消炎止痛，祛瘀通淋。

【主治】急性前列腺炎，前列腺增生。

前列回春胶囊

【来源】《部颁标准》。

【组成】虎杖74g　地龙50g　关木通37g　车前子37g　黄柏37g　茯苓74g　白花蛇舌草74g　鹿茸12g　黄芪74g　莱菔子37g　王不留行37g　五味子50g　枸杞子37g　菟丝子50g　淫羊藿74g　甘草24g

【用法】制成胶囊，每粒装0.3g，密封。口服，每次5粒，1日2～3次。

【功用】益肾回春，活血通淋，清热解毒。

【主治】慢性前列腺炎以及由前列腺炎引起的尿频、尿急、尿道涩痛、淋浊、性欲减退、阳痿早泄等症。

【宜忌】年岁过高，严重高血压者慎用。

野菊花栓

【来源】《部颁标准》。

【组成】野菊花10000g

【用法】制成栓剂，每粒2.4g，密闭，在30℃以下保存。肛门给药，每次1粒，1日1~2次或遵医嘱。

【功用】抗菌消炎。

【主治】前列腺炎及慢性盆腔炎等疾病。

前列舒丸

【来源】《新药转正标准》。

【组成】熟地黄　薏苡仁　冬瓜子　山茱萸（制）　山药　牡丹皮　苍术　桃仁　泽泻等

【用法】上药制成水蜜丸或大蜜丸，水蜜丸每10丸重3g，大蜜丸每丸重9g。口服，水蜜丸每次6g，大蜜丸每次1~2丸，1日3次，或遵医嘱。

【功用】扶正固本，滋阴益肾，利尿。

【主治】慢性前列腺炎，前列腺增生，症见尿频、尿急、尿滴沥不尽、血尿等。

【宜忌】尿闭不通者不宜用本药。

二十一、前列腺增生

前列腺增生，是老年男子常见疾病之一，为前列腺的一种良性病变。以尿频、夜尿次数增多、排尿困难为主，严重者可发生尿潴留或尿失禁，甚至出现肾功能受损。相当于中医淋证、癃闭范畴。是由肾气虚衰，气化不利，血行不畅，肾和膀胱气化失司所致。治宜补脾益气，温肾利尿，行气活血等法。

通关消炎汤

【来源】《河北中医》（1987，1：10）。

【组成】知母20g　黄柏12g　肉桂10g　炮甲粉15g　鱼腥草　金银花　地丁　千里光各30g　黄连12g

【用法】水煎服，每日1剂，炮甲粉分2次冲服。

【主治】前列腺肥大。

【加减】前列腺质地较硬者加鳖甲30g；小便刺痛者加滑石、王不留行各12g。

【验案】前列腺肥大　《河北中医》（1987，1：10）：治疗前列腺肥大30例，年龄在55~60岁者10例，61~80岁者20例。结果：痊愈（治疗后尿流通畅，每次能排尿干净，排尿次数白天不超过5次，夜间不超过2次，肛查前列腺缩小如鸽蛋大小，质软者）18例，好转（尿流基本通畅，但有排尿不尽感，排尿次数白天5~7次，夜间2~4次，肛查前列腺小于鸡蛋大，质尚软）12例，总有效率为100%。起效时间最快5天，最慢14天。

补肾散结汤

【来源】《江苏中医》（1987，11：27）。

【组成】黄芪　党参　地黄　天冬　地鳖虫　山甲　黄柏　知母　枳壳　泽泻各10g　琥珀粉1.5g（吞）　肉桂2g（后下）

【用法】每日1剂，水煎2次分服。

【主治】前列腺增生症。

【验案】前列腺增生症　《江苏中医》（1987，11：27）：治疗前列腺增生症30例。结果：显效12例（40%），有效13例（43.3%），无效5例（16.7%）。

益肾祛瘀通窍汤

【来源】《南京中医学院学报》（1988，2：21）。

【组成】党参　黄芪　地黄　天门冬　肉桂　地鳖虫　炮甲　山慈菇　琥珀粉　盐水黄柏　知母　枳壳　泽泻

【用法】每日1剂，水煎服。

【主治】前列腺增生症。

【验案】前列腺增生症　《南京中医学院学报》（1988，2：21）：治疗前列腺增生症32例，46~55岁9例，56~65岁10例，66~75岁8例，76岁以上5例，最大者87岁。结果：显效18例，有效10例，无变化3例，加重1例，总有效率为87.5%。

升补化利汤

【来源】《江苏中医》（1992，4：8）。

【组成】党参 黄芪各20g 桃仁 路路通 三棱 昆布 泽兰 马鞭草 车前子（包）各10g 升麻 炙甘草各5g 肉桂3g

【用法】每日1剂，水煎服。

【主治】前列腺肥大症。

【验案】前列腺肥大症 《江苏中医》（1992，4：8）：治疗前列腺肥大症32例，50～60岁17例，61～70岁13例，71～80岁2例；病程半年者6例，1年者11例，2年者14例，2年以上者1例。结果：治愈（小便通畅如常）18例，占56.25%；好转（小便通而欠畅）12例，占37.5%；无效（转外科手术治疗）2例，占6.25%；总有效率为93.75%；服药剂量最小2剂，最多20剂，平均9剂左右。

益肾通关汤

【来源】《吉林中医》（1993，1：18）。

【组成】黄芪30g 熟地30g 山药30g 山茱萸15g 刘寄奴20g 王不留行20g 荔枝核20g 海藻20g 昆布20g 牛膝25g 蜣螂4.5g 琥珀4.5g

【用法】上药除后2味外，加水适量，煎煮3次，取汁合匀，再将蜣螂、琥珀研细末兑入，分3次空腹服，每日1剂，10天为1疗程。服药同时嘱自行按摩会阴部。

【主治】老年性前列腺肥大。

【验案】老年性前列腺肥大 《吉林中医》（1993，1：18）：治疗老年性前列腺肥大76例，年龄60～82岁。结果：显效（经1～3个疗程，小便通畅，临床症状消失，直肠指诊前列腺接近正常者）48例，占63%；好转（能自行排尿，小便通畅，直肠指诊前列腺有不同程度缩小者）25例，占33%；无效（不能自行排尿，临床症状无改变者）3例，占4%；总有效率为96%。

双虎通关丸

【来源】《首批国家级名老中医效验秘方精选》。

【组成】琥珀粉 虎杖 当归尾 桃红 地鳖虫 石韦 海金沙 大黄

【用法】上药研细末，蜜丸。每丸含琥珀粉、虎杖、当归尾、桃红、石韦各1克，大黄、海金沙各1.5克，地鳖虫2克。每次服1丸，用葎草、白花蛇舌草各30克，煎汤送服，每日3次。

【功用】通瘀散结，清热利水。

【主治】前列腺增生症。

【加减】伴有动脉硬化、冠心病、高血压者，另加海藻30克，煎汤送服。

加味沉香散

【来源】《首批国家级名老中医效验秘方精选》。

【组成】沉香 橘皮 当归 王不留行 石韦 冬葵子 滑石 香附 郁金 乌药

【用法】每日1剂，水煎服，沉香分冲。

【功用】疏肝活血，通利小便。

【主治】肝郁气滞之前列腺增生症。

宣导通闭汤

【来源】《首批国家级名老中医效验秘方精选》。

【组成】黄芪15克 车前子30克 甘草20克 升麻7.5克 怀牛膝25克 淫羊藿15克 滑石25克

【用法】每剂药煎4次，头煎药用水浸泡半小时后煎煮，首煎沸后，慢火煎30分钟，二煎沸后20分钟，每次煎成100毫升。2次混合一起，分2次，早晚餐后1小时服用。

【功用】益气升清，利水通闭。

【主治】老年前列腺肥大。症见小腹坠胀，时欲小便而不得出，或量少而不爽利，或小便不能控制，时有夜间遗尿，神疲倦怠等。

【加减】若大便秘结，加肉苁蓉20克；尿道涩痛，加公英25克，木通10克；咳喘，加杏仁5克，细辛5克。

【验案】孙某，男，68岁。两年来小便排出无力，尿后余沥，每逢寒凉，排尿困难，小溲点滴而下，小腹胀满。曾在医院检查，诊为前列腺肥大。每次发作，必去医院导尿方缓解。近3天尿少，溺不得出，尿道涩痛，小腹膨胀，腰膝酸软，神疲，表情痛苦，舌润，质暗，舌下络脉色紫，脉沉缓而细，此乃年老多虚之体，阳虚于内，肾气不充，不能温煦气化，导致小便不利，拟用宣导通闭汤。服用 3 剂，小溲通利，尿量逐增，小腹胀急消失。继服 3 剂，诸症悉平。随访 1 年，未见复发。

清热利湿化瘀法

【来源】《首批国家级名老中医效验秘方精选》。

【组成】萹蓄　瞿麦　车前子　冬葵子　丹参各 15 克　滑石　山栀　泽泻　王不留行　泽兰　牛膝　桃仁各 10 克　木通　甘草各 5 克

【用法】上药煎 20～30 分钟取汁，约 300 毫升，分 2 次口服，每日 1 剂。

【主治】前列腺肥大。

【加减】血象检查白细胞升高者，加银花 15 克；小便镜检有白细胞、脓细胞者，加蒲公英 30 克，败酱草 20 克；体温在 38.5℃以上者，加生石膏 30 克；伴咳嗽气喘者，加桑白皮 15 克，黄芩 10 克，杏仁 10 克；小腹胀痛明显者，加乌药 10 克，川楝子 10 克；小便混浊如米泔者，加萆薢 15 克；大便秘结者，加酒制大黄 10 克。

【验案】以本方治疗前列腺肥大病人 33 例。结果全部有效：临床治愈（小便通畅，症状消失）25 例，好转（小便通畅，但夜尿仍较多，小腹略有不适）8 例。服药最少者 6 剂，最多者 40 剂，平均 25 剂。

梁氏前列汤

【来源】《首批国家级名老中医效验秘方精选》。

【组成】益智仁　淮山药　黄芪　白术　党参各 30 克　桑螵蛸　山萸肉　杜仲　续断　熟枣仁　五味子各 15 克　煅龙骨　煅牡蛎各 20 克

【用法】上药淡盐水拌过，蒸透晒干，研细末，炼蜜为丸，如绿豆大。每次服 10 克，开水送下，1 日 2 次，8 岁以下小儿，药量减半。

【功用】温肾补精，约制膀胱。

【主治】老年性前列腺肥大症。以老年人肾气虚寒，夜多小便，胕气不固，颇验。

疏肝散结汤

【来源】《首批国家级名老中医效验秘方精选》。

【组成】柴胡　牛膝　当归　赤芍　丹参　牡蛎　海藻　昆布　海浮石　玄参　贝母　夏枯草　肾精子

【用法】每日 1 剂，水煎服。

【功用】疏肝理气，软坚散结，活血化痰。

【主治】痰瘀凝滞之前列腺增生症。

缩前康

【来源】《首批国家级名老中医效验秘方精选》。

【组成】刘寄奴 15 克　虎杖 15 克　王不留 10 克　琥珀（研冲）3 克　炮山甲 10 克　夏枯草 15 克　黄芪 50 克

【用法】每日 1 剂，水煎服。

【主治】前列腺肥大，症见排尿困难，尿频，尿线细，甚音尿液淋沥点滴而出。

卢氏益肾通关汤

【来源】《首批国家级名老中医效验秘方精选·续集》。

【组成】乌药 60 克　益智仁 45 克　山茱萸 20 克　五味子 15 克　肉桂 6 克　覆盆子 30 克　穿山甲 12 克　海藻 30 克　浙贝母 30 克　沉香粉 6 克

【用法】每日 1 剂，水煎 2 次分服。方中沉香粉分 2 次兑入药汁中冲服。

【功用】益肾调气，化痰消瘀。

【主治】前列腺增生症。以尿频难出，点滴而下，排尿无力，夜尿次数增多为主症，常伴腰酸膝软，气短乏力，头晕耳鸣等。

【加减】中气不足，症见体倦乏力，头晕气短者，加黄芪 60 克；瘀血较重，舌暗紫瘀斑瘀点，脉弦涩者，加莪术 12 克，皂刺 6 克；湿热壅积，症见会阴下坠，尿灼热赤黄者，加川楝子 12 克，白花蛇舌草 30 克，败酱草 30 克；肾阳虚重症，症见腰酸膝软，四肢不温者，加鹿角霜 15 克。

【验案】病人男，65 岁，因小便滴沥不通 10 天，于 1995 年 3 月 29 日就诊。尿频滴沥不畅，排出无力，夜尿增多，且排尿时间延长难尽，逐渐加重，伴腰酸痛，膝软无力，四肢怕冷，舌暗淡，脉沉弱。B超示：前列腺肥大。辨证：肾虚不固，痰瘀互结；治以益肾调气，化痰消瘀。方药：乌药60克，益智仁45克，肉桂6克，覆盆子15克，山茱萸20克，五味子12克，穿山甲12克，海藻30克，浙贝母30克，沉香粉6克。水煎，日服1剂。服6剂后排尿较前通畅，时间缩短，夜尿减少，腰酸膝软，四肢畏寒等症明显减轻。上方加莪术12克，黄芪45克，继服20余剂，排尿基本通畅。B超示：肥大前列腺较前缩小。

通癃汤

【来源】《首批国家级名老中医效验秘方精选·续集》。

【组成】王不留行15克　淫羊藿15克　怀牛膝15克　黄芪60克　穿山甲10克　生大黄10克

【用法】每日1剂，水煎2次，共取汁300毫升，分2次温服。

【功用】祛瘀通络，益气通癃。

【主治】前列腺增生症。临床主要表现为排尿困难，小便量少，点滴而出，甚则小便闭塞不通，伴小腹坠胀不适。

【加减】如伴阳虚，加附子、肉桂以助阳化气；湿热盛，加知母、黄柏、车前子、木通、白花蛇舌草以清利湿热；瘀血重，加蜈蚣、琥珀末、桃仁以活血化瘀通窍；消痰散结，加猫爪草、山慈菇等。

【验案】谢某，71岁，1992年11月10日初诊。病人1年前出现尿频、夜尿增多症状，此后渐感排尿不畅，尿后余沥。近日症状加重，滴沥不尽，伴头晕、畏冷、腰膝酸软、面色淡白、肢凉、夜间口干，舌质淡红有齿印，苔薄白润，脉沉细尺弦。直肠指诊：前列腺Ⅱ度肿大，质较硬，中央沟消失，表面光滑有压痛。西医诊断：前列腺增生症。中医诊断：癃闭，证属脾肾两虚，湿热内蕴，治以益气温阳，清热祛瘀通络。处方：黄芪60克，王不留行15克，菟丝子15克，怀牛膝15克，穿山甲（先煎）15克，淫羊藿15克，肉桂3克，生大黄10克，熟附片10克，蜈蚣2条。服3剂后排尿困难明显减轻，继服7剂，症状基本消失，尿线已变粗。依上方加减连服21剂，排尿已通畅，精

神转好，已无头晕，畏冷减轻。

温肾散结汤

【来源】《首批国家级名老中医效验秘方精选·续集》。

【组成】巴戟天12克　仙茅12克　菟丝子15克　淫羊藿15克　枸杞子10克　三棱10克　水蛭10克　穿山甲10克　青皮10克　海藻30克　白芷15克　川楝子10克

【用法】每日1剂，水煎2次，取汁300毫升，温分2次服。

【功用】温肾助阳，祛瘀化痰，理气散结。

【加减】若湿热明显者，加蒲公英、石韦、车前草；尿潴留者，加麻黄、苏叶；肾阳虚明显者，加附子、肉桂；肾阴虚明显者，加女贞子、旱莲草；气滞明显者，加乌药、柴胡。

【验案】张某某，男，67岁。1991年10月18日初诊。尿频、排尿不畅10余年，近半年来常出现小便不通，需插导尿管排尿。诊时小便不通，仍带导尿管，精神萎顿，呼吸气促，舌质淡胖，苔薄白腻，脉沉细。肛门指检，前列腺大如鸡卵，质地中等，中央沟变平，无触痛。前列腺B超：膀胱充盈，前列腺约5.6cm×4.5cm×4cm。诊断为前列腺增生症，尿潴留。证属肾阳不足，痰瘀互结，水道不通。治以温肾助阳，祛瘀化痰，宣肺利水，予温肾散结汤加味：巴戟天12克，仙茅12克，菟丝子15克，枸杞子10克，淫羊藿15克，三棱15克，水蛭10克，穿山甲10克，麻黄10克，苏叶10克，白芷15克，海藻30克，青皮10克，牛膝15克，车前草15克，每日1剂，水煎服。服6剂，能自主排尿，拔除导尿管。上方增损共服60余剂，小便通利，稍有尿频，夜尿2次，精神转佳，舌质淡红，苔薄白，脉沉。指检前列腺有所缩小，B超5cm×4cm×3.8cm。嘱常服金匮肾气丸以善后，随访2年病情稳定。

前列舒颗粒

【来源】《部颁标准》。

【组成】淫羊藿240g　黄芪120g　蒲黄90g　车前草120g　川牛膝30g

【用法】制成颗粒。开水冲服，每次 6g，1 日 3 次。

【功用】补肾益气，化瘀通淋。

【主治】肾脾双虚，气滞血瘀，前列腺增生，慢性前列腺炎，面色㿠白，神疲乏力，腰膝疲软无力，小腹坠胀，小便不爽，点滴不出，或尿频、尿急、尿道涩痛。